内容提要

本书为中医药学高级丛书（第二版）之一，是由全国近十所中医院校、科研机构专家共同编写而成。本书第一版自2000年出版以来，深受广大读者的喜爱，得到专家、学者的普遍认可和好评。但十年过去，对《伤寒论》的研究又有了长足的发展，一些新的观点、新的成果亟待补充，故对该书进行修订。

本版仍以刘渡舟教授据明代赵开美摹宋刻本《伤寒论》主编的《伤寒论校注》为蓝本，分上、下两篇编写。上篇十章，以太阳病、阳明病、少阳病、太阴病、少阴病、厥阴病、霍乱病、阴阳易差后劳复病分章

中医药学高级丛书

伤寒论

第 2 版

主　编　熊曼琪

副主编　梅国强　李赛美　郝万山

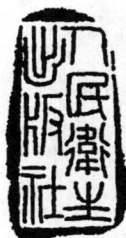

图书在版编目（CIP）数据

伤寒论/熊曼琪主编. —2 版. —北京：
人民卫生出版社，2011.4
（中医药学高级丛书）
ISBN 978-7-117-13868-0

Ⅰ.①伤…　Ⅱ.①熊…　Ⅲ.①伤寒论
Ⅳ.①R222.2

中国版本图书馆 CIP 数据核字(2011)第 014145 号

门户网：www. pmph. com	出版物查询、网上书店
卫人网：www. ipmph. com	护士、医师、药师、中医
	师、卫生资格考试培训

伤　寒　论
第 2 版

主　　编：熊曼琪
出版发行：人民卫生出版社（中继线 010-59780011）
地　　址：北京市朝阳区潘家园南里 19 号
邮　　编：100021
E - mail：pmph @ pmph. com
购书热线：010-59787592　010-59787584　010-65264830
印　　刷：北京铭成印刷有限公司
经　　销：新华书店
开　　本：787×1092　1/16　印张：69
字　　数：1722 千字
版　　次：2000 年 9 月第 1 版　2024 年 11 月第 2 版第 25 次印刷
标准书号：ISBN 978-7-117-13868-0/R · 13869
定　　价：132.00 元

打击盗版举报电话：010-59787491　E-mail：WQ @ pmph. com
（凡属印装质量问题请与本社销售中心联系退换）

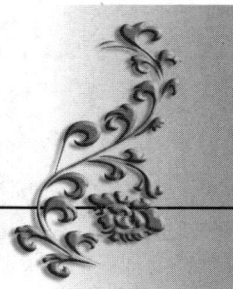

中医药学高级丛书

伤寒论（第2版）
编写委员会

主　编

熊曼琪

副主编

梅国强　李赛美　郝万山

编　委（按姓氏笔画排序）

万晓刚　朱章志　刘杨　刘敏

刘松林　李赛美　何新慧　周春祥

郝万山　梅国强　彭雪红　蒋小敏

程磐基　窦志芳　熊曼琪

学术秘书

刘奇　陈敏

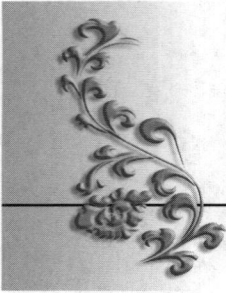

中医药学高级丛书

伤寒论（第1版）
编写委员会

主　编
熊曼琪

副主编
梅国强　林安钟

编　委（按姓氏笔画排序）
万晓刚　朱章志　李赛美　杨燕飞
苏学卿　何新慧　林安钟　郝万山
袁金声　顾武军　梅国强　程磐基
廖云龙　熊曼琪

出版者的话

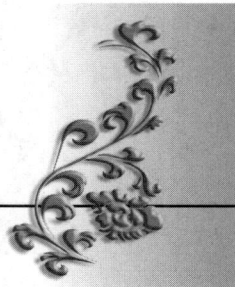

　　《中医药学高级丛书》(第1版)是我社在20世纪末组织编写的一套大型中医药学高级参考书,内含中医、中药、针灸3个专业的主要学科,共计20种。旨在对20世纪我国中医药学在医疗、教学、科研方面的经验与成果进行一次阶段性总结,对20世纪我国中医药学学术发展的脉络做一次系统的回顾和全面的梳理,为21世纪中医药学的发展提供借鉴和思路。丛书出版后,在中医药界反响很大,并得到专家、学者的普遍认可和好评,对中医药教育与中医药学术的发展起到了积极的推动作用,其中《方剂学》分册获得"第十一届全国优秀科技图书三等奖",《中医内科学》获第16批全国优秀畅销书奖(科技类)及全国中医药优秀学术著作一等奖。

　　时光荏苒,丛书出版至今已十年有余。十余年来,在党和政府的高度重视下,中医药学又有了长足的进步。在"读经典,做临床"的学术氛围中,理论探讨和临床研究均取得了丰硕的成果,许多新观点、新方法受到了学界的重视,名老中医学术传承与经验总结工作得到了加强,部分疑难病及传染性、流行性疾病的中医诊断与治疗取得了突破性进展。在这种情形下,原丛书的内容已不能满足当今读者的需求;而且随着时间的推移,第1版中存在的一些问题也逐渐显露。基于上述考虑,在充分与学界专家沟通的基础上,2008年,经我社研究决定,启动《中医药学高级丛书》的修订工作。

　　本次修订工作在保持第1版优势和特色的基础上,增补了近十几年中医药学在医疗、教学、科研等方面的新进展、新成果。如基础学科方面,补充了"国家重点基础理论研究发展计划(973计划)"的新突破、新成果,进一步充实和丰富了中医基础理论,反映了当前我国中医基础学科研究的新思路、新方法;临床学科方面,在全面总结现代中医临床各科理论与研究成果的基础上,更注重理论与临床实践的结合,并根据近十年来疾病谱的变化,新增了传染性非典型肺炎、甲型H1N1流感、艾滋病等疾病的中医理论与临床研究成果,从而使丛书第2版的内容能更加适合现代中医药人员的需求。

　　本次修订的编写人员,在上一版专家学者的基础上,增加了近年来中医各学科涌现出来的中青年优秀人才。可以说此次修订是全国最具权威的中医药学家群体智慧的结晶,反映了21世纪第1个10年中医药学的最高学术水平。

　　本次出版共21种,对上一版的20个分册全部进行了修订,新增了《中医急诊学》分册。工作历时二载,各位专家教授以高度的事业心、责任感,本着求实创新的理念投入编写或修订工作;各分册主编、副主编所在单位也给予了大力支持,在此深表谢意。希望本版《中医药学高级丛书》,能继续得到中医药界专家和读者的认可,成为中医药学界最具权威性、代表性的重要参考书。

　　由于本套丛书涉及面广,组织工作难度大,难免存在疏漏,敬请广大读者指正。

人民卫生出版社

2010年12月

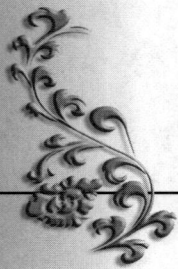

2 版前言

中医药学高级丛书之《伤寒论》人民卫生出版社 2000 年 9 月版,《前言》中有"中医之魂"句,乃刘渡舟教授晚年之著名题词,影响深远。光阴荏苒,倏忽旬岁,落花有意,流水无情,其间刘渡舟、陈亦人、李培生等老一辈伤寒学家先后辞世,痛可言哉! 提笔之际,缅怀先贤,谨以"有泪红烛","无冕大师"之谓祝之,聊表追思仰慕之意。大师虽去,"魂魄"犹存,为今日修订是书之根基,弘扬学术之灵光,吾侪能不戮力同心,竭尽绵薄!

此次编撰工作,以修订为目标。修,有修饰、改变、调整之意;订,具评议、改定之旨。是以不另起炉灶,谋求新作。盖学问之道,固然发展较快,然而发展与故说之间,必有千丝万缕之联系。修订以是书人民卫生出版社 2000 年 9 月版(第 1 版)为蓝本,保留其基本结构与合理内涵;去其粗疏、偏颇、思虑未密者,并作恰当修改,以臻完善;补充遗漏、新知、发挥运用者,使之修明。编者务在"裨补阙漏,有所广益","斟酌损益",尽纳精粹方面下功夫。是无标新立异之想,而有求真务实之心。

是书编委会成员,除保留第 1 版编委外,还吸收了不少新锐,做到老、中、青三代结合,学术梯队较为完善,为是书日益提高奠定了较好基础。写作实为艰辛,完美更无止境,人所共知,而"宁知白首之心","不堕青云之志",乃编者之共同心声。不求闻达于当世,但求无愧于后人,亦编者之追求。

编者

2010 年 9 月

1 版前言

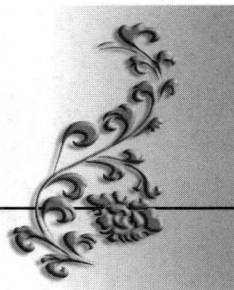

《伤寒论》自成书以来，其研习者，代不乏贤，其著述千种有余，是沧海横流，在名医辈出而后，尊仲景为医中之圣；学术争鸣，于汗牛充栋之中，称《伤寒》乃"中医之魂"。自全国中医院校建立以来，《伤寒论》作为主科之一，约经三代人、历数十年之艰辛，其内涵建设，渐成体系，硕士点几乎遍及各校，博士点亦在发展壮大之中。尤为可喜者，其中一批被审定为省级或全国重点学科，除教学、临床建设而外，实验研究建设正在蓬勃发展。如此繁荣之中，吾侪为《伤寒》作笔，大有惶惶之感。盖有承先启后之志，恐无钩玄勒要之才，是所夙夜不安者。惟其如此，乃于教学诊疗之余，广征博采，剔罗爬抉，殚尽愚思，搜索枯肠，三度寒暑，屡易其稿，勉力成文。所幸者，吾侪恭逢盛世，见诸报道之研究成果，层出不穷，虽言草创，竟是新知，故不避粗陋，条分而缕析之，或缀于上篇方药之后（临床应用、现代研究），或立专题，而为下篇之一格，虽力求其全，而疏漏难免。至于原文之阐述部分，既求平正通达，亦求有所新意。初衷如此，而付诸端，则觉如握巨椽，不堪重负，是为至艰至难，知我罪我，必出于自然。知我者，将是益友；罪我者，尊为良师。愚诚如此，师友以为然乎！

清稿之际，已是新年前夕，吾侪愿与师友共迎山花烂漫之春光。

编写过程中得到王志高、刘松林、刘敏、刘喜德等同志大力协助，特致谢忱。

编者

1999 年 6 月

凡　例

一、本书原文以刘渡舟教授据明代赵开美摹宋刻本《伤寒论》而主编之《伤寒论校注》（简称《校注》，下同）为蓝本。

二、本书分上、下两篇。上篇起自太阳病，至厥阴、霍乱、瘥后劳复而终，乃沿袭明代旧例。其他篇目，亦为重要，寄望于后来者为之。

三、上篇之原文排列，大体按《伤寒论校注》之序，揣其理趣，分若干自然段落而编写。此例盖以钱塘二张而肇其端，刘渡舟教授以昌其后，柯雪帆教授为之厘订纲目，本书袭之，是无标新立异之嫌，聊存旧径新辟之想。是耶？非耶？恳祈教正。虽然，自然段中，有兼有他义者，为编写之便，少有更动，或有一条而分为二截者，总在段落之中，不至茫然难查。

四、上篇原文之编写，分以下栏目：

【原文】照《校注》实录，然有以下问题，尚需说明：其一，原文用繁体字刊印，以利研究之需。原文有个别缺字，无据可补者，以"□"示之；原文中小注及方药剂量，用小一号字体刊印，以示区别。其二，原文中有一方多出者，一般照录，若有少数省略者，必在相应处加以说明。其三，部分方剂原未标方名，则补之；原文后有"方××"之数字，则省而未录。其四，所有药物名称均照《校注》实录，在今人论述中则用现代规范药名，如【原文】中用"芒消"，而后人论述则用"芒硝"。

【词解】对于难以理解的词语加以解释，对生僻字予以注音。

【提要】对原文的主要精神，予以简要提示。

【释义】对原文加以解释和阐发，其脉因证治机理、病证发生发展演变、纵横联系之类，尤为重点。

【选注】精选历代注家之注释，或有议论精辟者，或有意见不一者，均选代表性意见，以供参考。又因一段落之中，包含数条原文，因而选注较多，有一家注解于一段落中复出者，则以×××注××条标明。

【评述】对选注内容加以评议，或扬其长，或避其短，或正其是非，不拘一格，陈述编者意见，然编者亦不无所短，读者鉴之。

【治法】据证候之病因病机，用简练语言归纳治法。有一段之中，赅数证、数法者，则用（1）、（2）、（3）标示之。

【方药】按《伤寒论校注》本，方在【原文】之下，因而此处仅标方名，有一段之中赅数方者，亦以（1）、（2）、（3）标示之，使与治法对应。

【方义】着重阐述方药之配伍、功效、主治，以及与类似方的鉴别，对特殊剂型和给药方法、煎制方法、注意事项，亦加分析。

【方论选】精选若干方论，其选取原则，类同【选注】。

【点评】对所选方论,加以评议。

【临床应用】其内容为古今医家对某方之临床应用与发挥,其子目有:"张仲景对某方的应用",包含其方复见于《金匮要略》者,若仅此一条一方,则略而不出;"后世医家对某方的应用",上自晋唐,下及明清,乃至刻下均可选录。然则中医书籍,汗牛充栋,多选则杂而赘,少则难窥一斑,是为至难者,谅之;"现代应用",主要收集国内近 10 年来之正式医刊资料,按文献综述方式,加以编写。

【按语】此栏针对【临床应用】,综合评析,或介绍编者之心得体会及诊疗经验。

【现代研究】主要收集近 10 年来国内学者对《伤寒论》之实验研究、临床研究成果,亦按文献综述方式编写。

五、下篇内容有:

类证辨析:据其证候或主症、主脉、病机之异同,以类相从,力求简明扼要,一目了然。

类方辨析:主要依据传统类方形式,依类而归,着重表述类方之异同、加减变化规律。

用药辨析:仲景药法向为医家重视,历来著述颇多,而本书以出现两次以上之药物,按药名出现频次、性味功效、剂量、见于何方、原文序号,加以分析归纳。

以上 3 项,均以表格形式编写,是求其明快也。每一表格之后,有小结式的文字说明。

专题研究:主要选取《伤寒论》中带有共性、涉及面广、见解不一、疑难等问题,经筛选后,计约 28 题,内容涉及《伤寒论》学术史、理论研究、临床研究、实验研究等方面,按论文形式编写。

六、书末附有方剂索引、条文索引。

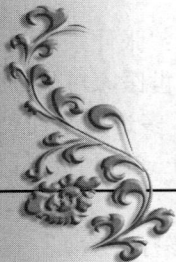

目 录

绪　　论

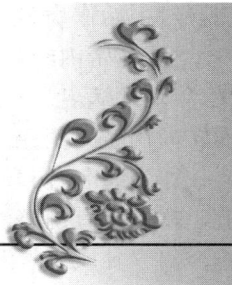

　　纵观伤寒学术的发生发展过程,可谓历史悠久,源远流长。在漫长的岁月中,理论不断得以丰富而又颇具特色,进而事实上形成了一门相对独立的特殊学科——伤寒学。毋庸置疑,伤寒学在中医学理论体系中发挥着极其重要的作用,是中医临床理论之基石。

一、伤寒学基本定义及其研究对象

　　伤寒学是以一切外感热病发生发展规律及其诊治方法为主要研究对象的一门中医学科。然而,在其悠久的发展过程中,因多方面因素的制约和影响,其内涵与外延逐渐演变。简略言之,《伤寒论》的成书,标志着伤寒学理论体系的初步形成。由于该书奠定了中医辨证论治的理论基础,揭示了外感热病发生发展以及诊断治疗的一般规律,学术价值极高,为后世医家所尊崇,因而《伤寒论》一书成为历代医家的研究对象。随着医学的发展,至明清时期,外感温热类疾病"脱却伤寒,另立新说"。由此可见,时至今日,伤寒学之内涵与外延已非其初时之本来面目。

　　据其总体发展趋势,今日之伤寒学似可定义为:伤寒学是以六淫外感(风寒居多)所致的外感热病发生、发展、演变规律;病脉证治、理法方药;《伤寒》著述,以及由此派生而来的相关学科为研究对象的一门学科,是中医发展的必然产物,历代医家集体智慧的结晶。

　　上述定义涵括了伤寒学研究的3大基本对象。

　　其一,即外感热病,内容包括其发生发展演变规律及相应诊治原则和方法,是伤寒学研究的基本对象,进而继续丰富其内涵,扩大其外延,寻求更为有效的方法,是伤寒学的首要任务。温病崛起于明清之后,可与伤寒学并存不悖(狭义伤寒)。

　　其二,即《伤寒论》著作本身的研究,亦为伤寒学研究的重要组成部分,包括《伤寒论》版本、作者、后世相关著述内容等,涉及文献学、史学、哲学、病因学、病机学、诊断学、治疗学、方剂学、药物学、护理学等诸多学科。当代有关这一方面的研究,尤以探索六经辨证运用规律、拓展经方运用范围、揭示经方药理机制、提高中医药对现代疑难危重病症的疗效,即以《伤寒论》六经辨证理论和原著方剂现代临床运用及其机制研究为其显著特点。

　　其三,即由上述两方面派生而来的相关研究。意指有关伤寒学研究之方法、手段、研究者及其成果、伤寒学术发展史等,力求日新月异。

二、伤寒学的几个基本概念

　　在伤寒学领域中,有几个极为重要的基本概念,需要予以较为明确的阐释。

(一)伤寒

　　伤寒一词,首见于《黄帝内经》,有学者研究认为[1],《素问》中只用作病因学概念,后在

《难经》中始作病名，但不排除广义病因概念。至王叔和继仲景遗论为《伤寒论》、《伤寒例》，继承了《黄帝内经》、《难经》学术思想，除了部分保留"伤寒"仍为病因概念外，大多已成为广义、狭义的病名。这样，源于《黄帝内经》的伤寒词义，经《难经》到《伤寒论》，逐步完成了由病因转向病名的变迁。

作为病名，伤寒有广义与狭义之别。广义伤寒，为一切外感疾病之总称，《难经》"伤寒有五，有中风，有伤寒，有湿温，有热病，有温病"，其"伤寒有五"之"伤寒"，即为广义之伤寒。孙应奎曰："凡风寒暑湿热燥，天之六气，自外而中人五脏六腑、十二经络者，四时之中，皆得谓之伤寒。"明确指出了伤寒是外邪侵袭人体后所致疾病之总称。

狭义伤寒，是指人体感受风寒之邪，感而即发的一类病证。《难经·五十八难》所言广义伤寒 5 种病证中之"伤寒"，即为狭义。

至于现代医学所称之传染病"伤寒"，与中医学之伤寒，概念完全不同，必须予以指出。

作为伤寒学之经典著作，《伤寒论》以广义伤寒为其基本研究对象。就现存版本而言，以狭义伤寒证治内容居多，并兼及部分杂病证治。

（二）六经

六经一词，亦始见于《黄帝内经》。《素问·阴阳应象大论》云"六经为川，肠胃为海"，六经与肠胃（脏腑）相对应，意指人体之经络；其后之《素问·阴阳离合论》论述三阳、三阴经脉生理特性及其相互关系时，均分别言及"三经"一词。综合分析可知，三阳之"三经"与三阴之"三经"，合则而为"六经"。是故六经一词，实为三阳三阴之总称，即太阳、阳明、少阳、太阴、少阴、厥阴，最初用以指代人体之经络系统。然则三阳三阴的概念，在《内经》中应用非常广泛，既用以说明人体脏腑与经络之联系，也用以阐释经络相互间的关系，更以之说明人体与自然之间的相关性。脏腑经络学说、开阖枢理论、气化学说等，无不以之作为重要概念。

作为伤寒学的基本概念，六经一词并未见于《伤寒论》中。其被引用于伤寒学，殆始于晋人皇甫谧，其《针灸甲乙经》篇名即曰："六经受病发伤寒热病"。而宋金时期，成无己注解《伤寒例》之"两感于寒"者，谓"三日六经俱病"，以释原文之"三阴三阳、六脏六腑皆受病"，承袭了《黄帝内经》六经之基本内涵，指代人体脏腑及其经络。其后，六经概念明确成为三阳三阴之代称，为历代医家所沿用，并据经义之理解不同和实践体会之异，而赋以不同的内涵。故而有六经脏腑说、六经经络说、六经气化说、六经地面说、六经形层说、六经阶段说、六经证候说等，极大地丰富和发展了伤寒学说。然而，亦正因为如此，导致伤寒学中六经概念的定义难以明确，内涵与外延难以界定。

首先值得注意的是，六经、六经病与六经辨证是不同的概念，三者不能混称。六经是仲景及历代伤寒学家在全面继承《黄帝内经》六经认识的基础上，不断深化和发展而来的一个高度抽象的生理概念。具体而言，六经应为人体生理结构、功能、相互关系及人体与自然相应关系的高度概括，即脏腑、经络和气化的综合。在这一整体系统内，根据人体结构、功能、关系之不同特性，又划分出太阳、阳明、少阳、太阴、少阴、厥阴 6 个子系统。子系统之间既互相独立，又相互联系。

（三）六经病

六经病是伤寒学中的基本病理概念。有研究者认为[2]，六经病是六经所属脏腑经络活动功能失常的结果，一是表明外感热病初起表现不同的 6 种疾病类型，一是表明外感病发展变化过程中的不同转归。由于各脏腑功能特征不同，患者体质各异，寒邪侵袭人体后可在不同脏腑经络系统表现为不同的 6 类疾病，六经提纲证即六经病初起最基本表现和病理特征的概括。

《伤寒论研究大辞典》亦明确予以定义[3]：六经病是六经脏腑经络在病邪的作用下（其中主要是寒邪），其功能活动和组织结构受到干扰和破坏所产生的病变。每一病在病变部位、性质、病机、病势等方面都有自身的特点。

由上可以看出，六经病实指六经生理之异常变化，尤其是人体感受外邪后发生的六经生理异常（外感热病），包括太阳病、阳明病、少阳病、太阴病、少阴病、厥阴病6种基本病理类型或病理阶段。且各病理类型或病理阶段之间既互为关联，又各具特征，共同反映出外感热病的动态发展过程及其病理本质。

（四）六经辨证

六经辨证是一个诊疗学概念，是中医辨证论治基本方法之一，尤其适用于外感性疾病的辨证论治。这一辨证论治方法导源于《黄帝内经》"热论"、"刺疟"、"刺热"、"厥论"诸章节，而其完整体系之创立，则应归功于《伤寒论》作者张仲景。

六经辨证以六经所属脏腑经络、阴阳气血之生理特性、生理功能及相互关系为基础，结合中医整体恒动观念，根据人体正气之强弱、病因之属性、病势之进退缓急等因素，将外感疾病演变过程中所出现的各种证候，进行分析、综合和归纳，从而讨论其病变之部位、证候之特点、受累之脏腑、寒热之趋向、邪正之消长及预后之良恶，并据之确立治疗原则、治疗方法、治疗方药及调护措施等。因此，六经辨证既是辨证之指导纲领，亦是论治之指导原则。

全国普通高等教育中医药类规划教材《伤寒论选读》谓"伤寒六经辨证以太阳、阳明、少阳、太阴、少阴、厥阴来划分外感病证治，是一个包括邪正、阴阳、气血、脏腑、经络、气化、发展阶段等理论以及治法、方药在内的综合性临床辨证论治体系"，反映了六经辨证概念的基本内涵。

三、《伤寒论》作者及其生平

《伤寒论》作者张机，字仲景，约生活于公元150—219年，南阳郡涅阳人。少时随同郡张伯祖习岐黄技，好学多思，终至青出于蓝，医术远超其师，成为著名医家，与华佗并称于世。因其对临证医学的卓越贡献，而被后世医家奉为医圣。

仲景生平《后汉书》无传，其生卒年份无从确认。薛凝嵩认为[4]，仲景约生于公元142—145年，卒于210年。宋向元则认为[5]生于公元148年至152年之间，卒于211年至219年之间。北京中医学院主编《中国医学史》（上海科学技术出版社，1978,15-17）则将其生年确定为公元150年，卒年确定为公元219年。杜雨茂考证仲景见何颙的时间，并进而推测出仲景诞生于公元151年。从《针灸甲乙经序》华佗、仲景并称而华佗在前、仲景在后，进而考察了华佗卒年和仲景著《伤寒杂病论》的年代，推测出仲景可能卒于公元220年[6]。

关于仲景的籍贯，认识亦不尽一致。李濂《医史·卷六》记："张机，字仲景，南阳人也。"《襄阳府志》记其为南阳棘阳人，而《河南通志》谓："张机，涅阳人。"按《后汉书》所记荆州刺史部郡七：南阳、南郡、江夏、零陵、桂阳、武陵、长沙。其棘阳、涅阳皆南阳郡所辖。棘阳治所在今河南南阳南（一说今湖北枣阳县），因其地处棘水之阳而名。涅阳因位于涅水（今赵河）之阳得名，治所在今河南邓县东北（一说今河南南阳县）。南阳，作为古地区名，所指有三。其中之一即为今河南省西南部，战国时分属楚、韩，地居古代中原的南方，位于伏牛山、汉水之阳，故名。作为郡治，初设于战国秦昭王35年（公元前272年），治所在宛县（今河南南阳市）。汉时辖境相当于河南熊耳山以南叶县、内乡间和湖北大洪山以北应山、郧县间地，其后渐小。20世纪80年代初,有研究者考证确认涅阳(河南邓县穰东镇张寨村)为仲景出生地[7]。

仲景曾为长沙太守之说,始见于北宋林亿等校定《伤寒论·序》注:"张仲景,《汉书》无传,见《名医录》云:南阳人,名机,仲景乃其字也,举孝廉,官至长沙太守。"此前并无相似文字记载。《后汉书》和《三国志》均未为其立传,即如王叔和、皇甫谧等晋唐医家,在论及张仲景时,都未提及此事。其为长沙太守之说,始于北宋,其后日盛,诸如《医说》、李濂《医史》、《历代名医蒙求》、《南阳府志》、《长沙府志》、《襄阳府志》、《邓州府志》等,均有其为长沙太守的记载。

1981年,在南阳医圣祠发现寺内一块古墓碑之碑座后方刻有隶书"咸和五年"四字。查"咸和"为晋成帝年号,"五年"为公元330年。据鉴定,认为"碑座之字确为晋刻,然偏于一旁,当是昔日石工试刀所镌,此事在西安碑林中不乏其例。碑的勒石则较晚。"碑正中题"汉长沙太守医圣张仲景之墓",虽基本为楷书,但仍存隶意。从所刻配画来看,应距张仲景逝世不太长久。

晋碑文字之发现,似为仲景守长沙之力证。但其时仅距仲景辞世百余年,而有医圣之号,亦难令人信服。考诸文献,晋唐时期,诸家言仲景者,皆未称其为圣人。晋时皇甫士安曰:"伊尹以元圣之才,撰用《神农本草》,以为汤液。汉张仲景论广汤液为十数卷,用之多验。"陶隐居曰:"惟张仲景一部,最为群方之祖。"其推崇景仰之意,跃然纸上,然并无医圣之称。魏晋间人多以元化、仲景并称,若独尊仲景为圣,则于情理难合。医圣之说,殆始于宋金时,成无己曾云:惟仲景之方,最为群方之祖,是以仲景本伊尹之法,伊尹本神农之经,医帙之中特为枢要。参今法古,不越毫末,乃大圣之所作也。刘河间云:仲景亚圣也,虽仲景之书未备圣人之教,亦几于圣人焉。由此可知,仲景为长沙太守和誉称医圣,皆始于宋金时期,故墓碑所记,尚不足为凭。

尽管学术界看法不一,但仲景为长沙太守之说影响甚大,流传很广。孙鼎宜《仲景传略》曰:"今长沙城北有张公祠,民岁以祀焉。湘潭俗以正月十八日为仲景生日,群众举酒作乐以娱神。"其祠于民国时期(1938年)毁于兵火。传说其为长沙太守时,每逢旧历初一、十五,即停办公事,在大堂上置案诊病,称为"坐堂",故至今仍称药堂应诊之医生为"坐堂先生"。后世尊称仲景为张长沙,其方为长沙方,皆源于太守之说。

有关仲景医术卓绝之传说甚多,最著名者当属与王仲宣诊病一事,见于多种文献。除《针灸甲乙经序》外,《何颙别传》亦记载:"王仲宣年十七,尝遇仲景,仲景曰:君有病,宜服五石汤,不治不成,后年三十当眉落。仲宣以其贯长也远,不治也。后至三十,疾果成,竟眉落。其精如此。"据史书记载,王仲宣死于建安22年(公元217年)正月24日,时年41岁。其年轻时曾避乱荆州,依附刺史刘表。而据《针灸甲乙经》所记推论,则两人见面时当在建安2年(公元197年)左右。建安2年,仲宣时年21岁,与其避难时期相符,且南阳隶属荆州,因此,仲景在此时期与仲宣见面有其可能性。

《神仙通鉴》记曰:元嘉冬,桓帝感寒疾,召机调治。病经十七日,机诊视曰:正伤寒也。拟投一剂,品味辄以两计,密覆得汗如雨,及旦身凉。留机为侍中,机见朝政日非,叹曰:君疾可愈,国病难医。遂挂冠遁去,隐少室山,及卒,葬宛城东二里许。后世尊为医圣。《抱朴子》内篇云:仲景穿胸以纳赤饼。说明仲景于外治法亦有颇高造诣。后人章太炎评曰:"其绝技乃与元化相类,而法不传,魏晋间人多以元化、仲景并称,其术之工相似也。"

仲景医德高尚,向为后世所传颂。其所处之时,风气日颓。士子多追名逐利而不求务实。仲景于此,颇感愤慨,曰:"余每览越人入虢之诊,望齐侯之色,未尝不慨然叹其才秀也。

怪当今居世之士,曾不留神医药,精究方术,上以疗君亲之疾,下以救贫贱之厄,中以保身长全,以养其生;但竞逐荣势,企踵权豪,孜孜汲汲,惟名利是务。"对名利之徒予以抨击,反对重巫轻医的不良风气,呼吁社会关心医学。同时,也对因循守旧、不负责任的恶劣医风给予无情批判。曰:"观今之医,不念思求经旨,以演其所知,各承家技,始终顺旧;省疾问病,务在口给;相对斯须,便处汤药;按寸不及尺,握手不及足;人迎趺阳,三部不参;动数发息,不满五十;短期未知决诊,九候曾无仿佛;明堂阙庭,尽不见察,所谓窥管而已。夫欲视死别生,实为难矣。"自己则以拯疾济世的崇高责任感,刻苦钻研,勤求古训,博采众方,结合自己丰富的临床经验,撰写《伤寒杂病论》,创立辨证论治体系,奠定中医临证医学不朽之基。此外,据后世史料记载,尚著有《张仲景疗妇人方》2 卷、《张仲景药方》15 卷、《张仲景脉经》1 卷、《五脏营卫论》1 卷、《疗黄经》1 卷、《口齿论》1 卷、《集验小品》等,惜俱失传。

仲景之师张伯祖,《医说》记载:"张伯祖,南阳人,性志沉简,笃好方术,诊处精审,疗皆十全,为当时所重。同郡张仲景异而师之,因有大誉。"仲景弟子卫汛、杜度皆以医名,卫汛曾著有《妇人胎藏方》、《小儿颅囟经》、《四逆三部厥经》,其中,《小儿颅囟经》尚存于世。

四、《伤寒论》问世的时代背景

春秋战国以后,中医学发展较快,特别是《黄帝内经》、《难经》、《神农本草经》及大批其他医经、医方著作的问世,标志着医药学理论的初步形成。

成书于秦汉时期的《黄帝内经》,全面总结了秦汉以前的医学成就。中医学的两个显著特点:整体观念和辨证论治,在《黄帝内经》中得到充分反映,而尤以整体观念最为突出。其关于人与天地自然之关系学说、脏腑经络学说、生理病理学说、诊断治疗学说、疾病预防及养生保健学说等,为中医学奠定了坚实的理论基础。《黄帝内经》的问世,标志着中医学由单纯的经验积累阶段发展到系统的理论总结阶段,它为中医学的发展提供了理论指导与依据。

《难经》一书,系以问答体形式阐明《黄帝内经》的学术思想为其著述宗旨,其内容包括生理、病理、诊断、治疗等方面。是书于脉学贡献甚大,变《黄帝内经》三部九候之脉法为独取寸口,论及脉象约 30 种,为后世脉学奠定了基础。其论脏腑经络、生理病理等,均在《黄帝内经》基础上有所发挥,对汉以后的医学进一步发展,产生了积极影响。

先秦至两汉时期,药学知识积累已经相当丰富。《山海经》曾记载药物 120 多种,治病达50 多种。马王堆汉墓出土之《五十二病方》则记载药物 247 种,收录方剂 280 余首。时至东汉早期,药物学已经发展到较高水平,武威汉简《治百病方》所录 30 余个方剂中,收集药物近百种,其中半数为《伤寒杂病论》所用。而《神农本草经》则对战国以来至东汉时期的用药经验和药学知识作了全面总结。实际上,在此以前,即有药学专著问世,仓公曾从公乘阳庆习《药论》,惜其失传,故《神农本草经》乃成我国传世之第一部药学专著。

战国至东汉时期,临证医学发展很快。在医学整体观念指导下,辨证论治思想得以形成并发展。《黄帝内经》即十分重视辨证论治,而淳于意则不仅综合运用望、闻、问、切 4 种诊断方法,而且注意阴阳表里寒热虚实的辨别,初步运用了辨证论治原则。东汉早期的《治百病方》,已能灵活运用异病同治和同病异治的方法。至于处方用药,在应用单味药基础上,逐渐形成了复方配伍理论。《内经》载方 13 首,而《五十二病方》则收录方剂 280 余首,大部分为复方,所治病种包括内、外、妇、儿各科疾病 100 余种。《治百病方》所录之方几乎全为复方,且剂型多样,包括汤、丸、膏、散、醴、栓等。此外,据《汉书·艺文志》载,尚有"经方十一家",计"二百七十四卷",包括内、外、妇、儿各科的临床辨证治疗及处方用药经验。凡此,皆说明当时的临证医学已经达到了一定的水平。

医经和医方的大量涌现，标志着中医学理论体系的形成，整体观念和辨证论治原则得以初步确立。这种医学体系的内部环境，意味着《伤寒杂病论》撰写时机的成熟。而当时的社会历史因素，则是《伤寒杂病论》问世的催化剂。时值东汉末年，战乱频仍，灾疫连年，民不聊生。曹植《说疫气》云："疫气流行，家家有僵尸之痛，室室有号泣之哀，或阖门而殪，或覆族而丧。"描述了当时的惨景。曹丕致吴质信中亦曰："昔日疾疫，亲故多离其灾，徐、陈、应、刘一时俱逝，痛可言耶？"证明当时人民对医药之需求十分迫切。张仲景"宿尚方术"，素有拯疾济世之心。且灾疫肆虐，其亲属亦深受其害。其自序云："余宗族素多，向余二百。建安纪年以来，犹未十稔，其死亡者三分有二，伤寒十居其七。"因"感往昔之沦丧，伤横夭之莫救，乃勤求古训，博采众方，撰用《素问》、《九卷》、《八十一难》、《阴阳大论》、《胎胪药录》，并《平脉辨证》，为《伤寒杂病论》合十六卷。"

《伤寒杂病论》一书，撰成于东汉末年，这是毫无疑问的。然其具体之年份，迄今仍无定论。今多据其自传推断，其著述应始于建安 10 年（公元 205 年）之后，终成于建安 15 年（公元 210 年）以后。另有观点认为："建安纪年"为建安 12 年，则著书应在建安 20 年以后。尚有人认为建安乃建宁之误，则著述应始于建宁 10 年（公元 178 年）之后。总之，其著述的起迄年份尚待考证确定。

五、《伤寒论》版本沿革

据仲景自序，《伤寒杂病论》原书 16 卷，包括伤寒和杂病两部分证治内容，成书于东汉末年建安年号中后期。其时军阀割据，战乱频仍，以致仲景逝后不久，该书即散乱于世。今人得睹其貌者，赖晋人王叔和之力也。《针灸甲乙经序》云"近代太医令王叔和撰次仲景遗论甚精"，《养生论》谓："王叔和，性沉静，好著述，考核遗文，采摭群论，撰成《脉经》十卷，编次《张仲景方论》，编为三十六卷，大行于世。"说明仲景著作散乱不久，即得王叔和及时整理，名曰《张仲景方论》。其《脉经》也收录了《伤寒杂病论》大部分内容，伤寒部分主要见于卷七。在论及桂枝汤等方剂时，每曰"方见伤寒中"，说明王叔和已将仲景论伤寒部分重新撰次，独立传世，书名《伤寒》。《隋书·经籍志》云："梁有张仲景辨伤寒十卷"，可能即是王叔和所整理撰次的《伤寒》之传本。

自王叔和整理之后，复经两晋、南北朝等分裂动荡年代，该书时隐时现，辗转传抄于民间，以致传本歧出，书名各异。至唐代孙思邈著《备急千金要方》，少有征引，而未得窥全貌，故有"江南诸师秘仲景要方不传"之感叹。其晚年所著之《千金翼方》，则于卷九、卷十中收录仲景《伤寒论》之全本，全书 392 条，方剂 94 首，除少数几条与今传宋本《伤寒论》有别外，其内容与文字基本相同，并首次采用"方证同条、比类相附"的研究方法，对原著进行重新编次整理。此传本当是目前存世最早而内容完整的版本，今称唐本《伤寒论》。

至唐天宝年间王焘著成《外台秘要》，附载《张仲景伤寒论》18 卷，其中前 10 卷与今本《伤寒论》略同，而后 8 卷则多论杂病，且与今本《金匮要略》大异，故亦称其为唐旧本。时至北宋，国家设立校正医书局，"择知医书儒臣与太医参定颁行"医书。当时许多著名学者和医家皆参与这一浩大的整理工程，如掌禹锡、林亿任校理，张洞任校勘，苏颂、高保衡、孙奇等先后任校正。林亿等人"以为百病之急，无急于伤寒"，故以开宝年间高继冲所编录进上之版本为底本，"校定张仲景《伤寒论》十卷，总二十二篇，证外合三百九十七法，除重复，定有一百一十二方"。于治平二年（公元 1065 年）奏请颁行，习称宋本《伤寒论》。此一版本今不复存，传世仅为明·赵开美之复刻本（公元 1599 年），习称赵刻本，庶几逼近宋治平本之原貌。

宋本全书十卷，明洪武年间芗溪黄仲理作《伤寒类证》，认为"仲景之书，六经至劳复而已，其间具三百九十七法，一百一十二方，纤悉具备，有条而不紊者也。"其辨脉、平脉、伤寒例、辨痉湿暍病脉证治前 4 篇及辨不可发汗病脉证治等后 7 篇，宜删削之。"庶使真伪必分，要理不繁，易于学者也。"故现今通行版本均据此说，仅录其主体部分，即始于辨太阳病脉证并治上，终于辨阴阳易瘥后劳复病脉证并治，共计 10 篇，实为宋本《伤寒论》之节略本。

值得注意的是，宋时所校之《伤寒论》，实有两个版本。别本名为《金匮玉函经》，于治平三年校毕。从林亿之《校正金匮玉函经疏》可以得知，此本基本保留了王叔和撰次之旧貌，其文献考证价值当较宋本《伤寒论》更高。其曰："《金匮玉函经》与《伤寒论》，同体而别名。欲人互相检阅，而为表里，以防后世之亡逸，其济人之心，不已深乎？细考前后，乃王叔和撰次之书。张仲景有《金匮录》，故以《金匮玉函》名，取宝而藏之之义也……此经自晋以来，传之既久……国家诏儒臣校正医书，臣等先校定《伤寒论》，次校成此经，其文理或有与《伤寒论》不同者，然其意义皆通，圣贤之法不敢臆断，故并两存之，凡八卷，依次旧目，总二十九篇，一百一十五方。"

北宋校刊《伤寒论》不久，金人成无己于 1144 年著成《注解伤寒论》，流传甚广，影响很大。此本仍为十卷二十二篇，开全文注释《伤寒论》之先河，习称成注本。

目前流传的主要版本即宋校《伤寒论》节略本和成无己《注解伤寒论》两种。

六、《伤寒论》学术渊源

《伤寒论》理论渊源有三：①全面继承总结了汉时及以前古典中医药理论和知识，从《素问》《九卷》《八十一难》《胎胪药录》和《阴阳大论》等著作中获取理论要素；②广泛汲取汉和汉以前医家的有效方药和各具特色的医疗成果，并将之上升为医学理论；③系统总结了仲景本人长期临床实践经验。这种渊源关系明确反映在其自序里，曰："勤求古训，博采众方，撰用《素问》《九卷》《八十一难》《阴阳大论》《胎胪药录》，并《平脉辨证》，为《伤寒杂病论》合十六卷。"

值得注意的是，其辨外感热病之六经分证论治方法，脱胎于《内经》，而又有显著的区别。《素问·热论》只论述了部分热证、实证，未及虚证、寒证，其变化仅有两感，治法只限于汗、下二法。而《伤寒杂病论》则全面论述了外感热病的发生发展过程和证候诊治特点，寒热虚实，阴阳消长，脏腑经络，气血津液，皆论述详尽；治疗上八法赅备，针药并施，既是辨证之纲领，亦是论治之准则。概括而言，《热论》之三阳三阴辨证言常不及变，《伤寒杂病论》之六经辨证则常变兼论。二者论三阳病证有同有异，而三阴病证则有异无同。前者论传变拘泥于逐日受之，而后者强调以脉证为凭，既不拘于日数，亦不主张机械地顺序相传。由于前者只论述了热证、实证，故而治法仅限于汗、下二法；后者病证寒热虚实皆括，故其治法多样，汗、吐、下、和、温、清、消、补八法悉备。

《伤寒论》论外感热病主要是基于《素问·热论》，但有人认为[8]，《伤寒论》三阳三阴病辨证论治是在《灵枢经·经脉》十二脏腑经络分证的基础上发展起来的，但不排除《素问·热论》的影响。《伤寒论》联系《灵枢经·经脉》来看，则三阳三阴的病机实质昭然若揭。如太阳经证不解循经入腑，出现蓄水、蓄血之腑证，这就是脏腑经络之间的络属关系在病变时的必然趋势。而《伤寒论》联系《素问·热论》来看，则只可了解六经病变一部分外在表现和发展趋势，而很难说明上述脏腑经络病变之间的病机发展趋势。

另外,亦有人认为[9],《伤寒杂病论》与《内经》并无直接的渊源关系。部分日本学者认为两书的文化根源不同,故而属于两种不同的医学流派。然而,这种观点并未得到公认。总之,《伤寒论》外感热病辨证论治体系主要是在继承《黄帝内经》六经分证论治的基础上,参合各家学说,结合自己的临证经验,进一步发展完善起来的。

在讨论《伤寒论》学术渊源时,我们还应注意如下一些文字记录:

《针灸甲乙经序》:仲景论广《伊尹汤液》为十数卷,用之多验。

《注解伤寒论序》:医之道源自岐黄,以至神之妙,始兴经方;继而伊尹以元圣之才,撰成汤液,俾黎庶之疾疢,咸遂蠲除,使万代之生灵,普蒙拯济;后汉张仲景,又广汤液为《伤寒卒病论》十数卷,然后医方大备。

有研究表明,《伊尹汤液》即为《汉书·艺文志》所载之《汤液经法》,惜此书早佚。近年发现敦煌卷子本《辅行诀脏腑用药法要》,据考证此书可能为陶弘景所撰,抄写年代当在宋代以前。该书有关内容为仲景直接继承《汤液经法》提供了佐证。其曰:"陶弘景云:商有圣相伊尹,撰《汤液经法》三□,为方亦三百六十首……实万代医家之规范,苍生护命之大宝也。""今检录常情需用者六十首,备山中预防灾疾之用耳。"表明该书为《汤液经法》之节略本。书中明言:"汉晋以还,诸名医辈,张机、卫汜……咸师式此《汤液经法》,悯民疾苦,造福含灵。"而其所录之方,竟有惊人相似之处,如其小青龙汤即《伤寒论》麻黄汤,大青龙汤即《伤寒论》之小青龙汤,小阳旦汤即《伤寒论》之桂枝汤等。

以上文献资料说明,《伤寒论》继承了《神农本草》和《伊尹汤液》之成果,与之构成直接之渊源关系。但令人颇感困惑的是,《伊尹汤液》既然属于《伤寒论》主要学术渊源之一,而在其自序里却未提及。

七、六经辨证系统基本内容

《伤寒论》的卓越贡献在于创立了六经辨证论治体系。仲景全面分析外感热病发生发展过程,综合病邪性质、正气强弱、脏腑经络、阴阳气血、宿疾兼夹等多种因素,将外感热病发展过程中各个阶段所呈现的各种综合症状概括为六个基本类型,即太阳病、阳明病、少阳病、太阴病、少阴病、厥阴病,并以此作为辨证论治的纲领。任何一个类型都不是一种独立的疾病,而是外感热病在整个发展过程中或病程的某个阶段所呈现的综合症状。六经病证彼此之间有一定的有机联系,并能相互传变。其传变学说并无必然的僵化顺序和固定之时日,而是主张疾病之传变,决定于感邪之轻重、正气之强弱和医护之当否,或传或不传,或循经传,或越经传,或直中,或合病、并病,灵活多变,较之《内经》之传变学说,更符合临床实际。其三阳三阴分证,客观反映了外感热病由表入里、由浅入深、由轻到重、由实转虚的发展变化规律,具有极高的临床实用价值。

(一)太阳病

太阳统摄营卫,主一身之大表,为诸经之藩篱。凡感受外邪,自表而入,每先侵犯太阳,故太阳病多出现于外感热病的早期阶段。"脉浮,头项强痛而恶寒"是太阳病的提纲,凡见以上脉证者,即可称为太阳病。太阳病据其临床表现,可分为表证和里证两大类。太阳表证,又因感邪性质和体质差异,进而分为3种类型,即中风、伤寒和温病。太阳中风,病机是风寒袭表,卫强营弱,表现为发热恶寒、头痛项强、自汗、鼻鸣干呕、脉浮缓等,而以自汗、脉缓为其特征,故又名表虚证。太阳伤寒病机为风寒束表,卫遏营郁,表现为发热恶寒、头痛项强、周身或骨节疼痛、无汗而喘、呕逆、脉浮紧等,而以无汗、脉浮紧为特征,故又名表实证。太阳温病,是温邪犯表、热盛津伤之证,以发热而渴、不恶寒或微恶风寒为其临床特征。太阳里证,又称太阳腑证,与太阳表证(经证)相对。病因乃为太阳表邪不解,循经入里,可分为蓄水和蓄血两类。蓄水证是表邪不解,入于膀胱之腑,气化失职,水蓄不行,主要脉证是发热、汗出、烦渴欲饮、水入则吐、小便不利、少腹满、脉浮数等。蓄血证是邪热深入下焦,与血相结,表现为少腹急结或硬满、如狂或发狂、小便自利等。此外,太阳病尚有兼夹证,如伤寒表实兼项背强、兼内热烦躁、兼寒饮等。亦有因失治误治等而致的变证,如阳虚、火逆、结胸、痞证等。太阳病以汗法为其常法,表虚证治宜解肌祛风,调和营卫,方用桂枝汤;表实证治宜发汗解表,宣肺平喘,主方麻黄汤;太阳里证,蓄水者,治宜化气行水,方选五苓散;蓄血者,治宜活血化瘀,方用抵当汤等。

(二)阳明病

阳明主燥,为多气多血之经,又主津液所生病。邪入阳明,多从燥化,无论阳明本经受邪,或病邪从他经传来,其证多属里热燥实性质,每多见于阳热亢盛的极期阶段,故阳明病以"胃家实"为提纲。典型脉证为身热、汗自出、不恶寒、反恶热、口渴、脉大等,凡见此类脉证,即可称为阳明病。根据燥热与肠中糟粕相结与否,阳明病可分为热证与实证两类。阳明热证,又称阳明经证,其病机为胃热炽盛,消灼津液,无形邪热循经弥漫于全身上下内外,临床以大热、大汗、大烦渴、脉洪大为特征。阳明实证,亦称阳明腑证,病机为燥热之邪与肠中糟粕搏结不解,以"痞、满、燥、实、坚"为病理特征,主要表现为潮热谵语、手足汗出、腹胀满疼痛、大便硬、脉沉实等,甚者出现循衣摸床、微喘直视、目睛不和等危重证情。亦有胃热束脾及津液内竭之便硬,同属阳明篇。此外阳明篇亦包括湿热发黄、血热致衄、蓄血、阳明中寒等内容。阳明热证,治宜清解,方以白虎汤为代表。阳明实证,治宜攻下,方以承气汤为首选。

(三)少阳病

少阳主相火,主枢机,病则相火上炎,枢机不利,故以"口苦、咽干、目眩"为提纲。其发病可由他经传来,亦可本经自受。主要表现为往来寒热、胸胁苦满、嘿嘿不欲饮食、心烦喜呕、苔白薄、脉弦细等。病入少阳,则病邪已离太阳之表,而又未入阳明之里,据三阳证之浅深层次,少阳病被视作半表半里证。正因为这一特殊病理层次,决定了少阳病多有兼表兼里之不同证型。少阳兼太阳表证,表现为发热微恶寒、肢节烦疼、微呕、心下支结;少阳兼阳明热结在里,其证见呕不止、心下急、郁郁微烦,或心中痞硬,或潮热不大便等。另有少阳病误下后,邪气弥漫,表里俱病,虚实相兼,而见胸满烦惊、小便不利、谵语身重等;有少阳而兼水饮内结,症见寒热往来、心烦、胸胁满微结、小便不利、渴而不呕、但头汗出者。少阳病以和解为其基本治法,小柴胡汤为首选。其兼表者,和解兼以解表,选用柴胡桂枝汤;兼里者,和解兼以攻下,宜施大柴胡汤。禁单独使用汗、吐、下等法。

(四)太阴病

太阴为三阴之表,本湿而标阴,喜燥而恶湿。太阴为病从其本,故无论外邪直中,或内伤生冷,或三阳误治而病传太阴,其病多脾阳受损,寒湿内阻。其证属里属寒,以"腹满而吐,食不下,自利益甚,时腹自痛"为提纲。换言之,凡见上述脉证者,皆可称为太阴病。治以温中健脾除湿为法,视证情之轻重分别选用理中汤、四逆汤等。太阴病亦有兼太阳表证者,可用先表后里或表里同治之法;有兼气血不和腹痛者,宜用温运通络、缓急止痛之法。太阴病失治误治可致阳气更伤,形成少阴虚寒证。

(五)少阴病

少阴本热而标阴,手少阴心主火,足少阴肾主水,水火交泰而阴阳平衡。少阴病有外邪直中者,有他经传入者,其基本病理为心肾虚衰,气血不足,故以"脉微细,但欲寐"为提纲,而多见于外感热病后期危重阶段。少阴为病,从其标本,故其病理变化有寒化和热化两类。寒化证病机为心肾阳虚、阴寒内盛,主要表现为恶寒肢厥、下利清谷、呕吐心烦、精神疲惫、脉沉微细等;亦有阴寒太盛,格拒虚阳,而见身反不恶寒、面赤发热、烦躁等真寒假热证象者,证情更为严重。其热化证病机乃阴血不足、虚火上炎,症见心中烦、不得卧、咽干、咽痛、或下利口渴、舌红绛、脉细数等。总之,少阴病证情复杂,病势沉重,有阳虚,有阴亏,有阴阳俱虚,亦有阳虚兼表者,有阴伤化燥、水涸土燥者,因而其治法多样,大要不离扶阳与育阴二途,扶阳多用四逆之辈,育阴常施胶芍之属。其预后转归当视阳回或阴复之情况而定。

(六)厥阴病

厥阴风木,下连少阴寒水,上承心包相火,同时厥阴与脾胃,有木土相克关系,故厥阴病较为复杂,部分证候相当危重,多出现于外感病末期。厥阴病据其原文内容,可归纳为上热下寒、厥热胜复以及厥、利、呕、哕四大症状。厥阴病以"消渴,气上撞心,心中疼热,饥而不欲食,食则吐蛔,下之,利不止"为提纲,实为上热下寒、寒热错杂证候之纲要。其厥热胜复证,多是厥阴寒证中出现的阴阳争胜现象,临床上以手足冷(下利)与发热交替出现为特点,若厥利则示阴胜,发热则为阳复。从厥热出现时间的长短,来判断邪正之胜负及相互演变之趋势。如厥热相等,或热多于厥,是表示正能胜邪,主病退,为向愈之机;若厥多于热,则是邪胜正衰,主病进。但也有阳复太过,转而化热而为喉痹或下利脓血证。厥逆,为厥阴篇的主要内容之一,其病机乃阴阳气不相顺接。据其临床表现及成因不同,而有脏厥、蛔厥、寒厥、热厥、水厥、痰厥等类型。厥阴下利,有热利、寒利、寒热错杂下利等。厥阴呕哕,有虚寒、实热之别。简言之,厥阴病篇内容繁多,虚实错杂,旨在揭示辨证论治之精义,因而其治法无定律,贵在审证求因,灵活施治。

综而言之,《伤寒论》重点阐论了六经病证的特点和相应治法,同时论述了各经病证的传变、合病、并病,以及因处治不当而致的变证、坏证及其救治方法等。通过六经体系的归纳,可分清主次,认识证候的属性及其变化,进而在治疗上攻守从容,三阳病以攻邪为主,三阴病以扶正为重,表里同病、虚实错杂之际,又强调标本缓急之辨,既中规矩,亦有活法。其第16条"观其脉证,知犯何逆,随证治之",即是仲景对辨证论治原则最精辟的表述。

(七)传变规律

据中医整体恒动观念,外感热病是一个动态发展的过程。在这一过程中,正邪进退、阴阳消长决定了疾病性质、病变部位等的不断变化,这种病理变化在六经辨证中习称传变。其传变之基本规律可概括为:由表及里,由浅入深,由轻到重,由实至虚。

传变:传变一词,见于《伤寒例》。成无己注曰:"传有常也,变无常也。传为循经而传,此太阳传阳明是也;变为不常之变,如阳证变阴证是也。"影响传变的因素主要有:正气的强弱及禀赋之阴阳,病邪的性质及其强弱,医护措施的当否,并不拘泥于病程之长短。

据六经顺序而传者,习称循经传,如太阳传阳明是也。不循其顺序而传者,习称越经传,如太阳传少阳是也。首尾传,是指太阳与厥阴相互传变;表里传,是互为表里的两经相传,如少阳传厥阴;均属于越经传范畴。另外,尚有手足经相互传变者,称手足传。

本经自病:外感热病,多由表入里,是以初起每见太阳征象。若病初即见阳明或少阳证象,而无太阳表证,是为外邪径犯其经,称为本经自病,或曰本经自发。

直中:若病情严重,初起即见三阴病证,而无三阳传入之过程者,是外邪直犯三阴,称为直中。

两感：初期即见表里阴阳两经证象者，则外邪同时侵犯互为表里的阴阳两经，称为两感，属合病范畴。如太阳少阴两感。

合病：凡两经或两经以上证象同时出现于疾病初期者，称为合病，如太阳与少阳合病，阳明与少阳合病等。

并病：先病一经，次及他经，而致两经证象同时存在，称为并病。如太阳阳明并病、太阳少阳并病等。

(八)治疗原则

据中医整体恒动观念，一切疾病皆是各种因素导致机体内部阴阳失衡，是故调整阴阳是一切疾病之治疗总则。外感热病是外邪侵袭人体所致之阴阳失衡，邪实是其主要因素。然邪之所凑，其气必虚；正虚之所，为容邪之地，故而其基本病理要素包括正虚和邪实两者。因此，扶正祛邪以达到调整机体阴阳之目的，是治疗外感热病之基本原则。

扶正祛邪基本原则必须通过具体治法予以体现。在六经辨证体系中，其祛邪原则是通过汗、吐、下、清诸法得以体现。汗解表邪，麻黄桂枝之属；吐下去实，瓜蒂承气之类；清法泄热，白虎栀豉；温可散寒，姜附四逆。如此等等，不胜枚举。

而其扶正原则，自是通过补法体现。温补阳气，滋养阴津，最为直观。而将此原则暗寓于祛邪方法或调护措施中，则更显玄妙。后人总结六经辨证体系中扶正原则时，认为扶阳气、顾阴津、护胃气等基本思想贯彻于外感病施治之全过程。

从临床思维角度认识，则表里先后及标本缓急是治疗外感热病之基本指导原则。在临床实践过程中，正确处理扶正与祛邪之主从和表里之先后关系，与临床疗效息息相关。据临床实际情况，或祛邪以扶正，或扶正以祛邪，或祛邪扶正并重；或先表后里，或先里后表，或表里同治。妙在审时度势，随证而施。

八、《伤寒论》对方剂学的贡献

秦汉时期，方剂学已经发展到了一定水平，而《伤寒杂病论》的成书，则标志着方剂学水平达到了空前的高度。全书实际收方269首，其中伤寒部分载方112首，使用药物214种，基本包括了临床各科的常用方剂，故被誉为"方书之祖"。其对方剂学的贡献，可概括为如下几点：

(一)组方原则,严密完整

方剂的组成，必须遵循一定的组方原则，否则，组合杂乱无章，难以收到卓越的疗效。仲景对方剂组成以及药物的加减化裁等，均作了严格的规定。如桂枝汤，用治发热恶风、汗出脉浮缓之太阳中风证，方以桂枝为君，解肌祛风；芍药为臣，敛阴和营；二药相须为用，共奏解肌祛风、调和营卫之效。生姜辛温，佐桂枝发散卫邪；大枣甘温，助芍药敛补营阴，二药以相须为用，同为辅佐之品。甘草甘平，调和诸药，益气扶正，以为使药。全方药虽5味，却充分体现了君、臣、佐、使相合的组方原则。组方虽有原则，证象更多变化，故临证处方用药，须在遵循原则的基础上，药随证转，灵活加减。仲景于兹，刻意以求，而有卓绝之造诣。如太阳中风兼项背强者，在主方桂枝汤的基础上，加升津舒经之葛根；若兼表阳虚汗漏不止者，则加温经扶阳之附子；邪气欲陷而胸满脉促者，则去酸敛之芍药；太阳表邪内陷太阴，而现腹满时痛者，则倍加芍药以和络止痛。由此可知，其组方既有严格之原则性，亦有变通之灵活性。

(二)治疗八法,方药体现

《伤寒论》之方剂具体体现了汗、吐、下、和、温、清、消、补8种治疗大法。汗者，麻桂之属;吐者,瓜蒂之剂;下者,承气诸汤;和者,柴胡类方;温者,四逆之辈;清者,白虎三黄;消者,生姜泻心;补者,炙草复脉。方剂之用,扶正以攻邪,祛邪以扶正,总求邪去正复,阴阳平衡。上述诸方,为仲景运用八法之典型。更有攻补兼施、寒温并行者,如白虎加人参汤,白虎以清热,人参以补气液,而收攻补兼施之效;干姜黄芩黄连人参汤,则以芩连清上热,姜参温下寒,以求寒热互调之功。此又八法灵活运用之实例也。

(三)承传古方,创制新剂

仲景撰著《伤寒杂病论》,善于博采众家之长,古为今用。其书中所载部分方剂,即为直接继承古人成果,如大黄黄连泻心汤,其组成与火齐汤(伊尹三黄汤)相同;青龙、白虎、真武等方名,带有浓厚的道家色彩,与麻黄、桂枝、葛根等方命名原则不同;而炙甘草汤,其方后注:一名复脉汤,说明此方也是前人所创,因仲景收录而传世。在继承的基础上,仲景自己创制了不少名方。在《伤寒论》所载的112首方剂中,虽然不能确切判定哪些方剂是古方,哪些方剂是自创,但有一点可以肯定,其所录之方,大多疗效可靠,颇切实用。如白虎汤清热,五苓散利尿,十枣汤治悬饮,麻黄汤散表寒,苓桂术甘汤健运脾阳以蠲饮,半夏泻心汤辛开苦降而消痞等,均历经千年临床检验而不爽,为后世所喜用,且其应用范围不断得以扩展。

(四)剂型多样,煎服科学

仲景之方,剂型丰富多样,大大超越前期医方成就。据《伤寒杂病论》书中所载,有汤、散、丸、栓、酒、洗、浴、熏剂,以及滴耳、灌鼻、软膏剂等不同类型。另外,仲景于药物之煎煮,要求甚严。对溶媒之选择及用量之多寡、煎煮时间的长短、药物入煎先后顺序、药物炮制方法等,常据其方剂之组成、作用及其剂型大小等情况灵活对待。如小柴胡汤以水1斗2升,煎取6升,去滓,再煎取3升;附子泻心汤别煮附子取汁,掺入三黄渍取液中;炙甘草汤水8升、清酒7升混煎诸药,取3升去滓,纳胶烊尽等,无一不反映出仲景于药物煎煮刻意求精之企图。其于服药之法,亦有严格要求,主张药必中病,忌太过不及。具体体现于:①合理使用第1次煎液,根据病情需要而分别采用顿服、2次服、3次服或数次服;②渐加药量,以知为度;③重视服药时间的选择;④服药后调理(啜粥、饮水、温覆等)。以上措施反映了治疗手段的不断完善,既是方剂学的进步,也是临证医学发展的体现。

(五)方药剂量,严格精确

仲景方药,其剂量要求严格精确,主要体现于两方面:①药物的绝对剂量较为精确。其处方剂量大多使用精确的计量单位,如分、两、斤、合、升等,只有少数情况下运用不精确计量单位,如一大把、鸡子大等。这些不精确计量单位的使用,反映了方药剂量从不精确逐渐转为精确的演化过程。②方药相对剂量的严格精确化。所谓相对剂量,即指同一方剂中各药剂量比例。仲景于此,要求甚严。如桂二麻一汤与桂麻各半汤、桂枝汤与桂枝加芍药汤、四逆汤与通脉四逆汤等,皆是剂量比例上的变化决定方药的功效变异。另外,服药次数的多少,亦反映了方药剂量的轻重。

九、《伤寒论》对后世医学的影响

《伤寒杂病论》成书以后,对后世医学之发展影响极大。其所确立的辨证论治原则和收录创制的著名方剂,向为历代医家奉为圭臬,因而该书实为后世临证医学之基石。除前述之六经辨证和方剂学成就外,其于后世之影响尚可大略归结如次:

(一)《伤寒论》与八纲辨证

外感热病,是在外邪之作用下,正邪斗争的临床反映。正邪斗争的消长盛衰,决定着疾病的发展变化和证候的基本性质。是故《伤寒论》之六经辨证，即是运用阴阳、表里、寒热、虚实等中医基本理论，对六经病证之病位、病性、病机、病势以及邪正进退等因素，进行分析综合、归纳概括，以求得出正确之辨证结论，并确定合适之治疗方法。而后世之八纲辨证，则是对一切疾病病位、病性的总概括。二者关系密不可分。具体而言，六经病证大要分为三阳病证和三阴病证，从病情性质来看，其三阳病证多属热证、实证，皆为阳证；三阴病证多属寒证、虚证，概为阴证。从邪正关系而言，三阳证表示正气盛，抗病力强，邪气实，正邪相争剧烈，病情多呈亢奋状态；三阴病表示正气衰，抗病力弱，病邪未除，病情一般呈现虚衰状态。从表里关系而论，六经病证一般太阳病属表，其余各经病证属里，此乃绝对之辞。相对而言，则三阳病证相对于三阴病证，前者为表，后者属里；少阳病证相对于厥阴病证，亦为前表后里；太阳经证与太阳腑证，亦有表里之别。由是可知，六经辨证已经运用了八纲辨证之具体内容，实为八纲辨证之滥觞；而八纲辨证则是在《内经》理论的指导下，对六经辨证内容在另一个理论高度上加以系统化、抽象化，是六经辨证的继承和发展。

（二）《伤寒论》与脏腑辨证

《伤寒杂病论》一书，其论脏腑辨证的有关内容，主要见于《金匮要略》部分，但其《伤寒论》部分，亦蕴含着丰富的脏腑辨证思想。脏腑经络是人体不可分割的有机整体，六经证候的产生，均是脏腑经络病理变化的反映。因此，六经辨证不能脱离这些有机的联系。以脏腑的病理表现而论，在疾病的发展过程中，各经病变常会累及所系之脏腑，而出现脏腑的病证。如膀胱为太阳之腑，太阳表邪不解，传入于腑，导致膀胱气化功能失常，水气内停，可见小便不利、少腹里急、烦渴或渴欲饮水、水入则吐等症。胃与大肠为阳明之腑，邪入阳明，燥热炽盛，腑气不通，可见潮热谵语、腹满硬痛、大便闭结等。胆与三焦为少阳之腑，胆火上炎，症见口苦咽干目眩；三焦气化不利，则现心下悸、小便不利、或咳、或利等症。脾为太阴之脏，病则脾阳不振，运化失常，脾虚脏寒，寒湿内停，可见腹满而吐、食不下、自利益甚、时腹自痛等症。心与肾为少阴之脏，病则心肾虚衰，气血不足，而见脉微细、但欲寐、恶寒、呕吐、下利、肢厥等阳虚阴盛征象；或心烦不眠、咽干口燥、舌红绛、脉细数等阴虚火旺征象。肝为厥阴之脏，病则寒热错杂，肝气上逆，可见消渴、气上撞心、心中疼热、饥而不欲食等症。由上可知，正是《伤寒杂病论》中丰富的脏腑病证辨治内容，为后世脏腑辨证理论体系的最终形成，奠定了良好的基础。

（三）《伤寒论》与温病学说

广义伤寒是一切外感热病的总称，自然包括温热性疾病在内。《伤寒论》奠定了温病学基础，而温病学说则是伤寒学说的进一步完善和发展。《伤寒论》第6条即明确指出："太阳病，发热而渴，不恶寒者，为温病。"在其外感病论治过程中，或清热、或养阴、或苦寒攻下，时刻强调顾护阴津。其白虎、承气、麻杏石甘、黄连阿胶、竹叶石膏、三黄泻心等方，成为治疗温病的重要方剂。六经辨证所揭示的外感热病由表入里、由浅入深、由实转虚的病理发展过程，亦为温病学卫气营血和三焦辨证提供了有益启示。由是可知，《伤寒论》所确立的辨证论治原则实为中医临证之准绳，对温病学说之形成，有着重大影响。然而，由于历史的局限，其书毕竟详于寒，略于温，其于温病证治之内容，不尽完整全面。其阳明病证治内容虽可运用于温病，但远不能概括所有温病的证治。因此，后世医家乃另创新论以羽翼伤寒，故温病学说实为伤寒学说之发展和补充。二者相互补充，使中医外感病证治体系趋于完善。

（四）《伤寒论》与本草学说

自《伤寒杂病论》成书以后，历代本草学家多以仲景对药物的运用为圭臬，丰富和扩展了

《神农本草经》所载药物的主治和功效。如《名医别录》记葛根"疗伤寒中风头疼，解肌发表，出汗，开腠理"；《本草纲目》论柴胡主"妇人热入血室，经水不调"，论黄芩"得柴胡退寒热，得芍药治下痢"；《本草正义》阐述柴胡功效时曰："约而言之，柴胡主治，止有二层。一为邪实，则为外邪之在半表半里者；一为正虚，则为清气之陷于阴分者，举而升之，使返其宅而中气自振"；《本经疏证》论桂枝"和营、通阳、利水、下气、行瘀、补中，为桂枝六大功效"；《珍珠囊药性赋》论附子"温暖脾胃，除脾湿肾寒，补下焦阳虚"等，皆本之于仲景。上述例证说明了仲景在继承前人用药经验基础上，对药物之运用，根据临床实际，大加发挥和拓展，为后世本草学之研究，开创了一个新局面。

十、伤寒学形成与发展概况

叶发正《伤寒学术史》将伤寒学发展过程划分为 7 个时期[10]：

（1）伤寒学形成的前奏曲（汉以前）：认为自有文字记录以来，即有伤寒之类疾病记载，反映了早期人类对伤寒的基本认识，是伤寒学体系形成之前奏。

（2）伤寒学体系的形成时期（东汉末—西晋）：此期是伤寒学体系的形成阶段，表现为两大伤寒学体系的建立：华佗伤寒学与仲景伤寒学双峰并峙。

（3）伤寒学的多极化发展时期（东晋南北朝—唐）：此期仲景伤寒学虽有一定影响，然并未形成统治地位，因此在伤寒学领域呈现出百家争鸣、诸说并存的局面。

（4）伤寒学的兴盛时期（宋、元）：优胜劣汰规律决定了晋唐诸家伤寒学说必然无力掩盖仲景伤寒学的光辉。此期仲景学说脱颖而出，奠定其在伤寒学领域的统治地位，伤寒学研究由此呈现出全面兴旺的气象。

（5）伤寒学流派形成和发展时期（明、清）：此期伤寒学研究的主要成就，在于此领域研究由探讨伤寒病发展到探讨《伤寒》书、由探讨外感病的辨证发展到内伤病的辨证，即由对伤寒的辨证渐及对杂病的辨证。其表现特点在于共奉仲景《伤寒论》原著为经典，伤寒学领域百花齐放、再度争鸣局面以及师承各别、观点自异学术流派的形成和发展。

（6）伤寒学中西汇通时期（辛亥革命后至新中国成立）：近代科学和西方医学的传入，直接导致中西合释《伤寒论》潮流的兴起。对于伤寒学而言，中西汇通是民国期间的主流。

（7）伤寒学的繁荣和创新时期（新中国成立后）：新中国成立后随着中医政策的落实，伤寒学研究进入繁荣和创新时期，其研究成果、研究方法、研究质量均显著高于历代任何一个时期。

另有一种观点认为[11]，伤寒学术发展史应以伤寒学所固有的专门特点及其发展规律，作为其分期的首要原则；而能够体现阶段性特点之标志性事件，是其分期的重要依据。根据上述分期原则，将伤寒学发展过程分为 5 个时期。

（1）学说形成时期（先秦—公元 219 年）：此期的特点是对伤寒概念、性质、范畴、脉症、治法、方药进行初步研究，并逐步形成系统理论。而《伤寒杂病论》的成书，则是伤寒学体系基本形成的标志。

（2）传抄整理时期（公元 219—1065）：《伤寒杂病论》的成书，逐渐导致伤寒学内涵发生重大变化，伤寒学研究范围从单纯研究外感热病的诊治规律扩展到对外感热病和《伤寒论》著作的研究。此期外感热病诊治规律的研究亦得到进一步加强，但因史料阙如而难窥全貌，而对《伤寒论》著作的传抄整理工作成为此期研究的主要表现特点。1065 年林亿等校刊工作完成，是此期结束的标志。

（3）偏重临床探索时期（1065—1144）：因社会历史因素的影响，伤寒学研究以继承整理为基础，自然渐转为较有系统地运用六经辨证方法治疗外感热病的临床探索时期，并奠定了其后理论与临床并重、学科研究兴旺发达的基础。

（4）理论与临床并重时期（1144—1894）：成无己首注《伤寒论》，标志着伤寒研究进入理论与临床并重之全面发展阶段。六经理论研究、临床运用探索、《伤寒论》著作整理，构成了此期研究的主要特色。

（5）综合研究时期（1894—　）：西学东渐，必然导致伤寒学研究方法、研究内容等的变革。唐容川医书的付梓，开中西汇通义释伤寒之先河，表明伤寒学研究进入一个新时期。此期除继承前期特点外，最具特征性者，在于研究方法和手段的多样化和现代化。大范围、多途径、新方法，普及与提高结合，继承与创新并重，成为此期显著特点。其所谓综合研究者，实指多元立体化研究，具有鲜明的时代特征。

上述两种分期观点同中有异，从不同角度揭示了伤寒学发展的历史规律，具有一定的代表性。

参 考 文 献

［1］符友丰."伤寒"名义考［J］.黑龙江中医药，1987，（2）：6-8.

［2］谈运良.《伤寒论》六经提纲的确立、评价及其他［J］.河南中医，1988，（1）：7-10.

［3］傅延龄.伤寒论研究大辞典［M］.济南：山东科学技术出版社，1994.

［4］薛凝嵩.张仲景生平事迹考证［J］.新中医药，1953，（7）：16.

［5］宋向元.张仲景生平问题讨论［J］.新中医药，1953，8（18）：10，18.

［6］杜雨茂.关于张仲景生平一些问题的探讨［J］.陕西中医学院学报，1982，（2）：38.

［7］廖国玉.张仲景故里涅阳考［J］.中医杂志，1982，（2）：65.

［8］吴润秋.《伤寒论》三阳三阴之我见［J］.中医杂志，1981，（6）：4.

［9］赵锡庠.我对伤寒论的认识［J］.中医杂志，1955，（4）：10.

［10］叶发正.伤寒学术史［M］.武汉：华中师范大学出版社，1995.

［11］万晓刚.试论伤寒学研究之历史分期［J］.中华医史杂志，1995，（2）：28.

（万晓刚）

上篇

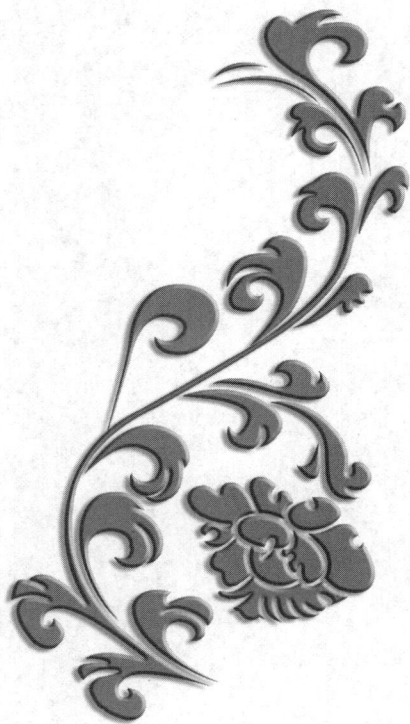

第一章
辨太阳病脉证并治(上)

第一节　太阳病概论(1～11)

一、太阳病提纲(1)

【原文】

太陽之為病,脉浮(1),頭項强痛(2)而惡寒(3)。(1)

【词解】

(1)脉浮:脉搏表浅,轻按即得,犹木浮水面。

(2)头项强(jiàng绛)痛:即头痛项强。项是颈的后部;强,强直不柔顺貌。

(3)恶(wù悟)寒:即畏寒,俗称怕冷。

【提要】　太阳病脉证提纲。

【释义】本文提出太阳病基本证候是脉浮、头项强痛与恶寒。古人根据人体脏腑和经脉循行的关系,划分为手足三阴三阳十二经脉;又根据经脉内属脏腑、运行气血的功能特点,而运用三阴三阳的名称来分别疾病浅深轻重和属性,从而分析概括6类不同的外感病,作为认识疾病、处治疾病的前提。太阳经主人身之表,为人身之藩篱,风寒之邪侵袭人体,则太阳首当其冲。邪凑太阳,正气奋起抗邪,正邪交争于表,即为太阳病。脉为气之先,外邪袭表,正气浮盛于表而向外抗邪,故脉象应之而浮。太阳经起于目内眦,上额交巅,下项夹脊,抵腰至足,外邪束表,太阳经气运行受阻,故出现头项强痛。风寒外束肌表,卫气受遏,不能发挥"温分肉"的正常功能,故恶寒。脉浮、头项强痛、恶寒概括了太阳表病的脉证特点,故立为太阳病提纲。

凡太阳病一般均具有提纲所列一组脉证,且脉与证同等重要,即脉在表,证亦属表。如见头痛、恶寒而脉不浮,或脉象虽浮而无头痛恶寒者,欲诊断为太阳病,必须慎之又慎;或与太阳有关,而非纯属太阳。太阳病的临床表现往往是错综复杂的,在外感风寒的同时,可有兼夹证或新感引动宿疾,因而在太阳病基本证候的基础上,又出现其他证候;且人的体质有强弱,感受邪气有不同,临证又有中风、伤寒、温病之分。

病在太阳,卫气抗邪,必有发热,故太阳病一般恶寒与发热并见。本条虽未提发热,但应知有发热,如第2条之中风证、第35条之伤寒证,均有发热便是明证。本条言恶寒而不言发热,一是省文法,后述太阳病条文多有发热。二是太阳之初,卫阳被郁,尚未伸展,可见暂时不发热;但卫阳伸展之时,必然伴有发热。三是恶寒与发热相比,恶寒是太阳病出现最早和贯穿始终的症状,更能突出太阳病的特征。发热与恶寒并见,是太阳病证候特征之一,也是太阳病与其他经病的主要区别点。前贤云:"有一分恶寒,便有一分表证",强调恶寒在太阳病中的重要地位,但决不能理解为恶寒就是太阳病表证。

【选注】

方有执:太阳者……乃六经之首,主皮肤而统营卫,所以为受病之始也。难经曰:浮脉在肉上行也。滑氏曰:脉在肉上行,主表也。表即皮肤,荣卫丽焉。故脉见尺寸俱浮,知为病在太阳之诊也。项,颈后也。强痛者,皮肤荣卫一有感受,经络随感而应,邪正争扰也。恶寒者,赅风而言也。风寒初袭表而郁于表,故不胜。复被风寒外连而畏恶之。及其过表而入里,则不复恶。仇雠之义也。(《伤寒论条辨·辨太阳病脉证并治上》)

柯韵伯:仲景作论大法,六经各立病机一条,提揭一经纲领,必择本经至当之脉症而表彰之。六经虽各有表症,惟太阳主表,故表症表脉,独太阳得其全,如脉浮为在表,太阳象三阳,其脉气浮而有力,与阳明之兼长大,少阳兼弦细,三阴之微浮者不侔矣。头项主一身之表,太阳经络营于头,会于项,故头连项而强痛,与阳明头额痛,少阳头角痛者少间矣。恶寒为病在表,六经虽各恶寒,而太阳应寒水之化,故恶寒特甚,与阳明二日自止,少阳往来寒热,三阴之内恶寒者,悬殊矣。后凡言太阳病者,必据此条脉症。如脉反沉,头不痛,项不强,不恶寒,是太阳之变局矣。

仲景立六经总纲法,与《内经》热论不同,太阳只重在表证表脉,不重在经络主病。看诸总纲,各立门户,其意可知。(《伤寒来苏集·伤寒论注·太阳脉证》)

程郊倩:凡云太阳病,便知为皮肤受邪,病在腠理营卫之间,而未涉乎府藏也……太阳之见证,莫确于头痛恶寒,故首揭之,使后人一遇卒病,不问何气之交,而但兼此脉此证,便可作太阳病处治,亦必兼此脉此证,方可作太阳病处治。虽病已多日,不问其过经已未,而尚见此脉此证,仍可作太阳病处治。(《伤寒论后条辨·辨太阳病脉证篇》)

山田正珍:大抵外邪之中人,其始浮在肌表,谓之太阳病。最浅最轻,所以居三阳之首也。脉浮,邪气在表之诊。头项强痛,谓头痛项强,此盖文之一体,犹称车马羸败,耳目聋瞑也。故瓜蒂散条云病如桂枝证,头不痛项不强是也。太阳病有伤寒有中风,此条统而论文,故唯云脉浮而未分其紧与缓也。其所谓恶寒,亦兼恶风言之,恶风轻,恶寒重,舍轻取重,所谓举大而小从者也。其唯称恶寒而不言发热者,以太阳之初证,有或已发热,或未发热之异也。(《伤寒论集成·辨太阳病脉证并治》)

【评述】 对脉浮、头项强痛、恶寒的产生机制,方有执认为是外邪作用于经络营卫所致,注释甚妥。柯韵伯对太阳病之浮脉、恶寒与阳明、少阳及三阴病出现的浮脉、恶寒进行了鉴别,对三阳之头痛作了对比,对六经辨证很有帮助。程郊倩指出虽病已多日,尚见此脉此证者,仍可作太阳病处治;教人诊病不必拘泥于病程的长短,总以脉证作为辨证的依据。山田正珍认为不提发热是由于太阳病有伤寒中风之分,伤寒初起有未发热之时;只言恶寒,是因为恶风寒仅有轻重之别,而无本质之差异,与临床实际相符。

二、太阳病的分类——中风、伤寒、温病(2、3、6)

【原文】

太陽病,發熱,汗出,惡風[1],脉緩[2]者,名為中風[3]。(2)

【词解】

(1)恶风:即畏风。恶风与恶寒有轻重之别,当风则恶,无风自安为恶风;身居密室亦恶者为恶寒。

(2)脉缓:指脉象宽柔和缓,与脉紧相对而言。

(3)中(zhòng 众)风：外感风寒引起表证之证名，与猝然晕倒、口眼喎斜、肢体不遂的中风不同。

【提要】太阳中风证的主要脉证。

【释义】太阳中风证是太阳病的主要类型之一，以脉浮缓、汗出、恶风、发热、头痛为主要脉证，因腠理疏松，风寒袭表，卫外不固，营不内守所致。

条首冠以太阳病，说明在第1条太阳病脉证的基础上，又见发热、汗出、恶风、脉缓的，就是太阳中风证，又称太阳表虚证。从体质而言，此类患者一般体质较弱，肌肤疏松，一旦感受风寒，则卫阳浮盛与邪相争，故发热；卫阳为外邪所伤，加之肌腠不密，则卫外不固，营不内守，于是营阴外泄而为汗；卫气不能温分肉，且汗出毛窍疏松，不胜风袭，故恶风寒；脉浮乃正气抗邪于表所致，兼缓则与营阴失守、汗液外泄有关。

本条列举的脉证中，当以汗出、脉缓为要点，因为它既能揭示太阳中风证的病机是营卫不和(卫外不固、营不内守)，又能区别于无汗、脉紧的太阳伤寒证。故汗出、脉缓为太阳中风证的辨证特征。

【选注】

方有执：太阳病，上条所揭云云者，是也，后皆仿此。发热，风邪干于肌肤而郁蒸也。汗出，腠理疏，玄府开而不固也。恶风，大意见上(指第1条【选注】方有执之文)。此以风邪郁卫，故卫逆而主于恶风。缓，即下文阳浮而阴弱之谓。风性柔和，所以然也。中，当也。风，谓天之八风也。言既有如上条所揭云云之太阳病，加之发热汗出恶风而脉缓者，则其病乃是触犯于风而当之也。《灵枢经》曰：夫天之生风者，非以私百姓也，其行公平正直，犯者得之，避者得无，殆非求人而人自犯之，此之谓也。然风之为风，其性属阳，其中人也，从卫而入。卫，气道也。风之所以从卫入者，卫亦阳，从其类也。此承上条而又再揭太阳分病之纪一，乃此篇之小总，篇内凡首称太阳中风者，则又皆指此而言也。(《伤寒论条辨·辨太阳病脉证并治上》)

汪苓友：太阳病即上文云脉浮头项强痛是也。篇中凡言太阳病皆仿此……脉缓，当作浮缓看，浮是太阳病脉，缓是中风脉。下文云紧脉，亦当仿此。愚以上言中风，非东垣所云中腑中脏中血脉之谓。盖中字与伤字同义。(《伤寒论辨证广注·辨太阳病脉证并治法上》)

钱天来：缓者紧之对称，非迟缓之谓也。风为阳邪，非劲急之性，故其脉缓也。(《伤寒溯源集·太阳上篇》)

山田正珍：太阳病有伤寒，有中风，其脉其证判然为异，治亦不同，不可不辨也。先辈诸公皆谓风为阳邪，寒为阴邪。风邪伤卫谓之中风；寒邪伤营谓之伤寒。虽然风之与寒均是一气，合而不离者也，故冬月虽寒无风则暖，夏月虽热有风则凉。此风送寒来，寒随风入故也，是以寒之伤人，不能无风；而风之伤人，亦不能无寒，岂有风唯伤卫而不伤营，寒唯伤营而不伤卫之理乎？况营卫等乃本仲景所不言乎？其妄不辨而明矣。夫风寒均是一气，至其感人或为中风，或为伤寒者何也？盖以人之体气素有虚实之异，其所受之邪，每从其虚实而化，其从虚而化者谓之中风，其从实而化者谓之伤寒。(《伤寒论集成·辨太阳病脉证并治》)

【评述】对本条脉证病因病机的认识，方有执认为是风邪伤卫，风为阳邪，其性疏泄所致。这种看法虽能言之有理，但不够全面，正如唐容川所说："序例云桂枝下咽，阳盛则毙。使果风为阳邪，何得复用桂枝汤以助其阳哉。"又，方有执言："中，当也。"亦欠妥。山田正珍列举了自然界风寒之间的关系，否定了只有风能伤卫的说法，并强调了患病机体的内在因素，是符合临床实际的。疾病的形成是内外因相结合的结果，不同的体质，同样感受风寒之邪,可有不同的病理反应,出现不同的证候。故山田正珍的认识甚为正确。汪苓友、钱天来对中风二字和脉缓的阐发,颇得要领。

【原文】

太陽病,或已發熱,或未發熱,必惡寒,體痛,嘔逆,脉陰陽俱緊[1]者,名為傷寒[2]。(3)

【词解】

(1)脉阴阳俱紧:历代医家对阴阳二字有两种不同的看法:一是指脉的部位,尺为阴,寸为阳,意为寸关尺三部皆为浮紧。二是指脉的浮沉,沉取为阴,浮取为阳,意为无论浮取沉取,皆为紧脉。提纲曰"脉浮",可知此处"脉阴阳俱紧"之含义,当以前者为准。

(2)伤寒:外感风寒引起表证之证名。此处指狭义伤寒,而非广义伤寒。

【提要】 太阳伤寒证的主要脉证。

【释义】 太阳伤寒证是太阳病的另一重要类型,即在太阳病脉浮、头项强痛而恶寒的基础上,不论发热或尚未发热,见体痛、呕逆、脉阴阳俱紧等脉证者,为太阳伤寒证。主要是由于风寒之邪侵袭体表,腠理致密,卫阳郁闭,营阴郁滞所致。

风寒袭表,卫气抗邪,正邪相争,必然发热,故发热是太阳伤寒的主证之一,观第35条、第46条可知。但本条言发热用"或已"、"或未"不定之辞,说明太阳伤寒证的发热有迟早的不同,其原因与感邪的轻重、体质的强弱、卫阳反应的迟速等有关。"已发热"是风寒袭表,卫气能及时伸展与邪相争,故起病即见发热;"未发热"是感受风寒较重,卫阳郁闭不能及时伸展,未能及时达表抗邪,故发热较迟。然卫表既已受邪,卫气终究要达表与邪相争,故发热为必有之证。太阳为寒水之经,风寒之邪侵袭太阳,卫阳为之束缚,不能温分肉,故必恶寒。也就是说,太阳伤寒证之发热可有迟早,而恶寒则必与病同见。风寒束表,不仅卫阳郁闭,而且营阴郁滞,使太阳经气运行受阻,故太阳伤寒证除头痛之外,尚多身痛。风寒袭表,卫郁不宣,可影响肺胃的和降功能,出现呕逆,但这不是太阳伤寒的主要表现。脉阴阳俱紧即三部脉俱现浮紧之象,浮乃正邪相搏于表,紧乃寒邪较甚、卫阳闭遏、营阴郁滞不利所致。

从以上脉证分析,可知太阳伤寒证的病机特点是卫阳郁闭、营阴郁滞,与太阳中风证的卫外不固,营阴不能内守迥异。由此推论,太阳中风证有汗,而太阳伤寒证无汗,自在不言之中。

临床所见,太阳中风证多见于体质较弱、肌腠不固之人,偶感风寒,致营卫不调,则以发热、汗出、恶风、脉缓为主证。太阳伤寒证多见于素体壮实、腠理固密之人,感受风寒,致卫闭营郁,则以恶寒、发热、无汗、体痛、脉浮紧为主证。可见太阳中风证与太阳伤寒证之间,有体质强弱和感邪轻重的差异,在临床辨证方面则以有汗与无汗为着眼点。

【选注】

成无己:风,阳也;寒,阴也。风则伤卫,发热汗出恶风者,卫中风也。营病发热无汗不恶风而恶寒;卫病则发热汗出不恶寒而恶风,以卫为阳,卫外者也,病则不能卫固其外而皮腠疏,故汗出而恶风也。伤寒脉紧,中风脉缓者,寒性劲急,而风性懈缓也。(《伤寒明理论·恶风》)

方有执:或,未定之词。寒为阴,阴不热,以其著人而客于人之阳经,郁而与阳争,争则蒸而为热。已发热者,时之所至,郁争而蒸也。未发热者,始初之时,郁而未争也。必,定然之词,恶寒见上篇,然此以寒邪郁营,故营病而必见恶寒。曰必者,言发热早晚不一,而恶寒则必定即见也……阴谓关后,阳谓关前,俱紧,三关通度而急疾,寒性强劲而然也。(《伤寒论条辨·辨太阳病脉证并治中》)

喻嘉言:仲景恐见恶寒体重呕逆,又未发热,认为直中阴经之证,操刀杀人,早于辨证之先,揭此一语,虑何周耶。(《尚论篇·太阳经中篇》)

柯韵伯:太阳受病,当一二日发,故有即发热者,或有至二日发者。盖寒邪凝敛,热不遽发,非若风邪易于发热耳。然即发热之迟速,则其人所禀阳气之多寡,所伤寒邪之浅深,固可知矣。然虽有已发未发之不齐,而恶寒体痛呕逆之证、阴阳俱紧之脉先见,即可断为太阳之伤寒而非中风矣。恶寒本太阳本证,而此复言者,别于中风之恶寒也。中风因见风而兼恶寒,伤寒则无风而更恶寒矣。寒邪外束,故体痛,寒邪内侵,故呕逆。寒则令脉紧,阴阳指浮沉而言,不专指尺寸也。然天寒不甚,而伤之轻者,亦有身不疼,脉浮缓者矣。(《伤寒来苏集·伤寒论注·太阳脉证》)

《医宗金鉴》:太阳病,即上篇首条脉浮,头项强痛,恶寒之谓也。营,表阴也。寒,阴邪也。寒邪伤人则营受之,从其类也。已发热者,寒邪束于皮毛,元府闭密,阳气郁而为热也。未发热者,寒邪初入,尚未郁而为热,顷之即发热也。恶寒者,为寒所伤,故恶之也。必恶寒者,谓不论已热未热,而必恶寒也。寒入其经,故体痛也。胃中之气被寒外束不能发越,故呕逆也。寒性劲急,故脉阴阳俱紧也。(《医宗金鉴·订正仲景全书·伤寒论注·辨太阳病脉证并治中》)

【评述】《医宗金鉴》与成无己、方有执、喻嘉言持风伤卫、寒伤营的观点,认为太阳中风证为卫分受病,太阳伤寒为营分受病。然营与卫密不可分,如太阳中风证,因卫气受病,失于外固,导致营阴不能内守。太阳伤寒证的病机既有营阴郁滞,又有卫阳郁闭。其发病常以感邪轻重、体质强弱、腠理疏密为异,而不能以风、寒、营、卫界定之,故风伤卫、寒伤营之说不可取。柯韵伯指出发热已否与其人所禀阳气之多寡、所伤寒邪之浅深有关,联系到正邪两个方面,迥出诸家,无疑是正确的;且能融会贯通,指明太阳伤寒证轻者亦有身不疼,脉浮缓之证,对临床有一定指导意义。不过,柯韵伯主张脉阴阳俱紧为浮沉俱紧,不如方有执"阴谓关后,阳谓关前"的解释确切。喻嘉言提出,太阳伤寒证在尚未发热之时,当与直中阴经之证作鉴别,以免当汗者,反为温里之误,不得不为之警醒。

【原文】

太陽病,發熱而渴,不惡寒者為溫病[1]。若發汗已,身灼熱者,名風溫[2]。風溫為病,脈陰陽俱浮[3],自汗出,身重,多眠睡[4],鼻息必鼾,語言難出。若被下者,小便不利,直視[5]失溲[6]。若被火[7]者,微發黃色,劇則如驚癇,時瘛瘲[8],若火熏之[9]。一逆[10]尚引日,再逆促命期。(6)

【词解】

(1)温病:温热之邪所致的外感疾病,属广义伤寒之一。

(2)风温:指温病误用辛温发汗剂后的变证。与后世温病学所称的风温病不同。

(3)脉阴阳俱浮:阴阳指尺寸而言,即寸关尺三部均现浮象。此处浮脉非主表证,乃热邪充斥,脉搏应之而浮盛有力。

(4)多眠睡:精神为热邪所困,呈昏睡状态。

(5)直视:双目前视,眼球转动不灵。

(6)失溲(sòu 搜):溲:指大小便,《史记·仓公传》:"令人不得前后溲。"此处前有小便不利,故失溲,指大便失禁。

(7)被火:火,指灸、熏、熨、温针等法。被火,指误用火法治疗。

(8)瘛瘲(chì zòng 翅纵):又作瘈疭。瘛,收缩。瘲,舒伸。瘛瘲,即手足抽动。

(9)若火熏之:像烟火熏过一样,形容病人肤色黧黄。

（10）逆：指错误的治疗。

【提要】温病主要特点及误治后的变证。

【释义】温病是外感热病的一种，属广义伤寒范畴。温病的主要特点是发热而渴，不恶寒；与太阳中风、伤寒的发热必恶风寒、口不渴有明显区别；乃感受温热之邪，热盛伤津所致。

温为阳邪，且充斥内外，最易伤津耗液，故起病之初，在发热的同时便有口渴，多不恶寒，这是就温病的总体属性而言。若温病初起，受邪尚浅，则亦有恶寒者，乃风热伤卫，卫失固外所致。其恶寒程度一般较伤寒为轻、时间较短，且多有口微渴、舌红、脉数、鼻塞流涕、咳嗽等，以此为辨。

温病治疗总以寒凉清解为大法，切忌辛温发散之剂。即使温病初起，邪在肺卫，其治疗原则也只宜辛凉透解。温病若误用麻桂之属，必致热盛津伤，形成变证，谓之"风温"。此时邪热鸱张，发热不但不降，反而升高而为"身灼热"。脉象寸关尺三部浮盛有力，乃邪热充斥内外，鼓动气血加速运行所致。阳热太盛，蒸腾津液外泄，故自汗出。以壮火食气，使元气损伤，故身体困重，难以转侧。热伤气阴，蒙闭神明，则患者呈困顿嗜睡状态。邪热壅肺，呼吸不利，故鼻息有如鼾声。语言难出者，乃邪热内郁，气滞不宣，神识昏蒙所致。

上述风温变证，宜用甘寒清热、养阴救液为法，切忌泻下、火劫等，否则形同抱薪救焚，势必燎原莫制，弊端百出，慎之！慎之！若医者失察或不识本源，而妄用攻下，则会促使病情进一步恶化，出现小便不利、直视失溲的变证。盖误下重伤津液，而不能制其亢热，化源枯竭，则小便短少不利。阴伤热盛而动风，则两目直视。热盛神昏，肛门失约，则大便自遗，是误下而热愈盛，津愈伤。若再次误用火攻，则津枯火炽，病情更加严重。但在严重之中，又有相对的微甚之别。"微发黄色"，是说其尚轻者，有发黄之变，乃热盛被火，互助其威，熏灼肝胆，肝失疏泄，胆汁不循常道而溢于周身，属火毒发黄（身黄、目黄、尿黄）；其重者，火热更盛，气阴耗竭，水不涵木，热极生风，发如惊痫，时有肢体抽搐之状。同时火灼肝胆更重，使黄色晦黯，如烟火熏灼之黄。总之，自"被下者"以下文字，是概述风温变证，不明清热养阴之旨而反误治，以致津枯火炽，病势垂危。本条以举例方式，申误治之变，引为戒律，一误尚可迁延，岂可再误，故曰："一逆尚引日，再逆促命期"。

第2、第3、第6条原文，指出太阳病有中风、伤寒、温病3种证候，中风与伤寒为风寒所伤，最易耗伤阳气，温病为温热之邪所致，最易伤阴耗液，两类病证治法大异，故第6条实有与前述中风、伤寒相鉴别之意，亦有补述之意。如联系《金匮要略·痉湿暍病脉证》篇，补述了湿病与暍病两种，与《难经》所说伤寒有5种大体相应。温病虽非《伤寒》所讨论的重点，但通过上述分析，则温病的病因病机、证候特征及治疗概况，已寓其中，尤其是在风温一再误治的描述中，充分体现了清热保津这一法则在温病治疗中的重要意义。此条原文对后世温病学家极有启发，他们在此基础上，通过长期的临床实践和理论总结，逐渐形成了完整的温病学体系。

【选注】

程郊倩：冬时伤肾，则寒水被亏，是温病源头。误治温病，而辛温发散，是风温源头。风温，即温病之坏病，非温病外又有风温也。一逆者，若汗若下若火也。再逆者，汗而或下，下而或火也。温乃阳盛阴虚之病，一逆已令阴竭，况再逆乎，甚矣，温热病不同于风寒治也。（《伤寒论后条辨·辨太阳病脉证篇》）

尤在泾：此温病之证也。温病者，冬春之月，温暖太甚，所谓非节之暖，人感之而即病者也。此正是伤寒对照处。伤寒变乃成热，故必传经而后渴。温邪不待传变，故在太阳而即渴也。伤寒阳为寒郁，故身发热而恶寒；温病阳为邪引，故发热而不恶寒也。然其脉浮，身热头痛，则与伤寒相似，所以谓之伤寒类病云……风温，温与风得，汗之则风去而温胜，故身灼热也。(《伤寒贯珠集·太阳篇下》)

《医宗金鉴》：发热不渴，恶寒者，太阳证也。发热而渴，不恶寒者，阳明证也。今太阳病始得之，不俟寒邪变热，转属阳明，而即热渴不恶寒者，知非太阳伤寒，乃太阳温病也……温病、热病不恶寒者，表热也。口渴引饮者，里热也。表热无寒，故不宜汗；里热无实，故不宜下。表里俱热，尤不宜火。曰一逆者，若汗、若下、若火也；再逆者，汗而复下，下而复火也，一逆已令阴竭，尚可延引时日；再逆则阴立亡，故曰促命期也。(《医宗金鉴·订正仲景全书·伤寒论注·辨温病脉证并治》)

章虚谷：太阳外感之邪，若发汗已，必热退身凉矣。今热邪从少阴而发，既经外发，当清其热，乃误发其汗，反伤津气，助其邪势，故身更灼热，因而勾起其肝风，鼓荡其温邪，故名曰风温。(《伤寒论本旨·温热病证治》)

【评述】 关于温病的病因，尤在泾指出是感受"非节之暖"。程郊倩云："冬时伤肾，则寒水被亏，是温病源头，俱宜综合分析而活看，盖凡温病者，不论温邪之所出，总以感受温邪为要。至于风温，诸家看法有所不同。尤氏认为其原因来自外邪，既有风邪，又有温邪，即所谓'温与风得'"。章虚谷则认为是内外合邪，即在内之肝风鼓荡温邪所致。其实本条风温是由于温病误用辛温发汗致津伤热炽而成。正如程郊倩所说："风温，即温病之坏病，非温病外又有风温也"。吴谦对风温一再误治的分析，简明扼要，颇具参考价值。

三、辨太阳病传与不传(4、5)

【原文】

傷寒一日[(1)]，太陽受之，脈若靜[(2)]者，為不傳；頗欲吐，若躁煩，脉數急[(3)]者，為傳也。(4)

傷寒二三日，陽明、少陽證不見者，為不傳也。(5)

【词解】

(1)伤寒一日：伤寒指伤于风寒之邪，一日，约略之辞，指患病初期。伤寒一日，指太阳伤寒或中风的早期。

(2)脉若静：静，未变化之意。脉静指太阳病脉证相符，未发生变化，即脉证仍属太阳。

(3)脉数急：是对脉静而言，表示脉象已经有了变化。

【提要】 根据脉证，判断太阳病传与不传。

【释义】 "伤寒一日，太阳受之"，说明风寒初犯体表，太阳首当其冲，出现太阳病，以恶寒发热、头项强痛、脉浮为主要临床表现。此时，应积极进行治疗和注意观察，因为太阳病可以持续多日，亦有很快发生传变者。《素问·热论》曾有一日太阳、二日阳明、三日少阳、四日太阴、五日少阴、六日厥阴的计日传经之说。仲景在此条明确提出，太阳病是否发生传变，必须依据患者的临床表现而不得拘于患病时日。太阳病早期，如果患者的脉象仍与太阳病的症状相符，则知病证仍在太阳，为不传；虽在早期，若患者出现恶心呕吐、烦躁不安，又见脉象发生变化，说明病邪已经传里，即太阳病发生了传变。本条所述"颇欲吐，若躁烦，脉数急"到底传入何经？古代注家有的认为颇欲吐是传入少阴；躁烦、脉数急是传入阳明。有的认为均是传入阳明。其实，仅凭本条所述脉证，难以断其传入何经。仲景在此谨以举例方式，说明病已传变，学者领会其精神即可。

若外感病已有一段时间，即所谓"伤寒二三日"，不见身热、汗自出、不恶寒、反恶热、口渴、脉大等阳明证，又不见口苦、咽干、目眩、脉弦等少阳证，则可肯定病邪仍在太阳，尚未发生传变。这说明，太阳病的传变与否，必须以脉证为依归，绝不可拘于患病时日，以推演传变的规律。这是张仲景对《素问·热论》计日传经理论的重要突破和发展。临床实践证明张仲景的理论是正确的，如太阳病有初起即很快发生传变的，如第 4 条所述；也有太阳病二三日不传的，如第 5 条；甚至还有太阳病八九日也不传变的，如第 46 条"太阳病，脉浮紧，无汗，发热，身疼痛，八九日不解，表证仍在，此当发其汗"即是。

【选注】

尤在泾：寒气外入，先中皮肤，太阳之经，居三阳之表，故受邪为最先。而邪有微甚，证有缓急，体有强弱，病有传与不传之异，邪微者不能挠乎正，其脉多静，邪甚者得与正相争，其脉数急，其人则躁烦而颇欲吐。盖寒邪稍深，即变而成热，胃气恶邪，则逆而欲吐也。（《伤寒贯珠集·太阳篇上》）

沈芊绿：一日，约词，非定指一日也。脉静者，太阳伤寒脉浮紧，仍是浮紧之脉，未尝他变也，故病仍在太阳，而亦未他传，此据脉知之，而太阳诸证自在可见。若更验之于证，胸中之阳，为在表之寒所郁，因而欲吐躁烦，脉又不静，而浮紧变为数急，太阳之邪势必入里而传阳明，盖欲吐躁烦，皆阳明胃证也。此又兼审脉证而知之。（《沈氏尊生书·伤寒论纲目·总论》）

沈目南：此凭脉辨证，知邪传与不传也。脉浮而紧，为太阳正脉，乃静而不传他经矣。若颇欲吐，或躁烦而脉数急，则邪机向里已著，势必传入他经为病。（《伤寒六经辨证治法·太阳上篇证治大意》）

汪苓友：此言伤寒，乃兼上中风之证而言，下言二三日伤寒，亦仿此。脉静者，谓浮紧者不甚紧，浮缓者不甚缓也。以外来风寒之邪约略言之，则一日太阳，二日阳明，三日少阳。成注云："阳明胃经受邪则喜吐"，颇欲吐者，言不但干呕作逆，直欲大吐，乃病进之兆也。躁烦者，热郁之极，脉数者，一息五六至之谓，急，疾也，言太阳病，欲传入阳明，不惟脉紧者数而急疾，即缓脉，亦变而为数且疾也。（《伤寒论辨证广注》）

方有执：上条举太阳而以脉言，此复举阳明少阳而以证言，次第反复，互相发明也。然不传有二，一则不传而遂自愈；一则不传而犹或不解。若阳明少阳虽不见，太阳亦不解，则始终太阳者有之。余经同推，要皆以脉证所见为准。若只朦胧，拘拘数日以论经，则去道远矣。（《伤寒论条辨·辨太阳病脉证并治中》）

《医宗金鉴》：伤寒二日，阳明受之，三日少阳受之，此其常也。若二三日，阳明证之不恶寒，反恶热，身热心烦，口渴不眠等证，与少阳证之寒热往来、胸胁满、喜呕、口苦、耳聋等证不见者，此为太阳邪轻热微，不传阳明、少阳也。（《医宗金鉴·订正仲景全书·伤寒论注·辨太阳病脉证并治上》）

【评述】各家的看法基本上是一致的，传与不传的诊断都是以脉证为凭。关于脉静，二沈认为"仍是浮紧之脉"有失偏颇。汪苓友联系中风，具体提出"谓浮紧者不甚紧，浮缓者不甚缓"，虽兼浮紧、浮缓而言，似属可取，然则"紧者不甚紧，缓者不甚缓"，令人指下难明，不如以太阳表脉未变为解，更为爽朗。尤在泾认为脉静与数急的机制，主要取决于邪之微甚、体之强弱，有助于对传与不传的深入理解。传经不传经，总以脉证为准，不必拘于日数。方有执对《伤寒论》中有关日程的解释尤为允当。

四、辨太阳病病程的变化(8、10)

【原文】

太陽病,頭痛至七日以上自愈者,以行其經盡⁽¹⁾故也。若欲作再經⁽²⁾者,針足陽明,使經不傳則愈。(8)

【词解】

(1)行其经尽:指邪在太阳本经已尽。

(2)再经:发生传经之变。此指传入阳明经。

【提要】 指出太阳病自愈之机与针足阳明使经不传之法。

【释义】 本条首先指出太阳病有不药而愈的机转。盖邪犯太阳,病属轻浅,脏腑未受损伤,若正气较旺之人通过自身调节,调动机体的抗病能力,待正胜邪却之时,疾病便可告愈。临床实践证明,这一过程,一般需1周左右。但何以说"七日以上自愈者,以行其经尽故也?"这与第7条"发于阳,七日愈"的说法是一脉相承的。太阳病为阳证,当阳数之时,正气得天时之助,便是愈病之佳期。按生成数推算,为阳数七。恰与太阳表病,有1周左右自愈的临床现象相符。至于文中仅举出头痛一证,一来是省略之笔,二来也受《内经》"七日巨阳病衰,头痛少愈"的影响。临床当与发热、恶寒、项强、脉浮等证合参,方不致犯片面的错误。

太阳病虽有自愈之机转,但也有正不胜邪,病情非但不愈,反而进一步向里发展的趋势。医者明察病机,可先安未受邪之地,方法是针刺足阳明经穴,疏通经气,使胃气清和,自能防止传经之变。正所谓"针足阳明,使经不传则愈"。

【选注】

喻嘉言:七日而云以上者,该六日而言也。六日传至厥阴,六经尽矣。至七日当再传太阳,病若自愈,则邪已去尽,不再传矣。设不愈,则七日再传太阳,八日再传阳明,故针足阳明以竭其邪,乃得不传也。(《尚论篇·论太阳经伤寒证治大意》)

汪苓友:仲景云针足阳明,成无己未明指其穴,考之《庞氏总病论》云,补足阳明上三里穴。推庞氏之意,以足三里穴得补,则经气实而不传。殊不知成无己云,针足阳明为迎而夺之,以泄其经中之热,使热邪得泄,不至再传他经,故云愈也。庞氏不明用针之理,意以泻为补,误极误极。又考《张氏缵论》云,刺冲阳穴,按冲阳,即仲景所谓趺阳脉也,在足跗上五寸,高骨间动脉。愚以仲景有诊趺阳法,而不言刺,张氏之言,实本史氏伤寒论注,不足法也。(《伤寒论辨证广注·刺热法》)

陈修园:何以谓发于阳者七日愈,请言其所以愈之故?如太阳病头痛等证,至七日以上,应奇数而自愈者,以太阳之病自行其本经,已尽七日之数故也。若未愈,欲作再经者,阳明受之,宜针足阳明足三里穴以泄其邪,使经不传则愈,推之发于阴者六日愈之故,亦可以此例而得其旨矣。(《伤寒论浅注·辨太阳病脉证》)

余无言:太阳病,包括脉浮、头项强痛、恶寒诸症,此言头痛至七日以上自愈者,盖头痛在诸症中为最苦,故独举头痛,以概其余。最苦之头痛既自愈,则他证之愈,不言而知。至七日以上者,明言其不足七日之数,前第二条已言之,即由起病至自愈时,约在六个二十四小时之数也。行其经尽而自愈者,内而阳明气充,拒之不使内传,外则太阳气盛,使之不得留恋,故邪乃不得已而去也。欲作再经,即言邪将传阳明也。若预先用针刺之,以助泄其邪,则可不传阳明。(《伤寒论新义·太阳上篇》)

【评述】 对"七日以上自愈者,以行其经尽"句,陈修园以为是"太阳之病,自行其本经已尽七日之数也",即是说七日之前,邪气未离太阳,故"其经"是指太阳,是属可取,余无言亦持此说。余无言仅举头痛而略言其余,说理详明,迥出诸家。喻嘉言则拘泥《素问·热论》曰传一经之说,认定六日之内,传遍三阳、三阴经,第七日又传回太阳经,显然违背客观事实。

对"针足阳明,使经不传则愈"的问题,汪苓友、陈修园都主张选足三里穴,而不是冲阳穴。对这两种主张,未可贸然定其是非,盖以上二穴均为阳经穴,若刺法得当,自可清顺阳明,预保胃气,使经不传,此其一也。其二,太阳病,为阳热实证,其传阳明者,多能化热化燥,故刺阳明经穴之意义,应以清顺阳明,预保胃气为妥。盖用刺法以泄邪为目的,用灸法以补虚为目的,仲景自有成规,明知病证属阳,何以反用补法,殊不知此时,疏通经脉,清顺阳明,是不补之补法。由是观之,汪苓友指庞氏之非,其言虽激,而其义可从。

【原文】

風家[(1)],表解而不了了[(2)]者,十二日愈。(10)

【词解】

(1)风家:有 3 种不同的解释:一指太阳中风证患者;二是泛指太阳病患者,包括患中风或患伤寒的人;三是以家字代表宿疾而言,指经常患太阳病的人。其中以第二种解释最符合本条的实际情况。

(2)不了了:了,了结、清楚。不了了,就是未了结、不清楚之意。在此指表证已解,而患者身体仍有不清爽的感觉。

【提要】指出表解后,尚觉身体不爽,可待其自愈。

【释义】患太阳病之人,不论是中风,或是伤寒,不论服麻黄、桂枝而解,抑或不药而解,总归是表邪已除,恶寒、发热、头痛等证已不存在。然而,身体还觉得不爽快,尚未完全复原。这可能是还有余邪不清,或正气未复。此后不必再服药,只需好好将息调养,待到正气渐复,邪气渐去,便可痊愈。十二日者,约略之词,不可拘泥。

【选注】

方有执:风家,谓中风之病也。表,外证也。解,罢也。了了,犹惺惺也。言中风之病,外证俱罢,大势已除,余邪未尽,犹未复初也。十二日,经尽之时也。言至此时,则余邪当悉去而初当复也。盖晓人当静养以待,勿多事反扰之意。《素问》曰,食养尽之,毋使过之,伤其正也,此之谓也。(《伤寒论条辨·辨太阳病脉证并治上》)

喻嘉言:风家表解,已用桂枝汤之互词也。用桂枝汤表解,已胜其任矣。而不能了了者,风为阳邪,卫为阳气,风邪虽去,而阳气之扰攘,未能遽宁。即欲治之,无可治也。七日不愈,俟十二日,则余邪尽出,正气复理,必自愈矣。见当静养以需,不可喜功生事也。(《尚论篇·太阳经上篇》)

沈明宗:此阳病解后,阴和之也。用解肌而表邪虽解,卫气扰乱,未能遽宁,故不了了。斯伤风乃阳病解后,须得六日阴气来复,和其卫气,则能了了。此表解已过六日,故俟十二日,阴气重复而愈。可知伤寒未和,当取七日阳气来复,和其营气,不待言矣。盖前云发于阳者七日愈,发于阴者六日愈,与此不符者,何也? 前乃但言本经正气复而病自愈,此言阳病阴和,阴病阳和而愈。两者反复参看,则变化无穷矣。(《伤寒六经辨证治法·太阳上篇证治大意》)

【评述】方有执、喻嘉言对本条的注解,大体都正确,且简明扼要,易读易懂。沈明宗则解释为阳病得阴日而解,阴病得阳日而解。又说病发于阳七日愈,病发于阴六日愈,是本经正气复而自愈,而表解不了了,十二日愈,是阳病阴和而愈。这种说法未免牵强附会,不切实际,令人费解。

五、太阳病欲解时(9)

【原文】

太陽病欲解時[1]，從巳至未上[2]。(9)

【词解】

(1)欲解时：指病证可能得到缓解之时，非病必愈之时。

(2)从巳至未上：指巳、午、未3个时辰。巳，9～11时；午，11～13时；未，13～15时。从巳至未上，即从9时至15时这段时间内。

【提要】 根据天人相应的理论，推测太阳病欲解的有利时辰。

【释义】 人与自然界息息相关，自然界的六淫之邪可伤人致病，自然界的阴阳消长又可以对人的机体发生好的影响而有助于抗邪，因此六经病欲解都各有一定的时间。太阳将要解除的时间是从巳至未上，即上午9时至下午3时之前的一段时间里，这是一日中阳气最隆盛的时候，此时人体的阳气随自然界的阳气而充盛于外，有助于驱散表邪，所以太阳病欲解大多在这一时间。

太阳欲解时的临床意义可能有两方面：一是邪轻病不重的患者，得到此时自然界隆盛阳气之助，病邪有不药而解的可能；二是患者虽已服用对证的方药，但病邪未能解除，待到欲解时辰，借外界阳气之助，是药力、正气合力于同时，故易于驱邪愈病；或者用药后，病证虽轻，而尚有微邪之际，则正气假以天时，微邪易祛，阴阳自和，其病可愈。此外，能否利用这一有利时机，及时施以正确的治疗，以求高效与速效，目前已初见端倪，尚待进一步探讨。

太阳病解，虽与自然界阳气的盛衰有关，但这只是一个外部影响，只是提供了一种有利的条件，并不是惟一起决定作用的因素。因为病解与否，取决于邪正进退的情况，这还必须有其内在因素，即患者自身的正气是否充实，有无痼疾与兼夹病证等。同时也还有其他外在因素，如是否重复感邪，调护得当与否等。基于上述理由，我们对此条所言，必须灵活看待，不可过分拘执。

【选注】

柯韵伯：巳午为阳中之阳，故太阳主之。至未上者，阳过其度也。人身阴阳，上合于天，天气至太阳之时，人身太阳之病得借其主气而解。此天人感应之理也。(《伤寒来苏集·伤寒论注·太阳脉证》)

周扬俊：太阳病自解，固如是也。服汤而解，亦如是乎？曰然。纵使服汤有先后，则其解应无定期，然必至其所王之时，而精神爽慧也。此该论太阳病言之，营卫皆然也。(《伤寒论三注·太阳上篇》)

尤在泾：太阳经为诸阳之长，巳午未时为阳中之阳，太阳病解，必从巳至未，所谓阳受病者，必阳气充而邪乃解也。与发于阳者七日愈同义。(《伤寒贯珠集·太阳篇上》)

陈修园：巳午二时，日中而阳气隆，太阳之所主也。邪欲退，正欲复，得天气之故，值旺时而解矣。此节承上文而言病愈之时，以见天之六淫能伤人之正气，而天之十二时又能助人之正气也。(《伤寒论浅注·辨太阳病脉证篇》)

余无言：此不过示明中医三阳三阴病自解之大概而已，然而不敢信之也。即以前图观之，其三阳三阴自解之时间距离，亦有偏重之嫌，殊难自圆其说。此种说法，可算是中医书中之一个绝大的谜。盖六经之传，尚无定轨，病之自解，岂可准时以计，而一无错误耶？不过病果自解，每在第七日，以时计算，每每约在六个二十四小时左右。征诸实验，此则无疑者也。

（《伤寒论新义·太阳上篇》）

【评述】柯韵伯、尤在泾、周扬俊及陈修园对本条的认识基本一致,都是用天人相应的道理解释。他们之中,周扬俊之说尤有独到之处。余无言不信此说,认为是难解之谜,只信七日巨阳病衰之理,并言"征诸实验,此则无疑"。固然,七日巨阳病衰,在壮实之体,或感邪较轻者,确有其临床事实,而六经欲解时,符合天人相应观,古人已有评说,今人以生物钟学说之兴起,再反观六经欲解时,经一些观察,已见其正确性,只待深入研究而已。如前所述欲解时,仅为愈病诸因素中的天时因素,不得据其一点,不及其余。

附：其他五经病欲解时（193、272、275、291、328）

【原文】

陽明病欲解時,從申至戌上。（193）

【提要】阳明病欲解的有利时辰。

【释义】申至戌,指申、酉、戌3个时辰,即15时至21时前的6个小时。申酉戌,正是太阳逐渐西下,以至沉落之时,自然界的阳气由较隆盛状态,逐渐衰减,而阴气初升。阳明病属阳热过亢之证,此时,乘自然界阳气之衰减,在里之邪热因之受到顿挫,人体之阴气借自然界的阴气初升至隆盛而欲复,故有利于泄热,故为阳明病欲解时。

【选注】

柯韵伯:申酉为阳明主时,即日晡也。凡称欲解者,俱指表而言。如太阳头痛自止,恶寒自罢。阳明则身不热,不恶热也。（《伤寒来苏集·伤寒论注·阳明脉证上》）

尤在泾:申酉戌时,日晡时也。阳明潮热,发于日晡。阳明病解,亦于日晡。则申酉戌为阳明之时。其病者,邪气于是发;其解者,正气于是复也。（《伤寒贯珠集·阳明篇下》）

陈修园:盖阳明旺于申酉,病气得天时之助也。然此言阳明之表证从微汗而解。若胃家实之证值旺时,更见发狂谵语矣。（《伤寒论浅注·辨阳明病脉证篇》）

【评述】柯韵伯认为,阳明欲解于申至戌,是因申、酉为阳明主时,即日晡也。若正不胜邪,则此时病盛,如日晡潮热之类,若治疗得法,或阴气复,燥热衰减,则此时便是愈病之有利时机,故柯韵伯不断言其病必愈,而只言阳明外证缓解,深得仲景心法。尤在泾、陈修园二注,亦承此说,而有所补充,即欲解者,此时有利;不解者,此时更重,如日晡潮热,谵语发狂等,亦是临床事实。盖以虽得有利天时,而感邪太盛,正气不强,三者之中,不利者占其二,则与事何补,故不得以偏赅全。

【原文】

少陽病欲解時,從寅至辰上。（272）

【提要】少阳病欲解的有利时辰。

【释义】寅、卯、辰即3时至9时。卯时是日出阳升之时。少阳属木,其气通于春,春建于寅,一日之中,少阳亦建于寅,犹一年之春也,是阳气生发之始。少阳病为枢机不运,胆火内郁之证,必欲木气条达,枢机运转,胆火疏泄,方可病愈,由是观之,则寅到辰,正是自然界阳气升发,万物清和之时,其利自不待言,故被郁之胆火易于透达,失运之枢机自能运转,三焦因之通畅,故为少阳病欲解时。

【选注】

成无己:《内经》曰,阳中之少阳,通于春气。寅、卯、辰,少阳木王之时。（《注解伤寒论·辨少阳病脉证并治法》）

柯韵伯：寅卯主木，少阳始生，即少阳主时也。主气旺，则邪自解矣。辰上者，卯之尽，辰之始也。(《伤寒来苏集·伤寒论注·少阳脉证》)

张隐庵：日出而阳气微，少阳之所主也。少阳乃阴中之初阳，秉阳春之木气，从寅至辰上，乃寅卯属木，又得少阳气旺之时而病解也。(《伤寒论集注·辨少阳病脉证篇》)

【评述】各注家对本条的看法，总的来说，都不外是本经主时，得其气旺而解。柯韵伯对本条及其他五经欲解时的解释，皆重在两个时辰，其云"寅卯主木……辰上者，卯之尽，辰之始也。"是说一年之中，日出时间的早晚不同，然而大至在卯时前后，故不可简单地以日出定时辰。

【原文】

太陰病，欲解時，從亥至丑上。(275)

【提要】太阴病欲解的有利时辰。

【释义】亥至丑，即21时至次日3时。子时正值夜半，为阴极阳气萌生之时。太阴为至阴之脏，若阳虚寒盛者，此时未必欲愈，反之，得此阴消阳长之时，自有寒退阳复之机，故为太阴病欲解时。

【选注】

方有执：亥子丑太阴所旺之三时也，欲解者，正旺则邪不胜也。(《伤寒论条辨·辨太阴病脉证并治》)

柯韵伯：经曰：夜半后而阴隆为重阴。又曰，合夜至鸡鸣，天之阴，阴中之阴也。脾为阴中之至阴，故主亥子丑时。(《伤寒来苏集·伤寒论注·太阴脉证》)

陈修园：太阴为阴中之至阴，阴极于亥，阳生于子，至丑而阳气已增。阴得生阳之气病解也。(《伤寒论浅注·辨太阴病脉证篇》)

章虚谷：昼为阳，夜为阴。阴经之气，旺于夜间阴分，但必得阳生之气而邪方解。子时一阳初生，故太阴病解于亥子丑三时中。少阴厥阴挨次而解也。(《伤寒论本旨·太阴篇》)

黄竹斋：三阴旺时皆在夜间，而施治服药则在日间者，不惟取人事之便，亦以病及于阴，则阳未有不病也。如茵陈蒿汤云，一宿腹减；桂枝人参汤云，日再，夜一服；理中汤云，日三，夜二服，等是也。(《伤寒论集注·辨太阳病脉证并治》)

【评述】以上诸注略同而允当，然以黄竹斋之言较有特色，其以欲解时与服药时间紧密联系，不惟有据，且与临床相符，大凡阴寒证，夜间服药确能提高疗效，如桂枝人参汤、理中汤之昼夜服法等，而茵陈蒿汤之"一宿腹减"，则未必指夜间服药，不过言其病减轻之时间，约当一宿之时间而已。盖阳疸病，病属阳明、太阴，较为复杂，其服药之最佳时机有待研究。

【原文】

少陰病，欲解時，從子至寅上。(291)

【提要】少阴病欲解的有利时辰。

【释义】子至寅即23时至次日5时，这个时段，大都在夜半(0时)之后，阳气始生而渐长阶段，阳生虽不隆盛，但生机活跃，而少阴病为心肾阳衰，阴寒内盛之证，阴得阳之助，有利于壮元阳而除阴寒，故为少阴病欲解时。

【选注】

成无己：阳生于子，子为一阳，丑为二阳，寅为三阳，少阳解于此者，阴得阳则解也。(《注解伤寒论·辨少阴病脉证并治法》)

方有执：子丑寅，阳生之时也。各经皆解于其所王之时，而少阴独如此而解者，阳进则阴退，阳长则阴消，且天一生水于子，子者，少阴生王之地，故少阴之欲解，必于此时欤。(《伤寒

论条辨·辨少阴病脉证并治》

喻嘉言：各经皆解于所王之时，而少阴独解于阳生之时，阳进则阴退，阳长则阴消，正所谓阴得阳则解也。即是推之，而少阴所主在真阳不可识乎。（《尚论篇·少阴经前篇》）

【评述】关于少阴病解于子、丑、寅阳气生长之时，成无己、方有执、喻嘉言都认为是阴证得阳气之助，则寒退而病可解。方有执、喻嘉言更进一步指出，六经欲解时，一般都在该经主气之时，得本经旺气而解，而本条不解于阴盛之时，而解于阳气生长之时，似乎别有奥妙，然其意一也。盖亥至丑、子至寅、丑至卯，分别为太阴、少阴、厥阴主气之时，约略主之，均属阳气始生渐长阶段，惟阳气多寡不同，此三阴病欲解之共同规律。

【原文】

厥陰病欲解時，從丑至卯上。（328）

【提要】厥阴病欲解的有利时辰。

【释义】丑至卯，即 1 时至 6 时。厥阴病亦为阳气虚衰，阴寒内盛之病，故其病欲解，应在阳气向旺之时，而丑至卯与此相合，故恰当其时。又厥阴属乙木（阴），少阳属申木（阳），故本经气旺之时，仅相差一个时辰，乃自然之特性也。由此足以说明太阳、阳明欲解时，均在由阳转阴或阴气渐多之时，而少阳反在阳升时欲解之理。若以昼夜大体划分阴阳，则阳病欲解于阳时，阴病欲解于阴时。

【选注】

成无己：巳为正阳，则阳气得以复也。始于太阳，终于厥阴。六经各以三时为解，而太阳从巳至未，阳明从申至戌，少阳从寅至辰；至于太阴，从亥至丑，少阴从子至寅，厥阴从丑至卯者，以阳行也速，阴行也缓，阳主于昼，阴主于夜。阳三经解时，从寅至戌，以阳道常绕也；阴三经解时，从亥至卯，以阴道常乏也。（《注解伤寒论·辨太阳病脉证并治上》）

方有执：厥阴属木，王于丑寅卯之时，正气得其王时，邪退而病解，在六经皆然。夫以六经各解于三时，而三阳解自寅至亥，三阴解自亥至卯。厥阴之解，至寅卯而终；少阴之解，自寅卯而始。何也？曰：寅为初动，阴尚强，卯为天地辟，阴阳分，所以二经同王，其病之解，由此而终始也。然则三阳之王时九，各不相袭。三阴之王时五，太阴与少阴同子丑，少阴与厥阴同丑寅。何也？曰：阳行健，其道长，故不相及。阴行纯，其道促，故皆相蹑也。（《伤寒论条辨·辨厥阴病脉证并治》）

张隐庵：厥阴借中见少阳（指厥阴与少阳为表里——笔者注），木火之气化也。从丑至卯上，乃少阳木气生旺之时，厥阴而得木气之阳春，故欲解也。（《伤寒论集注·辨厥阴病脉证篇》）

【评述】张隐庵从厥阴与少阳的表里关系来说明问题，有一定道理。成无己、方有执综观六经之欲解时，指出三阳经病解所占的时间较长，各经时辰均不相同；三阴经病解所占的时间较短，各经时辰互相重叠。对此成无己解释为"阳行也速，阴行也缓"，"阳道常绕"，"阴道常乏"。方有执则说是"阳行健，其道长，阴行纯，其道促"。虽其言异，其意则同，不必拘泥。至于三阳经欲解，从寅时始，至戌时而终，跨越 8 个时辰；三阴病欲解时，从亥时始，至卯时而终，仅跨越 4 个时辰，请观本条【释义】及 275 条【评述】，其义自见。

六、外感病初起辨阴阳的要点（7）

【原文】

病有發熱惡寒者，發於陽也；無熱惡寒者，發於陰也。發於陽，七日愈；發於陰，六日愈。以

陽數七,陰數六故也。(7)

【提要】外感病初起分辨阴阳的要点。

【释义】本条列举"发热恶寒"和"无热恶寒"的证候特征,判断外感病的阴阳属性。发热恶寒指外邪侵袭人体,正气不衰,邪气较实,正邪交争,病情呈亢奋状态。例如太阳病发热恶寒,少阳病往来寒热,阳明病但热不寒(初期有暂时的恶寒)。总之,邪在三阳,多为正盛邪实,正邪交争剧烈,以发热为特点,故曰"发热恶寒者,发于阳也"。无热恶寒指病在三阴,正气不足,抗邪无力,病情呈抑制状态,如太阴脾虚湿盛,少阴心肾阳虚,厥阴虚寒致厥等,均不发热,而恶寒显著,甚则厥冷脉微,故曰"无热恶寒者,发于阴也"。《素问·阴阳应象大论》说:"阳胜则身热","阴胜则身寒"。以寒热辨别阴阳具有特征性,在外感病的过程中尤有深义。故历代不少医家均视本条为全书辨证总纲,如《金匮玉函经》即将本条冠于全书之首,而钱天来、柯韵伯等均遵从之。

临床证候错综复杂,以发热恶寒、无热恶寒作为辨阳证、阴证的纲领,可谓执简驭繁。但须知此仅言其常,学者还须知其变。如太阳为阳证,但太阳伤寒初起,也可有一个短暂的不发热过程,此不得以"无热恶寒者发于阴"而论。又各少阴病初起,可以出现"反发热"(第301条),而少阴阴寒内盛、格阳于外时亦可出现外有假热之象,但前者属太少同病,后者纯属阴证,也均不得以"发热恶寒者发于阳"而论。故临床既应谨守大法,又须随证而辨,不可拘泥不化。

发于阳七日愈,发于阴六日愈,这是古人对疾病愈期的一种预测。阳数七、阴数六之说出于伏羲氏河图生成数之词。生成数为"天一生水,地六成之。地二生火,天七成之。天三生木,地八成之。地四生金,天九成之。天五生土,地十成之"。其大意为孤阴不生,独阳不长,必阴阳合而后物方能化生。以天地代阴阳,水、火、木、金、土代天地间之一切物质;一、二、三、四、五代水、火、木、金、土之数;自一至五,等于孤阴、孤阳,不起变化。自五加一,乃起生化作用,其意为阳生者阴成,阴生者阳成。从五算起,以万物生于土的缘故,五加一为六,六为偶数,偶为阴,故云阴数六。五加二为七,七为奇数,奇为阳,故云阳数七。病为阳证,当在阳数之期愈,故云"七日愈"。病为阴证,当在阴数之期愈,故云"六日愈"。这种推算方法的科学意义尚待进一步研究。至于疾病的愈期,与临床不符,亦宜存疑待考。

【选注】

柯韵伯:无热,指初得病时,不是到底无热。发于阴指阳证之阴,非指直中于阴。阴阳指寒热,勿凿分营卫经络。按本论云,太阳病,或未发热,或已发热。已发热,即是发热恶寒。未发热,即是无热恶寒。斯时头项强痛已见,第阳气闭郁,尚未宣发,其恶寒、体痛、呕逆、脉紧,纯是阴寒为病,故称发于阴。此太阳病发于阴也。又阳明篇云,病得之一日不发热而恶寒。斯时寒邪凝敛,身热恶热,全然未露。但不头项强痛,是知阳明之病发于阴也。推此则少阳往来寒热,但恶寒而脉弦细者,亦病发于阴。而三阴之反热者,便是发于阳矣。(《伤寒来苏集·伤寒论注·伤寒总论》)

尤在泾:此条特举阳经阴经受邪之异,而辨其病状,及其愈期。发于阳者,病在阳之经也。以寒加阳,阳气被郁,故发热而恶寒。发于阴者,病在阴之经也。以阴加阴,无阳可郁,故无热而但恶寒耳,夫阳受邪者,必阳气充而邪乃解。阴受病者,必阴气盛而邪始退。七日为阳气来复之日,六日为阴气充满之候,故其病当愈耳。然六日七日,亦是概言阴阳病愈之法,大都如此,学者忽泥可也。(《伤寒贯珠集·太阳篇》)

张路玉:此条以有热无热,证阳病阴病之大端。言阳经受病,则恶寒发热。阴经受病,则

无热恶寒。《尚论》以风伤卫气为阳,寒伤营血为阴,亦属偏见。(《伤寒缵论·太阳上篇》)

张隐庵:此言太阳少阴之标阳标阴为病也。以寒邪而病太阳之标阳,故发热恶寒发于太阳也。以寒邪而病少阴之标阴,故无热恶寒而发于少阴也。(《伤寒论集注·辨太阳病脉证篇》)

《医宗金鉴》:病谓中风、伤寒也。有初病即发热而恶寒者,是谓中风之病,发于卫阳者也。有初病不发热而恶寒者,是谓伤寒之病,发于荣阴者也。发于阳者七日愈,发于阴者六日愈,以阳合七数,阴合六数也。(《医宗金鉴·订正仲景全书·伤寒论注·辨太阳病脉证并治上》)

【评述】 从上可知,历代医家对病发于阳、发于阴有种种不同的看法。尤在泾及张路玉认为阴阳代表三阴与三阳,病发于阳是发于阳经,病发于阴是发于阴经。《医宗金鉴》及喻嘉言认为阴阳代表风寒之邪与营阴卫阳,病发于阳是指太阳中风,风邪伤卫;病发于阴指太阳伤寒,寒邪伤营。张隐庵认为病发于阳是发于太阳,发于阴是发于少阴。柯韵伯则主张阴阳指寒热,不必凿分营卫经络,阳证不发热就是病发于阴,阴证发热就是病发于阳。

对本条为什么会如此众说纷纭呢?主要是由于阴阳本身是一个相对的概念,它代表一切事物所具有的对立统一的两种属性,阴阳用在不同的地方,就有不同的内涵。于是对病发于阳、发于阴就有各自不同的理解。正因为大家都没有违背阴阳的基本概念,所以上述说法都有一定理由,但也有不足之处,或失于片面,或过于局限。然则证之于临床,则以尤、张二注为妥。此外,尤在泾认为发于阳七日愈,发于阴六日愈,只是概言阴阳病愈之法,并告诫学者,不可拘泥。其义可从。

七、辨寒热真假(11)

【原文】

病人身太⁽¹⁾热,反欲得衣者,热在皮肤⁽²⁾,寒在骨髓⁽³⁾也;身大寒,反不欲近衣者,寒在皮肤,热在骨髓也。(11)

【词解】

(1)太:通大。《广雅疏证》卷一上"太亦大也"。

(2)皮肤:指浅表,在外。

(3)骨髓:指深层,在内。

【提要】 从患者的喜恶,辨真寒假热、真热假寒证。

【释义】 发热、恶寒是外感病常见的表现,对辨别病证的表里、寒热和寒热的真假皆有意义。当病情出现矛盾,易假易惑时,必须透过现象,探求病证的本质。身大热与欲近衣是矛盾的现象,身大寒与不欲近衣亦然,何能反映疾病的本质呢?本条指出,患者的喜恶较能反映疾病的本质。条文中皮肤用以指在外的、表浅的,骨髓指在内的、深层的。其表浅者易有假象,深层者伏以真情。患者身大热,欲得近衣,这是由于阴寒内盛,虚阳浮越于外所致,因此身大热在皮肤,属外有假热,欲得近衣是寒在骨髓,属内有真寒。而患者身大寒,反不欲近衣是里热过盛,阳郁不达所致,因此身大寒是寒在皮肤,属外有假寒,不欲近衣是热在骨髓,属内有真热。前者为"寒极似热",后者为"热极似寒"。在这种疑似的现象下,我们一定要善于透过现象看本质,才不致为表面假象所迷惑。

本条提示,单纯的寒、热、虚、实证候,是容易辨别的,但当病情发展到严重阶段,其临床表现往往出现与其本质相反的假象,此时病情重笃而复杂,更应明辨。不过假象的出现,多在四肢、皮肤或面色方面,而脏腑、气血、津液等方面的内在表现,却如实反映了疾病的本质。故临床尚需结合胸腹是否灼热,口渴与否,喜饮的冷热与多少,舌苔脉象等,进行综合分析,才能真正做到去伪存真,准确无误。兹列寒热真假辨别表(见表1),以供参考。

表1 寒热真假辨别表

四诊证名	真寒假热证	真热假寒证
望诊	舌淡,苔滑润,颧红如妆,有时烦躁,状若阳证,但精神委靡,似睡非睡	舌红,苔黄燥裂,或黑苔生刺,质红绛,面色晦黯,神情昏昏,状若阴证,但目张炯炯有神,扬手掷足,谵语烦乱,喜敞衣被
闻诊	语声细微,气息低弱,口鼻气冷,口无秽恶,大便无恶臭	语声高亢,气壮息粗,热气臭秽,大便恶臭
问诊	口不渴或微渴,喜热饮,身大热,反欲得近衣,喜近炉火,小便清长,大便自调或溏泄,或下利清谷	口渴,喜冷饮,身寒肢冷,反不欲近衣,溲赤灼热,大便秘结或热结旁流,肛门有灼热感
切诊	脉多沉迟、微弱,但亦有浮数无力或浮大无根,或细微欲绝之脉,肢冷胸腹不热	脉多沉实有力或洪滑而数,或迟而坚实,四肢虽冷,但胸腹灼手

【选注】

成无己:皮肤言浅,骨髓言深;皮肤言外,骨髓言内。身热欲得衣者,表热里寒也;身寒不欲衣者,表寒里热也。(《注解伤寒论·辨太阳病脉证并治法上》)

程郊倩:病人身大热,反欲得近衣者,沉阴内锢,而阳外浮,此曰表热里寒。身大寒,反欲近衣者,阳邪内郁,而阴外凝,此曰表寒里热。寒热之在皮肤者,属标属假,寒热之在骨髓者,属本属真。本真不可得而见,而标假易惑我以形,故直从……不欲处断之……情则无假也。(《伤寒论后条辨·辨太阳病脉证篇》)

汪苓友:愚以病人身热欲得近衣者,仲景法,宜用麻黄汤以汗之。身热不欲近衣者,宜用大柴胡汤,或三承气汤以下之。按成注以皮肤骨髓有浅深内外表里之分,《后条辨》不察其误,谓病人身大热,反欲得近衣者,是沉阴内锢,而虚阳外浮,皮肤表热是假,骨髓里寒是真,悖谬极矣。身寒不欲近衣,注与上同义,兹不尽述。或云,此条非仲景论,系叔和所增入者,详其文义,与阳盛阴虚,汗之则死云云。又桂枝下咽,阳盛则毙云云。同构此危疑之辞,以惊惑人耳。例宜从删。(《伤寒论辨证广注·太阳病脉证并治上》)

余无言:此条骤视之,颇为分明,且亦颇有理由,曰热在皮肤,寒在骨髓;曰寒在皮肤,热在骨髓。窥其意,即以皮肤代表一表字,以骨髓代表一里字,似乎可通也。不知皮肤骨髓,若以整个身体言,仍属躯壳之表,而骨髓两字,独不能代表脏腑之里。此条意是而辞非,旨善而句拙,必非仲景原文,故特删之。(《伤寒论新义·六经总篇》)

【评述】成无己首先将本条的皮肤与骨髓,解释为表里,程郊倩进一步把表热里寒、表寒里热的涵义引申为真寒假热与真热假寒。他们能从大处着眼,领会其精神,用以指导辨证,从病人的喜恶来辨别寒热的真假,这是十分正确的。汪苓友则理解为:热在皮肤,是寒郁而肌表蒸热;寒在骨髓,是风寒之气,束人肌骨之间,如麻黄汤证属此。寒在皮肤,谓内热亢甚,肌表反作冷;热在骨髓,是郁热在里,深入脏腑之间,如大柴胡、承气汤证属此。这种狭隘的看法,使他感到本条没有多大意义。余无言更是拘于文字,疑非仲景原文。故汪、余及柯韵伯等皆主张删去。可见,历代医家对本条有两种截然不同的看法,一种认为它是《伤寒论》中精华,具有全篇纲要意义,一种则认为它毫无用处,主张删除。笔者认为前一种看法较客观,可取。

第二节　桂枝汤证(12、13)

【原文】

太陽中風,陽浮而陰弱⁽¹⁾,陽浮者,熱自發,陰弱者,汗自出,嗇嗇⁽²⁾惡寒,淅淅惡風⁽³⁾,翕翕⁽⁴⁾發熱,鼻鳴⁽⁵⁾乾嘔者,桂枝湯主之。(12)

桂枝三兩,去皮　芍藥三兩　甘草二兩,炙　生薑三兩,切　大棗十二枚,擘⁽⁶⁾

上五味,㕮咀⁽⁷⁾三味,以水七升,微火⁽⁸⁾煮取三升,去滓。適寒溫⁽⁹⁾,服一升。服已須臾⁽¹⁰⁾,歠⁽¹¹⁾熱稀粥一升餘,以助藥力。溫覆⁽¹²⁾令一時許,遍身漐漐⁽¹³⁾微似有汗者益佳,不可令如水流漓,病必不除。若一服汗出病差⁽¹⁴⁾,停後服,不必盡劑。若不汗,更服依前法。又不汗,服後小促其間⁽¹⁵⁾,半日許,令三服盡。若病重者,一日一夜服,周時⁽¹⁶⁾觀之。服一劑盡,病證猶在者,更作服。若汗不出,乃服至二三劑。禁生冷、黏滑⁽¹⁷⁾、肉麵、五辛⁽¹⁸⁾、酒酪⁽¹⁹⁾、臭惡⁽²⁰⁾等物。

太陽病,頭痛,發熱,汗出,惡風,桂枝湯主之。(13)

【词解】

(1)阳浮而阴弱:双关语,既指脉象,又言病机。脉象轻按明显,故称阳浮;重按见弱,故称阴弱;阳浮而阴弱,指脉象浮缓。言病机者,阳浮代表卫阳浮盛,阴弱代表营阴不能内守。阳浮阴弱,提示桂枝汤证卫强营弱的病机所在。

(2)嗇嗇(sè 色)恶寒:嗇,"瑟"之通假字。瑟瑟,寒秋之风声。杨炯《庭菊赋》:"风兮瑟",引申为怕冷畏缩貌。嗇嗇恶寒。

(3)淅淅(xī 息)恶风:淅淅,风雨声,如寒风冷雨侵入肌肤的感觉。淅淅恶风,形容恶风寒。方有执说:"淅淅言恶风由于外体疏,犹惊恨雨水,卒然淅沥其身,而恶之切之意。"

(4)翕翕(xī 息)发热:翕翕,聚合貌。翕翕发热,以鸟之合羽状形发热轻浅。

(5)鼻鸣:由于鼻塞,呼吸时发出鸣响。

(6)擘(bāi 伯):同掰,用手把东西分开或折断。

(7)㕮咀(fǔjǔ 府举):本义为咀嚼。引申为将药物碎成小块,以便煎煮。

(8)微火:取和缓不猛的火力,使不沸溢,亦称文火。

(9)适寒温:指将煎好的药液凉至适宜的温度。

(10)须臾:很短的时间。

(11)歠(chuò 绰):同啜。意为喝。

(12)温覆:本条原作"温服"。据成无己《注解伤寒论》第 12 条,即宋本桂枝加葛根汤诸条,皆作"温覆",以作"温覆"为宜,意为加盖衣被。

(13)漐漐(zhé 折):《通雅》云:"小雨不辍也。"形容微汗不断、皮肤湿润的样子。

(14)差:同瘥,即病愈。

(15)小促其间:稍稍缩短服药的间隔时间。

(16)周时:一昼夜满 24 小时,称周时。

(17)黏(nián 年)滑:黏,胶黏不易消化的食物。滑,指柔滑不易消化的食物。

(18)五辛:《本草纲目》以小蒜、大蒜、韭、芸苔、胡荽为五辛,这里主要指有香窜刺激性的食物。

(19)酪(lào 涝):指动物乳汁提炼的食物。

(20)臭恶(chòu è):指有特异气味或不良气味的食物。

【提要】桂枝汤证的主要症状、基本病机及治法方药。

【释义】此2条原文比较形象生动而简明地描述了桂枝汤证(太阳中风证)的主要症状、病因病机及《伤寒论》的第1首方剂桂枝汤。欲更加全面认识太阳中风证,当与第1条"脉浮,头项强痛而恶寒"和第2条"发热,汗出,恶风,脉缓"互相参看。可见,太阳中风证的主脉是脉浮缓,其主症为头痛、发热、汗出、恶风寒,还可见鼻鸣、干呕等症状;病因病机是外感风寒、营卫不和(卫强营弱);治疗大法是解肌祛风,调和营卫,方用桂枝汤。

"阳浮而阴弱",既指脉象即浮缓之脉,又指病机卫强营弱(营卫不和),即卫阳浮盛,营阴失守。在正常生理情况下,卫气的主要职能是"温分肉,充皮肤,肥腠理,司开阖"(《灵枢经·本脏》);营气的主要职能是营养滋润人体脏腑及各部组织。营行脉中,卫行脉外,卫阳为营阴之使,营阴为卫阳之守,营卫调和,各司其职。当人体在卫阳不足的情况下,风寒外袭于皮毛腠理,则体表的营卫之气受邪,卫气奋起抗邪,表现为卫阳浮盛(并非卫气强盛),卫阳与邪相争出现发热、脉浮等亢奋的现象,故称卫强;卫属阳,故曰"阳浮者热自发"。因卫阳浮盛于外,而失于固密,则营阴不能内守,故使汗出。营阴相对不足,故曰"阴弱者汗自出"。卫气为风寒之邪所袭,失其"温分肉"的正常功能,加之汗出肌疏,故恶风恶寒。风性轻扬,上犯头部又可出现头痛。太阳中风证,尽管邪在肌表腠理,但人是有机的整体,故可影响内在脏腑功能。肺合皮毛,肺气通于鼻,外邪袭表,肺气不利可见鼻鸣;若胃气上逆可见干呕。

13条以"太阳病"3字冠首,并直述桂枝汤4个主症,着重在辨证,示人运用桂枝汤应以证候为审证要点,即凡见发热、恶风、头痛、汗出者,皆可运用桂枝汤。此4个主症,柯韵伯称为"桂枝本证",但恶风、发热、头痛为太阳中风、太阳伤寒所共有,惟汗出是桂枝汤证的特征性症状,并以此区别于发热恶寒无汗的太阳伤寒证。

桂枝汤证既有淅淅恶风,又言啬啬恶寒,说明恶风、恶寒二者无本质区别,只是有轻重之别,且可以时重时轻而并见。由此可知太阳中风证与太阳伤寒证并不从恶风、恶寒上辨别。喻嘉言告诫说:"后人相传伤风恶风,伤寒恶寒,苟简率易,误人多矣。"桂枝汤4个主症中为何言症而遗脉?因为太阳中风证,其脉固多浮缓,但桂枝汤主治证却不一定全是浮缓之脉,如57条"伤寒发汗已解,半日许复烦,脉浮数者,可更发汗,宜桂枝汤"。所以必须脉证合参,全面分析,方能辨证准确。

【选注】

成无己:阳以候卫,阴以候营。阳脉浮者,卫中风也;阴脉弱者,营气弱也。风并于卫,则卫实而营虚,故发热汗自出也。经曰:太阳病,发热汗出者,此为营弱卫强者是也。啬啬者,不足也,恶寒之貌也。淅淅者,洒淅也,恶风之貌也。卫虚则恶风,营虚则恶寒,营弱卫强,恶寒复恶风者,以自汗出,则皮肤缓,腠理疏,是亦恶风也。翕翕者,然而热也,若合羽所覆,言热在表也。鼻鸣干呕者,风壅而气逆也。与桂枝汤和营卫而散风邪。(《注解伤寒论·辨太阳病脉证并治上》)

吕楪村:卫强故阳脉浮,营弱故阴脉弱。卫本行脉外,又得风邪相助,则其气愈外浮,阳主气,风为阳邪,阳盛则气易蒸,故阳浮者热自发。营本行脉内,更与卫气不谐,则其气愈内弱,阴主血,汗为血液,阴弱则液易泄,故阴弱者汗自出也。啬啬恶寒,内气虚也;淅淅恶风,外体疏也;恶寒未有不恶风,恶风未有不恶寒,二者相因,所以经文互言之。翕翕发热,乃就皮毛上之形容。鼻鸣,阳邪壅也,干呕,阳气逆也,太阳中风之病状如此。谛实此证,宜用上方。凡欲用仲景方,先须辨证也。(《伤寒论寻源·下集》)

尤在泾:太阳中风者,阳受风气而未及乎阴也,故其脉阳浮而阴弱,阳浮者,不待闭郁而热自发,阴弱者,不必攻发而汗自出。所以然者何也?风为阳邪而上行,卫为阳气而主外,以阳从阳,其气必浮,故热自发;阳得风而自强,阴无邪而反弱,以弱从强,其气必馁,故汗自出。啬啬恶寒,淅淅恶风者,肌腠疏缓,卫气不谐,虽无寒若不能御,虽无风而常觉洒淅也。翕,越也,动也,盛也,言其热时动而盛,不似伤寒之一热至极也。鼻鸣干呕,不特风气上壅,亦邪气暴加,里气上争之象。是宜桂枝汤助正以逐邪,抑攘外以安内也。(《伤寒贯珠集·太阳篇上》)

程郊倩:阳浮而阴弱,释缓字之体状也,阴阳以浮沉言,非以尺寸言,观伤寒条只曰脉阴阳俱紧,并不着浮字可见。惟阳浮同于伤寒,故发热同于伤寒;惟阴弱异于伤寒,故汗自出异于伤寒,虚实之辨在此。热自表发,故浮以候之;汗自里出,故沉以候之。得其同与异之源头,而历历诸证自可不爽。(《伤寒论后条辨·辨太阳病脉证篇》)

【评述】历代注家都十分重视对“阳浮阴弱”的分析,提示正确理解其意义是掌握桂枝汤证的关键所在。注家对“阳浮阴弱”的分析,大多以脉象分析卫强营弱的病机及发热汗出的关系,无疑是正确的,如成无己强调“阳浮阴弱”与原文95条“营弱卫强”同义;但也有单指脉象者,如程郊倩认为“阳浮阴弱”是指脉象,并指出“阴阳”是浮沉言,非以尺寸言,可供参考。综合注家及学者意见,“阳浮阴弱”当以既言脉象(脉浮缓),复指病机(卫强营弱)的观点为正确、全面。另外,尤在泾对恶寒、恶风、发热、汗出的解释,形象生动,甚为合理,有助于对桂枝汤证病因病机的理解和掌握。但吕榛村认为啬啬恶寒为内气虚,这种解释混淆了表里的概念,不妥。

【治法】解肌祛风,调和营卫。

【方药】桂枝汤方。

【方义】方以桂枝为主药而得名,后人誉为群方之首。方中桂枝辛温,温通卫阳而解肌祛风;芍药苦酸微寒,益阴和营。桂枝、芍药等量配伍,具有调和营卫之功。生姜辛温,佐桂枝辛甘化阳,且能降逆止呕。因脾胃为营卫生化之本,故用大枣味甘,益脾和胃,助芍药益阴以和营。炙甘草味甘性温,补益中气,调和诸药,伍桂、姜可化阳;配芍、枣能化阴。诸药配伍,共成解肌祛风、调和营卫之剂,主治太阳中风证。桂枝汤为辛温解表轻剂,以调和营卫为主,此外还有调和气血、调和脾胃、调和阴阳的功效,凡营卫不和之病证皆可选用,决非局限于太阳中风证。

桂枝汤的煎服法与药后护理,叙述甚详,亦多精义,历来为注家所重视。特别是服药后喝热稀粥、温覆以取微汗,既益取汗之源,又防过汗伤正,颇有深意,不可忽视,兹综述于下。

(1)药后啜粥:服药后片刻,喝热粥,益胃气以助药力,易于酿汗,使祛邪而不伤正。此法非常重要,若不喝热粥,则效果欠佳。

(2)温覆微汗:温覆能助卫阳,有利于药效的发挥,但不宜覆盖太多太久,以免出汗过多,损伤正气,病反不得外解。其法总以遍身微汗为佳,不可令如水流漓,以生变故。

(3)获效停服:1剂分3次服,刚服药1次,得微汗而病愈,即应停服,不必尽剂,以免过汗伤正。

(4)未效守方:服药后未能出汗,只要病情没有变化,可2次服药,若仍未发汗,则缩短给药时间,可在半天左右时间服完3次药。若病重者昼夜服药,若汗不出者,可连服二三剂,并加强观察和护理。

（5）药后忌口：服药期间，禁忌生冷、黏滑等不易消化或有刺激性食物，以防损伤胃气。

【方论选】

成无己：《内经》曰：辛甘发散为阳。桂枝汤，辛甘之剂也，所以发散风邪。《内经》曰：风淫所胜，平以辛，佐以苦甘，以甘缓之，以酸收之。是以桂枝为主，芍药甘草为佐也。《内经》曰：风淫于内，以甘缓之，以辛散之。是以生姜大枣为使也。（《注解伤寒论·辨太阳病脉证并治法上》）

柯韵伯：此为仲景群方之魁，乃滋阴和阳，调和营卫，解肌发汗之总方也。凡头痛发热，恶风恶寒，其脉浮而弱，汗自出者，不拘何经，不论中风、伤寒、杂病，咸得用此发汗。若妄汗妄下而表不解者，仍当用此解肌。如所云头痛发热，恶寒恶风，鼻鸣干呕等病，但见一证便是，不必悉具，惟以脉弱自汗为主耳……愚常以此汤治自汗、盗汗、虚疟、虚痢，随手而愈。（《伤寒来苏集·伤寒附翼》）

《医宗金鉴》：名曰桂枝汤者，君以桂枝也。桂枝辛温，辛能发散，温通卫阳，芍药酸寒，酸能收敛，寒走阴营。桂枝君芍药，是于发汗中寓敛汗之旨；芍药臣桂枝，是于和营中有调卫之功。生姜之辛，佐桂枝以解表；大枣之甘，佐芍药以和中。甘草甘平，有安内攘外之能，用以调和中气，既以调和表里，且以调和诸药；以桂芍之相须，姜枣之相得，借甘草之调和，阳表阴里，气卫血营，并行而不悖，是刚柔相济以相和也。而精义在服后须臾，啜稀粥以助药力。盖谷气内充，不但易为酿汗，更使已入之邪，不能少留，将来之邪，不得复入也。又妙在温覆令一时许，微似有汗，是授人以微汗之法也。不可令如水流漓，病必不除，是禁人以不可过汗之意也。此方为仲景群方之冠，乃解肌发汗，调和营卫之第一方也。（《医宗金鉴·订正仲景全书·伤寒论注·辨太阳病脉证并治上》）

【点评】成无己从药物性味立论，并以经旨解释桂枝汤方药配伍之理，极有助于学者理解和掌握桂枝汤方药。柯韵伯对桂枝汤的功效及应用要点的阐析也较全面。《医宗金鉴》既论本方配伍要义，又将服药之法、药后宜忌与方之功用一并分析，很有见地；尤其是谓"刚柔相济以相和"，揭示了桂枝汤组方之要旨。

【临床应用】

（1）张仲景对本方的应用

①主治太阳中风证，见12条、13条。

②用于营卫不和常自汗出证，见53条。

③用于脏无他病，时发热自汗出而不愈者，见54条。

④用于伤寒发汗已解，半日许复烦，脉浮数者，见57条。

⑤用于太阳病虽经误下而表证不罢者，见15条、164条。

⑥用于太阳病外证未解，脉浮弱者，见42条。

⑦用于太阴病表未解者，见276条。

⑧脾肾阳气大虚兼表证，以四逆汤先温其里，里和而表未解者，用桂枝汤，见91条、372条、387条。

⑨阴阳病，脉迟，汗出多，微恶寒，表未解者，仲景仍以桂枝汤治之，见208条。

⑩《金匮要略》桂枝汤一用于妇人妊娠呕吐，一用于产后中风。

（2）后世医家对本方的应用

①《南阳活人书》载：桂枝自西北二方居人，四时行之，无不应验。江淮间惟冬及春可行

之,春末及夏至以前,桂枝证可加黄芩一分,谓之阳旦汤,夏至后可加知母半两,石膏一两,或加升麻一分,若病人素虚寒者,不必加减。

②《伤寒来苏集》:以汤治自汗、盗汗、虚疟、虚痢。

③叶发正《临证指南医案》运用本方的治案虽不多,但应用范围颇为广泛,不论风寒、温热、各种杂病,凡是病机上具有卫阳受伤、营气虚寒,或阴阳不和、营卫失调等特点,都可以本方化裁。如治阴虚风温,用桂枝汤加杏仁宣肺外,更加花粉以生津清热。再如阳伤饮结之咳嗽,叶发正以桂枝汤温阳,或加杏仁苦降以肃肺,或加茯苓、薏苡仁淡渗以利饮,或加半夏辛燥以祛痰。

④吴鞠通《温病条辨》用桂枝汤化裁治疗风寒、温热多种外感病。

(3)现代应用

①呼吸系统:常用于普通感冒、流行性感冒、呼吸道炎症等。韩爱鱼运用桂枝汤加味治疗喉源性咳嗽,总有效率达到95%[1]。桂枝汤证并非寒冷季节所独有,夏令天气炎热,汗出当风,或突进空调环境,则易为风寒之邪所中,故曹颖甫把桂枝汤誉为"夏令好冷饮而得表证者之第一方",实属经验之谈。方伟认为,机体"阳密乃固"的平衡状态一旦被打破,就会有汗出、恶风、发热的症状。桂枝汤中,桂枝配甘草,辛甘化阳,辅助卫气,祛寒解表,鼓邪外出。白芍配甘草酸甘化阴,敛阴和营,这种阴阳并补,既可祛邪,又可使被风寒外邪破坏了的阴阳平衡重新建立,最终阳密乃固,外感可愈[2]。袁碧华运用桂枝汤治疗过敏性鼻炎60例,总有效率达到93.33%[3]。

②消化系统:桂枝汤治疗消化系统疾病运用比较广泛,临证以脘腹不适或疼痛时作,纳呆,舌质淡,苔白,脉弱等为辨证要点,现代临床发现,桂枝汤对大肠功能有双向调节作用,能治脾虚运化不利的久利,又能治气郁、结肠痉挛引起的便秘。如许国华运用桂枝汤治疗胃脘痛80例,总有效率达到90%[4]。

③循环系统:桂枝汤及其类方,能治疗心血管疾病已被临床所证实。桂枝汤对心率、血压有双向调节作用,既能治心动过速,又有治心动过缓;慢性病后期或产生气血亏虚引起的低血压及中气不足、阴阳失去维系的高血压,常可用之。临证以畏寒、心悸、胸闷、气短、舌质淡黯、苔白、脉缓等为辨证要点,各种器质性心脏疾病所致的胸闷、怔忡症、心脏神经官能症及受恐吓后心悸等,只要符合辨证要点者,皆可用桂枝汤类治疗。梁广和用桂枝汤合生脉散辨证加减治疗心律失常60例。结果总有效率为91.67%[5]。

④运动系统:颈肌劳损、肩肌损伤、急性腰背扭伤、慢性腰肌劳损、腰椎病、梨状肌综合征、骨关节炎、肩关节周围炎、慢性滑膜炎及肢体麻木疼痛等病证,只要具有肌肉关节酸冷疼麻的特点,即可用桂枝汤或加味治疗。黄奎麟等用桂枝汤加味治疗颈椎病33例,总有效率达到88%[6]。胥晓芳运用桂枝汤加味治疗早期类风湿关节炎31例,并设莫比可加甲氨蝶呤口服治疗为对照组。结果治疗组总有效率83.9%,对照组总有效率80.0%[7]。

⑤神经系统:临床上多用桂枝汤加味及其类方,治疗遗精、梦交、阳痿、失眠、多寐、健忘、脱发、癫痫、偏瘫、交感神经紧张症、耳聋等神经系统疾病。宋秀霞使用桂枝汤加减治疗遗精50例,总有效率达到86%[8]。

⑥内分泌系统:经常性自汗、盗汗、头汗、半身汗(偏沮)、非黄疸性黄汗及无汗症等,皆可用桂枝汤或加味治疗,桂枝汤既能发汗,又能止汗,对汗液有双向调节作用;临证以汗出异常,舌质淡红,苔白,脉弱或缓为辨证要点。同利香运用桂枝汤治疗自汗症44例,总有效率93.1%[9]。王洪白运用桂枝汤合玉屏风散加减治疗自汗176例,总有效率97.2%[10]。

⑦妇科:桂枝汤或加味可用于下列病证:月经病(寒滞痛经、经行后期、经行头痛、经行身痒、经行浮肿、崩漏等),妊娠病(妊娠恶阻、水肿、癃闭、低热、滑胎等),产后病(产后发热、自汗、身痛、恶露不绝、乳汁自出等),术后病(人流或绝育术后低热),绝经期综合征及白带阴痒等。陈聪用桂枝汤治疗妇女围绝经期(更年期)综合征 35 例,总有效率 85.7%[11]。

⑧儿科:小儿厌食症、营养不良症、遗尿症、夜尿症、多动症、地图舌、过敏性紫癜,只要符合饮食不佳、身体虚怯、面色无华、舌淡苔白、脉弱的辨证要点者,即可用桂枝汤加味治疗。娄玉兰等运用桂枝汤加味治疗小儿厌食症 40 例,总有效率 96%[12]。刘进虎运用加味桂枝汤治疗小儿遗尿症 35 例,总有效率 88.57%[13]。

⑨皮肤科:以桂枝汤为主治疗多形性红斑、湿疹、皮肤瘙痒症、冬季皮炎、冻疮、蛇皮癣、过敏性紫癜等多种皮肤病的疗效已被国内外所公认,临证以营卫不和,郁而生邪,或邪乘虚客于营卫等病机特征为审证要点。喻国华等运用桂枝汤加减治疗寒冷性荨麻疹 52 例,14 天有效率为 88.5%[14]。

⑩其他方面:虚劳综合征、瞑眩、过敏性鼻炎、无脉症、痿症、奔豚气、慢性阑尾炎、浅层点状角膜炎等,只要符合桂枝汤证的病因病机特点,即可用之。

(4)医案选录

1)太阳中风:许叔微治里间张太医家一女子,病伤寒,发热,恶风,自汗,脉浮而弱。许曰:当服桂枝(为桂枝汤——笔者注)。彼云:家有自和者,许令三啜之,而病不除,予询其药中用肉桂耳。许自制以桂枝汤,一啜而解。论曰:仲景论用桂枝者,盖取桂枝轻薄者耳,非肉桂之肉厚也。盖肉桂厚实,治五脏用之,取其镇重;桂枝清轻,治伤寒用之,取其发散。今人一例,是以无功。(《伤寒九十论·桂枝汤证三十一》)

2)厥证(排尿性晕厥):孟某某,女,12 岁,1987 年 6 月 4 日初诊。近两个月来排尿时经常昏倒,不省人事,无叫声,无吐涎,晕厥 3～5 分钟,醒后手足欠温,肢体汗出,头晕,倦怠乏力,休息片刻后,无明显不适,已经影响上学。到某医院检查无阳性体征。诊断:排尿性晕厥。给服安定、谷维素、维生素 B₁、静点刺五加、参附汤、四味回阳饮等药不效。查:神志清楚,面色红润,舌淡红,苔薄白,脉弦缓。诊断:厥证。中医辨证属阴阳之气不能顺接,拟用和法,以平为期,调和阴阳。投桂枝汤:桂枝 15g,白芍 15g,炙甘草 10g,生姜 3 片,大枣 4 枚。3 剂,水煎服。服药后晕厥次数明显减少,仅于早晚 5～7 点(卯、酉)发作,卯酉乃是阴阳相接之时,药中病机,效不更方,续服 3 剂而愈。随访 2 年未见复发。(陈明,张印生.伤寒名医验案精选.北京:学苑出版社,2001:9)

3)无汗(自主神经功能紊乱):孙百善医案:吕某,男,9 岁,1985 年 7 月 5 日初诊。其母代诉:患儿自幼未有汗出,每至暑月则全身皮肤发红,干燥,瘙痒,经常抓破皮肤结血痂,痛苦难忍,曾多次到当地医院求治,诊为自主神经功能紊乱,服用谷维素等药不效。刻诊:全身皮肤发红、干燥,四肢、胸腹部见有条状血痂及出血痕迹,呼吸气粗,时烦躁,口鼻干燥,舌质淡红,苔薄白,脉浮数。患儿呈现一派热象,然审证求因,此非内有实热,乃营卫不调,汗液不得宣泄之故。治以调和营卫,开发腠理,处以桂枝汤:桂枝 5g,白芍 5g,甘草 5g,生姜 3 片,大枣 5 枚。水煎 5 剂。服药后,惟腋下略有汗液泌出,肌肤较前感舒服柔和。因患者服用汤药困难,改用桂枝、白芍、甘草各等份,共研极细末,装入空心胶囊,每日两次,每次 10g,用生姜、大枣煎汁送下,服用 21 日,患儿遍身汗出,诸症皆除,如同常人。随访 3 个月未有复发。(陈明,张印生.伤寒名医验案精选.北京:学苑出版社,2001:5-6)

【按语】桂枝汤是太阳中风证的主方,但在《伤寒论》中,桂枝还用于阳明病、少阳病、太阴病兼有表证而证似太阳中风者及里虚寒而表未解者,凡表证见发热、汗出、恶风均可用桂枝汤治疗,其中发热较为轻浅,是桂枝汤证发热的特点。此外,桂枝汤还是治疗杂病营卫不和"发热自汗出者"之良方,临证又以"脉弱自汗"为审证要点。后世医家广泛应用本方,即使是温病学家也不例外。现代应用桂枝汤及其加味的范围更为广阔,足见该方是一首秘阴和阳、内和脾胃、外调营卫、解肌祛风、温通降逆、扶正祛邪的方剂。不仅用于外感表证,在内伤杂病中的应用更具神效。外证用之,可以散风寒,和营卫;内证用之,可以调脾胃、和阴阳、通经脉。不论外感内伤,不拘何科何病,凡符合桂枝汤证"卫强营弱"(营卫不和)之病机者,皆可用之。正如章虚谷所说:"此方立法,从脾胃以达营卫,周行一周,融表里,调阴阳,和气血,通经脉……而能使塞者通,逆者顺,偏者平,格者和,是故无论内伤外感,皆可取法而治之。"

临证应用桂枝汤还应注意剂量、加减及服药法。凡属外感,若无兼夹者,均应如法而用。凡属内伤杂病,均可根据证候病机,相机而投,至于加减法,层出不穷,难以枚举,要参酌体质、宿疾、兼证等,灵活加减,未可印定。

【现代研究】

(1)桂枝汤双向调节作用:桂枝汤的解肌祛风、调和营卫功能,实际上是该方对机体功能的双向调节作用。机体是一个完整而复杂的调整和控制系统,每时每刻都在调节阴阳之间的动态平衡;在病理状态下,因致病因素的存在,正邪相争,则阴阳失衡,机体的调节功能随之紊乱,桂枝汤功能调和营卫,燮理阴阳,使其紊乱者达到新的动态平衡。近年来,不少学者采用现代技术和方法,对桂枝汤的双向调节作用及机制进行了较全面而深入的研究。

①对体温的双向调节作用:齐云等研究发现,桂枝汤对酵母诱导发热大鼠下丘脑中异常增高的 PGE_2 含量有显著的降低作用,而对安痛定诱致的低体温大鼠下丘脑中异常降低的 PGE_2 含量有显著升高作用,表明桂枝汤可使高、低体温动物分别向正常水平方向进行调节。桂枝汤对下丘脑组织中 PGE_2 含量的双向调节,可能是桂枝汤双向调节体温的作用机制之一,但这种调节不依赖于下丘脑细胞中 COX 活性的变化[15]。

②对汗腺分泌的双向调节作用:桂枝汤能抑制安痛定肌注引起的大鼠足趾部汗腺分泌亢进,使其汗腺分泌减少至正常范围;对皮下注射阿托品引起大鼠汗腺分泌受到抑制者,该方能使其汗腺分泌增加,并呈量效关系[16]。

③对肠蠕动的双向调节作用:霍海如等研究发现,对阿托品致胃肠运动受抑大鼠,桂枝汤的有效成分可拮抗下丘脑和空肠组织 cAMP 含量及 PKA、PKC 活性的降低,对胃窦组织 PKA 活性的降低也具拮抗作用;对新斯的明致胃肠运动亢进大鼠,桂枝汤有效成分可升高胃窦组织 PKA 活性、下丘脑和空肠组织 PKC 活性,对 cAMP 含量无明显影响。桂枝汤对胃肠运动的双向调节与其影响下丘脑及胃肠局部组织中 cAMP 含量和蛋白激酶活性有关[17]。

④对免疫功能的双向调节:周桂琴等研究痹证(胶原诱导免疫性关节炎)小鼠肠黏膜免疫系统中 CD_4^+、CD_8^+ T 淋巴细胞及 SIgA 的影响发现,桂枝汤可以增强痹证小鼠肠道黏膜免疫功能,从而可能诱导免疫耐受和免疫抑制[18]。

⑤对血压的双向调节:秦彩玲等研究发现,桂枝汤能明显降低自发性高血压大鼠血压,能明显升高复方降压片致低血压大鼠血压,提示桂枝汤对大鼠血压具有明显双向调节作用[19]。

(2)抗炎、抗病毒、镇痛及镇静作用:周军等研究发现桂枝汤可显著抑制佐剂性关节炎大鼠的急性足肿胀和继发性足肿胀,明显抑制继发性关节炎关节液中 IL-1β、TNF-α 的活性,桂枝汤低剂量还可降低关节液中的 PGE_2 含量,提示桂枝汤具有防治佐剂性关节炎的作用,其抑制炎症细胞因子的活性和炎症介质的含量,应是其抗炎作用的机制之一[20]。盛丹等研究发现,桂枝汤有抗甲 1 亚型流感病毒小鼠肺炎的作用[21]。郭玉成等研究发现,桂枝汤能够降低家兔血浆中 cAMP、PGE_2 的含量,从而起到镇痛的作用[22]。

(3)刺激心肌胶原重构作用:李晓等研究发现,自发性糖尿病大鼠心肌胶原Ⅰ型阳性面密度比值升高,胶原Ⅲ型阳性面密度比值下降,桂枝汤能抑制胶原Ⅰ型阳性表达,促进胶原Ⅲ型阳性表达,从而对自发性糖尿病大鼠心肌胶原网络重构产生影响[23]。

(4)抗过敏作用:郭玉成等研究发现,桂枝汤对尾静脉注射低分子右旋糖酐致昆明种小鼠皮肤瘙痒反应及 SD 大鼠 PCA 有明显的抗过敏作用[24]。龙一梅等发现桂枝汤对小鼠食物过敏性腹泻的发生有抑制作用[25]。

(5)改善消化功能作用:谭余庆等研究发现,桂枝汤及其有效部位 A 或 B/B1 对体温和胃肠运动具有双向调节作用;其作用机制是通过影响中枢和外周神经肽等物质,并作用于胞内信号物质达到双向调节作用[26]。

(6)时间药理学及毒性研究:崔晓兰等对家兔灌胃桂枝汤,1 日 1 次,连续 3 天给药以及 1 日 2 次,连续 3 天给药,末次给药后 0.5~9 小时采血,分离血清,观察各含药血清对病毒致细胞病变作用的影响。结果发现上述各方法制备的含药血清抗副流感病毒致 CPE 作用所表现出的有效时间点分别为:明显有效时间点、4~5 小时、2 小时、5~7 小时、1~6 小时,1 日 2 次给药 3 天及 1 日 3 次给药后采集的含药血清可引起培养细胞明显的退行性改变[27]。田安民研究表明,桂枝汤腹腔注射 72 小时后的 LD_{50} 为 (28.125 ± 1.87) g/kg 给小鼠注射,小鼠伏卧不动,死亡前发生惊厥、跳动,最后死于呼吸停止。经病理检查发现心脏、肝脏、肺脏正常,肾小管上皮细胞颗粒变性,脾淋巴液增生,并有多核细胞反应。给家兔静注 37.5% 该方 5ml/kg,其心率稍增加;静注该方 10~30ml/kg,其心电波形出现交替现象;给家兔麻醉后腹腔注射该方 10~20ml/kg,血压稍有升高[28]。

(7)对心血管系统影响:焦宏等研究桂枝汤对长期高脂饲料喂养引起的大鼠动脉粥样硬化模型血脂和血管内皮活性因子的作用,发现桂枝汤可使大鼠血清 TG、TC、LDL-C 浓度降低($P<0.01$),HDL-C 浓度升高,ET 和 AngⅡ含量降低。从而得出桂枝汤可降低血脂和血管内皮活性因子,保护血管内皮,改善血管内皮[29]。

(8)组方配伍研究:桂枝汤中 5 味药有升有降,有散有收,有动有静,刚柔相济,组合严谨。林文硕等通过测试单味药麻黄、桂枝及麻黄＋桂枝混合汤剂红外光谱发现,在麻黄＋桂枝汤剂中可能新生成了麻黄、桂枝单味药物汤剂中所没有的化学成分。麻黄＋桂枝汤剂所包含的药物成分并非是单味麻黄、桂枝汤剂所含药物成分的简单相加[30]。郝福研究发现,桂枝、白芍在桂枝汤中配伍前后桂皮酸、芍药苷含量未见明显改变,而炙甘草配伍后甘草酸含量降低了近 50%;白芍的加入降低了甘草酸的煎出量;桂枝汤复方共煎可以增加总多糖的溶出量[31]。同一实验证明,桂皮酸与甘草酸在大鼠体内的药代学过程均符合二室模型,桂枝煎液与桂枝汤中桂皮酸在大鼠体内的代谢过程基本一致,而炙甘草煎液与桂枝汤中甘草酸在大鼠体内的代谢过程有所差异,提示桂枝汤复方配伍甘草酸的吸收程度增大,复方配伍具有合理性[31]。

参 考 文 献

[1] 韩爱鱼.加味桂枝汤治疗喉源性咳嗽 60 例[J].新中医,2007,39(9):67.

［2］方伟.谈桂枝汤加减调和阴阳［J］.中医药临床杂志,2008,20(4):339-340.

［3］袁碧华.桂枝汤治疗过敏性鼻炎 60 例［J］.四川中医,2009(5):114.

［4］许国华.桂枝汤治疗胃脘痛 80 例［J］.浙江中医杂志,2009,44(2):104.

［5］梁广和.桂枝汤合方辨证治疗心律失常 60 例［J］.四川中医,2003,21(6):37-38.

［6］黄奎麟,黄霞,黄忠田,等.桂枝汤加味治疗颈椎病［J］.四川中医,2008,26(7):96.

［7］胥晓芳.桂枝汤加味治疗早期类风湿关节炎 31 例［J］.福建中医药,2007,38(3):9-10.

［8］宋秀霞.桂枝汤加味治疗遗精 50 例［J］.河南中医,2008,28(4):21.

［9］同利香,杨红莉,杨彩民.桂枝汤治疗自汗症 44 例［J］.现代中医药,2005,(1):8.

［10］王洪白.桂枝汤合玉屏风散加减治疗自汗 176 例［J］.实用中医药杂志,2007,23(2):87.

［11］陈聪.桂枝汤治疗妇女围绝经期综合征 35 例［J］.中华临床新医学,2004,4(8):725.

［12］娄玉兰,马菁.桂枝汤加味治疗小儿厌食症 40 例［J］.浙江中医杂志,2009,44(8):620.

［13］刘进虎.加味桂枝汤治疗小儿遗尿症 35 例［J］.新中医,2004,36(11):60.

［14］喻国华,刘建国,邹来勇.桂枝汤加减治疗寒冷性荨麻疹 52 例疗效观察［J］.新中医,2008,40(11):31-32.

［15］齐云,李沧海.桂枝汤对体温双向调节作用机理探讨——对发热及低体温大鼠下丘脑 PGE_2 含量及 COX 活性的影响［J］.中药药理与临床,2001,17(6):1-3.

［16］富杭育,贺玉琢.桂枝汤对汗腺分泌作用的实验研究［J］.中西医结合杂志,1991,11(1):34-36.

［17］霍海如,谭余庆,周爱香,等.桂枝汤有效部位 B 对胃肠运动双向调节作用的实验研究Ⅵ——对 cAMP、蛋白激酶 A 和 C 活性的影响［J］.中国实验方剂学杂志,2005,11(4):51-54.

［18］周桂琴,肖诚,周静,等.桂枝汤对痹证(胶原诱导免疫性关节炎)小鼠肠黏膜免疫系统中 CD_4^+、CD_8^+ T 淋巴细胞及 SIgA 的影响［J］.中国中西医结合杂志,2004,24(4):336-338.

［19］秦彩玲,刘婷.桂枝汤对大鼠血压双向调节作用及其有效部位探讨［J］.中国实验方剂学杂志,2001,7(4):20-23.

［20］周军,方素萍,齐云,等.桂枝汤对大鼠佐剂性关节炎的防治作用研究［J］.中药药理与临床,2000,16(6):1-2.

［21］盛丹,黎敬波,刘进,等.辛温解表三方体内抗甲 1(H1N1)亚型流感病毒的实验研究［J］.现代中西医结合杂志,2007,16(1):25-27.

［22］郭玉成,李静华,贾春华,等.桂麻合方对实验性疼痛家兔血浆中环磷酸腺苷及前列腺素 E_2 的影响［J］.四川中医,2005,23(6):26-27.

［23］李晓,姜萍,张勇.黄连解毒汤及桂枝汤对 GK 大鼠心肌Ⅰ、Ⅲ型胶原表达的影响［J］.山东中医杂志,2009,28(7):489-491.

［24］郭玉成,贾春华,李静华,等.桂麻合方中方与方间抗过敏关系的药效研究［J］.时珍国医国药,2005,16(7):577-579.

［25］龙一梅,门胁真.葛根汤对食物过敏模型小鼠腹泻抑制作用的研究［J］.辽宁中医药大学学报,2008,(1):137-138.

［26］谭余庆,霍海如,周爱香,等.桂枝汤及其有效部位对胃肠激素双向调节作用的研究［J］.世界华人消化杂志,2000,(z1):75.

［27］崔晓兰,周爱香.中药复方血清药理研究方法学探讨--Ⅳ［J］.中国实验方剂学杂志,2000,6(2):23-25.

［28］田安民,张玉芝,赵海善,等.桂枝汤药理作用的初步研究［J］.中成药研究,1983,(3):25.

［29］焦宏,杜会博,陈彦静,等.桂枝汤对动脉粥样硬化大鼠血管活性物质的影响［J］.河北北方学院学报(医学版),2009,26(2):4-6.

［30］林文硕,郭绍忠,黄浩,等.麻黄与桂枝混合汤剂的红外光谱［J］.光谱学与光谱分析,2009,(7):1847-1850.

[31] 郝福. 中药复方配伍的化学变化与复方中药的质量表征[D]. 河北医科大学, 2007.

(朱章志)

第三节　桂枝汤证的兼证、变证及禁忌证(14～27)

一、桂枝汤证的兼证(14、18、20)

(一)桂枝加葛根汤证(14)

【原文】

太陽病,項背强几几[1],反汗出惡風者,桂枝加葛根湯主之。(14)

葛根四兩　麻黃三兩,去節　芍藥二兩　生薑三兩,切　甘草二兩,炙　大棗十二枚,擘　桂枝二兩,去皮

上七味,以水一斗,先煮麻黃、葛根,減二升,去上沫,内[2]諸藥,煮取三升,去滓。温服一升,覆取微似汗,不須歠粥,餘如桂枝法將息[3]及禁忌。

臣億等謹按,仲景本論,太陽中風自汗用桂枝,傷寒無汗用麻黃,今證云汗出惡風,而方中有麻黃,恐非本意也。第三卷有葛根湯證,云無汗、惡風,正與此方同,是合用麻黃也。此云桂枝加葛根湯,恐是桂枝中但加葛根耳。

【词解】

(1)几(jìn 紧):紧固拘牵不柔和貌。

(2)内:同"纳",加入之意。

(3)将息:即调养,休息,养息。指服药后护理之法。

【提要】太阳中风兼太阳经脉不利的证治。

【释义】太阳病见汗出恶风,属太阳中风证,应包括头痛,发热,脉浮缓等脉证。太阳病本有头项强痛,若项强较重,紧束不舒,俯仰不能自如者,称为"项背强",是风寒之邪,侵入太阳经输的表现。太阳经脉起于目内眦,上额交巅,下项夹脊,抵腰至足,邪入其间,使经气不舒,阻滞津液不能输布,经脉失其濡养,则项背强。太阳病项背,多见于表实无汗的葛根汤证,今见汗出,故曰"反"。《伤寒论》中,凡不应见而见或少见的症状前多用"反"字,以示警醒,说明本证的辨证关键,在于汗出。

汗出恶风是太阳中风证的主证,故用桂枝汤,太阳经脉不利,故加葛根以宣通经脉之气,而治太阳经脉之邪。

【选注】

张令韶:此病太阳之经输也,太阳之经输在背,经云:邪入输腰脊乃强,项背强者,邪入于输而经气不舒也。几几者,短羽之鸟欲飞不能之状,乃形容强急之形,欲伸不能伸,有如然也。夫邪之中人始于皮肤,次及于肌络,次及于经输。邪在于经输,则经输实而皮毛虚,故反汗出而恶风也。宜桂枝汤以解肌,加葛根以宣经络之气。(《伤寒论直解·辨太阳病脉证篇》)

张隐庵:太阳经脉循行于脊背之间,今风邪涉于分部,而经气不舒,故项背强而然也。循经下入,是当无汗,反汗出者,分部受邪而肌腠不密也。肌腠虚,故恶风,用桂枝汤以解太阳肌中之邪,加葛根宣通经脉之气,而治太阳经脉之邪。(《伤寒论集注·太阳篇》)

汪苓友:太阳病,项背强矣,复然颈不得舒,颈之经属阳明,项背与颈然,其状当无汗矣。今反汗出恶风,仲景法太阳病汗出恶风者,桂枝汤主之,今因其然,故加葛根于桂枝汤中,以

兼祛阳明经之风也。(《伤寒论辨证广注·辨太阳病脉证并治法上》)

《医宗金鉴》:太阳病,项背强,无汗恶风者,实邪也。今反汗出恶风者,虚邪也,宜桂枝加葛根汤,解太阳之风,发阳明之汗也。(《医宗金鉴·订正仲景全书·伤寒论注·辨痉湿暍病脉证并治》)

【评述】注家对项背强病机分析有两种意见:二张之注以邪入太阳经输而经气不利立论,认为加葛根以宣通经络之气;汪苓友及《医宗金鉴》则认为属邪入阳明,加葛根为解阳明之邪,或发阳明之汗,故二张不拘葛根是阳明经药之说,见解独到、公允,当从其说。盖以本条,病无阳明之证,葛根亦非阳明经之专药,况且阳明经循颈之前,而项在后连背,部位悬殊,何以混同一说,因知汪苓友及《医宗金鉴》未妥。

【治法】解肌祛风,调和营卫,升津舒经。

【方药】桂枝加葛根汤方。

【方义】本方用桂枝汤解肌祛风,调和营卫,葛根味甘性平,其作用有三:一则升阳发表,解肌祛风,助桂枝汤以解表;二则舒筋通络,解经脉气血之凝滞;三则起阴气而润燥,以缓解经脉之拘挛。

煎服法中,仲景强调先煮葛根,其煮法有待研究,近代煎药不取其法。方中虽有桂枝汤组成,却不须啜粥,因葛根能生津以助胃气。余如桂枝汤法将息及禁忌亦可证林亿按语,本方桂枝汤中但加葛根一味是也。

【方论选】

许宏:汗出恶风者,乃中风证也,属桂枝汤主之,今此汗出恶风而反,又复项背强者,乃风盛于表也,此属桂枝汤中加葛根主之。几几者,如鸟尺伸颈之貌。既项背强,又复者,当无汗,今反汗出恶风者,故知风盛于表也。葛根性平,能祛风邪,解肌表,以此用之为使,而佐桂枝汤之用,以救邪风之盛行于肌表也(《金镜内台方义·卷一》)。

王晋三:桂枝加葛根汤,治邪从太阳来,才及阳明,即于方中加葛根,先于其所往,以伐阳明之邪。因太阳未罢,故仍用桂枝汤以截其后,但于桂枝芍药各减一两,既不使葛根留滞太阳,又可使桂枝芍药并入阳明,以监其发汗太过,其宣阳益阴之功,可谓周到者矣。(《绛雪园古方选注·和剂》)

丹波元简:方氏以降,均以此方为太阳阳明之主,只张志聪、张锡驹之解为太阳病项背强之主剂,其说似长矣。盖以葛根为阳明之药者,乎张洁古,诸家未察耳。仲景用葛根者,取之于其解表生津,痉病亦用葛根,其意可见也。(《伤寒论辑义·卷一》)

张志聪:用桂枝汤以解太阳肌中之邪;加葛根宣通经脉之气,而治太阳经脉邪。(《伤寒论集注》)

【点评】许宏、丹波元简、张志聪释本方简明扼要,王晋三提出加葛根以阻断邪入阳明之说,可备参考。

【临床应用】

(1)后世医家应用

《总病论》载:桂枝加葛根汤通治柔痉。

《圣济总录》载:桂心汤(即本方)治四时伤寒初觉。

《方极》载:桂枝加葛根治桂枝汤证而项背强急者。

(2)现代应用

①外科:桂枝加葛根汤在治疗外科疾病多集中在颈肩部病方面。侯庆忠[1]等用桂枝加

葛根汤加味治疗颈椎病328例,其中颈型48例,神经根型154例,脊髓型16例,椎动脉型87例,交感神经型23例。他们取桂枝加葛根汤加味,每日1剂,水煎取汁400ml,每晚服1剂。配合颌枕带颈椎牵引,14天为1个疗程。结果328例经治1个疗程,治愈126例,好转178例,未经治2个疗程,总有效率92.68%。患者一般服药3～6剂后自觉症状明显减轻,颈部活动基本自如,有明显的轻松感,头痛、眩晕、患肢麻木疼痛明显减轻。另外,此方也分别应用于各类颈椎病的临床研究上。曾红文[2]和魏书亭等[3]治疗颈型颈椎病;孟素云等[4]治疗椎动脉型颈椎病;李健康[5]用加味桂枝加葛根汤治疗神经根型颈椎病均取得了较好的疗效。邵亚辉[6]用桂枝加葛根汤加味治疗肩周炎40例,总有效率92.5%。

②内科:王武军[7]用桂枝加葛根汤治疗糖尿病周围神经病变的临床结果表明,在常规治疗糖尿病周围神经病变基础上应用桂枝加葛根汤,在临床综合疗效及神经电生理指标改善方面,均较对照组有显著性优势($P<0.05$),且能明显降低神经症状及体征积分($P<0.05$),在治疗过程中未见明显不良反应。

吕波等[8]观察桂枝加葛根汤治疗药物性肝损害的临床疗效。将120例患者分为两组:治疗组60例,在常规治疗的基础上,服用桂枝加葛根汤;对照组60例,在常规治疗的基础上,服用肝泰乐。观察临床疗效及对肝功能影响。结果治疗组能明显改善患者临床症状,降低丙酮酸氨基转移酶(ALT)、门冬氨酸氨基转移酶(AST)等指标;临床治愈率60%,总有效率90%,优于肝泰乐组。

刘卫中等[9]观察桂枝加葛根汤治疗药物性皮疹的临床疗效,临床结果表明:桂枝加葛根汤治疗药物性皮疹有效率97%,与扑尔敏组比较差异有显著性意义($P<0.05$)。通过观察他们还发现,治疗组在治疗药物性皮疹的同时,患者的原发病诸如感染、哮喘、心脑血管病、高脂血症等都有不同程度的好转。

③其他:近年来桂枝加葛根汤的临床应用有较大的拓展,涉及到了多学科多领域。如董云霞[10]利用桂枝加葛根汤来治疗颈椎骨质增生、冠心病心肌缺血、雷诺综合征等,疗效亦佳。

④《伤寒论译释》载:本方治肩凝症、落枕、肩周炎、脊背痛、半身麻木、目斜视、复视、颜面神经麻痹。

(3)医案选录

1)颈椎增生症:雷某某,女,41岁,教师,1978年2月初诊。自述颈部不灵活,转动不自如已2～3个月,伴上肢麻木感,手臂举动不便,脉缓。X线摄片确诊为颈椎增生症,予桂枝加葛根汤:桂枝6g,赤白芍各6g,生黄芪15g,秦艽10g,姜黄10g,葛根15g,生姜3片,大枣3枚,炙甘草5g,20剂后,颈部俯仰灵活,手麻木减轻。随访近1年多,病未复发。(《陈瑞春论伤寒》)

2)头痛:患者女,34岁。头痛已半年,项强,遇风湿则痛剧,得汗则稍减,舌淡,苔白,脉弦。此盖风寒入侵,阻遏脉络,拟桂枝加葛根汤加味:桂枝6g,芍药18g,炙甘草4.5g,葛根9g,川芎6g,细辛15g,生姜3片,大枣5枚,3剂。1剂痛减,3剂诸证悉除,无复发。(《伤寒论古今研究》)

【按语】桂枝加葛根汤是太阳中风颈项强证的主方,临证以"项强、汗出、恶风"为审证要点,现代应用桂枝加葛根汤,据证增损,大大拓展了适用范围。可见该方是一首调和营卫,解肌祛风,舒经解痉,升清润燥的方剂,主要应用于神经、精神、循环、传染病等多系统疾病。临证应注意随证加减:颈椎骨质增生,加姜黄、生黄芪、桃仁;面神经麻痹加黄芪、当归、红花、地龙;头痛加细辛、川芎、白芷;面部浮肿加地龙、防己、白术;眼睑下垂加黄芪、熟附子;重症肌无力加黄芪;多发性肌炎加姜黄、桑枝;眩晕加天麻、钩藤;风疹作痒加紫背浮萍、蛇床子;麻疹初加升麻,后加桔梗、生地黄。注意应用时桂枝、芍药、葛根必须同用,且葛根宜重用,一般15～50g,若遵仲景煎服法,温覆取微汗,效果更佳。然则医者用药各有心得,谨供参考。

(二)桂枝加厚朴杏子汤证(18)

【原文】

喘家[1],作桂枝汤,加厚朴、杏子[2]佳。(18)

【词解】

(1)喘家:指素患喘息的患者。

(2)杏子:即杏仁。《千金翼》卷九本方直作杏仁。

【提要】 太阳中风引发喘疾的治法。

【释义】 本条论述原有喘病宿疾,外受风寒引发喘病。故本证除具有桂枝汤证外,还有气逆作喘。分析太阳中风与发喘的关系,是宿疾在先,本易发作,今逢外感,风寒迫肺,则肺气必然不利,在无宿喘之人,不过鼻鸣干呕而已,若有宿喘之人,则肺寒气逆必然明显,是新感引动宿疾,内外相得。《素问·至真要大论》曰:"从外之内而盛于内者,先治其外,后调其内",本条之喘由太阳中风引发,当是从外于内;而喘证明显,当是盛于内,故以治表为主,用桂枝汤解外为主,加厚朴、杏仁以降逆下气为佳。

【选注】

魏念庭:凡病人素有喘症,每感外邪,势必作喘,谓之喘家,亦如酒家等有一定治法,不同泛常人一例也。(《伤寒论本义·太阳经上篇》)

黄坤载:平素喘家,胃逆肺阻,作桂枝汤解表,宜加朴、杏降逆而破壅也。(《伤寒论悬解·卷四》)

钱天来:此示人以用药之活法,当据理合法加减,不可率意背理妄加也。言凡作桂枝解肌之剂,而遇有气逆喘急之兼症者,皆邪壅上焦也。盖胃为水谷之海,肺乃呼吸之门,其气不利,则不能流通宣布,故必加入厚朴、杏仁乃佳。(《伤寒论溯源集·太阳上篇》)

【评述】 新感引发旧病,在治外感病的同时,兼顾旧病是完全必要的,本条证治就是一个很好的范例。诸注均恰,钱天来指出"此示人用药之活法",尤为精当。

【治法】 解肌祛风,调和营卫,降气定喘。

【方药】 桂枝加厚朴杏子汤方。

桂枝三两,去皮,甘草二两,炙,生姜三两,切,芍药三两,大枣十二枚,擘,厚朴二两,炙,去皮,杏仁五十枚,去皮尖。

上七味,以水七升,微火煮取三升,去滓。温服一升,覆取微似汗。

【方义】 方即桂枝汤加炙厚朴、杏仁,方中桂枝汤解肌祛风,调和营卫;炙厚朴苦辛温,化湿导滞,行气平喘;杏仁苦温,止咳定喘,表里同治,标本兼顾。本方"微火煮取三升,去滓,温服一升,覆取微似汗",是以解表为主可知。

【方论选】

吕樵村:表未解仍宜从表治,主桂枝解表,加朴、杏以下逆气。本草厚朴、杏仁主消痰下气,故又曰喘家作桂枝汤,加厚朴、杏子佳也。(《伤寒论寻源》)

成无己:太阳病,为诸阳主气,风甚气壅,则生喘也。与桂枝汤以散风,加厚朴杏仁以降

气。(《注解伤寒论·辨太阳病脉证并治法上》)

喻嘉言:此证不云下利,但云微喘表未解,则是表邪因误下上逆,与虚证不同,故仍用桂枝以解表,加厚朴杏仁以利下其气,亦微里之意也。(《尚论篇·太阳经上篇》)

陆渊雷:喘家与酒家不同,酒客有卒病,多无酒病之证。喘家有卒病,必有喘证,比验之事实也。无酒证,则不必加药,有喘证,然后加厚朴、杏子,如其不喘,则犹不必加入,用药当视证,证不具,则酒客、喘家与常人一也。(《伤寒论今释·辨太阳病脉证并治上》)

【点评】 诸注善。本方按宋本在第 43 条,为方便读者故移此处。

【临床应用】

(1)张仲景应用:《伤寒论》原文中除本条桂枝加厚朴杏子汤外,原文 43 条用该方治疗太阳病误下,表邪不解兼肺气上逆作喘者。

(2)后世医家应用

《普济方》载:此方治外感误下致喘。

《方极》载:桂枝加厚朴杏子汤治桂枝汤证而胸满微喘者。

《类聚方广义》载:本有喘证者,谓喘家,喘家见桂枝汤证者,以此方发汗则愈。若喘因邪而其势急,邪乘喘而其威盛者,非此方所得治也。宜参考他方以施治,不可拘泥成法。

(3)现代应用:桂枝加厚朴杏子汤近年在临床主要用于呼吸和心血管系统的疾病。杨旭霞[11]用桂枝加厚朴杏子汤治疗感冒后咳嗽 18 例,治愈 15 例,好转 2 例,无效 1 例,总有效率为 94.4%。肖利华等[12]用桂枝加厚朴杏子汤加减治疗急性支气管炎,37 例患者,治疗 1 周,治愈 25 例(67.6%),好转 12 例(32.4%)。

吴玉昌[13]治疗 68 例咳嗽变异型哮喘患者,治疗组(37 例)采用桂枝杏子汤治疗,对照组(31 例)用西药氨茶碱 0.1g,每日 3 次和酮替酚 2mg 夜间顿服治疗,2 个月后评估疗效。结果治疗组临床控制 13 例,显效 11 例,有效 9 例,无效 4 例,显效率 89.1%;对照组临床控制 5 例,显效 7 例,有效 4 例,无效 15 例,显效率 51.6%。治疗组疗效明显优于对照组($P <$ 0.05)。

段峻英[14]用桂枝加厚朴杏子汤治疗风心病左心衰竭取得满意效果。卜昌银等[15]用桂枝加厚朴杏子汤治疗慢性肺心病 50 例,总有效率为 94%。

(4)医案选录

1)戊申正月,有一武臣为寇所执,置舟中舶板下,数日得脱。乘机恣食,良久,解衣扪虱,次日遂作伤寒,自汗而膈不利。一医作伤食而下之,一医作解衣中邪而汗之,杂治数日,渐觉昏困,上喘急高,高医者怆惶失措。予诊之曰:太阳病下之,表未解,微喘者,桂枝加厚朴杏仁汤,此仲景之法也。指令医者急治药,一啜喘定,再啜,汗出,至晚身冷而脉已和矣。医曰:某平生未曾用仲景方,不知其神捷如是。予曰:仲景之法,岂诳后人也哉,人自寡学,无以发明耳。(《本事方》)

按:本证即一典型伤寒,误用下法,致邪气入肺,肺气不利,气逆作喘。证属表不解而肺气不利。故投以桂枝加厚朴杏子汤,取得一啜定,再服身凉而脉和之效。

2)患者女性,44 岁。感冒两日,微发热(T:37.7℃),自汗、恶风,头痛,肢倦,咳嗽,痰稀白,鼻塞流清涕。舌润,苔薄白,脉浮缓。治宜疏解宣降。川桂枝 10g,赤芍 10g,炙甘草 10g,生姜 10g,大枣 12 枚(剖开),厚朴 6g,杏仁 10g。服 1 剂,汗减,头痛肢倦除,咳嗽减少。续服两剂愈。(《伤寒论方运用法》)

3)马某某,男,3 岁。从婴儿时起,常患感冒。2 岁时曾高热咳嗽,服药后热退,但咳嗽未愈,迁延至3岁。近因新感,病势加重,发为喘逆,哮鸣之声,邻室可闻。一诊,咳嗽气喘,喉间痰鸣,痰清稀,白沫较多,咳时微汗出,遇风咳甚。面色萎黄,舌质淡红,苔白滑。此为太阳表虚证哮喘。治宜解肌祛风,降逆平喘,以桂枝加厚朴杏子汤加味主之。处方:桂枝6g,炙甘草3g,白芍6g,生姜10g,大枣15g,厚朴4g,杏仁6g,紫菀6g,防风3g。二诊:服上方5剂,咳喘明显减轻,夜能安睡。早晚遇风仍咳喘,痰多,汗出。风邪未尽,湿痰尚盛。上方加茯苓、陈皮、法夏以除湿化痰。症愈。(《范中林六经辨证医案选》)

按:此两病案均为外感后咳嗽,但案一为感冒咳嗽,案二为外感引发宿疾,咳嗽加剧。病虽不同,但证属风寒表虚,肺气不利,故都用本方,3剂后收效。此治法足证"异病同治"理论的正确。

【按语】桂枝加厚朴杏子汤适用于原有咳喘而又有新感者,但其见证,必具桂枝汤证而兼有喘息。临床不仅用于喘症,只要符合营卫不和、痰湿阻遏、肺胃不和病机者皆可变通运用。如寒咳者加百部;兼心阳不足、心血瘀阻者之心痛加赤芍、丹参、琥珀;兼中虚湿阻之胃痛加赤芍、元胡、法夏、良姜;肝郁心虚、冲气上逆之奔豚加酸枣仁、檀香;若为小儿咳喘酌加僵蚕、前胡。

【现代研究】本方是由桂枝汤加厚朴、杏仁而成,方中桂枝汤具有解热、镇痛、镇静、消炎、抗病毒、提高机体免疫功能的作用。桂枝汤中,桂枝、芍药温寒并用,升降兼行,配伍巧妙,既可增加汗腺分泌,也可抑制汗腺分泌;说明在不同功能状态下,既可发汗,又可止汗;既可提高体温,也可降低体温。这便是桂枝汤调和营卫,平调阴阳,发汗解肌的药理基础。通过桂枝汤分煎液与混煎液的药理作用比较,混煎液的临床疗效明显高于方中诸药的各种组合,更高于各味药单煎。

厚朴具有广谱抗菌作用;对支气管平滑肌有兴奋作用,并能通过降低血压,反射性地引起呼吸兴奋,增加心率。厚朴还有中枢抑制,麻痹运动神经末梢,使肌肉松弛的作用。

杏仁含氢氰酸,小量能镇静呼吸中枢,使呼吸运动趋于安静而奏止咳平喘之效;大量能引起中毒,抑制呼吸中枢;其致死量为0.05g。杏仁还可抑制胃蛋白酶的消化功能,并有抑菌润肠通便作用。

综上所述,桂枝汤解热镇痛,以发汗解表;加厚朴、杏仁调节呼吸运动,以降逆平喘,祛痰止咳。可见本方配伍有较高的科学性[16]。

(三)桂枝加附子汤证(20)

【原文】

太陽病,發汗,遂漏[1]不止,其人惡風,小便難[2],四肢微急[3],難以屈伸者,桂枝加附子湯主之。(20)

桂枝三兩,去皮　芍藥三兩　甘草三兩,炙　生薑三兩,切　大棗十二枚,擘　附子一枚,炮,去皮,破八片

上六味,以水七升,煮取三升,去滓。溫服一升。本云,桂枝湯今加附子。將息如前法。

【词解】

(1)漏:指汗出淋漓不止。

(2)小便难:小便量少且不通畅。

(3)急:拘急,屈伸运动不得自如。

【提要】过汗伤阳汗漏不止而表未解的证治。

【释义】太阳病,本当治以发汗,但须微汗,始得邪去表解,若服药后大汗淋漓,不但病不

能除,反而伤阳损液而生诸种变证。"其人恶风"指恶风寒程度较原来的中风证恶风寒更重,为表邪未尽,卫阳不固所致。由于过汗伤阳损阴,不仅津液不足,且阳虚不能化气为重,故小便难。四肢为诸阳之本,阳气者,精则养神,柔则养筋。今阳虚液伤,四肢失于温煦滋养,故觉拘急而活动不能自如。本证漏汗恶风,而脉不沉微,手足尚温,故以卫阳虚为主,而非肾不足,是阴阳俱伤而以阳虚表不固为本,故用桂枝汤加附子一味,复阳固表为主,阳复则表固汗止,汗止则液复,是以小便难、四肢拘急诸症自愈。

【选注】

成无己:太阳病,因发汗,遂汗漏不止,而恶风者,为阳气不足;因发汗,阳气益虚,而皮腠不固也。《内经》曰:"膀胱者州都之官,津液藏焉,气化则出焉。"小便难者,汗出亡津液,阳气虚弱,不能施化。四肢者,诸阳之本也,四肢微急,难以屈伸者,亡阳而脱液也。《针经》曰:"液脱者,骨属屈伸不利",与桂枝加附子汤以温经复阳。(《注解伤寒论·辨太阳病脉证并治法上》)

尤在泾:发汗伤阳,外风复袭,汗遂漏不止,《活人》所谓漏风是也。夫阳者,所以实腠理,行津液,运肢体者也。今阳已虚不能护其外,复不能行于里,则汗出小便难,而邪风之气方外淫而旁溢,则恶风、四肢微急难以屈伸,是宜桂枝汤解散风邪兼和营卫,加附子补助阳气,并御虚风也。(《伤寒贯珠集·太阳篇上》)

柯韵伯:太阳固当汗,或不取微似汗,而发之太过,阳气无所止息,而汗出不止矣。汗多亡阳,玄府不闭,风乘虚入,故复恶风。汗多于表,津弱于里,故小便难。四肢者,诸阳之本;阳气者精则养神,柔则养筋,开合不得,寒气从之,故筋急而屈伸不利也。此离中阳虚不能摄水,当用桂枝以补心阳,阳密则漏汗自止矣;坎中阳虚不能行水,必加附子以回肾阳,阳归则小便自利矣。内外调和,则恶风自罢,而手足便利矣。(《伤寒来苏集·伤寒论注·桂枝汤证下》)

喻嘉言:大发其汗,致阳气不能卫外为固而汗漏不止,即如水流漓之互词也。恶风者,腠理大开为风所袭也。小便难者,津液外泄而不得下渗,兼以卫气外脱,而膀胱之化不行也。四肢微急,难以屈伸者,筋脉无津以养,兼风入而增其劲也。此阳气与阴津两亡,更加外风复入……故用桂枝加附子以固表驱风,而复阳敛液也。(《伤寒尚论篇·太阳经上篇》)

陈修园:太阳病,固当汗之,若不取微似有汗,为发汗太过,遂漏不止,前云如水流漓,病必不除,故其人恶风犹然不去。汗涣于表,津竭于里,故小便难。四肢为诸阳之本,不得阳气以养之,故微急。且至难以屈伸者,此因大汗以亡阳,因亡阳以脱液,必以桂枝加附子汤主之。方中取附子以固少阴之阳,固阳即所以止汗,止汗即所以救液,其理微矣。(《伤寒论浅注·辨太阳病脉证》)

【评述】 本证因发汗太过,或汗不如法,以致阳虚液少而发生汗漏、小便难、四肢拘急等。成无己认为汗漏不止与恶风都属阳虚,陈修园认为恶风是表证未解,当合而观之。尤、喻二人认为恶风是复为外风复袭,恐未必是。成、陈二人对于病机分析与治法的阐述都比较平允。本证汗漏不止,主要是卫阳虚,所以加熟附子,目的在于温卫阳以固表,不一定是温少阴肾阳,陈修园解释为固少阴之阳,似嫌不太贴切。至于柯韵伯主张漏汗因离中阳虚,小便难因坎中阳虚,并把固表作用归于桂枝,利小便作用归于附子,是将桂枝与附子相对而言,总以阳虚津少立论,其义自见,不可拘泥。

【治法】 调和营卫,解肌祛风,补阳固表。

【方药】桂枝加附子汤方。

【方义】本方即桂枝汤加炮附子。方中桂枝汤调和营卫,解肌祛风,制附子温经复阳,固表止汗,邪去阳旺,津液自复,诸证皆愈。

【方论选】

张路玉:用桂枝汤者,和在表之营卫,加附子者,壮在表之元阳。本非阳虚,故不用四逆也。(《伤寒缵论·太阳下篇》)

王晋三:桂枝加附子,治外亡阳而内脱液。熟附虽能补阳,终属燥液,四肢难以屈伸,其为液燥,骨属不利矣。仲景以桂枝汤轻扬力薄,必借附子刚烈之性直走内外,急急温经复阳,使汗不外泄,正以救液也。(《降雪园古方选注·和剂》)

【点评】张路玉谓"本非阳虚",当是指非肾阳虚。王晋三谓"亡阳",实际是亡卫阳,而不是亡肾阳。

【临床应用】

(1)后世医家应用

《本事方》载:许叔微治一士,得太阳病,因发汗,汗出不止,恶风,小便涩,足挛屈而不伸,脉浮而大。浮为风,大为虚,用桂枝加附子汤,三啜而汗止。复佐以甘草芍药汤,促其得伸。

《备急千金要方》载:治产后风虚,大汗不止,小便难,四肢微急、难以屈伸,即本方加用附子二枚。

《叶氏录验方》载:虚劳救汗汤治阳虚自汗,即此方。

《方极》载:治桂枝汤证而恶寒,或肢节微痛者。

(2)现代应用

①头身疼痛:罗荣钧[17]报告1例因淋雨发前额冷痛冷汗,冬重夏轻,舌淡苔薄白,脉弦细,辨证为阳虚头痛,处桂枝加附子汤原方3剂后头痛大减。李赛美[18]治疗1例身痛恶寒3日余,舌淡黯,苔薄白,脉沉细,辨证属肾阳不足、卫阳失煦者,予本方3剂而愈。董慧咏[19]用本方合济生肾气丸加减治疗糖尿病性疼痛30例,并与常规西药治疗30例对照,结果治疗组总有效率83.3%,对照组总有效率60.0%,差异显著($P<0.05$)。

②围绝经期综合征:姬淑琴[20]运用桂枝加附子汤加味治疗辨证为阳气不足型围绝经期综合征患者52例,收效较为满意,总有效率94.23%,优于口服更年安片组。丘秀莲[21]用桂枝加附子汤治疗围绝经期综合征亦取得较好的疗效。

③带下病:杨国财[22]用桂枝加附子汤治疗3年前因行经期劳累复又淋雨而带下增多,甚至淋漓不断、质稀如水者1例,效佳。李素华[23]用桂枝加附子汤治疗带下病,收效甚佳。

④遗尿:杨建新等[24]用桂枝加附子汤加味治疗遗尿43例。用桂枝6~12g,白芍6~12g,炮附片6~9g,生姜6g,甘草6g,大枣6~9枚,生黄芪12~15g,覆盆子6~9g,芡实24~30g。水煎服,每日1剂。治疗期间嘱患儿晚间少饮汤水,让家长提醒其睡前小便。痊愈(遗尿消失,停药后两月内未见复发者)32例;好转(遗尿次数较前减少一半以上或服药期间遗尿消失,停药后复发者)8例;无效(遗尿次数较前减少在一半以内或无改善者)3例。杨国财[22]治疗一夜间遗尿数年的15岁男孩,冷饮、剧烈运动后为甚,用桂枝加附子汤治疗,效可。

⑤鼻病:侯建时[25]以玉屏风散合桂枝加附子汤为主治疗慢性鼻炎30例。结果治愈8例,显效12例,有效8例,无效2例,总有效率为93.3%。杨国财[22]用桂枝加附子汤治疗1鼻鼽的男性患者,因1个月前游泳后即发鼻痒,喷嚏频频,鼻流清涕,以晨为甚,用桂枝加附

子汤治疗,疗效颇佳。

⑥其他:蒋建云[26]从深研经方临床扩展应用之目的出发,总结了《伤寒论》中桂枝加附子汤的临床扩展应用经验。指出:临床不必拘泥于该方原文原意的过汗误治伤阳之病因,只要谨守阳虚兼太阳中风、营卫失和之病机,该方就可广泛用于临床多种病症。并将其应用于治疗阳虚感冒、暴喉喑、阳虚自汗、药毒漏汗、风隐疹、鼻衄、冷泪等多种病症,收到不错的效果。马华等[27]用桂枝加附子汤治愈产后发热1例,效亦佳。

(3)医案选录

1)长期恶寒:宋某某,男,43岁,干部。患者于1984年感冒后,继之而起的是背部恶寒,且越来越严重。自觉终日背部似冷水浇样,稍有微风吹拂,骤然毛骨悚然。就诊时正值国庆节前夕,患者穿两件厚毛衣,外套呢子服,头戴夹帽,面色青苍,神态疲惫。饮食尚可,两便正常,手足清冷,脉象缓弱,舌苔薄白而润,舌质淡。查阅病历,前医屡进附桂八味等,从温肾滋补,反复治之罔效。细思,其背恶寒,手足虽清冷,参合脉象缓中有弱,非沉而无力,尚未及肾之真阳虚羸,且背为太阳经脉循行之处所。患者除此一症,别无其他体征。病仍属营卫不和,在表之阳虚,拟桂枝汤加附子(桂枝10g,白芍10g,制附片10g,炙甘草5g,生姜3片,大枣3枚),嘱服2剂。药后,病者面色红润,背恶寒显著减轻,宽衣摘帽,精神好转,病者告谓,遍身微微汗出,但不怕风,背部如日浴暖呼呼的。脉缓有力,舌质红润,白苔退。守原方再进2剂。服完4剂后,患者恢复如常,面色红润,精神爽快,身着衬衫,语言洪亮,脉象和缓,遂拟桂枝汤合玉屏风散:桂枝6g,白芍10g,生黄芪15g,白术10g,防风10g,炙甘草5g,生姜3片,大枣10g。嘱服10剂,以资巩固,后追访一切正常,未复发病。(《陈瑞春论伤寒》)

2)产后多汗:黄某,女,25岁,1982年3月10日因第1胎早产住院。患者产后自汗不止,日换衣衫数次,畏风恶寒,皮肤时见风疹,瘙痒,经用西药未效而请会诊。3月12日初诊:症见面色苍白,汗出淋漓,畏风,背部凛凛恶寒,腰体拘痛,少腹隐痛,皮肤隐见风疹,色淡红,舌质淡,苔薄白,脉浮而无力。此乃产后气血亏虚,营卫失和。方用:桂枝10g,白芍12g,炙甘草5g,生姜3片,大枣3枚,黄芪20g,当归6g,煅龙牡各20g。1剂,水煎服。3月13日复诊:药后皮肤疹块消失,腹痛亦瘥,惟汗出不止,肢末欠温,舌脉如前。此乃表虚衰,卫气失固,上方加附子10g,水煎服,药后汗止,肢末转温,翌日出院。(《国医论坛》1996,11(4):16)

3)痛痹:吴某,女,47岁,1983年3月18日初诊。5天前右足背疼痛如掣,不红不热,经当地医生诊治,服用西药未能见效。疼痛难忍,入夜尤甚,时觉恶寒,背部为甚,汗出恶风,四肢厥冷并有麻木感,局部不红不热不肿,面色苍白,舌质淡黯,苔白,脉细弱。此因卫阳虚弱,寒湿凝滞,不通则痛。治以扶阳散寒,温通经脉,兼以祛湿。方用:桂枝10g,白芍15g,炙甘草6g,生姜3片,大枣6枚,熟附片12g,独活10g,细辛3g。3月20日复诊:服第1剂后局部疼痛减半,夜能入睡,服第2剂后疼痛基本消失,余症亦有明显好转。照原方加黄芪20g,附子减为6g,再服2剂而愈。1年后随访未见复发。(出处同案2)

4)阳虚感冒:陈某,男,55岁,1985年11月16日初诊。平时经常感冒,头晕,气短自汗。1周前不慎受寒,畏冷发热,头痛身楚,自服去痛片、感冒冲剂等药,汗出不止,恶寒,背部为甚,肢节酸楚,身着厚衣,四肢不温,口淡不渴,舌淡红苔薄白,脉浮而无力,体温38.4℃。此乃气虚误汗,致表阳不固,营卫失和。治以温阳固表,调和营卫。方用:桂枝10g,白芍10g,甘草6g,附子10g,生姜3片,大枣3枚。2剂,日1剂,水煎,分2次温服。11月19日二诊:服上方后汗出明显减少,四肢转温,体温36.8℃,肢节酸痛减轻,惟微恶风,苔白,脉浮弱。

于上方加黄芪 20g，白术、防风各 6g，再进 2 剂。三诊：药后诸症已愈，精神颇佳，嘱其用玉屏风散加党参，每周服 2 剂以巩固疗效。

按：临床实践表明，桂枝加附子汤治疗阳虚多汗显效，尤其对产后多汗一证，更是效如桴鼓。其临床特征为：自汗，肢冷恶风，畏寒自背部起，或肢体拘急疼痛，脉浮缓或细弱。本组病例虽为不同之疾病，但在其病变过程中都见有表阳虚弱、卫外不固之证，故以桂枝加附子汤温经复阳、固表止汗而获疗效，体现了中医学异病同治的特色。（出处同案 2）

【按语】桂枝加附子汤治疗阳虚多汗最效，除阳虚感冒外，由阳虚漏汗一症引申到阳虚精、津、血的外泄，诸如崩漏、鼻衄、寒疝等均有报道；也可用于阳虚寒凝的痛症治疗，如腹痛、痛痹、四肢微急，只要符合表阳虚弱、卫外不固之病机，皆可异病同治。

二、桂枝汤证的辨证（15、21、22、24、25、26）

【原文】

太陽病，下之後，其氣上衝[1]者，可與桂枝湯，方用前法[2]。若不上衝者，不得與之。（15）

【词解】

(1)气上冲：指患者自觉胸中有气上逆。一说为太阳经气上冲，说明表证仍在。

(2)方用前法：指桂枝汤下的煎服法。

【提要】太阳病误下后，其气上冲的治法。

【释义】太阳病，法当汗解，即使兼有里证，亦宜先表后里，若先用攻下，则邪不解，乘虚内陷，徒生变证。今误下后，患者自觉胸中气逆，是正气犹能与欲陷之邪抗争的标志。因知太阳表证必定仍在，但毕竟正气受挫，故不可峻汗，宜桂枝汤助正气以祛邪于表。"可与"乃斟酌之意，因误下后证情变化较多，其治法与方药难以一定。但如仍需服用桂枝汤，其服法则仍应如前。太阳误下后，其气不上冲则正不胜邪，而邪陷于里，表证必无，而变证丛生，桂枝汤不再适用，故曰"不得与之"，应观其脉证，知犯何逆，随证治之。

【选注】

成无己：太阳病属表，而反下之，则虚其里，邪欲乘虚传里，若气上冲者，里不受邪，而气逆上与邪争也，则邪仍在表，故当复与桂枝汤解外。其气不上冲者，里虚不能与邪争，邪气已传里也，故不可更与桂枝汤攻表。（《注解伤寒论·辨太阳病脉证并治上》）

陈修园：桂枝汤为肌腠之主方，邪在肌腠，既可于汗出等正面看出，亦可于误治反面勘出。太阳病误下之后，则太阳之气当从肌腠而下陷矣，若不下陷，而其气竟上冲者，是不因下而内陷，仍在于肌腠之间，可与桂枝汤方，用前啜稀粥，温覆微取汗法，从肌腠外出而愈矣。若不上冲者，邪已内陷，不在肌腠之中，桂枝不可与之。（《伤寒论浅注·太阳篇上》）

喻嘉言：误下而阳邪下陷，然无他变，但仍上冲阳位，则可从表里两解之法，故以桂枝汤加于前所误用下药之内，则表邪外出，里邪内出，即用桂枝大黄汤之互词也。若不上冲，则表里两解之法漫无取义，其不可与明矣。（《尚论篇·太阳经上篇》）

柯韵伯：气上冲者，阳气有余也。故外虽不解，亦不内陷，仍与桂枝汤汗之，上冲者因而外解矣。用前法是啜稀热粥法，与后文依前法、如前法同。若谓汤中加下药，大谬。（《伤寒论来苏集·伤寒论注·桂枝汤证上》）

丹波元简：上冲，诸家未有明解，盖此谓太阳经气上冲，为头项强痛等证，必非谓气上冲心也。（《伤寒论辑义·太阳病脉证并治上》）

【评述】对气上冲机制的认识，成、陈、柯 3 人认为下后气上冲是表邪未陷的辨证依据，故仍用桂枝汤取汗解表；喻嘉言认为气上冲为表邪乘下入里，为表里同病，宜用桂枝汤加下药以表里双解，于理不合，柯韵伯反驳十分中肯。丹波元简持太阳经气上冲说，是从病机立论，可备一格。

【原文】

太阳病，下之后，脉促[(1)]胸满[(2)]者，桂枝去芍药汤主之。(21)

桂枝三兩，去皮　甘草二兩，炙　生薑三兩，切　大棗十二枚，擘

上四味，以水七升，煮取三升，去滓。温服一升。本云，桂枝汤，今去芍药。将息如前法。

【原文】

若微寒[(3)]者，桂枝去芍药加附子汤主之。(22)

桂枝三兩，去皮　甘草二兩，炙　生薑三兩，切　大棗十二枚，擘　附子一枚，炮，去皮，破八片

上五味，以水七升，煮取三升，去滓。温服一升。本云，桂枝汤，今去芍药加附子。将息如前法。

【词解】

(1)脉促：脉象急促有力，不是脉来数而时一止者。钱天来说："脉促者，非脉来数时一止，复来之促也，即急促亦可谓之促也。"

(2)胸满：即胸闷。

(3)微寒：此处应理解为脉微恶寒。《注解伤寒论》、《玉函》作"微恶寒"。陈修园说："若脉不见促而见微，身复恶寒者，"其义较妥。

【提要】太阳病误下，致胸阳受损兼表证不解的临床特点与治疗。

【释义】本节简述了太阳病误下，致胸阳受损兼表证未解的主要脉证及治疗方药。其主症是胸满和表证不解，病因病机是太阳病误下，表证不解，邪陷胸中，胸阳受挫；治疗大法是解肌祛风，兼通胸阳或温经复阳，方用桂枝去芍药汤，或桂枝去芍药加附子汤。

太阳病误用下法，最易发生表证不解而外邪内陷的不良后果。本证胸满乃胸阳受损，失于布达所致。然胸阳虽伤，但邪并非全陷，仍有欲求伸展之势，其脉势急促即是明证。34条有"脉促者，表未解也"。140条有"太阳病下之，其脉促，不结胸者，此为欲解也"。本证之脉促，一方面反映邪气由表入胸，人体阳气尚能抗邪；另一方面也反映胸阳之抗邪能力受挫。以上2条病因大体相同，由于体质差异，本证有两种情况：①邪陷胸中，胸阳不振，出现胸满，脉促有力。②胸阳损伤，兼阳气不足，表现为胸满，脉微，恶寒加重。须脉证合参、全面分析，方能辨证准确。

【选注】

成无己：脉来数，时一止复来者，名曰促。促为阳盛，则不因下后而脉促者也。此下后脉促，不得为阳盛也。太阳病下之，其脉促不结胸者，此为欲解。此下后脉促而复胸满，则不得为欲解。由下后阳虚，表邪渐入，而客于胸中也。与桂枝汤以散客邪，通行阳气，芍药益阴，阳虚者非所宜，故去之。(《注解伤寒论·辨太阳病脉证并治法上》)

喻嘉言：误下脉促与上条(指葛根黄芩黄连证——笔者注)同，已无下利不止、汗出等证，但见胸满，则阳邪仍盛于阳位，几与结胸同变，然满而不痛，且诸证未具，胸未结也，故以用桂枝之辛甘以亟散太阳之邪。其去芍药之意，酸收二字，不足尽之，以误下故不敢用，恐其复领阳邪下入腹中也。(《尚论篇·太阳经上篇》)

柯韵伯：促为阳脉，胸满为阳症。然阳盛则促，阳虚亦促；阳盛则胸满，阳虚亦胸满。此下后脉促而不汗出，胸满而不喘，非阳盛也是寒邪内结，将作结胸之证。(《伤寒论来苏集·

伤寒论注·桂枝汤证下》》

陈修园：太阳之气，由胸而出入，若太阳病误下之后，阳衰不能出入于外内，以致外内之气不相交接，其脉数中止，其名为促，气滞于胸而满者，桂枝去芍药汤主之。盖桂枝汤为太阳神方，调和其气，使出入内外，又恐芍药之苦寒，以缓其出入之势。若脉不见促而见微，身复恶寒者，为阳虚已极，桂枝去芍药方中加附子汤主之，恐桂、姜之力微，必助之附子而后可。（《伤寒论浅注·辨太阳病脉证》）

沈明宗：此误下脉促，辨阳气虚实也，下则扰乱阴阳之气，则脉促……若脉促胸满而微恶寒，乃虚而局促，阳气欲脱，又非阳实之比，所以去芍药方中加附子，固护真阳。（《伤寒论六经辨证治法·太阳上篇证治大意》）

刘昆湘：若下后胸满加恶寒，此因下令寒陷于里，非在表也，肺卫之气，皆根于肾间动气，肺卫气虚，从寒化者，当温肾阳……微恶寒知阳虚于里，脉当来促去衰，宜桂枝去芍药汤加附子，以温其下。（《伤寒杂病论义疏·辨太阳篇脉证并治上》）

【评述】对桂枝去芍药汤证之诠译，注家多无异词。对桂枝去芍药加附子汤证，只言恶寒，而对"微"字或避而不谈，或随文带过。如刘昆湘只分析恶寒为肺卫气虚，肺卫之气皆根于肾，而当温肾阳，由此理解加附子的理由；沈明宗认为本证脉促，"微"字乃对恶寒言；惟陈修园明文"脉不见促而见微"，并与"身复恶寒"一起分析，辨为阳虚，乃顺理成章。

【治法】解肌祛风，兼通胸阳或温经复阳。

【方药】桂枝去芍药汤方、桂枝去芍药加附子汤方。

【方义】桂枝去芍药汤为桂枝汤去芍药而成。因芍药酸敛阴寒，非胸阳郁遏所宜，故去之以利宣通胸中阳气；桂枝去芍药加附子汤即桂枝汤去芍药加炮附子。取其辛热之性以温经复阳，表里双解。二者组成均为桂枝汤去芍药，但有无炮附子，差异甚大，同为解肌祛风，但一为通阳剂，一为复阳剂。虚实有别，不可混淆。桂枝去芍药加附子汤还应与桂枝加附子汤对比：两方组成仅芍药一味之差，同具温经扶阳之功，但主治有别：一为胸阳不足致胸满、脉促，故去芍药之阴敛；一为表阳虚漏汗不止，故留芍药以酸收。论治贵在审证求因，灵活变通。

【方论选】

陈恭溥：桂枝去芍药，保胸阳，宣卫阳之方也。凡下利虚其胃阳，而致胸满者用之。夫下之则虚其中胃矣，中胃虚不能制下焦浊阴之气，以致浊阴干上，而胸为之满，太阳之气格于外，而不能入，故脉见促。桂枝、甘草，能保心阳，以开胸阳，则太阳之气出入无乖而脉平。生姜、大枣，宣补胃阳，以制浊阴之气，则胸满愈。去芍药者，为其阴药，恐益阴而桂枝无力也。（《伤寒论译释·辨太阳病脉证并治上》）

陈修园：阳亡于外，宜引其阳以内入，芍药在所必用；阳衰于内，宜振其阳以自立，芍药则大非所宜也。（《伤寒论浅注·太阳篇》）

陈古愚：《伤寒论》大旨，以得阳则生，上节言汗之遂漏，虑其亡阳，此节言下后脉促胸满，亦恐亡阳。盖太阳之气，由至阴而上于胸膈，今因下后而伤胸膈之阳，斯下焦浊阴之气僭居阳位而为满，脉亦数中一止而为促，治宜急散阴霾。于桂枝汤去芍药者，恐其留恋阴邪也。若见恶寒，为阳虚已极，徒抑其阴无益，必加熟附以壮其阳，方能有济。喻嘉言、程扶生之解俱误。（《伤寒论译释·辨太阳病脉证并治上》）

【点评】诸注俱平允。陈修园对去芍与用芍的分析，言简意赅，切中肯綮，极有参考价值。

【临床应用】

（1）后世医家应用

《方极》载：桂枝去芍药汤，治桂枝证而不拘挛者。

《方机》：胸满，无拘急之证者，桂枝去芍药汤主之，若有喘而胸满，或胁下痞硬等证者，非本方之所知也。又云：桂枝去芍药加附子汤治桂枝去芍药汤证而恶寒者。

《临证指南医案》载：寒热咳嗽，可用桂枝去芍药汤加杏仁治疗。

（2）现代应用

①刘渡舟认为：在临床上，对胸闷、心悸、咳逆等证，凡属阴寒邪盛，胸阳不振者，用桂枝去芍药汤或再加附子颇有疗效。如冠心病患者、心绞痛夜发较重，多属阳虚阴盛，用本方助阳祛阴，每可取效。但桂枝汤去芍药，均辛甘之品，如非阳虚阴盛之证，误用则劫夺津液，故不可不慎。（《伤寒论诠解》）

②陈亦人介绍：治疗心律不齐心阳虚证用桂枝去芍药汤；阳虚转甚者加附子。用此方治疝气（腹股沟疝）。阳虚外感咳嗽，用本方加杏仁。（《伤寒论译释》）

③根据14例医案统计，桂枝去芍药汤用于治疗呃逆、水肿、咳嗽、呕吐、哮喘、痞证、心悸、臌胀、心痹、胁痛等多种内科杂病，在现代医学领域中还用此方治疗胃下垂、支气管哮喘伴肺心病等。运用桂枝去芍药加附子汤治疗产后痹痛、伤寒漏汗、太阴太阳合病均有报道。（《伤寒论方证证治准绳》）

（3）医案选录

1）寒凝便秘：刘某某，30余岁，冬月伤寒，误服泻药而成。身体恶寒，腹胀满痛，不大便已二三日，脉浮大而缓。显系伤风寒中证，医家不察，误以主阳明腑证，误用大黄芒硝等药下之……以致寒气凝结，上下不通，故不能大便，腹胀大而痛更甚也……用桂枝汤去芍药加附子以温行之，则所服硝黄得阳药运行，而反为我用也。处方：桂枝尖3g，附子3g，炙甘草15g，生姜3g，大枣2枚（去核）。服药后未及10分钟，即大泻两次，恶寒腹胀痛均除而痊。（《全国名医验案类编》）

按：本案为太阴病误下，阴寒凝结，上下不通而成腹胀大而痛，不大便。医者识病机，果敢投以斯方，温通阳气而获效。诚为阳气振，则寒凝自除，此虽与胸满者见证有别，但病机相类，故变通运用多有启迪。

2）虚劳：叶发正医案。沈某，精气内损，是皆脏病，萸地甘酸，未为背谬。缘清阳先伤于上，柔阴之药，反碍阳气之旋转，即中阳不运也。食减中痞，显然明白，病人食姜稍舒者，得辛以助阳之用也。至于黄芪、麦冬、枣仁，更蒙上焦，斯为背谬已极。拟辛甘理阳可效，桂枝汤去芍药加茯苓。（《伤寒论类方法案汇参》，2000：21-22）

3）卫阳不固：陈修园医案。治某阴疟愈后，不耐劳动，恶寒，时有汗出，元气外泄，卫阳不固，宜护元扶阳，免有反复之虞。主桂枝去芍药加附子汤去炙草，加白术。桂枝3g，生姜3片，大枣2粒，熟附子6g，于潜术15g。（《伤寒论类方法案汇参》，2000：22）

【按语】 桂枝去芍药汤与桂枝去芍药加附子汤均为桂枝汤的类方，主治太阳病误下致胸阳受挫，邪陷胸中的胸满证，临床无论表证存在否，只要辨证为胸阳被遏或胸阳不足，阳虚阴结者即可使用。受此思路启迪该方被广泛应用于心阳、肺阳、脾阳、卫阳不足，阴寒邪盛之胸闷、心悸、哮喘、痹证、胃脘痛、呃逆、呕吐、水肿、臌胀、虚劳、疝气诸证的治疗。

对条文"微恶寒"理解，分歧较大。多数注家认为是轻微恶寒，而张志聪、陈念祖等则以脉微恶寒为解。因上下两条有层次、病情递进关系，笔者认为分歧的关键在于是否承认桂枝去芍药汤证仍兼有表证。若表证仍在者则应恶寒。而桂枝去芍药加附子汤证为在前证基础上阳气不足,故恶寒当剧之,岂能言"微"?考仲景用附子多在温肾阳,如四逆汤、真武汤类,故"脉微恶寒"尚于情理相通。若认为桂枝去芍药汤证表证全无,则后条释"微恶寒"尚能顺畅,因伤寒证有桂枝加附子汤证、麻黄附子细辛汤证等阳虚兼外感者,然从临床实际出发,桂枝去芍药汤既可用于胸满兼表证者,也可治疗胸满而不兼表证者;从方剂角度言,桂枝去芍药汤中桂枝、生姜均俱辛温解表之功;而上下两条反映了同一病证、两种不同类型的辨证特点,后者较前者阳虚更甚,故加附子,综观全局,释"脉微恶寒"更为可取。

【原文】

太陽病,初服[1]桂枝湯,反[2]煩不解者,先刺風池[3]、風府[4],卻與[5]桂枝湯則愈。(24)

【词解】

(1)初服:桂枝汤一剂分为三服,初服即第一服。

(2)反:反而。

(3)风池:足少阳胆经穴名。在枕骨粗隆直下凹陷,与乳突连线中点,两筋凹陷处。

(4)风府:督脉经穴名。在后项入发际1寸、枕骨与第1颈椎之间。

(5)却与:然后给予。

【提要】　太阳中风证,邪气较重时,当针药并举。

【释义】　此条提出了太阳中风证,邪气较重者当采用针刺与汤药并施。是太阳中风,初服桂枝汤,不惟病证不解,反而增加烦热感。病因病机是正邪相争,经气郁滞,郁阳不宣;治疗大法是先刺风池、风府,疏通经络以泄邪,然后再服桂枝汤解肌祛风。

太阳中风,初服桂枝汤本是正确的治疗方法,其病轻者,可遍身汗出而解,今服桂枝汤后病邪未解,且增烦热不舒之感,推究原委,有如下情形:或病情发生了传变,或药证不符,如第4条有言"颇欲吐,若躁烦,脉数急,为传也";26条"服桂枝汤,大汗出后,大烦渴不解,脉洪大者,白虎加人参汤主之。"其烦为外邪化热入里,热扰神志所致,切忌再与桂枝汤。而本条未述中风脉证之变,仅初服桂枝汤后,反增烦热感。此虽烦热,而不躁扰,更无口渴,故知病证尚未化热入里,仍在其表。乃邪气较重,服桂枝汤后,正气得药力之助,正气祛邪,正相交争较剧,是邪重药轻,邪郁不解而致烦。对本证的治疗,仲景采用先针刺后服药,针药并用的方法。先刺风池、风府疏通太阳经脉以泄风邪,令其小安,续服桂枝汤,以解肌祛风,则祛邪之力倍增,其病可得愈。

治太阳病为何刺足少阳胆经的风池和督脉经的风府二穴?因为两穴的部位均属太阳之分野,其中督脉总督诸阳,《素问·热论》言:"巨阳者,诸阳之属也,其脉连于风府,故为诸阳主气也。"且风池、风府,穴以"风"名,均为祛风解表的有效穴。

此条开针与药并用之先河,对后世治疗疾病采用多种疗法具有重要的指导作用。

【选注】

陈修园:太阳病,审其为桂枝证,用桂枝汤,照法煮取三升,分三服。若初服桂枝汤一升,反烦不解者,缘此汤只能治肌腠之病,不能治经脉之病,治其半而遗其半故也。宜先刺风池、风府,以泻经中之热,却与留而未服之桂枝汤二升,照法服之则愈。(《伤寒论浅注·辨太阳病脉证篇》)

徐灵胎:此非误治,因风邪凝结于太阳之要路,则药力不能流通,故刺之以解其结。盖风邪太甚,不仅在卫,而在经。刺之以泄经气。(《伤寒论类方·桂枝汤类一》)

张隐庵:风池,风府虽非太阳穴道,乃属太阳经脉所循之部署,故判之以解太阳之病。

(《伤寒论集注·辨太阳病脉证篇上》)

柯韵伯:桂枝汤煮取三升,初服者,先服一升也,却与者,尽其二升也。热郁于心胸者谓之烦,发于皮内者谓之热。麻黄证发热无汗,热全在表;桂枝证发热汗出,便见内烦。服汤反烦而外热不解,非桂枝汤不当用也,以外盛之风邪重,内之阳气亦重耳。风邪本自项入,必刺风池、风府,疏通来路,以出其邪,仍与桂枝汤以和营卫。(《伤寒来苏集·伤寒论注·桂枝汤证上》)

【评述】初服桂枝汤,何以会反烦?陈修园认为桂枝汤不能治经脉之病;徐灵胎认为风邪太甚,不仅在卫而且在经;柯韵伯认为外盛之风邪重,内之阳气亦重;陈修园从方剂短处看,徐灵胎从邪处部位言,柯韵伯从病因着眼,各有偏执,然可合参。关于刺风池、风府的作用:陈修园认为泻经中之热。徐灵胎认为刺之以泄经气。柯韵伯言"疏通来路,以出其邪",意见相近,可从。

【原文】
服桂枝湯,大汗出,脉洪大者,與桂枝湯如前法……(25)

【提要】服桂枝汤不如法,脉变洪大而证未变的治法。

【释义】本条指出了桂枝汤证的变局,即桂枝汤证而脉变洪大者的处理方法。其主证为桂枝汤证,其脉为洪大。其病因病机是太阳病发汗太过病邪不解,阳气浮盛于外。治法仍用桂枝汤解肌祛风。

原文未述原发病证,但从病人采用桂枝汤治疗,可知原病证为太阳病。太阳中风证用桂枝汤治疗本属药证相符,但服桂枝汤后应以遍身微似有汗,病方可愈。今服桂枝汤未能按照服药方法,以致大汗淋漓,脉变洪大。此时当详察病证是否发生传变。脉洪大多为阳明病主脉,而太阳病发汗太过,极易伤津化热而转属阳明,本条是脉洪大,是否传入阳明?其实不然。观其脉虽洪大,但未见躁热、烦渴等里热征象,而发热恶寒、头痛等表证仍在,其脉洪大者,乃大汗出阳气浮盛于外的缘故。此虽汗不如法而致误,但未引起变证,是病证仍在太阳之表,故再与桂枝汤解表。

原文未列太阳中风证,只提"脉洪大",从仍用桂枝汤,可知应具有太阳中风证,此即以汤代证的笔法。脉浮缓是桂枝汤证之常,脉洪大是桂枝证之变,仲景通过桂枝汤证的不同脉象举例,示人临证贵在知常达变,异中求同,把握病机。

【选注】
《医宗金鉴》:服桂枝汤,大汗出,病不解,脉洪大。若烦渴者,则为表邪已入阳明,是白虎汤证;今脉虽洪大而不烦渴,则为表邪仍在太阳,当更与桂枝汤如前法也。(《医宗金鉴·订正仲景全书·伤寒论注·太阳脉证并治下》)

尤在泾:服桂枝汤,汗虽大出而邪不去,所谓如水淋漓,病必不除也。若脉洪大则邪犹甚,故宜更与桂枝汤取汗,如前法者,如啜热稀粥,温覆取汗之法也。(《伤寒贯珠集·太阳篇上》)

柯韵伯:服桂枝汤,取微似有汗者佳,若大汗出,病必不除矣。然服桂枝后大汗,仍可用之更汗,非若麻黄之不可复用也。即大汗出后,脉洪大,大烦渴,是阳邪内陷,不是汗多亡阳。此大汗未止,内不烦渴,是病犹在表,桂枝汤证未罢,当仍与之,乘其势而更汗之,汗自邪不留矣。是法也,可以发汗,汗生于谷也,即可以止汗,精胜而邪却也。(《伤寒来苏集·伤寒论注·桂枝汤证下》)

【评述】诸注均理明词达,辨证皆突出要点,意见基本一致,若能合参,则更臻全面。

【原文】

服桂枝湯,大汗出後,大煩渴不解(1),脉洪大者,白虎加人参湯主之。(26)

知母六兩 石膏一斤,碎,綿裹 甘草炙,二兩 粳米六合 人参三兩

上五味,以水一斗,煮米熟湯成,去滓,温服一升,日三服。

【词解】

(1)大烦渴不解:烦是心烦,渴是口渴。大烦渴不解,是说心烦口渴严重,不因大量饮水而解。

【提要】 服桂枝汤后,热盛津伤,转属阳明的证治。

【释义】 本条紧接第25条,指出服桂枝汤不如法,津伤燥化,邪传阳明的证治。其主症是大烦渴不解。病因病机是太阳病发汗太过,津伤热盛,转属阳明。治疗大法是清热益气生津。

太阳中风服桂枝汤发汗,应遍身微似汗出为宜,不可令如水淋漓,否则不仅病不除,而且常易发生传变。今服桂枝汤而大汗出,汗后伤津助热,致使邪热转属阳明。其证大烦、大渴,甚至于渴欲饮水数升而不解。同时脉见洪大,此为阳明里热蒸腾,鼓动气血之象。此外尚伴有身热、汗自出,不恶寒、反恶热,舌苔黄燥等症。

本症与白虎汤证同属阳明热证,其辨证要点在于大烦渴不解,表明本证胃热津伤较甚。胃热者,法当清热;津伤则应生津,故于白虎汤中加人参,取清热益气生津之法。

本条与25条前半段"服桂枝汤,大汗出,脉洪大者,与桂枝汤,如前法",文字近似,而病机、治法相去甚远。25条是服桂枝汤,汗不如法,以致大汗出而表未解,脉由前之浮缓变为洪大,乃大汗出,阳气盛于外使然。虽脉洪大,但里无烦渴等热证,表明脉变而证未变,其病仍在太阳之表,故与桂枝汤如前法。而本条"服桂枝汤,大汗出后",多一"后"字,是说大汗出之后,不仅变为洪大之脉,而且伴随"大烦渴不解"之证,脉证俱变,为里热燔灼,病入阳明,故以白虎加人参汤治疗。两证鉴别的关键在于烦渴是否出现,表证的有无。

若将太阳病初服桂枝汤,反烦不解;服桂枝汤,大汗出,脉洪大(25条);服桂枝汤,大汗出后,大烦渴不解,脉洪大3条联系起来对比分析,就不难从其所举服桂枝汤后不同临床反应、辨证关键及处理方法中,体会出仲景辨证论治的精神。

【选注】

成无己:大汗出,脉洪大而不渴,邪气犹在表也,可更与桂枝汤。若大汗出,脉洪大,而烦渴不解者,表里有热,不可更与桂枝汤,可与白虎加人参汤,生津止渴,和表散热。(《注解伤寒论·辨太阳病脉证并治法上》)

周禹载:此与上条同,而多大烦渴,盖比上条而汗出过多,亡津液而表里燥热更甚,所以用白虎两解表里之热,加人参润其燥而消其渴也。(《伤寒论三注·太阳下篇》)

陈修园:太阳之气,由肌腠而通阳明,服桂枝汤,当取微似有汗者佳,今逼取太过,则大汗出后,阳明之津液俱亡,胃络上通于心,故大烦;阳明之上,燥气主之,故大渴不解;阳气盛亢,诊其脉洪大无伦者,白虎加人参汤主之。(《伤寒论浅注·辨太阳病脉证》)

【评述】 诸家所见略同,解释亦为明畅。陈修园分析病机强调阳明之津液俱亡,似欠全面,大凡病证的形成及疾病传变与否,取决于外因与内因两个方面,除误治,汗不如法,汗多伤津外,患者素体阳旺,易于化热化燥,是白虎加人参汤证形成的主要因素。(白虎加人参汤证方解见太阳病下篇168条)

三、坏病处理原则与桂枝汤禁忌证(16、17、19)

【原文】

太陽病三日,已發汗,若吐、若下、若溫針⁽¹⁾,仍不解者⁽²⁾,此為壞病⁽³⁾,桂枝不中⁽⁴⁾與之也。觀⁽⁵⁾其脉證,知犯何逆⁽⁶⁾,隨證治之……(16)

【词解】

(1)温针:是针刺与艾灸合并使用的一种方法。操作时,针刺一定穴位,将艾绒缠于针柄上点燃,使热气透入。

(2)仍不解者:指病仍未愈,非指表证未解。

(3)坏病:指因误治致病情恶化,证候错综复杂,难以六经证候称其名者。

(4)不中(zhòng 仲):不适合。《论语·子路》:"刑罚不中,则民无所措手足。"

(5)观:观察。在此指运用四诊的方法进行诊察。

(6)知犯何逆:知,知道、明了。犯,触犯、侵犯。逆,违背,不顺,此指误治造成了变证。知犯何逆,指辨明犯了何种错误的治疗而出现相应的坏病。

【提要】太阳病误治发生变证的治疗原则。

【释义】本条指出了坏病形成的原因、概念及其治则。坏病的特征是原有证候不复存在,病情恶化,复杂多变,难以六经证候称其名。其病因病机是由于误治、失治、体质及病邪因素使疾病恶化。治疗原则是辨证论治。

太阳病,运用汗法本是正确的,但由于选方不当,或未遵服药宜忌,或由于体质因素与病邪相互作用而难解,或医者失察,错误地使用汗、吐、下法及温针等治疗手段,其病不但不愈,且进一步恶化,以致病情严重而复杂,不能用六经正名者,即为"坏病"。由于病已不属太阳表证范畴,故不能再用桂枝汤解表。惟其如此,故处治坏病无六经定法可循,而须详细收集病情资料,即仔细诊察全部脉证,认真地分析其病因病机、病位病性、邪正盛衰等,然后加以准确判断,并拟定因人、因地、因时、因病制宜的治疗方案,此即"观其脉证,知犯何逆,随证治之"。

第6条指出"……一逆尚引日,再逆促命期",并在诸多条文中,反复强调不可误治,以及误治所致的后果,是谆谆告诫医者,辨证论治之精义,否则当虑其动手便错。

"观其脉证,知犯何逆,随证治之",是由大量误治发生变证的现象中归纳出来的,虽因坏病而立,但蕴含着深远的哲理,是对中医辨证论治精神的高度而准确的概括,因而对一切疾病均具有普遍的指导意义。

【选注】

方有执:坏,言历遍诸治而犹不愈,则反复杂误之余,血气已惫坏,难以正名也。不中,犹言不当也。末三句,言所以治之之法也。盖既不可名以正名,则亦难以出其正治。故示人以随机应变之微旨,斯道之一贯,斯言尽之矣。(《伤寒论条辨·辨太阳病脉证并治上》)

王肯堂:逆者,谓不当汗而汗,不当下而下,或汗下过甚。皆不顺于理,故云逆也。(《伤寒证治准绳·伤寒总例》)

柯韵伯:《内经》曰:未满三日,可汗而已。汗不解者,须当更汗,吐下温针之法,非太阳所宜,而三日中亦非吐下之时也。治之不当,故病仍不解。坏病者,即变证也。若误汗,则有遂漏不止,心下悸,脐下悸等症。妄吐,则有饥不能食,朝食暮吐,不欲近衣等症。妄下,则有结胸痞硬,协热下利,胀满清谷等症。火逆,则有发黄圊血,亡阳奔豚等症,是桂枝症已罢,故不可更行桂枝汤也。桂枝以五味成方，减一增一，便非桂枝汤，非谓桂枝竟不可用，下文皆随症治逆法。（《伤寒来苏集·伤寒论注·桂枝汤证下》）

尤在泾：若，与或同。言或汗、或吐，或下，或温针，而病仍不解，即为坏病，不必诸法杂投也。坏病者，言为医药所坏，其病形脉证不复如初，不可以原法治也，故曰桂枝不中与也。须审其脉证，知犯何逆，而后随证依法治之。（《伤寒论贯珠集·太阳篇下》）

【评述】方有执、尤在泾对"坏病"涵义解释及王肯堂对"逆"字的理解，均甚精当。柯韵伯则联系原文列举误汗、误吐及火逆而引起的诸多坏病（变证），深得要领且启迪后学，然柯韵伯引《内经》"未满三日，可汗而已"，则过于拘泥，有背辨证论治精神。

【原文】

……桂枝⁽¹⁾本为解肌⁽²⁾，若其人脉浮紧，發熱汗不出者，不可與之也。常須識⁽³⁾此，勿令誤也。(16)

【原文】

若酒客⁽⁴⁾病，不可與桂枝湯，得之則嘔，以酒客不喜甘⁽⁵⁾故也。(17)

【原文】

凡服桂枝湯吐者，其後必吐膿血也。(19)

【词解】

(1)桂枝：此处指桂枝汤。

(2)解肌：指解肌祛风，为发汗之缓剂。尤在泾注云："解肌者，解散肌表之邪，与麻黄之发汗不同。"

(3)识(zhì 志)：记住之意，也可理解为认识、注意。方有执说："识，记也，记其政事之识。"

(4)酒客：指嗜酒之人。《医宗金鉴》说："酒客，谓好饮之人也。"

(5)甘：甜味之品。

【提要】指出太阳伤寒证、酒客及热毒内伏者，禁用桂枝汤。

【释义】本节从病证、素质及服药后反应等角度指出了运用桂枝汤的3种禁例，即表邪郁遏、湿热内蕴、热毒内伏。

第16条后半段"若其人脉浮紧，发热汗不出者"为太阳伤寒证，当用麻黄汤峻发其汗，而桂枝汤是解肌祛风之主方，属发汗解表缓剂，故不足以发散在表固闭之寒邪，同时方中有芍药之酸敛，不利于营阴之郁滞，故"不可与之"。太阳伤寒禁用桂枝汤，以理推之，太阳中风亦不可用麻黄汤，医者当知偶反。仲景告诫不要发生用桂枝汤治疗太阳伤寒证之误，提示汗法解表，既不可太过，也不能不及。发汗不及，祛邪失时，亦易引起变证，故当常记不忘。

服桂枝汤除注意方证相应外，尚需了解病人体质、平时嗜好，故第17条以酒客不喜甘为例，阐明禁用桂枝汤的另一种机制。嗜酒之人，恒多湿热内蕴。桂枝汤为辛甘温剂，辛温助热，味甘助湿，故里蕴湿热之人，虽患太阳中风证，亦当禁用，误服则湿热壅滞，胃气上逆而呕吐。本条之禁，虽以酒客为名，而旨在湿热，或外受湿热，或内蕴湿热，故不得以患者是否嗜酒为辨。湿热内蕴之人患太阳病需汗解者，可选用辛凉透解，或兼化湿之法。

第19条提示服桂枝汤还要注意患者药后反应，因而举例说："服桂枝汤呕者，其后必吐脓血"，进一步探讨了里热亢盛者禁用桂枝汤的机制。因为本有内热，若误与桂枝汤温热之剂，则其热弥盛，胃气因而上逆，故发生呕吐，甚者可能出现热伤血络而吐脓血之类的变证。然不必拘泥服桂枝汤后呕吐，方知禁用桂枝汤，要在辨识病证，凡里热亢盛者当禁服桂枝汤。

【选注】

柯韵伯：解肌者，解肌肉之汗也，皮肤之汗自出，故不用麻黄，若脉浮紧是麻黄汤脉，汗不出是麻黄汤症，桂枝汤无麻黄开腠理而泄皮肤，有芍药敛阴津而制辛热，恐邪气凝结，不能外解，势必内攻，为害滋大耳，故叮咛告诫如此……桂枝汤不特酒客当禁用，凡热淫于内者，用甘温辛热以助其阳，不能解肌，反能涌越，热势所过，致伤阳络，则吐脓血可必也。所谓桂枝下咽，阳盛则毙者以此。（《伤寒来苏集·伤寒论注·桂枝汤证上》）

尤在泾：仲景既详桂枝之用，后申桂枝之禁，曰：桂枝本为解肌，而不可用以发汗。解肌者，解散肌表之邪，与麻黄之发汗不同，故惟中风发热，脉浮缓，自汗出者为宜。若其人脉浮紧发热汗不出，则是太阳麻黄汤证。设误与桂枝，必致汗不出而烦躁，甚则斑黄狂乱，无所不至矣。此桂枝汤之大禁也，故曰：不可与也。（《伤寒贯珠集·太阳篇上》）

魏念庭：此条乃申明太阳中风证，桂枝汤有用之而不效，则未尝细察其人，平日蓄有湿热之故也。酒家曲蘖之毒，积为淫湿，自壅盛于内，辛甘两有不宜。病虽中风，应与桂枝，其如湿热先拒而不受于胸膈之间矣。仲景发明酒客不喜甘之理，正所以善桂枝汤之用也。（《伤寒论本义·太阳经上篇》）

《医宗金鉴》：酒客，谓好饮之人也。酒客病，谓过饮而病也。其病之状，头痛、发热汗出、呕吐，乃湿热熏蒸使然，非风邪也。若误与桂枝汤，服之则呕，以酒客不喜甘故。凡酒客得桂枝汤而呕者，以辛甘之品，能动热助涌故也。若其人内热素盛，服桂枝汤又不即时呕出，则益助其热，所以其后必吐脓血也，然亦有不吐脓血者，则是所伤者轻，而热不甚也。（《医宗金鉴·订正仲景全书·伤寒论注·辨太阳病脉证并治上》）

【评述】　诸论皆精当。惟《医宗金鉴》释酒客过饮而病，虽言之成理，但恐不符原文精神，当以嗜酒之人患太阳中风的解释为妥。

四、太阳病轻证（23、25、27）

【原文】

太陽病，得之八九日，如瘧狀[(1)]，發熱惡寒，熱多寒少，其人不嘔，清便欲自可[(2)]，一日二三度發。脉微緩[(3)]者，為欲愈也。脉微而惡寒者，此陰陽俱虛[(4)]，不可更發汗、更下、更吐也。面色反有熱色[(5)]者，未欲解也，以其不能得小汗出，身必痒，宜桂枝麻黄各半湯。（23）

桂枝一兩十六銖，去皮　芍藥、生薑切、甘草炙、麻黄去節，各一兩　大棗四枚，擘　杏仁二十四枚，湯浸，去皮尖及兩仁者

上七味，以水五升，先煮麻黄一二沸，去上沫，內諸藥，煮取一升八合，去滓。溫服六合。本云，桂枝湯三合，麻黄湯三合，并為六合，頓服。將息如上法。

臣億等謹按，桂枝湯方，桂枝、芍藥、生薑各三兩，甘草二兩，大棗十二枚。麻黄湯方，麻黄三兩，桂枝二兩，甘草一兩，杏仁七十箇。今以演算法約之，二湯各取三分之一，即得桂枝一兩十六銖，芍藥、生薑、甘草各一兩，大棗四枚，杏仁二十三箇零三分枚之一，收之得二十四箇，合方。詳此方乃三分之一，非各半也，宜云合半湯。

【原文】

服桂枝湯，大汗出……若形似瘧，一日再發者[(6)]，汗出必解，宜桂枝二麻黄一湯。（25）

桂枝一兩十七銖，去皮　芍藥一兩六銖　麻黄十六銖，去節　生薑一兩六銖，切　杏仁十六箇，去皮尖　甘草一兩二銖，炙　大棗五枚，擘

上七味，以水五升，先煮麻黄一二沸，去上沫，內諸藥，煮取二升，去滓。溫服一升，日再服。本云，桂枝湯二分，麻黄湯一分，合為二升，分再服。今合為一方，將息如前法。

臣億等謹按，桂枝湯方，桂枝、芍藥、生薑各三兩，甘草二兩，大棗十二枚。麻黄湯方，麻黄三兩，桂枝二兩，甘

草一兩，杏仁七十箇。今以演算法約之，桂枝湯取十二分之五，即得桂枝、芍藥、生薑各一兩六銖，甘草二十銖，大棗五枚。麻黄湯取九分之二，即得麻黄十六銖，桂枝十銖三分銖之二，收之得十一銖，甘草五銖三分銖之一，收之得六銖，杏仁十五箇九分枚之四，收之得十六箇。二湯所取相合，即共得桂枝一兩十七銖，麻黄十六銖，生薑、芍藥各一兩六銖，甘草一兩二銖，大棗五枚，杏仁十六箇，合方。

【原文】

太陽病，發熱惡寒，熱多寒少，脈微弱者，此無陽[7]也，不可發汗，宜桂枝二越婢一湯。（27）

桂枝去皮　芍藥、麻黄、甘草炙，各十八銖　大棗四枚，擘　生薑一兩二銖，切　石膏二十四銖，碎，綿裹

上七味，以水五升，煮麻黄一二沸，去上沫，内諸藥，煮取二升，去滓。溫服一升。本云，當裁為越婢湯、桂枝湯合之，飲一升。今合為一方，桂枝湯二分，越婢湯一分。

臣億等謹按，桂枝湯方，桂枝、芍藥、生薑各三兩，甘草二兩，大棗十二枚。越婢湯方，麻黄二兩，生薑三兩，甘草二兩，石膏半斤，大棗十五枚。今以演算法約之，桂枝湯取四分之一，即得桂枝、芍藥、生薑各十八銖，甘草十二銖，大棗三枚。越婢湯取八分之一，即得麻黄十八銖，生薑九銖，甘草六銖，石膏二十四銖，大棗一枚八分之七，棄之。二湯所取相合，即共得桂枝、芍藥、甘草、麻黄各十八銖，生薑一兩三銖，石膏二十四銖，大棗四枚，合方。舊云，桂枝三，今取四分之一，即當云桂枝二也。越婢湯方，見仲景雜方中，《外臺秘要》一云起脾湯。

【詞解】

（1）如瘧狀：指發熱惡寒呈陣發性，發無定時，似瘧非瘧。

（2）清便欲自可：清，同圊，廁所之古名，此處作動詞用，即排便之意。欲，接近或將近之意。自可，如常之意。清便欲自可，指大小便接近正常。

（3）脈微緩：微非微脈，乃略微之意。脈微緩，是對浮緊而言，指脈不浮緊而趨于和緩。

（4）陰陽俱虛：此處的陰陽指表里而言。陰陽俱虛，即表里俱虛。

（5）熱色：即紅色。

（6）一日再發：一天發作兩次。

（7）無陽：指陽氣虛。

【提要】 太陽病輕證3種不同證候的辨治。

【釋義】 太陽病輕證有3種不同情況：桂枝麻黃各半湯證，太陽病得之八九日，如瘧狀，發熱惡寒，熱多寒少，面赤，身癢一日二三度發。病因病機是日久邪微，表鬱不解，治宜小發其汗，方用桂枝麻黃各半湯；桂枝二麻黃一湯證乃服桂枝湯發汗後，發熱惡寒，熱多寒少，形似瘧，一日再發。病因病機是表鬱邪微，表鬱較輕，治宜微發其汗，方用桂枝二麻黃一湯；桂枝二越婢一湯證的主症是太陽病，發熱惡寒，熱多寒少。病因病機是表邪微鬱，兼有里熱，治宜微發其汗，兼清里熱，方用桂枝二越婢一湯。

23 條所述基本證候具有以下特點：一是"太陽病，得之八九日"，說明太陽病時日較久不愈；二是"如瘧狀，發熱惡寒，熱多寒少"、"一日二三度發"，即陣發性發熱與惡寒並見，且發熱重、惡寒輕；三是患者雖如瘧狀，但"其人不嘔"，反映外邪未傳少陽，患者雖熱多寒少，但"清便欲自可"，即大小便尚屬正常，表明邪未傳陽明。綜合分析，其證雖病程較久，但病仍在表。病既在太陽，何以寒熱一日二三度發？這是由于病久邪微，正氣欲抗邪外出，而邪鬱不解，正邪交爭相對弛緩所致。

以上病情可有如下3種轉歸。其一，"脈微緩者"為脈象由浮緊趨于和緩，為正復病邪欲去之佳兆，故"為欲愈也"。其二，"脈微而惡寒"即脈象微弱無力，惡寒加重，說明表里陽氣俱虛證（即陰陽俱虛），故"不可更發汗、更下、更吐也"。更者，再次之意。由此推論，本條陰陽俱虛，當在此證形成之前即誤用汗、吐、下法。其三，若患者見"面色反有熱色"、"身必癢"為

当汗失汗，邪郁不解，阳气不能宣发，即所谓表郁轻证。因邪热轻非麻黄汤所宜，肌腠闭塞，又非桂枝汤所胜任，两方合用，并小制其服，用麻黄桂枝各半汤，使其得"小汗出"，而收正达邪解之效。以上3种转归，皆仲景设法御变之文，会其意即可，不必拘泥。由于第3种转归是太阳病日久邪郁的易见变化，是对第1段基本证候的补充说明，故应结合起来分析。

本条有夹叙的笔法，即在"面色反有热色者"、"身必痒"证候之间，仲景夹叙该证的病因和对其结局的判断，应予注意。

25条症见"形似疟，一日再发"即发热恶寒呈阵发性，一日发作二次，为太阳病经发汗治疗后，大邪已去，余邪犹存，肌腠复闭，正邪相争所致。此与23条"如疟状，一日二三度发"机制略似而病情较轻，属表郁证之轻缓型。其治疗仍用汗法解表，即仲景所言"汗出必解"，由于证候轻缓，且已发汗，因而不用桂枝麻黄各半汤，而用桂枝二麻黄一汤，剂量更小，以微发其汗。

27条叙证甚简，需采用以方测"证"和前后互参方法予以补充。本证系"太阳病，发热恶寒，热多寒少"者，仲景用微发汗兼清里热之桂枝二越婢一汤治疗，推论其病机为表寒里热，而表郁较轻，里热亦微，故除前述症状外，当有口渴、心烦等里热之症。或问曰，何以知里有微热？从方中用小量石膏可知。

"脉微弱者，此无阳也，不可发汗"系倒装文法，明确指出阳虚正气弱者禁用汗法，实寓桂枝二越婢一汤的禁例。

本证与大青龙汤证类似，但彼此重轻，悬殊甚大，切不可等同相视。

上述3条对比：三证均有表郁不解的病机，均有发热恶寒，热多寒少，或呈阵发性之特点，治疗上均有辛温轻剂之桂枝汤成分，但桂麻各半汤由麻黄、桂枝剂量的各1/3组成，为发汗轻剂，适用于表郁轻证之略重者，桂二麻一汤，其量更小，为发汗微剂，适用于表郁轻证之轻者；桂二越婢一汤其量亦轻然可兼清里热，为解表清里之轻剂。

【选注】

成无己：发热恶寒，而热多寒少，为阳气进，而邪气少也。里不和者呕而利，今不呕，清便自调者，里和也。寒热……日二三发者，邪气微也……今日数多而脉微缓者，是邪气微缓也，故云欲愈。脉微而恶寒者，表里俱虚也；阳，表也，阴，里也，脉微为里虚，恶寒为表虚，以表里俱虚，故不可更发汗更下更吐也。阴阳俱虚，则面色青白，反有热色者，表未解也，热色，为赤色也，得小汗则和，不得汗则不得邪气外散皮肤，而为痒也，与桂枝麻黄各半汤，小发其汗，以除表邪。（《注解伤寒论·辨太阳病脉证并治法上》）

尤在泾：病在太阳，至八九日之久，而不传他经，其表邪本微可知。不呕清便欲自可，则里未受邪可知。病如疟状，非真是疟，亦非传少阳也，乃正气内胜，数与邪争故也。至热多寒少，一日二三度发，则邪气不胜而将退舍矣。更审其脉而参验之，若得微缓，则欲愈之象也；若脉微而恶寒者，此阴阳俱虚，当与温养，如新加汤之例，而发汗吐下，均在所禁矣；若面色反有热色者，邪气欲表出，而不得小汗，而邪无从出，如面色缘缘正赤，阳气怫郁在表，当解之熏之之类也；身痒者，邪盛而攻走经筋则痛，邪微而游行皮肤则痒也。夫既不得汗出，则非桂枝所能解，而邪气又微，亦非麻黄所可发，故合两方为一方，变大制为小制，桂枝所以为汗液之地，麻黄所以为发散之用，且不使药过病，以伤其正也。服桂枝汤，汗虽大出而邪不去（指25条——笔者注），所谓如水淋漓，病必不除也。若脉洪大，则邪犹甚，故宜更与桂枝取汗，如前法者，如啜热稀粥，温覆取汗之法也。若其人病形如疟，而一日再发，则正气内胜，邪气欲退之征，设得汗出，其邪必从表解，然非重剂所可发者，桂枝二麻黄一汤以助正而兼散邪，而又

约小其制,乃太阳发汗之轻剂也。(《伤寒贯珠集·太阳篇上》)

章虚谷:此条经文(指 27 条——笔者注),宜作两截看,宜桂枝二越婢一汤句,是接热多寒少句来,今为煞句,是汉文兜转法也。若脉微弱者,此无阳也,何得再行发汗?仲景所以禁示人曰,不可发汗,宜作煞句读。经文了了,毫无纷论矣。(《伤寒论本旨》)

王肯堂:首一节至寒少止(指 25 条——笔者注),为自初至今之证。下文皆拟病防变之词,当分作二截看:至欲愈也,是不须治;至吐也,是宜温之;至末是小汗之。麻黄发,桂枝止,一发一止,则汗不得大出矣。(《伤寒证治准绳·太阳篇》

徐灵胎:此无阳与亡阳不同(指 27 条——笔者注),并与他处之阳虚亦别。盖其人本非壮盛,而邪气亦轻,故身热而脉微弱,若发其汗,必至有叉手冒心、脐下悸等症,故以此汤清疏营卫,令得似汗而解,况热多寒少,热在气分,尤与石膏为宜,古圣用药之审如此。(《伤寒论类方·桂枝汤类一》)

【评述】 尤在泾对 23 条病证机制及方药运用分析十分精辟,王肯堂对 23 条分段,清晰易辨,可补成注之不足。成注虽较笼统,但对脉证分析,始终围绕邪正两方面,可谓抓住了实质,但将阴阳两虚之转归与表郁证混论,于理不顺。

27 条文字过简,述证欠明,理解不易,故成无己不注此条,后世不少医家随文顺释,把"脉微弱者,此无阳也"与桂枝二越婢一汤证混为一谈,谬误百出,徐灵胎所论,牵强附会,即是明证。惟章虚谷不囿众说,独抒己见,从古汉语兜转法,将桂枝二越婢一汤与其禁例截然分开,一语破千载之惑,使仲景本意,彰然纸上。

【治法】

(1)辛温轻剂,小发其汗。

(2)辛温轻剂,微发其汗。

(3)辛温微汗,兼清里热。

【方药】

(1)桂枝麻黄各半汤方。

(2)桂枝二麻黄一汤方。

(3)桂枝二越婢一汤方。

【方义】 桂枝麻黄各半汤、桂枝二麻黄一汤,二方证均有表郁不解、不得汗出,非桂枝汤所能胜任,但表邪已微,或病已数日,或已经汗法,又不宜麻黄汤峻发。故二方合用,小制其剂,则解表发汗而不伤正:调和营卫而不留邪。方中白芍、甘草、大枣之酸收甘缓,配麻黄、桂枝、生姜之辛甘发散,刚柔相济,其剂量虽小,正所以发散邪气,而助正气,为发汗轻剂。

桂枝麻黄各半汤,药物组成实际是桂枝汤与麻黄汤各取原剂量的三分之一,以直观分数约之,为 1:1,故名各半汤,乃小发其汗。本方有两种煎服法:即本方煮取一升八合,温分三服;或二方分煎,再取煎液各三合相兑,一次顿服。

桂枝二麻黄一汤实为桂枝汤原剂量的十二分之五,麻黄汤剂量的九分之二,以直观分数约之,其比例是 2:1,故名之。此与桂枝麻黄各半汤比较,桂枝汤量略增,麻黄汤量减少,故发汗力更小,可称微发其汗。亦有两种煎服法:即本方合煎,煮取二升,一日分两次服;或二方分煎,将二汤煎液按 2:1 量合成二升,分两次服,更适用于大汗之后之表郁轻证。桂枝二越婢一汤,药物组成系桂枝汤剂量的四分之一与越婢汤剂量的八分之一相合,以直观分数约之,其比例为 2:1,故名之。桂枝汤外散表邪;越婢汤载《金匮要略》由麻黄、石膏、杏仁、大枣、炙甘草等组成,为辛凉之剂,清泄里热并发越郁阳,二者合方为解表清里之轻剂。本方水煎,分2次温服。与桂枝麻黄各半汤、桂枝二麻黄一汤对比,药物多一味石膏,少一味杏仁,兼清里热之功自不待言。

【方论选】

许宏:桂枝汤治表虚,麻黄汤治表实,二者均曰解表,霄壤之异也。此二方,合用之者,乃解其表不虚不实者也(指桂麻各半汤——笔者注)。(《金镜内台方议·卷一》)

周扬俊:风寒两受,即所感或轻,而邪之郁于肌表者,岂得自散,故面热身痒之由来也,于是立各半汤减去分两,使之小汗,岂非以邪微而正亦衰乎(指桂麻各半汤——笔者注)。(《伤寒论三·太阳下篇》)

柯韵伯:此因未经发汗,而病已日久,故于二汤各取三合,并为六合,顿服而解之。两汤相合,泾渭分明……犹水陆之师,各有节制,两军相为表里,异道夹攻也。(《伤寒来苏集·伤寒附翼·太阳方总论》)……若其人热多寒少,面色缘缘正赤者,是阳气在表而不得越,当汗不汗,其身必痒,汗出不彻,未欲解也,可小发汗,故将桂枝麻黄汤,各取三分之一,合为半服而与之。所以然者,以八九日来,正气已虚,邪犹未解,不可更汗,又不可不汗,此和解法耳(指桂麻各半汤——笔者注)。(《伤寒来苏集·伤寒论注·麻黄汤证下》)

王晋三:桂枝铢两多,麻黄铢数少,即啜粥助汗之变法。桂枝减用四分之二,麻黄汤减用四分之一,则固表护阴为主,而以发汗为复,假麻黄开发血脉精气,助桂枝汤于卫分作微汗耳。第十六铢麻黄,不能胜一两十七铢桂枝、一两六铢白芍,则发汗之力太微,故又先煮麻黄为之向导,而以桂芍袭其后也(指桂二麻一汤——笔者注)。(《绛雪园古方选注·汗剂》)

方有执:名虽越婢之辅桂枝,实则桂枝麻黄之合剂,乃大青龙以芍药易杏仁之变制耳,去杏仁者,恶其从阳而主气也,用芍药者,以其走阴而酸收也,以此易彼而曰桂枝二,则主之以不发汗可知,而越婢一者,乃麻黄石膏之二物,则是寓微发于不发之中也。亦可识也(指桂二越一汤——笔者注)。(《伤寒论条辨·辨太阳病脉证并治下》)

《医宗金鉴》:桂枝二麻黄一汤,治形如疟,日再发者,汗出必解,而无热多寒少,故不用石膏之凉也。桂枝麻黄各半汤,治如疟状,热多寒少,而不用石膏,更倍麻黄者,以其面有怫郁热色,身有皮肤作痒,是知热不向里而向表,令得小汗,以顺其势,表邪寒少,肌里热多,故用石膏之凉,佐麻桂以和荣卫,非发荣卫也。今人一见麻桂,不问轻重,亦不问温复与不温复,取汗与不取汗,总不敢用,皆因未究仲景之旨。(《医宗金鉴·订正仲景全书·伤寒论注·辨太阳病脉证并治下》)

【点评】许宏认为桂枝麻黄各半汤"乃解其表不虚不实者也",柯韵伯提出本方系"不可更汗,又不可不汗"之"和解法"表述不一,其意相同。柯韵伯所言"两汤相合,泾渭分明"。解析桂二麻一汤功效及煎法,确有见地,然"四分之一"、"四分之二"云云不妥。方有执提出桂枝二越婢一汤"乃大青龙以芍药易杏仁之变制",见解固然独到,然则学者须注意其剂量之大小。《医宗金鉴》对比3方药物组成和用量别立途径,均有启发。

【临床应用】

(1)后世医家应用

①《类聚方广义》载:痘疮热气如灼,表郁而见点难,或见点稠密而风疹交出,或痘迟不起胀,喘咳咽痛者,宜桂枝麻黄各半汤。风湿病初起,寒热时作,肢体痛重或挛痛,或走注肿起者,以桂枝二越婢一汤发汗后,可与加术附汤(即越婢汤加术附)、兼用应钟散(大黄、川芎)、蘐宾丸(甘遂、芒硝、芫花、吴茱萸,本名太平丸)。

②《方函口诀》:桂枝麻黄各半汤,可活用于外邪之坏证、类疟勿论已。其他发风疹而痒

痛者,宜之。一男子,风邪后,腹痛不止,医作疝治,其痛益剧,服此方发汗,脱然而愈。

③《本事方》载:桂枝麻黄各半汤治邪微表郁,营卫不和之伤寒身热,头痛无汗证。

④《方极》载:桂枝麻黄各半汤治桂枝汤、麻黄汤二方证相半者。桂枝二麻黄一汤治桂枝汤证多,麻黄汤证少者。桂枝二越婢一汤治桂枝汤证多,越婢汤证少者。雉间焕云:肢挛急而上冲者主之。

⑤《尾台榕堂类聚方广义》载:疟疾热多寒少,肢体惰痛者五七发后,择桂枝二麻黄一汤,桂枝麻黄各半汤,先其时温覆大发其汗,则一汗而愈。若渴者宜桂枝二越婢一汤。二方皆截疟之良剂。

⑥《吴鞠通医案》载:"头痛恶寒,脉紧,言謇,肢冷,舌淡,太阳中风,虽系春季天气,早间阴晦雨气甚寒者,予桂枝二麻黄一汤法。"

(2)现代应用

①《伤寒论译释》载:桂枝麻黄各半汤治外感风寒延日较久,正气略虚,表郁无汗者。荨麻疹属于风寒证者。

②据33例病案统计,桂枝麻黄各半汤主治皮肤病,如荨麻疹、湿疹及急性扁桃体炎,中医病证中的皮肤瘙痒证、感冒、风疹、产后发热、疟疾、水痘,症见瘙痒、发热恶寒,丘疹、舌淡苔薄白、脉浮者。有人等对9例临床病案统计表明:桂枝二越婢一汤可用于伤寒夹燥、慢性风湿性关节炎及慢性肾炎3种中西医疾病。《伤寒论方证证治准绳》

③桂枝麻黄各半汤运用于内科疾病,如感冒、无汗证、内分泌功能紊乱等;外科疾病如面部瘙痒、荨麻疹。桂枝二麻黄一汤运用于感冒、哮喘、风水、雷诺症及顽固性荨麻疹。桂枝二越婢一汤运用于感冒、急性肾炎等内科疾病以及小儿急性肾炎均获效验[28]。

④据报道,桂枝麻黄各半汤加减治疗末梢神经炎合并外感收效颇佳[29]。

(3)医案选录

1)太阳伤寒兼正虚:许叔微治一人病伤寒,身热头痛无汗,大便不通,已四五日。许讯之,见医者治大黄、朴硝等欲下之。许曰:子姑少待,予为视之。脉浮缓,卧密室中,自称甚恶风。许曰:表证如此,虽大便不通数日,腹又不胀,别无所苦,何遽便下?大抵仲景法,须表证罢,方可下,不尔,邪乘虚入,不为结胸,必为热利也。作桂麻各半汤与之,继之以小柴胡,汗出,大便亦通而解。(《本事方》)

按:本案既有表证,又有大便不通,似乎表里证同具,实际重点是表证。身热头痛无汗恶风,都是麻黄证,惟脉不浮紧而是浮缓,这表明正气较弱,邪势不甚,所以未用麻黄汤,而用桂麻各半汤,得汗之后而转用小柴胡汤,而告病愈,充分体现了辨证论治的原则与随证选方的灵活性。

2)末梢神经炎合并外感:魏某,女,58岁,2005年4月16日初诊。患者于1个半月前患外感,自服银翘感冒片后恶寒、咽痛好转,但仍口苦,偶觉背部恶寒,疲乏无力。近日来多次求治于中医,服药后口苦减轻,但仍背部恶寒,疲乏无力加重,故前来诊治。素有末梢神经炎病史,双脚尖至足踝处麻木已3年。诊见:患者形体消瘦,头皮疼痛,神疲无力,嗜卧,双脚尖至足踝处麻木,偶觉背部恶寒,纳可,二便正常,舌尖红、苔薄黄,脉浮滑。诊断为末梢神经炎合并外感。证属风寒之邪久郁,营卫失和,兼有里热证,外寒里热。治宜辛温解表,小发其汗,兼清里热,方以桂枝麻黄各半汤加减。处方:桂枝、苦杏仁、羌活各6g,白芍、炙甘草、麻黄各5g,连翘15g,大枣4枚,生姜3片。3剂,每天1剂,水煎,分2次服。4月20日二诊:患者背部恶寒、疲乏无力、嗜卧、头皮疼痛消失,周身轻爽,口苦减,双脚尖至足踝处麻木仍存,胃纳差,舌尖微红、苔薄黄,脉弦滑。表证已除,治宜消食和胃,活血通络。处方:茯苓、神曲、连翘各15g,生甘草、通草、丹参各10g,鸡血藤20g,牛膝、当归各6g。5剂,每天1剂,水煎,分2次服。4月26日三诊:纳食好转,仍有下肢麻木,继续治疗末梢神经炎。(《新中医》,2006,38(1):72-73)

3)太阳中风:吴鞠通治唐某头痛恶寒,脉紧言謇,肢冷,舌色淡。太阳中风,虽系春季天气,不得看作春温,早间阴晦雨气甚寒,以桂枝二麻黄一法。麻黄9g,桂枝18g,炙草9g,杏仁15g,生姜6片,大枣2枚。煮成3杯,先服1杯,得微汗,止后服,不汗,再服。不汗,促役其间。翌日,原方倍麻黄,减桂枝,加附子9g,2帖。再翌日,照原方服1帖。后诸症悉减,药当暂停,以消息之。(《伤寒论类方法案汇参》,2000:41-42)

4)感冒日久:刘某某,女,10岁。深秋外感,拖至初冬不解,发热恶寒,每日发作数次。脉浮无力,舌质红,有薄白苔。问其二便正常,饮食尚可。辨为风寒表邪不解,寒将化热而游离于表里之间的轻证。处方:麻黄3g,桂枝3g,芍药3g,炙甘草3g,生姜3g,大枣4枚,生石膏6g,玉竹3g。共服两剂,得微汗而解。(《新编伤寒论类方》)

【按语】桂枝麻黄各半汤、桂枝二麻黄一汤及桂枝二越婢一汤专为太阳病表郁轻证而设。审证关键在于病延日久,正气略虚,表邪微郁,宜汗又不宜峻汗者。根据证情轻重不同及有无兼证,分为小汗、微汗、微汗兼清里热。临床多用于感冒、流行性感冒、产后发热及外感热病表邪稽留尚久者;由于桂麻各半汤主治症有面赤身痒,根据方证相应关系,师法经方运用原理,故桂麻各半汤及桂二麻一汤又运用于荨麻疹、皮肤瘙痒、无汗证等皮肤科疾病。受越婢汤发越脾水思路启迪,桂枝二越婢一汤在内科、儿科被运用于急性肾炎、风湿痹痛初起兼有口渴、心烦、舌红苔黄等里热证者。

以上3方均为合方,仲景首创经方叠加模式,为后人进一步拓展经方运用领域提供了思路。

参 考 文 献

[1] 侯庆忠,姬长英,张英.桂枝加葛根汤加味治疗颈椎病328例[J].中国中医急症,2005,14(8):790-791.

[2] 曾红文.桂枝加葛根汤治疗颈型颈椎病66例[J].实用中医药杂志,2003,19(10):516.

[3] 魏书亭,章汉平,王丹,等.加味桂枝加葛根治疗颈型颈椎病的疗效观察[J].湖北中医杂志,2006,28(3):50.

[4] 孟素云,柴英勤,闰振乾.桂枝加葛根汤治疗椎动脉型颈椎病30例[J].国医论坛,2006,21(3):10.

[5] 李健康.加味桂枝加葛根汤治疗神经根型颈椎病80例疗效观察[J].西部医学,2009,21(7):1190-1191.

[6] 邵亚辉.桂枝加葛根汤加味治疗肩周炎40例小结[J].湖南中医药报,2004,10(3):26,29.

[7] 王武军.桂枝加葛根汤治疗糖尿病周围神经病变30例临床观察[J].中国中医药信息杂志,2008,15(2):77-78.

[8] 吕波,刘卫中.桂枝加葛根汤治疗药物性肝损害60例临床观察[J].山东中医杂志,2007,26(4):239-240.

[9] 刘卫中,吕波.桂枝加葛根汤治疗药物性皮疹30例[J].河南中医,2007,27(10):13.

[10] 董云霞.桂枝加葛根汤临床新用[J].内蒙古中医药,2004,23(5):12.

[11] 杨旭霞.桂枝加厚朴杏子汤治疗感冒后咳嗽18例临床观察[J].山西中医学院学报,2006,7(6):41.

[12] 肖利华,敬鸿博.桂枝加厚朴杏子汤加减治疗急性支气管炎 37 例[J].甘肃中医,2008,21(3):48.

[13] 吴玉昌.桂枝加厚朴杏子汤治疗咳嗽变异型哮喘 37 例[J].中国医院用药评价与分析,2009,9(5):382-383.

[14] 段峻英.桂枝加厚朴杏子汤治疗风心病左心衰竭一得[J].光明中医,2004,19(6):45.

[15] 卜昌银,刘其玉.桂枝加厚朴杏子汤治疗慢性肺心病 50 例[J].实用中医药杂志,2005,16(5):17.

[16] 关庆增,陆云平.伤寒论古今研究[M].沈阳:辽宁科学技术出版社,1994:940.

[17] 罗荣钧.桂枝加附子汤临床应用体会[J].医药世界,2006,(10):166.

[18] 李赛美.经方治验四则[J].新中医,2001,33(10):62.

[19] 董慧咏,董振咏.桂枝加附子汤加减合济生肾气丸治疗糖尿病性疼痛临床观察[J].河北中医,2008,30(5):499-500.

[20] 姬淑琴.桂枝加附子汤加味治疗围绝经期综合征 52 例[J].中国中医药信息杂志,2007,14(4):79.

[21] 丘秀莲,谭抗美.桂枝加附子汤新用[J].新中医,2005,37(6):82.

[22] 杨国财.桂枝加附子汤应用体会[J].实用中医药杂志,2005,21(5):290-291.

[23] 李素华.桂枝加附子汤临床应用举隅[J].中华实用中西医杂志,2008,21(1):803.

[24] 杨建新,刘岁元.桂枝加附子汤加味治疗遗尿 43 例报告[J].甘肃中医 2001,14(3):38-39.

[25] 侯建时.玉屏风散合桂枝加附子汤为主治疗慢性鼻炎疗效观察[J].江西中医药,2002,33(5):32.

[26] 蒋建云.浅谈桂枝加附子汤的临床应用[J].实用中国中医药杂志,2006,4(10):335-336.

[27] 马华,马绍初.桂枝加附子汤治愈产后发热 1 例[J].中国民间疗法,2002,10(8):42-43.

[28] 李嘉璞,吴修符,姚秀琴.伤寒论临床辨略[M].济南:山东科学技术出版社,1995:114-120.

[29] 宋俊生,谷林.桂枝麻黄各半汤应用举隅[J].新中医,2006,38(1):72-73.

第四节　桂枝汤证疑似证(28～30)

一、桂枝去桂加茯苓白术汤证(28)

【原文】

服桂枝汤,或下之,仍頭項强痛,翕翕發熱,無汗,心下滿微痛,小便不利者,桂枝去桂加茯苓白术湯主之。(28)

芍藥三兩　甘草二兩,炙　生薑切　白术、茯苓各三兩　大棗十二枚,擘

上六味,以水八升,煮取三升,去滓。温服一升,小便利則愈。本云,桂枝湯,今去桂枝,加茯苓、白术。

【提要】 水气内停兼太阳经气不利的证治。

【释义】 桂枝去桂加茯苓白术汤证的主证是心下满微痛,小便不利,兼见头项强痛,翕翕发热,无汗。病因病机是水气内停,太阳经气不利。治法是健脾利水,宣通气化,方用桂枝去桂加茯苓白术汤。

本条开首即言"服桂枝汤,或下之",可知前医认为"头项强痛,翕翕发热,无汗"为桂枝汤可汗证,故以桂枝汤发汗;又认为"心下满微痛"是可下之证,而施下法。然汗下后,前述证仍在,其故为何? 盖病在内者,可以反映于外,病在腑者,可以外证于经,综观"头项强痛,翕翕发热,无汗,心下满微痛,小便不利"诸证既非桂枝汤证,又非里实可下之证,实乃水气内停,太阳经气不利所为。

"小便不利"是辨证的关键,因小便不利,为气化不利,水邪内停的反映。水邪内留,势必

影响太阳腑气不利,膀胱气化失司,而致小便不利。若水邪郁遏太阳经中阳气,经脉不畅,则见头项强痛,翕翕发热之证;若水邪凝结,致里气不和,则可见心下满微痛之证。从"小便不利"一证得知水饮内停为本证病本所在。水邪为患,法当利水,汗下两法均非所宜。如不利其小便则经腑之证不得解除,故取利水宣通之法,水邪一去,诸证悉平。

【选注】

成无己:头项强痛,翕翕发热,虽经汗下,为邪气仍在表也。心下满,微痛,小便利者,则欲成结胸。今外证未罢,无汗,小便不利,则心下满,微痛,为停饮也。与桂枝汤以解外,加茯苓白术利小便行留饮。(《注解伤寒论·辨太阳病脉证并治法上》)

柯韵伯:汗出不彻而遽下之,心下之水气凝结,故反无汗而外不解,心下满而微痛也。然病根在心下,而病机在膀胱,若小便利,病为在表,仍当发汗,若小便不利,病为在里,是太阳之本病,而非桂枝证未罢也……(《伤寒来苏集·伤寒论注·桂枝汤证下》)

章虚谷:太阳外邪不解而无汗者,必有恶寒,里有水邪上逆,必有心悸,或咳或呕等证,如小青龙、五苓散各条之证可见也。此条外证无恶寒,内证无心悸、咳呕,其非水邪上逆,表邪不解可知矣;其心下满微痛者,由误下而邪陷三焦表里之间也,经云:"三焦膀胱者,腠理毫毛其应",故翕翕发热,无汗而不恶寒,非太阳之邪也;翕翕者,热在皮毛,应三焦也,盖脾胃之气,必由三焦转输,外达营卫,三焦邪阻,脾胃之气不能行于营卫经络,故内则心下满微痛,外则头项强痛,发热无汗,中则水道不通,而小便不利也。所以此方助脾和胃,以生津液,宣化三焦之气,使津气周流,表里通达,小便自利,其邪亦解,故曰小便利即愈。不曰汗出愈者,明其邪不在表,而在三焦中道也,故其方又与小柴胡之和解表里相同,小柴胡主足少阳,此方主手少阳也,其与五苓散证治不同,亦非方之加减有错误也。(《伤寒论本旨·汗吐下后篇》)

钱天来:头痛项强,中风伤寒均有之证也。翕翕发热,是热在皮毛,中风证也,无汗则又伤寒本证矣。就此诸证,为风寒兼有无疑矣,而但服桂枝汤,是治风而未治寒也,故仍头项强痛,翕翕发热无汗而不解也。又或误下,所以有心下满微痛之证,乃下后邪气陷入而欲结也。小便不利,太阳之热邪内犯膀胱,气化不行也。治之桂枝汤去桂加茯苓白术汤,未详其义,恐是后人传写之误,未可知也,即或用之,恐亦未能必效也……仲景立法,岂方不对证,而能为后世训乎。余窃疑之,大约是历年久远,后人舛误所致,非仲景本来所系原方。近代名家,悉尊成氏之训,俱强解以合其说,谓用之而诸证悉愈,吾不信也。(《伤寒溯源集·太阳下篇》)

陈修园:太阳病服桂枝汤,服后未愈,医者不审其所以未愈之故,或疑桂枝汤之不当,而又下之,仍然表证不解,而为头项强痛,翕翕发热、无汗,且又兼见里证而为心下满微痛,小便不利者,然无汗则表邪无外出之路,小便不利则里邪无下出之路,总由邪陷于脾,失其转输之用,以致膀胱不得气化而外出,三焦不行决渎而下出,《内经》曰:"三焦膀胱者,腠理毫毛其应",是言通体之太阳也。此时须知利水法中,大有转旋之妙用,而发汗亦在其中,以桂枝去桂加茯苓白术主之。所以去桂者,不犯无汗禁也,所以加茯苓白术者,助脾之转输,令小便一利,而诸病霍然矣。(《伤寒浅注·辨太阳脉证篇》)

《医宗金鉴》:此条为汗下后表不解,而心下有水气者立治法也。服桂枝汤或下之,均非其治矣。仍有头项强痛,翕翕发热,无汗之表证;心下满,微痛,小便不利,停饮之里证。设未经汗下,则是表不解,而心下有水气,当用小青龙汤汗之;今已经汗出,表里俱虚,小青龙汤非所宜也。故用桂枝汤去芍药之酸收;避无汗心下之满,加苓术之燥渗,使表里两解,则内外诸证自愈矣。(《医宗金鉴·订正仲景全书·伤寒论注·辨太阳病脉证并治中》)

唐容川:此与五苓散互看自明,五苓散是太阳之气不达,故用桂枝以宣太阳之气,气外达则水自下行,而小便利矣。此方是太阳之水不下行,故去桂枝重苓术,以行太阳之水,水下行则气自外达;而头痛发热等证,自然解散,无汗者必微汗而愈矣。然则五苓散重在桂枝以发汗,发汗即所以利水也,此方重在苓术以利水,利水即所以发汗也,实知水能化气,气能行水之故,所以左宜右有。(《伤寒论浅注补正·太阳篇上》)

【评述】对本条的理解,注家历来争论较多。有关病机的认识,焦点在于有无表证,成无己、《医宗金鉴》等认为本证外证未罢,内有停饮;柯韵伯谓之心下之水气凝结,并强调其"病根在心下,而病机在膀胱";章虚谷认为本证既非表邪,也非停饮,而是三焦邪阻,脾胃之气不能行于营卫经络而成;陈、唐二人提出此为太阳之水不行,其病不在太阳之经,而在太阳之腑。众说纷纭,各执一是,但亦不乏片面与牵强,而不能自圆其说。我们认为陈、唐二人之论切中病机,尤其是坚持去桂不去芍,忠于原著的精神,值得称道。

【治法】健脾利水,宣通气化。

【方药】桂枝去桂加茯苓白术汤方。

【方义】本方是桂枝汤惟一去了桂枝而仍以桂枝命名的方剂。方由桂枝汤原方去桂枝加茯苓、白术组成。桂枝汤所以去桂,理由有二:一为表邪已解;二为汗下之后津液有伤。芍药、甘草酸甘益阴;生姜、大枣培补中气,调和诸药;加茯苓、白术,助脾转输,淡渗利水,使内停之水尽从下去,则心下满,头项强痛,翕翕发热诸证皆可随之而解。

方后注云:"小便利,则愈",说明服药之后的反应,关键在于小便通利,若小便通利,水饮得去,诸恙得除,故知气能行水,水亦能化气也。

【方论选】

成无己:头项强痛,翕翕发热,无汗,虽经汗下,为邪气仍在表也。心下满,微痛,小便利者,则欲成结胸。今外证未罢,无汗,小便不利,则心下满,微痛,为停饮也。与桂枝汤以解外,加茯苓白术利小便行留饮。(《注解伤寒论·辨太阳病脉证并治上》)

柯韵伯:……若小便不利,病为在里,是太阳之本病,而非桂枝证未罢也,故去桂枝而君以苓术,则姜芍即散邪行水之法,佐甘、枣效培土制水之功。此水结中焦,只可利而不可散,所以与小青龙、五苓散不同法。但得膀胱水去,而太阳表里证悉除,所谓治病必求其本也。(《伤寒来苏集·伤寒论注·桂枝汤证下》)

《医宗金鉴》:去桂当是去芍药。此方去桂,将何以治仍头项强痛,发热无汗之表乎?细玩服此汤,曰余依桂枝汤法煎服,其意自见。服桂枝汤已,温复令一时许,通身微似有汗,此服桂枝汤法也。若去桂枝则是芍药、甘草、茯苓、白术,并无辛甘走营卫之品,而曰余依桂枝汤法,无所谓也。且论中有脉促胸满、汗出恶寒之证,用桂枝去芍药加附子汤主之。去芍药者,为胸满也。此条证虽稍异,而其满则同,为去芍药可知矣。(《医宗金鉴·订正仲景全书·伤寒论注·辨太阳病脉证并治中》)

【点评】对于本方去桂枝问题,歧义颇多,大致有以下几种观点:

(1)以柯氏为代表的注家,认为原文无误,主张去桂。方有执、许宏、陈修园、唐容川等皆持此说。其去桂之理,一在于无汗而非桂枝证,故不用桂枝;二则此表里同病,而以里证水饮为主,故不可用桂枝治表,而专以苓、术、芍治里。亦有提出此证经汗下后,邪不在太阳之经,而在太阳之腑,故于桂枝汤中去桂而加苓、术,变解肌之法为利水之剂,俾小便利,水去满除而热自退。

(2)以《医宗金鉴》为代表的注家,认为去桂是去芍药之误。陆渊雷亦持此说。理由有三:其一,去桂何以治无汗之表。其二,若去桂则"余依桂枝汤法煎服"句无法理解。其三,此证心下满微痛,与桂枝去芍药汤证胸满相似,故去芍药之酸收,以避无汗心下之满。此说貌似正确,但经不起仔细推敲。首先,留桂去芍以治表,只宜有汗之表,而与原文"无汗"不符。其次,"余以桂枝法煎服"句,只是成注本第十卷附录之文,而赵本、《玉函经》、《千金翼方》等书均无此说,仅注明"温服一升,小便利则愈",是知本证重在利小便,而不在发汗,考《神农本草经》载"芍药,去水气,利膀胱大小肠",故去芍药之理,与此不符。第三,本证心下满与桂枝去芍药汤之胸满,其病位、病机皆不相同,故不得依此作为去芍药之依据。

(3)成无己等注家,主张桂枝汤不去桂加茯苓、白术。用桂枝汤解外,加苓、术利小便,以达表里双解之功。验之临床,亦成一家之见。此外,钱天来认为大约是年代久远,恐怕有传写之误,非仲景原方。更有阎德润(《伤寒论评释》)提出去桂去芍均可。他认为"桂与术同为芳香性健胃药,去彼加此者,亦因其已服桂枝汤不差故也,如以为不去桂枝另加术,则二味发生协同作用,其力强矣。亦不必勉强改去桂为去芍,如头项强痛将何以镇静之乎?故以斥去芍药亦非也。我认为二味之作用相同,去彼改此,不必取烦。"

笔者倾向于第一种说法,而唐容川(唐注见选注项)之注盖得仲师之妙趣,愿与同道深入研究。

【临床应用】

(1)后世医家运用:《方极》载:"治桂枝汤证而悸,小便不利,不上冲者。"

(2)现代应用

①关庆增[1]根据临床6例病案统计结果,中医诊断为风寒外袭、水饮内停证及水饮内停、阳气外郁证。现代医学诊断为癫痫及胃肠型感冒而见心下胀满、疼痛、头项强痛、小便不利、恶寒、发热、苔白等脉症者均可使用本方。

②周建新[2]报道桂枝去桂加茯苓白术汤治愈一腹满泄泻半年的男性患者。

③李爱华[3]报道运用桂枝汤加苓、术治疗妊娠水肿、妊娠癃闭而获效。

④唐伟华[4]报道桂枝去桂加茯苓白术汤治愈恶寒不解。

(3)医案选录

1)低热:陈慎吾先生曾治一数年低热患者,而有翕翕发热,小便不利等症。陈用本方仅三剂,便热退病愈。足见经方用之得当,其效甚佳。(《伤寒论诠解》)

2)恶寒不解:李某某,男,58岁,1989年3月14日初诊。患者于1989年春节期间偶感风寒复伤油腻,致头痛咳嗽,恶寒无汗等症。曾服APC、安乃近等西药,并迭进中药解表发汗之剂,始终不得汗解,反觉头痛恶寒等症加剧。诊见头痛项强,骨节酸楚,恶寒特甚,虽重裘棉帽毛靴加身,仍啬啬寒颤,伴咳嗽引胸脘掣痛,痰多易咳,初吐白稠痰,继则痰稀如水,脘闷纳呆,舌苔白润,根部较厚,脉浮而紧。据脉症分析,当属风寒束表,肺气失宣,遂疏葛根汤加味与服。讵料复诊告谓:服药后又啜热粥一碗,并重棉温覆良久,仅觉身热片时,仍未得汗,而诸症如故。余甚疑虑,再三询之,除前症仍在外,尚有小便频涩,量少色黄一症,乃悟为水气内停,太阳经气被阻,不能敷布肌表之故。《伤寒论》云:"服桂枝汤或下之,仍头项强痛,翕翕发热,无汗,心下满微痛,小便不利者,桂枝去桂加茯苓白术汤主之。"然此例患者,无发热之症,而有恶寒之征,是水停经滞之甚者。故用该方而不去桂,以利通阳,且苓术得桂枝,其利水之力更胜;复因其咳嗽痰多,纳呆脘闷,又加杏仁、白蔻以利宣化上中二焦气机,助苓术利水化湿。遂疏方为:桂枝9g,白芍9g,茯苓12g,白术10g,杏仁9g,炙甘草3g,白蔻6g(后下),生姜10g,大枣5枚。水煎2次,取汁混合,分3次温服。3月16日三诊:上方一服约半时许,小便遂通,半日间共解小便9次,溺清长而无滞涩之苦,恶寒始罢,诸症亦随之而减。今仅微咳头胀,前方去桂枝并减其量,再剂而瘥。自按:风寒外袭,病邪居表,自当汗解,然患者累经发汗之剂,而汗终不出且诸症缠绵不解何也?因未明证由水气内停,遏阻太阳经气外达,虽有表证,而以里证为主,里气不通,表亦不和,是以治难奏功。正如《伤寒医诀串解》所云:"因膀胱之水不行,营卫不调,不能作汗……是水在下焦。"故治当"引而竭之",疏利小便,如此里通外调,自可奏捷。(《国医论坛》,1991,(2):封底)

3)腹满泄泻:患者男,43 岁,2004 年 8 月初诊。自诉半年来腹满泄泻,一直未愈。最近半个月,自觉头项、脊背强直疼痛,难以转头。经院外医生医治,效果不佳,遂前来就诊。患者面目微黄虚浮,颈项、背脊及腓肠肌部皆拘急不舒,且有疼痛感,肢体倦怠沉重,脘腹痞痛,不饥恶食,全身时时发热,而脘腹常觉发凉,小便不利而次数较多,大便泄泻,舌苔白润,脉沉缓无力。中医辨证:肝脾不和,水湿之邪内阻外痹。方剂:桂枝去桂加茯苓白术汤。处方:桂枝 12g,白芍 12g,炙甘草 15g,煨姜 10g,大枣 12 枚,焦白术 15g,赤茯苓 15g,白茯苓 15g。服 2 剂,水煎早晚温服。服药后,全身汗出,小便利且尿量增加,脘腹痞痛、项背疼痛等症状已减轻,大便仍每日 2～3 次,但已较稠。继续按原方加减:桂枝 9g,白芍 9g,煨姜 10g,大枣 10 枚(焙干研细末冲服),炙甘草 15g,焦白术 15g,茯苓 15g,泽泻 10g,5 剂后,痊愈。(《中国实用乡村医生杂志》,2006,13(12):48-49)

【按语】桂枝去桂加茯苓白术汤证作为桂枝汤证的疑似证反映仲景临床思维,匠心独运,颇受启迪。太阳病可以内传太阳膀胱之腑,如五苓散证,而太阳腑病也可影响太阳经气不利,即桂枝去桂加茯苓白术汤证,此证似表非表,辨证眼目在于小便不利,水停为患。治疗关键在于利小便以助宣达气化。

现代医家根据本证 3 组症状:即太阳经证头项强痛、翕翕发热、无汗,太阳腑证及中焦症状心下满微痛,将本方广泛运用于感冒,尤其是胃肠型感冒;水肿,胃脘痛及癫痫由心下有宿疾水饮触发者。

还有根据临床实际,常用桂枝汤加苓、术取效者,亦为临床事实,故笔者前述,愿与同道深入研究。

二、甘草干姜汤证、芍药甘草汤证(29)

【原文】

伤寒脉浮,自汗出,小便数,心烦,微恶寒,脚挛急[1],反與桂枝[2]欲攻其表,此误也;得之便厥[3],咽中乾,烦躁,吐逆者,作甘草乾薑湯與之,以復其陽;若厥愈足溫者,更作芍藥甘草湯與之,其脚即伸;若胃氣不和,讝語[4]者,少與調胃承氣湯;若重發汗,復加燒針者,四逆湯主之。(29)

甘草乾薑湯方

甘草四兩,炙　乾薑二兩

上二味,以水三升,煮取一升五合,去滓,分溫再服。

芍藥甘草湯方

芍藥、甘草炙,各四兩

上二味,以水三升,煮取一升五合,去滓,分溫再服。

調胃承氣湯方

大黃四兩,去皮,清酒[5]洗　甘草二兩,炙　芒消半升

上三味,以水三升,煮取一升,去滓,内芒消,更上火微煮令沸,少少溫服之。

四逆湯方

甘草二兩,炙　乾薑一兩半　附子一枚,生用,去皮,破八片

上三味,以水三升,煮取一升二合,去滓,分溫再服。強人可大附子一枚、乾薑三兩。

【词解】

(1)挛急:筋肉拘急,伸展不利。

(2)桂枝:《玉函》卷七、《注解伤寒论》卷二下有"汤"字。

(3)厥:手足发冷。

(4)谵语:疾而寐语也,见《集韵》。即神昏安言。

(5)清酒:陈米酒。

【提要】伤寒夹里虚误汗的变证及随证救治之法。

【释义】本条论述了虚人外感误用桂枝汤致阴阳两虚证的救误方法及可能出现的其他两种变证与治疗。误治后致阴阳两虚证,其主证是厥逆、脚挛急、咽中干、烦躁、吐逆。病因病机是虚人外感,误用桂枝汤致阳气阴液更伤。治法是先复其阳,后复其阴。方药:复阳用甘草干姜汤,复阴用芍药甘草汤。

本证伤寒、脉浮、自汗出、微恶寒,为病在表,属太阳表虚证;小便数为阳虚不能摄敛津液;心烦,脚挛急是阴虚、心神不安、筋脉失养之象。证属阴阳两虚复感外邪,治当扶阳解表为主。若反与桂枝汤攻其表,是为误治。误治后,表证不复存在,而阴阳更伤。阳虚不温则手足厥逆;阴伤不润则咽中干燥;阳虚则阴寒气逆,故生烦躁吐逆。证情错综复杂,治法当遵先后缓急之序,因本证以阳虚为急,故以复阳为先,冀其阳生阴长,因为无形之阳可以速复,有形之阴难以骤生,是以先与甘草干姜汤以复其阳,待阳回厥愈足温之后,再投芍药甘草汤以复其阴,使筋脉得以濡润,挛急得以缓解,其脚胫自能伸展自如。

由于体质差异,药物的偏性,在救误过程中,也可能出现阴阳的偏盛偏衰。如温药复阳太过,加之先伏阴虚之机,故易伤阴燥化,出现胃燥成实,以致胃气不和而谵语,是病转属阳明,可少与调胃承气汤,泻热和胃以止谵语。若在阳虚基础上,再次发汗,又加烧针,更劫其阳,出现肾阳虚衰转入少阴,而见厥逆吐利等证,当急以四逆汤回阳救逆。

本条以举例形式,设法御变,详尽地论述了虚人外感误治后的种种变化,如虚实并见、寒热互呈、阴阳转化等,处处示人"观其脉证,知犯何逆,随证治之"的辨证论治精神。

【选注】

成无己:脉浮自汗出,小便数而恶寒者,阳气不足也;心烦脚挛急者,阴气不足也。阴阳气血俱虚,则不可发汗,若以桂枝攻表,则又损伤阳气,故为误也。得之便厥,咽中干,烦躁吐逆者,先作甘草干姜汤,复其阳气,得厥愈足温,乃与芍药甘草汤,益其阴血,则脚胫得伸。阴阳虽复,其有胃燥谵语,少与调胃承气汤,微溏,以和胃气。重发汗为亡阳,加烧针则损阴。《内经》曰:"荣气微者,加烧针则血不行"。重发汗复烧针,是阴阳之气大虚,四逆汤以复阴阳之气。(《注解伤寒论·辨太阳病脉证并治法上》)

赵嗣真:脉浮,虚也。汗自出微恶寒者,阳虚无以卫外也。小便数,为下焦虚寒不能制水也。心烦,为阴虚血少也。脚挛急,乃血为汗夺,筋无以润养也。此初得病便自表里俱虚,外无阳证,邪不在表,故不得与桂枝同法。设若误用桂枝攻表,重发其汗,是虚虚也,故得之便厥,咽干烦躁,吐逆。厥为亡阳,不能与阴阳顺接,咽干为津液寡,烦躁、吐逆,为寒格而上也。故宜干姜以温里复阳,甘草、芍药益其汗夺之血,然后可以复阴阳不足之气,得脚伸后,或谵语者,由自汗小便数,胃家先自津液干少,又服干姜性躁之药,以致阴阳内结谵语,然非邪实

大满,故但用调胃承气汤以调之,仍少与之也。以上用药次第,先热后寒,先补后泄,似逆而实顺,非仲景之妙,孰能至是哉。(《伤寒论集注》)

程郊倩:伤寒脉浮,自汗出,小便数,阳虚可知,纵有心烦之假热,而有微恶寒脚挛急之真寒以证之,即此时而温经散寒,当不嫌其暴也。反与桂枝汤欲攻其表,非误而何?里阴跟表阳而出,阴霾骤现矣,得之便厥者,真寒也;咽中干,烦躁者,阳浮而津竭,假热也,吐逆者,阴盛而上拒也……作甘草干姜汤,散寒温里,以回其阳,阳回则厥自愈,足自伸。其有脚未伸者,阴气未下行也,更作芍药甘草汤,从阳引至阴而脚伸。其谵语者,缘胃中不和而液燥,非胃中实热者比,仅以调胃承气汤少少与和之。若前此重有发汗烧针等误者,则亡阳之势已成,而阴邪将犯上无疑,直以四逆汤温之而已。(《伤寒论后条辨·辨太阳病脉证篇》)

顾尚之:桂枝附子汤证,误在不加附子,阳气以辛散而上越,故用甘草干姜以复之,阴气以辛温而内耗,故用芍药甘草汤以和之,阴耗而邪入阳明,则宜调胃;烧针以重亡阳,则宜四逆。(《伤寒杂病论会通·辨太阳病脉证并治》)

陈修园:伤寒脉浮自汗出,小便数,心烦,微恶寒,脚挛急,此与桂枝证相近,但脚挛急不似。考少阴之脉斜走足心,上股内廉,凡辨证当于所同处得其所独,今据此挛急之一证,但知太阳之标热合少阴之本热,为阴阳热化之病,热盛灼筋,故脚挛急。并可悟脉浮,自汗,小便数皆系热证,即有微恶寒一证,亦可知表之恶寒渐微,则里之郁热渐盛,其与桂枝证貌虽相似,而实悬殊,医者仅与桂枝汤,以攻其表此误也。患者阳盛于内得此辛热之药,《周易》谓“亢龙有悔”,阳亦外脱而亡,便见厥证。水涸而咽中干,水火离而烦躁,火逆而吐逆者,此时投以苦寒之剂不受,惟以干姜炮黑变辛为苦,同气以招之,倍用甘草以缓之,二味合用作甘草干姜汤与之,以从治之法复其阳。若脚愈足温者,更作芍药甘草汤与之,滋阴以退热,热退其脚即伸。若胃气不和谵语者,是前此辛热之毒,留于阳明而不去,少与谓胃承气汤,荡涤其遗热,取硝黄以对待乎姜桂也。它若太阳之本寒合少阴之标寒为病,阴阳俱虚,重发其汗,则汗不止而亡阳,复加烧针者,更逼其汗而亡阳,必用四逆汤主之。(《伤寒论浅注·辨太阳病脉证篇》)

【评述】诸家所见大同小异,成无己主阴阳气血俱虚。赵嗣真主表里俱虚,且认为咽干烦躁、吐逆为寒格所致。程郊倩提出专属阳虚,咽干烦躁等是假热。顾尚之主表证兼阴阳两虚,应是桂枝加附子汤证,笔者以为此说平正通达,可从。陈修园则主阴阳热化之说,观其言词,似难理解,而会其大意,不过依六经气化学说,主张表(太阳标热)里俱病,而阐述与诸家略有不同已。综上所述,其要有二:一主表里阴阳俱虚,尤以阳虚为主;一主太少热化,以里之郁热为主,其说有失偏颇,而将阴阳转化证候,悉归热化一途,尤为不允。本条所列救治诸法,是设御变之词,以昭“辨证论治”之义,不可不知。

【治法】先温中以复阳,后酸甘以复阴(泻热和胃与回阳救逆法,分别见于阳明及少阴病篇)。

【方药】甘草干姜汤、芍药甘草汤。

【方义】甘草干姜汤为辛甘温中复阳方,炙甘草补中益气,干姜温中复阳,二药配伍,辛甘合化为阳,得理中汤之精要,重在复中焦之阳气。且甘草倍于干姜,是甘胜于辛,故能守中复阳,中阳得复,则厥回足温。

芍药甘草汤为酸甘化阴之剂。芍药酸苦微寒,养营和血,炙甘草甘温,补中缓急。二药相伍,酸甘化阴,养阴复液,缓解筋脉拘急。

【方论选】

成无己:甘草味甘平,干姜味辛热,《内经》曰:辛甘发散为阳,甘草干姜相合,以复阳气。

(《注解伤寒论·辨太阳病脉证并治法上》)

张路玉：此即四逆汤去附子也,辛甘合用,专复腹中之阳气。(《伤寒缵论·正方》)

王晋三：甘草干姜汤,桂枝甘草汤,同为辛甘化阳,而有分头异治之道;桂枝走表,治太阳表虚;干姜守中,治少阴里虚。病虽在太阳,而见少阴里虚证,当温中土,制水寒以复其阳。至于二方分两,亦各有别,彼用桂枝四两,甘草二两,是辛胜于甘;此用甘草四两,干姜二两,为甘胜于辛。辛胜则能走表护阳,甘胜则能守中复阳,分两之间,其义精切如此。(《绛雪园古方选注·温剂》)

陈恭溥：甘草干姜汤,温脾土而生阴津之方也。凡手足太阴之阳气不足,以致阴津不生者,皆用之。(《伤寒方解·卷上》)

钱天来：重与芍药甘草汤,以和阴养血,舒其筋而缓其拘急,胫乃得伸矣。(《伤寒溯源集·太阳下篇》)

陈蔚：芍药味苦,甘草味甘,苦甘合用,有人参之气味,所以大补阴血,血得补则筋有所养而舒,安有拘挛之患哉?(《长沙方歌括·太阳方》)

章虚谷："前方辛甘化阳,此方酸甘化阴,皆是脾胃之药。前方甘多于辛,辛从甘而守中助阳,此方酸甘并用,故专入营和阴,厥逆既回,阳气已达,故和营血,其足挛即伸也。(《伤寒论本旨·太阳篇方》)

【点评】甘草干姜汤辛甘合用,专复中阳,诸家多以此立论。张路玉称此为"四逆汤去附子",王晋三称本方与桂枝汤"同为辛甘化阳,而有分头异治之道",语皆精要。陈蔚、章虚谷二人对芍药甘草汤性味配伍有酸甘与甘苦之异,但结论是一致的,都是大补阴血。其治脚挛急之机制,陈恭溥从脾为胃行津液立论,钱天来着眼肝与筋关系,诸注可互参。

【临床应用】

(1)张仲景对本方的应用:甘草干姜汤共两见,一见于《伤寒论》,一见于《金匮要略》用此方治疗虚寒肺痿:"肺中冷,必眩,多涎唾,不渴,必遗尿,小便数。"

(2)后世医家对本方的应用

《备急方》载:疗吐逆,水米不下,甘草干姜汤。

《直指方》载:甘草干姜汤治脾中冷痛呕吐不食。还治男女诸虚出血、胃寒,不能引气归原,无以收约其血。

《朱氏集验方》载:二神汤(即甘草干姜汤)治吐血极妙,治男子妇人吐红之疾,盖是久病,或作急劳,损其营卫,壅滞气上,血之妄引所致,若投以藕汁、生地黄等凉剂治之,必求其死矣。每遇病人,用药甚简,每服二钱,水一中盏,煎至五七沸,带热呷、空腹日午进之,和其气血荣卫,自然安痊,不可不知。

又载:去杖汤(即芍药甘草汤)治脚弱无力,行步艰难,友人戴明远用之,有验。

《证治准绳》引《曹氏必用方》载:吐血,须煎干姜甘草,作汤与服,或四物理中汤亦可,如此无不愈者。

《血证论》载:吐血之证属实者十居六七……属虚者十中一二……寒证者,阳不摄阴,阴血因而走溢,其证必见手足清冷,便溏遗溺,脉微细迟涩,面色惨白,唇淡口和,或内寒外热,必实见有虚寒假热之真情,甘草干姜汤主之。

《金匮要略浅注补正》载:此言肺痿之证,身当吐涎沫,然必见咳渴不遗尿,目不眩,乃为肺痿证也。而吐涎沫不咳,又不渴,必遗尿,小便数,以肺阳虚不能制下,此为肺中冷,不当作肺痿治矣,宜甘草干姜汤以温肺。若作肺痿而用清润,则反误矣。

《内科摘要》载：(芍药甘草汤)治小肠腑咳，发咳而失气。

《医学心悟》载：(芍药甘草汤)止腹痛如神，脉迟为寒加干姜，脉洪为热加黄连。

《古今医统》载：芍药甘草汤，治小儿热腹痛，小便不通及痘疹肚痛。

《魏氏家藏方》载：六半汤(即芍药甘草汤加无灰酒少许再煎服)，湿热脚气，不能行步。

《类聚方广义》载：芍药甘草汤，治腹中挛急而痛者，小儿夜啼不止，腹中挛急甚者，亦奇效。

《类证治裁》载：芍药甘草汤，脉缓伤水，加桂枝、生姜；脉洪伤气，加黄芪、大枣；脉涩伤血，加当归。

《建殊录》载：云州医生求马，年可二十，一日，忽苦跟痛如锥刺，如刀刮，不可触近，众医莫能处方者。有一疡医，以为当有脓，刀擘之，亦无效矣。于是迎先生，诊之，腹皮挛急，按之不弛，为芍药甘草汤饮之，一服，痛即已。

《生生堂医谈》载：城州山崎，一翁五十余岁，闲居则安静，聊劳动则身体痛不可忍，家事坐废，殆三十年。医药一无验。来请予，予诊之，周身有青筋，放之，迸出毒血甚夥，即与芍药甘草汤，约十次而复常，任耕稼矣。

《伤寒总病论》载：芍药甘草汤主脉浮而自汗，小便数，寸口脉浮大。浮为风，大为虚，风则生微热，虚则两胫挛，小便数仍汗出为津液少，不可更用桂枝汤，宜补虚退热。通治服汤后，病证仍存者。

《伤寒分经》载：芍药甘草汤，甘酸合用，专治荣中之虚热，其阴虚阳乘，至夜发热，血虚筋挛，头面赤热，过汗伤阴，发热不止，或误用辛热，扰其荣血，不受补益者，并宜用之，真血虚挟热者之神方也。

《传统适用方》载：中岳汤(赤芍药六两，甘草半两炙)治湿气腿脚赤肿疼痛，及胸膈痞满气不升降，偏身疼痛，并治脚气。

《事林广记》载：脚气肿痛，白芍药六两，甘草一两，为末，白汤煎服。

《圣济总录》载：木舌肿满塞口杀人。红芍药甘草煎水热漱。

《玉机微义》载：芍药甘草汤治小肠腑发咳而矢气，气与咳俱失。

《怪疾奇方》载：大腿肿痛，坚硬如石，足系梁上差可，否则其疼如砍，肿渐连臀，不容着席。用生甘草一两，白芍三两，水煎服，即效。

(3)现代应用

甘草干姜汤

1)呼吸系统：白慧[5]用甘草干姜汤加味治疗肺寒咳嗽48例收效颇佳。严娟[6,7]用甘草干姜汤加味治疗晚期肺癌咯血20例，临床疗效较好。其进一步研究指出：甘草干姜汤加补气药(如党参、黄芪、白术等)、活血药(如水蛭、土鳖虫等)、清热药(如白花蛇舌草、半枝莲等)、化痰软坚药(如半夏、川贝母、穿山甲等)治疗晚期肺癌咯血，不但能止血，而且能改善全身症状，抑制或缩小肿块，取得了较好的疗效。

2)消化系统：朱淑敏[8]用甘草干姜汤治疗寒性胃脘痛28例，治愈23例，总有效率96%。

3)泌尿系统：对于泌尿系统疾病，甘草干姜汤近年来在临床的报道多见用于治疗遗尿。李红杰等[9]用甘草干姜汤加味治疗一女性成人遗尿患者，效验。李权英[10]用该方治疗一17岁男性遗尿患者，收效亦佳。李昌德[11]的温肺缩泉法治疗小儿尿床43例，用的亦是甘草干姜汤，有效率100%。

4)耳鼻喉科:李权英[10]以甘草干姜汤治疗一67岁的女性慢性咽痛患者。疗效颇佳。

5)妇产科:马大正[12]根据张仲景运用甘草干姜汤的思路治疗一妊娠43天的妊娠恶阻患者,病起霍然。

芍药甘草汤

1)内科:

①免疫系统:殷发等[13]探讨加味芍药甘草汤治疗泌乳素(PRL)增高的红斑狼疮(SLE)的临床疗效,发现对PRL增高的SLE亚群患者加用中药加味芍药甘草汤可加快SLE病情的好转,减少激素用量和不良反应。

②消化系统:李道华等[14]采用芍药甘草汤加减保留灌肠治疗慢性非特异性溃疡性结肠炎58例,并与地塞米松保留灌肠治疗58例对照观察,结果2组总有效率比较差异无统计学意义($P>0.05$)。姜秀举[15]将服用抗精神病药物致便秘的87例住院精神病患者随机分为芍药甘草汤组和酚酞组,用药6天,10天后观察两组疗效。结果芍药甘草汤组有效率95.12%;酚酞组有效率82.61%,两组比较,有显著性差异($P<0.05$)。

③神经系统:段红莉等[16]观察芍药甘草汤加减治疗卒中后肩-手综合征的临床疗效。在神经内科一般治疗处理及基础康复治疗基础上,治疗组予柔肝理筋、化湿通络自拟方(芍药、甘草、石斛、乌梅等)口服,对照组予口服双氯芬酸钠肠溶片。结果:两组治疗后临床疗效、Brathel指数评分、上肢Fugl-Meyer评分及水肿程度评分,治疗组明显优于对照组($P<0.05$)。

④内分泌系统:袁海宁等[17]探讨芍药甘草汤对女性精神分裂症患者应用利培酮后出现高催乳素血症的疗效。结果芍药甘草汤或溴隐亭治疗均可降低催乳素浓度($P<0.01$),服芍药甘草汤后催乳素浓度平均降低值与服溴隐亭后平均降低值相仿($t=-1.054,P>0.05$);经治疗9例患者月经来潮。

2)外科:崔公让采用芍药甘草汤加味治疗急性期血栓性浅静脉炎,取得了很好的疗效[18]。马军[19]在使用传统治疗泌尿系结石方法的基础上加入大量益气养阴之品,用芍药甘草汤加味,获得事半功倍的效果。赵鸿汉等[20]用芍药甘草汤配黄芪、路路通治产后小便不通2例,疗效显著。

3)妇科:白福全等[21]多年来将芍药甘草汤应用于妇科的崩漏、痛经、妊娠恶阻、脏躁等的治疗,疗效满意。

4)儿科:孙永峰[22]观察芍药甘草汤治疗儿童功能性再发性腹痛的疗效与654-2口服比较。结果治疗组总有效率为92.86%,对照组总有效率为89.47%,两组综合疗效比较无显著性差异($M=0.3840,P>0.05$),且治疗组未见西药的不良反应。蒋美荣等[23]对68例小儿秋季腹泻患者采用以芍药甘草汤加减治疗为主,配合口服补液盐或静脉补液。结果芍药甘草汤可缓解腹泻量及腹泻次数,预防脱水有效率达到94.1%。

5)痉证:刘金先[24]认为芍药甘草汤具有较强的解除肠平滑肌痉挛之效。用芍药甘草汤加味治疗肠易激综合征,治疗65例,痊愈52例。孙建国等[25]运用养阴柔筋的"芍药甘草汤"加味治疗老年腓肠肌痉挛患者80例,取得了较好的临床效果,总有效率87.5%。

6)痛证:刘明霞[26]认为各种癌症病至晚期,其机制则基本相似,即正虚邪实,挛急疼痛。剧痛更伤精耗气,促其衰竭。治疗当务之急是缓解疼痛、补益正气,而芍药甘草汤二功兼备,结果证明该方既可减轻患者疼痛,又可延长存活期,提高生存质量。常青等[27]的临床研究证实:芍药甘草汤治疗慢性骨盆疼痛综合征,收效佳,疗程短,且无副作用。

7)其他:张武标等[28]观察芍药甘草汤应用于治疗腓肠肌综合征、类风湿关节炎、颈椎病等的临床疗效,均取得良好效果。

(4)医案选录

甘草干姜汤

1)遗尿:晏某,女,28岁,未婚,2001年4月6日初诊。有遗尿史20年,每晚睡觉必遗尿1～2次,痛苦不堪。虽经多方治疗皆罔效。自感恐惧羞涩,致大龄未能婚嫁。在其母的陪同下求治。诊见:形体消瘦,精神委靡,神志清楚,面白无华,气短乏力,口不渴,虽不咳嗽,但口中时吐涎沫,口淡,纳谷不香,大便溏,小便清长,舌白润无苔,脉细弱。诊为遗尿,证属肺脾肾俱虚,膀胱失约。治宜温肺健脾固肾,方用甘草干姜汤加味。处方:炙甘草18g,炮干姜12g,炙黄芪24g,桑螵蛸、山药、白术各15g。每天1剂,水煎分3次服。服药3剂,遗尿大减。3晚只遗尿2次,口吐涎沫减少,大便软已成形,纳香,精神好转。继服原方5剂。药尽诸症悉除。随访2年余未复发。(《新中医》,2004,36(2):70)

2)胃脘痛:李某,男,48岁,1998年6月20日初诊。患者胃脘痛断续发作多年,经西医钡餐造影确诊为十二指肠溃疡病。刻下症胃脘痛,腹胀,大便色黑,脉迟,P:59次/分,舌淡,苔白,口不渴。诊断为寒性胃脘痛。治以温中散寒,取甘草、干姜各9g,加神曲9g,煎汤连服5剂痛止。(《中国民间疗法》,2005,13(9):26)

3)眩晕:王某,女,70岁,农民。素患慢性支气管炎,年老体弱,卧床已有8个月,最近出现头晕耳鸣症状,如坐舟车之中,感觉房子、桌椅旋转,耳鸣如发洪水,不能起床,不敢张目,同时伴咳嗽气急,咳吐唾沫和胸闷不适感。听诊后发现右下肺有散在中小水泡音,曾用抗生素、麻杏止咳糖浆、喷托维林等消炎药、止咳药均无效。又用天麻钩藤饮、百合固金汤等加减方,治疗亦无效。眩晕逐渐加重,咳唾涎沫不止,思热饮,不欲食。请诊,症如上述,面色萎黄,舌苔薄白,脉沉细。自思《金匮要略》中有肺痿吐涎不咳者,此为肺中冷,必眩,多唾涎,"甘草干姜汤以温之"。此病虽然以眩晕突出,然年老体弱,又常用消炎润肺之品,肺中阳气不足已无疑,加之咳唾涎沫,胸闷不舒。拟诊眩晕病,肺中虚冷,水气不化,清阳不升,浊阴不降。处方:炙甘草15g,炮姜12g,3剂。服1剂后。眩晕锐减,咳唾涎沫也好转;服完2剂,能起床活动;服完3剂后,眩晕消失,已不吐涎沫,饮食好转,精神大振。此病延绵近一月之久,用多方无效,转用此方,药到病除,可见该方之捷效,辨证之重要也。(《内蒙古中医药》,2010,29(6):182)

4)妊娠恶阻:马某,24岁,2006年1月18日初诊。妊娠43天,口淡恶心4天,纳差,二便正常。舌淡红,苔薄白,脉细。治法:温中和胃降逆。方用干姜附子汤加味:干姜5g,淡附片5g,半夏12g,陈皮9g,生姜5片。5剂。2006年1月23日复诊,恶心消失,胃纳苏,二便正常。B超提示宫内早孕存活,舌脉如上,守上方继进5剂,以巩固疗效。

按:干姜附子汤是《伤寒论》治疗"下之后,复发汗,昼日烦躁不得眠,夜而安静,不呕不渴,无表证,脉沉微,身无大热"的方剂,由四逆汤去甘草而成,可使温药单刀直入。干姜附子汤原是治疗不呕不渴之症,如今却用于作呕的妊娠恶阻何也?大凡辛热回阳之剂必是温中之药,上案恶阻系中寒之轻证,故以干姜附子汤加半夏、橘皮、生姜行气温中降逆,少少与之,而病起霍然。(《甘肃中医》,2006,19(12):7-8)

芍药甘草汤

1)排便困难:王某,女,28岁,2009年6月13日初诊。排便困难半年余,大便3～4日一行,质硬,经常靠服用泻剂(艾者思、麻仁胶囊、中草药等)维持排便,但停药后,大便仍难以排出。肛门指诊检查,肛管呈紧缩感,明显感到内括约肌呈痉挛状态。建议患者做排粪造影检查,但因患者经济条件有限,未作,嘱其服用艾者思,同时合用芍药甘草汤,每日 1 剂。连服 2 周,症状明显改善。停药后,排便正常。3 个月后随访,无复发。(《长春中医药大学学报》,2010,26(4):230)

2)癌性疼痛:孟某,男,62 岁,工人,2002 年 7 月 25 日初诊。患者罹患肝癌住院治疗 4 个月,病情有增无减,其家属要求住我院观察。近 20 天来右胁痛甚,每日需肌注度冷丁 2~3 次,每次用量为 100mg。因药源不足而邀会诊。患者右胁隆起,触之坚硬痛甚,痛苦哀嚎,彻夜难眠,形羸色青,纳呆腹胀,乏力,鼻衄,体温 37.8℃,口干,腹壁静脉曲张,舌质鲜红少津无苔,脉沉细弦。证属肝阴不足,血瘀火旺。治宜养阴柔肝,缓急止痛,化瘀通络,凉血止衄。方用重剂芍药甘草汤加味:生白芍 250g,炙甘草 60g,生地黄 30g,三七粉(冲)6g。每日 1 剂,水煎分 3 次服。服 3 剂后痛减衄止。上方延胡索 15g 易三七粉,续服 2 剂后疼痛大减,夜可安然入睡,度冷丁减至每日 100mg。继进 5 剂后,停用度冷丁,患者精神转佳,饮食渐增。调方为中剂加味:生白芍 125g,炙甘草、黄芪各 30g,生龟甲、生鳖甲、茯苓各 15g,川楝子 6g。1~3 日 1 剂维持。(《国医论坛》,2005,20(5):5-6)

3)发作性眩晕:王某,女,55 岁,2004 年 1 月 14 日初诊。发作性眩晕 2 个月,转动头颈时易发,颈后部憋胀不舒,眩晕耳鸣,失眠多梦,舌红少津有瘀斑,脉弦涩。摄颈椎片示:颈椎病。药用:白芍 45g,赤芍 25g,熟地黄 24g,丹参、葛根各 20g,龙骨、炙甘草各 15g。每日 1 剂,水煎服。1 月 20 日二诊:服 5 剂后眩晕减轻,发作次数减少。继服 5 剂明显减轻,睡眠好转。又服 15 剂诸症消失。(《山西中医》,2009,25(9):44)

4)梅核气:李某,女,38 岁,2003 年 9 月 7 日诊。近 1 年来自觉咽部有异物,咯之不出,吞之不下,但饮食不碍。某医院喉镜检查示:声带轻度充血肥厚,咽腭弓部略黯红。服喉片、抗生素、半夏厚朴汤及三黄片效不显。刻诊:咽部异物感,偶可咳出极黏白痰,心烦易怒,胸部微闷,舌质偏红,苔少而干,脉弦细略数。证属阴伤气郁痰阻、气滞上逆于咽喉。处方:白芍 30g,炙甘草 10g,竹沥 10g,半夏 10g,厚朴 10g,苏梗 10g,射干 10g,玄参 15g,桔梗 10g,牛蒡子 10g,川贝 6g。每日 1 剂,水煎服。7 剂病愈。(《湖北中医杂志》,2007,29(5):43)

5)双下肢抽搐:隋某,男性,23 岁,运动员。2008 年 7 月因"2 个月前开始每于训练后及夜间感双下肢抽搐、疼痛感,经推拿、针灸、理疗治疗后症状时轻时重、时有时无而来诊。症见双下肢抽搐感不适,疲劳感,稍感疼痛,无肤色改变,无局部肌肉隆起,体瘦,纳食尚可,大便可,小便时有发黄,余无殊,舌脉正常。证属津亏液乏,筋脉失养。治以酸甘化阴,缓急止痛。予芍药甘草汤加减:白芍药 30g,炙甘草 10g,宣木瓜 12g,伸筋草 18g,炒鸡内金 9g。7 剂,每日 1 剂,水煎分服。并嘱患者平日多饮水,少食辛辣刺激之品。药后下肢抽搐、疲劳感减轻,疼痛改善,上方白芍药增至 40g,加全当归 10g,生黄芪 15g。续服 7 剂后诸症基本解除。(《中国中医急症》,2010,19(3):455,458)

【现代研究】

1. 甘草干姜汤

(1)甘草根和茎含有甘草甜味素,是甘草次酸的二葡萄糖醛酸苷,为甘草的甜味成分,含有多种黄酮成分。甘草根水解产物尚分出乌热酸即 18α-甘草次酸。甘草酸与甘草次酸对乙酰胆碱酯酶有抑制作用,能减少乙酰胆碱水解,兴奋胆碱能神经;并能调节多种酶。甘草次酸还有类似肾上腺皮质激素样结构,盐皮质类甾醇样作用,能使多种实验动物尿量及甾的排出减少;钾排出增加,血钠上升,血钙降低,肾上腺皮质小球带萎缩;有糖皮质类甾醇样作用，能使尿中游离型 17-羟皮质类甾醇排泄量增加。甘草甜味素有解毒作用，其机制包括与葡萄糖醛酸结合的解毒作用；其抗变态反应效果是作用于免疫变态反应中起重要作用的补体系统，并从动脉硬化症的补体免疫炎症过剩反应，使炎症反应趋于静止，有改善高脂血症和肝功能作用；并能促进胆汁分泌，降低胆红素。甘草流浸膏能直接吸附胃酸，抑制基础分泌，保护溃疡面，缓解胃肠痉挛，有类罂粟碱样特异性抗痉挛能力。甘草还有中枢镇咳祛痰，解热镇痛，催眠，抗惊厥，抗菌，抑制病毒生长，特别是抗艾滋病病毒作用。

（2）干姜辛辣，口服后能刺激口舌及胃黏膜，可能引起反射性交感神经兴奋而起对抗副交感神经作用。醚提取物的抗缺氧有效成分，是通过减慢机体耗氧速度来实现的，这主要为柠檬醛，它能收缩末梢血管，反射性兴奋血管运动中枢，通过交感神经兴奋使血压上升，促进血液循环，从而达到抗休克的目的。这便是干姜温中救逆的药理基础。其抗血栓、抗血小板聚集功能主要是挥发油作用于凝血系统。其抑制肠管活动，与肾上腺素能神经 α 受体关系不大。干姜还具有抗胆碱样作用和抗组胺作用。

（3）甘草与干姜配伍，具有调节自主神经，缓解平滑肌痉挛，强心，扩张血管，增强血液循环的功能，共奏温中散寒之效。久服甘草可引起电解质紊乱，出现浮肿，儿童尤其不宜久服。（《伤寒论古今研究》，沈阳：辽宁科学技术出版社，1994 年：945）

2. 芍药甘草汤

（1）镇痛机制：郑王巧等[29]探讨 PGE_2/cAMP 信号通路对芍药甘草汤镇痛作用的影响，采用福尔马林致痛法观察Ⅰ相和Ⅱ相疼痛反应；采用酶联免疫法测定冰醋酸致痛小鼠血清中前列腺素 E（PGE）和环磷酸腺苷（cAMP）的浓度。结果较大剂量芍药甘草汤对福尔马林致痛模型动物Ⅰ相和Ⅱ相疼痛反应均呈现抑制作用；并明显降低冰醋酸致痛模型小鼠血清中 PGE 和 cAMP 浓度。结论是：PGE/cAMP 信号通路参与了芍药甘草汤的镇痛作用。

（2）抗炎作用：朱爱江等[30]探讨芍药甘草汤的抗炎作用及其机制。采用角叉菜胶诱发大鼠足肿胀和大鼠背部气囊模型、巴豆油混合致炎剂诱发小鼠耳肿胀模型以及鲁米诺化学发光法测定多形核白细胞（PMN）的发光强度。实验结果说明芍药甘草汤有明显的抗炎作用，其抗炎作用机制部分在于抑制 PGE、NO、IL-6 的产生，抑制 PMN 产生氧自由基，可能还与影响下丘脑-垂体-肾上腺皮质轴有关。

（3）不同剂量配比研究：丘振文等[31]探讨不同剂量配比对芍药甘草汤中芍药苷煎出量的影响。结果芍药苷在 $0.102\sim1.02\mu g$ 范围内呈良好的线性关系，$r=0.9998$，各种配伍未见芍药苷煎出量有明显变化。他们得出结论：不同剂量配比对芍药甘草汤中芍药苷的煎出无明显影响。

郑富超等[32]以腹腔注射醋酸法复制疼痛小鼠模型，通过观察不同配伍比例的芍药甘草汤对该模型镇痛的影响，来研究芍药甘草汤不同配伍比例镇痛作用的异同。通过实验提示，芍药甘草汤能对抗醋酸所致的小鼠扭体反应，且芍药甘草比例为 3：1 时镇痛作用更好。薛建国等[33]的结果似乎有不同的意见。他们观察不同比例生白芍和酒炒白芍组成的芍药甘草汤对镇痛作用和胃肠平滑肌兴奋性的影响。结果单用酒炒白芍可使肠推进率明显高于对照组，而不同比例酒炒白芍和甘草配伍均未见对肠平滑肌有明显影响。生白芍、甘草以 1：1 比例配伍可显著降低肠推进率，而单用生白芍或以其他不同比例生白芍和甘草配伍组成的芍药甘草汤对肠推进均未见明显影响。单用酒炒白芍或酒炒白芍、甘草以 3：1 比例配伍和生白芍、甘草以 1：1 比例配伍均可见有明显的镇痛作用，其他各组均未见明显的镇痛作用。王文萍等[34]通过检测给予芍药、甘草单方或合剂芍药甘草汤后，动物血浆中芍药苷、甘草次酸的药动学参数,探索芍药甘草汤配伍的合理性。结果发现:与单方相比,给予芍药甘草汤后大鼠血浆中甘草次酸的达峰时间提前,峰浓度增加;芍药苷达峰浓度提高,相对生物利用度增加;两成分均出现半衰期缩短现象。钟志勇等[35]采用正交设计法探讨芍药甘草汤的不同配伍比对小鼠正常和亢进状态的肠推进的影响,以及对正常和亢进状态下的离体兔肠的影响。用线性回归分析方法建立测评指标,考察因素间的数学模型。通过直观分析、方差分析和回归分析得出:芍药甘草汤的最佳配伍是芍药24g,甘草24g,两药之间具有协同作用。

杨淑君等[36]查阅芍药甘草汤组方配伍的研究文献,整理总结、综合大多数文献认为:芍药甘草汤以生白芍与炙甘草按3:1配伍最佳,芍药与甘草具有协同作用。芍药甘草汤的药物配伍比例及炮制方法与药理作用及化学成分密切相关。

(4)细胞学、分子学研究:王璞等[37]观察芍药甘草汤对 MRL/Lpr 狼疮小鼠及其脾细胞 $CD4^+CD25^+Foxp3^+$ 调节性 T 细胞(Treg)的影响。发现高浓度芍药甘草汤可以明显减缓疾病的发生、减轻 SLE 症状、延长病鼠生存期;治疗后较治疗前有效提高 $CD25^+/CD4^+$(%)、$Foxp3^+/CD4^+$(%)的比例($P<0.05$)。田丰玮等[38]观察芍药甘草汤对偏瘫痉挛大鼠模型脑内神经递质的影响。采用改良吴氏法制作大鼠痉挛模型,然后予以芍药甘草汤不同剂量灌胃给药,每日1次,连续3周。结果芍药甘草汤口服给药,能明显升高痉挛大鼠模型脑内甘氨酸(Gly)、γ-氨基丁酸(GABA)、5-羟色胺(5-HT)含量,明显增加上肢伸直幅度,降低肌张力。时乐等[39]用正交设计法对芍药甘草汤主要部位群不同比例组合的药效学进行比较。实验表明:芍药甘草汤中的3个主要部位:群芍药苷、甘草总黄酮、甘草总皂苷比例为1:1:1和1:2:2时与全方组作用相同,具有松弛平滑肌作用,能明显降低小鼠小肠推进率。小鼠醋酸扭体实验表明:3个主要部位群不同比例组合均能明显抑制小鼠的扭体反应次数,呈现一定的镇痛作用。

(5)对人体作用的研究:任东坡等[40]观察加味芍药甘草汤治疗造模动物跟腱末端病的临床疗效,应用电刺激仪对大鼠进行刺激,使其跳跃,模仿运动员跳跃动作,使其达到末端病的模型。对造模成功的大鼠末端病模型进行中药灌胃,对照组进行生理盐水灌胃。发现中药加味芍药甘草汤能减少大鼠末端病的凋亡细胞,减轻大鼠跟腱末端病的病理损害,起到对大鼠跟腱组织的保护作用。

韩坚等[41]通过小鼠小肠墨汁推进实验观察芍药甘草汤对正常、亢进及抑制状态下胃肠运动的影响,并采用兔离体肠管实验研究其作用机制。结果证明芍药甘草汤能显著抑制正常和亢进状态的小鼠小肠运动,显著抑制正常离体肠管的活动,并呈现一定的量效关系;对乙酰胆碱(Ach)、组胺、新斯的明(Neo)、氧化钡($BaCl_2$)等不同离体兔肠模型均具有显著性抑制作用($P<0.05$ 或 $P<0.01$ 或 $P<0.001$)。推测芍药甘草汤抑制胃肠运动的机制可能与抗胆碱样、钙拮抗、抗组胺有关,也可能与 α 受体有关。

邸琳等[42]用0.1% CCl_4 50mg/kg 硫代乙酰胺、350mg/kg 对乙酰氨基酚分别腹腔注射以及用40度白酒灌胃,造成急性肝损伤模型。用芍药甘草汤20g、10g、5g(生药)/kg 灌胃给药,发现该方对以上各种原因引起的小鼠血清谷丙转氨酶(ALT)和谷草转氨酶(AST)活性升高有显著的抑制作用,能同时降低肝组织中 MDA 含量,提高肝组织中超氧化物歧化酶(SOD)和谷胱甘肽氧化酶(GSH-PX)活性。

刘平[43]运用小鼠氨水引咳实验、豚鼠枸橼酸引咳实验、豚鼠整体引喘实验、豚鼠气管片法以及抗炎实验对芍药甘草汤在止咳、平喘和抗炎方面的作用进行实验研究。发现芍药甘草汤具有良好的预防和治疗咳嗽的作用,具有一定的平喘作用、良好的抗炎作用。

(6)其他:曹艳等[44]总结了芍药甘草汤临床及药理研究近况,综合整理文献后发现芍药甘草汤具有明显的镇痛、抗炎、解痉、止咳、平喘、抗变态反应作用。

【按语】甘草干姜汤得理中汤之精要,为辛甘化阳之温补剂,实乃太阴病方。辨证关键是脾肺阳虚,手足冷,咽干不渴,烦躁吐逆,尿多,甚则遗尿咳嗽,痰稀白,舌淡苔润,脉弱。主治脾虚肺寒之咳嗽,脾阳虚不统血之吐、衄、下血,胃阳虚寒之胃脘痛及肺脾两虚不能制水之遗尿,劳淋及阴寒证之咽痛,因组方简洁,临床应注意随证加味。

芍药甘草汤益阴和血,尤善柔肝缓急止痛,临床广泛用于骨骼肌、平滑肌病变引起的各种痛证,多见于消化、循环、泌尿、运动、神经系统及妇科、骨伤科,此外,还可用于呼吸系统咳喘及皮肤科荨麻疹、湿疹、过敏性紫癜等渗出性炎症。其审证要点是阴虚,筋脉失养,脉络失和,症见舌红苔少,脉沉或细。临床运用关键是疼痛、挛急,至于芍药甘草之用量,如芍药30～250g,炙甘草12～60g,谨供参考,总以因时、因病、因人制宜为佳。

三、证象阳旦(30)

【原文】

问曰:證象陽旦[(1)],按法治之而增劇,厥逆,咽中乾,兩脛[(2)]拘急而讝語。師曰:言夜半手足當溫,兩腳當伸。後如師言,何以知此?答曰:寸口脈浮而大,浮為風,大為虛,風則生微熱,虛則兩脛攣,病形象桂枝,因加附子參其間,增桂令汗出。附子溫經,亡陽故也。厥逆,咽中乾,煩躁,陽明內結,讝語煩亂,更飲甘草乾薑湯,夜半陽氣還,兩足當熱,脛尚微拘急,重與芍藥甘草湯,爾乃脛伸;以承氣湯微溏,則止其讝語,故知病可愈。(30)

【词解】

(1)阳旦:桂枝汤的别名。

(2)胫:小腿,从膝盖到脚跟的一段。

【提要】以问答方式讨论上条证治的机制。

【释义】本条初起"证象阳旦",但按阳旦证治疗,病情反而加重,出现"厥逆,咽中干,两胫拘急",究其原因,患者寸口脉浮大,浮为风邪,故生"微热",大为正虚,阴阳俱虚,则两胫部拘挛,此证属阳虚液亏,本宜桂枝加附子汤,温经复阳,固表敛液,反而用桂枝汤并增桂枝用量,辛温发散,致汗多阳虚更甚而厥逆、咽干、烦躁不安;若阴伤燥结,转属阳明,还会出现谵语烦乱。上述辨证救治的方法,应当先复阳气,与甘草干姜汤,半夜阳气来复时,两足自会转热;两胫还微拘急的,再与芍药甘草汤复其阴,胫部拘急则可完全伸展;燥屎内结阳明者,以承气汤令大便微溏,随其里热得下泄,则谵语自止,故知疾病可痊愈。

本条实际是29条的注文,以问答形式具体阐述了阴阳俱虚患者误用桂枝汤的辨证、处理方法及病愈机制,是张仲景"观其脉证,知犯何逆,随证治之"的范例。由于文字有费解之处,注家有歧义。我们认为学习本条应与29条互参,方能把握主体内容,领会其精神实质,故不必拘泥个别文字。

【选注】

成无己:阳旦,桂枝汤别名也。(《注解伤寒论·辨太阳病脉证并治上》)

喻嘉言:桂枝汤,遇时令温热,则加黄芩,名阳旦汤。(《尚论篇·太阳经下篇》)

程郊倩:此条即上条注脚,借问答以申明其义也。证象阳旦句,应前条伤寒脉浮,自汗出,小便数,心烦,微恶寒,脚挛急一段。按法治之句,应前条反与桂枝汤欲攻其表一段。而增剧致拘急而谵语句,应前条此误也,得之便厥,咽中干,烦躁吐逆者一段。师言夜半手足当温,两脚当伸,后如师言,何以知此句,应前条已用甘草干姜汤并调胃承气汤一段。答曰:寸口脉浮而大,浮则为风,大则为虚,风则生微热,虚则两胫挛,证象桂枝,因加附子参其间,增桂令汗出。附子温经回阳故也数句,发明以补出前证病源,及用桂枝之误。见证象桂枝,而实非桂枝证,将成亡阳也。虽附子可加于本汤,奈何于本汤加黄芩乎?厥逆咽中干,烦躁,阳明内结,谵语,烦乱,申叙前证,以著亡阳之实。更饮甘草干姜汤,夜半阳气回,两足当温,重应前条甘草干姜汤一段。胫尚微拘急,重与芍药甘草汤,尔乃胫伸,重应前条芍药甘草汤一段。以承气汤微溏,则止其谵语,重应前条调胃承气汤一段。故知其病可愈,亦非泛结,见其愈也。(《伤寒论后条辨·辨太阳病脉证篇》)

陈逊斋:因加附子参其间,"因"字下应加一"未"字,"附子温经"四字应删去。(《伤寒论译释》)

【评述】 古今研究伤寒论学者均视本条为 29 条注脚。由于内容有所重复,文义有不易理解之处,舍而不取。程郊倩将本条与 29 条的对应部分,作排比与注释,有助于把握全条精神实质。关于阳旦的解释,成、喻二人各持一见,成无己可从。陈逊斋的文字修改意见,可备参考。

参 考 文 献

[1] 关庆增,陆云平.伤寒论古今研究[M].沈阳:辽宁科学技术出版社,1994:940.

[2] 周建新.《伤寒论》苓桂剂群临证举隅[J].中国实用乡村医生杂志,2006,13(12):48-49.

[3] 李爱华.桂枝汤妇产科运用举隅[J].四川中医,1991,(6):42.

[4] 唐伟华.桂枝去桂加茯苓白术汤治愈恶寒不解[J].国医论坛,1991,(2):封底.

[5] 白慧.甘草干姜汤加味治疗肺寒咳嗽 48 例[J].云南中医中药杂志,2000,21(4):31-32.

[6] 严娟.甘草干姜汤加味治疗晚期肺癌咯血 20 例临床疗效观察[J].辽宁中医杂志,2006,33(11):1443-1444.

[7] 严娟.甘草干姜汤加味治疗晚期肺癌咯血探讨[J].浙江中医杂志,2006,41(12):715-716.

[8] 朱淑敏.甘草干姜汤治疗寒性胃脘痛 28 例[J].中国民间疗法,2005,13(9):26.

[9] 李红杰,朱春兰.甘草干姜汤加味治疗成人遗尿验案 1 则[J].新中医,2004,36(2):70.

[10] 李权英.甘草干姜汤治验举隅[J].长春中医药大学学报,2009,25(3):359.

[11] 李昌德.温肺缩泉法治疗小儿尿床 43 例[J].四川中医,2004,22(2):71.

[12] 马大正.运用张仲景小方治疗妊娠恶阻六则[J].甘肃中医,2006,19(12):7-8.

[13] 殷发,戴春梅,许芳,等.加味芍药甘草汤治疗系统性红斑狼疮的初步报告[J].辽宁中医杂志,2009,36(4):497-499.

[14] 李道华,夏侯伟.芍药甘草汤加减保留灌肠治疗慢性非特异性溃疡性结肠炎 58 例疗效观察[J].河北中医,2009,31(11):1660-1661.

[15] 姜秀举.芍药甘草汤治疗抗精神病药所致便秘的对照研究[J].中国社区医师·医学专业半月刊,2009,11(19):120.

[16] 段红莉,王雅娟,刘玉洁.芍药甘草汤加减治疗卒中后肩-手综合征 36 例[J].陕西中医,2009,30(9):1160-1161.

[17] 袁海宁,王传跃,冯秀杰,等.芍药甘草汤治疗高催乳素血症对照研究[J].临床精神医学杂志,2005,15(6):337-338.

[18] 吴建萍,崔炎,刘辉.崔公让教授芍药甘草汤加味治疗急性期血栓性浅静脉炎[J].中医研究,2009,22(6):57-58.

[19] 马军.芍药甘草汤加味治疗泌尿系结石 69 例[J].中国中医急症,2005,14(4):371-372.

[20] 赵鸿汉,田辉.芍药甘草汤配黄芪、路路通治产后小便不通 2 例[J].中华现代中医药杂志,2009,5(1):54.

[21] 白福全,白玉.芍药甘草汤妇科临床应用举隅[J].河南中医,2008,28(6):16.

[22] 孙永峰.芍药甘草汤治疗儿童功能性再发性腹痛疗效观察[J].山西中医,2008,24(10):11.

[23] 蒋美荣,于红亮.芍药甘草汤治疗小儿秋季腹泻 68 例[J].现代中医药,2009,29(5):13-14.

[24] 刘金先.芍药甘草汤加味治疗肠易激综合征 86 例[J].实用中医内科杂志,2009,23(5):83.

[25] 孙建国,张守林.芍药甘草汤加味治疗老年腓肠肌痉挛 80 例[J].中医中药,2008(17):89.

[26] 刘明霞.芍药甘草汤加味治疗中晚期癌症疼痛 42 例[J].国医论坛,2005,20(5):5-6.

[27] 常青,何金军,吴栖岸,等.芍药甘草汤治疗慢性骨盆疼痛综合征 44 例[J].浙江中医杂志,2009,44(5):334-335.

[28] 张武标,张武强.芍药甘草汤的临床活用经验[J].中国现代实用医学杂志,2005,4(5):63-64.

[29] 郑王巧,宋丽华,李海菊,等.PGE$_2$/cAMP 信号通路对芍药甘草汤镇痛作用的影响[J].中药药理与临床,2008,24(1):1-2.

[30] 朱爱江,方步武,吴咸中,等.芍药甘草汤的抗炎作用研究[J].天津医药,2009,37(2):120-123.

[31] 丘振文,罗丹冬,任结梅,等.不同剂量配比对芍药甘草汤中芍药苷煎出量的影响[J].时珍国医国药,2008,19(6):1454-1455.

[32] 郑富超,郑秀丽,郭玉成,等.芍药甘草汤不同配伍比例镇痛作用的实验研究[J].承德医学院学报,2008,25(2):213-214.

[33] 薛建国,徐立,时乐,等.生白芍和酒炒白芍对芍药甘草汤解痉镇痛作用的影响[J].南京中医药大学学报,2006,22(5):304-305.

[34] 王文萍,王垂杰,谷松,等.芍药甘草汤配伍意义的药动学研究[J].世界科学技术-中医药现代化,2009,11(3):382-387.

[35] 钟志勇,龚奥娣,韩坚,等.用多指标正交设计合并线性回归法探讨芍药甘草汤的最佳配比[J].中药药理与临床,2005,21(6):7-10.

[36] 杨淑君,彭树灵.芍药甘草汤组方配伍研究的进展[J].国际医药卫生导报,2009,15(18):112-114.

[37] 王璞,张雯,周红娟,等.芍药甘草汤对 MRL/Lpr 小鼠 CD4$^+$CD25$^+$Foxp3$^+$ 调节性 T 细胞的影响[J].浙江中医杂志,2009,44(10):723-726.

[38] 田丰玮,杨金蓉,邓亚维,等.芍药甘草汤对大鼠偏瘫痉挛模型神经递质的影响[J].中国中医急症,2009,18(2):251-270.

[39] 时乐,徐立谭,秋薇.正交设计法对芍药甘草汤主要部位群不同比例组合的药效学比较[J].实用中医内科杂志,2007,21(5):21-22.

[40] 任东坡,唐欣荣,吕发明.加味芍药甘草汤对大鼠跟腱末端病影响的实验研究[J].河南中医,2009,29(5):455-457.

[41] 韩坚,钟志勇,景丽,等.芍药甘草汤对肠道运动的作用观察[J].广州中医药大学学报,2007,24(1):55-58.

[42] 邸琳,刘新宇,常福红,等.芍药甘草汤对小鼠急性肝损伤的保护作用[J].中药药理与临床,2007,23(6):4-5.

[43] 刘平.芍药甘草汤止咳平喘和抗炎作用的实验研究[J].海南医学,2008,19(1):110-112.

[44] 曹艳,旺建伟,段淑香.芍药甘草汤临床及药理研究近况[J].中医药信息,2006,23(3):41-43.

（李赛美）

第二章
辨太阳病脉证并治（中）

第一节　葛根汤证及其辨证（31～34）

【原文】

太陽病，項背強几几，無汗惡風，葛根湯主之。方一。（31）

葛根四兩　麻黃三兩，去節　桂枝二兩，去皮　生薑三兩，切　甘草二兩，炙　芍藥二兩　大棗十二枚，擘

上七味，以水一斗，先煮麻黃、葛根，減二升，去白沫，內諸藥，煮取三升，去滓。溫服一升，覆取微似汗，餘如桂枝法將息及禁忌。諸湯皆做此。

【提要】 太阳伤寒兼经气不舒的证治。

【释义】 本条所言太阳病，为"无汗恶风"，而所用方剂为葛根汤，故知其证为太阳伤寒之属，即有发热、恶风寒、头痛、无汗、脉浮紧等，其主要病机为风寒束表，卫阳被遏，营阴郁滞。另一主要症状为"项背强"，即项背拘紧不舒，活动不能自如，究其机制，为风寒之邪兼犯太阳经脉，经气不利，经脉失养所致。

本条与 14 条桂枝加葛根汤证相比较，同中有异，所同者，均为太阳风寒表证，均有发热恶风寒，头痛，脉浮，项背强等。所异者，桂枝加葛根汤证，是在太阳中风证中见项背强，故脉浮而兼缓，自汗乃必然之势；本证是在太阳伤寒证中见项背强，故"无汗恶风"乃画龙点睛之笔，其脉浮紧，亦在情理之中。

【选注】

成无己：太阳病项背强，汗出恶风者，中风表虚也。项背强，无汗恶风者，中风表实也。表虚宜解肌，表实宜发汗，是以葛根汤发之也。（《注解伤寒论·辨太阳病脉证并治中》）

方有执：太阳病项背强与上篇（指第 14 条桂枝加葛根汤证——笔者注）同者，风寒过太阳之营卫，初交阳明之经络，经络同，所以风寒皆然也。无汗者，起自伤寒，故汗不出，乃上篇之反对，风寒之辨别也。恶风乃恶寒之互文，风寒皆通恶，而不偏有无也。夫以太阳中风，项背强，汗出，恶风，用桂枝加葛根汤论之，则此太阳伤寒，无汗恶风，项背强，当用麻黄加葛根，而用葛根汤者何哉？盖乃加阳明之时，喘已不作，故去杏仁，不用麻黄汤之全方，不可以麻黄加为名，而用麻黄、桂枝、甘草、葛根以为汤者，实则是麻黄加之规制也。用姜、枣、芍药者，是以阳明属胃，胃为中宫，姜枣皆和中之物，芍药有缓中之义也。不须啜粥，麻黄类例也。（《伤寒论条辨·辨太阳病脉证并治中》）

《医宗金鉴》：此略其证脉，单举痉之颈项强急者，以明其治也。太阳脉下项循肩挟脊；阳明脉循喉咙入缺盆，贯膈，下乳内廉。太阳主后，前合阳明；阳明主前，后合太阳，今邪壅于二经之中，故有拘强之貌也。太阳之强，不过颈项强；此痉之强，则不能俯仰，连项胸背而俱强，

故曰项背强也。无汗、恶风，实邪也，宜葛根汤发之，即桂枝汤加麻黄、葛根，两解太阳阳明之邪也。（《医宗金鉴·订正仲景全书·伤寒论注·辨痉湿暍病脉证并治》）

张隐庵：自此以下凡四节皆论太阳分部之表，阳邪薄之而下入也。夫邪薄于太阳之表，而为太阳病项背强，则循于太阳之分部矣。邪拒于表，故无汗；从表而入于肌，故恶风，葛根汤主之。（《伤寒论集注·辨太阳病脉证篇并治第一》）

【评述】本证为太阳伤寒兼项背强证，成注朴实合理，惟"中风表实"句欠妥，究其原因，大抵成无己以寒伤营则恶寒，风伤卫则恶风立论，而本条有"无汗恶风"句，因而曲为解释。方有执释其证候病机，平正通达，尤其提到"恶风乃恶寒之互文，风寒皆通恶，而不偏有无也"，足以矫正成无己之穿凿。《医宗金鉴》以太阳经脉循行而释项背强，具体生动，惜其涉及阳明经脉，其义难从，揣摩其底蕴，大约从本方又可治太阳阳明合病（见下文）而来，要知此为一方二证，在经脉方面，不必彼此连累。方有执亦有外邪"初交阳明之经络"句，其偏弊相同。张隐庵指出"自此以下四节，皆论太阳分部之表，阳邪薄之而下入也"，是说其内容有密切联系，学者审之。

【治法】发汗解表，升津舒经。

【方药】葛根汤方。

【方义】本方由桂枝汤减轻桂、芍剂量，加麻黄、葛根而成。其方以葛根为主药，性味甘辛微凉，有解肌退热之功，常与解表剂发挥协同效应；能升津液，舒经脉，以疗项背拘急；能入脾胃，升发清阳而止泻利。桂枝汤中减少桂、芍而加麻黄者，一则调和营卫，以利太阳经气运行，再则欲其发汗解表，以治恶风无汗之表实，然则经脉既已受阻，津液难以升达，故不能峻汗，此即于麻、桂二方临床运用中，据病情差异而产生的新法，亦即以桂枝汤为基础，加葛根、麻黄，而不以麻黄汤加葛根之由来。

本方与桂枝加葛根汤均治太阳病项背强，盖前者之项强，见于汗出恶风等表虚证中，故以桂枝汤原方加葛根治之，意在调和营卫，解肌祛风，升津液，舒经脉。本证项强见于无汗恶风之表实证中，故组方原理异于上，意欲辛温发汗，解散风寒，升津液，舒经脉，而无峻汗伤津之弊。

【方论选】

柯韵伯：……更甚于项强，而无汗不失为表实，脉浮不紧数，是中于鼓动之阳风，故以桂枝汤为主，而加麻葛以攻其表实也。葛根味甘气凉，能起阴气而生津液，滋筋脉而舒其牵引，故以为君。麻黄、生姜能开玄府腠理之闭塞，祛风而发汗，故以为臣。寒热俱轻，故少佐桂、芍，同甘枣以和里。此于麻桂二方之间，衡其轻重，而为调和表里之剂也……要知葛根秉性轻清，赋体厚重，轻可去实，重可镇动，厚可固里，一物而三美备，然惟表实里虚者宜之，胃家实者，非所宜也。故仲景于阳明经中不用葛根。（《伤寒来苏集·伤寒附翼·太阳方总论》）

王晋三：葛根汤即桂枝汤加麻黄、倍葛根以去营实，小变麻桂之法也。独是葛根、麻黄治营卫实，桂枝、芍药治营卫虚，方中虚实互复者，其微妙在法。先煮麻黄葛根减二升，后纳诸药，则是发营卫之汗为先，而固表收阴袭于后，不使热邪传入阳明也。故仲景治太阳未入阳明者，用以驱邪，断入阳明之路，若阳明正病中，未尝有葛根之方。（《绛雪园古方选注·汗剂》）

曹颖甫：太阳之气，卫外之阳气也，合营卫二气以为用者也。气之化为水者，汗也，故称太阳寒水。寒水者，里气为表寒所化，与病邪俱去之大机转也。设寒水不能外泄为汗，郁于经输之内，为强为痛；陷于足阳明胃，下泄而为利；上泛而为呕，故必用升提之品，将内陷之邪提出,然后太阳寒水乃能从肌腠皮毛外泄而为汗,此葛根汤之作用也。独怪近世庸工,于大热之阳明腑证,往往漫投葛根。夫清阳明之热,自有白虎承气二方,安用此升提之品乎?元人张洁古妄以为阳明仙药,并言邪未入阳明,不可轻用。不知桂枝加葛根汤及葛根汤二方,果为邪入阳明证乎?抑邪入阳明之后,可用麻黄、桂枝以发皮毛肌腠之汗乎?李时珍本草犹采其说,真所谓大惑不解矣。按次节下利(指 32 条——笔者注)与首节(指本条)下陷经输同,故但用葛根汤本方以升提之,三节(指 33 条)不下利但呕,为水气上逆,故加生姜、半夏以抑之,所谓同中求异也。(《曹氏伤寒金匮发微合刊·伤寒发微·太阳篇》)

【点评】柯、王二人,对本方之组成、功效阐述清楚,可从。曹颖甫从病情病机入手,深入说明本方治在太阳之风寒,或兼邪入经输,而为项背强者,或兼犯胃肠,而为利为呕者,都与阳明热证无关,故本方决非阳明之方,读来足以振聋发聩。尚须说明者,曹颖甫此论,是以六经气化学说为宗旨,所言"寒水"者,是兼太阳经、腑二气之功能以及感受风寒而言,非直观之寒水,更非水饮之类。所言"提出"病邪,与向外发散同义。

【临床应用】

(1)张仲景对本方的应用

①葛根汤治疗太阳伤寒项背强。见 31 条。

②用于治疗太阳阳明合病之下利或呕。见 32、33 条。

③《金匮要略》用本方治疗欲作刚痉。

(2)后世医家对本方的应用

①《外台秘要》引《延年秘录》解肌汤(本方去生姜加黄芩二两)主天行二三日,头痛壮热。

②《方机》用本方治痘疮初起,至见点起胀灌脓之间,用葛根汤屡效,若恶寒甚,起胀时一身俱肿胀,或疼痛,葛根加术附汤为优。

③《类聚方广义》葛根汤治麻疹初起,恶寒发热,头痛项强、无汗,脉浮数,或干呕下利,又疫痢初起,发热恶寒,脉数者,当用本方汤发汗。

④《眼科锦囊》葛根汤治上冲眼、疫眼及翳膜,若大便秘结者加大黄,生翳者加石膏。

⑤《伤寒六书纂要辨疑》解肌汤即本方去生姜、大枣,加黄芩,治瘟病大行,头痛壮热,春感寒邪,发热而呕,不恶寒。

⑥《伤寒论今释》渊雷按,流行性热病,流行性感冒最多,其证三类,若发热,若咳嚏,若吐利,葛根汤皆治之,故临床施治,葛根汤之应用最广。

(3)现代应用

葛根汤功能发散风寒、升津舒经,性属麻黄辛温发越之类,临床每多用于呼吸系统和神经系统病症的治疗,同时亦可用于其他系统病症的治疗。

①呼吸系统:以发热恶寒、头痛颈强、脉浮为临床应用要点。临床上诸多呼吸系统病症如流行性感冒、急性支气管炎、肺炎、过敏性鼻炎、慢性副鼻窦炎等,如符合上述表寒病机者,均可酌情选用本方治疗。然此类病症运用本方,目前大样本观察结果的报道较为少见。徐世钊等以葛根汤加味治疗外感风寒头痛 60 例,疗效确切[1]。熊新军应用葛根(葛根汤)合剂治疗上呼吸道感染 115 例,获得明显疗效[2]。郭维以本方治疗门诊诊断为慢性鼻窦炎患者 278 例,其中男 153 例,女 125 例,亦获较好疗效[3]。

②神经运动系统:不可否认,本方实具通经活络、调理气血的功效,而以此为据,现代临床将其广泛用治各类神经运动系统功能障碍的病症,而此类病症以经络郁滞且病性属寒者为辨证要点。据报道所及,本方常用于治疗周围面神经麻痹、各类神经性疼痛、各类病症所

致的运动功能障碍等。

肩凝证,多发于中老年期,其病机不离气血失调、经脉不和,而其病因每与寒湿凝滞经络密切相关。王海波报道以本方合薏仁术附汤治疗 50 例患者,结果治愈(疼痛消失、肩关节功能活动恢复正常)33 例,好转(疼痛明显减轻、功能活动轻微受限)17 例[4]。对于软组织损伤,调理气血是基本治法之一。有报道用葛根汤加味治疗背部筋膜炎 5 例,疗效显著[5]。以本方配合局部火罐治疗周围性面瘫 75 例,并与针刺组 30 例进行对照观察,结果表明葛根汤配合火罐治疗本病,有其客观疗效[6]。有鉴于本方主治"项背强",临床多以本方为基础,治疗各型颈椎病、颈肩综合征、落枕、斜颈等病症,临床疗效令人满意[7-9]。孙秀清等应用葛根汤加味治疗强直性脊柱炎 15 例,取得了较好的临床效果[10],其理论依据仍源于原著所论。正因为本方对颈肩部气血郁滞现象有明显疗效,临床亦常用之治疗颈源性眩晕[11]、椎-基底动脉供血不足[12]、血管紧张性头痛[13]、脑外伤性眩晕[14]等,临床疗效确切可靠。唐立朋以本方加减治疗外伤性蛛网膜下腔出血,结果表明葛根汤加减方治疗外伤性蛛网膜下腔出血有良好疗效[15]。

③消化系统:根据原著所论,本方可治太阳阳明合病之下利证,故而现代临床常在辨证基础上以之治疗多种消化系统病症,如痢疾、肠炎、胃肠型感冒等。其审证要点在于中焦升降失常而致清气下陷,同时伴见明显表寒征象。有报道以本方为基础,加减治疗小儿秋季腹泻 66 例。结果治愈 41 例(热退、大便次数 3 次/日者);显效 13 例(热退,大便次数 3～5 次/日者);好转 8 例(热退、腹泻次减至用药前一二次者);无效 4 例(诸证无好转者为无效)。总有效率为 93.94%[16]。

另外,本方亦常用治五官科病症如牙痛、麦粒肿、眼睑脓肿、重听、口鼻燥热、失音等。马山报道用葛根汤加味治疗急性多发性睑腺疾患(麦粒肿、眼睑脓肿)25 例,服药 7 天消退者 24 例,好转 1 例。一般 3～5 剂愈,最多 10 剂[17]。

他如皮肤科、妇产科等方面,亦有报道用本方治疗而获良效者。如郭跃庆等以本方加活血疏风之品治疗扁平疣,取得较好疗效[18]。以葛根汤为主,配合人胎盘组织液治疗局限性硬皮病 28 例,疗效较为满意[19]。杜文孝以本方化裁治疗急性乳腺炎 21 例,效果良好[20]。

(4)医案选录

1)面肌痉挛:杨某,女,53 岁。3 年前因左面部肌肉抽搐,经省医院确诊为"面肌痉挛",中西医治疗 3 年疗效不佳。病情时轻时重,近 2 个月逐渐加重,症见左侧面部肌肉时时抽搐、振颤,遇寒加重,舌淡,苔白滑,脉弦紧。处方:葛根、白芍各 30g,桂枝、天麻、菊花、蔓荆子、蝉蜕、白芷、甘草各 10g,钩藤 20g,麻黄、全蝎、僵蚕各 6g,赤芍 15g,羌活 12g,细辛 15g。水煎分 2 次服,日 1 剂。3 剂后面部发热,有微汗出,抽搐大减;继服 6 剂而愈。(《中国医药学报》,1991,(1):59)

2)颈椎病:胡某,女,42 岁。颈痛、右手臂麻木 1 年余。患肢畏寒,得温则减,颈椎活动受限,C_5、C_6 右侧压痛明显,放射痛阳性,两侧肌肉稍紧张,压痛阳性,臂丛牵拉试验阳性。X 片显示:颈椎生理弧度消失,C_{3-7} 椎体前后缘广泛骨质增生。舌质淡,苔薄,脉沉细。诊断为神经根型颈椎病,证属肝肾不足,外邪入侵,经脉失养。葛根汤加味:葛根 12g,麻黄 6g,桂枝、当归、炙甘草各 10g,白芍 15g,熟地黄 30g,生姜 3 片,大枣 10 枚,日服 1 剂。5 日后复诊,颈痛减,活动范围增大,但右手麻木仍甚,原方加黄芪 30g,以助益气行血之力,再服 12 剂,诸证消失。(《中医药信息》,1987,(5):39)

3)颈部扭伤:李某,男,39 岁。工作时转头用力不当,颈部活动受限,不能向左转侧。处方:葛根、芍药各 9g,桂枝 5g,麻黄、炙甘草各 3g,大枣 12 枚,生姜 6g。水煎服,药渣外敷颈部。2 剂后有效,再服 3 剂而愈。(《浙江中医杂志》,1986,(6):284)

4)斜颈:侯某,男,46 岁。因夜卧受风突发颈部向左侧强直性㖞斜 9 个月。斜颈呈持续性,手搬亦不能复原,行走时加重,休息时稍减。诊为痉挛性斜颈,多方求治无效。刻诊:形体胖,头颈歪斜,不自主时时后仰,表情焦虑,伴失眠、口干、舌红,苔白腻,脉缓。辨证属风痰阻络,筋脉不利。治宜祛风化痰,舒筋解痉。以葛根汤化裁:葛根、白芍、防己各 30g,桂枝 10g,辛夷、甘草各 15g,大枣 5 枚。日 1 剂,水煎服。服 4 剂后,感到颈部肌肉松弛,后仰减少;6 剂后后仰消除,头颈歪斜减轻,夜寐转佳。又以上方加羌活、独活各 15g 祛风胜湿,续服 6 剂而愈,随访 1 年未复发。(《四川中医》,1992,(5):40)

【按语】据原著所论,葛根汤具有疏风散寒、升津舒经、升清止利之功,用治太阳伤寒表实证而经气不利之项背强急和外寒内迫阳明之下利证。而后世医家在继承的基础上,更注重其舒筋通络、调理气血功效的延伸和拓展,以之广泛治疗各类经脉不利、气血失和的痛、痹、痉挛病症,并不以风寒表证之有无而限定眼目,且取得良好疗效,此类现象尤以现代临床最为突出。这种方药功效应用重心的渐变过程,于深刻理解方剂配伍规律及方药的多效性,颇具启迪意义。

【现代研究】为了探讨葛根汤的药理效应和机制,国内外学者做了较多的工作。日本学者对 10 例患者分别投与葛根汤、麻黄汤和桂枝汤,并于服药后 5、10、15、20、30 分钟以医用热像仪观察其项背部温度变化。结果葛根汤组投与后 5～20 分钟皮肤温度逐渐上升,30 分钟时有下降趋势;麻黄汤投药 10 分钟后开始出汗,热像图皮肤温度下降;桂枝汤组服药后皮肤温度上升,未见汗出,且至测试结束时皮肤温度亦未见明显变化[21]。说明三方虽同为发汗退热之剂,但亦存在差别。

以抗炎作用及对支气管平滑肌作用为中心,对本方的药理作用进行了研究。结果显示:预先服药的大鼠,其角叉菜胶性足跖肿胀容积有减少倾向,提示本方具有抗炎作用;从与其剂量有依赖关系的抑制组胺引起的豚鼠支气管平滑肌的收缩作用及乙酰胆碱引起的回肠收缩作用可见,本方对多种平滑肌具有收缩抑制作用。再者,离体心脏试验显示,本方有减少心搏次数的倾向,但心肌收缩力明显增强,提示其有强心作用[22]。

为探索葛根汤对食物过敏模型小鼠腹泻的抑制作用,以 BALB/C 小鼠为研究对象,以 OVA 致敏造模,将小鼠随机分为 6 组,即 OVA 组、葛根汤 100mg 组、葛根汤 200mg 组、葛根汤 500mg 组、桂枝汤组、黄芪建中汤组。在每次 OVA 经口给予前 1 小时治疗组各组分别预防性地经口给药,在 OVA 给予 1 小时后观察各组小鼠腹泻的发生率,以 OVA 组为对照评价各组药物的效果。研究结果证实,各组方药对食物过敏性腹泻的发生均有不同程度的抑制作用,其中葛根汤 500mg 组效果最优,明确提示:大剂量的葛根汤对食物过敏动物模型腹泻有显著的抑制作用。可进一步进行机制探讨及临床研究,以探索食物过敏的预防性治疗用药[23]。

据本方对 Arthus 反应及迟发性变态反应作用的研究结果,研究者认为本方抗过敏及免疫抑制作用是作用于致敏阶段,使 T_3 细胞活化[24]。而另有报道表明,葛根汤能显著抑制小鼠耳异种 PCA 及小鼠同种 PCA,阻止大鼠腹腔肥大细胞及颅骨骨膜肥大细胞脱颗粒,并能拮抗组胺对豚鼠离体回肠的收缩反应[25]。

研究表明,不加任何提取的水煎剂的抗炎作用略好于其他组;而在止痛方面,由乙醚提取液、正丁醇提取液和经上述提取后余下的水层三者混合液,效果较好,但无组间差异。认为乙醚提取部分合正丁醇提取部分,为该方抗炎、止痛有效部分[26]。

葛根汤,164g/kg 致炎前 3 天灌胃给药,可显著抑制大鼠佐剂性关节炎急性足爪肿胀,对于继发性的足肿胀也有明显的抑制作用。可降低继发性关节炎关节液中的 PGE_2 含量,提示葛根汤具有防治佐剂性关节炎的作用[27]。检测葛根汤、桂枝汤对风寒湿型颈椎病家兔颈椎间盘组织中 Fas、bcl-2 蛋白的调节作用,结果表明,风寒湿刺激组同正常组对照比较,Fas 表达均上调,bcl-2 表达均下降,葛根汤降低 Fas 表达,上调 bcl-2 表达,发挥延缓椎间盘退变的作用,桂枝汤调节上述细胞因子的作用低于葛根汤[28]。

观察葛根汤对模型大鼠退变颈椎间盘组织 PGE_2 及 COX 活性、PLA_2 活性的影响,以探讨葛根汤治疗颈椎病的抗炎作用机制。结论:葛根汤下调退变颈椎间盘组织中 PGE_2 的含量,与抑制 COX 活性密切相关。同时,具有下调退变颈椎间盘中 PLA_2 活性的作用,从而可减少多种炎症介质的合成,这可能是其治疗颈椎病的作用机制之一[29-30]。

另外,国内研究结果表明:葛根汤对 ADP 诱导的家兔血小板聚集有明显的量效关系,随剂量的增大,作用增强;并可显著对抗血栓形成[31]。葛根汤按(5~10)g/kg 给药,可使异常升高的小鼠血清胆固醇含量降低 20% 以上,结果证实将其用于心、脑血管疾病,其降低异常升高的血清胆固醇含量可能是其作用机制之一[32]。葛根汤的水提取液对唾液酶的阻碍活性为 64.4%,值得注意的是方中各药对此皆有影响,而惟有葛根无此作用[33]。

本方尚能使巨噬细胞的异物吞噬功能活化,而使初期感染状态下的异物排除功能增强;同时通过活化的巨噬细胞对细胞免疫施以影响,即葛根汤主要与巨噬细胞有关,而与细胞免疫系统无直接关系[33]。

应用正交设计法,以每小时药粉产率及有效成分含量作为考察指标,对影响葛根汤喷雾干燥过程的因素进行考察。结果:正交试验法设计的 3 个因素中,浸膏的相对密度影响显著,入塔风温影响较显著。结论:颗粒最佳工艺条件为:入塔风温:170℃,气流量:700L/h,浸膏相对密度:1.22,在此条件下,葛根汤颗粒有效成分中葛根素及芍药苷的含量明显高于原湿法制粒制剂[34]。

有人测定不同煎法下葛根汤中葛根素的溶出量及变化规律。方法:采用 RP-HPLC 法,pBondapak-C18 柱(250mm×4.6mm,10μm),以甲醇-水(28:72)为流动相,流速为 1ml/min,波长为 265nm,柱温:30℃。结果:葛根素在 0.05~1μg 范围内线性关系良好,r=0.9997。结论:本方在煎煮过程中,除君药葛根外,同煎的其他药物对葛根素的溶出影响不大,文火煎煮 81 分钟后,药汤中葛根素含量达到高峰[35]。

【原文】

太陽與陽明合病(1)者,必自下利,葛根湯主之。(32)

太陽與陽明合病,不下利但嘔者,葛根加半夏湯主之。(33)

葛根四兩　麻黃三兩,去節　甘草二兩,炙　芍藥二兩　桂枝二兩,去皮　生薑二兩,切　半夏半升,洗　大棗十二枚,擘

上八味,以水一斗,先煮葛根、麻黃,減二升,去白沫,內諸藥,煮取三升,去滓。溫服一升,覆取微似汗。

【词解】

(1)合病:二阳或三阳经同时发病。

【提要】太阳与阳明合病下利或不下利但呕的证治。

【释义】太阳与阳明合病,是太阳阳明同时发病,但从葛根汤主之来看,仍以太阳表证为主,发热、恶风寒、头痛、无汗、脉浮或浮紧等为必具之证,其病机为风寒束表,卫阳被遏,营阴郁滞,自不待言。"必自下利",必,此处为或然词,有"如果"之意。即上述太阳伤寒证,如果同时下利,则病涉阳明胃肠,故称太阳阳明合病。究下利之成因,无非风寒之邪束于肌表,不得外解,而内迫大肠致传导太过所致。"下利"前冠一"自"字,是说下利因于本证之风寒,既非误治而成,亦非里虚、里热等所致,可见用字之精到。既属风寒表证下利,则多为水粪杂下,而无臭秽及肛门灼热感。

太阳表证与下利并见,从证候的表里属性来看,亦可称为表里同病,然则此证以太阳伤寒为主,而下利之性质仍由表证引起,是从属于表,故其治疗当以发汗解表为先,使表解里自和。况葛根一味,既可辛散解表,又可升津止利,后世称逆流挽舟法者。

33 条承 32 条而来,此与前述以太阳伤寒为主,同时影响胃肠之证候、病机大体一致。所不同者,33 条为外感风寒之邪不解,内犯胃腑,使胃气上逆,故兼呕逆。可见太阳阳明合病,风寒之邪兼犯胃肠,有重在胃、重在肠之区分,前者重在肠,故兼下利;后者重在胃,故兼呕。笔者引申其义,若胃肠俱受其累者,即在太阳伤寒之同时,呕利并作,此证既符合中医学理论之逻辑推理,亦为临床所常见,仍可投葛根加半夏汤治疗。

31 条为太阳病项背强,无汗恶风,32 条为太阳与阳明合病而下利者,33 条为太阳与阳明合病而呕者,此 3 条大同小异,所同者为太阳伤寒,所异者项强、呕、利也。故均以葛根汤为主,解散风寒,兼呕者,加半夏以降其逆。

【选注】

成无己:伤寒有合病,有并病,本太阳病不解,并于阳明者,谓之并病。二经俱受邪,相合病者,谓之合病。合病者,邪气甚也。太阳阳明合病者,与太阳少阳合病,阳明少阳合病,皆言必自下利者。以邪气并于阴,则阴实而阳虚;邪气并于阳,则阳实而阴虚。寒邪气甚,客于二阳,二阳方外实而不主里,则里气虚,故必下利,与葛根汤,以散经中甚邪。邪气外甚,阳不主里,里气不和,气下而不上者,但下利而不呕,里气上逆而不下者,但呕而不下利,与葛根汤以散其邪,加半夏以下逆气。(《注解伤寒论·辨太阳病脉证并治法中》)

《医宗金鉴》:太阳与阳明合病者,谓太阳之发热、恶寒无汗,与阳明之烦热不得眠等证,同时均病,表里之气,升降失常,故不下利也,则上呕也。治法只须先解太阳之表,表解而阳明之里自和矣。若利则宜葛根汤表而升之,利自可止;呕加半夏,表而降之,呕自可除也。(《医宗金鉴·订正仲景全书·伤寒论注·辨合并病脉证并治》)

汪苓友:太阳阳明合病者,太阳恶寒发热,头项强痛等证与阳明热渴、目疼、鼻干等证,同时均发,无有先后也。阳邪之气交合,而病甚于表,表邪既甚,则里气决不相和。太阳之里为膀胱,其腑主水,阳明之里为胃,其腑主谷,二腑之气不和,则水谷虽运化而不分清,所以必自下利也。治法与葛根汤以发散二经中合病之表邪,而利自止。按成注云,里气不和,下而不上者,当病下利,仲景法用葛根汤者,乃发中有升举之义。又按成注云,寒邪气甚,客于二阳,二阳方外实而不主里,则里气虚,故必下利。愚以里气虚,即为不和,不可作真虚看。此条合病(指 32 条——笔者注),亦风寒两伤之证,风寒之邪交合而病甚于表,表病则里气亦不和。成注云,里气上逆而不下者,但呕而不下利。愚以其人胸中必有停饮故也,仲景法与葛根汤以发散二经之邪,加半夏以下气散饮。(《伤寒论辨证广注·辨太阳病脉证并治中》)

尤在泾:伤寒之邪,在上则为呕满,入里则为下利,两阳合邪,邪气大盛,不特充斥于上,抑且浸淫于里,故曰必自下利,其不下利者,则必上逆而呕。析而言之,合病下利者,里气得热而下行,不下利但呕者,里气得热而上行也。夫邪盛于外而之内者,仍当先治其邪,葛根汤合用桂枝、麻黄而加葛根,所以解经中两阳相合之邪,其不下利但呕者,则加半夏以下逆气,而葛根解外,法所不易矣。(《伤寒贯珠集·太阳篇上》)

陆渊雷:胃肠为津液之策源地,在肠之津液被迫,则下注而为利,在胃之津液被迫,则上逆而为呕,各从其近窍出也。下利者得麻桂之启发,葛根之升津,而利自止。呕者,犹恐升津之力助其势,故加半夏以镇之,皆非所谓合病也。(《伤寒论今释·太阳病脉证并治中》)

【评述】《医宗金鉴》注释此2条,明白晓畅,可从。成无己释合病与并病之差别,亦为得当,然以邪并于阴、并于阳以及"二阳方外实而不主里,则里气虚,故必下利",令人费解,故汪苓友按语云:"里气虚,即为里气不和,不可作真虚看",乃一语道破天机。汪、尤、陆3家阐述证候、病机、治法多有可取之处,然则汪苓友谓所合之阳明证为热渴、目疼、鼻干;《医宗金鉴》云阳明之烦热等,值得商榷。盖以外感发热,谓其目疼、鼻干,似无可厚非,若谓"热渴"或"阳明之烦热",则阳明燥热已显,自非本方所能主治。观以上2条,太阳与阳明合病而兼下利或呕逆,本属风寒兼犯阳明之征象,不必见热渴等,方为阳明。又汪苓友谓呕者"胸中必有停饮",亦尚难肯定。尤在泾"里气得热而上行"、"里气得热而下行",亦不知"热"之所云。然则尤在泾意引《素问·至真要大论》:"从外之内,而甚于内者,先治其外,后调其内"以释上2条之治法,颇为精要。陆注虽简明扼要,惜以"皆非所谓合病也"为煞笔,乃智者一失也。

【治法】发汗解表,兼降逆止呕。

【方药】葛根加半夏汤方。

【方义】太阳伤寒而兼呕者,乃风寒之邪兼犯阳明胃腑,胃气上逆所致,上条解释葛根汤方义明晰,兹不重复。其加半夏者,须知葛根汤解散外感之风寒,则胃肠不受其累,即为治呕治利之大端也,况方中本有生姜,再加半夏,不惟不减发散之功,而更增止呕之效。

【方论选】

徐灵胎:此条乃太阳阳明合病,故用葛根汤全方,因其但呕加半夏一味以止呕,随病立方,各有法度。(《伤寒论类方·葛根汤类》)

周扬俊:中风伤寒,自有定则,今虽呕而无汗出证,所以不用桂枝加葛根汤,而仍葛根加半夏汤者,正以麻黄、葛根,祛两经之寒邪,半夏主上气呕逆,消心膈痰饮也。可见同一邪也,呕者上逆,则不下走;后条(指32条)下利,则不上逆;倘有兼之者,是其势已甚,恐又非此汤可以治也。(《伤寒三注·合病篇》)

王晋三:葛根汤升剂也。半夏辛滑,芍药收阴,降药也。太阳阳明两经皆病,开合失机,故以升降法治之。麻、葛、姜、桂其性皆升,惟其升极即有降,理寓其中。又芍药、甘草安奠中焦,再加半夏以通阴阳,而气遂下,呕亦止,是先升后降之制也。(《绛雪园古方选注·汗剂》)

【点评】以上3家之注释,均属精要,可从。王晋三以升降理论诠释制方之要妙,别具一格。周扬俊提出太阳阳明合病而呕利兼有者,非本方所宜。笔者以为,病情如斯者,本方宜与不宜,当详察病情,精审病机,若太阳伤寒证明晰可辨,而所兼之呕利又非里热、里寒、里虚,则本方在所当用,否则,不惟不可用,且不属本条所述之病情,似无须忧虑。

【临床应用】由于本方是在葛根汤基础上加半夏而成,主治功效大同小异,故后世医家对此方阐述不多,应用报道亦少,今仅选录医案二则以作参考。

(1)太阳阳明合病:任某,女,21岁。昨起感冒头痛,头晕,身疼腰疼,恶心欲呕,恶寒,并素有腹痛大便稀。脉浮数,苔白。证属太阳阳明合病,为葛根加半夏汤适应证,故与之:葛根、半夏各 12g，麻黄、桂枝、生姜、白芍各 10g，大枣 4 枚，炙甘草 6g。结果服 1 剂症大减，2 剂症已。(《经方传真·麻黄汤类方》)

(2)太阳阳明合病：于某，男，40 岁。初夏患感冒兼肠炎，腹泻一日 7～8 次，发烧，腹胀，头痛，颈项痛，呕吐。经用氯霉素治疗后，虽腹泻已止，但腹胀、腹痛、呕吐仍不减，头及颈项仍痛，畏寒怕风，浑身亦痛，无汗，尿少而黄，舌淡苔薄白，脉浮紧。乃太阳与阳明合病……应用葛根加半夏汤：葛根 30g，麻黄、炙甘草、白芍、桂枝、生姜、半夏各 9g，大枣 6 枚，水煎服。药后汗出，尿量增多，畏寒怕风、头及颈项强痛亦减轻；又服 1 剂，呕吐腹痛大减，可进食；共服 3 剂，诸证消失而痊愈。(《伤寒论医案集·葛根加半夏汤》)

【原文】

太陽病，桂枝證，醫反下之，利遂不止，脈促者，表未解也，喘而汗出者，葛根黃芩黃連湯主之。(34)

葛根半斤　甘草二兩，炙　黃芩三兩　黃連三兩

上四味，以水八升，先煮葛根，減二升，內諸藥，煮取二升，去滓。分溫再服。

【释义】本条宜分两段读，从"太阳病"至"表未解也"为第 1 段，其下利仍以表证为主。从"喘而汗出者"以下为第 2 段，说明表证误下后，病邪入里化热，热迫肠道而下利。太阳病，桂枝证，本当汗解，而误用下法，是反其道而行之，故曰"医反下之"。惟其误用下法，致伤胃肠，因而下利不止。此时下利属性为何，当据证而辨。从后文"脉促者，表未解也"来看，说明虽经误下，而表证仍在，邪正相争仍较明显，故其下利仍以表证为主，治法当以解表为要，结合治利。第 2 段是说表病误下之后，病情发生变化，表证不复存在，即令尚存轻微之表证，亦在次要地位，而以肠热下利为主，揣摩后文"喘而汗出者，葛根芩连汤主之"，可得其详。盖误下之后，见"喘而汗出"，而不言"表未解"，知外邪入里化热，热邪逼迫，使大肠传导太过，此热性下利之由来。肺与大肠为表里，且热性炎上，肺气受其熏蒸，故见喘象；蒸于体表，逼液外泄，是为汗出。病情如此，恰与苦寒清热、坚阴止利之葛根芩连汤相合。

本条下利，与葛根汤证下利不同：其一，彼证未经误治，而起病便是太阳伤寒，因外受之风寒同时内犯肠道而下利，故曰"太阳与阳明合病"；此证仍表证误下后，外邪入里化热，热逼大肠而下利。其二，彼为太阳表实无汗，此为热邪在里，喘而汗出。

【选注】

成无己：桂枝证者，邪在表也，而反下之，虚其肠胃，为热所乘，遂利不止，邪在表，则见阳脉，邪在里，则见阴脉。下利脉迟微，邪在里也。促为阳盛，虽下利而脉促者，知表邪未解也。病有汗出而喘者(指麻黄杏仁甘草石膏汤证)，为自汗出而喘也，即邪气外甚所致。喘而汗出者，为因喘而汗出也，即里热气逆所致，与葛根黄芩黄连汤，散表邪，除里热。(《注解伤寒论·辨太阳病脉证并治法中》)

程郊倩：夫桂枝证误下，而桂枝证不罢者，仍从桂枝例治表，表解而利自止，此有表无里，只宜解表之一法也；若脉促加以喘而汗出，热壅于膈，心肺受伤，胃气不清可知，虽未成痞，而客气微欲动膈矣，则无取桂枝之和营卫，仿泻心汤例，用芩连而加葛根，鼓舞胃气以清散其邪，此有表有里只宜清里之又一法也。(《伤寒论后条辨·辨太阳病脉证篇》)

汪苓友：本太阳桂枝证，医人不投桂枝汤，反用药下之，成注云："虚其肠胃，为热所乘，遂利不止。"按此亦非胃肠虚证，乃胃有邪热，下通于肠而作泻也。脉促者，《脉经》云：脉来数时一止复来曰促，此为阳独盛之脉也。脉促见阳，知表未解，此但言表，乃阳明经病，非犹太阳桂枝证之表也。喘而汗出者，亦阳明胃腑，里热气逆所致，此非太阳风甚气壅之喘，亦非桂枝

证之汗出也。故与葛根黄芩黄连汤，以解阳明之邪，清胃腑里热。(《伤寒论辨证广注·辨太阳病脉证并治中》)

钱天来：因误下之故，热邪随之而内犯也。脉促者，非脉来数、时一止复来之促也，即急促亦可谓之促也。促为阳盛，下利则不应促，以阳邪炽盛，故脉加急促，足以知其邪尚在表而未解也。然未若协热下利之表里俱不解，及阳虚下陷，阴邪上结而心下痞硬，故但言表而不言里也。(《伤寒溯源集·太阳上篇》)

周扬俊：桂枝证误下，利遂不止者，因邪未入里，而胃已受伤，设使脉促，则虽下利，而表邪尚在，仍当与桂枝矣。只以喘而汗出，则外邪内陷，上侵则喘，下奔则泄，故舍桂枝而用葛根，取其因势外达，本腑本经之为便也。且既用芩连以寒荡其热者，因脉数而止者谓之促，不急祛其热，喘汗何由止耶。(《伤寒论三注·太阳上篇》)

李培生：葛根芩连汤证之下利，自属热利，亦即《内经》所谓暴注下迫，皆属于热(《素问·至真要大论》)。热利的特征，自必有心烦口渴，小便黄赤，利下臭恶稠黏而肛门有灼热感，舌黄等热象可凭。(《柯氏伤寒论附翼笺正·上卷·葛根黄芩黄连汤》)

【评述】葛根芩连汤乃治热利之名方，众口皆同，而对本条原文之诠释则见仁见智，互有发挥。惟其如此，难免意见分歧，归纳起来，不外以下两点：其一，对本条之读法及其理解，如成、汪、钱诸家，对本条读为一体，释下利为表里俱热之下利，亦称协热下利，而汪苓友对表里俱热之性质，所指更为明确，谓其表"乃阳经病，非犹太阳桂枝证之表也"，谓其里"亦阳明胃腑，里热气逆所致"；程、周二人，显然将本条分作两截读，主张桂枝证误下后，表未解而利遂不止者，仍宗桂枝汤法。若误下后，利遂不止，喘而汗出者，为里热上奔下迫所致，方为葛根芩连汤证。笔者以为对上述两种意见，不可贸然评之，必以理论为指导，临床为依据，仔细分析，然后求取公允评价。如成无己、汪苓友、钱天来，将本条通读，即表里俱热之下利，所谓表热者，发热恶寒头痛之类，里热下利者，如李培生先生所指诸热利征象(汪苓友以阳明经、腑定其表里俱热，自不可取)。究其轻重，自以里热为主，用本方于苦寒清热，坚阴止利之中，有葛根辛凉宣透，自属合拍，亦为大量临床报道所证实，似无从再议。然则因事物本身之复杂性，临床上确有如程、周二人所言误下后，表证未解，而利遂不止者，主以桂枝汤随证加减，为治利之妙法，古今文献亦有大量记载，能不信乎?! 然则与前者何以区分，要在表未解大体相同，如发热、恶风寒、汗出、头痛等，而下利则为水粪杂下，无心烦、口渴、黏稠灼肛之象，而有舌苔白薄，脉浮之征。本证与葛根汤证之区别，重在有汗无汗，临床所见体虚外感，或隐有胃肠宿疾，而触冒风寒者较多，笔者常以桂枝加葛根汤酌情增损，每获良效。由是言之，将本条分作两段读，似觉韵味更为深长，况且从本条语气而言"……脉促者，表未解也；喘而汗出者，葛根黄芩黄连汤主之。"并无强分为二之嫌，故刘渡舟先生主编之《伤寒论校注》在"表未解也"后，用分号示之。若暂离原文，专从临床来看，热利无表证者，葛根芩连汤仍可用之，盖本方以治热利为主故也。其二，关于"脉促"主阳盛，均无异议，然而其脉象如何，则见解不一。汪苓友承《脉经》以数中一止复来者为促，然则热利证甚多，临床有此促脉者，极为罕见，故虽有据，而与临床不符，是不可取。钱天来云"急促者亦可谓之促也"，虽于脉学专著无据，而与临床相合，且从钱说为要。

【治法】清热坚阴止利，兼以透表。

【方药】葛根黄芩黄连汤方。

【方义】本方以清热坚阴止利为主，兼以透表，为表里双解之剂。方中葛根用至半斤，为本方剂量之最，其性清轻升发，既能升津止利，又有透邪外出，是一物而二任也，故为君药。

芩连苦寒直清里热,犹且厚胃肠,坚阴止利,是为臣药。炙甘草和中缓急,协调诸药,为佐使之品。如前所述本方重在清热止利,故无论表证有无,恒可用之,亦不论泄泻或痢疾,但以肠热为主者,亦可用之。

【方论选】

许宏:用葛根为君,以通阳明之津而散表邪。以黄连为臣,黄芩为佐,以通里气之热,降火清金,而下逆气。甘草为使,以缓其中而调和诸药也。且此方亦能治阳明大热下利者,又能治嗜酒之人热喘者,取用不穷也。(《金镜内台方义·卷一》)

尤在泾:葛根黄芩黄连汤,葛根解肌于表,芩连清热于里,甘草则合表里而并合之耳。盖风邪初中,病为在表,一入于里,则变为热矣。故治表者,必以葛根之辛凉;治里者,必以芩连之苦寒也。古法汗者不以偶,下者不以奇,故葛根之表,则数多而独行;芩连之里,则数少而并须,仲景矩,秩然不紊如此。(《伤寒贯珠集·太阳篇下》)

陆九芝:阳明之有葛根芩连,犹太阳之有大青龙,少阳之有小柴胡也。太阳以麻黄解表,石膏清里;少阳以柴胡解表,黄芩清里;阳明以葛根解表,黄连清里。表里各不同,而解表清里之法一也。(《伤寒论译释》)

李培生:葛根芩连汤,取芩、连苦寒,清热燥湿,坚肠止利。炙甘草和中,并重用葛根先煮取汁,取其辛凉升散之性,能从里宣透于外,为热利而挟有表证立法。(《柯氏伤寒论附翼笺正·上卷·葛根芩连汤》)

【点评】 诸家对本方认识基本一致,可从。陆九芝举太阳、阳明、少阳3经之解表、清里法,虽有值得推敲处,然可备一家之言。

【临床应用】

(1)仲景对本方的应用:里热夹表证下利。

(2)后世医家对本方的应用

①《金镜内台方义》载本方能治嗜酒之人热喘。

②《类聚方广义》用本方治平日项背强急,心胸痞塞,神思抑郁不畅者,或加大黄。又云:项背强急,心下痞塞,胸中闷热,眼目牙龈肿痛腐烂者,加大黄则其效速。

(3)现代应用:葛根芩连汤以其卓越的清热坚阴止利功效,不仅受到古代医家的普遍重视,亦为现代临床广泛应用。就其现代应用范围而言,仍以消化系统病症为重心,进而延伸及其他系统病症。

以腹痛泻痢而具里热征象者为其审证要点,本方广泛用于慢性非特异性溃疡性结肠炎、出血性肠炎、婴幼儿轮状病毒性肠炎、小儿中毒性肠炎、婴幼儿夏季腹泻、消化不良、伤寒及副伤寒、急慢性痢疾、食物中毒、急慢性胃炎以及其他多种胃肠感染性病症的临床治疗,疗效显著,迅速可靠,为现代临床医务工作者所喜用。

葛根芩连汤治疗急性菌痢,治疗组32人,给予芩连葛根汤,对照组30人给予西药氟哌酸胶囊0.2g,日2次。结果:治疗组,治愈23人,好转6人,无效3人,有效率(90.63%);对照组,治愈14人,好转6人,无效10人(66.67%)[36]。而以加味葛根芩连汤治疗婴幼儿诺沃克样病毒腹泻,治疗组114例,治愈102例(89.5%),好转7例(6.1%),无效5例(4.4%),总有效率95.6%;对照组(病毒唑)32例,治愈21例(65.6%),好转3例(9.4%),无效8例(25%),总有效率75%。两组治愈率、总有效率比较,差异均显著[37]。另有研究表明,以葛根芩连汤加蒲公英灌肠治疗溃疡性结肠炎疗效好,建议临床推广应用[38]。

本方除以清肠止利为其基本功效外,尚具解散表邪之功,故亦常用于呼吸系统病症的治疗。临床上每以肺气不利喘促而见肠热征象者为其选用标准,用治支气管肺炎、大叶性肺炎、病毒性肺炎、肺脓肿等。

另外,本方尚可用治乙型脑炎、小儿麻痹症、感染性高热、膀胱炎、新生儿尿布疹、牙痛、流行性结膜炎、脱肛、带下、内耳眩晕症、麻疹等。据报道,葛根芩连汤合五苓散加减可有效改善临床症状及神经功能缺损程度,增强机体纤溶活性,使急性脑梗死患者内源性纤溶系统功能障碍得到改善[39]。而葛根芩连汤合平胃散加味方对代谢综合征具有较好的减重降糖、降压调脂功效,是干预代谢综合征的有效方剂[40]。对伴湿热证的 2 型糖尿病,在短期胰岛素强化治疗基础上,联合葛根芩连汤加味治疗,可以相对减少胰岛素用量,并取得较好的临床疗效[41]。

通过 155 病案分析,本方证具有如下规律:发病男性明显多于女性(2∶1),各年龄组均可发病,其中以 15 岁以下儿童发病率最高;有明显季节性,以夏秋季多发;本证的诊断指标为发热、下利、腹痛、小便短赤、口渴、舌红苔黄、脉数,主要参考指标为呕吐、赤白痢下、躁扰不宁、纳呆、恶风寒;本病的基本病机为邪热下迫肠道。在临床运用中,疗程短,见效快,若随证加减用药则疗效更佳;本方可用于湿热之邪引起的下利及中西医各种疾病,以消化系统疾病为重点[42]。

(4)医案选录

1)热痢:某男孩,5 岁。发热 39℃,汗出烦躁,口渴引饮,下痢脓血,里急后重,腹痛,肛门灼热。大便化验:脓细胞(＋＋＋),红、白细胞(＋＋)。诊断为急性菌痢,用庆大霉素、复方新诺明治疗 3 天,症情如前。药敏:对庆大霉素、卡那霉素及磺胺类抗生素均耐药。患儿身热灼手,头痛烦躁,神志昏迷,汗出气喘,频频渴饮,泻利腹痛,舌红苔黄,脉象滑疾。证属疫痢实热内闭之候,停用西药,以解毒泄热佐以清里治之,葛根芩连汤化裁:葛根、连翘、二花、川黄连、白头翁各 9g,佩兰、黄芩、牡丹皮、青木香、白芍、生甘草各 6g,马齿苋 10g。水煎每次冲犀角末 1.5g(现多以水牛角代替),4 小时服药 1 次,每日 1 剂。3 剂后热退渴止,神志苏醒,血痢减轻,能饮稀粥;再进 3 剂而愈。(《陕西中医》,1988,(2):76)

2)鼠伤寒:石某,女,1 岁半。发热半个月,体温 39℃以上,腹泻日 10 余次,黄褐色黏液便,腹胀食少,肠鸣音亢进。血象:白细胞 $25.5×10^9$/L,中性粒细胞 87%,淋巴细胞 13%;大便化验:脓细胞 18～20 个/HP,大便培养有鼠伤寒杆菌生长。舌质红,苔黄腻,脉滑数。经用青霉素、庆大霉素等治疗 5 天后,症情不减。证属湿热内蕴,伤及大肠。治宜清热、燥湿、解毒。处方:葛根、黄芩各 6g,黄连 5g。煎服 3 剂后,症状略轻,出现往来寒热,故合小柴胡汤。3 剂后热退身凉,大便日 2 次,色黄质软。以本方合竹叶石膏汤善其后,大便连续培养 3 次无细菌生长。(《陕西中医》,1984,(12):20)

3)脱肛:车某,男,52 岁。因便意频频,临厕努挣而直肠下垂。始则用手推后可以还纳,后来手推亦难以还纳。曾以补中益气汤治疗月余未效。症见胸憋腹胀,烦热口苦,肢困神倦,小便短赤,大便秘结,舌边尖红,苔中心黄腻,脉弦滑数。证属湿热阻滞肠胃,气机升降失常。治宜清热化湿,疏利气机。处方:葛根 30g,黄芩、黄连、杏仁各 10g,火麻仁 15g,甘草、木香各 5g。煎服 5 剂,胸闷腹胀减轻,大便通畅,便后直肠能自行还纳。守方调理半个月,脱肛痊愈。随访 1 年,未见复发。(《北京中医》,1987,(2):36)

4)小儿肺炎:胡某,男,5 岁。寒战发热 2 天,体温 39℃,口渴,咳喘气粗,腹中阵痛,腹泻日 6～7 次,舌质红,苔黄微腻,脉滑数。白细胞 $14.7×10^9$/L;胸透:右侧肺炎。此系温邪内陷,肺胃炽热,协热下利之证。治以解表清里、苦寒坚阴之法,葛根芩连汤加味:葛根 10g,黄连、黄芩各 5g,甘草、炙麻黄各 3g,连翘 6g,忍冬藤、鸭跖草各 15g。煎服 3 剂,诸症减。前方去麻黄加白芍 10g,又进 3 剂热退,腹泻止。再拟葛根芩连汤加杏仁、苏子、桑白皮、北沙参,3 剂咳止喘平。胸透:右侧肺炎吸收。予沙参麦冬汤加味善后。(《中医杂志》,1985,(5):26)

【按语】本方以清热坚阴止利之卓越功效而著名,然就后世临床运用而言,其功用非仅局限于肠,即肺热壅盛者亦每多选用,实则为治手太阴阳明之剂。然则其与麻杏甘石之单纯清宣肺热者,又有所异。一则苦寒而兼辛透,宜于火毒内蕴;一则辛甘大寒而宣透,宜于风热壅肺;一则重于肠热而兼及肺,一则独发肺经之邪热,是同中有异而效用有别矣。

【现代研究】有关葛根芩连汤的药理效应和机制,据现有资料可知,本方具有抗菌退热、抗病毒、增强机体免疫力、提高机体耐缺氧能力、解痉、抑制胃肠运动、抗心律失常等作用。

研究表明,葛根芩连汤与其有效部位群均能改善 MS,但后者作用更优于前者[43]。黄连配伍葛根和炙甘草、葛根、黄芩配伍炙甘草、黄芩、炙甘草均能拮抗单味黄连对红细胞渗透脆性的影响;葛根芩连汤、黄连葛根黄芩 3 药配伍对 G-6PD-BD 大鼠红细胞渗透脆性无影响[44]。有关葛根芩连汤配伍规律的研究表明,解热试验中,最佳组合为葛根和黄芩;在抗腹泻试验中,最佳组合为黄连和炙甘草。因而从治疗"协热下利"证来说,全方 4 味药组合最佳[45]。葛根芩连汤配伍能提高葛根素的达峰浓度及生物利用度,具有促进葛根素吸收的作用[46]。葛根、黄芩、黄连、炙甘草在 8:3:3:2 配伍比例时,只是葛根的药效成分比例相对增高,其余化学药效组分的比例无显著性差异,说明化学药效组分的含量与配伍组分比例及溶解度有关[47]。

参 考 文 献

[1] 徐世钊,王雪梅,武秀芳. 葛根汤加味治疗外感风寒头痛 60 例[J]. 辽宁中医药大学学报,2006,(6):98.

[2] 熊新军,熊龙军. 葛根汤(合剂)治疗上呼吸道感染临床观察[J]. 湖北中医杂志,2007,(5):25-26.

[3] 郭维. 葛根汤治疗慢性鼻窦炎的疗效观察[J]. 中国社区医师:综合版,2008,(14):130.

[4] 王海波. 葛根加薏仁术附汤治疗肩凝证 50 例[J]. 河北中医,1987,(4):16.

[5] 蔡元龙,梁风云. 葛根汤加味治疗背部筋膜炎 5 例报告[J]. 中华现代中医学杂志,2007,(1):78.

[6] 李红. 葛根汤配合局部火罐治疗周围性面瘫 75 例[J]. 辽宁中医杂志,2006,(7):848.

[7] 余惠爱,张志海. 葛根汤配合推拿治疗神经根型颈椎病 53 例疗效评价[J]. 中国医药导报,2007,(11):76.

[8] 张海翠. 葛根汤加减治疗落枕 38 例 I 临床观察[J]. 内蒙古中医药,2010,(2):125.

[9] 李敏. 葛根汤加味治疗斜颈 153 例[J]. 中医临床研究,2009,(23):37.

[10] 孙秀清,李波,董瑞华. 葛根汤加味治疗强直性脊柱炎 15 例临床观察[J]. 中国社区医师,2005,(19):35.

[11] 范海涛. 葛根汤治疗颈性眩晕的临床观察[J]. 四川中医,2007,(12):71.

[12] 陈景亮. 葛根汤加减治疗椎-基底动脉供血不足 35 例[J]. 湖南中医杂志,2008,(5):54.

[13] 陈珺. 葛根汤联合行为干预治疗紧张性头痛临床观察[J]. 中国中医急症,2008,(2):160.

[14] 赵青春,祖丽华. 葛根汤加减治疗脑外伤性眩晕 50 例[J]. 时珍国医国药,2006,(2):252.

[15] 唐立朋. 葛根汤治疗外伤性蛛网膜下腔出血 55 例[J]. 中国中医药现代远程教育,2010,(2):28.

[16] 陈子英. 葛根汤治疗婴幼儿秋季腹泻 66 例[J]. 实用医药杂志,2007,(4):464.

[17] 马山. 加味葛根汤治疗急性多发性睑腺疾患 25 例[J]. 新中医,1986,(7):30.

[18] 郭跃庆,姜文雷. 葛根汤治疗扁平疣[J]. 山东中医杂志,2008,(5):326.

[19] 顾仲明.葛根汤治疗局限性硬皮病疗效观察[J].现代中西医结合杂志,2005,(14):1884.

[20] 杜文孝.葛根汤为主治疗急性乳腺炎 21 例[J].中国中医急症,2003,(5):472.

[21] 山口秀纪.以热像图研究汉方药的效果:葛根汤、麻黄汤、桂枝汤的比较[J].日本东洋医学杂志,1993,(5):147.

[22] 井上和惠.葛根汤的一般药理作用研究[J].国外医学·中医中药分册,1992,(5):48.

[23] 龙一梅,门胁真.葛根汤对食物过敏模型小鼠腹泻抑制作用的研究[J].辽宁中医药大学学报,2008,(1):137.

[24] 志贺隆,细谷英吉.葛根汤对 Arthus 反应及迟发性变态反应的作用[J].和汉医药学会志,1988,(1):41.

[25] 么雅娟,张秀娟.葛根汤抗过敏药理作用的实验研究[J].沈阳药科大学学报,1995,(4):483.

[26] 刘梅,王拥军,施杞,等.葛根汤抗炎、止痛有效部位的研究[J].上海中医药杂志,2004,(3):45.

[27] 周军,方素萍,齐云,等.葛根汤对大鼠佐剂性关节炎防治作用研究[J].中国实验方剂学杂志,2001,(2):12.

[28] 刘梅,王拥军,施杞,等.葛根汤和桂枝汤调节椎间盘组织 Fas、bcl-2 蛋白表达的实验研究[J].中国骨伤,2004,(4):198.

[29] 周军,方素萍.葛根汤对大鼠退变颈椎间盘组织前列腺素 E_2 及环氧合酶的影响[J].中国骨伤,2002,(12):724.

[30] 周军,方素萍.葛根汤对退变颈椎间盘组织磷脂酶 A_2 的影响[J].中国中医骨伤科杂志,2002,(4):12.

[31] 谢人明,马存谱,左惠芳,等.葛根汤对动物体内血栓形成及体外血小板聚集性的影响[J].陕西中医,1988,(9):31.

[32] 冯英菊.中药复方对动物血脂的影响[J].中成药,1991,(1):45.

[33] 久保道德.葛根的药理[J].国外医学·中医中药分册,1993,(3):23.

[34] 季梅,娄红祥,马斌,等.葛根汤颗粒喷雾干燥工艺条件试验研究[J].山东大学学报:医学版,2003,(6):706.

[35] 葛尔宁.RP—HPLC 法测定葛根汤中葛根素的含量及变化[J].中国实验方剂学杂志,2005,(4):12.

[36] 朱薇,贾满仓.复方葛根芩连汤治疗急性菌痢 32 例临床观察[J].河南中医,2006,(3):30-31.

[37] 陈军林,高建民,王滔,等.加味葛根芩连汤治疗婴幼儿诺沃克样病毒腹泻 114 例[J].中国中西医结合杂志,2005,(6):488.

[38] 袁勇,陈华伟.葛根芩连汤加蒲公英灌肠治疗溃疡性结肠炎的临床观察[J].现代生物医学进展,2007,(9):1336-1337.

[39] 徐进友,伍德明.葛根芩连汤合五苓散加减治疗急性脑梗死湿热型 58 例临床观察[J].福建中医药,2009,40(1):17,31.

[40] 刘骏,吴露露,张青蓝.葛根芩连汤合平胃散加味方配合西药治疗代谢综合征 30 例临床研究[J].江苏中医药,2009,(5):28-29.

[41] 曾艺鹏,黄云胜,胡蕴刚,等.葛根芩连汤配合胰岛素强化治疗湿热证 2 型糖尿病临床观察[J].中国中西医结合杂志,2006,(6):514-516,520.

[42] 周新灵.葛根芩连汤证治规律研究[J].中医函授通讯,1993,(3):4.

[43] 赵瑛,李文亭,孟晓红.葛根芩连汤与其有效部位群对代谢综合征大鼠作用的比较[J].中药药理与临床,2009,25(4):3

[44] 王磊,谭晓梅,王莉,等.葛根芩连汤中黄连不同配伍对 G6PD 缺陷的痢疾杆菌感染大鼠红细胞渗透脆性的影响[J].中药药理与临床,2009,25(2):1-2.

[45] 罗佳波,谭晓梅,余林中,等.葛根芩连汤配伍规律的研究[J].中草药,2005,(4):512-518.

[46] 谭晓梅,吴艳萍.葛根芩连汤配伍葛根素在兔体内药动学的研究[J].中药药理与临床,2006,(5):1-2.

[47] 崔向微,张贵君,李慧,等."葛根芩连汤"两种配伍比例的化学药效组分比较分析[J].中成药,2009,31(2):263-266.

第二节　麻黄汤证(35～37)

【原文】

太陽病,頭痛發熱,身疼腰痛,骨節疼痛,惡風無汗而喘者,麻黃湯主之。(35)

麻黃三兩,去節　桂枝二兩,去皮　甘草一兩,炙　杏仁七十箇,去皮尖

上四味,以水九升,先煮麻黃,減二升,去上沫,內諸藥,煮取二升半,去滓,溫服八合。覆取微似汗,不須歠粥,餘如桂枝法將息。

【提要】 太阳伤寒的证治。

【释义】 本条阐述太阳伤寒的证治,当与1、3条合看。1条曰:"太阳之为病,脉浮,头项强痛而恶寒",3条曰:"太阳病,或已发热,或未发热,必恶寒,体痛呕逆,脉阴阳俱紧者,名为伤寒。"由此可见,除本条所述症状外,其脉当为浮紧,头痛多为头项强痛,恶风乃恶寒之互词,故风寒俱恶,然其程度,一般重于桂枝汤证。其病机为风寒束表,卫阳被遏,营阴郁滞。

风寒之邪袭击太阳,卫气受其束缚,难以伸展,则必然恶风寒。惟其于此,则被束缚之卫气,必求其伸展而抵抗之,则邪正交争剧烈,是以发热而脉浮紧。足太阳经脉循头下项,挟脊抵腰。其受风寒侵袭,经脉为之不利,故头项强痛,身疼腰痛,骨节疼痛。营阴郁滞,毛窍闭塞,故无汗。肺主气,外合皮毛,既然毛窍闭塞,必然影响肺气之宣降功能,故喘。此为太阳伤寒之主要特征。

太阳中风与太阳伤寒,同为表证,其区别要点在于有汗、无汗,脉浮缓或浮紧,然则非自汗不为中风,非无汗不为伤寒,故自汗。无汗,乃中风、伤寒之分水岭,而脉象受多因素影响,而常中有变,故脉浮缓、浮紧,仅可参考,并非重要区分。

太阳病本有头项强痛,而以伤寒为明显,然头项强痛,不同于项背强。盖头项强痛者,头连项痛,不甚柔和,其程度尚轻;项背强者,乃项背强痛较重,拘急难舒,顾盼不能自如,以此别之。

又本证之喘,良由风寒束表,卫闭营郁,肺气不得宣降所致,并伴见发热恶寒无汗等伤寒征象。而葛根芩连汤证之喘,乃里热上熏,肺气不利所致,伴见下利、汗出等证。可见葛根芩连汤证,总以里热下利为主,其喘并非主要征象。

【选注】

成无己:此太阳伤寒也,寒则伤营,头痛身疼腰痛,以至牵连骨节疼痛者,太阳经血不利也。《内经》曰:风寒客于人,使人毫毛毕直,皮肤闭而为热者,寒在表也。风并于卫,卫实而营虚者,自汗出而恶风寒也;寒并于营,营实而卫虚者,无汗而恶风也。以营强卫弱,故气逆而喘,与麻黄汤以发其汗。(《注解伤寒论·辨太阳病脉证并治法中》)

方有执:此条申上条(指3条)而更互言之,所以致其详而出其治也。头痛已见太阳病,而此犹出者,以其专太阳而主始病也。上条先言或已发热,或未发热,而此言头痛,次言发热者,则是以其已发热者言也……上条言必恶寒,而此言恶风者,乃更互言之,与上篇(指桂枝汤证)啬啬恶寒,淅淅恶风,双关互文之意同。无汗乃对上篇之有汗而言,以见彼此两相反,

所以为风寒之辨别,不然无是证者,则不言也。然所以无汗者,汗乃血之液,血为营,营强则腠理闭密,虽热,汗不出也。喘,气逆也,卫主气,卫弱则气乏逆,呼吸不利而声息所以不遂也。然上条言呕而此言喘,呕与喘皆气逆,亦互言以明互见之义……(《伤寒论条辨·辨太阳病脉证并治中》)

《医宗金鉴》:此承上条而详言其证,以出其治也。太阳经起于目内眦,上额交巅,入络脑还出,别下项,循肩膊内,挟脊抵腰中,至足小趾出其端。寒邪客于其经,则营血凝涩,所伤之处,无不痛也。营病者恶寒,卫病者恶风,今营病而言恶风者,盖以风动则寒生,恶则皆恶,未有恶寒而不恶风,恶风而不恶寒者,所以仲景于中风、伤寒证中,每互言之,是以知中风、伤寒,不在恶风恶寒上辨,而在微甚之中别之也。无汗者,伤寒实邪,腠理闭密,虽发热而汗不出,不似中风虚邪,发热而汗自出也。阳经被寒邪所遏,故逆而为喘,主之以麻黄汤者,解表发汗,逐邪安正也。(《医宗金鉴·订正仲景全书·伤寒论注·辨太阳病脉证并治中篇》)

柯韵伯:太阳主一身之表,风寒外束,阳气不伸,故一身尽疼;太阳脉抵腰中,故腰痛。太阳主筋所生病,诸筋者,皆属于节,故骨节疼痛。从风寒得,故恶风。风寒客于人则皮毛闭塞,故无汗。太阳为诸阳主气,阳气闭郁于内,故喘。太阳为开,立麻黄汤以开之,诸证悉除矣。麻黄八证,头痛,发热,恶风,同桂枝证,无汗,身疼,同大青龙证,本证重在发热,身疼,无汗而喘。(《伤寒来苏集·伤寒论注·麻黄汤证上》)

【评述】上列诸注,各具特色,可互相发挥。成无己引《内经》而为注,堪称得体。《医宗金鉴》以太阳经脉循行及其感受风寒之病理状态,而释所见诸证,亦为合拍。然则以上二家,均以风伤卫、寒伤营为其学术思想,如成无己谓“风并于卫,卫实而营虚”、“寒并于营,营实而卫虚”;《金鉴》谓“营病者恶寒,卫病者恶风”均是这种学术思想的反映,所不同的是:成无己以此思想贯穿注文始终,则难免牵强之嫌,盖以“卫实营虚”,固与论桂枝汤证之“营弱卫强”同义,而伤寒乃“营实卫虚”,则令人费解,盖太阳伤寒因营阴郁滞而身痛,谓其“营实”,固无不可,而卫阳为风寒所束,并欲求伸展以抗邪,症见发热、恶寒、无汗之际,则何卫虚之有?若以虚实为相对之词理解,则自汗者为虚,无汗者为实,方得相对性之奥妙,故以无汗之伤寒为卫虚,显然不确。《金鉴》立论中心虽同于成无己,然则发现“营病者恶寒”,与本条原文之“恶风”抵触,于是笔锋一转,谓恶风、恶寒“仲景于伤寒、中风证中每互言之”,自此以下之文字又处处合理,是由偏颇之立论,而转换成正确之结果。方有执将本条与3条对举互发,而弃风寒、营卫之芥蒂,信笔写来,流畅自如。柯韵伯简要可取。

【治法】发汗解表,宣肺平喘。

【方药】麻黄汤方。

【方义】本方以4味药成方,而配伍谨严,效速功卓。君麻黄者,以其辛温发汗,解散风寒之力胜也,更有宣肺平喘之功,故为主病之药。桂枝辛温,为解肌祛风之要药,能协同麻黄增强发汗解表之力,是为臣药。杏仁宣肺平喘,协同麻黄,功力显著,故为佐药。炙甘草益中焦,意在顾护汗源,更能调和诸药,故为使。

麻黄汤为发汗峻剂,故服药时,不须啜粥,以防汗出太过。

【方论选】

《医宗金鉴》:名曰麻黄汤者,君以麻黄也。麻黄性温,味辛而苦,其用在迅升;桂枝性温,味辛而甘,其能在固表。证属有余,故主以麻黄必胜之算也;监以桂枝,制节之师也。杏仁之苦温,佐麻黄逐邪而降逆;甘草之甘平,佐桂枝和内而拒外。饮入于胃,行气于玄府,输精于皮毛,斯毛脉合精,溱溱汗出,在表之邪,必尽祛而不留;痛止咳平,寒热顿解,不须啜粥而借

汗于谷也。(《医宗金鉴·订正仲景全书·伤寒论注·辨太阳病脉证并治中篇》)

汪苓友:……又问:仲景法无汗不得用桂枝,今麻黄汤内复用桂枝者,何也? 余答云:按仲景法,无汗不得服桂枝汤,以其中有芍药、姜、枣也。夫伤寒无汗为表实,表实者,津液内固而不外泄,故禁用芍药以收敛津液,且使寒邪不得外散。津液既不得泄,更用姜枣以升脾胃中之津液,尤为无为。其用生姜固无害,若用大枣则过于温补,恐非表实证之所宜。今麻黄汤内用桂枝者,以寒伤营,桂枝亦营中药,能通经脉而发散寒邪,兼佐麻黄而泄营卫中之邪实。盖风寒在表,营卫俱实,肌肤燔热,头痛项强,腰脊痛,骨节不利,恶寒无汗者,必须用之,其汤中用杏仁者,以利喘也。用甘草者,和营卫也,且以邪之所凑,其气必虚,炙甘草有补虚之义,大抵古人用疏利之药,必少兼补药,有如调胃承气汤中,亦用炙甘草,即此意也。仲景此方,乃冬月正伤寒,太阳经发表的药,后学如辨证精切,何难遵而用之。(《伤寒论辨证广注·辨太阳病脉证并治法中》)

柯韵伯:此为开表发汗逐邪之峻剂也,古人用药用法象之义,麻黄中空外直,宛如毛窍骨节,故能去骨节之风寒,从毛窍而出,为卫分发散风寒之品。桂枝之条纵横,宛如经脉系络,能入心化液,通经络而汗出,为营分散解风寒之品。杏仁为心果,温能助心散寒,苦能清肺下气,为上焦逐邪定喘之品。甘草甘平,外拒风寒,内和气血,为中宫安内攘外之品。此汤入胃行气于玄府,输精于皮毛,斯毛脉合精而溱溱汗出,在表之邪,其尽去而不留,痛止喘平,寒热顿解,不烦啜粥藉汗于谷也。其不用姜、枣者,以生姜之性,横散解肌,碍麻黄之上升;大枣之性,滞泥于膈,碍杏仁之速降,此欲急于直达,稍缓则不迅,横散则不峻矣。(《伤寒来苏集·伤寒论附翼·麻黄汤证上》)

【点评】以上3注,堪得本方组成及其功效之要领,多有可取。然汪苓友谓本方"乃冬月正伤寒,太阳经发表的药",则难以盲从。盖太阳伤寒,四时均有,惟以冬月居多而已。四时之中,但见本系所述之证象者,皆可用之,何拘时令哉。关于本方不用姜、枣,汪柯二人虽作诠释,然则将较为简单之事,反解为复杂似无必要。其不用生姜者,以生姜亦可辛散解表,若用则便是麻、桂、姜为伍,恐发汗之力太过,故避之。大枣甘而滞腻,不利于速散风寒,故仅用甘草安中而调和足矣。

【临床应用】

(1)张仲景对本方的应用

①太阳与阳明合病,重在太阳,无汗而喘或喘而胸满者。(见36、235条)

②太阳病,十日以去,脉浮细而嗜卧者,外已解也,设胸满胁痛者,与小柴胡汤,脉但浮者,与麻黄汤。(见37条)

③太阳伤寒日久不解,表证仍在者,麻黄汤主之,服汤后,可能发生瞑眩、鼻衄等欲解之兆。(见46条)

④太阳伤寒,一般为脉浮紧,若证候不变,而见脉浮、浮数者,仍可用本方。(见51、52条)

⑤太阳伤寒之证,浮紧之脉,未曾发汗,而有少许鼻衄者,可用本方发汗解表(见55条)。

(2)后世医家对本方的应用

①《肘后方》麻黄汤治卒乏气,气不复报,肩息。

②《玉机微义》麻黄汤治肺脏发咳,咳而喘息有声,甚则唾血。

③《眼科锦囊》麻黄汤治为风热所侵,而眼目赤肿,生障翳。

④《类聚方广义》初生儿有时时发热、鼻塞不通,不能哺乳者,用此方即愈。又治痘疮现

点时,身热如灼,表郁难发,及大热烦躁而喘,不起胀者。

⑤《伤寒论附翼》治冷风哮与风寒湿三气成痹等证。

⑥《中医眼科六经法要》谓凡目暴病太阳,白珠血丝作淡红,涕如清水,目漏如泉,畏光甚,无眵,两眉头痛者,寒也,麻黄汤主之。

(3)现代应用:麻黄汤是辛温解表的代表方,但其治疗的病证并非局限于"表证",不能因其发汗峻烈,而畏用甚至不用。无汗、恶寒、高热、身痛、身痒、脉浮、咳喘、浮肿等症状,是麻黄汤治疗病证的关键特征,也是应用麻黄汤的重要线索。麻黄汤所治病证与其辛温发汗、宣降肺气、利水消肿等功用有关[1]。今以《伤寒杂病论汤方现代研究及应用》所述及近期研究结果为依据,简要概述其应用情况。

①呼吸系统:以恶寒发热、无汗咳喘、苔白脉浮为其辨证要点,临床常用治各类感冒、扁桃体炎、肺炎、支气管肺炎、支气管哮喘、百日咳等病。有报道用本方加味治疗慢性支气管炎80例,疗效显著[2]。另有研究结果表明,麻黄汤类方治疗急性呼吸道感染并发全身炎症反应综合征疗效满意[3]。更有以本方为主加味治疗60例中晚期肺癌咳嗽者,疗效亦属满意[4]。

②循环系统:麻黄汤具有通调营卫、疏瀹气机的功效,临床上以寒凝表郁为特征的多种循环系统病症,如冠心病、高血压、胸痹胸痛、末梢循环障碍等,皆可在审明其病因病机的基础上,相机选用本方进行治疗。曾有报道以麻黄汤为基本方并随证加减,治疗缓慢型心律失常50例,总有效率86%,有较好的治疗作用[5]。

③消化系统:以卫闭营郁、气机不利为病理特征,以本方酌情化裁,可用治黄疸、习惯性便秘、顽固性腹胀、膈肌痉挛等病症。有研究表明,麻黄汤加减配合西药治疗肝硬化腹水疗效满意,腹水消退迅速,且远期疗效尚可[6]。

④神经运动系统:以肢痛、恶寒、脉紧、无汗、苔白为审证要点。临床常以本方加减治疗坐骨神经痛、肩周炎、关节炎、肌肉疼痛等。有研究者采用加味麻黄汤熏蒸治疗腰扭伤40例,疗效满意[7]。

⑤泌尿系统:以卫遏营郁、气化不利导致津液敷布失调为辨证要点。临床常用本方治疗急性肾炎、慢性尿路感染、遗尿、尿潴留等病。有报道用麻黄汤治疗小儿遗尿症56例,取得较好疗效[8]。

他如妇科病症乳腺炎、痛经、产后高热、妊娠中毒,五官科病症之过敏性鼻炎、慢性鼻炎、失音、急性结膜炎,皮肤科病症之荨麻疹、风疹、皮肤瘙痒、银屑病等,如其病机属于卫闭营郁而病性属寒者,均可酌情选用本方加减治疗。

(4)医案选录

1)急性黄疸:张某,男,62岁。隆冬劳动汗出当风,淋雨,当夜恶寒而栗,身痛,时作干咳,小便点滴,一夜间全身皮肤黄染如橘,舌苔黄薄腻,脉浮紧而弦。诊为伤寒表实之急性黄疸。由风寒湿邪袭表,肺失宣降,水道不通,湿郁化热,交蒸于肌肤所致。方用麻黄汤加茵陈,发汗利尿以退黄。处方:麻黄、桂枝、杏仁各12g,茵陈10g,炙甘草6g。煎服2剂后表解尿畅,黄疸消失。(《国医论坛》,1986,(2):24)

2)急性肾炎:刘某,男,9岁。患急性肾炎半月余,经西药治疗,病情仍不稳定。近2日诸症加重,脸面浮肿,喘咳无痰,心烦不宁,小便不利,阵阵恶寒,舌淡胖苔白腻,脉浮紧。证属风水。由风寒束表,肺失宣降,水道不通,水泛肌肤所致。方选麻黄汤加茅根10g、蝉衣5g以增强疏风利尿之功。煎服2剂后,小便通利,诸症减轻。续服3剂,诸症消失。后用四君子汤加生黄芪调理周余收功。追访 1 年,未复发。

按:陈华认为:临床运用麻黄汤时,常用药量为"三等一半",即麻黄、桂枝、杏仁 3 味用等量,甘草 1 味用半量。按照这个原则,再根据年龄、体质、病情轻重而酌情用量。根据临床观察,此用法比较安全,效果较好。虽麻、桂大辛之品,但配合相当量的甘草,却无汗多之虞。(《国医论坛》,1986,(2):24)

3)产褥感染:潜某,女,28 岁。产后高热 7 天,体温 39.2℃,投以解热镇痛、抗生素、激素类及生化汤加荆防等治疗无效。诊见高热(40.4℃),畏寒,无汗,头痛,不思饮食,口不渴,咳嗽,痰稀色白,胸闷,腹不痛不胀,舌苔薄白,脉浮洪。诊为产后伤寒。处方:麻黄 3g,桂枝 6g,杏仁(打碎)8g,炙甘草 3g。水煎服,停用其他药物。二诊:诸症未见减轻,细审脉证方药,觉药量与证不合,君臣主次配伍不明,仍投上方:麻黄 10g,桂枝 8g,杏仁 8g,炙甘草 3g。服药后约 1 小时后开始出汗,持续 8 小时左右,汗息热退,诸症悉除。

按:《伤寒论》指出:衄家、亡血家不可用麻黄汤。患者产后亡血伤津,气血大虚,本属不可发汗之例,但证却为太阳表实证,并且产妇体质尚健,故选用麻黄汤获效。此即"有故无殒"之谓也。(《江西中医药》,1985,(5):32)

4)支气管炎合并前列腺炎:李某,男,48 岁。因咳嗽气喘、恶寒发热,诊为支气管炎,予以抗生素治疗。翌日小便不畅,越日小便点滴不通,诊为前列腺炎。行导尿才能排出。治疗 3 天,诸症不减。仍咳嗽气喘,胸膈闭闷,咳痰稀白不畅,不能平卧,面青唇淡,恶寒发热,无汗,小便不出,舌质淡,苔白润,脉浮紧。体温 37.8℃。此乃寒邪外束,肺失宣降,通调失职之证。方选麻黄汤加味:麻黄 6g,桂枝 6g,杏仁 10g,苏子 10g,葶苈子 6g,桔梗 10g,甘草 3g,通草 10g。煎服 2 剂后,喘咳大减,咳痰较畅,寒热已除,小便畅行。原方减桂枝、通草,加法夏 10g,茯苓 10g,继服 2 剂,咳喘已平,诸症消失。(《浙江中医学院学报》,1987,(6):25)

【按语】麻黄汤作为发散风寒、宣肺平喘之著名方剂,组方严谨,功效专一,颇受历代医家之重视。因其发汗力量峻猛,仲景为之立禁森然。后世业医者亦每多顾虑,而致其用渐湮。然若得其法,用之合度,则每每效若桴鼓。上述应用情况实为此方之具体诠释。

【现代研究】有研究者提出"表寒证"即发热过程的"体温上升期",神经-内分泌变化引起机体的免疫抑制是"表寒证"阶段的重要特征。麻黄汤作用机制是促使体温调定点降低,体表和体核温度升高,消除体温调节中枢受到的寒冷刺激,从而解除机体的免疫抑制[9]。本方的发汗作用与肾上腺素能受体有关,激动 α 受体,可以抑制发汗,拮抗 α 受体,可促进发汗。激动 β 受体,可导致汗腺导管的扩张,拮抗 β 受体,可抑制发汗,但不是通过激动 $β_1$ 受体实现的,可能是通过 β 受体的其他亚型来实现[10]。麻黄碱、伪麻黄碱、桂皮醛是麻黄汤发汗作用的物质基础,但麻黄汤的发汗作用不是单体效应成分作用的简单相加[11]。

研究结果提示本方可通过调节 cAMP/cGMP 的失衡,从而使支气管平滑肌松弛,并抑制介质释放而发挥平喘作用,为该方治疗哮喘提供了分子药理学依据[12]。麻黄汤及拆方组可以不同程度抑制小鼠肺组织中 FLAP、IL-4 基因表达水平,BALF 中 LTC4 水平,表明本方具有明显抗过敏性哮喘的作用。拆方分析显示麻黄汤全方效果最佳,从分子水平验证了麻黄汤组方的科学性和合理性[13]。

桂枝汤、麻黄汤、桂枝麻黄各半汤在体内均有抗甲 1 亚型流感病毒小鼠肺炎的作用,但 3 方的疗效并无差异性。麻黄汤与病毒唑的疗效相比有显著性差异。3 方对小鼠感染甲 1 亚型流感病毒 FM1 株的死亡保护作用和延长生命作用均不明显[14]。麻黄汤对二甲苯致小鼠耳肿胀和中性粒细胞释放白三烯具有抑制作用,拆方分析显示麻黄汤全方效果最佳[15]。

组方原理研究结果显示不同配伍化学成分有所变化,主要化学成分含量也有差异,发汗及抗炎平喘等药理效应均以全方最佳,其他药味的加入对君药麻黄的减毒作用明显;药代动力学研究表明,臣、佐、使药对君药体内吸收、分布、排泄过程均有影响[16]。而另有研究表明煎煮时间和煎煮次数均对麻黄碱的浸出率有显著的影响,麻黄入汤剂应加 12 倍量水先煎 2 次,每次 15 分钟[17]。

【原文】

太陽與陽明合病,喘而胸滿者,不可下,宜麻黃湯。(36)

【提要】太阳阳明合病,喘而胸满的证治。

【释义】太阳与阳明同时发病,且有"不可下"之训诫,说明虽有阳明之某种征象,然肠道尚未结实,燥热不甚。从"宜麻黄汤"来看,说明虽属合病,而病证偏重于表,在表云何?喘而胸满是也。以肺位最高,为五脏六腑之华盖,其主气而合皮毛,当风寒袭击时,虽为伤寒表证。其气逆而喘,恒属多见,观 35 条"恶风无汗而喘",即可证明。胸为肺之廓,喘既因肺气不利,故胸满随之。细察发喘之原因多种,而此喘宜麻黄汤,若与 35 条对堪,则不解自明,即当有发热、恶寒、头痛、脉浮、无汗等,否则太阳阳明合病之喘,而用此方,则难以理解。仍需探索者,本条所指阳明病为何?前已述及,腑未结实,燥热未盛,惟有某种阳明征象,如因体温较高而现目赤、鼻干等。又如感受风寒,肺气上逆之喘,而大肠传导功能受其影响,出现不大便等。虽则如此,而腹无满痛之苦,胸有满闷之象,且小便清利。此为病邪欲入阳明,而阳明热实不显,权衡表里轻重缓急,故以治表为先。或问曰:不大便已属阳明,何以不可下?要知阳明之可下者,必有燥实之象,而不大便者,可受多种因素影响,未必尽是燥实。观 56 条"伤寒不大便六七日,头痛有热者,与承气汤。其小便清者,知不在里,仍在表也,当须发汗,若头痛者必衄,宜桂枝汤。"56 条述证与本条虽有不同,而辨表里关系,则理出一贯。犹需说明者,35 条曰"麻黄汤主之",是病证纯属伤寒故也。此条曰"宜麻黄汤",有斟酌取舍之意,是二阳合病,欲入而未成故也。

【选注】

成无己:阳受气于胸中,喘而胸满者,阳气不宣发,壅而逆也。心下满、腹满皆为实,当下之。此以为胸满,非里实,故不可下,虽有阳明,然与太阳合病,为属表,是与麻黄汤发汗。(《注解伤寒论·辨太阳病脉证并治法中》)

方有执:肺主气,气逆则喘,喘甚则肺胀。胸满者,肺胀也。胸乃阳明之部分,喘乃太阳之本病,以喘不除,甚而致于胸满,故曰合病。然肺不属太阳阳明,而太阳合阳明病之伤寒,病全在肺何也?曰:肺为五脏之华盖,内受诸经百脉之朝会,其脏金,其性寒,寒邪凑于营,肺以寒召寒,类应故也。不可下者,喘来自太阳之初,满惟在胸,不在胃也。夫麻黄汤者,治太阳伤寒之初病,有阳明何以独从太阳主治也?曰,麻黄固善于散寒,其功尤能泻肺家之实满,杏仁惟其利于下气,故其效更长于定喘。桂枝虽佐,其实有纲维之妙,甘草虽使,其才有和缓之高,是故太阳表之治行,则阳明胸之功自奏矣。(《伤寒论条辨·辨太阳病脉证并治中》)

《医宗金鉴》:太阳阳明合病,不利不呕者,是里气实,不受邪也,若喘而胸满,是表邪盛,气壅于胸肺间也。邪在高分之表,非结胸也,故不可下,以麻黄汤发表通肺,喘满自愈矣。(《医宗金鉴·订正仲景全书·伤寒论注·辨合并病脉证并治篇》)

汪苓友:此条合病,乃太阳伤寒之证全具,止胸满一候属阳明也,非比前葛根汤证之合病,为阳明病俱全之证。胸乃阳明之部分,以阳明之支脉下膈,其直者下乳内,其经皆由于胸故也。成注云："心下满、腹满,皆为实,当下之,此为胸满,非里实,故不可下。"仲景法止从太阳例,无汗而喘之证治之,故云宜麻黄汤也。或问阳明病已见胸满之候,何以不兼治阳明?余曰:病因喘而致胸满,胸前者,虽为阳明之部分,其实乃肺之室也。喘而胸满,则肺气必实而胀,所以李东璧本草云："麻黄汤虽太阳发汗重剂,实为发散肺经火郁之药",彼盖以喘而胸满,为肺有火邪实热之证。汤中麻黄、杏仁,专于泄肺利气、肺气泄利,则喘逆自平,又何有于阳明之胸满耶,此论实发成氏未发之意。(《伤寒论辨证广注·辨太阳病脉证并治法中》)

【评述】本条太阳阳明合病,病证重在太阳,喘而胸满为其主证,诸注皆同,是可确认。关于合病中之太阳症,成、方二人及《金鉴》,均以为喘而胸满便是,惟汪苓友指出:"乃太阳伤寒之证全具,"笔者以为,结合以上两种意见,辨证方可无误。关于合病中之阳明证,方、汪二人均以足阳明经脉循于胸,胸为阳明之部位为解,故胸满便是阳明症,此说似有牵强之嫌,故汪苓友转而云:"胸前者,虽为阳明之部分,其实乃肺之室也,"是又从肺气不利以释胸满,前后矛盾如斯,可知以部位而论者难从。汪苓友复引李时珍《本草纲目》"麻黄汤虽太阳发汗重剂,实为发散肺经火郁之药也。"观《本草纲目》麻黄条下通篇议论,多有发前人之未发者,然则若谓"麻黄"为发散肺经火郁之药"则可,盖单味药之应用,必有配伍,如麻黄配石膏,配黄芩、知母之类,确能发散肺经火郁。若谓"麻黄汤"亦能发散肺经火郁则不可,以其体若燔炭,汗出而散之证,其肺经并无火邪,故"汤"字之有无,实为重要,不得草草读过。

【原文】

太陽病,十日以去,脉浮細而嗜臥[1]者,外已解也。設胸滿脇痛者,與小柴胡湯。脉但浮者,與麻黄湯。(37)

小柴胡湯方

柴胡半斤　黄芩　人參　甘草炙　生薑各三兩,切　大棗十二枚,擘　半夏半升,洗

上七味,以水一斗二升,煮取六升,去滓,再煎取三升。溫服一升,日三服。

【词解】

(1)嗜卧:嗜,喜爱之意。嗜卧,形容病情初愈,精神疲乏,而喜安舒静卧。

【提要】太阳病十日以上的三种转归。

【释义】太阳病十日以上则病程较长,可能发生变化,须仔细分辨,然后作出判断,切勿以时日决定病情。本条举出太阳病日久不愈的三种转归:其一,脉象由浮而有力转变为浮细,即脉象趋和缓,可测知表证随之消失,惟因病程较久,且在初愈之时,患者正气尚未康复,则精神疲倦,安舒嗜卧,故曰"外已解也"。其二,太阳病日久不愈,患者出现胸满胁痛、胸胁为少阳经脉循行之地,说明太阳证罢,少阳证起。凡证候变化者,脉多随之而变,此虽未言少阳之脉,而脉弦,似可赅于其中,斯与小柴胡汤和解少阳,的对之方也。其三,太阳病虽十日以上,而仅见脉浮,未见其他变化。是"脉若静者,为不传也"。病既未传,故不论时日久暂,仍可与麻黄汤发汗解表。第二段从小柴胡汤读出脉象,第三段从麻黄汤读出证候,以方测证之法也。(本条小柴胡汤证、方药、释义,见96条)。

【选注】

成无己:十日以去,向解之时也。脉浮细而嗜卧者,表邪已罢也。病虽已,和解之,若脉但浮而不细者,则邪气但在表也,与麻黄汤发散之。(《注解伤寒论·辨太阳病脉证并治法中》)

《医宗金鉴》:太阳病十日以上无他证,脉浮细而嗜卧者,外邪已解,不须药也。设有胸满胁痛等证,则知少阳之外邪未解,故予小柴胡汤和之。若脉但浮不细,而有头痛发热恶寒无

汗等证,则仍是太阳之外邪未解,当与麻黄汤汗之……论中脉浮细,太阳少阳脉也;脉弦细,少阳脉也;脉沉细,少阴脉也;脉浮细,身热嗜卧者,阳也;脉沉细,身无热嗜卧者,阴也;脉缓细,身和嗜卧者,已解也。是皆不可不察也。(《医宗金鉴·订正仲景全书·伤寒论注·辨少阳病脉证并治篇》)

　　钱天来:十日以去,言十日已过也。伤寒之脉浮紧,浮则邪气在表,紧则寒邪固闭,至十日已去而脉见浮细,浮则按之无力,细则邪解正虚也。同一浮脉,浮紧则为寒邪在表,以浮而紧也,紧则有力,故为邪气实;浮细则为邪退正虚者,以浮而细也,细则弱小,故为正气虚,仲景所谓浮为在表,浮则为虚之别也。且嗜卧则正虚而倦息,邪退而安静矣,故为外已解也。设胸满胁痛者,是太阳虽罢,而邪已传入少阳矣,故与小柴胡汤和解半表半里之邪。若其脉但浮而不细,又无胸满胁痛之少阳见证,则是寒邪独在太阳之表,故当以麻黄汤发汗也……成氏谓脉浮细而嗜卧,表已罢也,病虽已,和解之,并不言设胸满胁痛者,与小柴胡汤之义,岂太阳病虽已,无故而又治以少阳之小柴胡汤和之,是毫不知太少之传变,病情之进展,方法之各殊而混解之,其何以阐发仲景之立法乎?(《伤寒溯源集·少阳全篇》)

　　张隐庵:此言太阳少阴之气合于肌表,并主神机出入之义。太阳病者,本太阳之病也,十日已去,当少阴主气之期,脉浮细者,太阳之为病脉浮,及于少阴则脉细也,嗜卧者,阴阳营卫之气交相舒应,故曰外已解也。设胸满胁痛者,太少未尽之邪,从胸胁而外达,宜与小柴胡汤;脉但浮而不细者,太阳之邪从外达表,宜与麻黄汤。(《伤寒论集注·辨太阳病脉证篇第一》)

　　【评述】本条为设方御变之写法,提出太阳病多日不愈,可能发生的3种变化,决非由此及彼的必然传变,然据临床事实,3种变化亦在情理之中,明于此者,则本条不难理解。《金鉴》及钱天来深明个中旨趣,其注颇得要领,可从。《金鉴》论脉象以别病情,除"脉浮细太阳少阳之脉也"外,余者均为中肯,可供参考。成无己混解太阳少阳之弊端,钱天来已有辨析,兹不赘述。张隐庵以日期限定病情,谓"十日已去,少阴主气之期",故误导出"太阳少阴之气,合于肌表"之论点,距经旨远矣。至于尚未援引的王肯堂将本条误为"太阳少阳二经合病";方有执随文衍义,令人不知所云,读者审之。

参 考 文 献

　　[1] 赵鸣芳. 麻黄汤的应用思路及作用机制分析[J]. 江苏中医药,2005,(4):33-35.

　　[2] 王勇. 麻黄汤治疗慢性支气管炎的疗效观察[J]. 中国当代医药,2010,(15):62.

　　[3] 刘清泉,陈志刚,江其敏. 麻黄汤类方治疗急性呼吸道感染并发全身炎症反应综合征临床研究[J]. 中国中医急症,2006,(6):2.

　　[4] 陆蓉芳,房援朝,谢怡,等. 麻黄汤加味治疗中晚期肺癌咳嗽 60 例观察[J]. 云南中医中药杂志,2001,(3):686.

　　[5] 姬光东,牛振华. 麻黄汤治疗缓慢型心律失常 50 例[J]. 中医药学报,2002,(1):31-32.

　　[6] 李道宽. 开肺利水益气法联合西药治疗肝硬化腹水 30 例[J]. 陕西中医,2009,(1):9-10.

　　[7] 梁德进. 加味麻黄汤熏蒸治疗腰扭伤 40 例[J]. 中国临床康复,2002,(16):2455.

　　[8] 林祥启,孙开芹. 麻黄汤治疗小儿遗尿症 56 例[J]. 实用中医药杂志,2000,(1):24-25.

　　[9] 包小丽,杨昉. "汗法"治疗机制的理论探索[J]. 辽宁中医药大学学报,2010,(3):16.

　　[10] 刘国清,莫志贤,余林中,等. 麻黄汤的发汗作用与肾上腺素能受体的关系[J]. 陕西中医,2006,(3):363-365.

[11] 刘国清,罗佳波,莫志贤,等.麻黄汤及其效应成分对小鼠的发汗作用[J].中药药理与临床,2006,(2):3-5.

[12] 傅俊华,朱祝生.麻黄汤对哮喘大鼠环核苷酸水平的影响[J].贵阳中医学院学报,2008,(3):50.

[13] 刘永刚,罗佳.麻黄汤及拆方对哮喘小鼠 5-脂质氧合酶激活蛋白、白介素 4 基因的表达和白三烯 C4 的影响[J].中国中药杂志,2007,(3):246-249.

[14] 盛丹,黎敬波,刘进.辛温解表三方体内抗甲 1(H1N1)亚型流感病毒的实验研究[J].现代中西医结合杂志,2007,(1):25-27.

[15] 刘永刚,罗佳波,贺丰.麻黄汤及拆方抗炎作用的研究[J].中药材,2005,(5):413-415.

[16] 罗佳波,余林中,贺丰,等.麻黄汤组方原理的研究[J].世界科学技术:中医药现代化,2007,(2):6-14.

[17] 刘春海,罗杰英.麻黄汤麻黄先煎的试验研究[J].中医药学报,2002,(6):16-17.

第三节 麻黄汤证兼证(38～41)

一、大青龙汤证(38、39)

【原文】

太陽中風,脉浮緊,發熱惡寒,身疼痛,不汗出而煩躁者,大青龍湯主之。若脉微弱,汗出惡風者,不可服之。服之則厥逆[1],筋惕肉瞤[2],此為逆也。(38)

麻黄六兩,去節 桂枝二兩,去皮 甘草二兩,炙 杏仁四十枚,去皮尖 生薑三兩,切 大棗十枚,擘 石膏如雞子大,碎

上七味,以水九升,先煮麻黄,減二升,去上沫,內諸藥,煮取三升,去滓。溫服一升,取微似汗。汗出多者,溫粉[3]粉之。一服汗者,停後服。若復服,汗多亡陽遂—作逆虚惡風煩躁,不得眠也。

傷寒,脉浮緩,身不疼但重[4],乍有輕時[5],無少陰證者,大青龍湯發之[6]。(39)

【词解】

(1)厥逆:手足冷。

(2)筋惕(tì 替)肉瞤(rún):惕,瞤,义近,皆指抽动。筋惕肉瞤,即筋肉跳动。

(3)温粉:炒温之米粉。

(4)但重:只是身体沉重。

(5)乍(zhà)有轻时:乍,忽然。乍有轻时,忽然有减轻之时。

(6)发之:发汗以使邪解。

【提要】 38 条论述太阳伤寒兼里热的证治及大青龙汤的治禁,39 条承上条补述其证治。

【释义】 以上 2 条相互补充,阐述太阳伤寒兼里热的证治,其病机为风寒束表,卫阳被遏,营阴郁滞,兼有内热,治以大青龙汤,发汗解表,兼清里热。

本证 2 条,上条曰"太阳中风,脉浮紧",下条曰"伤寒脉浮缓",看似文词倒错,故令许多注家望文生义,曲为解释,良可慨也。此处中风、伤寒不可作病名看,而应从病因角度理解,即"伤于风邪"、"伤于寒邪"之意,且 2 条互文见义,总属风寒之邪袭击人体。其证候总以发热恶寒,身疼痛,不汗出而辨为伤寒表实证。至于脉之紧、缓,亦不可一概而论,盖太阳伤寒之典型脉象,固为浮紧,太阳中风证之典型脉象,固为浮缓,然因感邪轻重、证情缓急、体质强弱、治疗当否等,其脉以不典型者为多,如 52 条"脉浮而数者,可发汗,宜麻黄汤";25 条"服

桂枝汤,大汗出,脉洪大者,与桂枝汤如前法⋯⋯"即可证明。准此而论,本证之脉,既可浮紧,亦可浮缓,要在证候之辨析。

38 条指出发热恶寒、身疼痛、不汗出,是证属伤寒表实无疑,故脉之浮紧、浮缓,总为风寒在表,卫气被束,营阴郁滞之征。惟烦躁一症,不为太阳伤寒所有,从方中石膏来看,知内有郁热。究郁热之成因,必缘于风寒束缚,阳气无从宣泄所致,所谓气有余者便是火也。其内热之性质如此,故以"不汗出而烦躁"作为画龙点睛之笔,此辨证之要点,亦论治之关键。复因病情之复杂性,故 39 条补述"身不疼但重,乍有轻时",是在肯定发热恶寒、不汗出而烦躁的基础上,其有正邪相争较缓,经脉阻滞尚轻者,则身不疼但重,知身重亦为表郁所致,惟其病甚于表,阳气有暂通之时,故有乍然减轻之象。若因里证身重,必无休止之时,以此为辨。综上所述,大青龙汤证之典型及非典型者,虽少有差异,而病机属性相同,故用大青龙汤发汗解表,兼清里热。

前言麻黄汤为发汗峻剂,其力尤峻者,莫过于本方,故本方只能用于表寒里热之实证。"若脉微弱,汗出恶风者",为表里俱虚,故大青龙汤"不可服之",否则,可因大汗而亡阳伤阴,致肌肤经脉无所温养,而出现手足逆、筋肉跳动等变证,不可不戒。39 条复申未尽之意,明确指出"无少阴证者,大青龙汤发之",说明身重、烦躁,非本证所专有,均须与少阴证之身重烦躁鉴别。少阴身重,是气血俱衰、阴寒内盛所致,故无休止之时,且伴见一系列阴寒内盛证候。本证身重,缘于不汗出,寒郁气滞,内热相扰,故乍有轻时,且伴见表寒内热之征象。至于烦躁之属本证,或属少阴证,仍以全部脉证为辨,知其要者,一言而终。

【选注】

《医宗金鉴》注 38 条云:太阳中风,脉当浮缓,今脉浮紧,是中风之病而兼伤寒之脉也。中风当身不痛,汗自出,今身疼痛,不汗出,是中风之病,而兼伤寒之证也。不汗出而烦躁者,太阳郁蒸之所致也。风,阳邪也。寒,阴邪也。阴寒郁于外则无汗,阳热蒸于内则烦躁,此风寒两伤,营卫同病,故合麻、桂二汤加石膏,制为大青龙汤,用以解营卫同病之实邪也。若脉微弱,汗出恶风者,即有烦躁,乃少阴之烦躁也。禁不可服,服之厥逆,筋惕肉瞤之患生,而速其亡阳之变矣。故曰此为逆也。

又注 39 条云:伤寒脉当浮紧,今脉浮缓,是伤寒之病而兼中风之脉也。伤寒当身疼痛,今身不疼,是伤寒之病而兼中风之证也。身轻,邪在阳也;身重,邪在阴也;乍有轻时,谓身重而有轻时也。若但欲寐,身重无轻时,是少阴证也。今无但欲寐,身虽重乍有轻时,则非少阴证,乃营卫兼病之太阳证也。脉虽缓,证则无汗,属实邪也,故亦以大青龙汤发之。前条以脉微汗出示禁,此条以无少阴证发明,盖详审慎重之至也。(《医宗金鉴·订正仲景全书·伤寒论注·辨太阳病脉证并治下篇》)

程郊倩:脉则浮紧,证则发热恶寒,身疼痛,不汗出而烦躁,是阴寒在表,郁住阳热之气在经而生烦热,热则并扰其阴而作躁也。烦躁须汗出而解,汗剂无如麻黄汤,然而辛热之性,散寒虽有余,而壮热愈甚,一用而黄斑狂闷之证,随汗势燎然奈何?故加石膏于麻黄汤中,名曰大青龙汤,使辛热之剂变为辛凉,则寒得麻黄之辛热而外出,热得石膏之辛凉内解,龙升雨降,郁热顿除矣。然此非为烦躁设。为不汗出之烦躁设,若脉微弱,汗出恶风者,虽有烦躁证,乃少阴亡阳之象,全非不汗出而郁蒸者比。误服之,遂有厥逆筋惕肉瞤之变。(《伤寒论后条辨·辨太阳病脉证篇》)

尤在泾注(38 条——笔者注):此治中风而表实者之法,表实之人,不易得邪,设得之,则不能泄卫气,而反以实阳气,阳气既实,表不得通,闭热于经,则脉紧身痛,不汗出而烦躁也。

是当以麻黄姜桂之属,以发汗泄表实,加石膏以除里热而止烦躁,非桂枝所得而治者矣。盖其病已非中风之常病,则其法亦不得守桂枝之常法,仲景特举此者,欲人知常知变,不使拘中风之名,而拘解肌之法也。若脉微弱,汗出恶风,则表虚不实,设与大青龙汤发越阳气,必致厥逆筋惕肉瞤,甚则汗多而亡阳矣,故曰此为逆。逆者,虚以实治,于理不顺,所以谓之逆也。

又注(39条——笔者注):伤寒则脉浮缓,脉紧去而成缓,为寒欲变热之证,经曰脉缓者多是热也,伤寒邪在表则身疼,邪入里则身重,寒已变热而脉缓,经脉不为拘急,故身不疼但重,而其脉犹存,则邪气在或进或退之时,故身体有乍重乍轻之候也,是以欲发其表,则经已有热,欲清其里,则表犹不解,而大青龙汤兼擅发表解热之长,苟无少阴汗出厥逆等证者,则必以此法为良矣。不云主之而云发之者,谓邪欲入里,而以药发之,使从表出也。旧注谓伤寒见风,故并用麻黄者,非。(《伤寒贯珠集·太阳篇上》)

刘渡舟注(38条——笔者注)云:太阳中风,概括风寒之邪言,非指中风一证。脉浮紧为太阳伤寒表实之脉,发热恶寒身疼痛,为风寒表实之证,当用麻黄汤发汗。若因循失治,或者药轻不得汗,以致风寒闭郁不解,阳气不得宣泄。正邪相争,则见烦躁之证。然不兼口渴引饮则非阳明里热。故用大青龙汤峻发在表之邪,以宣泄阳郁之热,则烦躁可解而表证得去。若其人脉不浮紧而微弱无力,且见汗出恶风证候,这是太阳病的中风表虚证,则不得用本方发汗。若误服本方过汗亡阳,阳气不能充达于四肢,则四肢发生厥逆;亡阳液脱不能荣养筋肉,则见筋惕肉瞤等证候,是为治疗之逆。

又注(39条——笔者注)云:大青龙汤为不汗出阳郁之烦躁而设。然亦有在不汗出的同时,皮腠之间的水液凝涩不散,而出现周身沉重,甚致痛楚。以及两臂沉重难以抬举;或手指作肿,其脉不紧而缓的,亦可用大青龙汤发泄其水毒使从汗出而愈。(《伤寒挈要·辨太阳病脉证并治》)

【评述】《医宗金鉴》注释此2条,从风伤卫、寒伤营、风寒两伤营卫之学术观点出发,认为38条是中风而兼伤寒之脉证,39条是伤寒而兼中风之脉证,故"合麻桂二汤加石膏,制为大青龙汤,"使人疑窦丛生,不可取也。其实此论肇始于成无己《注解伤寒论》,其后袭者甚众,非《金鉴》一家,学者明之。程、尤二人及刘渡舟先生,注释公允,且互有发明,如尤在泾谓39条之证候,乃表邪欲入里化热,而邪气处于或进或退之间。此虽为一家之言,然可征于临床,盖以外寒入里化热过程中,有外寒未解,里热渐生,并随邪入及化热之程度,而身疼有渐减者,此阅历之言也,故刘渡舟先生谓"尤怡之说亦有道"。刘渡舟又指出"亦有在不汗出的同时,皮腠间的水液凝涩不散,而出现周身沉重楚……"显然是在正面阐述外寒内热基础上,注意到饮邪相侵问题,既合乎临床事实,亦有《金匮要略·痰饮咳嗽病脉证并治》篇可证。该篇第2条曰"饮水流行,归于四肢,当汗出而不汗出,身体疼重,谓之溢饮"第23条曰"病溢饮者,当发其汗,大青龙汤发之,小青龙汤亦主之"。故刘先生此论,不可等闲看过。

【治法】发汗解表,兼清里热。

【方药】大青龙汤方。

【方义】本方由麻黄汤倍重麻黄,减杏仁剂量加石膏、姜、枣而成。本方麻黄六两,与桂枝成三与一之比例,更有生姜为伍,则发汗之力峻猛,独盖群方。以太阳伤寒,外寒固闭,阳郁为热,不汗出而烦躁之证,必速发其汗,以解其固闭,为当务之急。外闭得解,内热方有宣泄之路,此为立意创方之主体。然则毕竟内热由生,烦躁显露,是不可率用辛温峻剂,而无所顾忌,故加石膏辛寒之品,清内热而无碍宣发之功。如此寒温并用,升降合度,则外寒得散而内热可消,无怪前人有喻为"龙升雨降"者。凡用汗法,必预为汗源计,何况峻汗,是以有炙甘草、大枣,调理中焦,资助汗源,则无后顾之忧。至于杏仁减量,一则本证未言喘逆如何,再则重用麻黄,其宣肺之力亦胜,故减杏仁量,亦无碍也。

本方分为三服,一服之后,"取微似汗",可见发汗之力虽峻,而取汗之法不可令多,且须一服汗出邪解者,停后服。若汗出多者,温粉扑之,意在邪解而正不伤也,否则汗多亡阳,遂转为虚证,而见恶风、烦躁不得眠等。关于"温粉",前谓炒温之米粉,功能止汗,于考证无误。兹择后世有关外用止汗方,以备临证之需:①唐·孙思邈《备急千金要方》温粉方:煅牡蛎,生黄芪各三钱,粳米粉一两,共研细末,和匀,以稀疏绢包,缓缓扑于肌肤。②《孝慈备览》扑身止汗法:麸皮、糯米粉二合,牡蛎、龙骨二两,共为极细末,以疏绢包裹,周身扑之,其汗自止。

【方论选】

方有执:……大青龙者,桂枝麻黄二方合剂之变制也,故为并中风寒之主治,较之桂枝麻黄各半汤,与桂枝二麻黄一汤,则少芍药而多石膏。去芍药者,不欲其收也。以其无芍药而观之,即麻黄汤加石膏姜枣也。姜枣本桂枝汤中有,其制则重在石膏。按本草,石膏辛甘大寒,辛以散风,甘以散寒,寒以散热,故为并中风寒发热之用。(《伤寒论条辨·辨太阳病脉证并治下篇》)

柯韵伯:此麻黄汤证之剧者,故加味以治之也。诸证全是麻黄,有喘与烦躁之别。喘者是寒郁其气,升降不得自如,故多用杏仁之苦以降气;烦躁是热伤其气,无津不能作汗,故特加石膏之甘以生津。然其沉而大寒,恐内热顿除而外寒不解,变为中寒而挟热下利,是引贼破家矣。故必倍麻黄以发表,又倍甘草以和中,更用姜枣以调营卫,一汗而表里双解,风热两除,此大青龙清内攘外之功,所以佐麻桂二方之不及也。(《伤寒来苏集·伤寒论附翼·太阳方总论》)

李培生:麻黄汤证与大青龙汤证同为太阳表实,但麻黄汤证重在表实无汗而喘,病由风寒外束,卫阳被遏,营阴郁滞,毛窍闭塞,引起肺系不利,亦即《内经》"肺之合,皮也"(《素问·五脏生成》)之故。用麻黄汤,取其去风寒,解肌表,外疏皮毛,内宣肺气。大青龙汤证亦属太阳表实,但较麻黄证为重,因汗液不得外泄,体热不能宣散,外寒内热,引起神志不安,故重在不汗出而烦躁。用大青龙汤,取麻黄(倍麻黄药量)合姜、枣以解肌表而散外寒;加石膏以清里热而除烦躁。此段柯韵伯有"无津不能作汗"之句,甚妙。盖病由表实,治当发汗。但外寒内热,郁蒸不解,而汗为血中津液所化。故重用辛温复入辛凉之法,以除阳热之实,而和阴液。云腾雨施,沛然汗解,清内攘外,而津液不伤,斯为善治。若不识此理,过用辛温燥烈之剂,则阳热亢盛,阴液消亡,容易促使病机恶化,不可不知。(《柯氏伤寒附翼笺正·上卷太阳方总论》)

【点评】方有执谓大青龙汤为"桂枝麻黄二汤合剂之变制",未突出本方之特性。柯韵伯以麻黄汤、大青龙汤对举,而析其组成功效,是为合拍,又经李培生先生发挥,则周详精辟,值得细读。

【临床应用】

(1)张仲景对本方的应用

①治太阳伤寒,外寒内热证。(见38、39条)

②治溢饮:"饮水流行,归于四肢,当汗出而不汗出,身体疼重,谓之溢饮";"病溢饮者,大青龙汤主之,小青龙汤亦主之。"

(2)后世医家对本方的应用

①《济阴纲目》:大青龙汤加黄芩,治寒疫头痛身热,无汗恶风,烦躁者,此方主之。

②《类聚方广义》：治麻疹脉浮紧，寒热、头眩，身体疼痛，咳喘，咽痛，不汗出而烦躁者。

③《类聚方广义》：治眼目疼痛，流泪不止，赤脉怒胀，云翳四围，或眉棱骨疼痛，或头疼耳痛，又治烂睑风，涕泪稠黏，痒痛甚者，俱加苢(即车前。据《本草纲目》车前子能"明目疗赤肿，去风毒，肝中风热，毒风冲眼，赤痛障翳，脑痛流泪"等。故以用车前子为妥——笔者注)。

(3)现代应用：大青龙汤解表清里，其发汗力量较之麻黄汤更甚，现代临床每多用治表闭无汗明显且兼里热者。其药效峻猛，难以适度掌握，因之临床大样本观察报道鲜见，其应用多以个案形式见诸报刊。据已有资料可知，本方多用以治疗呼吸系统疾患，如感冒、支气管炎、哮喘等，亦有用治鼻衄、汗腺闭塞症、急性肾炎、风湿性关节炎者。

有报道应用此方加减治疗小儿外感高热表寒里热证 126 例，疗效显著[1]。而以本方加味治疗支气管哮喘 60 例，并设对照组(喘咳宁片组)30 例。结果：治疗组中医证候疗效、喘息症状疗效、哮鸣音疗效与对照组比较均无显著性差异[2]。本方治疗慢性支气管炎合并肺部感染，中医辨证属于肺中素有痰湿内伏，而又新感风寒引发者，收效满意[3]。

另据报道，采用大青龙汤、桂枝茯苓丸内服及外用必麦森凝胶对青年痤疮患者进行联合治疗，并与必麦森凝胶单独应用做对照，联合治疗后取得了良好的疗效[4]。

据 74 例现代名家的验案统计分析，频次居前 5 位的病症是发热、喘证、咳嗽、无汗证、感冒，基本症状为烦躁、恶寒、发热、无汗、咳嗽，应用原方最多的药物是麻黄、石膏、桂枝、杏仁、甘草。常加味的药物是半夏和白芍；麻黄和石膏的用量比例最常见的为 1：5、1：6 和 1：2[5]。

(4)医案选录

1)支气管哮喘：雷某，男，58 岁。素有喘促史 28 余年，每年发作 1～2 次，短则 1 个月，长则数月。发作时伴烦躁，西医诊为"支气管哮喘"。昨日突发咳喘，烦躁不安，服西药无效。诊见咳喘气促，痰黄黏稠，渴喜冷饮，面赤发热，无汗烦躁，舌红苔黄，脉滑数。证属寒邪外束，内热壅肺。治宜宣肺清热，止咳平喘。处方：麻黄、杏仁、甘草、桂枝、生姜各 10g，石膏60g，桔梗 15g，大枣 7 枚，水煎服。5 剂后，汗出烦解，咳喘减轻；继服 10 剂，获临床治愈。

按：本案烦为内热壅肺不安，躁为外寒浮动不宁。本方安内攘外，实有清内热、解外寒之功。实践证明，石膏用量宜大，方能使汗出烦解。(《中医药研究》，1987，(4)：35)

2)汗腺闭塞症：赵某，男，50 岁。自述于 1961 年夏季大汗出时用冷水冲浴，此后再未出汗，在盛夏或剧烈运动后仍无汗出，伴心中烦躁，头昏身热，汗孔突起，西医诊为"汗腺闭塞症"，服中西药物未效。近日因天气炎热，诸症加重。诊见舌质红，苔薄黄，脉浮紧。处方：麻黄、杏仁、桂枝、生姜各 15g，生石膏 30g(先煎 30 分钟)，党参 20g，甘草 10g，大枣 4 枚，水煎20 分钟后取汁分 2 次服。若一服汗出，不必尽剂，避风寒。服药 1 次，未汗，但感身热灼手，烦躁益甚。过了 3 小时又服余药，服后 20 分钟开始汗出，逐渐增多，全身皆汗，自觉异常舒适，惟乏力。改用桂枝汤加味 2 剂，汗出较多。停药观察，随访月余，汗出正常，病告痊愈。

按：本案是由出大汗时，突受寒凉之邪，使腠理骤闭，热郁玄府，不得宣泄，以致内热外寒，烦躁不安，汗孔闭塞而无汗。本方能发汗解表，兼清里热，故 25 年的顽疾，能药到病除。(《中医杂志》，1988，(5)：68)

3)鼻衄：叶某，男，58 岁。发热恶寒、头身痛、无汗 7 天。烦躁时甚，继后鼻衄，初时点滴，断断续续，经服清热凉血止血药后，竟长淌不止，舌尖红，苔白厚腻中微黄，脉浮紧，右关洪数有力。此乃风寒夹湿，郁而化热之表寒里热实证。治宜发汗解表，清热止血。处方：净麻黄(先下)、薏苡仁各 12g，桂枝、炙甘草各 4g，杏仁 10g，石膏 40g(先下)，大枣 8g，生姜 6g，水煎服。另用三七粉 1g,分次吹入出血处。按法用药后,周身汗出而诸症告愈。1 年后随访,鼻衄未发。

按:《伤寒论》有"亡血家不可发汗"之戒,但亦有"伤寒脉浮紧,不发汗,因致衄者,麻黄汤主之"。故医者必须知常达变,不可执一。由于风寒之邪束表,经气壅塞不通,致使内有郁热,迫血妄行,故以大青龙汤开腠发汗,清透里热,则衄血自止。(《四川中医》,1983,(3):36)

4)慢性肾盂肾炎、胆道感染:刘某,女,32 岁。5 年来浮肿,时常低烧,经检查诊为"慢性肾盂肾炎"、"胆道感染"。近症:面目四肢皆肿,小便频而量少色黄,大便时干,干则浮肿甚,低烧时则恶寒,腹胀,右胁痛,头晕心烦。尿常规检查:蛋白(＋),脓细胞(＋＋),红细胞(＋),上皮细胞(＋)。脉浮微数。此属水气外郁肌肤,治以发汗行水,予大青龙汤加味:麻黄 18g,桂枝、生姜各 10g,大枣 4 枚,杏仁、炙甘草各 6g,生石膏 45g,苍术 12g。结果:上药服 30 余剂,头晕心烦减,面目浮肿减,午后仍低热,下午浮肿仍明显。继加减服用,或间服柴胡桂枝干姜汤合当归芍药散。7 个月后,右胁痛减,腹胀、头晕、心烦已,下肢浮肿轻微,体温正常。尿常规检查:蛋白(－),脓细胞(－),白细胞(0～1),红细胞(1～3),上皮细胞(＋)。(《经方传真·麻黄汤类方》)

【现代研究】大青龙汤具有解热、抑菌,提高巨噬细胞吞噬的功能[6]。据日本汉方研究者报道,大青龙汤的温浸液对蟾蜍离体心脏的活动有抑制作用,但是可逆性的。对大鼠和猫的胆汁排泌有抑制作用。小剂量时,对大鼠和猫有轻度升压作用,而大剂量时,则呈降压效应。

二、小青龙汤证(40、41)

【原文】

傷寒表不解,心下有水氣[1],乾嘔發熱而欬,或渴,或利,或噎[2],或小便不利、少腹[3]滿,或喘者,小青龍湯主之。(40)

麻黃去節　芍藥　細辛　乾薑　甘草炙　桂枝去皮,各三兩　五味子半升　半夏半升,洗

上八味,以水一斗,先煮麻黃,減二升,去上沫,內諸藥,煮取三升,去滓。溫服一升。若渴,去半夏,加栝樓根三兩;若微利,去麻黃,加蕘花,如一雞子,熬[4]令赤色;若噎者,去麻黃,加附子一枚,炮;若小便不利、少腹滿者,去麻黃,加茯苓四兩;若喘,去麻黃,加杏仁半升,去皮尖。且蕘花不治利,麻黃主喘,今此語反之,疑非仲景意。臣億等謹按,小青龍湯,大要治水。又按《本草》,蕘花下十二水,若水去,利則止也。又按《千金》,形腫者應內麻黃,乃內杏仁者,以麻黃發其陽故也。以此證之,豈非仲景意也。

傷寒,心下有水氣,欬而微喘,發熱不渴。服湯已渴者,此寒去欲解也。小青龍湯主之。(41)

【词解】

(1)心下有水气:心下,即胃脘部。水气,病理概念,即水饮为患。

(2)噎(yē 耶):指咽喉部位有气逆阻塞感。

(3)少腹:少,通小。少腹,即小腹或下腹部。

(4)熬:《说文·火部》:"熬,干煎也",与烘、炒、焙义近。

【提要】太阳伤寒兼水饮内停的证治。

【释义】以上 2 条相互补充,阐述伤寒表不解,心下有水气,即外寒内饮的证候、病机,并以辛温解表、温化水饮为治法,以小青龙汤为主方。41 条"小青龙汤主之"句,应接在"发热

不渴"后,是为倒装文法。

"伤寒表不解"者,指发热、恶寒、无汗、头痛、身痛等证,41条"伤寒"2字,与此同义。其病机与麻黄汤证基本相同,不予重复。"心下有水气",即水饮停蓄心下胃脘部。心下与肺,以一膈而相邻,今水停其所,又为外感之风寒相激,必致气逆水升,上逆犯肺则咳;横犯胃腑则呕,是为主证。所需申言者,40条以喘为或然证,而41条以喘为主证之一,可视为相互补充,总是外寒内饮所致之咳喘。然从临床而论,因寒饮而喘者,必兼咳嗽,而咳者,未必兼喘,故但求病机之一致,则小青龙汤既治咳,又治喘,或咳喘并作,不必拘泥。40条自或渴以下,皆或有之证,不必悉具。凡水饮为患,常因气机升降而变动不居,随所伤部位不同,而有不同见证。水饮属阴,其为患也,一般不渴,若因水饮停聚阻碍气机,以致气不化津者,亦间有渴象。其渴为频呷热汤,饮量不多,以求舒适,与热盛津伤之渴不难鉴别;水饮下趋,浸渍肠道,则为下利;影响膀胱气化功能,则小便不利,小腹胀满;水气上逆,有碍肺气之清肃,则喘而咽喉有梗塞感。

如上所述,水饮证一般不渴,若服小青龙汤后渴者,是病机向愈之佳兆,盖以发热之后,温解之余,饮邪渐化,而津液一时敷布不周,故生渴象,待病愈之时,气机通畅,正气恢复,必能水津四布,口渴自除。

【选注】

成无己注(40条——笔者注):伤寒表不解,心下有水饮,则水寒相搏,肺寒气逆,故干呕发热而咳。针经曰:形寒饮冷则伤肺,以其两寒相感,中外皆伤,故气逆而上行,此之谓也。与小青龙汤发汗散水,水气内渍,则所传不一,故有或为之证,随证增损,以解化之。

又注(41条——笔者注):咳而微喘者,水寒射肺也;发热不渴者,表证未罢也,与小青龙汤发表散水。服汤已,渴者,里气温,水气散,为欲解也。(《注解伤寒论·辨太阳病脉证并治法中》)

柯韵伯:发热是表未解,干呕而咳,是水气为患。水气者,是太阳寒水之气也。太阳之化,在天为寒,在地为水,其伤人也,浅者皮肉筋骨,重者害及五脏。心下有水气,是伤脏也。水气未入胃故干呕。咳者,水气射肺也。皮毛者,肺之合,表寒不解,寒水已留其合矣。心下之水气,又上至于肺则肺寒,内外合邪,故咳也。水性动,其变多,水气下而不上,则或渴或利;上而不下,则或噎或喘;留而不行,则小便不利,而小腹因满也。(《伤寒来苏集·伤寒论注·大青龙汤证》)

尤在泾注(40条——笔者注)云:伤寒表不解,而心下有水饮,饮寒相搏,逆于肺胃之间,为干呕发热而咳,乃伤寒之兼证也。夫饮之为物,随气升降,无处不到,或壅于上,或积于中,或滞于下,各随其所之而为病,而其治法,虽各有加减,要不出于小青龙汤一法。

又注41条云:内饮外寒,相得不解,气凌于肺为咳而微喘,发热不渴,如上条之证也,是必以小青龙汤内消水饮为主矣。若服汤已渴者,是寒外解而水内行也,故为欲解,小青龙汤主之六字,当在发热不渴下。或问:水饮之证,或渴或不渴云何? 曰:水积于中,故不渴也。其渴者,水积一处,而不得四布也,然而不渴者常也,其渴者,变也。服小青龙汤已渴者,乃寒去饮消之常道也。(《伤寒贯珠集·太阳篇上》)

李培生:伤寒表不解,当指有头痛恶寒发热无汗等太阳表证;心下有水气,当括干呕而咳等里证。病因心下素蕴寒饮,又因风寒束表,遂致肺气不利,胃气上逆,实即外寒内饮所致。因水饮变动不居,故有或渴、或利等或然证。其喘当属主证,细参《伤寒论》、《金匮》自知。(《柯氏伤寒论附翼笺正·上卷太阳方总论》)

【评述】成无己据形寒饮冷伤肺，柯韵伯据气化学说而释本证，各有特色。尤在泾亦妥。李培生先生之注最为简捷明快，可互参矣。

【治法】辛温解表，温化水饮。

【方药】小青龙汤方。

【方义】本方从药物组成来看，是由麻黄汤、桂枝汤合方（剂量与原方小异，与桂枝麻黄各半汤相去甚远）去杏仁、生姜、大枣，加干姜、细辛、半夏、五味子而成，意在辛温解表，以散外感之风寒；辛散温化，而蠲内停之水饮。麻黄为本方主药，有发汗、平喘、利水之功，是一物而三任也。又与桂枝为伍，则增强通阳宣化之效。桂枝与芍药相配，调和营卫。干姜、细辛，大辛大热，散寒宣肺，化痰涤饮。五味子敛肺止咳，而不使麻桂姜辛等升散太过。大凡外感咳喘，多忌芍药、五味子之类，恐其敛邪不散，致生他变，而本方有此 2 味，当知其与麻桂姜辛等同用之妙，是开阖适宜，升降得法，对外寒内饮之证，尤为相宜。半夏降逆化饮，与上述诸药相配，其功更著。甘草和中，又能调和诸药。还须看到，甘草配干姜，即甘草干姜汤，为温脾肺、祛寒邪、化水饮之良方，《伤寒论》29 条及《金匮要略·肺痿肺痈咳嗽上气篇》均有论述。

方后之加减法，从"若渴……去皮尖"，凡 70 字，《注解伤寒论》不作原文，而作为注释之文。又"荛花不治利……疑非仲景意"，凡 20 字，《千金翼·卷九》《注解伤寒论·卷三》无。以上是从校勘角度，以见版本间差异，若从内容看，笔者赞同"疑非仲景意"。学者欲知其"非"之所在，请参详【方论选】之"钱天来"注。

【方论选】

成无己：麻黄味甘辛温，为发散之主，表不解，应发散之，则以麻黄为君。桂枝辛热，甘草味甘平，甘辛为阳，佐麻黄表散之，二者所以为臣。芍药味酸微寒，五味子味酸温，二者所以为佐者，寒饮伤肺，咳逆而喘，则肺气逆，《内经》曰：肺欲收，急食酸以收之，故用芍药、五味子为佐，以收逆气。干姜味辛热，细辛味辛热，半夏味辛微温，三者所以为使者，心下有水气，津液不行，则肾气燥。《内经》曰；肾苦燥，急食辛以润之，是以干姜、细辛、半夏为使，以散寒水。逆气收，寒水散，津液通行，汗出而解矣。（《伤寒明理论·伤寒明理药方论》）

《医宗金鉴》：太阳停饮有二，一中风有汗为表虚，五苓散证也；一伤寒无汗为表实，小青龙汤证也。表实无汗，故合麻桂二方以解外。去大枣者，以其性滞也；去杏仁者，以其无喘也，有喘者，仍加之；去生姜者，以有干姜也，若呕者，仍用之。佐干姜、细辛，极温极散，使寒与水俱得从汗而解；佐半夏逐痰饮，以清不尽之饮；佐五味子收肺气，以敛耗伤之气。（《医宗金鉴·订正仲景全书·伤寒论注·辨太阳病脉证并治下篇》）

钱天来：既见微利，则知水气下走，当因其势而导之使下泄。去麻黄者，恐内外两伤津液也。此说亦通，然表寒重而全未解者，尚当斟酌，若竟去麻黄而留芍药、五味子之酸收，其如伤寒表不解何……夫渴虽一症而各经不同……本条或渴之症，乃水寒在胃，下焦之气液不得上腾而为涕唾，故渴，心下既有水气，岂可亦以栝蒌根为生津而用之耶？若未以为然，观下文服汤已而渴，为寒去欲解，则知不必以撤热生津为治矣……噎者，心下有水气而胃气不通也，所谓水寒相搏，其人必，噎与同。盖呃逆也……此水寒相搏，故加附子以温之，若寒甚而阳气虚者，去麻黄不使汗泄其虚阳亦可……若小便不利而少腹满者，为下焦无火，不能化气而出也。真阳不足，去麻黄而不使汗泄，则可矣。茯苓不过味淡，渗泄而已，岂能助下焦气化之功哉……喘为肺气逆满之症，加杏仁以助麻黄利肺气可也，若加杏仁而去麻黄，施之于表不解之伤寒，恐未切当。若肺虚而喘，则又宜补不宜泻，非为麻黄当去，并杏仁亦不可加矣。（《伤

寒溯源集·太阳下篇》)

李培生：小青龙用麻、桂、芍、草，解肌表，和营卫，以辛散外寒；姜、辛、夏、味，散水气，宣气道，以温化里饮。是表里双解之剂。其用干姜，正与《内经》"脾气散精，上归于肺"（《素问·经脉别论》）之旨相符。盖脾为生痰之源，肺为贮痰之器。脾气失其健运之常，则易滋生痰饮，痰饮上逆，则为咳喘，为呕逆。若得中气健运，寒饮自化。干姜是温中药，亦即《金匮》"病痰饮者，当以温药和之"（《痰饮咳嗽病篇》）是也。外感咳喘，多忌五味子、白芍等酸敛止涩之品，此则与麻、桂、细辛等温宣药同用，正使药力不纯然外散，而欲取其内宣之功。与单纯用酸收止咳之义，又有不同。可见经方用药配伍之妙。其小青龙汤加减法，疑为后人所补，与仲景用药之准则，似不甚合。（《柯氏伤寒论附翼笺正·上卷太阳方总论》）

【点评】成无己依《内经》以释方义，有理有据，《金鉴》以麻桂合方加减而成散寒化饮之剂，义多可从，惟"中风有汗为表虚，五苓散证也"，与小青龙汤对举，似属牵强。李培生先生全面阐述方剂组成原理及其主治功效，详明可取。钱天来分析加减诸法之得失，值得借鉴。

【临床应用】

(1)张仲景对本方的应用

①治外寒内饮咳喘证(40、41条)。

②《金匮要略·痰饮咳嗽病脉证并治》篇曰："病溢饮者，大青龙汤主之；小青龙汤亦主之"；"咳逆倚息不得卧，小青龙汤主之"。《金匮要略·妇人杂病脉证并治》篇曰："妇人吐涎沫，医反下之，心下即痞，当先治其吐涎沫，小青龙汤主之；涎沫止，乃治痞，泻心汤主之。"《金匮要略·肺痈肺痿咳嗽上气病脉证并治》篇曰："肺胀，咳而上气，烦躁而渴，脉浮者，心下有水，小青龙加石膏汤主之。"

(2)后世医家对本方的应用

①《备急千金要方》小青龙汤治妇人霍乱呕吐。

②《医学之要》治脚气上气喘息，初起有表邪者，本方加槟榔。

③《伤寒来苏集·伤寒论附翼》此方又主水寒在胃，久咳肺虚。

(3)现代应用：小青龙汤在现代临床上主要用以治疗呼吸系统多种病症，如慢性气管炎、肺气肿、肺心病、支气管哮喘、支气管肺炎、大叶性肺炎、结核性胸膜炎、慢性鼻炎等。

咳嗽变异型哮喘又称咳嗽型哮喘、过敏性哮喘、隐匿性哮喘，以持续性咳嗽或反复发作性为特征。目前西医主要采取支气管舒张剂及糖皮质激素可使咳嗽缓解，但易反复。采用小青龙汤加味治疗本病，疗效满意[7]。小青龙汤可改善支气管哮喘急性发作期的临床症状，显著缩短病程，提高临床疗效，降低复发率[8]。

陈潮祖教授用小青龙汤治疗咳喘多种证型及兼见证。外寒日久、肺闭水停治宜宣肺开郁，温阳利水；肺热未尽、肺气闭郁治宜开宣闭郁之肺气。认为本方有散有收，有泄有补，气津兼顾，开合相宜，配伍精当，应用于咳喘效果不可忽视。咳而遗尿治宜振奋中阳；咳而兼喘治宜外散表寒，内宣肺气；咳引胸胁痛治宜肺肝同治；咳兼溢饮治宜温肺散饮，宣肺平喘[9]。

弥漫性间质性肺疾病是呼吸系统疾病的难治病，多进行性发展而死亡。王檀教授认为该病中医病机关键是肺中虚寒、肺络痹阻，治疗应在辨证的基础上以温化痰饮为宗旨，选小青龙汤加减治疗，可有效减轻症状，阻断病情发展[10]。

随机抽取即将进入海拔4500米地区的筑路工人120例，分为两组，每组60例。观察组口服小青龙汤，对照组口服红景天胶囊。结果显示小青龙汤加减预防筑路工人高原反应及高原肺水肿的疗效显著[11]。

有人治疗小儿过敏性咳嗽50例,均予口服中药汤剂小青龙汤加减,疗程5天。结果50例患儿治疗后,显效25例,有效19例,无效6例,总有效率88%[12]。研究者在临床实践中发现,以凉燥为主要表现之咳嗽患者,使用辛温之小青龙汤疗效亦甚显著[13]。

寒湿型重症喘型支气管肺炎,是儿科常见的危重呼吸道疾病。多发于婴幼儿时期,好发于秋冬寒冷季节。临床以咳嗽、气喘或痰喘、呼吸困难、青紫为主要表现。运用小青龙汤加味治疗此症,临床疗效满意[14]。

将116例过敏性鼻炎患儿辨证分为肺气虚寒型、脾虚痰饮型,分别给予益气固表、祛风通窍、散寒化饮和健脾益气、化湿止流治疗,方选小青龙汤合苍耳子散加减及苓桂术甘汤合苍耳子散加减。2个疗程后统计疗效。结果2型有效率分别为92%,88%,总有效率为90%。结果表明从肺脾论治能有效缓解及治疗小儿变应性鼻炎[15]。

岭南地区因其独特的气候条件导致岭南人脾气虚、湿浊偏盛的体质,尤以罹患肺系疾病时明显,治疗上选择小青龙汤加减治之,以温散痰饮湿邪,祛邪达表[16]。

除以其卓越的宣肺散寒、平喘止咳功效而广泛用治呼吸系统病症外,本方亦常可用治疗其他一些病症,如失音、心悸、病窦综合征、气胸、急性肾炎、肾病综合征、泌尿系感染、卡他性眼炎、荨麻疹等,以寒束饮停为其审证依据。

关于小青龙汤的加味,曹颖甫、祝味菊主张加附子,张锡纯主张加石膏。曹颖甫认为,本年新病,可以用原方轻剂治愈。而十年宿疾,未易奏功,则需增加麻黄、细辛剂量,同时加用附子。而祝味菊治咳喘亦常用小青龙汤加附子。痰饮当以温药和之,小青龙汤药性偏温,本是药症相合,但张锡纯认为"外感痰喘之证又有热者,十之八九",所以运用时必加石膏。小青龙汤加附子加石膏可采用如下的方法:本年新病,无热者,用本方轻剂,寒重者加附子,有热者加石膏。多年宿疾,及反复难愈的顽症,无热者加附子,有热者再加石膏[17]。

(4)医案选录

1)胸膜炎、胸腔积液:陈某,女,59岁。咳喘痰多反复发作4月余,伴胸痛1周入院。曾在美国多家医院求治,用多种抗生素无效。咳喘渐甚,痰多质稀,近1周伴右侧胸胁疼痛,咳嗽气促,病情加重,而回国就诊。诊见神疲乏力,咳嗽痰多,质稀色白,卧则气短,右胸胁疼痛,咳唾转侧左侧亦有引痛。口渴喜热饮,舌淡偏黯,苔白略滑,脉细滑。胸片示陈旧性肺结核伴胸腔积液。诊为悬饮,参小青龙汤加减:炙麻黄、五味子、桂枝各10g,干姜、炙甘草各6g,细辛3g,法夏、杏仁各12g,白芍、桃仁、云茯苓、丝瓜络各15g。水煎服,日1剂。服3剂后,咳嗽、胸痛等症明显减轻,咳痰少,可平卧。以此方加减进服20余剂,呼吸平顺,卧起行走自如,咳嗽、胸痛等症均愈。后以理中丸调理而愈。(《新中医》,1989,(4):18)

2)慢性支气管炎、肺气肿并感染:黄某,男,74岁,香港同胞,业医。咳嗽、气喘反复发作20余年,加重2个月。自诉有20余年慢支、肺气肿病史,近2个月咳嗽气喘加重,在香港多家医院治疗,服西药无效而来就诊。入院时咳嗽气促较甚,痰稀白,不能平卧,夜间因咳喘难眠,唇甲轻度发绀,要求吸氧;纳差,大便干结,舌淡,苔微黄,脉浮略数。方用小青龙汤加味:炙麻黄、桂枝各10g,干姜、炙甘草各6g,细辛3g,五味子、法夏、白芍、北杏仁各12g,苏子15g。服4剂后,咳喘减轻,纳稍增,大小便正常,但仍需吸氧。效不更方,续进3剂,咳喘症状明显好转,不需吸氧,可平卧,但胃纳欠佳。守上方去苏子,加茯苓15g、白术12g,再进12剂,咳喘缓解,精神佳,纳食增加,睡眠好转,二便正常,胸透提示肺部无感染而出院。(《新中医》,1989,(4):18)

3)老年失音:庞某,男,70岁。声音不扬逐渐加重2月余,自服六神丸、胖大海等药无效来诊。近因外感,遂致语音不出,头重如裹,身重无汗,肢冷,干呕发热,咳而微喘,少腹满闷,舌淡,苔薄白,脉浮。证属肺气郁闭,治宜宣畅气机,温阳散寒,方拟小青龙汤加味:麻黄、法夏、五味子、干姜、细辛、白芍、甘草各5g,桂枝、桔梗、木蝴蝶各10g,水煎服。2剂后,汗出声扬;原方去桂枝,易干姜为生姜10g,5剂而愈,随访1年未复发。(《新中医,》1993,(9):46)

4)老年自汗:张某,女,62岁。自汗5年,不分季节,稍动则汗出湿衣,曾服益气固表药、温补肾阳剂无效。诊见汗出清冷,背心部常有恶寒感,头晕乏力,舌淡,苔白滑,脉沉弦。证属饮邪阻肺,开阖失司。治宜温肺化饮,拟小青龙汤加减:麻黄、细辛各3g,白芍15g,干姜、五味子、甘草各5g,法夏、浮小麦各10g,水煎服。服药3剂,汗出减少;再进5剂,自汗止。后以玉屏风散善后,随访数月未复发。(《新中医》,1993,(9):46)

【按语】本方为散寒蠲饮之名方,仲景以之治疗表寒里饮及溢饮支饮诸症。由此而知,本方长于温阳化气蠲饮,而并不以解表散寒为其功用之重心。是以饮邪兼表者可用,而绝无表寒纯为寒饮在里者,亦是其适用之证。古今运用之例,反映了其方所主之重心当是肺系,现代临床将之广泛用于呼吸系统病症的治疗,并取得满意效果。

【现代研究】小青龙汤具有显著的药理效应,其机制涉及多个方面。实验表明,小青龙汤、射干麻黄汤及合方并用均能有效缓解哮喘模型大鼠临床表现及气道炎症,纠正哮喘模型大鼠肺泡灌洗液中 Th_1/Th_2 类细胞因子水平失衡,且小青龙汤与射干麻黄汤合方并用组比单方应用疗效更显著[18]。观察小青龙汤对哮喘大鼠模型血清及肺泡灌洗液中 IL-6、IL-8 及 GM-CSF 水平的影响,结果表明对抗过量细胞因子、减缓对炎性细胞(EOS、Neu)的趋化与激活[19]。NGF 可能参与哮喘的发病过程,小青龙汤抑制哮喘豚鼠 NGF 的表达[20]。

小青龙汤抑制哮喘大鼠平滑肌分泌 ET-1,是小青龙汤影响哮喘大鼠气道重建的途径之一[21]。哮喘气道重构时 ASMC 异常增殖,本方可通过调控 CCRP 的表达影响 ASMC 通过 G_1/S 细胞周期限制点而抑制哮喘 ASMC 的增殖和气道平滑肌层的增厚,减缓气道重构的发展[22]。本方可明显改善支气管哮喘患者的临床症状,能有效降低患者 EOS 水平,减轻气道高反应状态。提示小青龙汤可能通过抑制炎性介质的释放,改善黏膜水肿和管腔阻塞程度,抑制基层细胞增生和平滑肌增厚,阻断气道重塑[23]。

小青龙汤对急性肺损伤具有一定的预防作用,其机制可能是通过抑制 TXA_2 的生成改善低氧血症[24]。

小青龙汤加味治疗 AR 的作用途径之一是通过降低组胺含量,从而减轻鼻黏膜变应性炎症[25]。小青龙汤有纠正氧化抗氧化失衡、减轻炎性反应的作用,对于寒痰蕴肺型 COPD 疗效确切[26]。另有研究则表明,小青龙汤和麻黄汤均不能直接抑制组胺,而可能是抑制肥大细胞脱颗粒作用,减少组胺的分泌[27]。

参 考 文 献

[1]叶佐荣,宋小青.大青龙汤加减治疗小儿外感高热表寒里热证126例[J].福建中医药,2010,(2):36.

[2]程斌,李朝敏.大青龙汤加味治疗支气管哮喘的临床观察[J].内蒙古中医药,2009,(4):2-3.

[3]王端权.大青龙汤治疗52例慢性支气管炎合并肺部感染[J].河南中医,2000,(5):37.

[4]武进凿,孙林潮,崔文强,等.大青龙汤、桂芝茯苓丸内服加必麦森凝胶外用治疗痤疮的临床观察

[J].中国美容医学,2002,(3):211.

[5]李晨光,贾波,陈刚,等.基于74例现代医案探讨大青龙汤证治特点[J].浙江中医药大学学报,2010,(1):68-69.

[6]刘庆芳.大青龙汤药效研究与应用[J].河南大学学报:医学版,2006,(4):70-72.

[7]范国田,朱丽杰,李玲.加味小青龙汤治疗咳嗽变异型哮喘50例[J].中国中医急症,2010,(4):662-663.

[8]黄祚菊.小青龙汤加减治疗支气管哮喘急性发作期30例[J].广西中医药,2010,(2):28-29.

[9]江泳,陈建杉.陈潮祖教授妙用小青龙汤治疗咳喘精粹[J].中华中医药学刊,2002,(11):13-14.

[10]仕丽,王檀.小青龙汤加减治疗弥漫性间质性肺疾病的临床体会[J].中国医学创新,2010,(12):150-151.

[11]徐世红,陆保革,蒋芝山.小青龙汤加减预防筑路工人急进海拔4500米地区高原肺水肿120例疗效观察[J].青海医药杂志,2009,(3):66-67.

[12]刘翠瑛,谢学田.小青龙汤加减治疗小儿过敏性咳嗽50例疗效观察[J].国际医药卫生导报,2009,(2):75-76.

[13]刘松涛,江静华.小青龙汤治疗燥咳点滴[J].青海医药杂志,2008,(9):105.

[14]孙琦,李俊.小青龙汤加味治疗重症喘型支气管肺炎(寒湿型)78例报告[J].中华当代医学,2005,(12):76.

[15]赵艳萍.从肺脾论治小儿变应性鼻炎116例[J].中医儿科杂志,2008,(4):28-29.

[16]许坚,庾慧.小青龙汤治疗岭南地区肺系疾病的应用初探[J].中华实用中西医杂志,2006,(6):670-671.

[17]招萼华.小青龙汤加附子加石膏的思考[J].中医文献杂志,2007,(1):45-46.

[18]陈红霞,周兆山.小青龙汤、射干麻黄汤及其合方对大鼠哮喘模型肺泡灌洗液IL-4/INF-γ影响的实验研究[J].吉林中医药,2010,(4):360-361.

[19]王琳,刘方洲,高寒,等.小青龙汤对哮喘大鼠血清及BALF中IL-6、IL-8及GM-CSF的作用研究[J].中华中医药学刊,2002,(1):26-27.

[20]李继红,李杰,伍参荣,等.小青龙汤对哮喘豚鼠肺及胸腺的神经生长因子表达作用研究[J].湖南中医药大学学报,2008,(5):30-32.

[21]薛汉荣,洪广祥,付向春,等.小青龙汤含药血清对ASMC ET-1分泌水平和ECE基因表达的影响[J].中医药通报,2006,(4):56-59.

[22]邱晨,高伟良,高雪,等.中药小青龙汤对哮喘气道平滑肌细胞周期调控机制的影响[J].中国医师杂志,2007,(5):596-599.

[23]高雪,曲敬来,邱晨,等.小青龙汤改善冷哮型支气管哮喘气道重塑的临床研究[J].中医药学报,2006,(6):20-22.

[24]杨长青,孙鹏远,李天洙,等.小青龙汤对油酸致豚鼠急性肺损伤低氧血症的预防作用[J].中国医院药学杂志,2008,(3):172-175.

[25]王树鹏,李亚秋,郭晓东,等.小青龙汤加味对变应性鼻炎大鼠鼻黏膜病理形态及血浆组胺含量的影响[J].辽宁中医杂志,2007,(1):106-108.

[26]张伟,李刚,张心月,等.小青龙汤对慢性阻塞性肺疾病大鼠核因子κB和γ-谷氨酰半胱氨酸合酶表达的干预作用[J].浙江中医药大学学报,2006,(5):457-458,460.

[27]阮岩,李笋,封彦蕾,等.小青龙汤和麻黄汤抗组胺作用[J].中药新药与临床药理,2006,(2):144-147.

第四节 解表发汗方的辨证选用(42～57、95)

一、辨宜用桂枝汤解外的脉证(42～45)

【原文】

太陽病,外證⁽¹⁾未解,脉浮弱者,當以汗解,宜桂枝湯。(42)

桂枝去皮 芍藥 生薑各三兩,切 甘草二兩,炙 大棗十二枚,擘

上五味,以水七升,煮取三升,去滓。温服一升。須臾歠熱稀粥一升,助藥力,取微汗。

【词解】

(1)外证:指表证,如发热恶寒头痛等。

【提要】太阳病,脉浮弱者,宜以汗解。

【释义】太阳病,外证未解,即太阳表证仍在,如发热、恶寒、头痛等,治当辛温解表。其法有二,一为麻黄汤发汗解表,一为桂枝汤解肌祛风,调和营卫。本条曰"脉浮弱者,当以汗解,宜桂枝汤",说明未解之证为发热恶寒、头痛自汗、脉浮弱等,方为风寒袭表、营卫不调之象。或问太阳中风之脉为浮缓,今脉浮弱,似属不侔?知浮缓与脉紧相对,若脉虽浮而不紧张,呈现宽缓之象者,曰浮缓。此言脉浮弱,亦与浮紧相对而言,意为脉诊时,举之有余,按之不足,与阳浮阴弱同类。脉证如此,自宜桂枝汤解肌祛风,调和营卫。总之本条辨证,以发热恶寒、头痛自汗为凭,而脉浮缓、浮弱,当属脉证合参之例。

【选注】

方有执:外证不解,谓头疼项强恶寒等犹在也。浮弱,即阳浮而阴弱,此言太阳中风,凡在未传变者,仍当从表解肌,盖严不得下早之意。(《伤寒论条辨·辨太阳病脉证并治上篇》)

柯韵伯:此条是桂枝本脉,明脉为主,今人辨脉不明,故于症不合。伤寒中风杂病,皆有外证,太阳主表,表咸统于太阳,然必脉浮弱者,可用此解外,如但浮不弱,或浮而紧者,便是麻黄汤证,要知本方只主外证之虚者。(《伤寒来苏集·伤寒论注·桂枝汤证上》)

《医宗金鉴》:太阳病外证不解,谓太阳表证未解,若脉浮紧,是为伤寒外证未解,今脉浮弱,是为中风外证未解也。故当以桂枝汤解之。(《医宗金鉴·订正仲景全书·伤寒论注·辨太阳病脉证并治中篇》)

钱天来:脉浮弱,即前阳浮阴弱之义也。外证即前发热汗出、头项强痛、恶寒等证也。凡言外证未解而脉浮弱者,无论为日多少,未经传变者,其病犹在太阳,不可误以麻黄发汗,及犯下早之戒,仍当用解肌之法,以桂枝汤解之,此所以叮咛之意。(《伤寒溯源集·太阳上篇》)

张隐庵:夫皮毛为表,肌腠为外。太阳病外证未解,肌腠之邪未解也。浮为气虚,弱为血弱,脉浮者,充肤热肉之血气两虚,宜桂枝汤以助肌腠之血气而为汗。(《伤寒论集注·辨太阳病脉证并治篇第一》)

【评述】方、钱二人及《医宗金鉴》分析太阳病外证未解,脉浮弱者,均属中肯,而以钱天来较为全面。柯韵伯谓"必脉浮弱者,可用此解外",否则"便是麻黄汤证",似有以脉定证之嫌。张隐庵谓脉浮弱为血气两虚,离题甚远,是不可取也。

【原文】

太陽病,下之微喘者,表未解故也,桂枝加厚朴杏子湯主之。(43)

【提要】太阳病误下,致表不解而兼肺气上逆作喘的证治。

【释义】太阳病只宜汗解，今用下法，是属误治。误下后，不惟表证未解，而且兼喘逆之证。从"桂枝加厚朴杏子汤主之"分析，可推论其表证当属表虚自汗之类，至于发热恶风寒等，自可赅含。究其作喘之原因，是误下后，风寒内迫于肺，肺失宣降所致，故本证之病机可概括为风寒袭表，营卫不调，兼肺寒气逆。治当解肌祛风，调和营卫，降气定喘，桂枝加厚朴杏子汤为其主方。

误下后之喘，虚实悠分，若下后，病邪内陷，表证不复存在，里气虚弱而喘者，则为喘之重证；本证虽经误下，而表证尚存，里气未虚，故曰微喘。

本条与18条相较，是病证治法大体相同，而成因不一，彼为新感引动宿疾，即宿有喘疾之人，因感受风寒，而使喘疾发作。此为太阳病误下，致肺寒气逆而喘。成因虽异，而太阳中风兼喘则同，故法一致。（宋版原文，此条下有方，今移至18条下）

【选注】

成无己：下后大喘，则为里气大虚，邪气传里，正气将脱也。下后微喘，则为里气上逆，邪不能传里，犹在表也。与桂枝汤以解外，加厚朴杏仁以下逆气。（《注解伤寒论·辨太阳病脉证并治法中》）

汪苓友：下后，气夺于下，呼吸不续而喘者，是为虚喘，今曰微喘，此虽因下，里气未夺，反而上逆，而与表邪交错于胸中，故予桂枝汤以解表，加厚朴杏仁下胸中之逆气。（《伤寒论辨证广注·辨太阳病脉证并治法上》）

钱天来：此亦犯误下之禁，而脉不言促，虽喘而微，此变逆之小而轻者也。其所以致之者，亦因表邪未解而妄下之之故也。以风邪仍在太阳，故仍用桂枝，又因误下则胃受伤而中气逆满，故用厚朴之辛温下气；喘则邪壅上焦，故用杏仁之辛苦，以利上焦之肺气也。（《伤寒溯源集·太阳上篇》）

陈修园：在表之邪未解，尚见太阳头痛项强等病，医者误下，犹幸里气未夺，反上逆与表邪交错于胸中而为微喘者，表未解故也。盖肌也，表也，气原相通，邪从表而入肌，亦从肌而出表，故仍用桂枝加厚朴杏仁汤主之。盖杏仁降气，厚朴宽胸，方中加此二味，令表邪交错者，从肌腠出皮毛而解矣。（《伤寒论浅注·辨太阳病脉证》）

【评述】诸家所见略同，惟钱天来谓"又因误下胃受伤而中气逆满，故用厚朴之辛温下气"，尚可斟酌，盖厚朴、杏仁为降气平喘之有效配伍，用之者，旨在平喘，若其人确有中气逆满，亦可兼治，然非必有之证。

【原文】

太陽病，外證未解，不可下也，下之為逆，欲解外者，宜桂枝湯。（44）

【提要】太阳病宜汗忌下的治疗原则。

【释义】"太阳病，外证未解"，非直言"太阳病"，揆其病情，大要二端，一为太阳病已成，虽经治疗而表证未解。二为起病之后，未经治疗，迁延病期而表证未解。表证既未解除，则当谨察病邪深入与否，及里证之有无。从本条而论，是病邪尚未深入，亦不兼里证（即令兼轻微里证，亦可先表后里），故仍可从表论治。桂枝汤之与本条相宜者，必证候亦相宜也，两宜相得，方可确认，非教人凡未解者，均宜桂枝汤。下法原为里实而设，表证未解，而无里实之证，若误用之，必然药过病所，诛伐无过，引邪深入，致生各种变证，如结胸、痞证、下利、喘促等，可不慎欤！故警醒曰："不可下也，下之为逆。"

【选注】

方有执：此条承上条（指42条——笔者注）当汗解之旨，更并下早之禁而申言之，重致叮咛之意也。下,通大便也,亦谓攻里是也。夫所谓治病之道者,即其病之所从来而疗理之,求所以去之之谓也……盖风寒者,外邪也。皮肤肌肉者,人之外体也。外邪外入,犹在外体,汗之所以逐其还复外散,则于理为顺,于道为合也。下而通大便,通腑也。腑,内也,病在外而求之内,欲何求哉,于理不顺,故于道则颠倒悖戾,而谓为逆也。(《伤寒论条辨·辨太阳病脉证并治上篇》)

徐灵胎:此禁下之总诀……言虽有当下证,而外证未除,亦不可下,仍宜解外而后下也。(《伤寒论类方·桂枝汤类一》)

柯韵伯:……外证初起,有麻黄、桂枝之分,如当解未解时,惟桂枝汤可用,故桂枝汤为伤寒中风杂病解外之总方。凡脉浮弱自汗出而表不解者,咸得而主之也,即阳明病脉迟汗出多者宜之,太阴病脉浮者亦宜之,则诸经外证之虚者,咸得同太阳外证未解之治法,又可见桂枝汤不专为太阳用矣。(《伤寒来苏集·伤寒论注·桂枝汤证上》)

钱天来:夫太阳中风,其头项强痛、发热恶寒自汗等表证未除,理宜汗解,慎不可下,下之则于理为不顺,于法为逆,逆则变生而邪气乘虚内陷,结胸痞硬、下利喘汗、脉促胸满等证作矣,故必先解外邪,欲解外者,宜以桂枝汤主之,无他法也。(《伤寒溯源集·太阳上篇》)

【评述】诸注平允,而各见其长,可相互补充,如方有执据因势利导原理,释汗下之宜,入木三分。徐灵胎申言虽兼里证,仍可先从表治;柯韵伯推广桂枝汤之临床运用,钱天来补述误治之变证,并属可取。惟柯韵伯云"如当解未解之时,惟桂枝汤可用",失之笼统,幸而补出"凡脉弱自汗出而表不解者,咸得而主之也。"笔者以为,宜桂枝汤否,当以后者为准。

【原文】

太陽病,先發汗不解,而復下之,脈浮者不愈。浮為在外,而反下之,故令不愈。今脈浮,故在外,當須解外則愈,宜桂枝湯。(45)

【提要】太阳病误下后,表证仍在者,仍当解表。

【释义】太阳病,使用辛温解表,原属正治,若药后病证不解,未可轻率改弦更张,必明辨表里出入、病机进退、兼证有无等,而妥善处治。其脉浮不愈者,若属汗不如法,或药轻病重,则应仍师其法,而略作调整,总以汗法治表为务。若汗后发生变证,则应观其脉证,知犯何逆,随证治之。综观本条,是汗后表证犹在,而医者不加分析,见发汗不解,便盲然以下法继之,是属误治。此亦示人表病禁下之意。

本条表病误下,所幸未发生变证,何以知然?以脉浮故知。盖浮为表脉,下后其脉仍浮,则可推论其人里气未伤,外邪未陷,是必有表证应之,脉证如此,故仍须解表。惟以曾经发汗,故宜桂枝汤调和营卫,解肌祛风。

【选注】

徐灵胎:脉浮而下,此为误下,下后仍浮,则邪不因误下陷入,仍在太阳,不得因已汗下而不复用桂枝也。(《伤寒论类方·桂枝汤第一》)

汪苓友:先发汗不解,而复下之,是粗工死守汗下之法,不知脉理故也。汗后脉浮者,为不愈,以脉浮,知邪在外,医人反下其内,故令病不愈也。今只据脉浮,知邪在外,不论既汗且下,须当以桂枝汤解其外邪,则自愈。愚按上文云:先发汗,当是太阳病脉浮紧无汗,先用麻黄汤以发之,脉紧去,而脉浮存,汗虽出而表不解,所以不论误下,但据脉浮,当须改用桂枝汤以解其肌也。(《伤寒论辨证广注·辨太阳病脉证并治上》)

柯韵伯:误下后而仍浮,可知表证未解,阳邪未陷,只宜桂枝汤解外,勿以脉浮仍用麻黄汤也。下后仍可用桂枝汤,乃见桂枝汤之力量矣。(《伤寒来苏集·伤寒论注·桂枝汤证

上》）

程郊倩：愈不愈辨之于脉，其愈者必其脉不浮而离于表也，若脉浮者，知尚在表，则前此之下，自是误下，故令不愈。从前之误，不必计较，只据目前；目前之证，不必计较，只据其脉，脉若浮知尚在外，虽日久尚须解外而愈，有是脉用是药，亦不以既下而遂以桂枝汤为不中与也。（《伤寒论后条辨·辨太阳病脉证篇》）

【评述】徐灵胎、汪苓友二注，以汗下后其脉仍浮，并据平脉辨证原理，释表证仍在，宜桂枝汤，皆得要领。程郊倩谓："从前之误，不必计较，只据目前"，诚属经验之谈，而"目前之证，不必计较，只据其脉"，则与辨证论治相去远矣。柯韵伯谓汗下后表不解，"仍可用桂枝汤，可见桂枝汤之力量矣"，是对桂枝汤之应用作了进一步概括。盖桂枝汤虽为解肌祛风、调和营卫而设，然有燮理阴阳、调和气血、安内攘外之功，故风寒表证不解，且曾误治，用此实为上策。

二、辨可不可发汗与小发汗（46～52）

（一）辨麻黄汤证与衄乃解（46、47）

【原文】

太陽病，脉浮緊，無汗，發熱，身疼痛，八九日不解，表證仍在，此當發其汗。服藥已微除，其人發煩目瞑⁽¹⁾，劇者必衄⁽²⁾，衄乃解。所以然者，陽氣重⁽³⁾故也。麻黃湯主之。（46）

太陽病，脉浮緊，發熱，身無汗，自衄者，愈。（47）

【词解】

（1）目瞑：瞑，《集韵》："目不明也"。目瞑，闭眼懒睁，不喜强光刺激。

（2）衄（nǜ）：指鼻出血。

（3）阳气重：指外邪束缚，阳气受其郁闭较重。

【提要】46条补述伤寒的证治及服麻黄汤后的两种反应。47条释太阳伤寒得自衄而病愈的机转。

【释义】46条有倒装文法，即"麻黄汤主之"应接在"此当发其汗"后，作为第1段，说明太阳伤寒虽八九日不解，而脉浮紧、无汗、发热、身疼痛等证仍在，是脉证未变，仍羁留于表，故不可以日期限定病情，观37条"太阳病，十日以去……脉但浮者，与麻黄汤"可证。综上所述，本条病程虽久，然则证为伤寒之证，脉乃伤寒之脉，况且未曾发汗，故仍用麻黄汤发汗解表，犹须申言者，本条明确指出太阳伤寒之脉浮紧，既补述了伤寒之主脉，亦是对3条"脉阴阳俱紧"的具体说明。还须注意，本条未言恶风寒，是见于前者，省其后之意，若能对照3条、35条，则不解自明。

"服药已微除"至"阳气重故也"为第2段，说明麻黄汤虽属正治，亦能对病邪形成顿挫之势，但因病程较久，外邪郁闭难以速除，故有两种不同反应，其一，病者出现心烦目瞑，乃服药后，正气得药力之助，奋力驱邪，正邪交争较为激烈的表现，亦可称为"瞑眩"现象，《尚书·说命上》："若药弗瞑眩，厥疾弗瘳"，以此预示，正邪相争之结果，必然汗出病解，此为反应之轻者。其二，反应重者，可出现鼻衄，乃外邪郁闭较重，药后被郁之阳气为之振奋而鼓动抗邪，正邪相争更为激烈，损伤阳络所致。汗为血液所化，血汗同源，解外不得汗解，则可随衄而解，故曰"衄乃解"，俗称"红汗"。上述两种反应，虽有微甚之别，然其机制大体一致，故概之曰"阳气重故也"。

以上为服麻黄汤后，邪随衄解者，然有不曾发汗，因自衄而愈者，47条属此。其文曰"太阳病,脉浮紧,发热,身无汗",知为太阳伤寒征象,本当发汗解表,或因失治,外邪束缚,阳气郁闭较重,而鼓荡于体表,损伤阳络,亦可鼻衄,使邪从衄解,故曰"自衄者愈"。前后2条,均为衄解,然前者为服麻黄汤后,后者未曾服药,是其不同。

表证以汗解为正局,衄解为变局,亦即邪解的另一途径。惟其属变局,故须仔细分辨,凡衄解者,其量不多,且随衄血过程,病情渐减,更无入营入血之征兆。否则衄血多,病不减,或有入营血之征兆者,当属坏病,最须留心观察,以作应变之处治,岂能坐待衄解。

【选注】

成无己注(46条——笔者注)云:脉浮紧,无汗发热,身疼痛,太阳伤寒也,虽至八九日而表证仍在,亦当发其汗,既服温暖发散汤药,虽未作大汗,亦微除也。烦者,身热也,邪气不为汗解,郁而变热,蒸于经络,发于肌表,故生热烦。肝受血而能视,始者气伤营,寒既变热,则血为热搏,肝气不治,故目瞑也。剧者,热甚于经,迫血妄行而为衄,则热随血散而解。阳气重者,热气重也,与麻黄汤以解前太阳伤寒之邪。注47条云:风寒在经,不得汗解,郁而变热,衄则随血而散,故云自衄者愈。(《注解伤寒论·辨太阳病脉证并治法中》)

尤在泾注(46条——笔者注)云:脉浮紧,无汗发热,身疼痛,太阳麻黄证也。至八九日之久而不解,表证仍在者,仍宜以麻黄汤发之。所谓治伤寒不可拘于日数,但见表证脉浮者,虽数日犹宜汗之是也。乃服药已,病虽微除,而其人发烦目瞑者,卫中之邪得解,而营中之热未除也。剧者血为热搏,势必成衄,衄则营中之热亦除,而病乃解。所以然者,阳气太重,营卫俱实,故须汗血并出,而后邪气乃解耳。阳气,阳中之邪气也。(《伤寒贯珠集·太阳篇上》)

柯韵伯注(46条——笔者注)云:八九日不解,其人阳气重可知。然脉紧,无汗,发热,身疼,是麻黄证未罢。仍与麻黄,只微除在表之风寒,而不解内扰之阳气。其人发烦、目瞑,见不堪之状,可知阳络受伤,必逼血上行而衄矣。血之与汗,异名同类,不得汗,必得衄,不得汗解而从衄解,此与热结膀胱血自下者,同一局也。注47条云:汗者心之液,是血之变,见于皮毛者也。寒邪坚敛于外,腠理不能开发,阳气大扰于内,不能出玄府而为汗,故迫血妄行而假道于肺窍也,今称红汗,得其旨哉!(《伤寒来苏集·伤寒论注·麻黄汤证上》)

黄坤载注(47条——笔者注)云:发热无汗而脉浮紧,是宜麻黄汤发汗以泄卫郁。若失服麻黄,皮毛束闭,卫郁莫泄,蓄极思通,势必逆冲鼻窍而为衄证,自衄则卫泄而病愈矣。(《伤寒悬解·太阳上篇》)

【评述】成无己上2条为病在表,因衄血而邪解,大体正确,若细味注文,则有难从者,如"寒邪变热"、"肝气不治"、"迫血妄行而为衄"等。盖以寒邪果真化热,迫血妄行,且肝气不治,则为热入营血之重证,衄者固多,不惟不能解邪,且愈衄愈重,得与上2条同日而语哉。自成无己以降,从其说者众,如尤在泾之得失,与成无己同。柯韵伯、黄坤载二注,避开误区,直从阳郁络损为解,既平正通达,亦与临床相合,实难能可贵,惟柯韵伯衄解"与热结膀胱血自下者,同一局也",乃智者之失,盖彼证为热结于里,与血相搏,"血自下者"未必是自愈机转,笔者以为乃服桃核承气汤后之机转;此证病在表,被郁之阳气损伤阳络,是表里殊途,证有轻重,故不属同一格局。

(二)二阳并病与小发汗(48)

【原文】

二陽併病[(1)],太陽初得病時,發其汗,汗先出不徹,因轉屬陽明,續自微汗出,不惡寒。若太陽病證不罷者,不可下,下之為逆,如此可小發汗。設面色緣緣正赤[(2)]者,陽氣怫鬱[(3)]在表,當解之熏之[4]。若發汗不徹,不足言[5],陽氣怫鬱不得越,當汗不汗,其人躁煩,不知痛處,乍在腹中,乍在四肢,按之不可得,其人短氣,但坐[6]以汗出不徹故也,更發汗則愈。何以知汗出不徹? 以脉濇故知也。(48)

【词解】

(1)二阳并病:此处指太阳病未解,继而出现阳明病。

(2)面色缘缘正赤:缘缘,持续不断。面色缘缘正赤,持续满脸通红。

(3)怫郁:怫,抑郁之意。怫郁,双声同义,指郁遏或抑郁之意。

(4)解之熏之:解之,指发汗解表。熏之,指以药熏蒸取汗。

(5)不足言:不值得一说,此处指发汗量甚少,不值得一说。

(6)坐:此处可理解"责"或"归咎"。

【提要】 太阳病发汗不彻的3种转归及证治。

【释义】 本条文字繁复,宜分3段理解。自"二阳并病"至"不恶寒"为第1段,说明太阳病初,因发汗不透彻,不惟太阳表证未解,又出现阳明里证,便成二阳并病,是以"二阳并病"标立于首,而具体内容详见第2段,而于第1段之末插叙转属阳明之证,意为转属阳明者,亦可缘于汗出不彻,故曰"因转属阳明"。阳明为津液之腑,邪入化燥,燥热逼迫,故"续自微汗出",即患者由恶寒而汗出不彻,变为持续微汗不恶寒。虽未言发热与否,然据转属阳明之病机推测,则不言恶寒者,是省文也。于是发热,不恶寒,持续微汗,已具备阳明病特征,是二阳并病的进一步发展,此时已非二阳并病。

从"若太阳病证不罢者"至"当解之熏之"为第2段,是谨承"转属阳明"之意而发,亦为续叙二阳并病之文。说明太阳病发汗不彻,不惟太阳病症不罢,而且兼入阳明,或见目赤、鼻干等,是为二阳并病,治宜先表后里,不可贸然用下,故曰"不可下,下之为逆"。先行解表可用小发汗之法,是因前已发汗,造成病情传变,故不宜峻汗。"面色缘缘正赤者"是补述太阳病证不罢之征;"阳气怫郁在表"乃补述面赤之由。不言发热恶寒,是省文之法。"当解之熏之"是重申小发汗之发汗之意。此为第2种转归。

自"若发汗不彻,不足言"以下为第2段,是遥承第1段"汗出不彻"而来,说明太阳病汗出不彻,有既不转属阳明,又不成二阳并病,而病情始终羁留太阳者。病既在太阳之表,则发热恶寒等为必然见证,惟其发汗太少,不足以言,此为当汗不汗,阳气郁闭,不能发越,阳郁而上扰,心神不安,故令躁烦。"不知痛处,乍在腹中,乍在四肢,按之不可得",是对躁烦的具体描绘,意谓患者周身不适,痛苦甚多,难以表述,因而躁烦不安。其中"不知痛处"紧随"其人躁烦"之后,知此"痛"字,未必便是"疼痛"之意,若作"痛苦"看待,则文义更属。"按之不可得"最宜着眼,盖病邪果真结于某处而疼痛,则按之应有所得,惟其躁烦而周身不适,方与"按之不可得"一脉相承。"其人短气,但坐以汗出不彻故也",是说表郁不解,肺失宣降,故令短气。凡此种种,惟归咎于汗出不彻。末句"何此知汗出不彻,以脉涩故知也",是自注性文字,其脉涩当为涩而有力,是由外邪郁闭,阳气不能宣达所致。《素问·脉要精微论》曰:"诸过者切之,涩者,阳气有余也……阳气有余为身热无汗",正与此合。以上为第3种转归。

【选注】

成无己:太阳病未解,转并入阳明,而太阳证未罢者,名曰并病。续自微汗出,不恶寒者,为太阳证罢,阳明证具也,法当下之。若太阳证未罢者,为表未解,则不可下,当小发其汗,先解表也。阳明之经循面,色缘缘正赤者,阳气怫郁在表也,当解之熏之以取汗。若发汗不彻者,不足言阳气怫郁,只是当汗不汗,阳气不得越散,邪无从出,壅甚于经,故躁烦也。邪循经行,则痛无常处,或在腹中,或在四肢,按之不可得而短气,但责以汗出不彻,更发汗则愈。《内经》曰:诸(成注本误作"证")过者切之,涩者阳气有余,为身热无汗。是以脉涩,知阳气壅郁而汗出不彻。(《注解伤寒论·辨太阳病脉证并治法中》)

《医宗金鉴》:一经未罢,又传一经,同病而后归并一经自病者,名曰并病。二阳者,太阳、阳明也。太阳初得病时发汗,汗出不彻,未尽之邪转属阳明,若续自微汗出,不恶寒反恶热,始为阳明可下之证。若不微微汗出,而恶寒者,则是太阳之表犹未罢,不可下也,下之为逆矣。如已经发汗,尚有未尽之表,宜与桂麻各半汤,或桂枝二越婢一汤,小小发汗,以和其表,自可解也。缘缘,接连不已也。正赤,不染他色也,谓满面接连赤色不已也。此由于汗出不彻,故阳气怫郁不得宣越,所以其人烦躁短气、脉涩,不知痛处,乍在腹中,乍在四肢,求之而不可得也。是皆邪壅甚于经,漫无出路,但坐以汗出不彻之故耳。当用大青龙汤或葛根汤,发其汗则愈矣。(《医宗金鉴·订正仲景全书·伤寒论注·辨合病并病脉证并治篇》)

周扬俊:只是汗之未解,致使烦躁以下种种证候,非真有痛,故曰按之不可得也。(《伤寒论三注·合病篇》)

顾尚之:面色赤者,当从麻桂各半之例,即上文所谓小发也。其人短气但坐,谓不得卧也。短气脉涩多属于虚,若外因短气必气粗,是汗出不彻,邪气壅促胸中不能布息之短气,非阳气虚乏不足续息之短气也。外因脉涩必有力,是汗出不彻,邪气阻滞营卫不能疏通之脉涩,非过汗伤液,液少不滋脉道之脉涩也,须细别之。(《伤寒杂病论会通·辨太阳病脉证并治中》)

【评述】 成无己及《金鉴》注文明晰,可供参考,所不足者,成无己谓"若发汗不彻者,不足言阳气怫郁,只是当汗不汗,阳气不得散越,邪无从出……"文意前后矛盾,玩其所以然者,似对原文断句不明所致,若将原文断句为"……若发汗不彻,不足言,阳气怫郁不得越……"则必无此弊。《医宗金鉴》谓:"一经未罢,又传一经",已属并病,若如此"同病而后归并一经自病者",是始于并病,而目前为一经之病,不得再称并病。周扬俊之注精要,对躁烦及"痛"之诠释,一语破的。顾尚之注"其人短气,谓不得卧也",既是对原文断句问题,亦是对证候理解问题,笔者主张"其人短气,但坐以汗出不彻故也"之断句方法,盖以汗出不彻,病证在表,虽有短气,不至于达到仅能以坐位呼吸而求稍安之程度。

(三)辨可不可发汗(49~52)

【原文】
脉浮数者,法当汗出而愈。若下之,身重心悸者,不可發汗,當自汗出乃解。所以然者,尺中脉微,此裏虚,须表裏實,津液自和,便自汗出愈。(49)

【提要】 误下致里虚者禁汗。

【释义】 此条举脉略证,欲辨其详,仍需脉证合参。既言"脉浮数者,法当汗出而愈",自是浮数之脉,与太阳可汗之证并见,如此则发汗解表,驱邪外出,方为合拍。若医者失察,一见脉浮数而忽略证候,误以此脉为在里之实热,盲目用下,是药过病所,不惟表证不解,而且徒伤正气,甚至发生变证,如下后身重、心悸、尺脉微等,说明正气损伤,重在阳虚。盖清阳之气不能充实肢体,加之表未解,内外困顿,故身重。阳虚心神无所主持,故心悸。尺以候里,微主阳气虚。本条以尺中脉微,指出误下致变,亦引申脉微阳虚者禁汗之意。

里阳虚而表未解者,其治法重点在于补其不足,使正气来复,气血充沛,阳气温煦,津液自和,则表里正气充实,自有抗邪能力,则患者往往快然而解,是不用发汗而汗出邪祛之法。此与表证而里不虚者,径用汗解之法,相映成趣。故仲景赅言之"须表里实,津液自和,便自汗出愈。"

【选注】

成无己：经曰，诸脉浮数，当发热，而洒淅恶寒，言其邪气在表也，是当汗出而愈。若下之身重心悸者，损其津液，虚其胃气。若身重心悸，而尺脉实者，则下后里虚，邪气乘虚传里也。今尺脉微，身重心悸者，知下后里虚，津液不足，邪气不得传里，但在表也，然以津液不足，则不可发汗，须表里实，津液足，便自汗出而愈。(《注解伤寒论·辨太阳病脉证并治法中》)

《医宗金鉴》：伤寒未发热，脉多浮紧，寒盛也。已发热，脉多浮数，热盛也。均宜麻黄汤发汗则愈。若不发汗而误下之，不成逆坏者，必其人里气素实也。故惟见失汗身重之表，误下心悸之里，则不可复发其汗；当待表里自和，自然汗出而解。所以然者，因失汗表实，误下里虚，尺中脉微，表里未谐，故不即解也。须待里实而与表平，平则和，和则阳津阴液自相和谐，所以便自汗出愈也。使里实之法，即下条(指102条)用小建中法也。(《医宗金鉴·订正仲景全书·伤寒论注·辨太阳病脉证并治中篇》)

张隐庵：此论下焦之津血虚者，不可更发其汗也。脉浮数者，乃太阳标阳为病，法当汗出而愈，若下之身重心悸者，津气虚而身重，血气弱而心悸也，故不可发汗，当自汗出乃解，所以然者，津血生于下焦，里气主之，尺中脉微，此里虚矣，须俟其表里实，津液自和，便自汗出而愈，而不可更发其汗也。(《伤寒论集注·辨太阳病脉证篇第一》)

尤在泾：脉浮数者，其病在表，法当汗出而愈，所谓脉浮数者，可发汗，宜麻黄汤是也。邪入里而身重，气内虚而心悸者，表虽不解，不可以药发汗，当俟其自汗出邪乃解，所以然者，尺中脉微，为里虚不足，若更发汗，则并虚其表，里无护卫而亡散随之矣。故必候表里气复，津液通和，而后汗出而愈，岂可用药强迫之哉。(《伤寒贯珠集·太阳篇上》)

【评述】成无己据经义，平脉辨证，甚妥。《医宗金鉴》注文虽佳，然须说明的是："伤寒未发热脉多浮紧，寒盛也。已发热，脉多浮数，热盛也。"其中"寒盛"当指在表之风寒，"热盛"指发热而言，并非邪已化热。所指里虚兼表证，可用小建中汤，可供参考。张隐庵从六经气化学说出发，自无可非议，然则"津血生于下焦"亦是从气化学说，认为营卫运行，与太阳、少阴气化密切相关，并非津血生成于下焦，否则，与中医学基础理论不侔甚矣。尤在泾平正可从。

【原文】

脉浮紧者，法当身疼痛，宜以汗解之。假令尺中迟[1]者，不可發汗。何以知然？以榮氣不足，血少故也。(50)

【词解】

(1)尺中迟：脉一息不足四至为迟。这里是指脉迟滞无力。

【提要】营血不足尺脉迟者，虽有表证，禁用汗法。

【释义】浮紧为风寒在表之脉，身疼痛乃风寒在表之证，脉证合参，知其证为太阳伤寒一类，故宜发汗解表。假设患者有身疼痛等表证，而于浮紧中反见尺脉沉滞无力，则为营血亏虚，虽有表证存在，亦不可强发其汗。盖汗为心液，血汗同源，若本营血不足，而更发其汗，则犯虚虚之诫，可不慎欤！"何以知然，以营气不足，血少故也"，为自注性文字。

本条以脉浮紧，身疼痛者当汗；尺脉迟，身疼痛者禁汗对举，示人麻黄汤之运用，当在表实而里不虚者，若表实而里虚，当辨虚之所在，而采取恰当的理虚解表法，如本条表实而营血不足，可用养营益血解表法。犹需注意者，尺中脉迟，不过举例言之，而营血不足之临床表现非一，故不可执一而论。

【选注】

成无己:《针经》曰,夺血者无汗,尺脉迟者,为营血不足,故不可发汗。(《注解伤寒论·辨太阳病脉证并治中》)

柯韵伯:脉浮紧,以脉法论,当身疼痛,宜发其汗。然寸脉虽浮紧,而尺中迟,则不得据此法矣。尺主血,血少则营气不足,虽发汗决不能作汗。正气反虚,不特身疼不除,而亡血、亡津液之变起矣。假令,是设词,是深一层看法,此与脉浮数而尺中微者同义。(《伤寒来苏集·伤寒论注·麻黄汤证上》)

郭白云(郭雍):此一证与前证(指49条——笔者注)略相似,宜小建中汤,次则柴胡桂枝汤,又不若待其别见证而治之。盖前证(指49条——笔者注)是下后证,当无别证出,故仲景不用药,此证是汗前证,须别有证出,故不若少待之。既知血少,不可便用柴胡汤也。(《伤寒补亡论·太阳经证治上》)

汪苓友:脉浮紧,身疼痛,是太阳伤寒,法当以麻黄汤汗之,设其人尺中脉迟,则知寒邪虽盛,营血自虚,便不可发汗矣。夫汗者,血之液,而营气主之,尺迟不可发汗者,条辨云兼夺血也。按此条论,仲景无治法,《补亡论》郭白云云:宜小建中汤,次则柴胡桂枝汤。愚以此二方,实祖《活人书》之意,盖小建中者,即桂枝汤加饴糖一味,以甘能生血而先建其中也,但仲景法,无汗者不得服桂枝,今脉浮紧,为无汗,虽尺中迟,恐不宜用此汤。又柴胡桂枝汤,即小柴胡汤加桂枝,药不对证,更属不解。(《伤寒论辨证广注·辨太阳病脉证并治中》)

【评述】成、柯、汪苓友释本条意义,尚属简明扼要。郭白玉补充其治法,谓宜小建中汤,次宜柴胡桂枝汤。汪苓友辨其得失颇为中肯。郭白玉亦知所补治法之不足,故补述"又不若待其别见证而治之"。诚然,本条若待其别有见证而辨证论治,似可更为准确,然则诊疾论病,岂可生待别有见证?要知本条证候,重在表证脉浮紧、身疼痛而兼尺脉迟,有营血不足之象,治法总在养营益血解表中求之。权衡机宜,相机用药,强于以方剂印定眼目。

【原文】

脉浮者,病在表,可發汗,宜麻黃湯。(51)

脉浮而數者,可發汗,宜麻黃湯。(52)

【提要】此2条以脉概证,提示脉浮、脉浮数者,可发汗。

【释义】上2条详脉略证,即借脉浮、脉浮数,以代表太阳表实证,属借代笔法。既曰"病在表,可发汗,宜麻黄汤",则当有表实可汗之证,如发热、恶寒无汗、头痛、身痛等。证候如此,而脉象则受多种因素影响,如感邪轻重、体质强弱、发热程度等,而小有差异。就典型脉象而言,伤寒之脉浮紧,人所共知。从临床辨证而论,又不可刻舟求剑,必表实脉浮紧而后用麻黄汤,由是言之,对不典型脉象之辨识,尤为重要。如感邪较轻,或延误病期,或平素体质较弱者,其脉虽浮而未必兼紧;有感邪虽重,而发热甚高者,其脉可为浮数之象,要在脉证合参,不可执一而论。若脉浮或浮数,而病不在表者,必不可贸然从表论治;若证属伤寒,其脉不浮紧,而现浮、浮数者,仍可与麻黄汤。临床辨证,既立规矩,亦示活法,乃大论之本来面目。

【选注】

成无己注(51条——笔者注)云:浮为轻手得之,以候皮肤之气,《内经》曰:其在皮者,汗而发之。

又注(52条——笔者注)云:浮则伤卫,数则伤营,营卫受邪,为病在表,故当汗散。(《注解伤寒论·辨太阳病脉证并治中》)

《医宗金鉴》：伤寒脉浮紧者，麻黄汤诚为主剂矣。今脉浮与浮数，似不在发汗之列，然视其病皆伤寒无汗之表实，则不妨略脉而从证，亦可用麻黄汤汗之，观其不曰以麻黄汤发之、主之，而皆曰可发汗，则有商量斟酌之意焉。（《医宗金鉴·订正仲景全书·伤寒论注·辨太阳病脉证并治中篇》）

柯韵伯：前条（指 35 条——笔者注）论证，此条论脉。言浮而不言迟弱者，是浮而有力也。然必审其热在表，乃可用。若浮而大，有热属藏者，当攻之，不令发汗矣。若浮数而痛偏一处者，身虽疼不可发汗。（《伤寒来苏集·伤寒论注·麻黄汤证上》）

曹颖甫：此节为里气不虚者言之，故一见无汗身疼之证，无论脉浮及浮数，皆可用麻黄汤以发之，与下后身重心悸、脉浮数而尺中微，及未经误下而尺中迟者，固自不同也。（《曹氏伤寒金匮发微合刊·伤寒发微·太阳篇》）

【评述】《金鉴》、柯、曹三注得体而互有补充。成无己注 50 条无可非议，而注 51 条则据伤卫、伤营而凿分脉浮与浮数，与临床不符，难从。

三、桂枝汤的灵活应用（53、54、57、95）

【原文】

病常自汗出者，此为榮氣和[1]，榮氣和者，外不諧[2]，以衛氣不共榮氣諧和故爾。以榮行脉中，衛行脉外。復發其汗，榮衛和則愈，宜桂枝湯。（53）

【词解】

（1）荣气和：荣气，即营气。营气和，即营气未受病。

（2）外不谐：外，主要指敷布于体表的卫气。外不谐，指卫气发生了病理变化而不调和。

【提要】病常自汗出的病机和治疗。

【释义】本条以"病"字冠首，则所指范围甚广，非必以太阳中风为然，故知无论外感与杂病，但因营卫不和而常自汗出者，皆可用桂枝汤治疗。

就本条具体内容而言，惟以常自汗出为主证，既无太阳中风云云，亦无发热恶寒头痛可征，知非风寒外感，而属杂病自汗范畴。杂病自汗，原因甚多，其中有因营卫不调而成者，即本条之所指。盖以卫行脉外，而敷布于表，司固外开阖之权；营行脉中，有濡养五脏六腑及身体各部之能，且营卫运行，密切配合，卫在外为营之使，营在内为卫之守，方合生理之常态，而称营卫调和。今营气在内，虽未直接受病，而卫在外，失却固外开阖之权，以致腠理不密，常自汗出，则营阴亦难内守，则营卫不和之病机成矣。视其卫营双方，实以卫气失固为矛盾的主要方面，故曰"以卫气不共营气谐和故尔"。

桂枝汤独胜调和营卫之功，并通过发汗之手段，达到止汗之目的。惟其自汗止，可测知营卫重新调和，故曰"营卫和则愈，宜桂枝汤"。"复发其汗"，并非已发汗而再发其汗，而是因常自汗出，又用桂枝汤解肌发汗之意。同时还寓择时发汗之秘诀，盖以"常自汗出"，自必有时无汗，有时汗少，用桂枝汤应选择此时，如此既可达到治疗目的，又无发汗太过之弊。否则，当汗出之时而发之，恐有"如水流漓，病必不除"之忧。

【选注】

张令韶：卫气者所以肥腠理，司开阖，卫外而为固也。今受风邪不能卫外，故常自汗出，此为营气和而卫气不和也。卫为阳，营为阴，阴阳贵乎和合，今营气和，而卫外之气不与之和谐，故营自行于脉中，卫自行于脉外，两不相和，如夫妇之不调也。宜桂枝汤发其汗，调和营卫之气则愈。（《伤寒论直解·辨太阳病脉证篇》）

汪苓友:此明中风病,所以卫受风邪,营反汗出之理。病常自汗出者,谓时时自汗出也。伤寒无汗为营气伤,今既有汗,则营气无伤而得和矣。营气虽和于内,而外不与卫气相谐,以卫中有客邪之气,所以不共营气和谐故尔。营行脉中为卫之守,卫行脉外为营之护,未有卫病而营不病者,故汗亦营中之液,非但卫疏而后出也。病虽常汗,治当复发其汗,使卫中客邪之气去,斯营与卫自相和谐则愈。故云宜桂枝汤。(《伤寒论辨证广注·辨太阳病脉证并治上》)

徐灵胎:荣气和者,言营气不病,非调和之和……自汗与发汗迥别,自汗乃营卫相离,发汗使营卫相合。自汗伤正,发汗驱邪。复发者,因其自汗而更发之,则营卫和而汗反止矣。(《伤寒论类方·桂枝汤类》)

陈修园:盖此是营卫同病,不因外邪也,若伤寒中风之自汗,则是邪在营分,而卫不谐,与此方治法虽同,而其理各别。(《伤寒论浅注补正·太阳篇中》)

【评述】诸家对营卫不和而自汗之机制均阐发无遗,惟张隐庵谓"今受风邪不能卫外",汪苓友谓"此明中风病",则未免有所局限。徐灵胎指出"自汗与发汗迥别"云云,最为精简深刻。

【原文】

病人藏無他病⁽¹⁾,時發熱自汗出而不愈者,此衛氣不和也,先其時⁽²⁾發汗則愈,宜桂枝湯。(54)

【词解】

(1)脏无他病:指脏腑无病。

(2)先其时:指在发热汗出之前。

【提要】时发热自汗出的病机和治法。

【释义】"病人脏无他病",即脏腑无病,里气尚和,故"时发热自汗出而不愈"不可责之脏腑,而应求诸营卫。盖以卫气敷布于体表,卫外而能固密,今卫气不和,必然开阖失常,固密无权,于是营阴何以内守,此即时发热自汗出之所由来,而非必因风寒外感所致。其鉴别要点在于:因外感者,发热自汗无休止之时,且伴见脉浮头痛、鼻塞流涕等;因杂病营卫不和而致者,发热自汗时作时休,且多无上述伴见症。

53条曰"营气和",此条曰"卫气不和",是从不同的侧面入手,而探讨营卫不和的病机,并无原则差异,所不同的是53条主症为常自汗出,54条为时发热自汗出。主症不同,而病机一致,故均可予桂枝汤,发汗解肌,调和营卫。

"先其时发汗",是指在发热汗出之先,予桂枝汤取汗,令营卫调和而愈,亦防汗出太过。

【选注】

成无己:脏无他病,里和也。卫气不和,表病也。《外台》云:里和表病,汗之则愈。所谓先其时者,先其发热汗出之时,发汗则愈。(《注解伤寒论·辨太阳病脉证并治中》)

尤在泾:人之一身,经络纲维于外,脏腑传化于中,从外之内者有之,从内之外者有之。脏无他病,里无病也。时发热自汗,则有时不发热无汗可知,而不愈者,是其病不在里而在表,不在营而在卫矣。先其时发汗则愈者,于不热无汗之时,而先用药取汗,则邪祛正和而愈。不然汗液方泄而复发之,宁无如水淋漓之患耶。(《伤寒贯珠集·太阳篇上》)

程郊倩:知桂枝汤之功力,在于和营卫,而不专治风,则人病不止于太阳中风,而凡有涉于营卫之病,皆得准于太阳中风一法之绳墨矣。如病人脏无他病,属之里分者,只发热汗出,时作时止,缠绵日久而不休,较之太阳中风证之发无止时不同矣。既无风邪,则卫不必强,营不必弱,只是卫气不和,致闭固之令有乖,病既在卫,自当治卫,虽药同于中风,服治稍不同,先其时发汗,使功专于固卫,则汗自敛,热已退而病愈,此不必为太阳中风,而桂枝汤可主者也。(《伤寒论后条辨·辨太阳病脉证篇》)

张路玉:里无宿病,而表中风邪,汗出不愈者,必是卫气不和之故,设入于营,则里已近灾,未可宴然称无病矣。时发热者,有时发热,有时不发热,故先于未发热时,用解肌之法也。(《伤寒缵论·太阳上篇》)

【评述】成无己据《外台》里和表病,汗之则愈,而诠释本条,堪称简明。尤在泾、程郊倩二注详明周到,均属可取,而程郊倩对本条病机及桂枝汤适用范围之阐述,更胜一筹。张路玉仍以太阳中风为然,是失察也。

【原文】

傷寒,發汗已解,半日許復煩[1],脉浮數者,可更發汗,宜桂枝湯。(57)

【词解】

(1)复烦:烦,《说文》火部释为"热头痛",引申为烦热、烦躁。这里概言在表的烦热证象,如发热、恶风寒、头痛、脉数等。复烦,再次出现上述证象。

【提要】伤寒汗解不久又出现表证的治法。

【释义】太阳伤寒,以辛温发汗,解散外受之风寒,原属正治,35条已有明训。然则病解未久,再次出现发热、恶风寒、头痛等,是谓复烦。脉象虽数,而与浮脉并见,更无他经证象可察,知病证依然在表。分析其原因,或因余邪未尽,移时复发,或因病证新瘥,复感外邪所致。

太阳伤寒服麻黄汤后,若未曾出汗,病证未变者,多是病重药轻,故仍可使用麻黄汤。若服汤后,汗已出而病未解,或汗解未久,表证再次出现者,不可再用麻黄汤。盖汗出之后,腠理得以开泄,故不宜峻汗,恐其汗多伤正,或酿成他变,而只宜桂枝汤解肌祛风,调和营卫。可见太阳伤寒固宜麻黄汤峻汗,而汗后不解,又只宜桂枝汤和之,此机动灵活之法,学者尤需注意。

【选注】

成无己:烦者,热也。发汗身凉为已解,至半日许,身复热,脉浮数者,邪不尽也,可更发汗,与桂枝汤。(《注解伤寒论·辨太阳病脉证并治法中》)

方有执:伤寒发汗者,服麻黄汤发之之谓也。解,散也。复,重复也。既解而已过半日之久矣,何事而复哉?言发汗不如法,汗后不谨,重新又有所复中也。盖汗出过多,则腠理反开,护养不谨,邪风又得易入,所以新又烦热而脉转浮数,故曰可更发汗。更,改也,当言改前法,故曰宜桂枝汤。桂枝汤者,中风解肌之法,微哉旨也。庸俗不省病加小愈之义,不遵约制,自肆粗下,不喻汗法"微似"之旨,骋以大汗为务,病致变矣,反谓为邪不尽,汗而又汗,辗转增剧,卒致莫救,不知悔悟。噫!读书不喻旨,赵括鉴矣;学医废人命,伊谁鉴耶?伤哉!(《伤寒论条辨·辨太阳病脉证并治中篇》)

《医宗金鉴》:伤寒服麻黄汤发汗,汗出已,热退身凉解,半日许复烦热而脉浮数者,是表邪尽退而复集也,可更发汗。其不用麻黄汤者,以其津液前已为发汗所伤,不堪再任麻黄,故宜桂枝更汗可也。(《医宗金鉴·订正仲景全书·伤寒论注·辨太阳病脉证并治中篇》)

柯韵伯:此条因余热,卫解而营未解,故用桂枝更汗可也。可知桂枝汤主风伤卫,治风而不治寒之谬矣。浮弱是桂枝脉,浮数是麻黄脉,仲景见麻黄证,即用麻黄汤,见桂枝证,便用桂枝汤。此不更进麻黄而却与桂枝者,盖发汗而解,则麻黄证已罢。麻黄纯阳之剂,不可以治烦。桂枝汤内配芍药,奠安营气,正以治烦也。且此烦因汗后所致,若再用麻黄发汗,汗从何来？必用啜热粥始得汗。桂枝汤本治烦，服桂枝汤后外热不解，而内热更甚，故曰反烦，麻黄证本不烦，服汤汗出，外热初解，而内热又发，故曰复烦。凡曰麻黄汤主之，桂枝汤主之者，定法也。服桂枝不解，仍与桂枝，汗解后复烦，更用桂枝者，活法也。服麻黄汤复烦者，可更用桂枝；用桂枝复烦者，不得更用麻黄。且麻黄脉证，但可用桂枝更汗，不可先用桂枝发汗。此又活法中定法矣。(《伤寒来苏集·伤寒论注·桂枝汤证上》)

程郊倩：伤寒服麻黄汤发汗，已经热退身凉而解矣。半日许复烦，脉见浮数，终是寒邪退而复集，与自汗脉浮缓之中风无涉，然汗后见此，则阳虚更妨阴弱，盖烦因心烦，数属阴虚，此际宁再任麻黄？改前发汗之法为解肌，则虽主桂枝，不为犯伤寒之禁也。(《伤寒论后条辨·辨太阳病脉证篇》)

【评述】本条为伤寒发汗后，病解未久，再次出现表证，宜桂枝汤解肌发汗、调和营卫，乃至明至简之事，而注家见解歧出何也？皆从"复烦"与"更发汗"上来。关于"复烦"，成无己谓："烦者，热也……至半日许身复热，邪不尽也，"是指余邪未尽而复发，故诠释有据，而临床可征。方有执谓"发汗不如法，汗后不谨，重新又有所复中也"，是指新瘥复感外邪，仍以表证为言，综上所述，余邪未尽，新瘥复感均是复烦之因，亦是临床事实，故为可信。《金鉴》谓"表邪尽退而复集"，程郊倩谓"寒邪退而复集"，是自相矛盾，盖表邪或寒邪既已尽退，则其病当愈，何由复集？又程郊倩指烦为心烦，亦为不妥。柯韵伯解烦为热，固无可非议，然指内热则非，若属内热，不惟麻黄汤不可用，即桂枝汤亦在禁例。王叔和言："桂枝下咽阳盛则弊"，能不慎耶！关于"更发汗"，自是再用桂枝汤发汗之意。方有执、程郊倩释"更"为"改"，是一字双音，可供参考。柯韵伯自"凡桂枝汤主之，麻黄汤主之……"以下，阐发麻黄汤、桂枝汤之灵活运用，十分精辟，当细读。

【原文】

太陽病，發熱汗出者，此為榮弱衛强，故使汗出，欲救邪風[1]者，宜桂枝湯。(95)

【词解】

(1)欲救邪风：救，在此为解除或治疗之意。邪风，即风邪。欲救邪风，即想要解除风邪。

【提要】补述太阳中风的病因病机及治疗。

【释义】本条对太阳中风的证候特点、病因病机、治疗，作进一步补充说明，故《金匮玉函经》、《脉经》、《千金翼方》均将本条列于太阳上篇桂枝汤后，有一定道理。

对本条证候的理解，应与1、2、12等条合看，在此基础上，本条揭示太阳中风的基本证候是发热汗出，而基本病机则是营弱卫强。所谓卫强，并非正常的卫气功能强盛，而是因风寒外袭，卫气首当其冲，风寒欲入，而卫气浮盛于外，与之相争，则呈现发热等亢奋证象，亦即12条"阳浮者，热自发"之意。所谓营弱，亦非营阴真有虚损，而是与卫强相对而言，即卫气受风寒侵袭，失却固外开阖之权，则营阴虽未直接受邪，然亦不能内守，故使汗出，是呈相对不足状态，亦即12条"阴弱者，汗自出"之意。营弱卫强后世常称为营卫不调，或营卫不和，其中以卫气的病理变化为主，而营处于从属地位。欲救邪风者，虽以风邪为言，实赅风寒之邪。病证病机如此，自宜桂枝汤解肌祛风，调和营卫。

本条首揭证候，由此分病因病机，再由病因病机而决定治疗，体现了审证求因、审因论治的辨证论治思想。

【选注】

成无己：太阳中风，风并于卫，则卫实而营虚。营者，阴也。卫者，阳也。发热汗出，营弱阳强也。《内经》曰：阴虚者，阳必凑之，故少气，时热而汗出，与桂枝汤解散风邪，调和营卫。

（《注解伤寒论·辨太阳病脉证并治法中》）

方有执：第三条（指第12条——笔者注）言阳浮而阴弱，此言营弱卫强。卫强即阳浮，营弱即阴弱，彼此互言而相互发明也。救者，解救、救护之谓，不曰风邪，而曰邪风，以本体言也。（《伤寒论条辨·辨太阳病脉证并治上篇》）

《医宗金鉴》：此释上条（指第12条——笔者注）阳浮而阴弱之义也。经曰："邪气盛则实，精气夺则虚。"卫为风入则发热，邪气因之而实，故为卫强，是卫中之邪气强也。营受邪蒸汗出，精气因之而虚，故为营弱，是营中之阴气弱也，所以使发热汗出也。欲救邪风者，宜桂枝汤。（《医宗金鉴·订正仲景全书·伤寒论注·辨太阳病脉证并治上篇》）

尤在泾：此即前条（指54条——笔者注）卫不谐营自和之意，而申其说。救邪风者，救卫气之为风邪所扰也。然仲景营弱卫强之说，不过发明所以发热汗出之故，后人不察，遂有风并于卫，卫实而营虚；寒中于营，营实而卫虚之说，不知邪气之来，自皮毛而入肌肉，无论中风伤寒，未有不及于营卫者，其甚者，乃并于营耳，郭白云所谓涉卫中之营者是也。是以寒之浅者，仅伤于卫，风而盛者并及于营。卫之实者，风亦难泄；卫而虚者，寒犹不固。无汗必发其汗，麻黄汤所以去表实而发邪气；有汗不可更发汗，桂枝汤所以助表气而逐邪气。学者但当分病证之有汗无汗，以严麻桂之辨，不必执营卫之孰虚孰实，以证伤寒中风之殊，且无汗为表实，何云卫虚，麻黄之祛实，宁独遗卫，能不胶于俗说者，斯为豪杰之士。（《伤寒贯珠集·太阳上篇》）

【评述】方有执平正简明，可从。成无己引《内经》"阴虚者，阳必凑之"为解，去仲景法远矣。《金鉴》引"邪气盛则实"而析卫强固妥，引"精气夺则虚"而析营弱，亦非仲景意。尤在泾斥"风并于卫，卫实而营虚；寒伤于营，营实而卫虚"之说，完美周详，并说"学者但当分病证之有汗无汗，以严麻桂之辨"，诚为临证之真传。然"不必执营卫之孰虚孰实，以证伤寒中风之殊"，作矫枉过正之词视之可也，盖中风、伤寒虽不能以"风并于卫"、"寒并于营"为解，然必有相应的病机随之，何以不加深究？通观尤在泾著作，亦不如此。

四、表证衄血之辨（55、56）

【原文】

伤寒，脉浮紧，不发汗，因致衄者，麻黄汤主之。（55）

【提要】伤寒失汗致衄，仍须汗解，麻黄汤主之。

【释义】本条"伤寒脉浮紧"，概言太阳伤寒诸证，乃省文笔法。太阳伤寒，法当汗解，使风寒外散，营卫和调，其病可愈。今当汗失汗，则外邪不解，依然卫气被遏，营阴郁滞，在表之阳热较重，损伤阳络，以致鼻衄。既已鼻衄，必须仔细观察，若衄量不多，而太阳伤寒脉证未解，是邪不能随衄而解，故主之以麻黄汤，使汗出邪解。可见本条之用麻黄汤，并非因衄血而用之，乃衄后其证仍在而用之。若衄血量多，更兼身热夜甚、烦躁不安、舌绛等，即使表证尚存，而热邪已波及营血，则以凉营宣透为主，不得用麻黄汤发汗。

本条与46条、47条均为太阳伤寒证兼衄，但病因、病机、转归有所不同。46条是已服麻黄汤，对病邪已形成顿挫之势（服药已微除），而外邪未能及时外解，又郁甚于经，损伤阳络，络伤血溢热泄，邪从衄解。47条是未经服药，失于发汗，在表之阳气重，损伤络脉，病邪随衄而解，故称"自衄者愈"。本条亦为当汗失汗而衄，然衄后病邪不解，表实证仍在，亦无内热烦躁等，故仍以麻黄汤发汗解表。可见对太阳伤寒证衄血，必须分辨原因，辨证论治，既不能见衄血而待其病愈，亦不能滥投麻黄汤。

【选注】

《医宗金鉴》:……伤寒脉浮紧,法当发汗,若不发汗,是失汗也。失汗则热郁于营,因而致衄者,麻黄汤主之。若能于未衄之先,早用麻黄汤汗之,汗出则解,必不致衄。其或如上条(指47条)之自衄而解,亦无须药也。(《医宗金鉴·订正仲景全书·伤寒论注·辨太阳病脉证并治中篇》)

尤在泾:伤寒脉浮紧者,邪气在表,法当汗解,而不发汗,则邪无从达泄,内搏于血,必致衄也。衄则其邪当去,而犹以麻黄汤主之者,此亦营卫并实,如上条(指46条)所云"阳气重"之证……然必欲衄而血不流,虽衄而热不解者,乃为合法。不然靡有不竭其阴者。(《伤寒贯珠集·太阳篇上》)

周扬俊:当汗不汗,因而致衄,必点滴不成流,阳邪既不大泄,热从何解,仍以麻黄汤主之,热必解散而不衄矣,此之谓夺汗者无血也。(《伤寒三注·太阳中篇》)

陈修园:伤寒脉浮紧,不发汗,因致衄者,其衄点滴不成流,虽衄而表邪未解,仍以麻黄汤主之,俾玄府通,衄乃止,不得以衄家不可发汗为辞,谓汗后有额上陷脉紧,目直视不能眠之变也。盖彼为虚脱,此为盛盈,彼此判然,且衄家是素衄之家,为内因致衄,此是有因而致,为外因。(《伤寒论浅注·太阳篇中》)

【评述】诸注甚佳,可相互补充,惟《金鉴》谓"夫汗则热郁于营,因而致衄",尤在泾谓"……不发汗则邪无从达泄,内搏于血,必致衄也",不可作热邪深入营血看待,盖以热邪果真深入营血,则清营凉血,犹恐不及,何言麻黄汤主之?因而对上述涉营血提法,应理解为在表之阳热损伤阳络看待,而络脉与营血周流密切相关,故在提法上有所混淆。考其原委,大抵温病学卫气营血辨证理论,自清朝早期叶发正而后,始臻系统而完善,而学术流传不如今日快速,故对同期之学者,不必苛求。

【原文】

伤寒,不大便六七日,头痛有热者,与承气汤。其小便清者,一云大便者知不在里也,当须发汗。若头痛者,必衄。宜桂枝汤。(56)

【提要】根据小便清否,辨表里证治。

【释义】外感病不大便六七日之久,且头痛发热,其属表属里,仍须细辨。若不大便而伴腹满疼痛,头痛而伴潮热,或蒸蒸发热,然汗出,小便黄等,则为外邪传里,阳明燥热结实之候。其头痛必因阳明浊热之气上扰清窍所致,故为可下之证,三承气汤均在可选之列。

若外感病虽不大便六七日,而头痛发热,小便清长,腹无硬满疼痛之苦,则知其邪仍在太阳之表,而不在阳明之里,故仍可汗解,宜桂枝汤。或问曰:病在太阳之表,何以不大便?答曰:太阳表病,皮毛开阖失常,表气不能畅达,里气亦因之不利,便是不大便之来由,非必胃肠结实而不大便,况且胃肠结实与否,可依证而辨,不得以不大便而印定眼目。更有如下情形,即太阳表证未解,而有渐入阳明之势,如兼见目赤鼻干,腹胀尚轻等,权衡表里缓急,仍可先表后里而用桂枝汤。本条"宜桂枝汤",知有斟酌之意,与"桂枝汤主之"不同。

"若头痛者,必衄"句,当在本条之末,属倒装文法。意谓太阳病日久,头痛发热,阳郁较甚,能会损伤阳络而致衄血。其机制与46条、47条伤寒致衄,邪从衄解相似。

【选注】

成无己:不大便六七日,头痛有热者,故宜当下,若小便清者,知里无热,则不可下。经曰:小便数者,大便必硬,不更衣十日无所苦也。况此不大便六七日,小便清者,不可责邪在里也,是仍在表,与桂枝汤以解外。若头痛不已,为表不罢,郁甚于经,迫血妄行,止为衄血

也。(《注解伤寒论·辨太阳病脉证并治中》)

《医宗金鉴》:伤寒不大便六七日,里已实,似可下也。头痛热未已,表不罢,可汗也。然欲下则有头痛发热之表,欲汗则有不大便之里,值此两难之时,惟当从小便辨之。其小便浑赤,是热已在里,即有头痛发热之表,亦属里热,与承气汤下之可也;若小便清白,是热尚在表也,即有不大便之里,仍属表邪,宜以桂枝汤解之。然伤寒头痛不论表里,若苦头痛者,是热剧于营,故必作衄,衄则营热解矣。方其未衄之时,无汗宜麻黄汤,有汗宜桂枝汤,汗之则不衄而解矣。(《医宗金鉴·订正仲景全书·伤寒论注·辨太阳病脉证并治中篇》)

程郊倩:伤寒不大便六七日,宜属里也,而其人却头痛,欲攻里则有头痛之表可疑,欲解表则有不大便之里可疑,表里之间,何以辨之,以热辨之而已。热之有无,何从辨之,以小便辨之而已,有热者,小便必赤,热已入里,头痛只属热壅,可以攻里……其小便清者,无热可知,热未入里,不大便只属风秘,仍须发汗。(《伤寒论后条辨·辨太阳病脉证篇》)

【评述】诸注皆善。要知本条以小便之清利、黄赤而辨证候之属表里、可汗可下,当属举例性质,临床总以全部脉证辨析为妥。

第五节　太阳病汗吐下后的变证(58～74、76～82、162)

一、汗吐下后邪去正虚欲愈(58、59)

【原文】

凡病,若發汗、若吐、若下、若亡血、亡津液,陰陽自和者,必自愈。(58)

【提要】凡病,阴阳自和者,可自愈。

【释义】凡病,所指范围甚广,非伤寒、中风为然。本条连用4个"若"字,作"或"字解,为不定之词。汗、吐、下法等,为祛邪而设,若辨证准确,施治得当,自能邪祛正安,身体趋于康复。否则,不论何法,均能损伤正气,而致津液虚耗,凡遇此者,不可再用前法,自不待言,而且必视阴阳之功能状态,以及机体有无自我调节能力诸因素,综合分析,而妥为处治。如津液虽显不足,而病邪不复存在,体质尚欠佳者,多有自我调节能力,则善自珍摄,饮食调养,促使机体之阴阳在新的条件下,趋于新的平衡统一,如是"阴平阳秘,精神乃治",其病可愈。若亡血亡津液较甚,而自身调节能力较差者,不妨借助药物治疗,而臻阴平阳秘之佳境。以上两种方法,均是以积极手段,而达到阴阳调和之目的,非坐待病愈。至于吐衄、便血、金创、产后、崩漏等,虽未曾汗吐下,仍属亡血、亡津液之类,仍以阴阳平衡为期。可见"阴阳自和"是中医治疗学上的一个重要学术思想,推而广之,不独对亡血亡津液如此,而应贯穿于治疗的全过程。

【选注】

成无己:重亡津液则不能作汗,必待阴阳自和,乃自愈矣。(《注解伤寒论·辨太阳病脉证并治法中》)

柯韵伯:其人亡血亡津液,阴阳安能自和!欲其阴阳自和,必先调其阴阳之所自。阴自亡血,阳自亡津,益血生津,阴阳自和矣。(《伤寒来苏集·伤寒论注·卷二五苓散证》)

《医宗金鉴》:凡病,谓不论中风、伤寒一切病也,若发汗、若吐、若下、若亡血、若亡津液,施治得宜,自然愈矣。即或治未得宜,虽不见愈,亦不致变诸坏逆,则其邪正皆衰,可不必施治,惟当静以俟之,诊其阴阳自和,必能自愈也。(《医宗金鉴·订正仲景全书·伤寒论注·

辨太阳病脉证并治下篇》)

刘渡舟:"凡病",指一切疾病,不限于中风伤寒。汗、吐、下是治有余之病。亡血、亡津液为不足之证。以上概括了治疗方法和疾病种类。总的来讲,治疗或虚或实的疾病,若能使其阴阳自和,必能自愈。因阴阳有偏乃致疾病,今损有余,补不足,泻其热,温其寒皆是使阴阳自和的手段,而促其病愈。阴阳自和,主要靠机体内部的调节,必要时候,还应借助药物及他种疗法,但任何疗法,也只有通过机体内因,才能发挥应有的作用,达到维持机体阴阳平衡,也就是阴阳自和的目的。(《伤寒挈要·第一章第七节太阳变证》)

【评述】成无己注过于简略。柯韵伯以为"益血生津,阴阳自和矣",《金鉴》主张"施治得宜"以及在病邪已衰的情况下,"静以俟之"两方面,均可参考。刘渡舟先生注释全面,提出若干促进阴阳自和之手段,并强调任何方法,只有通过机体内因,才能发挥应有的作用,从而达到阴阳自和之目的,确有见地。

【原文】

大下之後,復發汗,小便不利者,亡津液故也。勿治之,得小便利,必自愈。(59)

【提要】误治伤津而小便不利者,禁利小便,必俟津复自愈。

【释义】大下之后,复发汗,是汗下颠倒,最易损伤津液,因之小便不利者,切不可使用利小便之法。盖小便不利,本由津伤所致,若再利其小便,势必津液愈伤,而病情愈重,故曰"勿治之",必俟津液回复,化源充沛,则水津四布,五津并行,而小便自利,其病可愈。津液回复,约有二途:其一,体质尚佳,津伤未甚者,则善自调摄,通过机体自身调节作用,使津液充足。其二,体质较差,津伤较重者,不妨药疗,而使津液复常。由此可见,"勿治之",指不可利小便,并非坐待病愈。

以上为津液受伤,而病邪不复存在之处治方法,若津液受伤,而病邪尚在者,则视邪正虚实而妥为处治,或养阴祛邪兼施,或以养阴为主兼顾祛邪,或祛邪气为主兼顾阴液,以邪祛津复为务。

【选注】

成无己:因亡津液而小便不利者,不可以药利之,俟津液足,小便利,必自愈也。(《注解伤寒论·辨太阳病脉证并治法中》)

尤在泾:既下复汗,重亡津液,大邪虽解,而小便不利,是未可以药利之,俟津液渐回,则小便自利而愈,若强利之,是重竭其阴也,况未必即利耶。(《伤寒贯珠集·太阳篇下》)

柯韵伯:勿治之,是禁其勿得利小便,非待其自愈之谓也。然亡津液之人,勿生其津液,焉得小便利?(《伤寒来苏集·伤寒论注·卷二五苓散证》)

汪苓友:先汗后下,治伤寒之正法也。既下之后,复发其汗,是为汗下相反,津液重亡。亡者,无也。膀胱为津液之腑,津液既亡,则小便少而不利。勿治之者,谓不当用五苓散等药以利其小便也,姑俟其津液回,则小便利,则表里之证必自愈。按此条论,必病人表里证悉具,以故汗下相反,但小便不利,无他变也。设使无里证而先下,无表证而复汗,则病人变证蜂起,岂但小便之不利哉。勿治之,得小便利,必自愈,此即上条(指58条)云"阴阳自和"之义。(《伤寒论辨证广注·太阳病脉证并治法中》)

程郊倩:大下之后,复发汗,津液之存于膀胱者有几?此而小便不利,非热结膀胱者比,以亡津液故也。夫膀胱为津液之府,府已告匮,只宜添入,岂容减出!虽具五苓散证,勿以五苓散治之,唯充其津液,得小便利而杂病皆愈。学者欲得利小便之所宜,必明利小便之所禁,而后勿误于利小便也已。(《伤寒论后条辨·辨太阳病脉证篇》)

【评述】本条"勿治之",指津伤而小便不利者,禁用利小便之法,诸注皆同。而成、尤二人主张侯津回复;柯、程二人提出用生津之法,根据证候不同,二说可并存不悖。汪苓友指出津伤而无变证者,禁利小便,若津伤而变证丛生者,不惟禁利小便,而"观其脉证,知犯何逆,随证治之",则为弦外之音。

二、辨汗吐下后变证的虚寒与实热(60~70)

(一)虚寒变证的脉证、病机(60)

【原文】

下之後,復發汗,必振寒⁽¹⁾,脉微細。所以然者,以内外俱虚⁽²⁾故也。(60)

【词解】

(1)振寒:振,动摇。振寒,即振颤畏寒。

(2)内外俱虚:这里指表里俱虚。

【提要】下后复汗,表里阴阳俱虚的脉证。

【释义】先下复汗,是汗下颠倒,违反治疗规律,不惟病邪不解,反致正气损伤。本条以振寒、脉微细,以示汗下逆施后,表里阴阳虚损之例。盖误下则损阴液而虚其里,误汗伤阳气而虚其表,斯为阴阳俱虚。在里之阴液不足,则失充盈润濡之职,不能灌溉脉道,故脉细。在表之阳气不足,则难以温煦顾护,是以振寒而脉微。脉微与脉细,脉象不一,主病不同。微者,以力量言,即脉来无力而微弱,似有似无,多主阳虚。细者,以形象言,即脉细小如丝,而指下分明,多主阴虚。

本条阴阳俱虚,治当阴阳兼顾,然据临床所见,仍当分辨阴阳虚损之孰重孰轻,方能有的放矢。如阳虚偏重者,则以扶阳为主,兼予益阴;阴虚偏重者,则益阴为主,兼予扶阳;阴阳虚损相对均衡者,则治法亦应相对均衡。

59条"大下之后,复发汗",以致亡津液而小便不利,本条"下之后,复发汗",使阴阳俱虚,而振寒脉微细,综合来看,同是汗下逆施,而有亡津液和阴阳俱虚之同,究其原因有二:一为汗、下之程度,如59条曰"大下之后",显然有亡阴之忧,而本条只曰"下之后,复发汗",是以阴阳两虚。二为本质因素,一般来说,素体阴液不足者,多以伤阴为主,素体阳气不足者,多以阳虚为主,或致阴阳两虚。

【选注】

成无己:发汗则表虚而亡阳,下之则里虚而亡血。振寒者,阳气微也。脉微细者,阴血弱。(《注解伤寒论·辨太阳病脉证并治法中》)

《医宗金鉴》:发汗当于未下之先,今下之后,复发汗,必振寒,脉微细者,表里皆虚也。所以然者,以下之失宜,则内守之阳虚,故脉微细也。以汗之失宜,则外固之阳衰,故振寒也。(《医宗金鉴·订正仲景全书·伤寒论注·辨太阳病脉证并治下篇》)

汪苓友:此条论,仲景无治法,《补亡论》常器之云:素无热人,可与芍药附子汤,有热人可与黄芪建中汤。其言尚未尽理,夫寒伤于人,则为热病,岂论其人平素有热与无热耶?纵其人平素无热,当其时已犯热证,理宜汗下,但今汗下相反,且又过剂,故不惟小便不利,甚至于振寒,脉微细,而内外两虚。愚以上证,邪热虽去,只宜温补,不可用大热之药,故黄芪建中汤,服之为稳,芍药附子汤,用之害人。(《伤寒论辨证广注·辨太阳病脉证治法中》)

尤在泾:振寒,振而寒也。脉微为阳气虚,细为阴气少。既下复汗,振寒而脉微细者,阴阳并伤,而内外俱虚也,是必以甘温之剂,和之养之为当矣。(《伤寒贯珠集·太阳下篇》)

陆渊雷:前两条(指 58、59 条)是津伤而阳不亡,此条是阳亡而津不继,即太阳误治而成少阴也。振寒,谓振掉而恶寒,与真武汤之身振振摇同,非战汗之谓。振寒脉微为阳亡,脉细为津不继,内外俱虚者,下之虚其内,发汗虚其外也。津伤而阳不亡者,其津自能再生,故前两条皆云必自愈。阳亡而津不继者,其津不能自复,故此条不云自愈。然则姜附四逆之辈,当择用矣。(《伤寒论今释·辨太阳病脉证并治中》)

【评述】本条论汗下逆施,内外阴阳俱虚,多无异词,惟《医宗金鉴》谓为内外、阳气俱虚,欠妥。汪苓友讨论此条之治法,首驳常器之素来无热者,可与芍药附子汤之非,若谓用方失宜,尚可探讨,然则否定体质因素,则欠斟酌。汪苓友认为本条证候,只宜黄芪建中汤,与尤在泾同义,而不如尤在泾灵活。陆渊雷将此条与 58、59 条对勘,指出津伤而阳不亡,阳亡而津不继,两类转归,并指出本条与少阴病之有机联系,较诸说又胜一筹。至于治法,陆渊雷提出"姜附四逆辈,当择用矣"。笔者以为,姜附四逆辈,只在可选之列,而不可限定之。盖阴阳两虚者,现证多途,其方则相机而用。

(二)干姜附子汤证(61)

【原文】

下之後,復發汗,晝日煩躁不得眠,夜而安靜,不嘔,不渴,無表證,脉沉微,身無大熱者,乾薑附子湯主之。(61)

乾薑一兩　附子一枚,生用,去皮,切八片

上二味,以水三升,煮取一升,去滓。頓服。

【提要】下后复汗,致肾阳虚的证治。

【释义】病有当汗而汗,当下而下者,须遵先汗后下之法,若汗下颠倒是为误治,若不当汗而汗,不当下而下更属误治。误治后,阳气大伤,阴寒内盛,虚阳外扰,心神不安,故生烦躁。盖人与天地相关,昼日阳气旺,阳虚之人,得天时阳气之助,尚能与阴邪相争,故昼日烦躁不得眠。夜间阳气衰,阴气盛,以阳虚之体,又无阳相助,不能与阴邪抗争,故夜而安静。尚须申言者,此为阳虚烦躁之典型证候,亦有烦躁与安静,呈不规则状态而交替出现者,即一阵烦躁之后,精神疲惫已极,而呈似睡非睡状态,并非安静如常。再则既言阳虚烦躁,除脉沉微外,手足厥冷等证,自在不言之中。

"不呕,不渴"等,是以举例方式说明无三阳证候,如不呕,则无少阳证;不渴则无阳明证;无表证,是无太阳证,故此节文字,重点领会无三阳证候之精神,不必因字句而限定眼目。病证既与三阳无关,则烦躁当责之阳衰阴盛,而脉沉微等,便是有力证据。盖脉沉主里,微主阳虚,是脉证合参,可确认无疑。

"身无大热",一语双关,一则申言无三阳热象,再则说明阳衰阴盛,虚阳外扰,症见烦躁,乃真寒假热之实质,而非真热,总之,本证以阳虚烦躁为主,病情发展迅速,常为虚脱之先兆,故需急救回阳,免生他变,方用干姜附子汤。

【选注】

成无己:下之虚其里,汗之虚其表,既下又汗,则表里俱虚。阳至于昼,阳欲复,虚不胜邪,正邪交争,故昼日烦躁不得眠。夜为阴主,阳虚不能与之争,是夜而安静。不呕不渴者,里无热也;身无大热者,表无热也,又无表证,而脉沉微,知阳气大虚,阴寒气盛,与干姜附子汤,退阴复阳。(《注解伤寒论·辨太阳病脉证并治法中》)

《医宗金鉴》:此承上条(指 60 条)互详脉证,以出其治也。既下之以虚其里,复发汗以虚其表,阴阳两虚,阳无所附。夜而安静,不呕不渴,是内无阳证也;无表证,身无大热,脉沉微,是外无阳证也。表里无阳，内外俱阴，惟有昼日烦躁不得眠，一假阳证，则是独阴自治于阴分，孤阳自扰于阳分，非相胜，乃相离也，故以干姜附子汤，助阳以配阴。盖以阴虽盛而未相格，阳气微而自不依附也。（《医宗金鉴·订正仲景全书·伤寒论注·辨太阳病脉证下篇》）

钱天来：上文（指 60 条）言下后复汗，必振寒，脉微细，知其为内外之阳气皆虚矣。而此条下后复汗，致昼日烦躁不得眠，夜而安静者，何也？盖昼者，阳也；夜者，阴也。烦虽属阳，而躁则阴盛迫阳之所致也。夫卫与营阴和协，则能安卧，阳虚而烦，阴盛而躁，故不得眠也。下后复汗，阳气大虚，阳虚则阴盛，昼日则阳气用事，且卫气行于阳二十五度之时，阳气虽虚，尚能与阴争，故昼日烦躁不得眠。月令仲夏、仲冬、二至之候，阴阳偏胜则阴阳争，即《易》所谓阴凝于阳必战，为其嫌于无阳之义也。夜则阴气独治，阳微不能与争，故安静也。发热恶寒呕逆者，太阳之表证也；呕而寒热者，少阳之表邪也。太阳热邪犯腑，则渴欲饮水；阳明热邪入里，必渴欲饮水；至于少阳，则或渴或不渴矣。不呕不渴，则知病不在阳经矣。况无表证，身无大热而脉见沉微，沉则阴寒在里，微则阳气大虚，故当以干姜附子为温经复阳之治也。（《伤寒溯源集·太阳上篇》）

徐灵胎：……阳虚有二证，有喜阳者，有畏阳者。大抵阴亦虚者畏阳；阴不虚者喜阳。此因下后阴亦虚，故反畏阳也……（《伤寒论类方·四逆汤类》）

【评述】诸注皆善，至于"昼日烦躁不得眠，夜而安静"，注家皆以昼夜阴阳对人体影响立论，从理论及部分临床事实来看，固无可非议，然则阳虚烦躁，亦有无昼夜规律者，乃临床事实，将作何解？笔者于"释义"中提出典型与非典型之见解，未知当否。徐灵胎指出"阳虚有二证，有喜阳与畏阳之分，大抵兼阴虚者畏阳"，言下之意：昼日烦躁不得眠，夜而安静；"不兼阴虚者喜阳"，言下之意为昼日安静，夜间烦躁。此论于理尚通，征之临床，亦可得到部分证实。综上以观，阳虚烦躁之时间问题，笔者以为昼夜阴阳对人体影响是其外因，而兼阴虚与否，以及个体差异，是其内因，内外因相互作用之结果，则证候有典型与非典型之别。

【治法】急救回阳。

【方药】干姜附子汤方。

【方义】本方由四逆汤去炙甘草而成。干姜辛温补中土之阳，生附子辛热，急复少阴之阳，是火与土俱暖，以复阳气之根基。二者为伍，急救回阳之力最著。凡阳气骤虚，阴寒气盛者宜之，故有附子无姜不热之说。不用甘草者，是不欲其缓，此为急救回阳法，与四逆汤法有所不同。服法尤有妙义，此汤"顿服"，即一次服尽，是取药力集中，以复阳气于顷刻，驱阴寒为乌有。

【方论选】

成无己：《内经》曰：寒淫所胜，平以辛热。虚寒太盛，是以辛热剂胜之也。（《注解伤寒论·辨太阳病脉证并治法中》）

王晋三：干姜附子汤，救太阳坏病转属少阴者，由于下后复汗，一误再误，而亡其阳，致阴躁而见于昼日，是亡阳在顷刻矣。当急用生干姜以助生附子，纯用辛热走窜，透入阴经，比四逆之势力尤峻，方能驱散阴霾，复涣散真阳，若犹豫未决，必致阳亡而后已。（《绛雪园古方选注·温剂》）

《伤寒方论》：……以生附子干姜急温其经，比四逆不用甘草者，彼重在厥，故以甘草先调其中，而壮四肢之本；此重在虚阳上泛，寒极发躁，故专用直捣之师，而无取扶中为治耳。（《中医珍本集成丛书·伤寒方论·温剂》）

刘渡舟：本方治表里阳气大虚，阴寒过盛之证。用干姜温中焦之阳；生附子破寒消阴，以扶下焦之阳,阳长阴消,达到阴平阳秘。按:本证为阳气将亡的险证,所以四逆汤减甘草之缓恋,附子又生用,一次顿服,在于集中药力以救阳。(《伤寒挈要·各论第一章·太阳变证》)

【点评】本方简捷,药力专著,临床多用于急救回阳,诸注皆善,可信可从。

【临床应用】

后世医家对本方的运用

(1)《肘后方》:治卒心痛方,即本方。

(2)《备急千金要方》:姜附汤,治痰冷癖气,胸满短气,呕沫,头痛,饮食不化,用生姜代干姜。

(3)《太平惠民和剂局方》:治暴中风冷,久积痰水,心腹冷痛,霍乱转筋,一切虚寒证,即本方。

(4)《三因方》:干姜附子汤,治中寒卒然晕倒,或吐逆涎沫,状如暗风,手脚挛搐,口噤,四肢厥冷,或复躁热。

(5)《名医方考》:附子散,治寒痰反胃者,即本方为散。

(6)《伤寒绪论》:干姜附子汤,治少阴病,下利,脉沉细,干呕。

(三)桂枝新加汤证(62)

【原文】

發汗後,身疼痛,脉沉遲者,桂枝加芍藥生薑各一兩人參三兩新加湯主之。(62)

桂枝三兩,去皮　芍藥四兩　甘草二兩,炙　人參三兩　大棗十二枚,擘　生薑四兩

上六味,以水一斗二升,煮取三升,去滓。温服一升。本云,桂枝湯今加芍藥、生薑、人參。

【提要】太阳病发汗太过致营气不足身疼痛的证治。

【释义】太阳表证而见身疼痛者,临床多见,总为太阳经脉为风寒侵袭所致,前已论述,兹不重复。然则表证身痛,每因发汗解表,而身痛渐减,乃至消失,本条太阳病发汗,原属正治,若当汗而过汗,致营阴损伤,筋脉失养,故汗后身痛不减或反增剧。其脉沉迟者,亦为营气不足,脉道失于充盈之证据。方用桂枝汤加味治疗,固然重在营气不足、筋脉失养之身痛,而患者尚存未尽之表,亦难排除。

本证与麻黄汤证、大青龙汤证均有身痛,宜加鉴别。如前所述,本证身痛适逢发汗之后,伴见脉沉迟,是为辨证眼目;麻黄汤证身痛,见于发汗之先,伴脉浮发热恶寒等表实征象;大青龙汤证身痛,大抵与麻黄汤证同,而兼内热烦躁是其区别。

【选注】

成无己:汗后身疼痛,邪气未尽。脉沉迟,营气不足也。经曰:其脉沉者,营气微也。又曰,迟者营气不足,血少故也。与桂枝汤以解未尽之邪,加芍药、生姜、人参以益不足之血。(《注解伤寒论·辨太阳病脉证并治法中》)

方有执:发汗后身疼痛,脉沉迟者,邪气骤去,气血暴虚也。用桂枝汤者,和其营卫,不令暴虚易得重伤也。加人参、芍药者,收复其阴阳以益其虚也。加生姜者,健其乍回之胃,以安其谷也。(《伤寒论条辨·辨太阳病脉证并治中篇》)

喻嘉言:伤寒发汗后,身反疼痛者,乃阳气暴虚,寒邪不能尽出所致,若见脉沉迟,更无疑矣。脉沉迟者,六部皆然,与尺迟大异,尺迟乃素虚,此为发汗新虚,故于桂枝汤中倍加芍药、生姜各一两以去邪,用人参三两以辅正。名曰新加汤者,明非桂枝汤之旧法也。(《尚论篇·太阳经上篇》)

陈修园:发汗后邪已净矣,而身犹痛,为血虚无以营身,且其脉沉紧者,沉则不浮,不浮则

非表邪矣;迟则不数紧,不数紧则非表邪之身痛矣。以桂枝加芍药生姜各一两人参三两新加汤主之,俾血运行,则病愈矣。(《伤寒论浅注·太阳篇》)

《医宗金鉴》:发汗后脉浮紧或浮数,乃发汗未彻,表邪未尽也,仍当汗之,宜桂枝汤。今发汗后身虽疼痛,脉见沉迟,是营卫虚寒,故宜桂枝新加汤,以温补其营卫也。(《医宗金鉴·订正仲景全书·伤寒论注·辨太阳病脉证并治中篇》)

【评述】诸注同中有异。汗后营血不足,以致身疼痛,是其所同。所不同者,约有二端,其一,喻嘉言以为本条"乃阳气暴虚,寒邪不能尽出",欠妥。盖汗后阳气暴虚,其病当涉少阴,又见身疼、脉沉迟者,似与附子汤证相合,不得以桂枝新加汤为法。其二,关于外邪尽与未尽问题,成、喻二人及《医宗金鉴》认为外邪未尽,当为表里同病之属,成无己还指出"与桂枝汤以解未尽之邪,加芍药、生姜、人参以益不足之血"。方、陈二人则认为汗后外邪已尽,只以营血虚而见本证。欲评其得失,难以一言而终,需综观临床事实,结合本条文字加以说明,盖以病起于外感,亦当误汗之余,有外邪已尽者,亦有外邪未尽者,就外邪已尽者言之,则发汗虽不得当,而毕竟外邪不复存在,惟以身疼痛脉沉迟为主证,而桂枝新加汤以温养营血、缓急止痛为特征,为方证相合,用之有益无损。就外邪未尽者言之,则误汗不能尽驱其邪,而见营血不足之身痛等,二者相较,必表证甚轻,如微恶寒、鼻塞、清涕、头痛之类,而身痛十分突出,是表里同病,而以里证为主,与桂枝新加汤,温养营血,则里和而表自解。况且本方乃桂枝汤中加芍药、生姜各一两,未失辛甘之性质,又加人参协同诸药,有安内攘外之功。若表里俱重者,又当别论。笔者用此方较多,于上述两种情况均已用过,均有良效,决非模棱两可之言,愿读者明鉴。又本方可用于杂病营血不足之身痛,亦有良效,然则杂病身痛与本条病情有异,而病机略同,不可不知。

【治法】调和营卫,益气养营。

【方药】桂枝加芍药生姜各一两人参三两新加汤方。

【方义】本方乃桂枝汤加味而成,桂枝汤为调和营卫之佳品,疏散风寒之妙药,今加重芍药以增强和营养血之功;加重生姜,外则协桂枝有宣通阳气之用,内则和畅中焦,以利气血生化之源。加人参益气生阴,以补汗后之虚。本方以扶正祛邪,故有无表证皆可使用。

【方论选】

《医宗金鉴》:即桂枝汤倍芍药、生姜,加人参是也。汗后身疼痛,是营卫虚而不和也,故以桂枝汤调和营卫。倍生姜者,以脉沉迟,营中寒也;倍芍药者,以营不足,血少故也;加人参者,补诸虚也。桂枝得人参,大气周流,气血足而百骸理;人参得桂枝,通行内外,补营阴而益卫阳,表虚身疼未有不愈者也。(《医宗金鉴·订正仲景全书·伤寒论注·辨太阳病脉证并治中篇》)

汪苓友:上汤乃仲景新加补药法,以治伤寒发汗之后,身疼痛而脉沉迟者。夫脉沉迟为血虚有寒,惟有寒,故用桂枝汤加生姜以散寒;惟血虚,故桂枝汤中加芍药,更加人参三两以益血。《内台方议》以芍药为益血之药,若人参、生姜止不过益其正气,散其余邪,殊不知仲景治血虚,妙在以人参补之,其后李东垣始悟其义云,血难骤补,加人参者,阳生阴长,甘能益血也。要之,仲景此汤,既加人参,则补正之力多,驱邪之力少,如病人寒邪盛而身痛,医用此汤,何异操刀。张兼善云,寒邪盛则身痛,营血虚则身亦痛,其脉浮紧者,邪盛也,沉而微者,血虚也,证虽相同,其脉则大异。

或问曰:脉沉迟,身疼痛,焉知非中寒证,余答云:中寒身疼痛如被杖,脉亦沉迟,与此证略同,然此证自太阳伤寒发汗后,身疼不止,脉变沉迟,非中寒比也。即如病人在前,医工能悉心诊视,则寒热虚实,无不了然,如徒于书中认脉认证,此等疑义实多,难尽述也。(《伤寒论辨证广注·辨太阳病脉证并治法中》)

王晋三:桂枝汤,调和营卫,一丝不乱,桂枝生姜和卫,芍药大枣和营。今祖桂枝人参法,则偏于卫矣。妙在加生姜一两,佐桂枝以大通卫气,不使人参有实邪之患。尤妙芍药亦加一两,仍是和营法。(《绛雪园古方选注·和剂》)

徐灵胎:邪未尽,宜表,而气虚不能胜散药,故用人参。凡素体虚而过汗者,方可用。(《伤寒论类方·桂枝汤类》)

【点评】综观诸注,则全面深刻,尤以汪苓友注为佳。王晋三谓本方"祖桂枝人参法"欠妥,盖桂枝人参汤亦论中之方,其方乃理中汤加桂枝,相去远矣。

(四)麻黄杏仁甘草石膏汤证(63、162)

【原文】

發汗後,不可更行[1]桂枝湯,汗出而喘,無大熱者,可與麻黄杏仁甘草石膏湯。(63)

麻黄四兩,去節　杏仁五十箇,去皮尖　甘草二兩,炙　石膏半斤,碎,綿裹

上四味,以水七升,煮麻黄,減二升,去上沫,内諸藥,煮取二升[2],去滓。温服一升。本云,黄耳杯[3]。

下後不可更行桂枝湯,若汗出而喘,無大熱者,可與麻黄杏子甘草石膏湯。(162)

【词解】

(1)更行:更(gèng),再也;行,用也。更行即再用之意。

(2)煮取二升:太阳下篇162条所载本方,为"煮取三升",其余皆同。

(3)黄耳杯:杯,即杯,162条所载本方亦为杯。耳杯,为古代饮器,椭圆形,有耳,多为铜制,故称黄耳杯,实容一升。

【提要】汗下后,邪热壅肺作喘的证治。

【释义】以上2条文字相近,证治相同,故合并作解。其主证为汗出而喘,乃邪热壅肺,肺气上逆所致,治宜清热宣肺,主以麻杏甘膏汤。"不可更行桂枝汤",应接在"无大热者"之后,为倒装文法。

太阳伤寒发汗后,表证仍在者,可与桂枝汤调和营卫,解肌祛风,如57条"伤寒发汗已解,半日许复烦,脉浮数者,可更发汗,宜桂枝汤。"太阳中风,服桂枝汤后,表证仍在者,仍可使用桂枝汤以解外,如24条"太阳病,初服桂枝汤,反烦不解者,先刺风池、风府,却与桂枝汤则愈。"25条"服桂枝汤,大汗出,脉洪大者,与桂枝汤如前法。"太阳病既汗且下后表证不解者,亦可用桂枝汤解散其外,如45条"太阳病,先发汗不解,而复下之,脉浮者不愈,浮为在外,而反下之,故令不愈。今脉浮,故在外,当须解外则愈,宜桂枝汤。"综合上述3条而论,汗下后仍可用桂枝汤者,在于太阳表证未解,亦未生他变,否则应观其脉证,知犯何逆,随证治之。今曰汗下后"不可更行桂枝汤",知表证不复存在,纵使尚存轻微表证,必处于次要地位,既然如此,则主要证候,所当仔细辨析。主要证候为何?曰"汗出而喘,无大热",是汗下后引邪深入,邪入化热,肺热炽盛,气逆发喘。又因肺合皮毛,肺热熏蒸,逼迫津液外走毛窍,故汗出而喘。无大热,是表无大热,而热壅于里,并非热势不甚。此为本条主要证候,若结合临床,其与咳嗽、口渴、苔薄黄、脉数等并见者恒多。

本证以气喘为主症,应注意与麻黄汤证、小青龙汤证、桂枝加厚朴杏子汤证鉴别。麻黄汤证之喘,必表实无汗,身疼腰痛,骨节疼痛。小青龙汤证之喘,亦具备表实无汗特征,有水饮内停,而无里热可言。桂枝加厚朴杏子汤证之喘,与自汗恶风脉浮等并见,亦无内热可言,

循此辨析,则区分不难。

【选注】

方有执:更行,犹言再用。不可再用桂枝汤,则是已经用过,所以禁止也。盖伤寒当发汗,不当用桂枝,桂枝固卫,寒不得泄,而气转上逆,所以喘益甚也。无大热者,郁伏而不显也,以伤寒之表犹在,故用麻黄以发之。杏仁下气定喘,甘草退热和中,本麻黄正治之佐使也。石膏有彻热之功,尤能助下喘之用,故易桂枝以石膏,为麻黄汤之变制,而太阳伤寒,误汗转喘之主治,所以必以四物者,而后可行也。

前条(指63条——笔者注)发汗后不可更行桂枝汤云云,与此只差一字,余皆同。夫以汗下不同而治同者,汗与下虽殊,其为反误而致变喘则一,惟其喘一,所以同归于一治也。(《伤寒论条辨·辨太阳病脉证并治中篇》)

《医宗金鉴》:太阳病,下之后微喘者,当以桂枝加厚朴杏子汤,解太阳肌表,而治其喘也。太阳病桂枝证,医反下之,下利脉促,汗出而喘,表未解者,当以葛根黄芩黄连汤,解阳明之肌热,而治其喘也。今太阳病发汗后,汗出而喘,身无大热而不恶寒者,知邪已不在太阳之表;且汗出而不恶热,知邪已不在阳明之里。其所以汗出而喘,既无大热,又不恶寒,是邪独在太阴肺经,故不可更行桂枝汤,可与麻黄杏子甘草石膏汤,发散肺邪,而汗、喘止矣。

此(指162条——笔者注)详上条(指63条——笔者注),受病两途,同乎一治之法也。又有下后身无大热、汗出而喘者,亦知邪不在表而在肺,故亦不可更行桂枝汤,可与麻黄杏仁甘草石膏汤以治肺也。彼之汗后喘,此之下后喘,虽其致病之因不同,而其所见之证不异,所以从其证,不从其因,均用此汤,亦喘家急则治其标之法也。(《医宗金鉴·订正仲景全书·伤寒论注·辨太阳病脉证并治上篇》)

尤在泾:发汗后,汗出而喘,无大热者,其邪不在肌腠,而入肺中,缘邪气外闭之时,肺中已自蕴热,发汗之后,其邪不从汗而出之表者,必从内而入之肺耳,故以麻黄杏仁之辛而入肺者,利肺气,散邪气。甘草之甘平,石膏之甘辛而寒者,益肺气,除热气,而桂枝不可更行矣。盖肺中之邪,非麻黄、杏仁不能发,而寒郁之热,非石膏不能除,甘草不特救肺气之固,抑以缓石膏之悍也。(《伤寒贯珠集·太阳上篇》)

此(指162条——笔者注)与汗后不可更行桂枝汤条大同,其为邪入肺中则一,故其治亦同。(《伤寒贯珠集·太阳下篇》)

黄坤载:下后表未解,郁其肺气,肺郁生热,蒸发皮毛而不能透泄,故汗出而喘。表寒里热,宜麻杏甘石汤双解之可也。下后不可更行桂枝汤,亦大概言之,他如伤寒下之,续得下利清谷章(指91条——笔者注),救表宜桂枝汤;又伤寒大下后复发汗,心下痞章(指164条——笔者注),解表宜桂枝汤;太阳病先发汗不解,而复下之,脉浮者不愈章(指45条——笔者注),当须解外则愈,桂枝汤主之,未尝必禁桂枝也。(《伤寒悬解·太阳经中篇》)

陆渊雷:行,用也。发汗后表未尽者,当用桂枝汤更发之,亦有不可用桂枝汤者,其证汗出而喘无大热者是。盖本是呼吸器官病,有喘咳为主证,故发汗剂仅能略解表热,不能恰中病情,此与小青龙汤之伤寒表不解同一事理,二方亦治呼吸器病之主方,惟彼属寒,此属热……汗出而用麻黄,无大热而用石膏,或疑经文有误,今考本论,麻杏甘石证两条,皆云汗出而喘,无大热,知非传写之错误。又本方即《金匮》越婢汤去姜枣加杏仁,越婢汤证云,续自汗出,无大热。越婢加术汤证云,腠理开,汗大泄;《千金·肉极门》解风汤、西州续命汤,皆君麻黄,其证皆云大汗泄。解风痹汤且云,麻黄止汗通肉,《外台》引《删繁》同,是知汗出者不必禁麻黄,无大热者,不必禁石膏矣。凡言汗出禁麻黄者,惧其放体温,汗多亡阳也。无热禁石膏者,惧遏制造温也。今考仲景用麻黄诸方,欲兼放散体温者,必合桂枝,不合桂枝则但治喘咳水气。用石膏诸方,欲抑制造温者,必合知母或麻桂(惟麻黄升麻汤可疑证亦不具),不合知母麻桂,则但治烦渴。方药之用,因其配合而异,岂拘拘一味之宜异乎?(《伤寒论今释·辨太阳病脉证并治中》)

【评述】 合诸注而观之,则尽善尽美,析其字里行间,则金玉互陈,兹评述其后:其一,方有执、黄坤载二人谓本证虽属肺热发喘,然表证未尽,故宜麻杏甘石汤表里双解,是耶? 非耶? 须持客观态度,不得轻置可否。就原文精神来看,仲景此言汗下后,"不可更行桂枝汤",则无表证可言,然则又有若干汗下后可更行桂枝汤之条文与之对照,是必不可更行桂枝汤者,无表证,可更行桂枝汤者,则有表证,或以表证为主。若从临床来看,本证却有兼表邪未尽者,然必以肺热咳喘为主,而表证次之,用麻杏甘石汤主以清肺热,而治咳嗽,又兼辛散之性,故寓双解之功,是以方有执、黄坤载二人当指后者为言。其二,方有执谓"不可更行桂枝汤则是已经用过,所以禁止也",粗看似无不妥,细味之,则似乎原已用过桂枝汤,故不可再用。要之,上2条重在曾已发汗,其证已变为肺热发喘,故不可再用,否则论中有用过桂枝汤而续与桂枝汤解表之文,将如何解释。又黄坤载谓"下后不可更行桂枝汤,亦大概言之……未尝必禁桂枝也",所举例证均为表里同病,或以表证为主,而先解其表,或以里证为重,而后救其表,当属另一范畴问题,而与上2条不侔甚矣,故"未尝必禁桂枝(汤)也"之结论,与上2条南辕北辙。其三,尤在泾云:汗下后以致汗出而喘者"缘邪气外闭之时,肺中已自蕴热",是结合外邪与脏腑关系而分析本证,入木三分矣。《医宗金鉴》辨汗下后之喘,有桂枝加厚朴杏子汤证、葛根芩连汤证、麻杏甘石汤证之别,出言中肯,符合临床实际。其四,陆渊雷详辨"汗出而用麻黄,无大热而用石膏"云云,义理周详,深得仲景心法,不可泛泛读过。惟以"放散体温","抑制造温"等词,乃20世纪二三十年代中西医结合处于初步阶段之产物,不可苛求前人。

【治法】 清热宣肺平喘。

【方药】 麻黄杏仁甘草石膏汤方。

【方义】 本方药味乃麻黄汤去桂枝加石膏而成,然剂量有别于前,如麻黄增至四两,杏仁减为五十个,炙甘草增至二两;于麻黄汤中去桂枝而加石膏者为半斤,是不惟药味变化,而剂量亦变,故立意清新,治法殊异,主证不同。增麻黄者,不因发散风寒,而在宣肺平喘,然则麻黄辛温,于肺热不利,故用石膏半斤,辛甘大寒,是相反而相成也。二者相配,则麻黄存其宣肺平喘之功,而不显辛温之弊;石膏大寒清热,随麻黄升散之性,直达病所,而无凝滞之患。杏仁宣降肺气而治咳喘,协同麻黄,其功尤著,之所以减其量者,是麻黄增量在前,平喘之力胜于杏仁,故减量协同可也,可谓匠心独具。炙甘草和中缓急,调和诸药,增量行之者,一则安奠中宫,使祛邪而无后顾之忧,再则协调寒温之性,勿使偏弊也。

本证"汗出"而用麻黄、"无大热"而用石膏,似乎矛盾,然则,麻黄配桂枝,则发汗之效宏,若配石膏,则清热宣肺之力优,肺热得清,其汗自止。"无大热"者,表无大热也,其热在肺,正所以用上述配伍,陆渊雷言之凿凿,毋庸赘述。

【方论选】

喻嘉言:盖太阳之邪,虽从汗解,其热邪袭入肺中者,无由得解,所以热虽少止,喘仍不止,故用麻黄发邪,杏仁下肺气,甘草缓肺急,石膏清肺热,即以治足太阳膀胱经药,通治手太阴经,亦为天造地设之良法。(《尚论后篇·卷二》)

钱天来:此所谓麻黄杏仁甘草石膏汤者,所以解肺家之邪热,非所以发太阳之汗也。若仍用麻黄以发之,则不必另立一名,当命之曰麻黄去桂枝加石膏汤,不然则又当曰青龙去桂枝芍药汤矣,何必另立名乎?其别立一名者,所以别青龙、麻黄之汗剂耳。李时珍云:麻黄乃肺经专药,虽为太阳发汗之重剂,实发散肺经火郁之药也;杏仁利气而能泄肺;石膏寒凉,能肃西方金气,乃泻肺肃肺之剂,非麻黄、大青龙之汗剂也。世俗不晓,感于《活人书》及陶节庵之说,但见一味麻黄,即以为汗剂,畏而避之,惟恐不及,不知麻黄汤之剂,欲用麻黄以泄营分之汗,必先以桂枝,开卫分之邪,则汗出而邪祛矣……所以麻黄不与桂枝同用,只能泄邪而不能主大汗泄也。(《伤寒溯源集·太阳上篇》)

王旭高:……外无大热,非无热也,热在里也,必有烦渴,舌红见证。用麻黄是开达肺气,不是发汗之谓。重用石膏,急清肺热以存阴,热清喘定,汗即不出而阳亦不亡矣。且病喘者,虽服麻黄而不作汗,古有明训,则麻黄为治喘之要药,寒则佐桂枝以温之,热则佐石膏以清之,正不必执有汗无汗也。(《王旭高医书六种·退思集类方歌注》)

【点评】诸注大旨略同,而各有所长,宜互参。

【临床应用】

(1)后世医家对本方的应用

①《寿世保元》以本方加细茶,名五虎汤,治外邪袭表而无汗之咳喘。又《幼科发挥》用五虎汤治寒化为热,闭于肺经,而见胸高气促,肺胀喘满,两胁扇动,陷下作坑,鼻窍扇张,神气闷乱之证。又《仁斋直指附遗》用五虎汤治喘急痰气。

②《张氏医通》用本方治秋气之咳嗽,卒然声不出者。

③《医学衷中参西录》用本方治疗痧疹不透,毒热内攻迫肺之闷喘。

④《伤寒论今释》谓本方之主证为烦渴喘咳,凡气管炎、支气管炎喘息、百日咳、白喉等,有烦渴喘咳之证者,皆可用之。

(2)现代应用:本方作为清热宣肺平喘之名方,临床运用重点在于呼吸系统,而据四时五脏整体观,其扩展运用也非少见,且每收意外之奇效。

1)内科系统:观察麻黄杏仁甘草石膏汤治疗流行性感冒的临床疗效,结果中药治疗组痊愈 19 例,显效 11 例,有效 5 例,无效 3 例。西药对照组痊愈 17 例,显效 9 例,有效 7 例,无效 5 例。两组比较,痊愈率、显效率差异均有显著性($P<0.05$)[1]。对 40 例咳嗽变异型哮喘采用口服中药麻杏石甘汤加减治疗并与博利康尼加酮替芬作对照,结果经统计学处理治疗组、对照组近期疗效无差异,治疗组复发率 2.5%;对照组复发率 37.5%,差异有显著性($P<0.05$)。治疗组无不良反应,对照组有 8 例出现夜不入寐,3 例出现小便频数[2]。麻杏石甘汤加味治疗慢性阻塞性肺病急性加重期有良好的治疗作用[3],以本方配合抗生素治疗肺心病合并肺部感染,在缩短疗程、减轻症状、改善心功能及患者生活质量方面疗效确切[4]。李年春等采用本方煎剂直肠点滴或保留灌肠,宣肺清热以调腑气,治疗慢性结肠炎 4 例,全部有效[5]。

2)泌尿系统:以本方煎剂治疗膀胱炎 35 例,血尿者加白茅根,脓尿者加蒲公英、连翘,经治疗全部治愈,其中 5 天痊愈者 15 例,6 天痊愈者 14 例,7 天痊愈者 6 例[6]。安少先用本方加车前子等治疗热淋 39 例,结果痊愈 31 例,显效 4 例,有效 2 例,无效 2 例,总有效率 94.9%[7]。马邦义用本方加桔梗、前胡、白果治愈 1 例咳嗽时小便失禁、难以忍受者,服 2 剂病减,再服 3 剂痊愈[8]。

3)儿科:麻杏石甘汤在儿科可用于治疗肺系病证的咳嗽、哮喘、肺炎喘嗽、麻疹肺炎,热性病,肾系病证的肾病综合征、尿频,五官病证的慢性鼻炎、鼻窦炎等。除内治法外,尚可配合拔罐、贴片、针刺外治法治疗疾病,内外结合疗效较好。本方还可通过灌肠、雾化吸入等途径发挥疗效[9]。一项研究结果表明,麻杏甘石汤能改善感染性全身炎症反应综合征(SIRS)患儿的预后,其主要机制可能是对炎性因子有较好的拮抗作用[10]。采用麻杏石甘汤加味(加银花、连翘、鱼腥草、黛蛤散、瓜蒌)治疗小儿急性毛细支气管炎72例,并与76例使用抗生素等西药对照观察。结果治疗组总有效率为94.4%,高于对照组72.37%[11]。麻杏石甘汤合三子养亲汤加地龙、全蝎等治疗小儿过敏性咳嗽128例,并设对照组98例服氨茶碱、博利康尼对比。结果治疗组总有效率90.6%,对照组91.8%,$P>0.05$。结论:本方可缓解支气管平滑肌痉挛,有去痰止咳平喘的功效[12]。

4)五官科:蔡平观察麻杏石甘汤加味治疗化脓性上额窦炎138例,结果显示:治愈89例,好转38例,无效11例,总有效率92%[13]。唐沙玲采用麻杏石甘汤加味疏风散寒,宣肺清热,治疗喉源性咳嗽,取得满意疗效[14]。

5)皮肤病:银屑病是一种具有特征性皮损的慢性炎症性皮肤病,且易于复发,目前尚无特异性治疗方法。研究者采用清热凉血、透汗排毒法,运用麻杏石甘汤加减治疗本病57例,取得较好的疗效[15]。

6)证治规律:艾华等搜集了古今使用麻杏石甘汤的医案共367例,并对其进行了统计分析,揭示了本方的证治规律:①男女均可发病,以男性居多;各个年龄组均可发病,15岁以下儿童发病率最高;一年四季均可发病,但春冬两季多见。②其诊断指标是:发热、咳喘、鼻扇、口干渴、烦躁、便燥、尿赤、舌红、苔黄或黄腻、薄黄或黄白、脉数、浮、滑、弦;诊断参考指标为:呼吸短促、咽喉肿痛、麻疹隐现、痰黄稠、舌绛、脉细、小儿指纹青紫。③其病因多由感受外邪所致;基本病机为热邪壅肺,肺失肃降;证候特点多为热证、实证。④给药途径为水煎口服;临床用药常据症加减。⑤广泛用于多种疾病,较集中应用于感冒、肺炎、支气管炎、麻疹等。⑥其病程较短,疗程亦较短,疗效较佳,一般2~4剂即可痊愈;个别需要善后者,均用养阴润肺,行气健脾之品[16]。

(3)医案选

1)腺病毒肺炎:闻某某,男,3个月,因高烧无汗而烦已5天,于1960年4月27日住某医院。住院检查摘要:肺部叩诊有浊音,听诊有水泡音。血化验:白细胞总数14100/mm³,中性粒细胞46%,淋巴细胞54%。体温40℃以上,肝脏肿大,呈堵塞性呼吸,二度缺氧,神志昏迷,时而抽风。病程与治疗:曾予冬眠合剂、冰袋、氧气吸入等治疗。29日请会诊,患儿仍高烧不退,灼热无汗,喘急气促,胸高膈扇,昏迷抽风,唇绀面赤,舌红苔白,脉浮数。此由风温犯肺,卫气郁闭,未出3日,急宜解表,宜凉解之剂以解表开闭,并结合毛地黄化,补充血浆、输液及氧气吸入等措施。处方:麻黄五分,杏仁一钱,生石膏三钱,甘草五分,前胡五分,桔梗五分,僵蚕一钱,牛蒡子一钱,竹叶一钱,葱白二寸速服2剂。

复诊:患儿虽然仍高烧昏迷,喘急、气促,但周身皮肤微润,抽风减少,舌仍红,苔转微黄,脉尚微数,用原方减去桔梗、葱白,加钩藤一钱以息风,莱菔子一钱,炒苏子八分以降气,进一剂。

三诊:热渐平,喘渐平,神志昏迷亦渐清醒,已不抽风,惟咳嗽痰多,舌红减,苔亦稍退,脉不浮而数。为表邪已解,肺闭已开,但痰尚甚,继以泄热降气化痰之剂。处方:桑皮一钱五分,杏仁一钱,炒苏子八分,前胡八分,莱菔子一钱,厚朴五分,化橘红五分,茯苓一钱,甘草三分,苇根三钱,2剂。

四诊:患儿热已退,喘亦不作,神清面荣,诸证基本解除,惟余轻度咳嗽,乃以调和肺胃之品二剂,调理而愈。

按：高烧抽风，昏迷喘促，是小儿肺炎未见好转。究其病机，全由表邪郁闭，卫气不通，肺气不开，以致神昏，并非病邪已犯心营，故用麻杏石甘汤加味直解其表，宣肺开闭，连进3剂始获表解闭开。凡六淫外邪，表闭证多见此候，若不详审，误作邪入心营，进清营、清宫者有之，进牛黄、至宝者有之，则诛伐无过，徒伤正气，表闭终不解除，而成内闭之危，临床者宜慎思之。此案于会诊时，因患儿高烧喘急，昏迷抽风，曾结合西医紧急处理（输液，输氧，药物洋地黄等），为中医治疗创造有利条件。（《蒲辅周医案》，北京：人民卫生出版社，1981）

2）咳喘：胡某某，女，39岁，农民，1993年10月16日初诊。因咳嗽气喘，吐痰白黏或黄，痰量多而来诊。患者自幼咳嗽吐痰，反复发作未能根治，冬重于夏。近几年发则咳嗽并作，呼吸气促，夜间不能平卧，3天前因感冒而发作。查：双肺哮鸣音，呼吸音粗糙，心脏无异常。苔黄少津，脉数。X线透视：双肺透光度略增强，肺纹理粗乱。血WBC 12.4×10^9/L，N：80％，L：20％。以邪热郁肺论治。方用麻黄杏仁甘草石膏汤加味：生石膏30g，麻黄10g，杏仁10g，甘草6g，浙贝10g，黄芩10g。每日1剂，水煎服，共服6剂，咳止喘平而愈。

按：咳、喘多见于现代医学之慢性支气管炎、支气管哮喘等疾病。本病患者咳痰气喘，喉中痰鸣，吐之不利，口干咽燥，苔白少津或黄，脉数等为辨证的要点，反映出痰热壅肺，宣降失常之病机，故药到而病除。（《国医论坛》，1996，11（2）：20）

【按语】麻杏甘石汤原治汗下后，邪热壅肺之喘，其有清热宣肺平喘之功。后世医家广泛用以治疗风热型感冒、肺炎、支气管炎、结肠炎、痔疮、咽喉炎、麻疹、遗尿等疾病。如治疗肺炎、支气管炎等病，是直承《伤寒》之旨，以肺热炽盛为要。至于其他疾患，则缘于肺之联属功能：其一，肺与大肠为表里，邪热壅肺，势必影响大肠功能，故肠疾痔疮等而症见肺热者，必然此清则彼清；又肺合皮毛，热邪壅肺，伤其所合，而出现多种皮肤病，故清肃其肺，则肤疾何存，乃理之自然也。其二，肺主气，合自然之气与水谷之气而化生宗气，《灵枢经·客邪》说："故宗气积于胸中，出于喉咙，以贯心脉行呼吸焉。"因此本方对热邪犯肺，上熏于喉咙诸疾，多有巧手。其三，肺为水之上源，若肺被热壅，水道失调，而致小便不利、肿满诸证者，清宣肺热，即所以通调水道。是以察本脏之虚实，兼顾其相互影响，则诸般疢难，尚可了然于胸。

【现代研究】张剑勇在温病学理论指导下，采用肺炎双球菌作为造模因素，以气管内接种法，初步建立了家兔"邪热壅肺证"（即麻杏石甘汤证）动物模型，填补了麻杏石甘汤研究中"药"与"证"结合的空白。实验结果，模型动物出现发热、气喘、鼻扇、舌红及湿啰音，基本符合邪热壅肺证的辨证参考指标。证实了麻杏石甘汤对邪热壅肺证的治疗效应，其解热抗炎、解痉平喘、降低血清钾、降低血黏度的效应，可能分别与其宣肺清热、宣肺平喘、宣肺护津、宣肺化瘀作用相当[17]。

王胜春通过实验研究发现：①麻杏石甘汤对伤寒、副伤寒三联菌苗所致动物体温升高有显著降低作用，体外抑菌试验表明本方仅对金葡菌有微弱作用，不能说明具有抗菌药理活性；②麻杏石甘汤对鸡胚流感病毒有抑制作用，其作用强度不如病毒唑。麻杏石甘汤不能明显降低肺炎病毒感染小鼠肺升高的指数，却能显著降低鼠肺炎病毒所致小鼠的死亡率，病毒唑对此的影响就不如麻杏石甘汤，重复试验的结果同是如此，提示麻杏石甘汤对小鼠肺炎病毒不是直接抑制作用，而是通过其他途径而产生作用的；③麻杏石甘汤能明显改善病毒性肺炎小鼠症状，减轻肺水肿，病毒唑的作用不及前者[18]。

陈永辉观察了麻杏石甘煮散的解热抗炎作用，结果发现：①煮散对2,4-二硝基苯酚所致发热大鼠有较好的退热作用，维持时间可达4小时，降低体温2℃左右，与汤剂比较无显著性差异($P>0.05$);②对二甲苯致小鼠耳肿胀的影响,表明煮散大、小剂量对小鼠耳部炎症均有明显抑制作用,与原汤剂无显著性差异($P>0.05$);对大鼠蛋清足跖肿胀的影响,表明煮散大、小剂量及汤剂对肿胀均有明显且持久的抑制作用[19]。

马振亚观察了麻杏石甘汤对甲型流感病毒等病原微生物的影响。①麻杏石甘汤及其组成单味中药煎剂对甲型流感病毒的影响,表明本方煎剂具有抗甲型流感病毒作用,其组成单味中药中以麻黄煎剂抗病毒作用最强,甘草煎剂亦显示了一定的抗病毒作用,而杏仁和石膏煎剂均未显示出抗病毒作用。②麻黄与其他中药间在抗甲型流感病毒方面有无协同作用的观察表明,麻黄与杏仁、石膏、甘草以及麻黄与甘草、麻黄与杏仁、麻黄与石膏和麻黄对照组抗甲型流感病毒的作用相似,故麻黄与其他中药间在抗甲型流感病毒方面未显示出明显的协同作用。③麻杏石甘汤及其组成单味中药煎剂对金黄色葡萄球菌、绿脓杆菌和大肠杆菌的影响表明,麻杏石甘汤及组成的单味中药麻黄和甘草煎剂对金黄色葡萄球菌均具有明显的抗菌作用;麻黄煎剂对绿脓杆菌有较明显的抗菌作用,麻杏石甘汤和甘草煎剂对该菌也显示了一定的抗菌作用,但麻杏石甘汤和各组成药物煎剂对大肠杆菌均未显示出抗菌作用[20]。

在其抗病毒作用机制方面,研究表明,麻杏石甘汤通过调整流感病毒感染的 MDCK 细胞的细胞周期,降低细胞凋亡百分率[21],或直接杀伤病毒、干预病毒吸附、抑制病毒增殖、保护宿主细胞而发挥抗流感病毒作用。该方直接杀伤病毒、干预病毒吸附和保护宿主细胞的作用优于利巴韦林片,抑制病毒增殖的作用不及利巴韦林片[22]。

日本学者 EiRi chichi Hoso Ya 对麻杏石甘汤之结构进行分析:①该方起止咳作用的主要药物是麻黄;②ED_{50}尚非衡量方剂止咳作用的理想指标;③按古方配制的标准煎剂,无论在效价大小与作用时间长短方面都是最佳的;④诸药合煎比分煎时增高了麻黄碱的提取率;⑤甘草的意义尚难解释;⑥两种方法,无论何种用量,杏仁皆无止咳作用;⑦单味石膏煎剂既无镇静作用,亦无抗组胺效果;⑧杏仁、甘草、石膏并非为减轻麻黄碱之毒性而设。由此可见,中药复方的作用不仅是中药原有药理作用相加减的结果,而且是这些药理作用的复杂结合以及相互作用的结果[23]。

向希雄通过实验研究发现,麻杏石甘汤能提高小白鼠血清溶酶体含量,增强小白鼠腹腔巨噬细胞的吞噬功能,明显提高巨噬细胞的吞噬率,促进淋巴细胞转化,从而提高机体的免疫功能[24]。麻杏石甘汤通过促进 IL-12、IL-18 分泌,逆转 Th1/Th2 失衡,抑制气道变应性炎性反应,其抗过敏作用与抑制肥大细胞的脱颗粒及炎性物质释放有关。

(五)桂枝甘草汤证(64)

【原文】

發汗過多,其人叉手自冒心(1),心下悸(2),欲得按者,桂枝甘草湯主之。(64)

桂枝四兩,去皮　甘草二兩,炙

上二味,以水三升,煮取一升,去滓。頓服。

【词解】

(1)叉手自冒心:冒,覆盖之意。即病者双手交叉于胸,按于心脏部位。

(2)心下悸:当指心悸,即心跳不宁。

【提要】 发汗过多,损伤心阳的证治。

【释义】 心属火而为阳脏,汗乃心之液,为阳气所化生,今发汗过多,则心阳随汗液外泄,以致心阳虚损。心阳虚则心脏无所主持,故悸动不安。虚则喜按,是欲借乎按,以为护持,而使稍安,此即"心下悸,欲得按"之来由。此证除心悸外,常伴有胸闷、气短、乏力等。

【选注】

《医宗金鉴》:发汗过多,外亡其液,内虚其气,气液两虚,中空无倚,故心下悸,惕惕然不能自主,所以叉手自冒心,欲得自按,以护庇而求定也,故用桂枝甘草汤,以补阳气而生津液,自可愈矣。(《医宗金鉴·订正仲景全书·伤寒论注·辨太阳病脉证并治中篇》)

汪苓友:汗者心之液,发汗过多,则阳亡而心液虚耗,心虚则动惕而悸,故其人叉手自冒心胸之间,而欲得按也。"冒"字作"覆"字解。发汗过多,必是服麻黄汤之故,所以仲景法,用桂枝者,以固表而守其阳;用甘草者,以益气而缓其悸也。要之,阳气得守,则津液归复,渐长于心胸之分,复何悸之有焉。(《伤寒论辨证广注·辨太阳病脉证并治法中》)

钱天来:发汗过多者,前桂枝汤为解肌,过多尚有如水流漓之戒,若过用麻黄汤,尤为发汗过多,则阳气大虚。阳本受气于胸中,故膻中为气之海,上通于肺而为呼吸,位处于心胸之间,发汗过多,则阳气散亡,气海空虚,所以叉手自覆其心胸,而心下觉惕惕然悸动也。凡病之实者,皆不可按,按之则或满或痛而不欲也,故《素问·举痛论》云:寒气客于经脉之中,与炅(jiǒng,热也——笔者注)气相薄则脉满,满则痛而不可按也。又云:脉充大而血气乱,故痛甚不可按也。此以误汗亡阳,心胸真气空虚而悸动,故欲得按也。(《伤寒溯源集·太阳中篇》)

尤在泾:心为阳脏,而汗为心之液,发汗过多,心阳则伤,其人叉手自冒心者,里虚欲为外护也。悸,心动也;欲得按者,心中筑筑不宁,欲得按而止也,是宜补助心阳。(《伤寒贯珠集·太阳篇上》)

徐灵胎:发汗不误,误在汗多,多则心气虚。二味扶阳补中。此为阳虚之轻者,甚而振振欲擗地,则用真武汤矣。一证而轻重不同,用方迥异,其义精矣。(《伤寒论类方·桂枝汤类》)

【评述】诸注同中有异,本证属心阳虚而悸,是其所同。《金鉴》及汪苓友注谓为心之气液两虚,是其所异。观本证由发汗过多而成,其液之虚,固在情理之中,然则从桂枝甘草汤治疗来看,是必以心阳虚为主。误汗之后,变证非一,而变为阴虚或阳虚,多以体质为依归,在平素气虚阳弱之人,则多转化为阳虚证,若舍此而论,则令人不知所云。钱天来辨虚实之喜按与否,详明可取。徐灵胎谓"此阳虚之轻者,甚而振振欲擗地"云云,是对证候变化及其内在联系的深入分析,应仔细体会。

【治法】温通心阳。

【方药】桂枝甘草汤方。

【方义】桂枝辛甘性温,入心助阳;炙甘草甘温,补中益气,二药相配,有辛甘合化,温通心阳之功。心阳得复,则心悸自止。本方的配伍特点是桂枝倍重于炙甘草,使温通心阳之力专纯,甘守而无壅滞之弊。服法犹有特点,即一剂药煎汁顿服,意在速效。是为温通心阳之祖方,临床可随证加味,以适应病情需要。

【方论选】

喻嘉言:心下悸及耳聋无闻,皆阳气暴虚。仲景只用桂枝甘草二味,补虚之意明显已见,如二证大虚,又必多用人参矣。(《尚论后篇·卷二》)

柯韵伯:此补心之峻剂也……桂枝本营分药,得麻黄生姜,则令营气外发而为汗,从辛也;得芍药,则收敛营气而止汗,从酸也;得甘草,则内补营气而养血,从甘也。此方用桂枝为君,独任甘草为佐,以补心之阳,则汗出多者,不至于亡阳矣。姜之辛散,枣之泥滞,固非所宜,并不用芍药者,不欲其苦泄也。甘温相得,气和而悸自平,与心中悸而烦,心下有水气而悸者迥别。(《伤寒来苏集·伤寒附翼·太阳方总论》)

王晋三:桂枝汤中取二味成方,便另有精蕴,勿以平淡而忽之。桂枝复甘草,是辛从甘化,为阳中有阴,故治胸中阳气欲失。且桂枝轻扬走表,佐以甘草留恋中宫,载还阳气,仍寓一表一里之义,故得以外止汗而内除烦。(《绛雪园古方选注·和剂》)

钱天来:因此条是误汗后所致,故以桂枝、甘草护卫和阳,补中益气,但此方性味和平,力量浅鲜,如参芍之补敛,恐不可少。仲景立方,谅不止此,或有脱落,未可知矣。(《伤寒溯源集·太阳中篇》)

【点评】诸注皆嘉,喻嘉言指出心阳大虚者,"又必多用人参",阅历之言也。柯韵伯明辨桂枝配麻黄、生姜,配芍药,配甘草之功效差异,中肯可取。钱天来以为"此方性味平和,力量浅鲜,如参芍之补敛,恐不可少",并疑原文有脱落,若就本条病情而论,只在心阳不足,而桂枝甘草汤已堪其任,故王晋三云"勿以平淡而忽之",非亲手历验,难出此语。若就病情之发展演变而论,则不惟参芍之不可少,即附子之类,似亦可加。盖心阳虚有轻有重,轻者乃手少阴之阳虚,重者心肾俱衰,况病至如此,则多有兼夹,如水气、痰饮、瘀血之类,则遣方用药,又当别论。由是言之,钱天来论本条之治法方药欠妥,而论病情之发展演变,则未周全。

【临床应用】

(1)后世医家对本方的应用

①《备急千金要方》:治口臭,用桂心、甘草等分为末,临卧以三指撮,酒服,二十日香。

②《肘后方》:治寒疝来去,每发绞痛方,即本方加牡蛎。

③《方极》:本方治上冲急迫。

(2)现代应用:本方药味虽简,而为辛甘化阳之名方,其温通心阳、止悸安神之效,不可因其方药简练而忽略。胡自敏曾用桂枝甘草汤加味治疗心血管神经官能症82例,治愈64例,占78.05%;显效11例,占13.41%;好转7例,占8.54%。总有效率100%[25]。用治原发性直立性低血压24例,显效9例(37.5%),有效11例(45.8%),无效4例(16.7%),总有效率83.3%[26]。对66例胸痹患者临床治疗观察,本方可持久缓解心绞痛,改善临床症状[27]。

【现代研究】有研究表明,桂枝配伍甘草不产生新的物质,但对其中一些主要化学成分的煎出有一定的影响,因而应结合药理效应研究对桂枝配伍甘草这一"辛甘化阳"配伍进行深入的配伍内涵诠释[28]。桂枝甘草汤及其提取物的水组分、30醇组分对多种实验性心律失常有明显的对抗作用[29]。其有效组分可能是通过提高ATP酶的活性、增加NO的含量减轻缺血再灌注对心肌的损伤[30]。

(六)茯苓桂枝甘草大枣汤证(65)

【原文】

發汗後,其人臍下悸者,欲作奔豚(1),茯苓桂枝甘草大棗湯主之。(65)

茯苓半斤　桂枝四兩,去皮　甘草二兩,炙　大棗十五枚,擘

上四味,以甘瀾水一斗,先煮茯苓,減二升,內諸藥,煮取三升,去滓。溫服一升,日三服。作甘瀾水法:取水二斗,置大盆內,以杓揚之,水上有珠子五六千顆相逐,取用之。

【词解】

(1)奔豚:病名。豚即猪。奔豚,是以猪的奔跑状态,来形容患者自觉有气从少腹上冲胸咽,痛苦异常,时发时止的证候。

【提要】 汗后心阳虚欲作奔豚的证治。

【释义】 本条为汗后心阳虚损，下焦水气欲上逆所致。在生理条件下，心属火，肾属水，心火充足，则下蛰于肾，使肾水不寒，且能蒸腾化气，水气上升以调心火，则心火不亢，故为水火交泰。今汗不如法，致伤心阳，则心火不能下蛰于肾，肾水难以蒸化，而停于下焦，故欲乘心阳之虚，而欲向上僭越，故脐下筑筑然跳动不安，如奔豚之将作。

"奔豚"证在词解中已作描述，而本条证情，仅脐下跳动不安，而无奔豚之典型证候，故"欲作奔豚"者，有别于奔豚。

【选注】

成无己：汗者，心之液，发汗后脐下悸者，心气虚而肾气发动也。肾之积名曰奔豚，发则从少腹上至心下，为肾气逆，欲上凌心。今脐下悸，为肾气发动，故云欲作奔豚。（《注解伤寒论·辨太阳病脉证并治法中》）

方有执：脐下悸者，肾乘心，汗后液虚，欲上凌心而克之，故动惕于脐下也。欲作，待作而未作之谓。（《伤寒论条辨·辨太阳病脉证并治中篇》）

《医宗金鉴》：发汗后心下悸者，乃虚其心中之阳，本经自病也。今发汗后，脐下悸，欲作奔豚者，乃心阳虚，而肾水之阴邪，乘虚欲上干于心也。主以茯苓桂枝甘草大枣汤者，一以扶阳，一以补土，使水邪不致上干，则脐下之悸而安矣。（《医宗金鉴·订正仲景全书·伤寒论注·辨太阳病脉证并治中篇》）

汪苓友：发汗后者，即发汗过多之后也。脐下悸者，《条辨》云：肾乘心，汗后液虚，欲逆凌心而克之，故悸动见于脐下也。奔豚，《难经》云：肾之积名，发于少腹，上至心下，若豚状。此言奔豚，乃肾气发动，如欲作奔豚之状，非真脐下有积如豚也。《后条辨》云：肾气发动，水邪不安其位，急主之以茯苓桂枝甘草大枣汤，以益心气，伐肾邪，安中补土，水不得肆，而汗后之阳虚，可渐复矣。（《伤寒论辨证广注·辨太阳病脉证并治中》）

柯韵伯：心下悸欲按者，心气虚；脐下悸者，肾水随火上克。豚为水畜，奔则昂首疾驰，酷肖水势上干之象。然水势尚在下焦，欲作奔豚，尚未发也，当先其时而治之。（《伤寒来苏集·伤寒论注·卷一桂枝汤证下》）

【评述】 成、方二人认为本系"欲作奔豚"，并以心阳虚，肾气发动，上逆凌心为解，失之含混。盖肾气上逆凌心，有水气与寒气之别，若水气仅逆动于下焦，见脐下悸者，方为本证；若寒气上逆凌心，有前述奔豚之典型证候者，则为奔豚证，当详其后 117 条。《金鉴》及汪、柯二人，皆以水气动于下焦，脐下悸，欲作奔豚，而尚未发生奔豚为训，明晰可取。

【治法】 温通心阳，化气行水。

【方药】 茯苓桂枝甘草大枣汤方。

【方义】 本方由桂枝甘草汤加茯苓、大枣而成。茯苓用至半斤，倍重于桂枝，则组方原理，实异于桂枝甘草汤。盖以本证，心阳虚，而下焦水气蠢蠢欲动，脐下悸动不安为主，而非心悸，故必重用茯苓为君，补脾而淡渗利水，以伐肾邪。桂枝辛温通阳，合茯苓则化气行水之力更强，且能温心阳而镇阴邪；合甘草则为辛甘合化，扶助心阳，不受水气之凌乱。大枣配甘草，又能补土制水，用甘澜水者，是取其清扬之性，而不助水邪。药虽 4 味，配伍严谨，主以行水，辅以通阳、化气、培土，水祛阳复，则脐下悸动可愈。

【方论选】

方有执：茯苓胜水，能伐肾脏之淫邪。桂枝走阴降肾，能御奔豚之未至。甘草益气，能补汗后之阳虚。大枣和土，能制为邪之肾水。甘澜水者，操之而使甘性纯，不令其得以助党而

长祸也。(《伤寒论条辨·辨太阳病脉证并治中篇》)

《医宗金鉴》:此方即苓桂术甘汤,去白术加大枣倍茯苓也。彼治心下逆满,气上冲胸,此治脐下悸,欲作奔豚。盖以水停中焦,故用白术,水停下焦,故倍茯苓。脐下悸是邪干心也,其病由汗后而起,自不外乎桂枝之法。仍以桂枝、甘草补阳气,生心液,倍加茯苓以君之,专伐肾邪,用大枣以佐之,益培中土,以甘澜水煎,取其不助水邪也。土强自可制水,阳健则能御阴,欲作奔豚之病,自潜消而默化矣。若已作奔豚,肾阴益盛,又非此药所能治,则当从事桂枝加桂汤法矣。(《医宗金鉴·订正仲景全书·伤寒论注·辨太阳病脉证并治中篇》)

柯韵伯:君茯苓之淡渗,伐肾邪;佐桂枝之甘温,以保心气;甘草、大枣,培土制水。亢则害,承乃制矣。澜水状似奔豚,而性则柔弱,故又名劳水,用以先煮茯苓,水郁折之之法。继以诸甘药投之,是制以所畏,令一惟下趋耳。(《伤寒来苏集·伤寒论附翼·上卷茯苓桂枝甘草大枣汤》)

汪苓友:……此条证,并未言是水气,而诸家之注,皆言是水,何也?余答曰:肾本北方水,肾邪盛者,水克火也。汤中用茯苓为君,谓非走阴泄水气之药欤?!若桂枝之性,本上行而达表,其能伐肾而御奔豚者,得茯苓引用故也。盖上条(指64条——笔者注)但心下悸,故用桂枝甘草汤;此条病,至脐下悸,故用前汤中加茯苓以引桂,加大枣以辅甘草,表里兼之,上下咸宜,乃仲景用药的当处。(《伤寒论辨证广注·辨太阳病脉证并治法中》)

【点评】诸注皆善,可相互参阅;"甘烂水",注家多作"甘澜水"。考"烂",熟也,火熟曰"烂",引申其意,谓将水扬至纯熟。澜,波浪也。以"水二斗,置大盆内,以勺扬之,见水上有珠子五六千颗相逐",绝非波浪,因知其非。"甘烂水"注家皆曰其性轻扬,不助水邪,而其作用究竟如何,有待研究。

(七)厚朴生姜半夏甘草人参汤证(66)

【原文】

發汗後,腹脹滿者,厚朴生薑半夏甘草人參湯主之。(66)

厚朴半斤,炙,去皮　生薑半斤,切　半夏半升,洗　甘草[1]二兩　人參一兩

上五味,以水一斗,煮取三升,去滓。温服一升,日三服。

【词解】

(1)甘草:《注解伤寒论》卷三,《千金翼》卷十,甘草下有"炙"。

【提要】 脾虚气滞腹胀的证治。

【释义】 发汗过多损伤脾阳,或素来中虚之人,虽欲发汗,然必预护中气,若率用汗法,最易损伤脾阳。脾司运化转输,而主大腹,脾阳不足,则运化失职,转输无能,故气滞于腹,而生大腹胀满。据方药组成推测,本证当以气滞腹胀为主,脾虚次之。乃虚实夹杂之证,故治宜消补兼行,而以消法为主。

腹胀一证,当辨虚实,《金匮要略·腹满寒疝宿食病脉证治》有"病有腹满,按之不痛者为虚,痛者为实""腹满时减,复如故,此为寒,当与温药""腹满不减,减不足言,当须下之"等记载,则辨析本证虚实,可得其要领。本证虚实相兼,且以气滞为主,腹胀较甚,然则一般按之不痛,并具有腹满时减、复如故的特点,与"腹满不减,减不足言"者,大相径庭。

【选注】

成无己:吐后腹胀与下后腹胀,皆为实,言邪气乘虚入里为实。发汗后,外已解也,腹胀满,知非里实,由脾胃津液不足,气涩不通,壅而为满,与此汤和脾胃而降气。(《注解伤寒论·辨太阳病脉证并治法中》)

程郊倩：胃为津液之主，发汗亡阳则胃气虚，而不能敷布诸气，故壅滞而为胀满，是当实其所虚，自能虚其所实矣。虚气留滞之胀满，较实者自不坚痛。（《伤寒论后条辨·辨太阳病脉证篇》）

柯韵伯：此条不是妄汗，以其人本虚故也。上条（指 89 条——笔者注）汗后见不足证，此条汗后反见有余证。邪气盛则实，故用厚朴半夏以除腹满；正气虚，故用人参甘草补中而益元气。（《伤寒来苏集·伤寒论注·麻黄证上》）

汪苓友：发汗后者，谓外邪已解也。成注云：外邪已解而腹胀满，由脾胃津液不足，气涩不通，壅而为满，与此汤，以和脾胃，而通滞气。按成注云，吐下后腹胀满者，皆为实，言邪气乘虚入里故也。此必是外邪未解，而早吐早下所致，否则既吐且下，腹中之物已尽，焉知非气虚作胀耶？上云发汗后而腹胀满，假使其人先伤食而复伤寒，吾恐外邪虽解，腹中之物未消，亦系实证，难言虚也。此条病，乃汗后气虚腹胀满，其人必内虽作胀，外无胀形，故汤中有炙甘草等温补药无疑。（《伤寒论辨证广注·辨太阳病脉证并治法中》）

钱天来：腹胀满者，太阴脾土之本证也。发汗后阳气虚损，胃气不行，脾弱不适，津液不流，阴气内壅，胃病而脾亦病也，虽非误下成痞，而近于气痞矣，以厚朴生姜半夏甘草人参汤主之。（《伤寒溯源集·太阳中篇》）

【评述】诸家以本证为脾虚气滞腹胀略同，惟成无己以吐下后腹胀为实，汗后腹胀为虚，不符仲景本意，故汪苓友详为辨析，是其可贵处。凡证候之虚实，要在据证而辨，而经过何种治法，只在参考之列。

【治法】健脾温运，宽中除满。

【方药】厚朴生姜半夏甘草人参汤方。

【方义】厚朴行气消满，燥湿而温运。生姜辛温，宣阳行阴，走而不守。半夏和胃降逆，而兼化湿开结之功，3 药同用，则能疏通气机，宽中除满。人参、甘草补益脾胃，而助其健运，是为消补兼施之剂。然则药物剂量大有差异，如厚朴、生姜各半斤，半夏半升，知其量重力宏，而甘草二两，人参一两，知其量小，旨在缓补脾胃，对实多虚少之证尤为相宜。

【方论选】

成无己：《内经》曰：脾欲缓，急食甘以缓之，用苦泄之，厚朴之苦以泄腹满；人参、甘草之甘，以益脾胃；半夏、生姜之辛，以散滞气。（《注解伤寒论·辨太阳病脉证并治法中》）

钱天来：厚朴味苦辛而性温，下气开滞，豁饮泄实，故能平胃气而泄腹满。张元素云：治寒胀而与热药同用，乃结者散之之神药也。此虽阳气已伤，因未经误下，故虚中有实，以胃气未平，故以之为君，生姜宣通阳气，半夏蠲饮利膈，故以之为臣。参、甘补中和胃，所以益汗后之虚耳，然非胀满之要药，所以分两独轻，由此推之，若胃气不甚亏而邪气反觉实者，尚当消息而去取之，未可泥为定法也。观《金匮》之治腹痛腹满，仲景以厚朴三物、七物两汤治之，皆与枳实大黄同用，则虚实之分自见矣。（《伤寒溯源集·太阳中篇》）

尤在泾：发汗后，表邪虽解而腹胀满者，汗多伤阳，气窒不行也，是不可以徒补，补之则气愈窒，亦不可以径攻，攻之则阳亦伤。故以人参、甘草、生姜，助阳气；厚朴、半夏行滞气，乃补泄兼行之法也。（《伤寒贯珠集·太阳篇上》）

王晋三：太阴病，当腹满，是伤中也，与吐下后邪气入里腹胀治法不同。厚朴宽中下气；生姜散满生津；半夏利窍通阴阳，三者有升降调中之理。佐以甘草和阴；人参培阳，补之泄之，则阴结散，虚满消。（《绛雪园古方选注·和剂》）

曹颖甫：……发汗后腹胀满，伤及统血之脾，其病在本，此即俗所谓脾虚气胀也。脾虚则生湿,故用厚朴、生姜、半夏以去湿。脾虚则气不和,故用甘草以和中;脾虚则津液不濡,故用人参以滋液,则水湿下去,中气和而血液生,汗后之腹满自愈矣。(《伤寒金匮发微合刊·伤寒发微·辨太阳病脉证并治中》)

【点评】诸注各具特点,成无己以《内经》治法而诠释本方,钱天来论君臣佐使及剂量轻重,尤在泾谓不可徒补与径攻,王晋三辨腹胀满之虚实,曹颖甫兼论脾虚生湿及补脾生血之理,皆属中肯,宜互参。

【临床应用】

后世医家对本方的应用

(1)《备急千金要方》厚朴汤,治发汗后腹满,即本方。

(2)《张氏医通》用本方治胃虚呕逆,痞满不适。

(3)《尚论篇》以此治泻后腹胀果验。

(八)茯苓桂枝白术甘草汤证(67)

【原文】

伤寒,若吐、若下後,心下逆满,氣上衝胸,起則頭眩,脉沉緊,發汗則動經[1],身為振振搖者,茯苓桂枝白术甘草湯主之。方三十。(67)

茯苓四兩　桂枝三兩,去皮　白术　甘草各二兩,炙

上四味,以水六升,煮取三升,去滓。分温三服。

【词解】

(1)动经:伤动经脉之气。

【提要】脾阳虚水气内停的证治。

【释义】本条"茯苓桂枝白术甘草汤主之"句,应接在"脉沉紧"后,为倒装文法。伤寒当以汗解,今误施吐下之法,脾阳虚弱,而致水饮内停。盖脾为湿土,得阳和之气,方能运化而转输四旁,如《素问·经脉别论》"饮入于胃,游溢精气,上输于脾,脾气散精,上归于肺,通调水道,下输膀胱,水精四布,五经并行"是也。脾阳既因误治而伤,运化失职,则水液留中,而为饮邪。水气变动不居,随气机升降,危害不一,如水气上逆而侵犯胸阳,则心下逆满,气上冲胸;如上犯巅顶,清阳之气受其蒙蔽,故起则头眩。脉沉紧,亦为水气搏激之象。盖脉沉主水,脉紧主寒,如《金匮要略·水气病脉证并治》"脉得诸沉,当责有水"是也。

"发汗则动经,身为振振摇者",是说脾阳虚弱,水饮内停,当以温阳健脾、利水化饮为法,若医者失察,误以脉沉紧为寒盛,而误用汗法,必发越已虚之阳气,以致阳虚更甚,筋脉失于温养,更加水气浸渍,必伤动经脉之气,身体为之振颤动摇,是由脾虚而致肾阳不足,则非苓桂术甘汤所能主治,当与82条合参。

【选注】

成无己:吐下后,里虚,气上逆者,心下逆满,气上冲胸。表虚阳不足,起则头眩。脉浮紧,为邪在表,当发汗;脉沉紧,为邪在里,则不可发汗,发汗则外动经络,损伤阳气,阳气外虚,则不能主持诸脉,身为振振摇也,与此汤以和经益阳。(《注解伤寒论·辨太阳病脉证并治法中》)

尤在泾:此伤寒邪解而饮发之证,饮停于中则满,逆于上则气上冲胸而头眩,入于经则身振振而动摇。《金匮》:膈间支饮,其人喘满,心下痞坚。又云:心下有痰饮,胸胁支满,目眩。又云:其人振振身瞤剧,必有伏饮是也。发汗则动经者,无邪可发,而反动其经气,故与茯苓、白术以蠲饮气;桂枝、甘草以生阳气,所谓病痰饮者,当以温药和之是也。(《伤寒贯珠集·太

阳篇上》)

《医宗金鉴》：伤寒若发过汗，则有心下悸，又手自冒心，脐下悸，欲作奔豚等证。今误吐下，则胸虚邪陷，故心下逆满，气上冲胸也。若脉浮紧，表仍不解，无汗当用麻黄汤，有汗当用桂枝汤，一汗而胸满气冲可平矣。今脉沉紧，是其人必素有寒饮相挟而成，若不头眩，以瓜蒂散吐之，亦自可除。今乃起则头眩，是又为胸中阳气已虚，不惟不可吐，亦不可汗也，如但以脉之沉紧为实，不顾头眩之虚，一身失其所倚，故必振振而动摇也。主之以苓桂术甘汤者，涤饮与扶阳并施，调卫与和营共治也。（《医宗金鉴·订正仲景全书·伤寒论注·辨太阳病脉证并治中篇》）

钱天来：伤寒本当以麻黄汤发汗，若吐下之，则治之为逆。心下者，胃脘之间也。逆满，气逆中满也。脉沉紧，沉为在里，紧则为寒，盖阴寒在里也。动经，经脉惕动也。身为振振摇，即上篇（指82条——笔者注）振振欲擗地之渐也。言伤寒不以汗解，而妄吐下之，致胃中阳气败损、寒邪陷入而逆满，阴气上冲而头眩也。阴寒在里，故脉见沉紧也。阳气已为吐下所虚，若更妄发其汗，必至亡阳而致经脉动惕，身不能自持而振振动摇矣。与上篇（指82条——笔者注）心下悸，头眩，身瞤动而振振欲擗地者，几稀矣。（《伤寒溯源集·太阳中篇》）

丹波元坚：此条止"脉沉紧"，即此汤所主，是若吐若下，胃虚饮动致之，倘更发汗，伤其表阳，则变为动经，而身振振摇，是与身瞤动，振振欲擗地（指82条——笔者注）相同，即真武汤所主也。盖当为两截看，稍与倒装文法类似。（《伤寒论述义·饮邪搏聚》）

【评述】成、尤、《金鉴》诸家，将本条文字混读，并作同一证候理解，随文衍义，故滋蔓难免，而不能自圆其说。钱天来虽知误汗则动经，身为振振摇者，与82条真武汤证十分相似，然则统以苓桂术甘汤治之，又不得不曲为解释。惟丹波所注将本条分两截读，并指出倒装文法，则令人豁然晓畅，群疑冰释。

【治法】温阳健脾，利水化饮。

【方药】茯苓桂枝白术甘草汤方。

【方义】本方为温阳健脾、利水化饮之主方，治中阳虚弱，水饮内停诸证。茯苓补消兼行，补益心脾而淡渗水湿，利水之中寓通阳之意；桂枝通阳化气，化气之中而见利水之功，白术健脾燥湿，脾健则运化复常，则停饮可行，更与苓桂为伍，则健脾利水之功，相辅相成。炙甘草健脾益气，以助运化而调和诸药。乃"病痰饮者，当以温药和之"也。

本方与苓桂甘枣汤仅一味之差，而证治各不相同。苓桂甘枣汤治汗后心阳损伤，下焦水饮欲动，其人脐下悸，欲作奔豚之证。其病机重心在于心阳虚而水停下焦，治宜温通心阳，化气利水，故茯苓用至半斤，意在加强淡渗下行之功。而桂枝四两，炙甘草二两，正与桂枝甘草汤相符，则温通心阳之意，不解自明。惟其水停下焦，故用大枣补脾，则无壅滞中焦之弊。本方治伤寒吐下后，脾阳虚弱，水停中焦，其人心下逆满，气上冲胸，起则头眩、脉沉紧等证，病机重心在于脾阳不足，水停中焦，故茯苓仅用四两，并去大枣而用白术，是不欲壅滞，而欲其健运。桂枝减为三两，而与炙甘草二两相配，则与桂枝甘草汤略有差异，其意在于与茯苓、白术相配，重在温阳健脾利水。

【方论选】

成无己：阳不足者，补之以甘，茯苓、白术生津液而益阳也。里气逆者，散之以辛，桂枝、甘草行阳散气。（《注解伤寒论·辨太阳病脉证并治法中》）

《医宗金鉴》：身为振振摇者，即战振身摇也。身振振欲擗地者，即战振欲倒于地也。二者皆为阳虚，失其所恃，一用此汤，一用真武者，盖真武救青龙之误汗，其邪已入少阴，故主以附子,佐以生姜苓术,是壮里阳以制水也;此汤救麻黄之误汗,其邪尚在太阳,故主以桂枝,佐以甘草、苓、术,是扶阳以涤饮也。至于真武汤用芍药者,里寒阴盛,阳衰无依,于大温大散之中,若不佐以酸敛之品,恐阴极格阳,必速其飞越也;此汤不用芍药者,里寒饮盛,若佐以酸敛之品,恐饮得酸,反凝滞不散也。(《医宗金鉴·订正仲景全书·伤寒论注·辨太阳病脉证并治中》)

尤在泾:茯苓、白术,以蠲饮气;桂枝、甘草,以生阳气,所谓病痰饮者,当以温药和之。(《伤寒贯珠集·太阳篇上》)

王晋三:此太阳、太阴方也,膀胱气钝则水蓄,脾气不行津液则水聚。白术、甘草和脾以运津液,茯苓、桂枝利膀胱以布气化,崇土之法,非但治寒水上逆,并治饮邪留结,头身振摇。(《绛雪园古方选注·和剂》)

王邈达:用淡渗之茯苓为君,先通降其依附之水饮;辛温之桂枝以补助其被残之阳气;更用气温味甘兼苦辛之白术,甘能补中,苦能降逆,辛能散寒,以扶正祛邪。甘平之甘草,更固守其中,因此四味,皆辛甘温平之阳药,责于渗泄中,已寓长阳消阴之功用矣。岂仅为吐下后顾及中焦而已哉?(《汉方简义·太阳中篇》)

【点评】成无己承《内经》之旨,以"阳不足者,补之以甘","里气逆者,散之以辛",而阐述本方组成意义,可谓要言不繁。《金鉴》辨本方与真武汤组成之异同,固有可取。然则将"发汗则动经,身为振振摇者",与上文"心下逆满,气上冲胸,起则头眩,脉沉紧"混读,误为同一证候,均可用苓桂术甘汤治疗,是其所失。尤在泾以"病痰饮者,当以温药和之"为宗旨诠释本方,语皆精要。王晋三、王邈达,释本方之组成、功效,较为全面系统,平正通达。

【临床应用】

(1)张仲景对本方的应用:《金匮要略·痰饮咳嗽病脉证并治》用本方治"心下有痰饮,胸胁支满,目眩"。又"短气有微饮,当从小便去之,苓桂术甘汤主之,肾气丸亦主之"。

(2)后世医家对本方的应用

①《备急千金要方》以本方之桂枝易桂心,名为甘草汤,治心下痰饮,胸胁支满,目眩等。

②《济生方》以本方去桂枝加半夏、人参,为化痰丸,治脾胃虚寒,痰涎内停,呕吐食少。

③《医学衷中参西录》:以本方加干姜、白芍、橘红、厚朴,为理饮汤,治因心肺阳虚,致脾湿不升,胃郁不降,饮食不能运化精微,变为饮邪。停于胃口为满闷,益于膈上为短气,渍满肺窍为喘促,滞腻咽喉为咳吐痰涎。或阴霾布满上焦,心肺之阳不能畅舒,转郁而作热。或阴气逼阳外出而为身热,迫阳气上浮而为耳聋。然必诊其脉,确乎弦迟细弱者,方能投以此汤。服数剂后,饮虽开通,而气分若不足者,酌加生黄芪数钱。

(3)现代应用:苓桂术甘汤以其温阳健脾、利水化饮之卓著功效,被古今医家广泛运用,取得了很好的疗效。本方主要应用于治疗心血管系统、五官科、儿科等疾病。

①心血管系统疾病:著名中医刘渡舟认为苓桂术甘汤可以利水邪之上泛,桂枝可制水气上逆,二药相伍温阳化水,利水消饮,保养心气而宁神,白术协茯苓补脾以利水,甘草助桂枝扶心阳以消阴,诸药合用与水气上冲性心脏病甚为适应。对于具备水气上冲性的冠心病、风心病、肺心病、心肌炎均有效[31]。研究者为观察中药复方治疗冠心病慢性收缩性心力衰竭(证属水气凌心)患者的疗效,设对照组59例,采用西医常规治疗;治疗组61例,在西医常规治疗的基础上加用苓桂术甘汤合参附汤加味。治疗30天后比较两组的显效率及心功能指标变化。结果两组治疗后左心室射血分数均较各组治疗前有改善($P<0.05$),但组间比较治疗组左心室射血分数改善的程度及临床显效率优于对照组($P<0.05$)。提示苓桂术甘汤

合参附汤可改善冠心病慢性收缩性心力衰竭患者的心功能[32]。而以卡托普利联合苓桂术甘汤合生脉饮治疗 CHF,亦有显著疗效,不但改善症状,还可降低复发率,改善预后[33]。用本方治疗病态窦房结综合征属于心脾阳虚、水饮凌心者 20 余例,效可[34]。将 120 例不稳定型心绞痛患者随机分为治疗组与对照组各 60 例,均予西医常规治疗,治疗组加用苓桂术甘汤加味。两组均以 15 天为 1 疗程,治疗 1 个疗程后评定疗效。结果治疗组临床疗效优于对照组,其血脂改善亦优于对照组[35]。

②消化、呼吸系统疾病:临床医生多用本方辨证加味治疗胆汁反流性胃炎、慢性胃炎、肝炎等消化系统疾病,证属脾胃虚弱、寒湿内阻者。同时也用本方治疗哮喘、胸膜炎后期等呼吸系统疾患,病机责之于肺、脾、肾,兼痰饮内停者。为观察苓桂术甘汤治疗胃脘痛疗效,将 181 例患者随机分为观察组 92 例,对照组 89 例。结果:观察组治愈 70 例,好转 18 例,未愈 4 例,总有效率(治愈＋好转)95.7%,总有效率显著高于对照组[36]。用苓桂术甘汤加减治疗重症监护室机械通气患者顽固腹泻 39 例,服药 3～5 日内腹泻停止 26 例,7 日内停止 10 例,大便成形,1～2 日排便 1 次,未出现腹胀、痞满、纳呆、便秘等不适。服药期间因原有病情恶化死亡 3 例,计为无效,总有效率为 92.31%[37]。加味苓桂术甘汤治疗小儿哮喘 50 例,治愈 25 例(占 50.0%):主要症状基本消失,体质恢复,感冒时未有哮喘复发,哮鸣音消失;好转 21 例(占 42.0%):哮喘减轻,感冒时有轻度发作,两肺听到呼吸音粗糙;无效 4 例(占 8.0%):主要症状毫无改善,病情仍反复发作。有效率 92.0%[38]。

③泌尿、生殖系统疾病:运用本方辨证加味治疗诸如产后尿潴留、尿路结石,证属肾阳虚夹瘀、膀胱湿热者,取得满意疗效。肖旭腾用苓桂术甘汤加味治疗难治性肾病综合征患者 17 例,方剂组成:茯苓、益母草、芡实、泽泻各 15g,桂枝、甘草各 6g,白茅根 20g,白术 12g,并酌情加减。每日 1 剂,3 个月为 1 疗程,无效者,易法更方;有效者则坚持服药半年至 1 年,以巩固疗效。结果完全缓解(临床症状与体征消失,浮肿全部消退,尿常规正常,尿蛋白定性为阴性或尿蛋白<0.2g/24h,血清胆固醇及血浆蛋白、肾功能正常)9;基本缓解(临床症状与体征消失,浮肿全部消退,尿常规接近正常,尿蛋白定性为微量或尿蛋白<1g/24h,血清胆固醇及血浆蛋白、肾功能正常或接近正常)5 例;部分缓解(临床症状和体征及上述 3 项以上指标有明显改善,但未能达到基本缓解标准)2 例,无效 1 例[39]。张志忠用苓桂术甘汤加减治疗尿路结石 62 例,取得较好的疗效[40]。苓桂术甘汤加减治疗功能性水肿 36 例,结果痊愈(水肿完全消退)26 人,占 72.2%;好转(水肿明显消退,但劳累后易复发)9 人,占 25%;无效(水肿无变化)1 人,占 0.28%[41]。用本方治疗急性羊水增多 32 例,经 7 天治疗,临床症状消失,随访足月正常分娩者为痊愈,共 22 例;经治疗 15 天,临床症状基本消失,随访足月分娩者为有效,共 7 例;经治疗 15 天以上,临床症状无改变为无效,共 3 例[42]。

④五官科疾病:治疗内耳眩晕症 105 例,其中 77 例治愈,眩晕症及兼症消失;18 例好转,症状减轻;10 例无效,症状无明显变化。总有效率为 90.48%[43]。病毒性角膜炎病因以寒湿为主者,常可采用本方加减治疗。姜崇智等以本方加附子治疗因寒湿引起的病毒性角膜炎 31 例,35 只眼。均有起病急,初期羞明、流泪、疼痛、异物感等,继则黑睛出现翳障,呈点状、星状的表现。经治疗,服药 7 剂翳障消退者 9 例,10 只眼;14 剂消退者 10 例,12 只眼;21 剂消退者 5 例,5 只眼;30 剂消退者 3 例,3 只眼;另 4 例,5 只眼,因就诊较晚,黑睛已生斑翳,终末消退,总治愈率为 87%[44]。林春花等以本方合四物汤治疗中心性浆液性视网膜病变辨证属寒湿者 32 例。经治疗,痊愈 22 例,好转 6 例,无效 4 例。半年后复发 6 例,经

用同法治疗,5 例痊愈,1 例好转[45]。

⑤其他疾病:将 70 例盆腔积液患者随机分为 2 组,各 35 例。治疗组予以苓桂术甘汤加减治疗,对照组以氧氟沙星静脉点滴,7 天后改为氧氟沙星胶囊口服。2 组均以 14 天为 1 疗程,治疗 2 疗程后统计疗效。结果治疗组痊愈 21 例,显效 12 例,无效 2 例,总有效率 94.3%。对照组痊愈 10 例,显效 13 例,无效 12 例,总有效率 65.7%。2 组比较,差异有非常显著性意义($P<0.01$)[46]。加味苓桂术甘汤治疗眩晕证,36 例中男 12 例,女 24 例,年龄 20～69 岁,以 50 岁左右居多。本组病例根据病史临床症状及 CT 检查为诊断依据,其中内耳性眩晕 7 例,脑动脉硬化性 5 例,高血压 8 例,贫血 4 例,神经衰弱 9 例,脑部疾患 3 例。结果治愈 30 例,总有效率 83.33%。其中肝阳上亢型、痰浊中阻型、瘀血内阻型较好,肾虚型、气血亏虚型较差[47]。加味苓桂术甘汤治疗氯氮平所致流涎,结果:痊愈(停药治疗后无流涎,3 个月不复发)13 例;显著进步(治疗后症状消失,3 个月内复发,但流涎明显少于治疗前)5 例;进步(在治疗期间仍有少量流涎)5 例。总有效率 100%[48]。84 例临床观察结果表明,加味苓桂术甘汤对脾虚血瘀型高脂血症具有良好的疗效[49]。蒲德甫认为银屑病为脾不健运,痰饮阻滞,津液失于输布所致,故选温阳健脾,化气行饮之苓桂术甘汤为主治疗。共治疗 10 例银屑病患者,结果痊愈 8 例,显效 1 例,无效 1 例,显效时间最快 3 剂,最慢 10 剂;治愈时间,最短 2 个月,最长 11 个月[50]。

⑥证治规律:古今医案 158 例统计分析结果表明,本汤证男女均可发生,以男性、39～40 岁居多;发病无明显季节性,多为慢性病。病因主要为外邪引发宿疾,劳倦太过,饮食不节。主要诊断指标为眩晕、纳呆、乏力、胸胁痞满、呕恶、心悸、咳嗽、舌质淡、舌体胖、苔白腻或白滑,脉弦、滑、濡或复合脉;参考指标为脘腹胀满、气短、形寒、喘、大便稀溏、小便短少、神疲、下肢浮肿、痰多、寐差。病机为脾阳不足,饮停中焦,升降失常。临证运用时可选用生白术或炒白术,生甘草或炙甘草,并随证加味。常用作汤剂,日 1 剂,水煎分 3 次服,多以 2～5 剂见效,后以健脾、温肾方调理巩固疗效。多用于治疗痰饮、眩晕、心悸、咳嗽、胃脘痛、喘、泄泻及梅尼埃综合征与心血管系统和消化系统相关疾病。

(4)医案选录

1)风心病合并心力衰竭:房某,女,72 岁。1987 年 10 月 23 日初诊。自述心慌气短,动则益甚半年,兼见全身浮肿、形寒肢冷、食欲不振、头目眩晕、神疲乏力。于半个月前因劳累病情加重,咳喘不得平卧,咯吐白沫样痰,小便短少,浮肿更重。诊见精神委靡,口唇青紫,面色晦黯而虚浮,语音低微。右胁下触及痞块,压痛。胃脘部隆起,下肢浮肿,舌胖而黯,边有齿痕,苔薄白,脉沉细而结代。双肺可闻及干湿性啰音,心率 140 次/分,律不齐,二尖瓣听诊区闻及双期病理性杂音。心电图提示:①快速性心房纤颤,②肢导联低电压,③心肌劳损。X 线检查:双肺纹理增多紊乱,左心缘第 3 弧圆钝。认为此属心脾阳虚,水邪上逆之候。治宜健脾利水,温通心阳。方选苓桂术甘汤加味:茯苓 25g,桂枝 9g,白术 15g,炙草 6g,熟附子 3g,车前子 12g(布包)。药进 5 剂,尿量增加,面部及腹部水肿消退,心慌气短减轻,已能平卧,头目眩晕消失。仍食欲不振,形寒肢冷,微咳,舌脉同前。心率 120 次/分,律不齐,下肢浮肿。效不更方,原方继服 4 剂。药后精神好转,饮食增加,已能下床活动,诸症基本消失,惟觉乏力,稍累则心悸气短,双肺呼吸音清,心率 86 次/分,律不齐,二尖瓣听诊区闻及双期杂音。舌质淡红,有齿痕,苔薄白,脉沉细而结代。认为此邪祛正虚之象,治用上方去车前子,加人参 5g(先煎),炒枣仁 20g,补气血养心神,守方调治月余,病渐平伏。(《中医杂志》,1994,35(7):409)

2)留饮:成某,女,50岁,教员。1975年7月5日就诊。头目眩晕,心下满闷,泛恶,气短、善太息,背部寒冷,夏日酷暑亦不能离毛背心。病已7年之久,经西医检查诊断为"神经官能症",曾用许多中西药物治疗,均无效果。诊见:精神尚好,体质肥胖,面色晦黯,舌体胖大,舌边有齿痕,舌苔灰白腻。脘腹平软,按之无痛,两下肢按之微陷不起,脉沉缓无力。辨证为脾胃阳虚饮停,诊断为饮证——留饮。治则:温阳化饮,健脾和胃。方药:苓桂术甘汤。茯苓20g,桂枝15g,白术50g,甘草10g,水煎,分2次温服。上方服3剂后,病情明显好转,全身轻快,头目清爽,背冷大减。继服上方3剂,尿量增多,下肢浮肿消失,余证基本痊愈。因虑其病年深日久,劝其坚持每月服两剂,连服半年,以巩固疗效,追踪观察,疾病未再发作。(《黑龙江中医药》,1987,(1):5)

【按语】苓桂术甘汤为温阳健脾、利水化饮名方,仲景用以治疗脾阳虚弱,水饮内停(《伤寒论》),痰饮及微饮(《金匮要略·痰饮咳嗽病脉证并治》)等证。现代医家活用本方之妙,亦常见诸报道:如脾虚无制,水气凌心之循环系统疾病;痰饮犯肺之呼吸系统疾病;脾虚水停而为肿满之泌尿系统疾病;痰饮上逆、蒙蔽清阳(窍)之眩晕、目疾,又本怪病多痰之说,而用以治疗多种疑难杂症。由是观之,本方临床运用范围甚广,涉及循环、呼吸、泌尿等系统,赅含上、中、下三焦。揆其原理,大要如下:其一,脾虚之与痰饮,互为因果,狼狈为奸。《素问·经脉别论》曰:"饮入于胃,游溢精气,上输于脾,脾气散精,上归于肺,通调水道,下输膀胱,水精四布,五津并行",此言生理之常。如因劳倦、饮食、外邪等因素损伤脾阳,则必然运化失职,水饮(痰)内停,停饮便是病证,此病理产物又能转化为新的病因,继而损害人体,乃至转伤脾阳,是致病之所,复为再伤之地,辗转反复,为患无穷。故惟以识得多变之病机,方能驾驭多变之病证。其二,痰饮水气,变动不居,随气机之升降,或上冲下窜,或横溢旁流,无所不至,故前述种种病证,尽可赅之。其三,痰饮之流注经隧者,常有较强之隐蔽性,故有病证显然,而痰饮难征者,若非仔细推求,难得怪病责于痰之真谛。其四,温阳健脾、利水化饮法,仲景括而言之曰"病痰饮者,当以温药和之",是治病必求于本也。既执其根本,何惧其枝节?故对本方之灵思妙用,阅此四要,思过半矣。

【现代研究】动物实验结果表明,苓桂术甘汤能延长缺氧条件下小鼠的存活时间,缓解异丙肾上腺素所致大鼠心肌缺血,对氯仿所致小鼠室颤有明显保护作用,对家兔实验性心衰的心力恢复有促进作用,说明该方具有一定的抗心肌缺血、心律失常及正性肌力作用,为临床治疗冠心病伴心功能减退提供了依据。

观察加减苓桂术甘汤组、苓桂术甘汤组对实验性 CHF 兔 ANP 的作用,结果加减苓桂术甘汤组、苓桂术甘汤组及心宝组均明显降低兔的体重,减慢心率,提高心脏功能,降低血浆 ANP 水平,尤其以加减苓桂术甘汤组效果显著[51]。

用苓桂术甘汤水煎液高、中、低剂量治疗脾阳虚泄泻大鼠,并对治疗后大鼠胃体、胃窦、回肠、结肠组织中的 AQP3 表达进行分析。结果治疗组与模型组比较,高、中、低剂量组胃体、胃窦、回肠、结肠组织中 AQP3 表达有不同程度的增强,说明苓桂术甘汤对增强脾阳虚型大鼠胃肠道 AQP3 的表达有一定作用[52]。

苓桂术甘汤能明显促进 Cy 所致免疫功能低下模型小鼠血清溶血素生成,增强 NK 细胞及 IL-2 活性,与模型组比较,差异有显著性,表明苓桂术甘汤对 Cy 所致免疫功能低下模型小鼠 3 类淋巴细胞的免疫活性均具有明显的激活作用[53]。

苓桂术甘汤各剂量均能明显地降低 AA 大鼠继发性炎症区域 IL-1β、TNFα 及 PGE$_2$ 等的含量,减轻 AA 大鼠致炎后第 21 天、第 26 天非致炎侧后足爪肿胀度,表明苓桂术甘汤对

CFA诱导的变态反应性异常免疫具有明显的抑制作用[54]。

(九)芍药甘草附子汤证(68)

【原文】

發汗,病不解,反惡寒者,虚故也,芍藥甘草附子湯主之。(68)

芍藥　甘草炙,各三兩　附子一枚,炮,去皮,破八片

上三味,以水五升,煮取一升五合,去滓,分温三服。疑非仲景方。

【提要】汗后阴阳两虚的证治。

【释义】本条以"发汗,病不解"冒首,则应分析始初之病情及不解之原因。始初之病既宜发汗,自必有可汗之证,如发热、恶寒、无汗、头痛、身痛、脉浮等。若汗之得法,其病当解,即令未愈,亦应脉证不变,或有所减轻。今发汗病不解,且"反恶寒",是为学者提供辨证关键,盖以表证未解,则应发热恶寒并见,今曰"反恶寒"是发热虽罢,而恶寒更重,知病不解者,非表证不解,而是造成变证。变证如何?从"虚故也"及"芍药甘草附子汤主之",则辨析不难,盖汗后不发热,而恶寒为主证之一,知为发汗伤阳,阳虚不能温煦所致,因之曰"虚故也"。又,芍药甘草附子汤,乃芍药甘草汤加附子而成,而芍药甘草汤,为治阴虚脚挛急之主方,因知其虚,除阳虚恶寒外,当有阴虚,经脉失养,而致脚挛急等证(参见29条)。60条曰:下之后,复发汗,必振寒,脉微细,所以然者,以内外俱虚故也。是汗下后阴阳俱虚之证,亦当与本条互参,即本条出现微细之脉,亦在情理之中。

【选注】

成无己:发汗病解,则不恶寒。发汗病不解,表实者,亦不恶寒。今发汗,病且不解,又反恶寒者,荣卫俱虚也。汗出则荣虚,恶寒则卫虚,与芍药甘草附子汤以补营卫。(《注解伤寒论·辨太阳病脉证并治法中》)

方有执:未汗而恶寒,邪盛而表实,仇雠之恶也。已汗而恶寒,邪退而表虚,怯懦之恶也。盖汗出之后,大邪退散,荣卫衰微,卫气疏慢,病虽未尽解,不他变而但恶寒,故曰虚,言表气新虚而非病变也。(《伤寒论条辨·辨太阳病脉证并治中篇》)

《医宗金鉴》:发汗病不解之"不"字,当是衍文,盖发汗病不解,则当恶寒,今曰反恶寒者,正所谓病解之义也。病解恶寒,始谓之虚。

伤寒发汗病不解,则当恶寒,非表虚也,是表邪犹在不解,仍当汗也。今发汗汗出,病已解,不当恶寒矣。反恶寒者,非表邪也,乃阳虚不能卫外所致,故以芍药甘草附子汤主之。盖用附子以扶阳,芍药以补阴,甘草佐附、芍补阴阳而调营卫也。(《医宗金鉴·订正仲景全书·伤寒论注·辨太阳病脉证并治中篇》)

钱天来:发汗病不解者,发汗过多而阳气虚损,故生外寒,仍为未解之状也。恶寒曰反者,不当恶而恶也。本以发热恶寒而汗之,得汗则邪气当解而不恶寒矣。今病不解而反恶寒者,非风寒在表而恶寒,乃误汗亡阳,卫气丧失,阳虚不能卫外而恶寒也。或曰:既云发汗病不解,安知表邪未尽乎!曰:若伤寒汗出不解,则当仍有头痛发热,脉浮紧之辨矣,而仲景非惟不言发热,且毫不更用解表,而毅然断之曰虚故也,即以芍药甘草附子汤主之,则知所谓虚者,阳气也。与上文(指75条——笔者注)虚字无异,其脉必微弱,或虚大虚数而见汗出但恶寒之证,如附子泻心汤证,及用桂枝加附子汤、桂枝去芍药加附子汤之类,故曰虚故也。(《伤寒溯源集·太阳中篇》)

尤在泾:发汗病不解,反加恶寒者,邪气不从汗出,正气反因汗而虚也。是不可更逐邪气,当先复正气。(《伤寒贯珠集·太阳上篇》)

【评述】成无己对本条证候，以营卫俱虚为解，并无原则错误，然则阴以赅营，阳以赅卫，而本条发汗后，表证已罢，而反恶寒，脚挛急，脉微细，是病情离表入里，故言营卫俱虚，反觉局限，不如阴阳俱熨贴。方有执谓发汗后大邪退散，病情未发生变化，其恶寒者，不过表气新虚而已，大有商榷之必要。盖邪去而表气新虚，当以"将息"为主，何用补阴扶阳之重剂，况且汗后邪祛，表气新虚，惟恶风而已，避之则不恶，与"反恶寒"不侔甚矣。《金鉴》谓病不解之"不"字是衍文云云，究其立论之原因，是将"病"字局限为太阳病所致，其实此"病"字，为泛指病证，并非专指太阳病，论中所见甚多，恕不列举。若能明乎此，则读《金鉴》文字，不至晦涩难明。钱、尤二注详略虽异，然皆中肯明晰。

【治法】扶阳益阴。

【方药】芍药甘草附子汤方。

【方义】本方由芍药、炙甘草、炮附子 3 味组成，亦可视芍药甘草汤加附子。炮附子温经扶阳；芍药补血敛阴，炙甘草补中益气，调和脾胃。再从配伍来看，芍药配炙甘草，有酸甘化阴之妙，在芍药甘草汤中，其剂量为各四两，乃针对阴伤脚挛急而设；在本方则为各三两，仍取酸甘化阴之用，其量略小者，以证兼阳虚故也。附子配甘草为辛甘化阳而设，且甘能守中，使辛甘温之性，守而不走，正合扶阳于内之意。芍药酸苦微寒，得附子之助，则益阴养血而不凝滞，故药虽 3 味，而为扶阳益阴之佳方。

【方论选】

成无己：芍药之酸，收敛津液而益营，附子之辛热，固阳气而补胃，甘草之甘，调和辛酸而安正气。（《注解伤寒论·辨太阳病脉证并治中》）

钱天来：芍药酸收，敛汗液而固营阴，附子辛热，补真阳而强卫气，甘草扶植中州，调和营卫，所谓温经复阳之治也。（《伤寒溯源集·太阳中篇》）

吕楂村：此桂枝汤去桂、姜、枣，加附子，亦桂枝汤之变方也。经云发汗病不解，反恶寒者，虚故也，此汤主之。发汗后之恶寒，其非表邪可知。若因其恶寒而投以桂枝，误也，故以附子合芍药甘草，从阴分戢其阳，阳回而虚自止矣。（《珍本医书集成丛书·伤寒类·伤寒寻源下集》）

王晋三：芍药甘草附子汤，太阳少阴方也。太阳致亡阳，本由少阴不内守；少阴表恶寒，实由太阳不外卫，故取芍药安内，熟附攘外，尤必藉甘草调和，缓芍附从中敛戢真阳，则附子可招散失之阳，芍药可收浮越之阴。（《绛雪园古方选注·和剂》）

汪苓友：原方后，有"疑非仲景意"五字，或叔和王氏于撰次此方之时，认上条（指本条原文）为伤寒病，发汗不解而恶寒，乃表邪未尽，仍宜发汗，因疑此方为非仲景意，似不可用，故《内台方议》亦云：若非大汗出，又反恶寒，其脉沉微，及无热证者，不可服也。明乎此，而上方之用，可无疑矣。（《伤寒论辨证广注·辨太阳阳明病中寒脉证并治法》）

【点评】本方为扶阳益阴之方，注家大致相同，可互参。然需说明者有二：其一，吕楂村注谓本方为桂枝去桂、姜、枣加附子而成，亦桂枝汤之变方也。若单从药物组成来看，似无不可，若从方意及方剂变化规律来看，则有失斟酌，盖以桂枝汤加减变化，必无去君药之理（桂枝去桂加茯苓白术汤之去桂问题，直至目前尚有争议）。换言之，既去君药，又不以桂枝名方，则难以维持其论点，因而视本方为芍药甘草汤加附子，则理法方药皆通。其二，汪苓友云方后有"疑非仲景意"5 字，并作了辨析，笔者以为恰当。然则，赵刻本《伤寒论》作"疑非仲景方"，成无己《注解伤寒论》作"疑非仲景意"，仅一字之差，意义略同，《金匮玉函经》卷八，《千金翼方》卷十均无此 5 字，此为校刊《伤寒》的重要版本，说明上述 5 字，或系后人在传抄或刊行过程中所加入。

【临床应用】

后世医家对本方的应用

(1)《张氏医通》:本方治疮家发汗而成痉。

(2)《方极》:本方治芍药甘草汤证而恶寒者。

(3)《类聚方广义》:治痼毒沉滞,四肢挛急难屈伸,或骨节疼痛,寒冷麻痹者。

(十)茯苓四逆汤证(69)

【原文】

發汗,若下之,病仍不解,煩躁者,茯苓四逆湯主之。(69)

茯苓四兩　人參一兩　附子一枚,生用,去皮,破八片　甘草二兩,炙　乾薑一兩半

上五味,以水五升,煮取三升,去滓。溫服七合,日二服。

【提要】 汗下后阴阳两虚、烦躁的证治。

【释义】 发汗或攻下之后,病仍不解,并非表证不解,而是患者仍在患病,与68条"病不解"同义。发汗太过,易伤其阳,阳虚自必病不解,而复误下,是诛伐无过,则易伤阴,于是已成阴阳两虚之证。阳虚而神气浮越,更兼阴虚而阳气无所依恋,故生烦躁。

本条叙证过简,需根据以方测证和原文间彼此联系之方法,加以分析。从患者烦躁而主以茯苓四逆汤看,本证确属阴阳两虚,而以阳虚为主,故可出现恶寒、肢厥、下利、脉沉微等。盖本方由四逆加人参汤再加茯苓而成,观四逆汤证多有阳虚烦躁、下利肢厥等证,385条"恶寒脉微而复利,利止亡血也,四逆加人参汤主之",可见四逆加人参汤不惟治阳虚、吐利、烦躁,更兼益气而生阴之效。其加重茯苓者,一则可增强宁心、通阳之功,再则在温阳益气基础上,确有破阴寒、行水气之功。关于本条是否兼有水气,从原文来看,并无实据,而临床运用,则屡试屡验,笔者常以此方为主,酌情加减,治疗慢性充血性心力衰竭(阳虚水泛为主,或兼阴伤)、慢性肾炎水肿(病机同前)等,觉其疗效尚称满意,为临床计,不避浅陋,或离经嫌,附记于此。

本证和干姜附子汤证,均为阳虚烦躁,然则同中有异,兹就其异者言之,本证阳虚为主,兼有阴伤;干姜附子汤证,只属阳虚,且病情较急;本证烦躁无昼夜轻重之分,尚有恶寒,肢厥下利,脉沉微等,治以茯苓四逆汤,回阳益阴,故附子生用,药液分二服;干姜附子汤,昼日烦躁不得眠,夜而安静,无表证,脉沉微,身无大热,方用干姜附子汤,以辛热之品,急救回阳,故附子生用,药液顿服。又本证与芍药甘草附子汤证,同为阴阳两虚所致,而后者以恶寒,脉沉微,脚挛急等证为主;前者以阳虚烦躁,脉微,肢厥等证为主。前者附子生用,后者附子熟用,故知其证及程度不同。

【选注】

成无己:发汗若下,病宜解也,若病仍不解,则发汗外虚阳气,下之内虚阴气,阴阳俱虚,邪独不解,故生烦躁,与茯苓四逆汤,以复阴阳之气。(《注解伤寒论·辨太阳病脉证并治法中》)

《医宗金鉴》:表里之病,治不如法,先过汗后复过下,或下后复汗,误而又误,变成坏病。若其人阳盛而从热化,则转属三阳,阳虚而从寒化,则系在三阴,此二条烦躁皆坏病也。烦躁,虽六经俱有,而多见于太阳、少阴者,太阳为真阳之标,少阴为真阳之本也。未经汗下而烦躁,多属阳,其脉实大,其证热渴,是烦为阳盛,躁为阴虚。已经汗下而烦躁,多属阴,其脉沉微,其证汗厥,是烦为阳虚,躁为阴盛也。夫先下后汗,于法为逆,外无大热,内不呕渴,似

乎阴阳自和,而实阳虚阴盛。所以虚阴("阴"字,疑为"阳"字之误)扰乱于阳分,故昼日烦躁不得眠;盛阴独活于阴分,故夜而安静,脉沉微,是真阳将脱而烦躁也。用干姜、附子,壮阳以配阴。姜、附者,阳中之阳也,生则力更锐,不加甘草,则势更猛,比之回逆为更峻,救其离散当急也。先汗后下,于法为顺,病仍不解,遂增昼夜烦躁,亦是阴盛格阳之烦躁也,用茯苓四逆汤,抑阴以回阳。(《医宗金鉴·订正仲景全书·伤寒论注·辨太阳病脉证并治下篇》)

柯韵伯:未经汗下而烦躁,为阳盛,汗下后而烦躁,是阳虚。汗多既亡阳,下多又亡阴,故热仍不解。姜、附以回阳,参、苓以滋阴,则烦躁止而外热自除,此又阴阳双补法。(《伤寒来苏集·少阴脉证》)

汪苓友:伤寒汗下,则烦躁止而病解矣。若中寒证,强发其汗,则表疏亡阳,复下之,则里虚伤阴,卫气失守,营阴内空,邪仍不解,因生烦躁,此亦虚躁虚烦,乃假热之象也。只宜温补,不当散邪,故以茯苓四逆汤主之。(《伤寒论辨证广注·中寒论辨证广注·辨太阳阳明病中寒脉证并治法》)

陈修园:太阳病发汗病不解,若下之而病仍不解,忽增出烦躁之证者,以太阳底面即是少阴,汗伤心液,下伤肾液,少阴之阴阳水火离隔所致也,以茯苓四逆汤主之。(《伤寒论浅注·辨太阳病脉证篇》)

【评述】诸注皆善,然美玉之中,不无微瑕,如成无己、柯韵伯二注,简而欠明。《金鉴》以未经汗下之烦躁属阳;先下后汗之烦躁,为阳虚阴盛,宜干姜附子汤,先汗后下之烦躁,是阴盛格阳,宜茯苓四逆汤。此论若从证候分析,则无异议,若以未经汗下,先下后汗,先汗后下为其纲领,则属不妥。盖汗下与否及其先后,乃治疗之经过,与目前之病证虽有一定联系,但欲辨目前之证候,仍以脉证为凭,而不以汗下之先后定论。又云上述诸变化为"坏病",亦属不妥。盖坏病,谓病情变化,而难以用六经正其名者,而上述变化,皆可用六经正名,故只能谓之变证。汪苓友指出本条烦躁为假热之象,陈修园指出太阳底面即是少阴,而说明其转变机制,皆妥。惜其对于证兼阴虚,则语焉未详。

【治法】回阳益阴。

【方药】茯苓四逆汤方。

【方义】干姜、生附子辛热,破阴寒而壮元阳。炙甘草甘温补中,与上2味为伍,既为辛甘化阳之用,亦有甘守于内之意,殆是四逆汤法。人参大补元气,益津气,补五脏,安精神,定魂魄,与四逆汤合用,于回阳中有益阴之效,益阴中有助阳之功,阳虚而阴液不继者,多取此法,乃仲景用药之妙识也。重用茯苓者,一则助姜、附通阳利水以消阴翳,协人参壮元阳以安精神。阴阳平秘,水火互济,则烦躁可愈。

【方论选】

方有执:茯苓、人参,入心以益虚,心安则液敛也。四逆汤者,回阳以复阴,阳倡则阴随也。(《伤寒论条辨·辨太阳病脉证并治下篇》)

《医宗金鉴》:茯苓感太和之气,伐水邪而不伤阳,故以为君;人参生气于乌有之乡,通血脉于欲绝之际,故以为佐;人参得姜、附,补气兼以益火;姜、附得茯苓,补阳兼以泄阴;调以甘草,比之四逆为缓和,其相格故宜缓也。一去甘草(指干姜附子汤),一加茯苓,而缓急自别,仲景用方之妙如此。(《医宗金鉴·订正仲景全书·伤寒论注·辨太阳病脉证并治下篇》)

柯韵伯:茯苓感天地太和之气化,不假根而成,能补先天无形之气,安虚阳外脱之烦,故以为君。人参配茯苓,补下焦之元气;干姜配生附,回下焦之元阳。调以甘草之甘,比四逆为缓,固里宜缓也。(《伤寒来苏集·伤寒论附翼·少阴方总论》)

汪苓友:用茯苓、人参、甘草,补中而生阴血也;附子、干姜,除寒而回阳气也,此可见不汗出之烦躁,用大青龙汤,与既汗下之烦躁用此汤,不大相径庭耶。(《伤寒论辨证广注·中寒论辨证广注·辨太阳阳明病中寒脉证并治法》)

【点评】本证阴阳俱虚,而以阳虚为主,用茯苓四逆汤以回阳益阴,诸注皆同,惟《金鉴》尚未透达益阴之余蕴。又《金鉴》比较四逆汤、干姜附子汤、茯苓四逆汤之组成及其功效异同,诚属允当。

【临床应用】

后世医家对本方的应用

(1)《圣济总录》:治霍乱脐上筑。平胃汤即本方。

(2)《方机》:治手足厥冷,烦躁者;肉眲筋惕,手足厥冷者;心下悸,恶寒,腹拘急,下利者。

(3)《类聚方广义》:治四逆加人参汤证而心下悸、小便不利、身眲动、烦躁者。

(十一)误汗后的虚实辨证(70)

【原文】

發汗後惡寒者,虛故也。不惡寒,但熱者,實也,當和胃氣,與調胃承氣湯。(70)

(按宋版原文,此条下有调胃承气汤方,今省略。)

【提要】发汗后虚实不同的辨证。

【释义】本条为发汗后之变证,而变证有虚有实,其虚实之根由,常与患者体质有关。在虚弱之人,发汗易致伤阳损阴,故变为虚证;在阳旺之体,发汗后,病邪易从热化,而变为阳热实证。本条前段"发汗后,恶寒者,虚故也",是承接68条"发汗,病不解,反恶寒者,虚故也,芍药甘草附子汤主之"而来,当彼此互参。本条之恶寒,多为无热恶寒,其脉必沉微或沉细,口中和而不燥渴,知为汗后阳气已虚,当从虚寒或阴阳两虚论治。本条后段,"不恶寒但热者,实也,当和胃气,与调胃承气汤",乃素体阳旺之人,或辛温过剂,使邪从热化,归并阳明之腑,燥热成实之候。因而"不恶寒,但热者,实也",乃辨证之关键。盖阳明为水谷之海,津液生化之源,功能主燥,且在素体阳旺之躯,加之以辛温发汗,必蒸腾津液而外泄,病邪乘机化燥入里,故有阳明胃实之变。观182条"问曰:阳明病外证云何? 答曰:身热汗自出,不恶寒,反恶热也",248条"太阳病三日,发汗不解,蒸蒸发热者,属胃也,调胃承气汤主之",可与本条互参。

综观前70条,表病而用汗法,原属正治,但凡辨证准确,方药得宜,而体质尚无潜伏因素者,则多能汗出邪解,即令外邪未尽,再缓发其汗可也。若发汗太过或不及,均为失误,此变证原因之一也;素体阴阳虚实,脏腑盛衰,或宿疾之有无等,此变证原因之二也;感邪轻重,此原因之三也。试举例言之,如太阳主表而统领营卫,又与少阴为表里,若太阳虽病,而少阴不虚者,发汗但能祛邪,而不至累及少阴。若少阴不足,或妄汗伤阳者,每于发汗之后,太阳之邪解除与否未定,而少阴阳虚已见,即所谓"虚故也"。又如平素胃气实或胃阳偏亢者,发汗后常能使邪从热化,则为转属阳明,即所谓"实也"。而人体脏腑、阴阳、气血之盛衰,千差万别,因之变证种种不一,难以尽述,学者举一反三可也。

【选注】

成无己:汗出而恶寒者,表虚也。汗出不恶寒,但热者,里实也。经曰:汗出不恶寒者,此表解里未和,与调胃承气汤,和胃气。(《注解伤寒论·辨太阳病脉证并治法中》)

《医宗金鉴》:伤寒发汗,汗出病解,必不恶寒,亦不发热,始可为愈。若发汗后恶寒者,是阳虚也,宜用芍药甘草附子汤主之。今发汗后不恶寒但热,则是胃气实也,故与调胃承气汤,

泄热以和胃。(《医宗金鉴·订正仲景全书·伤寒论注·辨太阳病脉证并治中篇》)

陈修园:此二节总结上文数节之意,言虚证固多,而实证亦复不少,而又有提出胃气二字,补出调胃承气一方,其旨微矣。太阳病从微盛而转属,阳微则转属少阴为虚证,以太阳与少阴相表里也。阳盛则转属阳明为实证,以太阳与阳明相递传也。(《伤寒论浅注·辨太阳病脉证篇》)

陆渊雷:发汗后,因虚恶寒者,如干姜附子汤证、芍药甘草附子汤证、茯苓四逆汤证,皆由误治、过治而传少阴者也。若发汗后不虚而实,则不恶寒而热,是太阳已罢而传为阳明者也。三阳皆属实,皆为机能亢进,太阳实于肌表,阳明实于胃肠,少阳实于胸膈间。实于肌表者,汗之而愈,实于胃肠者,下之而愈,实于胸膈间者,和解之而愈,今实于胃肠,而为实犹轻,故与调胃承气汤。(《伤寒论今释·辨太阳病脉证并治中》)

【点评】诸注平正通达,而互有发挥,惟成无己注"汗出而恶寒者,表虚也",有欠斟酌。

三、五苓散证(71～74)

【原文】

太陽病,發汗後,大汗出,胃中乾[1],煩躁不得眠,欲得飲水者,少少與飲之,令胃氣和則愈。若脉浮,小便不利,微熱消渴[2]者,五苓散主之。(71)

猪苓十八銖,去皮　澤瀉一兩六銖　白朮十八銖　茯苓十八銖　桂枝半兩,去皮

上五味,擣為散。以白飲[3]和服方寸匕[4],日三服。多飲煖水,汗出愈。如法將息。

【词解】

(1)胃中干:指胃中津液不足。

(2)消渴:指口渴而大量饮水的症状,非内科杂病中的消渴病。

(3)白饮:白米饮,即米汤。

(4)方寸匕:匕,通匙。方寸匕,是一寸见方之量器,以抄散不落为度,中国计量科学研究院《中国古代度量衡图录》考秦汉一寸,约今之 2～3cm,是知方寸匕即边长约为 2～3cm 的方形药匙。

【提要】辨胃津不足与蓄水证的证治。

【释义】太阳病而使用汗法,总以遍身微汗为佳,如桂枝汤方后云:"遍身微似有汗者益佳,不可令如水流漓,病必不除。"麻黄汤方后云"覆微似汗",如此则玄府宣达,腠理和畅,自必汗出邪解。今发汗而大汗出,非其法也,惟其如此,本条记述了大汗出后的两种情况:其一,随大汗出,表病虽不复存在,然则汗多伤液,而胃为水谷之海,主津液所生病,故汗后胃中津液不足,自然之理也。足阳明经脉上通于心,在胃液不足者,则燥热之气,上扰心神,故有燥热不得眠等,即是胃不和,则卧不安。胃中虚燥,故口渴饮水,所幸液伤不重,燥热尚轻,更无结实之象,故只须少量频饮汤水,补其不足,滋其干燥,并借助机体阴阳自和能力,以臻于康复。此时若因患者所欲,而大量予水,无所节制,则有矫枉过正,饮停不化之忧。盖以邪微而液虚尚轻者,欲速则不达也。其二,大汗出后,仍见脉浮、发热知表证未尽,仍在太阳。然则太阳表证,无小便不利,消渴之证,揆其机制,乃未尽之邪,兼入太阳之里,膀胱者,太阳之里也。《素问·灵兰秘典论》曰:"膀胱者,州都之官,津液藏焉,气化则能出矣。"惟其如此,则深入膀胱之邪,妨碍其气化功能,既无以通利小便,亦不能水津四布,五津并行,故有小便不利、消渴等,谓之蓄水证,用五苓散化气行水,兼解外邪。

本条前段为胃液虚之口渴,虽未言小便利与不利,但从大汗而液亏来看,暂时小便不利,

应在情理之中,若将息得宜,"少少与饮之",随津液之充沛,则口渴、小便不利渐除;后段为膀胱气化失职之消渴,小便不利,虽未言浮肿与否,然则饮入甚多,而小便不利,则水液停蓄而肿,其理固然也,必得五苓散以化气行水,则小便通利,而浮肿自消;水津四布而口渴自止,此为辨证之法度,亦为鉴别之要点。

【选注】

成无己:发汗已解,胃中干,烦躁不得眠,欲饮水者,少少与之,胃气得润则愈。若脉浮者,表未解也。饮水多而小便少者,谓之消渴,里热盛也。微热消渴者,热未成实,上焦燥也,与五苓散,生津液,和表里。(《注解伤寒论·辨太阳病脉证并治法中》)

《医宗金鉴》:太阳病,发汗后,或大汗出,令人津液内竭,胃中干,烦躁不得眠,欲得饮水,当少少与之,以滋胃燥,令胃气和,则可愈也。倘与之饮,胃仍不和,若脉浮,小便不利,微热消渴者,则是太阳表邪未罢,膀胱里饮成也。经曰:膀胱者,津液之腑,气化则能出矣。今邪热熏灼,燥其现有之津,饮水不化,绝其未生之液,津液告匮,求水自救,所以水入即消,渴而不止也。用五苓散,以其能外解表热,内输水腑,则气化津生,热渴止而小便利矣。(《医宗金鉴·订正仲景全书·伤寒论注·辨太阳病脉证并治上篇》)

汪苓友:太阳病用麻黄汤发其汗,汗因大出,则胃中津液干,干则烦躁不得眠,即《内经》曰:胃不和,则卧不安者是也。欲得饮水者,人身津液为水之类,汗大出而津液亡,内水耗竭,欲得外水以自救也,法宜少少与之,但令胃得水而不干,斯气润而和,其病则愈。若发汗后,而脉尚浮者,表未尽解也。欲得饮水而小便不利,此是寒饮荡涤胃中之热,下流而入于膀胱,膀胱热结,故不利也。微热消渴者,其人外则微热,而表不解,内又消渴而饮水多,是太阳之经与腑俱病也。与五苓散以和表里,下水热。愚按:此条论,当作两截看,太阳病发汗云云,至胃气和则愈,此系胃中干,烦躁作渴,只须饮水以和胃气,非五苓散证也。若脉浮,小便不利,微热消渴,此系水热结于膀胱而渴,乃为五苓散证,前贤不察,皆一直看下,大失仲景之旨。愚又按:上云太阳病,乃合伤寒中风而言之也。中风不可误发其汗,伤寒亦不可过发其汗,汗出太多,则胃中干,势所必至,成注混同作解甚妙,《条辨》及《尚论篇》列入太阳中风条下,何其执也。(《伤寒论辨证广注·辨太阳病脉证并治法中》)

尤在泾:伤寒之邪,有离太阳之经而入阳明之腑者,有离太阳之标,而入膀胱之本者。发汗后,汗出胃干,烦躁饮水者,病去表入里,为阳明腑热证也。脉浮,小便不利,微热消渴者,病去标而入本,为膀胱腑热证也。在阳明者,热能消水,与水即所以和胃;在膀胱者,水与热结,利水即所以去热。多服暖水汗出者,以其脉浮而身有微热,故以此兼散其表,昔人调五苓散为表里双解之剂,非以此耶。(《伤寒贯珠集·太阳篇上》)

【评述】诸注互有得失,成无己注虽简明扼要,而将汗后胃中液亏误为"里热甚实",将五苓散证误为"上焦燥也",于理不符。《金鉴》所注,多有可取,然将本条前后两段相连,以顺文衍释,则将后段之五苓散证,误为前"胃中干"之继续演变,似与临床实际未合。汪苓友独出心裁,指出本条"当作两截看",并云"太阳病,乃合中风、伤寒而言之也",是不惟义理周详,且与临床相符。尤在泾以标本气化立论,与本条甚为贴切。另外,关于五苓散证之病机,诸家多以水热互结为词,若就大意以观,似无不可,若细探其证治方药,则未可囫囵吞枣,盖从病因学而论,若病邪深入膀胱,果真化热,则宜清热利水为法,而五苓散并非所宜也。由此可见,必是病邪尚未化热,方可用五苓散通阳化气行水,否则热甚何以辛温通阳。然则"水热互结"之词,流传已久,且习已成颂,因而谨作说明。

【治法】化气行水,兼以解表。

【方药】五苓散方。

【方义】本方旨在化气行水，兼以解表。方中猪苓、泽泻渗湿利水、茯苓、白术健脾利水，桂枝通阳化气，兼以解表。苓、术、泽泻得桂枝之通导，则利水之效显，桂枝得苓、术、泽泻之渗利，则化气之功速。

方后云"白饮和服"并"多饮暖水"，可助药力，发汗驱邪，汗出则玄府和畅，利水则气化通利，表里气机俱畅，则病邪可内外分消，故曰"汗出愈"。然则本方重在利水，临床之际，不论表证有无，但求膀胱气化失职之真谛，均可酌情用之。

【方论选】

成无己：五苓之中，茯苓为主，故曰五苓散。茯苓味甘平，猪苓味甘平，甘虽甘也，终归于淡，《内经》曰：淡味渗泄为阳。利大便曰攻下，利小便曰渗泄，水饮内蓄，须当渗泄之，必以甘淡为主，是以茯苓为君，猪苓为臣。白术味甘温，脾恶湿，水饮内蓄，则脾气不治，益脾胜湿，必以甘为助，故以白术为佐。泽泻味咸寒，《内经》曰：咸味下泄为阴，泄饮导尿，必以咸为助，故以泽泻为使。桂枝味辛热，肾恶燥，水蓄不行，则肾气燥，《内经》曰：肾恶燥，急食辛以润之，散湿润燥，可以桂枝为使。多饮暖水，令汗出愈者，以辛散水，水气外泄，是以汗润而解也。（《伤寒明理论·卷四·伤寒明理药方论》）

《医宗金鉴》：……君泽泻之咸寒，咸走水腑，寒胜热邪；佐二苓之淡渗，通调水道，下输膀胱，则水热并泻也；用白术之燥湿，健脾助土，为之堤防以制水也；用桂枝之辛温，宣通阳气，蒸化三焦以行水也。泽泻得二苓下降，利水之功倍，则小便利，而水不蓄矣。白术借桂上升，通阳之效捷，则气腾津化，渴自止也。若发热不解，以桂易桂枝，服后多饮暖水，令汗出愈。是知此方不止治停水小便不利之里，而犹解停水发热之表也。（《医宗金鉴·订正仲景全书·伤寒论注·辨太阳病脉证并治上》）

柯韵伯：……水者肾所司也，泽泻味咸入肾，而培水之本；猪苓色黑入肾，以利水之用；白术味甘归脾，制水之逆流；茯苓色白入肺，清水之源委，而水气顺矣。然表里之邪，谅不因水利而顿解，故必少加桂枝，多服暖水，使水精四布，上滋心肺，外达皮毛，溱溱汗出，表里之烦热两除也。白饮和服，又啜稀粥之微义……（《伤寒来苏集·伤寒论附翼·太阳方总论》）

汪苓友：原方只用桂，而成无己又云桂枝，且云其味辛，能散湿润燥，作两可之论，其义何居。《内台方议》云：桂与桂枝，可以两用，若兼表邪者，用桂枝，若专利水饮者，却用桂也，若然，则上方中当用桂枝无疑。（《伤寒论辨证广注·辨太阳病脉并治法中》）

【点评】成无己注本方以茯苓为君（亦有主张以二苓为君者），《金鉴》谓泽泻为君，历来对本方君药之见解分歧。笔者以为，方名五苓散，是以二苓为君之证据，其功效以利水为主，而利水多用淡渗，是二苓为君之佐证。至于泽泻为君之论，分析其原因，主要有两条：其一，本证之病机为"水热互结"（前已说明其是非）；其二，泽泻咸寒，咸能入肾，寒能清热，其实泽泻并非咸寒，《本草纲目》谓其甘寒无毒，全国统一教材《中药学》第四版谓其甘淡寒，因此上述理论难以成立。汪苓友对方中用桂，与用桂枝之区别，说理明确。然则，汉以前桂与桂枝未分，临证从权可也。成注本《伤寒论》，本方用桂，而赵刻本《伤寒论》为桂枝，殆流传中之歧异也。

【临床应用】

（1）张仲景对本方的应用

①本方主治霍乱（即上吐下泻之证候），头痛发热，身疼痛，热多欲饮水者，见 386 条。

②本方治瘦人，脐下有悸，吐涎沫而癫眩，见《金匮要略》。

③本方加茵陈,名茵陈五苓散,治湿热发黄,见《金匮要略》。

(2)后世医家对本方的应用

①《医说》:春夏之交,人病如伤寒,其人自汗出,肢体重痛,转侧难,小便不利,此名风湿,非伤寒也。阴雨之后卑湿,或引饮过多,多有此证,但多服五苓散,小便通利,湿去则愈,切忌转泄发汗,小误必不可救。初虞世云,医者不识,作伤风治之,发汗死,下之死,巳未年,京师大疫,正为此,予自得其说,救人甚多。

②《伤寒百问经络图》:用本方治气温疟,不服水土,黄疸或泻。又治中酒恶心,或呕吐痰水,水入便吐,心下痞闷。又治黄疸,如黄橘子色,心中烦急,眼睛如金,小便赤涩,或大便自利。若治黄疸煎山茵陈汤下,日三服。

③《直指方》:用本方治湿证,小便不利,经云:治湿之法,不利小便,非其治也。又治伤暑烦渴,引饮过多,小便赤涩,心下水气。又流行水饮,每二钱,沸汤调下。小便不利,加防己佐之。又治血尿,内加辰砂少许,用灯心一握,新水煎汤调下。又治便毒,疏利小便,以泄败精,用葱二茎,煎汤调下。

④《奇效良方》:本方去桂枝,名四苓散,主治血淋。

⑤《名医指掌》:本方治内伤饮食,有湿,小便赤少,大便溏泄。

⑥《温病条辨》:足太阴寒湿,腹胀,小便不利,大便溏而不爽,若欲滞下者,四苓加厚朴秦皮汤(即本方去桂枝,加厚朴、秦皮)主之,五苓散亦主之。又,足太阴寒湿,四肢乍冷,自利,目黄,舌白滑,甚则灰,神倦不语,邪阻脾窍,舌謇语重,四苓加木瓜草果厚朴汤(即本方去桂枝,加木瓜、草果、厚朴、半夏)主之。又,霍乱兼转筋者,五苓散加防己、桂枝、薏仁(即本方加防己、薏仁,并加重桂枝剂量)主之。又,自利不爽,欲作滞下,腹中拘急,小便短者,四苓合芩芍汤(即本方去桂枝,加黄芩、白芍、陈皮、厚朴、木香)主之。又,湿温下利脱肛,五苓散加寒水石(即本方加寒水石)主之。

(3)现代应用:五苓散为千古名方,现代应用非常广泛,几乎涉及各个系统,常用于治疗泌尿、生殖、神经、呼吸等系统的多种疾病。

①心血管系统:将50例符合充血性心力衰竭诊断标准的患者随机分为两组,治疗组30例,对照组20例。两组均应用常规西药治疗,治疗组在常规西药治疗基础上加用五苓散,每日1剂水煎服,两组疗程均以14天为1个疗程,1个疗程后观察两组临床症状、体征及安全性指标,并于治疗前后分别测定左室射血分数(LVEF)。结果治疗组与对照组总有效率分别为93.3%和90.0%($P>0.05$),两组体重、LVEF治疗前后自身比较有统计学意义($P<0.05$ 或 $P<0.01$),两组水肿、肝大总有效率比较无统计学意义($P>0.05$)。结果提示五苓散加减治疗充血性心力衰竭有一定疗效,可明显减轻患者体重,提高LVEF[55]。有研究者用五苓散(桂枝、白术、茯苓、猪苓、泽泻)加味,取其振奋心阳、化气利水之意,治疗心包积液2例,取得了较好的效果[56]。五苓散能改善血液流变学指标,对老年椎-基底动脉供血不足具有较好的治疗作用[57]。

②呼吸系统:张腊林用本方加减治疗胸腔积液42例,年龄22~67岁,病程7天~2年。其中结核性渗出性胸膜炎35例,心肌病伴胸腔积液4例,肺癌伴胸腔积液2例,外伤性1例。方药:茯苓30g,猪苓30g,泽泻30g,白术15g,桂枝15g。阴虚有热者去桂枝加百部、百合、玄参、麦冬;胸部刺痛者加郁金、泽兰、旋覆花;咳嗽较剧者加炙紫菀、百部、川贝;气促明显者加苏子、杏仁;痰多者加法夏、瓜蒌仁、葶苈子。每日1剂,分2~3次温服,14天为1疗程。结果:治愈(服药2疗程完全吸收)38例,好转(服药2疗程明显吸收)3例,无效

1例[58]。

③消化系统:以五苓散加减治疗56例慢性腹泻,结果38例显效,16例有效,2例无效,总有效率96.43%[59]。通过对20例胃瘫患者用以五苓散加味为主的中西医结合治疗的临床资料的回顾性分析,可以认为,胃瘫患者采取非手术治疗一般均可治愈,针对可能的发病机制,采取五苓散加味为主的中西医结合综合治疗,可能收到更好的疗效[60]。将58例肝硬化腹水患者(脾肾阳虚型为主)随机分为两组,均给予西医基础治疗。对照组28例加用西药利尿、保肝治疗,治疗组30例加用五苓散加减口服,结果治疗组疗效优于对照组[61]。

④泌尿系统:本方能广泛地应用于泌尿系病证,只要辨证准确,多可妙手回春。慢性尿路感染是临床常见病多发病,采用五苓散治疗慢性尿路感染52例,并进行对照观察,疗效满意[62]。将50例糖尿病神经源性膀胱患者分为五苓散加味治疗组30例,B族维生素治疗对照组20例,2组均连续治疗1个月,结果治疗组疗效优于对照组($P<0.01$)[63]。用五苓散治疗尿毒症早期患者,发现五苓散能显著改善尿毒症患者的乏力、烦渴、小便不利,减轻胃肠道不适症状,还能在有效改善肾功能基础上对电解质有双向调节作用[64]。失衡综合征是慢性肾衰竭患者初次血透或长时间中断血透后,再行透析时经常出现的临床症状,采用五苓散加味治疗失衡综合征26例,疗效满意[65]。有研究者用本方加减治疗产后尿潴留,亦取得较好疗效[66]。

⑤五官科病证:李国甫用五苓散加味治疗复发性口腔溃疡68例,疗效较佳[67]。应用五苓散加味治疗梅尼埃病,重点观察治疗前后患者眩晕次数、听阈值及治疗后患者自身功能状态的变化,进行眩晕疗效分值评定,客观评价近期和远期疗效,结果良好[68]。36例中心性浆液性视网膜病变患者,随机分成治疗组(20例,五苓散加减中药汤剂口服)与对照组(16例,丹参注射液静脉滴注)。观察两组治疗前后黄斑水肿吸收情况和视力变化,结果治疗组优于对照组($P=0.032<0.05$),有效率90%[69]。在眼科疾病围手术期,如白内障、青光眼、视网膜脱离、眼球破裂伤手术,以及视网膜激光后,常规治疗基础上同时予五苓散加味治疗,对角膜水肿、视网膜水肿及脉络膜脱离等均取得满意疗效。眼科疾病在围手术期配合中药治疗,在改善预后和提高视功能方面有较好的效果[70]。

⑥妇科、儿科病证:选取48例乳腺癌手术后上肢水肿的患者,随机分为两组。中药治疗组以五苓散为基础方加减治疗,西药对照组口服爱脉朗片治疗。测量并记录治疗前后患侧上臂中点臂围,用药2个疗程总结疗效,进行组间对照,计算有效率。结果治疗组总有效率76%,对照组总有效率57%,治疗组高于对照组。经χ^2检验,$P<0.01$。结论:中药五苓散加减能明显改善乳腺癌手术后患肢水肿的程度[71]。

应用本方治疗新生儿黄疸、婴幼儿腹泻、婴儿湿疹、遗尿、小儿睾丸鞘膜积液等儿科疾患,屡获良效。轮状病毒性肠炎又称秋季腹泻,多发生在6~24个月婴幼儿。起病急,常有发热和上呼吸道感染症状,随即出现腹泻蛋花水样便,大便次数多,常伴脱水和酸中毒。有研究者用五苓散加味治疗该病36例,取得满意疗效[72]。

⑦其他:类风湿关节炎(RA)是一种累及周围关节为主的多系统炎症性的自身免疫性疾病,有研究者采用五苓散加味治疗RA 30例,临床效果满意[73]。与之相类,用五苓散加味治疗痛风性关节炎48例,亦取得了满意疗效[74]。另外,亦有医师报道,应用五苓散加减治疗骨伤科多种疾病及其并发症,取得满意疗效[75]。正因为其利水效应,本方常用于排尿异常之多种病症。本方既可加减治疗肛肠病术后尿潴留,亦可用于治疗神经性尿频[76,77]。其他如特发性水肿、各型眩晕、高脂血症等,均可择机选用本方治疗。

正因其临床运用广泛,且疗效显彰,故有作者对古今医案进行统计分析。384 例古今医案统计分析结果显示:①男女老少皆可发病,以中青年为多见。②四季皆可发病,夏季多,冬季少。③主要病因为外感寒邪及体质脾虚;病机为脾失健运,气化不利,水湿内停。④诊断指标:小便不利,舌淡,苔薄白。次要指标:水肿,口渴,腹胀满,苔白腻。⑤基本治则:健脾利湿,温阳化气,内化水饮,外解表邪。虽为表里同治之剂,但重在化气利水,而不拘表证有无。⑥药物平均用量:桂枝 7.2g,猪苓 10.9g,茯苓 18.5g,泽泻 16.4g,白术 12.6g。5 味药依次比例为 1.5∶2.6∶3.2∶1.8∶1。具体用量可以药物间比例关系适当调整。⑦剂型:多用汤剂。服法:日 1 剂,分 2 次服,6 天为 1 疗程,善后以健脾益气为主[78]。

(4)医案选

①淋证转癃闭:曾,患淋证,小便本难,近来变为癃闭。少腹硬满,小便肿胀,苔白不渴,脉小而沉。下焦湿热,被外寒所遏,膀胱气化不行,最为急证,恐其喘汗。肉桂五苓散加木香、乌药、枳壳。另,葱白一把,麝香三厘,捣饼贴脐。原按(柳宝诒按语):此温通法也。惟由淋变癃,气分必虚,补中益气等法,亦可随宜佐用。(《柳选四家医案·曹仁伯医案》)

按:淋证转为癃闭,确属急证。少腹硬满,小便(当指前阴)肿胀,苔白不渴,脉小而沉,是辨证依据。"下焦湿热",疑有笔误,似以"湿盛"为妥,盖方中并无清热之品,病情亦无热象。肉桂五苓散,即将五苓散中桂枝改作肉桂。葱与麝香捣饼敷脐为治癃闭之著名验方,对本病之疗效,功不可没,故不可侧重看待五苓散。柳宝诒案云:"补中益气等法,亦可随宜佐用",然则,必见气虚下陷之证方可酌用,否则愈补愈涩,不可不慎。

②肾虚肺气不宣水肿。患儿,全身浮肿,脐突,阴囊亦肿,平卧不能转侧,尿量极少,有时每日只有 50ml,咳嗽发热。用速尿、山梨醇、黑白丑膏等,肿胀不减。投以五苓散合五皮饮加桔梗、杏仁以利肺气,结果尿量大增,浮肿明显消退,由不能进食增至日食五到六两之多。水肿衰其大半后,改用补肾兼利尿之法而收全功。(《岳美中医案·谈治疗肾炎水肿的经验》)

按:本案在"肾虚肺气不宣型水肿"之下,从病情来看,似属急性肾炎,岳美中云:"急性肾炎多属此类,慢性肾炎间亦有之;治疗上重在使气宣,而促进膀胱气化通畅。"观本案,肿甚,尿量极少时用此法,疗效显著,后以补肾利水法收功,前后治法转换,大见功夫。

③白带增多。患者冒雨劳动之后起病,白带增多,伴下肢浮肿,苔白腻,脉濡。处方:白术 30g,猪苓 10g,茯苓 30g,桂枝 10g,泽泻 5g,车前子 30g,赤石脂 20g。水煎服。3 剂后减轻,继服 2 剂而愈。(《吉林中医》,1992,(6):27)

④眩晕:陈某,女,72 岁,1995 年 10 月 22 日初诊。1 周前受寒起病,病后头晕目眩,恶心呕吐,卧床不起。在某医院经头颅 CT 平扫无异常,诊断为脑动脉硬化,用吗丁啉、丹参脉络宁等药未效。症见面色萎黄,起则头眩,恶心呕吐,胃脘痞闷,时觉气从胃腔上冲胸咽,口渴欲饮,饮入即吐,小腹、右腰部胀痛,小便短少,点滴而出,舌质淡红,苔白腻,脉沉细。B 超提示:右肾盂积水。此气化不行,水饮内聚,清阳不升之象。予五苓散加味:桂枝 12g,茯苓 30g,猪苓 10g,泽泻 9g,白术 10g,姜半夏 9g。水煎服,每日 1 剂。二诊:服 1 剂呕吐止,小便通畅,3 剂眩晕大减,小腹、腰痛消失,能下地行走。继进 5 剂。追访 8 个月未复发。(《国医论坛》,1997,(4):14)

⑤多囊肾。陈某,男,31 岁,农民。双侧多囊肾,已发现十余年,近五六年来,时有浮肿,腰痛,渐至腹部可扪及肿大之肾脏,于 1995 年 10 月初诊。诉腰痛,连及侧腹胀痛,难以俯仰,乏力、短气,肛门坠胀,便意频繁但难以排出,勉力努责方可排出成形软便,小便量较多,

下肢浮肿,形体消瘦,精神委顿,饮食少进,肤色黧黑。B超提示双侧多囊肾,囊腔最大者 40.5mm×38.0mm。化验结果表明,肾功能中度损害。扪其腹部,右肾肿硬如石,边界清晰,其下缘平脐,左肾触及不满意,压痛明显。血压135/105mmHg,脉弦缓,舌苔白薄。询知其母、兄均死于此病。治疗经过如下:处方:柴胡、郁金、白芍、桂枝、焦术、猪苓、制三棱、制莪术各10g,枳实15g,泽泻、王不留行各20g,铁菱角(菝葜根)、益母草各30g。治疗中略有加减,如浮肿甚加金钱草、海金沙;下腹及肛门坠胀加荔枝核、乌药、黄柏;大腹胀甚加厚朴;软坚散结加皂角刺。服药1周,腰及侧腹胀痛明显减轻,肛门坠胀有所缓解,共服药4周,诸症减轻,恢复轻微劳作。因其家境清寒,其后仅能断续服药,亦无力复查,历时4月余,自觉症状不明。扪其腹部,肿大之左肾下缘虽仍平脐,但已明显变软,无压痛,血压正常。此乃先天性疾患,发展至此,必预后不良,然则依法论治,尚可缓解。笔者在检索病历中发现,以往之治疗不外补脾利水、补肾利水法,如济生肾气丸之类,因而醒悟,必另辟蹊径,别裁新方。盖肾脏肿硬如石,乃邪实太过之征,且僭踞肝经之位,亦显肝经之证;小便量较多而浮肿,大便频繁,乃膀胱气化失职,津液输布异常所致。故以四逆散与五苓散合方为之,随证加减,不冀病情缓解,逆象暂未发生。(梅国强. 仲景"治未病"思想临证撮要. 湖北中医杂志增刊·鄂·港·澳·台中医学术研讨会论文集,1997,(10):7)

【按语】 五苓散为通阳化气行水之方,古今临床应用恒多,《伤寒论》以此治疗太阳蓄水证、霍乱吐利以表证居多者。《金匮》以本方治疗瘦人脐下有悸,吐涎沫而癫眩者。《医说》以本方治疗风湿;《伤寒百问经络图》:治瘴气温疟;《直指方》:治湿证及伤暑烦渴,引饮过多,小便赤涩等,不胜枚举,即令温病学家,如吴鞠通之《温病条辨》,亦引本方治多种湿证或寒湿证候。现代临床运用,则更加广泛而深入,几乎涉及各系统病证。要之,本方使用范围虽广,而使用本方治之原则不外以下数条:其一,本方有化气行水和解表之双重功效,故凡水气不行而兼风寒在表者,恒可酌情用之,如风寒表证而兼小便不利,发热恶寒,吐泻等。其二,本方虽曰化气行水,然观其方,多有健脾化湿之品,故中焦湿盛,升降反常甚或累及下焦诸病,亦可用之,此即前述中(脾胃)下(包括泌尿、生殖系统)二焦证候使用本方之来由。其三,下焦气化失司,水气内停,复因清阳不振,而有冲逆于上者,用本方通阳化气行水,实为得当之治法。此类用法,《金匮要略》已肇其端,如前述本方治"瘦人脐下有悸,吐涎沫而颠眩"者。后人循此加以探索,用本方治疗五官科疾病、眼科疾病、头痛眩晕之类,是行水以利清阳也。更有水气上逆,影响心肺功能者,故在心血管系统疾病、呼吸系统疾病中,仍可相机而投,每获良效。其四,《灵枢经·本脏》曰:"肾合三焦膀胱,三焦膀胱者,腠理毫毛其应",由此出发,并依据脏腑及其相应部位之相互影响,故有时化气行水,即所以通畅三焦之运行;或治在水腑(膀胱),而功在水脏(肾);或治在其内,而效在其外,此本方治疗某些肾病、三焦证候,乃至皮肤科疾病之渊薮。

【现代研究】 五苓散与呋喃苯胺酸利尿作用的动物实验观察表明:①五苓散组作用缓,维持时间长,平均排尿量大于呋喃苯胺酸组。②五苓散组未发现不良反应及副作用。③其利尿机制可能是抑制了肾小管对电解质和水的重吸收[79]。

五苓散对大鼠实验性急性高血压影响的实验观察结果表明:①五苓散有明显降压作用,作用温和,维持时间较长。②利尿扩血管作用可能为其降压作用的机制之一。③五苓散无不良反应及副作用。④应用时不能久煎,以免影响疗效[80]。有关实验同时证实,五苓散对代谢综合征大鼠的高血压有治疗作用,作用机制相当于胰岛素增敏剂、利尿剂[81]。

在传统方剂五苓散的基础上加用田七、丹参等组成制剂健神利水Ⅰ号主要对脑水肿

"瘀、水"进行治疗:加用石菖蒲、夏枯草等组成的制剂醒脑消肿胶囊主要针对脑水肿"火、痰、窍闭"进行治疗。实验结果表明:颅内出血水肿模型建立后 12 小时内已出现血管源性水肿,并随时间推移脑水肿有进一步加重的趋势,健神利水Ⅰ号对血-脑脊液屏障的保护作用要强于醒脑消肿胶囊[82]。水通道蛋白 4(AQP-4)参与了脑出血继发性脑组织损伤,并与损伤程度存在相关性,五苓散可能通过减轻脑水肿、减少 AQP-4 的产生发挥脑保护作用[83]。

五苓散可抑制 ADR 肾病大鼠肾组织 ETAR 蛋白及 mRNA 的高表达,并对其足细胞形态及基底膜电荷屏障有一定保护作用,这可能是其减轻 ADR 肾病大鼠蛋白尿的作用机制之一。同时可以改善 ADR 肾病大鼠肾组织局部的血流动力,这一作用与其影响了肾组织局部相关血管活性因子的水平有关。而系膜细胞是五苓散治疗肾病的重要靶细胞,五苓散可以拮抗内皮素对系膜细胞的作用,这是其发挥疗效的作用机制之一。[84-87]

研究五苓散和茵陈五苓散对诱发乙醇中毒后小鼠肝中乙醇代谢的影响,结果提示:五苓散和茵陈五苓散能改善乙醇的氧化所引起的肝细胞损害。其原理可能是:①增加了利尿及加快了乙醇过氧化速度和排出速度。②可预防乙醇引起的 GSH 的耗竭。③改善乙醇性肝的 GSH 的代谢等[88]。

五苓散对严重颅内高压患者有一定的降压和延长颅内高压高峰出现时间的作用。其降压可能是通过利尿而发生作用或水液重新分布而发生作用的[89]。

【原文】

發汗已,脉浮數,煩渴者,五苓散主之。(72)

【提要】 补述蓄水证的脉证。

【释义】 "发汗已,脉浮数",说明原为太阳病,发汗后表证仍在,57 条"伤寒发汗已解,半日许复烦,脉浮数者……"之脉象同义。表未解而见心烦、口渴,知非单纯表证,从"五苓散主之"来看,当是病邪兼入太阳之腑,影响膀胱气化功能,以致水蓄不化所致。惟其水蓄而不能蒸腾化气,以润泽于上,故有心烦、口渴之象。

本条承接上条,补述太阳蓄水的脉证,宜彼此互参。上条指出"脉浮",本条则说"脉浮数",是知浮与浮数之脉,在五苓散证均可出现;上条说"微热",而本条未言发热与否,说明表证未尽之蓄水证,多有微热象征;上条说"消渴",而本条言"烦渴",知本证渴而饮水,原理相同;上条突出了"小便不利"之主证,而本条未言小便利否,因知本条未言小便不利,当是省文笔法。

【选注】

成无己:发汗已,脉浮数者,表邪未尽也,烦渴,亡津液,胃燥也,与五苓散和表润燥。(《注解伤寒论·辨太阳病脉证并治法中》)

方有执:已,言发汗毕,非谓病罢也。浮数,烦,与上同(指 57 条),而此多渴,渴者,亡津液而内燥,里证也。以证有里而人烦渴,故用四苓以滋之;以表在而脉浮数,故凭一桂以和之。谓五苓散能两解表里者,此也。(《伤寒论条辨·辨太阳病脉证并治中篇》)

《医宗金鉴》:脉浮数之下,当有"小便不利"四字,若无此四字,则为阳明内热口燥之烦渴,白虎汤证也。以其有小便不利,烦渴,则为太阳水热瘀结之烦渴,五苓散证也。况无小便不利证而用五苓散,则犯重竭津液之证矣。发汗已,为太阳病已发过汗也。脉浮数,知邪仍在表也。今小便不利而烦渴,是太阳腑病,膀胱水蓄,五苓证也。(《医宗金鉴·订正仲景全书·伤寒论注·辨太阳病脉证并治中篇》)

柯韵伯：上条有表里之证，此条有表里之脉，互相发明五苓散有表里双解之义。虽经发汗，而表未尽除，水气内结，故用五苓。若无表证，当用白虎加人参汤矣。伤寒发汗解，复烦而脉浮数者，热在表未传里也，故用桂枝。此更加渴，则热已在里，而表邪未罢，故用五苓。（《伤寒来苏集·卷二五苓散证》）

张隐庵：承上文而言，不但脾气虚微，小便不利者，五苓散主之，即脉浮数，而证烦渴者，亦五苓散主之。盖发汗而渴，津液竭于胃，必借脾气之转输而能四布也。（《伤寒论集注·辨太阳病脉证篇》）

【点评】《医宗金鉴》指出，本条"脉浮数"之下，必有"小便不利"四字，否则非五苓散证，从其说者众。成、方、张注以胃燥为解，并未指出本条必有小便不利，或谓本方内润胃燥，外解表邪，或谓本方促进脾之转输功能，而润泽四旁，丝毫不提膀胱气化功能，则与五苓散之功效，难以相合。

笔者谨按：对本条之诠释，历来以省略"小便不利"者为多，余每读至此，常掩卷自忖，假设果如注家之言，则上条与本条何异，似无并存之必要。或曰补述其脉证，而所补为何？上条已有脉浮之论述，本条所补者，不过兼数而已。然，表病而脉浮数者，在52条、57条均已申明，何补述之有？！余以为本条之主证，即是烦渴，而脉浮数乃副证，其病机仍为膀胱气化失职，气不化津，水液输布失调。合上2条而观之，则五苓散证，既有"脉浮、小便不利，微热消渴者"，亦有"脉浮数，烦渴者"，如此分作二证来读，可广临床之思路。《素问·灵兰秘典论》曰："膀胱者，州都之官，津液藏焉，气化则能出矣。"可见膀胱气化失职，其义有二：其一，膀胱所藏之津液，在气化作用下，其清者复归津液运行之轨道，其浊者排出体外。反此为病，如上条所述"小便不利"者是也，其重心在不能气化而"出"。其二，膀胱所藏之津液，其来源大致有二：小肠泌别清浊而渗入膀胱；饮入于胃，由脾上输于肺，由肺而通调水道，下输膀胱；肾为水脏，对膀胱有供养和促进作用。源流若是，而膀胱能藏与否，亦赖其气化功能，若其气化不健，津液失藏，则必然小便频多，而烦渴不止，其重心在津液失"藏"。《素问·脉要精微论》曰："水泉不止者，是膀胱失藏也"，可为此论之证据。盖水泉不止，是必小便频多，津液下趋太过，太过则人体津液不足，故渴饮不止。《金匮要略·血痹虚劳病脉证并治》曰："虚劳腰痛，少腹拘急，小便不利者，肾气丸主之。"《金匮要略·消渴小便利淋病脉证并治》曰："男子消渴，小便反多，饮一斗，小便一斗，肾气丸主之。"是肾气丸一方，既主小便不利，亦主消渴，小便反多。其病机均为肾阳不足，可为此论点之旁证。然则肾气丸治在水脏，五苓散治在水腑，证治悠分，而原理可互为借鉴。余以五苓散治愈数例非糖尿病所致之消渴，小便反多者，亦以此方治疗糖尿病消渴，小便多者（必无燥热津伤之象，其脉不虚者，方可用之），此作为糖尿病过程中，某一病程阶段用药，有一定效果。据上所述，而发此论，未知当否，仅供参考。

【原文】

伤寒，汗出而渴者，五苓散主之；不渴者，茯苓甘草汤主之。(73)

茯苓二两　桂枝二两，去皮　甘草一两，炙　生姜三两，切（《玉函》卷七作'茯苓三两'）

上四味，以水四升，煮取二升，去滓。分温三服。

【提要】五苓散证与茯苓甘草汤证的证治鉴别。

【释义】本条以伤寒汗出之后，口渴与否，而辨五苓散与茯苓甘草证。五苓散证由汗后表邪循经入腑，影响膀胱气化功能，以致水停下焦，蓄而不行，则津液无以上承，故见口渴。茯苓甘草汤证乃汗后胃阳不足，难以腐熟蒸化水谷，以致水停中焦，惟其如此，则膀胱气化功能尚未受到影响，津液尚能输布，故口不渴。

本条叙证虽简,然则以此二方证作鉴别比较,实用心良苦,盖此二方,均为化饮行水之方,而病位有中、下之别。五苓散证为下焦蓄水,故多有小便不利等证,茯苓甘草汤证为水停中焦,水饮最易上逆为患,故可出现肢厥、心下悸、小便通利等,观 127 条及 356 条便知。

【选注】

《医宗金鉴》:此申上条或渴而不烦,或烦而不渴者,以别其治也。伤寒发汗后,脉浮数,汗出烦渴,小便不利者,五苓散主之,今唯曰汗出者,省文也。渴而不烦,是饮盛于热,故亦以五苓散主之,利水以化津液。若不烦且不渴者,是里无热也。惟脉浮数汗出,小便不利,是营卫不和也,故主以茯苓甘草和表以利水也。(《医宗金鉴·订正仲景全书·伤寒论注·辨太阳病脉证并治中篇》)

张隐庵:此释上文之义,而申明助脾调胃之不同也,夫汗出而渴者,乃津液不能上输,用五苓散以助脾;不渴者,津液犹能上达,但调和胃中可也,茯苓甘草汤主之,方中四味,主调中和胃而通利三焦。(《伤寒论集注·辨太阳病脉证》)

陆渊雷:此条以汗出而渴、不渴,辨五苓散、茯苓甘草汤之异。二方之证皆不具,然五苓散证承前二条而言,省文,从可知。茯苓甘草汤证,则必有阙文矣。厥阴篇云:"伤寒厥而心下悸,宜先治水,当服茯苓甘草汤,却治其厥,不尔,水渍入胃,必作利也。"据此,知茯苓甘草证不具。(《伤寒论今释·辨太阳病脉证并治中》)

承淡安:伤寒汗出之后而渴,小便不利者,五苓散主之;如汗出之后不渴而心下悸者,则以茯苓甘草汤主之。

本条仅举出渴与不渴,分别主用二方,实为简略。五苓散衔接上二条而下,固可省文,而茯苓甘草汤不能以汗出不渴四字即可指证用此方,其中必有阙文无疑。柯韵伯云:"当有心下悸二字",诚是。茯苓甘草汤,原是治水饮之方,有心下悸之证,陈逊斋直接以心下悸三字填入之,条明理清,因从之。(《伤寒论新注·辨太阳病脉证并治法中篇》)

【评述】 本条叙证过简,故陆渊雷、承淡安二人皆指出五苓散当是从上 2 条(71、72 条)而省其文。茯苓甘草汤证,主张补入心悸一证,陆渊雷更以 356 条"伤寒厥而心下悸……"与之对勘,说服力甚强,故陆、承二注中肯可从。《金鉴》虽然指本条五苓散证,有省文笔,然注释模糊,又释茯苓甘草汤证"营卫不和"云云,难以切中病机。张隐庵以补脾、调胃而区分五苓散和茯苓甘草汤之主治,与原文大意不侔甚矣。

【原文】

中風發熱,六七日不解而煩,有表裏證⁽¹⁾,渴欲飲水,水入則吐者,名曰水逆⁽²⁾,五苓散主之。(74)

【词解】

(1)有表里证:指太阳表证与蓄水证同时存在。

(2)水逆:指蓄水重证的一种表现,可出现心烦、小便不利、渴欲饮水、水入则吐,或头昏目眩等。

【提要】 蓄水重证而致水逆的证治。

【释义】 本条为蓄水重证,其证候及病机当与 71、72 条合看。太阳病头痛、发热、恶寒、脉浮等表证,经过六七日之久,尚未解除,此即有表证。又因病邪循经入腑,膀胱气化不利,水饮停蓄,故小便不利,乃必有之证,本条未言者,是省文之法,此即有里证。口渴如前所述,乃气不化津,津液不能上承所致,且因蓄水较重,既不能趋之于下,则逆而上犯,胃腑受其冲激,故饮水则吐,名曰水逆。

本条与蓄水证之脉证病机基本一致,仅增呕逆一症,故治法与蓄水证相同,主用五苓散。

【选注】

方有执:此太阳中风,失于未治,久而入里之证。盖中风发热,必自汗出,六七日不解,出汗过多可言也。烦者,汗出过多,亡津液而内燥也。表以外证未罢言,里以烦渴属腑言,欲饮水者,燥甚而渴,希救故也。吐,伏饮内作故外者不得入也。盖饮亦水也,以水得水,涌溢而为格拒,所以谓之曰水逆也。(《伤寒论条辨·辨太阳病脉证并治上篇》)

《医宗金鉴》:中风发热,六七日不解而烦者,是有表证也。渴欲饮水,水入则吐者,是有里证也。若渴欲饮水,水入即消,如前条之胃干,少少与饮,令胃和则愈,今渴欲饮水,水入不消,上逆而吐,故名曰水逆。原其所以吐之之由,则因邪热入里,与饮相搏,三焦失其蒸化,而不能通调水道,下输膀胱,以致饮热相格于上,水无去路于下,故水入则吐。小便必不利也,宜五苓散辛甘淡渗之品,外解内利。多服暖水,令其汗出尿通,则表里两解矣。(《医宗金鉴·订正仲景全书·伤寒论注·辨太阳病脉证并治上篇》)

柯韵伯:表热不解,内复烦渴者,因于发汗过多。反不受水者,是其人心下有水气。因离中之真水不足,则膻中之火用不宣。邪水凝结于内,水饮拒绝于外,既不能外输于玄府,又不能上输于口舌,亦不能下输于膀胱,此水逆所由名也。(《伤寒来苏集·卷二五苓散证》)

汪苓友:成注云:中风发热,至六七日则当解,若不解而烦者邪在表也;渴欲饮水者,邪在里也。太阳之里为膀胱,腑病则里热气结,而小便不利,内不得出,外亦不得入,所以饮水反上行而作吐也。若此者,名曰水逆,用五苓散者,以表解散邪,里能消水也。或问上证既烦且渴,乃上焦肺胃热也,其人必小便利,今者小便不利,知其热在下焦,乃膀胱腑病也。经云:膀胱者,州都之官,津液藏焉,气化则能出矣。上病用五苓散者,以利小便,使气化得输,则津液流通,烦与渴不治而自愈矣。(《伤寒论辨证广注·辨太阳病脉并治法中》)

陆渊雷:此亦承前数条而言,故不举主证,但举水入则吐之逆证也。(《伤寒论今释·辨太阳病脉并治法中》)

【评述】诸注皆以表证未解,水饮内蓄而上逆作解,尤其《金鉴》指出,本证不能通调水道,下输膀胱,下无去路,故水入则吐,小便不利;柯韵伯谓水邪凝结于内,拒绝于外,既不能外输玄府,又不能上输口舌,亦不能下输膀胱,皆精要之言,汪苓友略同。然则《金鉴》及汪苓友均认为热邪深入下焦,与水相结则欠妥。柯韵伯谓心下有水气,固无不可,盖水逆证,乃下焦水逆犯胃,是心下可兼有水气,而探其原因则云"离中之真水不足,膻中之火用不宣",则离题甚远。方有执将本条病机释为"亡津液"及"伏饮内作",更为无据。

四、栀子豉汤证(76~81)

【原文】

發汗後,水藥不得入口為逆,若更發汗,必吐下不止。發汗吐下後,虛煩[1]不得眠,若劇者,必反覆顛倒音到,下同,心中懊憹[2]上烏浩,下奴冬切,下同,栀子豉湯主之;若少氣[3]者,栀子甘草豉湯主之;若嘔者,栀子生薑豉湯主之。(76)

栀子豉湯方

栀子十四箇,擘 香豉四合,綿裹

上二味,以水四升,先煮栀子,得二升半,內豉,煮取一升半,去滓。分為二服,溫進一服。得吐者,止後服。

栀子甘草豉湯方

栀子十四箇,擘　甘草二兩,炙　香豉四兩,綿裹

上三味,以水四升,先煮栀子、甘草,取二升半,内豉,煮取一升半,去滓。分二服,温進一服。得吐者,止後服。

栀子生薑豉湯方

栀子十四箇,擘　生薑五兩　香豉四合,綿裹

上三味,以水四升,先煮栀子、生薑,取二升半,内豉,煮取一升半,去滓。分二服,温進一服。得吐者,止後服。

【原文】

發汗,若下之,而煩熱(4)胸中窒(5)者,栀子豉湯主之。(77)

【原文】

傷寒五六日,大下之後,身熱不去,心中結痛(6)者,未欲解也,栀子豉湯主之。(78)

【原文】

傷寒下後,心煩腹滿,臥起不安者,栀子厚朴湯主之。(79)

栀子十四箇,擘　厚朴四兩,炙,去皮　枳實四枚,水浸,炙令黃

上三味,以水三升半,煮取一升半,去滓。分二服,温進一服。得吐者,止後服。

【原文】

傷寒,醫以丸藥(7)大下之,身熱不去,微煩者,栀子乾薑湯主之。(80)

栀子十四箇,擘　乾薑二兩

上二味,以水三升半,煮取一升半,去滓。分二服,温進一服。得吐者,止後服。

【原文】

凡用栀子湯,病人舊微溏(8)者,不可與服之。(81)

【词解】

(1)虚烦:虚,非正气虚,而是以邪之有形无形为言,即无形之邪为虚(如六淫),有形之邪为实(如瘀血、痰、水饮、积滞等)。虚烦,指无形邪热扰于胸膈之心烦。

(2)懊憹:懊,音奥(ào),憹,音恼(náo)。指心中烦郁至甚,扰乱不安,难以名状。

(3)少气:气少不足以息。

(4)烦热:心中烦闷而热。

(5)胸中窒:胸中闭塞不舒。

(6)心中结痛:心胸中如有物支撑,结闷而痛。

(7)丸药:指当时通行的具有较强泻下作用的丸药,其组成不详。

(8)旧微溏:患者平素大便稀溏。

【释义】此段共 6 条,讨论栀子豉汤主治证,兼证及其禁例。其中 76 条中段,77、78 条讨论栀子豉汤主治证,76 条后段,79、80 条讨论栀子豉汤之兼证;81 条讨论栀子豉汤禁例,兹分述于后。

76 条当分为前、中、后 3 段读,"发汗后……必吐下不止"为前段,言发汗后水药不得入口,为误治之逆证,良由未汗之时,中气虚寒,纵然兼有表证,只宜温中散寒,兼以解表,若率用辛温发汗,必然发越已虚之阳,则虚损更重。胃阳既已不足,则阴寒之气,盛而上逆,使受纳之所拒而不受,故为之呕吐而水药不得入口。此时若误作太阳伤寒之呕逆,再发其汗,是一误再误,必致中阳衰败,不惟呕吐,而且下利不止。此段证候与栀子豉汤证无关。

"发汗吐下后,虚烦不得眠……栀子豉汤主之"为中段,是承上文误治而发,盖言虽经误

治，而证候有寒热虚实之不同转化，此即转化为热证实证，则其人素体阳旺可知。体质如此，而辛温发汗太过，则外邪入里化热，热邪上扰，心神不安，故虚烦不眠。此言虚烦者，与正虚之烦大相径庭，观375条"下利后，更烦，按之心下濡者，为虚烦也，宜栀子豉汤"；221条"阳明病……若下之，则胃中空虚，客气动膈，心中懊憹，舌上苔者，栀子豉汤主之"。可知热邪未与胃肠之积滞搏结，亦未与瘀血、痰、水相搏，以其热而无形谓之"虚"。若证候较重者，则烦扰更甚，其人因之反复颠倒，心中烦郁无奈，莫可名状，故曰"心中懊憹"。概言之，栀子豉汤证之病机为热扰胸膈。随热扰胸膈之程度不同，因而主证亦有所差异，如77条"烦热、胸中窒"，是热扰胸膈较重，不仅出现胸中烦闷而热，且因热郁较甚，阻碍气机运行，故胸中窒。78条为热郁最重者，不仅表现为心烦懊憹，且身热不去，心中结痛。心中者，泛指心胸部位，结痛者，言胸中结闷疼痛。痛则不通，是气机为热邪阻滞更甚之象。此证虽有心中结痛，然必心下柔软，无压痛，足以区别于热邪与有形之物（积滞、瘀血、痰、水等）相结之疼痛，宜加鉴别。上述病情，轻重各异，而病机相同，故均用栀子豉汤，清热除烦。

上述3证，均由误治而成，如"发汗吐下后"，"发汗若下之"，"伤寒五六日，大下之后"，是误治引邪深入所致，然则本证亦有不因误治而成者，是病情发展，表邪入里化热而成，故临床之际，但求热扰胸膈之征象，而不必求其误治与否。

76条后段，79、80条讨论栀子豉汤证之兼证，乃热扰胸膈之主证相同，而兼证各异。76条后段"若少气者，栀子甘草豉汤主之"，是热邪不惟烦扰胸膈，而且耗伤正气，所谓壮火食气是也，因而少气不足以息，则于栀子豉汤加炙甘草，兼以益气和中。"若呕者，栀子生姜豉汤主之"，是热邪内扰，兼犯胃气，使胃气上逆所致，则于栀子豉汤加生姜，兼以降逆和胃止呕。79条"心烦腹满，卧起不安者，栀子厚朴汤主之"，是伤寒下后，热扰胸膈，而胃肠空虚，热邪乘机壅滞使然，故用栀子厚朴汤，清热除烦，宽中除满。80条"伤寒医以丸药大下之，身热不去，微烦者，栀子干姜汤主之"，是伤寒表病，不当攻下，而以丸药大下之，则阳气损伤于中，而热邪壅聚于上，为上焦有热，中焦有寒之证。其上热者，如前所述，心烦懊憹，身热不去之类；中焦有寒，虽未指出症状，但从方中干姜推测，则腹泻或便溏，或少食、腹胀、腹痛之类，已在意料之中。

81条为栀子豉汤禁例，其文曰"凡用栀子汤，病人旧微溏者，不可与服之"，乃言患者平素脾胃虚寒，大便经常稀溏者，不可服用本方，即令兼热郁胸膈之证，亦应考虑中焦虚寒而慎用本方。然则病证果然如此，将作何处治？答曰：可参照栀子干姜汤之例，随证加减，以适应病情需要，亦"随证治之"之理也。可见脾胃虚寒之所禁者，禁在苦寒之栀子豉汤，而其加减法则可参照使用。

【选注】

成无己：发汗吐下后，邪热乘虚，客于胸中，谓之虚烦者，热也。胸中烦热，郁闷而不得发散者是也。热气伏于里者，则喜睡。今热气浮于上，烦扰阳气，故不得眠。心恶热，热甚则必神昏，是以剧者，反复颠倒而不安。心中懊憹而愦闷，懊憹者，俗谓鹘突是也。《内经》曰：其高者，因而越之，与栀子豉汤以吐胸中之邪。

少气者，热伤气也，加甘草以益气；呕者，烦热而气逆也，加生姜以散气。少气则热为气搏，散而不收者，甘以补之可也。呕则气为热搏，逆而不散，辛以散之可也。（《注解伤寒论·辨太阳病脉证并治法中》）

又曰：伤寒懊憹，何以明之，懊者，懊恼之懊。憹者，郁闷之貌，即心中懊懊恼恼，烦烦，郁郁然不舒畅，愦愦然无奈，比之烦闷而甚者。（《伤寒明理论·懊憹》）

方有执：窒者，邪热壅滞而窒塞，未至于痛而比痛轻也。（《伤寒论条辨·辨太阳病脉证并治中》）

张令韶：窒，窒碍不通也，热不为汗下而解，故烦热，热不解而留于胸中，故窒塞而不通也，亦宜栀子豉汤，升降上下，而胸中自通也。（《伤寒直解·辨太阳病脉证》）

钱天来：五六日，虽为邪当入里之候，然有邪尚在表而未解者极多，总以表证既去无里证者，为邪气已解，表证初罢而随见里证者，为外邪入里，未可以日数拘也。今五六日而身热不去，是表证尚未除也。大下之后，若表邪尽陷，则身不热而为痞结，及协热下利等变证矣。今乃身热不去，是邪气半留于表也；心中结痛，是邪气半留于里也。表里皆有邪，是以谓之未欲解也。然邪入犹浅，初入于上焦心胸之间耳，若用表里两解之法，则邪未入胃，岂宜攻里，无若就近取之，则以高者越之之法为便，故以栀子豉汤吐之，则内邪随涌而上出，外邪又因吐得汗而解矣。（《伤寒溯源集·太阳中篇》）

《医宗金鉴》：论中下后满而不烦者有二：一热气入胃之实满，以承气汤下之；一寒气上逆之虚满，以厚朴生姜甘草半夏人参汤温之。其烦而不满者有二：一热邪入胸之虚烦，以竹叶石膏清之；一懊憹欲吐之心烦，以栀子豉汤吐之。今既满且烦，满则不能坐，烦则不能卧，故卧起不安。然既无三阳之实证，又非三阴之虚证，惟热与气结，壅于胸腹之间，故宜栀子、枳、朴，涌其热气，则胸腹和而烦自去，满自消矣。此亦吐中寓和之意也。（《医宗金鉴·订正仲景全书·伤寒论注·辨太阳病脉证并治中篇》）

柯韵伯：攻里不远寒，用丸药大下之，寒气留中可知，心微烦而不懊憹，则非吐剂所宜也。用栀子以解烦，倍干姜逐内寒而散表热。寒因热用，热因寒用，二味成方，而三法备矣。（《伤寒来苏集·卷三栀子豉汤证》）

程郊倩：凡治上焦之病，辄当顾虑中下，栀子为苦寒之品，病人今受燥邪，不必其溏否，但旧微溏者，便知中禀素寒，三焦不足。栀子之涌，虽去得上焦之邪，而寒气攻动脏腑，坐生他变，固辄难支。凡用栀子汤者，俱不可不守此禁，非独虚烦一证也。（《伤寒论后条辨·辨太阳病脉证》）

【评述】成无己诠释栀子豉汤证多有可取，尤以描述懊憹之状，最为生动，惟谓栀子豉汤为吐剂，大失本旨；探其原委，盖从方后云"得吐者，止后服"而来。此六字或系后人所加，虽不得而知，然其与方剂功效不符，则十分显然。其后注家从此说者甚多，不一一指出。方有执、张令韶二人释"烦热，胸中窒"条，文简意赅，可从。钱天来释"身热不去，心中结痛"条，语皆详明，惟"邪气半留于表"、"半留于里"句，并非指半表半里之少阳证，而是说内外俱有热邪。《医宗金鉴》论"伤寒下后，心烦腹满"条，以下后满而不烦；烦而不满；既满且烦，类比证候之异同，多有心得。柯韵伯论栀子干姜汤证，程郊倩论栀子豉汤禁例，语皆精要。

【治法】清宣郁热，或兼益气和中；降逆止呕；宽中消满；温中散寒。

【方药】栀子豉汤方。

栀子甘草豉汤方。

栀子生姜豉汤方。

栀子厚朴汤方。

栀子干姜汤方。

【方义】栀子苦寒，有清热除烦之效；豆豉其气上浮，有宣透之功，二者为伍，清热而不寒滞，宣透而不燥烈，为清宣胸中郁热，治心烦懊憹之良方。若兼少气者，加炙甘草以益气和中，名栀子甘草豉汤；兼呕者，加生姜以降逆止呕，名栀子生姜豉汤；兼腹满者，是热气壅滞于腹,故于栀子豉汤内去豆豉之宣散,而加枳实、厚朴以宽中除满,名栀子厚朴汤;若兼食少便溏、腹胀、腹痛者,是兼中焦虚寒,故去豆豉之宣散,而加干姜以温中散寒,名栀子干姜汤。

【方论选】

成无己:……若发汗吐下后,邪气乘虚留于胸中,则谓之虚烦,应以栀子豉汤吐之,栀子豉汤吐胸中虚烦者也。栀子苦寒,《内经》曰酸苦涌泄为阴。涌者,吐之也。涌吐虚烦,必以苦为主,是以栀子为君。烦为热胜也,涌热者,必以苦;胜热者,必以寒。香豉味苦寒,助栀子以吐虚烦,是以香豉为臣。《内经》曰:气有高下,病有远近,证有中外,治有轻重,适其所以为治,依而行之,所谓良矣。(《伤寒明理论·卷四》)

王晋三:栀子为轻剂,以吐上焦虚热者也。第栀子本非吐药,以此二者生熟互用,涌泄同行,而激之吐也。盖栀子生则气浮,其性涌,香豉蒸腐熟,其性泄。涌者,宣也;泄者,降也。既欲其宣,又欲其降,两者气争于阳分,自必从宣而上越矣。(《绛雪园古方选注·吐剂》)

柯韵伯:栀子苦能泄热,寒能胜热,其形象心,又赤色通心,故主治心中上下一切症。豆形象肾,又黑色入肾,制而为豉,轻浮上行,能使心腹之浊邪,上出于口,一吐而心腹得舒,表里之烦热悉除矣……若夫热伤气者少气,加甘草以益气,虚热相搏者多呕,加生姜以散邪,此为夹虚者立法也……如妄下后,而心烦腹满,卧起不安者,是热已入胃,便不当吐,故去香豉;心热未解,不宜更下,故以栀子除烦,佐枳、朴以泄满。此两解心腹之妙,是小承气汤之变局也。或以丸药下之,心中微烦,外热不去,是知寒气留中,而上焦留热,故任栀子以除烦,用干姜逐内寒以散表热。(《伤寒来苏集·伤寒论附翼·阳明方总论》)

陈蔚(元犀):栀子性寒,干姜性热,二者相反,何以同用之,而不知心病而烦,非栀子不能清之,脾病生寒,非干姜不能温之,有是病则用是药,有何不可,且豆豉合栀子,坎离交媾之义也,干姜合栀子,火土相生之义也。(《伤寒论浅注补正·辨太阳病脉证中篇》)

陈元犀(蔚):此汤旧本有"得吐止后服"等字,故相传为涌吐之方,高明如柯韵伯,亦因其说,惟张隐庵、张令韶极辨其讹曰:瓜蒂散二条,本经(指《伤寒论》)必曰吐之;栀子豉汤六节,并不言一吐字。且吐下后虚烦,岂有复吐之理乎?此因瓜蒂散内用香豉二合,而误传之也。愚每用此方,不吐者多,亦或有时而吐,要之,吐与不吐,皆药力胜病之效也。其不吐者,所过即化雨露之用也。一服即吐者,战则必胜,即雷霆之用也。方非吐剂,而病间有,因吐而愈者,所以为方之神妙。(《伤寒论浅注补正·辨太阳病脉证并治中篇》)

李培生:用栀子豉汤,取栀子清热,香豉宣郁。为病在上焦者立法,亦是白虎、承气之先着,故柯氏首列于阳明篇,确有见地。但栀子豉汤非涌吐之剂……如少气,有中虚之象,则加炙甘草以益气和中。兼呕,是胃气上逆,宜加生姜以降逆止呕……再如心烦腹满,则去香豉而取枳实、厚朴,以两解胸腹之邪。上热中寒,则用栀子干姜汤,以清上温中。(《柯氏伤寒论翼笺正·下卷》)

【点评】 栀子豉汤类方,药味甚少,配伍精当,因而诸注对栀子清热,豆豉宣散;甘草益气;生姜降逆;枳、朴宽中;干姜散寒该无异词,惟本方是否为吐剂,则争议颇多。大抵自成无己而降,以本方为吐剂者众,其理由是仲景方后有"得吐者,止后服"。又瓜蒂散中有豆豉,本方亦有,因而以为彼为吐剂,此亦应吐剂。又此类证候属上焦郁热,故据"其高者,因而越之"之理,以为吐剂。其实上述观点,难以成立,故张隐庵、张令韶力辨其非,综合此类观点,其要有四:其一,本方由栀子、豆豉组成,历来本草注述,均未记载有催吐作用。其二,此类证候,多由汗吐下后,邪热郁胸所致,何以再施吐法,岂非一误再误。其三,本证有若呕者,加生姜以降逆止呕,则是于催吐剂中,更加止吐之药,岂非自相龃龉。其四,临床实践证明,本方不属吐剂。陈元犀虽承认本方非吐剂,但又说"不吐者多,亦或有时而吐"云云,虽能自圆其说,而终不可将偶然之事,视作必然。盖以外感热病,气机为热邪所阻,在服用任何方剂过程中,有偶然难以受纳而致呕吐者,绝不可因此而视某方为吐剂。李培生先生注释本方平正通达,且以"栀子豉汤非涌吐之剂",一语破的。

【临床应用】

(1)张仲景对本方的应用

①栀子豉汤用于阳明病误下,胃中空虚,客气动膈,心中懊侬,舌上苔者。见221条。

②栀子豉汤用于阳明病误下,其外有热,手足温,不结胸,心中懊侬,饥不能食,但头汗出者。见228条。

③栀子豉汤用于下利后更烦,按之心下濡者。见375条。

④栀子豉汤加枳实,名枳实栀子豉汤,治大病差后,劳复者。若兼宿食者,加大黄。见393条。

(2)后世医家对本方的应用

①《备急千金要方》:栀子豉汤治少年房多气短。

②《肘后方》:栀子豉汤治霍乱吐下后,心烦腹满。

③《圣济总录》:栀子豉汤治虾蟆黄(黄疸之一种),舌上起青脉,昼夜不睡。

④《小儿药证直诀》:栀子豉饮(即本方)治小儿蓄热在中,身热狂躁,昏迷不食。

⑤《温病条辨》:栀子豉汤治太阴温病得之二、三日,舌微黄,寸脉盛,心烦懊侬,起卧不安,欲呕不得吐,无中焦证者。又治下后虚烦不得眠,心中懊侬,甚至反复颠倒。

(3)现代应用

孙广全等搜集了古今使用栀子豉汤的医案67例,经过统计分析,全面揭示了本方的证治规律。本证发病的主要病因为感受外邪,情志所伤和饮食劳倦3方面;病机为热扰胸膈、心神不宁;病变部位主要在胸膈,其次在心肺;主要诊断见症为心烦、失眠、发热、纳呆、尿黄、舌质红、苔薄黄或黄腻,脉数、滑、弦、浮。参考指标为胸中痞闷、心中结痛、腹满、呕吐。当以清热除烦为基本治疗原则。具体运用辅以健脾开胃、疏肝理气之品;均采用汤剂口服,日1剂,分2次口服,少者1剂,多者达30余剂,一般1~5剂痊愈;服药后有汗出热解、烦止咳平、便畅胀减,甚至呕吐的记载;该病男女老少皆可发,以青壮年为多,四季皆可发,以春季为最。目前多用于治疗神经系统疾病,如神经官能症,自主神经功能紊乱,其次为循环、呼吸、泌尿、消化系统及妇科疾病,如心肌炎、心包炎、肺炎、食管炎、慢性胃炎、慢性肾炎、膀胱炎及功能性子宫出血等合本证病机者[90]。

乔振纲等报道了老中医乔保钧的学术经验。认为栀子豉汤仅针对"热扰胸膈,心中懊侬"而设。乔保钧分析该方:栀子苦寒而色赤,苦味入心,色赤应心,寒能清热,故为清心之良药;豆豉经黑豆发酵而成,其形似肾,色黑应肾,其味香窜,香能发散,其气升浮,故可鼓动肾水上达以济心阴,使心阳不亢,又能宣散心经郁热,使心火透达于外。总之,该方具有清心散郁,透热外达,交泰天地之功。而许多精神失常疾患,多有心经郁热、水火不济的病理机转,故常以该方为基础,加化痰、安神或通腑导下药物,治疗精神失常,效果颇为满意[91]。

将入选患者随机分为治疗组和对照组,分别给予具有清宣郁热、畅利气机作用的栀子豉汤和质子泵抑制剂的奥美拉唑,对照比较其疗效、症状体征的变化。结果治疗组显效率为91.3%,总有效率92.39%,治疗组明显优于对照组。结论:用中医清宣郁热、畅通利气的法则治疗反流性食管炎,可明显改善患者的症状及体征,对修复食管黏膜皱襞有裨益[92]。

根据《内经》病机十九条和刘完素五运主病"诸痛疮痒,皆属于心火"等理论,从心火郁结、痰阻血滞病机入手,以栀子豉汤为基本方加减治疗痤疮,取得显效[93]。另有报道用本方化裁治疗糖尿病并失眠、脑外伤所致精神障碍、小儿睡惊症、小儿外感高热等,均有满意疗效。

(梅国强 万晓刚)

五、真武汤证(82)

【原文】

太陽病發汗,汗出不解,其人仍發熱,心下悸,頭眩,身瞤動[(1)],振振欲擗地[(2)]者,真武湯主之。(82)

茯苓 芍藥 生薑切,各三兩 白朮二兩 附子一枚,炮,去皮,破八片

上五味,以水八升,煮取三升,去滓。溫服七合,日三服。

【词解】

(1)身瞤(shùn)动:身体筋肉跳动。

(2)振振欲擗(pǐ痞)地:形容身体振颤,站立不稳,摇摇欲仆之状。

【提要】 太阳病过汗伤阳而致水气泛滥的证治。

【释义】 本条具体讨论了太阳病过汗损伤少阴阳气,肾虚不能制水的脉证及其治法方药。欲全面准确理解本证,尚须参阅少阴篇316条。其临床表现为恶寒、心下悸、头目昏眩、身体振颤,或发热、小便不利、咳喘、四肢沉重疼痛或浮肿,舌淡苔白滑润,脉沉弱或弦等;病因病机是过汗伤阳,水气泛滥(阳虚水泛);治法为温阳化气行水,方用真武汤。

太阳表证,汗之当解。然表证有虚实之别,汗法有峻缓之分,临床运用自应审辨,以免太过不及之遗患。设素体阳气不足之人,复感外邪,治宜扶阳解表,以为两全之策。而峻汗之法,理当禁用。38条言大青龙汤"若脉微弱,汗出恶风者,不可服之,服之则厥逆,筋惕肉瞤,此为逆也",即为明鉴。今虚人外感而过汗,表证虽解而少阴阳气更形虚馁。少阴主水,今阳虚不能制水,而致水气泛滥成灾,上攻则为头眩心悸,外窜筋脉而致身体振颤。"仍发热"者,非表邪尚存,而当责之阴寒水气格拒虚阳于外。至于恶寒肢厥、腹痛下利、小便不利等,皆为阳虚水泛常见征象,本条虽未明确提出,然于临床审证之际,不可不知。

本条与67条之脾虚饮停证,同中有异。两者皆属阳虚而水饮停蓄,惟本条乃肾阳虚弱而彼为脾阳不足。此为水停下焦而泛溢全身,病情较重,故时时头眩而身瞤动;而彼为饮停中焦,病情较轻,故起则头眩而心下逆满。脾虚饮停,若误治失治,病情加重,可损伤少阴阳气而转为本证。67条曾言"发汗则动经,身为振振摇",即是其误汗转属本证之确据。

筋肉跳动之症,本条以"身瞤动"形容,而其意义相类者尚有"筋惕肉瞤"(38条)、"肤瞤"(153条)、"经脉动惕"(160条)等,其形成既可咎之阴阳亏损、气血不足而肌肉经脉失却煦养,亦可缘由痰饮、水、血等病邪流窜阻滞于经脉。是以审证之际,应脉症综合,全面分析,勿以阳虚水泛而限定眼目。

【选注】

《医宗金鉴》:大汗出,仍热不解者,阳亡于外也;心下悸筑筑然动,阳虚不能内守也;头眩者,头晕眼黑,阳微气不能升也;身瞤动者,蠕蠕然瞤动,阳虚液涸,失养于经也。振,耸动也。振振欲擗地者,耸动不已,不能兴起,欲堕于地,阳虚气力不能支也。(《医宗金鉴·订正仲景全书·伤寒论注·太阳下篇》)

丹波元坚:此证虚阳外越,故发热;阳虚饮动,故心下悸;饮阻清阳,故头眩;经脉衰弱,为

饮被动,故身瞤动,振振欲擗地。其用此方者,以扶阳利水也。此身瞤动,与大青龙变肉瞤殆异矣。(《伤寒论述义·述兼变诸证》)

陈恭溥:太阳病发汗(似宜发之),汗出不解(知非过汗,则为误汗),其人仍发热(本退热而仍热,则为虚热),心下悸(内动少阴水脏,水气凌心),头眩(精虚),身瞤动(筋脉无所养),振振欲擗地者(生阳气虚,身无所主),真武汤主之。(《伤寒论章句·辨太阳病证篇下》)

陆渊雷:此条言太阳病,以麻黄青龙辈大发其汗。其人充实者,当汗出复度也。若其人虚弱者,汗出表证罢,而病仍不解,发热,心下悸,头眩,身瞤动欲仆地,此以汗出多而亡阳故也。虽有发热,非表不解之发热,乃虚火炎上之发热,后世所谓真寒假热者也。心下悸者,胃阳虚而水饮停蓄也。头眩者,头中之阳虚也,《灵枢经·卫气》所谓上虚则眩是也。身瞤欲仆者,经中之阳虚也,茯苓桂枝白术甘草汤条所谓发汗则动经,身为振振摇是也。此表里上下俱虚之候具焉,故与真武汤以复其阳,以行其水也。(《伤寒论今释·卷三》)

【评述】此证汗出伤阳,寒水为患,是以为眩为悸。历代医家对此证之成因,认识基本一致,即过汗伤阳;而对具体症状的分析及其病机的认识,却同中有异。《金鉴》以之为阳虚而兼液涸;陈恭溥则认为阳虚精少而兼饮;丹波元坚等则持阳虚水泛之说。据真武汤之方义及316条所论,丹波元坚等医家所主之论,更为合理可信。

【治法】温阳化气行水。

【方药】真武汤方(见少阴篇)。

参 考 文 献

[1] 刘朝阳.麻黄杏仁甘草石膏汤加味治疗流行性感冒38例[J].河南中医,2009,(5):441-442.

[2] 马荣芳.麻杏石甘汤加减治疗咳嗽变异性哮喘疗效观察[J].中国医药指南,2009,(11):76-77.

[3] 谢卫红.麻杏石甘汤加味治疗慢性阻塞性肺病急性加重期[J].中国中医药现代远程教育,2009,(4):101-102.

[4] 杨永华,严玉丽.麻杏石甘汤配合抗生素治疗肺心病疗效[J].人人健康(医学导刊),2008,(5):82.

[5] 李年春,幸良诠.麻杏石甘汤的临床新用[J].江西中医药,1989,20(4):36.

[6] 李又刚.麻杏石甘汤治疗膀胱炎35例[J].实用中西医结合杂志,1992,5(1):52.

[7] 安少先.加味麻杏石甘汤治疗热淋[J].陕西中医,1992,13(6):267.

[8] 马邦义.经方治验二则[J].湖北中医杂志,1988,(6):34.

[9] 赵彩艳,胡坚.麻杏石甘汤在儿科的临床应用概况[J].辽宁中医药大学学报,2009,(2):31.

[10] 王伟光,施旭光,王沛坚,等.麻杏甘石汤治疗小儿感染性全身炎症反应综合征[J].广东医学,2007,(7):1004-1005.

[11] 刘永华,张在新,王淑芳.麻杏石甘汤加味治疗小儿急性毛细支气管炎72例[J].陕西中医,2005,(5):414.

[12] 苏小慰.麻杏石甘汤加味治疗小儿过敏性咳嗽128例[J].陕西中医,2007,(3):263.

[13] 蔡平.麻杏石甘汤加味治疗化脓性上额窦炎138例[J].北京中医,2007,(4):14.

[14] 唐沙玲.麻杏石甘汤加味治疗喉源性咳嗽55例临床观察[J].江苏中医药,2008,(8):38.

[15] 张华,孟辉,黎俏梅.麻杏石甘汤加味治疗寻常型银屑病57例[J].新中医,2005,(1):71.

[16] 艾华,谭素娟.麻杏石甘证治规律研究[J].黑龙江中医药,1991,(1):44.

[17] 张剑勇.温病邪热壅肺证的动物实验研究[J].甘肃中医学院学报,1990,7(1):47.

[18] 王胜春,王汝娟.麻杏石甘汤的清热解毒作用[J].中成药,1996,18(12):32.

[19] 陈永辉,琚玮.麻杏石甘煮散的解热抗炎实验研究[J].中医研究,1995,8(5):20.

[20] 马振亚,居民建.麻杏石甘汤对甲型流感病毒等病原微生物的影响[J].陕西中医学院学报,1988,11(4):40.

[21] 卢芳国,何迎春,肖子曾,等.麻杏石甘汤对A型流感病毒感染的犬肾传代细胞凋亡的影响[J].医学研究生学报,2009,(2):185-188.

[22] 卢芳国,何迎春,肖子曾,等.麻杏石甘汤体外抗A型流感病毒作用靶点的研究[J].湖南中医药大学学报,2008,(2):5-9.

[23] 傅延龄.麻杏石甘汤之结构分析[J].中医药研究,1989,(1):32.

[24] 向希雄,吴贺算.麻杏石甘汤免疫药理实验研究[J].湖北中医杂志,1993,(3):48.

[25] 胡自敏.桂枝甘草汤加味治疗心血管神经官能症82例[J].国医论坛,2006,(2):9-10.

[26] 张小红.桂枝甘草汤加味治疗原发性直立性低血压24例[J].实用中医内科杂志,2007,(3):65.

[27] 樊来应.桂枝甘草汤治疗胸痹疗效观察[J].辽宁中医杂志,2005,(3):221.

[28] 周穗生,王沛坚,吴华振.桂枝甘草汤"辛甘化阳"配伍的化学内涵研究初探[J].中国中医药现代远程教育,2009,(5):124.

[29] 李冀,赵伟国,李胜志,等.桂枝甘草汤及其提取物组分抗心律失常作用的实验研究[J].中医药信息,2009,(4):46.

[30] 李冀,赵伟国,李胜志,等.桂枝甘草汤提取物组分对大鼠心肌缺血再灌注心律失常的影响[J].时珍国医国药,2009,(8):2052-2054.

[31] 傅延龄.刘渡舟用苓桂剂治疗心脏病经验[J].中国医药学报,1990,5(4):55.

[32] 范滨,赵海顺,樊梅.苓桂术甘汤联合参附汤治疗冠心病慢性收缩性心力衰竭61例[J].陕西中医,2008,(7):838.

[33] 贾明辉.苓桂术甘汤合生脉饮联合卡托普利治疗充血性心力衰竭临床观察[J].中外健康文摘·医药月刊,2006,(4):52.

[34] 沈继平.苓桂术甘汤加味治疗病态窦房结综合征[J].光明中医,2006,(6):50.

[35] 谢卫红.苓桂术甘汤加味治疗不稳定型心绞痛60例疗效观察[J].中国中医急症,2009,(7):1047,1049.

[36] 谢宏文.苓桂术甘汤加味治疗胃脘痛92例疗效观察[J].山东医药,2008,(35):111.

[37] 常宁,刁人政.苓桂术甘汤加减治疗重症监护室机械通气患者顽固腹泻39例[J].河北中医,2006,(1):46-47.

[38] 陈祖周.加味苓桂术甘汤治疗小儿哮喘50例报告[J].中医药临床杂志,2005,(2):156.

[39] 肖旭腾.苓桂术甘汤加味治疗难治性肾病综合征17例[J].新中医,1994,(8):23.

[40] 张志忠.苓桂术甘汤加减治疗尿路结石62例临床观察[J].北京中医,2004,(2):95-96.

[41] 张彩蓉.苓桂术甘汤加减治疗功能性水肿36例临床观察[J].基层医学论坛,2005,(2):141.

[42] 杨玉荣.急性羊水过多用苓桂术甘汤加味治疗[J].中国现代药物应用,2008,(8):42.

[43] 杨立志,殷学蕴.加味苓桂术甘汤治疗梅尼埃病105例临床观察[J].现代中西医结合杂志,2008,(15):2362-2363.

[44] 姜崇智,柳玉美.苓桂术甘汤加附子治疗病毒性角膜炎31例[J].山东中医杂志,1993,12(2):18.

[45] 林春花,贾东强.四物汤合苓桂术甘汤治疗中心性浆液性视网膜病变32例[J].浙江中医杂志,1992,27(5):213.

[46] 袁端红.苓桂术甘汤加减治疗盆腔积液35例疗效观察[J].新中医,2009,(8):68.

[47] 武计香.加味苓桂术甘汤治疗眩晕证浅谈[J].临床医药实践杂志,2007,(S4):36.

[48] 李志梅.加味苓桂术甘汤治疗氯氮平所致流涎[J].山东中医杂志,200,(4):267.

[49] 邱振伟,戎装.加味苓桂术甘汤治疗脾虚血瘀型高脂血症临床观察[J].中国中医急症,2004,(11):734-735.

[50] 蒲德甫.以苓桂术甘汤探治银屑病[J].四川中医,1990,8(12):45.

[51] 耿小茵,李小球,廖习清,等.加减苓桂术甘汤对心衰兔心钠素及心功能的影响[J].中国中医急症,2006,(3):289-290.

[52] 江月斐,李奕祺,吕冠华,等.苓桂术甘汤对脾阳虚泄泻大鼠水通道蛋白3表达的影响[J].福建中医学院学报,2009,(1):3-5.

[53] 黄金玲,龙子江,吴华强,等.苓桂术甘汤对免疫功能低下模型小鼠淋巴细胞活性的影响[J].安徽中医学院学报,2004,(1):40-43.

[54] 黄金玲,龙子江,吴华强,等.苓桂术甘汤对佐剂性关节炎大鼠关节液 IL-1β、TNFα 及 PGE$_2$ 的影响[J].中国中医药科技,2004,(2):75-76.

[55] 胡雯青,陈宏珪,吴伟.五苓散加减治疗充血性心力衰竭 30 例临床观察[J].中西医结合心脑血管病杂志,2008,(1):14-15.

[56] 韩建国,韩鹏.五苓散加味治疗心包积液例析[J].实用中医内科杂志,2006,(1):89.

[57] 贺敬波,陈捷,祁丹红.五苓散加减对老年椎-基底动脉供血不足患者血液流变学的影响[J].中国临床康复,2005,(3):224.

[58] 张腊林.五苓散加减治疗胸腔积液 42 例[J].湖南中医药杂志,1992,(2):36.

[59] 潘海燕,吴荣华,焦艳,等.五苓散加减治疗慢性腹泻 56 例[J].浙江中医杂志,2007,(2):77.

[60] 黄峰,丁自海.五苓散加味治疗术后胃瘫综合征(附 20 例病例分析)[J].中国现代医学杂志,2007,(1):86-88.

[61] 马显振,沈亚飞.五苓散加减治疗肝硬化腹水 30 例[J].河南中医,2009,(4):408.

[62] 杨挥琴,金孟梓.五苓散治疗慢性尿路感染 52 例[J].山东中医杂志,2008,(4):241.

[63] 简小兵.五苓散治疗糖尿病神经源性膀胱疗效观察[J].辽宁中医杂志,2007,(1):49-50.

[64] 王凌芬,王占启,李红彦,等.五苓散治疗尿毒症中电解质紊乱的疗效观察[J].河北中医药学报,2007,(3):19-20.

[65] 何桂顺.五苓散加味治疗血液透析失衡综合征[J].湖北中医杂志,2006,(7):25.

[66] 张先茂.加味五苓散治疗产后尿潴留 60 例分析[J].社区医学杂志,2009,(8):63.

[67] 李国甫.五苓散加味治疗复发性口腔溃疡 68 例[J].国医论坛,2004,(3):42.

[68] 刘治国,郁海琦,赵晓磊,等.五苓散加味控制梅尼埃病的效果评价[J].中国中西医结合耳鼻咽喉科杂志,2004,(5):275-276.

[69] 戴英丽.五苓散加减治疗中心性浆液性视网膜病变疗效观察[J].中外健康文摘(新医学学刊),2008,(4):25.

[70] 杨兴华.五苓散在眼科围手术期中的应用[J].辽宁中医药大学学报,2009,(9):18.

[71] 罗崇谦,黄霖.五苓散加减治疗乳腺癌术后上肢水肿的临床观察[J].辽宁中医杂志,2006,(9):1132.

[72] 胡清伟.五苓散加味治疗轮状病毒性肠炎 36 例[J].实用中医药杂志,2007,(3):155.

[73] 王念莲,徐鋆阳.五苓散治疗类风湿关节炎 30 例[J].现代中西医结合杂志,2009,(4):416.

[74] 包晋,李永康.五苓散加味治疗痛风性关节炎 48 例疗效观察[J].云南中医中药杂志,2004,(4):4.

[75] 龙国烽,黄少锋.五苓散在骨伤科临床应用体会[J].中国中医骨伤科杂志,2009,(7):38.

[76] 陈雪清,高记华,刘晓辉.五苓散加减治疗肛肠病术后尿潴留 60 例[J].陕西中医,2006,(3):304.

[77] 马永顺.五苓散治疗精神性尿频症 23 例[J].新中医,2006,(12):67-68.

[78] 封银曼,李建生.五苓散治规律研究[J].国医论坛,1994,(4):4.

[79] 张仲一.五苓散与呋喃苯胺酸利尿作用的动物实验观察[J].天津中医,1988,(3):22.

[80] 张仲一.五苓散对大白鼠实验性急性肾性高血压的影响的实验观察[J].天津中医,1988,(4):29.

[81] 李春娟,徐太生,冯占荣,等.仲景五苓散法对实验性代谢综合征大鼠高血压的影响[J].吉林中医药,2007,(5):56.

[82] 刘泰,唐宇平,曾祥发,等.传统方剂五苓散加减后的2种复方制剂对血脑屏障保护作用比较[J].中国临床康复,2006,(15):168-170.

[83] 张静,高淑娴.五苓散对脑出血大鼠TNF表达的影响[J].中国民族民间医药,2009,(6):23.

[84] 何岚,蔡宇,陈朝晖,等.五苓散对阿霉素肾病大鼠肾组织内皮素A型受体表达的影响[J].中成药,2007,(7):963-966.

[85] 何岚,彭波,陈朝晖,等.五苓散保护阿霉素肾病大鼠肾小球滤过屏障的实验研究[J].中药材,2006,(3):272-274.

[86] 何岚,蔡宇,陈朝晖,等.五苓散对阿霉素肾病大鼠肾脏血流动力学的影响[J].中国中药杂志,2006,(16):1358-1360.

[87] 何岚,陈朝晖,徐月红,等.五苓散含药血清对大鼠系膜细胞增殖性及细胞外基质的影响[J].中药材,2006,(8):819-820.

[88] 原中硫离子.五苓散和茵陈五苓散对小鼠肝脏乙醇代谢的影响[J].生药学杂志,1984,38(3):243.

[89] 曾祥发,蒙武志,任丁,等.五苓散对颅内高压作用的初步观察(附2例脑压直接观察报告),广西中医药[J].1988,11(6):15.

[90] 孙广全,关庆增.栀子豉汤证治规律的研究[J].黑龙江中医药,1992,(6):43.

[91] 乔振纲,乔振坤,乔艳贞,等.乔保钧老中医学术经验探讨[J].北京中医,1992,(4):5.

[92] 陈芳瑜.栀子豉汤治疗反流性食管炎184例临床观察[J].海峡药学,2004,(5):79.

[93] 冯瑞雪,张再康.栀子豉汤加减方治疗痤疮12例[J].四川中医,2002,(9):66-67.

第六节　峻汗禁例(83～89)

【原文】

咽喉乾燥者,不可發汗。(83)

淋家[(1)],不可發汗,發汗必便血。(84)

瘡家[(2)],雖身疼痛,不可發汗,汗出則痓[(3)]。(85)

衄家[(4)],不可發汗,汗出必額上陷脉[(5)]急緊,直視不能眴[(6)],不得眠。(86)

亡血家[(7)],不可發汗,發汗則寒慄而振[(8)]。(87)

汗家[(9)],重發汗,必恍惚心亂[(10)],小便已陰疼[(11)],與禹餘粮丸。(88)

病人有寒,復發汗,胃中冷,必吐蚘[(12)]。(89)

【词解】

(1)淋家:淋,指淋证;淋家,即久患淋证的患者。

(2)疮家:指久患疮疡的患者。

(3)痓(cè 厕):筋脉拘急、项背强直之病证。《正字通》云:"五痉之总名,其证卒口噤,背反张而瘈疭。"《脉经》、《玉函经》作"痉"。

(4)衄家:久患衄血的人。

(5)额上陷脉:额部外侧(相当于太阳穴)凹陷处动脉。

(6)眴(shùn 舜):指眼球转动。

(7)亡血家:平素经常出血的人。

(8)寒栗而振:畏寒而振颤,即寒战。

(9)汗家:平素多汗之人。

(10)恍惚心乱:神志昏惑模糊,心中慌乱不安。

(11)阴疼:尿道疼痛。

(12)蚘:蛔之古字。

【提要】 几种不可峻汗的病证及误汗后的变证。

【释义】 本节条文以举例方法,说明峻汗之法禁用于各类虚证或阳热证及误用之后的部分变证。太阳表证当用汗法发散表邪,而峻汗之法仅适用于风寒邪气郁闭于表而致卫遏营郁之伤寒表实证。然辛温发散之汗法毕竟在祛邪之同时,会耗损部分阳气阴津,甚或助热化火。故而不管是否患有太阳表证,峻汗之法均不宜单独运用于阴阳虚弱、气血不足或阳热内蕴之各类患者,如淋家、疮家、汗家、亡血家等。设若误用,必致变证蜂起,祸患无穷。

咽喉干燥者,乃阴津亏少、无以濡养之象。83条借此一症,意在揭明其阴虚津少之内在病机,而辛温发散之品,自为所禁。即若兼有表证,亦不可单纯发汗。以阴液亏少,汗源不足,若勉力图之,表邪自是难以解散,或表证似已,然阴津更伤,炽热内生,而变证迭见,病势逆转。是以辛温峻汗之法,所当明示以禁之。而滋阴解表之治,又妙在不言之中。

淋证多缘于湿热蕴蓄下焦,煎灼日久则必耗伤阴津。是以久患淋证之人,以其阴虚蓄热之病体,虽复感外邪而兼表证,然辛温峻汗之法,亦不宜单纯用之。设若误用发散,必致阴液更亏,内热愈炽,络脉伤损而血液妄行,则可发生尿血变证。然则淋家表证,何法可治?仲景于此,虽未明确方治,而"观其脉证,知犯何逆,随证治之"的辨证论治原则,早已明示于前。究其成由及病机,则育阴清热、利水通淋、兼予表散,可为此证的对治法。

疮疡早期,热毒壅滞,多为实证。而疮疡日久,气血暗耗,故多呈气血两虚或虚中夹实之证。其身疼痛,当责之气血失调,是以辛温表散之法,理当禁用。即若兼患外感,身痛头疼,因其气血不足,余毒未尽,而单纯峻汗之治,亦非所宜。如若犯禁,必致营血更虚,筋脉失养,则肢体拘急、项背强直等痉挛之象,旋踵可至。由是而反论之,疮家兼表,必于调补气血、疏化余毒的基础上,兼予发散解表,方属正治。

素患衄血之人,阴血日渐耗损,虽兼表证,亦不可径用发汗之治。此与50条"营气不足,血少"之禁,理致无异。如若误汗,阴液更伤,营血益虚,血虚而风生,是以筋脉失养而额角两侧陷脉急紧弦劲,目睛失濡而直视不能转动自如,心神失却阴血之濡养而心烦不眠。辛温峻汗之法当禁,而养血滋阴解表,则为其宜。

失血之人,阴血必亏。而气血相依,共荣共衰,是以日久之际,元气受损而成气血俱虚之证。汗法既可伤阳,亦复耗阴,故气血虚弱之亡血家,自不宜于辛温峻汗。若误汗之,必致气血更虚,失于濡养温煦,恶寒振战等变证,自是在所难免。故而亡血之人兼感外邪,可在气血双补基础上兼以解表,而单纯峻汗,则属其禁。

素喜汗出之人,多缘其阳气不足,卫外失固。而时常汗出,则阴津亦因之而匮乏。如此之证,自不宜汗;即若兼见表证,亦当扶阳固表而兼予表散,而辛温重剂,则非其所宜。如果误用,必致阳气更伤,阴液更弱。气液匮乏,阴阳两虚,则心神失养而浮越,故神情恍惚,心烦意乱;阴津阳气不能濡养温煦,则溺后阴中涩痛不适。当此之际,固涩敛阴,重镇安神,可为其救逆之法,禹余粮丸为其主方,惜乎其佚失而不可见矣。

素体脾胃虚寒之人,感受外邪,治当温中解表,方用桂枝人参汤之类。即若中虚不甚而表证明显,亦不可用麻黄剂峻汗,而宜用桂枝汤"解肌和营卫,化气调阴阳",如276条:"太阴病,脉浮者,可发汗,宜桂枝汤"。设若误用峻汗之法,必致中焦阳气更虚,脾胃升降反常,胃气上逆而发生呕吐。若肠中有蛔虫寄生,必因其寒而逆动,而发吐蛔之症。

综而言之,汗法,尤其是辛温峻汗之法,既有迅速发散表邪之功效,亦有耗伤阳气阴津或助热化火之副作用,运用时必须慎重。诸凡兼有气血阴阳虚弱或内热蕴蓄的表证,不得单独应用此法,必予变通而后方可施用。如果误用,或阳气更伤,或阴液益虚,或内热更炽,必致变证多端而病情更趋严重。故万密斋云:"凡与汗者,必脉证可汗而后汗之。若脉虚弱,其证咽干、衄、淋、渴、小便数及素有热疾或胃有寒者,虽见汗证,别作区处,不可与发汗,汗之为逆。"(《万氏家传伤寒摘锦·太阳经脉证治法》)

值得注意的是,86条之衄家禁汗与55条之衄血宜汗,二者之病因病机及证候治法截然不同。55条之衄血乃因风寒束表,阳郁太甚而损伤络脉,其量必不多,且衄后表实之象仍在,欲止其衄,必开其闭而解其郁,故用麻黄汤宣发以开其郁闭;而86条之衄,时日久长,阴血早虚,且其衄并非缘于新感表闭阳郁,故治宜重予补虚而略予疏解,不可径用麻黄峻剂也。

【选注】

尤在泾:病寒之人,非汗不解,而亦有不可发汗者,不可不审。咽喉者,诸阴之所集,而干燥则阴不足矣。汗者,出于阳而生于阴也,故咽喉干燥者,虽有邪气,不可以温药发汗。若强发之,干燥益甚,为咳,为咽痛,为吐脓血,无所不至矣。(《伤寒贯珠集·太阳篇》)

曹颖甫注(83条——笔者注):咽喉为肺胃之门户,肺主皮毛而胃主肌肉,汗之自内出者,一由肺气外泄,出之皮毛;一由脾输胃中水谷之液,出之肌理。咽喉干燥,则肺胃津液,本自亏损,一经发汗,淋巴管中乳糜尽涸,其燥益不可支。甚则肺热叶焦,而成痿;不甚则唇口焦黑而谵语,此不可发汗之由于肺胃液亏者也。高士宗乃谓心系入肺上挟咽,咽干而燥,为心血虚;肾脉入肺中循喉咙,喉干为肾虚。心肾精血皆虚,故不可发汗。吾不信咽喉之滋溉,果恃此心肾二脉乎?抑犹重恃肺胃之液乎?究之愈精微,则愈迂远而不切,学者误从其说,则终身迷罔矣。(《伤寒发微·卷二》)

成无己注(84条——笔者注):膀胱里热则淋,反以汤药发汗,亡耗津液,增益客热,膀胱虚燥,则小便血。(《注解伤寒论·卷三》)

方有执:膀胱蓄热而血妄则淋,复发汗以迫其血,则血愈不循经而愈妄。便出者,其道顺故也。(《伤寒论条辨·卷八》)

成无己(85条——笔者注):表虚聚热,则生疮,疮家身疼如伤寒,不可发汗,发汗则表气愈虚,热势愈甚,生风,故变也。(《注解伤寒论·卷三》)

钱天来:疮家,非疥癣之疾也;盖指大脓大血、痈疽溃疡、杨梅结毒、臁疮、痘疹、马刀挟瘿之属也。身疼痛,伤寒之表证也。言疮家气虚血少,荣卫衰薄,虽或有伤寒身疼痛等表证,亦慎不可发汗。若误发其汗,则阳气鼓动,阴液外泄,阳亡则不能柔养,血虚则不能滋灌,所以筋脉劲急而成痉也。(《伤寒溯源集·太阳篇》)

《医宗金鉴》(86条——笔者注):衄家者,赅吐血而言也。谓凡衄血、吐血之人,阴气暴亡,若再发其汗,汗出液竭,诸脉失养,则额角上陷中之脉,为热所灼,故紧且急也。目直视,目瞪不能转睛也。不能,目睫不合也。亦皆由热灼其脉,引缩使然。不得眠者,阳气不能行于阴也。凡此所见之病,皆阳盛阴微之危证,谁言衄家可轻发其汗耶!(《医宗金鉴·订正仲景全书·伤寒论注·坏病篇》)

曹颖甫(86条——笔者注):若夫衄家,则未病时已屡见衄,不因失表而见,与不发汗而致衄者不同。故与淋家、疮家,并有发汗之戒。脉紧急者,阳气以发汗而愈张;目直视不能,津液亡而目系燥也(此与温病误下直视同)。(《伤寒发微·卷二》)

陆渊雷:亡血者阴虚,寒而振者阳虚。阴阳互根,故阴虚而误汗,则阳亦随虚。六十一条(指60条——笔者注)下后复发汗,振寒脉微细,与此同一机转。山田氏云,亡血家者,如呕

血下血、崩漏产后、金创破伤类是也。(《伤寒论今释·卷三》)

丹波元简(87条——笔者注):汗后寒栗而振,非余药可议,宜芍药甘草附子汤、人参四逆汤之属。(《伤寒论辑义·卷二》)

《医宗金鉴》(88条——笔者注):汗家,谓平素好出汗之人也。重发汗,谓大发汗也。心主血,汗乃心之液,重发其汗,血液大伤,心失所持,故神情恍惚,心志不宁也。液竭于下,宗筋失养,故小便已阴茎疼也。(《医宗金鉴·订正仲景全书·伤寒论注·坏病篇》)

柯韵伯(88条——笔者注):汗家,平素多汗人也。心液大脱,故恍惚心乱,甚于心下悸矣。心虚于上,则肾衰于下,故阴疼。余粮,土之精气所融结,用以固脱而镇怯,故为丸以治之。(《伤寒来苏集·伤寒论注·卷二》)

丹波元简(88条——笔者注):禹余粮丸,原方阙,仍有数说,未知孰是,今备录左。金鉴云:按禹余粮丸,为涩痢之药,与此证不合,与禹余粮丸五字,衍文也……常器之云:禹余粮一味,火煅,散服亦可……魏氏云:愚臆度之,即赤石脂禹余粮汤耳,意在收涩小便,以养心气,镇心安神之义,如理中汤,可以制丸也;周氏载王日休补禹余粮丸方,用禹余粮、赤石脂、生梓白皮各三两,赤小豆半升,捣筛,蜜丸如弹丸大,以水二升,煮取一升,早暮各一服……蔡正言苏生的镜补足禹余粮丸,禹余粮一两,龙骨八钱,牡蛎五钱,铅丹六钱,茯苓六钱,人参五钱,右六味为末,粳米为丸,朱砂为衣,如绿豆大,空心麻沸汤送下,朱砂收敛而镇惊,茯苓行水以利小便,加人参以养心血。(《伤寒论辑义·卷二》)

柯韵伯(89条——笔者注):有寒是未病时原有寒也。内寒则不能化物,饮食停滞而成蛔。以内寒之人,复感外邪,当温中以逐寒。若复发其汗,汗生于谷,谷气外散,胃脘阳虚,无谷气以养其蛔,故蛔动而上从口出也。蛔多不止者死,吐蛔不能食者亦死。(《伤寒来苏集·伤寒论注·卷二》)

张令韶:病人有寒者,中气素寒者也。汗乃中焦之汁,发汗更虚其中焦之阳气,而胃中虚冷。蛔者,化生之虫,阴类也,胃无阳热之化,则阴寒固结而阴类顿生,故必吐蛔也。(《伤寒论直解·辨太阳病脉证篇》)

【评述】尤在泾认为凡病表寒者,非汗不解,而某些情况又不宜汗,这一观点颇具辩证法思想,值得肯定。而曹颖甫以肺胃津伤解释咽燥,而驳高士宗之心肾阴虚说,其言亦失之偏颇,且试图以西医新论求其通解,更有牵强附会之嫌。要知咽燥一症,多缘于阴津亏损,而人身之气血津液,本自共生互存,是以肺胃津伤者可见咽干,而心肾阴虚,亦未尝不可见咽燥之象。此仅借咽燥一症,以明其阴津亏损者不可发汗之戒,而喋喋于心肾肺胃病位之争,则不免有空谈之嫌。

成无己、方有执二人均认为淋证膀胱蓄热,误汗必伤阴助火而小便见血,其义理明晰可从。然二者均未言及误汗之先,早已暗伏淋证日久、阴液虚耗之病机,则有美中不足之憾。

成无己言疮家本自可有身疼,不得误为伤寒而汗之,汗之则热甚生风。钱天来则言疮家气虚血少,而或复感于邪致身疼,误汗则阴阳虚竭而风动,二者之说皆符合临床实际。

吴谦释衄赅鼻衄、吐血而言,曹颖甫论衄家与失表之衄的区别,均要言不繁,中于肯綮。然吴谦认为衄家为"阴气暴亡"失血之人,则有失偏颇。而曹颖甫"未病时已屡见衄"之释似更合符原论文意。然则无论"阴气暴亡"之急性失血或"屡见衄"之慢性失血,皆不宜汗,此又勿须赘言矣。

陆渊雷以阴阳互根之理释亡血家误汗之变证,而丹波元简补出益阴扶阳之甘草附子汤等,均属贴切之论,符合临床实际,足资借鉴。

吴谦释"重发汗"为"大发汗",与多数注家认为"重"为"再次"或"反复"之观点不同,但其义亦通,聊备一格,以资参考。柯韵伯认为其证与心肾相关,明确指出该证的病位,于临床实践颇具指导意义。然他们于本证的病性认识均偏于阴津亏虚,而忽视了阳气不足的病理特点,则未免失之全面。至于丹波元坚收罗诸家有关禹余粮丸补遗之说,可供临床参考。

柯、张二人皆认为"病人有寒"是未病之时即为中焦虚寒,其说平允可从。而其有关蛔虫化生之说,以现代观点视之,虽不能谓其正确,然其文意之中暗寓虫证多伴脾胃虚弱,则为不争之临床事实。

第七节　表里先后辨(90～92)

【原文】

本發汗,而復[1]下之,此為逆也;若先發汗,治不為逆。本先下之,而反汗之,為逆;若先下之,治不為逆。(90)

【词解】

(1)复:山田正珍曰:"与'覆'古字通用,反也。"

【提要】 表证兼里实热的汗下先后治疗原则。

【释义】 本条阐明表里同病而里证属实属热时,宜视其表里证之轻重缓急,正确选用先汗后下或先下后汗的治疗原则;若汗下失序,则为治疗错误。

表证宜于汗解,而里证则视其寒热虚实之异,而有温清攻补之别,此辨证论治的基本原则。而表里同病,因其表里有轻重缓急之分,其治疗原则有先表后里或先里后表之别,应先表后里者不可先治其里,当先里后表者不可先解其表。是故表里同病而里实热证不重不急时,宜先予汗解,而后继之以清下,此其治疗之常规;如反其道而行之,则属误治,为逆。反之,若里实热证既急且重时,则宜先予清之下之,而后再予解表,此其治疗之变法;此时如循先表后里之常规,必然延误病情,亦属误治之逆。

须申言者,本条中之"下",并非特指下法,实赅攻邪诸法而言,举凡清热、泻火、逐痰、利水、祛瘀、攻下、涌吐等,皆可谓之"下"。因外感热病里实之证,以阳明里热尤其是腑实证最具典型意义,故仲景行文多以下法为例,示人里实当以攻邪为原则,如厥阴篇之"厥应下之"等,即属此例。日人中西惟忠云此条"虽不及吐,自在其中也",深得仲景心法。

【选注】

汪苓友:大约治伤寒之法,表证急者,即宜汗;里证急者,即宜下,不可拘于先汗而后下也。汗下得宜,治不为逆。(《伤寒论辨证广注·卷四》)

顾尚之:先表后里,仲景定法,此处忽有先下之说,可见刘河间之通圣散、双解散,并以硝黄入表剂中,而吴又可《温疫论》谓必以承气通其里,里气一通,不待发散,多有自汗而愈者,皆谓得仲景之微旨也。(《伤寒杂病论集·太阳中篇》)

周学海:表里俱热者,治宜甘寒,佐以辛凉解散,如叶香岩治法,若阳明腑实者,更先以苦寒咸寒攻下之,如服承气,大便得通,而汗自出是也……表寒里热者,如其热,是因表邪,腠理闭遏所致,但解表而已。如其热是温邪蕴结,而表又新感风寒,轻者辛凉疏其里热,而外寒自祛;重者寒力足蔽其热,治宜辛香轻悍,急通其表,免致表邪久束,里热愈深,溃入经络,黏滞血分,便难措手。但剂中宜佐凉滋,不可过燥,表解,急清里热。(《读医随笔·卷四》)

曹颖甫:伤寒成例,先解其表,而后攻其里。所以然者,为其水液未尽而遂下之,不病结胸,必有利下不止之变也。至于温病,有时与伤寒相反,太阳未解,肠胃先已化热化燥。若更先行发汗,表里燥热,甚有燔灼而死者……盖温病本当先下,而先发其汗为逆,先下之反不为逆也。此伤寒、温病论治之不同也。(《伤寒发微·卷二》)

【评述】外感热病,其表里同病之治疗原则,当视其轻重缓急而确定之。表急者先解表,里急者先攻里,此为一般规律,汪苓友之言至为妥切。至于曹颖甫以温病、伤寒凿分汗下先后,则未免失之偏颇。要知温病虽曰下不厌早,然也不乏先表后里之例;而伤寒有下不厌迟之说,然亦有先攻其里之论,如124条之抵当汤证。是以表里先后之法,贵在审时度势,灵活运用。周扬俊阐述表寒里热和表里俱热的不同治法及注意事项,既有助于透彻理解本条原文精神,又可资临床借鉴。

【原文】
伤寒,醫下之,續得下利清穀(1)不止,身疼痛者,急當救(2)裏;後身疼痛,清便自調(3)者,急當救表。救裏宜四逆湯,救表宜桂枝湯。(91)

病發熱頭痛,脉反沉,若不差,身體疼痛,當救其裏。四逆湯方。(92)

甘草二兩,炙　乾薑一兩半　附子一枚,生用,去皮,破八片

上三味,以水三升,煮取一升二合,去滓。分溫再服。強人可大附子一枚、乾薑三兩。

【词解】

(1)下利清谷:清同圊,厕也,此处名词活用为动词,意为登厕排便。下利清谷即泻下不消化的食物。

(2)救:救治之意。

(3)清便自调:清,意义同前。清便自调,指排便恢复正常。

【提要】表证兼里虚寒的先后治法及方药。

【释义】本节条文明确指出表证兼里虚寒时,应予先里后表或表里双解的治疗原则及其相应的代表性方药。一般而言,表证伴见里虚寒证,可予表里双解、扶阳解表,如后文少阴病篇麻附细辛汤之类;若不效,宜径于救里,温里散寒,回阳救逆,方用四逆汤之属;如果阳虚内寒较甚,则宜先里后表之法,先予温里回阳之四逆汤,后用解散表邪之桂枝汤。

表里同病,视其表里之轻重缓急,而有先表后里、先里后表和表里并治之不同治疗原则。概略言之,大凡表证急重者宜先解表,里证急重者宜先救里;表寒里热者多先攻表,表里俱寒者多先温里。若表里寒热虚实互异,且互为掣制,攻表救里两难者,每宜表里同治,以图双解。此伤寒表里同病的一般治疗规律。然临证之际,每有双解不效而后图以先后之法,或宜于先后之法而反易以双解者,要在审时度势,活法圆机,不可拘泥死守。

91条论伤寒表证误下损伤里阳而致太阳少阴并病之先后治法。伤寒表证,惟宜汗解,不应攻下,即若兼见里实之象,因其并非重危急下之证,亦宜遵循先表后里之法,待表解后再议攻下。今医者不察,误用下法,脾肾阳气受损,病转少阴虚寒,然太阳表邪并未因下而尽陷少阴,故成表里并病之象。下利清谷不止者,责之少阴阳气虚衰,阴寒内盛,而恶寒脉微、肢厥身蜷等虚寒诸症,自在不言之中;身疼痛者,缘于邪气羁绊太阳,经脉不利,营卫失调,则头疼项拘、寒热鼻鸣等象,亦当有所见。此际因其里气虚寒,不堪发散,故宜先里后表,急以四逆汤回阳救逆,温补脾肾,则下利厥逆可愈。设阳回利止而表犹未解者,继以桂枝汤调和营卫,解肌发表,则身疼可止。然临床常有里阳得温而表邪随解而不必再行发散者,又不可不知。正如周学海所云:"治其里,而表亦应手而愈矣。即或表有未尽余邪,再略清其表可也。若先攻其表,不但里虚,而表不能净;即或表净,而正气受伤,里邪又将从何路以驱除之?"

（《读医随笔·卷四》）

92 条论太阳少阴同病用双解不效而径予救里的治法方药。太阳病，发热头痛身疼痛者，必见脉浮，今脉不浮而反沉，微弱无力，多缘少阴素体阳虚，复感外邪，或太阳少阴两感于邪，而成表里同病之状，故当伴见恶寒肢冷、面白神疲、下利清谷等症。此表寒而兼里阳虚弱，其治既可先里后表仿 91 条所论之法，亦可表里同治如 301 条，方用麻黄附子细辛汤之类；所当禁者惟先表后里而已，以其攻表更虚其里故也。然表里同治，宜于表里证情相对均衡者，若证有偏重，则其治仍有偏重于表或偏重于里之别。今用表里同治之法而不应者，是其里阳虚弱既重且急也，而发表与温里同施，且无主次轻重之分，则互相掣肘，反违互补协同之本意，故宜其不效。当改弦更张，径予四逆汤回阳救逆，直救其里。里阳回复，则表邪每可自解。设若余邪未尽，则仍可继以解表之法，治若前条所论。

值得注意的是，表证并见里虚寒者，治用先表后里之法则，其解表方药不宜选用辛温峻汗之麻黄汤，因其里阳虽已得复，毕竟新瘥之际，难任峻猛发散，故每宜选用外调营卫、内和阴阳之桂枝汤，此即"新瘥防复"的治未病思想，寓于选方用药之具体措施中，颇具指导意义。

92 条从文意语气而言，似有脱简。在"若不差"前，当有一段有关表里双解治疗过程的文字。惟有如此，"若不差"方可与前之"病发热头痛，脉反沉"一气贯通。《医宗金鉴》认为"身体疼痛"之后，当补入"下利清谷"4 字，方合"当温其里"的治法，亦属允当。然若参照 323 条"少阴病，脉沉者，急温之"之语，更据其表里双解不效而言，由此条仅举沉脉，寓有不待厥利俱现即宜予急温之意。再则，91 条以"下利清谷"明其里虚寒病机，而此条以"脉沉"揭示其理，脉症对举，互文见义，如是理解，则"下利清谷"4 字，补与不补，亦无关宏旨。

四逆汤证为少阴寒化之典型证候，其病机为少阴心肾阳虚而阴寒内盛，以恶寒身蜷、下利清谷、四肢厥冷、神疲嗜卧、脉沉微细、舌淡苔白等为其主要脉症，治宜温补心肾，回阳救逆。本节条文借以代表表里同病之里虚寒证，仅求阐明表里先后之治疗原则，并非意指表里同病之里虚寒证悉为四逆汤证，他如真武汤证、附子汤证、通脉四逆汤证等，皆可见于表里同病之中，其治自宜随证选用上述各方，而非必以四逆汤为治。

【选注】

汪苓友：此条病，乃阴阳两证并举，非一证分表里而用二汤也。寒邪伤表，医误下之，续得下利清谷不止，此阳从内脱，中下二焦无火，不能腐熟水谷，故色不变而完出，且不能止也；身疼痛者，为里有真寒，寒气凝泣，则骨属不利，故身疼痛，并非表邪骨节疼痛之比。急当救里，宜四逆汤以扶阳抑阴，则利止而身疼痛自除。此为中寒，乃里虚证也。若下后，身疼痛，清便自调者，邪未入里，故二便自调，必其人胃气本实，不为误下所害，但见身疼痛，为在表有邪，此非里寒身如被杖之比。急当救表，宜桂枝汤以和营散邪，乃太阳中风正治之法也。（《伤寒论辨证广注·中寒辨注·卷上》）

《医宗金鉴》（91 条——笔者注）：伤寒，医不分表里、寒热、虚实而误下之，续得下利清谷不止者，寒其里也。虽有通身疼痛之表未除，但下利清谷不止，里寒已盛，法当急救其里；俟便利自调，仍身疼痛不止，再救其表可也。救里宜四逆汤，温中胜寒；救表宜桂枝汤，调营和卫。（《医宗金鉴·订正仲景全书·伤寒论注·太阴全篇》）

成无己：发热头痛，表病也。脉反沉者，里脉也。经曰：表有病者，脉当浮大；今脉反沉迟，故知愈也。见表病而得里脉则当差；若不差，为内虚寒甚也，与四逆汤救其里。（《注解伤寒论·卷三》）

尤在泾：发热身疼痛，邪在表也，而脉反沉，则脉与病左矣。不差者，谓以汗药发之而不差也。以其里气虚寒，无以为发汗散邪之地，故与四逆汤，舍其表而救其里，如下利身疼痛之例也。(《伤寒贯珠集·太阳权变法第二》)

《医宗金鉴》(92条——笔者注)：病发热头痛，太阳表证也。脉当浮，今反沉，是太阳表证而得少阴里脉也。凡太阳少阴表里皆寒无汗之病，均宜以麻黄附子细辛汤发之。若不差，不下利者，更以麻黄附子甘草汤和之；若下利清谷，即有身体疼痛之表未解，不可更汗，当温其里，宜四逆汤，防其阳从阴化，变厥惕亡阳之逆。断不可谓病在太阳，无可温之理也。(《医宗金鉴·订正仲景全书·伤寒论注·太阳中篇》)

周学海：表里俱寒者，治宜温中以散寒，里气壮而外邪可退矣。仲景于身疼痛、下利清谷，先温其里后攻其表者，是指示大法如此。其实表里两感于寒，温里发表，一时并用，正不必分先后也。(《读医随笔·卷四》)

【评述】汪苓友认为91条是指误下后之两种转归：一为转属虚寒，治用四逆汤；一为下后表证未变，治用桂枝汤，可资参考。然就本条文意及与上下文的关系而言，则当以吴谦注为是。

成无己与尤在泾对"若不差"的理解，各执一词。成无己认为是表病见里脉当愈而不愈，故曰"不差"；而尤在泾则以为表证兼里虚汗后不差。二者相较，当以尤在泾之说更胜一筹。此条就脉症而言，与301条相类，故推测其"不差"前可能为表里双解之治，然亦不能排除庸医纯以发散为治，且发散之后，阳虚更甚，虽表邪未解，尤宜救里，故尤在泾之言，有可取之处。

吴谦对表里双解及急救其里之辨，简明扼要而重点突出，对临床具有重要指导意义。周扬俊强调表里俱寒，治宜温里发表，不必分先后，而以温里为主，此说符合临床实际，较为稳妥。

【治法】温里散寒，回阳救逆。

【方药】四逆汤方。

【方义】四逆汤为温里散寒、回阳救逆之代表方，主治恶寒身踡、吐利肢厥、脉微神疲等症。本方生用附子为主药，直走心肾，大辛大热，温壮阳气。干姜辛温，守而不走，擅温脾胃，与附子相伍，动静结合，能提高温里壮阳之功效。甘草炙用，性味甘温，功擅益气补中，与干姜相合，温中益气；与附子相配，既增其温壮之效，亦制其辛热之毒。三药合用，相互协同，且相互制约，共奏温里散寒、回阳救逆之功，主治少阴虚寒、阳气衰微之证。本方与干姜附子汤均为大辛大热、温复脾肾阳气之剂。后者不用甘草，且干姜用量较轻，一次顿服，意在迅速取效，故常宜于里阳暴虚之急证，以发病急、脉沉微为审证要点，而肢厥吐利等危重征象，可不必悉具。前者干姜用量较重，且伍以甘草，分温二服，故其回阳救逆之力较强，但作用较为缓慢，故常宜于发病较缓之阳虚重证，以恶寒肢厥、脉微吐利为审证要点。简言之，二方相较，甘草干姜汤主治阳虚之轻而急者，四逆汤主治阳虚之重而缓者。本方与甘草干姜汤均为辛甘温阳之剂，组成亦仅一味附子之差，然二者主治功效则各有偏重。甘草干姜汤重用甘温之炙甘草，辅以辛热之干姜，意在甘温复建中焦脾胃之阳。而四逆汤则以辛热之附子为主，直走心肾，温壮少阴阳气，更得干姜、甘草之助，既温且补，功效大彰，实温里散寒、回阳救逆之首选。故一治在脾胃，一治在心肾，且轻重缓急亦自不同，宜乎明辨。

【方论选】

成无己：此汤申发阳气，却散阴寒，温经暖肌，是以四逆名之。甘草味甘平，内经曰：寒淫于内,治以甘热。却阴扶阳,必以甘草为主,是以甘草为君。干姜味辛热,《内经》曰:寒淫所胜,平以辛热。逐寒正气,必先辛热,是以干姜为臣。附子味辛大热,内经曰:辛以润之,开发腠理,致津液通气也。暖肌温经,必凭大热,是以附子为使,此奇制大剂也。四逆属少阴,少阴者肾也,肾肝位远,非大剂不能达。内经曰:远而奇偶,制大其服,此之谓也。(《伤寒明理论·卷下》)

柯韵伯:本方是用四物以救逆之谓,非专治四肢厥冷而为名。盖仲景凡治虚证,以补中为主。观协热下利,脉微弱者,用人参;汗后身疼,脉沉迟者,加人参;此脉微欲绝,下利清谷,且不烦不咳,中气大虚,元气已虚,若但温不补,何以救逆乎?观茯苓四逆之治烦躁,且用人参,其冠以茯苓而不及参,则本方有参可知。夫人参通血脉者也,通脉四逆,岂得无参?是必因本方之脱落而仍之耳……按理中四逆二方,在白术附子之别。白术为中宫培土益气之品,附子为坎宫扶阳生气之剂,故理中只理中州脾胃之虚寒,四逆能佐理三焦阴阳之厥逆也。后人加附子于理中,名曰附子理中汤。不知理中不须附子,而附子之功不专在理中矣。盖脾为后天,肾为先天,少阴之火所以生太阴之土,脾为五脏之母,少阴更为太阴之母,与四逆之为剂,重于理中也。不知其义者,谓生附配干姜,补中有发,附子得生姜而能发散,附子非干姜则不热,得甘草则性缓,是只知以药性上论寒热攻补,而不知于病机上分上下浅深也。(《伤寒来苏集·伤寒附翼》)

吕楘村:四逆者,手足厥冷也。方以四逆名,用治三阴经吐利厥逆之寒证也。干姜温中散寒,生附祛阴复阳,二味合用,乃能彻上彻下,开辟群阴,而挽垂绝之阳。复以甘草者,正取其甘缓留中,制雄锐之师,迅奏肤功,迎阳复辟。此三阴经中之第一方也。(《伤寒寻源·下集》)

包识生:承气攻阳之方也,四逆回阳之方也。以干姜温气,则上焦之阴寒散而外阳回矣;以附子温水,则下焦之阴寒散而内阳长矣。得甘草之和中,则姜附之力合,上下连成一气,而旭日当空,表里之阴霾自散。按汗吐下火,误用之则阳亡,而现四肢厥逆,故名曰四逆汤也。加重姜附名通脉四逆,治阴盛格阳无脉之重证;加参则兼救阴;加参茯名茯苓四逆,并可救阴制水;去甘草则名干姜附子汤,则热力愈强;去附子名甘草干姜,专回上焦气分之阳;去甘草加葱白,名白通,使内脱之阳,藉葱外达,热力更雄猛快捷也;白通加猪胆人尿,胆可入肝,尿能入肾,苦咸味寒之品,引阳入阴,阴阳并救也;通脉加胆,亦是此意。四逆,阴格阴实之方也,阴消则阳自旺。至参、茯、葱、猪胆、尿,大热之中,恐防伤阴,或升或降,阴阳并救者也。(《伤寒方讲义》)

【点评】成无己遵《内经》之旨,以性味释方义,于理解本方之功效配伍,不无裨益。然其甘草为君附子为使之说,似有本末颠倒之嫌。柯韵伯从病机上分析了本方与理中汤之运用区别,颇具临床指导意义;而其认为本方当有人参之论,虽议论合于临床实际,但就原文本来面目而言,似不宜从之,以其不能解释后文之四逆加人参汤方也。吕楘村、包识生对本方的配伍意义分析,皆简明平允;其"开辟群阴,而挽垂绝之阳"、"旭日当空,表里之阴霾自散"等语,生动形象而准确地描述了本方的功效,值得称道。包识生更对其类方——评析,以求阐明其配伍加减之规律,于学者准确辨析掌握此类方剂,颇具参考价值。

【临床运用】

(1)张仲景对本方的运用

①主治少阴寒化、心肾阳虚证,见 323、324 条。

②用于表里同病、里虚寒急重者,见 91、92、372 条。

③用于太阴、厥阴虚寒吐利等证,见 277、353、354、377 条。

④用于霍乱阳气虚衰证,见 388、389 条。

(2)后世医家对本方的应用

①《伤寒直格》:治伤寒,表热未入误以寒药下之太早,其表热本未入,因而里寒,下利不止,或表热里寒,自利不止者,急以四逆温里。脉浮不渴,小便清白不温,完谷不化者是也……或杂病寒饮呕吐者,或寒湿泄泻者。

②《医林集要》:干姜附子汤(即本方)治伤寒阴证,唇青面黑,身背强痛,四肢厥冷,及诸虚沉寒。

③《济生方》:姜附汤(即本方)治五脏中寒,口噤,四肢强直,失音不语,或猝然晕闷,手足厥冷者。

④《万病回春》:凡阴证,身静而重,语言无声,气少,难以喘息,目睛不了了,口鼻气冷,水浆不下,大小便不禁,面上恶寒如刀刮者,先用艾灸法,次服四逆汤。

⑤《医经会解》:阴毒心硬肢冷,加麝香、皂荚,俱用少许;呕吐涎沫,或小腹痛,加盐炒吴茱萸、半夏、生姜;呕吐不止,加半夏、生姜汁;泻不止,加白术、人参、黄芪、茯苓、升麻。

⑥《伤寒大白》:阴症身痛,四肢厥冷,以此方温里,加广皮,则阳气愈和。

⑦《古方便览》:世医所谓中寒中湿,及伤寒阴证、霍乱等诸证,厥冷恶寒,下利腹痛者,皆可用四逆汤。又虽一年二年下利清谷不止,亦可用。

⑧《方函口诀》:四逆汤,阴证正面之治方也,以四肢厥冷、下利清谷等为目的。其他有假热证者,别有此方冷服之法,即加猪胆汁之意也。

(3)现代应用:四逆汤是回阳救逆之代表方剂,现代临床主要用于各种功能衰竭性的危重病症的救治。作为古方今用的重点,本方之现代运用探索,早在 20 世纪 70 年代即得到广泛重视,而近 10 年之有关报道反而少见。现仅据前期报道作一简要介绍。

①休克:本方以卓越功效,广泛用于各类休克,而以恶寒、身踡、肢厥、脉微欲绝为其应用要点。见诸报道者有心源性休克、中毒性休克、出血性休克、各类感染性疾病所致休克等。

②消化系统疾病:对各类虚寒性消化系病症,具有良好的临床疗效。以吐利、腹胀或痛、苔白、脉弱为应用依据。临床常用之治疗慢性胃炎、急慢性胃肠炎、胃下垂、慢性肝炎、霍乱、小儿胃肠炎等。

③循环系统疾病:对心肌梗死、传导阻滞、心力衰竭、病窦综合征、高血压等常见病症,若具有胸闷心悸、肢凉脉微等,均可相机选用。

④呼吸系统疾病:多种呼吸系统疾病,如支气管哮喘、急慢性气管炎、肺气肿、肺心病、支气管肺炎等,符合阳虚寒饮之病机者,可酌情应用本方治疗。

⑤其他病症:其他如麻疹、疟疾、坐骨神经痛、口疮、鼻炎、咽炎、肩周炎、精神分裂症、类风湿关节炎等,凡病机与阳虚寒盛相合者,本方亦具良效。

(4)医案选录

1)肝炎肢厥:孙某,男,38 岁。有肝炎病史 3 年,肝功能正常,但时有腹胀,右胁及胃脘痛。西医治疗无效,后求中医多方治疗,效亦不显。审其方药多为疏肝理气之类。近来症状为:腹胀,饭后明显,时胃脘及胁痛,四肢逆冷,晚上常用热水袋焐脚,但半夜常因冷而醒。检查:肝大一指,质中硬,轻微压痛,心下有振水声,舌淡苔白,脉沉细。此属里虚寒甚,为四逆汤方证:炙甘草 10g,干姜 8g,制附片 15g。上药服 3 剂,四肢冷大减,已不用热水袋焐脚,仍

腹胀。上方加枳壳、陈皮、党参随证加减,服 3 个月腹胀消。(《经方传真·干姜附子汤类方》)

2)孕妇厥逆:何某之妻,40 岁。身孕 8 个月,突然腹痛、呕吐、四肢厥逆,住院治疗 3 天,症状未见减轻,肠鸣音消失,疑麻痹性肠梗阻。诊见神志昏昧,四肢厥逆冰冷,时而呕吐,脉浮取无,沉取微细,中候两寸无力。此阳气虚馁,已属危候,立方以救万一。处方:人参 14g,附子 26g,干姜 10g,生姜 20g,炙甘草 33g,葱白 5 条。水煎取汁,频频温服。次日黎明,病情大见好转;又进服原方 1 剂,病症消除,月余产一男婴。(《陕西中医》,1984,(12):23)

按:本案用方实属通脉四逆汤与四逆加人参汤之合方,然其审辨之理无异,故临床每多混同而论。然研习伤寒者,则不得以为只有四逆法,而不晓通脉四逆诸法也。

3)寒泻:李某,肠鸣腹泻,下利清谷,日 4～5 次,伴有腹痛,形寒肢冷。曾服理中汤、四神丸等药,效果不显。近日病情加重,面色青黑,精神疲惫,舌淡苔白,脉沉细。四诊合参,证属脾肾俱虚,阳气衰微,阴寒内盛。治以回阳救逆止泻。处方:炮附子 30g(另煎),干姜 20g,炙甘草 10g,赤石脂 50g,水煎服。6 剂病愈。(《吉林中医药》,1983,(6):28)

按:此案选方亦非单纯四逆汤方,实四逆法与桃花汤法之合用,于阳虚寒盛而滑脱不禁者,颇具良效。

4)休克:李某,女,69 岁。因肺心病、肺炎、中毒性休克、脱水而住院。神志清,颜面苍白,肺部有湿啰音,心率 92 次/分,血压 80/50mmHg,以静脉注射四逆注射液 2ml,2 分钟后血压上升至 90/60mmHg,20 分钟后升至 100/60mmHg,6 小时后仍维持在 90/60mmHg,并持续 2～3 小时。在升压的同时心跳强而有力。(《伤寒论方医案选编》)

【按语】本方功能回阳救逆,仲景每以之为治疗少阴心肾阳虚而阴寒内盛之代表方剂。后世医家亦屡用屡验,然单纯选用者较少,而加减变化者恒多。无论内伤外感,若病机不离阳虚寒盛者,其方颇具效验,直至现代临床,仍是救急之常用选方之一。

【现代研究】有关本方现代药理研究,曾有大量报道,然多见于 20 世纪 80 年代初期。今据有关参考书籍[1,2]作一简要介绍。

本方对离体兔心有显著强心作用,可增强心肌收缩力,并可使冠状动脉血流量显著增加,而对心率无明显影响。当用心得安阻断 β 受体后,其作用显著降低。提示其作用机制在于兴奋 β 受体,且能直接强心。

本方能扩张冠状动脉,增强冠脉流量,并可改善休克动物血压回升前微血管血流,缩短红细胞电泳时间,减轻小肠出血性坏死,提高耐缺氧能力,迅速升高血压,因而对各种类型的休克如心源性休克、中毒性休克、失血性休克、血管栓塞性休克、单纯缺氧性休克、小肠缺血损伤性休克等,具有明显的作用。

本方虽对心率无显著作用,但因其强心效应,对休克动物之快心率有减缓作用;而对心得安所致之心率减慢效应,则有明显拮抗作用,表明本方对心率异常具有良性的双向调节效应。并且对缺氧所致的异常心电图有一定的改善作用。

本方能兴奋垂体-肾上腺皮质功能,又有中枢性镇痛、镇静作用。对戊巴比妥钠阈下催眠剂量有显著增强作用,并可不同程度地对抗中枢神经兴奋剂的兴奋作用。能显著减少醋酸扭体法所致的小鼠扭体反应次数,并可对抗血清性大鼠关节肿胀效应,表明本方具有镇痛抗炎作用。

就其组方成分分析而言,单味附子虽有一定强心效应,但其作用不如四逆汤,且易致心律失常;单味甘草不能增加心脏收缩幅度,但有升压效应;而单味干姜未能显示任何有意义的生理效应。本方则显示出明显优于各药的升压效应,且能减慢窦性心率,避免单味附子导致的异位心律失常,研究表明,附子的毒性在四逆汤中降低了30倍,提示本方配伍具有合理性。

参 考 文 献

[1] 王付.《伤寒杂病论》汤方现代研究及应用[M].西宁:青海人民出版社,1993;55-59.

[2] 张恩勤.经方研究[M].济南:黄河出版社,1989;259-260.

第八节 小柴胡汤证(96~101)

【原文】

傷寒五六日,中風,往來寒熱[1],胸脇苦滿[2],嘿嘿[3]不欲飲食,心煩喜嘔[4],或胸中煩而不嘔,或渴,或腹中痛,或脇下痞鞕,或心下悸、小便不利,或不渴、身有微熱,或欬者,小柴胡湯主之。(96)

柴胡半斤　黄芩三兩　人參三兩　半夏半升,洗　甘草炙　生薑切,各三兩　大棗十二枚,擘

上七味,以水一斗二升,煮取六升,去滓,再煎取三升。溫服一升,日三服。若胸中煩而不嘔者,去半夏、人參,加栝樓實一枚;若渴,去半夏,加人參合前成四兩半、栝樓根四兩;若腹中痛者,去黄芩,加芍藥三兩;若脇下痞鞕,去大棗,加牡蠣四兩;若心下悸、小便不利者,去黄芩,加茯苓四兩;若不渴,外有微熱者,去人參,加桂枝三兩,溫覆微汗愈;若欬者,去人參、大棗、生薑,加五味子半升、乾薑二兩。

血弱氣盡,腠理開,邪氣因入,與正氣相搏,結於脇下。正邪分爭,往來寒熱,休作有時,嘿嘿不欲飲食。藏府相連,其痛必下,邪高痛下[5],故使嘔也。小柴胡湯主之。服柴胡湯已,渴者,屬陽明,以法治之。(97)

【词解】

(1)往来寒热:热来寒往,寒来热往,恶寒与发热交替出现。

(2)胸胁苦满:苦,用作动词。胸胁苦满,即患者苦于胸胁满闷不适。

(3)嘿嘿:音义同默默,即情绪抑郁,不欲语言。

(4)喜呕:喜,爱好;此处引申为意欲。喜呕,即欲作呕吐。

(5)邪高痛下:尤在泾云:"邪高谓病所以来处,痛下谓病所结处。"此指木邪克土之腹痛,病变在胆,其位较高;痛在腹中,其位在下,故云"邪高痛下"。

【提要】 小柴胡汤证的病因病机、主要症状及治法方药。

【释义】 此2条原文具体阐明了小柴胡汤证(少阳胆火内郁证)的病因病机、主要表现及治法方药。欲求全面认识该证,可结合少阳病篇263、264、265及266条加以理解。由此可知,小柴胡汤证的主要表现是往来寒热、胸胁苦满、心烦喜呕、嘿嘿不欲食、口苦、咽干、目眩、目赤耳聋、脉弦等;病因病机是邪入少阳,胆火内郁,枢机不利,正邪分争;治疗大法是和解少阳,宣达枢机,方用小柴胡汤。

少阳位居半表半里,邪入少阳,既可由太阳自然转入,或误治失治而内传;亦可缘于外邪径犯少阳本经;然皆因少阳正气虚馁,而邪气得以乘虚乃入,所谓"邪之所凑,其气必虚"是也。故97条云:"血弱气尽,腠理开,邪气因入,与正气相争,结于胁下",既言其病因,亦明其

病位。而其病理机制，则一语破的，曰"正邪分争"是也。病转少阳，正气相对不足，而邪气亦非亢盛，正邪之间的斗争，处于拉锯状态，互为进退，故临床上以寒热交替、休作有时为其主要特征。

以三阳三阴开合枢学说而论，少阳为枢，位居太阳阳明之间，故谓之半表半里。一般而言，在外感热病的发展演化进程中，少阳病证属于太阳表证向阳明里证转化的过渡阶段，故其病理性质既与阳明燥热亢盛之里实热证相异，亦与太阳营卫失调之风寒表证有别。就其病性而论，少阳本火而标阳，病从本气而化，是以当属火热之证，故口苦咽干、发热心烦等热性征象为其重要临床表现。综上所述，本证之病因病机可简要概括为邪入少阳半表半里，枢机不利而胆火内郁。

本证之临床表现，主要见于 96、263、264、265 和 266 条中，而以 96 条最为突出。此条具体描述了小柴胡汤证的 4 大主症和 7 个或然征象。其 4 大主症，对于认识少阳病证的病理机制，具有极其重要的意义，因而亦是少阳病的重要诊断依据。

太阳表证发热恶寒同时并见，阳明里证但热不寒，本证寒热往来，交替而作，意味着病邪已离太阳之表，渐行化热内传，然亦未入阳明之里，而在少阳半表半里之地。太阳表证，卫气浮盛于表与邪相争（发热）的同时，无力再行温分肉之功能（恶寒），故发热恶寒并见；阳明里证，邪热亢盛而正气充足，正邪斗争甚为剧烈，处于相持胶着状态，故但热而不寒；而少阳半表半里之证，正气相对不足，邪气亦非亢盛，其正邪斗争之程度，相对阳明里证而言，不甚剧烈，然正邪之间，互为进退，导致机体阴阳盛衰难定，或偏于阳盛而发热，或偏于阴盛而恶寒，或阴阳暂时平衡而寒热休止，故寒热往来，休作有时。

六经以同名脏腑经络为其物质基础，邪犯其地，既可影响相应脏腑的功能，同时亦可导致相应经络的功能失常，如邪犯太阳可见太阳经气不利之头项强痛，邪入阳明可见阳明经气不利之腹满胀痛等。足少阳经脉下胸中，贯膈络肝属胆，循胁里。邪入其位，经气不利，故见胸胁胀闷不适。相对而言，寒热往来主要反映本证正邪斗争情况及机体阴阳状态，而胸胁苦满可被视作本证病位的具体反映，故李培生教授明确指出："少阳之病，或由伤寒，或关杂病；或由本经自发，或由他经传入，一涉其枢，胸胁苦满之症最为显著。"（《柯氏伤寒论翼笺正》）

脏腑相连，病变相关，是以少阳受邪，每见与之关系密切的他经征象。神情嘿嘿及心烦意乱，既反映了少阳胆火内郁的病理机制，也是火热之邪循经扰心的具体表现。胆为中正之官而心主神志，二者均能调节精神意识活动。今邪入少阳而胆失疏泄，火郁不发，上犯心神，是故心烦意乱而又不欲言语。此与阳明里热之烦，同中有异。其同者，二者皆因热邪循经上扰心神而致。其异者，阳明燥热，多内外蒸腾，飞扬跋扈，故心烦而多言妄语；而少阳胆火，多气机不利，内郁难发，故心烦而反少言寡语。

肝胆脾胃，属木土相克之关系。相生相克，本为生理之常；若太过不及，则属病理异常。生理状况下，土赖木之疏瀹条达以维持其功能之正常发挥。今邪犯少阳而枢机不利，胆木克土之功能异常，或为太过而胃气上逆，故喜呕；或为不及而脾土难运，故不欲食。其病象虽为中土脾胃之功能反常，然其根源仍当责之于少阳疏泄失职。

由此可知，上述 4 症已充分反映了少阳病小柴胡汤证病性、病位及病理关系等病理特征。至于 7 个或然症，或为 4 大主症之变，或为他经病证之兼，或为痰饮水气之夹，然皆基于胆火内郁、枢机不利之病机而为变、为兼、为夹，故或有不能归属少阳者，其基本病理仍难越出少阳范畴。如胸中烦而不呕者，邪热扰心之程度较重而胆邪未犯胃腑；口渴者，火邪伤津较为显著；腹中痛者，木邪犯土而脾络不和；胁下痞硬，类于胸胁苦满，为少阳经气郁滞较甚；心下悸小便不利者，手少阳三焦通调水道之功能失常，而致水气停蓄，水气凌心则悸，饮邪蓄结则小便不利；不渴而身微热者，太阳表邪未解而津液未伤，当见头痛项强、恶寒身疼等表象；咳者，缘于饮邪犯肺，肺气上逆。凡此皆为举例而设，学者不可限定眼目而谓少阳兼夹仅此七症而已。须知临床病情千变万化，兼夹征象头绪繁多，少阳或然之象，岂七症所能括者！

少阳病证一般不渴，或渴亦轻微，因其津伤未著故也。若服柴胡汤后，渴反转甚，是邪气已传阳明，化燥伤津，当见但热不寒等症，治从阳明清下大法。

【选注】

成无己：病有在表者，有在里者，有在表里之间者。此邪气在表里之间，谓之半表半里证。五六日，邪气自表传里之时。中风者，或伤寒至五六日也……或中风，或伤寒，非是伤寒再中风，中风复伤寒也……邪在表则寒，邪在里则热，今邪在半表半里之间，未有定处，是以寒热往来也。邪在表，则心腹不满；邪在里，则心腹胀满；今止言胸胁苦满，知邪气在表里之间，未至于心腹满，言胸胁苦满，知邪气在表里也。默默，静也。邪在表则呻吟不安，邪在里则烦闷乱……默默者，邪方自表之里，在表里之间也。邪在表则能食，邪在里则不能食。不欲食者，邪在表里之间，未至于必不能食也。邪在表，则不烦不呕；邪在里，则烦满而呕。烦喜呕者，邪在表方传里也。邪初入里，未有定处，则所传不一，故有或为之证。有柴胡证，但见一证便是，即是此或为之证。(《注解伤寒论·卷三》)

方有执：五六日，大约言也。往来寒热者，邪入躯壳之里，脏腑之外，两夹界之隙地，所谓半表半里，少阳所主之部位。故入而并于阴则寒，出而并于阳则热，出入无常，所以寒热间作也。胸胁苦满者，少阳之脉循胸络胁，邪凑其经，伏饮搏聚。默，静也；胸胁既满，谷不化消，所以默默不言，不需饮食也。心烦喜呕者，邪热伏饮搏胸胁者涌而上溢也。或为诸证者，邪之出入不常，所以变动不一也。(《伤寒论条辨·卷一》)

《医宗金鉴》：少阳之邪，进可传太阴之里，退可还太阳之表，中处于半表半里之间。其邪外并于表，半表不解则作寒；内并于里，半里不和则作热；或表或里无常，故往来寒热不定也。少阳之脉，下胸循胁，邪凑其经，故胸胁苦满也；少阳邪近乎阴，故默默也；少阳木邪病则妨土，故不欲饮食也；邪在胸胁，火无从泄，上逼于心，故心烦也；邪欲入里，里气外拒，故呕；呕则木气舒，故喜之也；此皆柴胡应有之证也。其余诸证，时或有之，总宜以小柴胡汤主之，各随见证以加减治之可耳！(《医宗金鉴·订正仲景全书·伤寒论注·少阳全篇》)

柯韵伯：此非言伤寒五六日而更中风也。言往来寒热有三义：少阳自受寒邪，阳气衰少，既不能退寒，又不能发热，至五六日郁热内发，始得与寒气相争，而往来寒热，一也；若太阳受寒，过五六日阳气始衰，余邪未尽，转属少阳，而往来寒热，二也；风为阳邪，少阳为风脏，一中于风，便往来寒热，不必五六日而始见，三也。少阳脉循胸胁，邪入其经故苦满；胆气不舒故默默；木邪犯土故不欲饮食；相火内炽故心烦；邪正相争故喜呕。盖少阳为枢，不全主表，不全主里，故六证皆在表里之间。仲景本意重半里，而柴胡所主又在半表，故少阳证必见半表，正宜柴胡加减。如悉入里，则柴胡非其任矣，故小柴胡汤称和解表里之主方。寒热往来，病情见于外，苦喜不欲，病情得于内。看苦喜不欲等字，非真呕真满不能饮食也；看往来二字，见有不寒热时。寒热往来，胸胁苦满，是无形之半表；心烦喜呕，默默不欲饮食，是无形之半里。虽然七证皆偏于里，惟微热为在表，皆属无形，惟心下悸为有形，皆风寒通证，惟胁下痞硬属少阳，总是气分为病，非有实可据，故皆从半表半里之治法。(《伤寒来苏集·伤寒论注·卷三》)

【评述】诸家均认为本证病位在少阳,为半表半里之证,其说可从。对诸症之病机阐释,仁智互见,然大同小异,学者自可择善从之。惟值得一议者,是往来寒热一症。纵观历代诸家之注解,对本症病机认识大约有如下几种:①邪出于表则寒,邪入于里则热,以成、吴二人为代表;②邪入并于阴则寒,邪出并于阳则热,以方有执、尤在泾为代表;③邪出与阳争则寒,邪入与阴争则热,如刘完素、唐容川;④邪正相争,邪胜则寒,正胜则热,如汪苓友;⑤阴阳相争,阴胜则寒,阳胜则热,如朱肱、张介宾。诸家解释皆不离阴阳表里与邪正相争,然各家注释互相矛盾,难以归于一致。笔者认为,少阳半表半里之位,是表里出入、阴阳转化之枢纽,其自身的阴阳动态平衡,处于相对不稳定状态;邪正相争于此,极易导致其阴阳平衡的紊乱,而这种阴阳失衡具有其特殊性,即阴阳盛衰的不确定性和易转化性(这种性质正是由于少阳的生理特性所决定),由是而出现阴胜则寒、阳胜则热、互为进退、交替发生的寒热往来征象,请参阅【释义】项。

【治法】和解少阳。

【方药】小柴胡汤方。

【方义】小柴胡汤是和解少阳之主方。本方据其组成而言,是融祛邪扶正、木土同治于一体。其中柴胡、黄芩为方中之主要成分,柴胡气质轻清,升达疏透,能使少阳邪热外解,前贤谓之清解半表之邪;黄芩苦寒质重,清泄邪火,能使少阳邪热内消,故谓其清解半里之邪;二者相伍,外透内泄,而使少阳半表半里之邪一时并解;据其用量分析,柴胡半斤,黄芩三两,则本方外透之力强而内泄之力弱,尽在不言之中,故服后每多"濈然汗出而解"。半夏、生姜,调理胃气,降逆止呕;人参、甘草、大枣,培土和中,扶助正气。两组药物既可防木邪犯土,亦可扶正以助柴胡、黄芩祛邪。由是可知,本方寒温合用,攻补兼施,升降协同,内外并举,具有疏利三焦、宣通内外、调达上下、和畅气机的作用,确能体现和解大法之奥义。

小柴胡汤的煎服法,具有典型的代表意义。其去滓再煎法,具有和合寒温、协调升降、燮理阴阳、互济刚柔的作用。诸凡以和法为主要目的之方剂,多仿此为法。

小柴胡汤的加减法,针对或然症而设,计有7项,与后文之大柴胡汤、柴胡桂枝汤等,具有同等重要的意义,可视作柴胡类方的重要组成部分。

(1)胸中烦而不呕者,是邪热扰心较为显著而胃气尚和,故去甘壅之人参以免留邪,因其不呕而去半夏,加瓜蒌实以清心除烦。

(2)渴者,是邪热伤津较著,故去温燥之半夏,加重人参用量以益气生津,并伍以天花粉清热生津。

(3)腹中痛者,是木邪犯土而脾络不和,故去苦寒伤中之黄芩,加芍药柔肝缓急,和络止痛。

(4)胁下痞硬者,是少阳经气郁滞较甚,故去甘壅滞气之大枣,加牡蛎以软坚散结,消滞除痞。

(5)小便不利、心下悸者,是三焦决渎失常而饮邪留滞,故去苦寒之黄芩,加甘淡之茯苓以利水宁心。

(6)不渴外有微热者,是太阳表邪未除,故去甘壅滞邪之人参,加桂枝温覆微汗以解表。

(7)咳者,是寒饮犯肺,故以干姜易生姜,温中化饮;加五味子以敛肺止咳;去人参、大枣,是防其恋邪留患。

【方论选】

成无己:伤寒邪气在表者,必渍形以为汗;邪气在里者,必荡涤以为利;其于不外不内、半表半里，既非发汗之所宜，又非吐下之所对，是当和解则可矣，小柴胡为和解表里之剂也。柴胡味苦平微寒，黄芩味苦寒，内经曰：热淫于内，以苦发之。邪在半表半里，则半成热矣，热气内传，攻之不可，则迎而夺之，必先散热，是以苦寒为主，故以柴胡为君，黄芩为臣，以成彻然发表之剂。人参味甘温，甘草味甘平，邪气传里，则里气不治，甘以缓之，是以甘物为之助，故用人参甘草为佐，以扶正气而复之也。半夏味辛微温，邪初入里，则里气逆，辛以散之，是以辛物为之助，故用半夏为佐，以顺逆气而散邪也。里气平正，则邪气不得深入，是以三味佐柴胡以和里。生姜味辛温，大枣味甘温，《内经》曰：辛甘发散为阳。表邪未已，迤逦内传，既未作实，宜当两解。其在外者必以辛甘之物发散，故生姜大枣为使，辅柴胡以和表。七物相合，两解之剂当矣。(《伤寒明理论·诸药方论》)

《医宗金鉴》：邪正在两界之间，各无进退而相持，故立和解一法，既以柴胡解少阳在经之表寒，黄芩解少阳在腑之里热；犹恐在里之太阴正气一虚，在经之少阳邪气乘之，故以姜、枣、人参和中而预壮里气，使里不受邪而和，还表以作解也。(《医宗金鉴·订正仲景全书·伤寒论注·少阳全篇》)

柯韵伯：此为少阳枢机之剂，和解表里之总方也……是方也，与桂枝汤相仿，而柴胡之解表，逊于桂枝；黄芩之清里，重于芍药。姜枣甘草，微行辛甘发散之常；而人参甘温，已示虚火可补之义。且去滓再煎之法，又与他剂不同。粗工恐其闭住邪气，妄用柴芩而屏绝人参，所以夹虚之症，不能奏功，反以速毙也。按本方七味，柴胡主表邪不解，甘草主里气不调，五物皆在进退之列。本方若去甘草，便名大柴胡；若去柴胡，便名泻心黄芩黄连等汤矣。(《伤寒来苏集·伤寒附翼·少阳方总论》)

尤在泾：胸中烦而不呕者，邪聚于膈而不上逆也。热聚则不得以甘补，不逆则不必以辛散，故去人参、半夏，而加栝蒌实之寒，以除热而荡实也。渴者，木火内烦，而津虚气燥也。故去半夏之温燥，而加人参之甘润，栝蒌根之凉苦，以彻热而生津也。腹中痛者，木邪伤土也。黄芩苦寒，不利脾阳，芍药酸寒，能于土中泻木，去邪气，止腹痛也。胁下痞硬者，邪聚少阳之募。大枣甘能增满，牡蛎咸能软坚；好古云：牡蛎以柴胡引之，能去胁下痞也。心下悸小便不利者，水饮蓄而不行也。水饮得冷则停，得淡则利，故去黄芩，加茯苓。不渴外有微热者，里和而表未解也。故不取人参之补里，而用桂枝之解外也。咳者，肺寒而气逆也。经曰：肺苦气上逆，急食酸以收之。又曰：形寒饮冷则伤肺。故加五味之酸，以收逆气；干姜之温，以却肺寒；参枣甘壅，不利于逆；生姜之辛，亦恶其散耳。(《伤寒贯珠集·少阳正治法》)

周学海：和解者，合汗下之法而缓用之者也。伤寒以小柴胡为和解之方，后人不求和解之义，囫囵读过，随口称道，昧者更以果子药当之。窃思凡用和解之法者，必其邪气之极杂者也。寒者热者，燥者湿者，结于一处而不得通，则宜开其结而解之；升者降者，敛者散者，积于一偏而不相治，则宜平其积而和之。故方中往往寒热并用，燥湿并用，升降敛散并用，非杂乱而无法也，正法之至妙也。揆其大旨，总是缓撑微降之法居多。缓撑则结者解，微降则偏者和矣。且撑正以活其降之机，降正以助其撑之力。何者，杂合之邪之交纽而不已也，其气必郁而多逆，故开郁降逆即是和解，无汗下之用，而隐寓汗下之旨矣。若但清降之，则清降而已耳，非和解也；但疏散之，则疏散而已耳，非和解也。和解之方，多是偶方复方，即或间有奇方，亦方之大者也。何者，以其有相反而相用者也。相反者，寒与热也，燥与湿也，升与降也，敛与散也。(《读医随笔·卷四》)

【点评】成无己以药物性味、君臣佐使原理解释方义，辨析透彻；而《金鉴》认为柴芩清解少阳、参枣预壮里气，可谓要言不繁；柯韵伯以之与桂枝汤相比较，并析其化裁精义，议论允当;尤在泾结合病机,详论其加减化裁之法,可资临床借鉴。诸家虽均以和解为本方之大法,然皆未予明确阐发其要义;而周扬俊独运神思,细析奥意,对和解大法详加阐论,虽非特为柴胡剂而发,而其言于学者理解柴胡治法,颇多启迪。

【临床运用】

(1)张仲景对本方的运用

①主治少阳胆火内郁证,见96条、97条、266条等。

②用于三阳合病偏重少阳者,见99条。

③用于热入血室证,见144条和《金匮要略·妇人杂病脉证并治》。

④用于阳微结证,见于148条。

⑤用于少阳阳明同病,见229条、230条。

⑥用于呕而发热者,见379条和《金匮要略·呕吐哕下利病脉证治》。

⑦用于伤寒瘥后更发热者,见于394条。

⑧用于诸黄腹痛而呕者,见于《金匮要略·黄疸病脉证并治》。

(2)后世医家对本方的应用

①《备急千金要方》云,治妇人在蓐得风,盖四肢苦烦热,皆自发露所为。若头痛,与小柴胡汤。又云黄龙汤,治伤寒瘥后,更头痛壮热烦闷方,仲景名小柴胡汤。

②《苏沈良方》云,此药治伤寒虽主数十证,大要其间有五证最的,服之必愈。一者,身热,心中逆,或呕吐者,可服;若因渴饮水而呕者,不可服;身体不温热者,不可服。二者,寒热往来者可服。三者,发潮热可服。四者,心烦胁下满,或渴或不渴,皆可服。五者,伤寒已瘥后,更发热者,可服。此五证但有一证,更勿疑,便可服,服之必瘥。若有三两证以上,更的当也。

③《直指方》云,小柴胡汤,治男女诸热出血,血热蕴隆,于本方加乌梅。

④《活人总括》云,小柴胡非特为表里和解设,其于解血热、消恶血,诚有功焉。一二日间,解撤不去,其热必至于伤血,不问男女皆然。小柴胡汤,内有黄芩柴胡,最行血热,所以屡获奇功。

⑤《世医得效方》云,小柴胡汤,治挟岚嶂溪源蒸毒之气,自岭以南,地毒苦炎,燥湿不常,人多患此状,血乘上焦,病欲来时,令人迷困,甚则发躁狂妄,亦有哑不能言者,皆由败毒瘀心,毒涎聚于脾所致,于此药中加大黄枳壳各五钱。又云柴苓汤治疟,小柴胡汤合五苓散。

⑥《名医方考》云,疟发时,耳聋胁痛,寒热往来,口苦喜呕,脉弦者,名曰风疟,小柴胡汤主之。

⑦《医方口诀集》云,其口诀凡六。伤寒半表半里之证,加减而用之,其一也;温疟初发,增减而用之,其二也;下疳疮,又便毒囊痛等类,凡在前阴之疾,皆用为主剂,其三也;胸胁痛,寒热往来,因怒为病之类,凡属肝胆者,皆用为主剂,其四也;寡尼室女,寒热往来,头痛,胸胁牵引,口苦,经候失常者,似疟非疟,似伤寒非伤寒,此热入血室也,以此方为主药,随见证作佐使用之,其五也;古方治劳瘵骨蒸,多以本方加秦艽鳖甲等药主之,虽未之试,知其不为无理,故取为口诀之六。

⑧《伤寒溯源集》云,今世俗皆弃人参而不用,以为稳当,乃盲医不知虚实之故也。惟热盛而邪实者,乃可去之;或有兼证之不相合者,亦可去也。若邪轻而正气虚者,未可概去也。或邪气虽盛,而正气大虚者,亦当酌其去取也。

⑨《伤寒来苏集》云本方为脾家虚热、四时疟疾之圣药。

⑩《西塘感症》云脉不虚者,去人参。

⑪《说疫》云用小柴胡,往往减参,且瘟疫原不宜于参。

⑫《伤寒广要》引吴仁斋小柴胡汤加减法:小柴胡汤,近代名医加减法:若胸膈痞满不宽,或胸中痛,或胁下痞满,或胁下痛,去人参,加枳壳、桔梗各二钱,名柴胡枳壳汤。若胸中痞满,按之痛者,去人参,加瓜蒌仁三钱,枳壳桔梗各二钱五分,黄连二钱,名柴胡陷胸汤。若脉虚发热,口渴不饮水者,人参倍用,加麦门冬一钱五分,五味子十五个,名参胡清热饮,又名清热生脉汤。若脉弦虚发热,或两尺且浮无力,此必有先因房事,或曾梦遗走精,或病中还不固者,宜加知母黄连各二钱,牡蛎粉一钱,名滋阴清热饮;如有咳嗽者,更加五味子十一个。若脉弦虚发热口干,或大便不实,胃弱不食者,加白术、白茯苓、白芍药各一钱五分,名参胡三白汤。若发热烦渴,脉浮弦而数,小便不利,大便泄利者,加四苓散用之,名柴苓汤。内热多者,此名协热而痢,加炒黄连一钱五分,白芍药一钱五分,腹痛倍用。若腹疼恶寒者,去黄芩,加炒白芍药二钱,桂一钱,名柴胡建中汤;若自汗恶风,腹痛发热者,亦主之。若心下痞满发热者,加枳实二钱,黄连一钱五分。若血虚发热至夜尤甚者,加当归身、川芎、白芍药各一钱五分,生地黄一钱。若口燥舌干,津液不足者,去半夏,加栝蒌根一钱五分,麦门冬一钱,五味子十五粒。若内热甚者,错语心烦不得眠者,加黄连、黄柏、山栀仁各一钱,名柴胡解毒汤。若脉弦长,少阳与阳明合病而热者,加葛根三钱,白芍药二钱,名柴葛解肌汤。若脉洪数无外症,恶热内热甚,烦渴饮水者,合白虎汤主之,名参胡石膏汤。

⑬《伤寒论今释》云胸胁苦满,心下痞硬,时时呕逆,口苦目眩,脉弦细,舌苔薄白,向边渐淡者,小柴胡之证也。具此证者,无论有热无热,寒热往来与否,亦无论何种病,服小柴胡汤,无不效者。

(3)现代应用

①消化系统:常用于治疗各种急慢性胃炎、急慢性肝炎和胆囊炎、胆石症、胰腺炎、消化性溃疡、脂肪肝、肝硬化、消化系统肿瘤等病,以胸胁心下痞满或疼痛、食欲减退、口苦脉弦为其审证要点。

慢性萎缩性胃炎86例临床观察结果表明,中医辨证不同证型的患者,以本方加减均取得满意疗效[1]。运用小柴胡汤联合耳穴贴压治疗胃、十二指肠溃疡引起的胃脘痛162例,疗效满意[2]。胃食管反流病是消化系统常见病之一,多数胃食管反流病患者反复发病,30%的患者可产生严重的并发症,严重影响患者的生活质量,本方加减治疗60例,结果表明,其病机多与脾、胃、肝等脏腑有关,因此临证时应谨守病机,辨证论治才能取得良好的疗效。用本方加减治疗疗效确切,副作用少,值得临床推广[3]。本方加减治疗功能性消化不良38例,结果表明中药治疗组的总有效率优于西药对照组,有显著性差异[4]。肠易激综合征是最常见的功能性疾病之一,研究者采用小柴胡汤加减治疗本病48例,取得满意疗效[5]。

治疗各种急慢性肝胆疾患,是本方现代应用之一大特色。研究结果证实,本方具有调节免疫功能、保护肝功能、利胆抗炎等作用,只要辨证准确,运用得当,其临床疗效十分显著。将142例乙型肝炎肝硬化患者随机分为两组,治疗组69例,对照组73例。治疗组口服小柴胡汤化裁治疗,对照组采用西医护肝、降酶、抗肝纤维化及对症支持治疗,3个月为1个疗程,共治疗两个疗程。结果治疗组疗效优于对照组[6]。将60例慢性丙型肝炎患者分为中药组和对照组,观察本方对长效干扰素不良反应的影响。结果显示复方小柴胡汤具有升高外周血白细胞、中性粒细胞数目,提高转氨酶复常率,减轻干扰素常见的不良反应,提高患者的耐受性、依从性等多方面的特点[7]。将50例患者随机分为2组,治疗组予小柴胡汤,对照组予柴胡注射液肌注。总有效率治疗组为 88%,对照组为 68%,2 组比较,差异有显著性意义 ($P<0.05$)[8]。以小柴胡汤为主方据证加减治疗胆囊疾病 100 例,结果痊愈 81 例(症状消失,十二指肠引流 2～3 次正常,超声波未见异常),好转 17 例(症状基本得到控制,十二指肠引流尚有少量脓细胞),无效 2 例,总有效率 98%[9]。

②呼吸系统:常用于治疗各类感冒、扁桃体炎、支气管炎、肺炎、哮喘等病证,以咳喘、发热、胸胁胀闷、脉弦等为运用依据。

将患上呼吸道感染中医辨证属体虚感冒的患者随机分成 2 组,治疗组 38 例患者给予中药小柴胡汤,对照组的 34 例患者给予清肺利咽的双黄连口服液治疗。两组患者在治疗 3 天后分别观察发热、流涕、咽痛、咳嗽等临床症状,以了解治疗效果。结果表明小柴胡汤治疗急性上呼吸道感染中医辨证体虚感冒的疗效较好,说明扶正祛邪、和解少阳中药治疗上呼吸道感染优于单纯的清肺利咽中药[10]。而将感冒患儿随机分为两组,治疗组 30 例采用小柴胡汤加减治疗,对照组 27 例给予西药常规治疗。结果两组总有效率相近。治疗 1 周后治疗组患儿咳嗽、大便、胃纳及自汗改善明显优于对照组,表明加味小柴胡汤能有效地治疗小儿感冒,且在固扶小儿正气方面优于西药[11]。采用小柴胡汤加减治疗急性支气管炎咳嗽 109 例,并设对照组观察。结果治疗组总有效率 96.33%,对照组总有效率 80.39%[12]。而以本方化裁治疗悬饮证,疗效亦属显著,且无明显毒副作用[13]。

值得注意的是,长期应用本方对肺部可能有一定的副作用。据观察,11 例由小柴胡汤所引起的肺部疾病,半数以上患者有吸烟史;主诉为劳作时呼吸困难,发热干咳;开始服药到出现症状的时间为 2 周～1 年,其中 8 例为 1 个月以上[14]。

③循环系统:常用于治疗病毒性心肌炎、血压异常、冠心病、肺心病、风心病、心律紊乱、败血症、菌毒血症等疾病,以心悸心烦、发热、口苦、脉弦为审证要点。

王悦以小柴胡汤加减治疗春季发作性心脏期前收缩 16 例,基本方为柴胡、半夏各 9g,黄芩、生草、菖蒲、生姜各 6g,党参、丹参各 15g,甘松、莪术各 10g,大枣 5 枚,并据证化裁。结果痊愈 9 例,有效 4 例,总有效率 81.25%;无效 3 例,18.75%[15]。另有报道用本方加减治疗病毒性心肌炎 90 例,并与西药组对照观察,疗效满意[16]。

邵桂珍以小柴胡汤加味治疗真心痛 77 例,基本方为:柴胡、川楝子各 25g,半夏、当归、附子、人参各 15g,黄芩、生姜、炙草各 10g,川芎 20g,大枣 6 枚。全部病例服药 3 剂后心绞痛即明显改善,15 例服药 1 剂即缓解,30 例 6 剂后疼痛完全消失,32 例 10 剂后疼痛消失;服药最少 5 剂,最多 28 剂;22 个月未见复发者 48 例,15 个月未见复发者 29 例,少数复发者,服本方仍有效[17]。

④神经精神疾病:常用于神经官能症、梅尼埃综合征、癫痫、顽固性失眠、坐骨神经痛、感觉障碍等病证,以神情默默、不欲饮食、口苦脉弦为运用依据。

观察小柴胡汤治疗抑郁症的疗效,治疗组 30 例用小柴胡汤治疗,对照组 30 例用盐酸氟西汀治疗。治疗组总有效率 90.0%,对照组总有效率 66.7%,治疗组疗效明显优于对照组($P<0.05$)[18]。

小柴胡汤随证加减,7～10 天为 1 个疗程,3～5 个疗程为 1 个治疗周期,观察 31 例患者,总有效率为 80.6%,结果表明小柴胡汤加减治疗偏头痛疗效肯定[19]。

临床观察表明,小柴胡汤加减或中成药小柴胡颗粒在病毒性脑膜炎、脑炎中的应用疗效满意[20]。

⑤防治肿瘤:实验研究表明,本方具有显著的调节免疫功能效应,故其在防治肿瘤方面

有确切疗效。林志智以本方联合消益肝片、氟尿嘧啶和 MMc 治疗原发性肝癌 13 例,并设 19 例西药对照组(氟尿嘧啶、MMc)。结果表明,中药联合组显效 4 例,有效 5 例,总有效率 69.2%;西药组显效 0 例,有效 5 例,总有效率 26.3%,$P<0.05$;副作用观察,中药组胃肠反应 5 例,骨髓抑制 3 例,静脉炎 1 例;对照组分别为 11 例、16 例和 4 例,两组间差异 $P<0.05$ [21]。另一研究报告表明本方虽然对初期 Lewis 肺癌的抗肿瘤作用不算太强,但单独给药结果显示能延长生命,而且还显示对 Lewis 肺癌有轻度抗转移作用;与氟尿嘧啶和环磷酰胺合用则效应增强 [22]。

为了探讨本方抑制肝硬化癌变的可能性,许多学者进行了大量工作。将 292 例肝硬化而无肝癌可疑的患者,分为小柴胡汤组与对照组,结果投药 20 个月后,小柴胡汤投药组肝癌发生率明显低于对照组,且对照组甲胎蛋白明显上升 [23]。而另一报告则将 260 例肝硬化患者分为小柴胡组和其他药物组,分别观察 60 个月,结果表明小柴胡汤组不仅累积肝癌发生率下降,而且可以提高长期生存率 [24]。

⑥免疫系统:由日本 13 家单位共同对 HIV 感染者 56 例进行临床观察,投与小柴胡汤或人参汤,停用其他 BRM 及抗病毒药物,结果表明,有维持或改善 HIV 感染导致免疫功能低下的作用 [25]。对 11 例 HIV 阳性的血友病患者长期投与汉方药(8 例小柴胡汤,3 例人参汤),结果临床上 AC 转化为 ARC 者 8 例中仅有 1 例,3 例 ARC 仅 1 例转为 AIDS;CD4 10 例患者呈降低趋向,其中 8 例降 50% 以上,CD4/CD8 上升有 4 例,但 CD4 实数均下降;HIV-1 抗原(P24)出现仅 2 例,HIV1P24 抗体下降仅 2 例,9 例抗体保持 100% 以上 [26]。另一报告表明,对 AC 3 例及抗 HIV 抗体阴性 3 例,共 6 例血友病患者投与小柴胡汤或人参汤,结果:①淋巴细胞在 1~3 个月增加,平均最大增加率 $41.9\pm15.9\%$,6 个月为 $0.54\pm13.6\%$,其后不再增加;②CD4 和 CD8 细胞在 2~3 个月增加,6 个月为服药前值;③CD4/CD8 比值无显著变化;④辅助 T 细胞、活性化 T 细胞、细胞毒性 T 细胞、NK 细胞增加;⑤淋巴细胞幼稚化反应显示一时性亢进 [27]。

对 30 例变态反应性疾病患者投与小柴胡汤合半夏厚朴汤,结果服药前 IgE1000IU 以下者服药后 3~4 个月明显下降;IgE1000IU 以上者,服药 22 个月后下降;在住院管理的类固醇剂依赖性支气管哮喘 5 例中,2 例撤停,2 例减量 [28]。研究者据 51 例治验结果认为对类风湿关节炎,激素并用小柴胡汤可以使炎症静止,以长期服用效果为优,能使 5 例减量服用激素,约半数患者全身症状得到改善 [29]。另外,对 11 例脾切除术后患者出现的不同程度发热、口苦咽干、倦怠、食欲不振等反应,以小柴胡汤加减治疗,疗效可靠,未出现腹膜炎体征,手术切口一期愈合 [30]。

⑦其他方面:本方亦常用于治疗泌尿生殖系统、内分泌系统、皮肤科、妇产科及其他多种病证,如急慢性肾炎、肾盂肾炎、肾病综合征、尿路感染、尿毒症、遗精、阳痿、经前紧张综合征、产褥期精神障碍、围绝经期综合征、甲亢、糖尿病、五官科疾患、淋巴结炎、红斑狼疮等。

小柴胡汤加味配合激素治疗原发性肾病综合征 42 例,并设对照组,结果表明小柴胡汤加味治疗肾病综合征有消除水肿、蛋白尿,改善高脂血症,提高血浆蛋白作用 [31]。

加味小柴胡汤治疗 376 例患者,结果表明其临床疗效明显优于乳癖消片,值得临床推广应用 [32]。用小柴胡汤加减治疗 48 例经行发热,疗效满意 [33]。同样,对 38 例经西药对症治疗仍发热不退者,采用小柴胡汤加减治疗,取得了满意的疗效 [34]。用本方加味治疗妊娠恶阻 30 例,亦取得了满意的效果 [35]。

有研究者在 1995 年至 2005 年间,以小柴胡汤为基础加减治疗出血证 115 例,收到满意疗效[36]。

耳、鼻、咽喉痒症病机根源多为风邪作祟,少阳之风藏匿未散是诸症久治难愈之关键,小柴胡汤通行少阳,最善祛少阳之风,兼具扶正解表之功,随证加减,可疏解耳鼻咽喉诸窍之风,从而有效缓解头面部各官窍之痒症[37]。

研究者运用小柴胡汤加味治疗 2 型糖尿病胃轻瘫 96 例,并与常规治疗组的 80 例作对照,疗效显著[38]。

伤寒、副伤寒均为肠道传染病,目前西药多采用敏感抗生素治疗,但病程较长,症状缓解较慢。研究者在常规西药治疗基础上加用免煎中药配方颗粒小柴胡汤治疗 30 例,疗效较好[39]。

(4)医案选录

1)过敏性哮喘:李某,男,30 岁,1990 年 10 月 23 日初诊。3 个月前,患者不明原因出现发作性喘促、气急,夜晚 12 时发作或加重,曾先后在多家医院诊治,经用数种抗生素及激素、中药无效,后于省医院变态反应科检查对多种过敏原过敏,经予“脱敏液”连续治疗 20 天收效甚微,遂入我院治疗。诊见患者体胖,微喘,喉中有水鸡声,舌淡胖,苔薄白腻,脉沉细。首剂以温肺化痰、止咳平喘为大法,服 10 余剂罔效。忽念师授小柴胡汤加五味子治喘之法,乃拟小柴胡原方加五味子 12g,服 3 剂,症见减轻;连服 7 剂,竟收全功。半年后随访,未见复发。(《四川中医》,1992,(3):17)

2)经期发热:曾某,女,33 岁,1990 年 2 月 2 日初诊。1 年前行人工流产术后即发热不退,体温波动在 38℃～39℃之间,伴小腹胀痛,月经周期不定,量多淋漓不尽,在某院诊断为“宫内感染”,经用抗生素治疗后,周期正常,量减少,但经期仍低热(37.5～38℃),时有恶寒,伴头晕欲呕,小腹隐痛,舌质淡红,苔薄黄腻,脉弦。恙由瘀血阻络,郁而化热,投用小柴胡汤加牡丹皮、川芎、归尾各 6g,治疗 1 个月,次月经期体温仅 37.2℃。以后每次经来时服此方 3 剂,连续 3 个月,随访半年,未见复发。(《四川中医》,1993,(5):41)

3)复视:李某,男,30 岁。患温病发高热,后遗双目复视,用过不少中西药治疗无效,内科医生曾怀疑过是脑部疾患,患者也非常焦虑。诊断时除复视外,尚有头晕、口干、耳鸣等症,脉数无苔。考虑是邪热久羁于少阳之经,损伤其阴液,肝胆之火又熏蒸于眼目,而产生的复视,试给予小柴胡汤加减 2 剂。处方:柴胡 12g,黄芩、党参、甘草、玄参、麦冬各 15g,半夏 6g,生姜 10 片,大枣 5 枚,杭菊花 30g。服 2 剂后目中所见两物的距离有明显的缩短,守方共服 6 剂,复视痊愈。

按:本例患者因患温病发高热,经用西药治愈,后遗复视一症。这种复视的病理机制有二:一为热邪未尽,仍扰于少阳之经,因而熏蒸于目;一为热伤津液,津液涸乏,不能润养筋脉所致。既热且燥,于是眼中就幻化出复视现象。在治疗方面,两者必须兼顾,方能奏效。小柴胡汤加重黄芩用量以清解少阳之热,再加玄参、麦冬增津以润燥,使热除津复,复视自愈。(赵明锐编著.经方发挥,山西人民出版社,1982,18)

4)热入血室:辛亥二月,毗陵学官王仲景妹,始伤寒七八日,昏塞喉中涎响如锯,目瞑不知人,病势极矣。诊之,询其未昏塞以前证,母在侧曰:初病四五日,夜间谵语,如见鬼状。予曰:得病之初,正值经候来否? 答曰:经水方来,因身热病作而自止。予曰:此热入血室也。仲景云:妇人中风发热,经水适来,昼日明了,夜则谵语,发作有时,此为热入血室。医者不晓,反以热药补之,遂致胸膈不利,三焦不通,涎潮上脘,喘急息高。予曰:病热极矣,先当化其涎,后当除其热,无汗而自解矣。予急以一甲散投之,两时后涎定得睡,是日

遂省人事;自次日以小柴胡汤加生地黄,三投热除,无汗而解。(《伤寒九十论·热入血室证第十六》)

【按语】小柴胡汤是治少阳胆火内郁、枢机不利的主方,以胸胁苦满、往来寒热、口苦咽干、心烦喜呕等为主要临床表现。但其临床运用相当广泛,仲景亦曾将之用于治疗少阳阳明同病、三阳合病、黄疸腹痛呕吐及热入血室等病证。后世医家在继承仲景心法的同时,根据本方所主之病机病位特点,大大扩展其运用范围,无论内伤杂病或外感热病,凡与少阳病位相关、且以气郁或热化为特征者,皆可以本方化裁治之。并由此而创制出许多著名的方剂,如柴葛解肌汤、柴陷汤、柴苓汤等,丰富和发展了中医方剂学内容。

本方作为外感热病邪犯少阳之主方,柴胡、黄芩2药实属重要。按其原方剂量,柴胡药量大于黄芩,颇合透邪外解之精义,宜于发热明显者。而临床运用之际,又当审证而变通之。若发热不甚而内热显著,口苦心烦、脉数渴饮者,则黄芩用量宜重;若内外俱热,难分轻重者,则柴、芩用量宜乎相当。一般而论,外感宜重用柴胡,欲其透邪;内伤宜重用黄芩,欲其清泄。此柴、芩剂量比例,虽有规矩可循,然最重要者,贵在审时度势,随证定夺,切不可拘泥于成法,而失辨证论治之玄妙。

【现代研究】有关小柴胡汤的实验研究,开展较为广泛。经过不懈的努力,目前已从不同途径证实,本方具有多种药理效应,其药效机制已逐步得到较合理阐释。

(1)肝脏保护作用:本方对多种化学物质或药物所致的肝损伤有减轻或预防效应。口服小柴胡汤对四氯化碳所致的肝损伤及功能障碍的研究表明,在给予 CCl_4 24 小时后,小柴胡汤可使升高的 sGPT、sGOT 恢复正常,在 24 小时及 48 小时,本方还可抑制由 CCl_4 导致的凝血酶原时间延长及细胞色素 P-450 活性降低,表明本方可改善由 CCl_4 导致的肝细胞坏死及功能障碍[40]。另一研究表明,小柴胡汤对氟烷引起的肝细胞坏死和肝功能异常有抑制作用,推测本方对肝损害有非特异性的抑制作用和膜稳定作用[41]。本方用于摄取添加乙硫氨酸的缺乏胆碱食物的模型大鼠,能减轻慢性肝损害的进展,同时可以抑制增生性结节、卵圆形细胞浸润,故有抗肿瘤的效应[42]。一项探讨本方预防二氯化二甲联吡啶(PQ)引起的肝损害作用的研究结果表明:①在肝切片培养法中,本方可抑制 GOT 的逸出和肝切片中 LPO 的增加,并和浓度相关,亦可抑制组织学的变化。由此说明,本方对 PQ 肝损害有抑制作用。②本方对 PQ 引起的肝微粒体的脂质过氧化反应所发生的 O_2^- 有消除作用。③本方组成生药中,黄芩、甘草和柴胡对 O_2^- 有清除作用,而且还可抑制 PQ 肝损害导致 GOT 的逸出。由此可知,本方对 O_2^- 的清除作用,是抑制肝损害的机制之一,这种抑制作用特别和黄芩、甘草和柴胡有关[43]。经用猪血清(PS)和二甲基亚硝胺(DMA)处理后的大鼠,其肝羟脯胺酸含量上升,凝血酶原时间延长,但可被本方抑制,尤以提前 3 个月给予小柴胡汤,效果更为显著;结果显示,本方可直接抑制纤维化的形成[44]。

在实验性阻塞性黄疸解除后,给予小柴胡汤和茵陈蒿汤,对胆汁郁滞型肝损伤有迅速改善的效果[45]。有研究者通过测定胸苷激酶与 DNA 及肝损伤时血浆中各种酶,认为本方对再生肝,在促进肝再生的同时,有抑制肝损伤的作用,能延长细胞周期 G_1 期[46]。本方能使细胞 G_2 期延长,诱导肝细胞 DNA 合成,调节肝细胞对更低浓度胰岛素的应答,促进肝细胞增殖[47,48]。

小田岛肃夫就本方对肝炎的抑制作用总结其机制如下:①蛋白合成促进作用(肝);②糖原增量作用(肝);③高脂血症改善作用;④小胞体系酶活性抑制作用;⑤抗体产生系统的修饰作用;⑥干扰素诱发作用;⑦肝细胞再生促进作用;⑧脂肪肝改善作用;⑨抗炎、抗变态反应作用;⑩实验性肝损害的抑制及抗应激性溃疡作用等[49]。

(2)免疫调节作用:小柴胡汤的多种生药成分在调控免疫反应方面具有多种复杂的机制,其作用以对免疫抑制状态最为有效,但也能改善亢进模型。毫无疑问,本方具有 BRM(免疫调节剂或生物反应调节物)的特点[50]。

山铺昌由以 36 例癌症患者末梢血单核细胞体外研究探讨了本方对细胞因子产生功能的影响,结果表明,本方添加组比非添加组 IL-1β(IL,白细胞介素)的产生量增加 5 倍,IL-6与 GM-CSF 均增加 2.2 倍,特别是 IL-1β 的产生是极低浓度亦明显增加。本方在短时间内使末梢血单核细胞活化,产生 IL-1β,激活淋巴细胞,诱导产生 IL-6 与 GM-CSF[51]。不仅如此,本方尚可促进 IL-1、IL-2 的产生,增强 IL-3 的感受性,能增强人末梢血单核细胞产生 IL-4、IL-8 和小鼠脾细胞产生 IL-6[52,53]。

一项有关外周单核类细胞之淋巴细胞转化影响的研究结果表明,本方可提高 HH(健康异性恋者)、ARC(艾滋病关联综合征患者)和艾滋病患者(AIDS)组的增殖活性,能增强HH、HPA(无症状艾滋病病毒抗体阳性的同性恋者)、ARC 和 ADIS 组对美洲商陆有丝分裂原(PWM)的增殖反应。研究者据此认为本方能刺激单核细胞 T4(CD4)、B 淋巴细胞等细胞网络系统和(或)抑制 T8(CD8)细胞功能[54]。

本方诱导抗体产生的机制,新生儿同于成人[55]。研究表明,在 PWM 存在情况下,本方加入新生儿单核细胞中后,可以诱导产生 IgM、IgG,明显增加 IL-1α,而 IL-6 虽有个别增加现象,但无一定趋向性,可以说明本方通过刺激巨噬细胞和辅助 T 细胞,从而诱导细胞产生抗体[56]。

小柴胡汤可刺激 T 细胞功能,对强的松龙引起的羊红细胞抗体反应的抑制有恢复作用;并可改善角叉菜聚糖引起的对脂多糖溶血空斑形成细胞数量的抑制作用,且可增强吞噬功能;说明本方可作用于吞噬细胞,改善抗体产生的抑制[57]。另一项研究则表明,本方对脂多糖促有丝分裂活性的作用与其浓度相关。在无脂多糖存在的实验中,本方(0.1μg 和10μg)具有促有丝分裂的活性,10μg 剂量显示出增强促有丝分裂活性的趋势($P < 0.1$);而100μg 剂量却抑制了促有丝分裂活性,细胞存活力亦显著降低。在脂多糖促有丝分裂活性上,取自按受过 1.2g/kg 本方处理的小鼠脾细胞组比对照组明显大得多[58]。

小柴胡汤具有激活抑制性 T 细胞活性和辅助 T 细胞活性的效应[59];在单核细胞培养上清液内增强 T 细胞群落的形成,并在一定范围内与浓度呈正相关性;随着本方各生药成分的浓度增加,其抑制嗜中性粒细胞的化学发光作用越强烈,故可认为本方具有的抗炎性、抗过敏性的机制是由于抑制了过氧化作用[60]。而小柴胡汤对 T 细胞群落形成功能的增强作用,并不是单纯以柴胡为主体,而是有人参、生姜、半夏成分的参与,其作用机制之一,可以考虑是这种成分作用于单核细胞,对 IL-1 有诱导作用[61]。

沟口靖宏亦据 80 例 HBe 抗原阳性慢肝患者临床观察结果认为,本方和甘草甜素的免疫激活、抗炎和肝细胞膜保护效应,是通过巨噬细胞产生 IL-1 的结果,影响细胞性免疫和抗体产生,同时借助于脂皮质样物质而发挥抗炎作用[62]。与此同时,动物实验表明,本方可间接作用于枯否细胞,使雌二醇受体量增加,而发挥免疫激活作用,提高排除病毒能力[63]。

本方能影响自然杀伤细胞(NK 细胞)的活性,并与浓度相关。在 100mg/kg 浓度,活性上升;而 200mg/kg 浓度时,其活性受到抑制(腹腔给药);经口投与 250mg/kg 浓度的小柴胡汤,NK 细胞活性上升[64]。

小柴胡汤不仅抑制 PAF(血小板活化因子)刺激血小板产生过氧化物,而且抑制嗜中性白细胞产生活性氧,防止组织细胞损伤[65]。其抑制活性氧释放的机制,主要是参与磷脂酶 C 以下的代谢系统,而抑制杀白细胞素的激发机制[66]。

总之,本方具有较为广泛而复杂的免疫调节效应,其作用途径是多方面的。以伯氏疟原虫感染小鼠为实验模型的研究结果表明,小柴胡汤可显著提高疟疾小鼠的体液免疫、非特异性免疫和红细胞免疫能力,对刀豆素 A(ConA)诱导的淋巴母细胞转化有显著的免疫抑制作用[67]。

(3)内分泌调节作用:小柴胡汤对丘脑-垂体-肾上腺系统有显著的调节作用。对连日投与类固醇导致的促肾上腺皮质激素(ACTH)分泌抑制状态,在类固醇减量过程中并用本方,可缓和这种 ACTH 分泌抑制[68]。研究者据对照结果认为其机制是通过 IL-1 使 ACTH 分泌增强,而不是通过前列腺系统[69]。

这种激素样作用的机制并非如此单纯。本方由于刺激丘脑下部-垂体,促进 ACTH 的分泌,而使肾上腺皮质激素分泌增加;同时抑制肝脏的皮质激素代谢,结果血中内源性皮质激素浓度上升;另一方面,通过拮抗孕酮、放线菌素 D 和放线菌酮,而具有激素样作用[70]。

有意义的是,本方对应激时 ACTH 分泌亢进状态,不仅不进一步增强 ACTH 分泌,而且有抑制倾向;但对 ADX(肾上腺切除术)时的 ACTH 分泌强亢进状态,未见影响;投与 Dex(地塞米松)40μg 所致的 ACTH 分泌强抑制状态,虽未见影响,但对 Dex 4μg 所致的 ACTH 分泌弱抑制状态,有使之恢复倾向。因此认为本方既可抑制 ACTH 分泌亢进,亦可改善 ACTH 分泌轻度抑制状态,具有维持机体平衡的作用;由于本方对 IL-1β 的 ACTH 分泌增强有进一步增强作用,故可认为本方是通过这种机制使 Dex 的 ACTH 分泌抑制得以恢复[71]。

尽管如此,小柴胡汤的这种双向调节作用,仍以对内源性激素在体内广泛的生理效应起促进性调控作用为主。而这种调控的环节,是通过中枢神经系统,促进肾上腺的体液性调节而抑制其神经性调节[72]。

(4)抗炎作用:小柴胡汤可明显降低肺炎链球菌感染模型动物死亡的发生率(93.3%～26.7%)及内毒素致发热模型动物各时间段体温的升高水平($P < 0.05$),与板蓝根煎剂比较,疗效略优,但无统计学意义($P > 0.05$)[73]。小柴胡汤的抗炎作用机制具有双重性,即激素样和非激素样两个方面。实验表明,本方不仅通过促进垂体-肾上腺皮质激素功能,增强糖皮质激素的分泌及与糖皮质激素受体的结合,发挥间接的抗炎作用,也可能直接作用于炎症细胞,抑制花生四烯酸的级联过程[74]。同非激素性抗炎剂阿司匹林、消炎痛一样,本方能阻碍花生四烯酸连锁反应中环氧化酶活性,抑制血中前列腺素 E 的生成和血小板聚集。就其抗炎效果而言,本方 1.1g/kg 浓度相当于强的松龙 1mg/kg;与强的松龙 4mg/kg 合用,可获得相当于强的松龙 16mg/kg 的效果;实验中,强的松龙组有 20% 出现肾上腺萎缩,而并用组仅百分之几;本方还可改善合成类固醇制剂引起的白细胞、嗜酸性白细胞减少[75]。尽管小柴胡汤与阿司匹林、吲哚美辛一样,具有抑制前列腺生物合成和血小板聚集作用,但其作用机制不尽相同。实验结果表明,本方口服给药 1 小时、5 小时后对血小板聚集呈两个抑制峰,阿司匹林在 4 小时呈强抑制作用,而地塞米松在 1～5 小时整个范围呈抑制作用;吲哚美辛亦呈两个抑制峰,与小柴胡汤作用曲线相似,但其在 4 小时的抑制率弱于 1 小时,而小柴胡汤第二峰高于第一峰。这表明本方对胶原诱发的血小板聚集具有多种作用机制,呈甾体样和非甾体样双重抑制作用[76]。

另外,小柴胡汤及其组成生药中的柴胡、半夏、黄芩、大枣、生姜对化合物 48/80 引起的小鼠腹腔内肥大细胞的脱颗粒及组胺释放有抑制作用,其效果可与色甘酸二钠相媲美[77],说明本方及其构成生药具有抗过敏作用。

(5)抗肿瘤作用:本方抗肿瘤效应已被临床所证实,而其机制较为复杂,普遍认为与其免疫调节机制直接相关,其作用环节是多方面的。实验表明,本方试管内对 11 种不同分化程度的人肝、胆道系统癌细胞株的浓度依赖性抑制效果,特别是对胆囊、胆道系统腺癌细胞株作用明显,对肝癌细胞株不同分化程度而引起的细胞增殖抑制效果未见差异。其作用机制是抑制细胞周期的 G_0/G_1 期。对具有产生 AFP 功能的肝癌细胞株 KIM-1,呈浓度依赖性减少单位细胞的 AFP 分泌功能,据此认为本方具有直接抑制癌细胞增殖的作用[78]。有研究表明,小柴胡汤及其方中参-枣-草配伍药群有抑制小鼠 H22 肝癌实体瘤生长和提高荷瘤宿主免疫功能作用,其抑瘤作用机制与氟尿嘧啶的直接抑瘤有所不同,可能与增强荷瘤宿主免疫功能有关,提示该方中的扶正作用药群(人参、大枣和甘草)可能是其抑瘤作用的核心药群[79]。

将 7,12-二甲基苯并蒽涂布在小鼠背部以诱导产生乳头状瘤,探讨本方对鳞状细胞乳头状瘤的形成和生长影响。结果表明,长期经口投与本方可明显降低琥珀酸脱氢酶(细胞存活的标志)和胸苷酸合成酶(在 DNA 从头合成过程中起重要作用)的活性,从而抑制乳头状瘤的发病与生长[80]。

小柴胡汤能剂量依赖性地诱导外周血单核细胞产生肿瘤坏死因子,这是其预防癌变作用的重要因素[81]。而另一实验亦表明,本方通过诱导 TGF-β1,一种已知的能抑制细胞增殖的自分泌因子,而发挥对妇科癌细胞系增殖的抑制作用[82]。复方小柴胡汤能抑制鼻咽癌 CNE-1 和 CNE-2 细胞的生长、增殖,对 CNE-2 裸鼠移植瘤的生长有抑制作用[83]。

(6)其他作用:小柴胡汤能使胆囊结石症女性患者的 Oddi 括约肌收缩增强,舒张加速,从而可有效防止十二指肠液由乳头逆流,亦可防止胆汁郁积,这种调节作用可能是其治疗胸胁苦满的主要原因之一[84]。另外,小柴胡汤能升高大鼠血及胃组织胃动素(MOT),以促进胃肠运动[85]。

本方能使血细胞因子的血细胞平均容积变化率增高和血浆因子和血清过氧化脂质水平下降,从而使血液黏度降低[86]。对伴有高过氧化脂质和抗凝血酶Ⅲ活性降低的高黏度血症,在改善血清过氧化脂质和抗凝血酶Ⅲ的同时,改善血黏度和血清皮质酮及肝脏肿大方面,本方较西药祛脂酸(CFA)显示出更为综合性的效应[87]。

长期应用本方,可抑制动脉硬化的发生,其作用机制包括减轻血管平滑肌损害、改善胆固醇代谢、抗氧化、调节血凝纤溶系统、抑制血小板凝集等[88]。实验表明,对由 Ev 方法得到的组织学所见,本方对胸腔大动脉粥样硬化指数、动脉脂类及动脉羟脯氨酸含量均有作用,但对血清胆固醇含量并无作用[89]。另一研究亦证实,小柴胡汤具有改善耐糖功能的作用,但并不具备降低血清胆固醇的效应[90]。而最近的研究则表明,本方具有一定的降脂及抗肝脂肪变的作用[91]。

小柴胡汤能提高 ITP 模型小鼠体重增长率,提升血小板计数,促进骨髓巨核细胞成熟[92]。具有明显的促进血小板恢复作用,并直接抑制出血;同时还可激活造血干细胞的自我复制能力,其作用较十全大补汤更强。这种造血干细胞恢复的促进作用,对急性放射性损害的治疗而言,不仅表现为救命之效果,更重要的是对于造血系统的长期活性作用[93]。

给予小柴胡汤后,子宫内膜异位症大鼠均可见异位内膜体积缩小、萎缩,在光镜和电镜下观察到子宫内膜异位症大鼠异位内膜生长明显受抑制,表明本方对实验性大鼠子宫内膜异位症具有治疗作用[94]。

根据中医理论,药物的煎服法与疗效密切相关。研究证实,小柴胡汤不同的给药时间(早餐前、后 30 分钟),其活性成分甘草甜素的血药浓度图呈不同形式,而甘草酸和黄芩素的血药浓度曲线没有差别,黄芩素的血药浓度曲线在两种给药时间呈两阶段性,故小柴胡汤的临床应用时间应根据患者的适应性和其他相关因素而定[95]。

【原文】

得病六七日,脉迟浮弱,恶风寒,手足温。醫二三下之,不能食,而脇下滿痛,面目及身黄,頸項强,小便難者,與柴胡湯,後必下重(1)。本渴飲水而嘔者,柴胡湯不中與也,食穀者噦(2)。(98)

傷寒四五日,身熱惡風,頸項强,脇下滿,手足温而渴者,小柴胡湯主之。(99)

傷寒,陽脉(3)濇,陰脉(4)弦,法當腹中急痛,先與小建中湯,不差者,小柴胡湯主之。(100)

小建中湯方

桂枝三兩,去皮　甘草二兩,炙　大棗十二枚,擘　芍藥六兩　生薑三兩,切　膠飴一升

上六味,以水七升,煮取三升,去滓,内飴,更上微火消解。温服一升,日三服。嘔家不可用建中湯,以甜故也。

傷寒中風,有柴胡證,但見一證便是,不必悉具。凡柴胡湯病證而下之,若柴胡證不罷者,復與柴胡湯,必蒸蒸而振(5),却復發熱汗出而解。(101)

【词解】

(1)下重:里急后重。

(2)噦:呃逆。

(3)阳脉:指浮取。

(4)阴脉:指沉取。

(5)蒸蒸而振:蒸蒸,形容热势很高;振,寒战身抖。蒸蒸而振,即寒战高热。

【提要】　小柴胡汤的灵活应用原则与禁忌。

【释义】　小柴胡汤临床运用极为广泛而灵活,本节条文具体阐述了小柴胡汤灵活运用的原则、禁忌及临床实例。

小柴胡汤的适应证一般习惯称为柴胡证,如前文所言,包括往来寒热、胸胁苦满、心烦喜呕、默默不欲饮食、口苦、咽干、目眩、耳聋目赤、脉弦诸症,此即小柴胡汤的应用指征,无论中风伤寒、外感内伤,凡见此典型临床征象,即可用小柴胡汤主之。然而临床病象变化多端,典型者少而不典型者多,故欲求征象典型而方敢施用者,则不惟有束茧自缚之嫌,而遗"置佳方于疑窟"之讥,且更与大量临床实践之经验相悖。有鉴于此,仲景特于 101 条明确指出"有柴胡证,但见一证便是,不必悉具",旨在强调辨证运用小柴胡汤的灵活性。值得指出的是,对"但见一证"的理解,诸家观点不一,有谓柴胡 4 大主症之一者,有谓提纲证并见 4 大主症之一者。笔者认为,凡此皆有拘泥文辞之嫌,"一证"当作虚义看待,意指部分症状表现,而非必谓某一症状,仲景语意重点在于强调诸症"不必悉具"。临证之际,只要见到小柴胡汤适应证的部分证候,且病机具有少阳邪郁特征者,即可选用本方,而不必待诸症悉现后方用之,此即小柴胡汤灵活运用之基本原则。这一原则既大大扩展了本方运用范围,亦体现了仲景"治未病"思想。600 例小柴胡汤(含合用方)临床治疗病例观察结果亦表明,提纲证与往来寒热、心烦喜呕发生率相近,弦、细(均含兼脉)脉发生率相等,兼见症状 95 个,涉及西医病种 22 类,从而证明,"但见一证"意在突出本方运用广泛,而非确指(《国医论坛》1994,(2):3)。

柴胡证治宜和解,而禁汗吐下诸法。若误用之,既可出现变证,而宜"随证治之";亦可病证不变而仍宜和解。101条后半段即举例说明,误下之后,证情未变,仍可用柴胡汤和之。惟下后正气较之误治前,更形虚馁,服药后正气得药力之助,奋起与邪气相争,是以必然出现寒战高热之象,俄而然汗出,发热自退而诸症自除。此为柴胡汤活用于误下后证情基本未变而正气较弱者之临床实例。值得注意的是,这种战汗多为正邪相争甚为剧烈之征象,是病情转归之关键,若正胜邪退者,则汗出热退而解;若邪胜正衰者,常可出现大汗淋漓、脉微肢厥等阴阳离决危象。

病在太阳宜汗,病在阳明宜清宜下,而病在少阳惟宜和解,汗下诸法皆属其禁,此三阳病证治疗常规也。99条言伤寒四五日,身热恶风、颈项强,是太阳表邪为患;胁下满,乃邪郁少阳之象;手足温而渴者,则为阳明燥热之征也。此三阳合病,若治从阳明清下之法,则有碍太阳、少阳;若治从太阳汗解之法,则有碍少阳、阳明。惟今之计,和解少阳、运转枢机,庶几可使表里通达,阴阳和调,而病邪尽解,是故仲景主以小柴胡汤。此柴胡汤灵活运用之又一实例也。

100条以脉象概言病机与证情。外受风寒,其脉应浮,今浮取脉来滞涩,是中焦虚弱,气血不足;沉取脉带弦象,是邪入少阳,气血失和。气血虚弱则经脉失养,气血失和则经气滞涩,故腹痛明显。病属中虚而兼少阳邪郁,治宜辨其标本缓急。中焦虚寒、气血不足之人,不宜径投柴胡汤,恐其苦寒更伤中气,而致引邪深入。是以先补其虚,复其气血,为当务之急。治以小建中汤,一则可调补气血,缓急止痛;一则可扶正以助祛邪外出。设若中气复建而少阳病证未瘥者,再投以小柴胡汤,和解少阳,运转枢机,如此则腹痛发热诸症自当尽除。此小柴胡汤灵活用于中虚而兼少阳病证之例也。

虽曰柴胡汤灵活运用的原则是"但见一证便是,不必悉具",然有证情似是而非、病机不与少阳相关、或寒热虚实属性截然相反者,却非本方所主,故当列为禁忌。98条即云中寒兼表而误下生变,以致寒湿郁滞、累及肝胆者,虽有胁下满痛、面目俱黄等症,与少阳胆火内郁证相似而非,不得主以柴胡汤,以其苦寒伤中故也。病已六七日,邪气内传太阴而表证未解,故脉迟浮弱、手足温而兼恶风寒,如此太阴虚寒兼表证,治宜温中解表,可选桂枝人参汤、小建中汤诸方,审辨而施之。而反复攻下(误以太阴虚寒腹满为实邪阻滞,愈下而愈满),以致寒湿阻滞于中,经气不利,水道失调,受纳无权,故不能食、颈项强而小便不利;累及肝胆疏泄功能,气机失和而胆液不循常道,故胁下满痛而面目俱黄。此症情虽与少阳疏泄功能失调相关,而究其根源,为脾阳不足,寒湿失运,故不得主以小柴胡汤;若误用之,必致中虚气陷而有泄利下重之变。另有脾虚失运、水湿内停、津液失布而渴呕者,亦不得误为少阳火郁津伤、木邪犯土之渴呕征象,而妄投柴胡剂;若误用之,可因中虚更甚而致食谷则哕的变证。

关于对本条之认识,另有一说:即湿邪在表,误下之后,湿郁化热而发黄,可主以小柴胡汤;若用柴胡剂之后,出现里急后重征象,则不得再用本方。因水饮内停而致渴欲饮水而呕者,则更非小柴胡汤所主。此说可备参考,请参阅普通高等教育中医药类规划教材《伤寒论选读》。

【选注】

汪苓友:伤寒已至四五日之时,不曰发热恶寒,止曰身热者,此太阳之邪渐衰也。其兼阳明证,不曰鼻干不得卧,而止曰颈项强者,此阳明之邪亦将衰也。惟胁下满为少阳经之专证,况兼手足温而又渴,此为邪将传里之机。成注云:手足温者,知邪在表里之间也,故与小柴胡汤以和解表里之邪。尚论篇云：此用小柴胡汤，当从加减法，去半夏加栝蒌根为是。伤寒脉弦者，弦本少阳之脉，宜与小柴胡汤。兹但阴脉弦而阳脉则涩，此阴阳以浮沉言，脉浮取之则涩而不流利，沉取之又弦而不和缓；涩主气血虚少，弦又主痛，法当腹中急痛。与建中汤者，以温中补虚，缓其痛而兼散其邪也。先温补矣，而弦脉不除，痛犹未止者，为不差，此为少阳经有留邪也；后与小柴胡汤，去黄芩加芍药以和解之，盖腹中痛，亦柴胡证中之一候也。愚以先补后解，乃仲景神妙之法，然亦必少阳经气虚无郁热者宜之。

伤寒中风者，谓或伤寒，或中风，不必拘也；柴胡证者，谓邪入少阳，在半表半里之间也；但见一证，谓或口苦，或咽干目眩，或耳聋无闻，或胁下硬满，或呕不能食、往来寒热等，便宜与柴胡汤治之，不必待其证候全具矣。愚按此条系用柴胡汤之法，兼总上文以申明之。

凡柴胡汤病证而下之者，误下之也；若柴胡证不罢，以无变证，故其病犹在也。当复与柴胡汤以和解之，得汤必蒸蒸而振。振者，战也。战而后发热，故云蒸蒸，互辞以见义也。正气与邪气相争，正气胜则邪气还表，故汗出而解。愚以柴胡非发汗之药，然邪气不因下而陷入于里，原因在里之正气胜，藉药力而祛邪欲出之表，故必自汗出而解也。（《伤寒论辨证广注·少阳病》）

钱天来：前二条(指 96 条及 263 条——笔者注)备言少阳经之诸见证，然未必诸证悉备。恐后人必以诸证全见者，方为少阳病，故又立此条，以申明上文或胸中烦、或渴或腹中痛等诸或有或无之义也。伤寒中风者，或伤寒或中风也。言伤寒、中风证中，凡见少阳证，即为柴胡汤证；即使便见一证，便是邪气已入少阳，不必如上文之诸证悉具也。如但见少阳本经证，止宜以小柴胡汤主之；若有他经兼症者，仍当以小柴胡为主，而兼用他经药治之。

身热恶风项强，皆太阳表证也；胁下满，邪传少阳也；手足温而渴，知其邪未入阴也。以太阳表症言之，似当汗解；然胁下已满，是邪气已入少阳。仲景原云：伤寒中风，有柴胡证，但见一证便是，不必悉具。故虽有太阳未罢之证，汗之则犯禁例，故仍以小柴胡汤主之。但小柴胡汤，当从加减例用之。太阳表证未除，宜去人参加桂枝；胁下满，当加牡蛎；渴则去半夏加栝蒌根为是。（《伤寒溯源集·少阳全篇》）

《医宗金鉴》：得病六七日，少阳入太阴之时也；脉迟太阴脉也，浮弱太阳脉也；恶风寒太阳证也，手足温太阴证也。医不以柴胡桂枝汤解而和之，反二三下之，表里两失矣。今不能食胁下满痛，虽似少阳之证，而实非少阳也。面目及身发黄，太阴之证已具也；颈项强，则阳明之邪未已也；小便难者，数下夺津之候也。此皆由医之误下，以致表里杂揉，阴阳同病；若更以有少阳胁下满痛之一证不必悉具，而又误与柴胡汤，则后必下重，是使邪更进于太阴也。虽有渴证，乃系数下夺津之渴。其饮水即呕，亦非少阳本证之呕，缘误下所致，故柴胡不中与也。（《医宗金鉴·订正仲景全书·伤寒论注·少阳全篇》）

吕棪村：伤寒阳脉涩，阴脉弦，腹中急痛者，先与小建中汤。盖阳脉涩，则中土已虚；阴脉弦，则木来贼土之象；腹中急痛，是脾阳下陷。此时若用小柴胡制木，其如中土先已虚馁何？夫中土虚馁，非甘不补；木受土克，非酸不安。必先以小建中汤，扶植中土，土气即实。若不差，再以小柴胡，疏土中之木。用药自有先后，非先以小建中姑为尝试也。（《伤寒寻源·下集》）

【评述】注家均十分重视"但见一证便是，不必悉具"一语的临床指导意义。汪苓友明确指出其为"用柴胡汤之法，兼总上文以申明之"。钱天来在申明此义的基础上，进一步指出，有柴胡证，并非必用小柴胡汤，而是据证或主以小柴胡，或以小柴胡为主而兼用他经之药，使该条文的指导意义得以深化和拓展。

参 考 文 献

[1] 李鸿燕.小柴胡汤为主治疗慢性萎缩性胃炎86例临床观察[J].吉林中医药,2006,(1):20.

[2] 杨娟芳.小柴胡汤联合耳穴贴压治疗胃脘痛162例[J].江苏中医药,2007,(10):33.

[3] 蒋国印,李慧卿,王金萍,等.小柴胡汤加减治疗胃食管反流病60例疗效观察[J].河北中医,2008,(1):45-46.

[4] 聂琼芳.小柴胡汤加减治疗功能性消化不良38例临床观察[J].时珍国医国药,2005,(5):410.

[5] 孙翠芬.小柴胡汤加减治疗肠易激综合征48例疗效观察[J].云南中医中药杂志,2010,(3):28.

[6] 吴俏青.小柴胡汤化裁治疗乙型肝炎肝硬化69例临床观察[J].浙江中医药大学学报,2009,(4):517-518.

[7] 王晓忠,郭峰,王宏峰.复方小柴胡汤对干扰素治疗慢性丙型肝炎常见不良反应的干预作用[J].中西医结合肝病杂志,2009,(4):211-212,226.

[8] 吴蕙婷.小柴胡汤治疗晚期肝癌发热25例疗效观察[J].新中医,2008,(10):22-23.

[9] 张雪,陈宝田,安晓平.小柴胡汤加减治疗胆囊疾病100例[J].第四军医大学学报,2007,(8):708.

[10] 董秀丽,于海英,于水连.小柴胡汤治疗急性上呼吸道感染的临床观察[J].医学综述,2009,(12):1906.

[11] 杨辉.加味小柴胡汤治疗小儿感冒30例疗效观察[J].中国中医急症,2010,(2):207,213.

[12] 钟红卫,高海燕,敖素华,等.小柴胡汤加减治疗急性支气管炎咳嗽109例[J].陕西中医,2008,(12):1575-1576.

[13] 何方敏.小柴胡汤加减治疗悬饮30例[J].四川中医,2006,(2):55-56.

[14] 黄光惠.小柴胡汤副作用所致的肺部病变[J].国医论坛,1994,(1):47.

[15] 王悦.小柴胡汤加减治疗春季发作性心脏期前收缩16例[J].南京中医药大学学报,1996,(1):55.

[16] 邱红.小柴胡汤加减治疗病毒性心肌炎90例[J].实用中医内科杂志,2005,(5):454-455.

[17] 邵桂珍,王延周,康素燕.小柴胡汤加味治疗真心痛77例[J].山西中医,1994,(4):20.

[18] 韩志琴.小柴胡汤加减治疗抑郁症30例观察[J].实用中医药杂志,2008,(6):353.

[19] 马鑫.小柴胡汤加减治疗偏头痛临床观察31例[J].内蒙古中医药,2010,(1):65-66.

[20] 闫建民,董秋燕,杨冬华.小柴胡汤加减治疗病毒性脑膜炎脑炎21例疗效观察[J].实用中医内科杂志,2006,(4):421-422.

[21] 林志智,陈玲玲.小柴胡汤加味、消益肝片联合化学药物治疗原发性肝癌13例[J].福建中医药,1996,(1):8.

[22] 伊藤均,志村圭志郎.小柴胡汤合并5-氟脲嘧啶及环磷酰胺对Lewis肺癌的影响[J].国外医学·中医中药分册,1987,(6):24.

[23] 山本佑夫.小柴胡汤抑制肝硬化发生肝癌的效果[J].和汉医药学会志,1987,(3):231.

[24] 冈博子.小柴胡汤预防肝癌的尝试[J].和汉医药学会志,1991,(3):262.

[25] 福武胜幸.两种汉方药对HIV感染者临床效果的研究[J].国外医学·中医中药分册,1991,(6):28.

[26] 三间屋纯一.对HIV感染血友病患者长期与汉方药的临床效果[J].国外医学·中医中药分册,1991,(6):27.

[27] 樱川信男.对HIV感染者长期投与和汉药的临床效果[J].国外医学·中医中药分册,1991,(6):27.

[28] 田北雅夫.小柴胡汤合半夏厚朴汤降低血中IgE抗体及减少类固醇用量的效果[J].日本东洋医学杂志,1990,(4):81.

[29] 大萱稔.对类风湿性关节炎用小柴胡汤的经验[J].和汉医药学会志,1987,(3):388.

[30] 訾占生,刘金山,王广军,等. 小柴胡汤加减治疗脾切除术后发热[J].中医药学报,1995,(6):24.

[31] 饶和平. 小柴胡汤加味治疗原发性肾病综合征临床分析[J].实用中医药杂志,2007,(2):75-76.

[32] 刘志香. 加味小柴胡汤治疗乳腺增生病[J].中国康复,2007,(2):130.

[33] 黄英. 小柴胡汤加减治疗经行发热48例观察[J].实用中医药杂志,2008,(2):85.

[34] 钱黎. 小柴胡汤治疗产后发热体会[J].现代中西医结合杂志,2005,(16):2177.

[35] 黄宇红. 小柴胡汤加味治疗妊娠恶阻30例[J].现代医药卫生,2006,(21):102.

[36] 马汉洲,周庚生. 小柴胡汤治疗出血证115例[J].浙江中医杂志,2006,(5):273-274.

[37] 郭强中,李云英. 小柴胡汤加减治疗耳鼻咽喉诸痒症[J].上海中医药杂志,2008,(9):36-37.

[38] 张庆伟. 小柴胡汤加味治疗2型糖尿病胃轻瘫96例[J].中医杂志,2007,(7):585.

[39] 王洁. 中药配方颗粒小柴胡汤加减治疗伤寒、副伤寒30例[J].浙江中医杂志,2009,(3):197.

[40] Sakae Amagaya,et al. 小柴胡汤及大柴胡汤对四氯化碳所致大鼠肝损伤的影响[J].国外医学·中医中药分册,1990,(1):24.

[41] 满川博美. 小柴胡汤对氟烷引起的大白鼠肝损害的效果[J].国外医学·中医中药分册,1991,(5):40.

[42] 栗原毅. 小柴胡汤抑制慢性肝损害进展的效果:特别是用于摄取添加乙硫氨酸的缺乏胆碱食物大鼠模型[J].国外医学中医中药分册,1994,(2):19.

[43] 中村东一郎. 小柴胡汤对二氯化二甲联吡啶引起的肝损害的效果[J].国外医学·中医中药分册,1991,(5):40.

[44] Sakae Amagaya,et al. 小柴胡汤和大柴胡汤对大鼠实验性肝纤维化的影响[J].和汉医药学会志,1988,(2):137.

[45] 上什章二. 小柴胡汤及茵陈蒿汤对大鼠阻塞性黄疸解除后肝功能的影响[J].日本东洋医学杂志,199,(3):133.

[46] 米山良树. 小柴胡汤对实验性再生肝的影响[J].和汉医药学会志,1991,(3):524.

[47] 上村克也. 汉方处方解析(第61报):关于小柴胡汤肝再生促进作用的基础研究[J].第九回和汉医药学会大会要旨集,1992:32.

[48] 双木. 小柴胡汤可促进肝细胞增殖[J].医学信息,1994,(4):20.

[49] 小田岛肃夫. 小柴胡汤及柴胡皂苷的肝炎抑制作用特别是作用机制[J].国外医学·中医中药分册,1986,(1):3.

[50] 雨谷荣,荻原幸夫. 从药理和药化探讨小柴胡汤(3)[J].国外医学·中医中药分册,1990,(4):13.

[51] 山铺昌由. 小柴胡汤对癌症患者末梢血单核细胞 IL-1β、IL-6 及 GM-GSF 产生功能的影响[J].和汉医药学会志,1991,(3):254.

[52] 长谷川格. 小柴胡汤对人末梢血单核细胞产生 IL-4 以及小鼠脾细胞产生 IL-6 的影响[J].和汉医药学会志,1990,(3):280.

[53] 三木俊治. 体外试验探讨小柴胡汤对人外周血单核细胞 IL-8 产生的影响[J].和汉医药学会志,199,(1):52.

[54] Watanabe K. ,et al. 传统汉方方剂对艾滋病病毒感染的病人外周单核类细胞在体外的免疫调节作用[J]. International Journal of Oriental Medicine,1990,(1):1.

[55] 齐藤滋. 小柴胡汤对脐带血单核细胞体外抗体产生的影响[J].和汉医药学会志,1991,(3):452.

[56] 加藤由美子. 大小柴胡汤在体外对新生儿产生抗体的影响[J].和汉医药学会志,1989,(3):266.

[57] Hiroko Iwama,et al. 汉方药对免疫反应的作用[J].活体内大小柴胡汤对羊红细胞及脂多糖抗体反应的研究,和汉医药学会志,1987,(1):8.

[58] Hiroko Iwama,et al. 和汉药方剂小柴胡汤对脂多糖促有丝分裂活性的作用[J]. Journal of Ethnopharmacology,1987,(21):45.

[59] 各务伸一. 小柴胡汤对末梢血抑制性 T 细胞和辅助 T 细胞功能的诱导作用,汉方医学,1985[J].

(3):21.

[60] 安部英. 小柴胡汤对免疫系统的作用[J]. JAMA(日本语版)别册付录最先端の汉方医学,1987,(2):56.

[61] 川杉和夫. 小柴胡汤添加单核细胞培养上清对 T 细胞集落形成功能影响的研究[J]. 国外医学中医中药分册,1991,(4):46.

[62] 沟口靖宏. 肝病时的免疫异常及汉方药治疗[J]. 和汉医药学会志,1987,(3):227.

[63] 沟口靖宏,张志军. 小柴胡汤对枯否细胞质中雌二醇受体量的影响[J]. 国外医学·中医中药分册,1992,(1):12.

[64] 落合宏. 汉方方剂对小鼠免疫功能的影响[J]. 国外医学·中医中药分册,1991,(4):43.

[65] 齐藤纪子,等. 小柴胡汤对血小板产生过氧化物的影响[J]. 和汉医药学会志,1991,8(3):314-315.

[66] 山口守道. 小柴胡汤抑制活性氧释放的机制[J]. 日本东洋医学杂志,1993,(5):145.

[67] 王金华,叶祖光,薛宝云,等. 小柴胡汤及其与青蒿素配伍的免疫学作用研究[J]. 中国实验方剂学杂志,1995,1(1):28.

[68] 北井浩一朗. 小柴胡汤对丘脑-垂体-肾上腺皮质系统的影响[J]. 日本内分泌学会杂志,1993,(4):312.

[69] 北井浩一朗. 小柴胡汤对丘脑下部-垂体-肾上腺皮质系统的影响[J]. 日本内分泌学会杂志,1992,(4):266.

[70] 荻原幸夫. 柴胡剂抑制类固醇激素副作用的效果[J]. 日本皮肤科学会杂志,1987,(12):1458.

[71] 中西公王. 小柴胡汤对垂体-肾上腺皮质系统的影响[J]. 和汉医药学会志,1991,(3):364.

[72] 雨谷荣,荻原幸夫. 从药理和药化探讨小柴胡汤(2)关于抗炎作用[J]. 国外医学·中医中药分册,1990,(3):10.

[73] 钱妍,吴整军. 小柴胡汤抗感染与解热作用的实验研究[J]. 中华医院感染学杂志,2008,18(4):576-578.

[74] 沟口靖宏. 小柴胡汤对花生四烯酸代谢的影响[J]. 国外医学·中医中药分册,1988,(5):52.

[75] 荻原幸夫. 柴胡剂抑制类固醇激素副作用的效果[J]. 日本皮肤科学会杂志,1987,(12):1458.

[76] Sakae Amagaya,et al. 小柴胡汤和大柴胡汤对胶原诱发血小板聚集和前列腺生物合成的抑制作用[J]. Planta Medica,1986,(5):345.

[77] Shizuo Toda,et al. 小柴胡汤、大柴胡汤及柴胡加龙骨牡蛎汤对 48/80 复合物引起的小鼠腹腔肥大细胞脱颗粒及组胺释放的作用[J]. 和汉医药学会志,1987,(2):77.

[78] 沟口充志. 小柴胡汤水溶性成分抑制人肝、胆道系统癌细胞株增殖作用的探讨[J]. 和汉医药学会志,1992,(2):110.

[79] 李江,谢鸣,甘媛. 小柴胡汤及其药群配伍抗小鼠 H22 肝肿瘤及免疫调节作用[J]. 中国中药杂志,2008,33(9):1039-1044.

[80] Liu LH,et al. 小柴胡汤对 7,12-二甲基苯蒽引起的乳头状瘤抑制作用[J]. American Journal of Chinese Medicine,1994,22(3/4):35.

[81] 山铺昌由. 小柴胡汤对肿瘤坏死因子诱导作用的研究[J]. 国外医学·中医中药分册,1995,(5):7.

[82] 安井敏之. 小柴胡汤对妇科癌细胞系增殖抑制作用及其作用机制的研究[J]. 和汉医药学会志,1994,11(3):161.

[83] 林子洪,夏洪平,傅明,等. 小柴胡汤对鼻咽癌细胞生长的抑制作用[J]. 中国中药杂志,2008,33(22):2670-2674.

[84] 关正威. 小柴胡汤对 Oddi's 括约肌的调节作用[J]. 国外医学·中医中药分册,1991;(4):46.

[85] 叶勇,石拓,邱明义,等. 小柴胡汤对正常大鼠胃肠激素影响的研究[J]. 中国中西医结合消化杂

志,2006,14(3):144.

[86] 裕忠人.小柴胡汤对大鼠血液流变学影响的研究[J].日本药学杂志,1987,(3):119.

[87] 裕忠人,大野智子.大小柴胡汤、三黄泻心汤与祛脂酸对类固醇激素大鼠的改善作用的比较研究[J].国外医学·中医中药分册,1990,(2):24-28.

[88] 雨谷荣,荻原幸夫.从药理和药化探讨小柴胡汤(4)[J].国外医学·中医中药分册,1990,(5):5.

[89] Masaomi Umeda,et al.小柴胡汤和大柴胡汤对大耳白家兔实验性动脉粥样硬化的影响[J].国外医学·中医中药分册,1990,(1):21.

[90] 后藤正子.汉方方剂对实验性无机物及脂质代谢异常诱发的自发糖尿病模型的影响[J].日药理志,1992,100:353.

[91] 谢鸣,杨卫红,刘月.小柴胡汤对高脂血症性模型大鼠的作用观察[J].浙江中医药大学学报,2010,34(1):54-55,57.

[92] 王醒.小柴胡汤对原发性血小板减少性紫癜小鼠的干预作用[J].河南中医学院学报,2008,23(2):22-23,27.

[93] 细川康.小柴胡汤对小鼠放射性损害的防护效果[J].和汉医药学会志,1985,(3):694.

[94] 郑辉,左连东,李洪义,等.小柴胡汤对子宫内膜异位症大鼠异位内膜形态结构的影响[J].中国新药与临床杂志,2005,24(3):200.

[95] Nishioka Y,et al.小柴胡汤提取剂的给药时间对其活性成分在血液中浓度的影响[J].Chem Pharm Bull,1992,(5):1335.

第九节　小柴胡汤证的兼变证与疑似证
(102、103、104、105、107、108、109)

一、小建中汤证(102)

【原文】

伤寒二三日,心中悸而烦者,小建中汤主之。(102)

【提要】 里虚兼感外邪的证治。

【释义】 本条论述中焦虚寒、气血不足而兼感外邪的证治方药。伤寒二三日,尚属病之早期,当有发热恶寒、头痛脉浮等表象。今见心中悸而烦,必须认真分析其原因。若心烦而喜呕,伴见往来寒热、胸胁苦满等症,则为邪传少阳,治当和解,主以小柴胡汤;若心烦口渴、高热汗多,当属邪传阳明,治宜清下,主以白虎、承气等方。若心悸而渴、饮水则呕,并见小便不利等症,则为水气停蓄,饮邪凌心,治宜温阳化饮,主以茯苓甘草等方。然此条既未言及诸症,亦未治以诸方,反以小建中汤方主之,以方测证,则知其必为中焦虚寒、气血不足,而复为外邪所感,以致表里同病。

结合100条原文理解,二者皆属表里同病,惟本条为太阳太阴同病,而100条所论为少阳太阴同病,是以所见证情同中有异。太阴之病,是中焦虚寒、气血不足,此二者所同之处,故有心神失养之悸烦,经脉失濡之腹中痛,气血不充之脉涩等症。而本条表证为病在太阳,故当见发热恶寒、身痛脉浮等;而100条则为少阳邪郁,故可见呕烦腹痛、胁痞脉弦等症,此二者所异也。然就其治疗原则而论,表里同病里虚者多宜先里后表,故二者均先主以小建中汤,温建中土,调补气血。待气血充盈、脾土复健之际,无论太阳、少阳之邪,皆可因正气得复而自行解除。设若未解,视其邪之所在,或汗或和,此又随证遣方用药之理也。

【选注】

程郊倩：可见阳去入阴，必有其先兆，善治者，急宜杜之以未萌矣。心中悸而烦，则里气虚而阳为阴袭，建中汤补虚和里，保中州，以资气血为主。虽悸与烦，皆小柴胡汤中兼见之证，而得之二三日，里证未必便具，小柴胡汤非所与也。（《伤寒论后条辨·辨少阳病脉证篇》）

汪苓友：伤寒二三日，邪当传里之时。今则别无他证，但心中悸而烦者，此外邪已微而不传，正气骤虚不能自持也。盖阳气内虚则心悸，阴气内虚则心烦，故与小建中汤，以建其里气之虚。愚以此条病，必是太阳伤寒发汗之后所变，故建中汤，即桂枝汤小变其制也。（《伤寒论辨证广注·卷四》）

徐灵胎：悸而烦，其为虚烦可知，故用建中汤以补心脾之气。盖栀子豉汤治有热之虚烦，此治无热之虚烦也。（《伤寒论类方·桂枝汤类》）

《医宗金鉴》：伤寒二三日，未经汗下，即心悸而烦，必其人中气素虚，虽有表证，亦不可汗之。盖心悸阳已微，心烦阴已弱，故以小建中汤先建其中，兼调营卫也。（《医宗金鉴·订正仲景全书·伤寒论注·太阳中篇》）

尤在泾：伤寒里虚则悸，邪扰则烦。二三日悸而烦者，正虚不足，而邪欲入内也。是不可攻其邪，但与小建中汤，温养中气。中气立则邪自解，即不解，而攻取之法，亦可因而施矣。（《伤寒贯珠集·太阳权变法》）

【评述】 历代医家对本条所论证候看法基本一致，大多认为其为表里同病，而以里证为病理重心。对里证的认识，多倾向于脾气不足、气血两虚。心悸一症，自以虚证为多；而对心烦一症，有主张邪扰者，有认为阴弱者，观点不尽相同。笔者认为，在复杂的病理状态下，将某一征象单纯解释为某一特定病机的体现，有失偏颇；征象的出现，往往是多因素相互作用的结果。因此，在里虚已著而外邪未解的情况下，心悸而烦，既是邪气扰乱心神的体现，更是气血失养之病象，若加凿分，则太过拘泥。

【治法】 温中健脾，调补气血。

【方药】 小建中汤方（参见 100 条）。

【方义】 本方虽以桂枝汤为基础，然倍芍药而重用饴糖，则变解表之剂，而为建中之方。方中饴糖、甘草、大枣，味甘性温，补益脾胃，温建中州，中气得复而气血生化有源。桂枝、生姜性味辛温，与甘药相合，而奏辛甘化阳之功。倍用芍药之酸寒，得甘药之助，而成酸甘化阴之义。如此甘温建中而阴阳气血双补，可使阴阳平调，营卫协和，是以本方具有调补气血、内外兼顾之功。

值得强调的是，本方与桂枝汤组成药物仅差一味，然其组方大旨却自此而变。桂枝汤桂芍等量，与甘药相伍，辛甘助阳，酸甘化阴，"外证得之，解肌和营卫；内证得之，化气调阴阳"，然究以辛甘发散为重，故解肌祛风、调和营卫为其主要功效。而本方加用饴糖，以甘温建中为主，且倍用芍药而增其化生阴血之力，是以本方虽具桂枝汤之基本组成和功效，却以调补里虚为其主要功效，而兼具调和营卫之作用。

【方论选】

成无己：脾者，土也，应中央，处四脏之中，为中州，治中焦，生育荣卫，通行津液。一有不调，则荣卫失所育，津液失所行，必以此汤温建中脏，是以建中名焉。胶饴味甘温，甘草味甘平；脾欲缓，急食甘以缓之；健脾者，必以甘为主，故以胶饴为君，甘草为臣。桂枝辛热，辛、散也、润也。荣卫不足，润而散之；芍药味酸微寒，酸、收也、泄也，津液不逮，收而行之；是以桂枝、芍药为佐。生姜味辛温,大枣味甘温;胃者卫之源,脾者荣之本,《黄帝针经》曰荣出中焦、卫出上焦是也;卫为阳,不足者益之必以辛;荣为阴,不足者补之必以甘;辛甘相合,脾胃健而荣卫通;是以姜枣为使。或谓桂枝汤解表,而芍药数少;建中汤温里,而芍药数多。殊不知二者远近之制。皮肤之邪为近,则制小其服也;桂枝汤芍药佐桂枝以发散,非与建中同体尔。心腹之邪为远,则制大其服也;建中汤芍药佐胶饴以健脾,非与桂枝同用尔。《内经》曰:近而奇偶,制小其服;远而奇偶,制大其服。此之谓也。(《伤寒明理论·诸药方论》)

《医宗金鉴》:是方也,即桂枝汤倍芍药加胶饴也。名曰小建中者,谓小小建立中气也。盖中气虽虚,表尚未和,不敢大补,故仍以桂枝和营卫,倍芍药加胶饴,调建中州;而不啜稀粥温复令汗者,其意重在心悸中虚,而不在伤寒之表也。中州建立,营卫自和,津液可生,汗出乃解,悸烦可除矣。呕家不可用,谓凡病呕者不可用,恐甜助呕也。(《医宗金鉴·订正仲景全书·伤寒论注·太阳中篇》)

张路玉:桂枝汤,方中芍药、桂枝等分,用芍药佐桂枝以治卫气;小建中方中加倍芍药,用桂枝佐芍药以荣气,更加胶饴以缓其脾,故名之曰建中,则其功用大有不同耳。(《伤寒缵论·卷上》)

【点评】成无己以药物性味理论,结合经义,全面阐释了本方的组方大旨;《金鉴》从病理出发,认为本方虽以桂枝汤为基础,但重在心悸中虚,而不在伤寒之表;张路玉比较分析了桂枝汤与本方的组方意义。诸家皆认为本方以扶植中土为其功效,然吴谦更主张本方具有解肌和表之功,只是以温建中州为重点。上述各种观点虽立论角度不一,但皆持之有据,阐论平允,有助于全面正确理解本方之功用。

【临床应用】

(1)张仲景对本方的应用

①用治中焦虚寒、气血不足之证而兼伤寒表证,见102条。

②用治脾虚腹痛兼少阳邪郁者,见100条。

③用治虚劳病中焦虚寒、阴阳两虚证,见《金匮要略·血痹虚劳脉证并治》。

④用治黄疸病脾虚气血不足者,见《金匮要略·黄疸病脉证并治》。

(2)后世医家对本方的应用

①《备急千金要方》:治产后苦少腹痛,芍药汤(即本方)。

②《苏沈良方》:此药治腹痛如神。然腹痛按之便痛,重按却不甚痛,此止是气痛;重按愈痛而坚者,当自有积也。气痛不可下,下之愈甚,此虚寒证也。此药偏治腹中虚寒,补血,尤止腹痛。若作散,即每五钱匕,生姜五片,枣三个,治一栗大。若疾势甚,须作汤剂,散服恐力不胜病也。

③《本事方后集》:治肠风痔漏,赤芍药、官桂去皮、甘草炙,已上等分,㕮咀,每服二钱,生姜二片,白糖一块,水一盏,同煎至七分,去滓,空心服。

④《证治准绳》:治痢不分赤白久新,但腹中大痛者,神效。其脉弦急,或涩浮大,按之空虚,或举按无力者,是也。

⑤《方极》:小建中汤,治里急,腹皮拘急,乃急痛者。

⑥《张氏医通》:形寒饮冷,咳嗽,兼腹痛脉弦者,小建中汤,加桔梗,以提肺气之陷;寒热自汗,加黄芪。

⑦《证治大还》:凡膈气病,由脾胃不足,阳气在下,浊气在上,故痰气壅塞膈上,而饮食难

入也。若脉弦,宜小建中汤。

（3）现代应用:本方在现代临床中亦得到广泛运用,无论内伤外感,大凡病机属于脾胃虚寒、气血不足者,均可酌情选用小建中汤,其中尤以用治消化系统病证最为常见。

临床上常用于治疗消化性溃疡、急慢性胃炎、习惯性便秘、慢性肝炎等病证,多以中焦虚寒、气血不足之腹痛为应用要点。采用本方治疗胃脘痛 96 例,总有效率 98%,提示本方有温中补虚、和里缓急止痛之功效[1]。将 50 例消化性溃疡患者随机分为治疗组和对照组,分别给予加味小建中汤和西药三联疗法治疗 4 周,观察主要症状、溃疡愈合、幽门螺杆菌(HP)根除率以及随访半年的复发率,结果表明,加味小建中汤在改善主要症状、溃疡愈合和复发方面优于对照组($P<0.05$),在 HP 根除率方面两组比较,差异无统计学意义[2]。对于婴儿再发性腹痛,本方化裁治疗亦颇见效。22 例临床观察结果表明,总有效率达 86.4%,其近期及远期疗效均十分显著[3]。本方加减治疗肠易激综合征 36 例,总有效率 88.9%[4]。另有研究者用本方加味治疗老年性便秘 68 例,亦取得了较好疗效[5]。45 例胃肠道恶性肿瘤手术和化疗后患者临床观察结果表明,四君子合小建中汤能较好地缓解胃肠道恶性肿瘤患者由于手术和化疗等因素引起的虚证证候,并能提高或调节其免疫功能[6]。

其缓急止痛之效也每每用于妇科疾病。运用小建中汤加味治疗 25 例痛经患者,获得满意疗效。25 例均属门诊患者,表现为行经少腹痛剧,热敷则痛减,2 天后经量渐多而疼痛稍减,经色淡且夹有血块,月经周期延长,且经行 1 周后仍腹痛绵绵不休,常伴有形寒肢冷,面色白,纳差,时感腹胀,舌淡,苔白,脉细迟。以小建中汤为基础,倦怠乏力者加党参、黄芪,伴见腹胀者加焦麦芽。7 剂为 1 疗程,一般治疗 2~4 个疗程[7]。

该方对神经精神系统的多种病证亦有良好疗效。对 16 例轻、中度抑郁情绪并伴食欲不振的患者治疗结果表明,本方对精神症状全面改善性良好,尤其对抑郁情绪有效,具有速效性,且无副作用。临床评价结果显示 P 值(精神症状)在该方的有效范围内呈高值,由此认为本方的适应证为抑郁情绪,并推测其适用于轻度意志减退的病例[8]。另外亦有报道用本方化裁治疗松果体瘤、脊髓空洞症而获良效[9]。

本方对虚劳病之脾胃虚弱患者具有较好的治疗效果,《金匮要略·虚劳病》曾经明确指出:"虚劳里急,悸,衄,腹中痛,梦失精,四肢酸疼,手足烦热,咽干口燥者,小建中汤主之。"结核病属中医虚劳病范畴,故可辨证选用小建中汤予以治疗。

（4）医案选录

1)里虚伤寒:治乡人邱生者,病伤寒发热,头痛烦渴。脉虽浮数而无力,尺以下迟而弱。许(叔微)曰:虽麻黄证,而尺迟弱,仲景曰:"尺中迟者,营气不足,未可发汗。"用小建中加当归、黄芪,翌日脉尚尔。其家索汗药,言几不逊。许忍之,只用建中调营而已。至五日,尺部方应,遂投麻黄汤二服,发狂须臾,稍定略睡,已得汗矣。信乎医者当察其表里虚实,待其时日,若不循次第,取效暂时,亏损五脏,以促寿限,何足贵也。

寥笙注:本案病人病伤寒,头痛发热,虽似麻黄证,而脉浮数无力,尺以下迟而弱,此为里虚气血不足之候。脉证不相吻合,应舍症从脉,虽有麻黄证,亦不可发表,故以小建中汤加当归黄芪,大补营血,建立中气,中州既建,然后审其病之在表在里,或汗或下,方不致误。以中州既建,虽发汗不致亡阳,虽下阳亦不致内陷,所谓急则从标,而缓则从本也。服小建中汤加味五日,营血得复,尺脉方应,然后以麻黄汤解表,得汗而愈。若不循次第,妄用麻黄汤发汗,虚以实治,必亡阳而死。小建中汤为桂枝汤化裁,功能温养中脏,补虚和里,使气血两调,外邪亦能自解,中寓攻于补的方剂。桂枝汤治太阳中风表虚证,小建中汤治太阳伤寒里虚证,故方可加味互用,一表一里,对比观之,尤易醒人眼目。本案辨证关键在于脉诊,尺以下弱而迟,为里虚气血不足,此为要点,若凭证而不察脉,治必大错,信乎切脉之不可或缺也。(《伤寒名案选新注》)

2)虚性眩晕:邓某,女,50 岁,因常发头晕眼花、四肢麻木而来诊。初诊时需人扶持才能步入诊室。消瘦,面色黯灰,眼青唇白,神疲寡言,说话极费力,诉常有眩晕,坐时亦需人扶持,否则易倾倒。不欲食,大便难,小便微黄。舌苔白,脉弦迟。西医一向诊断为高血压病,现按中医辨证属脾胃虚寒。投以小建中汤加减:桂枝、炙甘草各 15g,生姜 24g,白芍 18g,大枣、党参、麦芽糖(溶服)各 30g,水 4 碗煎服 8 分,温服;另配用吉林参 6g 炖服。3 剂后病情大有好转,头晕减轻,食欲增加,体力增强。以后继续用小建中汤加减,1 个月后症状基本消失。(《新医学》,1975,(12):592)

3)过敏性紫癜:李某,女,6 岁,1980 年 4 月初诊。患者全身皮肤有出血点伴关节痛、腹痛 3 天。于 3 天前,全身关节肌肉轻微疼痛,未引起家长注意。近 3 天来关节肌肉疼痛加重,同时伴有腹痛、呕吐,并发现全身有出血点,而去某医院检查:心肺(一),肝脾未触及,血常规和血小板计数正常,大便潜血(十十),尿常规红细胞 20～30 个,蛋白微量,诊断为"过敏性紫癜"。来诊时查:患儿体质虚弱,面色无华,全身皮肤有出血点,脉弦,腹拘急。《金匮要略》曰:"虚劳里急,悸衄,腹中痛,梦失精,四肢酸痛,手足烦热,咽干口燥,小建中汤主之。"据此,投小建中汤 4 剂,服后其症大减,关节肌肉疼痛、腹痛明显减轻,出血点减少,呕吐消失。又投 4 剂后,诸症消失,尿常规正常,大便潜血转阴,再投 3 剂善其后。(《经方的临床运用》)

4)麻疹后腹痛:林某,男,7 岁,1964 年 12 月 15 日入院。其母代诉麻疹后 7 天,曾患腹痛吐蛔,经住院治疗 3 天,用乌梅丸方作为汤剂内服,复用下虫剂等,曾下蛔虫 10 多条,痛瘥回家,5 天后腹痛又起,曾经某医用氯霉素未效,迄今月余,缠绵不愈。近来喝稀饭即呕,但食炙物未见吐。诊得小儿疹后形衰纳少,面色无华,手足厥冷,唇红舌绛,苔见灰白,津多不渴,脉见弱而微数,体温正常,大便或溏或结,溏时日必数次,结时几天不下,腹痛时作时止,小便或赤或白。按腹胃脘虚软,绕脐拒按而痛。证属久病里虚,气血均伤,寒热错综,阴阳失和;拟清里温胃,和其阴阳;予小建中加黄芩:黄芩、杭白芍各 6g,桂枝、炙甘草各 4.5g,生姜 9g,大枣 6 枚,加水煎取药汁冲入饴糖 1 食匙,分 2 次温服。服药后未见呕吐,并得熟睡 3～4 小时,醒后腹痛顿止;次日照原方再服 1 剂,腹亦未痛,且能食粥。病家要求出院,即照原方将黄芩用量减半,配 2 剂带回自服。半个月后随访,小儿已复健康,腹痛亦未再发。(《浙江中医杂志》,1996,1:23)

【按语】小建中汤以甘温建中为其组方原则,而寓温中健脾、补益气血、调理阴阳、协和营卫诸多功效于一方,故临床可广泛用于治疗内伤、外感各种病证以脾胃虚弱为病理重心者。值得注意的是,本方虽以温中健脾为主,但与理中汤有别,并不适于阳虚夹湿之证,于阴阳两虚而阳虚为主者尤宜;若阴虚内热较甚者,亦当慎用。后世医家对本方的运用甚为灵活,常据其病证阴阳亏虚的轻重而予以化裁施用,如血虚者加当归,气虚者加参、芪,内热者加黄芩,夹痰者加枳、橘、夏等,充分体现了中医辨证论治的精神。

【现代研究】有关小建中汤的实验研究,报道较少。其药效机制阐释,多据桂枝汤研究成果而加以推论。以二甲苯所致小鼠耳廓肿胀及醋酸诱发小鼠血管通透性增高的炎症模型研究小建中汤的抗炎作用,采用小鼠炭粒廓清实验和溶血空斑生成,观察小建中汤对免疫系统的作用。结果显示小建中汤对二甲苯所致小鼠耳廓肿胀、醋酸诱发小鼠血管通透性增加有明显的抑制作用,能提高吞噬指数和溶血空斑 OD 值[10]。以番泻叶致脾虚证小鼠为实验对象,观察小建中汤有无饴糖对实验性脾虚小鼠的一般症状及粪便、体重变化、胃残留率、小肠推进率、脾及胸腺指数、肠组织形态变化的影响,结果显示小建中汤有无饴糖均能明显改善脾虚证小鼠的一般症状,增加小鼠的体重,促进胃排空及小肠推进运动,增加脾及胸腺指数,改善空肠组织形态[11]。

二、大柴胡汤证(103)

【原文】

太陽病,過經[1]十餘日,反二三下之,後四五日,柴胡證仍在者,先與小柴胡。嘔不止,心下急[2],鬱鬱微煩者,為未解也,與大柴胡湯,下之則愈。(103)

大柴胡湯

柴胡半斤　黃芩三兩　芍藥三兩　半夏半升,洗　生薑五兩,切　枳實四枚,炙　大棗十二枚,擘

上七味,以水一斗二升,煮取六升,去滓再煎。溫服一升,日三服。一方加大黃二兩。若不加,恐不為大柴胡湯。

【词解】

(1)过经:邪离本经,传入他经,名曰过经。

(2)心下急:心下,指胃脘部;急,拘急窘迫之感。心下急意指胃脘部拘紧急迫的感觉。

【提要】 邪郁少阳兼阳明里实的证治。

【释义】 本条论述少阳证误下后出现的少阳阳明并病的大柴胡汤证。若求全面认识该证,宜结合后文 136 条和 165 条加以理解。由此可知,大柴胡汤证的病理机制,是邪郁少阳而兼阳明里实;临床表现为往来寒热或发热、呕吐明显、心下急或胸中痞硬、烦躁不安、下利(热结旁流)等;治疗大法为和解少阳,通下里实,方用大柴胡汤。

从病理演化过程来分析,本条讨论太阳邪传少阳,病程虽较长久,因其病证未变,惟宜以柴胡剂和而解之,不得妄用汗下诸法。而医者不审其证,反复误下,热必耗损其阴津,而成内传阳明、化燥结实之势。细玩文义,与 101 条"柴胡证不罢"不尽相同,此条"柴胡证仍在"语意暗寓"热结在里"(136 条)之机于前,可理解为"热结在里而柴胡证仍在"之略语,观"先与"二字即知。病在少阳,反复误下,以致邪气有内传之势,然初涉阳明,而重心仍在少阳。小柴胡之"喜呕"变为"呕不止",乃兼阳明腑气不通而浊气上逆;"心烦"而成"郁郁微烦",是里热郁结更甚;"胸胁苦满"而转"心下急",为阳明经气亦滞。凡此诸象,虽亦表明邪气渐转阳明,而往来寒热、口苦咽干、脉弦等症仍在,病证仍以少阳为主,下法仍当慎用,故可先以小柴胡汤运转枢机,通达表里,冀求"上焦得通,津液得下,胃气因和"(230 条),而少阳阳明之邪悉数尽解,此为奇兵突袭、破其要塞之法。若不瘥,则表明少阳、阳明之邪二者互为犄角,彼此呼应,独任和解之法,难奏其效;惟有全面出击,方可溃其防线,故主以和解攻下之大柴胡汤,毕其功于一役。

本证之"呕不止,心下急,郁郁微烦"诸症,原可视为小柴胡证"心烦喜呕"、"胸胁苦满"之变局,是以就本条文字而言,阳明里实征象并不突出。但以方测证,更参照 136 条之"热结在里"语,则大柴胡汤所主,必是少阳阳明同病而以少阳为主之证。惟有深刻理解这一病理机制,方可正确运用大柴胡汤。临床上本证常可兼见腹满便秘、舌红苔黄、口渴等症,可作为其辨证依据。

少阳阳明同病,有兼经热者,有兼腑实者。兼经热者,如后世之小柴胡加石膏、知母所

主;兼腑实者,如本论之大柴胡、柴胡加芒硝汤证。尤须申言者,少阳阳明同病,其治仍当遵循表里缓急治疗原则。阳明里实热并不深重时,当先表后里,以和解为先,而清下为后,如229、230条以小柴胡汤治之,以及本条和104条先与小柴胡汤,皆是其例;特别是本条和104条所论,耐人寻味。尽管大柴胡与柴胡加芒硝汤均为两解之剂,其于少阳阳明同病本属的当,而仍先与小柴胡汤,说明下法之于少阳,应当慎之又慎。以少阳为表里出入之门户,阴阳转化之枢纽,而下法最易耗损正气,以致变证蜂起,祸端百出,可不慎乎!

【选注】

汪苓友:此条系太阳病传入少阳、复入于胃之证。太阳病过经十余日,知其时已传入少阳矣,故以二三下之为反也。下之而四五日后,更无他变,前此之柴胡证仍在者,其时纵有可下之证,须先与小柴胡汤,以和解半表半里之邪。如和解之而呕止者,表里气和,为已解也。若呕不止,兼之心下急,郁郁微烦。心下者,正当胃府之中;急则满闷已极;郁烦为热结于里;此为未解也。后与大柴胡汤,以下其里热则愈。(《伤寒论辨证广注·卷七》)

钱天来:以太阳之邪,久而未解,当仍以汗解为是。而反二三下之,后四五日而柴胡证仍在者,则知虽屡经误下,而外邪犹未全入于里,尚在少阳半表半里之间,故先与小柴胡汤。服汤后而呕不止,则少阳半表半里之邪,犹未解也;心下急,则邪已入阳明之里,胃邪实而胀满矣;热邪在里,故郁烦也。表里俱未解,邪不独在少阳一经,小柴胡不中与也,当以表里两解之大柴胡汤下之,则愈矣。(《伤寒溯源集·少阳全篇》)

陆渊雷:太阳病十余日,虽已过经,无表证而有少阳柴胡证者,不可下,今乃二三下之,于治为逆,故曰反。又其后四五日,论日期,已入阳明,若柴胡证仍在者,仍当先与小柴胡汤,盖用药凭证,不凭日期也。呕本是小柴胡证之一,服小柴胡呕当止。今乃不止,且加心下急,郁郁微烦,则知别有结矣。心下者,胃及横结肠之部位,是必病挟食积为内实,水毒愈不得下降,故令呕不止。呕不止而心下急,郁郁微烦,视小柴胡之默默不欲饮食,已更进一步。盖少阳未解,胃家已实,特未至大承气证之大实痛耳。少阳未解,则不可用承气;胃家已实,又不得不下,所以有取乎大柴胡也。大柴胡证,最所常见,不必误下后始有之。(《伤寒论今释·卷三》)

黄竹斋:上节言心中悸而烦者,虚也;此节言心下急而烦者,实也。上言不可以病日浅而为实,此言不可以病日久而为虚也。(《伤寒论集注·辨太阳病脉证并治中》)

【评述】 诸家对大柴胡汤证的病机认识是一致的,即陆渊雷所言之"少阳未解,胃家已实"。有分歧者,在于对病程演化的认识,不尽相同。钱天来认为是太阳十余日未解,误下而传少阳,四五日后服小柴胡汤,证未解而又兼胃实。陆渊雷与汪苓友的观点则较为一致,其说当与原文辞意更为接近。另钱天来认为"邪不独在少阳一经,小柴胡不中与也",这一观点笔者不敢苟同。要知小柴胡汤,仲景既用治三阳合病之如99条,亦用治少阳阳明同病之如229条,何以可断言"不中与"?陆渊雷认为服小柴胡不愈是"别有结",一语道明前此少阳误下已致邪涉阳明。而汪苓友认为"纵有可下之证,须先与小柴胡汤",明确了少阳阳明同病当先和解后攻下的先后缓急治疗原则。黄竹斋之论则从虚实对比讨论本条与102条,于临证颇具启迪意义。

【治法】 和解少阳,通下里实。

【方药】 大柴胡汤方。

【方义】 本方以小柴胡汤为基础,仍以和解少阳半表半里为其主要功效。去参草者,乃因其里虚不显而结热较甚,甘温壅补之品不宜也;呕吐较剧,故加重生姜剂量,增强降逆止呕之效;加枳实、大黄者,以泻热荡实,破结降气;芍药性味酸寒,敛阴和营,缓急止痛。诸药相伍,共奏和解少阳、通下里实之功,实为少阳阳明同病之剂。

按原方组成无大黄,而方后注云:"一方加大黄二两,若不加,恐不为大柴胡汤"。考唐以前诸家医典,如《金匮要略》、《肘后方》、《备急千金要方》、《外台秘要》等,所载本方均有大黄,是故当以有大黄为是。在临床实践中,则可根据热结程度、便秘与否等具体情况,斟酌其去留及剂量多寡。

【方论选】

成无己:柴胡味苦平微寒,伤寒至于可下,则为热气有余,应火而归心,苦先入心,折热之剂,必以苦为主,故以柴胡为君。黄芩味苦寒,王冰曰:大热之气,寒以取之;推除邪热,必以寒为助,故以黄芩为臣。芍药味酸苦微寒,枳实味苦寒,《内经》曰:酸苦涌泄为阴;泄实折热,必以酸苦,故以枳实芍药为佐。半夏味辛温,生姜味辛温,大枣味甘温,辛者散也,散逆气者必以辛;甘者缓也,缓正气者必以甘;故半夏生姜大枣为之使也。一方加大黄,以大黄有将军之号,而功专于荡涤;不加大黄,恐难攻下,必应以大黄为使也。(《伤寒明理论·诸药方论》)

柯韵伯:此方是治三焦无形之热邪,非治胃腑有形之实邪也。其心下急烦痞硬,是病在胃口,而不在胃中;结热在里,不是结实在胃。因不属有形,故十余日复能往来寒热。若结实在胃,则蒸蒸而发热,不复知有寒矣。因往来寒热,故倍生姜,佐柴胡以解表;结热在里,故去参甘,加枳芍以破结。条中并不言及大便硬,而且有下利症,仲景不用大黄之意晓然。后人因有"下之"二字,妄加大黄以伤胃气,非大谬乎!……大小柴胡,俱是两解表里之剂,大柴胡主降气,小柴胡主调气。调气无定法,故小柴胡除柴胡甘草外,皆可进退。降气有定局,故大柴胡无加减法。(《伤寒来苏集·伤寒附翼》)

《医宗金鉴》:按许叔微曰大柴胡汤一方无大黄,一方有大黄。此方用大黄者,以大黄有荡涤蕴热之功,为伤寒中要药。王叔和云:若不用大黄,恐不名大柴胡汤。且经文明言下之则愈,若无大黄,将何以下心下之急乎?应以叔和为是。柴胡证在,又复有里,故立少阳两解之法。以小柴胡汤加枳实芍药者,解其外以和其内也;去参草者,以里不虚也;少加大黄,所以泻结热也;倍生姜者,因呕不止也。(《医宗金鉴·订正仲景全书·伤寒论注·少阳全篇》)

尤在泾:按大柴胡有柴胡、生姜、半夏之辛而走表,黄芩、芍药、枳实、大黄之苦而入里,乃表里并治之剂。而此云大柴胡下之者,谓病兼表里,故先与小柴胡解之,而后以大柴胡下之耳。盖分言之,则大小柴胡,各有表里;合言之,则小柴胡主表,而大柴胡主里。(《伤寒贯珠集·卷五》)

【点评】成无己以君臣佐使及药物性味理论,详析本方的配伍规律,有助于学者正确理解;而柯韵伯力主该方所疗为无形结热而非有形里实,其说本无可厚非,可备一格,但喋喋于胃口胃中、调气降气等不着搔痒之论,则反有蛇足之嫌。相较而言,《金鉴》之于本方的认识,最为言简意赅,精当平允,是诸家所不及也。

【临床应用】

(1)张仲景对本方的应用

①主治伤寒少阳胆火内郁而兼阳明热结之证,见103、136、165条。

②用治杂病心下满痛属实者,见《金匮要略·腹满寒疝宿食病脉证并治》。

(2)后世医家对本方的应用

①《伤寒总病论》:干地黄汤,治妇人伤寒差后,犹有余热不去,谓之遗热,于本方去半夏枳实姜枣,加干地黄、黄连(方中用大黄)。

②《卫生宝鉴》：柴胡饮子解一切骨蒸热，积热作发；或寒热往来，蓄热寒战；及伤寒发汗不解，或不经发汗，传受表里俱热，口干烦渴；或表热入里，下证未全；下后热未除及汗后余热劳复；或妇人经病不快、产后，但有如此证，并宜服之；于本方去半夏枳实大枣，加人参、当归、甘草(方中用大黄)。

③《直指方附遗》：本方，治下痢舌黄口燥，胸满作渴，身热腹胀谵语，此必有燥屎，宜下，后服木香黄连苦坚之。又治疟热多寒少，目痛多汗，脉大，以此汤微利为度。

④《医经会解》：本大柴胡汤证当下，医以丸药下之，病不解，胸胁满而呕，日晡潮热微利，仍宜再下，加芒硝。连日不大便，热盛烦躁，舌焦口渴，饮水短气，面赤脉洪实，加芒硝。心下实满，连于左胁，难以侧卧，大便闭而痛，加栝蒌、青皮。昏乱谵语，加黄连、山栀。发狂，加生地、牡丹皮、玄参。发黄，加茵陈、黄柏。鼻衄，加犀角。夏月热病烦躁，脉洪大，加知母、麦门冬、石膏。

⑤《伤寒绪论》：伤寒斑发已尽，外势已退，内实不大便，谵语者，小剂凉膈散或大柴胡汤微下之。

⑥《方极》：大柴胡汤，治小柴胡汤证，而心下不痞硬，腹满拘挛，或呕者。

⑦《方机》：治呕吐不止，心下急，郁郁微烦者；心下痞硬而痛，呕吐下利者；心下满痛，大便不通者；胸胁苦满，腹拘挛，大便不通者。

⑧《漫游杂记》：痉病有太阳证，其手足拘挛类瘫痪者，以葛根汤发汗，表证既去，拘挛瘫痪不休者，与大柴胡汤四五十日则愈。

⑨《蕉窗杂话》：应用大柴胡汤、大柴胡加芒硝汤之证，若概用承气汤，则泻下虽同，未足宽缓两胁及心下之痞硬，是二证之所以别也。盖承气汤之腹候，心下自宽，而脐上至脐下胀满特甚者也。又云俗间所称卒中风之证，虽心下急缩甚，有可治者，宜大柴胡汤；若急缩自心下及于脐下，脉见洪大弦紧，面戴阳者，不治。又云眼疾肝实者，可用大柴胡。

⑩《类聚方广义》：大柴胡汤，治麻疹胸胁苦满，心下硬塞，呕吐，腹满痛，脉沉者。又云治狂症，胸胁苦满，心下硬塞，膻中动甚者，加铁粉，奇效。又云：平日心思郁塞，胸满少食，大便二三日或四五日一行，心下时时作痛，吐宿水者，其人多胸胁烦胀，肩项强急，脐旁大筋坚韧，上入胸胁，下连少腹，或痛或不痛，按之必挛痛，或兼吞酸嘈杂等证者，俗称疝积留饮痛，宜长服此方，当隔五日十日，用大陷胸汤、十枣汤等攻之。又云：治梅毒沉滞，头痛耳鸣，眼目云翳，或赤眼疼痛，胸胁苦满，腹拘挛者，时时以梅肉散等攻之；大便燥结者，(大柴胡汤)加芒硝为佳。

(3)现代应用：本方用治多种消化系病症，如肝炎、胆囊炎、胰腺炎、胃肠炎、胆道蛔虫、结石症、痢疾等，疗效非常显著，尤其在多种急腹症治疗方面，令人瞩目。临床以脘腹痛、或呕、或便结、舌红苔黄、脉弦数为辨证要点。

将 36 例肝郁气滞型急性轻型胰腺炎患者随机分为单纯西医治疗组(A 组)、西医治疗加中药安慰剂组(B 组)和西医治疗加大柴胡汤组(C 组)，A 组仅采用西医常规治疗，B 组在西医常规治疗的基础上，加用与中药汤剂具有相同口感外观的安慰剂每天 1 剂口服，C 组在西医常规治疗的基础上，加用大柴胡汤每天 1 剂口服治疗。结果表明在西医常规治疗基础上加服中药大柴胡汤能显著缩短急性轻症胰腺炎的病程时限，并提高临床疗效[12]。另有观察表明，奥曲肽联合大柴胡汤治疗重症急性胰腺炎能显著降低血 C 反应蛋白水平，控制腹痛，减少并发症、手术率、病死率，缩短住院时间和降低住院费用，提示奥曲肽和大柴胡汤联合治疗重症急性胰腺炎有协同作用，疗效优于单一应用奥曲肽治疗，但血淀粉酶两组相比差异无显著性[13]。有研究者对 9 年 40 例资料作回顾性分析,认为妊娠合并急性胰腺炎可以使用加味大柴胡汤,中西医结合治疗效果明显优于单用西药组,值得临床推广运用[14]。近年来,对于急性胰腺炎引起腹内压升高并发腹腔室膈综合征(ACS)的研究越来越受到重视,而重症急性胰腺炎(SAP)是导致腹内压升高、引发 ACS 的主要病因之一。采用大柴胡汤治疗急性胰腺炎 37 例,能明显减轻急性胰腺炎患者的腹内压、恢复患者肠道功能[15]。

以本方治疗慢性活动性肝炎 4 例(丙型 3 例)和丙型肝炎肝硬化 3 例,结果证明本方对肝功持续异常、实证慢活肝和初期肝硬化有效;其中 5 例用小柴胡汤肝功无改善而改用本方,3 例得以改善[16]。潘建华以本方加味治疗胆心综合征 86 例(柴胡 10～30g,枳实、半夏、黄芩、降香各 10g,赤白芍、制大黄、瓜蒌皮、丹参各 15g,甘草 5g,随证化裁),14 天后显效 57 例,好转 28 例,总有效率 98.8%[17]。将 73 例脂肪肝随机分为 2 组,治疗组 37 例采用加味大柴胡汤治疗,对照组 36 例采用复方益肝灵片,治疗 30 天为 1 疗程。结果总有效率治疗组为 92%,对照组为 75%,差异显著。2 组治疗后 TG、TC、HDL-C、LDL-C、ALT、GGT、HA、LM、PCⅢ、ⅣC 均有显著改善,与治疗前比较,差异均有显著性意义($P<0.05$)。治疗组治疗后肝功能指标、肝纤维化指标改善更明显,与对照组治疗后比较,差异有显著性意义($P<0.05$)[18]。

大柴胡汤加减治疗慢性胆囊炎 252 例,临床疗效优于消炎利胆片[19]。而采用本方配合针灸,或联合胃复安针足三里封闭,对慢性胆囊炎患者进行综合治疗,其疗效更为显著[20,21]。以本方合茵陈蒿汤治疗老年急性梗阻性化脓性胆管炎有明显疗效[22]。腹腔镜胆囊切除术后口服大柴胡汤能增加胃泌素的分泌,促进肠鸣音恢复、提前肛门排气排便时间,从而使胃肠道功能早期得到恢复,明显提高患者术后的生活质量[23]。

王兴端等介绍,以本方加减治愈胃扭转 5 例,疗效确切[24]。中西药对照观察治疗胆汁反流性胃炎,中药组 30 例以本方化裁治疗,15 天后有效率达 96.67%,半年后复发率 14.29%;西药组 30 例(胃复安 10mg,黄连素 0.3g,tid),治疗 15 天后有效率 76.67%,半年后复发率 66.67%[25]。另据报道,以本方加减,治疗 10 例高铅饮用水致麻痹性肠梗阻患者,痊愈 9 例,好转 1 例,疗程 5～7 天[26]。大柴胡汤治疗粘连性肠梗阻方法独到,疗效显著,其方具有调节神经、解痉、促进肠蠕动、抗炎、减少渗出粘连作用[27]。本方联合化疗治疗恶性消化道肿瘤,可提高疗效,改善症状,增加患者对化疗的耐受性,提高患者生存质量,同时又可减轻化疗的毒副作用[28]。

除用于治疗消化系统疾病外,本方亦广泛用治其他系统病症。在呼吸系统方面,有研究者认为支气管哮喘是病在少阳阳明二经,宿根是瘀血的病症,据方证选用大柴胡汤合桂枝茯苓丸加味治疗,取得很好疗效[29]。而以本方化裁(柴胡、黄芩各 15g,生大黄、枳实、芒硝、法夏、白芍、生姜、大枣、红参、葶苈子各 10g),治疗慢性肺源性心脏病心力衰竭 30 例,临床痊愈 2 例,显效 18 例,好转 10 例[30]。大柴胡汤加减治疗急性感染性发热 39 例临床观察结果表明疗效可靠,且疗程短,安全[31]。

大柴胡汤加减干预治疗糖耐量异常,疗效满意[32]。本方联合三黄汤治疗 2 型糖尿病早期 33 例,结果显效 14 例,好转 15 例,无效 4 例,总有效率 84.9%[33]。大柴胡汤化裁方对 2 型糖尿病脂代谢紊乱有较好的调节作用[34]。

本方除用于治疗抑郁症外,对急性精神病和非典型精神病也适用,但不是用于急性期,而是应用于恢复期机会较多。在精神医学方面,作为抑郁症状的大柴胡汤证,其依据应为体质好、胸胁苦满较严重;全身症状有失眠、全身倦怠感、食欲不振、性欲减退;局部症状有头重、耳鸣、口渴、肩酸、胸内苦闷、恶心呕吐、腰痛、便秘等[35]。以大柴胡汤治疗 22 例耳鸣患者,结果表明,本方可使血清总胆固醇和中性脂肪酸明显减少,10 例患者耳鸣及伴随症状有改善倾向[36]。另有研究者以大柴胡汤治疗急性脑血管病,以腑气不通为辨证要点,疗效显著[37]。

杨孝勤等认为肝胆气滞为出血热少尿期之重要病机,采用大柴胡汤为主治疗 12 例,结果全部治愈;并体会到采用本方治疗该病,宜尽早施用[38]。张长义等则以本方加减(柴胡、大黄、枳实、黄芩、赤芍、当归、桃仁、红花、桔梗、川牛膝各 10g,生地 15g,甘草 6g),治疗 66 例经期咽喉肿痛患者,结果服药 3～18 剂全部治愈[39]。

此外本方亦常用治前列腺炎、尿道狭窄、肾周围脓肿、闭经、急慢性盆腔炎、脑血管意外、颅内血肿、过敏性紫癜、血管神经性头痛、荨麻疹、流行性出血性结膜炎等。总以枢机不利、热结于里为其审证要点。

(4)医案选录

1)遗尿症:江某,女,30 岁,农民,1979 年 5 月以"遗尿 8 年"主诉就诊。诉婚后 3 个月突发遗尿,每晚必作,甚则数次,迭经医治无效,伴经期错乱,未曾孕育;大便干,2～3 日一行,口苦咽干,不喜饮水,舌红苔黄厚,脉沉弦有力;有治愈的肝炎病史。处方:柴胡 30g,大黄 24g(后下),半夏、枳实各 15g,黄芩、胆草各 12g,山药 10g,赤芍 9g,姜 3 片,枣 6 枚。日 1剂,水煎服。服药 3 剂,大便日行 2～3 次,苔渐退,夜间觉有尿意。思腑气已通,大黄改为 9g,加菖蒲 9g,续进 4 剂。三诊夜间有尿意即醒,遗尿症失;查苔尽化,脉转平,守上方 4 剂以巩固疗效。随访 2 年未发,并告已孕。(《国医论坛》,1994,(1):16)

2)急性胆囊炎:韩某,男,36 岁,农民。1981 年 7 月 16 日晨乍寒乍热,右胁胀痛,掣及胃脘,痛不可忍,以头撞墙,头汗淋漓,入县医院急诊,注射"度冷丁",止痛一时,诊断为"急性胆囊炎,结石不排除"。查:体胖,面部潮红,喜食辛辣,舌红,苔黄燥,脉弦滑有力,大便 3 日未解,小便黄赤,口苦呕逆,不欲食,腹满痛。证属少阳未解,阳明里实;治宜疏泄肝胆,清除腑热。予大柴胡汤加减:柴胡、黄芩、白芍、枳实、大黄、元胡各 15g,半夏、生姜各 10g;1 剂水煎 2 次分服。第 1 煎药服后即排气欲便,即时胁痛及头痛减轻,呕恶缓解;2 小时后 2 煎药服后泻下稀臭便半痰盂,矢气,胁痛轻微,头汗止。药已中的,次日守原方大黄减半,加大枣 5 枚,2 次分服。药后小便清,脉和缓,苔黄,思食,余症尽除。(《黑龙江中医药》,1991,4:34)

3)精神分裂症:李某,女,34 岁,1978 年 6 月就诊。其夫代诉,3 日前夜 11 时许夫妻争吵,约 12 时突然神志错乱,以头撞墙,哭闹无常,继之夜寐不宁,经某医院诊为"精神分裂症"。用中西药治疗 3 天,病情未好转。查:语无伦次,衣衫不敛,狂乱奔走,两眼红赤,举止不规,言语粗暴,拒不合作,大便 1 周未下,小便黄,唇干,舌红苔黄,脉弦。证属肝郁化火,上扰神明;治宜平肝泄火,宁心安神;方选大柴胡加味:柴胡 15g,黄芩、枣仁、大黄(后下)各 12g,芍药、莲子、龙骨各 30g,制半夏、枳实、生姜各 9g,大枣 10 枚。服 2 剂后,泻下量多,腥臭异常,神志转清,问答切题,自述头痛头晕、口苦;继服 3 剂,精神、饮食恢复正常,夜寐安,追访未复发。(《四川中医》,1992,(5):17)

4)脑血管意外:原某,男,60 岁。自觉头晕,半身无力,渐见口眼㖞斜,左半身瘫痪,语言不利,面赤,心烦而呕,大便 3 日未行,诊断为"脑血管意外"。诊见舌苔黄厚而燥,脉弦滑有力。证属少阳相火兼阳明腑热上冲,方用大柴胡汤以清泄少阳、阳明之热,处方:柴胡 5g,枳实、白芍各 12g,黄芩、半夏、大黄各 9g,生姜 6g,大枣 5 枚,水煎服。3 剂后大便得下,头晕面赤、语言不利等症悉除;继用补气养血调理而愈。(《河南中医》,1986,(2):37)

5)热病神昏:治余云衢,向来形体壮实,饮啖兼人,忽于六月患热病,肢体不甚热,而间扬手掷足,如躁扰状,昏愦不知人事,时发一二语不了了,而非谵也,脉微细欲绝,有谓系阴症宜温者,有谓当下者,皆取决于王(肯堂)。王曰:若阳病见阴脉,在法为不治;然素禀如此,又值酷暑外烁,酒炙内炎,宜狂热如焚,脉洪数有力,而此何为者,岂热气怫郁不得伸而然耶?且不大便七日矣,姑以大柴胡汤下之。时大黄止用二钱,又熟煎,而太医王雷安力争以为太少。王曰:如此脉症,岂宜峻下,待其不应,加重可也。及服药,大便即行,脉已出,手足温矣。继以黄连解毒汤,数服而平。此即刘河间《伤寒直格》所谓蓄热内甚,而脉道不利,反致脉沉细欲绝者,通宜解毒合承气汤下之。俗医不知,认为阴寒,多致危殆者是也。

寥笙注:本案属大柴胡汤证。病人素禀壮实,酷暑病热,而脉微细欲绝,脉证不合,最难辨识。王氏学识渊博,经验丰富,观其脉证,大不相侔,再三思之,始悟病为热气怫郁不得伸舒所致。且不大便七日,病之结在里,极为显然。疑团冰释,明若观火,于是以大柴胡汤和其表而通其里,表里两解,得大便下,而脉出足温,蓄热清而病愈。本案阳症阴脉,最为惑人,关键在于辨清疑似,明确病源,施治庶不致误,否则盲人瞎马,鲜有不偾事者!(《伤寒名案选新注·大柴胡汤证》)

【按语】大柴胡汤本为少阳阳明同病而设,具和解攻下、两解表里之功。后世医家将之广泛用于内伤、外感实热病证而与少阳枢机不利相关者,而现代应用则更为广泛,尤以其救治急腹症的显著疗效,最为引人注目。尽管宋本原方无大黄,但现代临床每多依据王叔和等医家的观点,加用大黄,然其目的并非必为通便,而是通泄里热,这在急性传染病的治疗中体现尤为突出;至于用量,则往往据其里实热程度而定。

陈宝田所著《经方的临床应用》认为大柴胡汤证与小柴胡汤证相似,但比小柴胡汤证为实。辨证要点为:①体质壮实,多呈肥胖、肌肉丰满、骨骼发达的壮实体质,营养状态好,多见于女性;②有少阳证,如往来寒热、胸胁苦满等;③有阳明腑证,如便秘、郁郁微烦,或有潮热;④上腹部拘急疼痛。这一总结基本体现了本方的应用原则,可资临床参考。

【现代研究】有关大柴胡汤的药理实验研究,在日本受到较为广泛的重视,并已取得相当的成就,值得国内研究者借鉴。

(1)调节脂质代谢及改善血液流变性:临床实验表明,大柴胡汤对高脂血症有效,并与降脂药 Pravastatin 有协同效应[40]。进一步的临床观察证实,本方虽对原发性高血压患者无降压作用,但有利于 HDL(高密度脂蛋白)代谢[41];能降低高脂血症患者血中 TXB_2(血浆血栓烷 B_2),使 6-酮 $PGF1\alpha$(6-酮前列腺素 $F1\alpha$)上升,降低纤维蛋白原,并改善脂质和脂蛋白[42]。动物实验结果亦表明,本方可能对实验性高血脂豚鼠的中性脂肪代谢有影响[43];能改善实验大鼠的耐糖功能,但未见降低血清胆固醇的效应[44];能抑制倍他米松所致的血液黏度上升,改善血中脂质的上升,抑制凝固功能的亢进,改善低下的肾上腺功能[45]。

对类固醇激素所致的大鼠高黏血症模型,在改善血清过氧化脂质和抗凝血酶Ⅲ的同时改善血液黏度、并改善血清皮质酮及肝脏肿大等方面,大柴胡汤较之祛脂酸 CFA 更具综合性效应[46]。本方同时对胶原诱发的血小板聚集呈抑制效应,在体外实验中能抑制 PGH_2 的合成;对照观察的结果表明其对血小板聚集呈甾体样和非甾体样的双重抑制效应[47]。

(2)抗动脉粥样硬化作用:动脉粥样硬化与脂质代谢的紊乱密切相关,大柴胡汤具有调节脂质代谢的作用,因而自然可能具有抗动脉粥样硬化的效应。与此同时,本方尚可通过其他途径表现出这种效应。实验结果显示,大柴胡汤对胆固醇所致之胸腔动脉硬化模型,能改善其硬化指数、动脉脂类及动脉羟脯氨酸含量,但较小柴胡汤略差;同时表明本方对血清胆固醇含量并无影响,提示其可改善高脂血症所致的动脉内皮和平滑肌损伤[48]。对观察喂饲1年的家兔进行血清微量金属检测发现,大柴胡汤组的 Mg 与 Zn 较对照组明显升高,并比喂饲3个月和6个月者亦呈升高趋向;动脉壁 Ca、Cu、K、Na、P,大柴胡汤组明显降低。一般认为 Zn 和 Mg 可以抑制动脉硬化进展,本次结果说明投与大柴胡汤有抗动脉硬化作用[49]。而另一研究结果表明,大柴胡汤虽有抑制喂饲高脂食物家兔动脉硬化发展的作用,但并不能进一步加速转用普食后家兔已有病变的消退,对进展中的动脉硬化作用较小[50]。研究表明,加味大柴胡汤抗 AS 作用与其降低血脂及抑制主动脉细胞间黏附分子-1(ICAM-1)、核因子-κB(NF-κB)表达,抗脂质过氧化,抑制血管壁平滑肌细胞表型改变有关[51-53]。由上述可知,本方抗动脉硬化的作用机制是多途径、多方面的,但又彼此相互作用、相互影响,协同呈现这一效应。

(3)护肝作用:实验表明,本方对 D-半乳糖胺所致的大鼠急性肝炎模型,能抑制其 sGPT 含量的升高,呈现出护肝效应。对于四氯化碳所致的小鼠肝硬化,本方也有显著的抑制作用,能降低其肝胶原量,并可抑制脾指数增加和 sGPT 含量升高,以及肝纤维化的过程。值得注意的是,有研究表明,对于四氯化碳所致的急性肝损伤(24 小时),大柴胡汤对其 sGPT、sGOT 活性升高及凝血原时间延长并无抑制作用[54]。对由猪血清和二甲基亚硝胺所致的不同肝纤维化病理模型,大柴胡汤可抑制其羟脯氨酸含量的升高,并恢复其延长的凝血酶原时间,表明本方可直接抑制肝纤维化形成;但对照结果显示,小柴胡汤优于本方[55]。近期研究表明,加味大柴胡汤对阻塞性黄疸大鼠,可以通过上调 MRP$_2$、FXR 蛋白表达,促进胆汁酸代谢,降低肝组织中 TLR$_4$,从而减轻肝脏损害[56-58]。

(4)调节免疫功能:实验表明,大、小柴胡汤对强的松龙引起的羊红细胞抗体反应的抑制,均有恢复作用,说明其可刺激 T 细胞功能;而环磷酰胺引起的对 T 细胞非依赖性抗原脂多糖的抗体产生抑制,可被大柴胡汤恢复,小柴胡汤则无此效应;由此说明,大柴胡汤提高免疫应答的方式不同于小柴胡汤,与吞噬细胞无关,但对抗体产生抑制则有改善[59]。另外大柴胡汤与小柴胡汤一样,对肥大细胞的组胺释放及脱颗粒作用有很强的抑制作用,其效应可与色甘酸二钠相媲美[60]。

(5)其他作用:大柴胡汤同甲氰米胍一样,可抑制阿司匹林引起的胃黏膜电位差低下,对由乙醇引起的则无作用[61]。另外,本方尚具有显著的抗炎、利胆、解痉等作用,有实验表明,大柴胡汤预处理可以改善急性坏死性胰腺炎(ANP)大鼠模型的疾病严重程度,其机制可能与降低毛细血管通透性有关[62]。能明显降低模型大鼠胃黏膜病损程度及溃疡指数,降低模型大鼠血清 GAS、TSH 含量,对大鼠应激性胃溃疡有明显防治作用[63]。

三、柴胡加芒硝汤证(104、105)

【原文】

伤寒,十三日不解,胸胁满而呕,日晡所(1)發潮热(2),已而微利。此本柴胡證,下之以不得利,今反利者,知醫以丸藥下之,此非其治也。潮热者,實也,先宜服小柴胡汤以解外,後以柴胡加芒消汤主之。(104)

柴胡二兩十六銖　黄芩一兩　人參一兩　甘草一兩,炙　生薑一兩,切　半夏二十銖,本云五枚,洗　大棗四枚,擘　芒消二兩

上八味,以水四升,煮取二升,去滓,内芒消,更煮微沸。分温再服,不解更作。

伤寒十三日,過經讖語者,以有熱也,當以湯下之。若小便利者,大便當鞕,而反下利,脉調和者,知醫以丸藥下之,非其治也。若自下利者,脉當微厥[3],今反和者,此為内實也,調胃承氣湯主之。(105)

【词解】

(1)日晡所:晡,即申时,下午3~5时;所,左右也,约略之辞。日晡所,即大约下午3~5时之意。《汉书·天文志》:"至晡,为秭;晡至下晡,为叔;下晡至日入,为麻。"

(2)潮热:发热定时增高,如潮水之至,涌作有时。

(3)脉当微厥:一作"脉微肢厥",如张隐庵曰:"其脉当微,手足当厥";一作单纯脉象解,即《伤寒论》辨不可下病第二十所言:"厥者,脉初来大,渐渐小,更来渐大,是其候也。"主里虚有寒。二说可并从。

【提要】 少阳兼里实误下后的证治及与调胃承气汤证的比较。

【释义】 本节条文主要讨论少阳阳明同病误用攻下后所致的柴胡加芒硝汤证,及其与单纯阳明内实证的比较鉴别。柴胡加芒硝汤证的病机仍为少阳火郁兼阳明里实,其临床表现基本与大柴胡汤证相同,治法为和解少阳,兼以软坚泻热,方用柴胡加芒硝汤。

104 条按其文意,可分作 3 段理解。自"伤寒十三日不解"至"已而微利",阐述伤寒表证去表入里的情况。胸胁满而呕征象的出现,意味着邪入少阳,枢机不利而胆火内郁;而日晡所发潮热,此则为典型之阳明内实征象。如此少阳阳明同病,治宜和解攻下,如前所言之大柴胡汤,即为的当之剂,服之即可诸症悉除。而今反见下利,与病机相悖,则说明别有缘故。

自"此本柴胡证"至"此非其治也",紧承前文讨论下利成因。通过追索病史,方知误下于前,而利发于后。少阳而兼里实,不得独任攻下,而宜和解通泄并举。医者不明其理,因其潮热便闭(不得利)而误用丸药冀去其结,反因药力性缓留中,徒伤正气,而实邪仍然结聚不去,是以虽利而微,此治法方药之误也。

后文明确诊断并拟定先表后里之治疗方案。下后虽利而潮热未除,说明里实仍在;胸胁满而呕等少阳征象未变,更因其误下致利,正气已然受损,和解攻下之法虽属正治,仍当虑其峻烈之性,故宜乎谨慎从事,先以小柴胡汤和解少阳。设若服后枢机运转,气机宣畅,则可能表里之邪尽解,而不必再行和解攻下之法。若服后少阳之邪稍退,而阳明燥实不除,则宜仿大柴胡法,稍变其制以求顾护正气,如此而主之以柴胡加芒硝汤。

105 条则承上文阐述太阳表邪有内转阳明而未涉少阳者,二者之病程、病情相似,故宜仔细辨别。太阳表证不解,日久必致邪气内传,而内传之途,或入少阳,或犯阳明,甚则径至三阴,则每因人体阴阳盛衰、邪气轻重及性质以及医护措施当否而定。今病已十余日,而见潮热谵语、小便自利等症,并未出现胸胁苦满、往来寒热等象,表明邪气内转阳明,而与少阳枢机无关。阳明内实,当有大便硬结闭塞不通之症,却反见下利,是与病机不合,必有所因。追索病源,此与前条下利之因相同,仍属下法用之不当所致。若下利属里虚寒,脉象应随之而变,微弱无力,并伴肢厥恶寒等症。今虽下利,而脉象仍沉实有力,且兼谵语潮热,是误下而病机未变,治宜缓下热结,主以调胃承气汤。

两条所论皆是太阳表证日久内传,而见潮热之症,皆因误下而见下利之象;惟 104 条是病在少阳而兼涉阳明,105 条是病转阳明而与少阳无关,病象相似而病机有异,是以治法方药各自不同,必须细心鉴别,方不致误。

【选注】

程郊倩:胸胁满而呕,日晡所发潮热,此伤寒十三日不解之本证也。本证经而兼腑,自是大柴胡,能以大柴胡下之,本证且罢,何有于已而之下利?乃医不以柴胡之辛寒下,而以丸药之热毒下,虽有所去,而热以益热,复还留中而为实。所以下利自下利,而潮热仍潮热。盖邪热不杀谷,而逼液下行,谓之热利是也。潮热者,实也,恐后人疑攻后之利为虚,故复指潮热以证之。此实得之攻后,究竟非胃实,不过热邪搏结而成,只须于小柴胡汤外,后但加芒硝一洗涤之,以从前已有所去,大黄等并不可用,盖节制之兵也。(《伤寒论后条辨·太阳病脉证篇》)

钱天来:十三日不解,胸胁满而呕,则邪传少阳矣;日晡所发潮热,邪气又入阳明矣;已而微利者,因误下而胃虚邪陷所致也。此等胸胁满而呕者,本柴胡证,因少阳半表之邪未解,邪持表里之间,故下之而不得利。今反利者,知庸医不察表里,以丸药下之耳,盖丸药但能攻里而不能解表故也。以两经兼证,舍少阳之半表不治,而仅攻阳明之里邪,致胃气一虚,少阳之邪并陷入里而反下利,非其治也。前所谓潮热者,胃实也。胃邪虽实,奈少阳半表之邪未去,当先用小柴胡汤以解外邪,然后再以柴胡汤加入芒硝下之,则胃中之热邪亦解,所谓胃和则愈也。然有潮热胃实之证,仍留人参而不去者,以少阳本属虚邪,又以十三日之久,元气自耗,更因误下之虚,故虽加泻实之芒硝,而人参不去也。(《伤寒溯源集·少阳全篇》)

《医宗金鉴》:凡伤寒过经不解,热邪转属胃腑者多,皆当下之。今伤寒十三日不解过经,胸胁满而呕,日晡所发潮热,已而微利,此本大柴胡证也。下之而不通利,今反利者,询之为医以丸药迅下之,非其治也。迅下则水虽去,而燥者仍存,恐医以下后之利为虚,故复指曰潮热者实也,是可再下者也。但胸胁之邪未已,故先宜小柴胡汤以解少阳之外,复以小柴胡汤加芒硝,以下少阳之里。不用大黄而加芒硝者,因里不急且经迅下,惟欲其软坚润燥耳!是又下中兼和之意也。(《医宗金鉴·订正仲景全书·伤寒论注·少阳全篇》)

丹波元坚:此证既是兼里,乃似宜早从大柴胡双解之法,而先用小柴胡者,盖以丸药误下,不欲续以快药,仍姑清和,以待胃安也。且其下利,故壅实轻于大柴胡证,而燥结则有甚,是以不藉大黄之破实,而殊取芒硝之软坚矣。(《伤寒论述义·述少阳病》)

陆渊雷:伤寒十三日不解,其证为胸胁满而呕,日晡所发潮热,且微下利,此本大柴胡证,以其潮热,故当下之。伤寒用下剂而适宜,则畅利二三次后,热解而利亦自止。今下之,始则不得利,继乃微利不止者,知前医所用下剂,是丸药而非汤药,下法不适宜故也。下法不适,则热毒自在,故利虽不止,而潮热之实证,依然未除,是当消息复下之。但以其呕多,故先宜小柴胡解外。此外字,指少阳,对潮热为里实而言。又以曾经丸药峻下,不宜再与大柴胡,故用柴胡加芒硝汤主之。经文但云柴胡证,知是大柴胡者,以其本有潮热证,且承前条而言也。(《伤寒论今释·卷三》)

【评述】诸家对104条的认识基本一致,阐论皆较平允可从。误下之先为大柴胡证,而下后虽病机证情基本未变,却不宜用大柴胡汤,而惟宜小柴胡加芒硝,丹波元坚在病机细微处释义精当,值得重视;而钱天来则具体阐述了本方人参留用之理,凡此皆对临床鉴别分析本证与大柴胡证颇具参考价值。

【治法】和解少阳,兼以软坚泻热。

【方药】柴胡加芒硝汤方。

【方义】本方药味组成是以小柴胡汤为基础,但加芒硝而已;然就其剂量而言,则非小柴胡原方,乃仅用其原量之1/3,加芒硝2两。其组方意义体现为小柴胡和解少阳而运转枢机,芒硝软坚泻热以去其阳明实邪,诸药合用,共奏和解泻热之功,而有大柴胡之意。

从方药组成分析,大柴胡方用大黄、枳实、芍药,而去人参、甘草,其泻热通腑之力较强。

而本方不用大黄、枳、芍，仅加轻量之芒硝，重在软坚润燥，而其破结去壅之力则较大柴胡汤相去甚远；且更用参草，而具扶养正气之功。若大柴胡汤有小承气之意，则本方更似调胃承气之制。而其剂量较轻，则和解泻热之力，不足与大柴胡比肩，可用于大柴胡证之体虚者。

【方论选】

吕樗村：小柴胡汤原方加芒硝，而分两较轻，盖潮热固为内热之候，但其人业已微利，是里气已通，特因下不如法，故腑邪未解，则无取大柴胡之峻攻；其柴胡证之未罢者，亦已先用小柴胡汤以解外，此更无须柴胡之全剂，故复减约其分两，而但加芒硝微通其滞，此剂之最轻者。张令韶谓当用大柴胡汤加芒硝，与经旨大悖矣。（《伤寒寻源·下集》）

王晋三：芒硝治久热胃闭，少阳热已入胃而犹潮热、胁满者，则热在胃而证未离少阳，治亦仍用柴胡，但加芒硝以涤胃热，仍从少阳之枢外出，使其中外无遗，乃为合法。钱塘张锡驹云：应以大柴胡加芒硝，其理亦通，姑志之。（《绛雪园古方选注·和剂》）

陈恭溥：柴胡加芒硝汤，转枢达外、兼清内热之方也。凡病宜枢转、中有留热者宜之……夫胸胁满而呕，小柴胡证也。至于潮热而利，岂小柴胡所能治哉！其所以潮热微利者，内必有留中之热也，故曰丸下非其治。虽然欲其枢转，从胸胁以外达，则小柴胡所必不免；其潮热微利，以此方去其留中之物可也。独小其制而不再煮者，为先服小柴胡汤故也。（《伤寒论章句·卷六》）

【点评】 本方配伍意义较为明晰，故诸家所释多无分歧，惟王晋三引张锡驹云："主大柴胡加芒硝，其理亦通"未免有悖经旨，故李培生教授主编高等中医院校教学参考丛书《伤寒论》就此评曰："盖大柴胡加芒硝者，方中有大黄、芒硝、枳实，已初具大承气汤意，与本证下后微利不符，斯不可取也。"参阅有关本证的病机分析，如钱天来、程郊倩、丹波元坚等家所述，则张锡驹之误明矣。至于柴胡汤小其制，吕樗村、陈恭溥均认为是因先已服小柴胡汤之故，其说虽可通，但究其根本，其剂量之减裁必是据病势、病情而定，而不限于服小柴胡之已未。

【临床应用】

（1）后世医家对本方的应用

①《方极》：柴胡加芒硝汤，治小柴胡汤证，而苦满难解者。

②《类聚方》：本方治小柴胡汤证，而有坚块者。

③《方机》：小柴胡汤证，若潮热不去，大便不通者，柴胡加芒硝汤主之。

（2）现代应用：本方组方意义与大柴胡汤大同小异，因而现代临床多偏重于大柴胡汤的化裁应用，而于本方运用较少，可将大柴胡汤的有关内容，作为本方现代应用的参考。

（3）医案选录

1）少阳阳明合病：李某，男，65岁。左胸不适，灼热感，胸闷气短，活动后明显，阜外医院诊断为心肌梗死，经住院治疗1个月，渡过危险期，但胸闷等症状不见好转，因请中医会诊。近症：左胸灼热，憋气，时头胀，寒热往来，口腔上部肿痛，心下痞满，口苦咽干，纳差，大便干结，失眠，苔黄，脉弦细。证属少阳阳明合病，为小柴胡加芒硝汤的适应证。柴胡18g，半夏、芒硝（分冲）各15g，黄芩、栀子、党参、生姜各10g，炙甘草6g，大枣4枚。服6剂，诸症好转。因感冒咳嗽来诊，与半夏厚朴汤加瓜蒌遂安。（《经方传真·柴胡汤类方》）

按：本案往来寒热、胸闷心下痞、口苦咽干而脉弦细，少阳征象显然；大便干结、口腔肿痛、苔黄，则属里热胃实之兆。故断为少阳阳明合病，而予柴胡加芒硝汤和解泻热。别增山栀一味，既达肝胆而解少阳之邪，复入心胃以肃阳明热毒，一箭双雕，为化用经方之妙手。其不用大柴胡者，实因老年久病之体，不堪枳、黄之峻烈也。

2)热入血室:郑某,女,29岁。患者因月经来潮忽然中止,初起发热恶寒,继即寒热往来,傍晚发热更甚,并自言乱语,天亮时出汗,汗后热退,又复恶寒。口苦咽干,目眩目赤,胸胁苦满,心烦喜呕,不欲饮食,神倦,9天不大便。经某医疗室血液检查,疟原虫阳性,诊为疟疾,按疟疾治疗无效。追询病史,云结婚多年,未曾生育;月经不正常,一般都是推迟,3～4个月来潮1次,经期甚短,量少,继即恶寒发热,虽经服药治疗,但未能根治。苔白,脉象弦数。处方:黄芩、半夏、柴胡、党参、生姜、芒硝(另冲)各9g,炙甘草6g,大枣6枚,加清水2杯,煎取半杯,顿服。当日上午10时服药,下午4时许通下燥屎,所有症状解除。嘱常服当归流浸膏,月经恢复正常并生育2女。(《伤寒论方医案选编·和解少阳类方》)

按:本案患者素有气血失调之病史,更因外感疟邪,内犯少阳半表半里之地,适逢经期而邪热乘虚内扰血室,故而于寒热往来、胸胁苦满之外,更见血热扰心之乱语多言、暮热早凉等症,其属热入血室,确然无疑。热入血室之证,多以小柴胡佐血药治之,今患者大便闭结不通已9天,此时若不以下药泄之,惟期以和血清解之品,则血室之邪终难得解,故以柴胡加芒硝汤和泻之,获效自在意料中。

3)少阳病兼阳明里实误下(腹泻):陈某,女,工人。得伤寒十数日不解,在某卫生所打针不效,又误服丸药泻之,仍不愈。患者往来寒热,胸胁满闷,下午发热更甚,下利青水,口苦目眩,先服小柴胡汤2剂,服后热退,惟下午潮热。据《伤寒论》第104条,用此汤(柴胡加芒硝汤),服后大便通畅,下干黑屎六七枚,诸症减轻,后以小柴胡汤去黄芩加白芍、桂枝,1剂服后病愈出院。(《伤寒论医案集·柴胡加芒硝汤》)

按:本案临床征象典型,几似原文所述之翻版,录此以资参考。惟临床所见,不典型者恒多而典型者较少,学者只要紧扣病机,辨明病势,则可灵活运用,可收桴鼓之效。

【按语】本方仲景用治少阳兼阳明里实而正气略亏者,与大柴胡汤相较,重在软坚润燥,而破结通泻之力较弱。后世医家因其功用与大柴胡相似,对其应用较少,然本方仍不失为治大柴胡证而体弱者之良方。

【现代研究】有关本方及证候的现代研究,目前尚未见报道,可参阅大、小柴胡汤证的相关内容。

四、柴胡加龙骨牡蛎汤证(107)

【原文】

伤寒八九日,下之,胸满烦惊,小便不利,谵语,一身尽重,不可转侧者,柴胡加龍骨牡蠣湯主之。(107)

柴胡四兩　龍骨　黃芩　生薑切　鉛丹　人參　桂枝去皮　茯苓各一兩半　半夏二合半,洗　大黃二兩　牡蠣一兩半,熬　大棗六枚,擘

上十二味,以水八升,煮取四升,内大黃,切如碁子,更煮一兩沸,去滓。温服一升。本云,柴胡湯今加龍骨等。

【提要】伤寒误下邪陷所致烦惊谵语的证治。

【释义】本条论述太阳表证误下后所致邪气弥漫、虚实夹杂、表里俱病的变证及其治法方药。伤寒时已八九日,本已暗伏内传之机,而反误下伤其正气,则邪气乘虚而入,而变证由生。误下致变,种类繁多,然皆取决于人体阴阳禀赋、病邪性质及轻重等因素。今见胸满而烦,是少阳枢机不利、胆火内郁之象;胆火上炎,更兼胃热上蒸,心神不宁,则有谵语惊惕之变;而小便不利者,是少阳三焦决渎失常,水道不调之故也;邪气郁于半表半里之界,内外气

机无以正常运行,是以一身尽重而难于转侧。纵观全局,虽然病象所涉脏腑经络较广,究以少阳胆与三焦为其病变重心;而外邪虽入里化热为患,同时亦有内生饮邪与之狼狈为奸。饮热互结,而正气却因误下而虚馁,是以形成如此虚实互见、表里俱病(其表者,少阳也,其里者,心胃也)之证,治宜和解少阳、通阳泄热,而兼宁心安神,方用柴胡加龙骨牡蛎汤。

【选注】

成无己:伤寒八九日,邪气已成热,而复传阳经之时,下之虚其里而热不除。胸满而烦者,阳热客于胸中也;惊者,心恶热而神不守也;小便不利者,里虚津液不行也;谵语者,胃热也;一身尽重不可转侧者,阳气内行于里,不营于表也。与柴胡汤以除胸满而烦,加龙骨、牡蛎、铅丹,收敛神气而镇惊;加茯苓以行津液,利小便;加大黄以逐胃热,止谵语;加桂枝以行阳气而解身重。错杂之邪,斯悉愈矣。(《注解伤寒论·卷三》)

钱天来:八九日,经尽当解之时也。下之,误下之也。胸满,误下里虚,邪气陷入也。烦者,热邪在膈而烦闷也。惊者,邪气犯肝,肝主惊骇也。小便不利,邪自少阳而入里,三焦不运,气化不行,津液不流也。谵语,邪气入里,胃热神昏也。一身尽重,《灵枢经》谓脾所生病也。不可转侧,足少阳胆病也。言伤寒八九日,经尽当解之时而不解,因误下之后,使太阳之经邪,传至少阳而入里也……然此条经络纠纷,变症杂出,未可以寻常治疗也,故以小柴胡为主,加龙骨牡蛎汤主之。(《伤寒溯源集·少阳全篇·少阳坏病》)

陈修园:此一节言太阳之气因庸医误下,以致三阳合病,特立三阳并治之方,滋阳明之燥,助少阳之枢。而太阳不失其主开之职,其病仍从少阳之枢而外出矣。(《伤寒论浅注·卷二》)

吕楱村:此证全属表邪误下,阴阳扰乱,浊邪填膈,膻中之气,不能四布,而使道绝,使道绝,则君主孤危,因而神明内乱,治节不行,百骸无主,以致胸满烦惊,小便不利,谵语,一身尽重,不可转侧,种种皆表里虚实、正邪错杂之证。(《伤寒寻源·下集》)

【评述】 诸家一致认为此条所述乃太阳表证误下致变的情况,其所累及的脏腑经络范围较广,钱天来谓"经络纠纷,变症杂出"及吕楱村之"表里虚实,正邪错杂"之语,简明扼要地点明了本证的病机病位特征,但陈修园从三阳合病立论,则未免有悖经旨。盖伤寒表证日久,已伏内传之机,更因误下里虚,邪气乘虚而陷入里,此时表邪已尽,并无太阳征象羁留,则三阳合病之言,难以成立。钱天来"太阳经邪传至少阳而入里",准确地描述了本证的演化情形。

【治法】 和解少阳,通阳泻热,兼宁心安神。

【方药】 柴胡加龙骨牡蛎汤方。

【方义】 本方由半量小柴胡汤去甘草加龙骨、牡蛎、桂枝、茯苓、铅丹、大黄诸药而成。方以小柴胡汤和解少阳,宣畅枢机,使陷里之邪,得以枢转而出;加桂枝者,非取其解肌祛风,而欲其通阳透达,助小柴胡转出里邪;少量大黄,并无峻猛伤正之弊,而有泻热和胃之功;至于铅丹、龙牡,重镇安神,定惊止烦;妙在茯苓一味,既可淡渗利水,疏瀹三焦,又能宁心安神以止烦惊;去甘草者,不欲其甘缓之性妨碍祛邪也。如此攻补合用,而究以和解少阳为基础,而有此方诸般奇妙之用。

值得注意的是,本方所用铅丹,虽有镇惊安神之功,但毕竟毒性较大,用之宜慎。目前临床本品内服较为少见,若需用之,以小量暂服为原则;或用生铁落、磁石等品代之。

【方论选】

汪苓友:……是方者,表里齐走,补泻兼施,通涩并用,恐非仲景之旧,或系叔和采辑时有差错者。若临是证而用是药,吾不敢也,何也? 倘谓胸满谵语是实证,则当用大黄者,不当用人参。倘谓惊烦、小便不利、身重是虚证,则当用人参、大枣、茯苓、龙骨等药者,不当用大黄。况龙骨、牡蛎、铅丹,皆系重坠收涩阴毒之品,恐非小便、身重者所宜。(《伤寒论辨证广注·辨少阳脉证并治法》)

《医宗金鉴》:是证也,为阴阳错杂之邪;是方也,亦攻补错杂之药。柴、桂解未尽之表邪,大黄攻已陷之里热,人参、姜、枣补虚而和胃,茯苓、半夏利水而降逆,龙骨、牡蛎、铅丹之涩重,镇惊收心而安神明,斯为以错杂之药,而治错杂之病也。(《医宗金鉴·订正仲景全书·伤寒论注·坏病篇》)

陈恭溥:柴胡加龙骨牡蛎汤,启生阳以转枢之方也。凡病机内逆不出者,须藉此方以启之……夫烦者,三焦病也;小便不利者,亦三焦之气化病者;惊者,胆病也;谵语,惊所致也。三焦主枢,胆亦主枢,皆属少阳也。机枢窒,故胸不能开而满,身不能转而重,此误下内逆之坏病也,小柴胡汤不足以当之。方用龙骨,启少阴之生阳,以救三焦之枢;牡蛎启厥阴之生阳,以救少阳之枢;桂枝茯苓助心主之神;铅丹气味辛寒,本金水之精,经火化而变赤,能镇惊除热下气,同大黄用以降内逆之火;加于柴胡汤中,助其枢转,则逆者顺矣。(《伤寒论章句·卷六》)

吕梣村:病属表邪陷入,则阴阳出入之界,全藉少阳为枢纽,故以柴胡名汤。而阴邪之上僭者,复桂枝、生姜、半夏以开之;阳邪之下陷者,用黄芩、大黄以降之;使上下分解其邪,邪不内扰。而兼以人参、大枣扶中气之虚,龙骨、牡蛎、铅丹镇心气之逆。且柴胡、大黄之攻伐,得人参扶正以逐邪,而邪自解。龙骨、牡蛎之顽钝,得桂枝助阳以载神,而神自返。其处方之极错杂处,正其处方之极周到处。(《伤寒寻源·下集》)

包一虚:此方治火邪内结于半里、三经合治之方也。桂枝、大枣、生姜、茯苓,太阳之药也;大黄、铅丹、人参、半夏,阳明之药也;柴胡、黄芩、龙骨、牡蛎,少阳之药也。三国同盟,各出四将,虚实并用,攻补兼施。桂枝、大枣青龙系,生姜、茯苓真武系,大黄、铅丹承气系,人参、半夏理中系,柴胡、黄芩泻火系,龙骨、牡蛎潜阳系,三四一十二,二六一十二,不多不少,步伐整齐,战无不胜,攻无不克矣。先师真大将之才也,至名虽以柴胡龙蛎出面,乃地主之关系也。若虚实不均,证候变迁不一,则三经之药,加减为宜。须知先师立法,示人以制方之规,非一定不可去取者,桂枝汤之葫芦依样,吾人大可效法也。(《伤寒论讲义·方义》)

【点评】多数注家认为本方以和解少阳为主旨,而兼镇惊安神之效,以《金鉴》、吕梣村释义最为简明平允。包注将诸药分类释义,虽别具一格,亦有牵强附会之嫌。惟汪苓友疑本方非仲景之旧,其说貌似有理,却失辩证法对立统一之精义,不值一驳。

【临床应用】

(1)后世医家对本方的应用

①《伤寒类方》:此方能下肝胆之惊痰,以之治癫痫,必效。

②《经验集录》:治小儿连日壮热,实滞不去,寒热往来,惊悸。

③《方机》:小柴胡汤证而胸腹有动者,失精者,胸满烦惊者,柴胡加龙骨牡蛎汤主之。

④《类聚方广义》:柴胡加龙骨牡蛎汤治狂症,胸腹动甚,惊惧避人,兀坐独语,昼夜不眠,或多猜疑,或欲自死,不安于床者。又治痫症,时时寒热交作,郁郁悲愁,多梦少寐,或恶接人,或屏居暗室,殆如劳瘵者。狂痫二症,亦当以胸胁苦满、上逆、胸腹动悸等为目的。癫痫,居常胸满上逆,胸腹有动,每月及二三发者,常服此方勿懈,则免屡发之患。

⑤《方函口诀》:此方为镇坠肝胆郁热之主药,故不但治伤寒胸满烦惊,亦治小儿惊痫,大

人癫痫。又有一种中风，名热瘫痫者，用此方亦有效。又加铁砂，治妇人发狂。

⑥《经方传真》：本方辨证点为小柴胡汤症见气冲心悸、二便不利、烦惊不安者。

⑦《经方的临床运用》：本方以体质壮实、精神不安、胸胁苦满、腹胀满、动悸、便秘，作为辨证要点。

（2）现代应用：本方组方意义较为复杂，故其临床运用亦因医家的理解不同而较为广泛。国内有研究认为凡病机属阳虚饮结及肝胆失调，临床症状表现为悸（心悸，脐腹悸动）、惊（易惊，恐惧，精神不安）、癫（狂躁，神志异常）、痫者，均可以本方加减运用。而日本则有人认为，本方是大柴胡汤加神经系统药（龙骨、牡蛎、茯苓），能除胸满、烦惊，多用于强烈的神经兴奋、失惊、不眠、头晕目眩、心悸等，以及神经痛、神经性心悸、动脉硬化症、高血压、甲亢等。

尽管本方运用较广泛，但其镇惊安神之功效仍属其应用要点，临床报道相对集中。为探讨柴胡加龙骨牡蛎汤治疗中风后抑郁患者抑郁情绪及神经功能缺损程度的疗效，选择中风患者 90 例，随机分为柴胡加龙骨牡蛎汤组 30 例，氟西汀治疗组 30 例，不抗抑郁的基础治疗对照组 30 例。3 组患者均给予类似的中风治疗，而中药组加用柴胡加龙骨牡蛎汤，西药组加用氟西汀，对照组加用安慰剂，连续治疗 60 日。结果中药组、西药组患者的 HAMD 和 MESSS 评分下降，Barthel 指数评分上升比对照组快（$P<0.05$），中药组、西药组总体疗效优于对照组，中药组、西药组总体疗效相似[64]。研究也证实，本方同样对围绝经期抑郁症及围绝经期失眠，均有较为显著的疗效[65,66]。有研究者对因突受惊恐致气机逆乱、脏腑功能失调而引发的癫痫患者 65 例，以此方为基础方加减治疗，取得满意效果[67]。在 30 例血管性痴呆临床观察中，治疗组在综合疗效、MMSE 及 ADL 评分、血液流变学指标方面，均明显优于对照组，且未发现明显毒副反应，说明柴胡加龙骨牡蛎汤治疗血管性痴呆安全、有效[68]。

柴胡加龙骨牡蛎汤加味治疗高脂蛋白血症，其临床疗效确切[69]。有研究者用本方治疗心脏神经症，疗效较西药为佳[70]。而对 65 例不稳定型心绞痛合并室性期前收缩患者疗效观察，表明该方对该病有确切疗效，且无明显毒副反应[71]。

此外，本方可用于治疗肥胖症、支气管哮喘、慢性胆囊炎和胆道功能紊乱、肾炎、肩周炎、脱发、湿疹、白内障、青光眼、结膜炎、梅尼埃综合征、中耳炎、复发性口疮等诸多病证。

（3）医案选录

1）脑震荡后遗症：周某，男，49 岁。1 年前头部外伤，出现短暂昏迷，经检查诊为颅底骨折、脑震荡。后遗头痛，反复发作，记忆力减退，心烦郁闷，夜寐不易入睡，梦多惊恐，思维不能调理。曾服镇静剂、维生素 B 及通窍活血汤等皆罔效。刻下症：面白无华，寡言不续，寒热往来，苔薄腻，脉弦细略数。证属痰浊瘀血久恋，化热上扰神明，方以柴胡加龙骨牡蛎汤去铅丹加生铁落、珍珠母各 30g，桃仁、五灵脂、远志、鲜菖蒲各 10g。煎服 3 剂后，诸症减半；续进 5 剂，诸症悉除，追访 5 年未发。（《辽宁中医杂志》，1988，（4）：30）

2）帕金森综合征：潘某，女，59 岁。既往有高血压、动脉硬化史 10 年。2 年前因两手颤抖、行走不稳而经西医诊断为帕金森综合征，经治疗后好转。4 个月前因情绪波动而颤抖加剧，继用西药无效。刻诊患者两手呈节律性细颤，走路呈慌张态，头部前倾，摇摆不休。伴胸闷、烦躁、口苦、溲黄，舌微红，苔边白中黄，脉来弦劲。证属阴虚阳亢，郁怒化火，火盛生风，风火相扇，元神失主，筋脉失约所致。治宜调肝清热，潜阳息风，镇惊安神。药用柴胡 12g，黄芩、茯苓、半夏、炒大黄、党参各 9g，生龙牡各 30g，桂枝、生姜各 6g，铅丹 1g，大枣 6 枚，蜈蚣 2 条，水煎服。上方服 12 剂后，颤抖明显减轻；继服 24 剂后颤抖消失，追访 2 年未发。

(《上海中医药杂志》,1986,(4):25)

3)心绞痛。某妇,61 岁。初诊为肥胖型实证,面赤,脉紧数有力,血压有时高达 200mmHg,自诉几年来常感冒,咳嗽咳痰量多,曾诊断为慢性支气管炎,经治疗不见好转,故而改求汉方治疗。予清肺汤服用 3 个月明显好转,近 3 年未服药。后来院自诉 2 个月前突觉胸闷心悸,气喘加重,胸部出现持续的压痛感,经医院检查为心绞痛,血压 160/85mmHg,心悸气喘,持续胸背痛。因有胸胁苦满、脐上动悸,予柴胡加龙骨牡蛎汤加黄连 1g、葛根 5g、瓜蒌 2g、薤白 3g、枳壳 1.5g。服药 1 个月,诸症减轻,复诊时病痛基本消失,心电图正常,血压 142/70mmHg,脉搏 79 次/分。(《国外医学·中医中药分册》,1993,(2):29)

4)夜游症:王某,男,28 岁。家属代诉患者患夜游症 1 年。1 年来每在夜里 11 时前后,突然起床,不声不响,整装后,破门而出,到院内做广播操,或擦自行车,甚而有时做饭,事毕即回房沉睡到次日清晨,向他问及夜里之事,毫无所知。西医诊断为"夜游症",未予特殊治疗,故来求治于中医。患者体质壮实,患慢性复发性口疮,自觉胸胁苦满,心下痞,烦躁,长期便秘,舌质红,脉弦有力。此少阳胆火,兼阳明腑实之证,宜投柴胡加龙骨牡蛎汤加减:柴胡 12g,黄芩、党参、桂枝、半夏、甘草各 10g,生姜 3 片,茯苓 16g,大黄 6g,大枣 6 枚,生龙骨、生牡蛎、浮小麦各 30g,水煎服。服方 3 剂后,每周夜游减至 2 次,睡眠增多,大便通畅,复投 3 剂而愈。(《经方的临床运用》)

【按语】柴胡加龙骨牡蛎汤寒温并用,攻补兼施,以少阳邪郁而神志症状突出者为其主要适应证。具体应用时,历代医家或以之治偏虚者,或以之疗偏实者,或以之散饮结,或以之下里滞,每随医家之理解不同而用法有别,然其运用大旨仍不离和解少阳及镇惊安神两方面。

【现代研究】本方对神经系统有明显的调节作用,这早已为临床实践所证明,而药理实验的结果也同样证实了这种作用。伊藤忠信等的研究结果表明,本方对 DDY 系雄性小鼠的自发运动量与生理盐水相当,而对甲苯丙胺(MAM)所致的自发运动量增大,在投药后第 2、第 3 小时有明显的抑制作用;但对戊巴比妥钠(PB)所致的自发运动量减少,在投药后第 3 小时比对照组增大[72],说明本方对神经系统的作用并非单纯性抑制。在此基础上,伊藤忠信等进一步研究了本方抗癫痫作用,据《日本医学论坛报》报道,他们用小鼠先服此汤后,用通电方式诱发癫痫,结果可明显缩短较长时间的发作;用的士宁、戊四氮、印防己毒素等药物诱发小鼠癫痫,本方也可减少其发作次数和死亡率,延长存活期。认为脑内单胺代谢一旦受阻,则易发癫痫,而本方可促进与运动反射有关的纹状体的单胺代谢,由此改善传递物质的代谢而抑制癫痫发作。这一推断已得到了某种程度的证实。道尻诚助等以 DDY 系雄性小鼠为对象,经口 1 次或多次(每日 1 次,7 天)投与本方 50mg/kg、400mg/kg,结果表明 50mg/kg 剂量对海马的单胺类物质无影响,但可促进大脑皮质和纹状体的 DA 系,抑制丘脑下部的 NE 系;其对纹状体的作用较 400mg/kg 剂量更显著[73]。观察戊四唑(PTZ)点燃型癫痫大鼠,服用柴胡加龙骨牡蛎汤治疗后脑内氨基酸含量的变化,结果提示癫痫的发作及柴胡加龙骨牡蛎汤抗癫痫的作用可能与脑内 ASP、Glu 及 Gly、GABA、Ala 的变化有关[74]。

柴胡加龙骨牡蛎汤加减方具有明确的抗焦虑药效学作用,其作用机制尚需进一步研究[75]。小鼠强迫游泳试验表明,柴胡加龙骨牡蛎汤、甘麦大枣汤、百合地黄汤等经方均有抗抑郁作用,其中柴胡加龙骨牡蛎汤作用更为显著。采用慢性应激的大鼠模型进一步证实,柴胡加龙骨牡蛎汤具有抗抑郁作用[76]。

投与本方的鼠脑内 5-羟色胺量,在边缘系、中脑、大脑皮质、小脑中明显降低,在纹状体、海马、丘脑下部、延髓部同对照组虽无明显差别,但显示了降低倾向,表明其有抑制脑内 5-羟色胺代谢的作用。已确认本方在鼠纹状体中,能增加多巴胺的代谢产物 3-甲氧酪胺及高香草酸,表明其能增加多巴胺的释放,并有能使其代谢亢进的作用[77]。

在固定刺激、强制游泳刺激和电休克负荷状态下,小鼠血清中肾上腺皮质甾酮含量明显上升,即使在应激负荷 1 小时前给予本方,对血清中甾酮含量亦无影响;但在条件恐怖刺激负荷和 1 小时前分别给药,却明显抑制应激负荷所致血清中肾上腺皮质甾酮含量的上升。由此表明,本方的抗应激作用,在精神因素大于物理因素的应激模型中,其效果更显著[78]。

在探讨本方对血小板聚集功能影响方面,中西幸三等做了大量工作,并取得了一定的进展。研究表明,本方对血小板没有直接凝集作用,但能增强肾上腺素对血小板的凝集作用,这种凝集作用可被育亨宾阻断,而不被哌唑嗪和乙基马来酰胺阻断,因此认为是对 α_2-肾上腺素能受体具有激动作用[79]。在通过急性负荷的临床病例中,也同样见到有增强肾上腺素的凝集及降低肾素活性的作用。实验结果亦表明,在方剂组成中,柴胡、黄芩、桂皮、大黄、龙骨及甘草有增强肾上腺素二次凝集作用,而半夏、茯苓、人参、生姜、牡蛎、枳实、芍药则无此作用;桂皮、黄芩、大枣、大黄及甘草有增强 ADP 二次凝集作用,而柴胡、半夏、茯苓、人参、生姜、龙骨、牡蛎、枳实、芍药则无此作用;任何生药对胶原凝集都无影响;柴胡加龙骨牡蛎汤的肾上腺素凝集增强作用,随着人参量的增加而被抑制[80]。

本方对心血管系统亦具良好的调节作用。实验表明,本方对高胆固醇饲料喂养的 DDY 系小鼠的肝、心、主动脉脂质有使之降低的倾向,而且主动脉的 Ca、P、Mg 值及 ^{45}Ca 结合量有降低倾向,胶原量降低,说明长期服用有防止动脉硬化的作用[81]。将家兔点滴儿茶酚胺,持结 1 周,导致其心血管功能损伤,心排出量减少,心脏指数和心肌收缩能力显著降低、外周阻力和心室舒张压明显增加,发生急性左心衰和肺水肿。此时在组织学上可见心肌出血、心肌纤维变性坏死和肺瘀血及渗出等损伤。如使用本方可有效地保护机体抵抗儿茶酚胺对心血管的上述损伤作用,并未见不良反应。研究者认为,循环儿茶酚胺水平的增加,在高血压、甲状腺功能亢进、动脉硬化、脑出血、心绞痛、心脏神经官能症和心瓣膜病等发病过程中有着密切的关联,因此本方防止儿茶酚胺对机体心血管的损伤作用,可能是其治疗高血压等心血管疾病的重要机制之一。

五、肝邪乘脾肺证（108、109）

【原文】

傷寒,腹滿讝語,寸口脉浮而緊[(1)],此肝乘脾也,名曰縱[(2)],刺期門。(108)

傷寒發熱,嗇嗇惡寒,大渴欲飲水,其腹必滿;自汗出,小便利,其病欲解。此肝乘肺也,名曰横[(3)],刺期門。(109)

【词解】

(1)脉浮而紧:此处意为脉弦。《辨脉法》云:"脉浮而紧者,名曰弦也。"

(2)纵:五行顺次相克者,谓之纵。《平脉篇》曰:"水行乘火,金行乘木,名曰纵。"

(3)横:五行逆次反侮者,谓之横。《平脉篇》云:"火行乘水,木行乘金,名曰横。"

【提要】 肝邪克犯脾肺的证治。

【释义】 本节条文依据五行生克原理,具体讨论了肝邪横逆克脾和上逆侮肺的证治。

　　脾属阴土而主大腹，今肝木邪盛，横逆犯脾，据五行而言，是为克而太过，致脾气不伸，而大腹胀满；谵语者，木邪化火，上扰心神之征。至于浮紧之脉，实属弦脉之象，为肝木偏盛之外兆。其病既属肝郁克脾，木火扰心，其治理当疏泄肝邪，刺其募穴期门，而为根本之图。

　　腹满谵语，颇类阳明腑实，然脉非沉实，满非硬痛，则两证之辨，自无疑难。至于脉浮而紧，虽似伤寒表实，但寒热头痛、无汗身疼诸象，并无所见，况弦、紧相类，难以定论，如是则可排除表证诊断。

　　109条属倒装文法，即"自汗出，小便利，其病欲解"应置于"刺期门"之后，既可视为针刺期门后之疗效，亦可看作本证自愈之机转。据此分析，本证临床表现应有发热恶寒、渴欲饮水、腹部胀满、无汗、小便不利等症，颇似太阳阳明合病，然其腹虽满，但无潮热便秘之症；寒热无汗，却少头痛项强之征，是知二阳合病之诊断，尚难成立。细究其理，实乃木邪刑金之故也。肝木气旺，反侮肺金，肺之宣发肃降失常，则外现寒热无汗，内见小便不利。木邪偏旺，必犯中土，脾失转输，津不上敷而渴，气机不畅则满。当此之际，若机体阴阳自调能力尚可，则有"自汗出，小便利"而自愈之机。若无自愈之兆，刺其期门，泄其肝邪，则诸症自除。

　　【选注】

　　成无己：腹满谵语者，脾胃疾也；浮而紧者，肝脉也。脾病见肝脉，木行乘土也。经曰：水行乘火，木行乘土，名曰纵。此其类矣。期门者，肝之募，刺之以泻肝经盛气。

　　伤寒发热，啬啬恶寒，肺病也；大渴欲饮水，肝气胜也。《玉函》曰：作大渴，欲饮酢浆，是知肝气胜也。伤寒欲饮水者愈，若不愈而腹满者，此肝行乘肺，水不得行也。经曰：木行乘金，名横。刺期门，以泻肝之盛气，肝肺气平，水散而津液得通，外作自汗出，内为小便利而解也。(《注解伤寒论·卷三》)

　　汪苓友：伤寒腹满谵语者，以其人病初起本太阳伤寒，其后见证又得腹满谵语。夫腹满为邪传脾，谵语为邪传胃。若寸口脉见浮紧，此非太阳之邪传里矣。诊法脉浮而紧者为弦，两关之前脉弦，乃知此腹满谵语证，为肝经风热之邪自旺而乘脾也。脾病见肝脉，为木行乘土。木乘所胜，名曰纵……

　　自汗出云云至病欲解三句，当在刺期门三字之下。伤寒发热、啬啬恶寒者，此太阳之风邪尚未除也。然肺主皮毛，邪在手太阴肺经亦然。大渴欲饮水者，成无己引《玉函》云作大渴欲饮酢浆，是知肝气胜也。肝来乘肺，肺受邪热，则渴欲饮水。饮水既多，其腹必满。肺属金，金本制木，而反受木乘，其事不直，故曰横。法宜刺期门以泻肝经之盛气。(《伤寒论辨证广注·伤寒辨注·卷十四》)

　　陈修园：伤寒腹满，为太阴证，谵语为阳明证，其脉不宜浮紧矣。乃取之寸口，三部脉浮而紧，其名曰弦。弦为肝脉，此肝乘脾之病也。《内经》：诸腹胀大，皆属于热。又云：肝气盛则多言。是腹满谵语，乃肝旺所发也。旺则侮其所胜，直犯脾土，名之曰纵，谓纵势而无往所顾虑也，宜刺期门二六，以制其纵。

　　伤寒发热，病在表也。太阳主表，而肺亦主表。啬啬恶寒，皮毛虚也。太阳主皮毛，而肺亦主皮毛。金受火克，故大渴欲饮水，饮水过多，肺气不能通调水道，故其腹必满。若得自汗出，则发热恶寒之证便有出路。小便利，则腹满之证便有去路。此肺气有权，得以行其治节，则其病欲解。而不然者，发热恶寒如此，腹满又如此，此肝木乘肺金之虚而侮其所不胜也，名之曰横，谓横肆妄行，无复忌惮也。亦刺期门二穴，以平其横。(《伤寒论浅注·卷二》)

　　《医宗金鉴》：伤寒脉浮紧，太阳表寒证也。腹满谵语，太阴、阳明里热也。欲从太阳而发汗，则有太阴、阳明之里；欲从太阴、阳明而下之，又有太阳之表，主治诚为两难，故不药而用刺法也。虽然太阴论中,太阳表不解,太阴腹满痛,而用桂枝加大黄汤,亦可法也。此肝乘脾,名曰纵,刺期门,与上文义不属,似有遗误。

伤寒发热,啬啬恶寒,无汗之表也。大渴欲饮水,其腹必满,停饮之满也。若自汗出,表可自解,小便利满可自除,故曰:其病欲解也。若不汗出,小便闭,以小青龙汤先解其外,外解已,其满不除,十枣汤下之,亦可愈也。此肝乘肺,名曰横,刺期门,亦与上文义不属,似有遗误。(《医宗金鉴·订正仲景全书·伤寒论注·太阳下篇》)

【评述】 多数注家皆从五行学说阐释本节条文之义理,皆平允可从。而《医宗金鉴》的分析,则为后世研究提供了一个新的视角,值得肯定。对 109 条的文法,成无己认为汗出小便利是治疗后的结果,而陈修园则以之为“肺气有权”自愈之兆,二说可以并存。惟汪苓友以“寸口脉浮而紧”为两关之前浮紧,则未免失拘泥。

参 考 文 献

[1] 边广军,王志辉,吕登仕. 小建中汤治疗胃脘痛 96 例[J]. 陕西中医,2007,28(9):1150-1151.

[2] 黄慧. 加味小建中汤治疗消化性溃疡 25 例临床观察[J]. 中医药导报,2007,13(6):38-39,43.

[3] 刘文选,包小勇,刘小彬. 小建中汤加减治疗婴儿再发性腹痛 22 例[J]. 中国中医药现代远程教育,2008,6(10):1201.

[4] 杨军,樊春燕. 小建中汤加减治疗肠易激综合征 36 例[J]. 陕西中医,2005,26(9):920.

[5] 刘英丽. 加味小建中汤治疗老年性便秘 68 例[J]. 中国民间疗法,2010,18(2):34.

[6] 陆培芬,束家和,吴丽英,等. 四君子汤合小建中汤治疗胃肠道恶性肿瘤手术和化疗后 45 例临床观察[J]. 云南中医中药杂志,2007,88(10):20-21.

[7] 黄丽明. 小建中汤治疗痛经 25 例[J]. 实用中医药杂志,2001,17(9):12.

[8] 尾崎哲. 小建中汤的抗抑郁作用[J]. 新药と临床,1992,(5):184.

[9] 李凤翔. 运用小建中汤的临床体会[J]. 国医论坛,1987,(1):23.

[10] 沈祥春,陶玲,柏帅. 小建中汤抗炎免疫作用的实验研究[J]. 时珍国医国药,2008,19(9):2100-2101.

[11] 陶玲,史琴,沈祥春. 小建中汤有无饴糖对实验性小鼠脾虚模型的作用研究[J]. 中药药理与临床,2008,24(6):12-14.

[12] 程宇星,王萌,程霞,等. 大柴胡汤治疗肝郁气滞型急性轻症胰腺炎的临床观察[J]. 中国中西医结合杂志,2008,28(9):793-796.

[13] 蔡安和,林益群. 奥曲肽联合大柴胡汤治疗重症胰腺炎疗效观察[J]. 广东医学,2008,29(9):1567-1568.

[14] 蒋建春,林伟,张刚,等. 加味大柴胡汤治疗妊娠合并轻型急性胰腺炎疗效观察[J]. 华西医学,2008,23(2):239-240.

[15] 伍敬柱,朱臣昆,王德秀,等. 大柴胡汤对急性胰腺炎腹内压治疗疗效[J]. 贵阳医学院学报,2009,34(3):325-326.

[16] 高森成一,等. 大柴胡汤治疗实证体型慢性病毒性肝疾病的研究[J]. 国外医学·中医中药分册,1993,(5):39.

[17] 潘建华. 大柴胡汤加味治疗胆心综合征 86 例[J]. 国医论坛,1994,(2):11.

[18] 叶志兵,刘树人. 加味大柴胡汤治疗脂肪肝 37 例疗效观察[J]. 新中医,2007,39(12):86-87.

[19] 李敏. 大柴胡汤加减治疗慢性胆囊炎 252 例[J]. 陕西中医,2009,30(5):557-558.

[20] 周胜红. 针刺配合大柴胡汤加减治疗慢性胆囊炎 30 例[J]. 中医杂志,2007,48(10):910.

[21] 吴东. 足三里穴位封闭联合大柴胡汤治疗胆囊炎 114 例[J]. 陕西中医,2007,28(3):339-340.

[22] 董小牛,何群峰,胡小明. 大柴胡汤合茵陈蒿汤治疗老年急性梗阻性化脓性胆管炎 24 例分析[J].

浙江中医学院学报,2006,30(1):26-27.

[23] 黄坚,毕洁亮,谢建兴.大柴胡汤在腹腔镜胆囊切除术后的应用[J].中国中西医结合外科杂志,2005,11(4):330-331.

[24] 王兴瑞,刘继盐.大柴胡汤加减治愈胃扭转5例[J].辽宁中医杂志,1987,(12):48.

[25] 潘建华,冯冬梅.大柴胡汤治疗胆汁反流性胃炎及远期疗效观察[J].国医论坛,19947,(5):14.

[26] 周建宣,陈勤英.大柴胡汤治疗高铅饮用水致麻痹性肠梗阻10例[J].福建中医药,1996,(1):1.

[27] 朱奎华,汪雪晴,王宗涛.大柴胡汤治疗粘连性肠梗阻40例[J].时珍国医国药,2006,17(2):56.

[28] 孟凡力.大柴胡汤联合化疗治疗恶性消化道肿瘤43例临床观察[J].内蒙古中医药,2010,29(3):22-23.

[29] 刘臣,王俊杰,徐然.大柴胡汤合桂枝茯苓丸治疗支气管哮喘50例[J].河南中医,2005,25(3):19-20.

[30] 朱戊嵩.大柴胡汤治疗慢性肺心衰30例[J].湖南中医杂志,1994,(6):27.

[31] 金庆文.大柴胡汤加减治疗急性感染性发热39例疗效观察[J].中国中医急症,2008,(9):1213.

[32] 徐魁,梅武轩,陈婷.大柴胡汤加减治疗糖耐量异常临床观察[J].湖北中医杂志,2009,31(12):57.

[33] 胡大勇,谷志优.大柴胡汤合三黄汤治疗Ⅱ型糖尿病早期33例小结[J].中医药导报,2008,14(7):68-69.

[34] 陈利平,刘梅.大柴胡汤化裁方治疗2型糖尿病合并高脂血症58例疗效观察[J].新中医,2005,37(11):34-35.

[35] 松桥俊夫.大柴胡汤治抑郁症有显效[J].国外医学·中医中药分册,1990,(1):49.

[36] 池田胜久.大柴胡汤治疗耳鸣的临床效果[J].和汉医药学会志,1989,(3):538.

[37] 郝天虎,崔超望.大柴胡汤在急性脑血管病中的应用[J].实用医技杂志,2009,16(11):925.

[38] 杨孝勤,李日向.大柴胡汤治疗出血热少尿期12例[J].陕西中医,1992,(2):50.

[39] 张长义,张庆新.大柴胡汤加减治疗经行咽喉肿痛66例[J].山东中医杂志,1996,(4):165.

[40] 冈进.大柴胡汤及与他剂对高脂血症的效果[J].和汉医药学会志,1991,(3):468.

[41] 红英.大柴胡汤对血清脂质、脂蛋白、阿朴蛋白的影响(第2报)[J].日本东洋医学杂志,1991,(1):184.

[42] 山本昌弘.大柴胡汤对高脂血症患者血中前列腺素类及纤维蛋白原的改善作用[J].国外医学·中医中药分册,1991,(4):40.

[43] 红英.大柴胡汤对血浆脂质、脂蛋白、肝内脂质的作用[J].国外医学·中医中药分册,1991,(4):39.

[44] 后藤正子.汉方方剂对实验性无机物及脂质代谢异常诱发的糖尿病模型的影响[J].日药理志,1992,100:353.

[45] 裕忠人.甾类激素对血液性状的影响和汉方方剂的改善作用及作用成分(第3报)[J].生药学杂志,1986,(1):65.

[46] 裕忠人,大野智子.大小柴胡汤、三黄泻心汤与祛脂酸对类固醇激素大鼠改善作用的比较研究[J].国外医学·中医中药分册,1990,(2):24.

[47] Sakae Amagaya,et al.小柴胡汤和大柴胡汤对胶原诱发血小板聚集和前列腺素生物合成的抑制作用[J].Planta Medica,1986,(5):345.

[48] Masaomi Umeda,et al.小柴胡汤和大柴胡汤对大耳白家兔实验性动脉粥样硬化的影响[J].和汉医药学会志,1998,5(2):154-162.

[49] 池田忠生.大柴胡汤与动脉硬化的研究(4)[J].动脉硬化,1991,19(5):562.

[50] 山田勉.大柴胡汤与动脉硬化的研究(3)[J].动脉硬化,1991,19(5):548.

[51] 马丽娟,王凤荣,郑娴,等.加味大柴胡汤对动脉粥样硬化家兔主动脉细胞间黏附分子-1、核因子-

κB 表达的影响[J]. 安徽中医学院学报,2009,28(6):46-50.

[52] 王凤荣,杨关林,刘彤. 大柴胡汤对家兔实验性动脉粥样硬化的形成及 PHGPX 的影响[J]. 中华中医药学刊,2007,25(3):454-455.

[53] 王凤荣,刘彤,郑娴,等. 大柴胡汤对高脂饮食所致兔动脉粥样硬化的保护作用[J]. 中西医结合心脑血管病杂志,2007,5(1):36-38.

[54] Sakae Amagaya,et al. 小柴胡汤及大柴胡汤对四氯化碳所致大鼠肝损伤的影响[J]. 国外医学·中医中药分册,1990,(1):24.

[55] Sakae Amagaya,et al. 小柴胡汤和大柴胡汤对大鼠实验性肝纤维化的影响[J]. 和汉医药学会志,1988,(2):137.

[56] 缪辉来,林木生,张利强,等. 加味大柴胡汤对阻塞性黄疸大鼠胆汁酸代谢的影响及机制[J]. 中华实验外科杂志,2006,23(8):934-936.

[57] 黄敏,郑泽荣,黄冬. 加味大柴胡汤对阻塞性黄疸大鼠肝脏 MRP2 表达的影响[J]. 河北医学,2007,13(7):769-773.

[58] 陈明,谢毅,缪辉来. 加味大柴胡汤对阻塞性黄疸大鼠 TLR4 表达的影响[J]. 国际外科学杂志,2008,35(8):518-521.

[59] Hiroko Iwama,et al. 汉方药对免疫反应的作用[J]. 和汉医药学会志,1987,(1):8.

[60] Shizuo Toda,et al. 小柴胡汤、大柴胡汤及柴胡加龙骨牡蛎汤对 48/80 复合物引起的小鼠腹膜肥大细胞脱颗粒及组胺释放的作用[J]. 和汉医药学会志,198,(2):77.

[61] 高濑英树. 几种汉方对胃功能的药理研究(第 1 报)[J]. 国外医学·中医中药分册,1988,(5):36.

[62] 奉典旭,陈亚峰,陈腾,等. 大柴胡汤对急性坏死性胰腺炎大鼠模型的影响[J]. 中国中西医结合外科杂志,2009,15(3):298-302.

[63] 周艳艳,周安方,蔡丽芬,等. 大柴胡汤对大鼠应激性胃溃疡的防治作用研究[J]. 中医药学刊,2006,24(6):1056-1058.

[64] 杜江成,杜剑峰,孔令深. 柴胡加龙骨牡蛎汤治疗中风后抑郁症的疗效[J]. 广东医学,2005,26(6):859-860.

[65] 王晓滨,时思毛,班艳红. 柴胡加龙骨牡蛎汤加减治疗围绝经期抑郁症的临床观察[J]. 中医药信息,2010,27(3):98-99.

[66] 王普京. 柴胡加龙骨牡蛎汤加减治疗围绝经期失眠的疗效分析[J]. 中国中医基础医学杂志,2006,12(5):369.

[67] 闫炳远. 柴胡加龙骨牡蛎汤治疗癫痫 65 例[J]. 四川中医,2002,20(4):32.

[68] 刘成. 柴胡加龙骨牡蛎汤治疗血管性痴呆 30 例临床观察[J]. 实用中医内科杂志,2009,23(10):45-46.

[69] 张水源. 柴胡加龙骨牡蛎汤加味治疗高脂蛋白血症 58 例[J]. 福建中医学院学报,2001,11(2):11-12.

[70] 李楠,薛长玲,李霞. 柴胡加龙骨牡蛎汤治疗心血管神经症疗效观察[J]. 四川中医,2004,22(11):44.

[71] 王武军. 柴胡加龙骨牡蛎汤治疗不稳定型心绞痛合并室性期前收缩 65 例疗效观察[J]. 新中医,2008,40(3):58.

[72] 伊藤忠信. 柴胡龙骨牡蛎汤、抑肝散、加味逍遥散、加味归脾汤对小鼠自发运动量的效果[J]. 国外医学·中医中药分册,1986,(2):30.

[73] 道尻诚助. 柴胡加龙骨牡蛎汤对小鼠脑内单胺类物质的影响[J]. 日本东洋医学杂志,1993,(5):142.

[74] 徐国龙,杨帆,章复清,等. 柴胡加龙骨牡蛎汤对 PTZ 点燃型癫痫大鼠脑内氨基酸含量的影响

[J].中国医药学报,2002,17(3):165-167.

[75] 王维勋,孙付军,张希林,等.柴胡加龙骨牡蛎汤加减对焦虑模型小鼠的影响[J].辽宁中医杂志,2008,35(8):1264-1265.

[76] 张有志,聂惠民,付延龄,等.柴胡加龙骨牡蛎汤等经方治疗抑郁症的动物行为学研究[J].中国中医基础医学杂志,2001,7(7):23.

[77] 伊藤忠信.柴胡加龙骨牡蛎汤及加味逍遥散对中枢5-羟色胺关联物质的影响[J].国外医学·中医中药分册,1987,(9):14.

[78] 铃木健一.柴胡加龙骨牡蛎汤抗应激作用[J].国外医学·中医中药分册,1995,(5):27.

[79] 中西幸三.柴胡加龙骨牡蛎汤对血小板凝集功能的影响——与血小板受体的关系[J].现代东洋医学杂志,1987,(4):111.

[80] 中西幸三.柴胡加龙骨牡蛎汤对血小板凝集的影响(第3报)——柴胡加龙骨牡蛎汤和二三种柴胡方剂及其组成生药对血小板凝集的影响[J].现代东洋医学杂志,1990,(3):116.

[81] 原中硫离子.六味丸、八味地黄丸、柴胡加龙骨牡蛎汤对动脉硬化的影响[J].国外医学·中医中药分册,1987,(2):31.

第十节　太阳病火逆变证(110～119)

【原文】

太陽病二日,反躁,凡熨⁽¹⁾其背而大汗出,大熱入胃,胃中水竭,躁煩必發讝語。十餘日振慄自下利者,此為欲解也。故其汗從腰以下不得汗,欲小便不得,反嘔,欲失溲,足下惡風,大便鞕,小便當數,而反不數及不多。大便已,頭卓然⁽²⁾而痛,其人足心必熱,穀氣⁽³⁾下流故也。(110)

太陽病中風,以火劫⁽⁴⁾發汗,邪風被火熱,血氣流溢,失其常度。兩陽⁽⁵⁾相熏灼,其身發黃。陽盛則欲衄,陰虛小便難。陰陽俱虛竭,身體則枯燥,但頭汗出,劑頸而還⁽⁶⁾,腹滿微喘,口乾咽爛,或不大便。久則讝語,甚則至噦,手足躁擾,捻衣摸床⁽⁷⁾。小便利者,其人可治。(111)

傷寒脉浮,醫以火迫劫之,亡陽必驚狂,臥起不安者,桂枝去芍藥加蜀漆牡蠣龍骨救逆湯主之。方六十。(112)

桂枝三兩,去皮　甘草二兩,炙　生薑三兩,切　大棗十二枚,擘　牡蠣五兩,熬　蜀漆三兩,洗去腥
龍骨四兩

上七味,以水一斗二升,先煮蜀漆,減二升,內諸藥,煮取三升,去滓,溫服一升。本云,桂枝湯今去芍藥加蜀漆、牡蠣、龍骨。

形作傷寒,其脉不弦緊而弱。弱者必渴,被火者必讝語。弱者發熱脉浮,解之當汗出愈。(113)

太陽病,以火熏之,不得汗,其人必躁,到經不解,必清血⁽⁸⁾,名為火邪⁽⁹⁾。(114)

脉浮熱甚,而反灸之,此為實,實以虛治,因火而動,必咽燥吐血。(115)

微數之脉,慎不可灸,因火為邪,則為煩逆。追虛逐實⁽¹⁰⁾,血散脉中,火氣⁽¹¹⁾雖微,內攻有力,焦骨傷筋,血難復也。脉浮,宜以汗解之,用火灸之,邪無從出,因火而盛,病從腰以下必重而痹⁽¹²⁾,名火逆⁽¹³⁾也。欲自解者,必當先煩,煩乃有汗而解。何以知之?脉浮故知汗出解。(116)

燒針⁽¹⁴⁾令其汗,針處被寒,核起而赤者,必發奔豚。氣從少腹上衝心者,灸其核上各一壯,與桂枝加桂湯,更加桂二兩也。方六十一。(117)

桂枝五兩,去皮　芍藥三兩　生薑三兩,切　甘草二兩,炙　大棗十二枚,擘

上五味,以水七升,煮取三升,去滓,温服一升。本云,桂枝汤今加桂满五两。所以加桂者,以能泄奔豚气也。

火逆下之,因烧针烦躁者,桂枝甘草龙骨牡蛎汤主之。(118)

桂枝一两,去皮　甘草二两,炙　牡蛎二两,熬　龙骨二两

上四味,以水五升,煮取二升半,去滓。温服八合,日三服。

太阳伤寒者,加温针[15]必惊也。(119)

【词解】

(1)熨:指将药物炒热或砖瓦等物烧热,以布帛包裹温熨身体某一部位以祛寒镇痛的一种疗法。

(2)卓然:特异貌。

(3)谷气:水谷之气。

(4)火劫:劫者,劫迫也。火劫,指用温针、艾灸、熏、熨等法劫迫发汗。

(5)两阳:此指风邪与火法均属阳,故称两阳。

(6)剂颈而还:剂通齐。剂颈而还,此指(头部汗出)至颈而止。

(7)捻衣摸床:患者在神志昏糊状态下两手不自主地抚弄捻搓手边之衣被等物。

(8)清血:清通圊,圊者,厕也。圊血,即便血。

(9)火邪:"因火成邪"义,指太阳病误以火熏疗法而致的血热变证,属"火逆"范畴。

(10)追虚逐实:即"虚虚实实"义,损其已虚之正气,助其方盛之病邪。

(11)火气:火热之气。

(12)痹:此作麻痹解。

(13)火逆:指误用烧针、艾灸、熏、熨等火法治疗而致之变证。

(14)烧针:又名火针、燔针等。针刺时以火烧红针尖,迅速刺入穴位,旋即拔出,以手按压针孔。此为散寒取汗古法之一,亦用于治疗痹证及痈疽排脓。

(15)温针:刺针入穴后,以艾绒裹于针柄点燃加温留针的疗法,功能温经通气。

【提要】 火逆变证的病因病机及证治方药。

【释义】 本节条文系统讨论了因火疗应用不当而引起的各种变证的病因病机、临床表现、预后转归及伤阳变证的证治方药。

火疗诸法,以其散寒止痛之功效而盛行一时。然运用不当,每致后患无穷。若患者素体阳盛阴虚,或感受风热温毒邪气,则火法必属禁忌。设若误用,必有化火伤阴、络伤血溢诸多变证。此类变证,每视阴津之盛虚而定其预后之良恶。若其人素体阳虚,复感风寒,火法虽可发散风寒,然亦有发汗太过而更伤阳气之虞。此类阳虚变证,又自当据其阳气盛衰而论其预后转归。

由于伤阳耗阴所涉脏腑经络不一,其临床表现各有特点。111条论中风证误用火法,两阳相得,风邪入里化热,蒸灼营血,外溢而发黄;阳邪亢盛,迫血上行而为衄血;热盛伤阴,阴津虚竭则小便难;气血不足,无以濡养则肌肤干瘪枯燥。汗出仅限于头部,伴腹满便秘、口干咽烂等象,正是阳热盛极、阴液亏耗之确据。因热邪上扰,神明不安,而有手足躁扰、谵语、循衣摸床等症。邪热内壅,影响气机,胃逆为哕,肺闭为喘。此阳盛阴亏证,当视其津液之存亡而言其预后,若见小便通利,说明阴津尚未耗竭,一线生机犹存,故曰"其人可治"。若论其治,则清热泻火,滋养阴津,自为不二法门。

114条与115条则专论表证误火而致的血热证。太阳表证,当用汗法,而以火疗取汗或

艾灸温里,以致邪气入里化热,如此则烦躁口渴、脉数舌红、咽喉干燥,诸多火热征象,纷然迭现。设若邪热化火,伤肠络者,大便下血;伤胃络者,血溢而出。其证虽有不同,然皆可以清营凉血治之。

116 条论阴虚内热及表证误火的两种变证及其预后转归。脉微者正虚,数者热盛,此阴虚而有内热之象,理当滋阴清热,治之以黄连阿胶汤类。今反治以艾灸,是犯虚虚实实之戒,而致阴液更虚而火邪益盛,焦骨伤筋,阴血难复。

脉浮者主表,表证宜以汗解,反灸之以艾,外邪不得随汗而解,反随艾灸之火气而入里化热,邪热壅滞而致气血运行不畅,故腰以下部位沉重麻木。如果其脉仍浮,则说明患者正气尚盛,仍有外解之机,正邪相争,是以烦躁,烦后汗出,而邪随汗解。

113 条所论为温病初起误火之变。其"形作伤寒",意为有发热恶寒、头身疼痛之症,然脉非弦紧,反见弱象,是实非伤寒表实证也。脉弱而见发热脉浮、口渴等,显系温邪犯表、阴分不足之证,治之以辛凉透表、甘寒益津法,是属至当。若反误治以火,则犹抱薪救火,祸端立至。其谵语之象,即为邪热炽盛、心神失宁之明证。

110 条太阳表证误火的两种机转。太阳表证,不应烦躁而反见之,是阳郁有化热之机也。治之宜乎发表散寒兼清里热之大青龙类,而反以熨法取汗,以致汗出太过,伤其阴津而助其里热,是以烦躁益甚而发谵语。病延十余日,胃中津液渐复,则正气胜邪,振战下利,邪热得以下泄,而病自愈。此之振战下利,其理类于战汗,皆为邪正短暂性剧烈相争的表现。若误火后出现上半身汗出,小便欲出不能而反失控,足部恶风,呕逆便结,此为上盛下虚之变证,即邪热盛于上而阳气虚于下。是以每当大便通行之际,壅滞暂解而阳气骤然下通,出现头部突然疼痛而足心随之发热的现象。

上述各条主要讨论火疗伤阴诸证,然火法应用失当,亦可伤阳,此亦不可不知。盖火疗诸法,其发散作用较强,若其人素体阳气不足,则每因汗出太过而阳气更虚。心主火,火气通于心,是以火疗诸法伤阳变证,仲景皆以心阳亡失作为实例,讨论其具体脉证治法方药。

119 条简要说明,伤寒表证,若误用火法,可以劫伤心阳,而致神气不宁,症见惊悸等象。盖心主脉,脉舍神,"阳气者,精则养神",心阳不足,失却温煦之职,心神自是难安其舍,反浮越于外,轻者为悸为惊,重者为躁为狂。

112 条讨论太阳表证误用火法,致心阳虚损而兼痰饮的惊狂变证。伤寒表证,理应发汗解表,当用麻桂剂轻以去实,若以火法取汗,易致大汗伤阳,心阳虚损,不能温煦心神,神气浮越于外,且痰饮水邪得以上乘阳位,扰乱心神,故发惊狂之证,伴见卧起不安、面白神疲、心悸胸闷、肢凉脉弱等症。证属心阳虚损,痰饮上乘,治宜温通心阳,镇惊安神,兼祛痰浊;方用桂枝去芍药加蜀漆牡蛎龙骨救逆汤。

117 条则论心阳虚奔豚证。误用烧针发汗,汗出邪气未去,反伤心阳。心阳不足,无以下温肾水,以致下焦阴寒之气上逆,发为奔豚之证,气从少腹上冲胸咽,烦闷欲死,片刻冲逆平息而复常;伴见心悸心慌、胸闷气短、神疲肢凉、舌白脉弱等诸般阳气不足征象。至于针处红赤如核,乃因针孔开泄,寒气入留所致。治宜先以艾灸散其寒气,复以桂枝加桂汤温通心阳,降逆平冲。

118 条论心阳虚烦躁证。误用火法,每多伤津化燥,转属阳明内实,此时自应清下,折其火势而护其阴津。然火逆之证,每视患者之阴阳盛衰而变见不一,今火法非劫其阴,反伤其阳,更复误用下法,则虚其所虚,是以心阳不足之象,较之 64 条之桂枝甘草汤证更重。心主失煦,神气不宁,轻者心悸而已,重者烦躁难安。其治仍当温通心阳为主,而辅以潜镇安神,以桂枝甘草龙骨牡蛎汤主之。

64条、112条和118条3条皆论心阳不足所致的心神不宁证候,其基本病机相同,而脉症表现略异。64条论心阳虚心悸证,其病理程度较轻;而118条则论心阳虚烦躁证,其病理程度较重。至于112条所述,其病理程度更重,不仅心阳虚损,且兼痰饮逆乘,故以惊狂为其主要神志失常之表现。

综上简言之,火法虽有散寒止痛除痹之功,然用之不当,后患无穷。大凡阳盛阴虚者,用之多可化火劫阴;阳虚阴盛者,误施则易耗伤阳气。其变证脉症,当视人体之阴阳虚实,所涉脏腑经络之不同,具体辨证分析,进而随证治之。

【选注】

尤在泾:脉浮者,病在表,不以汗解,而以火攻,肌腠未开,则邪无从出,反因火气而热乃盛也。夫阳邪被迫而不去者,则必入而之阴,痛从腰以下重而痹者,邪因火迫而在阴也。故曰火逆。

脉微数者,虚而有热也。是不可以火攻,而反灸之,热得火气,相合为邪,则为烦逆。烦逆者,内烦而火逆也。血被火迫,谓之追虚;热因火动,谓之逐实。由是血脉散乱而难复,筋骨焦枯而不泽,火之为害,何如耶!

脉浮热甚,此为表实。古法泻多用针,补多用灸。医不知而反灸之,是实以虚治也。两实相合,迫血妄行,必咽燥而唾血。

太阳表病,用火熏之,而不得汗,则邪无从出,热气内攻,必发躁也。六日传经尽,至七日则病当解。若不解,火邪迫血,下走肠间,则必圊血。圊血,便血也。

寒邪在表,不以汗解,而以温针,心虚热入,必作惊也。成氏曰:温针损营血而动心气。风为阳邪,火为阳气,风火交煽,是为两阳。阳盛而热胜为发黄,阳盛则血亡而阴竭,为欲衄,为小便难也。阴阳俱虚竭,非阳既盛而复虚也,盛者,阳邪自盛;虚者,阳气自虚也。身体枯燥以下,并阴阳虚竭、火气熏灼之征。于法不治,乃小便本难而反利,知其阴气未绝,犹可调之使复也,故曰其人可治。

太阳病二日,不应发躁而反躁者,热气行于里也,是不可以火攻之。而反熨其背,汗出热入,胃干水竭,为躁烦,为谵语,势有所必至也。至十余日,火气渐衰,阴气复生,忽振自下利者,阳得阴而和也,故曰欲解。因原其未得利时,其人从腰以下无汗,欲小便不得者,阳不下通于阴也;反呕者,阳邪上逆也;欲失溲、足下恶风者,阳上逆、足下无气也;大便硬,津液不下行也。诸皆阳气上盛,升而不降之故。及乎津液入胃,大便得行,于是阳气暴降而头反痛,谷气得下而足心热,则其腰下有汗,小便得行可知;其不呕不失溲,又可知矣。(《伤寒贯珠集·太阳救逆法第四》)

《医宗金鉴》:太阳伤寒,加温针必惊也,谓病伤寒之人,卒然加以温针,其心畏而必惊也,非温针之后,必生惊病也。烧针即温针也,烧针取汗,亦是汗法,但针处宜当避寒,若不谨慎,外被寒袭,火郁脉中,血不流行,必结肿核赤起矣。且温针之火,发为赤核,又被寒侵,故不但不解,反召阴邪。盖加针之时,心既被惊,所以肾阴乘心之虚,上凌心阳而发奔豚也。奔豚者,肾阴邪也,其状气从少腹上冲心也。先灸其核上各一壮者,外去寒邪,继与桂枝加桂汤。更加桂者,内伐肾邪也。

伤寒脉浮,医不用麻桂之药,而以火劫取汗,汗过亡阳,故见惊狂、起卧不安之证。盖由火劫之误,热气从心,且大脱津液,神明失倚也。然不用附子四逆辈者,以其为火劫亡阳也。宜以桂枝汤去芍药加蜀漆牡蛎龙骨救逆汤主之。去芍药者,恐其阴性迟滞,兼制桂枝不能迅走其外,反失救急之旨。况既加龙、牡之固脱,亦不须芍药之酸收也。蜀漆气寒味苦,寒能胜热,苦能降逆,火邪错逆,在所必需也。

火逆者,谓凡火劫取汗致逆者也。此火逆因火针也,烧针劫汗,而复下之,火逆之邪,虽因下减,而烦躁一证独不除者,盖因汗下,大伤津液而然也。故用桂枝、甘草以救表,龙骨、牡蛎以固中,不治烦躁而烦躁自愈也。(《医宗金鉴·订正仲景全书·伤寒论注·坏病篇》)

陈修园:伤寒脉浮,为太阳之病,当以麻黄汤化膀胱津液,出诸皮毛而为汗则愈。太阳与君火相合而主神,心为阳中之太阳,医以火迫劫之,遂致亡其上焦君火之阳,神气浮越必惊狂,起卧不安者,以桂枝去芍药,再加蜀漆牡蛎龙骨救逆汤主之。

汗为心液,烧针令其汗,则心液虚矣。针处被寒,核起而赤者,心虚于内,寒薄于外,而心火之色现也。少阴上火而下水,火衰而水乘之,故必发奔豚,其气从少腹上冲心者,灸其核上各一壮,助其心火,并散其寒,再与桂枝加桂汤,其方即于原方更加桂二两,温少阴之水脏,而止其虚奔。

火逆之证,颇类胃家病象。医者误认为里实证而下之,下之不愈,因复烧针,是下既夺其里阴,烧针复逼其虚阳,阴阳两相乖离而烦躁者,以桂枝甘草龙骨牡蛎汤主之。(《伤寒论浅注·卷二》)

吕榛村:太阳伤寒,理应发汗,汗为心之液,全赖心主之一点真阳,以化气而逐邪,误用温针,则寒邪不外出而内入,内入则扰动心营,心阳受寒邪所迫,君主孤危,肾水得而乘之矣。核起而赤,心阳不能内固,色已外见,气从少腹上冲心,水邪上逆,真火将受其扑灭,故亟灸核上,先使温经而复阳,而方中重用桂枝者,以桂枝能直入营分,扶阳化气,得此重兵以建赤帜,则君主得自振拔,而肾水自降,泄北补南,一举两得,此为制胜之师。

按亡阳有二义,发汗过多,厥逆、筋惕肉瞤而亡阳者,乃亡阴中之阳,故用真武辈以救之。此以火劫致变,惊狂卧起不安而亡阳者,乃亡阳中之阳,故无藉于芍药敛阴,而当加重镇入心之品,以急挽飞越之阳神也。

经云:火逆下之,因烧针烦躁者,此汤主之。此证较上条稍轻,以元阳尚未至飞越,故无取蜀漆迅疾之性,急追以滋扰,但下后烧针,误而再误,因致烦躁,则此烦躁,非太阳病汗不出之烦躁,又非少阴病吐利后之烦躁,是已具起卧不安之象,而为惊狂之渐,即伏亡阳之机,故主桂枝入心助阳,而加甘草、龙骨、牡蛎,以安中而镇逆也。(《伤寒寻源·下集》)

【评述】诸家论述不尽一致,然而从不同侧面阐明了火法误用之危害性和各种变证的病理机制,可供参考。

【治法】

(1)温通心阳,镇惊安神,兼化痰浊(112条)。

(2)温通心阳,降逆平冲(117条)。

(3)温通心阳,潜镇安神(118条)。

【方药】

(1)桂枝去芍药加蜀漆牡蛎龙骨救逆汤方(112条)。

(2)桂枝加桂汤方(117条)。

(3)桂枝甘草龙骨牡蛎汤方(118条)。

【方义】桂枝救逆汤为桂枝去芍药汤加蜀漆、龙骨、牡蛎组成。桂枝汤去芍药之酸柔,功能辛甘化阳,温通阳气,以救心阳之虚损;龙骨、牡蛎,重镇潜敛,安神定惊,以固飞扬之神气;加用蜀漆,味苦性泄,涤痰化浊,而开清窍之闭塞。诸药合用,共奏温通心阳、镇惊安神、涤痰开窍之功。

桂枝加桂汤方,是以桂枝汤为基础,加重桂枝药量而成。桂枝功能解肌祛风,通利血气,平冲降逆,今加重桂枝药量,变祛风解肌之方而为温通降逆之剂。方中桂枝合甘草,辛甘化阳,温通心阳,以折阴寒上逆之势;生姜、大枣调中补气,中土健运,则绝下焦冲逆之途;芍药和营,通利血脉,以复心君所主。如是则阴阳协和,心阳温煦有常,则下焦阴寒无从上逆,而奔豚自止矣。

桂枝甘草龙骨牡蛎汤,方用桂枝、甘草辛甘合化,温通心阳,更以龙骨、牡蛎,质重沉降,潜镇安神,4 药合用,方义明晰,配伍精当,可为后世之鉴。

【方论选】

成无己:辛甘发散,桂枝、甘草之辛甘,以发散经中之火邪;涩可去脱,龙骨、牡蛎之涩,以收敛浮越之神气。(《注解伤寒论·卷三》)

柯韵伯:此因当汗不发汗,阳气不舒,阴气上逆,必灸其核以散寒,仍用桂枝以解外,更加桂者,补心气以益火之阳,而阴自平也。前条(65 条——笔者注)发汗后,脐下悸,是水邪乘阳虚而犯心,故君茯苓以清水之源;此表寒未解,而少腹上冲,是水邪挟阴气以凌心,故加肉桂以温水之主。前症已在里而奔豚未发,此症尚在表而奔豚已发,故治有不同……桂枝加芍药,治阳邪下陷;桂枝更加桂,治阴邪上攻。只在一味中加分两,不于本方外求他味,不即不离之妙如是。

心为阳中之阳,太阳之汗,心之液也。凡发热自汗出者,是心液不收,桂枝方用芍药以收之。此因迫汗,津液既亡,无液可敛,故去芍药加龙骨牡蛎者,是取其甘咸以补心,重以镇怯,涩以固脱,故曰救逆也。且去芍药之酸,则肝家得辛甘之补,加龙骨牡蛎之咸,肾家既有既济之力。此虚则补母之法,又五行承制之理矣。

火逆又下之,因烧针而烦躁,即惊狂之渐也。急用桂枝甘草以安神,加龙骨牡蛎以救逆,比前方简而切当。(《伤寒来苏集·伤寒附翼·太阳方总论》)

包一虚:火误伤阳,相火外脱,亦亡阳之证也。按亡阳,三阳经俱有,而回阳之药,则各经不同。太阳用附,水分之阳也;阳明用姜,气分之阳也;少阳用龙、蛎,木火之阳也。故龙蛎独用于少阳经诸方之回阳救逆者也,柴胡龙骨牡蛎汤、救逆汤、桂甘龙蛎汤,与太阳之真武,阳明之理中,俱属亡阳证治之方。但龙蛎诸方,又有三经合治者,柴胡龙骨牡蛎汤是也;有二经并治者,救逆汤是也;有一经独治者,桂甘龙蛎汤是也。此方以桂枝去芍,专救卫阳;加龙、蛎、蜀漆,潜半表里之亡阳,而驱邪内解,此蜀漆与柴胡之微有不同者也。桂枝加桂,太、少二经之虚方也。火误伤阳,表阳引动肾气,用桂枝加桂,引火归原之法,使肾阳返归原位也。此方与下方桂甘龙蛎汤作比例,桂枝加桂,升而后降,桂甘龙蛎,降而始升者也。

此方以桂枝甘草治心阳不足之烦躁,加龙、蛎潜火误之亡阳入里,则心阳足而烦躁止矣。(《伤寒方讲义·方义》)

【点评】 成无己因其对 118 条烦躁病机的认识囿于火热之说,是以在此以桂甘发散火邪作解,实属牵强。而包一虚认为龙牡为少阳亡阳救逆之专品,并以之阐释桂枝救逆汤和桂甘龙牡汤,则未免又失之偏激。相较而言,似以柯韵伯所释,较为公允可从。

【临床应用】

(1)后世医家对本方的应用

①《方极》:桂枝去芍药加蜀漆牡蛎龙骨汤,治桂枝去芍药汤证而胸腹动剧者。

桂枝加桂汤,治本方证(谓桂枝汤证)而上冲剧者,

桂枝甘草龙骨牡蛎汤,治桂枝甘草汤证,而胸腹有动、急迫者。

②《方机》:惊狂、起卧不安者,或火逆烦躁、胸腹动剧者,及疟疾而有上冲者,桂枝去芍药

加蜀漆牡蛎龙骨汤主之。

上冲甚者，桂枝加桂汤主之。若有胸拘急硬满之证者，则桂枝汤不宜与焉。凡上冲者，非上逆之谓，气从少腹上冲于胸是也。

③《方函口诀》：此方(桂枝救逆汤)主火邪，故汤火伤烦闷疼痛者，又灸疮发热者，皆有效。牡蛎一味为末，麻油调涂汤火伤，火毒即去，其效可推而知也。

④雉间焕：奔豚主剂虽綦多，特加桂汤为最可也。又灸后有发大热不止，是火邪也，今谓之灶热，又称灼热，此方主之……生平头痛有时发，苦之一二日，或四五日，其甚则昏迷吐逆，绝饮食，恶药气者，每发服此，则速起。或每天阴欲雨头痛者，亦当服之，能免其患也。

⑤《经方传真》：(桂枝救逆汤)辨证要点为桂枝去芍药汤证有痰饮惊狂者。

(桂甘龙牡汤)辨证要点为桂枝甘草汤证又见烦躁惊悸者。

(桂枝加桂汤)辨证要点为桂枝汤证而气上冲剧甚者。

(2)现代应用：曾有报道用桂枝甘草龙骨牡蛎汤加味治疗老年中风73例，急性期之中经络者加钩藤、天麻、地龙、半夏；中脏腑之闭证加石菖蒲、郁金、钩藤、天麻、地龙、半夏；脱证加麦冬、五味子、红参；恢复期加当归、黄芪、地龙、全蝎、牛膝、杜仲、枸杞、狗脊。结果基本治愈(肢体活动自如，语言清楚，生活自理，参加适当劳动)15例，显效47例，无效7例，恶化(死亡)4例[1]。另外，本方尚可用治癔症、荨麻疹、肌纤维组织炎等病症，其报道多以个案形式散见于各类专业期刊。

有关桂枝加桂汤和桂枝救逆汤的现代应用，虽也时见各种病证的报道，亦多属个案形式，在此不作详述。

(3)医案选录

1)奔豚气：张某，女，59岁。因练气功不得法，出现气从脐下上冲至胸已半年多，伴见心慌、汗出、失眠、苔白润、脉缓。证属营卫不和，汗出上虚，因致气上冲逆，治用桂枝加桂汤：桂枝15g，白芍10g，生姜10g，大枣4枚，炙甘草6g。上药服3剂，气上冲已，但有时脐下跳动，上方加茯苓12g，服3剂，跳动已，睡眠仍差，继用酸枣仁汤加减善后。(《经方传真》)

2)妊娠恶阻：杜某，30岁。1946年患恶阻，经当地中医施治无效，余因事进城，病家请余诊治。当时六脉沉微，口不沾水米，作阵发性剧吐，两目下陷，自汗肌削，神志昏迷，呼吸微若一线，几乎殆矣。用桂枝加桂汤，服药约二小时，病势即稍缓，呕、汗较减，脉象转旺；再进一剂，及晚，病者神志已清晰，汗亦收止。自言服药后，心中舒适，已经醒过来。次日再进一剂，大为好转，至第3日，改用六君子汤加肉桂五分，连服3剂，遂告康复。(《名老中医经验汇编》)

3)亡心阳惊狂证：某女，7岁。1941年因伤寒，请粮道巷陈大夫治疗，误用热药及灸法，大汗出，至夜间高烧烦躁，惊叫，恐惧不安，四肢振颤，咬牙摇头。其母惊慌，时至半夜十二点，急请出诊。其母诉说病情及药后经过、变症情况，检视前医之药多为温燥之品，始知乃火逆之证造成了目前之心气浮越之状。根据《伤寒论》第112条“伤寒，脉浮，医以火迫劫之，亡阳，必惊狂，卧起不安者，桂枝去芍药加蜀漆牡蛎龙骨救逆汤主之。”应用此汤(桂枝，炙甘草，生姜，大枣，牡蛎，蜀漆，龙骨)治疗，服2剂而愈。(《伤寒论医案集》)

4)痰饮为疟：吴，体丰色白，阳气本虚，夏秋伏暑，夹痰饮为疟，寒热夜作，邪已入阴，冷汗频出，阳气益伤。今诊得脉小无力，虚象已著，恐延厥脱之危，拟进救逆法。人参、龙骨、牡蛎、炙草、桂枝木、炒蜀漆、煨姜、南枣。

又诊：阳气偏泄，是年久热伤元，初疟发散，不能去病，便是再劫胃阳，致邪入厥阴(肝经),昏冒大汗。思肝肾同属下焦,厥阳挟风冒厥,吐涎沫胶痰,阳明胃中,久寒热伐扰,空虚若谷。风自内生,阅医药不分经辨证,但以称虚道实,宜乎鲜有厥效。议用安胃泄肝一法。人参、川椒、乌梅、附子、干姜、桂枝木、川连、生牡蛎、生白芍。

又诊:诸症略减,寒热未止,尚宜实阳明、泄厥阴为法。人参、炒半夏、干姜、桂枝木、茯苓、生牡蛎。

又诊:天暴冷,阳伤泄泻。脉得左手似数而坚,口微渴,舌仍白。阴液既亏,饮水自救,非热炽也。宜通塞两用,冀其寒热再缓。人参、淡附子、桂枝木、茯苓、生牡蛎、炒黑蜀漆。(《临证指南医案》)

5)心阳虚滑精:丘某,男,某学院学生。于1968年冬天患滑精病,轻者1周3~4次,重时几乎每天1次,腰酸,耳鸣,身困乏力,失眠,心悸,记忆力衰退,汗出如水洗,舌淡苔白,脉沉细。乃心阳虚证,应用桂枝甘草龙骨牡蛎汤加味:桂枝、甘草各9g,龙骨、牡蛎、金樱子、覆盆子各15g,水煎服。5剂后诸证减轻,滑精减至1周2次;又服5剂,滑精、烦躁止,汗亦减少,睡眠亦有好转。后服归脾丸以巩固疗效,诸证亦随滑精止而逐渐痊愈,追访2年未见复发。(《伤寒论医案集》)

【按语】本节3方皆为温通心阳之剂,而桂枝加桂汤以平降冲逆为其功,救逆汤与桂甘龙牡汤则以镇静安神称其效,临床运用时宜别而施之。现代临床3方主要用于神经精神系统病症,应用得当,每收奇效。惜乎有关其临床应用之系统研究甚少,而多见于个案报道中。

【现代研究】有关本节3方的现代药理研究,目前尚未见相关报道。

参 考 文 献

[1] 韩玉秀.桂枝甘草龙骨牡蛎汤加味治疗老年中风73例[J].浙江中医杂志,1987,3:106.

第十一节 太阳病吐后变证(120~123)

【原文】

太陽病,當惡寒發熱,今自汗出,反不惡寒發熱,關上脉細數者,以醫吐之過也。一二日吐之者,腹中飢,口不能食;三四日吐之者,不喜糜粥,欲食冷食,朝食暮吐。以醫吐之所致也,此為小逆。(120)

太陽病吐之,但太陽病當惡寒,今反不惡寒,不欲近衣,此為吐之內煩也。(121)

病人脉數,數為熱,當消穀引食,而反吐者,此以發汗,令陽氣微,膈氣虛,脉乃數也。數為客熱[1],不能消穀,以胃中虛冷,故吐也。(122)

太陽病,過經十餘日,心下溫溫[2]欲吐,而胸中痛,大便反溏,腹微滿,鬱鬱微煩。先此時自極吐下者,與調胃承氣湯。若不爾者,不可與。但欲嘔,胸中痛,微溏者,此非柴胡湯證,以嘔故知極吐下也。調胃承氣湯。(123)

【词解】

(1)客热:此处意指假热。

(2)温(yùn,运)温:与愠愠、蕴蕴义通。即郁积结闷之感。

【提要】太阳病误吐所致的几种变证。

【释义】吐法,作为一种祛邪的有力手段,适用于痰涎宿食等有形实邪壅塞停留于上中焦且病邪有上逆而出之势者。然若素体虚亏，或无形邪郁，或病势向下等，皆不宜乎此法。设若误用，必伤正气，而百变由生。

120 条讨论太阳病误吐而致胃气耗伤的变证。太阳表证，理应发汗，今反用吐法，致表邪虽去而胃气反伤，自汗出而恶寒发热反消，伴见腹中饥而不能食，是胃阳虚亏，纳运失常，阳不固外之故也；关脉候中，其象细数，是胃气不足、虚阳躁动之征。其剧者，不喜糜粥，虽欲食冷食，然朝食暮吐，此胃阳虚乏、真寒假热之兆，切勿视为内热之证，治宜温健胃阳，如是则《金匮》大半夏汤及后世之香砂六君汤、桂附理中丸等，可为酌情之选。

122 条讨论胃虚呕吐证。脉数主热，应多食善饥，以火热杀谷也。今患者脉数而反呕吐不食者，是因发汗太过，胃气受损所致。故其脉数为假热之象，而胃冷致吐乃其真寒本质。

121 条承上讨论误吐致内热烦躁证，以为虚实对举之例。汗吐下诸法，用之不当，皆有伤津耗气之弊。太阳病误吐之后，恶寒消失而不欲近衣，烦躁不安，是吐后伤津化热之象。11 条所谓"身大寒，反不欲得衣者，寒在皮肤，热在骨髓也"，示其真热假寒之辨。此言反不恶寒而不欲近衣，显系内热之烦，而与上条之"关上脉细数"和"欲食冷食"，有着本质的区别。

123 条讨论里实呕吐证。太阳病经十余日，邪已入里化热，而误用吐下之法者，伤津耗液，化燥成实，而见胸中结痛、腹满微烦、欲呕等症，证属里邪壅滞、气机逆乱，不应有大便溏薄之症，而反见便溏者，是胃气因下而虚也，虚而夹滞，则便虽溏，必下而不爽也。究其根本，仍以胃气不和为其关键，故可以调胃承气汤微和胃气。其呕而胸痛，酷类少阳邪郁，然病起于误吐误下，更无寒热往来、口苦脉弦之象可资佐证，则知其并非少阳柴胡证也。简而言之，本节条文以虚实寒热为纲目，阐述了误吐变证和呕证的辨证要点，于现代临床仍具指导意义。

【选注】

成无己：恶寒发热，为太阳表病；自汗出，不恶寒发热者，阳明证。本太阳表病，医反吐之，伤动胃气，表邪乘虚传于阳明也。以关脉细数，知医吐之所致。病一二日，为表邪尚寒而未成热，吐之则表寒传于胃中，胃中虚寒，故腹中饥而口不能食。病三四日，则表邪已传成热，吐之，则表热乘虚入胃，胃中虚热，故不喜糜粥，欲食冷食，朝食暮吐也。朝食暮吐者，晨食入胃，胃虚不能克化即知，至暮胃气行里，与邪气相搏，则胃气反逆，而以胃气尚在，故止云小逆。

太阳表病，医反吐之，伤于胃气，邪热乘虚入胃，胃为邪热内烦，故不恶寒，不欲近衣也。阳受气于胸中，发汗外虚阳气，是令阳气微，膈气虚也。数为热本，热则合消谷，客热则不能消谷，因发汗外损阳气，致胃中虚冷，故吐也。心下温温欲吐，郁郁微烦，胸中痛，当责邪热客于胸中。大便反溏，腹微满，则邪热已下于胃也。日数虽多，若不经吐下，止是传邪，亦未可下，当与柴胡汤，以除上中二焦之邪。若曾吐下，伤损胃气，胃虚则邪乘虚入胃为实，非柴胡汤所能去，调胃承气汤下胃热。以呕，知胃气先曾伤动也。（《注解伤寒论·卷三》）

尤在泾：病在表而医吐之，邪气虽去，胃气则伤，故自汗出，无寒热而脉细数也。一二日，胃气本和，吐之则胃空思食，故腹中饥，而胃气因吐而上逆，则又口不能食也。三四日，胃气生热，吐之则其热上动，故不喜糜粥，欲食冷食，而胃气自虚，不能消谷，则又朝食而暮吐也。此非病邪应尔，以医吐之所致，曰小逆者，谓邪已去而胃未和，但和其胃，则病必自愈。

病在表而吐之，邪气虽去，胃气生热，则为内烦。内烦者，热从内动而生烦也。

过经者，病过一经，不复在太阳矣……心下温温欲吐而胸中痛者，上气因吐而逆，不得下降也，与病人欲吐者不同。大便溏而不实者，下气因下而注，不得上行也，与大便本自溏者不同。设见腹满,郁郁微烦,知其热积在中者犹甚,则必以调胃承气,以尽其邪矣。邪尽则不特腹中之烦满释,即胸中之呕痛亦除矣。此因势利导之法也。若不因吐下而致者,则病人欲吐者,与大便自溏者,均有不可下之戒,岂可漫与调胃承气汤哉。但欲呕,腹下痛者,有似柴胡证,而系在极吐下后,则病在中气,非柴胡可得而治者矣。所以知其为极吐大下者,以大便溏而仍复呕也。不然,病既在下,岂得复行于上哉。(《伤寒贯珠集·太阳救逆法第四》)

陈修园:太阳病,当恶寒发热,今吐伤中气,津液外泄而自汗出,汗出而外证亦微,不恶寒发热,脾胃之气不足,而关上之脉见微细虚数者,此非本病,以医者吐之之过也。一二日吐之者,以二日为阳明主气之期,吐之则胃伤而脾未伤,故脾能运而腹中饥,胃不能纳而口不能食;三四日吐之者,以四日为太阴主气之期,吐之则脾伤而胃未伤,脾伤则不胜谷,故不喜糜粥;胃未伤仍喜柔润,故欲食冷食。朝为阳,胃为阳土,胃阳未伤,故能朝食;暮为阴,脾为阴土,脾阴已虚,故至暮吐。所以然者,以医误吐之所致也。前伤胃而不伤脾,后伤脾而不伤胃,非脾胃两伤之剧证,此为小逆。

太阳病不当吐而吐之,但太阳病原当恶寒,今吐后反不恶寒,不欲近衣者,此为吐之伤上焦心主之气,阳无所附而内烦也。

病人脉一息六七至,其名曰数,数为热证,与虚冷之证不同。如数果为热,热当消谷而引食,而反见作吐者,此非热也。以过发其汗,令阳气外微,阳受气于胸中,故膈中之气亦虚,脉乃数也。数为外来之客热,非胃中之本热。无热不能消谷,以胃中虚冷,故吐也。病证在疑似不可定之际,必求诸病人之情。太阳病,既已过经不解,当辨其病留于何经之分,而不必泥于所值之气。约计十有余日,或留于阳明之分,则心下温温欲吐,而胸中痛,以心下与胸中为阳明之所主也;或留于太阴之分,则大便反溏,而腹微满,以大便与腹为太阴之所主也。胃络上通于心,脾脉又上膈注心,脾胃不和,故郁郁微烦。然以上诸证,或虚或实,不无疑议,必须审病人之情。先此十余日之时,自料其病若得极吐极下,而后适其意者,此胃实也,可与调胃承气汤微和胃气;若不尔者,为虚证,则不可与。若但欲呕,而无心下温温证;但胸中痛,而无郁郁微烦证;但微溏,而无腹满证者,此且非柴胡证,况敢遽认为承气证乎?然则承气证从何处而得其病情乎?以其呕即是温温欲吐之状,故知先此时自欲极吐下也。(《伤寒论浅注·卷三》)

【评述】 上述3家注释阐论充分,各有所取,然亦有值得商榷之处。成无己以一二日、三四日作胃中虚寒、虚热之辨,陈修园则视其为伤胃、伤脾之期,未免皆有拘泥之嫌。并将121条吐后内烦咎于上焦心主之气伤损而阳无所附,则与仲景本论之原旨相悖,失却虚实寒热对举之奥妙。

第十二节　太阳蓄血证(106、124～127)

一、蓄血轻证(106)

【原文】

太阳病不解,热结膀胱[1],其人如狂,血自下,下者愈。其外不解者,尚未可攻,当先解其外;外解已,但少腹急结[2]者,乃可攻之,宜桃核承气汤。(106)

桃仁五十箇,去皮尖　大黄四兩　桂枝二兩,去皮　甘草二兩,炙　芒消二兩

上五味,以水七升,煮取二升半,去滓,内芒消,更上火,微沸下火。先食温服五合,日三服。

當微利。

【词解】

(1)热结膀胱:膀胱,此处泛指小腹部,非特指膀胱之腑。热结膀胱,即言邪热结聚在少腹下焦部位。

(2)少腹急结:自觉少腹部如物结聚,急迫不舒,而按之亦有轻度硬紧之感。

【提要】下焦蓄血轻证的病因病机及证治方药。

【释义】本条具体讨论了蓄血轻证的病因病机、证治方药及表里先后治疗原则。表邪不解,循经入腑,瘀热互结下焦,而见少腹急结硬痛、躁扰如狂等症,治宜活血化瘀、通下瘀热,方选桃核承气汤。若兼表邪未尽者,宜先解表而后攻里。

太阳表证,误治失治,均易内传生变。其变为何,每每取决于患者之禀赋阴阳、体质强弱,以及病邪性质等因素。今表邪不解,循经入腑而化热,内陷下焦血分,邪热与血互相搏结,如是则形成瘀热互结之下焦蓄血证。本条叙证虽仅言少腹急结、如狂二症,然从"热结膀胱"、"血自下,下者愈"等语及方药组成分析,则其瘀热互结之机已昭然于心。以其气血瘀滞,则少腹急结硬满;瘀热冲心,神明难安,故而烦躁如狂。要知本证病机责之于瘀血与邪热,如是则舌红瘀紫、脉涩沉实、渴饮便秘等象,自当伴见于此。

若血结轻浅,亦可于机体阴阳自调之际,邪热随其瘀血而下,则病有自愈之机。设若外邪内传而表证仍存,以致表里同病,如此则当遵循先表后里之原则,先解其表,乃攻其里。解表可选桂枝汤,攻里自宜桃核承气汤以活血化瘀,通下热结。

【选注】

汪苓友:太阳病邪热不解,随经入腑,结于膀胱。太阳为多血之经,腑有结热,则经中之血与热相搏,蓄于下焦,其人如狂。如狂者,乃邪热之气,上熏于心,以故妄乱,与狂相似也。血自下者,邪热随血而出,故云愈也。若其人外不解,外即表也,表邪不解,里虽蓄血,尚未可攻。谓当先解其外,外得解已,但少腹急结者,此可验膀胱热结、下焦蓄血也,乃可竟用药以攻之。(《伤寒论辨证广注·伤寒辨注·卷四》)

《医宗金鉴》:太阳病不解,当传阳明,若不传阳明而邪热随经,瘀于膀胱荣分,则其人必如狂。如狂者,瘀热内结,心为所扰,有似于狂也。当此之时,血若自下,下者自愈;若不自下,或下而未尽,则热与瘀血,下蓄膀胱,必少腹急结也。设外证不解者,尚未可攻,当先以麻黄汤解外;外解已,但少腹急结痛者,乃可攻之,宜桃核承气汤,即调胃承气汤加桃核,所以攻热逐血也。盖邪随太阳经来,故又加桂枝以解外而通荣也。先食服者,谓空腹则药力下行捷也。

按太阳病不解,不传阳明,邪热随经入里,谓之犯本。犯本者,谓犯膀胱之腑也。膀胱腑之卫为气分,膀胱腑之荣为血分。热入而犯气分,气化不行,热与水结者,谓之犯卫分之里,五苓散证也;热入而犯血分,血蓄不行,热与血结者,谓之犯荣分之里,桃核承气汤证也。二者虽皆为犯本之证,二方虽皆治犯本之药,而一从前利,一从后攻,水与血,主治各不同也。(《医宗金鉴·订正仲景全书·伤寒论注·太阳中篇》)

柯韵伯:阳气太重,标本俱病,故其人如狂;血得热则行,故尿血也。血下则不结,故愈。冲任之血,会于少腹,热极则血不下而反结,故急。然病自外来者,当先审表热之轻重以治其表,继用桃仁承气以攻其里之结血。此少腹未硬满,故不用抵当。然服五合取微利,亦先不欲下意。(《伤寒来苏集·伤寒论注·卷二》)

钱天来:愚谓仲景之意,盖以太阳在经之表邪不解,故热邪随经内入于腑,而瘀热结于膀胱，则热在下焦，血受煎迫，故溢入回肠。其所不能自下者，蓄积于少腹而急结也……历见蓄血必从大便而出，未见有伤寒蓄血而出于小便者。若果出于小便，因何反用桃核承气及抵当通其大便乎。（《伤寒溯源集·太阳上篇》）

陈修园：太阳病不解，若从胸胁而入，涉于阳明、少阳之分，此小柴胡汤之证也。今从背经而入于本腑，名为热结膀胱。膀胱在少腹之间，经曰：膀胱者胞之室也。胞为血海，居膀胱之外。热结膀胱，熏蒸胞中之血。血者，阴也，阴不胜阳，故其人如狂。若血自下，则热亦随血而下者自愈。若其邪在外，犹是桂枝证，不解者，尚未可攻，当先解其外。外解已，但见少腹急结者，无形之热邪结而为有形之蓄血，乃可攻之，宜桃核承气汤方。（《伤寒论浅注·卷二》）

【评述】 本证病由太阳表邪随经入腑，以致热与血结，诸家对此阐论充分，认识一致。惟对本证之病位，尤于血蓄之所，各执己见，难有共识，今勾勒如次，以供参考。①血蓄胞宫说：如陈修园言热结于膀胱而血蓄于胞宫，以胞为血海故也；②膀胱营分说：如《金鉴》所论。尽管柯韵伯言冲任之血汇于少腹，然其尿血之说实亦表明其倾向于血蓄膀胱之观点；③血蓄回肠说：如钱天来认为邪热瘀结膀胱而迫血溢入回肠；④血蓄下焦说：如汪苓友之论太阳经中之血为膀胱腑热所搏而蓄于下焦。纵观各家之论，以汪苓友之说最切实际，而以陈修园之论过于片面。诸家皆有泥于字词之嫌，刻意求证"膀胱"一词，以致如是。方有执则认为"热结膀胱，即下条太阳随经瘀热在里之互词"，跳出了字词误区，有助于深刻理解其本意。须知《伤寒论》一书，文辞古朴，多有虚实互代、以偏概全等笔法，此条即以膀胱之名而概言下焦部位，与340条"冷结膀胱关元"同例。

对于此条先表后里之原则，医家均无异议，惟有选方之别，如《金鉴》主麻黄、陈修园倡桂枝等。就原著精神而言，此类表里同病者，多主以桂枝汤，以其解肌祛风，和营利血，有兼顾之妙。惟临床又宜审证论治，而予灵活处理，则麻黄汤之类，亦自可选。

【治法】 逐瘀泻热。

【方药】 桃核承气汤方。

【方义】 本方为调胃承气汤减芒硝之量而加桂枝、桃仁而成，意在假通下之法以达逐瘀泻热之目的，故以桃仁为君而冠以承气之名。方中桃仁活血化瘀，滑利下行，是为主药；得桂枝辛温通达，则活血之力更强；尤妙在以调胃承气汤疏瀹通道，而不失泻热逐瘀之原旨。大黄既可荡涤实热，又能凉血化瘀，为气血两调之圣品，以之相佐，则全方泻热通瘀之组方奥义昭然得显。芒硝咸寒软坚，润燥清热，以助大黄通泄之功；甘草益胃护中，调和诸药。诸药合用，通瘀于泻热之中，逐邪于行血之际，诚为配伍精妙之典范。

病在下焦，为使药力直达其所，故宜"先食温服"，空腹温服，则逐瘀下行之力更为迅速而药效显著，此临床用药所当着意处，不可漠然视之。

【方论选】

尤在泾：此即调胃承气汤加桃仁、桂枝，为破瘀逐血之剂。缘此证热与血结，故以大黄之苦寒，荡实除热为君；芒硝之咸寒，入血软坚为臣；桂枝之辛温、桃仁之辛润，擅逐血散邪之长为使；甘草之甘，缓诸药之势，俾去邪而不伤正为佐也。（《伤寒贯珠集·太阳斡旋法第三》）

钱天来：观"外解已"三字，则表邪已去，下文"但"字之义，则更无余邪，是桃仁承气汤，未许用之于外证未解之前，但可用之于外证已解之后。外证既解，又何必仍加桂枝，以分解外邪乎。此方自成氏以来，即改桂为桂枝，其何故也。揣其臆见，是必因热结膀胱，迫血妄行，畏桂之辛热而不敢用，故易之以桂枝耳。不知血既瘀蓄，而以大黄之苦寒、芒硝之咸寒下之，非以桂之辛热佐之,安能流通其凝结、融化其瘀滞乎。况硝黄得桂,则无苦寒之虑;桂得硝黄,亦无辛热之虞矣。(《伤寒溯源集·太阳上篇》)

《伤寒方论》:表邪新去,里血易动,所以不用抵当汤而用桃仁加入承气。其加桂枝者,一恐余邪稍有未解,其血得以留连不下;一恐膀胱在下,药无向导,则运转不灵。然利小便之药略入一味,即是利水,非利血矣。故因太阳腑邪,仍借太阳之药,凭硝黄之势,相将而成解散之功也。王三阳所谓原桂而非枝,疑枝之亲上而不下也。不知肉桂但有温阳之功,不能解太阳随经之瘀热。此虽桂枝而有硝黄以挈之使下,岂若甘草姜枣,全作一队,共为辛甘发散者乎。观桂枝加桂汤,以伐肾邪而治奔豚者,亦用桂枝,其治膀胱之非肉桂可知矣。(《伤寒方论·下剂》不著撰人)

吕震名:主用桃仁以利瘀,承气以逐实,使血分之结热,亟从下夺,与三承气之攻阳明胃实者不同。方主攻里,而仍用桂枝者,用以分解太阳随经之热……此与五苓散同为太阳腑病立治法,膀胱为太阳之腑,热伤膀胱气分则蓄溺,当导其热从小便而解;热伤膀胱血分则蓄血,当导其热从大便而解。(《伤寒寻源·下集》)

【点评】诸家一致认为本方为逐瘀泻热之剂,然在方药配伍分析上,多以承气立论,而视桃仁为辅。惟吕楳村明确指出本方是“主用桃仁”,与三承气之攻阳明胃实不同,确有见地。要知本方若无桃仁,仅属气分之剂,则与承气混同;若增桃仁,旋变理血之品,而自独树一帜。此假气分之途而泄血分之邪,与后世温病学家所谓“透热转气”,理趣无异。至于肉桂桂枝之争,各有所据,可供参考。尽管钱潢与《伤寒方论》作者观点相左,而其阐论对于我们深刻理解本方佐用辛热之品,大有裨益。

【临床应用】

(1)后世医家对本方的应用

①《古今录验》:疗往来寒热,胸胁逆满,桃核承气汤。

②《伤寒总病论》:桃仁承气汤,又治产后恶露不下,喘胀欲死,服之,十差十。

③《三因方》:兼金丸,治热入膀胱,脐腹上下兼胁肋疼痛,便燥,欲饮水,按之痛者,本方五味为末,蜜丸梧子大,米饮下五七丸至十丸。妇人血闭疼痛,亦宜服之。

④《直指方》:桃仁承气汤,治下焦蓄血,漱水迷妄,小腹急痛,内外有热,加生蒲黄。

⑤《儒门事亲》:妇人月事沉滞,数月不行,肌肉不减……急宜服桃仁承气汤,加当归,大剂料服,不过三服,立愈;后用四物汤补之。

⑥《伤寒六书》:伤寒,按之当心下胀满而不痛者,宜泻心汤加桔梗,是痞满也;以手按之小腹苦痛,小便自利,大便兼黑,或身黄谵妄燥渴,脉沉实者,为蓄血,桃仁承气汤空心服,效。

⑦《传信尤易方》:治淋血,桃仁承气汤空心服,效。

⑧《温疫论》:胃实失下,至夜发热者,热留血分,更加失下,必致瘀血,初则昼夜发热,日晡益甚,既投承气,昼日热减,至夜独热者,瘀血未行也,宜桃仁承气汤。服汤后,热除为愈;或热时前后缩短,再服再短,蓄血尽而热亦尽,大热已去,亡血过多,余焰尚存者,宜犀角地黄汤调之。至夜发热,亦有瘅疟,有热入血室,皆非蓄血,并未可下,宜审。

⑨《证治大还》:吐血势不可遏,胸中气窒,上吐紫黑血,此瘀血,内热盛也,桃仁承气汤加减下之。打扑内损,有瘀血者,必用。

⑩《小青囊》:桃仁承气汤,治伤寒呃逆,舌强短者,又疟夜发者;又治脏毒,下瘀血;又治痘后失血证,乃余毒热邪迫于经,血妄行,自大便出;又治痘后狐惑证,其人好睡,不欲食,上唇有疮,虫食其府,下唇有疮,虫食其脏;其声哑嗄,上下不定,故名狐惑。此证最恶,麻疹后

尤多。如大便不通，以此下之。

⑪《识病捷法》：桃仁承气汤，治噎隔有积血者。

⑫《张氏医通》：虚人虽有瘀血，其脉亦芤，必有一部带弦，宜兼补以去其血，桃核承气汤加人参五钱，分三服，缓攻之，可救十之二三。又云龋齿数年不愈，当作阳明蓄血治，桃核承气为细末，炼蜜丸如梧桐子大，服之；好饮者多此，屡服有效。

⑬《伤寒来苏集》：此方治女子月事不调，先期作痛，与经闭不行者最佳。

⑭《方极》：桃核承气汤治血证，小腹急结，上冲者。

⑮《方机》：治小腹急结，如狂者；胞衣不下，气急息迫者；产后小腹坚痛，恶露不尽，中不大便而烦躁，或谵语者；痫病，小腹急痛者。

⑯《芳翁医谈》：齿痛难堪者，宜用桃核承气汤。龋齿、疽、骨槽，诸种齿痛难堪者，余用之屡有效，盖多属血气冲逆故也。

⑰《青州治谭》：妇人久患头痛，诸药不效者，与桃核承气汤，兼用桃花散，则愈。火患头疮，用前药亦效。

⑱《类聚方广义》：治痢疾身热，腹中拘急，口干唇燥，舌色殷红，便脓血者；治血行不利，上冲心悸，小腹拘急，四肢坚痹，或痼冷者；治经水不调，上冲甚，眼中生厚膜，或赤脉怒起，睑胞赤烂。或龋齿疼痛，小腹急结者；治经闭，上逆发狂者；治产后恶露不下，小腹凝结，上冲急迫，心胸不安者。凡产后诸患，多恶露不尽所致，早用此方为佳。又云淋家小腹急结，痛连腰腿，茎中疼痛，小便涓滴不通者，非利水剂所能治，用此方，二便快利，痛苦立除。小便癃闭，小腹急结而痛者；打扑疼痛，不能转侧，二便闭涩者，亦良。

⑲《经方传真》：本方所治之辨证要点为调胃承气汤证见腹痛有定处、气上冲者。

（2）现代应用：本方为活血逐瘀之代表方剂，凡由血滞、血瘀引起的病变，不论其病位在脏在腑，在经脉在肢节，只要病机吻合，均有确切疗效，因而其临床运用相当广泛。

①神经精神系统：原著用治瘀热冲心之如狂发狂等症，为现代临床广泛应用本方治疗神经精神系统病症奠定了理论基础。一般而论，其现代运用辨证要点主要着眼于血热夹瘀或单纯性血分瘀滞，而不仅仅局限于下焦蓄血。应用加味桃核承气汤治疗 48 例糖尿病并发脑梗死患者，治疗组神经功能缺损评分和血脂指标变化均优于对照组[1]。治疗急性脑卒中患者 83 例，早期以桃核承气汤加味配合西药对症治疗，疗效颇佳[2]。预防和治疗肝性脑病是治疗中末期肝病的关键。研究者尝试用桃核承气汤加减治疗肝性脑病，取得了意想不到的效果[3]。由此可知，如若审证明确，常可用治脑挫伤、癫痫、精神分裂症、癔症、反应性精神病、三叉神经痛等诸多病症。

②循环系统：循环系统功能障碍或其器质性病变而辨证属瘀属实者，多可选用本方治疗，而尤以血热相搏成瘀者最宜。流行性出血热虽属传染病范畴，临床以多系统损害和多功能障碍为其病理特点，然微循环障碍则是其重要病理环节，故而本方已作为该病治疗的重要手段之一。傅书勤等报道以本方治疗流行性出血热症见显著蓄血证者 19 例，其中辨证属少阳蓄血者合小柴胡汤，少阳阳明并病蓄血者合大柴胡汤，阳明蓄血者与白虎汤或三承气汤同用，少阴蓄血表现为暖休克者合用四逆汤，冷休克者合用人参四逆汤或真武汤，而并见热结胸者合用大陷胸汤，寒结胸者并用三物白散。一般服药 1～2 剂则出血停止，而蓄血证消失。治疗结果除 1 例因投药稍晚而继发肠道大出血、脑干出血而死亡外，其余 18 例均成功获救，蓄血见症全部消失[4]。他如脑血管意外、心肌梗死、动脉硬化、高血压等病症，若属瘀血内阻或血热互搏者，本方亦是其常用之剂。43 例临床观察结果表明，桃核承气汤加味能够降低

血脂,并能防治高脂血症对心脑血管造成的损害[5]。而采用桃核承气汤治疗产后下肢深静脉血栓形成,其效果亦很显著[6]。

③泌尿生殖系统:以下腹部急结硬痛及小便、月经异常等为辨证要点。刘昌华报道以本方化裁治疗特发性血尿 22 例,痊愈 17 例,5 例无效病例中,3 例服药中断,而 2 例为停药后复发[7]。慢性肾盂肾炎每多虚实错杂之证,若邪实为主者,仍可酌情选用本方。以本方治疗该病 46 例,总有效率达 80.4%[8]。加味桃核承气汤能改善糖尿病肾病患者糖、脂代谢紊乱,逆转其肾小球滤过率逐步下降的趋势,减少尿蛋白排出量[9]。而井上雅晴对 196 例乳腺病患者按双盲法 4∶1 比例随机分为桃核承气汤组和桂枝茯苓丸组,结果显示两组之间无显著差异[10],说明本方与桂枝茯苓丸于本病化瘀消的作用基本相同。以本方加青蒿、柴胡、丹皮,并据证略事加减,治疗经行发热 80 例,总有效率达 100%[11]。运用桃核承气汤治疗 56 例子宫内膜异位症,检测血浆 PRL 和 E_2 含量水平及血液流变学指标变化情况。结果治疗前后血浆 PRL、E_2 含量水平比较均有明显下降;血液流变学指标治疗前均有异常改变,治疗后多数指标有不同程度的改善。说明桃核承气汤治疗子宫内膜异位症临床疗效肯定,作用机制明确[12]。研究表明,桃核承气汤化裁内服配合西医治疗晚期卵巢癌患者效果满意,比单纯手术加化疗效果要好,且化疗副反应少[13]。其他病症如慢性肾衰竭、尿路结石、肾炎尿毒症、运动性血红蛋白尿、前列腺炎、尿潴留、输卵管梗阻性不孕症、产后感染、子宫肌瘤、胎死腹中、急性附睾炎等,若其病机相符,均可据证选用本方治疗。

④消化系统:以饮食异常、腹痛、便血等为临床主要表现,而血热相结为其辨证要点。有研究者以桃核承气汤为主,配合西医常规方法治疗粘连性肠梗阻 64 例,取得较满意的效果[14]。采用桃核承气汤治疗急性胰腺炎 60 例,并与西药治疗的 45 例相对比,疗效显著[15]。另据报道,用本方治疗肝性血卟啉病 35 例,痊愈 31 例,好转 3 例,总有效率达 97.1%。治疗时,根据该病皮肤、腹部和神经 3 大证候群,凡证属瘀热蓄血、腑气不通者,均采用本方化裁,日 1 剂,分 2 次服[16]。对于急慢性肝炎、急慢性胆囊炎、肝昏迷、机械性肠梗阻、消化性溃疡等,在病理机制相同的情况下,本方也可随证施用而每获良效。采用桃核承气汤合五苓散治疗肝硬化腹水 38 例,与西药常规治疗的对照组 30 例对照,有显著性差异。提示该方治疗肝硬化腹水疗效好,腹水消退快,并发症少,有活血化瘀,利水通便,健脾养肝的功效[17]。

⑤内分泌系统:熊曼琪教授等研究人员,在认真分析古今文献的基础上,认为糖尿病这一内分泌疾病,有着"病久入络"的潜在性病理机制,且其小便频多见症正与《伤寒论》蓄血证辨证要点相符,故以加味桃核承气汤用于治疗本病,取得显著疗效[18],充分表明该病的病理机制与血瘀密切相关,而本方亦属的对之剂。

另外,本方也被广泛用于外伤、骨质增生、风湿病、结核、肠道寄生虫病、五官疾患、皮肤病等的临床治疗,而其应用标准皆不离瘀热结实的基本病机。

(3)医案选录

1)结节性痒疹:周某,男,30 岁。1990 年 12 月 1 日初诊。双腿伸侧皮损硬实,散在结节增生,呈圆顶状坚实结节,如豌豆大小,疹色紫黯,剧烈瘙痒,搔抓后出现破损出血及血痂,皮损周围色素沉着,舌质黯红,脉缓。病延 3 月,确诊为结节性痒疹,中西医治疗不效。辨证为瘀血停滞,治宜活血化瘀。方用:桃仁、炒大黄各 12g,芒硝、桂枝、炙甘草各 6g。服 1 剂,瘙痒即止;5 剂尽而结节脱落,皮损愈合,留有色素沉着斑;再服 5 剂,巩固疗效,随访未发。(《陕西中医》,1996,(5):226)

2)前列腺肥大、尿潴留:吴某,男,65 岁。1988 年 4 月 30 日初诊。半年来常在尿后有尿意未尽感,尿次增多,尿流无力,淋沥不尽。曾在某医院肛检:两侧前列腺肥大如鸽卵,纵沟消失,诊为"前列腺肥大症"。坚持服"尿通"等药。自昨起小便不通,刻诊少腹胀急难忍,大便欲解不得,神志欠清,躁扰不安。虽经导尿,亦只能取快一时。舌红有瘀点,苔薄黄,脉沉而涩。辨证为血瘀气滞,膀胱不利,水道不通。治以活血化瘀,导热下行。予桃核承气汤:桃仁20g,生大黄12g,桂枝、甘草、芒硝各6g。服1剂后,约半时许,大便得下,小便亦行,躁扰不安转为喃喃自语;继服1剂,翌日神志清楚,二便如常。(《四川中医》,1992,(2):39)

3)漏下症:徐某,女,45岁。停经4个月后再潮,量多色红。1周后因洗澡受凉,经量虽减但点滴连绵,延及月余。经血量少色黑,夹有少量瘀块,下腹胀痛,瘀块排出后痛减,腰酸,时胀痛,周身乏力,时头昏目眩,心烦,口不渴,纳差,大便3～4日一行,小便正常,舌质红,边有瘀点,苔薄黄,脉沉涩。证属冲任失调,气滞血瘀,阻于胞宫。方用桃核承气汤:桃仁、当归、大黄、元明粉、白芍各10g,桂枝6g,甘草5g,阿胶12g。1剂,水煎服。药后大便通利,经血量多,腰腹胀痛消失。又服1剂,经色红活。继以八珍汤加黄芪、阿胶,白芍改为赤芍以善后。随访3个月,月经正常。(《陕西中医》,1986,(5):214)

4)瘀血如狂证:王某,女,30岁。1975年11月24日就诊。因早产后小腹作痛,伴腰痛,继见悲伤欲哭,时又大笑,不能自主,劝说不止,遂来求治。诊见患者体质尚佳,时而言语不休,诉说胸中憋闷,小腹作痛;时又沉默寡言,问不答话。脉沉实有力,舌质淡红,舌苔白。证属早产后下焦蓄血,小腹作痛,其人如狂。投以桃仁承气汤加麦芽,水煎服。服3剂后复诊,如狂之证消除,只觉小腹微微作痛,胸中郁闷,再投桃仁承气汤加麦芽、香附、百合,3剂而愈。(《福建医药杂志》,1980,(2):24)

5)痹证:刘某,男,35岁。1963年10月13日初诊。患者全身骨节疼痛7个月,以指、膝、趾关节尤甚,两侧膝踝关节红肿不能屈伸。发热,体温38℃,口渴欲饮,溲赤便秘,舌红苔黄而干,脉数而涩。处方:桃仁、酒炒大黄、桂枝各12g,苍术、元明粉各6g,甘草3g,炒黄柏4.5g。服2剂后大便得通,关节痛减;再守方3剂,膝踝关节红肿消退,能坐立行走。原方去元明粉,续服3剂而愈。随访2年,未见复发。(《浙江中医杂志》,1966,(5):31)

【按语】 仲景原著用本方主治外感热病太阳随经瘀热互结之下焦蓄血证,而其所治远不仅此。历代医家在长期临床实践中,大大扩展了其运用范围。不论内伤外感,无分三焦上下,凡病机不离血瘀热结者,皆可酌情以此方治之。而《经方发挥》之作者赵明锐先生认为:本方对证属寒凝血瘀者,也可通过加大桂枝用量,或酌加一些温补之品,制为丸散剂,缓缓服用,仍可收到预期效果。此为赵先生经验之谈,表明本方化瘀行滞之功效非凡,值得临床工作者借鉴和重视。然则从辨证论治之精确性和原则性而言,则仍当以热瘀互结为本方之应用准则,因其制方之主旨实着意于泻热逐瘀也。至于加减变化,活法圆机,乃遣方用药之巧妙,实另立新法之途径,如是则海阔天空,境界大开。

【现代研究】 本方以泻热逐瘀为其组方目的,因此,现代药理研究主要围绕其泻下和活血机制而进行。

在活血效应方面,本方明显抑制血小板形成,并显著抑制其聚集性能[19]。能明显地改善异常血液流变学的变化,对抗凝血酶原时间和部分凝血酶原时间缩短、降低纤维蛋白原含量[20]。抑制促炎细胞因子IL-6、TNF-α的释放,促进抗炎因子IL-4、IL-10的释放,从而通过减轻炎症反应对大鼠肠缺血再灌注损伤有保护作用,并呈剂量依赖效应[21]。通过增强SOD的含量和抑制NOS的基因表达,增强抗自由基的作用,降低NO的浓度,使血管内皮细胞免受损害,从而起到保护血管内皮细胞的作用[22]。能改变蓄血证大鼠动脉壁 MMP-2、TI MP-2 基因的表达[23]。证实了该方活血化瘀的临床效应具有客观的药理基础。加味桃核承气汤全方及其正丁醇、水提醇沉、乙酸乙脂等不同提取成分均有提高或稳定糖尿病大鼠心肌细胞 Na^+-K^+-ATP 酶和 Ca^{2+}-ATP 酶活性的作用,因而在一定程度上可以阻止糖尿病大鼠的心肌肥大和心功能下降的病理改变[24]。其正丁醇提取成分对糖尿病大鼠主动脉弓病变具有一定的治疗作用[25]。

桃核承气汤可能通过提高抗凋亡基因表达,对脑出血后的继发性神经元损伤起保护作用[26]。具有类抗氧化物之作用,对肝损伤有保护作用,甚至功能优于水飞蓟素[27]。

本方是以调胃承气汤为基础加味而成,故其药理效应自当具有泻下作用。实验表明,无论对实热型、燥结型,或是脾胃虚寒型便秘,本方皆有显著的泻下作用,其作用机制当与其促进肠道蠕动密切相关。

除了增强肠道蠕动作用外,本方尚能提高小鼠的排尿发生率,改善肾脏微循环,提高肾小球滤过率,进而改善肾脏功能。其抗肾间质纤维化可能与抑制促纤维化因子的分泌增加及减少 ECM 中成分的聚集等作用相关[28]。

就此方对糖尿病的作用机制,研究者认为,以桃核承气汤加味组方,对糖尿病及正常大鼠均有一定的降糖作用,其机制是由于该方益气养阴、活血祛瘀、润肠通下的协同作用,改善了胰岛细胞的功能,使体内胰岛素分泌增加,胰高血糖素分泌减弱,从而促进糖原合成,抑制糖原异生,达到降糖目的[29]。

另外,本方尚有显著的抗惊厥作用,对异烟肼、硝酸士的宁、戊四氮及电刺激等所致的惊厥,均有显著效应,并可增强安定的抗惊厥作用。

二、蓄血重证(124～127)

【原文】

太陽病六七日,表證仍在,脉微而沉,反不結胸,其人發狂者,以熱在下焦,少腹當鞕滿,小便自利者,下血乃愈。所以然者,以太陽隨經,瘀熱[1]在裏故也,抵當湯主之。(124)

水蛭熬 蝱蟲去翅足,熬,各三十箇,桃仁二十箇,去皮尖 大黃三兩,酒洗

上四味,以水五升,煮取三升,去滓。温服一升,不下更服。

太陽病,身黃,脉沉結,少腹鞕,小便不利者,為無血也。小便自利,其人如狂者,血證諦[2]也,抵當湯主之。(125)

傷寒有熱,少腹滿,應小便不利,今反利者,為有血也,當下之,不可餘藥,宜抵當丸。(126)

水蛭二十箇,熬 蝱蟲二十箇,去翅足,熬 桃仁二十五箇,去皮尖 大黃三兩

上四味,擣分四丸,以水一升,煮一丸,取七合服之,晬[3]時當下血,若不下者,更服。

太陽病,小便利者,以飲水多,必心下悸;小便少者,必苦裏急也。(127)

【词解】

(1)瘀热:瘀,郁积之意。瘀热,即邪热郁积。

(2)谛(dì 地):此为审辨明确之意。

(3)晬(zuì 醉)时:陶弘景:"周时也,从今旦至明旦。"即一昼夜。

【提要】下焦蓄血重证的证治方药。

【释义】本节条文重点论述了下焦蓄血重证的临床表现、治疗大法和方药,并明确提出了蓄水、蓄血证的鉴别要点。

蓄血重证与前述之蓄血轻证,在病因病机方面,理致无二,仍是太阳表邪不解,随经入腑,邪热深入下焦血分,血热互结而成,以里实热瘀为其病理特征。临床上以少腹硬满疼痛、小便自利、身热口渴、谵语躁扰、如狂发狂、舌绛脉涩为其主要见症。治宜破血逐瘀,泻热去实。病势急重者,主以抵当汤,病重势缓者,投以抵当丸。

124条论太阳表证未解,邪热随经入腑,与血相结于下焦,表里同病之证治方药。太阳表证,病延六七日,当解未解,必有入里致变之机。然传与未传,及传于何地,则当据证而辨。今无结胸痞满等症,反见脉伏难寻、躁狂不宁之象,此邪热与下焦血分相结、瘀热内蓄之征,必见少腹硬满而小便自利。若机体阴阳调节功能较强,则蓄血自下,瘀热得通而病情缓解。然就临床实际而言,亦有下血而病仍不解者,则当咎之于瘀滞于里而血难归经、邪热亢盛而迫血妄行。此蓄血之证,既重且急,虽兼未尽之表邪,亦难因循表里先后之常法,惟当及时破瘀泻热,方可杜其莫测之变,是以首选抵当汤。

125条则承上反复申明蓄血重证的临床诊断及鉴别要点。脉来沉结,显然瘀血内阻;少腹硬结,病在下焦血分;其人如狂,咎由瘀热冲心;身肤发黄,营气不利,难荣于身也,与黄疸相似而异。下焦之病,每多膀胱气化失常,而见小便不利。今小便自利者,是病虽在下焦而仅为血分受累,与膀胱气化无涉矣。其治仍宜抵当汤破结行瘀,泻热逐实。

126条则讨论蓄血重证而病势相对较缓者的证治方药。其言伤寒有热而少腹,应小便不利者,是从外邪循经而及下焦、导致膀胱气化不利之蓄水证立论。故其腹满而不硬痛,热烦而不谵狂,舌不红绛,苔非黄燥,更无舌瘀脉涩等见症,必有舌白苔滑之饮象。然则仲景以反衬笔法,欲明下焦蓄血之辨,此借蓄水立论而辨蓄血证治也。今少腹满而小便反利者,显非气分蓄水之病,而是血分瘀蓄之证,如是则硬痛谵狂、舌绛脉结等,实属情理中事。治之自宜仿抵当法,破血逐热,惟其较之上证而言,病重而势缓,故稍变其制,改汤为丸,峻药缓图。

蓄血与蓄水,皆属下焦为病,其发病均是太阳表邪未解,随经入腑,是以两证病位相同,而病情相类。少腹胀满,是两证俱见之症,惟蓄血一证,邪与血结,故胀满而硬痛,病在血分而不及气分,故小便自利,此其候也。而蓄水一证,膀胱气化失职,水蓄不行,是以小便不利,为其必然见症,而其少腹胀满,多无硬痛之象。且蓄水证无邪热内盛之象,而蓄血证必有热瘀必结之征,是水邪、瘀血皆属实邪,而有寒热之别。仲景文中,每以小便利否,作为二证鉴别之眼目,而实则不仅限于此。127条附见于此,是欲明水饮之邪,亦当有别,其蓄于下者,小便不利而少腹苦急;停于中者,小便自利而心下悸动。表明即饮邪为患,亦有小便利否之异。是蓄血蓄水之辨,既当知其常,更应达其变,临证必以全面分析为原则,而不必因小便利否一症而自障眼目。

尤须注意的是,124条救里不及表之治疗,是表里先后原则之变例。前言“其外不解者,尚未可攻,当先解其外,外解已,但少腹急结者,乃可攻之”,此则“表证仍在”而径用抵当汤主之。一常一变,是辨证论治的原则性与灵活性之有机结合,颇堪玩味,值得借鉴。

【选注】

成无己:太阳,经也;膀胱,腑也。此太阳随经入腑者也。六七日邪气传里之时,脉微而沉,邪气在里之脉也。表证仍在者,则邪气犹浅,当结于胸中;若不结于胸中,其人发狂者,热结在膀胱也。经曰:热结膀胱,其人如狂。此发狂则热又深也。少腹硬满,小便不利者,为无血也;小便自利者,血证谛也,与抵当汤以下瘀血。

身黄脉沉结,少腹满,小便不利者,胃热发黄也,可与茵陈汤。身黄,脉沉结,少腹硬,小便自利,其人如狂者,非胃中瘀热,为热结下焦而为蓄血也,与抵当汤以下瘀血。

伤寒有热,少腹满,是蓄血于下焦。若热蓄津液不通,则小便不利。其热不蓄津液而蓄血不行,小便自利者,乃为蓄血,当与桃仁承气汤、抵当汤下之。然此无身黄屎黑,又无喜忘发狂,是未至于甚,故不可余快峻之药也,可与抵当丸,小可下之也。(《注解伤寒论·卷三》)

万密斋:夫风寒在表,宜以汗散,失汗则阳气下陷以入于里,寒变为热,结于膀胱。小便自利者,气行而血病也,其经多血,必为蓄血。上下证同小便不利者,气滞而津液不行也。津液不行复还于胃,胃者湿土,候在肌肉,湿热相合,必发黄也,茵陈蒿汤主之。按此证如狂者轻,发狂者重,何以同如狂证而用药,反有峻缓耶?盖桃仁承气汤中焦药也,乃蓄血在手太阳小肠,兼有表邪,里证尚微尔。抵当汤下焦药也,乃蓄血在足太阳膀胱,表入里,里证独急故耳。(《万氏家传伤寒摘锦·卷之上》)

尤在泾:此亦太阳热结膀胱之证。六七日,表证仍在而脉微沉者,病未离太阳之经而已入膀胱之府也。反不结胸、其人如狂者,热不在上而在下也。少腹硬满、小便自利者,不结于气而结于血也。下血则热随血去,故愈。所以然者,太阳,经也,膀胱,府也,太阳之邪,随经入里,与血俱结于膀胱,所谓经邪入府,亦谓之传本是也。

身黄、脉沉结、少腹硬,水病、血病皆得有之。但审其小便不利者,知水与热蓄,为无血而有水,五苓散证也。若小便自利、其人如狂者,乃热与血结,为无水而有血,抵当汤证也。设更与行水,则非其治矣。仲景以太阳热入膀胱,有水结、血结之分,故反复明辨如此。愚按此条(126条)证治,与前条大同,而变汤为丸,未详何谓,尝考其制抵当丸中,水蛭、虻虫减汤方三分之一,而所服之数,又居汤方十分之六,是缓急之分,不特在汤丸之故也。此其人必有不可不攻、而又有不可峻攻之势,如身不发黄,或脉不沉结之类,仲景特未明言耳。有志之士,当不徒求之语言文字中也。(《伤寒贯珠集·太阳斡旋法第三》)

丹波元坚:瘀血者,血失常度,瘀蓄下焦是也。盖邪热壅郁血中,则相搏为瘀。唯其瘀也,血即水类,故必就下,以结少腹焉。其证有结日浅而病势剧者,有结日深而病势慢者,治之之法,随而有别矣。结日浅而病势剧者,桃核承气汤证是也。盖从失汗、邪气内并所致,其结未紧,故热未敛,而势殊剧,所以此方亟逐利之也。结日深而病势慢者,抵当汤、丸证是也。大抵亦自失汗,而其结既紧,其热既敛,故势殆慢,所以专破溃之。但更有轻重,是以有汤丸之分矣。桃核之血,多结于得病之后;抵当之血,多结于得病之先,然未可一例而论也。要之病虽在下,均是属实,乃阳明之类变也。(《伤寒论述义·述坏病》)

秦之桢:看伤寒以手按其心下及两胁,渐至大小腹,但有硬处,当询其小便利否。若小便不利者,或是气结溺涩,非蓄血症。若小便自利,兼有身黄目黄、如狂喜忘、漱水不得下咽等症,即是蓄血,急以桃核承气汤、抵当汤下之。若小腹绕脐疼痛,口渴消水,大便不通,时有矢气,此非蓄血,乃是燥屎硬满。(《伤寒大白·卷二》)

【评述】上述诸家阐论充分,辨理明晰,足资参证。丹波元坚详辨蓄血证之轻重缓急,认为本证为阳明之类变,颇为精审。秦之桢立足临床,细推脉症,鉴别阳明腑实、蓄水、蓄血之异同,尤具指导意义。尤在泾于无字处求奥义,衍汤、丸之微妙,是活读仲景书之典范也。而万密斋"阳气下陷以入于里,寒变为热,结于膀胱"之语,概括了本证邪热形成机制,理解深刻;然其分经论药,凿分病位,则未免失之拘促。

【治法】破血逐瘀,泻热去实。

【方药】抵当汤方或抵当丸方。

【方义】本方以水蛭、虻虫破血逐瘀,攻坚散结;以大黄泻热导瘀,疏瀹邪之出路;更用桃仁之滑腻通利,既增水蛭、虻虫破血之力,复佐大黄下泻之功,是一箭双雕之法。诸药合用,峻散峻行,其功效之强,非桃核承气所能比肩。

汤者,荡也;丸者,缓也。此制剂之微妙,而显治法之圆活。若病重而势缓者,改汤为丸,复减其制,则于"有不可不攻、而又有不可峻攻之势"者,殊为妥帖。

【方论选】

成无己:苦走血,咸胜血,虻虫、水蛭之咸苦,以除蓄血。甘缓结,苦泻热,桃仁、大黄之苦,以下结势。(《注解伤寒论·卷三》)

柯韵伯:水蛭,虫之巧于饮血者也;虻,飞虫之猛于吮血者也。兹取水陆之善取血者攻之,同气相求耳。更佐桃仁之推陈致新,大黄之苦寒以荡涤邪热。名之曰抵当者,谓直抵其当攻之所也。若虽热而未狂,小腹满而未硬,宜小其制,为丸以缓治之。(《伤寒来苏集·伤寒附翼·太阳方总论》)

尤在泾:抵当汤中水蛭、虻虫食血去瘀之力,倍于芒硝,而又无桂枝之甘辛,甘草之甘缓,视桃仁承气汤为较峻矣。盖血自下者,其血易动,故宜缓剂,以去未尽之邪。瘀热在里者,其血难动,故须峻药以破固结之势也。(《伤寒贯珠集·太阳篇上》)

李培生等:本方为攻逐瘀血之峻剂。方中水蛭、虻虫逐恶血,破血积,配以大黄荡涤邪热,导瘀下行,更得桃仁之滑利,以活血行瘀,如此则破血逐瘀之力峻猛,其药力大大强于桃核承气汤。

抵当汤破血与攻下之力均猛,只在确认有瘀血的实证,才能用之。方后"不下更服",含有从小剂量开始之意,同时亦示人得下则止后服。年高体弱,或有内出血倾向者,当慎用;正在出血者及孕妇忌用。(《高等中医院校教学参考丛书·伤寒论·辨太阳病脉证并治》)

【点评】成无己以性味理论阐述本方功效,义理明晰;而柯韵伯取类比象之解释,生动活泼,易于理解。尤在泾则从药物组成之异同,推演本方与桃核承气汤之功力峻缓;李培生等人于本方功效与运用注意事项,论述详尽,更具临床指导意义。

【临床应用】

(1)张仲景对本方的应用

①用于太阳蓄血之如狂发狂者,如124、125条。

②用治阳明蓄血之喜忘便黑者,如237条。

③用治妇人血瘀经闭者,如《金匮要略·妇人杂病脉证并治》。

(2)后世医家对本方的应用

①《方极》:抵当汤、抵当丸,治瘀血者。凡有瘀血者二焉:少腹硬满、小便快利者,一也;腹不满,其人言我满者,二也。急则以汤,缓者以丸。

②《方机》:抵当汤,治小腹硬满、小便自利、发狂者;喜忘、大便硬、反易通、色黑者;脉浮数而善饥、大便不通者;经水不利者。

③《类聚方广义》:堕扑折伤、瘀血凝滞、心腹胀满、二便不通者;经闭、少腹硬满、或眼目赤肿疼痛、不能瞻视者;经水闭滞、腹底有、腹皮见青筋者,并宜此方。若不能煮服者,为丸,以温酒送下,亦佳。

余家用此方,取右四味,为末,炼蜜和,分为八丸,以温酒咀嚼下,日服二丸,四日服尽;不能酒服者,白汤送下。

产后恶露不尽,凝结为块,为宿病人,平素虽用药,难收其效,当须再妊分娩后,用此方,不过十日,其块尽消。

(3)现代应用:本方作为破血逐瘀、泻热通下之峻剂,临床运用较为慎重,因之大样本临床观察报道甚为罕见,而以个案报道占主导地位。而涉及病种有急慢性前列腺炎、痛经、黄疸、产后栓塞性静脉炎、习惯性便秘等。日本杵渊彰等通过对日本汉方医学文献有关资料分析,认为本方所主之证,以30岁左右的女性最为多见,出现的症状多数与流产、月经不调有关[30]。

选择子宫内膜异位症患者52例,采用中药抵当汤加味治疗;西药对照组38例口服丹那唑治疗;观察两组疗效。结果中药治疗组总有效率为96.15%,西药对照组为76.32%,两组疗效差异显著[31]。

将76例急性脑出血患者随机分为治疗组和对照组,两组均予西医常规处理,治疗组加用抵当汤合五苓散加味汤剂口服或鼻饲。结果治疗组临床综合疗效及患者日常生活能力改善、颅内血肿吸收方面均优于对照组[32]。

以抵当汤为主合四妙勇安汤加味治疗下肢深静脉血栓形成的患者19例,取得了满意的疗效[33]。

将60例早期糖尿病肾病患者平均分为2组,对照组予常规西药治疗,治疗组在服用常规西药的基础上,加服抵当汤改良口服液,疗程8周,观察两组疗效。结果治疗组在降低早期糖尿病肾病患者的微白蛋白尿、改善内生肌酐清除率方面优于对照组,并能降低血糖、糖基化血红蛋白,调节脂代谢,保护血管内皮细胞功能[34]。

采用抵当汤加味(生大黄、炒水蛭、炒虻虫、桃仁、穿山甲)加减治疗前列腺肥大40例,总有效率95%,提示本方法对本病有清热化瘀、散结消肿之功效[35]。

(4)医案选录

1)痛经:郭某,女,37岁。素有痛经病史10余年,经前腹痛,连及腰背,经色紫黯,夹有瘀块,淋漓不畅,少腹硬满拒按,舌质有瘀斑,苔黄少津,脉象弦数。此为瘀血之重证。处以:水蛭、大黄、桃仁各15g,虻虫4.5g。煎服后下瘀紫之血,少腹硬满疼痛减轻。续服4剂而愈。(《上海中医药杂志》,1981,(5):26)

2)周姓少女,住小南门,年约十八九,经事三月未行,面色萎黄,少腹微胀,证似干血劳初起。因嘱其吞服大黄䗪虫丸,每服三钱,日三次,尽月可愈。自是之后,遂不复来,意其差矣。越三月,忽一中年妇人扶一女子来请医。顾视其女,面颊以下几瘦不成人,背驼腹胀,两手自按,呻吟不绝。余怪而问之,病已至此,何不早治?妇泣而告曰:此吾女也,三月之前,曾就诊于先生,先生令服丸药,今腹胀加,四肢日削,背骨突出,经仍不行,故再求诊!余闻而骇然,深悔前药之误。然病已奄奄,尤不能不一尽心力。第察其情状,皮骨仅存,少腹胀硬,重按痛益甚。此瘀积内结,不攻其瘀,病焉能除?又虑其元气已伤,恐不胜攻,思先补之。然补能恋邪,尤为不可。于是决以抵当汤予之。虻虫一钱,水蛭一钱,大黄五钱,桃仁五十粒。明日母女复偕来,知女下黑瘀甚多,胀减痛平。惟脉虚甚,不宜再下,乃以生地、黄芪、当归、潞党、川芎、白芍、陈皮、茺蔚子活血行气,导其瘀积。一剂之后,遂不复来。后六年,值于途,已生子,年四五岁矣。(《经方实验录·抵当汤证其一》)

3)某姓男子,少腹胀痛,小便清长,且目不识物。论证确为蓄血,而心窃疑之。乃姑投以桃核承气汤,服后片时,即下黑粪,而病证如故。再投二剂,加重其量,病又依然,心更惊奇。因思此证若非蓄血,服下药三剂,亦宜变成坏病。若果属是证,何以不见少差,此必药轻病重之故也。时门人章次公在侧,曰:与抵当丸何如?余曰:考其证,非轻剂可瘳,乃决以抵当汤下之。服后,黑粪挟宿血齐下。更进一剂,病者即能伏榻静卧,腹胀平,痛亦安。知药已中病,仍以前方减轻其量,计虻虫二钱,水蛭钱半,桃仁五钱,川军五钱。后复减至虻虫水蛭各四分,桃仁川军各钱半。由章次公调理而愈。后更询诸病者,盖尝因劳力负重,致血凝而结成蓄血证也。(《经方实验录·抵当汤证其二》)

4)无锡华宗海之母经停十月,腹不甚大而胀,始由丁医用疏气行血药,即不觉胀满。饮食如常人。经西医考验,则谓腹中有胎,为腐败之物压住,不得长大。欲攻而去之,势必伤胎。宗海邀余赴锡诊之,脉涩不滑,不类妊娠。当晚与丁医商进桃核承气汤,晨起下白物如胶痰。更进抵当汤,下白物更多。胀满悉除,而腹忽大。月余,生一女,母子俱安。(《经方实验录·抵当汤证其三》)

【按语】本方作为破血峻剂,历代医家临证之际,皆极为慎重,每以桃核承气汤加减取代之,故其临床记录较为少见。观曹颖甫三案,令人心折,此非大智大勇、胆识超众者,不能为之。是经方大家之誉,名实符焉。

【现代研究】唐凯观察了抵当汤、桃核承气汤及单味水蛭对模型大鼠血液流变性及血脂的影响,结果表明,抵当汤对血液流变性及血脂的作用明显优于桃核承气汤,其药物选择及组合之合理,亦可略窥一斑[36]。

抵当汤改良方具有较好的抗家兔实验性动脉粥样硬化效应,其作用机制与其调节脂代谢、抗氧化损伤、阻抑泡沫细胞的凋亡等有关[37]。对家兔实验性 PTCA 术后再狭窄模型,抵当汤改良方能有效降低血清 TC 等含量,提高血 SOD 活性及 NO 水平,降低血 MDA 含量及 ET 浓度,降低主动脉病变血管处平滑肌细胞 PCNA 的表达[38]。

抵当汤可降低高血压脑出血风痰瘀阻型、肝阳暴亢型、痰热腑实型患者促炎性因子,提高抗炎性因子(IL-10)水平,从而减少炎症反应[39]。加味抵当汤为主治疗,可改善脑出血多脏器功能不全动物模型的多项观察指标,并提高其治疗有效率[40]。抵当汤灌胃给药可显著改善亚急性衰老小鼠和老年大鼠的学习记忆能力,提高血清和大脑皮层组织超氧化物歧化酶活力,降低血清和大脑皮质丙二醛含量,抑制亚急性衰老小鼠胸腺指数的下降,改善老年大鼠血液流变学和微循环[41]。抵当汤具有与 NOS 抑制剂相似的作用,通过抑制 ICH 后脑组织中 nNOSmRNA 的表达而产生脑保护作用[42]。

有学者就本方改善胰岛素抵抗方面的机制作了系列探索,认为本方加减方能改善胰岛素抵抗,其机制可能与肝脏、骨骼肌、脂肪组织中胰岛素受体等基因表达有关。检测肝脏 In-RmRNA、PPAR γ mRNA 和骨骼肌 GLUT4mRNA、PPAR γ mRNA 的表达。结果:加减抵当汤高、中剂量能明显降低 IR 大鼠的 FINS 和 ISI,血 TC、TG 和 LDL-C 水平,改善血液流变学指标,上调 IR 大鼠肝脏 InRmRNA 和骨骼肌、GLUT4mRNA 的表达。结论:加减抵当汤能改善 IR,上调 InRmRNA、GLUT4mRNA 的表达可能是其作用机制之一[43]。

用本方化裁治疗肿瘤,其临床疗效较为确切。实验研究亦表明,本方抗肿瘤有其客观基础。研究者用 MTT 法研究抵当汤及分别加入柴胡、桂枝、黄芪 3 个加味方汤剂对人乳腺癌 MCF-7 细胞、人结肠癌 HCT-28 细胞、人肝癌 HepG-2 细胞的生长抑制作用,结果抵当汤对 MCF-7、HepG-2 细胞有明显的生长抑制作用($P<0.01$),分别加入柴胡、桂枝、黄芪 3 个加味方汤剂对 3 种癌细胞生长抑制作用有明显提高($P<0.01$);4 种汤剂在 72h 内对 MCF-7、HCT-28 细胞的毒性呈时间依赖性,IC_{50} 值在加味方后显著降低,加入柴胡、桂枝方 IC_{50} 值可减少至原方的 0.79 倍至 0.25 倍[44]。另一研究成果表明,抵当汤化裁方能抑制 S180 荷瘤小鼠肿瘤的生长,并能缓解和改善 S180 荷瘤小鼠免疫力低下和免疫紊乱状态,其中以高剂量组疗效最佳[45]。

参 考 文 献

[1] 陈文娟,杨劲松,钟妙文.加味桃核承气汤治疗糖尿病并发脑梗死 48 例[J].中西医结合心脑血管病杂志,2006,4(3):14-19.

[2] 潘金辉,黄坚.桃核承气汤治疗急性脑卒中 83 例[J].辽宁中医杂志,2001,28(4):210.

[3] 王昊.桃核承气汤加减治疗肝性脑病 80 例[J].中医研究,2008,(3):,43-44.

[4] 傅书勤,刘文普,董运科,等.桃核承气汤在治疗"流行性出血热"中的应用[J].国医论坛,1986,(2):25.

[5] 贾孟辉,于晓宁,贺晓慧.桃核承气汤加味治疗高脂血症 43 例疗效观察[J].宁夏医学院学报,2008,30(2):249-251.

[6] 任青松.桃核承气汤治疗产后引起的下肢深静脉血栓形成 58 例[J].中国中医急症,2007,16(11):1418-1419.

[7] 刘昌华.桃仁承气汤治疗小儿特发性血尿 22 例[J].湖北中医杂志,1987,(5):42.

[8] 刘国强.桃仁承气汤治疗慢性肾盂肾炎 46 例[J].吉林中医药,1986,(4):10.

[9] 王廷春,范冠杰,欧翠柳.加味桃核承气汤治疗糖尿病肾病 138 例临床观察[J].国医论坛,2000,15(2):10-12.

[10] 井上雅晴.桃核承气汤治疗乳腺病的效果[J].日本东洋医学杂志,1992,(4):15.

[11] 王广见,王淑瑞.桃核承气汤加味治疗经行发热 80 例[J].山东中医杂志,1996,15(1):19.

[12] 黄西戎,邱小平.桃核承气汤对子宫内膜异位症的治疗作用[J].中医药临床杂志,2007,19(3):231-232.

[13] 杨波,黎海莉,张军,等.桃核承气汤化裁辅助西医治疗对卵巢上皮性癌患者血清 CA125 水平及化疗副作用的影响[J].河北中医,2006,28(8):566-568.

[14] 王学军,桃核承气汤为主治疗粘连性肠梗阻 64 例报告[J].甘肃中医,2003,16(10):24.

[15] 王如高.桃核承气汤加味治疗急性胰腺炎 60 例疗效观察[J].山西中医,2001,(2):17.

[16] 游开泓.桃核承气汤治疗肝血卟啉病 35 例报告[J].中医杂志,1987,(5):36.

[17] 马富忠.桃核承气汤合五苓散治疗肝硬化腹水 38 例[J].陕西中医,2001,22(1):4.

[18] 熊曼琪,吴清如.加味桃核承气汤(片)治疗糖尿病临床疗效观察[J].新中医,1988,(4):53.

[19] 谢华,马越鸣,张晓晨,等.桃核承气汤对动物血栓形成及血小板聚集的影响[J].中成药,2006,28(11):1631-1634.

[20] 高欣杰,孔丽娅,王德军,等.桃核承气汤对热瘀大鼠模型血液流变学和凝血指标的影响[J].浙江中医学院学报,2003,27(6):56-58.

[21] 程梦琳,邱明义,陶春晖,等.桃核承气汤对大鼠肠缺血再灌注损伤血清 IL-4、IL-6,IL-10 及 TNF-α 的影响[J].湖北中医杂志,2007,29(5):10-12.

[22] 何赛萍,徐莉.桃核承气汤对蓄血证大鼠血管内皮细胞保护作用的实验研究[J].中医研究,2008,21(4):11-14.

[23] 孙文斌,徐莉,何赛萍.桃核承气汤对蓄血证大鼠血管 MMP-2,TIMP-2 基因表达的影响[J].浙江中医药大学学报,2008,32(1):38-40.

[24] 储全根,李赛美,莫伟,等.加味桃核承气汤及其不同提取物对糖尿病大鼠心肌细胞钙转运的影响[J].中国中医药信息杂志,2006,13(6):43-45.

[25] 李赛美,储全根,莫伟,等.加味桃核承气汤及其提取物对糖尿病大鼠主动脉弓超微结构的影响[J].广州中医药大学学报,2005,22(2):134-137.

[26] 杨琴芳,许毅,秦峰.桃核承气汤对大鼠脑出血急性期 Bcl-2、Bax 蛋白表达的影响[J].南京中医药大学学报,2009,25(4):281-282.

[27] 赖东渊,翁宜君,郭薇雯,等.桃核承气汤改善四氯化碳诱导的大鼠肝损伤[J].中西医结合学报,

2010,(1):49-55.

[28] 赵雪莹,李冀.桃核承气汤及其拆方对单侧输尿管梗阻大鼠 LN、ColⅣ影响的实验研究[J].中医药信息,2007,24(4):33-35.

[29] 张国梁,熊曼琪.加味桃核承气汤降糖作用机制的初步探讨[J].中国医药学报,1991,(2):28.

[30] 杵渊彰.抵当丸的探讨[J].国外医学文摘·中医中药分册,1987,(9):15.

[31] 曾继保,王涛,许爱凤.抵当汤加味治疗子宫内膜异位症临床分析[J].辽宁中医药大学学报,2008,(3):88.

[32] 袁丹桂,徐成森,卢泓,等.抵当汤合五苓散加味治疗急性脑出血疗效观察[J].中国中医急症,2005,(2):112-113.

[33] 马建波.抵当汤合四妙勇安汤治疗下肢深静脉血栓形成 19 例[J].北京中医,2003,(2):31.

[34] 张又云,黄河清.抵当汤改良方治疗早期糖尿病肾病的研究[J].现代中西医结合杂志,2002,(21):2091-2092.

[35] 华刚.抵当汤加味治疗前列腺肥大 40 例[J].陕西中医,2004,(12):1087-1088.

[36] 唐凯.抵当汤等对血液流变性异常大鼠模型的影响[J].浙江中医杂志,1988,(7):319.

[37] 黄河清,刘培庆,黄民.抵当汤改良方抗家兔实验性动脉粥样硬化效应及机制初探[J].中国药理学通报,2003,(5):590-593.

[38] 黄河清,吴伟康,王清海,等.抵当汤改良方抗家兔实验性 PTCA 术后再狭窄的作用机制[J].中国中医基础医学杂志,2001,(11):36.

[39] 张海,郭太明,王砚强,等.抵当汤对高血压脑出血(急性期)患者细胞因子的影响[J].辽宁中医杂志,2009,(9):38.

[40] 佟丽妍,侯群,戚观树.加味抵当汤治疗脑出血多脏器功能不全的实验研究[J].中国中医药科技,2007,(5):320-323.

[41] 夏卫军,金妙文,张莉.抵当汤治疗老年期血管性痴呆的实验研究[J].中药药理与临床,2000,(4):6-8.

[42] 刘韶华,吴颢昕,姜亚军,等.大鼠脑出血早期脑组织神经元型一氧化氮合酶 mRNA 表达及中药抵当汤干预对其的影响[J].临床神经病学杂志,2005,(6):436-439.

[43] 钱俊文,柴可夫.加减抵当汤防治大鼠胰岛素抵抗的疗效和机制研究[J].中国中医药科技,2007,(6):396-397.

[44] 施华平,孙敏捷,郁红礼,等.抵当汤及其加味方体外抗肿瘤活性研究[J].南京中医药大学学报,2010,(4):52.

[45] 姜波,艾华.抵当汤化裁方对荷瘤小鼠抑瘤作用及对 T 淋巴细胞亚群的影响[J].吉林中医药,2008,(2):147-148.

（万晓刚）

第三章
辨太阳病脉证并治（下）

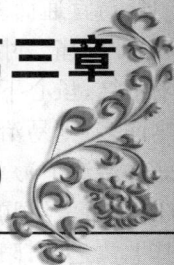

第一节　结胸与脏结的比较（128～130）

【原文】

問曰：病有結胸[1]，有藏結[2]，其狀何如？答曰：按之痛，寸脈浮，關脈沉，名曰結胸也。(128)

何為藏結？答曰：如結胸狀，飲食如故，時時下利，寸脈浮，關脈小細沉緊，名曰藏結。舌上白胎滑者，難治。(129)

藏結無陽證，不往來寒熱，一云寒而不熱。其人反靜，舌上胎滑者，不可攻也。(130)

【词解】

(1) 结胸：证候名，是有形之邪结于胸膈，以胸脘部疼痛为主症的一种病证。

(2) 藏结：藏，通"脏"。脏结，证候名，其证与结胸相似，但病变性质不同，是脏气虚衰，阴寒凝结的一种病证。

【提要】 结胸与脏结的病机以及脏结的临床表现与预后。

【释义】 结胸与脏结症状相似，均有胸脘部硬满疼痛，但结胸为邪气内陷，有形之邪结于胸膈，属实证、阳证；脏结多为正气不足，脏气极虚，又有寒实病邪内结，属虚中夹实，属阴证。128 条主要从脉证、病机、治法等方面，对结胸与脏结进行比较。首先比较脉象，在描述具体脉象时，借脉以论病机。"寸脉浮，关脉沉"是结胸的主脉。寸脉以候上，寸脉浮说明胸中邪实；关脉以候中，关脉沉说明痰水结于心下。寸浮关沉的脉象，是有形实邪结于胸膈之象。脏结证"寸脉浮，关脉小细沉紧"。寸脉浮、关脉沉紧似与结胸同，但其关部还兼见小细，此又与结胸大不相同。脉见小细，主正气不足，气血两虚。因此，脏结证寸脉浮乃阳虚于上，必按之无力；关脉小细沉紧，主正气衰微，寒实于里，为虚实错杂之证。其次比较两者的见证。结胸与脏结均有实邪结聚胸膈，表现胸脘部硬满疼痛，但结胸多为实热病邪结聚，故有发热；而脏结为寒实病邪内结，故一般不发热。结胸证里有热，故见烦躁且舌燥苔黄；脏结证表里均无热，且阳气衰弱，无力与邪抗争，故其人反静。阳虚寒凝，津液不化，故舌苔白滑。又结胸热实，壅滞于胸膈，连及胃腑，致腑气不通，胃气不降，以理推之，当不能食、不大便；而脏结证邪结在脏，胃腑无实邪阻滞，故受纳尚可（饮食如故）。此虽尚且能食，但因阳虚不运，水谷不别，所以"时时下利"。再其次，可以推论，结胸证可攻，脏结证不可攻。盖脏结者，正虚邪实，纯于补正，则有碍邪实；纯于攻邪，则正气更虚，故云难治，然温脏祛寒散结之法，当属可取。

【选注】

成无己：结胸者，邪结在胸；脏结者，邪结在脏。二者皆下后邪气乘虚入里所致。下后邪气入里，与阳相结者为结胸，以阳受气于胸中故尔；与阴相结者为脏结，以阴受之，则入五脏故尔。气与宜通而塞,故痛。邪结阳分,则阴气不得上通;邪结阴分,则阳气不得下通。是二者,皆心下硬痛。寸脉浮,关脉沉,知邪结在阳也;寸脉浮,关脉小细沉紧,知邪结在阴也。阴结而阳不结,虽心下结痛,饮食亦自如,故阴气乘肠虚而下,故时时自下利。阴得阳则解,脏结得热证多,则易治。舌上白胎滑者,邪气结胸中亦寒,故云难治。(《注解伤寒论·辨太阳病脉证并治法下》)

汪苓友:夫结胸、脏结何以云太阳病,以两者皆太阳病误下所致也。盖结胸病,始因误下而伤其上焦之阳,阳气既伤,则风寒之邪乘虚而入,上结于胸。按之则痛者,胸中实也。寸浮关沉者,风与寒气相结而为实之证也,若脏结病则不然,其始亦因误下而伤其中焦之阴,阴血既伤,则风寒之邪亦乘虚而入,内结于脏。(《伤寒论辨证广注·辨太阳病脉证并治法下》)

尤在泾:此设为问答,以辨结胸脏结之异,结胸者,邪结胸中,按之则痛;脏结者,邪结肠间,按之亦痛。如结胸者,谓如结胸之按而痛也。然胸高而脏下,胸阳而脏阴,病状虽同,而所处之位则不同,是以结胸不能食,脏结则饮食如故。结胸不必下利,脏结则时时下利。结胸关脉沉,脏结则更小细而紧,而其病之从表入里,与表犹未尽之故,则又无不同,故结胸脏结,其寸脉俱浮也。舌上白胎滑者,在里之阳不振,入结之邪已深,结邪非攻不去,而脏虚又不可攻,故曰难治。(《伤寒贯珠集·太阳篇下》)

柯韵伯:结胸是阳邪下陷,尚有阳症见于外,故脉虽沉紧,有可下之理。脏结是积渐凝结而为阴,五脏之阳已竭也,外无烦躁潮热之阳,舌无黄黑芒刺之苔,虽有硬满之症,慎不可攻,理中四逆辈温之,尚有可生之义。(《伤寒来苏集·伤寒论注·陷胸汤证》)

【评述】诸家用对比的形式,分析、注释结胸、脏结两证,说理明晰通畅,异同基本一致。成、尤二人认为脏结本属阴寒之证,白苔属寒,滑为阴寒更甚,正虚邪实,故为难治。柯韵伯则提出用理中四逆辈温之,可供参考。

第二节　结胸证治(131～141)

一、大结胸证治(131～137)

(一)大结胸的病机与证治(131、134、135)

【原文】

病發於陽,而反下之,熱入因作結胸;病發於陰,而反下之,一作汗出。因作痞[1]也。所以成結胸者,以下之太早故也。結胸者,項亦强,如柔痓狀[2],下之則和,宜大陷胸丸。(131)

大黃半斤　葶藶子半升,熬　芒消半升　杏仁半升,去皮尖,熬黑

上四味,擣篩二味,內杏仁、芒消,合研如脂,和散。取如彈丸一枚,別擣甘遂末一錢匕,白蜜二合,水二升,煮取一升。溫頓服之,一宿乃下,如不下,更服,取下為效。禁如藥法。

太陽病,脈浮而動數[3],浮則為風,數則為熱,動則為痛,數則為虛,頭痛發熱,微盜汗出,而反惡寒者,表未解也。醫反下之,動數變遲,膈內拒痛,一云頭痛即眩。胃中空虛,客氣動[4]膈,短氣躁煩,心中懊憹,陽氣[5]內陷,心下因鞕,則為結胸,大陷胸湯主之。若不結胸,但頭汗出,餘處無汗,劑頸而還,小便不利,身必發黃。大陷胸湯。(134)

大黃六兩,去皮　芒消一升　甘遂一錢匕

上三味,以水六升,先煮大黃,取二升,去滓,內芒消,煮一兩沸,內甘遂末。溫服一升,得快利,止後服。

伤寒六七日,结胸热实,脉沉而紧,心下痛,按之石鞕者,大陷胸汤主之。(135)

【词解】

(1)痞:此指证候名,即痞证,是无形之邪内阻,中焦升降失常,气机痞塞所致。痞证的特点是心下痞闷不舒,但满而不痛,按之柔软。

(2)柔痉:《玉函》卷三作"痓"。痉是以项背强直、角弓反张为主症的疾病。有汗的叫柔痉,无汗的叫刚痉。

(3)动:脉见于关上,其形如豆,滑数有力,脉体较短,无头无尾。主痛,又主惊。

(4)客气:即邪气,因从外来,故称客气。

(5)阳气:此处指表邪言,不是指正气。

【提要】 结胸与痞证的成因及大结胸证的病机与证治。

【释义】 结胸与痞证都是因表证误下,表邪内陷所致。胃阳素旺,体质较强者,若兼有水饮留滞,患表证而误下之后,邪热内陷与水饮相搏,结于胸胁而成结胸证。胃阳不足,体质较弱者,患表证误下之后,胃气愈伤,邪气内陷,或化热,或寒热夹杂,结于心下,使中焦升降失常,气机痞塞,形成痞证。论结胸言"热入",是指因误下表邪化热内陷;言"下之太早",是指虽有水饮停滞,但因表证未解,下之太早,可引邪深入。而痞证本不应下,故无早晚可言,亦无热入之说。但在临床上,结胸证有因误下形成者,亦有不因误治,病邪传变而成者。

大结胸证,水热互结于胸胁,以心下硬痛为主症,属热实结胸,治疗以攻下结聚为主。根据结聚的程度与病位,可分别选用大陷胸丸与大陷胸汤。若水热互结,病位偏高,邪阻津液失于濡润,使上部经脉不利,则可致头项强直,甚或角弓反张。同时因胸膈水热郁蒸,而有发热汗出,所谓"如柔痉状"。此属大结胸之不典型,治当用大陷胸丸攻下水热之邪,水热一去,胸满自消,项强亦除,故云"下之则和"。

典型的大结胸证,临床表现是"脉沉而紧,心下痛,按之石硬",称为"结胸三证",反映了大结胸证热实之特点。沉脉以候里,主病水;紧脉为实,主痛,故脉沉而紧是热实结胸之脉。根据结聚的范围与程度,疼痛可能只限于心下,也可能牵连整个腹部。疼痛部位触之有坚硬、胀满、紧张之感,且疼痛拒按。此外当有便秘、心中懊憹、短气烦躁、舌燥、但头汗出等。治当峻下逐水,泻热破结,方用大陷胸汤。

【选注】

钱天来:此论结胸与痞之所由作,乃痞结之纲领也。发于阳者,邪在阳经之谓也;发于阴者,邪在阴经之谓也。反下之者,不当下而下也。两反下之其义迥别,一则以表邪未解而曰反下,一则以始终不可下而曰反下也。因者,因误下之虚也。结胸则言热入者,以发热恶寒,表邪未解,误下则热邪乘虚陷入而为结胸。以热邪实于里,故以大小陷胸攻之。痞不言热入者,盖不必言,亦难言之也。其不必言者何?阴病本属无阳,一误下之,则阳气愈虚,阴邪愈盛,客气上逆,即因之而为痞硬……曰如柔痉状,所以结胸之汗出,不恶寒者也。以结胸而状如柔痉之汗出不恶寒,其无表证而宜下可知,故曰下之则和。(《伤寒溯源集·结胸心下痞》)

喻嘉言:动数变迟,三十六字,形容结胸之状殆尽。盖动数为欲传之脉,而变迟则力绵势缓而不能传,且有结而难开之象。膈中之气,与外入之邪,两相格斗,故为拒痛。胃中水谷所生之精华,因误下而致空虚,则不能借之以冲开外邪,反为外邪冲动其膈。于是正气往返邪逼之界,觉短气不足以息,更躁烦有加,于是神明不安……无端而生懊憹,凡此皆阳邪内陷所致。(《尚论篇·太阳经中篇》)

程郊倩:结胸一证,虽曰阳邪陷入,然"阴阳"二字从虚实寒热上区别,非从中风伤寒上区别。表热盛实转入胃府，则为阳明证；表热盛实不转入胃府，而陷入膈，则为结胸证，故不必误下始成。伤寒六七日，有竟成结胸者，以热已成实而填塞在胸也。脉沉紧，心下痛，按之石硬，知邪热聚于此一处矣。不因下而成结胸者，必其人胸有燥邪，以失汗而表邪合之遂成里实。此处之紧脉以痛得之，不作寒断。（《伤寒论后条辨·辨太阳病脉证》）

汪苓友：或问脉沉紧，焉知非寒实结胸？答曰：胸中者，阳气之所聚也。邪热当胸而结，直至心下，石硬且痛，则脉不但沉紧，甚至有伏而不见者，乌可以脉沉紧为非热耶？大抵辨结胸之法，但当凭证最为有准。（《伤寒论辨证广注·辨太阳病脉证并治法下》）

吴坤安：结胸又有不因误下而成者。如论云，伤寒六七日，结胸热实，脉沉而紧，心下痛，按之石硬者，大陷胸汤主之是也。此不云下早，但云热实，乃伤寒实邪传里，不因误下而自结聚于胸者也。（《伤寒指掌·卷三·伤寒变症》）

【评述】对结胸形成的机制，诸家论述均较详细，且各有独到之处。钱天来"发于阳者，邪在阳经"，"发于阴者，邪在阴经"之说较为片面，但指出结胸与痞证"两反下之，其义迥别，一则以表邪未解而曰反下，一则以始终不可下而曰反下也"，深得要领。喻嘉言从动数变迟三十六字，分析结胸成因。程郊倩指出"阴阳"二字应从虚实寒热上区别，同时指出结胸有"不因下而成结胸者"，"此处之紧脉以痛得之，不作寒断"，可谓卓见。吴坤安亦指出结胸有不因误下，乃伤寒实邪传里，自结于胸而成者。汪苓友指出"辨结胸之法，但当凭证最为准"，此说甚是，从此引申，"结胸热实"赅脉证而言为大结胸之辨证眼目。

【治法】

（1）逐水破结，峻药缓图。

（2）泻热逐水破结。

【方药】

（1）大陷胸丸方。

（2）大陷胸汤方。

【方义】大陷胸丸用大黄、葶苈子研末；杏仁、芒硝合研如脂，然后合和二者为丸，如弹丸大，取一丸，与甘遂末一钱匕，白蜜二合，加水二升，煮取一升，趁温连药渣服下。方中甘遂峻逐水饮，破其结滞，为主药。大黄、芒硝泻热破结，以荡实泻热，使泻下作用更为全面，但用量不大，为峻药轻用之法。葶苈、杏仁泻肺利气，使肺气开豁，水之上源通畅，其凝结于高位之邪随之泻下，荡涤无余。加白蜜可减缓甘遂峻猛之性，使攻下不致过猛，而缓缓发挥作用，达到峻药缓攻，以攻为和之目的。

大陷胸汤由大黄、芒硝、甘遂 3 味药组成。方中甘遂峻逐水饮，用量为一钱匕。大黄泻热荡实，芒硝软坚破结。其中大黄六两，为大承气汤中大黄用量之 1.5 倍；芒硝一升是大承气汤用量的 3 倍多，是调胃承气汤中芒硝用量的 1 倍，故能峻下逐水，泻热破结。以方测证，可知大结胸证结聚严重，证情危急。此方煎服法：先煮大黄，去滓，后内芒硝，待溶化后，用药汁送服甘遂末。因本方泻下峻猛，故应中病即止，不可过服，免伤正气，所谓"得快利，止后服"。方名所以称陷胸者，如成无己所说："结胸为高邪，陷下以平之，故治结胸曰陷胸汤"。

【方论选】

成无己：结胸为高邪，陷下以平之，故治结胸曰陷胸汤。甘遂味苦性寒，苦性泄，寒胜热，虽曰泄热，而又能直达陷胸破结，非直达者不能透，是以甘遂为君；芒硝味咸性寒，《内经》曰"咸味下泄为阴"，又曰"咸以软之"，气坚者以咸软之，热胜者以寒消之，是以芒硝为臣；大黄味苦性寒,将军也,荡涤邪寇,除去不平,将军之功也,陷胸涤热,是以大黄为使。利药之中此为峻剂,伤寒诸恶,结胸为甚,非此汤不能通利之,剂大而数少,取其迅疾分解结邪,此奇方之制也。(《伤寒明理论·卷四》)

方有执:大黄、芒硝、甘遂前有之矣(指大陷胸方解),葶苈有逐饮之能,杏仁以下气为用,白蜜甘而润,导滞最为良,名虽曰丸,犹之散耳,较之于汤,力有加焉。(《伤寒论条辨·辨太阳病脉证并治上》)

尤在泾:与葶苈之苦,甘遂之辛,以破结饮而泄气闭;杏仁之辛,白蜜之甘,以缓下趋之势,而去上膈之邪;其芒硝、大黄,则资其软坚荡实之能……汤者荡也,荡涤邪秽,欲使其速下也。丸者,缓也,和理脏腑,不欲其速下也。大陷胸丸,以荡涤之体,为和缓之用,盖以其邪结在胸,而至如柔痉状,则非峻药不能逐之,而又不可以急剂一下而尽,故变汤为丸,煮而并渣服之,乃峻药缓用之法。峻则能胜破坚荡实之任,缓则能尽际上迄下之邪也。(《伤寒贯珠集·太阳篇下》)

【点评】诸家之注,阐述了大陷胸汤与大陷胸丸2方之方义与功效,有理有据,明晰通畅。惟方有执"名虽为丸,犹之散耳,较之于汤,力有加焉"之说,与经义不符。

【临床应用】

(1)后世医家对本方的应用

①《伤寒总病论》:虚弱家不耐大陷胸汤,即以大陷胸丸下之。

②《医宗金鉴·删补名医方论》:大陷胸丸,治水肿、肠澼,初起形气俱实者。

③《方函口诀》:大陷胸汤为热实结胸之主药,其他胸痛剧者有特效。

(2)现代应用

①消化系统:本方现代主要用于治疗胰腺炎。贾大谊[1]将大陷胸汤改为散剂小量冲服,治疗局限性腹膜炎,取得满意疗效。作者指出:此种用法仅适用于实证、热证之腹膜炎,如虚寒症则不相宜。许辅端[2]联合大陷胸汤多途径治疗重症急性胰腺炎20例,取得满意疗效。作者体会:大陷胸汤通腑泻热,通里攻下是治疗急性胰腺炎的基本原则。有效的通里攻下,可以明显减轻患者腹胀,减轻胰酶血症,消除肠源性内毒素,保护肠道的机械屏障、免疫屏障和生物屏障,抑制肠道细菌移位,减少感染的脓肿形成。何国华[3]运用中西药物及方法治疗重症胰腺炎30例,取得满意疗效。作者指出:本病系各种因素致肝胆气滞血瘀。湿阻中焦,肝胆疏泄不畅;胆郁气逆,胃失和降,脾失健运而出现脾胃湿热之候。进一步则正虚邪陷,热毒传入营血,脾胃热盛,胃热化火,迫血妄行,甚至亡阴亡阳。治疗上宜用釜底抽薪法,以"通里攻下,清热解毒,疏肝理气"为法,用复方大柴胡汤合大陷胸汤,同时重用大黄,强调通里攻下以提高疗效。

②呼吸系统:刘峥[4]报道运用18Fr 30mm双腔气囊型乳胶导尿管代替普通胸腔引流管,小切口(约0.5cm)置入胸腔。同时给予中药大陷胸丸加减(生大黄6g,葶苈子10g,杏仁10g,芒硝6g,瓜蒌20g,沙参15g,黄芪30g)内服,治疗自发性气胸50例。同时设对照组25例,对照组给予常规胸腔闭式引流术,绝对卧床、吸氧、积极治疗基础疾病等措施。结果:治疗组肺完全复张时间1～5天,平均3天,治愈25例,无皮下气肿、切口感染等并发症发生,平均住院时间6天。对照组肺完全复张时间2～10天,平均6天,治愈24例,1例因10天后仍肺不复张而转胸外科治疗,发生皮下肿3例,占12％,平均住院日11天。

③其他:李心机[5]认为:结胸即胸结。胸不当结而结,所以结胸证有胸痛症状,有胸胁坚硬症状和胸胁下满症状。

（3）医案选录

1）大结胸证：曹颖甫治陈孩，年14，一日忽得病，邀余出诊，脉洪大，大热，口渴，自汗，右足不得屈伸，病属阳明，然口虽渴，终日不欲饮水，胸部如塞，按之似痛，不胀不硬，又类悬饮内痛，大便五六日不通，上湿下燥，于此可见，且太阳之湿内入胸膈，与阳明内热同病，不攻其湿痰，燥热焉除，于是遂书大陷胸汤与之。制甘遂4.5g，大黄9g，芒硝6g。服药后大便畅通，燥屎同痰涎先后俱下，乃复书一清热之方，以肃余邪。

寥笙注：本案为热邪传里，与痰水相结而成大结胸证。此案辨证要点：口虽渴，终日不欲饮水，乃胸中素有水饮之故，此其一。胸部如塞，按之似痛，不胀不硬，是邪初传入，结尚未甚之故，此其二。大便五日未通，可知不独水热结于胸，且肠中亦已燥结，此其三。似此上下俱病，若但清其上，则邪无出路，徒攻其下，则胸中之邪不能解。大陷胸汤功能荡涤逐水，方用甘遂苦寒为君，使下陷之阳邪，上格之水邪，俱从膈间分解，芒硝、大黄之咸寒、苦寒为臣，软坚泻热，共奏下夺之功，本方上下两顾，剂大而数少，取其迅疾，分解结邪，此奇方之制也，故服后大便通畅，燥屎与痰涎俱下而愈。（《伤寒名案选新注》. 成都：四川人民出版社，1981：68-69）

2）急性腹膜炎：李姓女孩，15岁，患高烧、周身不适与头痛等证，五六日后，突然发生胸腹疼痛，下午发烧更甚。经某医院诊断为急性腹膜炎，并令其住院治疗。其父因经济关系，乃转请中医诊治。诊其脉紧而搏，舌苔黄厚，大便从发病至今未解，小便红赤涩少，不欲饮食，时有谵语，皮肤亢热，腹肌板硬拒按。此外感邪热内陷，同水饮相搏，为大结胸证，脉证皆符，当急下之。乃疏大黄、芒硝各6g，冬瓜子、薏米各15g，甘遂末1g（另包）。先煎大黄等药，汤成，内入芒硝火上烊化，再下甘遂末和匀，分二次服。药后约一时许，即泻下，但不甚快，又将第二服分其半与之。服后不久，大便畅行，水与大便齐下，约半痰盂，患儿脘腹疼痛顿减，随之腹肌变软，热渐退，胃纳亦开，乃令糜粥自养而愈。（《伤寒论诠解》. 天津：天津科学技术出版社，1983：88）

3）大陷胸证：天津罗某，素有茶癖，每日把壶长饮，习以为常，身体硕胖，面目光亮，每以身健而自豪。冬季感冒风寒后，自服青宁丸与救苦丹，病不效而胸中硬疼，呼吸不利，项背拘急，俯仰为难，经人介绍，乃请余诊。其脉弦而有力，舌苔白厚而腻。辨为伏饮踞于胸膈，而风寒之邪又化热入里，热与水结与上，乃大陷胸丸证，为疏：大黄6g，芒硝6g，葶苈子、杏仁各9g，水二碗、蜜半碗，煎或多半碗，后下甘遂末1g。服1剂，大便泻下两次，而胸中顿爽。又服1剂，泻下4次，从此病告愈，而饮茶之嗜亦淡。（《新编伤寒论类方》. 太原：山西人民出版社，1984：81）

4）初期直肠黏膜下脓肿：王某，男，34岁，2000年1月20日急诊入院。自诉3天前因家中琐事而心情不畅，当晚饮酒较多，第2天感觉肛门内有下坠感，胀痛，大便未行，小便黄，未进行治疗，今日感觉症状加重，故来我院就诊。诊对症状同上，肛诊触及截石位3点处直肠内有隆起，压痛（＋），肛镜见截石位3点处黏膜充血水肿。实验室检查：WBC：$13.0 \times 10^9/$L，GRA占70％，LYM占30％。诊断为直肠黏膜下脓肿，给予青霉素钠800万U，日1次静点，2天后患者体温至39℃，疼痛未见减轻，大便至今未行且腹痛明显，于是给予大陷胸汤2剂以泻火通里，大黄10g，芒硝10g，枳实15g，蒲公英20g，紫花地丁20g。服药后疼痛减轻，体温降至正常，大便已通，在原方基础上去枳实、芒硝，又连续2剂，症状消失而痊愈。按：直肠黏膜脓肿系热结肠道，由大黄、芒硝清热泻火，荡涤肠热，佐以蒲公英、地丁清热以增加疗效，大便通畅热自除。（《吉林中医药》，2001，9（4）：57）

【按语】结胸是个证候，可以出现于许多疾病中，如流行性出血热少尿期、肠梗阻、急性胆囊炎、急性胰腺炎、腹膜炎等,临床表现上腹部或全腹疼痛、压痛、硬满拒按,舌红苔黄腻,脉弦数等。辨证属实热病邪结聚于胸腹部,均可按结胸辨治。大陷胸汤为泻热逐水破结之剂,临床应用时应注意患者正气情况。辨证要点:正气未衰,以实邪结聚为主,热邪为次,便可考虑大陷胸汤证。由于结胸证较危重,临床可采用汤剂或散剂口服或自胃管注入,2～4小时一次,以保证疗效。但因泻下峻猛,有些患者药后有腹痛加剧、下利频频的表现,此时应中病即止,不可久服。

【现代研究】

(1)促进胰腺炎恢复:肖成[6]等以大鼠急性胰腺炎时血清 TNF-α 和 IL-6 及胰酶组织学变化为观察指标,探讨大陷胸汤对造模后 SD 大鼠治疗作用。结果表明:急性胰腺炎时血淀粉酶、TNF-α 和 IL-6 水平显著升高,镜下见大量炎细胞浸润,服用大陷胸汤后可改善上述变化,提示大陷胸汤对大鼠急性胰腺炎有治疗作用。于亮[7]等通过对陷胸汤治疗急性重症胰腺的实验研究发现:大陷胸汤治疗组患者腹痛缓解时间、腹部压痛及肌紧张消失时间分别较对照组均有明显缩短($P<0.05$),发热时间、白细胞和血尿淀粉酶恢复时间较对照组亦显著减少($P<0.01$)。证实大陷胸汤具有促进急性重症胰腺炎恢复、缩短病程和提高疗效的作用。

(2)提高机体非特异性免疫功能:王孝先[8]经免疫学实验方法研究发现大陷胸汤能明显增加小白鼠腹腔巨噬细胞吞噬率和吞噬指数,提示大陷胸汤有提高机体非特异性免疫功能作用;对小白鼠 T 淋巴细胞无明显增加,揭示大陷胸汤对 T 淋巴细胞无明显影响,即无提高机体特异性免疫功能之细胞免疫功能作用。这一结果说明,大陷胸汤具有提高机体非特异性免疫功能的作用,但无增加机体特异性免疫功能的作用。

(二)大结胸危重证(132、133)

【原文】

結胸證,其脉浮大者,不可下,下之則死。(132)

結胸證悉具,煩躁者亦死。(133)

【提要】 结胸危重证的辨证要点。

【释义】 结胸证是太阳病的严重变证,水热互结于胸胁,属热证、实证。辨证要点:正气未衰,以实邪结聚为主,热邪为次,治当逐水破结。若结胸证表邪未解,热结未实或邪盛正虚,不能轻易用攻下法,妄下则预后不良。若邪盛正虚出现烦躁,则病情危重。

结胸证,一般脉当沉实或沉紧,若脉证相符,则攻下无忧。132 条结胸证,其脉浮大,不可用下法,原因有二:一是其脉浮大有力,当是表邪未解,热结未实,应先解表,后逐水饮。否则前因误下而成结胸,今再误下,必致外邪尽陷而致病情恶化,故不可下。二是若脉浮大无力,此非一般表证脉浮,而是正气已虚,病情危重。治应先补其虚,而后用逐水之法,或攻补兼施,不能轻易用攻下法。若误用下法,则犯虚虚之戒,必然使正气不支而预后不良。由此可见,大陷胸汤为泻下峻剂,对于脉证不符的结胸证,应仔细辨证,切勿孟浪行事。若妄下之,必致正虚邪陷,促成危笃。

133 条则为当下失下,以致结胸证悉具,如心下痛、按之石硬、不大便、舌上燥而渴、日晡所潮热、脉沉紧等,反映了水热互结,邪气盛实,病情重笃。此时若再见烦躁,则是正气散乱,正不胜邪,是即将内闭外脱,出现昏迷之象。这种烦躁,属于阴躁,预后不良,故曰"死"。然"死"非不治,应采取积极措施,攻补兼施或先补后攻。本条之烦躁,不同于 134 条结胸证之烦躁。134 条结胸证只有心下硬、膈内拒痛,而非结胸证悉具,其烦躁为正邪相争所致,是邪实而正不虚,故可用大陷胸汤攻下。本条结胸证悉具又见烦躁,是邪实正虚,病已危笃,不可不慎。

【选注】

成无己:结胸为邪结胸中,属上焦之分,得寸脉浮、关脉沉者,为在里,则可下。若脉浮大,心下虽结,是在表者犹多,未全结也,下之重虚,邪气复结,则难可制,故云:下之则死。

又:结胸证悉俱,邪结已深也。烦躁者,正气散乱也。邪气胜正,病者必死。(《注解伤寒论·辨太阳病脉证并治法下》)

方有执:此示人凭脉不凭证之要旨,戒人勿孟浪之意。夫结胸之为阳邪内陷,法固当下,下必待实。浮为在表,大则为虚,浮虚相搏,则表犹未尽入,而里未全实可知,下则尚虚之里气必脱,未尽之表邪皆陷,祸可立至,如此而命尽,谓非医咎何,是故致戒也。(《伤寒论条辨·辨太阳病脉证并治上》)

喻嘉言:胸既结矣,本当下以开其结,然脉浮大,则表邪未尽,下之是令其结而又结也,所以主死,此见一误不堪再误也。(《尚论篇·太阳经上篇》)

尤在泾:伤寒邪欲入而烦躁者,正气与邪争也;邪既结而烦躁者,正气不胜而将欲散乱也。结胸证悉具,谓脉沉紧,心下痛,按之石硬,及不大便,舌上燥而渴,日晡所潮热,如上文所云是也。而又烦躁不宁,则邪结甚深,而正虚欲散,或下利者,是邪气淫溢,际上极下,所谓病胜脏者也,虽欲不死,其可得乎。(《伤寒贯珠集·太阳篇下》)

【评述】各家之注,平正通畅,但均侧重于脉浮大为表邪未尽。方有执指出"此示人凭脉不凭证之要旨",并告诫医者,里未全实者,切勿孟浪行事,否则祸可立至,后学者可资借鉴。

(三)结胸证与大柴胡汤证、阳明腑实证的区别(136、137)

【原文】

傷寒十餘日,熱結在裏,復往來寒熱者,與大柴胡湯;但結胸,無大熱者,此為水結在胸脇也,但頭微汗出者,大陷胸湯主之。(136)

柴胡半斤　枳實四枚,炙　生姜五兩,切　黃芩三兩　芍藥三兩　半夏半斤,洗　大棗十二枚,擘

上七味,以水一斗二升,煮取六升,去滓,再煎,服一升,日三服。一方加大黃二兩,若不加,恐不名大柴胡湯。

太陽病,重發汗而復下之,不大便五六日,舌上燥而渴,日晡所小有潮熱一云,日晡所發,心胸大煩,從心下至少腹鞕滿而痛不可近者,大陷胸湯主之。(137)

【提要】辨大结胸证、大柴胡汤证及阳明腑实证。

【释义】大结胸证属热实结胸,其病机是"热结在里","水结在胸胁"。大柴胡汤证与阳明腑实证也有热结在里,与大结胸证在症状上有类似之处,但病邪不同、结聚部位不同,故治法各异。此两条原文从症状、病机等方面,分别对它们进行了比较。

大结胸证热结在里,水热互结于胸胁,结聚部位主要在心下,甚至可发展到全腹,虽有胁痛,但无往来寒热,治疗以逐水为主。大柴胡汤证是少阳兼阳明里实,邪犯少阳、阳明二经,以致枢机不利,阳明燥实,腑气不通,其热结在里,故见大便不通;因少阳之邪犹在,所以往来寒热。此外,还可见呕逆、心下痞满而痛,或胸胁满闷等证。治用大柴胡汤和解少阳,攻下里实。两者鉴别要点:大结胸证外无表热,而大柴胡汤证有往来寒热。

阳明腑实证也有热结在里,但是燥热之邪与肠中糟粕搏结而成燥屎,结聚于肠胃,腑气通降失和。因此,在大便硬结的同时,有腹满硬痛或绕脐痛及明显的日晡潮热,治疗以泻热为主,方用三承气汤。大结胸证水热互结于胸胁,以实邪结聚为主,典型症状是心下硬满而

痛。若水热之邪弥漫腹腔,泛溢于上下,则可见从心下至少腹硬满,而痛不可近,病变范围广泛,病情程度严重,是一般的阳明腑实证所不具备的。但因其热邪与水互结,故外无表热或小有潮热,不似阳明大热,也不伴有阳明燥热腑实之谵语等证,而有但头汗出。治以逐水为主,方用大陷胸汤。总之,陷胸者,主水热互结,病在胸胁;承气者,主燥热结聚,病在胃肠。

【选注】

喻嘉言:治结胸之证,取用陷胸之法者,以外邪挟内饮搏结胸间,未全入于里也。若十余日热结在里,则是无形之邪热蕴结,必不定在胸上,加以往来寒热,仍兼半表,当用大柴胡汤,以两解表里之热邪,于陷胸之义无取矣。无大热与上文热实互意,内陷之邪,但结胸间,而表里之热反不炽盛,是为水饮结在胸胁。其人头有微汗,乃邪结在高,而阳气不能下达之明征。此则主用大陷胸汤,允为的对也。仲景辨证明彻若此,后人反谓结胸之外,复有水结胸一证,又谓下文支结,乃支饮结聚,亦另是一证,可笑极矣。

又:不大便,燥渴,日晡潮热,少腹硬满,证与阳明颇同,但小有潮热则不似阳明大热,从心下至少腹手不可近,则阳明又不如此大痛,因是辨其为太阳结胸,兼阳明内实也。缘误汗复误下,重伤津液,不大便而燥渴潮热,虽太阳阳明亦属下证,但水饮内结,必用陷胸汤,由胸胁以及胃肠荡涤始无余。若但下肠胃结热,反遗胸上痰饮,则非法矣。(《尚论篇卷一·太阳经中篇》)

柯韵伯:上条言热入是结胸之因,此条言水结是结胸之本,互相发明结胸病源,若不误下,则热不入,热不入则水不结,若胸胁无水气,则热必入胃而不结于胸胁矣。此因误下热入,太阳寒水之邪,亦随热而陷于胸胁间,水邪热邪结而不散,故名曰结胸。粗工不解此义,竟另列水结胸一症,由是多歧滋惑矣,不思大陷胸汤丸,仲景用甘遂葶苈何为耶?无大热,指表言,未下时大热,下后无大热,可知大热乘虚入里矣。但头微汗出者,热气上蒸也;余处无汗者,水气内结也;水结于内,则热不得散,热结于内,则水不得行,故用甘遂以直攻其水,任硝黄以大下其热,所谓其次治六府也。又大变乎五苓十枣等法。(《伤寒来苏集·伤寒论注·陷胸汤证》)

方有执:此明结胸有阳明内实疑似之辨。晡,日加申时也。小有,言微觉有也。盖不大便燥渴,日晡潮热,从心下至少腹硬满而痛,皆似阳明内实而涉疑,且变因又同。惟小有潮热,不似阳明之甚,可以辨差分,苟非义精见切,鲜有不致误者,所以阳明必以胃家实为正,凡有一毫太阳证在,皆不得入阳明例者,亦以此也。(《伤寒论条辨·辨太阳病脉证并治上》)

【评述】诸家分析,均较详明。柯韵伯指出"热入是结胸之因","水结是结胸之本",明确了结胸的形成,水热二者,缺一不可,可谓卓见。喻嘉言对结胸有类似少阳兼内实,及阳明腑实的病机,作了辨析,指出"但水饮内结,必用陷胸"。方有执指出"此明结胸有阳明内实疑似之辨"等等。以上分析均抓住了结胸证的特点,以及它与大柴胡汤证、阳明腑实证的主要区别。

二、小结胸证治(138)

【原文】

小結胸病,正在心下,按之則痛,脈浮滑者,小陷胸湯主之。(138)

黃連一兩　半夏半升,洗　栝樓實大者一枚

上三味,以水六升,先煮栝樓,取三升,去滓,內諸藥,煮取二升,去滓,分三服。

【提要】小结胸的病机和证治。

【释义】小结胸是热实结胸轻证,其成因与大结胸类似,亦多由表邪入里,或表证误下,邪热内陷与痰相结而成。"正在心下"说明病变范围比较局限,仅在心下胃脘部,所以胀满范围比大结胸小。按之则痛,不按不痛,说明邪热较轻,结聚程度比大结胸要浅,临证虽也有不按也痛的,但远比大结胸疼痛拒按、手不可近要轻。脉浮滑是痰热互结,病势轻浅的反应。浮主阳热之邪所结部位较浅,滑主痰涎。由于本证属痰热互结,病势轻浅,病位局限,这和大结胸水热结实,病位广泛,邪结深重,从而脉沉紧、心下硬痛、手不可近不同,故称"小结胸"。治宜小陷胸汤清热化痰开结。

【选注】

张兼善:从心下至少腹,石硬而痛,不可近者,大结胸也;正在心下,未及腹胁,按之痛未至石硬,小结胸也;形证之分如此。盖大结胸者,是水结在胸腹,故其脉沉紧;小结胸者,是痰结于心下,故其脉浮滑。水结宜下,故用甘遂、葶、杏、硝、黄等;痰结宜消,故用栝蒌、半夏等。(《伤寒论纲目·太阳经症》)

《医宗金鉴》:大结胸,邪重热深,病从心下至少腹,硬满痛不可近,脉沉实,故宜大陷胸汤,以攻其结,泻其热也。小结胸,邪浅热轻,病正在心下硬满,按之则痛,不按不痛,脉浮滑,故用小陷胸汤以开其结,涤其热也。(《医宗金鉴·订正仲景全书·伤寒论注·辨太阳病脉证并治上》)

【评述】 张兼善与《金鉴》分别从病因、病位、证候特点到治疗用药等方面,对大小结胸证一一作了对比,使后学者易于掌握。

【治法】 清热化痰开结。

【方药】 小陷胸汤方。

【方义】 小陷胸汤为辛开苦降、清热化痰之方。方中黄连苦寒,清泄心下热结;半夏辛温滑利,化痰涤饮;瓜蒌实甘寒滑润,清热化痰开结而兼润下,导痰浊下行,既能配黄连清热,又能协半夏化痰开结。3 药合用,使痰热各自分消,结滞得以开散。本方以化痰开结为主,清热为辅。

【方论选】

钱天来:夫邪结虽小,同是热结,故以黄连之苦寒主之,寒以解其热,苦以开其结,非比大黄之苦寒荡涤也。邪结胸中则胃气不行,痰饮留聚,故以半夏之辛温滑利,化痰蠲饮,而散其滞结也。栝蒌实,李时珍谓其甘寒不犯胃气,能降上焦之火,使痰气下降,盖亦取其滑润也,亦非比芒硝甘遂之咸寒逐水之峻也……此方之制,病小则制方亦小,即《内经》所云:有毒无毒,所治为主,适大小为制也。(《伤寒溯源集·结胸心下痞》)

尤在泾:胸中结邪,视结胸较轻者,为小陷胸……是以黄连之下热,轻于大黄;半夏之破饮,缓于甘遂,栝蒌之润利,和于芒硝,而其蠲除胸中结邪之意,则又无不同,故曰小陷胸汤。(《伤寒贯珠集·太阳篇下》)

【点评】 钱、尤二人对比大小陷胸汤的组成与药性,分析了两方功能的异同,深得仲景奥旨。大小陷胸汤,各由 3 味药组成,均具有清热涤饮散结之效,但二者有大小缓急之分。大陷胸汤用大黄泻热荡实,此用黄连清泄心下热结,虽均可清泻邪热,但强弱有异;彼用甘遂峻逐水饮,此用半夏化痰涤饮,逐水之与化痰散结,自是轻重有别;彼用芒硝软坚开结润下,此用瓜蒌实清热宽胸涤痰润便,虽同为泄利之剂,而缓急悬分。说明邪有微甚,则药有缓峻;证有轻重,故方有大小。充分体现了仲景处方用药法度之严谨。

【临床应用】

(1)后世医家对本方的应用

①《千金翼方》：陷胸汤，主胸中心下结坚，食饮不消。方由大黄、栝蒌、甘草、甘遂、黄连组成。

②《金镜内台方议》：小陷胸汤又治心下结痛，气喘而闷者。

③《证治大还》：本方加枳实、栀子，治火动其痰而嘈杂者。

④《张氏医通》：凡咳嗽面赤者，胸腹胁常热，惟手足有凉时，其脉洪者，热痰在膈上也，小陷胸汤主之。

⑤《羽间宗元》：本方加芒硝、甘遂、大黄、葶苈、山栀，名中陷胸汤，治惊风。

（2）现代应用

①消化系统：常用于急慢性胃炎、急慢性胆囊炎、胃溃疡等。赵晓敏[9]将患者64例随机分为两组，均予抗消化不良治疗，治疗组在抗消化不良的基础上加用中药加味小陷胸汤，疗程1个月。结果：治疗组显效率及总有效率均高于对照组。提示：加味小陷胸汤治疗功能性消化不良疗效满意。宋俊生[10]等系统评价了国内小陷胸汤及其加减方治疗胃食管反流疾病的疗效。结果：检索到符合纳入标准的临床对照试验文献11篇。Jadad评分普遍不高。纳入10项研究中：总有效率OR合并=3.58，其95%CI为(2.49,5.14)。可认为小陷胸汤及其加减方治疗胃食管反流疾病相对对照组而言有效。纳入4项研究中：1年复发率RR合并=0.36，其95%CI为(0.18,0.72)。可认为小陷胸汤及其加减方降低胃食管反流疾病1年复发率方面相对对照组而言更有效。总有效率纳入研究的漏斗图分析结果良好。由此得出结论：小陷胸汤及其加减方治疗胃食管反流疾病在总有效率方面相对对照组而言有效，特别是对比雷尼/法莫替丁、吗丁啉，无效研究对照组均含有奥美拉唑，在降低胃食管反流疾病1年复发率方面相对对照组而言更有效。

②心血管系统：李景君[11]将冠心病不稳定型心绞痛60例，随机分为治疗组和对照组各30例，所有患者均给予常规西药治疗，治疗组同时口服加味小陷胸汤，治疗3周后观察两组临床疗效。结果：治疗组和对照组总有效率分别为90.00%和83.33%，两组比较，差异有统计学意义($P<0.05$)；显效率比较，分别为70.00%和46.67%，差异有统计学意义($P<0.01$)；两组治疗后心电图NST、ΣST改善情况比较，差异有统计学意义($P<0.05$)。提示：加味小陷胸汤是治疗冠心病不稳定型心绞痛的有效方剂，能有效改善患者临床症状，改善心电图的心肌缺血表现。

③其他：徐人安[12]选用小陷胸汤为主方，在辨证基础上加味，制成散剂，治疗胆石症47例，取得满意疗效。基本方为：黄芩12g，麦门冬12g，枳壳12g，生白芍12g，潞党参12g，吴茱萸5g，生甘草6g，随证加减。急性发作期以上方作汤剂内服或用西药消炎解痉，待病情相对缓解后，再以上方10倍量焙干研末制成散剂，每日2次，每次10g，连服3个月为1疗程。每服满1个疗程后，作B超复查。比对结石光团声影数量、大小变化情况再酌情配服第2疗程、第3疗程，直至经B超检查结石声影完全消失后，继服1疗程以巩固疗效。最后予疏肝健脾、和胃理气之剂固本收功。作者指出：小陷胸汤系仲景为伤寒结胸，痰水互结于心下而设的一则著名方剂。原方只半夏、黄连、全瓜蒌3味。前贤在此基础上以麦冬佐半夏清化痰浊；黄芩佐黄连清热利湿；枳壳佐瓜蒌行气宽胸；白芍合甘草柔肝缓急；人参配吴萸健脾降逆，从而组成1则对治疗肝胃气痛有卓效的验方。笔者经20余年临床探索，参考现代医学对胆石成因的认识，认为：从中医病因病机学的角度来看，胆石的本质是"痰"；肝失疏泄，脾不健运而导致肝胆郁结，湿浊内生是其病理基础；胆火煎熬湿浊成痰，进而痰凝成石是其直接成因；胆石沉积于胆汁之中，而呈痰水互结之象是其主要病机，故以仲景治痰水互结之小

陷汤为基本方加味治疗,获得较为满意疗效。本组 47 例胆石症患者在经过 3 个疗程的用药后,经 B 超等确诊,治愈者 8 例,显效者 27 例,有效者 6 例,总有效率达 87.23%。是方熔化痰散结、清热利湿、疏肝健脾、和胃理气于一炉,排石溶石与调理脏腑并重,非图功一时的霸道之剂,能久服无弊。绝大多数患者服此药后,不仅结石消失或缩减,1 例临床症状改善,体质也随之增强,其中 5 例偏高的甘油三酯及胆固醇恢复正常,3 例原有脂肪肝 B 超声像消失,说明本方法不单纯溶石排石,且对人体有整体调节功能。沈邡[13]指出:临床上症见胸脘痞满,按之则痛,咳嗽痰黏,舌苔黄腻,脉浮滑,病机为痰热互结之证者,均用小陷胸汤为主治疗。具体应用中以本方治疗胃脘痛、不寐、阳痿等取得满意疗效。

(3)医案选录

1)胃窦炎胃脘痛:张某,男性,军人,1975 年 10 月 9 日来诊。患者喜饮酒,两个月前开始感到每于酒后胃脘胀痛不适,渐至食后亦胀痛,且有堵塞感,其后不时发作,夜眠常因痛而醒。饭量大减,不敢食辣味,不敢饮酒。无矢气嗳气。曾服胃舒平等西药,效果不显。X 线钡餐透视,确诊为胃窦炎。便结如羊矢,现已五六日未行。诊其心下拒按,脉浮缓而虚,用《伤寒论》小陷胸加枳实:黄连 6g,半夏 9g,全瓜蒌 9g,枳实 6g。10 月 27 日二诊:前方服 3 剂,饭后及夜间脘痛减轻,怕冷,右脉滑大而缓,便仍稍干,此脾胃正气仍虚,寒热杂邪未能尽去,改为甘草泻心汤加吴茱萸、柴、芍、龙、牡,以辛苦开降:甘草 30g,黄芩 6g,干姜 6g,半夏 9g,大枣 4 枚,吴萸 3g,柴胡 9g,白芍 9g,龙牡各 18g。10 月 30 日三诊:疼痛已止,大便仍干,右脉滑象已减,仍用上方改吴萸为 6g,干姜为炮姜 6g,再服数剂。1976 年 2 月 1 日来信云:愈后两个半月,期间脘痛未发,食欲明显增加,辛辣亦不复畏。(《岳美中医案集》.北京:人民卫生出版社,1978:46)

2)右胁胀痛、咳嗽吊痛:孙宿东治一人。每下午发热,直至天明,夜热更甚,右胁胀痛,咳嗽吊痛,投以参术,痛益增。孙诊之:左弦大,右滑大搏指。乃曰:《内经》云:"左右者,阴阳之道路也。"据脉肝胆之火为痰所凝,必勉强作文,过思不决,木火之性,不得通达,郁而致疼。夜甚者,肝邪实也。初治只当通调肝气,一剂可瘳。误以为疟,燥动其火,补以参术,闭塞其气,致汗不出,而苔如沉香色,热之极矣。乃以小陷胸汤,用瓜蒌 30g,黄连 9g,半夏 6g,加前胡、青皮各 3g。煎服。夜以当归龙荟丸微下之,遂痛止热退,两帖全安。

蓼笙按:本案为肝胆之火为痰所凝,与小陷胸症之热与痰结,热入因作结胸,其病机则一,故治以小陷胸汤而愈。孙氏(指孙宿东——笔者注)对病情之分析尽致,医者务宜深究。方中加前胡者,以其性味苦寒,功能降气化痰,宣散风热也;加青皮者,以其性味苦温,能疏肝理气,散积化滞,善能泻肝也。(《伤寒名案选新注》.成都:四川人民出版社,1981:67)

3)胃脘痛:一老年妇人,50 余岁,正在心下胃脘部疼痛,且痛时有包块鼓起,形如馒头之半,心疑为癌患而甚畏惧,即往医院欲作钡透,在等待作钡透期间,因疼痛加剧不可忍耐,而请中医诊治。脉见弦滑,舌质偏红,苔黄不甚厚,胃脘虽痛但按之不硬,大便不爽,遂辨为小结胸证。服小陷胸汤 2 剂后,大便泻下黄涎甚多,痛止而包块消失。后作 X 线钡餐透视,查无异常。(《伤寒论诠解》.天津:天津科学技术出版社,1983:89)

4)肺心病心衰:李某,男,67 岁,2001 年 11 月 26 日入院。间断性咳嗽、喘闷 10 年,加重伴气急不能平卧 7 天。诊见:患者咳嗽胸闷,痰黄不易咳出,端坐呼吸,口唇青紫,颈静脉怒张,肝肋下可触及并触痛,双下肢轻度浮肿,舌红、苔黄微腻,脉浮数。听诊两肺可闻痰鸣音,左下肺闻及湿啰音,心率 106 次/分,律齐。西医诊断:慢性支气管炎继发肺部感染;肺心病心衰。住院后经抗感染、强心治疗 5 天,症状不能缓解而加用中药治疗。中医诊断:喘证;心悸。证属痰热壅肺,方用小陷胸汤加味。处方:瓜蒌、蒲公英各 30g,黄连、法半夏、石菖蒲、猪苓各 15g,厚朴、苦杏仁、桔梗、川贝母各 12g。水煎服,每天 1 剂。服 5 剂后可平卧,喘闷减轻,但仍咳嗽,痰不易咳出,前方加竹沥 15g。连服 6 剂,咳嗽、胸闷显著好转,停用抗生素及强心剂。继服前方 10 剂,患者病情平稳,面色如常,两肺偶闻痰鸣,无湿啰音,心率 80 次/分,律齐,肝未触及,浮肿消失,活动正常。

按:本例支气管炎继发感染、肺心病心衰,属痰热互结,壅滞于肺,肺气不宣,失于肃降。临床表现与小结胸证相符,故用小陷胸汤加味治之。方中瓜蒌、蒲公英、黄连、法半夏清热涤痰,宽胸开结;苦杏仁、桔梗、川贝母宣肺止咳;猪苓健脾利湿;石菖蒲宁心定志;厚朴燥湿理气。诸药共奏清热化痰、宽胸理气、宁心定志之功。(《新中医》,2005,37(5):82)

【按语】小结胸证是热实结胸轻证,病机为邪热内陷与痰饮互结于心下,可向上影响肺气,使肺失宣降,则咳痰喘鸣并作。其在心下者,涉及于胃,使胃气不降,则呕恶兼见。小陷胸汤功能清热祛痰开结,为痰热内结症之良方,治疗重点在"痰、热、结"3 字。临床上凡属痰热互结,症见胸脘痞满,按之疼痛,或咳嗽、气急、痰黏、便秘、口苦、苔黄腻、脉浮滑者皆可用之。故多以本方加减用于治疗呼吸系统及消化系统疾病。

【现代研究】

(1)降血脂:叶勇[14]等采用高脂饮料喂食建立大鼠 HLP 模型,自造模第 1 天起,灌胃给予加味小陷胸汤低剂量 4.77g/(kg·d),中剂量 9.54g/(kg·d),高剂量 19.08g/(kg·d),连续给药 6 周后,测定大鼠血清总胆固醇(TC)、甘油三酯(TG)、低密度脂蛋白-胆固醇(IDL-C)、高密度脂蛋白-胆固醇(HDL-C)、载脂蛋白 A1(Apo-A1)、载脂蛋白 B(Apo-B)。结果提示:3 个剂量均能显著降低高脂大鼠血清 TC、TG、LDL-C、Apo-B 水平($P<0.05$,$P<0.01$),显著升高 HDL-C、Apo-A1 水平($P<0.01$)。可见,加味小陷胸汤能有效地调整血脂异常,对高脂血症有防治作用。

(2)抗肿瘤:黄金玲[15]等用 ICR 小鼠建立 S_{180} 和 EAC 移植瘤模型,分别观察加味小陷胸汤对小鼠移植性肿瘤生长与荷瘤生存时间的影响;用 MTT 法检测其对人胃癌 SGC-7901 及肝癌 SMMC-7721 细胞增殖的影响。结果:加味小陷胸汤(40g/kg、80g/kg)对小鼠 S_{180} 的生长抑制率分别为 34.70% 和 51.12%。对荷 EAC 小鼠的生命延长率分别为 43.47% 和 53.26%;加味小陷胸汤(1.0~4.0mg/ml)对人胃癌 SGC-7901、肝癌 SMMC-7721 细胞增殖具有明显抑制作用,抑制效应随剂量增加而增强。提示:加味小陷胸汤具有抗小鼠移植性肿瘤 S_{180}、EAC 及人胃癌 SGC-7901、肝癌 SMMC-7721 细胞增殖作用。

黄金玲[16]等用 ICR 小鼠复制 S_{180} 实体瘤和 ESC 腹水瘤模型,检测加味小陷胸汤对荷瘤小鼠单核-巨噬细胞系(MPS)吞噬功能的影响。结果提示:加味小陷胸汤能明显延长荷瘤小鼠存活时间,并能明显促进荷瘤小鼠非特异性细胞免疫功能。

(3)保护血管内皮细胞:喻秀兰[17]等采用 $100\mu g/ml$ 的 OX-LDL 刺激培养的人脐静脉内皮细胞株 ECV304,诱导细胞凋亡,观察不同浓度小陷胸汤对抗细胞凋亡的作用。结果提示:加味小陷胸汤可通过提高内皮细胞生长活性并抑制其凋亡,保护血管内皮细胞。

(4)改善心绞痛:李永升[18]等将不稳定性心绞痛患者 60 例随机分为 2 组,各 30 例,2 组均常规给予硝酸酯类、β 受体阻滞剂、阿司匹林和血管紧张素转化酶抑制剂(ACEI)治疗,治疗组加用小陷胸汤加味治疗。2 组均以 2 周为 1 个疗程,1 个疗程后统计疗效。结果:治疗组总有效率 93.3%,对照组总有效率 83.3%,2 组总有效率比较差异有统计学意义($P<0.05$),治疗组优于对照组;治疗组治疗后 CRP 浓度明显降低,与本组治疗前比较差异有统

计学意义（$P<0.05$）。可见：小陷胸汤加味治疗不稳定性心绞痛疗效确切，有明显改善症状、炎症抑制和稳定易损斑块的作用。

（5）抗心肌损伤：胡忠民[19]将 32 只日本大耳白兔，随机分为假手术组、模型组、小陷胸汤加味高剂量组和小陷胸汤加味低剂量组。高剂量组和低剂量组于开胸前 5 天分别予小陷胸汤加味 6.32g/kg 和 3.16g/kg 每日 1 次灌胃；假手术组、模型组于开胸前 5 天予 0.9% 氯化钠注射液 25ml，每日 1 次灌胃。然后建立兔 IRI 模型，分别测定血清 CRP 和 NO。结果提示：小陷胸汤加味能够减轻兔心肌缺血再灌注损伤，其机制可能与减少心肌细胞释放 CRP 及升高 NO 有关。

郭志清[20]等将 32 只健康家兔随机分为假手术组（A 组）、缺血再灌注模型组（B 组）、小陷胸汤加味方低剂量治疗组（C 组）、小陷胸汤加味方高剂量治疗组（D 组），每组 8 只；观察血清 CK-MB 及心肌组织超氧化物歧化酶（SOD）、丙二醛（MDA）含量。结果：与 A 组比较，B、C、D 组兔心肌组织的 SOD、MDA 均有显著性差异，血清 CK-MB 含量间有显著性差异；与 B 组比较，C 组与 D 组兔心肌组织的 SOD、MDA 均有显著性差异，血清 CK-MB 含量间有显著性差异；C 组与 D 组比较，兔心肌组织 SOD、MDA 含量间无差异显著性。提示：小陷胸汤加味方具有清除氧自由基，减少心肌酶的释放，减轻心肌缺血再灌注损伤的作用。

刘奇龙[21]等将 32 只日本大耳白兔随机分成假手术组（A 组）、模型组（B 组）、中药低剂量组（C 组）、中药高剂量组（D 组），每组 8 只。建立心肌缺血再灌注模型，检测血清中一氧化氮（NO）、一氧化氮合酶（NOS）、内皮素（ET）含量。结果提示：小陷胸汤加味能够增加血清 NO 含量及提高血清 NOS 活性、降低血清 ET 含量，对缺血再灌注心肌具有明显的保护作用。

王颖[22]等将 32 只健康新西兰大耳白兔随机分为 4 组：即假手术组、模型组、小陷胸汤加味方低剂量组、小陷胸汤加味方高剂量组，每组 8 只。观察小陷胸汤加味方对 MPO 活性及 TNF-α、CRP 含量的干预。结果提示：小陷胸汤加味方对心肌缺血再灌注损伤具有保护作用。

三、寒实结胸及文蛤散证（139～141）

（一）寒实结胸的成因与主证（139）

【原文】

太阳病，二三日，不能卧，但欲起，心下必结，脉微弱者，此本有寒分[1]也。反下之，若利止，必作结胸；未止者，四日复下之，此作协热利[2]也。（139）

【词解】

（1）寒分：指水饮之邪。"本有寒分"，意为素有水饮之邪。

（2）协热利：协，共同、合作之意。协热利，指寒饮协同表邪下利。

【提要】 寒实结胸的成因。

【释义】 本条论述太阳表证兼内有寒饮，误用下法之后，可致寒实结胸或协热下利两种不同的变证。患太阳病仅二三日，表证仍在，同时出现不能平卧，但欲起坐之证。其"心下必结"，即心下有水饮之邪结滞。水饮结于胃脘，卧则饮邪上壅，痞塞益甚，故"不能卧"；起则水邪下趋，痞塞减轻，故"但欲起"。此时察之于脉，其脉已由太阳表证之浮紧，变为微弱，显示邪有人里之趋势。此为外有表邪，内有水饮，治当解表化饮，方为正确。若仅凭心下结而使用下法，必定引起下利，表邪也因而内陷。其病情发展可能有两种转归：若患者体质壮盛，下利虽可自止,若内陷之邪与痰水搏结,有可能成为寒实结胸。如果正气较弱,下利不止,则成为协热下利。

【选注】

成无己:太阳病,二三日,邪在表也。不能卧,但欲起,心下必结者,以心下结满,卧则气壅而愈甚,故不能卧而但欲起也。心下结满,有水分,有寒分,有气分,今脉微弱,知本有寒分。医见心下结,而反下之,则太阳表邪乘虚入里,利止则邪气留结为结胸。利不止,至次日复如前下利不止者,是邪热下攻肠胃,为挟热利也。(《注解伤寒论·辨太阳病脉证并治法下》)

柯韵伯:不得卧,但欲起,在二三日,似乎与阳明并病,必心下有结,故作此状。然结而不硬,脉微弱而不浮大,此其人素有久寒宿饮结于心下,非亡津液而胃家实也,与小青龙以逐水气。而反下之,表实里虚,当利不止。若利自止者,是太阳之热入与心下之水气交持不散,必作结胸矣。若利未止者,里既已虚,表尚未解,宜葛根汤、五苓散辈,医以心下结为病不尽,而复下之,表热里寒不解,此协热利所由来也。(《伤寒来苏集·伤寒论·桂枝汤证下》)

汪苓友:若利止作结胸,仲景自有陷胸汤主之。其脉微弱者,本有寒分。《补亡论》常器之云:可增损理中丸,以其人平素有寒痰故也,殊不知有寒痰而复结邪热,理中丸尤为未妥。复下之作协热利,常氏又云,宜白头翁汤。(《伤寒论辨证广注·辨太阳病脉证并治法下》)

《医宗金鉴》:"四日复下之"之"之"字,当是"利"字。上文利未止,岂有复下之理乎?当改。(《医宗金鉴·订正仲景全书·伤寒论注·正误存疑篇》)

【评述】历代医家对本条的看法,分歧较大,原文本身也确有难解之处。概括起来,有以下几方面:其一,关于"寒分"的解释,有解作寒邪的,如成无己;有解作水饮之邪的,如柯韵伯、汪苓友。根据水性本寒,及本条之结胸由误下所致,将"寒分"解释为水饮之邪较妥。其二,关于误下后形成的结胸,其性质属寒属热的问题。汪苓友认为"仲景自有陷胸汤主之",显然主张属实热结胸。但根据"此本有寒分",又误下伤正,似应为寒实结胸较合情理。其三,关于误下后形成"协热利"的问题。成无己认为是邪热下攻肠胃;汪苓友引常器之云"宜白头翁汤";柯韵伯则认为是"表热里寒不解"。根据推理,其与163条"太阳病,外证未除而数下之,遂协热而利"的桂枝人参汤证机制无异,故以里虚寒夹表热下利的说法较为合理。此外,《医宗金鉴》认为,既已下利不止,又何有复下之理?故将"四日复下之"改为"四日复下利",也有一定道理,上述诸家,以自己的理解,从不同的角度阐述了对本条的认识,相互参照,颇有裨益。特录于此,以启迪后学,开阔思路。

(二)寒实结胸与文蛤散证(141)

【原文】

病在陽,應以汗解之,反以冷水潠[1]之,若灌之,其熱被劫不得去,彌更益煩[2],肉上粟起,意欲飲水,反不渴者,服文蛤散;若不差者,與五苓散。寒實結胸,無熱證者,與三物小陷胸湯。白散亦可服[3]。(141)

文蛤散方

文蛤五兩

上一味爲散,以沸湯和一方寸匕服,湯用五合。

五苓散方

豬苓十八銖 去黑皮 白術十八銖 澤瀉一兩六銖 茯苓十八銖 桂枝半兩,去皮

上五味爲散,更於臼中治之,白飲和方寸匕服之,日三服,多飲煖水汗出愈。

白散方

桔梗三分　　巴豆一分,去皮心,熬黑,研如脂　　贝母三分

上三味为散,内巴豆,更于臼中杵之,以白饮和服,强人半钱匕,羸者之。病在膈上必吐,在膈下必利,不利进热粥一杯,利过不止,进冷粥一杯。身热皮粟不解,欲引衣自覆,若以水之,洗之,益令热却不得出,当汗而不汗则烦,假令汗出已,腹中痛,与芍药三两如上法[4]。

【词解】

(1)潠(xùn 训):同"噀"。喷出。《后汉书·郭宪传》:"含酒三噀"。"以冷水噀之",意即含水喷洒(患者),是古代的一种退热方法。

(2)弥更益烦:烦热更重。弥、更、益义同,皆是"更加"之意。

(3)与三物小陷胸汤,白散亦可服:《玉函》卷三、《千金翼》卷九作"与三物小白散"。无"陷胸汤"和"亦可服"六字,是。

(4)身热……如上法:此四十八字《玉函》卷八无。

【提要】寒实结胸及文蛤散的证治。

【释义】寒实结胸是结胸证的一种,其病为寒邪与痰水相结于胸。因寒痰冷饮结聚于胸膈,心胸阳气受阻,故可出现胸胁或心下硬满疼痛等证。因水寒内结,阻滞胸阳,而致气机不利、津液不布,故常见畏寒喜暖,喘咳气逆,甚至大便不通等证,脉多沉紧有力。因属寒实结胸,故无发热、烦渴,而有小便清利,口中和,苔滑。治疗可用三物白散,温寒逐水,涤痰破结。

文蛤散证乃表邪不解,热与水结在表。病在表,当治以汗法,根据病情可选用桂枝汤或麻黄汤之类发汗解表之剂。若反以冷水喷淋或冷水洗浴,这虽也是一种降温退热之法,然用于太阳表证,不仅表不能解,反使邪热郁伏于内,不得外散,即"其热被劫不得去",故"弥更益烦"。烦者,热也,即发热比前加重。这是因为表热被冷水闭郁,皮毛腠理收敛,阳气郁而不宣所致。由于寒凝于外,热郁于内,皮肤上泛起如粟粒状的"鸡皮疙瘩",此即"肉上粟起"。同时可有发热、无汗、身体痛等证。因寒凝热闭,体表的津液得不到宣通,热与水结于太阳之表,故虽口渴而不欲饮水。证属表邪不解,阳郁水结,治用文蛤散清热利湿。若服药后病不愈,又见烦渴、小便不利等证,为表邪不解,水蓄膀胱,则当用五苓散通阳化气、解表利水。

本条分别论述了寒实结胸与文蛤散、五苓散的证治,以体现水邪有表里寒热的不同。

【选注】

柯韵伯:病发于阳,应以汗解。庸工用水攻之法,热被水劫而不得散,外则肉上粟起,因湿气凝结于玄府也。内则烦热,意欲饮水,是阳邪内郁也。当渴而反不渴者,皮毛之水气入肺也。(《伤寒来苏集·伤寒附翼·太阳方总论》)

又:太阳表热未除,而反下之,热邪与寒水相结,成热实结胸。太阴腹满时痛,而反下之,寒邪与寒药相结,成寒实结胸。无热证者,不四肢烦疼者也。名曰三白者,三物皆白,别于黄连小陷胸汤也。旧本误作三物,以黄连栝蒌投之,阴盛则亡矣。又误作白散,是二方矣。黄连巴豆,寒热天渊,云亦可服,岂不误人。(《伤寒来苏集·伤寒论注卷四·三白散证》)

张隐庵:此言邪之中人,必始于皮毛;留而不去,则入于肌腠;留而不去,则入于经脉;留而不去,则入于府也。病在阳,病在太阳之皮毛也,当是之时,得汗而散也。反以冷水潠之,若灌之,其热被劫,则入于肌腠矣。复留而不得去,则入于经脉矣。夫经脉不能合心主之神气以流通,则烦;更不能由肌腠而达于皮毛,则益烦。弥更者,辗转之意也。夫心主之神,合三焦出气以温肌肉,水寒折之,不能合三焦而温肌肉,故肉上粟起。心火不达,故意欲饮水。意欲饮水则当渴矣,反不渴者,假象也。文蛤外刚内柔,秉离明之象,以资心主之气,故可服。

若不差者,与五苓散,助脾土而达三焦,水道行而经脉通矣。设更留而不去,则入于府而为寒实结胸。(《伤寒论集注·辨太阳病脉证篇下》)

尤在泾:病在阳者,邪在表也,当以药取汗,而反以冷水潠之,或灌濯之,其热得寒被劫而又不得竟去,于是热伏水内而弥更益烦,水居热外而肉上粟起。而其所以为热,亦非甚深而极盛也,故意欲饮水而口反不渴。文蛤咸寒而性燥,能去皮间水热互结之气。若服之不差者,其热渐深,而内传入本也。五苓散辛散而淡渗,能去膀胱与水相得之热。若其外不郁于皮肤,内不传于膀胱,则水寒之气必结于胸中,而成寒实结胸。寒实者,寒邪成实,与结胸热实者不同,审无口燥渴烦等证见者,当与三物白散温下之剂,以散寒而除实也。本文小陷胸汤及亦可服七字,疑衍。(《伤寒贯珠集·太阳篇下》)

《医宗金鉴》:无热证下,与三物小陷胸汤,当是"三物白散","小陷胸汤"四字,必是传写之误。桔梗、贝母、巴豆三物,其色皆白,有三物白散之义,温而能攻,与寒实之理相属;小陷胸汤,乃栝蒌、黄连,皆性寒之品,岂可以治寒实结胸之证乎?"亦可服"三字,亦衍文也。(《医宗金鉴·订正仲景全书·伤寒论注·辨太阳病脉证并治上》)

【评述】诸家解释文蛤散证和寒实结胸的成因与病机,柯韵伯认为寒实结胸为太阴误下所致,似嫌牵强。尤在泾不仅指出水寒之气结于胸中,而成寒实结胸,同时强调"与结胸热实者不同,审无口燥渴烦等见症者,当与三物白散温下之剂",道出了寒实结胸的特征。此外,尤在泾与《医宗金鉴》还分析了"与三物小陷胸汤,白散亦可服"两句之讹。尤在泾认为"小陷胸汤及'亦可服'7字,疑衍",颇有见地。

【治法】

(1)清热利湿。

(2)温寒逐水,涤痰破结。

【方药】

(1)文蛤散方。

(2)三物白散方。

【方义】文蛤,药材称海蛤,其性咸寒质燥,功能清肺化痰,软坚散结,微有利尿作用,故上能清肺化痰而治咳逆上气,下能利小便而治水气浮肿。本证表邪不解,阳郁水结,因水热之邪郁闭体表,故但用一味文蛤,既可清在表的阳郁之热,又能行皮下之水结。水热得解,阳郁得伸则烦随除。若服药后病不愈,而又见烦渴、小便不利等蓄水证,则当用五苓散通阳化气,解表利水。

寒实结胸,因胸中水寒结实,非热药不足以开水寒,非峻药不足以破结实。三物白散由巴豆、贝母、桔梗3味药组成。巴豆辛热有毒,攻逐寒水,泻下冷积,破其凝结,为本方之主药。贝母解郁开结去痰,桔梗开提肺气,既可利肺散结去痰,又可载药上浮使药力作用于上,更有助于水饮之邪泻下。3药并用,使寒痰冷饮一举而出。邪结于上者,可从吐而解;邪结于下者,可从泻下而解。因3药颜色皆白,故名"三物白散"。本方药性峻猛,吐下易伤胃气,故以白饮和服,既能和养胃气,又可制巴豆之毒性。若欲加强泻下之力,可进热粥以助药力;若泻下过猛,可进冷粥以抑制泻下。用粥之冷热以调节药物作用,又可借水谷以保胃气、存津液。因本方药性峻猛,属温下寒实之剂,故身体羸弱,应减量而行。原方剂量为桔梗三分、巴豆一分、贝母三分,为了便于控制剂量,现有的按3味药等份,研极细末,和匀备用。用此方的关键在于巴豆的炮制,为减低毒性,大多制成巴豆霜用。巴豆霜制法:取净巴豆仁碾碎,用多层吸油纸包裹加热微烘,压榨去油后碾细,过筛。

【方论选】

柯韵伯：文蛤生于海中而不畏水，其能制水可知。咸能补心，寒能胜热，其壳能利皮肤之水，其肉能止胸中之烦……按本论以文蛤一味为散，以沸汤和方寸匕，服满五合。此等轻剂，恐难散湿热之重邪。《金匮要略》云，渴欲饮水不止者，文蛤汤主之。审症用方，则此汤而彼散，故移彼方而补入于此。（《伤寒来苏集·伤寒附翼·太阳方总论》）

又：贝母主疗心胸郁结，桔梗能开提血气利膈宽胸。然非巴豆之辛热斩关而入，何以胜硝黄之苦寒，使阴气流行而成阳也。白饮和服者，甘以缓之，取其留恋于胸，不使速下耳。散者散其结塞，比汤以荡之更精。（《伤寒来苏集·伤寒论注卷四》）

张隐庵：按桔梗色白味辛，开提肺气之品，故本经主治胸痛。贝母色白，其形若肺，能消郁结之痰。巴豆辛热有毒，主破坚积、开闭塞、利水道。用散者，主开胸痹，以行皮肤而散水气也。（《伤寒论集注·辨太阳病脉证篇下》）

《医宗金鉴》：是方也，治寒实水结胸证，极峻之药也。君以巴豆，极辛极烈，攻寒逐水，斩关夺门，所到之处，无不破也；佐以贝母，开胸之结；使以桔梗，为之舟楫，载巴豆搜逐胸邪，悉尽无余。膈上者必吐，膈下者必利。然惟知任毒以攻邪，不量强羸，鲜能善其后也。故羸者减之，不利进热粥，利过进冷粥。盖巴豆性热，得热则行，得冷则止。不用水而用粥者，借谷气以保胃也。（《医宗金鉴·订正仲景全书·伤寒论注·辨太阳病脉证并治上》）

《伤寒方论》：论曰，咸能软坚，能清热，能走肾以胜水，故有止烦化痰咳逆胸痹之用。此仲景以之为因寒郁热，宿饮胶结主剂也。然易五苓之意，则知此为清热消饮之轻剂，故必不瘥，而后两解之图也。且必于欲饮水反不渴用之，则知能泄偶郁之热，而不能胜实结之热矣。（《伤寒方论·和剂》不著撰人）

【点评】关于文蛤散主治问题，大体有两种意见。一种认为本方为清热利湿之轻剂，可用治水热互结于太阳之表。另一种意见，以柯韵伯为代表，认为"此等轻剂恐难散湿热之重邪"，主张当改作《金匮》文蛤汤，颇得一些医家赞同。三物白散主治寒实结胸，诸家认识基本一致，其中《医宗金鉴》注释较详，说理亦明。

【临床应用】

（1）张仲景对文蛤散的应用

①主治表邪不解，阳郁水结证，见 141 条。

②主治渴欲饮水不止者，见《金匮要略·辨消渴小便利淋病脉证并治》。

（2）后世医家对三物白散的应用

①《外台秘要》：仲景桔梗白散（即本方）治咳而胸满，振寒脉数，咽干不渴，时出浊唾腥臭，久久吐脓如米粥者，为肺痈。方后云：若利不止者，饮冷水一杯则定。

②《类聚方广义》：此方对肺痈、幽门痈、胃脘痈及胸膈中有顽痰而胸背挛痛者，咳家胶痰缠绕、咽喉不利、气息秽臭者，皆有效。卒中风、马脾风、痰潮息迫、牙关紧闭、药汁不入者，以本方吹鼻中，吐痰涎，咽喉立通。

（3）现代应用

①进展期胃癌：朱莹[23]等报道将 40 例进展期胃癌患者随机分成两组。治疗组 20 例采用中药加味三物白散加 OLF 方案化疗，对照组 20 例单纯用 OLF 方案化疗。结果提示：中西医结合治疗进展期胃癌能明显改善临床疗效、减轻不良反应、改善患者生活质量、延长患者生存期。朱怀平[24]等将 60 例进展期胃癌随机分为治疗组和对照组各 30 例，治疗组以三物白散加味方 1：2 服，另配合使用西医一般支持疗法；对照组采用西医一般支持疗法。4

周为1个疗程,治疗1个疗程后统计疗效。结果提示:三物白散加味方可提高瘤体稳定率,降低恶化率,提高患者生活质量。

②其他:王长有[25]等用三物白散抢救急性肾衰竭患者5例,选方三物白散:巴豆、川贝、桔梗等份。共研细末,每次1:1服600mg,或装入胶囊,温开水送下。内服1天不得超过2次(1200mg),以大便通利为度,一般服药30分钟至2小时即有大便,服药后4小时未大便者可服第2次,若大便次数过频(已达到通下作用,防止频下伤阴)可口服凉开水1杯(约200ml),或冰棒2支化水服下,泻下即止。结果:服本药后,患者均有较强的导泻作用,其中2例,每日泻下棕绿色败卵样黏液便2500~3000ml,随之小便量逐渐增加,尿闭、呕逆、谵妄、惊厥等症缓解,在中医理论指导下,应用中西药善后调理,相继有3人痊愈出院。2例亚急性肝坏死合并肾衰者,虽起到导泻作用,但因肝脏损害严重,昏迷后死亡。作者指出:使用"三物白散"泻下,最好是住院患者,用药不可过量,不可长期使用,否则可导致伤阴耗营损脾,出现癃闭,出血,痉、脱危候,以及电解质紊乱和中毒反应。为了安全,胃溃疡患者,因病情需要必须服用"三物白散"者,须将药加工成细末,装入胶囊服用。可避免巴豆毒素对胃黏膜的刺激,造成出血,有慢性溃疡性结肠炎的患者和肠道有出血性疾患的患者不可内服,避免巴豆毒素对肠道黏膜的强烈刺激,造成大出血和中毒反应。

(4)医案选录

1)出血热:李某,男,25岁。因发热、寒战、头痛5天,伴面色潮红,球结膜充血,水肿,以"出血热"之诊断于1989年11月10日收入内科热病组。查:T 39.8℃,R 18次/分,P 100次/分,BP 100/70mmHg。青年男性患者,发育营养尚可,神志差,肌肤灼热,颜面、颈胸潮红,呈醉酒貌,腋下有散在出血点,全身浅淋巴结不肿大,球结膜充血、水肿明显。咽红,扁桃体不大,颈软,甲状腺不大,气管居中,胸廓对称,呼吸动度一致,呼吸音清,未闻及干、湿鸣音,心界不大,心尖搏动在锁中线第6肋间隙处,无猫喘,心率90次/分,律齐,未闻及病理性杂音。腹软,未触及包块,无明显压痛,肠鸣音存在,肝脾未触及,肾区叩击痛(＋)。脊柱、四肢正常,活动自如,生理反射存在,病理反射未引出。实验室检查:白细胞$18.5×10^9/L$,血小板$40×10^9/L$,尿蛋白(＋＋＋),大便隐血(＋＋＋),二氧化碳结合力35.2mmol/L,尿素氮12.5mmol/L,肌酐296mmol/L;心电图正常。经某传染病院确诊为"流行性出血热",给予扩容、止血、利尿、纠酸、抗感染等对症治疗,3天后患者由少尿进入尿闭,神志朦胧,颜面潮红,恶心呕逆,脘腹胀满、拒按,谵语,躁动不宁,舌质红燥、苔黄腻,脉滑数有力,尿素氮上升到45.9mmol/L,肌酐上升到960mmol/L。辨其病机系湿热蕴结,阻滞三焦,上蒙清窍,腑气不通,先后用导赤承气汤、宣白承气汤鼻饲、灌肠,1天3次,同时静脉推注速尿800mg仍无尿意。后用"三物白散",每次600mg,上午10点30分服第1次,下午2点服第2次,药后1.5小时即有大便,为棕色或黄绿色黏液便,夹有褐色胶冻状物,24小时大便10余次,总排出量3700ml,随之尿量增加,体温下降,颜面潮红,呕逆著减,神志转清。查二氧化碳结合力28mmol/L,尿素氮8mmol/L,白细胞$7.8×10^9/L$,血小板$98×10^9/L$。继服"滋肾通关、益气养阴"之中药,加用20%甘露醇、速尿后,患者很快进入多尿期,经中药健脾益肾,佐以养血散瘀活络,配合西药补钾,加强营养等措施,患者于1989年12月8痊愈出院。(《陕西中医》,2002,23(4):340-341)

2)结核性渗出性胸膜炎:刘某,女,22岁,于1989年11月10日初诊。咳嗽气短,胸肋胀痛。经X线摄胸大片,确诊为结核性渗出性胸膜炎、胸腔积液至左胸第二肋缘下。因经济困难,患者未能及时住院接受治疗,于1989年11月15日复来就诊。咳唾息促,胸肋胀痛,舌质淡红,苔薄白,脉沉弦,收住院治疗。15日上午9时45分,温开水送服三物白散0.6g。服药后1小时,自觉胸中灼热,肠鸣漉漉,左侧胸肋有流水声,余无任何不良反应。至下午3时仍无大便,原方加倍,1.2g三物白散温开水送服。于下午3时35分觉腹中灼热微痛,肠鸣加剧,大、小便各1次,大便呈水样,色淡黄约1500ml,小便约300ml,便后腹痛消失,但仍肠鸣漉漉,左胸肋有流水声。于下午7时20分,又大、小便各1次,大便纯水样约1500ml,小便约250ml。便后无不良反应。自觉胸肋胀痛、咳唾息促明显减轻。同时口服利福平、吡嗪酰胺,静脉滴注进口链霉素、异烟肼、地塞米松。11月16日复诊:患者自诉于早晨6点左右大便1次,水样便约2000ml,小便300ml,一夜睡眠佳,咳唾息促、胸肋胀痛消失。上午8时50分X线胸透,报告心肺正常,胸腔积液消失。复摄胸片,上午10时10分X线片报告:心肺正常,积液消失。于是停服中药。11月20日、11月24日、12月1日X线摄胸片均示"心肺正常,无积液",同意出院。继续服用抗结核药半年,随访获痊愈。(《上海中医药杂志》,1997,43(10):25)

【按语】 三物白散本为治疗寒实结胸而设,方用桔梗、贝母以开胸痹,化顽痰;巴豆辛温峻热,为温下猛药,服后不但能使人剧烈泻下,并可引起剧烈呕吐,而起"开通闭塞"的作用。三药合用温寒逐水,涤痰破结。对气管食管间停潴壅塞的痰涎异物,可以通过呕吐或泻下而迅速排除。临床运用的病例多有一定的热象,如体温升高、咳痰黏稠黄浊、苔黄、脉数等,服药后,出现上吐下泻而病亦趋愈。此时用本方,取其峻逐痰浊之力,痰浊一去,热亦随之而散。但本方毕竟偏温,故吐泻之后,可用冷粥调其偏,用清热药除其余热,方可巩固疗效。

【现代研究】 主要集中于本方对肿瘤方面和免疫方面的研究。

周春祥[26]等通过实验研究了以三物白散和抵当汤(丸)组分基础上加减而成的康尔爱片〔主要成分:巴豆霜(含10%油),桔梗,贝母,土鳖虫,莪术,参三七,生薏苡仁,全蝎,露蜂房,木香,炒白芍,甘草)〕,温下法方〔成分:巴豆霜(含10%油),桔梗,贝母〕和逐瘀法方(成分:地鳖虫,莪术,参三七,生薏苡仁,全蝎,露蜂房,木香,炒白芍,甘草)3方对体外培养K562瘤细胞的抑制作用,结果康尔爱片及其拆方组分对体外培养细胞的增殖都有一定的抑制作用,其中以温下法方组分最优,康尔爱片组分次之,逐瘀法方组分最弱。

徐力[27]等研究发现康尔爱片中剂量和小剂量能明显降低荷瘤小鼠血清一氧化氮水平,指出:降低血清一氧化氮水平可能是康尔爱片抗肿瘤的机制之一。徐力[28]等发现康尔爱片中、大剂量可以明显诱导人胃腺癌SGC-7901细胞凋亡,且小、中、大3个剂量组均可降低突变型p53基因表达率。

许冬青[29]等报道康尔爱片药物血清小剂量组能明显提高人胃癌SGC-7901细胞SOD活力,而康尔爱片药物血清中、大剂量组能明显降低胃癌SGC-7901细胞SOD活力。王明艳[30]等报道康尔爱胶囊无致变作用且有一定的抗变作用;对突变型p53基因表达有一定的抑制作用。徐力[31-32]等指出:三物白散加味方抗胃癌的作用与其影响胃癌相关基因表达有关。且本方临床不易产生多药耐药,并可作为MDR逆转剂使用。

徐力[33]等指出:三物白散加味方3个剂量组均无致变和损伤肝功能的作用;其小、中剂量组均无诱导正常人血细胞凋亡作用,大剂量组虽可诱导人血细胞凋亡并能损伤肝功能,但与诱导肿瘤细胞凋亡率相比则有显著性差异。从初步安全性评价认为,三物白散加味方中剂量组(临床剂量换算组)临床应用是安全的。

周春祥[34]等指出：三物白散主要是通过作用于 B16-BL6 细胞，影响其释放某种液性因子而实现免疫正相调节作用的。徐力[35]等通过实验发现三物白散加味方通过影响细胞周期抑制肿瘤增殖。王梅[36]指出：三物白散在整体水平上具有确切的抗肿瘤免疫正相调节作用，其机制可能是通过逆转 Th_1/Th_2 漂移来实现的。

(三)太阳病误下后的变证(140)

【原文】

太陽病，下之，其脉促，一作縱。不結胸者，此爲欲解也。脉浮者，必結胸。脉緊者，必咽痛。脉弦者，必兩脇拘急。脉細數者，頭痛未止。脉沉緊者，必欲嘔。脉沉滑者，協熱利。脉浮滑者，必下血。(140)

【提要】以脉辨太阳病误下后的变证。

【释义】本条脉证合参，举脉问证，辨太阳病误下后的多种变证。"其脉促，不结胸者，此为欲解"。这里的促脉不是脉来数中一止，止无定数之脉，而是指脉搏急促。促为阳脉，说明其人阳气盛，有抗邪外达之势，虽经误下，但邪未内陷，故不作结胸，为欲解。"脉浮者，必结胸"，若下后脉仍浮者，说明表邪仍盛，不为下衰，必将趁误下之里虚而内陷，与痰水互结于胸膈，而成结胸。"脉紧者，必咽痛"，脉紧为表寒入里。下后里虚，寒邪直入少阴，足少阴经脉循咽喉，挟舌本，寒邪上犯咽嗌，故作咽痛。"脉弦者，必两胁拘急"，弦为少阳主脉，脉弦表示下后邪传少阳。少阳之脉循两胁，邪郁少阳，经气不利，故两胁拘急。"脉细数者，头痛未止"，脉细为阴虚，数则为热，阴虚阳亢，故头痛未止。"脉沉紧者，必欲呕"，沉主里，紧主寒。脉沉紧为寒邪入里，上逆犯胃，故欲呕。"脉沉滑者，协热利"，沉脉候里，滑脉主热，是误下后，表邪入里化热，热迫大肠，传导失司，故作"协热利"。"脉浮滑者，必下血"，误下后，脉见浮滑者，为表邪未尽然内陷，而入里之邪已经化热，若热伤血络，则有便脓血之变。总之，太阳病误用下法后的变证颇多，本条是根据脉与证的关系，阐述举脉问证的辨证方法，应理解其主要精神，切不可拘泥搬套。凭脉辨证，固然是一个重要环节，但更为重要的还是应脉证合参，全面分析。

【选注】

成无己：此太阳病下之后，邪气传变。其脉促者，为阳盛，下后脉促，为阳胜阴也，故不作结胸，为欲解；下后脉浮，为上焦阳邪结，而为结胸也。经曰：结胸者，寸脉浮，关脉沉。下后脉紧，则太阳之邪，传于少阴。经曰：脉紧者属少阴。《内经》曰：邪客于少阴之络，令人咽痛，不可内食，所以脉紧者，必咽痛。脉弦则太阳之邪传于少阳，经曰尺寸俱弦者，少阳受病也。其脉循胁，络于耳。所以脉弦者，必两胁拘急。下后邪气传里，则头痛未止，脉细数为邪未传里而伤气也，细为气少，数为在表，故头痛未止。脉沉紧，则太阳之邪传于阳明，为里实也，沉为在里，紧为里实，阳明里实，故必欲呕。脉滑则太阳之邪传于肠胃，以滑为阴气有余，知邪气入里，干于下焦也。沉为血胜气虚，是为协热利；浮为气胜血虚，是知必下血。经曰：不宜下而便攻之，诸变不可胜数，此之谓也。(《注解伤寒论·辨太阳病脉证并治下》)

程郊倩：据脉见证，各著一必字，见势所必然，考其源头，总在太阳病下之而来。则虽有已成坏病、未成坏病之分，但宜以活法治之，不得据脉治脉，据证治证也。(《伤寒论后条辨·辨太阳病脉证篇》)

《医宗金鉴》：脉促当是"脉浮"，始与不结胸为欲解之文义相属。脉浮当是"脉促"，始与论中结胸、胸满同义。脉紧当是"脉细数"，脉细数当是"脉紧"，始合论中二经本脉。脉浮滑当是"脉数滑"，浮滑是论中白虎汤证之脉，数滑是论中下脓血之脉。细玩诸篇自知。

病在太阳，误下，为变不同者，皆因人之藏气不一，各从所入而化，故不同也。误下邪陷，当作结胸,反不结胸,其脉浮,此里和而不受邪,邪仍在表为欲解也。若脉促者,为阳结实邪之脉,故必结胸也。脉细数,少阴邪热之脉,咽痛少阴邪热之证;误下邪陷少阴,法当从少阴治也。脉弦少阳之脉,两胁拘急,少阳之证;误下邪陷少阳,法当从少阳治也。脉紧太阳脉,头痛太阳证;误下邪仍在表,法当从太阳治也。脉沉紧,宿食脉,有表误下,协热入里下利,法当从协热下利治也。脉数滑,积热脉,有表误下,邪陷入阴,伤营下血,法当从下脓血治也。(《医宗金鉴·订正仲景全书·伤寒论注·辨太阳病脉证并治法上》)

【评述】历代注家对本条注释不一,众释纷纭。成无己顺原文注释,《医宗金鉴》认为原文有错简,予以更改后,再作注释。各有发挥,可供参考。本条系统论述误下所致的各种脉证变化,举脉问证,旨在示人辨证应具体分析。成无己引文曰:"不宜下而便攻之,诸变不可胜数,此之谓也。"点出了本条多种变证之缘由。《医宗金鉴》指出误下后,之所以有各种不同变证,取决于脏腑的阴阳盛衰,即所谓"各人藏气不一,各从所入而化"。程郊倩提出"宜以活法治之,不得据脉治脉,据证治证"。这些都是正确而具有临床意义的,符合辨证论治精神。

参 考 文 献

[1] 贾大谊. 峻利经方治验举隅[J]. 国医论坛,1999,14(1):5-6.

[2] 许辅端,丁宪群. 联合大陷胸汤多途径治疗重症急性胰腺炎20例报告[J]. 贵阳中医学院学报,2010,32(2):55-56.

[3] 何国华,谢朝晖. 中西药物及方法治疗重症胰腺炎30例[J]. 中国社区医师,2004,6(2):47-48.

[4] 刘峥. 中西医结合治疗自发性气胸50例临床观察[J]. 河南中医,2005,25(5):52-53.

[5] 李心机. 《伤寒论》大陷胸汤证悬解[J]. 中国医药学报,1999,14(4):11-12.

[6] 肖成,李燕,赵志民. 大陷胸汤对大鼠急性胰腺炎时TNF-α和IL-6改变的影响[J]. 辽宁中医杂志,2008,35(7):1102-1103.

[7] 于亮,张增峰,段绍斌,等. 大陷胸汤治疗急性重症胰腺炎临床研究[J]. 新疆中医药,2009,27(6):1-3.

[8] 王孝先,张红,赵生俊. 大陷胸汤免疫作用观察[J]. 新疆中医药,2002,20(4):8-9.

[9] 赵晓敏,杜学荣. 加味小陷胸汤治疗功能性消化不良32例疗效观察[J]. 时珍国医国药,2007,18(7):1741.

[10] 宋俊生,熊俊,陆小左. 小陷胸汤及其加减方治疗胃食管反流疾病临床随机对照试验的系统评价[J]. 辽宁中医杂志,2008,35(5):653-655.

[11] 李景君,王蕊,徐京育. 加味小陷胸汤治疗不稳定型心绞痛临床观察[J]. 中医药学报,2010,38(2):123-124.

[12] 徐人安. 加味小陷胸汤散剂治疗胆石症47例[J]. 江西中医药,2007,38(11):29-30.

[13] 沈邞. 小陷胸汤治验3则[J]. 新中医,1997,29(3):50.

[14] 叶勇,梅国强,刘松林,等. 加味小陷胸汤对实验性高脂血症大鼠脂质代谢的影响[J]. 湖北中医学院学报,2003,5(4):62-63.

[15] 黄金玲,蔡横,顾武军. 加味小陷胸汤抗肿瘤作用的实验研究[J]. 中国中医药科技,2007,14(4):251-252.

[16] 黄金玲,顾武军. 加味小陷胸汤抗肿瘤作用的实验研究[J]. 中医药临床杂志,2005,17(3):239-241.

[17] 喻秀兰,梅国强,张德玲,等. 加味小陷胸汤对氧化低密度脂蛋白致血管内皮细胞增殖和凋亡的影响[J]. 湖北中医学院学报,2005,7(2):6-7.

[18] 李永新,于慧卿,高慧. 小陷胸汤加味治疗不稳定性心绞痛的临床疗效及对C反应蛋白的影响

[J].河北中医,2009,31(9):1298-1300.

[19]胡忠民,张磊,刘玉洁.小陷胸汤加味对心肌缺血再灌注损伤兔血清 C 反应蛋白及一氧化氮含量的影响[J].河北中医,2009,31(12):1876-1878.

[20]郭志清,刘奇龙,刘玉洁.小陷胸汤加味方对兔心肌缺血 MDA、SOD 和 CK-MB 的影响[J].中国中医急症,2009,18(12):2020-2021.

[21]刘奇龙,郭志清,刘玉洁.小陷胸汤加味方对兔心肌缺血再灌注损伤 NO、NOS、ET 的影响[J].中国中医急症,2010,19(2):274-275.

[22]王颖,霍淑杰,刘玉洁.小陷胸汤加味方对兔心肌缺血再灌注损伤的干预[J].中国中医急症,2010,19(4):633-635.

[23]朱莹,袁伟建,张晓江.等.加味三物白散方治疗进展期胃癌临床研究[J].中国中医急症,2010,19(4):578-580.

[24]朱怀平,朱志仑,徐力.三物白散加味方治疗进展期胃癌 30 例临床研究[J].南京中医药大学学报,2005,21(5):284-285.

[25]王长有,黄小林.三物白散抢救急性肾功衰竭[J].陕西中医,2002,23(4):340-341.

[26]周春祥,陆跃鸣.康尔爱片拆方对体外培养 K562 瘤细胞抑制作用的实验研究[J].南京中医药大学学报,1999,15(4):217-218.

[27]徐力,王明艳,周春祥.康尔爱片对荷瘤小鼠血清一氧化氮水平的影响[J].江苏中医,1999,20(9):42-43.

[28]徐力,王明艳,许冬青,等.康尔爱片诱导人胃腺癌 SCX-7901 细胞凋亡及对 p53 基因表达影响的研究[J].南京中医药大学学报,1999,15(6):347-349.

[29]许冬青,徐力,王明艳.康尔爱片对人胃癌 SGC-7901 细胞 SOD 活力的影响[J].天津中医学院学报,2002,21(1):29-30.

[30]王明艳,徐力,许冬青.康尔爱胶囊抗突变的实验研究[J].肿瘤防治杂志,2003,10(10):1082-1084.

[31]徐力,王明艳,许冬青,等.三物白散加味方影响胃癌相关基因表达的实验研究[J].南京中医药大学学报,2002,18(3):158-160.

[32]徐力,王明艳,许冬青,等.三物白散加味方影响肿瘤多药耐药基因表达实验研究[J].上海中医药杂志,2005,39(8):59-60.

[33]徐力,王明艳,许冬青,等.三物白散加味方对正常细胞突变凋亡及肝功能的影响[J].辽宁中医杂志,2005,32(10):1000-1001.

[34]周春祥,赵志英.三物白散对 B16-BL6 细胞免疫抑制的影响[J].国医论坛,2005,20(1):43-45.

[35]徐力,王明艳,许冬青.三物白散加味方影响肿瘤细胞周期实验研究[J].陕西中医,2005,26(11):1246-1248.

[36]王梅,刘红艳,周春祥.三物白散抗肿瘤免疫正相调节机制的实验研究[J].山西中医,2006,22(4):50-52.

第三节　结胸疑似证(142～148)

一、太阳少阳并病与热入血室(142～145)

【原文】

太陽與少陽併病,頭項強痛,或眩冒,時如結胸,心下痞鞕者,當刺大椎第一間[1]、肺俞[2]、肝俞[3],慎不可發汗;發汗則讝語、脉弦。五日讝語不止,當刺期門[4]。(142)

【词解】

(1)大椎第一间:即督脉之大椎穴。在第 7 颈椎与第 1 胸椎棘突之间。第一间为大椎的互辞。

(2)肺俞:膀胱经腧穴,在第 3、第 4 胸椎棘突间,两外侧旁开各 1.5 寸处。

(3)肝俞:膀胱经腧穴,在第 9、第 10 胸椎棘突间,两外侧旁开各 1.5 寸处。

(4)期门:肝经之募穴,在乳头直下第 6、第 7 肋骨之间。

【提要】 太少并病当用刺法,慎勿汗之。

【释义】 本条系太少并病,先病太阳,后病少阳,太少俱病而有先后次第之分。头项强痛为太阳经脉受邪,气血运行受阻。头目昏眩为胆火沿少阳经脉上干空窍。邪郁少阳,经气疏泄不利,故心下痞塞硬满,时轻时重,重则可有疼痛,"时如结胸"状。如结胸者,实非结胸,说明本证与结胸虽有某些相似之处,但两者在本质上不同。本证病变重在太少两经经脉,故刺大椎、肺俞、肝俞以治之。大椎为三阳之会,刺之可祛风散邪;针刺肺俞可以理气散邪,两穴相配,以外解太阳之邪。刺肝俞可以疏泄胆火,以和解少阳之邪。3 穴并刺,治太少并病有良效。切勿以头项强痛而纯以汗剂。因少阳禁汗,若误汗,非但不能祛邪,反而徒伤津液,使少阳木火更为炽烈。木盛侮土,火热乘胃,胃燥不和则生谵语。这种谵语与阳明谵语不同,其鉴别要点是本证伴见脉弦。谵语脉弦并提,说明少阳之邪未解,木火正炽,故虽有阳明里证,亦不可下,因少阳亦禁下法。是以刺期门以泻肝胆之火,则谵语自止。

【选注】

成无己:太阳之脉,络头下项,头项强痛者,太阳表病也。少阳之脉,循胸络胁,如结胸心下痞硬者,少阳里病也。太阳少阳相并为病,不纯在表,故头项不但强痛而或眩晕,亦未全入里,故时如结胸,心下痞硬,此邪在半表半里之间也,刺大椎第一间、肺俞,以泻太阳之邪;刺肝俞,以泻少阳之邪。邪在表,则可发汗;邪在半表半里,则不可发汗。发汗则亡津液,损动胃气。少阳之邪,因干于胃,土为木刑,必发谵语、脉弦,至五六日传经尽,邪热去而谵语当止;若复不止,为少阳邪热甚也,刺期门,以泻肝胆之气。(《注解伤寒论·辨太阳病脉证并治下》)

柯韵伯:脉弦属少阳,头项强痛属太阳,眩冒结胸心下痞,则两阳皆有之证。两阳并病,阳气重可知。然是经脉之为眚(shěng 省,疾苦的意思——笔者注),汗吐下之法,非少阳所宜。若不明刺法,不足以言巧。督主诸阳,刺大椎以泄阳气。肺主气,肝主血,肺肝二俞,皆主太阳,调其气血,则头项强痛可除,脉之弦者可和,眩冒可清,结胸痞硬等证可不至矣。若发汗是犯少阳,胆液虚必转属胃而谵语,此谵语虽因胃实,而两阳之证未罢,亦非下法可施也。土欲实,木当平之,必肝气清而水土治,故刺期门而三阳自和。(《伤寒来苏集·伤寒论注·少阳脉证》)

《医宗金鉴》:太阳与少阳并病,故见头项强痛,或弦冒,时如结胸,心下痞硬之证。而曰或、曰时如者,谓两阳归并未定之病状也。病状未定,不可以药,当刺肺俞,以泻太阳,以太阳与肺通也;当刺肝俞,以泻少阳,以肝与胆合也。故刺而俟之,以待其机也。苟不知此,而以头项强痛为太阳之邪,目眩胸满为少阳之邪,发其汗,两阳之邪乘燥入胃,则发谵语。设脉长大,则犹为顺,可以下之,今脉不大而弦,五六日谵语不止,是土病而见木脉也。名曰负。负者,克贼也。慎不可下,当刺期门,以直泻其肝可也。(《医宗金鉴·订正仲景全书·伤寒论注·辨合病并病脉证并治》)

【评述】成无己对脉证、治疗的解释和分析平允可从。柯韵伯将脉弦移前,注谵语为转属胃,反欠清晰。《医宗金鉴》认为本证用针不用药,是由于病状未定,尚不能选择适当方药治疗,姑且先用针刺,等待病证趋于明确时,再议药物的使用。这种解释将针刺作为权宜之计,忽视针刺的治疗作用,未免欠妥。

【原文】

婦人中風,發熱惡寒,經水適來,得之七八日,熱除而脈遲身涼,胸脅下滿,如結胸狀,讝語者,此為熱入血室也,當刺期門,隨其實而取之。(143)

婦人中風,七八日續得寒熱,發作有時,經水適斷者,此為熱入血室,其血必結,故使如瘧狀,發作有時,小柴胡湯主之。(144)

柴胡半斤　黄芩三兩　人參三兩　半夏半升,洗　甘草三兩　生薑三兩,切　大棗十二枚,擘

上七味,以水一斗二升,煮取六升,去滓,再煎取三升。溫服一升,日三服。

婦人傷寒,發熱,經水適來,晝日明了,暮則讝語,如見鬼狀者,此為熱入血室。無犯胃氣及上二焦[1],必自愈。(145)

【词解】

(1)上二焦:指上焦与中焦。

【提要】热入血室的证治及禁例。

【释义】本节3条条文论述热入血室的证治与禁例。对血室的认识,历来医家意见不一,大致有三:有认为是子宫的,有认为是肝脏与肝经的,还有认为是冲任二脉的。但从热入血室3条条文内容来看,所述皆为妇人经水适来适断,邪热因之而入。因此近代多数医家倾向于血室即子宫。若是冲脉或肝,则男女皆有。然而,肝主藏血,冲为血海,皆与血室有密切联系,因此热入血室的证治,又和两者有关。143条妇人中风,适逢经水来潮,血室空虚,表邪乘机内陷,故外热去而身凉。热入血室,热与血结,脉道因而瘀滞不利,故脉迟。肝为藏血之脏,血室瘀滞,必致肝脉受阻,气血流行不利,所以胸胁下满,状如结胸。血热上扰,神明不安,故发谵语。治法可针刺期门。因肝藏血而主疏泄,与子宫有内在联系。期门为肝之募穴,刺之以泻肝胆邪热,则子宫血分之热即可随之而解,其病可愈。热入血室"如结胸状",但并非真结胸。其与结胸证的区别主要有二:一是热入血室必与经水适来适断有关,而结胸证则与经水无关。二是热入血室虽有胸胁下满、谵语等证,但热除身凉或寒热发作有时;结胸证则心下痛,按之石硬,甚则从心下至少腹硬满而痛不可近,或日晡所小有潮热。

144条妇人中风,初起当有发热恶寒等表证,以其得病之初,经水适来,发病之后,邪热内陷血室,与血相结,而经水适断。血室瘀阻,气血流行不畅,故延及七八日后,正邪分争,寒热发作有时。"如疟状",言其有似疟疾之寒热,但非疟疾之定时而发。因血属阴分,热入血室,郁极则热,故有时寒热,有时不发或较轻。联系143条,热入血室,血热搏结,当有胸胁下硬满、谵语等证,治宜小柴胡汤和解枢机,扶正祛邪,邪去则寒热自止,血结可散。

145条妇人伤寒发热,适逢经水来潮,热入血室,上扰神明,故发谵语。因病在血分,血属阴类,故患者白天神志清楚,入暮则神志迷糊,谵言妄语,如有所见。"无犯胃气及上二焦"是言治疗之禁忌。因本证之谵语,非胃实所致,故不可用下法伤其胃气。又因病不在上中二焦,亦不可妄用汗吐等法。因其经水适来而血不断,邪热有随血而去的机转,不同于经水适断之热入血室证,瘀血尚有出路,邪有外泄之机,病有可能自愈,故云"必自愈"。联系143条,可刺期门以泻邪热,令邪有去路,且不违治禁。

【选注】

成无己：伤寒热入血室，何以明之。室者屋室也，谓可以停止之处。人身之血室者，荣血停止之所，经脉留会之处，即冲脉是也……妇人伤寒，经水适来，与经水适断者，皆以经气所虚，宫室不辟，邪得乘虚而入。《针经》有言曰，邪气不得其虚，不能独伤人者是矣。妇人热入血室，有须治而愈者，有不须治而愈者，又各不同也。妇人中风，发热恶寒，经水适来，得之七八日，热除而脉迟，身凉和，胸胁下满，如结胸状，谵语者，此为热入血室，当刺期门。随其时经水适断者，此为热入血室，其血必结，故使如疟状，发作有时，小柴胡汤主之。二者是须治而愈是也。妇人伤寒发热，经水适来，昼则明了，暮则谵语，如见鬼状者，此为热入血室，无犯胃气及上二焦，必自愈，是不须治而愈者也。谵语为病邪之甚者，何不须治而愈耶？且胸胁满如结胸，谵语是邪气留结于胸胁而不去者，必刺期门，随其实而泻之。寒热如疟，发作有时者，是血结而不行者，须小柴胡汤散之。二者既有留邪，必须治之可也。若发热经水适来，昼日明了，暮则谵语，此则经水既来，以里无留邪，但不妄犯，热随血散，必自愈。经曰，血自下，下者愈。故无犯胃气及上二焦，必自愈。所谓妄犯者，谓恐以谵语为阳明内实，攻之犯其胃气也。此无胸胁之邪，恐刺期门犯其中焦。此无血结，恐与小柴胡汤犯其上焦也。小柴胡汤解散，则动卫气，卫出上焦，动卫气是犯上焦也。刺期门则动荣气，荣出中焦，动荣气是犯中焦也。脉经有曰，无犯胃气及上二焦，岂谓药不谓针耶，此其是欤。（《伤寒明理论·卷三·热入血室》）

方有执：血室，营血停留之所，经脉集会之处，即冲脉，所谓血海是也。其脉起于气街，并少阴之经脉挟脐上行，至胸中而散，故热入而病作，其证则如是也。期门二穴，在不容两旁，各去同身寸之一寸五分，肝之募也。肝纳血，故刺期门，所以泻血分之实热也。

无者，禁止之词。犯胃气，以禁下言也。上二焦，谓上焦中焦，以禁汗吐言也……必自愈者，言伺其经行血下，则邪热得以随血而俱出，犹之红汗而然，故决言其必定自解而愈，以警人勿妄攻取，致谬误以生变乱之意。夫以三法既皆不可用，则与其欲治，宁刺期门，及与小柴胡汤，而法在焉。（《伤寒论条辨·辨太阳病脉证并治上篇》）

程郊倩：妇人中风，发热恶寒，自是表证，无关于里。乃经水适来，且七八日之久，于是血室空虚，阳热之表邪，乘虚而内据之。阳邪入里，是以热除而脉迟身凉。经停血结，是以胸胁满如结胸状。阴被阳扰，是以如见鬼状而谵语。凡此者，热入血室故也。夫血室系之冲任，乃荣血停留之所，经脉所集会也。邪热入而居之，实非其所实也。刺期门以泻之，实者去而虚者回，即泻法为补法矣。

无犯胃气，以禁下言；汗犯上焦，吐犯中焦，是三法皆不可也。与其妄治，不如俟经期再临，邪热当随经而出，不解自解。（《伤寒论后条辨·辨少阳病脉证篇》）

张景岳：子宫者……医家以冲任之脉盛如此，则月事以时下，故名之曰血室。（《类经附翼·三焦包络命门辨同子宫血室》）

柯韵伯：血室者，肝也，肝为藏血之脏，故称血室……人之十二经脉，应地之十二水，故称血为经水。女子属阴而多血。脉者，血之府也。脉以应月，故女子一月经水溢出，应时而下，故人称之为月事也。此言妇人适于经水来时，中于风邪，发热恶寒，此时未虑及月事矣。病从外来，先解其外可知。至七八日热除身凉脉迟为愈。乃反见胸胁苦满，而非结胸，反发谵语而非胃实，何也？脉迟故也。迟为在脏，必其经水适来时，风寒外来，内热乘肝，月事未尽之余，其血必结。当刺其募以泻其结热，满自消而谵语自止。此通因塞用法也。（《伤寒来苏集·伤寒论注·阳明脉证上》）

钱天来:前条但言中风之寒热,此条承上文,止言续得之寒热。前但云经水适来,此但言经水适断。盖因中风发热恶寒之时,经水适来,以致热入血室。既入之后,邪热阻绝,遂致经水适断,所以其血必结,非后人所谓适来为经之初来,适断为经之已尽,而谓之乘虚而入也。至后血弱气尽,或可言经尽耳。谓之结者,邪与血结,气乖凝聚而不得出也。邪血凝聚于经络胞脉之间,内未入腑,外不在表,而在表里之间,仍属少阳,故使如疟状而发作有时也。当以小柴胡汤主之。前后妇人中风两条,仲景虽分言之,以相互发明其义,而学者当合论之,以悉其旨可也。但前以七八日而脉迟身凉,此七八日而续得寒热,皆热邪已入之变证,又示人以热入血室之见证,颇有不同,无一定之式,未可执泥以生疑二也。但不揣愚昧,意谓仲景氏虽但曰小柴胡汤主之,而汤中应量加血药,如牛膝、桃仁、丹皮之类。其脉迟身凉者,或少加姜桂,及酒制大黄少许,取效速,所谓随其实而泻之也。若不应用补者,人参亦当去取,尤未可执方以为治也。古人立法,但与人以规矩而已,学者临证消息可也。所谓书不尽言,言不尽意,其是之谓乎?

热入血室,非惟不在营卫,而更与胃肠无涉,故曰无犯胃气。病在下焦血分,与上二焦绝不相关,汗吐下三法,徒伤无益,犯之适足以败胃亡阳,故禁之曰:无犯胃气,使真元无损,必自愈也。设或未解,期门可刺,如前小柴胡加减可用也。(《伤寒溯源集·少阳篇》)

【评述】诸家对热入血室的证治认识基本一致,但对血室为何物,却意见不一,成无己谓为冲脉,方有执、程郊倩亦从其说;柯韵伯意谓肝经;张隐庵谓子宫即血室。从医理而断,自是子宫无疑。但热入血室的证治,又和冲脉与肝有关。钱天来对比143与144条,指出"热入血室之见证,颇有不同,无一定之式"。并针对不同病情,提出用小柴胡汤治疗时,应适当加减,颇有见地,可供参考。对"无犯胃气及上二焦",方、钱二人均认为是禁用汗吐下,方有执并指出这是"以警人勿妄攻取",深得仲景旨意,有助于后学,值得一读。惟成无己以小柴胡汤发汗犯上焦,刺期门犯中焦之说欠妥。

【临床应用】

(1)张仲景对本证的应用

《伤寒论》所载热入血室3条,亦见于《金匮要略·妇人杂病脉证并治》。

(2)后世医家对本证的应用

①陈自明:妇人热入血室,若脉迟身凉,当刺期门穴,下针病人五吸,停针良久,徐徐出针,凡针期门穴,必泻勿补,肥人二寸,瘦人寸半也。

②王海藏:主张用桂枝红花汤。

③李杲:热入血室甚者,宜四顺饮子或桃仁承气汤。

④李梴:热入血室成结胸,宜海蛤散、桂枝红花汤。

⑤楼英:出干姜柴胡汤、小柴胡加生地汤、小柴胡加牡丹皮汤、桃仁承气汤、小柴胡加芒硝大黄汤等方治之。

⑥叶发正:若热邪陷入,与血相结者,当从陶氏小柴胡汤去参、枣加生地、桃仁、楂肉、丹皮或犀角等。若本经血结自甚,必少腹满痛,轻者刺期门,重者小柴胡汤去甘药加延胡、归尾、桃仁,挟寒加肉桂心,气滞者加香附、陈皮、枳壳等。

⑦吴鞠通:出竹叶玉女煎、护阳和阴汤、加减复脉汤、加减桃仁汤治之。

⑧王孟英:温邪热入血室有三证,如经水适来,因热邪陷入而搏结不行者,此宜破其血结;若经水适断,而邪乃乘血舍之空虚以袭之者,宜养营以清热;若邪热传营,逼血妄行,致经

未当期而至者,宜清热以安营。

⑨薛己:或因劳役,或怒气发热,适遇经行,而患前症者(指热入血室——笔者注),亦用小柴胡汤加生地黄治之;血虚,用四物加柴胡;若病既愈而热未已,或元气素弱,并用补中益气汤;脾气素虚,用济生归脾汤;血气素虚,用十全大补汤。又:妇人伤寒,血结胸膈,宜服海蛤散及刺期门。

⑩《医宗金鉴》:清热行血汤治"热入血室成结胸,下血谵语头汗出"。

⑪陆渊雷:小柴胡汤合桂枝茯苓丸治之。

⑫萧赓六:凡妇人病热入血室,有续得寒热发作有时,如疟状者,小柴胡可用也,亦必加桃仁、丹皮、五灵脂以行其血。如热入血室而无寒热如疟之症,则小柴胡汤断不可用也,举世懵懵,特表而出之。

(3)现代应用

1)病因病机:张耀[1]总结了历代医家对"血室"的见解,指出对于"血室"有4种看法:一以成无己为代表,认为"血室"即冲脉;二以柯韵伯为代表,认为"血室"为肝;三以张介宾为代表,认为"血室"即子宫;四以唐容川为代表,认为"血室"为脐下丹田处。作者认为:热入血室当以子宫为主体,包括其相联属的脏腑经脉,如肝、冲任二脉功能失调的综合性病变。热入血室是妇科急重症之一,相当于现代医学的产褥感染、急性盆腔炎等病的范畴。

郑子东[2]指出:所谓热入血室必以血室空虚之时邪热易陷或本经血结自甚,其人素有瘀伤宿血与邪热搏结为前提。冯吉中[3]认为,所谓热入血室,即是妇人经水适来或适断,而外邪乘虚袭入血室得以深入营血的营血证。因此,从温病学的角度讲,热入血室证可以归类于热入营血之范畴。马德孚[4]认为热入血室的病因为:妇人行经之时感受外邪即发为病或感邪内伏至月经再行之时外发为病。月信时是本病的特定环境。其病机为:经行之际,气损血亏,感受外邪乘虚而入血室,冲任之脉受损。

曾英坚[5]等分析认为:热入血室在临床上常常遇见,侧重在女子,从某种意义上,是女子月经来潮前后,机体因处于特殊生理状态而感染热性病出现各种症状的代名词。但从疾病的病因、病机、病所3方面分析,既然血室不等于子宫,男子理论上也该有热入血室证。热入血室主要证候为:恶寒发热或高热、胸胁下满或腹痛、神经错觉或谵语,这些证候不一定全部出现或单独出现,有时仅出现一部分,有时还并发其他证候。临床上多见于女子月经前后。因在中医理论中女子经期及其经期前后的代表意义,是指"血弱气尽","血弱气尽"的体质并非为女子专有,故男子在特定的时期、特定的体质条件下,亦可出现"热入血室"。若见男子有热入厥阴血分的临床表现时,效法治疗女子热入血室法当有一定的参考价值。

2)证治:范丽[6]等认为:热入血室治法可归纳为:①因势利导,透邪达表,方以小柴胡为主。宜于发热或寒热如疟状,有少阳类证,邪有外出之机。②泻热逐瘀,方以桃核承气汤加减。宜于热入血室,瘀热相搏,有阳明热结或产后感染湿热秽浊,瘀血热毒盛者。③疏肝泄热,用刺法及后世提出的逍遥散,或丹栀逍遥散加减。

江克明[7]认为热入血室的辨治总则为:①仲景用刺期门和小柴胡汤提内陷之邪以和解之。后人更有瘀滞用桃仁、山楂,气滞用香附、陈、枳,虚用参、枣,实用硝、黄,寒用桂心,热用石膏等药,尤为具体。②随发病过程可分为:初起宜辛散外解;中期宜清气、凉血,行瘀滞;后期宜养阴、护阳、和营血。③辨月经期情况:经水适来而多者,为血热,治宜清热凉血为主,经水适来而少、或不行者,为瘀滞,治宜活血行瘀为急;经水适断,邪乘血室空虚而入者,治宜养血并提出内陷之邪。

楼友根[8]等认为:热入血室证,虽有伤寒、温病之分,但总须依据热势之轻重、邪陷之深浅、病机之虚实辨证施治,以透邪彻热,使不与血相结为治疗原则,而临诊不惑,认证无误是关键之所在。故凡诊治妇人疾病,无论是外感六淫,还是内伤七情,时刻勿忘对月经情况的询问,若有精神异常者,更要倍加警惕。只有这样,才能避免误诊误治情况的发生。

3)热入血室与蓄血:江克明[7]认为:热入血室与蓄血有别,蓄血者,瘀结也,有三焦之辨,多属实证。热入血室,只限于伤寒温病与经期的变化。有表、里、寒、热、气、血、虚、实之分,治各不同。热入血室证候中有蓄血瘀结之类型。

杨学[9]指出:蓄血证与热入血室证在病位、发病机制、症状、治则等方面略有所同。从发病部位而言,两证同处下焦。蓄血证乃瘀热搏结于下焦脉络,即下焦回肠、膀胱等脏器之脉络,当然亦包括血室之脉络。而热入血室则仅限于胞宫。就病机而言,同为热陷与血相搏结,蓄血证病机的特点在于"瘀",且多具体质因素,即下焦素有瘀血。热入血室有热随经陷、热迫血泄及血因热结等多种情况,且瘀滞一般较轻。就证候表现而言,均有神志异常,但蓄血证瘀热较重,故以心神狂乱之如狂发狂为特点。热入血室则表现为热扰肝魂而谵语,以昼日明了、暮则谵语如见鬼状为特征。就治法方药而言,虽均须清热化瘀,蓄血重证以逐瘀为主,用药多以峻猛者如水蛭、虻虫类;热入血室则以清热凉血为主,辅以祛瘀,用药多以缓和者如牡丹皮、赤芍类。总之,热入血室较蓄血证病位局限,病情轻浅。另外热入血室为女子病,而蓄血证则男女均可发病,以此为辨。

(4)医案选录

1)辛亥二月,毗陵学官王仲景妹,始伤寒七八日,昏塞,喉中涎响如锯,目瞑不知人,病势极矣。予诊之,询其未昏塞以前证。母在侧曰,初病四五日,夜间谵语,如见鬼状。予曰,得病之初,正值经候来否。答曰,经水方来,因身热病作而自止。予曰,此热入血室也。仲景云,妇人中风发热,经水适来,昼日明了,夜则谵语,发作有时,此为热入血室。医者不晓,例以热药补之,遂致胸膈不利,三焦不通,涎潮上脘,喘急息高。予曰,病热极矣,先当化其涎,后当除其热,无汗而自解矣。予急以一呷散(按:即天南星一味)投之,两时间涎定得睡,是日省人事。自次日以小柴胡汤加生地黄,三投热除,无汗而解。(《伤寒九十论·热入血室证》)

2)一妇人经行,感冒风邪,昼则安静,夜则谵语,此热入血室也。用小柴胡加生地黄治之,顿安;但内热头晕,用补中益气加蔓荆子而愈。后因怒恼,寒热谵语,胸腹胀痛,小便频数,月经先期,此肝火血热妄行。用加味逍遥加生地黄而愈。(《校注妇人良方·热入血室方论》)

3)风湿性心脏病:张某某,女,59岁。患风湿性心脏病。初冬感冒,发热恶寒,头痛无汗,胸胁发满,兼见心悸,时觉有气上冲于喉,更觉烦悸不安,倍感痛苦。脉来时止而有结象。此为少阳气机郁勃不舒,复感风寒,由于心阳坐镇无权,故见脉结而夹冲气上逆。此证原有风心病而又多郁,外感内伤相杂,治法:解少阳之邪,兼下上冲之气。处方:柴胡12g,黄芩6g,桂枝10g,半夏9g,生姜9g,大枣5枚,炙甘草6g。3剂后诸症皆安。

按语:本案治疗用小柴胡汤加桂枝汤。加桂枝1味,起到治疗3种证候的作用:一用桂枝解表,二用桂枝通阳下气,三用桂枝治风心病。柴胡汤方后注云:"若不渴,外有微热者,去人参,加桂枝三两,温覆微汗愈。"不渴,为邪未入里;外有微热,是兼有表邪。故以小柴胡汤去人参之壅补,加桂枝以解外。可见本方是用于少阳病兼表邪不解之证。本案患者素有心脏病又兼感冒,出现发热,恶寒,头痛,胸胁发满,心悸等少阳气机不利而兼表证不解。此外,患者还突出表现在"气上冲"而致烦悸不安。桂枝于解表之中又善于温通心阳,平冲降逆下气,刘渡舟常将小柴胡去人参加桂枝汤用于治疗少阳病又兼有心悸、气上冲等症,疗效确切。(《伤寒名医验案精选》,北京:学苑出版社,2003:341)

【按语】 热入血室的临床表现,综合仲景原文,可归纳为 4 点:①妇人中风、伤寒,经水适来适断;②发热恶寒,发作有时;③谵语,昼明暮作,如见鬼状;④胸胁下满,如结胸状。此证不仅可见于妇女月经期,亦可见于产后。热入血室之"谵语"在下焦血室,其表现为昼日明了,暮则谵语,与寻常谵语不同。如阳明胃实之谵语,不论昼夜均有谵语。因此,本证禁汗吐下法。后世医家,尤其是在温病学说形成之后,对热入血室的治疗有不断的新进展,突出表现在治疗法则的明细化和小柴胡汤的灵活运用方面。近代学者则结合现代医学和个人临床经验,"师其法而不泥其方",因人因证变通用药,是中医学辨证论治精神的发扬光大。

二、柴胡桂枝汤证(146)

【原文】

伤寒六七日,发热微恶寒,支节[(1)]烦疼,微呕,心下支结[(2)],外证未去者,柴胡桂枝汤主之。(146)

桂枝一兩半,去皮　黃芩一兩半　人參一兩半　甘草一兩,炙　半夏二合半,洗　芍藥一兩半　大棗六枚,擘　生姜一兩半,切　柴胡四兩

上九味,以水七升,煮取三升,去滓,服一升。本云人参汤,作如桂枝法,加半夏、柴胡、黄芩,复如柴胡法。今用人参作半剂。

【词解】

(1)支节:支,通肢。支节即四肢关节。

(2)心下支结:支:支撑。结,结聚。心下支结,即自觉患者心下支撑闷结。

【提要】 太阳少阳并病的证治。

【释义】 伤寒六七日,发热、微恶寒、四肢关节烦疼,可见太阳表证未罢。同时又见轻微呕吐,并感心下支撑闷结,这是少阳病证已见,胆热犯胃,少阳经气不利。因此,本证是比较典型的太阳少阳并病,治宜采用太阳、少阳兼顾的方法。但从微恶寒,可知发热亦微,仅肢节烦疼,而无头项强痛及周身疼痛,说明太阳表邪已轻。微呕即心烦喜呕而微,心下支结与胸胁苦满同类而轻,可见少阳证虽已见而未甚。本证属太少并病而病情较轻者,故须小制其剂,用桂枝汤原剂之半治太阳,小柴胡汤原剂之半治少阳,合成柴胡桂枝汤。《伤寒论》原文101 条:"伤寒中风,有柴胡证,但见一证便是,不必悉具。"本证虽已有柴胡汤呕与心下支结 2证,但病情较轻,而发热微恶寒、支节烦疼,虽不严重,却是明显的太阳表证,所以应该考虑表里兼顾。用柴胡桂枝汤既治少阳又治太阳,双解太少表里之邪。这种治法不仅符合"有柴胡证,但见一证便是,不必悉具"的理论,更符合表里先后的原则,是一种比较周全的治疗方法。

【选注】

柯韵伯:伤寒六七日,正寒热当退之时,反见发热恶寒证,此表证而兼心下支结之里证,表里未解也。然恶寒微,则发热亦微。但肢节烦疼,则一身骨节不烦疼可知。支,如木之支,即微结之谓也。表证微,故取桂枝之半,内证微,故取柴胡之半,此因内外俱虚,故以此轻剂和解之。(《伤寒来苏集·伤寒论注·卷三》)

《医宗金鉴》:伤寒六七日,发热微恶寒,支节烦疼,微呕,心下支结者,是太阳之邪传少阳也。故取桂枝之半,以散太阳未尽之邪;取柴胡之半,以散少阳呕结之病。而不名桂枝柴胡

汤者,以太阳外证虽未去,而病机已见于少阳里也,故以柴胡冠桂枝之上,意在解少阳为主而散太阳为兼也。(《医宗金鉴·订正仲景全书·伤寒论注·辨少阳病脉证并治》)

程郊倩:此邪入少阳,而太阳证未去者也。发热恶寒,支节烦疼,太阳证也,乃恶寒而微,但支节烦痛,而不头项强痛,则太阳证亦稍减矣。呕而支结,少阳证也,乃呕逆而微,但结于心下之偏旁,而不结于两胁之间,则少阳亦尚浅也。若此者,惟当以柴胡汤和解少阳,而加以桂枝汤发散太阳,此不易之法也。(《医宗金鉴·订正仲景全书·伤寒论注·辨少阳病脉证并治》)

【评述】本条太少证候俱轻,诸家认识一致。《金鉴》指出本证解少阳为主,散太阳为兼,其分析可谓细矣,然则若问为主为兼之依据,尚不得而知,是不足为训也。

【治法】和解少阳,兼以解表。

【方药】柴胡桂枝汤方。

【方义】本方取小柴胡汤、桂枝汤各半量合剂而成。用桂枝汤调和营卫、解肌辛散,以解太阳之表;用小柴胡汤和解少阳、畅达枢机,以治半表半里。因证情不重,用药剂量也较轻,故属太少表里双解之轻剂,犹有未尽者,综观本方,祛邪扶正,解表清里,益胃和中,故有调和内外、疏畅气机,燮理三焦营卫之功。

方后服法下"本云:人参汤,作如桂枝法……合用人参作半剂"等二十九字,与方意不合,省略不解。

【方论选】

王晋三:桂枝汤重于解肌,柴胡汤重于和里,仲景用此二方最多,可谓表里之权衡,随机应用,无往不宜。即如支节烦疼,太阳之邪虽轻未尽;呕而支结……不必另用开结之方,佐以桂枝,即为解太阳未尽之邪;仍用人参、白芍、甘草,以安营气,即为轻剂开结之法。(《伤寒古方通·和剂》)

柯韵伯:桂、芍、甘草,得桂枝之半,柴、参、芩、夏,得柴胡之半,姜、枣得二方之半,是二方合半非各半也。与麻黄桂枝各半汤又不同。(《伤寒来苏集·伤寒论注·卷三》)

【点评】本方之意较为明显,王、柯二人评述清晰明了,可供参考。

【临床应用】

(1)后世医家对本方的应用

①《外台秘要》:疗寒疝腹中痛。

②《三因方》:柴胡加桂汤(即本方)治少阳伤风四五日,身热恶风,颈项强,胁下满,手足温,口苦而渴,自汗,其脉阳浮阴弦。

③《证治准绳》:柴胡桂枝汤,治疟疾身热汗多。

(2)现代应用

1)呼吸系统:陈晓玉[10]指出:使用柴胡桂枝汤治疗外感病,应遵"但见一证"且"外证未去"之旨;守"有是证,用是方"之训。此外,还应注意:①少阳为病,"脏腑相连,其痛必下"、"邪高痛下",枢机不运常影响脾胃功能,当少阳证重且无热象时,应注意调补脾胃,以防内累太阴,故临证重用党参、半夏。②少阳属半表半里,内近阳明,当表证较轻,兼见热象,须虑其内累、内传阳明之可能,临床若见舌红或苔黄、口渴等热象时,注意减党参、半夏之用量,参原文96条之加减法而酌加天花粉。此外,妇女经期感冒或妇科术后感冒,凡符合"但见一证"且"外证未去"或"有是证,用是方"者,均可在兼调冲任、佐以养血活血的前提下,以柴胡桂枝汤治之,其疗效亦令人满意。张晓梅[11]以柴胡桂枝汤加味治疗流感30例,并与病毒唑治疗

30 例对照,研究发现:该方有良好的抗病毒免疫及调节人体免疫功能的作用。

2)消化系统:徐其龙[12]以柴胡桂枝汤治疗消化系统疾病诸如慢性萎缩性胃炎、慢性浅表性胃炎、胆囊术后综合征、肠功能紊乱等取得满意疗效。指出:柴胡桂枝汤本为发散表邪、和解少阳之剂,然尚能疏肝和胃、利胆,调理肝脾、胃肠。只要辨证准确,加减得当,可用于多种消化系统疾病,效果良好。临床上消化系统疾病多与肝脾失调、肝气犯胃、胃肠失和有关,取本方和解之意而治之。

3)心血管系统:赵秀琴[13]等用本方加减治疗冠心病心阳不振、痰气痹阻型 108 例,结果治疗后心绞痛及伴随症状显效 50.4%,改善 42.7%,基本无效 5.4%,加重 1.5%,总有效率 93.1%。治疗后心电图显效 33.5%,改善 42.9%,无改变占 32.4%,加重 1.2%,总有效率为 76.4%。

4)发热:李富旺[14]以本方加减治疗外感发热、内伤发热和寒热往来,均取得显著效果。作者指出:柴胡桂枝汤中小柴胡汤和解表里,重在少阳,且清中有补;桂枝汤疏通营卫,发表解肌,重在太阳。两方合而用之,则表里内外、半表半里,有邪可逐,有虚可补,临床上详加辨证,可用以治疗多种发热病变。如表热剧者,重用柴胡;里热盛者重用黄芩;虚热为病,柴胡易银柴胡,重用白芍,轻施桂枝;气虚发热,重用参、枣、炙草;寒来往来者,以小柴胡汤为主;汗出恶风发热者,以桂枝汤为主。在治疗肝胆郁热时,柴胡量不宜大;在治疗外感等热时,小剂量柴胡其退热作用不甚明显,或只可使低热消退,或仅可使高热一时性轻度下降;中等剂量退热明显,但不能使高热迅速下降至正常,大剂量时则可使较高的体温迅速下降至正常。

5)其他:苏孟华[15]用本方治疗肝郁气滞性肢体疼痛 38 例,结果:38 例中治愈 35 例,好转 3 例,无效 0 例,总有效率为 100%。服药最多者 25 剂,最少者 6 剂。基本方:柴胡 12g,黄芩 9g,半夏 9g,党参 9g,桂枝 9g,白芍 9g,炙甘草 9g,生姜 9g,大枣 12 枚,随证加减。作者体会:不论躯干四肢何处疼痛,凡因不良情绪而诱或加剧者,即可投柴胡桂枝汤,辄收佳效。

成肇仁教授[16]认为:柴胡桂枝汤为治疗气血失调,调和气血之剂。将其广泛运用于治疗病毒性感染、不明原因低热、自汗、失眠、偏瘫、妇科杂症、围绝经期综合征、胃炎、神经衰弱、脑缺血、癫痫、冠心病、慢性胰腺炎、慢性胆囊炎、血液病等病症,疗效良好。如有实邪,如痰、瘀、饮、毒,亦可见少阳诸证,而当祛邪,徒用和法只会延误治疗之机。若虚甚者,如气虚、血虚,也会见营卫不和之象,仅用柴胡桂枝汤又嫌其补益之力不足。

黄希[17]通过对近 20 年来期刊文献中对柴胡桂枝汤应用报道有效的病例 113 例进行统计、归类、分析和整理,发现:柴胡桂枝汤主治病种可分为 5 类:①外感发热、虚人感冒、反复呼吸道感染;②各种原因引起的脘腹、胸胁疼痛;③各种痹证,外伤疼痛;④癫痫、脑外伤综合征、三叉神经痛、面神经炎等;⑤瘈性肢体障碍、呃逆、精神紧张、汗出过多等神经官能症。主治病因主要为气郁和风寒,常兼夹热、夹湿。主治病位在外感类病例都见少阳经的病变,但太阳经病变并不是必见证;或见少阳兼少阴、太阴之症,是以桂枝汤行和中之功(桂枝加芍,小建中之意)。在内伤杂病类以肝胆病变(占内伤病的 69%)、脾胃病变(占内伤病的55.2%)为主。主治病机,总体而言,外感类主要为血弱气尽、外感而致荣卫不和之病机,以太少经气不利(24.7%)为多见。其次才是外感风寒,营卫不和,少阳枢机不利(16.5%)。主治症状,柴胡桂枝汤证病因、病位、病机多端,大体认为本方的应用常为小柴胡汤证和桂枝汤证的一到数个方面的症状并见。

(3)医案选录

1)胆气不畅,兼营血虚滞证:杨某某,女,42 岁。头昏目胀,胸闷肩背不适,月经量多淋漓不尽,乳房作胀,大便偏稀,但排出不畅,舌淡红、苔薄白,脉沉细弦。处方:柴胡10g,黄芩10g,桂枝10g,白芍15g,葛根15g,法半夏10g,当归12g,川芎10g,香附10g,茯苓15g,党参15g,甘草6g,鸡血藤30g。用药7剂,诸症皆失。此案头昏目胀、胸闷、经前乳房作胀、脉弦为少阳证,但中虚便溏,营血虚滞则月经量多,持续十余日难尽,故方中用白芍量多于桂枝以和营,补中而益脾,又用当归、川芎、香附、鸡血藤补血活血,葛根解肩经脉之挛急。此型临床上多见,重者可用小柴胡汤配合当归四逆汤疏肝补脾,活血温中。(《湖北中医杂志》,2010,32(3):31-32)

2)太阳、少阳合病:徐某,女,22岁。感冒1周,刻见:头痛、心悸、胸闷、干呕、胁腹不适,舌淡红、苔薄黄,脉细弦。处方:柴胡10g,黄芩10g,桂枝6g,白芍12g,法半夏10g,茯苓15g,瓜蒌皮10g,党参15g,甘草6g,大枣10g。拟5剂告愈。此案"外证未去"又兼见"微呕、心下支结"之少阳证,兼胸闷、苔薄黄,系胸中气机不畅,痰结化热之象,故以柴胡桂枝汤和解少阳,兼以解表,加瓜蒌皮以行气宽胸、涤痰散结,茯苓、半夏、瓜蒌以化痰饮、顾脾胃,解表调和两相适宜。还认为临床若本为小柴胡汤证,后兼外感风寒者;或见小柴胡汤证未兼表证,但有"支节烦疼",而无内热者,亦可用原方治之。(《湖北中医杂志》,2010,32(3):31-32)

3)肩背疼痛:于某某,男,43岁,1993年11月29日初诊。左侧肩背疼痛酸胀,左臂不能抬举,身体不可转侧,痛甚之时难以行走,服西药"强痛定"可暂止痛片刻,旋即痛又发作,查心电图无异常,某医院诊为"肩周炎",患者异常痛苦。诊时自诉胸胁发满,口苦,时叹息,纳谷不香,有时汗出,背部发紧,二便尚调。视舌质淡,舌苔薄白,切其脉弦。辨为太阳少阳两经之气郁滞不通,不通则痛也。治当并去太少两经之邪,和少阳,调营卫。方选柴胡桂枝汤加片姜黄:柴胡16g,黄芩10g,半夏10g,生姜10g,党参8g,炙甘草8g,桂枝12g,白芍12g,大枣12g,片姜黄12g。服3剂,背痛大减,手举自如,身转灵活,胸胁舒畅,续服3剂,诸症霍然而痊。按语:刘渡舟教授认为:治疗肩背痛当抓太阳、少阳、督脉3经。肩部为少阳经,背部为太阳经、督脉。久痛入络者,其血必结,可加片姜黄、桃仁、红花、川芎等药活血通络止痛。若背痛连及腰部,头身困重而苔白腻,妇女兼见白带量多者,常用羌活胜湿汤而取效。(《伤寒名医验案精选》学苑出版社,2003:362)

【按语】柴胡桂枝汤是小柴胡汤与桂枝汤的合方,全方有和解表里、调和内外、调和肝脾、舒肝和胃以及调节神经功能的作用,临床应用非常广泛,主要用于下列病证:①以惊、抽、搐、挛等气机不和为审证要点的精神、神经系统疾病,如癫痫、失眠、神经衰弱、神经官能症等;②以脘痛、痞满、呕恶等胃气不和为审证要点的消化系统疾病,如消化性溃疡、慢性胃炎、慢性胰腺炎、慢性肝胆疾患;③以气血运行不利、气机升降失司为审证要点的循环系统疾病,如心律失常、冠心病心绞痛、高血压等;④以气机紊乱、升降失职、阴阳乖舛等为审证要点的妇女围绝经期综合征及经前期紧张综合征;⑤以发热恶寒、胸胁苦满、口干口苦为审证要点的各种发热,如病毒感染性发热、感冒合并症等。

【现代研究】

(1)抗衰老:吴美娟[18]采用DTNB直接法,邻苯三酚自氧化法,TBA比色法,分别对全血、脑组织匀浆上清液或脑组织匀浆进行GSH-Px、SOD和MDA测定。结果:柴胡桂枝汤(48g/kg)能够降低鼠脑匀浆中MDA含量($P<0.05$);提高全血GSH-Px活力,提高脑匀浆上清液内GSH-Px和SOD活力($P<0.01$);提高胸腺指数($P<0.05$);对改善记忆($P<0.01$)有显著作用。结果提示:柴胡桂枝汤在延缓小鼠、D-半乳糖致衰方面有一定功效。

(2)抗纤维化:刘华生[19-20]等采用CCl_4复合法制备肝纤维化大鼠模型,给予相应药物灌胃治疗。8周末处死大鼠,检测大鼠肝脏组织中 PAI-1 的表达情况、血清中 PⅢNP 的含量和 TGF-β_1 表达情况。结果提示:柴胡桂枝汤能降低肝脏 PAI-1 的表达和血清中 PⅢNP 的含量,具有抗纤维化作用,其作用机制可能是通过抑制肝纤维组织 TGF-β_1 的表达实现的。

(3)抗胃溃疡:梅武轩[21]等用冰醋酸制备大鼠慢性胃溃疡模型,通过实验研究发现:柴胡桂枝汤能提高溃疡愈合质量,溃疡愈合质量的提高是柴胡桂枝汤临床抗消化性溃疡复发的可能机制之一。

(4)提高机体免疫力:孟彦彬[22]等设柴胡桂枝汤和空白对照组,计算其对正常小鼠脾淋巴细胞转化率、迟发型变态反应的耳肿胀率。结果表明:柴胡桂枝汤组与对照组比较均能增加正常小鼠的脾淋巴细胞转化率、小鼠迟发型变态反应($P < 0.05$)。提示:柴胡桂枝汤有免疫调节作用。李虹[23]等从动物实验和临床两方面观察柴胡桂枝汤对减轻肺癌患者症状、抑制肿瘤生长、延长生存期的作用。结果证实该中药有提高机体免疫力、抑制肿瘤生长的作用。陈玲[24]通过分别采用硝酸还原酶法、按 E-玫瑰花环实验操作对脑组织匀浆上清液、腹主动脉血进行 NO 和 Ea-RFC 测定。结果表明:柴胡桂枝汤能降低脑组织匀浆中 NO 水平,提高血中 E-玫瑰花环率。

三、柴胡桂枝干姜汤证(147)

【原文】

伤寒五六日,已發汗而復下之,胸脅滿微結,小便不利,渴而不嘔,但頭汗出,往來寒熱,心煩者,此為未解也,柴胡桂枝乾薑湯主之。(147)

柴胡半斤　桂枝三兩,去皮　乾姜二兩　栝樓根四兩　黃芩三兩　牡蛎二兩,熬　甘草二兩,炙

上七味,以水一斗二升,煮取六升,去滓,再煎取三升。温服一升,日三服。初服微煩,復服汗出便愈。

【提要】少阳病兼水饮内结的证治。

【释义】伤寒五六日,已经以发汗、攻下等法治疗后,病仍不解,提示已由太阳表证转化入里,故无发热恶寒。胸胁满、往来寒热、心烦,均是少阳主证,因知为邪入少阳,枢机不利。但少阳证一般是胸胁满,呕而不渴,小便自可。今胸胁满微结,小便不利,渴而不呕,但头汗出,知非纯属少阳,而是兼水饮内结。因少阳主手足少阳两经及胆与三焦两腑,少阳枢机不利,胆火内郁,每可导致三焦决渎失职,以致水饮内结。水饮结于胸胁故胸胁满微结;水饮内结,气化失司,所以小便不利、口渴;水饮与邪热郁结于里,不能外达而上冲,所以但头汗出。本证少阳枢机不利、水饮内结,主要病变在胸胁,胃气尚和,所以不呕,这也是本证和小柴胡汤证区别之处。治当和解少阳与温化水饮兼顾,用柴胡桂枝干姜汤。146 条柴胡桂枝汤证因有心下支结,本证有胸胁满微结,故列于此,与结胸证作鉴别。

【选注】

成无己:伤寒五六日,已经汗下之后,则邪当解。今胸胁满微结,小便不利,渴而不呕,但头汗出,往来寒热,心烦者,即邪气犹在半表半里之间,为未解也。胸胁满微结,寒热心烦者,邪在半表半里之间也。小便不利而渴者,汗下后,亡津液内燥也。若热消津液,令小便不利而渴者,其人必呕;今渴而不呕,知非里热也。伤寒汗出则和,今但头汗出而余处无汗者,津液不足而阳虚于上也。与柴胡桂枝干姜汤,以解表里之邪,复津液而助阳也。(《注解伤寒论·辨太阳病脉证并治法第七》)

表 2　柴胡桂枝汤证、柴胡桂枝干姜汤证与结胸证鉴别表

证名	柴胡桂枝汤证	柴胡桂枝干姜汤证	结胸证
病因病机	太阳少阳并病	少阳枢机不利,兼水饮内结	水热互结于胸膈
病证	发热微恶寒,支节烦疼,微呕,心下支结	往来寒热,心烦,胸胁满微结,小便不利,渴而不呕,但头汗出	心下痛,按之石硬,脉沉紧
治则	和解少阳,兼以解表	和解少阳,温化水饮	泻热逐水
方药	柴胡桂枝汤	柴胡桂枝干姜汤	大陷胸汤

柯韵伯:伤寒五六日,发汗不解,尚在太阳界。反下之,胸胁满微结,是系在少阳矣……此微结对大结胸言,是指胸胁痞硬。小便不利者,因下后下焦津液不足也。头为三阳之会,阳气不得降,故但头汗出,半表半里之寒邪未解,上下二焦之邪热已甚。故往来寒热心烦耳。(《伤寒来苏集·伤寒附翼·少阳方总论》)

汪苓友:此条亦太阳病传入少阳之证。伤寒五六日,已发汗矣,而复下之,不无少误,惟误下,以故胸胁满微结。微结者,言其邪不甚,未入于腑,正当表里之间也。小便不利者,此因汗下之后,而津液少也,惟津液少而非停饮,以故渴而不呕。但头汗出者,此热郁于经,不得外越,故但升于头而汗出也。心烦者,即胸烦,往来寒热胸烦者,此为少阳之邪未解也,故与柴胡桂枝干姜汤,以专解其半表半里之邪,兼散其半表之结也。(《伤寒论辨证广注·辨少阳病脉证并治法》)

唐容川:已发汗,则阳气外泄矣,又复下之,则阳气下陷,水饮内动,逆于胸胁,故胸胁满微结,小便不利。水结则津不升,故渴,此与五苓散证见一意也。阳遏于内,不能四散,但能上冒,为头汗出。而通身阳气欲出不能,则往来寒热,此与小柴胡汤同一意也。此皆水寒之气,闭其胸膈腠理,而火不得外发,则反于心包,是以心烦。(《伤寒论浅注补正·太阳篇》)

【评述】对柴胡桂枝干姜汤证的病机,众说纷纭。成无己解小便不利而渴为"亡津液内燥",解头汗出为"津液不足而阳虚于上",与柴胡桂枝干姜汤以解表里之邪,"复津液而助阳"。但复津液岂可用桂枝、干姜?助阳又怎用柴胡、黄芩?可见此说不妥。柯韵伯认为本证是太少同病,津亏邪结;汪苓友则认为是少阳兼津伤,两人对水饮内停均只字未提,则不可取也。唐容川对病机的分析,着眼于水结与阳遏两个方面,理由充分,说理较透,可供参考。柯韵伯"此微结对大结胸言,是指胸胁痞硬",说明本证列于此,是与结胸证作鉴别,深得仲景要领。

【治法】和解少阳,温化水饮。

【方药】柴胡桂枝干姜汤方。

【方义】本方即小柴胡汤去半夏、人参、生姜、大枣加桂枝、干姜、瓜蒌根、牡蛎而成。柴胡、黄芩作为主药,仍用于清解少阳之热;因不呕,故去半夏;水饮内停,胸胁满微结,故去人参、大枣之壅补。方中瓜蒌根、牡蛎逐饮开结,桂枝、干姜通阳散寒化饮,甘草调和诸药。是方寒温并用,攻补兼施,既有和解表里之功,又有温中散结之力。诸药合用,共奏和解表里,调和阴阳,宣痞散结,温化水饮之效。方后云"初服微烦,复服,汗出便愈",此为初服药后,正气得药力相助,正邪相争,郁阳得伸,但气机一时尚未畅通,故有"微烦"之感。复服少阳枢机运转,气机得以宣通,郁阳得伸,表里协和,故周身汗出,内外阳气畅达而愈。

【方论选】

方有执：……柴胡、黄芩，主除往来之寒热。桂枝、甘草，和解未罢之表邪，牡蛎、干姜，咸以软其结，辛以散其满。栝蒌根者苦以滋其渴，凉以散其热。是汤也，亦三阳平解之一法也。（《伤寒论条辨·辨太阳病脉证中》）

柯韵伯：此汤全是柴胡加减法：心烦不呕而渴，故去参、夏加栝蒌根；胸胁满微结，故去枣加牡蛎；小便不利，而心下不悸，故不去黄芩不加茯苓；虽渴而表未解，故不用参而加桂；以干姜易生姜，散胸胁之满也。初服烦即微者，黄芩、栝蒌之效。继服汗出周身而愈者，姜、桂之功也。（《伤寒来苏集·伤寒论注·少阳脉证》）

唐容川：……故用柴胡透达膜膜，用桂、姜以散撤寒水；又栝蒌、黄芩以清内郁之火。夫散寒必先助其火，本证心烦，已是火郁于内，初服桂姜，反助其火，故仍见微烦，复服则桂、姜之性已得升达，而火外发矣，是以汗出而愈。（《伤寒论浅注补正·太阳篇》）

《医宗金鉴》：少阳表里未解，故以柴胡桂枝合剂而主之，即小柴胡汤之变法也。去人参者，因其正气不虚。减半夏者，以其不呕，恐助燥也。加栝蒌根，以其能止渴兼生津液也。倍柴胡加桂枝，以主少阳之表。加牡蛎，以软少阳之结。干姜佐桂枝，以散往来之寒。黄芩佐柴胡，以除往来之热，且可制干姜，不益心烦也。诸药寒温不一，必须甘草以和之。初服微烦，药力不及，复服汗出即愈者，可知此证非汗出不解也。（《医宗金鉴·订正仲景全书·伤寒论注·少阳全篇》）

【点评】 方有执据药性而论本方之组成，柯韵伯据小柴胡汤加减法，探讨方剂之变化，多有心得，但均未及温阳化饮之法。唐容川注简单明了，柯韵伯、唐容川二人对初服微烦，复服汗出便愈的分析，虽出于推理，亦有助于理解。《医宗金鉴》据柴胡汤加减法以释本方的配伍意义，颇能说明问题。

【临床应用】

（1）后世医家对本方的应用

①《外台秘要》柴胡桂姜汤即本方牡蛎增至三两，治"疟寒多，微有热，或但寒不热"。

②《无求子活人书》以本方去黄芩，名干姜柴胡汤，治妇人伤寒，经水方来初断，寒热如疟，狂言见鬼。

③《古方便览》用治妇人月经不调，脐下疼痛，脐上动悸，胸胁苦满之证。

④《圣济总录》以本方去干姜名六味柴胡汤，治潮热不解，日晡即发，发则壮热如火，胸满呕逆之证。

⑤《伤寒论今释》用治狂疾独语妄笑，头疮，肩背强痛，发疹等兼见邪郁少阳之证。

（2）现代应用

1）消化系统：杨春晓[25]在临床上用本方治疗便溏、胃脘痛、乙肝腹胀取得满意疗效。结合其临床经验作者指出：本方用于治疗少阳胆热兼太阴脾寒，气化不利，津液不滋所致的腹胀，大便溏泄，小便不利，胸胁满闷或疼痛，口渴心烦，往来寒热等症。其和解少阳，兼温脾家寒湿与大柴胡汤和解少阳兼泻阳明里实之法，一实一虚，互相发明，体现了仲景用方对偶统一的特点。并指出：在临床中注意抓住以下3个方面的主症而应用本方。①胁痛：为肝胆湿热或肝胆气郁；②便秘：为脾阳不足，脾气虚；③口干口渴或小便不利：为水饮内结，阳气不得宣化。

王顺民[26]用本方治疗肝炎后综合征56例，结果：本组2～3诊内29例痊愈，22例好转，总有效率达92.8%。作者认为：在急性肝炎采用中药治疗时，医者多用清热利湿之剂，若是清热与利湿的孰轻孰重辨治欠确切，致病邪未除仍居少阳，使热除湿留，水湿寒化，痰饮内结;另一方面患者每闻已罹肝炎之诊断多恐多虑,思虑伤脾,脾不运化水湿,生痰成饮,痰饮结于中,阻滞中阳、枢机不利。治疗当和解少阳、疏利枢机、温化水饮。采用柴胡桂枝干姜汤治疗本综合征取得满意疗效,成功之处在于辨病辨证相结合,更注重中医病因病机病理,从而立法方药更得心应手,疗效卓著。

贾春华[27]认为肠激惹综合征的病机多为肝郁脾虚,寒热错杂。柴胡桂枝干姜汤寒温并用,肝脾双调。病程短,病势较浅者,单用本方往往有效;病程长,病机复杂时,常合方治疗,合方时须以"下利"为必备主症,再结合所见诸证,以断病机之所在。

2)呼吸系统:徐行[28]用大柴胡汤合柴胡桂枝干姜汤治疗48例支气管哮喘患者,临床控制28例,显效17例,无效3例,总有效率为93.8%。

3)心血管系统:武志平[29]等认为心之气阴两虚兼少阳枢机不利是本病的主要病机。运用炙甘草汤合柴胡桂枝干姜汤治疗心律失常32例,显效24例,有效4例,无效4例。

4)妇科:刘春龙[30]运用柴胡桂枝干姜汤加减治疗乳腺增生症96例,结果:乳房肿块及疼痛消失,观察半年无复发共70例(72.9%);显效:肿块缩小1/2以上,疼痛基本消失,但半年内复发者12例(12.5%);好转:肿块缩小1/3,疼痛减轻者12例(12.5%);无效:肿块及疼痛无变化者2例(2.1%),总有效率:97.9%。作者指出:乳腺增生多由情志郁怒伤肝,思虑饮食损伤脾胃,痰凝血瘀,冲任失调,经脉气血不畅结聚而成。柴胡桂枝干姜汤原为和解少阳兼温化水饮而设,现用于治疗肝郁气滞兼脾胃虚寒的乳癖症较为适宜。田传智[31]用柴胡桂枝干姜汤加半夏、当归、香附、橘核、荔枝核,治疗32例乳腺增生,全部有效。中医认为本病因情志内伤,肝郁痰凝,或思虑伤脾,郁怒伤肝,以致乳房脉络为痰瘀所阻,积聚不通而发病。用此方加减治疗多以疏肝理气,化痰软坚,调摄冲任为法。

5)其他:鲍艳举[32]参考相关书籍及近10年的文献报道。指出:柴胡桂枝干姜汤病机方面的认识主要有:①少阳病兼水饮内结。伤寒汗下后,邪入少阳,枢机不利,手足少阳相互影响,致三焦决渎失职,而水饮内结。②少阳兼表邪未解。伤寒治疗不当,邪气内陷,表邪未解。③少阳病兼津伤。汗后复下,津液已损,更因邪入少阳,胆火内郁,热耗津液,致亡津而内燥。④汗下邪陷,阴阳两伤。汗下后津液耗伤,又因苦寒妄下,阳气亦损。⑤少阳病兼气化失常。⑥气郁为本,痰结为标。⑦胆火内郁,兼太阴虚寒。⑧寒热错杂,上热下寒。方解方面的认识主要有:①和解少阳,温阳化饮生津。②双解少阳表里。③和解少阳,清热生津。④和解少阳,化气生津。⑤和解少阳,化痰开结。⑥双解太少,合补阴阳。⑦和解少阳,温脾散寒。⑧清上温下,寒热平调。

胡星星[33]等用柴胡桂枝干姜汤:柴胡15g,桂枝15g,干姜10g,炙甘草10g,黄芩10g,生牡蛎10g,天花粉10g为基本方,治疗鼻窦炎性头痛30例。服药期间严禁生冷饮食。结果:治愈21例,有效7例,无效2例,治愈率70.00%,总有效率93.33%。作者体会:由于抗生素、凉茶的广泛使用,鼻窦炎实火证很少,引起的头痛之因多以少阳郁火上扰、少阳相火不降为主,多伴有太阴虚寒,其证上寒下热,寒热错杂。用具有清上温下、寒热平调之功的柴胡桂枝干姜汤治疗鼻窦炎引起的头痛临床效果显著,但患者的饮食和生活习惯对治疗起着决定性作用,服药期间必须严禁生冷食物,包括水果、牛奶、凉茶等偏于寒凉的食品,所有食物必须加温,患者应远离空调、电风扇等。即使治愈以后,饮食习惯同样应受重视。随访中发现病情反复者多与饮食习惯有密切关系。

禹红梅[34]指出:柴胡桂枝干姜汤证是少阳病兼水饮内停的病证,特点为少阳枢机不利致三焦决渎失职,进而导致水饮内停。在原方中加入半夏、杏仁、五味子临床治疗咳嗽、心悸

（室性早搏）、黄疸（慢性乙型肝炎）、阴痒、淋病（前列腺炎）等病证收到满意疗效。作者体会：今人精神压力大，焦虑抑郁者多。肝郁不舒，则百病由生，变证百出。和解法具有调和脏腑、营卫气血及解除表里寒热、扶正祛邪的作用，实际为一种综合治疗。

史锁芳教授[35]认为柴胡桂枝汤证具有如下特点：①病机特点：既有邪入少阳，枢机不利，气郁化热伤津之实证、热证；又有脾阳不足，津液转输不及，水饮微结所致之虚证、寒证。②病性病位：病性既有水饮内留，又蕴阴液匮乏，寒热并见，虚实错杂之机。实属少（少阳）太（太阴）合病，病位涉及肝（胆）、脾、胃（肠）、肺、心等。③方药配伍：方用柴胡、黄芩和解少阳，疏肝清胆肃肺；桂枝温经通阳，干姜温脾化饮，炙甘草和中，实寓桂枝甘草汤、甘草干姜汤之意，又具温通心阳、温肺化饮之功。栝蒌根滋液生津，牡蛎软坚逐饮。诸药合用共奏疏理肝胆、健脾温肺、通阳化饮、顾及阴津之功。配伍特点为：寒温并用、虚实兼顾、和调诸脏（腑）。④适应病症：本方适宜于治疗寒热交混、虚实错杂、阴虚饮留之复杂病症，诸如胁痛、黄疸、腹痛、泄泻、水肿、痰饮等。临床只需抓住其太（阴）少（阳）合病、胆热脾寒、阴虚饮停等关键证机特点，即可放胆用之，往往可获意外之效。

刘渡舟教授[36]认为：柴胡桂枝汤证，①论病机，为胆热脾寒。柴胡桂枝干姜汤正是与大柴胡汤证相对的方剂，是少阳兼里虚寒之证。如此，则兼表兼里，里实里虚俱备，少阳为枢之意义才完美。②抓主证，重视口苦便溏。本方治胆热脾寒，气化不利，津液不滋所致腹胀、大便溏泄、小便不利、口渴、心烦或胁痛控背、手指发麻、脉弦而缓、舌淡苔白等证。③谈应用，注重药量调整。刘老认为：在临床上用本方治疗慢性肝炎，症见胁痛、腹胀、便溏、泄泻、口干者，往往有效。若糖尿病见有少阳病证者，本方也投合拍。临床上只要符合胆热脾寒的病机，无论何病，用之皆效。如糖尿病胃肠功能紊乱，往往大便时溏时干，或者数日不大便，或者连续数日大便日数次而泻下不止，治疗极难。用此方治疗则能够调理肝胆肠胃，并用天花粉生津止渴，对糖尿病胃肠功能紊乱或者时渴时苦便溏者，正相合拍。其他如胆汁反流性胃炎、腹腔淋巴结肿大等病，刘老皆以此方治之而获奇效。该方之义，主要以柴胡、黄芩清利肝胆，以干姜、炙甘草温补脾阳，而桂枝则有交通寒热阴阳的作用。临床应用之时，便溏重者，重用干姜，而减轻黄芩用量；时苦重者，加重黄芩用量而减少干姜用量。若不能掌握药量调整之法，则徒用无益而反受其害，不可不慎。

庄严[37]以本方治疗胆结石、顽固性腹胀和口渴取得满意疗效。指出：临床运用柴胡桂枝干姜汤时，其应用指征有以下4点：①本方属于治疗柴胡体质的寒热错杂剂，这里的"热"是指肝胆郁热，"寒"是指脾脏的虚寒，所以临床既可见口苦、口干、口中黏腻或口臭等热象，又可见肠鸣或便秘、便溏、腹胀等太阴脾虚的寒象。便溏，见于大便次数增多，食冷物时更甚；便秘需与阳明的便秘相区别，虽大便多日未排，但腹中无所苦，舌苔未见黄厚或燥干之象；腹胀需与半夏厚朴汤、厚朴生姜半夏甘草人参汤证相区别，虽胀却觉饥且不影响进食，胀而有矢气。②腹诊可见腹软，心下部有振水音，脐旁或脐下或脐上有悸动感。③与半夏泻心汤同属于寒热错杂剂，半夏泻心汤以呕、痞为主证，柴胡桂枝干姜汤主证中一般没有呕证。④方中含有瓜蒌牡蛎散，其方证的界定是"渴不差者"，所以有的患者渴感明显，饮不解渴，甚则喜冷饮，渴饮无度，易与石膏证相混淆。二者的鉴别点在于本方之渴，唇舌多不干，口中不呼热气。

（3）医案选录

1）痞满：李某，男，72岁，2007年9月22日初诊。胃脘胀满3月余，伴隐痛，喜温喜按，手脚发凉，口干口苦，不欲饮，乏力，腰酸，情绪抑郁，纳可，寐安，大便不成形，每天3～4次，便前腹痛,舌胖有瘀点、苔少,脉沉弦。证属少阳枢机不利,兼津伤阳损,治以疏利少阳,温运太阴。方以柴胡桂枝干姜汤加减。处方:柴胡、桂枝、干姜、白术、防风、乌药、黄芩各10g,扁豆、白芍、玉竹、沙参、天花粉各15g,煅龙骨(先煎)、煅牡蛎(先煎)各30g,百合、麦冬各20g,甘草、桑叶、陈皮各6g。每天1剂,水煎服。二诊:服7剂,胃脘症状消失,大便调,手足仍不温,腰酸,乏力,舌淡胖有齿痕、苔薄白,脉沉细。因患者年长,故嘱其服金匮肾气丸调养善后。

按:本例情绪压抑,口苦,便前腹痛,脉弦,此为少阳枢机不利;伴有喜温喜按,大便不成形等太阴脾经症状。故用柴胡桂枝干姜汤加减治疗,疏利少阳兼温太阴,取得显著疗效。(《新中医》,2008,40(12):85)

2)泄泻:刘某,男,43岁,2007年1月29日初诊。患者患慢性结肠炎近20年,近1周肠鸣甚,水样便,时有黏液,每天7~8次,胃脘胀堵累及两胁,腹胀怕凉喜热,嗳气反酸,口干口苦,腰酸腰痛,纳可,寐安,舌尖红点刺状,苔薄黄,脉弦。证属少阳胆火内郁,太阴虚寒兼寒热错杂,方拟柴胡桂枝干姜汤合半夏泻心汤加减。处方:柴胡、天花粉、法半夏各15g,桂枝、干姜、黄芩、甘草、黄连、党参各10g,煅牡蛎(先煎)30g,海螵蛸、浙贝母各20g,生姜3片。每天1剂,水煎服。二诊:肠鸣泄泻明显好转,反酸消失,脘胁胀堵、口干口苦缓解,偶见胃隐痛,仍腰酸腰痛。上方去海螵蛸、浙贝母,加仙茅15g,淫羊藿30g。三诊:大便已成形,每天1~2次,口干口苦消失,余症皆缓解。

按:患者脘胁胀堵、嗳气、口干口苦、脉弦等症,属少阳枢机不利;同时又有肠鸣腹泻、大便水样、腹胀怕凉等症,为少阳证合并有"阴证机转",即肠鸣泄泻等太阴脾寒之证。方用柴胡桂枝干姜汤,与证切合,故收效良好。(《新中医》,2008,40(12):85)

3)热入血室:翟某,女,36岁,已婚,2005年10月16日初诊。主诉:发热2个半月。患者2个半月前因劳累、情绪急躁后出现发热。T 40℃,当时正值经期第1天,经色黑褐有血块,月经量少。第2天即经水停行,后未再行经,期间每天定时发热。寒热往来。多于14时左右出现恶寒重,1小时后体温升至40℃,未予任何退热治疗,18时左右自行汗出热退,发热时恶寒喜暖、肢节酸痛,无明显咳嗽咳痰,感口苦口干,不欲饮水,恶心、纳差,心烦,夜寐一般,小便可,大便干,2~3天1次,舌淡有齿痕、苔白厚腻,脉弦滑。查体未见异常。入院后行血常规、生化全套、疟原虫、免疫学、痰培养、痰找抗酸杆菌、结核菌素试验等实验室检查及腹部B超、妇科B超、肺CT、骨髓象等亦未见明显异常。综合四诊,辨证为邪郁少阳,枢机不利,兼有寒饮内停。予柴胡桂枝干姜汤加减。处方:柴胡20g,桂枝、黄芩、法半夏各15g,干姜12g,天花粉、牡蛎各30g,甘草10g。每天1剂,水煎服。服药4剂后患者体温呈现下降趋势,最高体温由原来的40℃下降至38℃,口苦口干、纳差、心烦等症状明显减轻。原方再服2剂,患者月经再次来潮,并先下一黯褐色血块,同时体温完全恢复至正常范围,诸症消失。(《新中医》,2006,38(4):92)

【现代研究】

(1)腹腔巨噬细胞:顾立刚等观察柴胡桂枝干姜汤(柴胡、桂枝、干姜、黄芩、天花粉、炙草、人参、牡蛎等药)对大鼠腹腔巨噬细胞吞噬功能、巨噬细胞内外IL-1产生的影响。结果发现:正常大鼠经腹腔注射不同浓度水煎药液后,腹腔巨噬细胞吞噬功能随药液浓度而变化,小剂量可增加巨噬细胞的吞噬功能,而大剂量则抑制其吞噬功能。本方尚具有诱导大鼠腹腔巨噬细胞产生IL-1的作用。小剂量能明显增加巨噬细胞释放IL-1,大剂量则不明显[38]。

（2）抗痫作用：杨敏[39]通过实验研究发现：加减柴胡桂枝干姜汤可以显著延长小鼠癫痫发作潜伏期，改善痫性发作程度、发作次数，与模型组相比，差异具有统计学意义（$P<0.05$或 $P<0.01$），与西药组相比，无显著性差异（$P>0.05$）。由此得出结论：加减柴胡桂枝干姜汤具有较好的抗小鼠戊四唑致痫作用，并存在一定的量效关系。

王小奇[40]等选择 34 例肠易激综合征患者，用柴胡桂枝干姜汤治疗 4 周，记录其症状积分以及测定血浆胃肠激素（胃动素、降钙素基因相关肽、胆囊收缩素）的含量。结果发现：柴胡桂枝干姜汤能明显降低腹泻型肠易激综合征的症状积分，并改变血浆胃肠激素的含量。可见，柴胡桂枝干姜汤能有效地改善肠易激综合征的症状，并与胃肠激素有关。

【按语】对柴胡桂枝干姜汤的适应证，各家看法不一，大多医家认为本方具有和解少阳、温化太阴之功，故常用于邪陷少阳，兼太阴脾寒之证，如例①痞满案、例②泄泻案，均属少阳枢机不利，太阴寒饮证，故投以本方而获效。刘渡舟认为本方寒温并用，肝脾同治，既清肝胆之热，又温脾胃之寒，故常用治少阳病兼太阴脾家虚寒的肝脾寒热杂揉之证，疗效卓著。柴胡桂枝干姜汤组方严密，配伍得当，只要符合病机，无论何种疾病，均可根据夹杂之证，在原方基础上随证加味，灵活运用，用之得当，即可收效。

四、阳微结证（148）

【原文】

傷寒五六日，頭汗出，微惡寒，手足冷，心下滿，口不欲食，大便鞕，脉細者，此為陽微結[1]，必有表，復有裏也。脉沉，亦在裏也。汗出為陽微[2]，假令純陰結[3]，不得復有外證，悉入在裏，此為半在裏半在外也。脉雖沉緊，不得為少陰病。所以然者，陰不得有汗，今頭汗出，故知非少陰也，可與小柴胡湯。設不了了者，得屎而解。（148）

【词解】

（1）阳微结：胃肠实热所致的大便秘结，谓"阳结"。阳微结，即阳结之不典型者，《辨脉法第一》："脉有阳结、阴结者，何以别之？答曰：其脉浮而数，能食，不大便者，此为实，名曰阳结也。"

（2）阳微：此指阳气微。

（3）纯阴结：因脾肾阳虚，阴寒凝结，温运无力所致的大便秘结，谓"阴结"。纯阴结，指没有兼夹证的阴结。《辨脉法第一》："脉有阳结、阴结者，何以别之？答曰：……其脉沉而迟，不能食，身体重，大便反硬，名曰阴结也。"

【提要】辨阳微结的脉证治法及与阴结的鉴别。

【释义】本条论述阳微结的脉证治法及与阴结的鉴别：阳微结，表证未罢但不重，故仍微有恶寒；里有郁热，不能宣发于外而熏蒸于上，故头汗出；热结于里，气机不调，邪踞胸胁，津液不下，胃气失和，故心下满，口不欲食，大便硬，脉沉紧而细；热郁于里，气机不能达于四肢，故手足冷。较之阳明腑实燥结之证，此证热结尚轻，表证未解，故称阳微结。本证证情虽与小柴胡汤证不同，但其病机总由阳邪微结，枢机不利，气血运行不畅所致，故仍选用小柴胡汤和解枢机。既能通上焦而透在表之外邪，又能解在里之郁结，和胃气而通大便，则表里之证随之而解。假若服药后身体仍不爽快者，是因里气未和大便未通之故，自当微通其便，可考虑在小柴胡汤中酌加通下药，使大便得下则愈。论中"必有表复有里"与"半在里半在外"，皆是对举之词，意在说明阳微结证的病机特点，既有表证，又有里证，热虽结于里但病势轻浅，故汗下之法均非所宜，只宜用小柴胡汤和解少阳枢机。

阳微结由于热郁于里,邪气郁闭,出现了手足冷、不欲食2症,有似阴寒证,因而须与阴结相鉴别。区别点就在于阴结没有表证,没有头汗出。阳微结表邪未解,因此在微恶寒同时,当有发热。论中不言发热,当系省文。阴结则有阳衰阴盛的证候,但恶寒不发热,纯属在里,无表证,此其一。阳微结因里有郁热,枢机不利,不能宣发于外,但熏蒸于上而有头汗出。阴结以其阳衰阴盛,不能化津作汗,故一般无汗,若因亡阳而见头汗出者,必伴少阴虚阳外越之危候,此其二。此外,脉沉紧,少阴病及阳微结皆有,然少阴病脉沉紧,法当咽痛而复吐利。阳微结脉虽沉紧而细,但既无咽痛,也不吐利,且大便硬。因此,阳微结即使出现脉沉紧,仍不属少阴病。

阳结、阴结为古代病证名,现在临床不用此名。但本条对阳微结与阴结证的鉴别,对临床有指导意义。本条列于此,还有更重要的一点,是为了与结胸作鉴别。阳微结为轻度热结于里,心下满而无硬痛;结胸为严重的实邪结聚,心下硬满而痛不可按,甚至满腹硬痛。充分体现了仲景辨证的周到详尽。

【选注】

成无己:伤寒五六日,邪当传里之时,头汗出,微恶寒者,表仍未解也。手足冷,心下满,口不欲食,大便硬,脉细者,邪结于里也。大便硬为阳结,此邪热虽传于里,然以外带表邪,则热结犹浅,故曰阳微结。脉沉虽为在里,若纯阴结,则更无头汗、恶寒之表证。诸阴脉皆至颈、胸中而还,不上循头,今头汗出,知非少阴也。与小柴胡汤,以除半表半里之邪。服汤已,外证罢,而不了了者,为里热未除,与汤,取其微利而愈,故云得屎而解。(《注解伤寒论·辨太阳病脉证并治法下》)

柯韵伯:大便硬谓之结,脉浮数能食曰阳结,沉迟不能食曰阴结。此条俱是少阴脉,谓五六日又少阴发病之期,若谓阴不得有汗,则少阴亡阳,脉紧汗出者有矣。然亡阳与阴结有别,亡阳咽痛吐利,阴结不能食而大便反硬也。亡阳与阳结亦有别,三阴脉不至头,其汗在身;三阳脉盛于头,阳结则汗在头也。邪在阳明,阳盛故能食,此谓纯阳结。邪在少阳,阳微故不欲食,此谓阳微结,宜属小柴胡汤矣。然欲与柴胡汤,必究其病在半表。而微恶寒,亦可属少阴;但头汗,始可属少阳。欲反复讲明头汗之意,可与小柴胡而勿疑也。上焦得通,则心下不满而欲食;津液得下,则大便自软而得便矣。(《伤寒来苏集·伤寒论注·少阳脉证》)

《医宗金鉴》:伤寒五六日,虽表有头汗出,微恶寒之阳邪未罢,里有心下满,口不欲食,大便硬之阳结已形,但手足冷,脉沉细,则阳邪所结殊微也。故曰:此为阳微结,必有表,复有里也。然脉沉细,似乎里阴盛,而头汗出,则为表阳郁也。假令纯阴结,则不得复有头汗出之外证,始合悉入在里之纯阴结矣。夫既非悉入在里之纯阴结,此必为半在里、半在表之阳微结也。故脉虽沉细,不得为少阴病。所以然者,三阴不得有汗,今头汗出,故知非少阴也。可与小柴胡汤者,和其不通,身汗出微恶寒也。设不了了者,必大便之硬未除,自宜利其大便,使得屎而解。(《医宗金鉴·订正仲景全书·伤寒论注·辨少阳病脉证并治》)

【评述】以上3注,辨阳微结与纯阴结之区别,突出了本条的辨证精神,互有发挥,可供参考。柯韵伯根据服小柴胡汤后有"上焦得通,津液得下"的作用,阐明用以治阳微结通大便的机制,尤为入情入理,颇有启发意义。

参 考 文 献

[1] 张耀,张一琳.《金匮要略》"热入血室"证治考辨[J].中医药学刊,2002,22(9):8-9.

[2] 郑子东.浅析热入血室[J].天津中医,2002,19(2):27-28.

[3] 冯吉中. 热入血室与热入营血证治沟通[J]. 国医论坛,1997,12(5):6-7.

[4] 马德孚. 妇人"热入血室"新解[J]. 湖南中医学院学报,1996,16(3):8-10.

[5] 曾英坚,符小聪,胡正刚. 从六经之厥阴试论热入血室的证治[J]. 广州中医药大学学报,2007,24(6):514-516.

[6] 范丽,李琦. 热入血室的临床研究进展[J]. 辽宁中医药大学学报,2008,10(2):57-58.

[7] 江克明. 热入血室证治管见[J]. 中医文献杂志,2000,45(4):24-25.

[8] 楼友根,楼鼎檩. 浅谈热入血室证及其辨证论治[J]. 河南中医,2008,28(12):42-43.

[9] 杨学. 论"热入血室"的几个问题[J]. 山东中医药大学学报,2001,25(2):95-97.

[10] 陈晓玉. 柴胡桂枝汤在外感病中的应用心得[J]. 天津中医药,2005,22(3):224-225.

[11] 张晓梅. 柴胡桂枝汤加减方对呼吸道病毒感染患者 IL-6、TNF-α 的调节作用[J]. 北京中医药大学学报,2002,25(1):60.

[12] 徐其龙. 柴胡桂枝汤在消化系统疾病中的应用[J]. 内蒙古中医药,2008,28(12):37.

[13] 赵秀琴,孙雷闯. 柴胡桂枝汤加减治疗冠心病心阳不振痰气痹阻型临床观察[J]. 黑龙江中医药,1998,41(2):14.

[14] 李富旺. 柴胡桂枝汤治疗发热疗效探析[J]. 中医研究.2005,18(11):13.

[15] 苏孟华. 柴胡桂枝汤治疗肝郁气滞性肢体疼痛[J]. 国医论坛,2005,20(6):8-9.

[16] 殷人易. 成肇仁运用柴胡桂枝汤经验[J]. 湖北中医杂志,2010,32(3):31-32.

[17] 黄希,翁旭亮,刘英锋. 柴胡桂枝汤临床应用证治规律探析[J]. 实用中医内科杂志,2006,20(1):29-30.

[18] 吴美娟,吴慧平. 柴胡桂枝汤对 D-半乳糖亚急性中毒小鼠拟衰老的实验研究[J]. 南京中医药大学学报(自然科学版),2000,16(3):164-165.

[19] 刘华生,邸维鹏,周景华. 柴胡桂枝汤对肝纤维化模型大鼠 PⅢNP、PAI-1 表达影响的研究[J]. 中国中医急症,2009,18(3):415-416.

[20] 刘华生,张玲,周景华. 柴胡桂枝汤对肝纤维化大鼠转化生长因子-β₁ 表达的影响[J]. 现代中西医结合杂志,2007,16(16):2198-2199.

[21] 梅武轩,邓兰琼,崔世高. 柴胡桂枝汤对大鼠胃溃疡愈合质量的影响[J]. 咸宁医学院学报,2000,14(3):172-175.

[22] 孟彦彬,王文军,吴新辉. 柴胡桂枝汤的免疫调节作用的实验研究[J]. 陕西中医,2008,29(7):917-918.

[23] 李虹,彭世云,赵晓玲,等. 柴胡桂枝汤抑癌效果研究[J]. 中医药学报,1998,26(1):3.

[24] 陈玲,刘四海. 柴胡桂枝汤对 D-半乳糖亚急性中毒大鼠脑一氧化氮、E-玫瑰花环率的影响[J]. 中药药理与临床,2007,23(3):10-11.

[25] 杨春艳. 柴胡桂枝干姜汤治验体会[J]. 中外医疗,2009,32(10):109.

[26] 王顺民. 柴胡桂枝干姜汤治疗肝炎后综合征 56 例[J]. 实用中医内科杂志,2005,19(6):556.

[27] 贾春华. 柴胡桂枝干姜汤及其合方治疗肠激惹综合征心法[J]. 浙江中医杂志,2003,38(1):36-37.

[28] 徐行. 大柴胡汤合柴胡桂枝干姜汤治疗支气管哮喘 48 例[J]. 河北中医,2002,24(2):31.

[29] 武志平,阎桂玲. 炙甘草汤合柴胡桂枝干姜汤治疗心律失常 32 例[J]. 新中医,2002,34(8):56.

[30] 刘春龙. 柴胡桂枝干姜汤加减治疗乳腺增生症 96 例[J]. 中国实验方剂学杂志,2008,14(5):10.

[31] 田传智. 柴胡桂枝干姜汤治疗乳腺增生 32 例[J]. 中国社区医师,2004,20(21):39.

[32] 鲍艳举. 柴胡桂枝干姜汤研究述要[J]. 浙江中医杂志,2007,42(9):543-545.

[33] 胡星星,肖剑. 柴胡桂枝干姜汤治疗鼻窦炎性头痛临床体会[J]. 中国中医急症,2009,18(5):681.

[34] 禹红梅. 柴胡桂枝干姜汤临床新用 5 则[J]. 实用中医内科杂志,2006,20(2):172-173.

[35] 陈与知. 史锁芳应用柴胡桂枝干姜汤经验[J]. 江西中医药,2006,37(11):9-10.

[36] 张保伟.刘渡舟教授论柴胡桂枝干姜汤的内涵与应用[J].中医药学刊,2002,20(1):9-10.

[37] 庄严,吴莉娟.柴胡桂枝干姜汤治验3则[J].国医论坛,2006,21(3):9.

[38] 顾立刚,赵岩松,王庆国.柴胡桂枝干姜汤对大鼠腹腔巨噬细胞功能的影响[J].中国医药学报,1998,13(1):27.

[39] 杨敏.加减柴胡桂枝干姜汤对戊四唑诱导癫痫小鼠作用的实验研究[J].中华中医药学刊,2007,25(12):2567-2568.

[40] 王小奇,叶蔚.柴胡桂枝干姜汤对腹泻型肠易激综合征胃肠激素的影响[J].福建中医药,2006,37(1):10-11.

(窦志芳　杨燕飞)

第四节　痞证证治(149～151、153～158)

一、痞证的病因病机(151、153)

【原文】

脉浮而紧,而復下之,緊反入裏[1],則作痞[2],按之自濡[3],但氣痞[4]耳。(151)

太陽病,醫發汗,遂[5]發熱惡寒,因復下之,心下痞,表裏俱虚,陰陽氣並竭[6],無陽則陰獨[7],復加燒針,因胸煩,面色青黃,膚瞤[8]者,難治;今色微黄,手足温者,易愈。(153)

【词解】

(1)紧反入里:指原浮紧之脉变得相对沉紧,言脉之变化,以说明表邪因误下而陷入于里。

(2)痞:此为证候名。闭塞不通之意。

(3)濡:柔软之意。

(4)气痞:气滞闭塞不通。

(5)遂:继续。《篇海类编·人事类·部》:"遂,继也。"《汉书·外戚传·卫后》:"六年之间大命不遂,祸殃乃重。"颜师古注:"遂,犹延也。"

(6)阴阳气并竭:此处之阴,指里;阳,指表;竭乃虚乏之意。系指发汗伤其表气,攻下又伤其里气,即上句表里俱虚之意。

(7)无阳则阴独:此处阳指表证,阴指里证,无阳,言表证已罢,阴独,言只有里证。为表邪内陷,表证已罢而里证独具之意。

(8)肤瞤:肌肤跳动。

【提要】痞证的病因病机及证候特点。误用汗下烧针导致的变证及预后。

【释义】151条论述了痞证的成因及主症。以脉测证,脉浮而紧,当为太阳伤寒之证,治当发汗解表,而反误用下法,徒伤里气,使脾胃之气受损。"紧反入里"言浮紧之脉,变为沉紧,是以脉象的变化,说明表邪乘机内陷,邪结于里,影响脾胃功能,导致升降失常,气机窒塞,而成痞证。痞证以心下痞,按之濡为其主要特征。心下痞,乃自觉心下堵闷不适;按之濡,是按之柔软而不痛。因是无形之邪内陷,气机壅滞,内无有形实邪阻结,故又云"但气痞耳"。

153条,进一步阐述痞证的形成及误治后的变证与预后。太阳病,本应以汗法治之,而医以发汗,继续发热恶寒,足见汗不如法,病必不除,表证仍在,当再行解表,医反用攻下之法。汗之已伤其表,复下又伤其里,故曰表里俱虚,阴阳气并竭,表邪因其误下,乘虚而入,结于心下,致气机窒塞,形成痞证,此时表证虽除,而心下痞之证独存,谓之曰"无阳则阴独",表证罢为"无阳",里有痞为"阴独"。误下成痞,当运用消痞之法,但医者不明表里俱虚,邪气内陷之机,反用烧针迫汗,火气内攻,既伤阴损阳,又助长热邪,故觉心烦。本证累经误治,不仅心下痞之症未除,且增心烦,阴阳气受损,证候复杂,其判断预后之法,主要取决于正气的盛衰,尤其是脾胃之气的存亡。若面色青黄,青乃肝色,黄为脾色,此土虚木乘,脾受克贼之色,阴阳俱虚,脾气溃败,肌肤失充而跳动不宁;中土败,阳气不布四末,对应下句之"手足温"当有手足不温之症,此邪气内盛,正气不支,故曰难治。若色微黄,手足温者,为邪陷于里,虽表里俱虚,但中焦之气尚存,脾土能主灌四旁,温煦肌肤,故曰易愈。

此2条,着重论述了太阳病误下,邪陷成痞的病机。对"紧反入里"一句,注家多有异议,如成无己认为是阴邪入里,张隐庵认为紧为少阴之邪,尤在泾认为是寒邪因下而内阻,而陈亦人在《伤寒论译释》中认为"紧主邪结,不专主寒邪",尤为明确,是指无形的邪气内陷,可为热邪,亦可为寒热错杂之邪,紧不专指阴邪、寒邪而言。痞证的形成,因误下太阳之表,里虚邪陷所致,但临证常见因饮食所伤,或肝胃不和,情志不畅,中焦不足,复感外邪等多种因素导致,切不可被误下而印定眼目。

痞证当与结胸证鉴别。151条阐明了脉不浮而沉,按之自濡为痞证的脉证特征,"但气痞耳"一句复指明为无形之气结,再与131条的"病发于阳,而反下之,热入因作结胸","病发于阴,而反下之,因作痞"及149条"但满而不痛,此作痞"合参,可见结胸与痞证,虽均为太阳病误下,邪陷于里而成,但结胸为内陷之邪与痰水实邪相结,故按之硬满而痛,而痞证为无形之邪气内陷,气机壅塞,内无痰水实邪结滞,故心下痞,按之濡软而不痛。二者病机、主证不同,治法迥异,临证须当明辨。

153条的"阴阳气并竭"、"无阳则阴独"注家看法不一,如方有执认为"无阳,以俱虚言也,阴独,谓痞也"。喻昌认为"心下无阳,故阴独痞塞"。程郊倩认为无阳而阴独是指不发热而单恶寒。张志聪认为是"无太阳之表阳,有阴邪之独陷"。钱天来认为无阳者指"胃中之阳气空虚"阴独者指"唯有阴邪痞塞于中"。刘渡舟认为"文意难明";丹波元简认为"义不明切",柯韵伯则不作释译。就文意上看,作表里气受损而虚甚,表证已罢,惟有在里之痞证独具解释,较为合理。若误将痞证认为是表证未解,竟用烧针迫汗,则火气内攻,变证蜂起。本证汗下失当,复与烧针,累累误治,阴阳俱损,其正气的存亡,尤其是脾胃之盛衰,对其变证的预后判断具有重要意义。

【选注】

沈明宗:脉浮而紧,太阳表邪未解,则当发表,而反下之,邪气内陷,内无痰饮相挟,惟与膈下胃气凝聚,故按之自濡而为气痞。(《伤寒六经辨证治法·太阳中篇》)

钱天来:脉浮而紧,浮为在表,紧则为寒,乃头痛发热,身疼腰痛,恶风无汗,寒邪在表之脉,麻黄汤证也。而复下之者,言不以汗解而反误下之也。紧反入里者,言前所见紧脉之寒邪,因误下之虚,陷入于里而作心下痞满之症也。按之自濡,言证虽痞满,以手按之,则软而不硬也,此不过因表邪未解,误下里虚,无形之邪气,陷入于里而成痞耳,其脉证不同,治法各异者,又于下条分出,以为临证施治之用。(《伤寒溯源集·太阳中篇》)

《医宗金鉴》注151条:伤寒脉浮紧,不汗,而下之,浮紧之脉,变为沉紧,是为寒邪内陷,作痞之诊也。按之自濡者,谓不硬不痛,但气痞不快耳,此甘草泻心汤证也。(《医宗金鉴·订正仲景全书·伤寒论注·辨太阳病脉证并治中篇》)

唐容川：浮紧主在表，则为皮毛肌腠间病，沉紧主在里，曰反入里者，谓本浮而反沉，主从外而入内，故主陷入胸膈而为痞也。又曰但气痞耳，则是仲景自行注解，言痞止是寒热无形之气，不似结胸是水火有形之痰也，读者当辨。(《伤寒论浅注补正·太阳篇下》)

成无己：太阳病，因发汗，遂发热恶寒者，外虚阳气，邪复不除也，因复下之，又虚其里，表中虚，邪内陷，传于心下为痞。发汗表虚为竭阳，下之里虚为竭阴；表证罢为无阳，里有痞为阴独。又加烧针，虚不胜火，火气内攻，致胸烦也。伤寒之病，以阳为主，其人面色青，肤肉瞤动者，阳气大虚，故云难治；若面色微黄，手足温者，即阳气得复，故云易愈。(《注解伤寒论·辨太阳病脉证并治法第七》)

【评述】沈、唐、成3人之说，十分明晰，有助于对痞证的形成及误治变证的认识。而钱天来及《医宗金鉴》认为"紧反入里"是指寒邪内陷，则不能概全，因陷入之邪，从后面诸泻心汤证看，可为热邪或寒热错杂之邪等等，故统言"邪陷入里"更为妥当。至于误下邪陷，形成痞证，《医宗金鉴》认为是甘草泻心汤证；钱天来认为论治当根据脉证，论治各异；丹波元简曰："此条证，常器之主小陷胸汤，生姜泻心汤，郭白云主半夏泻心汤，枳实理中丸，喻氏、程氏、魏氏主大黄黄连泻心汤，《医宗金鉴》主甘草泻心汤，未如钱氏不主一方也。"钱天来之说，更能阐明仲景之旨，体现辨证论治的原则。

二、大黄黄连泻心汤证与附子泻心汤证(154、155)

【原文】

心下痞，按之濡，其脉關上浮者，大黃黃連瀉心湯主之。(154)

大黃二兩　黃連一兩

上二味，以麻沸湯[1]二升漬[2]之須臾[3]，絞去滓，分溫再服。臣億等看詳大黃黃連瀉心湯，諸本皆二味，又後附子瀉心湯，用大黃、黃連、黃芩、附子，恐是前方中亦有黃芩，後但加附子也，故後云附子瀉心湯，本云加附子也。

心下痞，而復惡寒汗出者，附子瀉心湯主之。(155)

大黃二兩　黃連一兩　黃芩一兩　附子一枚，炮，去皮，破，別煮取汁

上四味，切三味，以麻沸湯二升漬之，須臾，絞去滓，內附子汁，分溫再服。

【词解】

(1)麻沸汤：即沸水。钱天来《伤寒溯源集》："曰麻沸汤者，言汤沸时泛沫之多，其乱如麻也。"

(2)渍(zì，自)：浸、沤之意。

(3)须臾：很短的时间。

【提要】论热痞及热痞兼表阳虚的证治。

【释义】此2条论述了大黄黄连泻心汤证及附子泻心汤证的主要脉证及治法。154条阐述了热痞的证候特征与治法。心下为胃脘部，钱天来《伤寒溯源集》曰："心下者，心之下，中脘之上，胃之上脘也，胃居心之下，故曰心下也。"心下痞，按之濡，指胃脘部堵闷不适，按之柔软。关脉以候中焦，浮主阳热在上，因邪热结于中焦，故关脉应之而浮。本证系无形之邪热阻于心下，致气机痞塞，乃气痞之证，内无实邪，故但觉心下痞塞，堵闷不适，按之柔软而不痛，与心下硬，按之痛，寸脉浮，关脉沉的结胸证显然有别。

本证为热邪内阻，除心下痞、按之濡、关脉浮等主要脉证外，尚可见心烦、口渴、吐衄出血、小便短赤、舌红苔黄、脉数等热证表现。治当大黄黄连泻心汤，清泄邪热，则痞证自除。

155 条论述附子泻心汤证的证候特点及治法。本条承接 154 条言心下痞,当为热痞可知,复有恶寒汗出之症,而不曰"表未解",且从附子泻心汤看,为大黄黄连泻心汤但加温阳之附子而成,以方测证,当为热痞之证又兼见阳虚之候,其恶寒汗出、无头痛发热脉浮等表证,当是表阳虚,卫外不固,失于温分肉、充皮肤,肥腠理,司开合之故。本证寒热并见,虚实互呈,单予清热泻痞,则阳虚难复,纯与扶阳固表,则痞结难除,故治以附子泻心汤,寒温并用,消补兼施,使热痞除,表虚得固,则心下痞,恶寒汗出解矣。

【选注】

成无己:心下硬,按之痛,关脉沉者,实热也。心下痞,按之濡,其脉关上浮者,虚热也,大黄黄连汤,以导其虚热。(《注解伤寒论·辨太阳病脉证并治法第七》)

尤在泾:成氏所谓虚热者,对燥屎而言也,非阴虚阳虚之谓,盖热邪入里,与糟粕相结,则为实热,不与糟粕相结,即为虚热,本方以大黄、黄连为剂,而不用枳、朴、芒硝者,盖以泄热,非以荡实也。(《伤寒贯珠集·太阳篇下》)

钱天来:心下者,心之下,中脘之上,胃之上脘也,胃居心之下,故曰心下也。痞者⋯⋯以邪气痞塞于中,上下不通而名之也⋯⋯按之濡,即所谓气痞也。其脉关上浮者,浮为阳邪,浮主在上,关为中焦,寸为上焦,因邪在中焦,故关上浮也。若结胸之脉,则寸浮而关沉矣,结胸因热邪水饮并结,按之石硬,或心下至少腹皆痛不可近,故治之以大陷胸汤。此则关上浮,按之濡,乃无形之邪热也,热虽无形,然非苦寒以泄之,不能去也,故以大黄黄连泻心汤主之。(《伤寒溯源集·卷三·结胸心下痞》)

钱天来:此又承上文言⋯⋯伤寒郁热之邪,误入而为痞,原非大实,而复见恶寒汗出者,知其命门真阳已虚,以致卫气不密,故玄府不得紧闭而汗出,阳虚不任外气而恶寒也。(《伤寒溯源集·卷三·结胸心下痞》)

【评述】成无己以结胸、痞证对勘,言虚热、实热,实指有形之邪结,虚指无形之邪结,痞证之虚热,非指虚证之虚。尤在泾之言,有助于对虚热、实热之理解。钱天来对大黄黄连泻心汤证及附子泻心汤证的病机、病位与结胸、痞证的鉴别,论述扼要,概念明晰,精当可从。

【治法】

(1)清热消痞。

(2)清热消痞,扶阳固表。

【方药】

(1)大黄黄连泻心汤方。

(2)附子泻心汤方。

【方义】大黄黄连泻心汤,方中仅有大黄黄连 2 味,但按林亿等方后注及考《千金翼方》等记载,当有黄芩为是。三者均为苦寒之味,大黄泻热和胃;黄连泄心胃之火;黄芩泄中焦实火,三者合用,使邪热得除,则痞结得开,气机流畅,心下痞闷之证自除。本方苦寒泻热,专治无形邪热壅滞之热痞,值得重视的是,3 味药物用量轻,大黄二两,仅为承气之半,黄连、黄芩各一两,用量亦轻,且煎法特殊,以麻沸汤浸渍短时,去滓温服,是取其气之轻扬,以泄心下热结。不用煎煮法,系不取重浊之味,以免达下而导泻。全方重在泄心下热结而消痞,而不在于泻下燥结以荡实。

附子泻心汤由大黄黄连泻心汤加附子而成。其配伍寒温并用,补泻兼施,以治心下热痞,兼见阳虚表气不固者,诚如尤在泾所云:"此证邪热有余而正阳不足,设治邪而遗正,则恶寒益甚,或补阳而遗热,则痞满愈增,此方寒热补泻,并投互治。"为使清热消痞,扶阳固表,并奏其功,采用了极为特殊的煎服法,当尤为重视。三黄苦寒,以沸水浸渍少顷,绞去滓,取其轻清之气薄,以泻心下热结而消痞,别煮附子,以温经扶阳而固表,令恶寒汗出愈。二者虽寒热异气,生熟异性,合和分温再服,各司其职,共奏消痞固表之功。

【方论选】

汪苓友:麻沸汤者,熟汤也,汤将熟时,其面沸泡如麻,以故云麻。痞病者,邪热聚于心下,不比结胸之大实大坚,故用沸汤,渍绞大黄黄连之汁温服,取其气味皆薄,则性缓恋膈,能泻心下痞热之气,此为邪热稍轻之证,大抵非虚热也。(《伤寒论辨证广注·辨太阳病脉证并治法下》)

钱天来:谓之泻心汤者,非用黄连以泻心脏之火也,盖以之治心下痞而名之也……若夫大黄黄连泻心汤者,因伤寒郁热之邪,误下入里而痞塞于心下,虽按之濡而属于无形之气痞,然终是热邪,故用大黄之苦寒泄之,以攻胃分之热邪,黄连之苦寒开之,以除中焦之郁热,而成倾否之功。在五泻心汤中,独为攻热之剂也……但以麻沸汤渍服,取其气薄而泄虚热也,盖因按之软,则胃中无大宿垢,关脉浮,则中气不实,故但渍而不煎,为泄虚热而非攻下之剂。(《伤寒溯源集·心下痞证治第四》)

李士材:以三黄之苦寒,清中济阴,以附子之辛热,温经固阳,寒热互用,攻补并施而不悖,此仲景之妙用如神也。(《百大名家合注伤寒论·辨太阳病脉证并治法》)

舒驰远:三黄略浸即绞去滓,但取轻清之气,以去上焦之热,附子煮取浓汁,以治下焦之寒,是上用凉而下用温,上行泻而下行补,泻取轻而补取重,制度之妙,全在神明运用之中,非仲景其孰能之。(《舒氏伤寒集注·太阳中篇》)

【点评】各家对2方的功用、释义明晰,对其特殊的煎服法尤为重视,强调了治上焦之热,用沸汤短时浸渍,取其气轻味薄;治下焦之虚,当以多煎,取其味厚达下的原则,阐发了仲景制方用法之妙。这一原则,徐灵胎在《伤寒论类方》中概括为"凡治下焦之补剂,当多煎以熟为主,治上焦之泻剂,当不煎以生为佳",对临证尤具指导意义。汪苓友所言大黄黄连泻心汤治疗邪热稍轻之证,非虚热也,是指实证而言,非虚热一句,是非虚证也,与钱天来所曰之用大黄黄连泻心汤泄虚热者不同,钱天来所言之虚热,指无形之邪热结滞,非内有实邪之谓,二者所指有别,当明其意。

【临床运用】

(1)张仲景对2方的应用

①大黄黄连泻心汤主治热痞,见154条。

②附子泻心汤主治热痞兼阳虚表气不固之证,见155条。

③《金匮要略》:用泻心汤治邪火有余,迫血妄行之"吐血、衄血","亦治霍乱"。服法有别,是用水三升,煮三黄,取一升,顿服。

(2)后世医家对2方的应用

①《备急千金要方》:三黄散,治黄疸,身体面目皆黄,即是大黄、黄连、黄芩各四两,捣筛为散,先食服方寸匕,日三服。亦可为丸服。《外台秘要》集验疗黄疸亦载。

②《千金翼方》:三黄汤,主治腹胀腹痛,下焦热结,不得大便即是大黄、黄连、黄芩各三两,水七升,煮取三升,分为三服,一方作丸。又载三黄丸,治男子五劳七伤,消渴不生肌肉,妇人带下,手足寒热。即是用大黄、黄连、黄芩,随四时加减其量,捣末,炼蜜和如大豆,饮服五丸,日三服,不知,稍增至七丸,服一月病愈。

③《太平圣惠方》:大黄黄连泻心汤治热蒸在内,不得宣散,先心腹胀满,气急,然后身面

悉黄,名为内黄。

④《太平惠民和剂局方》:三黄丸,即三黄各等分,捣末,炼蜜为丸,如桐子大,每服三十丸,热水吞服。治丈夫、妇人三焦积热。上焦有热,攻冲眼目赤肿,头项肿痛,口舌生疮;中焦有热,心膈烦躁,不美饮食;下焦有热,小便赤涩,大便秘结。五脏俱热,即生背疽疮痍及痔疾,粪门肿痛,或下鲜血。亦治小儿积热。

⑤《活人书》:泻心三黄汤,即大黄黄连泻心汤,治妇人伤寒,六七日,胃中有燥屎,大便难,烦躁谵语,目赤,毒气闭塞不得通。如目赤睛痛,宜加白茯苓、嫩竹叶,泻肝之余气。

⑥《拔萃方》:大黄黄连泻心汤加地黄,治血积胸中,热甚,血在上焦者。

⑦《张氏医通》:大黄黄连泻心汤加木香,治噤口痢,有积秽太多,恶气熏蒸者。

⑧《肘后方》:恶疮三十年不愈者,大黄黄连各三两为散,洗疮净,粉之且三,无不瘥。又治乳中起瘰病痛方:大黄黄连各三两,水五斤,煮取一升三合,分三服,得下即愈。

⑨《临证指南医案》:凡吐血成盘碗者,服大黄黄连泻心汤最效。

⑩《保赤全书》:大黄黄连泻心汤治麻疹赤白痢,里急后重,身黄者。

⑪《慎斋遗书》:大黄黄连泻心汤加减治牙根烂。牙根烂,非胃火也。因肾水不足,大肠膀胱之火横行,而与心火合炽者。

⑫《眼科六经法要》:大黄黄连泻心汤治太阳伤风证,服桂枝汤不解,目赤痛,小便黄,大便结,心下痞,眵多而硬。

⑬《此事难知》:附子泻心汤治病人身热而烦躁不宁,大小便自利,脉浮满无力,按之全无者。

⑭《类聚方广义》:附子泻心汤治老人瞀闷昏倒,不省人事,心下满,四肢厥冷,面无血色,额上冷汗,脉伏如绝,其状仿佛中风者,谓之饮郁食厥。

⑮《珍本医书集成丛书·伤寒类》:附子泻心汤治脘腹胀满,心下连少腹,中横一纹,如葫芦状。此中宫痞塞,阴阳结绝。勉进附子泻心汤,温阳泻浊,通便挽危,否则恐致喘汗厥脱。

(3)现代应用

1)大黄黄连泻心汤:是一首清泻实火的方剂,仲景为心下痞热及邪火迫血妄行之吐衄而设,历来医家应用甚广,现代,凡属实热邪火诸证,无论各科,均可应用。

①消化系统:本方可清泄脾胃之实热,凡由于热邪所致的脾胃功能紊乱,气机升降失调,脘痞心烦,热利口渴,苔黄脉数之证,均可应用。如王健在综述中报道胃溃疡、胆汁反流性胃炎、萎缩性胃炎、肝性血卟啉病、上消化道出血、急性茵痢、复发口腔溃疡等可用大黄黄连泻心汤加减治疗[1]。本方治上消化道出血,属胃热伤络者,疗效满意。徐国祥报道用本方加减治疗胃溃疡出血23例、十二指肠壶腹出血25例收到良好效果,总有效率达97.9%[2]。

②循环系统:由于热迫血分,导致的循环系疾病,亦可用本方或其加味治疗。如高血压、高脂血症、血管硬化、脑溢血、血管神经性头痛、脑血栓形成等,属于邪热内迫之病机者,均可应用。付莹坤报道大黄黄连泻心汤由大黄、黄芩、黄连组成,黄连泻心清胃;黄芩泻三焦火;大黄苦寒降泄,引火下行。3药合用能直折上炎之热而降火,降火及降气,气降则血降,血降则血流平和、气血和调而血压自降。现代药理研究黄芩、黄连、大黄全为清热药,有降低体温作用,能冷却脑充血,缓解头晕。大黄具有泻下作用,可使下腹部充血,从而去除上部的(充血)头晕。适用于怕热,脸呈红色,喜欢冷气,爱喝冷饮,易发怒的高血压患者[3]。周德荣治疗血管神经性头痛反复发作4年余的李姓患者,询之头痛发作迅速,如劈如裂,目中溜火,以前额及左太阳穴处最著,心烦口苦,喜凉恶热,饮食尚可而便秘溲赤,时觉热自胸脘上冲,恶

心欲吐,头面如烘。舌红苔黄,脉弦滑有力。思及经旨,胃之悍气上冲于头,走空窍,入络脑之论,结合脉症当系胃热上攻,兼夹肝火。遂以大黄黄连泻心汤加味:大黄、黄连、黄芩、川芎、菊花、全蝎、地龙各12g,生石膏30g,羚羊角(镑)1.5g。1剂痛止。继以前方加减,连服1周,每日皆有稀软便1～2次。乃小其制,去生石膏、羚羊角粉,加贞子、钩藤各15g。嘱可间断服用以巩固治疗。半年后访之,竟未复发[4]。

③呼吸系统:由于热邪内陷迫肺所致的发热咳喘,烦躁不安,舌红苔黄,脉数;或热邪灼伤肺络,血热妄行之咯血、鼻衄,本方或加味治疗,常获良效。如陈宝明治疗一反复发作近3年的鼻衄患者。近1周来鼻腔间断出血不止,望其颜面潮红,身体强壮,大便数日未行,两目赤丝缕缕,舌红苔黄厚而欠津,脉象洪大滑数,辨为血热火盛证。遂处:生大黄10g,黄芩10g,黄连10g,白茅根10g,怀牛膝10g,3剂煎服。第4天患者上门来告,服上药1剂,大便通,鼻腔出血明显减少,3剂尽,出血止,诸证悉除,舌转淡红苔薄白,脉亦平缓。随后又处凉血泻火之剂调服数剂而告愈,未复发[5]。

④精神、神经系统:由于邪热扰乱心神,神明失主而实火内盛的各种精神、神经疾病可用本方治疗。如陈宝明治疗一行经恐吓症患者,女,26岁。患者半年前因患伤寒而高烧持续不退,经住院治疗痊愈。继之每次行经时惊恐万状,躁动不安,甚则言语失控,举止失常,经尽后复如常人,西医诊断为"行经恐吓症"。家人为之痛苦不堪,四处求医,耗资近万元,但是病状毫无起色。于1989年,经人引荐来门诊治疗。余索其前服之方,尽为安神定志之品。自述平素心烦失眠,颜面部阵阵潮热,口苦口干,大便数日一行,每次行经期心中烦乱难以忍耐,甚则惊恐不安。望其面部如醉酒色,呼吸气粗声高,舌质紫黯有瘀斑瘀点,脉洪大挺指,辨为血分瘀热证。处方:大黄10g,黄连10g,黄芩10g,生地10g,丹皮10g,怀牛膝10g,6剂水煎服。服上药6剂,大便已通,日行5～6次,心烦及颜面潮热缓解,失眠亦有好转,又处上方加龙齿30g,继服6剂。1周后患者欣然来告,服药期正值经至,心烦惊恐诸证顿减。其后又服上药30余剂而告愈[5]。

⑤五官科:由火热炽盛,邪热上扰清窍所致的相关疾患,也常用本方或其加减治疗。如路军章等用大黄黄连泻心汤含漱防治放射性口腔黏膜炎:行口腔放疗的鼻咽癌、鼻咽部恶性淋巴瘤、口腔肿瘤患者共90例,随机分为对照组30例、治疗组60例。治疗组自放疗之日起用大黄黄连泻心汤煎汤含漱,对照组则用复方呋喃西林液含漱,直到放疗结束;观察两组患者放射性口腔黏膜炎的发生情况。结果对照组轻、中、重度放射性口黏膜炎的发生率分别为100%、83.33%、53.33%,治疗组则分别为100%、36.67%、16.67%。两组比较,中、重度放射性口腔黏膜炎发生率差异有显著性。结论:大黄黄连泻心汤含漱对防治放射性口腔黏膜炎有明显效果[6]。

⑥其他:据报道,本方或其加减,还可用于治疗属实火炽盛的下述诸症:功能性子宫出血、脓痈、非淋球菌性尿道炎等[4],还有报道可治多汗症[5]。

2)附子泻心汤:本方为仲景为热痞又兼表阳不固、而复恶寒汗出而设的一首寒温并用的方剂,现代临床常用于热邪内盛,又兼阳气不足的寒热错杂、虚实互呈之各种疾病的治疗,不单用于消化系疾病,亦用于治疗消化系以外的诸多疾病。

①消化系统:凡由于热邪内阻,又兼阳虚的病理机制所致的脘腹痞闷,饮食欠佳,恶寒,汗出者,均可使用本方或其加减治疗。据报道上消化道大出血、胃及十二指肠溃疡病、肠炎、结肠炎、胃脘痛、下利热厥、沙门菌属感染、慢性痢疾、复发性口疮、便秘等,符合上述病机者,皆可应用。如顾正标治疗一热痞兼阳虚患者林某,男,48岁,2001年11月11日初诊。近年

常有畏寒肢冷,有时胃脘痞闷不适,至秋冬季节更甚。最近他人介绍可食"羊肉烧酒"(即边饮烧酒边吃羊肉)治疗,故在住所附近某羊肉馆每天早上食"羊肉烧酒"连食1个月,觉畏寒肢冷之症基本消失,但胃中热,舌尖以及牙龈肿痛,大便干燥难解,故在当地中医院求医,给服牛黄解毒丸,当晚即出现腹痛阵作,随后连续腹泻10余次,畏寒肢冷之症复发且加重。某医给予附桂理中丸治疗,服药后第3日泻止,复又出现便干结,且舌尖及牙龈肿痛又现。刻诊:胃中灼热,渴喜饮,轻度畏寒肢冷,大便干结,2日未解,小便黄赤,舌尖疼痛,右下磨牙处牙龈肿痛,舌尖红赤、苔黄,脉细数。证属素体阳虚,胃火上炎。治宜温肾助阳,清泻火。用附子泻心汤:炮附子15g,熟大黄6g,炒川连15g,炒黄芩10g。每日1剂。连服5剂后大便通畅,畏寒肢冷消失,舌尖及牙龈痛止,惟觉胃脘稍有痞胀,有恶心、嘈杂。遂用加味半夏泻心汤:党参30g,枳实、白术、姜半夏、红枣各15g,炙甘草、炒黄芩、淡干姜10g,炒谷芽、炒麦芽各12g,炒川连、淡吴茱萸各3g。日1剂。连服7剂后痊愈[7]。

②泌尿系统:董建国等报道用附子泻心汤灌肠治疗慢性肾衰竭56例,方法:药物组成附子10g,大黄20g,黄连15g,蒲公英30g,牡蛎30g,水煎至100ml,保留灌肠,每晚1次,连用30天为1个疗程。血压高者应用洛丁新、波依定;水肿明显者应用呋塞米;恶心呕吐者应用甲氧氯普胺、苯海拉明。通过观察治疗前后尿素氮、血肌酐的变化,治疗总有效率达92%[8]。

③五官科:由火热炽盛,邪热上扰清窍兼阳虚所致的相关疾患,也可用本方或其加减治疗。如王成宝用扶阳泻热法治疗复发性口疮47例。方法:收治病例共93例,随机分为治疗组47例,用扶阳泻热的黄连8g,干姜3g,黄芩16g,大黄、附子(先煎)各5g,生甘草6g治疗,每天1剂,水煎,分2次口服。治疗3周,停药1周为1疗程,观察2～3疗程。对照组46例,用叶酸,每次5mg;复合维生素B_1,每次100mg;维生素C,每次100mg,均每天3次,口服,疗程同治疗组。结果是用附子泻心汤加味治疗组总有效率达91.48%,对照组总有效率为45.65%,疗效有显著性差异[9]。

④其他:据现代报道高血压、血管神经性头痛、脑血管意外、上热下寒证、痈、疖、小儿高热等内外妇儿科相关疾病属中焦热邪内阻兼阳气虚衰者,均可用本方或其加减进行治疗。

(4)医案选录

大黄黄连泻心汤

1)消谷善饥:患者,女,43岁。自诉"狂饿"1年,暴饮暴食,1日4餐,仍无饱腹感,消瘦,眩晕,口苦咽干,便秘,3～5日一行。各项辅助检查均无异常,舌质红,舌苔黄厚而干,脉象沉弦,BP 120/90mmHg。处方:生大黄6g,黄芩6g,黄连10g。麻沸汤渍之,代茶饮。每日1剂。3剂后,大便通畅,头不晕,血压正常,饥饿感明显减轻。继用3剂,诸症消失。随访1年未见复发。

按:大黄黄连泻心汤为"心下痞"而设,其病机为无形之邪热内陷中焦、气机阻滞而成。此例患者消谷善饥属于胃热内炽,他医曾予黄连解毒汤、承气剂等方药无效,而独用仲景之大黄黄连泻心汤取效。笔者认为,无形之邪热充斥中焦,病在气分,自当用苦寒之品直折,但胃为多气多血之腑,惟有取轻扬上达之剂方能制其气热而不伤其血,故尊仲景之法,以麻沸汤渍之,取其气,薄其味,使之清脾胃之邪热,而非泻下大肠之里实,故收效迅速。(《中国中医药信息杂志》,2007,14(6):78)

2)功能性子宫出血:吴某,女,26岁。月经非期而至,20余日淋漓不断。既往有此病史,经妇科检查诊为功能性子宫出血。今又复发且重,用中西药止血、固涩等治疗1周,其血不止,拟行刮宫术,患者拒绝,复就诊于中医。询之血色鲜红,量多如崩而腹无所苦。饮啖如常,惟觉口苦烦渴。舌红苔黄,口气臭秽,脉滑数。患者务农,饮食倍常而大便秘结。时当炎夏,胃中积热已甚。冲为血海,络于阳明,热逼血行,上可为吐衄,下可为崩漏。胃热不除,故反复不已。法当釜底抽薪,不可徒事收涩。药用大黄、黄连、黄芩、栀子各10g,生地榆15g,鲜荷叶1张。1剂血止大半,3剂血净而安。

按:本例脉证皆属实热,急症急治,苦寒直折。血因热而溢,热清血自宁。故栀、黄、地榆等生用清热力强,其效更速,且无兜涩之弊,本方苦寒沉降,荷叶升清举元,相辅相成,非仅为止血而用之。笔者以案中所用之方曾治一便血患者,去荷叶,反佐炮姜少许,亦得痊愈。故本方可用于多种血证。《金匮要略》本方条下云:"亦治霍乱",霍乱者,上吐下泻。细味此四字,自可得之。其理一以贯之也。(《河南中医》,1998,18(4):210-211)

附子泻心汤

1)腹泻伴休克:张某,男,48岁,2002年8月30日初诊。因腹泻伴休克收住本院。入院后经补液及抗生素、抗休克等治疗,仍无明显好转。诊见:面色苍白,汗出肢冷,便黄稀臭秽,每天10余次,小便清,腹柔软、无压痛,舌淡、苔黄腻,脉微欲绝。证属胃(肠)腑热毒蕴结于内,阳虚欲脱于外。方用附子泻心汤加党参。处方:党参15g,附子、黄连各10g,大黄20g,黄芩12g。每天1剂,水煎分2次服。连服2剂后,泻下臭秽内含块状黄色稀便,数次后渐止,皮肤转暖,嘱服参苓白术散善后。

按:附子泻心汤原为伤寒误治、失治,邪热入里,卫阳不足而设。本例下利污秽,汗出肢冷,脉微欲绝亦为里热阳虚欲脱之候。回阳救逆乃当务之急,但腑实又为致病之源,腑实不去,则阳无以复,故以三黄泻腑之实以杜致病之源;而回阳救逆之附子则显力单势薄,故加党参以壮阳补气,挽救危亡之阳。虚实兼顾,邪去正复,故病愈。(《新中医》,2003,35(5):67-68)

2)上消化道出血:王某,男,36岁,农民,1994年6月8日初诊。素有胃窦炎之病史,稍有寒温失宜,或饮食失节,即感上腹部胀痛不适。近因农忙日夜辛劳,加之饥饱不一,忽然口吐鲜血,吐血后畏寒,胸中痞闷,现其面色红赤,扪之足胫冷,诊脉浮芤,显系心火上炎,形成上热自热,下寒自寒现象。现吐血未止,急则治标,拟"釜底抽薪"法,但患者有恶寒感觉,虑及阳虚,遂决定先予附子泻心汤,以三黄泻心火,使热下行,附子固护阳气。处方:生大黄9g,黄芩6g,黄连9g,附子9g。1剂,水煎2次,频服。次日复诊,血止,胸痞解除,但全身发热、心悸,脉转弦细,此乃大出血之虚热。拟清余热,交心肾法,与黄连阿胶2剂后,热退,脉转沉细,心悸未除,精神疲倦。续以归脾汤去木香、龙眼肉加胶饴60g,服2剂而愈。

按:本例患者面赤、暴吐鲜血为邪热有余,吐后畏寒,足胫冷为正阳不足。设治邪而忘扶正,则恶寒益甚,若补阳而不清热,则吐血愈增,本案仿张仲景对热痞兼阳虚的治法,用附子泻心汤清热止血,顾护虚阳,1剂血止,畏寒肢冷消失;继用黄连阿胶汤育阴泻热,交通心肾,2剂热退;最后用归脾汤加减益气养血,健脾养心,心悸亦除。(《吉林中医药》2000,(5):54-55)

【按语】大黄黄连泻心汤为仲景治心下痞,按之濡,其脉关上浮者,乃攻实之剂,主要用于热痞的治疗,但临床应用甚广,凡因邪热实火所导致的各种病证,不仅是脾胃,对消化系统以外的各科病证,均可应用本方或其加减治疗。李时珍谓:"仲景治心气不足,吐衄血者,用泻心汤,实泻心包、肝、脾、胃四经血中之伏火也。"足见本方涉及的脏腑范围较宽,所及病证较多,不仅限于心下痞及吐衄之证,《太平惠民和剂局方》所载三黄丸,即本方,治"丈夫妇人三焦积热。上焦有热，攻冲眼目赤肿，头项肿痛，口舌生疮；中焦有热，心膈烦躁，不美饮食；下焦有热，小便赤涩，大便秘结。五脏俱热，即生背疖、疮痍及痔疾，粪门肿痛，或下鲜血。亦治小儿积热。"现代临床报道，所治更为广泛，关键是掌握实火邪热的病机，当有口渴脉数、苔黄溲赤等各种热实的证候，据证加减，火势得挫，每能奏效。如因火而动之吐衄，本方加生地黄、牡丹皮、赤芍、枳壳、三七(粉吞)；鼻衄者可入白茅根、藕节炭；痰热内扰之失眠，可用本方合温胆汤；热利者，本方选加广香、白芍、马齿苋、地榆、白头翁；热毒疮疡皮疹，可选加牡丹皮、地肤子、白鲜皮、荆芥炭、红花、蒲公英、金银花、连翘，亦可用本方研粉，调敷患处；火热上扰清窍之目赤肿痛，可加入山栀、龙胆草、草决明、车前子。总之，随证而施，可获满意疗效。

本方煎煮法，颇具特色，可用沸水渍之，取其味薄清淡，以泄心下痞热，亦可煎煮，取其苦寒味厚，直折火势，以止吐衄。此外，后世及现代还可为丸剂服用，或作散剂调敷。本方纯属苦寒之剂，临证对非实火者不可用，对阴虚内热者，亦不可单纯使用。

附子泻心汤，是仲景为热痞又兼表阳不固，恶寒汗出而设，其应用当以邪火内郁，又兼阳虚为辨证要点，所用亦广，大凡大黄黄连泻心汤证又见阳气不足，寒热错杂，虚实互呈之证，均可应用。其煎煮之法，三黄渍之，附子另煎，合而各司其职，寒热并治，临证当予重视。

【现代研究】

(1)大黄黄连泻心汤

①抗菌作用：周昕通过实验证实大黄黄连泻心汤有无黄芩的两个不同组方，对实验金黄色葡萄球菌、表皮葡萄球菌、卡他布兰汉球菌、大肠埃希菌、鸭沙门菌、鼠伤寒沙门菌、福氏志贺菌、小肠结肠炎耶尔森菌、铜绿假单胞菌和肺炎克雷伯菌10种常见病原菌均有不同程度的抑菌作用，其中对金黄色葡萄球菌、表皮葡萄球菌、肺炎克雷伯菌抑菌效果最强，卡他布兰汉球菌、福氏志贺菌、小肠结肠炎耶尔森菌次之，大肠埃希菌、鸭沙门菌、鼠伤寒沙门菌、铜绿假单胞菌最弱。值得注意的是，就对某种细菌的抗菌作用来讲，有黄芩方比无黄芩方的抗菌力要强[10]。

②抗溃疡作用：张洋等建立幽门结扎型胃溃疡寒热证动物模型，阐明寒热不同证型在一氧化氮(NO)、一氧化氮合酶(NOS)方面的证候变化规律及物质基础，探寻寒热方剂(大黄黄连泻心汤、理中丸)的作用机制及方证相应规律。方法：采用经典幽门结扎法复制大鼠胃溃疡模型，同时施加"寒热"因素(冰水、0.3mol/LNaOH、8%干辣椒粉的60%乙醇混悬液)创建幽门结扎型胃溃疡寒热证病证结合动物模型，幽门结扎术后18小时处死各模型及给药组大鼠，测定各模型及给药组大鼠血清一氧化氮(NO)、一氧化氮合酶(NOS)含量。结果：幽门结扎型胃溃疡热证模型大鼠血清NO、iNOS、TNOS含量明显升高，大黄黄连泻心汤能减少其NO及NOS的合成。幽门结扎型胃溃疡寒证模型大鼠血清NO、TNOS含量显著降低，理中丸可升高其NO、TNOS含量。结论：NO在幽门结扎型胃溃疡热证模型上主要表现为细胞毒作用，体现了其炎症介质及强氧化剂的生物学效应；在幽门结扎型胃溃疡寒证模型上主要表现为细胞保护作用的降低，即NO舒血管效应降低。大黄黄连泻心汤、理中丸在寒热病证结合模型上体现了不同的证治效应，体现了相应方治疗相应证的证治规律，并佐证了建立的幽门结扎型胃溃疡寒热证动物模型具有一定的可行性[11]。

③抗氧化作用：马艳红通过实验发现大黄黄连泻心汤能显著降低反流性食管炎模型大鼠食管中MDA含量，提高食管SOD活力，降低食管系数，改善食管大体及病理组织评分，说明大黄黄连泻心汤能提高食管组织的抗氧化能力，具有防治大鼠反流性食管炎的作用[12]。

④其他:王健在综述中报道,本方还有增强机体免疫功能、导泻、抗血小板聚集、抗凝血、降血脂、降血压、解热等作用[1]。

(2)附子泻心汤

①抗衰老药理作用:田秋芬等用附子泻心汤煎剂给小鼠灌胃和给实验狗静脉注射进行相关实验,结果表明,附子泻心汤能延长小白鼠负重游泳的存活时间,提高负重游泳的耐力,可能具有抗疲劳作用;同时该方使狗脑电圈显示慢波周度数增多,表明有促进脑电活动的作用。此外,该方还降低血胆固醇。结合文献报道附子有强心、抗心律失常、抗缺氧和改善微循环的作用。提示本方对于老年性易疲劳及老年性心、脑和血管功能衰退等生理病理性改变可能有一定的防治作用[13]。

②抗凝血作用:李华等的实验研究证实附子泻心汤水醇法提取液具有延长出血时间,减少血小板和白细胞计数的作用。对体外血栓的形成有明显的抑制作用,对血红蛋白的含量无明显影响,这些作用可能是附子泻心汤水醇法提取液用于热痞兼表阳不足等证的药理基础。热痞多见于血郁引起的某些出血性疾病,表阳不足即指体弱、乏力等症。该方减少血小板和抑制血栓形成的作用,可能是其破解血郁、消除痞患、扶助阳气、强壮身体的潜在机制,从而促进疾病的痊愈[14]。

三、半夏泻心汤证、生姜泻心汤证、甘草泻心汤证(149、157、158)

【原文】

伤寒五六日,嘔而發熱者,柴胡湯證具,而以他藥下之,柴胡證仍在者,復與柴胡湯。此雖已下之,不為逆,必蒸蒸而振(1),却發熱汗出而解。若心下滿而鞕痛者,此為結胸也,大陷胸湯主之。但滿而不痛者,此為痞,柴胡不中與之,宜半夏瀉心湯。方十五。(149)

半夏半升,洗 黃芩 乾薑 人參 甘草炙,各三兩 黃連一兩 大棗十二枚,擘

上七味,以水一斗,煮取六升,去滓,再煎取三升,温服一升,日三服。須大陷胸湯者,方用前第二法(2)。一方用半夏一升。

【词解】

(1)蒸蒸而振:蒸蒸,形容发热较甚,里热向外蒸腾之貌。振,为周身振栗颤抖。

(2)须……第二法:此十二字《注解伤寒论》无。

【提要】辨柴胡证误下后的3种转归及治法。

【释义】本条阐述了误下少阳形成的柴胡汤证、陷胸汤证及泻心汤证的3种不同转归与证治。其一,为柴胡汤证仍在。伤寒表证,经五六日,见呕而发热之少阳主证,而无恶寒头痛等表证,据101条"柴胡证,但见一证便是,不必悉具"所言,可见太阳表邪已传入少阳,故曰柴胡证俱,当以柴胡汤和解其邪,而反误用攻下,所幸正气较强,病未因误下致变,柴胡汤证仍在,故仍以小柴胡汤和之,正气得药力之助而奋起抗邪,于是振寒颤栗,蒸蒸发热汗出,即后世所称之战汗而病解。其二,变为大陷胸汤证。若其人素有水饮内停,少阳病误下后,可致邪热内陷,与水饮结于胸膈,则成心下满而硬痛的结胸证,当以大陷胸汤,泻热逐水以夺其实。其三,成为半夏泻心汤证。若其人内无痰水实邪,误下后,可损伤脾胃之气,且邪陷入里,致寒热错杂于中,脾胃升降失常,气机痞塞,形成心下痞,按之濡软不痛的痞证。本条叙证较简,仅提及满而不痛,参《金匮要略·呕吐哕下利病脉证治》曰:"呕而肠鸣,心下痞,半夏泻心汤主之。"说明本证当有呕吐与肠鸣。又据生姜泻心汤证、甘草泻心汤证条文记载均有下利,推之本证亦可有下利。治当与半夏泻心汤,辛开苦降,复其脾胃升降,令胃和而痞消。

本条少阳病误下虽同,但变证则有柴胡、陷胸、痞证之异,其缘由正如章虚谷所云:"以人有强弱,邪有重轻"之故。三者各有特征,临证当须明辨,柴胡汤证乃邪陷少阳,致胆火上炎,枢机不利,病位以胸胁为主,症见呕而发热,胸胁苦满为著;大结胸证则因水热互结于胸胁心下,证以心下满而硬痛为特征;半夏泻心汤证则因寒热错杂于中焦,脾胃升降失司所致,系无形之邪气壅滞,故以心下"但满而不痛"为特征。误下少阳,因涉及胸胁心下,文中提及柴胡、结胸、痞证,此仲景示人据证而辨、圆机活法之奥义,其变证非只此3种,绝不可以此而印定眼目。

【选注】

方有执:若心下满以下二节,乃复言其变,以出其治,结胸乃其变之重者,以其重而结于胸,故从大陷胸汤,痞则其变之轻者,以其轻而痞于心,故用半夏泻心汤。(《伤寒论条辨·辨太阳病脉证并治中》)

柯韵伯:呕而发热者,小柴胡症也。呕多虽有阳明症,不可攻之。若有下症,亦宜大柴胡。而以他药下之,误矣。误下后有二症者,少阳为半表半里之经,不全发阳,不全发阴,故误下之变,亦因偏于半表者成结胸,偏于半里者心下痞耳。此条本为半夏泻心而发,故只以痛不痛分结胸与痞,未及他症。(《伤寒来苏集·伤寒论注·卷二·泻心汤证》)

尤在泾:结胸及痞,不特太阳误下有之,即少阳误下亦有之,柴胡汤证具者,少阳呕而发热及脉弦口苦等证具也,是宜和解而反下之,于法为逆,若柴胡证仍在者,复与柴胡汤,和之即愈,此虽已下之,不为逆也。蒸蒸而振者,气内作而与邪争胜,则发热汗出而邪解也。若无柴胡证,而心下满而硬痛者,则为结胸;其满而不痛者,则为痞。均非柴胡所得而治之者矣,结胸宜大陷胸汤,痞宜半夏泻心汤,各因其证而施治也(《伤寒贯珠集·太阳篇下》)

钱天来:他药者,即承气之类,非有别药也……若误下之后,无他变证,若柴胡证仍在者,当复以前对证之柴胡汤,必身体蒸蒸而振。蒸蒸,身热汗欲出之状也。振者,振振然摇动之貌,即寒战也。言肤体蒸蒸然,却发热汗出而邪气解矣。其所以战而后汗者,以下后正气已虚,难于胜邪,故必战而后汗也。如此,则虽有从前他药误下之失,已幸而不为变逆矣。若误下之后,柴胡证不仍在者,则邪气必乘虚陷入矣,邪陷而心下满,按之硬痛者,此为热入之结胸也,以大陷胸汤主之。若但满而按之不痛,其非硬结可知,已属气痞……宜半夏泻心汤。(《伤寒溯源集·太阳中篇》)

唐容川:柴胡是透膈膜而外达腠理;陷胸是攻膈膜而下通大肠;泻心等汤,则只和膈膜以运行之,皆主膈膜间病,而有内外虚实之分。(《伤寒论浅注补正·辨太阳病脉证下》)

【评述】尤在泾与钱天来对少阳病误下致变的机制、证治及战汗邪解的病状、机制阐发十分明晰,平允可从。唐容川注明方剂的功效,以助各证病机的理解。柯韵伯以痛与不痛辨结胸与痞证,深得要领。但认为误下之变,"偏于半表者成结胸,偏于半里者心下痞耳"则不恰当。方有执认为误下后以变证之重轻,别结胸与痞证,亦属不妥,因结胸与痞,虽均为邪陷,结胸有痰水实邪与之相结,病位在胸胁心下,按之硬满而痛;痞证则为无形之邪陷,内无痰水实邪,乃气痞耳,虚痞耳,是心下满而濡软,不硬不痛为其特征,是为辨证之眼目。以变证之重轻,病位之半表、半里说明结胸与痞证的形成,于理难从。

【治法】和中降逆消痞。

【方药】半夏泻心汤方。

【方义】本证因寒热错杂,中焦痞塞,升降失常所致,证以呕吐为主,故方以半夏为君,并以之为名,其性辛滑走散,和胃而降逆气,止烦呕;合干姜之辛温,能温中散寒,消痞结;又用芩连之苦寒泄降,清热和胃;佐以参、枣、草之甘温补中,助脾胃运化以复其升降之职。全方寒温并用,辛开苦降,佐以甘温,故能双解寒热之邪,令脾胃功能复常,共奏和胃降逆之功。

本方既须泻心下之邪,又要扶脾胃之气,故辛、苦、甘温合用,是为和剂,方后云去滓再煎者,为其特殊的煎服法,意在使药性纯和,并停留胃中,利于和解。

【方论选】

成无己:辛入肺而散气,半夏之辛,以散结气;苦入心而泄热,黄芩、黄连之苦,以泄痞热;脾欲缓,急食甘以缓之,人参、甘草、大枣之甘,以缓之。(《注解伤寒论·辨太阳病脉证并治法第七》)

柯韵伯:盖泻心汤方,即小柴胡汤去柴胡加黄连干姜汤也。不往来寒热,是无半表症,故不用柴胡。痞因寒热之气互结而成,用黄连、干姜之大寒大热者,为之两解,且取其苦先入心,辛以散邪耳。此痞本于呕,故君以半夏。生姜能散水气,干姜善散寒气。凡呕后痞硬,是上焦津液已干,寒气留滞可知,故去生姜而倍干姜。痞本于心火内郁,故仍用黄芩佐黄连以泻心也。干姜助半夏之辛,黄芩助黄连之苦,痞硬自散。用参、甘、大枣者,调既伤之脾胃,且以壮少阳之枢也。(《伤寒来苏集·伤寒附翼·太阳方总论》)

尤在泾:痞者,满而不实之谓,夫客邪内陷,既不可从汗泄,而满而不实,又不可从下夺,故惟半夏、干姜之辛,能散其结。黄连黄芩之苦,能泄其满。而其所以泄与散者,虽药之能,而实胃气之使也。用参、草、枣者,以下后中虚,故以益气,而助其药之能也。(《伤寒贯珠集·太阳篇下·太阳救逆法第四》)

【点评】 诸家对半夏泻心汤辛开苦降、甘温补中之意,阐释义明可从。

【临床应用】

(1)张仲景对本方的应用

①用半夏泻心汤治疗寒热错杂,中焦升降失司,心下满而不痛之痞证。(《伤寒论》149条)

②《金匮要略》用本方治呕而肠鸣,心下痞者,见《金匮·呕吐哕下利病脉证治》。

(2)后世医家对本方的应用

①《备急千金要方》心虚实门用本方治老少下利,水谷不消,肠中雷鸣,心下痞满,干呕不安。冷痢门载泻心汤去大枣,加瓜蒌根、橘皮治卒大下利热,唇干口燥,呕逆引饮。

②《类聚方广义》用治痢疾腹痛,呕而心下痞硬,或便脓血者,及饮食汤药后,下腹部每漉漉有声而转泄者;瘕、积聚,痛浸心胸、心下痞硬、恶心、呕吐、肠鸣、下利者。

③《三因方》心实热门用治心实热,心下痞满,身黄发热,干呕不安,腹中雷鸣,溺溲不利,水谷不化,欲吐不吐,烦闷喘息。

(3)现代应用

1)消化系统:因寒热错杂于中,损伤脾胃,导致中焦升降失司,症见心下痞闷,按之濡软不痛,呕吐、肠鸣、下利,食欲不振者均可应用本方或加减治疗。现代报道本方主要用于治疗很多消化系疾病,并非拘于心下痞一证,凡属中焦寒热错杂,虚实相兼者,均可应用。较多地用于治疗胃炎(急性胃炎、浅表性胃炎、萎缩性胃炎、糜烂性胃炎、胆汁反流性胃炎、疣状胃炎)、十二指肠炎、溃疡(胃溃疡、胃十二指肠溃疡、胃窦部溃疡、胃角部溃疡、胃大弯溃疡、胃小弯溃疡)、贲门痉挛、急性肠炎、痢疾、泄泻、慢性结肠炎、功能性消化不良、胃下垂、便秘、胃扭转、胆囊炎、消化道肿瘤、病毒性肝炎、慢性活动性肝炎转氨酶持续异常、胃黏膜脱垂等。

①胃炎:孔月晴报道用半夏泻心汤治疗慢性胃炎56例,并与用西药治疗(三联疗法:即

奥美拉唑 40mg/d,阿莫西林 500mg,4 次/天,甲硝唑 200mg,每天 3 次。4 周为 1 个疗程)的 57 例进行对照。患者多有胃痛症状或合并有胃部胀满、嗳气、反酸、纳呆、乏力等症状。结果半夏泻心汤组总有效率 92.85%,西药治疗组总有效率 85.96%。特别是半夏泻心汤治疗组的显效病例为 41 例,明显多于西药治疗组的 22 例[15]。宋敏曾用本方治疗慢性胃炎 300 例。其中胆汁反流性胃炎 200 例,糜烂性胃炎 76 例,浅表性胃炎 24 例。幽门螺杆菌(HP)检测阳性 268 例,阴性 32 例。症状见上腹部疼痛、痞闷,腹胀,嗳气,纳差,或大便秘结,舌质淡红,苔白腻,脉沉细。符合上述表现者均予半夏泻心汤加减治疗,药物组成:半夏 12g,黄芩 10g,黄连 10g,干姜 10g,人参 10g,炙甘草 10g。每日 1 剂,水煎分 2 次服。伴大便秘结者加大黄(后下)6g;呃逆明显者加丁香 10g;腹痛者加砂仁 10g,木香 10g;腹胀明显者加枳壳 10g,焦三仙各 20g。结果:300 例中治愈 212 例,有效 73 例,无效 15 例,有效率为 95%。在治愈病例中,服药 3 剂症状消失者 82 例,服药 6 剂症状消失者 47 例,服药 10 剂症状消失者 65 例,服药 10 剂以上症状消失者 91 例。宋敏曾报道 300 例慢性胃炎患者中幽门螺杆菌阳性率达 89.3%,如此高的检出率,说明幽门螺杆菌参与胃炎的发病过程,为致病因素之一[16]。

②消化性溃疡:消化性溃疡是一种多发病,如果不给予积极治疗,很可能会发生出血、穿孔或梗阻等并发症。梁建用本方加减治疗消化性溃疡 26 例,并与奥美拉唑治疗的 26 例相对照,取得了满意疗效。52 例病例均经钡餐透视和(或)胃镜检查,其中胃溃疡 23 例,十二指肠球部溃疡 15 例,复合性溃疡 14 例,溃疡大小在 2~10mm 之间。随机分为治疗组和对照组各 26 例。两组在性别、年龄、病程等方面无显著性差异,具有可比性。治疗组用半夏泻心汤加减:制半夏 15g,黄芩 15g,干姜 15g,党参 30g,黄连 3g,炙甘草 6g,大枣 5 枚。腹痛者加木香、白芍、香附、延胡索;嗳气频作者加代赭石、旋覆花;纳差者加焦山楂、鸡内金;反酸、嘈杂者加瓦楞子、白扁豆、炒山药;大便秘结者加全瓜蒌、大黄;反酸者加乌贼骨、吴茱萸;便溏明显者加焦六曲、山楂。每日 1 剂,水煎分 2 次服。对照组服用奥美拉唑 20mg/次,2 次/天;阿莫西林 0.5g,3 次/天。14 天为 1 疗程。治疗组 26 例中显效 16 例,有效 8 例,无效 2 例,总有效率 92.3%;对照组 26 例中显效 14 例,有效 11 例,无效 1 例,总有效率 96.1%,治疗组与对照组疗效比较无显著性差异。消化性溃疡患病率高达 5%~10%,严重危害人们的健康。本病可见于任何年龄,以青壮年发病者具多,但 60~70 岁初次发病者也不在少数。现代医学认为,胃酸过高、黏膜保护减弱和幽门螺杆菌感染等是产生溃疡病的最主要因素。因此,西医对消化性溃疡的治疗主要用抑制胃酸分泌、保护胃黏膜和使用抗螺杆菌的药物。

现代药理研究证明半夏泻心汤能增加胃黏蛋白的含量,显著降低溃疡指数,具有抗胃溃疡作用,是一种有效的胃黏膜保护剂。其作用机制是加强胃黏膜、黏液屏障作用,促进黏膜细胞再生修复、胃黏蛋白分泌及加强黏蛋白合成等,加快溃疡的愈合过程。方中半夏有较强的止呕作用,黄芩、黄连能增加胆汁分泌、杀灭幽门螺杆菌,干姜可促进消化液的分泌。动物实验还发现该方可增强大鼠的抗氧化能力,减少自由基对胃黏膜上皮细胞的损伤作用和致癌致突变作用[17]。

③功能性消化不良等:如朱凌宇等用本方加减治疗功能性消化不良患者 60 例,并与用西药治疗的 60 例进行对照,结果取得满意疗效。所有病例均有上腹疼痛或不适、上腹部饱胀,早饱,恶心、呕吐、嗳气等症状,经上消化道内镜检查,无消化系统器质性病变。中药组给予加味半夏泻心汤(半夏 9g,黄芩 9g,黄连 3g,蒲公英 15g,干姜 6g,党参 6g,大枣 6g,莪术 15g,枳壳 12g,甘草 6g 等)每日 1 剂,水煎,早晚餐后 30 分钟各服 150ml;西药对照组给予枸

橼酸莫沙必利(商品名新络纳,成都大西南制药股份有限公司生产),5mg,3 次/天,餐前 30 分钟服。两组疗程均为 4 周。所有患者在服药前 1 周起停用其他中西药物,同时嘱患者改变不良生活习惯、注意饮食、调节情绪。结果用半夏泻心汤加减治疗组总有效率达 93.3%,明显优于西药治疗组的 75%。研究还显示,加味半夏泻心汤能显著升高胃动素(MTL)水平,与对照组比较有显著性差异,提示加味半夏泻心汤调节 MTL 水平,协调胃肠运动,促进胃排空,可能是其治疗功能性消化不良的机制之一[18]。

④肠炎、泄泻、痢疾等:如谈晓琴用本方加减治疗霉菌性肠炎 25 例,临床表现及实验室检查全部病例均有腹痛,腹泻稀溏便每日 3～10 次不等,色黄或褐色。其中伴恶心 20 例,伴呕吐 15 例,伴纳呆 20 例,伴尿黄口干 10 例,伴四肢不温 18 例,伴发热 10 例。全部病例均因大便检出大量霉菌而确诊。以姜半夏 10g,黄芩 10g,干姜 10g,党参 10g,炙甘草 10g,黄连 3g,大枣 6 枚为基础方,恶心纳呆甚者加陈皮 10g,白术 10g,鸡内金 10g;尿黄口干者加车前子 10g;四肢不温畏寒者加红参(另煎)5～10g。水煎,不拘时频频温服。若呕吐腹泻频繁,可予输液补充电解质。25 例中,3 天内腹痛腹泻止、大便霉菌消失 5 例,5 天腹痛腹泻止、大便霉菌消失 5 例,7 天腹痛腹泻止、大便霉菌消失 10 例,10 天内全部病例均治愈[19]。

⑤其他消化系疾患:近 10 年有用半夏泻心汤或其加减配合各类化疗,减少化疗毒副作用的报道。如张新龙等用半夏泻心汤防治多种癌症顺铂联合化疗所致恶心呕吐:将接受含顺铂化疗方案化疗的恶性肿瘤患者 90 例,随机分为 2 组。其中肺癌 25 例,乳腺癌 11 例,胃癌 18 例,食管癌 10 例,大肠癌 16 例,卵巢癌 10 例。对照组:用枢丹 4mg,每日 1 次,静推连用 3 天;5%GN 250ml＋胃复安针 10ml＋维生素 B₆ 针,静脉点滴,每日 1 次,连用 3 天。治疗组:在对照组基础上,同时服用半夏泻心汤(半夏 10g、黄芩 10g、干姜 10g、人参 10g、甘草 6g、黄连 3g、大枣 10 枚),每日 1 剂,水煎两服,饭后半小时服用,连用 5 天。结果半夏泻心汤组预防呕吐的效果为 77.8%,明显优于对照组的 35.6%[20]。杨帆等报道用本方加味,治慢性乙型肝炎肝胃不和证 50 例,获得较好疗效。方法是将收治的符合慢性乙型肝炎肝胃不和证的 85 例患者随机分为中药治疗组 50 例和吗丁啉对照组 35 例。两组均采用甘利欣,能量合剂等药物,对慢性乙型肝炎肝功能异常者进行常规护肝降酶治疗。治疗组以半夏泻心汤为主方,加用茵陈 30g,云苓、白术、丹参各 15g,陈皮 10g 等药物,1 剂/天,早晚各服 1 次,100～200ml/次,1 周为 1 个疗程,未达显效以上者服足 2 个疗程。对照组患者口服吗丁啉片,10mg/次,3 次/天,饭前 30 分钟服用,全部治疗 2 周。全部病例均在治疗前 1 周及治疗期间未用其他治疗消化道症状的药物。结果治疗组治疗总有效率 96.00%;对照组为 71.42%。两组总有效率比较,差异有显著性意义(P<0.05)[21]。

2)泌尿系统:近几年有报道将本方用于治疗肾病综合征或肾衰竭,因这些病患虽病位在肾,但就临床证候而言,湿浊弥漫,寒热错杂于中,中焦升降失常,常出现心下痞闷,恶心呕吐,口干口苦,大便不调。本方能寒热并调,复其中焦升降,清热化痰,降逆和胃,故可用其加味治之,取得较好的治疗效果。如潘静报道用加减半夏泻心汤(黄芩、姜半夏、党参、橘皮、川厚朴各 10g,黄连、干姜、炙甘草各 6g,大枣 5 枚,竹茹 12g,茯苓 15g)水煎,每日 1 剂,分两次口服,6 剂为 1 个疗程,观察 1～3 个疗程后判定疗效。结果显效(恶心、呕吐等临床症状消失,肾功能较前好转)6 例;有效(临床症状基本消失或改善,肾功能稳定)7 例;无效(临床症状无改善或加重,肾功能进一步恶化)4 例。治疗过程中,疗程最长者 3 个月,最短者 1 个月[22]。

3)循环系统:凡属寒热错杂,心下满闷,恶心欲呕,或呕吐痰涎,食少腹胀,心悸胸闷,或心律不齐等心血管疾病,可用本方或其加减治疗取效。据报道属此证候之心悸、胸痹、高血压、病毒性心肌炎、心力衰竭、心肌炎、心律失常,均可用本方治疗。如郑彩云报道用加味半夏泻心汤(党参 15g,法半夏、天麻、川牛膝各 12g,黄芩、干姜各 9g,黄连 3g,炙甘草 6g,大枣 5 枚)治疗原发性高血压痰湿壅盛证 32 例,每日 1 剂,4 周为 1 个疗程。1 个疗程结束后,高血压改善:显效 20 例,有效 8 例,无效 4 例,总有效率为 87.50%;症状疗效:显效 20 例,有效 10 例,无效 2 例,总有效率为 93.75%。治疗前后对比差异显著($P<0.05$)[23]。

4)妇科:由于湿热或痰热内阻,致胸脘痞闷,恶心呕吐,或肠鸣腹泻,寒热夹杂,脾胃不和,升降失司者,均可用本方或加减治疗。较多地用于妊娠恶阻的治疗,如马大正报道用半夏泻心汤合吴茱萸汤、左金丸(半夏 12g,炒黄芩 5g,炒黄连 3g,干姜 5g,炙甘草 5g,党参 12g,吴茱萸 2g,海螵蛸 20g,大枣 6 个)治疗妊娠恶阻取得满意疗效[24]。

5)其他:据报道半夏泻心汤加减还可用治呼吸系统的痰热喘咳、慢性支气管炎;神经系统的失眠;五官科的口舌生疮、梅尼埃综合征;手术后呕吐,眼科术后呕吐;此外,亦有报道治疗肝血卟啉症等获效。

(4)医案选录

1)妊娠恶阻:张某某,女,26 岁,护士。2002 年 5 月 21 日就诊。诉首次怀孕自第 2 月开始,渐觉纳谷不香,喜食酸咸果食,懒于操作,胸脘痞闷,恶心呕吐,恶闻食气,食入即吐。口微渴,小便微黄,大便时溏。迁延至今,2 个月有余,面黄肌瘦,头重目眩,神疲乏力。经中西药物治疗,效均不显。诊其脉细滑,舌质淡苔薄白微腻。证为妊娠恶阻,治拟和胃降逆,调和阴阳。方予半夏泻心汤加味:半夏(打)15g,干姜 9g,黄芩 9g,黄连 6g,甘草 6g,党参 12g,大枣 12 枚,茯苓 12g,生姜 12g。2 剂。5 月 24 日诊:服 1 剂药后,胸腹渐感舒畅,呕吐次数减少,可进食稀粥。服 2 剂药后,呕吐全止,胸脘舒畅,纳食增加。诊其脉缓滑,舌淡苔薄白。继用健脾和胃为法,予香砂六君子汤 3 剂,以作善后调理。治疗后纳食日增,面色红润,精力恢复,足月顺产一男孩。

按:妊娠恶阻的原因不一,然临床上常以胃气怯弱,中脘停痰饮以致气逆于上而致呕吐者居多。半夏泻心汤寒温并用,有温和阴阳、和胃降逆、蠲痰化饮之效,治疗妊娠恶阻呕吐,常能获效。(《中医杂志》,2004,45(8):625)

2)反流性食管炎:赵某,女,58 岁,2004 年 6 月初诊。主因胸骨后疼痛以吞咽为重 2 年。起始由情绪不畅诱发,时轻时重,经纤维胃镜检查示:食管下段点状条索状发红,部分糜烂融合。诊断:反流性食管炎。多方医治无效,始求中医诊治。诊见:胸痛,吞咽食物时加重,面色萎黄,四肢不温,嗳气吐酸,胸腹痞满,食凉后加重,舌红,苔白厚腻,脉弦。证属寒热互结于中,脾胃升降失常,气机痞塞所致。法当寒热并用,和中降逆。方选半夏泻心汤加味:半夏、黄芩、干姜、人参、炙甘草、黄连各 10g,大枣 7 枚,旋覆花 15g。1 日 1 剂,3 剂后嗳气消失,痞满减轻,7 剂后诸症均减,方减旋覆花,守原方服药 1 个月后复查,食管下段黏膜完全恢复正常。半年,一年,二年随访无复发。

按:本例患者以胸痛就诊,但其非上焦之疾,其因情绪不畅,肝气郁结,横逆犯胃后,气机阻滞,脾胃升降失和所致,故其病位仍在中焦。今中焦受累,运化失职,水谷停滞,日久湿蕴成热,脾本性恶湿,日久脾阳受伤,寒邪内生,寒热错杂互结,更碍气机运行,故出现腹部痞满,气机逆乱,影响膈上,故见胸痛。现症见吐酸,腹中痞满、食凉后加重,四肢不温,舌红等均为寒热并存之症。辨证选方思路:"寒热错杂"升降失调致"痞",由"痞"引痛,以"痞"为证。方中芩连清其热,姜夏散寒去温降逆,余药兼顾脾胃之气,阴阳双调,更佐旋覆花降气止噫,

顺其胃气,故能奏效。(《光明中医》,2008,23(3):367)

3)泄泻:高某,男,5岁,1989年10月23日初诊。患泄泻年余,就诊于多家医院,用过许多中西药物,病仍不除。诊见:形体瘦弱,面色淡黄,两目少神,脘闷纳呆,恶心欲吐,肠鸣漉漉,大便溏稀,完谷不化,无黏液及脓血,不甚臭秽,每天5~6次,甚则10余次,小便清利,腹柔软,按之不痛。舌质淡红、苔黄腻,脉细弦。证属脾胃失和,寒热夹杂,升降失常,予半夏泻心汤。处方:党参5g,黄连、黄芩各2g,半夏、干姜、炙甘草各3g,大枣3枚。水煎服,每天1剂。服药3剂后,恶心未作,肠鸣减轻,大便略成形、每天2~3次。前方继进3剂,诸症消失,惟食纳欠馨,嘱停药观察。予稀软饮食调理。随访1个月,腹泻未作,饮食正常。

按:《金匮要略·呕吐哕下利脉证治》曰:"呕而肠鸣,心下痞者,半夏泻心汤主之。"痞、呕、鸣、利为半夏泻心汤的4大主症。本例患儿痞、呕、鸣、利4症并见,故用半夏泻心汤辛开苦降,平调寒热,和胃除痞。因方证相符,故年余顽疾,6剂药即获痊愈。(《新中医》2002,34(9):66)

4)复发性口腔溃疡:冯某,女,40岁。2004年6月初诊。患者3年来口腔溃疡反复发作,曾多处就诊,给以"阿莫西林"等抗生素口服,"养阴生肌散"外敷,中药多为养阴清火之品,而见效甚微。刻下口腔舌体多处糜烂,溃处灼痛,红白隐隐,饮食不馨,神疲乏力,小便色黄,舌尖红、苔白腻,脉细弦。中医诊断:口疮;西医诊断:复发性口腔溃疡。辨证:中虚湿热,火热上炎。治以清热化湿,健脾和胃。予半夏泻心汤加减。处方:法半夏10g,生甘草10g,黄连3g,黄芩10g,茯苓10g,党参6g,陈皮6g,淡竹叶10g。7剂效,21剂愈,随访1年未作。

按:口腔溃疡属中医学"口疮"范围。现代医学认为其发病机制与机体免疫功能失调有关。《金匮要略》治疗咽喉溃疡之"狐惑病"立甘草泻心汤,而足太阴脾经"上膈,挟咽,连舌本,散舌下",舌咽同源。且现代人或过食肥甘,或思虑劳倦,多成脾虚湿热之证,湿热缠绵,故顽疾难愈。笔者据此结合辨证以半夏泻心汤治疗本病。本方以半夏、干姜辛以散湿,黄连、黄芩苦以燥湿清热,茯苓、淡竹叶利湿健脾,以使热随湿去;陈皮和胃,少加党参补气扶正;生甘草具清热泻火之力,现代医学认为甘草具有抗炎及抗变态反应等作用,可调节机体的免疫功能,故加重生甘草之用量,亦有甘草泻心汤意。恐大枣滋生湿热,故去之。(《江苏中医药》,2007,39(11):51~52)

【按语】见甘草泻心汤证158条。

【现代研究】

(1)对胃溃疡的防治作用:张忠等采用水浸-束缚应激造成大鼠急性胃溃疡模型,然后把动物分为正常组、模型组和全方组及各拆方组,观察半夏泻心汤及各拆方组对其治疗作用及对各组大鼠脑组织和胃组织生长抑素(SS)表达(免疫组化反应)的影响。结果表明,半夏泻心汤全方及其拆方各组对应激性胃溃疡大鼠胃黏膜溃疡有不同程度的治疗作用。其治疗作用是通过增加SS的表达而发挥的[25]。

(2)促进胃排空作用:王秀杰等以葡聚糖蓝(BD)2000为标记物,观察小鼠的胃内色素残留量。结果:阳性对照组、半夏泻心汤组、辛开药组、苦降药组、甘补药组、辛开甘补药组胃残留量。均低于空白对照组,差异非常显著(P<0.01)。半夏泻心汤组、辛开药组、苦降药组、甘补药组胃残留量与阳性对照组比较无显著性差异(P>0.05)。各用药组之间比较,辛开甘补药组与苦降药组胃残留量明显低于其他拆方组(P<0.01,P<0.05)。结论:5组不同组方均具有促胃动力作用,其促胃动力作用程度与西沙必利相近,5组不同组方促胃动力作用强度不同,其中辛开甘补药组与苦降药组组方最强[26]。刘晓霓等采用高效液相色谱法

测定大鼠血中半夏泻心汤小檗碱含量;通过测定大鼠胃内标记物葡聚糖的胃内残留率,观察半夏泻心汤对大鼠胃排空作用的影响,分析二者之间的相关性。结果:半夏泻心汤对大鼠胃排空有明显的促进作用(P<0.01);相关分析表明,大鼠血中半夏泻心汤小檗碱含量与半夏泻心汤对大鼠胃排空作用之间存在着正相关(r=0.68,P<0.05)。结论:小檗碱可能是半夏泻心汤促进胃运动的物质基础之一[27]。朱凌宇通过观察加味半夏泻心汤治疗功能性消化不良的临床疗效及对血浆胃动素(MTL)的影响,提示加味半夏泻心汤调节 MTL 水平,协调胃肠运动,促进胃排空,可能是其治疗功能性消化不良的机制之一[18]。

(3)其他:张倩在综述中报道,半夏泻心汤还有调节免疫、抗缺氧、止泻和抑制幽门螺杆菌等作用[28]。

【原文】

伤寒汗出解之后,胃中不和,心下痞鞕,乾噫(1)食臭(2),胁下有水气,腹中雷鸣(3),下利者,生姜泻心汤主之。(157)

生薑四兩,切　甘草三兩,炙　人参三兩　乾薑一兩　黄芩三兩　半夏半升,洗　黄連一兩　大棗十二枚,擘

上八味,以水一斗,煮取六升,去滓,再煎取三升。温服一升,日三服。附子泻心汤,本云加附子。半夏泻心汤,甘草泻心汤,同體别名耳。生薑泻心汤,本云理中人参黄芩汤,去桂枝、朮,加黄連并泻肝法(4)。

【词解】

(1)干噫:噫(yì,意),即嗳气。

(2)食臭:臭(xiù,袖)指嗳气中有食物的馊腐气味。

(3)腹中雷鸣:指肠鸣音亢进,漉漉有声。

(4)"附子泻心汤……并泻肝法":此 50 字,《玉函》卷八、《千金翼》卷九、注解伤寒论》卷四并无。

【提要】 胃虚水饮食滞致痞的证治。

【释义】 本条论述了生姜泻心汤证的病因病机及证候治法。伤寒汗出解后,说明表证已解,但胃中不和,其原因,可为汗后致虚,抑或是脾胃禀赋不足所致。胃乃水谷之海,因虚易致寒热邪气滞于中,损伤脾胃,则运化失健,转输不力,水饮内停,谷物不化,留滞而化作馊腐,障碍中焦气机流通,水饮食滞致气机痞塞较甚,故心下痞满而硬;中焦升降失司,胃中不和,胃气上逆,则干噫食臭;水气横逆下趋,流走肠间,气水相击,激荡有声,故胁下有水气,肠鸣下利。当用生姜泻心汤和胃散水而消痞。

痞证可因误下邪陷所致,而本条不言误下,而言伤寒汗出解后,可见痞证不特误下可致,汗出表解后亦可形成,关键是辨认有邪气内陷,胃中不和,升降失司之机及心下痞满、呕而下利之证,即可判断,绝不可为误下所印定。

大体而言,痞证以心下痞满,按之柔软而不痛为其特征,本证之心下痞硬,乃邪气阻结较重,心下痞硬是相对之词,即按之心下紧张稍硬,并非结胸证之石硬,且按之不痛,仍与结胸证有别。

【选注】

尤在泾:汗解之后,胃中不和,既不能运行真气,并不能消化饮食,于是心中痞硬,干噫食臭,《金匮》所谓中焦气未和,不能消谷,故令噫是也。噫,嗳食气也。胁下有水气,腹中雷鸣下利者,土德不及而水邪为殃也。故以泻心汤消痞,加生姜以和胃。(《伤寒贯珠集·太阳篇

下》)

陈修园:伤寒汗出,外邪已解之后,唯是胃中不和,不和则气滞内结,故为心下痞硬,不和而气逆而上冲,故为干噫。盖胃为所司者,水谷也,胃气和则谷消而水化矣,兹则谷不消而作腐,故为食臭,水不化而横流,故胁下有水气。腹中雷鸣下利者,水谷不消,糟粕未成而遽下,逆其势则不平,所谓物不其得平则鸣者是也,以生姜泻心汤主之。(《伤寒论浅注·辨太阳病脉证》)

唐容川:水气二字,仲景明言有水复有气,若有水不有气,则水停而气不鼓之,不雷鸣矣;有气不有水,则气行而水不激之,亦不雷鸣矣。惟水与气争趋,是以雷鸣下利。(《伤寒论浅注补正·辨太阳病脉证下》)

汪苓友:伤寒于表,表病以汗出而得解者,胃中以汗出而欠和,夫胃为津液之主,汗后则津液亡故也。胃不和,则脾气困而不运,以故心下痞硬,痞硬者,湿与热结也。噫,饱食息也,食臭,嗳馊酸也,伤寒初解,脾胃尚弱,饮食不化,以故干噫食臭也。胁下有水气者,中州土虚,不能渗湿散热,以故成水而旁渗于胁下也。腹中雷鸣者,脾为阴,胃为阳,阴阳不和,因搏击有声也。夫阴阳不和,则清浊亦不分,湿热下注而为利也。故与泻心汤以开痞清湿热,兼益脾胃之气。可见痞证,不皆由误下而成,有汗后津液干,脾胃气虚,阴阳不能升降而成痞者,医人不可以不察也。(《伤寒论辨证广注·辨太阳病脉证并治法下》)

陈亦人:由于胃虚气滞,纳运失常,水谷停留,湿热壅聚,所以在心下痞硬的同时,还有消化不良的干噫食臭,水气不化而流走肠间的肠鸣下利。所谓"胁下有水气",实际是肠中有水气,因为升降结肠的部位正当两胁的下方。正由于这种痞证兼有水食不化,所以用生姜泻心汤苦泄辛开兼和胃散水。(《伤寒论译释·下编·辨太阳病脉证并治下》)

【评述】诸家对生姜泻心汤证的病机证候解释颇为清晰,尤以唐容川对肠鸣下利的解释;汪苓友及陈亦人认为本证有胃气不和、水食不化,湿热阻结之机,和姜、夏、芩、连合用,辛开苦降,散水和胃的见解甚为贴切。陈亦人认为"胁下有水气"是肠中有水气,诚为经验之谈,可供参考。

【治法】和胃降逆,散水消痞。

【方药】生姜泻心汤方。

【方义】本方即半夏泻心汤减干姜二两,加生姜四两而成,仍为辛开苦降,和胃消痞之剂。因本证水饮食滞较甚,故重用生姜为君,其辛温善散,宣泄水饮,配半夏而和胃化饮,降逆止呕之功著;更以芩连之苦寒,清热泄痞;干姜、人参、枣、草甘温守中,补益脾胃,合而辛苦并用,开泄寒热痞结,水气得宣,谷物得化,中焦升降复常,则痞利诸症自除。

【方论选】

方有执:生姜、大枣,益胃而健脾,黄芩、黄连,清上而坚下,半夏、干姜,蠲饮以散痞,人参、甘草,益气而和中。然则泻心者,健其脾而脾输,益其胃而胃化,斯所以为泻去其心下痞硬之谓也。(《伤寒论条辨·辨太阳病脉证并治中》)

王晋三:泻心汤有五,总不离乎开结、导热、益胃,然其或虚或实,有邪无邪,处方之变,则各有微妙。先就是方胃阳虚不能行津液而致痞者,惟生姜辛而气薄,能升胃之津液,故以名汤。干姜、半夏破阴以导阳,黄芩、黄连泄阳以交阴,人参、甘草益胃安中,培植水谷化生之主宰,仍以大枣佐生姜,发生津液,不使其再化阴邪,通方破滞宣阳,是亦泻心之意也。(《绛雪园古方选注·和剂》)

《医宗金鉴》:名生姜泻心汤者,其义重在散水气之痞也。生姜、半夏散胁下之水气;人参、大枣补中州之土虚；干姜、甘草以温里寒，黄芩、黄连以泻痞热，备乎虚水寒热之治，胃中不和下利之痞，焉有不愈者乎？（《医宗金鉴·订正仲景全书·伤寒论注·辨太阳病脉证并治中》）

吕㮊村：君以生姜，两擅散邪逐饮之用，而热之格于上者，用芩连之苦以泻之，寒之格于下者，用干姜半夏之温以泻之，复以人参、甘草、大枣和养胃气，使邪不能犯正而痞自解。以痞在心下，故方以泻心名，此寒热错杂之邪，故以寒热错杂之药治之，而一一对证，制方之义精矣。（《伤寒寻源·下集》）

【点评】各家对生姜泻心汤的和胃散水消痞之功阐释十分清楚，足资借鉴。

【临床应用】

（1）后世医家对本方的应用

①《施氏续易简方》：用本方治大病新差，脾胃尚弱，谷气未复，强食过多，停积不化，心下痞硬，干噫食臭，胁下有水，腹中雷鸣，下利发热，名曰食复，最宜服之。

②《伤寒论新注》：用本方治卒痛干呕。

③《类聚方广义》：凡患噫气干呕，或吞酸嘈杂，或平日饮食，每觉心烦满，胁下水饮增降者，其人多心下痞硬或脐上有块，常服此方。

（2）现代应用

①消化系统：本方主要用于治疗胃中不和，兼水饮食滞的消化系疾病的治疗，凡症见心下痞硬，胃脘嘈杂，干噫食臭，呕吐酸水，腹中雷鸣下利，脉弦滑，苔腻者，均可用本方或其加减治疗。常用于治疗急慢性胃肠炎、胃炎、胃溃疡、幽门梗阻、胃肠功能紊乱、胃下垂、慢性结肠炎、心下痞、胃脘痛、呕吐、泄泻、嘈杂、胃扭转、胃弛缓扩张、多酸症等。如孟新刚报道用生姜泻心汤加减治疗水热互结型泄泻49例，所有病例都有泄泻，每日3次以上，腹中雷鸣，干噫食臭，脉滑数而按之无力，舌胖嫩，苔水滑。用基本方生姜15g，炙甘草9g，党参9g，干姜3g，黄芩9g，制半夏9g，黄连3g，大枣6枚。若湿邪偏重者可加用厚朴、陈皮、苍术；夹食滞者，加神曲、山楂、麦芽、莱菔子；发于盛夏之时，加用藿香、荷叶等。每日1剂，加清水600ml，煎至300ml，连煎两遍，混匀后分2次服。3日为1个疗程，一般1～2个疗程。结果：49例患者经治疗后，临床痊愈44例，有效5例，无效0例，所有病例全部有效[29]。刘雪梅报道用生姜泻心汤治疗急性肠炎157例；病程最短者2小时，最长者半个月。临床表现：恶心呕吐，下利稀水或稀糊状，日达3～20余次，腹痛，肠鸣，体温一般正常或稍有低热，部分病例可有高热，口渴，小便少，重症患者有明显失水，舌质正常或稍红，苔薄白或微黄，脉滑数。治疗用生姜泻心汤为基本方：生姜12g，黄芩9g，党参9g，干姜3g，红枣12g，黄连3g，半夏12g，甘草3g（以上为成人剂量，小儿酌减）。每日1剂，水煎分3次服。腹痛者，加白芍15g，川楝子12g；腹泻次数多，加煨葛根15g，大腹皮12g，藿香12g；呕吐者，干姜用量可增到4～6g，夹食滞者，加山楂12g；病情严重，正气极虚者，用人参6～10g易党参，另煎兑服；热象明显，黄连用量酌增到6～10g。治疗结果：157例中，显效152例，有效3例，无效2例，总有效率达98.7%[30]。

②其他：由于心胃关系密切，很多心病的患者，临床表现有心下痞闷的症状，泻心汤亦常用于心脏疾患的治疗。中医有"胃不和则卧不安"之理论，而本方是调脾胃之常用方，故临床上因胃不和而致的心悸、失眠等也常用本方或其加减治疗。

（3）医案选录

1）急性肠炎 马某，男，57岁。因"腹泻3天"于2007年11月入院。患者饮食不洁后出现腹泻,每日 20 余次,为水样便,每次量约 100～250ml,自觉肠中水声漉漉,口干,不欲饮水,饮水多则欲吐,口苦,便前腹痛,便后痛减,腹部胀满不适,纳呆。舌淡有齿痕、苔微黄,双脉弦。予生姜泻心汤:生姜 15g,法夏、大枣各 12g,黄连、黄芩、党参、炙甘草各 10g,干姜 6g,服 1 剂,症状减半,连服 2 剂,大便恢复正常而出院。(《陕西中医》,2009,30(9):1237)

2)失眠:马某,女,50 岁,工人。于 2006 年 5 月 10 日就诊。患者近 3 个月来失眠,每晚仅能睡 2～3 个小时,且梦多,精神差,曾于西医院诊治,予以镇静安眠药,效亦不显,遂求治中医。前予补心、清心安神等剂,未见显效。刻下:头晕神疲,失眠梦多,纳谷不香,脘腹胀闷,时有嗳气,大便溏,日行 2～3 次,舌淡、苔滑腻,脉弦滑。证属脾胃失和,阴阳不交。治拟调和脾胃。方用生姜泻心汤。处方:生姜 12g,干姜 3g,半夏、党参、炙甘草各 10g,黄连 5g,黄芩 8g,大枣 6 枚。服药 6 剂,睡眠和腹胀明显好转,继服 7 剂,夜寐可,且大便成形,饮食有味,告痊愈。

按:经云"胃不和,则卧不安",脾胃失和,气机升降失常,致阴阳不交,阳不入阴,而致失眠。生姜泻心汤是《伤寒论》方,主治心下痞硬,噫气而食臭味,肠鸣有声,泄利,胁下阵痛等症。此方属和剂,辛开苦降、寒热并进,调和脾胃,擅治脾胃不和所致诸症。本例失眠之本为脾胃不和,故用此方,使中气调和,升降得所,则心肾相交,阴阳相合,诸症自愈。(《陕西中医》,2009,30(3)372)

【按语】见甘草泻心汤证 158 条。

【现代研究】

(1)调节免疫作用:邓海燕等观察生姜泻心汤对接受伊立替康(CPT-11)化疗后大鼠腹泻和肠黏膜免疫屏障的影响,结果显示,与腹泻对照组比较,生姜泻心汤治疗组大鼠迟发性腹泻发生率和肠黏膜损伤分级显著降低($P < 0.01$,$P < 0.05$),肠黏膜 CD_4 T 和 CD_8 T 淋巴细胞及 SIgA 表达显著增多($P < 0.05$)。说明生姜泻心汤可上调大鼠肠黏膜免疫屏障功能,从而预防迟发性腹泻的发生[31]。

(2)对胃排空作用:刘晓霓等通过测定大鼠胃内标记物葡聚糖篮的胃内残留率,观察生姜泻心汤对大鼠胃排空作用的影响,证实生姜泻心汤对大鼠的胃排空有明显的抑制作用($P < 0.05$);相关分析结果表明,大鼠血中生姜泻心汤黄芩苷含量与生姜泻心汤的抑制胃排空作用之间存在着正相关($r = 0.58$,$P < 0.05$);黄芩苷有促进大鼠胃窦平滑肌细胞舒张的作用。结论:黄芩苷可能是生姜泻心汤抑制胃运动的物质基础之一[32]。

(3)改善食管黏膜损伤:刘晓霓等将 60 只胃十二指肠混合反流性食管炎模型大鼠,随机分为对照组、半夏泻心汤组、生姜泻心汤组和甘草泻心汤组,放免法测定各组大鼠下丘脑、回肠、血浆中 NT 的含量,分析对照组食管和黏膜损伤程度与 NT 的相关性。结果:三泻心汤组均可明显改善大鼠食管黏膜损伤程度($P < 0.01$)。与对照组相比,生姜泻心汤组下丘脑NT 的含量下降显著($P < 0.05$);半夏泻心汤组回肠内的 NT 含量显著下降($P < 0.01$);半夏泻心汤组和生姜泻心汤组血浆中 NT 含量下降明显($P < 0.05$)。对照组的回肠 NT 含量与食管损伤程度呈正相关($r = 0.442$,$P < 0.01$)。结论:NT 在反流性食管炎的发生中可能发挥着重要作用,通过调控体内 NT 的合成与分泌可能是半夏泻心汤及其类方治疗反流性食管炎的机制之一[33]。

【原文】

伤寒中风,醫反下之,其人下利日数十行,穀不化(1),腹中雷鸣,心下痞鞕而满,乾嘔心煩不得安,醫見心下痞,謂病不盡,復下之,其痞益甚,此非結熱(2),但以胃中虚,客氣上逆(3),故使鞕

也,甘草瀉心湯主之。(158)

甘草四兩,炙　黃芩三兩　乾薑三兩　半夏半升,洗　大棗十二枚,擘[4]　黃連一兩

上六味,以水一斗,煮取六升,去滓,再煎取三升。溫服一升,日三服。臣億等謹按,上生薑瀉心湯法,本云理中人參黃芩湯,今詳瀉心以療痞。痞氣因發陰而生,是半夏、生薑、甘草瀉心三方,皆本於理中也,其方必各有人參。今甘草瀉心中無者,脫落之也。又按《千金》并《外臺秘要》,治傷寒䘌食用此方皆有人參,知脫落無疑。

【词解】

(1)谷不化:食物不消化。

(2)结热:指实热之邪聚结。

(3)客气上逆:指邪气上逆。

(4)擘:擘字下,《千金翼方》卷九下有"一方有人参三两"。《金匮要略》卷上治狐惑病用甘草泻心汤有人参,知脱落无疑,当补。

【提要】误下致脾胃虚弱,痞利俱甚的证治。

【释义】本条论述了脾胃虚弱,痞利俱甚的甘草泻心汤证的病机及证治。太阳伤寒,或是中风,本当汗解,下之误也,故曰"反"。下后损伤中气,外邪乘虚内陷,致寒热之邪结于心下,气机痞塞,升降逆乱,遂成痞证。下后脾胃虚甚,运化失健,气机痞塞较重,故心下痞硬而满。脾胃失于腐熟运化之力,谷物不化,清浊难别,清阳不升,浊气下流,则腹中雷鸣有声,下利日数十行;浊阴不降,胃中虚气上逆,则干呕心烦不得安。此为寒热错杂于中,脾胃虚弱较甚,水谷不化的甘草泻心汤证。但医见心下痞证仍在,误以为心下之实邪未尽,复以下之,一误再误,重伤脾胃,中气愈虚,中焦升降愈复逆乱,阳陷阴凝,胃中虚甚,浊气因虚上逆更剧,故心下痞硬加重,文中特别指明"其痞益甚"之因,非是结热,而是胃中虚,客气上逆之故。所谓客气者,乃胃中之邪气。本证心下痞硬较甚,非实热结滞之实痞,岂容一下再下,犯虚虚实实之误。因其脾胃虚损较重,水谷难化,痞利俱甚,故以甘草泻心汤调中补虚,和胃消痞。

半夏泻心汤证、生姜泻心汤证、甘草泻心汤证,三者皆有寒热错杂于中,中焦升降失司,气机痞塞,而致心下痞,呕而肠鸣,下利之证,但半夏泻心汤证,以心下痞,呕而肠鸣为主;生姜泻心汤证,水饮食滞较著,故以心下痞硬,干噫食臭,腹中雷鸣下利为主;甘草泻心汤证,脾胃虚弱较甚,水谷不化,故以心下痞硬而满,腹中雷鸣,下利繁剧,干呕心烦不得安为主。三者病机、证候大体相似,但侧重不同,证候亦同中有异,其治法均以寒温并用、辛开苦降、和胃消痞为主,半夏泻心汤为其代表方剂,生姜泻心汤重在宣散水气,甘草泻心汤重在补中和胃,当细为鉴别。

【选注】

成无己:伤寒中风,是伤寒或中风也。邪气在表,医反下之,虚其肠胃而气内陷也。下利日数十行,谷不化,腹中雷鸣者,下后里虚胃弱也。心下痞硬,干呕心烦,不得安者,胃中空虚,客气上逆也。与泻心汤以攻表,加甘草以补虚,是内损阴气,故加甘草。(《注解伤寒论·辨太阳病脉证并治法第七》)

柯韵伯:上条是汗解后水气下攻症,此条是误下后客气上逆症,总是胃虚而稍有分别矣。上条腹鸣下利,胃中犹寒热相半,故云不和。此腹鸣而完谷不化,日数十行,则痞为虚痞,硬为虚硬,满为虚满也明矣。上条因水气下趋,故不烦不满。此虚邪逆上,故心烦而满。盖当汗不汗,其人心烦,故于前方去人参而加甘草。下利清谷,又不可攻表,故去生姜而加干姜。

不曰理中仍名泻心者,以心烦痞硬,病本于心耳。(《伤寒来苏集·伤寒论注·泻心汤证》)

汪苓友:其人下利日数十行,则胃中之物已尽,何由而不为虚,况医复下之而痞益甚,愈可知其非实证矣,若犹是实证,则仲景当曰,必曰硬而痛,不曰硬而满矣,只此满字,而虚实之证了然。(《伤寒论辨证广注·辨太阳病脉证并治下》)

陈修园:此一节,承上节胃不和而言胃中虚之证也。伤寒中风,医反下之,虚其肠胃,则水寒在下而不得上交,故其人下利日数十行,谷不化,腹中雷鸣。火热在上而不得下济,故其人心下痞硬而满,干呕心烦不得安,此上下水火不交之理,本来深奥,医者不知,只见其心下痞,谓邪热之病不尽,复误下之,则下者益下,上者益上,其痞益甚,此非结热,但误下以致胃中虚,客气乘虚上逆,故使心下硬也,以甘草泻心汤主之,此交上下者,调其中之法也。(《伤寒论浅注·辨太阳病脉证》)

丹波元简:谷不化……以完谷不化为解,非也。谓胃弱不能转运,故水谷不得化,留滞于腹中,作响而雷鸣也。(《伤寒论辑义·辨太阳病脉证并治下》)

【评述】诸家对误下胃中虚,水谷不化,痞利俱甚的病机阐释深得要领。柯韵伯之注,与生姜泻心汤对堪,分析更为清楚。本证下后胃中虚甚,但寒热错杂,邪气阻结,是为虚中夹实之证,汪苓友但以满字别痞之虚实,仅供参考。成无己言泻心汤攻表之说不妥。柯韵伯将谷不化,以完谷不化为解,甚为不当,谷不化,应为谷物消化不及;而完谷不化,当是脾肾阳微,常与下利清谷同见,病情更重,以丹波元简注释为妥。

【治法】和胃补中,消痞止利。

【方药】甘草泻心汤方。

【方义】本证为寒热错杂,中焦升降失司致痞,但因脾胃虚甚,故方以半夏泻心汤加重炙甘草用量而成。重用炙甘草,并以之为名,其甘温补中,健脾和胃,以缓客气之上逆。佐人参、大枣,更增其补中之力;干姜、半夏温中散寒,辛降和胃,芩连苦寒清热消痞,合而使脾胃健而中州得复,阴阳调而升降协和,故痞利干呕诸证除。

《伤寒论》载本方无人参,考《金匮要略·百合狐惑阴阳毒病证治》用本方有人参,《备急千金要方》、《外台秘要》治伤寒食,用本方亦有人参;又半夏泻心汤、生姜泻心汤中皆有人参。再观方后臣亿等谨按"其方必各有人参,今甘草泻心汤中无者,脱落之也",本证是误下脾胃更虚,痞利俱甚之证,加入人参是为合理,故本方脱落人参之说可从。

《伤寒论》之五泻心汤,均治心下痞,其病机不同,证候亦有差异,治法与煎服法亦同中有异。大黄黄连泻心汤治热邪阻结之心下痞,以三黄泻热消痞,渍之须臾者,取轻扬之气,专泄心下之痞热,不用煎剂,是免味厚达下。附子泻心汤治热痞兼表阳不固,故以三黄渍之,别煎附子,合而再煎,使寒热之味,各施其职,泻热消痞,固表之阳。半夏泻心汤、生姜泻心汤、甘草泻心汤均治寒热错杂于中,胃中不和之痞,芩连姜夏合用,佐以参枣草之甘温,辛开苦降,和中消痞。半夏泻心汤,以半夏为君,重在和胃止呕消痞;生姜泻心汤,重用生姜为君,意在宣散水气,和胃消痞;甘草泻心汤,重用炙甘草为君,以补虚和胃而消痞。三方去滓重煎,使药性合和,共奏和解之功。三者同中有异,当细为辨别。

【选注】

方有执:甘草大枣之甘,益反下之虚,干姜半夏之辛,散上逆之满,黄芩、黄连之苦,解邪热之烦……不用参术,恶益气也,用大枣,取滋干也。以既误复误而痞益甚,故用芩连以为干姜之反佐,协同半夏以主散。(《伤寒论条辨·辨太阳病脉证并治中》)

钱天来:此方以甘草为君,前代名家,皆疑其为甘补缓中之药,非痞满所宜,注中皆含糊抹过,而不能明言其故。余注解素问诸篇,始甘性虽缓,其补泻之用,于五脏各有不同,故脏气法时论云,肝苦急,急食甘以缓之,脾欲缓,急食甘以缓之,此皆用其甘和补缓之性也。(《伤寒溯源集·太阳中篇·心下痞证治》)

柯韵伯:本方君甘草者,一以泻心而除烦,一以补胃中之空虚,一以缓客气之上逆也。倍加干姜者,本以散中宫下药之寒,且以行芩、连之气而消痞硬,佐半夏以除呕,协甘草以和中,是甘草得位而三善备,干姜任重而四美具矣。(《伤寒来苏集·伤寒附翼·太阳方总论》)

《医宗金鉴》:方以甘草命名者,取和缓之意也。用甘草、大枣之甘,补中之虚,缓中之急;半夏之辛,降逆止呕;芩、连之寒,泻阳陷之痞热;干姜之热,散阴凝之痞塞。缓中降逆,泻痞除烦,寒热并用也。(《医宗金鉴·订正仲景全书·伤寒论注·太阳中篇》)

徐灵胎:两次误下,故用甘草以补胃,而痞自除,俗医以甘草满中,为痞呕禁用之药,盖不知虚实之义也。(《伤寒论类方·泻心汤类》)

【点评】甘草泻心汤的主要功效侧重于补中调虚,和胃消痞,诸家方解颇为清楚,尤以钱、柯二人对主药炙甘草甘补缓中,泻痞除烦之功阐释甚为透彻。徐灵胎明辨虚实之中满,补虚以甘草,使中州运化复健,则痞满自除,临证极有意义。惟方有执认为不用参术,恶益气也,难从。盖人参助甘草补中益气,本证两经误下,脾胃虚弱较甚,人参正当用之。

【临床应用】

(1)张仲景对本方的应用

①《伤寒论》用治脾胃虚弱,痞利俱甚之证,其人下利日数十行,谷不化,腹中雷鸣,心下痞硬而满,干呕心烦不得安。

②《金匮要略》用治狐惑之为病,状如伤寒,默默欲眠,目不得闭,卧起不安,蚀于喉为惑,蚀于阴为狐,不欲饮食,恶闻食臭,其面目乍赤、乍黑、乍白。蚀于上部则声喝。

(2)后世医家对本方的运用

①《张氏医通》用治噤口痢,“痢不纳食,俗名噤口,如因邪留胃中,胃气伏而不宣,脾气因而涩滞者,香连枳朴、橘红、茯苓之属。热毒冲心,头疼心烦,呕而不食,手足温暖者,甘草泻心去大枣,易生姜。此证胃口有热,不可用温药。”

②《伤寒六书》用本方治动气在上,下之则腹满,心痞,头眩者。

③《勿误药室方函口诀》用治产后口糜有奇效。

④《温知医谈》用治走马牙疳特奇验。

⑤《类聚方广义》用治慢惊风。

(3)现代运用

①消化系统:本方为补中之虚,缓中之急,苦辛并用,和胃消痞之剂,常用于脾胃虚弱,寒热错杂于中,中焦升降失司而致之心下痞硬胀满,腹中雷鸣,下利至甚,水谷不化,干呕心烦不安诸证的治疗。凡属此病机之寒热互见,虚实夹杂的消化系统疾病,均可用本方或其加减治疗。据报道急慢性胃炎、消化不良、溃疡病、胃脘痛、慢性胰腺炎、肝胆疾病、肠道易激综合征、严重腹泻导致的低血钾症、食管裂孔疝、胃脘颤动等符合上述病机者,皆可用之。如朱豫珊以甘草泻心汤治疗急性胃肠炎 200 例,所有患者均有发病急骤,泄泻水样便、腹胀、腹痛、肠鸣等临床表现,部分患者兼有呕吐、发热、脱水等症状。采用甘草泻心汤(甘草、半夏、干姜、黄芩、黄连、人参),每日 1 剂,水煎温服。经辨证湿偏盛者增半夏用量;寒偏盛者增干姜用量;热偏盛者增黄连用量,偏虚者增人参用量(均用党参);呕吐甚者加生姜;兼表证发热者去党参加藿香或桂枝。服药期间慎饮食,薄滋味,禁食生冷油腻之物。以泄泻停止,腹胀、腹

痛解除为痊愈。其中服 1 剂痊愈者 67 例,服 2 剂痊愈者 95 例,服 3 剂痊愈者 30 例。另 8 例因服药期间贪食生冷油腻,服药 3 剂无效,改为中西医结合治疗。治愈率为 96%[34]。苏修辉收治慢性萎缩性胃炎 120 例,随机分为治疗组(62 例)和对照组(58 例),治疗组采用甘草泻心汤为基本方加减。基本方:甘草 10g,法半夏 12g,黄芩 15g,黄连 10g,党参 30g,黄芪 30g,山药 15g,柴胡 15g。胃脘胀痛、嗳气、嘈杂反酸等肝胃不和者加延胡索 30g,吴茱萸 6g,煅瓦楞子 30g;胃脘隐痛、痞满、纳呆、腹泻、乏力等脾胃虚弱者加干姜 10g,白术 20g,茯苓 30g;胃脘灼痛、口苦口臭、渴不欲饮等脾胃湿热证者加栀子 15g,吴茱萸 6g;口干舌燥、大便干燥等胃阴不足者加沙参 30g,石斛 15g,麦冬 20g;胃脘痛有定处,或黑血便等胃络瘀血者加三七 10g,丹参 15g。每日 1 剂,水煎分 3 次饭后 1 小时服。对照组用阿莫西林、克拉霉素和多潘立酮治疗,30 天为 1 个疗程,3 个疗程后观察疗效。结果治疗组症状、体征方面有效率为 87.1%,对照组为 65.52%;治疗组在改善慢性炎症、腺体萎缩、肠化生、不典型增生(四者总积分)上总有效率为 90.32%,对照组为 68.97%,两组比较疗效差异显著(P<0.01)。说明甘草泻心汤治疗慢性萎缩性胃炎疗效显著[35]。

②白塞综合征。本病类似于《金匮要略》之狐惑病,仲景认为由感染虫毒、湿热不化而引起,主予甘草泻心汤清热解毒,安中化湿。本病以口、眼、外阴三部溃疡为主要表现,肠道溃疡亦为主要临床表现,常有恶心呕吐、腹胀腹泻、嗳气食少等症,西医现主要用肾上腺皮质激素治疗,可暂时缓解症状,然复发率高,目前尚无特效疗法。本病初为湿热毒邪壅盛,多为实证,但病情迁延日久致虚,又多本虚标实,虚实夹杂,用甘草泻心汤加减,多获较好疗效。如国明俊报道治疗 27 例白塞综合征患者,用甘草泻心汤加味,处方:生甘草 12g,黄连 7g,黄芩 10g,半夏 15g,大枣 12 枚,赤小豆 30g,当归 10g,党参 15g,龙胆草 10g,升麻 10g,生姜 3 片。每日 1 剂,常规煎煮,分早晚 2 次口服。以服药 7 天为 1 个疗程,连续用药 3 个疗程后观察疗效。结果经治疗 1 个疗程治愈者 9 例,2 个疗程治愈者 11 例,3 个疗程治愈者 6 例。3 个疗程后共治愈 26 例,占 96.3%。未愈 1 例,转为中西医结合治疗而愈。半年内未见复发,半年后复发 5 例,也随治随愈[36]。

③其他:甘草泻心汤还常用治心下痞硬而满,肠鸣下利,干呕心烦,大便不调诸多病证。如乔新梅等收治复发性口腔溃疡 80 例,随机分为治疗组和对照组各 40 例。治疗组予以中药炙甘草 6g,生甘草 6g,党参 10g,黄连 6g,黄芩 9g,半夏 10g,干姜 6g,大枣 5 枚。每日 1 剂,水煎取汁,早晚温服,连服 10 天。间歇期将上述中药(一日剂量)粉碎成细末,分 3 天冲服,每日 3 次,再巩固治疗 1 个月,随访 1 年。对照组给予口服维生素 B_{12} 片,每次 20mg,每日 3 次;维生素 C 片,每次 300mg,每日 3 次。同时加用冰硼散外敷创面,每日 2~3 次,连用 10 天。间歇期服用上述口服药 1 个月以巩固疗效。结果甘草泻心汤治疗组总有效率为 92.5%,与对照组 55% 的有效率有显著性差异[37]。

(4)医案选录

1)白塞病:李某,男,38 岁,于 2008 年 4 月 3 日就诊。主诉:近 2 年多来,每间隔半月左右发生口腔溃疡 1 次,发作前多有先兆,如心烦、少食纳差、胃脘烧灼性不适、大便干燥、视力模糊等。在病程中,曾有 3 次龟头、包皮及黏膜溃疡,2 次阴囊湿疹,"红眼病" 1 次,曾在内科诊治,均未能根除。因舌边、龟头又发生糜烂而就诊。刻见患者精神委靡不振,口腔、舌、唇、龟头有多处色素沉着和瘢痕,舌边及龟头各有两处小溃疡。舌质淡、苔微白,脉沉细无力。诊断:白塞病(中医属狐惑病)。辨证:气血两虚,湿热内蕴。方用甘草泻心汤加减:黄芩、黄连各 9g,板蓝根、滑石各 20g,甘草、茯苓、煅瓦楞、白术、黄芪、白及各 10g,枳壳 15g。首服上方 7 剂后,患者自觉好转,饮食增加,精神转佳,又服 30 剂后,诸症消失,未再复发。

甘草泻心汤为张仲景治疗狐惑病的主方,该方以半夏泻心汤去炙甘草加生甘草,并重用之而成。《金匮要略论注》曰:"药用甘草泻心汤,谓病虽由湿热毒,使中气健运,气自不能逆而在上,热何能聚而在喉,故以参甘姜枣壮其中气为主,芩连清热为臣,而以半夏降逆为佐也。"本方主要从中焦脾胃来论治狐惑病,因为脾胃虚弱、运化不力,是产生湿热的根源所在,所以本方辛苦甘同用,辛开苦降甘调,共奏健脾益气、清热祛湿、解毒杀虫之效。(《浙江中医杂志》,2009,44(8):588)

2)慢性胃炎:患者王某,女,58 岁,2004 年 6 月 6 日就诊。自诉:胃痛、胃胀、干呕、心烦不安、胃中有烧灼感,上腹部有一硬块如盘,时有腹泻,泻下不消化之食物,已 2 年余。诊见:触诊脘腹胀满,上脘有 20cm 大一硬块,呃逆,干呕,坐卧不安,舌胖嫩,苔薄白边黄,脉濡数。纤维胃镜示:慢性浅表性胃炎。证属胃气虚弱,气结成痞之证,以甘草泻心汤加枳壳、白术。处方:甘草 6g,黄芩 12g,泡参 12g,生姜 6g,大枣 7 枚,半夏 12g,枳壳 12g,白术 10g。服药 4剂,胀满心烦消失,硬块微软。继服原方加减 20 服,诸证消失,随访 4 年未复发。

按:胃痛胃胀,胃脘硬块,干呕,呃逆,泻下完谷不化为脾胃气虚,运化失司,气结成痞。以甘草泻汤加枳、术补中开结,行气利水;草、参、枣、术补中益气及防夏、枳伤津;夏、枳行气利水散结,制草、枣、参、术滞脾,防芩、连苦寒伤胃;芩、连清热除烦。综观全方温、凉、补兼施,阴阳互用,寒温并举,补泻同功。不失为中焦气虚而致气机失调之良方。(《光明中医》,2009,24(1):125)

3)口腔扁平苔藓:李某,女,69 岁。2006 年 8 月 26 日初诊。双侧颊黏膜糜烂疼痛 1 年半。2005 年 2 月,患者两侧颊黏膜先后出现糜烂、疼痛,按照口腔溃疡治疗后疼痛一度好转,其后又反复发作,影响进食及睡眠。2006 年 5 月至人民医院口腔科诊治,确诊为"口腔扁平苔藓",给予糖皮质激素治疗,病情仍反复,并有加重趋势;又给予氯喹治疗,症状减轻,但因胃肠道刺激不能耐受,改用益气养阴、清热泻火类中药治疗,效果也不理想。其间曾用龙胆泻肝汤治疗,症状曾一度控制,但再次复发后用龙胆泻肝汤亦失效。刻下:患者仍有双侧颊黏膜糜烂、疼痛,并诉影响进食及睡眠;口腔有臭味,大便干结,2~3 日一行;舌黯红,苔薄白,脉细稍弦。既往史:发现阵发性心房颤动 5 年,每年发作数次;血压偏高 10 余年,未行规范治疗;体检发现血尿酸增高 2 年。查体:患者一般情况较好,血压 135/90mmHg,心率 78 次/分,律齐;咽部轻度充血,扁桃体不大;双侧颊黏膜可见白色网状条纹并有充血、糜烂面,左侧约 0.8cm×1.5cm,右侧约 0.7cm×1.0cm。心、肺、腹检查无异常。四肢及关节无肿痛。血尿酸 635.2μmol/L。西医诊断:口腔扁平苔藓。中医诊断:口糜。中医辨证:脾胃湿热型。予甘草泻心汤加柴胡、茯苓。处方:黄连 6g,黄芩 12g,党参 15g,干姜 10g,姜半夏 12g,炙甘草 10g,茯苓 20g,柴胡 10g,红枣 30g。二诊:服药后睡眠好转,但因患者近日感冒,并见口干舌红,改用小柴胡汤加生地黄。处方:柴胡 10g,黄芩 10g,制半夏 6g,党参 15g,炙甘草 6g,生地黄 20g,干姜 6g,红枣 30g。三诊:感冒痊愈后出现口唇疱疹,左侧淋巴结肿大。予上方加连翘 20g。四诊:肿大淋巴结已消,口腔仍有疼痛。处方:炙甘草 6g,生甘草 6g,黄芩 10g,党参 12g,干姜 10g,黄连 3g,姜半夏 10g,红枣 30g。五诊:患者述自服用上述处方后,房颤未发作,原方改干姜 5g。六诊:口腔黏膜糜烂明显好转,疼痛亦减,大便仍偏干。血尿酸 485.4μmol/L。上方加制大黄 6g。七诊:右侧口腔黏膜糜烂痊愈,左侧口腔黏膜病灶好转,血尿酸已正常。予甘草泻心汤原方。处方:炙甘草 6g,生甘草 6g,黄芩 10g,黄连 3g,党参 12g,干姜 5g,姜半夏 10g,红枣 30g。2007 年 3 月 13 日八诊:左侧口腔黏膜糜烂亦基本痊愈。仍用甘草泻心汤原方，改为隔日或 3 日服用 1 剂。2008 年 2 月 15 日电话随访，患者病情未见复发(《上海中医药杂志，》2008,42(8):3)

4)窦性心动过缓:患者,男,43 岁。因胃脘胀闷 1 年余,加重伴胸闷不适 5 天,于 2005 年 6 月 7 日就诊。患者精神不振,皱眉扪胸,脉微弱,舌质淡苔薄白。心电图示:窦性心动过缓,P45 次/分。诊为心脾两虚。治宜补脾养心。给予甘草泻心汤加减:党参 15g,黄连 6g,半夏 9g,干姜 6g,桂枝 9g,黄芪 20g,全瓜蒌 15g,当归 12g,川朴 9g,炙甘草 9g。1 剂/日。先后服药 20 剂,诸症消失。给予香砂枳术丸善后。随访 3 年未再发作。

按:患者素体虚弱,脾胃不健,中气不足,升降失调,致使胃气不降,病发心下痞满。"脾为后天之本",精血生化之源,"心主血,心主神明"。脾胃虚弱,水谷精微物质来源不足,精血虚少,心气不足,心失所养,神明无主,故脉缓弱。心居胸中,故胸闷不适。虚则喜实,故患者扪胸以图缓之。取桂枝振奋营血、鼓舞卫气,泻心汤配黄芪、厚朴以补脾胃降胃气,黄芪又能益心气。因此例为虚证,故去苦寒之黄芩。诸药合用,共奏健脾养心之效。药后脾胃得补而调和,精血化生有源,心气得充则痞消脉复。(《中国社区医师·医学专业》,2010,12(1):94)

【按语】半夏、生姜、甘草泻心汤 3 方所主治的证候、病机、方药组成大致相同,都是用于治疗寒热错杂于中,气机痞塞,脾胃升降失职而致的心下痞、呕而肠鸣下利之证,但同中略有差异。所同者,以半夏泻心汤为基本方,均以黄芩、黄连,苦寒泄降,清中焦之热,干姜、半夏,辛温开通,除中焦之寒,辛开苦降,寒热并调为主,辅以参、枣、草甘温补中,益脾胃之气,共奏和胃消痞之功。所异者,半夏泻心汤证以心下痞,呕逆较著,故以半夏为主,和胃降逆;生姜泻心汤证因兼有水饮食滞,以干噫食臭为主,故于半夏泻心汤中加生姜四两,减干姜二两,重在宣散水气,和胃降逆;甘草泻心汤证,脾胃虚弱较甚,以干呕、心烦不安、腹中雷鸣、下利较甚、谷物不化为主,故于半夏泻心汤中增炙甘草至四两,以增补中缓急之力。3 方大同小异,是治疗消化系疾病之良方,主要用治心下痞满,呕吐,肠鸣,下利,苔黄白相兼,脉滑数,属寒热夹杂,虚实互呈之证。临证加减,用之甚广。近 10 年来报道用治的疾病很多,不论是消化系,还是消化系以外的疾病,凡见上述证候者,均可广为应用。

3 个泻心汤均属和剂,重在清热祛寒,补益中气,以调和胃气而消痞结。《景岳全书》谓:"和方之剂,和其不和者也。凡病兼虚者,补而和之;兼滞者,行而和之;兼寒者,温而和之;兼热者,凉而和之,和之为义广矣。"此 3 方之应用除掌握上述辨证要点外,当辨其兼夹,如寒者,可加重干姜用量,酌加附子、肉桂;热者,可加重芩、连用量;气滞者,可入枳实、厚朴、广香之属;实火者,可加大黄;表不解呕吐剧烈者,可加苏叶、竹茹;腹中痛者,可重用白芍、甘草;湿热下利者,可加白头翁、马齿苋;夹痰热者,可与小陷胸汤合方;湿盛苔腻者,可加藿香、白术、蔻仁等等,可据证而随宜加减,犹如《医学心悟》所曰:"……和之义则一,而和之法变化无穷焉",因而贵在抓住主证与病机,随宜而施,多获良效。

四、痞证的鉴别(150、156)

【原文】
太阳少阳并病,而反下之,成结胸,心下鞕,下利不止,水浆不下,其人心烦。(150)

【提要】太少并病,误下成结胸危候。

【释义】太阳病未解,又见少阳之证,为太少并病,治当和解兼表散之法,此邪虽内陷,但无里实之候,断不可攻下,以免引邪深入,但医者反下,遂致太少两经邪气内陷,与体内痰水实邪相结,形成结胸证,故心下硬满。邪气内陷,损伤脾胃,胃气受损而水浆不入,脾气受损而下利不止,脾胃之气行将败绝,而邪结不去,正虚邪扰,故致心烦,此为结胸正虚邪实之危候。治之欲攻其邪,则伤其正,欲扶脾胃,必助其邪,攻补两难,预后不良。

【选注】

成无己:太阳少阳并病,为邪气在半表半里也。而反下之,二经之邪乘虚而入,太阳表邪入里,结于胸中为结胸,心下硬;少阳里邪,乘虚下于肠胃,遂利不止。若邪结阴分,则饮食如故,而为藏结。此为阳邪内结,故水浆不下而心烦。(《注解伤寒论·辨太阳病脉证并治法下》)

喻嘉言:误下之变,乃至结胸下利,上下交征,而阳明之居中者,水浆不入,心烦待毙,伤寒顾可易言哉。并病,即不用汗下,已如结胸,心下痞硬矣,况加误下乎。此比太阳一经误下之结胸,殆有甚焉。其人心烦,似不了之语,然仲景太阳经,谓结胸证悉具,烦躁者亦死,意者,此谓其人心烦者死乎。(《尚论篇·少阳经全篇·并病》)

尤在泾:太阳病未罢而并于少阳,法当和散,如柴胡加桂枝之例,而反下之,阳邪内陷则成结胸,亦如太阳及少阳误下之例也。但邪既上结,则当不复下注,乃结胸心下硬,而又下利不止者,邪气甚盛,而淫溢上下也,于是胃气失其和而水浆不下,邪气乱其心,而烦扰不宁,所以然者,太少二阳之热,并而入里,充斥三焦心胃之间,故其为病,较诸结胸有独甚焉。仲景不出治法者,非以其盛而不可制耶。(《伤寒贯珠集·太阳篇下·太阳救逆第四》)

【评述】 诸家对太少并病误下,形成结胸证的机制阐释甚明,此正虚邪实,邪结较甚,且利下不止,水浆不下,胃气败绝之危证,攻补两难,但未曰死,可以攻补兼施之法试图。

【原文】

本以下之,故心下痞。與瀉心湯,痞不解。其人渴而口燥煩,小便不利者,五苓散主之。十九。一方云,忍之一日乃愈[1]。用前第七證方。(156)

【词解】

(1)一方云:忍之一日乃愈。《注解伤寒论》无此语。

【提要】 蓄水而致心下痞的证治。

【释义】 本证因下而致邪气入里,形成心下痞,不论是热邪壅滞之痞,还是寒热错杂于中,升降失司之痞证,因证而施以泻心汤治之,理当有效,其痞当解,但药后痞不解,而见小便不利,渴而口燥烦之证,显然非泻心汤证。而是因下后邪陷,内犯膀胱,气化失职所致。膀胱者,州都之官,津液藏焉,气化则能出矣,因其气化失职,水停下焦,津液不得下行,故小便不利;水气上逆,障碍气机升降,心下气机痞塞,故心下痞;水津不化,气液不能上腾,故渴而口燥烦。治以五苓散,化气行水,则痞证自消。

本条可见,心下痞一证,不惟热邪壅滞或寒热错杂者有之,而致痞之因殊多,如本条水蓄下焦,水气上逆,升降逆乱,气机痞塞者,亦有心下痞,故须谨守病机,各司其属。

此外,本证是因水蓄下焦,水气上逆,气机闭塞所致,非水停心下可比,当与鉴别。

【选注】

成无己:本因下后成痞,当与泻心汤除之;若服之痞不解,其人渴而口燥烦,小便不利者,为水饮内蓄,津液不行,非热痞也,与五苓散,发汗散水则愈。一方:忍之,一日乃愈者,不饮水者,外水不入,所停之水得行,而痞亦愈也。(《注解伤寒论·辨太阳病脉证并治法第七》)

程郊倩:泻心诸方,开结、荡热、益虚,可谓具备。然其治法,实在上、中二焦。亦有痞在上焦而治在下焦者,斯又不同其法也。若痞之来路虽同,而口渴燥烦,小便不利,自今之证如此，则知下后胃虚，以致水饮内蓄，津液不行，痞无去路，非热结也，五苓散主之，使浊阴出下窍，而清阳之在上焦者，自无阻留矣。况五苓散宣通气化，兼行表里之邪，心邪不必从心泻，而从小肠泻又其法也。(《伤寒论后条辨·辨太阳病脉证》)

汪苓友：本以太阳病发汗后不解，因复下之，故心下成痞。痞者，不通泰也，仲景法当与泻心汤除之，若服之痞不解，其人渴而口燥烦，小便不利者，此为水饮内蓄，膀胱热结，津液不行，故口燥烦渴；气不输化，因反上逆，故心下痞。要(知)其病，实非在心下也，与五苓散以分消表里之水邪，不治痞而痞自愈矣。(《伤寒论辨证广注·辨太阳病脉证并治法中》)

钱天来：言本以误下之故，以致邪气入里而心下痞硬，则当与泻心汤矣。然泻心之用不一，有误下寒邪外入之痞，即紧反入里也；有下后胃虚内作之痞；有汗解以后阴邪内结之痞。所以有攻下热实之法，又有攻下而兼温经复阳之法，有温中散痞之法，有温补宣开之法，大抵皆因证而施，故治法各异。此所谓痞者，盖太阳表邪入里之痞也，因膀胱为太阳之府也。痞虽结于心下，而邪已入里，内犯膀胱，虽用泻心之法，非为痞不得解，且其人渴而口燥烦，小便不利矣。夫足太阳膀胱者，津液之府也，必藉三焦之气化而后行焉，所谓气化者，下焦之气上腾，然后上焦之气下降，气上腾则津液上行而为涕唾，气下降则津液下走而为便泻。邪犯膀胱，则下焦之气不上升而气液不腾，故口渴而燥烦；下气既不上升，则上焦无以下降而小便不利，故以五苓散主之。(《伤寒溯源集·太阳中篇》)

【评述】各家对水蓄下焦，气化不行而致心下痞的病机，阐述甚为明确，尤以钱天来注更为明晰，论述了多种不同致痞之证及治法；对水蓄膀胱，气化失职，而致的心下痞，渴而燥烦、小便不利等，释之有理，可从。但程郊倩对五苓散治心下痞之机制，以"心邪不必从心泻，而从小肠泻"之释，难从。陈亦人指出："不知泻心，是泻心下之痞，心下乃部位概念，实际是指胃脘部，而不是心脏，不足为训。"可谓一语破的。

【小结】以上7条原文阐述了对痞证当予鉴别。

(1)痞证当与结胸证鉴别。149、151条，论述了痞证与结胸均涉及心下部位，皆可因误下太阳或少阳，邪气内陷所致，但痞证为无形之邪壅滞，内无痰水实邪，故以心下痞，按之濡软而不痛为特征。结胸为邪与痰水实邪相结，结于胸胁心下，故以心下硬满，按之痛为特征，此为2证之主要区别。

(2)痞证的鉴别。痞证形成的原因较多，病机不同，治法则异。如154条，是属热邪壅滞心下之热痞，以心下痞，按之濡，其脉关上浮为主证，当以大黄黄连泻心汤清热泻痞；155条，言热痞兼表阳虚证，以热痞兼恶寒脉微汗出为主，故用附子泻心汤清热泄痞兼扶阳固表；若属上节所述寒热错杂之心下痞，则见痞而呕利肠鸣，以半夏泻心汤、生姜泻心汤，或甘草泻心汤，辛开苦降，和胃消痞。此五泻心汤证，均以心下痞为其主证。除此之外，156条，言心下痞因水蓄下焦，水气上逆，气机失畅而致，以小便不利、烦渴为主证，心下痞是为副证，治以五苓散化气行水而消痞。其他致之因尚多，总之对痞证，当别其所因，各施其治。

(3)痞证与结胸之预后判断。153条，言迭经误治，形成痞证，又见表里俱虚，阴阳气并竭，其预后，当据阳气的存亡来判断，若面色青黄，肤瞤动，为肝气乘脾，脏气虚衰，正虚邪实，为难治，预后多为不良；若面色微黄，手足温者，是胃气犹存，脾胃之阳复，阳复则邪退，为易治，其预后较好。

150条，言太少并病，误下成结胸，邪结甚而脾胃受损，心下硬而心烦，下利不止，水浆不下的结胸危候，攻补两难，预后多为不良。

参 考 文 献

[1] 王健,孙秀梅,张兆旺.大黄黄连泻心汤研究[J].中国现代医药,2005,4(6):16-17.

[2] 徐国祥,丁文娟.辨证治疗上消化道出血[J].山东中医杂志,2000,19(1):20-21.

[3] 付莹坤.经方治疗高血压初探[J].环球中医药,2008,1(5):24-25.

[4] 周德荣.大黄黄连泻心汤临床治验[J].河南中医,1998,18(4):210-211.

[5] 陈宝明.大黄黄连泻心汤的应用[J].基础医学论坛,2005,9(4):348.

[6] 路军章,杨明会,崔书祥,等.大黄黄连泻心汤含漱防治放射性口腔粘膜炎临床观察[J].中国中医急症,2004,13(7):438-439.

[7] 顾正标.附子泻心汤治验一则[J].实用中医药杂志,2005,21(2):101.

[8] 董建国,孙文华,王菁.附子泻心汤灌肠治疗慢性肾功能衰竭56例[J].河南中医,2008,28(5):3.

[9] 王成宝,阎俊英.扶阳泻热法治疗复发性口疮47例[J].新中医,2007,39(9):67-68.

[10] 周昕.从抗菌角度探讨《伤寒论》大黄黄连泻心汤有无黄芩之疑[J].国医论坛,2008,23(3):4.

[11] 张洋,李冀,高彦宇,等.大黄黄连泻心汤、理中丸对幽门结扎型胃溃疡寒热证模型大鼠血清 NO、NOS 含量的影响[J].中医药信息,2009,26(5):75-78.

[12] 马艳红,刘小河,何丽清,等.栀子甘草豉汤、大黄黄连泻心汤及其合方对反流性食管炎模型大鼠氧化应激影响[J].山西中医,2009,25(1):49-52.

[13] 田秋芬,龚传美,李松,等.附子泻心汤煎剂抗衰老药理作用的实验观察[J].解放军医学高等专科学校学报,1996,24(3):58-59.

[14] 李华,刘连权.附子泻心汤抗凝作用研究[J].锦州医学院学报,1996,17(4):29-30.

[15] 孔月晴,李富英.半夏泻心汤治疗慢性胃炎56例疗效观察[J].辽宁中医杂志,2007,34(10):1428-1429.

[16] 宋敏曾.半夏泻心汤治疗慢性胃炎300例[J].河南中医,2007,27(8):3.

[17] 梁建,余丽.半夏泻心汤加减治疗消化性溃疡26例[J].国医论坛,2007,22(6):5.

[18] 朱凌宇,顾贤.加味半夏泻心汤治疗功能性消化不良临床疗效及对血浆胃动素的影响[J].上海中医药杂志,2008,42(5):36-37.

[19] 谈晓琴.半夏泻心汤加减治疗霉菌性肠炎25例.安徽中医临床杂志,2003,15(1):17.

[20] 张新龙,王根发.半夏泻心汤防治顺铂联合化疗所致恶心呕吐90例[J].江西中医药,2007,10:28.

[21] 杨帆,常青.半夏泻心汤加味治疗慢性乙型肝炎肝胃不和证50例[J].中西医结合肝病杂志,2004,14(6):366-367.

[22] 潘静.加减半夏泻心汤治疗慢性肾功能衰竭呕吐症[J].湖北中医杂志,2002,24(2):31.

[23] 郑彩云.加味半夏泻心汤治疗原发性高血压病痰湿壅盛证32例[J].光明中医,2008,23(11):1690.

[24] 马大正.三泻心汤在妇科临床的应用[J].浙江中医学院学报,2006,30(1):46-47.

[25] 张忠,司银楚,白丽敏,等.半夏泻心汤对应激性胃溃疡大鼠生长抑素的影响[J].中国中西医结合杂志,2007,27(10):916-918.

[26] 王秀杰,王学清,李岩,等.半夏泻心汤及拆方对小鼠胃排空影响的实验研究[J].中华中医药学刊,2008,26(5):1072-1073.

[27] 刘晓霓,司银楚,高艳青,等.大鼠血中半夏泻心汤小檗碱含量与胃运动关系研究[J].中成药,2004,26(5):392-395.

[28] 张倩.半夏泻心汤的实验与临床研究概况[J].江苏中医药,2004,25(9):59-61.

[29] 孟新刚.生姜泻心汤加减治疗水热互结型泄泻49例[J].中国民间疗法,2008,4:31.

[30] 刘雪梅.生姜泻心汤治疗急性胃肠炎157例[J].四川中医,2005,23(5):36-37.

[31] 邓海燕,贾立群,潘琳,等.生姜泻心汤对伊立替康化疗后大鼠肠黏膜免疫屏障的影响[J].中国免疫学杂志,2007;23(7):620-622.

[32] 刘晓霓,牛欣,司银楚,等.大鼠血中生姜泻心汤黄芩苷含量与胃运动关系研究[J].中国实验方剂学杂志,2006,12(2):32-34.

[33] 刘晓霓,高艳青,司银楚,等.半夏泻心汤及其类方对反流性食管炎大鼠神经降压素的影响[J].放射免疫学杂志,2003,16(4):215-217.

[34] 朱豫珊.甘草泻心汤治疗急性胃肠炎200例[J].湖北中医学院学报,2002,4(3):51-52.

[35] 苏修辉.甘草泻心汤加减治疗慢性萎缩性胃炎62例临床观察[J].长春中医药大学学报,2009,25(6):859-860.

[36] 国明俊,盛玉和,刘金娥.从泻心火论治白塞氏综合征27例[J].江苏中医药,2009,41(12):40.

[37] 乔新梅,赵金岭.甘草泻心汤治疗复发性口腔溃疡临床体会[J].中国中医急症,2009,18(10):1711.

第五节　痞证的辨证与兼变证(159、161、163~167)

一、痞证误下后的变证与赤石脂禹余粮汤证(159)

【原文】

伤寒服汤药,下利不止,心下痞鞕。服泻心汤已,复以他药下之,利不止,醫以理中與之,利益甚。理中者,理中焦,此利在下焦,赤石脂禹餘粮湯主之。復不止者,當利其小便。赤石脂禹餘粮湯。(159)

赤石脂一斤,碎　太一禹餘粮一斤,碎

上二味,以水六升,煮取二升,去滓,分温三服。

【提要】辨误下致下利不止,心下痞硬的不同治法。

【释义】论中生姜泻心汤、甘草泻心汤后复出此条,意在阐明伤寒误下,而致心下痞硬,下利不止者,其病证不仅以诸泻心汤证为然。伤寒,邪在表,当以汗法,服汤药,当汗出表解。但药后,见下利不止,心下痞硬,显系误治,损伤脾胃之气,邪气内陷,寒热错杂,中焦升降失司,清阳不升,则下利不止;浊阴不降,气机痞塞,则心下痞硬。此痞利俱甚之候,当投甘草泻心汤一类方剂,补中和胃,消痞止利。服泻心汤后,其病未除,可能为病重药轻之故,然,医者不别,以为痞利为实邪内阻所致,而用其他下药,是再度攻下,一误再误,脾胃之气更为损伤,致下利不止,医以为其下利是中焦虚寒,脾阳不振,浊阴下注所致,故用理中汤治之。服理中汤后,下利更加严重,这是因为屡经误治,不仅中焦之气受损,且下焦元气亦遭损伤,以致脾肾阳微,统摄无权,关门不固,虽予理中汤,温运中阳,但药不对证,自然无效,故曰:"理中者,理中焦,此利在下焦。"当以赤石脂禹余粮汤,温涩固脱,方可奏效。若利乃不止,又见小便不利者,是下焦气化失职,清浊不别,水液偏渗大肠之故,则当用分利之法,导水湿从小便去,而不偏渗大肠,其利自止。

【选注】

成无己:伤寒服汤药下后,利不止,而心下痞硬者,气虚而客气上逆也,与泻心汤攻之则痞已,医复以他药下之,又虚其里,致利不止也。理中丸,脾胃虚寒下利者,服之愈。此以下焦虚,故与之,其利益甚。《圣济经》曰:滑则气脱,欲其收也。如开肠洞泄,便溺遗失,涩剂所以收之。此利由下焦不约,予赤石脂禹余粮汤以涩洞泄,下焦主分清浊,下利者,水谷不分

也。若服涩剂,而利不止,当利小便,以分其气。(《注解伤寒论·辨太阳病脉证并治法第七》)

柯韵伯:服汤药而利下不止,是病在胃。复以他药下之而利不止,则病在大肠矣。理中非不善,但迟一着耳。石脂、余粮,助燥金之令,涩以固脱。庚金之气收,则戊土之湿化。若复利不止者,以肾主下焦,为胃之关也。关门不利,再利小便,以分消其湿。盖谷道既塞,水道宜通,使有出路。此理下焦之二法也。(《伤寒来苏集·伤寒论注·泻心汤证》)

钱天来:汤药,荡涤之药也,亦下药也。此条自伤寒服汤药至利不止,皆承前误下成痞之义,不必重看医以理中与之一段,盖示人以病无一定之情,治有变通之法,当审察机宜,随时应变,未可专守一法,概治诸症也。前五泻心汤诸症,无论寒热攻补之法,皆以邪在中焦为治,而不知更有气虚下陷,利在下焦者。故曰理中者,但能理中焦之虚寒而已,与下焦毫不相涉,病药相悬,故其利益甚也。谓之益甚者,言药不中病,不能止而益甚,非理中有所妨害而使之益甚者……病既在下,大肠滑泄,非重不足以达下,非涩不足以固其脱,故以赤石脂禹余粮汤主之。然此方此法,犹是过文语气,非仲景着意处,其所重者,全在复利不止,当利其小便句。言元气未尽虚脱,不过大肠滑泄,则以石脂余粮涩之,亦足以取效。若已下再下,真气已虚,下焦无火,真阳不能司其蒸腾气化之功,则清浊不能升降,水谷不得分消,故利复不止,岂涩药所能治哉,必使下焦有火,气化流行,而后可以言治也。其但言当利小便而不立方者,以三焦膀胱气化之说繁多,非一言可蔽,故不具载也。(《伤寒溯源集·太阳中篇·心下痞证治》)

【评述】本条的宗旨,是对下利不止,心下痞硬,进行辨证论治,其病机不同,施治各异,不可执一法以应万变。成无己、柯韵伯、钱天来三人之注均能说明其要,尤以钱天来分析极为透彻。痞利俱甚之证,若属寒热错杂,中焦升降失司者,当以甘草、生姜泻心汤一类,补中和胃,消痞止利;若属中焦虚寒者,当以理中汤温中健脾,散寒除湿;若属下元不固者,当以赤石脂禹余粮汤,温涩固脱;若属下焦气化失职,清浊不别者,当以五苓散之类,化气行水,分消止利。下利不止的原因很多,虚、实、寒、热者有之,病证夹杂者亦有之,应详审病机,因证立法,断不可刻守一方,以应万变。

【治法】涩肠固脱止利。

【方药】赤石脂禹余粮汤方。

【方义】赤石脂甘温酸涩,重镇固脱,涩肠止血、止利;禹余粮甘平无毒,敛涩固下,能治赤白下利。二药合用,直达下焦,共奏收涩止利、以固滑脱之功,为治下元不固,滑泄不禁之主方。

【方论选】

成无己:《本草》云:涩可去脱,石脂之涩以收敛之;重可去怯,余粮之重以镇固。(《注解伤寒论·辨太阳病脉证并治法第七》)

汪苓友:重可去怯之义……怯为大肠气馁,馁则不固,故利不止。余粮石脂,皆重剂,一则重而兼能收涩,一则重而专于镇固。收涩镇固,此亦治利之一法也。(《伤寒论辨证广注·辨太阳病脉证并治法下》)

柯韵伯:下后下利不止,与理中汤而痢益甚者,是胃关不固,下焦虚脱也。夫甘、姜、参、术,可以补中宫大气之虚,而不足以固大肠脂膏之脱。故利在下焦者,概不得以理中之理收功矣。夫大肠之不固,仍责在胃;关门之不闭,仍责在脾。土虚不能制水,仍当补土。然芳草之气,禀甲乙之化,土之所畏,必择夫禀戊土之化者,以培土而制水,乃克有成。石者,土之刚也。二石皆土之精气所结,味甘归脾,气冲和性凝静,用以固堤防而平水土,其功胜于草木耳。且石脂色赤入丙,助火以生土,余粮色黄入戊,实胃而涩肠,用以治下焦之标,实以培中宫之本也。此症土虚而火不虚,故不宜于姜、附。本条云:"复利不止者,当利其小便。"可知与桃花汤异局矣。凡下焦虚脱者,以二物为本,参汤调服最效。(《伤寒来苏集·伤寒附翼·太阳方总论》)

【点评】诸家注解明析了赤石脂禹余粮之重镇固下,收涩止利之功。成无己谓"重可去怯",经汪苓友注释,其意甚明。《本草从新》谓:"经疏云,大小肠下后虚脱,非涩剂无以固之,其他涩药,轻浮不能达下,惟赤石脂体重而涩,直入下焦阴分,故为久痢泄癖要药。"对于石脂、禹粮,柯韵伯认为还有培补中焦之功,可资参考。

【临床应用】

(1)后世医家对本方的应用

①《类聚方广义》用本方治肠滑脱。

②《洁古家珍》用治大肠咳嗽,咳而遗矢者。

③《伤寒论类方汇参》载本方治胎前呕哕洞泄。

(2)现代应用:近10年来关于本方的临床相关报道极少,仅陈涤平报道用本方加减治疗久泻有效[1]。

(3)医案选录

赵某,女,35岁,1998年9月21日初诊。腹泻6年,每日泻下10余次,呈水样便,纤维结肠镜检查示"慢性结肠炎",目前须日服复方苯乙哌啶6片,方能减少腹泻。形体渐瘦,面黄无华,舌苔薄黄腻,舌质淡紫,脉细。证属脾肾两虚、中焦失运、水谷不分、滑脱不收;治拟健脾温肾、利湿固涩。赤石脂禹余粮汤加味:赤石脂、禹余粮各30g,熟附子6g,焦白术10g,党参、泽泻、怀山药各12g,炮干姜5g,肉桂(后下)3g。药服2剂后,腹泻次数减少;7剂后已基本不服复方苯乙哌啶;14剂后每日大便2~3次,成形;21剂后,腹泻进一步减少,遂去赤石脂、禹余粮,加茯苓12g,炒薏苡仁15g。续服1个月,诸症告愈。(陈涤平.古方辨治久泻5则.安徽中医学院学报,2002,21(6):24-25.)

【按语】赤石脂、禹余粮皆重镇达下、收涩固脱之品,该方主治下元不固,下利滑脱之证。临证若用理中汤或其他治法,止利无效者,可试用本方涩脱止泻,方中增入温肾扶脾的药物,如黑故纸、仙灵脾、白术、茯苓、干姜之类,效果更好;若兼见中气下陷者,则可增入参芪、柴胡、升麻之属,以益气升举。柯韵伯言"凡下焦虚脱者,以二物为末,参汤调服",实为经验之谈,用之甚有效验。本方为收敛止涩之剂,若邪气尚盛之下利,当以驱邪为主,本方不适宜。

【现代研究】

抗腹泻作用:闫彦芳等通过实验证明,芡黄连赤石脂禹余粮汤对小鼠蓖麻油性腹泻具有一定的防治作用,其抗腹泻作用与抑制胃肠推进运动有关[2]。

二、旋覆代赭汤证(161)

【原文】

伤寒发汗,若吐若下,解后,心下痞鞕,噫气不除者,旋覆代赭汤主之。(161)

旋覆花三两　人参二两　生薑五两　代赭一两　甘草三两,炙　半夏半升,洗　大棗十二枚,擘

上七味,以水一斗,煮取六升,去滓,再煎取三升。温服一升,日三服。

【提要】伤寒解后胃虚气逆,心下痞硬的证治。

【释义】 伤寒发汗，乃正治之法，或吐或下，则为误治，所谓解后，指表邪已解，但却损伤中气，致脾胃腐熟运化失健，痰饮内生，阻于中焦，胃气不和，气机痞塞，故心下痞硬。胃气已虚，兼之土虚木横，肝胃气逆，故噫气不除。宜旋覆代赭汤和胃降逆，化痰消痞。

本证与生姜泻心汤证均为伤寒误治，脾胃之气受损，而见心下痞硬、噫气之证。但生姜泻心汤证不仅中气受损，且有水饮食滞，寒热错杂之邪阻滞心下，故在心下痞硬的同时伴见干噫食臭、腹中雷鸣下利，治用生姜泻心汤，寒温并用，辛开苦降，和胃散水，而痞利自除。而本证是伤寒误治后脾胃受损，胃中不和，痰浊内生，肝气横逆，致气机痞塞，肝胃气逆，见心下痞硬，更见噫气不除之主症，虽噫气而无食臭，亦无肠鸣下利，是以气逆为主的证候，故以旋覆代赭汤补中和胃，化痰蠲饮，镇肝降逆为治，当予鉴别。

【选注】

成无己：大邪虽解，以曾发汗吐下，胃气弱而未和，虚气上逆，故心下痞硬，噫气不除，以旋覆代赭石汤降虚气而和胃。（《注解伤寒论·辨太阳病脉证并治法第七》）

喻嘉言：此亦伏饮为逆，但因胃气亏损，故用法以养正，而兼散余邪，大意重在噫气不除，上既心下痞硬，更加噫气不除，则胃气上逆，全不下行，有升无降，所谓弦绝者，其声嘶，土败者其声哕也。故用代赭领人参下行，以镇安其逆气，微加散邪涤饮，而痞自开也。（《尚论篇·太阳经中篇》）

楼全善：病解后，心中痞硬，噫气，若不下利者，此条旋覆代赭汤也；若下利者，前条生姜泻心汤也。（录自《伤寒论集注》）

唐容川：此节言治病后之余邪，宜于补养中，寓散满镇逆之法。（《伤寒论浅注补正·太阳篇下》）

【评述】 成无己、喻嘉言二人对本证胃气虚弱，夹饮上逆，致噫气不除，心下痞硬之病机，阐释清晰可从，尤其是喻嘉言强调本证重在噫气不除，是胃虚气逆，全不下行，有升无降；楼全善以下利与否别生姜泻心汤证、旋覆代赭汤证；唐容川认为本证为病后余邪为患，补养中兼散满镇逆为治之之法，均颇得要领，临证尤具指导意义。

【治法】 和胃化痰，镇肝降逆。

【方药】 旋覆代赭汤方。

【方义】 本证为胃虚痰阻、肝胃气逆之证，故以旋覆花、代赭石为伍，旋覆花苦辛而咸，主下气消痰，软坚散结消痞，降气行水，主治心下痞满，噫气不除；代赭石苦寒入肝，重而镇肝降逆，二者相合，下气消痰，镇肝胃之虚逆；佐以半夏、生姜，化痰散饮，和胃降逆；人参、大枣、甘草补中益气，扶脾胃之虚，使脾胃之气得健，痰饮之邪得除，肝胃气逆得平，痞硬噫气之证可除。

方后煎服法云：去滓再煎者，系因本方为和解之剂，再煎能使药性和合，共奏泻痞消痰镇逆之功。

本方与生姜泻心汤均可治心下痞硬和噫气之证，均重用生姜、半夏之化痰散饮，和胃降逆及参枣草之补中益气，但因生姜泻心汤证有寒热错杂之邪，故干姜、芩连辛苦并用，而本证是肝胃气逆，无寒热之邪，故不用之，而取旋覆代赭之下气消痰，镇肝和胃。病机不同，证候各异，治法方药遂因证而施，当明其异同。

【方论选】

成无己：硬则气坚，咸味可以软之，旋覆之咸，以软痞硬。虚则气浮，重剂可以镇之，代赭石之重，以镇虚逆。辛者散之，生姜、半夏之辛，以散虚痞。甘者缓之，人参、甘草、大枣之甘，

以补胃弱。(《注解伤寒论·辨太阳病脉证并治法第七》)

周扬俊:旋覆花消痰结软痞,治噫气;代赭止反胃,除五脏血脉中热,健脾,乃痞而噫气者用之,谁曰不宜;于是佐以生姜开结,半夏逐饮,人参补正,甘枣益胃。每借之以治反胃噫食,气逆不降者,靡不神效。(《伤寒论三注·痞篇》)

钱天来:旋覆花,《神农本草经》言其能治结气胁满,除水下气,故用之以为君。李时珍云,代赭石乃手足厥阴之药,取其重镇,故能除上走之噫。(《伤寒溯源集·太阳中篇·心下痞证治》)

尤在泾:伤寒发汗,或吐或下,邪气则解,而心下痞硬,噫气不除者,胃气弱而未和,痰气动而上逆也。旋覆花咸温,行水下气;代赭石味苦质重,能坠痰降气;半夏、生姜辛温;人参、大枣、甘草甘温,合而用之,所以合胃气而止虚逆也。(《伤寒贯珠集·太阳篇上·发汗吐下解后病脉证》)

吴仪洛:此但云噫气,比食臭则无滞而虚也,故治法但以补虚镇逆为主,而兼消饮。惟噫气而饮留致痞,痞之故不在饮而在虚也。土虚则肝木乘之,因假其气而上逆,故以人参补虚为君;代赭石之苦寒镇重而入肝,领人参下行以镇安其逆气为臣;旋覆花之咸温,能软坚行水下气,合生姜、半夏开痞为佐;甘草、大枣味甘,调胃之主药,故以为使。(《伤寒分经·卷八》)

【点评】成无己、尤在泾二注,简明扼要。钱天来对旋覆花、代赭石的功效,释之有理。吴仪洛指出本证土虚肝乘之机,可从,但认为本证之痞,责之于虚,故以人参补虚为君,是属不妥。本证胃虚气逆,痰浊内阻,肝胃气逆为痞硬噫气的主要病机,病以气逆噫气不止为重,当以旋覆花、代赭石之镇肝降逆,下气消痰为君方合经旨。周扬俊用本方治痞而噫气、反胃噫食,气逆不降,靡不神效,尤能指导临床,当深入领会。

【临床应用】

(1)后世医家对本方的应用

①周扬俊《伤寒三注》用本方治反胃噫食,气逆不降,靡不神效。

②朱肱《活人书》用治有旋覆代赭石证,其人或咳逆气虚者,先服四逆汤;胃寒者,先服理中丸,次服旋覆代赭汤,为良。

③《医学纲目》用治呕吐之证,大便秘结者。

④《伤寒附翼》用旋覆、半夏作汤,调代赭末,治顽痰结于胸膈,或涎沫上涌者最佳,挟虚者加人参甚效。

(2)现代应用

①消化系统:本方镇肝降逆,化痰和胃,现代报道较多,常用于治疗胃虚气逆,肝胃不和,痰饮内阻之嗳气、呕逆、噎膈反胃、心下痞硬等证,如急慢性胃炎、胃及十二指肠溃疡病、幽门梗阻、胃肠神经官能症、食管炎、食管梗阻、贲门痉挛、食管癌、胃癌、肝炎、便秘、食管贲门失弛缓症、胃扭转等等,凡见上述证候者,均可用本方加减治疗获效。高立超报道收治慢性萎缩性胃炎143例,随机分为两组。治疗组83例,对照组60例,临床主要表现为:胃脘疼痛,饱胀痞闷,食后更甚,恶心嗳气,甚至头昏疲倦,四肢无力,形体消瘦,舌苔白,脉细。所有病例均行纤维胃镜检查确认并排除恶性病变。治疗组服用旋覆代赭汤。方药组成为:旋覆花、代赭石、人参、半夏、甘草、生姜、大枣。肝气犯胃者加柴胡、枳壳、白芍、木香;饮食伤胃者加焦三仙、陈皮;痰饮停胃者加陈皮、云苓、白术;脾肾阳虚者加黄芪、桂枝;气阴两虚者加太子参、沙参、麦冬;虚实错杂者加苏梗、香附、吴茱萸、黄连。对照组服用吗丁啉片,10mg/片,3次/天,30天为1个疗程,共观察3个疗程。结果治疗组显效47例,有效25例,无效11例,

总有效率 86.7%;对照组显效 12 例,有效 31 例,无效 17 例,总有效率 71.7%。治疗组疗效明显优于对照组[3]。刘增运报道用旋覆代赭汤加减治疗胆汁反流性胃炎 36 例,临床表现为不同程度的持续性或阵发性胃脘部痞塞胀痛,食后尤甚,恶心嗳气,口苦反酸,胃镜见胃内有胆汁潴留,胃黏膜充血,水肿或有糜烂。用旋覆代赭汤加减治疗。药用:炒党参 30g,旋覆花 10g,代赭石 30g,佛手 10g,柴胡 10g,炒枳壳 15g,炒白芍 10g,姜半夏 10g,陈皮 10g,茯苓 15g,炙甘草 5g。嘈杂反酸加煅瓦楞子 30g,海螵蛸 10g。嘈杂易饥有胃热者加黄芩 10g,蒲公英 30g。胃阴虚加石斛 10g,沙参 15g。胃脘痛如针刺,痛点固定加延胡索 15g。1 剂/天,水煎 2 次,早晚各服 1 次,21 天为 1 个疗程,观察 2 个疗程。饮食忌酒、辛辣、过热及生冷油腻之品。结果:临床治愈 8 例,占 22.2%,显效 12 例,占 33.3%,有效 14 例,占 38.8%,无效 2 例,占 5.5%,总有效率为 94.5%[4]。李秀年报道用旋覆代赭汤加味治疗幽门不全梗阻 26 例,服用旋覆代赭汤加味。药物:姜半夏 15g,旋覆花 12g(包),代赭石 30g,党参 20g,炙甘草 10g,大枣 6 枚,生姜 10g,杭白芍 20g,莪术 10g,三棱 10g,炮山甲 10g。上药加水 500ml,文火煎至 250ml,早晚 2 次分服,每日 1 剂。4 周为 1 个疗程,疗程结束后胃镜及 X 线复查。26 例治愈 14 例,占 53.85%;好转 9 例,占 34.61%;无效 3 例,占 11.54%;总有效率为 88.46%。与治疗前对比,经检验有非常显著性差异[5]。郭丕春报道用旋覆代赭汤治疗胃扭转 40 例,病程最短 10 天,最长 18 个月;其中胃体扭转 180°者 38 例,扭转 360°者 2 例。用旋覆代赭汤为主,酌情化裁。症状不十分明显者,可用原方适量治疗;纳呆食少者,加白术、茯苓、砂仁等;恶心呕吐甚者,适当增加半夏、生姜用量,或视病情加用竹茹、茯苓等;脘腹痛甚而胀者,可酌情加入元胡、砂仁、白芍、白术及三仙等;噫气甚者,加厚朴、砂仁等。方中旋覆花宜包煎,代赭石用量宜视体质状况而定,一般在 15~25g 之间,宜打碎先煎 20 分钟以上,然后入他药同煎 20 分钟,取煎液 250~300ml,令患者早饭前 2 小时空腹热服,1 次/天。服药后 10 分钟开始,嘱患者每 3 分钟以仰卧位→右侧卧位(左侧卧位)→俯卧位→左侧卧位(右侧卧位)→仰卧位的体位循环进行 1 小时,然后随意活动。2 小时后进食少量热稀粥。结果治愈率为 82.5%;无效率为 17.5%。治愈率中尤以服用 3 剂及 6 剂为突出[6]。吴耀嵩收治反流性食管炎 34 例,临床以胸脘痞闷,嗳气反酸等为主症。均经胃镜确诊为反流性食管炎。治疗组用旋覆代赭汤加味为主辨证加减,基本方:旋覆花(包煎)10g,赭石(先煎)15g,姜半夏 9g,党参 12g,生姜 5g,甘草 3g,大枣 5 枚,柴胡 3g,海螵蛸 15g。脾胃虚弱型:加黄芪、白术、茯苓、怀山药等健脾益气,和胃降逆;脾胃虚寒型:加干姜、桂枝、吴茱萸等温胃散寒,和胃降逆;肝胃不和型:加玉蝴蝶、紫苏梗、郁金、佛手疏肝理气,和胃降逆;脾胃湿热型:加茵陈、苍术、佩兰、茯苓、薏苡仁等清热利湿,和胃降逆;胃阴不足型:可加玉竹、麦冬、石斛等滋阴清热,和胃降逆吐酸甚者:可加海螵蛸以制酸。结果治疗总有效率为 94.12%[7]。

②神经系统:本方的和胃降逆消痰作用,常用治神经系统疾患,较多报道的是眩晕、梅尼埃综合征、神经衰弱症、癔症,此外,还有失眠、头痛、脑膜炎后遗症等,属胃虚气逆痰阻者。如王晓棣报道用旋覆代赭汤加减,处方:旋覆花 10g(包),代赭石 30g(先煎),制半夏 12g,泽泻 10g,橘皮 12g,刺蒺藜 15g,白芍 15g,佩兰 12g,姜竹茹 30g,焦楂曲 10g。治疗内耳性眩晕有良效[8]。

③呼吸系统:本方健脾和胃,降气消痰,常用于治疗痰饮咳喘,肺胃气逆之证,如急慢性支气管炎、支气管扩张、哮喘、肺气肿、肺心病、咯血等,加减适当,均可取得满意疗效。徐有水报道用旋覆代赭汤为主治疗肺胃气逆型喘病 36 例,药用:旋覆花(包)10g,代赭石(先煎)20g,姜半夏 10g,党参 15g,甘草 6g,茯苓 15g,厚朴、娑罗子、炙麻黄、杏仁各 10g,苏子 30g,

白僵蚕10g。伴风寒束肺者加桂枝、荆芥；伴风热犯肺者加桑叶、菊花、桔梗；痰多喘逆不能平卧者加芦根、葶苈子、射干；肺脾两虚者加黄芪、五味子。每日1剂，水煎早晚分2次服，15天为1个疗程，结果36例中，治愈22例，占61.1%；好转12例，占33.3%；未愈2例，占5.6%。总有效率94.4%[9]。

④循环系统：据报道本方还可用于脾胃失和，痰气阻遏的某些循环系疾病的治疗。如温桂荣报道用旋覆代赭汤化裁：旋覆花(布包煎)12g，代赭石、生龙骨各30g，制半夏9g，生姜12g，党参15g，白术12g，陈皮5g，天麻12g，全蝎5g，钩藤12g(后下)，牛膝30g，桃仁9g治疗高血压见眩晕，头痛，目黑眼花，起则欲仆，胸闷泛恶等有效[10]。

⑤妇科：本方调理脾胃，降气消痰，临床报道较多用于妊娠恶阻的治疗，效果甚佳。程宏霞等报道旋覆代赭汤化裁治疗妊娠恶阻36例，基本方：旋覆花(布包)、醋柴胡、麦冬、炒白术、半夏、砂仁各10g，党参、代赭石(打碎)各15g，生姜、甘草各6g。若脾虚湿重、胸脘痞闷，苔厚腻者加陈皮、藿香、佩兰；胆火上逆，烦渴口苦，苔黄者加黄芩、黄连；呕吐甚伤津，舌红而干者去生姜、砂仁，加沙参、石斛。水煎取汁，分2次服，每日1剂，3天为1疗程。结果：治疗1个疗程症状消失28例(77.8%)，2个疗程症状消失8例(22.2%)。其中1例因呕吐脱水，配合输液治疗，总有效率为100%[11]。

⑥其他：现代报道，凡属胃虚气弱，噫气不除，肝胃不和的多种疾病，均可用本方加减取效。如肝失疏泄，肝胃气逆之奔豚证，肝火上升而致的吐血、衄血、咯血用之均获得满意疗效。

(3)医案选录

1)胃肠神经官能症：葛某某，女，29岁，农民。于1999年3月初诊。患者亲属代诉，病发于情志不畅，症见胸脘痞闷，嗳噫时作，间有叹息，食少，肌肉渐瘦，眉蹙少欢，时有腹痛便溏，舌淡苔白滑，脉弦细。证属肝气郁结，气郁则肝胆失于疏泄，胃当其中，顺降乖违，冲和失常。治以调肝解郁和胃。处方：旋覆花9g(包)，代赭石30g(先煎)，太子参20g，制半夏9g，吴茱萸6g，沉香6g(后下)，茯苓12g，制陈皮10g，绿萼梅6g。5剂，水煎服，每日1剂。服药5剂后二诊：药后胸脘痞闷渐轻，嗳气叹息亦减，时有矢气，此属肝气欲伸。但肝胃不和日久，热必侮脾，脾气少升，清气易陷，故腹痛便溏。当实脾柔肝，参入和胃消化之法。处方：炒白术10g，芍药15g，陈皮12g，防风9g，香橼10g，太子参15g，茯苓12g，砂仁6g，焦神曲10g，焦山楂10g，吴茱萸6g，川黄连9g。5剂，煎服法同前。服药后诸症消失。(《光明中医》，2008，23(1)：90-91)

按：气郁犯胃见呕恶、嗳噫者，笔者常用旋覆代赭汤合沉香、绿萼梅等降逆和胃；夹寒加吴茱萸、干姜；夹热加黄芩、黄连；对改善症状有裨益。郁证每兼痰浊，旋覆花、半夏蠲饮消痰亦较适合。若郁伤脾气，便溏泄泻者，赭石当慎用。

2)呕吐：李某，男，34岁，2006年4月15日就诊。阵发性呕吐，伴胃痛1个月。发作时呕吐频繁，轻则2～3天1次，重则1天数次，自用止呕止痛药不效。胃胀痛加重，纳谷不香，大便燥硬，经X线检查发现胃体扭转180°，提示"胃扭转"。舌尖红有瘀点，苔薄白润，脉沉弦滑。诊断为呕吐。证属胃失和降，气滞饮停。用旋覆代赭汤合左金丸加减。旋覆花15g(包)，代赭石30g，潞党参15g，清半夏12g，茯苓12g，厚朴12g，沉香8g(后下)，黄连6g，吴茱萸3g，青皮10g，竹茹10g，生姜5g。1天1剂，1天3次，7剂。服药后胃痛减轻，食欲增加，未见呕吐。上方减黄连、吴茱萸，加山药15g，延胡索10g。续服10剂，诸症悉除。X线复查示胃体恢复正常，随访未复发。(《实用中医药杂志》，2008，24(7)：457)

按:患者因中焦气机不畅,升降失常,气滞不通而胀痛。水谷不化反为湿滞,胃气不降反上逆而呕吐。用旋覆代赭汤合左金丸加减治疗,意在调其升降。旋覆代赭汤和胃化饮、降逆下气,加沉香、川厚朴、青皮、延胡索理气消滞,散胃气郁结;左金丸辛开苦降、助其降逆止呕,党参、茯苓、生姜等健脾升清。升降得调,胃气和降,气机通畅则呕吐胃痛自除。

3)呃逆:患者,男,45岁,1995年7月12日初诊。因争斗恼怒,患呃逆3个月,呃逆连声,多方求治,终无效果。时好时发,有时停数小时后又发,有时终日不断,情绪不好时发作较频,时有恶心欲呕,饮食欠佳,头目昏眩,苔薄腻,脉弦滑。方用:旋覆花15g,川楝子10g,代赭石50g,瓜蒌10g,丁香10g,白蔻仁12g,麦芽6g,清半夏12g,陈皮10g,郁金10g,甘草6g。服药1剂后,呃逆症状大减,再进5剂后,其病已愈,半年后随访未见发。(《广西中医药》,2008,31(2):34)

按:此病例原由情志不舒而致,以致肝气横逆,胃气上冲而致。故需调理气机,疏肝顺气。方中旋覆花、代赭石降逆和胃,重用代赭石乃遵胃气以降为顺之法则。川楝子、郁金、丁香疏肝理气,麦芽健胃,瓜蒌顺气,以助升降。诸药合用,气机顺畅,呃逆自消。

4)失眠(痰浊上逆):王某,男,36岁。2007年9月12日初诊。失眠近半年,有时彻夜难眠,平素善饮酒。曾服归脾丸、朱砂安神丸等无效。主诉:夜间失眠,辗转难安,神疲乏力,头晕目眩,恶心,痰多,时有呕恶,纳呆,二便尚调,舌质淡、苔白腻,脉滑。辨证当属脾胃虚弱,痰浊内阻,扰乱心神;治宜降逆化痰,健脾和胃,安神,予旋覆代赭汤加减。处方:旋覆花(包)12g,代赭石10g,半夏12g,人参6g,茯苓15g,白术12g,远志12g,炒麦芽30g,炒酸枣仁30g,生薏苡仁30g,生姜3片,炙甘草6g。水煎服,日1剂,7剂。嘱患者戒酒,7剂后症状明显好转,再服7剂睡眠已如常人。随访1个月未见复发。(《江苏中医药》,2009,41(10):63-64)

按:本病病因主要为平素饮酒致脾胃运化失常,日久脾胃虚弱,痰浊内生,升降失常,痰浊上扰心神而成失眠,此为"胃不和,则卧不安"之候。方中旋覆花、代赭石降逆止呕,半夏化痰降逆,四君子汤合薏苡仁健脾利湿以杜生痰之源,炒麦芽既可消食和胃又可防止代赭石重坠碍胃,远志、炒酸枣仁安神以治其标。本病虽为内因,其主证也不是以胃气上逆为主,但其病机属于脾胃虚弱、痰浊内生、升降失常,故仍以旋覆代赭汤加减治疗获效。

5)喘证(痰饮犯肺):王某某,女,42岁。2007年8月7日以气喘、胸闷,凉食或凉饮后加重1月余前来就诊。患者以前无支气管炎病史。曾检查心电图、胸片均未发现异常,平素贪凉饮冷且有慢性胃炎病史,常见呕吐、胃脘痞胀等症状,1个月前因吃冰糕后出现气喘、胸闷等症状,经西药治疗效果不佳,前来就诊。刻下:患者气喘、胸闷且有胃部不适,时有呕吐痰涎,头眩,大便稀,舌淡、苔白腻,脉弦。证属脾胃虚寒,痰饮犯肺;治拟和胃降逆,温肺化痰;予旋覆代赭汤加减。处方:旋覆花(包)10g,代赭石20g,陈皮10g,半夏10g,厚朴12g,茯苓15g,杏仁8g,桔梗12g,党参20g,白术12g,干姜6g,甘草6g。水煎服,日1剂,12剂。服上药12剂上述症状已经全部消失。(《江苏中医药》,2009,41(10):63-64)

按:此患者素有胃炎病史,且贪凉饮冷易于伤及胃阳,胃气不足,不能腐熟运化水谷,津液上泛为痰阻滞于肺,发为喘病。尽管本病病位在肺,但其本在脾胃,正应了"脾为生痰之源,肺为贮痰之器"之训,故以和胃降逆、温肺化痰的方法治疗。

【按语】旋覆代赭汤具有和胃化痰、镇肝降逆之功,《伤寒论》主治胃虚痰阻,肝胃不和,心下痞硬,嗳气不除之证,本条虽言本方主治伤寒发汗后嗳气不除,但历来医家用于治痰饮,止呕逆,调肝胃,应用甚广,更多地应用于杂病的治疗,以消化系疾病应用最为常见,凡属脾胃虚弱,痰气上逆之噫气、呕逆、心下痞硬等证,不论病属何科,均可加减应用。本方代赭石为重镇降逆之要药,原方用量较轻,而临证可酌情重用,有用至30g而收佳效者。兼热者,可入黄连、黄芩、竹茹;兼寒者,可加干姜、丁香、柿蒂;气虚者,可入黄芪、黄精;阴虚者,可加沙参、麦冬、石斛,去半夏、人参;血虚者,可加黄芪、当归、生芍;脾虚甚者,加白术、茯苓;痰多者,加陈皮、茯苓;纳差者可加山楂、麦芽之属;肝胃不和者,可入白芍、枳实、制香附,因证而施,灵活加减,可获满意疗效,对某些难治重证亦可建奇功。

【现代研究】

(1)对胃泌素表达的影响:于强等用不全幽门结扎＋食管下括约肌(LES)切开术制备酸性反流性食管炎大鼠模型后,给予旋覆代赭汤水煎剂,分别于治疗2、4、8天后观察各组大鼠胃窦黏膜胃泌素表达的变化。结果在用旋覆代赭汤治疗8天后,胃窦黏膜胃泌素的表达即有所提高,并与假手术对照组相比无显著性差异。说明旋覆代赭汤在治疗酸性反流性食管炎的过程中,能够明显增强胃窦黏膜胃泌素的表达,从而可促进LES功能的恢复,增加LES的压力,防止酸反流,促进疾病的恢复[12]。

(2)对细胞周期蛋白D1的影响:杨幼新等将80只Wistar大鼠随机分为正常对照组、模型组、中药治疗组、西药对照组,后3组行"食管十二指肠端侧吻合术",术后1周分别给予生理盐水、旋覆代赭汤水煎剂和枸橼酸莫沙必利分散片混悬液,连续给药21天后,观察各组大鼠食管黏膜CyclinD1的表达情况。结果模型组较正常对照组食管黏膜CyclinD1的表达明显增强,有显著性差异;中药治疗组及西药对照组较模型组食管黏膜CyclinD1的表达明显降低,且中药治疗组降低更为明显,有显著性差异;中药治疗组食管黏膜CyclinD1的表达与正常组比较,无显著性差异。说明旋覆代赭汤可明显降低混合性反流性食管炎食管黏膜CyclinD1的表达,从而起到治疗混合性反流性食管炎的作用[13]。

(3)对胃排空和胃酸分泌的影响:邓兴学等实验表明,旋覆代赭汤能促进胃排空;能抑制胃酸分泌,减少胃液量,并能降低胃蛋白酶排出量,且与西米替丁组相比较,无明显差异[14]。于强等实验研究也表明,旋覆代赭汤能够明显提高血浆胃动素水平,从而增加食管下括约肌(LES)的压力,促进胃排空,防止酸反流,促进疾病的恢复[15]。

(4)止呕作用:韩冰等在综述中报道,旋覆代赭汤可能通过对消化道动力的影响,对受体的拮抗和对呕吐中枢催吐化学感受区及大脑皮层的抑制等呕吐不同环节的作用而起防治呕吐的作用[16]。

三、桂枝人参汤证(163)

【原文】

太陽病,外證未除(1),而數下(2)之,遂協熱而利(3),利下不止,心下痞鞕,表裏不解者,桂枝人參湯主之。方二十五。(163)

桂枝四兩,別切　甘草四兩,炙　白朮三兩　人參三兩　乾薑三兩

上五味,以水九升,先煮四味,取五升,內桂,更煮取三升,去滓。溫服一升,日再夜一服。

【词解】

(1)外证未除:指表证未解。

(2)数下:数(shuò朔)。屡用攻下之意。

(3)遂协热而利:遂,于是。协,合也,同也。全句为:于是里寒挟表热而下利。

【提要】 太阳病误下脾虚寒湿兼表的证治。

【释义】 太阳病,表未解,当以汗解,而反屡用攻下,则不惟表邪不解,且更伤脾胃,致运化失职,腐熟不能,水谷不化,寒湿内生,阻于中焦,障碍气机流行,升降失常,浊阴不降,则心下痞硬;清阳不升,则利下不止。此乃中阳不振,脾虚寒湿之下利,同时兼表寒未解,故曰"协热而利",当以桂枝人参汤温中解表。

协热利,即指下利夹表证而言。协热者,指兼表证发热下利,可见"热"指表证发热之病象,而非指病性。协热利,在《伤寒论》中多处出现,其病机不同,施治各异,当明辨寒热虚实之属性,表里证之多少、缓急,而给予相应治法。有里虚寒协表热下利者,如本证,是脾虚寒湿兼表下利,故以桂枝人参汤双解表里;有里热兼表下利者,如 34 条之葛根芩连汤清热止利,兼以解表;32 条太阳与阳明合病下利,其病机偏重于表,故用葛根汤解表为主,使表解里自和,则下利可止。桂枝人参汤证、葛根芩连汤证,均以里证下利为主,故治里为主,兼以解表。若里证危急,则又当先里后表。如 91 条之下利清谷,身疼痛,为少阴虚寒夹表下利,以少阴阳虚为急为重,故以四逆汤先温其里,后再以桂枝汤解表。上述情况,或先表后里,或表里同治,或解表为主,兼以治里,或治里为主,兼以解表,或先里后表,均有其原则,应详审明晰,权宜而治。

本条太阳病误下,致心下痞硬,下利不止,列于泻心汤后,均见痞利之症,何不以甘草、生姜泻心汤治之? 原因在于本证为协热利,表邪未解,164 条有"表解乃可攻痞"之明训,故不用泻心汤者,虑其攻痞致表邪内陷。又心下痞硬,下利不止,缘于脾虚寒湿,并无热邪错杂于内,故不可予泻心汤,而用桂枝人参汤,温里为主,兼以解表。

【选注】

成无己:外证未除而数下之,为重虚其里,邪热乘虚而入,里虚协热,遂利不止而心下痞。若表解而下利,心下痞者,可与泻心汤;若不下利,表不解而心下痞者,可先解表而后攻痞。以表里不解,故与桂枝人参汤和里解表。(《注解伤寒论·辨太阳病脉证并治法第七》)

喻嘉言:误下则致里虚,里虚则外热乘之,变而为利不止者,里虚不守也。痞硬者,正虚邪实,中成滞凝痞塞而坚满也。以表未除,故用桂枝以解之,以里适虚,故用理中汤以和之。此方即理中加桂枝,而异其名,亦治虚痞下利之圣法也。(《尚论篇·太阳经上篇》)

程郊倩:协热而利,向来俱作阳邪陷入下焦,果尔,安得用理中耶? 利有寒热二证,但表热不罢者,皆为协热利也。(《伤寒论后条辨·辨太阳病脉证篇》)

程知:表证误下,下利不止,喘而汗出者,治以葛根芩连汤;心下痞硬者,治以桂枝参术。一救其表邪入里之实热,一救其表邪入里之虚寒,皆表里两解法也。(《伤寒经注·太阴辨证》)

【评述】 各家注释简明扼要,清晰可从。程郊倩对协热利的注解及当辨寒热属性,释之有理。程知及成无己将葛根芩连汤与桂枝人参汤、泻心汤与桂枝人参汤对勘,明其鉴别。喻嘉言强调本方是治虚痞下利之圣药,诚为经验之谈。

【治法】 温中解表。

【方药】 桂枝人参汤方。

【方义】 本证为脾虚寒湿协表下利,方以理中汤加桂枝而成。理中汤温中散寒,补益脾胃,复其中焦升降之职而下利止,增炙甘草之量,意在加强补中之力。加入桂枝,辛温通阳,散肌表之邪而除表证。本方以温里为主,兼以解表,为表里双解之剂。本方煎服,应注意以下两点:其一,先煎理中汤 4 味,后入桂枝。煎药一般遵循治里药先煎,解表药后下的原则。本证中焦虚寒较甚,故理中汤先煎,使之更好地发挥温中补虚之力。桂枝后下,专为解表而设,正如吴仪洛所云:"桂枝辛香,经火久煎,则气散而力有不及矣,故须迟入。"其二,方后注云"日再夜一服",即白天服药2次,使药效分布较为均匀,有利于中焦虚寒,而下利较重者,类似理中汤服法。

【方论选】

成无己:表未解者,辛以散之,里不足者,甘以缓之,此以里气大虚,表里不解,故加桂枝甘草于理中汤也。(《注解伤寒论·辨太阳病脉证并治法第七》)

王子接:理中加人参,桂枝去芍药,不曰理中,表里分头建功也。故桂枝加一两,甘草加二两,其治外协热而里虚寒,则所重仍在理中,故先煮四味,而后纳桂枝,非但人参不佐桂枝实表,并不与桂枝相忤,宜乎直书人参而不讳也。(《绛雪园古方选注·温剂》)

徐灵胎:桂枝后煮,欲其于治里症药中,越出于表,以散其邪也。(《伤寒论类方·理中汤类》)

沈丹彩:此与葛根芩连汤同于误下,而利不止之证也。而寒热各别,虚实对待,可於此互参之。彼因实热,而用清邪,此因虚邪而从补正,彼得芩连而喘汗安,此得理中而痞硬解,彼得葛根以升下陷而利止,此藉桂枝以解表邪而利亦止矣。(《百大名家合注伤寒论·辨太阳病脉证并治法十一》)

【点评】各家之注对桂枝人参汤表里双解之释基本一致。王子接指明本证外协热而里虚寒,治仍重在理中,实主次分明,画龙点睛之笔。沈丹彩以葛根芩连汤、桂枝人参汤用药功效,明辨其协热利之寒热虚实,深得要领,值得学习。

【临床应用】

(1)后世医家对本方的运用

①《类聚方广义》用本方治头痛发热,汗出恶风,肢体倦怠,心下支撑,水泻如倾者。

②《方极》用治人参汤(指理中汤)证而上冲急迫剧者。

③《医圣方格》用治下利,心下痞硬,心腹痛,头汗,心下悸,不能平卧,小便少,手足冷。

(2)现代应用:现代报道本方常用于治疗脾胃虚寒又兼表证的多种疾病,内科疾病中,尤其以治疗消化系统疾病见长。也兼及消化系统以外属脾胃虚寒兼表的其他疾病。

①消化系统:如赵良辰等报道用桂枝人参汤合芍药甘草汤治疗消化性溃疡60例(其中,胃溃疡38例;十二指肠球部溃疡22例),治疗基本方:人参、白及各10g,白术、白芍各15g,干姜、炙甘草各9g,桂枝12g,乌贼骨30g。恶心呕吐重者加半夏10g,生姜5片;疼痛较剧者加元胡15g,蒲黄10g;纳差,不思饮食者加焦三仙各15g;身困乏力明显者加黄芪20g。水煎服,日1剂,20天为1疗程,疗程最短者15天,最长50天,平均30天。结果治疗总有效率达95%[17]。秦改刚报道,用桂枝人参汤治疗慢性萎缩性胃炎35例,方药组成成分:桂枝、人参、白术、干姜。阳虚甚者加熟附子、肉桂;气虚者加黄芪、怀山药,兼血瘀者加当归、山甲;气滞者加陈皮、香附;依症状加味,胃痛较甚加元胡、灵脂;呕吐重则加吴茱萸、生姜;纳呆加焦三仙、内金。治疗总有效率为88.6%,明显优于用吗丁啉片治疗的西药对照组的76.7%[18]。周玉来报道其收治寒湿困脾患者120例,随机分为治疗组和对照组各60例。治疗组用桂枝人参汤颗粒剂。桂枝12g,党参10g,白术10g,苍术10g,干姜6g,生姜6g,甘草3g。对照组用藿香正气散加减颗粒剂。藿香10g,紫苏6g,白芷10g,茯苓10g,半夏10g,白术10g,陈皮12g,厚朴6g,生姜3g,桔梗10g,大枣10g,甘草3g。两组兼发热者加羌活10g、独活10g,兼食滞者加神曲10g、麦芽10g。每日1剂,用开水300ml冲化,分早晚2次温服,3剂为1疗程。治疗1个疗程后统计结果。嘱服药期间避风寒、慎起居,忌食生冷。治疗组另用神阙膏

(乌药、木香、蟾酥皮、丁香、麝香等)贴神阙穴 3 天。结果治疗组总有效率 96.7%，对照组总有效率 83.3%，两组比较有显著性差异(P<0.05)[19]。

②其他：如马大正报道用本方加半夏治妊娠恶阻有效[20]。刘绍炼报道用桂枝人参汤加味(桂枝 15g，白术 10g，生晒参 10g，干姜 10g，杏仁 10g，蝉蜕 10g，白芍 10g，炙甘草 10g，葶苈子 6g，大枣 6 枚)治疗过敏性鼻炎，有热者去干姜加黄芩 10g，清涕多者加五味子 10g。每日 1 剂，水煎分 2 次温服。连续用药最短 1 周，最长 20 天。用中药期间停用抗组胺药。结果显效(临床症状消失，鼻腔黏膜恢复正常，停药后 3 个月内不复发)50 例，占 83.3%；有效(临床症状消失，鼻腔黏膜恢复正常，停药后 1~3 个月复发，但症状减轻、发作时间延长)10 例，占 16.7%；总有效率 100%[21]。

(3)医案选录

1)妊娠恶阻：陈某，30 岁，2005 年 12 月 2 日初诊。因原发不孕 7 年、多囊卵巢综合征、慢性盆腔炎、子宫偏小就诊，经治疗后，于 11 月 21 日即停经 33 天时，诊断为早孕，检测 P 53nmol/L，β-HCG 3105.66mIU/ml。近日出现恶心，偶有呕吐，口淡，不欲饮，嗳气不多，身冷，二便正常。舌淡红，苔薄白，脉细。治法：温中健脾，和胃止呕。方用桂枝人参汤加味：桂枝 6g，炙甘草 6g，炒白术 12g，党参 12g，干姜 5g，半夏 12g。4 剂。2005 年 12 月 17 日复诊，恶心呕吐以及身冷均消失，腰微酸。B 超检查：宫内胎儿存活，约妊娠 50 天大小，舌脉如上。以香砂养胃丸，8 丸/次，3 次/天，吞服善后。

按：桂枝人参汤是《伤寒论》治疗"太阳病，外证未除，而数下之，遂协热而利，利下不止，心下痞硬，表里不解"的方剂，实为理中汤加桂枝 1 味，具温中解表功效。妊娠无表寒之证而用桂枝人参汤者，以桂枝不但可以解肌，尤可温中之故也。大凡妊娠恶阻、妊娠胃脘疼痛、妊娠腹泻属于脾胃虚寒者，均可使用此方(《甘肃中医》，2006，19(12)：7-8)

2)支气管哮喘：某男，40 岁，2002 年 3 月 16 日初诊。主诉咳喘反复发作已 30 年，加重 5 天。30 年以来时愈时发，未能根治，患者痛苦不堪，经西医诊为"支气管哮喘"。每到冬春季节天气寒暖不一，稍一不谨，感受风寒之邪而诱发。刻诊：咳喘频作，呼吸急促，胸闷，不能平卧，张口抬肩，吐白色泡沫痰，恶风寒，无汗，两手冰冷，疲倦乏力，大便稀溏。舌质淡，苔白滑，脉浮紧。证属肺脾阳虚，痰涎阻肺，兼感受风邪。治宜温化痰饮，宣肺平喘，方用桂枝人参汤合三拗汤化裁：桂枝、麻黄、北杏仁、制半夏各 9g，白术、党参各 15g，细辛、五味子、全蝎各 3g，干姜、炙甘草各 5g。2 剂，每日 1 剂，水煎服。服上 2 剂后咳喘减轻，夜卧转佳，后续上方加减治疗 8 剂，诸症缓解。为防复发，从调补肺脾肾方面入手，用六君子汤合金匮肾气丸加减调理善后。

按：《时方妙用·哮证》曰："哮喘之病，寒邪伏于肺俞，痰窠结于肺膜，内外相应，一遇风寒暑湿燥火六气久伤即发……"本病与素体虚弱，痰饮内伏，风寒诱发相关。病发期针对病因病机以祛邪为主，但有寒热虚实之分。而本案既有肺脾两虚，痰饮内伏，又有风寒外邪，遵循仲景"病痰饮者，当以温药和之"的原则，采用桂枝人参汤合三拗汤加减，一方面温运脾阳以化痰饮，另一方面三拗汤驱除风寒之邪，消除致病之因，使脾得健运，肺得宣发肃降，气血流通，和谐运作，痰饮自消。待病情缓解后，则调理脾肾为主，兼补肺气，使体质增强，减少复发。此外，若患者病情危重，面色紫绀，大汗淋漓，呼吸困难，单纯中药治疗效果不太理想，应到医院治疗，以免延误病情。(《中医药临床杂志》，2006，18(5)：429-430)

3)胃脘痛：某男，29 岁，2003 年 11 月 20 日初诊。主胃脘部疼痛反复发作 2 年，加重 2 天。刻诊：右上腹隐痛，以饥饿和晚上为甚，轻度压痛，喜温，嗳气，吐清水，倦怠无力，四肢冰冷,大便溏薄,2次/天。舌淡,苔薄白,脉沉缓。X线检查确诊为"十二指肠溃疡"。证属脾胃虚寒,胃气上逆。治宜温中散寒,和胃降逆。方用桂枝人参汤合丁香柿蒂汤化裁:桂枝、干姜、白术、柿蒂、半夏、延胡索、田七、枳壳各9g,党参5g,炙甘草、公丁香各5g。水煎服。3剂后,右上腹痛已缓解。续以前方加减调理1个月而愈。

按《灵枢经·小针解》有云:"言寒温不适……而病于肠胃。"饮食不节,或过服寒凉药物皆可导致脾胃伤。本案患者正值盛年,大多数医者以为不是虚寒,不敢用干姜类药物,这是药未中病而缠绵难愈的原因之一。此外,患者病情稍为缓解,就饮食生冷、啤酒、汽水、雪糕全都入口,病情自然会反复发作。针对患者的致病原因,分析病机,因人制宜,审因论治,常中有变,采用桂枝人参汤温中健脾,散寒止痛;丁香柿蒂汤和胃降逆而止呕。诸药合用,恰到好处,故能向愈。(《中医药临床杂志》,2006,18(5):429-430)

【按语】 桂枝人参汤为表里双解之剂,主治太阴虚下利兼表不解之证,为虚寒性协热利,临证以下利不止,心下痞硬,腹胀不适,腹痛绵绵,寒热头痛,舌淡舌白,脉缓而弱为其辨证要点。若水泻严重者,可与五苓散合方;腹痛者,可加白芍;气虚甚者,可入黄芪;脾肾阳虚,五更泻者,可与四神丸合方;夹食者,又辅以山楂、麦芽之属,随证加减,可获良效。方中理中可扶脾阳,桂枝甘草可通心阳,故又具温补心脾阳气之功,临床应用亦大为扩展,无论各种疾病,凡属心脾阳虚,症见心下痞硬,下利不止,食少倦怠,心悸怔忡,舌淡苔白,脉缓弱或结代者,均可应用本方。本方主治,当以脾虚寒湿为主,兼以解表。仲景制方,煎煮有法,如李培生《柯氏伤寒附翼笺正》所曰:"当先煎理中,使温中之力厚;后下桂枝,则解肌之力锐。先后轻重次第有法。"温里解表,轻重有别,各司其职,临证当予重视。若用以温扶心脾阳气,则如桂枝甘草汤法,同时煎煮,不必后下,取味厚而入心助阳。

四、瓜蒂散证(166)

【原文】

病如桂枝證,頭不痛,項不强,寸脉微浮[(1)],胸中痞鞕,氣上衝喉咽不得息[(2)]者,此為胸有寒[(3)]也。當吐之,宜瓜蒂散。(166)

瓜蒂一分,熬黄　赤小豆一分

上二味,各别擣篩,為散已,合治之,取一錢匕。以香豉一合,用熱湯七合,煮作稀糜,去滓。取汁和散,溫頓服之。不吐者,少少加[(4)],得快吐乃止。諸亡血虛家,不可與瓜蒂散。

【词解】

(1)微浮:此指寸脉微见浮象。

(2)不得息:息,呼吸。此指呼吸不利。

(3)胸有寒:寒,代指病邪。胸有寒,指痰涎、宿食之邪阻滞于胸中。

(4)少少加:少少,即稍稍之意,此指稍稍地增加药量。

【提要】 辨胸膈痰实证及与桂枝汤证的鉴别。

【释义】 本条主要论述痰实阻于胸膈的瓜蒂散证,因其证候表现与桂枝证有相似之处,故起手即言病如桂枝证,指有恶寒发热汗出等,但头不痛,项不强,寸脉微浮则不同于桂枝证。"此为胸有寒也",指痰涎、宿食之类,揭示本证由于胸膈有痰实邪气阻滞所致。寸以候上,痰实阻于胸膈,病位偏上,邪有上越之势,故寸脉微浮。痰实之邪阻碍气机流行,故胸中痞硬。邪气内阻,正气欲驱邪外出,以致肺气上逆,故气上冲咽喉,呼吸不利。卫气源于脾胃,出于上焦,赖胸阳之宣发而行于脉外,有充皮肤、肥腠理、司开合之功能,由于痰实阻于胸膈，卫气失于宣发，故见恶寒发热汗出等，此非是风寒之邪阻于太阳经输，故头不痛，项不强。本证为痰实阻遏胸膈，以胸中痞硬，气上冲咽喉不得息为其主证。邪在上者，因而越之，故而因势利导，用瓜蒂散吐之，令邪去正安。

张仲景论吐法，除本条外，尚有少阴篇 324 条之"饮食入口则吐，心中温温欲吐，复不能吐"；厥阴篇 355 条之"心下满而烦，饥不能食"；《金匮要略》"宿食在上脘，当吐之，宜瓜蒂散"，均是论述实邪阻滞胸膈、胃脘，以瓜蒂散涌吐之例，宜相互参考。

本证形如桂枝证，实则不同，桂枝证是风寒袭表，营卫不和，故恶寒、发热、汗出、头项强痛，寸关尺三部脉俱为浮缓，故以桂枝汤调和营卫，驱除肌表之邪。本证是痰食阻遏胸膈，卫气失宣所致，并无外邪客于太阳，故虽恶寒发热，而头不痛，项不强，仅寸脉微浮，并以胸中痞硬，气上冲咽喉不得息为主。二者病机不同，须当明辨。

本证胸中痞硬，当与泻心汤之心下痞鉴别。本证为有形之痰涎、宿食阻滞胸膈，病位偏高，以胸中痞硬、气上冲咽喉不得息为主，并无肠鸣下利等症，而痞证为无形之邪内阻，脾胃升降失职，以心下痞、呕而肠鸣为主，所辨不难。

【选注】

成无己：病如桂枝证，为发热、汗出、恶风，言邪在表也。头痛、项强，为桂枝汤证具。若头不痛，项不强，则邪不在表而传里也。浮为在表，沉为在里。今寸脉微浮，则邪不在表，亦不在里，而在胸中也。胸中与表相应，故知邪在胸中者，犹如桂枝证而寸脉微浮也。以胸中痞硬，上冲咽喉不得息，知寒邪客于胸中而不在表也。《千金》曰：气浮上部，填塞心胸，胸中满者，吐之则愈。与瓜蒂散，以吐胸中之邪。（《注解伤寒论·辨太阳病脉证并治法第七》）

方有执：如桂枝证，言大约似中风也，头不痛、项不强，言太阳经中无外入之风邪，以明非中风也。寸候身半以上，微浮，邪自内出也。胸中痞硬，痰涎塞膈也。气上冲咽喉者，痰涌上逆，或谓声如曳锯是也。寒以痰言。（《伤寒论条辨·辨温病风温杂病脉证并治》）

程郊倩：胸中痞硬，不因误下而成，其非表邪陷入可知，气上冲咽喉不得息，病不在中下二焦，其非里邪结聚可知，非表非里，明属邪气蕴蓄于膈，此为胸有寒也。虽胸处至高，尚属太阳之分，然邪不在肌，解肌之法，无所用也，法当吐之。缘痞硬一证，因吐下者为虚，不因吐下者为实，实邪填塞心胸，中下二焦，为之阻绝，自不得不从上焦为出路，所谓在上者，因而越之是也。（《伤寒论后条辨·辨太阳病脉证篇》）

汪苓友：伤寒一病，吐法不可不讲，华元化云：伤寒至四日在胸，宜吐之，巢元方云：伤寒三日以上，气浮在上部，胸心填塞满闷，当吐之则愈。仲景以此条论，特出之太阳下篇者，以吐不宜迟，与太阳汗证相等，当于两三日间，审其证而用其法也。（《伤寒论辨证广注·辨太阳病脉证并治下》）

尤在泾：此痰饮类伤寒证，寒为寒饮，非寒邪也。活人云：痰饮之为病，能令人憎寒发热，状类伤寒，但头不痛，项不强为异。脉浮者，病在膈间，而非客邪，故不盛而微也。胸有寒饮，足以阻清阳而凝肺气，故胸中痞硬，气上冲咽喉不得息也。经云：其高者因而越之，《千金》云：气浮上部，顿塞心胸，胸中满者，吐之则愈。瓜蒂散能吐胸中与邪相结之饮。（《伤寒贯珠集·太阳篇下·太阳类病法》）

【评述】 各家对瓜蒂散证的病机、证候及与桂枝汤证之鉴别，分析大体一致，阐释清晰。对"胸有寒"的看法则有不同，成无己认为寒，即寒邪；方有执认为寒以痰言；程郊倩认为寒为邪气；汪苓友认为寒为邪，或为痰亦通；尤在泾认为是寒饮。笔者认为，若以治法反证字义，当是以"寒"字代称病邪，如痰涎、宿食、寒饮等，不必拘泥。

【治法】涌吐痰实。

【方药】瓜蒂散方。

【方义】本证胸膈为痰实之邪所阻,《素问·阴阳应象大论》曰:"其高者,因而越之",则使用吐法之义明矣。方中瓜蒂极苦,入阳明胃经,为催吐之主药,吴仪洛《本草从新》谓:"能吐风热痰涎,膈上宿食。"赤小豆甘酸平为臣药,二者合用,有酸苦涌泄之功;香豉轻清宣泄为使,助其涌吐胸中实邪。共为涌吐之峻剂,适于胸膈痰实阻遏之实证。

本方涌吐之力峻猛,用之得当,则行速效捷,邪祛正安,若用之太过,或不当,最易损伤胃气,故须注意以下几点:其一,先煮香豉为稀粥状,去滓合散,温而顿服。其二,本方峻猛,用之宜慎,适于确有痰涎、宿食阻滞胸膈,形体壮实者,若气血亏虚之人,则不可服,以免酿成不良后果。其三,服后得快吐即止,切莫过剂。若药后不吐者,可少少增其量,以知为度。

【方论选】

汪苓友:成无己明理论云:华佗曰:"四日在胸,则可吐之。"此迎而夺之之法也。《千金方》曰:"气浮上部,填塞心胸,胸中满者,吐之则愈。"此随证治之之法也。大约伤寒四五日,邪气客于胸中之时也,加之胸中烦满,气上冲咽喉不得息者,则为吐证具,乃可投诸吐药,而万全之功有之矣。瓜蒂味苦寒,《内经》曰:"湿气在上,以苦吐之。"寒湿之气,留于胸中,以苦为主,是以瓜蒂为君,赤小豆味酸温,《内经》曰"酸苦涌泄为阴",分涌膈实,必以酸为佐,是以赤小豆为臣。香豉味苦寒,苦以涌泄,寒以胜热,去上膈之热,必以苦寒为辅,是以香豉为使,酸苦相合,则胸中痰热,涌吐而出矣。其于亡血虚家,所以不可与者,以瓜蒂散为驶剂,重亡津液之药,亡血虚家,补养则可,更亡津液,必不可全,用药君子,必偕究焉。

上方后云:"煮作稀糜。"糜,粥也,又烂也。言以汤七合,煮香豉如糜粥之烂也。(《伤寒论辨证广注·辨太阳病脉证并治下》)

《医宗金鉴》:瓜蒂极苦,赤小豆味酸,相须相益,能疏胸中实邪,为吐剂中第一品也。而佐香豉汁合服者,借谷气以保卫气也。服之不吐,少少加服,得快吐即止者,恐伤胸中元气也。此方奏功之捷,胜于汗下,所谓汗、吐、下三大法也。今人不知仲景、子和之精义,置之不用,可胜惜哉!然诸亡血虚家,胸中气液已亏,不可轻与,特为申禁。(《医宗金鉴·订正仲景全书·伤寒论注·辨太阳病脉证并治上》)

吴仪洛:瓜蒂散,越以瓜蒂淡豉之苦,涌以赤小豆之酸,吐去上焦有形之物,则木得舒畅,天地交而万物通矣。(《本草从新·瓜类》)

【点评】《伤寒论》中,论吐法不多,《医宗金鉴》谓:"此方奏功之捷,胜于汗下,所谓汗、吐、下三大法也。"强调了吐法的疗效,应予重视。吴仪洛认为"只要吐去上焦实邪,则木得舒畅",其言颇为深入。盖以实邪得除,肝木不受土邪之反侮,疏泄得以条达,则气机自然畅达。惟吐法峻猛,应当审慎。

【临床应用】

(1)张仲景对本方的应用

①用本方治痰食阻滞胸膈,形似桂枝证,但头不痛,项不强,寸脉微浮,以胸中痞硬,气上冲咽喉不得息为主者。见于166条。

②本方治饮食入口则吐,心中温温欲吐,复不能吐,手足寒,脉弦迟者。见于324条。

③本方治痰涎阻遏胸中,胸阳不布之痰厥证,证见手足厥冷,脉乍紧,心下满而烦,饥不能食者。见于355条。

④《金匮要略·腹满寒疝宿食病脉证并治》用本方治宿食在上脘。

⑤《金匮要略·痉湿暍病脉证并治》用本方去赤小豆、香豉,仅用瓜蒂一味,名一物瓜蒂汤,治中暑兼湿,证见身热疼重,脉微弱,四肢浮肿者。

（2）后世医家对本方的应用

①《外台秘要》用本方去香豉,或加丁香,或加黍米,或仅用瓜蒂,煎汤口服,或滴鼻,或捣末,取如大豆塞入鼻中,治疗诸黄。录《延年秘录》疗急黄,心下坚硬,渴欲饮水,气粗喘满,眼黄,得吐则差。

②《肘后方》用本方治胸中多痰,头痛不欲食。

③《内外伤辨惑论》用本方治饮食过饱,填塞胸中。

④《医方集解》用本方治卒中痰迷,涎潮壅盛,颠狂烦乱,人事昏沉,五痫痰壅及火气上冲,喉不得息,食填太阴,欲吐不出。亦治诸黄、急黄。本方除赤豆,加郁金、韭汁,鹅翎探吐,名三圣散,治中风风痫,痰厥头痛。

⑤《奇效良方》用本方治风癫。

⑥《温病条辨》及《瘟疫论》用本方去香豉加山栀,亦名瓜蒂散,治上焦温病,心烦不安,痰涎壅盛,胸中痞塞欲呕,无中焦证者,或疫邪留于胸膈,胸膈满闷,欲吐不吐之证。

（3）现代应用:瓜蒂散为涌吐峻剂,现代临床主要用于胸膈痰涎、宿食阻滞,症见胸脘满闷,恶心欲吐,复不能吐,气上冲咽喉,呼吸迫促,或有四肢不温,发热恶风汗出,苔白滑,寸脉微浮者。此外,还用于因痰引发的各种病证。近10年来亦有报道用本方泡服或搐鼻,治急性黄疸型传染性肝炎、重症肝炎,有退黄及促进肝功能恢复之较好疗效。还用其催吐作用治疗酒精依赖。

①酒精依赖:王文林等利用瓜蒂散和阿朴吗啡的催吐作用,分别对30例酒精依赖者进行厌恶疗法戒酒,瓜蒂散组给予瓜蒂散1.0g/次,待患者产生恶心、呕吐感时令其闻酒味,然后饮52度白酒50g,每周治疗1~3次,5~15次为1个疗程。对瓜蒂散造成的强烈呕吐反应终止方法为麝香散剂0.1g口服即可。阿朴吗啡组给予阿朴吗啡5~10me/次,皮下注射,待患者出现恶心、呕吐感时令其先闻后饮与瓜蒂散组同样量、质的白酒,1次/（1~2）天,10次为1个疗程。结果两组患者均建立了条件反射,其半年戒断率间差别无统计学意义（$P>$ 0.05）。说明瓜蒂散戒酒疗效与阿朴吗啡相当,同时因其价格低廉,服药方便,更有利于临床推广使用[22]。

②肝炎:高凤成等报道,治疗淤胆型高胆红素血症66例,临床主要表现为中至重度黄疸及程度不等的消化道症状,总胆红素均在171μmol/L以上,黄疸期4周以上,ALT、AST、ALP、γ-GT均有程度不等升高。其中:急性淤胆型肝炎32例,慢性淤胆型肝炎11例,慢性乙型肝炎中重度23例。随机分为治疗组35例,对照组31例。对照组用思美泰1.0g加入5%葡萄糖500ml静滴,1日1次,肝复肽100mg加入5%葡萄糖500ml静滴,1日1次,共用4周。治疗组用思美泰1.0g加入5%葡萄糖500ml静滴,1日1次,肝复肽100mg加入5%葡萄糖500ml静滴,1日1次,3周后复查肝功,总胆红素下降不明显时（<入院时的30%）,加用"复方瓜蒂散"治疗。具体方法:组方:瓜蒂、赤小豆、红谷子等,将上述中药低温烘干,研细末,将少许粉末轻吸入患者双侧鼻腔,每隔10分钟1次,共5次。在吸入30分钟后,患者出现鼻痒,打喷嚏,开始有少量黄色鼻涕溢出,持续8~12小时,鼻腔不断流出黄色鼻涕200~300ml。结果:用复方瓜蒂散一次治疗后,80%以上的患者在1周后总胆红素下降至治疗前50%左右水平。继续保肝、对症治疗,胆红素继续下降,不反跳,治疗后症状改善,较

对照组黄疸期明显缩短 2 周以上[23]。郑传运用瓜蒂散喷鼻治疗慢性乙肝 60 例。用瓜蒂 100g,赤小豆、秫米各 50g,治疗组给药量每次 1g,分 4 等份,交替吹入两鼻孔内,间隔 20 分钟,4 天喷药 1 次,喷药 6 次后改为 6 天喷药 1 次。对照组口服乙肝宁冲剂,每次 1 包,口服甘草甜素片,每次 1g,每天 3 次。两组在治疗时疗程均为 2 个月:结果两组总有效率分别为 91.7%、56.7%[24]。

③脐湿:脐湿婴儿脐带脱落后,脐中潮湿不干,微有红肿,称为脐湿。刘桂馨报道以南瓜蒂适量,置新瓦上焙干研极细末即成南瓜蒂散,贮瓶中备用。治疗时将患者脐部用生理盐水或温开水洗净擦干,将药敷于脐中,以盖满脐部为度,再以纱布包扎固定,每天换药 1 次,一般治疗 3～5 次可愈[25]。

(4)医案选录

乙型肝炎:刘某,男,35 岁,农民,乙型肝炎 4 年,1997 年 3 月 20 日因呕恶、腹胀、厌油腻、纳少、肝区痛而就诊。刻诊:精神不振,皮肤和巩膜发黄,肝右肋下 2 横指,压痛明显,脾左肋下 3 横指,无压痛,腹水征(－),舌质红、苔黄厚,脉弦滑稍数。肝功:ALT 280U/L,TBiL 108.6μmol/L,乙肝表面抗原(＋),核心抗体(＋),e 抗原(＋)。治疗给以瓜蒂散喷鼻。治疗 1 个月,纳食即增,体力渐复,治疗 2 个月诸症悉除,查肝功 ALT、TBiL 降至正常,HBsAg(－),肝脾已回缩至正常范围,随访 1 年未反复。(《中医外治杂志》, 2002,11(1):15)

【按语】瓜蒂散,是仲景为痰实阻滞胸膈而设,为涌吐峻剂,以胸脘痞闷,欲吐不能,气上冲咽喉不得息,心烦不安,或手足厥冷,寸脉微浮,或脉乍紧,苔多白腻,为其辨证要点。因邪结部位在上焦,故本《黄帝内经》"其高者因而越之"之旨,制以酸苦涌泄的瓜蒂散。由于吐法峻猛伤阴损阳,故使用较少,报道亦少。然则,若能准确地掌握适应证,可收立竿见影之效。剂量一般以每天 3～6g 煎汤顿服,或 0.6～1.8g,研末吞服为宜,中病即止。过量则可引起毒性反应,甚则致呼吸、循环衰竭,不可不慎。

【现代研究】瓜蒂散的主要药理作用在于瓜蒂,现代对甜瓜蒂的研究,认为甜瓜蒂的主要成分含甜瓜素及葫芦素 B、E 等结晶性苦味质。味苦、性寒、有毒。有催吐、退黄之功,现代药理研究,证实有催吐作用。据卢佼佼在综述中报道,瓜蒂散可升高大脑皮层去甲肾上腺素含量。瓜蒂的主要成分是甜瓜素,动物实验证明其能刺激胃黏膜的感觉神经,反射性兴奋呕吐中枢,引起呕吐[26]。

五、痿证的辨证(160、164、165、167)

【原文】

伤寒吐下後,發汗,虚煩,脉甚微,八九日心下痞鞕,脇下痛,氣上衝咽喉,眩冒[1],經脉動惕者,久而成痿[2]。(160)

【词解】

(1)眩冒:头昏重而眼黑发花的症状。

(2)痿:证候名称,语出《素问·痿论》,是肢体萎弱废用的一类病证。

【提要】伤寒误吐下发汗致虚及久而成痿的变证。

【释义】伤寒,法当解表,若先吐下则为逆,盖吐下后里气已伤,脾胃受损,若再施汗法,必阳气大虚,津液虚劫,正虚邪扰,故心烦;阳气不足则脉甚微。病延至八九日,阳气亏损愈甚;其津液虽虚,惟以阳虚失运,则停聚为饮。饮邪内动,上逆心下,则心下痞硬;留于胁下,则胁下痛;胃虚饮逆,故气上冲咽喉;阳气不足,加之水气上蒙清窍,则头目昏眩。阴阳两损,津液不足,经脉失养,则经脉跳动不宁,久则可致肢体痿软废用。

本条与67条的苓桂术甘汤证较为相似,均由伤寒汗吐下后阳虚水气上逆所致,但本证阳虚更甚,证情更重,故彼证心下逆满,气上冲胸,起则头眩,脉沉紧,而本证心下痞硬,气上冲咽喉,眩冒;彼证脉沉紧,而本证则脉甚微;彼证发汗则动经,身为振振摇,而本证则经脉跳动不宁,久则成痿。

本条与76条的栀子豉汤证,同为发汗吐下后之变证,并且均以"虚烦"表述之,然则,彼为热邪内陷,扰于胸膈致烦,虽曰"虚烦",是指内无实邪而言,并非虚证,故脉必数而有力,而本证是阳虚饮逆,正气内虚,故脉甚微,按之无力,两相对勘,此为正虚神烦明矣。

【选注】

成无己:伤寒吐下后发汗,则表里之气俱虚,虚烦,脉甚微,为正气内虚,邪气独在。至七八日,正气当复,邪气当罢,而心下痞,胁下痛,气上冲咽喉,眩冒者,正气内虚而不复,邪气留结而不去。经脉动惕者,经络之气虚极,久则热气还经,必成痿弱。(《注解伤寒论·辨太阳病脉证并治法第七》)

方有执:此申上条(指67条之苓桂术甘汤证)而复言失于不治则致废之意,上条脉沉紧,以未发汗言也,此条脉甚微,以已发汗言也,经脉动,即动经之变文;惕,即振振摇也,大抵两相更互发明之词。久,言即经八九日,若犹不得解而更失于不治,则津液内亡,湿淫外渍,必致痹而成痿,痿者,两足痿软而不相及也。(《伤寒论条辨·辨太阳病脉证并治中》)

喻嘉言:此即上条之症(指67条),而明其增重者必至废也。曰虚烦,曰脉甚微,则津液内亡,求上条之脉沉紧为不可得矣。曰心下痞硬,曰胁下痛,较上条之心下逆满更甚矣。曰气上冲咽喉,较上条之冲胸更高矣。外证痰饮搏结有加,而脉反甚微,不与病情相协。为日既久,则四属失其滋养,此后非不有饮食渐生之津液,然久不共经脉同行,其旁渗他溢,与饮同事可知,其不能复荣经脉可知,所以竟成痿也……夫人身之筋脉,全赖元气与津液充养,元气已动而渐消,津液以结而不布,上盛下虚,两足必先痿废。此仲景茯苓桂枝白术甘草汤,于心下逆满,气上冲胸之日,早已用力乎。(《尚论篇·太阳经中篇》)

汪苓友:仲景云痿者,当是肉痿之病,推其病因,由吐下而心下痞硬,既伤其中州之阴,复发其汗,经脉动惕,更泄其肌表之阳。脾胃者,中州土也,其主为肌肉,其用在四肢,今者,阴阳衰虚,土失其资生之气,脾胃邪热壅结,其始也,邪热之气上冲于头,则眩冒;其继也,邪热之气,下还于经,则痿弱也。尚论篇以痿为两足先废,此即邪热之气下还于足太阳经之义。又按此条论,仲景无治法,补亡论常器之云,可茯苓甘草白术生姜汤。郭白云:当作茯苓桂枝白术甘草汤;成痿者,振痿汤。(《伤寒论辨证广注·辨太阳病脉证并治下》)

《医宗金鉴》:"八九日心下痞硬,胁下痛,气上冲咽喉"三句,与上下文义不属,必是错简。注家因此三句,皆蔓衍支离,牵强注释。不知此证,总因汗出过多,大伤津液而成,当用补气补血益筋壮骨之药,经年始可愈也。伤寒吐下后,复发其汗,治失其宜矣,故令阳气阴液两虚也。阴液虚,故虚烦;阳气虚,故脉微;阳气微而不升,故目眩冒;阴液虚而不濡,故经脉动惕也。阳气阴液亏损,久则百体失所滋养,故力乏筋软而成痿矣。(《医宗金鉴·订正仲景全书·伤寒论注·辨坏病脉证并治》)

【评述】各家之注对本条汗吐下后阴阳两损,津液不足,造成变证,看法大抵相同,但对致痿的原因,则见解不一,成、汪二人认为是"热气还经",方有执认为是"津液内亡,湿淫外渍"。喻嘉言认为是失于元气与津液之充养所致,《医宗金鉴》则认为是阳气阴液亏损,筋脉失养而成。揆度本证"脉甚微",可见本证阴阳两虚,但以阳虚为重。阳虚则饮邪易动,饮邪上逆则心下痞硬,气上冲咽喉,头目昏眩。阳虚失于温煦,津亏失于濡润,加之水气浸渍,则经脉跳动不宁,久而痿废。本证未出方治,陈亦人认为用温阳利水法;刘渡舟指出用苓桂术甘汤加附片;舒驰远认为:"重用附子、人参大补其阳以御其阴,白术、茯苓、半夏、草果、南星、姜黄、醒脾崇土,以退饮邪,更加虎掌骨,擅能搜豁之品,引导诸药,以达四肢,而长驱直捣邪饮绾结之处,然必合成丸药,多服方能奏效。"均供参考。

【原文】

伤寒大下後,復發汗,心下痞,惡寒者,表未解也。不可攻痞,當先解表,表解乃可攻痞。解表宜桂枝湯,攻痞宜大黄黄連瀉心湯。(164)

【提要】 热痞兼表不解的治法。

【释义】 伤寒治当发汗解表,但却先行攻下,再行发汗,此汗下失序,表邪不能解除,故恶寒。误汗使邪热内陷,结于心下,痞塞气机,形成热痞,故心下痞,此里有痞证,而外有表邪,为表里同病,当先解表,表解后再治其里,故曰:"不可攻痞,当先解表,表解乃可攻痞。"若表未解而先攻痞,可引邪深入,易生变证。

本条强调表里同病,当先表后里的原则,先以桂枝汤解表,表解后,再以大黄黄连泻心汤清热泄痞。本条既曰伤寒,何以不用麻黄汤,反用桂枝汤? 大约如57条之例,即伤寒汗后,腠理开张,纵有表邪未解,亦不宜用麻黄汤之峻汗,以免过汗伤正,酿成变证,故用桂枝汤调和营卫,解肌祛风。

表里同病的治疗原则,当据表里证情的轻重缓急而定。通常里证不急者,当先表后里;里证危急时,可先里后表;表里均不甚急时,可表里同治。前条(163条)桂枝人参汤证,太阳病下后,心下痞硬,是以里证为重为急,而表证尚轻,故以温里为主,解表次之。本证亦为伤寒误下,心下痞,是热痞而兼表不解,里证不甚急,故宜先表后里。此外124条之抵当汤证;91条、92条之少阴兼表证,是里证急重,故宜先里后表。

【选注】

成无己:大下后,复发汗,则表里之邪当悉已,此心下痞而恶寒者,表里之邪俱不解也。因表不解而下之,为心下痞,先与桂枝汤解表,表解,乃与大黄黄连泻心汤攻痞。《内经》曰:从外之内而盛于内者,先治其外,而后调其内。(《注解伤寒论·辨太阳病脉证并治法第七》)

尤在泾:大下复汗,正虚邪入,心下则痞,当与泻心汤如上法矣。若其人恶寒者,邪虽入里,而表犹未罢,则不可遽攻其痞,当先以桂枝汤解其表,而后以大黄黄连泻心汤攻其痞。不然,恐痞虽解,而表邪复入里为患也,况痞亦未必能解耶。(《伤寒贯珠集·太阳篇下·太阳救逆法第四》)

陈修园:此一节,汪苓友谓其重出,而不知仲景继上节而复言之,已见表之邪热虽同,而里之变证各异,且表里同治,有用一方而为双解之法,双解中又有缓急之分,或用两方而审先后之宜,两方中又有合一之妙,一重复处,开出一新境,不可与读书死于句下者说也。(《伤寒论浅注·太阳篇下》)

【评述】 成无己、尤在泾二注对本条先表后里的治疗原则阐释甚为明晰,可从。陈修园申明表里同病,由于里证各异,缓急有别,故治法有先后之分,双解有缓急之别,突出了辨证论治的原则,指出读书不可死于句下,治病既有原则性,亦有灵活性,圆机活法,以应万变之疾,这一观点,令人极为推崇。

【原文】

傷寒發熱，汗出不解，心中痞鞕，嘔吐而下利者，大柴胡湯主之。用前第四方。(165)

【提要】 少阳兼阳明里实的证治。

【释义】 伤寒发热，若得汗出，则表解而热已，而本证汗出不解，热不为汗衰，且无恶寒之症，说明并非表邪不解，而是邪已深入少阳，并兼阳明里实，是里热之实证不解。邪犯少阳，枢机不利，气机阻滞，故心中（下）痞硬，经云："邪在胆，逆在胃。"少阳枢机不利，病兼阳明里实，腑气不通，热壅气滞，胆胃气逆，故呕吐；阳明燥实内结，热邪迫津下泄，故下利，其利污浊臭秽，量少灼肛，属热结旁流之类。本条应与103条大柴胡汤证的呕不止、心下急、郁郁微烦合参，均为少阳郁热兼阳明里实之证，故以大柴胡汤和解少阳，兼通泻阳明腑实。

本条在伤寒发汗后，汗出不解，出现心下痞硬之症，应与心下痞硬的其他证候鉴别，如生姜泻心汤证、甘草泻心汤证、桂枝人参汤证、旋覆代赭汤证等等。本证是少阳郁热兼阳明腑实证，心下痞硬因少阳枢机不利，气机痞塞所致，可伴见往来寒热，或发热，呕不止，心下急迫疼痛，大便秘结或下利等；生姜泻心汤、甘草泻心汤证，是寒热错杂于中，脾胃受损，中焦升降失司所致，除心下痞硬外，伴见呕吐、肠鸣、下利，干噫食臭，谷不化等；桂枝人参汤证，是太阴虚寒下利，兼表不解，其心下痞硬是脾失健运，浊阴上逆之故，下利属虚寒性质，与本证实热之性截然不同；旋覆代赭汤证，乃胃虚痰阻，虚气上逆，症见心下痞硬，噫气不除，而无呕吐、心下急、下利等证。

【选注】

成无己：伤寒发热，寒已成热也。汗出不解，表和而里病也。吐利心腹濡软为里虚，呕吐而下利，心下痞硬者，是里实也。与大柴胡汤以下里热。（《注解伤寒论·辨太阳病脉证并治下》）

柯韵伯：汗出不解，蒸蒸发热者，是调胃承气证；汗出解后，心下痞硬下利者，是生姜泻心汤证；此心下痞硬，协热而利，表里不解，似桂枝人参汤证；然彼在妄下后不呕，此则未经下而呕，则呕而发热者，小柴胡主之矣；然痞硬在心下而不在胁下，斯虚实补泻之所由分也。故去参甘之甘温益气，而加枳芍之酸苦涌泄耳。（《伤寒来苏集·伤寒论注·少阳脉证》）

《医宗金鉴》：下利之"下"字，当是"不"字，若是"下"字，岂有上吐下利，而以大柴胡汤下之之理乎？伤寒发热汗出不解，表尚未已也；心中痞硬，大便不利，里病又急矣。呕吐，少阳、阳明兼有之证也。少阳、阳明两急，心中热结成痞，故以大柴胡汤，外解少阳发热未尽之表，内攻阳明成实痞硬之里也。（《医宗金鉴·订正仲景全书·伤寒论注·辨少阳病脉证并治》）

丹波元简：此说（指《医宗金鉴》所云下利，当是不利——笔者注）似是，而实非也，所谓下利，乃是热利，若改作不利，则与小便何别，可谓失考矣。（《伤寒论辑义·辨太阳病脉证并治下》）

【评述】《医宗金鉴》对本证少阳阳明兼有之证解释甚是，明晰可从，惟将"下利"改为"不利"，欠妥。柯韵伯就心下痞硬，指出当与生姜泻心汤证、桂枝人参汤证、大柴胡汤证作鉴别，于临证颇具指导意义。成无己以心下濡软或痞硬来辨吐利之虚实虽是，但有不尽然者，如大黄黄连泻心汤证，心下濡软，却是实证，桂枝人参汤证之心下痞硬，则属虚寒证，临证当四诊合参，全面分析，方可明断。

【原文】

病胁下素有痞，连在脐傍，痛引少腹，入陰筋[1]者，此名藏结，死。(167)

【词解】

(1)阴筋：指外生殖器。

【提要】辨脏结之危候。

【释义】本条论述内脏阳气大虚,阴寒凝滞日久,病情深重的脏结危候。病胁下素有痞,指胁下痞块内结,痼疾久延,脏器虚衰,寒凝愈重,致气血郁滞,脉络闭阻,故生疼痛。痞块连在脐旁,痛引少腹,入于阴部。考胁下、少腹、阴筋,乃肝经所过之地,亦与肾经有关,脐旁为脾之分野,由此可见;病变范围较广。肝脾肾三脏之气俱受损伤,脏气虚衰,阴寒凝结,病至于此,其来也渐。久延病深,正气愈虚,邪结愈重,元气更衰,救治极难,故曰死。本证胁下痞块,连在脐旁,痛引少腹入阴中,是内脏真阳极虚,寒凝气滞尤甚,故预后不良。而129条、130条所述之脏结,病机虽同,其证则轻,仅见心下硬满而痛,饮食如故,时时下利,苔白滑等,而无本条之危象,故曰难治。

本证胁下素有痞,系指腹内痞块内结,属积之类,而痞证之心下痞,为无形之邪气阻结,气机痞塞,按之心下濡软不痛。其病机为寒热错杂,升降失司,相比之下,病浅而轻。

【选注】

方有执:素,旧常也。脐旁,阴分也。脏,阴也。以阴邪结于阴经之脏,攻之不可及,所以于法为当死也。(《伤寒论条辨·辨太阳病脉证并治下》)

张隐庵:此言痞证之惟阴无阳,气机不能从阴而阳,由下而上,是为死证,所以脏结之义也。素,见在也,胁下,乃厥阴之痞,脐旁,乃太阴之痞,痛引少腹入阴筋,乃少阴之痞。阴筋即前阴,少阴肾脏所主也。首章所谓脏结无阳证,如结胸状,饮食如故者,乃少阴君火之气结于外,而不能机转出入,故为难治,为不可攻。此三阴之气交结于内,不得上承少阴君火之阳,故为不治之死证。由是而脏结之气机亦可识矣。(《伤寒论集注·辨太阳病脉证篇》)

程郊倩:脏结之与结胸,知有阴阳之分矣。顾何缘得脏结病,以其胁下素有痞积,阴邪之伏里者,根柢深且固也。今因新得伤寒,未察其阴经之痞,误行攻下,致邪气入里,与素痰相结,使脏之真气结而不通,因连脐旁,痛引少腹入阴筋,故名脏结。盖为阴邪,而脐旁阴分也,在脏为阴,以阴邪结于阴经之脏,阳气难开,至此而结势已成,于法为死。(《伤寒论后条辨·辨太阳病脉证篇》)

黄坤载:肝脉行于两胁,素有痞者,肝气之郁结也。脐当脾胃之交,中气所在,胁下之痞连在脐旁,土败土郁,肝邪之乘脾也。肝主筋,自少腹而络阴器,前阴者,宗筋之聚,肝气郁结,则痛引少腹而入阴筋,痞塞不开,此名脏结,久而木贼土崩,必主死矣。(《伤寒悬解·太阳经下篇》)

【评述】各家对脏结为脏气虚衰、阴寒凝滞之证,认识大体一致,但对邪结部位,看法有所不一,方、程二人认为是阴邪结于阴经之脏,张隐庵认为是结于三阴,黄坤载认为是肝气之郁结。从胁下素有痞来看,胁下为肝之分野,其痛引少腹入阴筋,系肝经循行所过之处,故阴邪凝结的病位当以肝脏为主,病变亦可涉及三阴,陈亦人认为是肝脾肿大,值得参考。

参 考 文 献

[1] 陈涤平. 古方辨治久泻5则[J]. 安徽中医学院学报,2002,21(6):24-25.

[2] 闫彦芳,张壮,赵可星. 茰黄连赤石脂禹余粮汤对小鼠蓖麻油性腹泻及胃肠推进运动的影响[J]. 中国实验方剂学杂志,2007,13(2):58-60.

[3] 高立超. 旋覆代赭汤治疗慢性萎缩性胃炎83例疗效观察[J]. 时珍国医国药,2005,15:1.

[4] 刘增运. 旋覆代赭汤加减治疗胆汁反流性胃炎36例[J]. 天津中医药,2010,27(1):55.

[5] 李秀年. 旋覆代赭汤加味治疗幽门不全梗阻26例[J]. 国医论坛,2003,18(3):7.

[6] 郭丕春. 旋覆代赭汤治疗胃扭转 40 例[J]. 时珍国医国药,2007,18(2):481.

[7] 吴耀嵩. 旋覆代赭汤加味辨治反流性食管炎 34 例[J]. 中医杂志,2006,47(12):935.

[8] 王晓棣. 旋覆代赭汤治疗内科杂病拾零[J]. 光明中医,2008,23(1):90-91.

[9] 徐有水. 旋覆代赭汤为主治疗肺胃气逆型喘病 36 例[J]. 中医药学刊,2006,24(3):526.

[10] 温桂荣. 旋覆代赭汤治疗疑难杂症便览[J]. 中医药学刊,2003,21(12):2078.

[11] 程宏霞,张学琴. 旋覆代赭汤化裁治疗妊娠恶阻 36 例[J]. 实用中医药杂志,2005,21(1):18.

[12] 于强,袁红霞,郭世铎. 旋覆代赭汤对酸性反流性食管炎模型大鼠胃窦黏膜胃泌素表达的影响[J]. 天津中医药,2006,23(4):275-277.

[13] 杨幼新,袁红霞,马艳,等. 旋覆代赭汤对混合性反流性食管炎模型大鼠 CyclinD1 表达的影响[J]. 天津中医药,2010,27(1):50-52.

[14] 邓兴学,杨硕,王春. 旋覆代赭汤对大鼠胃液分泌的影响[J]. 陕西中医,2002,23(1):70-71.

[15] 于强,袁红霞,崔乃强. 旋覆代赭汤对酸性反流性食管炎模型大鼠血浆胃动素水平的影响[J]. 中医药学刊,2003,21(6):890-891.

[16] 韩冰,韩凌. 旋覆代赭汤防治呕吐研究进展[J]. 内蒙古中医药. 2001,(2):40-41.

[17] 赵良辰,赵云桂,杨永海. 桂枝人参汤合芍药甘草汤治疗消化性溃疡 60 例[J]. 陕西中医,1999,20(6):242.

[18] 秦玖刚. 桂枝人参汤治疗慢性萎缩性胃炎 35 例疗效观察[J]. 时珍国医国药,2002,13(3):153.

[19] 周玉来. 桂枝人参汤合神阙膏治疗泄泻 60 例观察[J]. 实用中医药杂志,2008,24(2):79.

[20] 马大正. 运用仲景小方治疗妊娠恶阻验案六则[J]. 甘肃中医,2006,19(12):7-8.

[21] 刘绍炼. 桂枝人参汤加味治疗过敏性鼻炎 60 例[J]. 实用中医药杂志,2007,23(2):82.

[22] 王文林,李松梅,王辉. 瓜蒂散与阿朴吗啡戒酒治疗的对照研究[J]. 中国全科医学,2008,15:1373-1374.

[23] 高凤成,任贺庄,张启龙. 复方瓜蒂散鼻腔吸入治疗淤胆型高胆红素血症临床观察[J]. 黑龙江医药科学,2010,33(1):47.

[24] 郑传运. 瓜蒂散喷鼻治疗慢性乙型肝炎 60 例[J]. 中医外治杂志,2002,11(1):15.

[25] 刘桂馨,冀东兴. 南瓜蒂散疗脐湿[J]. 中国民间疗法,2002,10(10):28.

[26] 卢佼佼. 瓜蒂散的临床应用与实验研究[J]. 浙江中西医结合杂志,2009,19(7):439-440.

（彭雪红）

第六节　太阳病其他变证(152、168～170、172、173、176)

一、白虎与白虎加人参汤证(168～170、176)

【原文】

伤寒若吐若下后,七八日不解,热结在里,表里[1]俱热,时时恶风,大渴,舌上乾燥而烦,欲飲水数升者,白虎加人参汤主之。(168)

知母六兩　石膏一斤,碎　甘草二兩,炙　人参二兩　粳米六合

上五味,以水一斗,煮米熟汤成,去滓,温服一升,日三服。此方立夏後,立秋前乃可服。立秋後不可服。正月二月三月尚凛冷,亦不可與服之,與之則嘔利而腹痛。诸亡血虚家亦不可與,得之則腹痛利者,但可温之,当愈。

伤寒無大熱,口燥渴,心煩,背微惡寒者,白虎加人参汤主之。(169)

伤寒脉浮,發熱無汗,其表不解,不可與白虎汤。渴欲飲水,無表證者,白虎加人参汤主之。(170)

傷寒脉浮滑,此以表有熱,裏有寒,白虎湯主之。(176)

知母六兩　石膏一斤,碎　甘草二兩,炙　粳米六合

上四味,以水一斗,煮米熟湯成,去滓,溫服一升,日三服。

臣億等謹按:前篇云,熱結在裏,表裏俱熱者,白虎湯主之。又云,其表不解,不可與白虎湯。此云脉浮滑,表有熱裏有寒者,必表字差矣。又陽明一證云,脉浮遲,表熱裏寒,四逆湯主之。又少陰一證云,裏寒外熱,通脉四逆湯主之。以此表裏自差,明矣。《千金翼》云白通湯,非也。

【词解】

(1)表里:此指人体内外,不是指表证、里证。"表里俱热",即内外皆热。

【提要】论述白虎汤证与白虎加人参汤证的证治,以及白虎汤的禁例。

【释义】前3条论述太阳伤寒因误治,转化为白虎加人参汤证,以及白虎汤的禁例。太阳伤寒因治疗不当,病邪由表化热入里,邪传阳明,邪热炽盛,充斥内外,不仅伤津,而且耗气。论中"热结在里,表里俱热",是指里热炽盛,充斥内外,所以高热持续;邪热迫津外出则汗出;热盛伤津,故口燥而渴;热盛于里上扰神明则心烦。由于热盛伤津,汗出过多,故表热不显,轻按皮肤并无灼手感;热极汗多,发展到脱液耗气,所以口燥渴,舌上干燥而烦,大量饮水仍不解渴;同样,由于热极汗多,肌腠疏松,所以在高热同时出现轻微恶寒,即论中所谓"时时恶风"、"背微恶寒"。结合原文26条,因热盛耗气,脉当洪大。治宜白虎加人参汤清热益气生津。

白虎加人参汤证之恶寒与太阳之恶寒不同。太阳恶寒,常与病俱来,与病俱去,一般较重,且无口渴心烦之象。本证"时时恶风"与"背微恶寒"系阳明里热炽盛,汗出肌疏,气阴两伤,不胜风寒所致,所以见风则恶。因背为阳之府,是阳气会聚的地方,热迫汗出津气两伤,卫阳失于固密和温煦职能时,就可以引起背部微恶寒,程度一般较轻,故加人参以益气生津。

170条指出,伤寒表证未罢,发热、无汗恶寒,治当发汗解表,不可用白虎汤,因邪在表当治以汗法,此时即或兼见烦渴等里热之证,亦应表里两解,或先解表后清里,而不可先以白虎汤清其里热。白虎汤为清热重剂,用之则冰伏表邪,郁遏阳气,甚至引邪内陷,而病必不除。这就是"其表不解者,不可与白虎汤"的用意。若里热已成,表证已解,出现津气两伤的证候,则不仅应以白虎汤清热,更须加人参益气生津,方为合拍。吴鞠通在《温病条辨》中进一步明确了白虎汤的治禁,他指出"白虎汤本为达热出表,若其人脉浮弦而细者,不可与也;脉沉者,不可与也;不渴者,不可与也;汗不出者,不可与也;常须识此,勿令误也。"吴鞠通的这个补充,完全符合《伤寒论》精神,足供参考。本条目的在于强调一点:不论白虎汤或白虎加人参汤,必须在无表证的情况下方可使用。论中只提"渴欲饮水",是为了突出重点,属于省文法。

176条论述白虎汤证的脉象和病理。对本条注家意见颇不一致,争论焦点在于对"表有热,里有寒"的解释,特别是对"里有寒"的提法认为不妥。宋代林亿校正时已发现原文有误,提出应改正为"表有寒,里有热"。因为以方测证,白虎汤为甘寒重剂,主治阳明热盛,充斥表里。论中有关白虎汤证的条文,均讲的是"表里俱热"或"里有热",所以本条"表有热,里有寒"当改为"表里有热"或"表里俱热",才合乎情理。本条在写法上详于脉而略于证。"脉浮滑",不仅言其脉象,而且也是对病机的概括。滑为热炽于里,为里有热;兼见浮象,是气血外达,热在内而见于外的表现。脉浮滑,表明其证属阳,反映了阳热亢盛,与表里俱热相符。因阳明里热蒸腾,充斥于表里,弥漫于周身,故除脉浮滑或洪大外,当有身热、汗出,口渴以及心烦等气分大热的见证。因气分热势炽盛而正气尚未虚衰,故以白虎汤清气分之热则愈。

【选注】

钱天来(168 条——笔者)：伤寒但言吐下，不言发汗，明是失于解表，故七八日不解。又因吐下之误，邪气乘虚陷入，故热邪内结于里，表里俱热。时时恶风，是邪未尽入，当以表里两解为是。若大渴，舌上干燥而烦，欲饮水数升，则里热甚于表热矣。谓之表热者，乃邪热已结于里，非尚有表邪也。因里热太甚，其气腾达于外，故表间亦热，即阳明篇所谓蒸蒸发热，自内达外之热也；时时恶风者，言时常恶风也，若邪气在表，只称恶风而不曰时时矣。谓之时者，即上篇第七条(指 54 条——笔者注)，所谓时发热之时也。热既在里，而犹时时恶风，即所谓热则生风，及内热生外寒之义，故不必解表，而以白虎汤急解胃热。更加人参者，所以收其津液，而补其汗下之虚也。(《伤寒溯源集·太阳下篇》)

汪苓友：……此条伤寒病，自太阳经传来，要之既吐且下，而其邪不解，至七八日之时，寒郁为热，已入阳明之腑，而热邪更甚矣。里者，腑也。表者，经也。热结在里者，谓腑热甚于经也。表里俱热者，表热，则阳明经肌肉间热。时时恶风者，仍热极汗多，不能收摄，腠理疏，以故时时恶风也。里热，则胃腑中燥热，以故大渴，舌上干燥而烦，欲饮水数升。此因吐下之后，胃气虚，内亡津液，以故燥渴甚极也。与白虎加人参汤，扶正气以分解内外之邪热……(《伤寒论辨证广注·辨阳明病脉证并治法》)

成无己：无大热者，为身无大热也。口燥渴心烦者，当作阳明病，然以背微恶寒为表未全罢，所以属太阳也。背为阳，背恶寒，口中和者，少阴病也，当与附子汤。今口燥而渴，背虽恶寒，此里证也。则恶寒亦不至甚，故云微恶寒，与白虎汤和表散热，加人参止渴生津。(《注解伤寒论·辨太阳病脉证并治下》)

《医宗金鉴》(169 条——笔者注)：伤寒身无大热，不烦不渴，口中和，背恶寒，附子汤主之者，属少阴病也。今伤寒身无大热，知热渐去表入里也。口燥渴，心烦，知热已入阳明也。虽有背微恶寒一证，似乎少阴，但少阴证口中和，今口燥渴，是口中不和也。背恶寒非阳虚恶寒，乃阳明内热熏蒸于背，汗出肌疏，故微恶寒之也。主白虎汤以直走阳明，大清其热。加人参者，盖有意以顾肌疏也。(《医宗金鉴·订正仲景全书·伤寒论注·辨太阳病脉证并治下》)

钱天来(170 条——笔者注)：此所以申明太阳阳明表里之辨，而赅其治法也。脉浮，风邪在表也。发热无汗，寒邪亦在表也。以风寒皆在表而不解，则邪热犹在太阳，未入于里，当以解表为急，犹未可以寒凉为治，故曰不可与白虎汤，恐其既不能解表，而邪又未入于里，徒伤胃气故也。若渴欲饮水，则知邪热已入阳明之里，胃中之津液枯燥矣。然犹必审其无表证者，方以白虎汤解其烦热，又加人参以救其津液也。然白虎一方，但能除胃热，而不能治胃实，倘舌苔黄黑焦裂，脉实大而胃脘绕脐硬痛者，仍当以承气攻之也。(《伤寒溯源集·太阳下篇》)

《医宗金鉴》(176 条——笔者注)：里有寒之"寒"字，当是"热"字。若是"寒"字，非白虎汤证也，当改之。(《医宗金鉴·订正仲景全书·伤寒论注·正误存疑篇》)

此言伤寒太阳证罢，邪传阳明，表里俱热，而未成胃实之病也。脉浮滑者，浮为表有热之脉，阳明表有热，当发热汗出。滑为里有热之脉，阳明里有热，当烦渴引饮。故曰：表有热，里有热。此为阳明表里俱热之证，白虎乃解阳明表里俱热之药，故主之也。不加人参者，以其未经汗吐下，不虚故也。(《医宗金鉴·订正仲景全书·伤寒论注·辨阳明病脉证并治》)

【评述】 168 条因太阳病误施吐下而传入阳明，表里俱热，钱天来、汪苓友二注妥切可从。惟钱天来"时时恶风"为"邪未尽人,当以表里两解为是",与"时时恶风,即所谓热生风,乃内热生外寒之义",前后说理不一,自相矛盾。

《医宗金鉴》明确指出"背微恶寒"的机制,"乃阳明内热熏蒸于背,汗出肌疏,故微恶之",义理周详,平正通达。成无己"背微恶寒,为表未全罢",与170条"其表不解者,不可与白虎汤"相抵触,因此是错误的,不可取。

钱天来170条不仅明确表证未解,不可与白虎汤,并且进一步对白虎汤与承气汤的功效进行了比较,指出白虎汤"但能除胃热,而不能治胃实,倘舌苔黄黑焦裂,脉实大而胃脘绕脐硬痛者,仍当以承气攻之也",诚经验之谈。

176条"表有热,里有寒",历来诸家解释不一。林亿将其改为"表有寒,里有热",而《医宗金鉴》则直改"里有寒"为"里有热",即表里俱热之意,更与临床相合,胆识独具,堪为钦佩。

【治法】

(1)辛寒清热。

(2)辛寒清热,益气生津。

【方药】

(1)白虎汤方(参见阳明病篇)。

(2)白虎加人参汤方。

【方义】白虎汤中石膏辛甘大寒,清热除烦止渴。知母苦寒质润,清热生津,既能助石膏清肺胃之热,又能苦寒润燥滋阴。知母与石膏相须为用,则清热除烦止渴的作用增强。甘草、粳米和胃气、养胃阴,且可防石膏、知母大寒伤中之偏。本方药虽4味,但配伍精当,具有清热生津之功,使其热清烦除,津生渴止。本方适应证一般以"四大(即身大热、汗大出、大烦渴、脉洪大)"典型症状为依据,但在实际使用中遇脉数有力、高热、大汗、烦渴者即可使用。白虎汤临床应用虽广泛,但亦不能滥用。清代名医吴鞠通,对本方提出了"四禁",即脉浮而弦细、脉沉、不渴、汗不出者,皆不可与之。其主旨在于非阳明内热者勿用,可供参考。

168条方后有"此方立夏后立秋前乃可服,立秋后不可服"等六十二字,疑是后人所掺。《金镜内台方义》对此曾加以评论说:"古人一方对一证,若严冬之时,果有白虎汤证,安得不用石膏;盛夏之时,果有真武汤证,安得不用附子;若老人可下,岂得不用硝黄,壮人可温,岂得不用姜附。此乃合用者必需之,若是不合用者,强而用之,不问四时,皆能为害也。"此说非常中肯,可资参考。

白虎加人参汤是清热与益气生津并用的方剂。盖壮火可以食气,热盛可以伤津,故以白虎汤辛寒清热,加人参益气生津,为热盛津气两伤之良方。白虎加人参汤证之所以需要加参,其辨证关键在白虎汤证基础上出现汗出过多、大烦渴、微恶风寒与脉洪大无力。其机制为热邪炽盛,不仅伤津,而且耗气。

【方论选】

成无己:白虎,西方金神也,应秋而归肺。热甚于内者,以寒下之;热甚于外者,以凉解之。其有中外俱热,内不得泄,外不得发者,非此汤则不能解之也。夏热秋凉,暑暍之气,得秋而止,秋之令曰处暑,是汤以白虎名之谓能止热也。知母味苦寒,《内经》曰:"热淫所胜,佐以苦甘",又曰:"热淫于内,以苦发之",欲彻表热,必以苦为主,故以知母为君。石膏味甘微寒,热则伤气,寒以胜之,甘以缓之,热胜其气,必以甘寒为助,是以石膏甘寒为臣。甘草、粳米味甘平,脾欲缓,急食甘以缓之。热气内蕴,消烁津液,则脾气燥,必以甘平之物缓其中,故以甘草、粳米为之使。(《伤寒明理论·卷下》)

柯韵伯:石膏大寒,寒能胜热,味甘归脾,质刚而主降,备中土生金之体,色白通肺,质重而含脂,具金能生水之用,故以为君。知母气寒主降,苦以泻肺火,辛以润肺燥,内肥白而外皮毛,肺金之象,生水之源也,故以为臣。甘草皮赤中黄,能土中泻火,为中宫舟楫,寒药得之缓其寒,用此为佐,沉降之性,亦得留连于脾胃之间矣。粳米稼穑作甘,气味温和,禀容平之性,为后天养生之资,得此为佐,阴寒之物,则无伤损脾胃之虑也。煮汤入胃,输脾归肺,水精四布,大烦大渴可除矣。白虎主西方金也,用以名汤者,秋金得令,而暑清阳解,此四时之序也。更加人参,以补中益气而生津,协和甘草、粳米之补,承制石膏、知母之寒,泻火而火不伤,乃操万金之术者。(《伤寒来苏集·伤寒论注·白虎汤证》)

方有执:所以用白虎两解表里之热,加人参润其燥而消其渴也。(《伤寒论条辨·辨太阳病脉证并治下》)

尤在泾:方用石膏,辛甘大寒,宜清胃热为君,而以知母咸寒佐之,人参、甘草、粳米之甘,则以之救津液之虚,抑以制石膏之悍也。曰白虎者,盖取金气彻热之义云耳。(《伤寒贯珠集·太阳篇上》)

王晋三:阳明热病化燥,用白虎加人参者,何也? 石膏辛寒,仅能散表热;知母甘苦,仅能降里热;甘草、粳米仅能载药留于中焦,若胃经热久伤气,气虚不能生津者,必须人参,养正回津,而后白虎汤乃能清热化燥。(《绛雪园古方选注·寒剂》)

【点评】白虎汤为常用方,成、柯二人对本方的配伍意义均有阐发,但成无己主张知母为君,柯韵伯主张石膏为君。从全方作用而言,石膏、知母两药都很重要,只有两药同用,才能相得益彰,清阳明独胜之热,而胃津可保。诸家对加人参益气生津,则认识一致。

【临床应用】
(1)张仲景对本方的应用
①白虎加人参汤治阳明热盛,津气两伤者:见 26、168、169、170、222 条。
②白虎加人参汤治伤暑偏于热盛:见《金匮要略·痉湿暍病脉证并治》。
(2)后世医家对本方的应用
①《续名医类案》:治疗暑证,证见头痛,发热,或时烦躁,汗大出,大渴引饮,喘气。
②《活人辨疑》:化斑汤(即白虎加人参汤)治赤斑,口燥烦渴,中暍。
③《古今医案》:白虎加人参汤治疗老人昏热谵语,喘乏遗尿之三阳合病证。
④《保赤全书》:人参白虎汤治暑盛烦渴,痘出不快,又解麻痘、斑疹等热毒。
(3)现代应用:白虎加人参汤是辛寒清热、益气生津良方,现代临床常用于治疗多种病证:
①热证:宾湘义[1]用白虎加人参汤(生石膏 150g,知母 15g,人参 10g,甘草 10g)治疗中枢性发热 29 例,显效 21 例,有效 7 例,无效 1 例,有效率 96.55%。黄智芬[2]将 60 例患者随机分成治疗组 30 例与对照组 30 例,治疗组应用白虎加人参汤加味(石膏 30~40g,知母 10g,甘草 6g,花粉 15g,太子参 30g,地骨皮 12g,枳壳 12g,麦芽 12g,芦根 15g,银柴胡 10g,苍术 10g),随证加减:大便秘结加大黄 6g(后下);寒热往来、胸胁苦满、口苦甚去银柴胡加柴胡 10g、黄芩 10g;黄疸加茵陈 15g、金钱草 18g;小便黄短加白茅根 30g;盗汗加浮小麦 30g、山萸肉 10g;乏力、倦怠、气短加黄芪 30g。对照组应用消炎痛栓治疗。结果:治疗组与对照组总有效率分别为 83.3% 和 63.4%($P<0.01$)。治疗组与对照组平均起效时间分别为 1.5 天和 3.5 天($P<0.01$)。提示:白虎加人参汤能够增强人体的抵抗能力,有利于癌症患者的康复和提高疗效。

②糖尿病:糖尿病属中医消渴范畴,多因饮食不节、情志失调等引起,临床症状以三多(多饮、多尿、多食)为特征,病理变化主要是阴虚燥热,而以阴虚为本,燥热为标,互为因果。总的治疗原则为泻热降火,生津滋阴。

陆汉军[3]等用本方治疗糖尿病酮症酸中毒 15 例,用胰岛素常规治疗,同时给予白虎加人参汤加减方:石膏 30g(先煎),知母 30g,人参 10g(先煎),天花粉 15g,山药 30g,生地黄 30g,葛根 30g,每日 1~2 剂,水煎取汁温服,7 天为 1 个疗程。结果痊愈 8 例(53.33%),有效 4 例(26.67%),无效 3 例(20.00%),总有效率 80.00%。游龙[4]等采用白虎加人参汤联合格列吡嗪治疗 2 型糖尿病患者 40 例,疗效优于单纯西药组。说明白虎加人参汤可保护胰岛功能,调节血糖代谢,为治疗糖尿病的有效方药。

③其他:韩旭日[5]以本方加减治疗口腔诸疾,如灼口综合征、慢性唇炎等病取得满意疗效。汪运富[6]对本方治疗老年人口腔干燥症影响因素的分析研究表明:白虎加人参汤在年龄低、体格好、呈实证的老年人中疗效可靠。相反,对体格瘦小、年龄高、呈虚证患者的口腔干燥症状,白虎加人参汤很难取得疗效。

刘二军[7]等用本方加减治疗心律失常取得满意疗效。基本方为:生石膏 30g,知母 10g,生山药 15g,炙甘草 6g,赤芍、党参各 15g,珍珠母 30g,甘松 6g。若快速性心律失常加苦参、生地黄各 15g;慢速性心律失常加麻黄 6g,制附子 9g,细辛 3~15g;失眠加炒枣仁 15g,远志 10g,夜交藤 30g;高血压患者加生龙牡、葛根各 30g;心悸口干加山萸肉、麦冬各 30g,五味子 10g;舌苔白腻或黄腻者可以合用温胆汤或瓜蒌薤白白酒汤。

(4)医案选录

1)遗尿:城南妇人,腹满身重,遗尿,言语失常。他医曰:不可治也,肾绝矣。其家惊忧无措,密召予至,是医尚在座。乃诊之曰:何谓肾绝?医家曰:仲景谓溲便遗失,狂言,反目直视,此谓肾绝也。予曰:今脉浮大而长,此三阳合病也。胡为肾绝?仲景云:腹满身重,难以转侧,口不仁,谵语,遗尿,发汗则谵语,下之则额上生汗,手足厥冷,白虎证也。今病人谵语者,以不当汗而汗之;非狂言反目直视,须是肾绝脉,方可言此证。乃投以白虎加人参汤,数服而病悉除。(《伤寒九十论》)

2)发热:从军王武经病,始呕吐,俄为医者下之,已八九日,而内外发热。予诊之曰:当行白虎人参汤。或云即吐复下,是里虚矣,白虎可行乎?予曰:仲景云见太阳篇二十八证,若下后,七八日不解,热结在里,表里俱热者,白虎加人参汤,证相当也。盖吐者,为其热在胃脘,而脉致令虚大,三投而愈。(《伤寒名医验案精选》,北京:学苑出版社,2003:275)

按:本案始因胃热呕吐,误用攻下,邪气弥温,而致内外发热,结合《伤寒论》168 条"伤寒,若吐若下,七八日不解,热结在里,表里俱热"之白虎加人参汤证,本案叙证过简,除发热外,还当有大渴引饮,脉来洪大,汗出恶风之证。

3)焦虑症:患者某,女,59 岁,2001 年 4 月 6 日初诊。患者数月来情绪焦躁不安,西医诊为焦虑症,并给予多种抗焦虑药物,疗效欠佳。后经中医治疗给予疏肝、清心养心方剂亦未见效。诊见患者烦躁不宁,眠差,口干欲饮,便干,舌质略红,苔薄黄,脉滑略数。细询病史,半年前曾感冒风寒,治疗后虽缓解却添此疾。证属风寒久羁,内郁化热,扰动心神。予白虎加人参汤,处方:生石膏 60g,人参 6g,知母 12g,粳米 15g,甘草 9g。日 1 剂,水煎分 3 次饭后服用。4 月 9 日二诊:烦躁大减,睡眠安稳,舌中黄苔基本消退,大便日行一次,效不更方,石膏剂量更为 45g,余药不变,续服 3 剂,诸恙悉除,随访半年,未复发。(《中国民间疗法》,2006,14(4):38)

按：本例常规治法多以调肝、养心、安神。然细究病源，审其脉证，病机当属郁热内扰心神，邪热久居，必然耗伤正气，而致邪热难以外达。《伤寒论》169条云："伤寒无大热，口燥渴，心烦……白虎加人参汤主之。"可见本证当治以白虎加人参汤，方中石膏配知母清解内热，粳米、甘草调中和胃，加人参益气扶正，助石膏、知母外达邪热。本方清补共用，以补助清，达到邪祛正安的目的。

【按语】 白虎加人参汤以白虎汤清泄弥漫之邪热，加人参益气生津，为清补合用之剂。对阳明热证且有气阴两伤者，均能取得满意疗效。后世医家对其运用有了许多发展，广泛应用于临床各科，以壮热、烦渴、大汗、舌红少津、脉洪大而芤为主要运用指征，甚则出现少气懒言、精神疲惫等症。近年来，尤多用于糖尿病属肺胃热盛、口渴喜饮之患者。

【现代研究】 国外医学报道：白虎加人参汤具有抑制致敏小鼠速发相反应、迟发相反应及极迟发相反应的作用，其作用强度与泼尼松龙的作用相似。与全方相比，去除任何一种生药的5种拆方均无抑制速发相反应的作用；去除甘草、石膏和粳米的拆方，对迟发相反应和极迟发相反应的抑制作用显著降低，去除知母、人参的拆方，对极迟发相反应的抑制作用也降低。同时，单味甘草或粳米的提取物亦可显著抑制极迟发相反应，其他3味药的提取物则没有这一抑制作用，尤其石膏在任何浓度下均无抑制皮肤反应的作用。服用汤剂前，在去甘草方中重新加入甘草可抑制这种降低作用，在去石膏方中重新加入石膏却无此作用，说明虽然单味石膏对皮肤反应未显示任何活性，但在煎制过程中石膏与其他组分之间的相互作用也许可以产生新的成分。对不同拆方与全方的HPLC进行比较，某些峰只有在配伍的5种生药都存在时才可以检测到。以上表明，白虎加人参汤全方对皮肤炎性疾病的作用与方中各单味药作用的总和是不同的[8]。

覃文玺[9]将96只SD大鼠随机分为空白组（32只）、中药治疗组（32只）和西药对照组（32只），造成大鼠30% TBSA Ⅲ度烧伤。其中，中药治疗组伤后灌胃白虎加人参汤，西药治疗组灌胃卡托普利，空白组灌胃等渗盐水；各组烧伤大鼠于伤前和伤后3、6、12、24小时检测其血浆中心肌钙蛋白T(cTnT)的含量，光镜观察心肌组织形态结构变化。结果发现：各组肌钙蛋白水平伤后12小时达到峰值，伤后24小时仍现增高水平。空白组伤后各时相血浆的肌钙蛋白含量明显高于中药治疗组及西药对照组（$P<0.01$）。中药治疗组及西药对照组之间对比无显著性差异（$P>0.05$）。镜下显示中药及西药组均较空白组的心肌损伤轻。这一实验提示：白虎加人参汤和卡托普利在烧伤后早期应用，均能有效地降低血浆中肌钙蛋白的含量，对严重烧伤造成的心肌损害具有保护作用。

王伟明[10]等对白虎加人参汤中药饮粒与传统中药饮片降血糖作用对比实验研究发现：新型中药饮粒组降糖作用优于传统饮片组，提示中药饮粒可替代传统饮片，通过改进中药剂型可以提高作用效果。

二、黄芩汤证（172）

【原文】

太陽與少陽合病，自下利者，與黄芩湯；若嘔者，黄芩加半夏生姜湯主之。(172)

黄芩湯方

黄芩三兩　芍藥二兩　甘草二兩，炙　大棗十二枚，擘

上四味，以水一斗，煮取三升，去滓，温服一升，日再夜一服。

黄芩加半夏生湯方

黄芩三兩　芍藥二兩　甘草二兩,炙　大棗十二枚,擘　半夏半升,洗　生姜一兩半,一方三兩,切

上六味,以水一斗,煮取三升,去滓,温服一升,日再夜一服。

【提要】黄芩汤与黄芩加半夏生姜汤证治。

【释义】本条句首所言太少合病,是指邪之来路和病之初始阶段,可能有头痛发热等症,故称太阳;同时可能有口苦、咽干、心烦、腹痛、不欲食等症,故称少阳。据理推论,当以少阳受邪为主。但证情转而即以下利或呕作为主证,乃少阳邪热逆阻于胃肠所致。本条述证简略,以药测证,可知少阳邪热下迫于肠,疏泄不利,故下利常伴有肛门灼热、泄下黏秽、腹痛,甚至里急后重,同时可见发热口苦、咽干、目眩等症。治宜清少阳邪热以止利,方用黄芩汤。若少阳邪热上逆于胃,胃失和降,则见呕吐,以黄芩加半夏生姜汤清热止利,和胃降逆。

【选注】

成无己:太阳阳明合病,自下利为在表,当与葛根汤发汗;阳明少阳合病,自下利为在里,可与承气汤下之;此太阳少阳合病,自下利为在半表半里,非汗下所宜,故与黄芩汤,以和解半表半里之邪。呕者,胃气逆也,故加半夏生姜以散逆气。(《注解伤寒论·辨太阳病脉证并治法下》)

柯韵伯:两阳合病,阳盛阴虚,阳气下陷入阴中,故自下利。太阳与阳明合病,是邪初入阳明之里,与葛根汤辛甘发散,以从阳也。又下者举之之法,太阳与少阳合病,是邪已入少阳之里,与黄芩汤酸苦涌泄,以为阴也,又通因通用之法。(《伤寒来苏集·伤寒论注·黄芩证》)

汪苓友:太少合病而至自利,则在表之寒邪悉郁而为里热矣,里热不实,故与黄芩汤以清热益阴,使里热清而阴气得复,斯在表之阳热自解矣。所以此条病,若太阳桂枝在所当禁,并少阳柴胡亦不许用也。(《伤寒论辨证广注·辨少阳病脉证并治法》)

【评述】成无己举三阳合病而下利的不同特点与其相应的治法,得出同中之异,有治表、治里、治半表半里的不同,有一定参考意义。汪苓友认为本条合病自利的病机是在表之寒邪悉郁而为里热,里热不实,故予黄芩汤清热益阴,对于深入理解本条证治尤有帮助。柯韵伯则认为葛根汤证为邪初入阳明之里,黄芩汤证是邪已入少阳之里,可备一说,存此备览。可供参考。

【治法】

(1)清热坚阴,缓急止利。

(2)清热止利,和胃降逆。

【方药】

(1)黄芩汤方。

(2)黄芩加半夏生姜汤方。

【方义】黄芩汤由黄芩、芍药、甘草、大枣组成。以黄芩为主,苦寒坚阴而清里热;芍药味酸微苦,敛阴和营,缓急止痛;芩芍配伍,酸苦相济,调中存阴以止利,是治热利之要药。甘草大枣益气和中,调补正气。诸药合用,共奏清热止利之功。若胃气上逆而呕吐者,则加半夏生姜,和胃降逆止呕。

《伤寒论》中论合病下利者,共3条,证治各异,应予鉴别:32条太阳与阳明合病下利,病变重在表,治用葛根汤,解表和里。256条阳明与少阳合病,病变重在阳明,其下利属内有宿食之热结旁流之属,治用大承气汤泻热通腑而止利。本条则是太阳与少阳合病下利,病变重

在少阳,治用黄芩汤清热止利。上述 3 条合病下利,体现了仲景辨证求因,审因论治的精神。

本方与葛根芩连汤同具苦寒坚阴清里热之功,但本方用芍药柔肝、敛阴、和营,葛根芩连汤则用葛根健脾、解表、升阳。凡属实热证之"热泄",兼有表证者,用葛根芩连汤清热止利,表里双解。热泄无表证者,则用本方。尤多用于腹痛下重、大便不爽的热痢,后世治疗痢疾之方多从此演化而来,故《医方集解》称之为"万世治痢之祖"。

【方论选】

柯韵伯:凡太少合病,邪在半表者,法当从柴胡桂枝加减。此则热淫于内,不须更顾表邪,故用黄芩以泄大肠之热,配芍药以补太阴之虚,用甘枣以调中州之气,虽非胃实,亦非胃虚,故不必人参以补中也。若呕是上焦之邪未散,故仍加姜夏,此柴胡桂枝汤去柴桂人参方也。(《伤寒来苏集·伤寒附翼·少阳方总论》)

尤在泾:少阳居表里之间,视阳明为较深,其热气尤易内侵。是以太阳与少阳合病,亦自下利,而治法则不同矣。太阳阳明合病者,其邪近外,驱之使从外出为易。太阳少阳合病者,其邪近里,治之使从里和为易。故彼用葛根,而此与黄芩也。夫热气内淫,黄芩之苦,可以清之。肠胃得热而不固,芍药之酸,甘草之甘,可以固之。若呕者,热上逆也。故加半夏、生姜,以散逆气。而黄芩之清里,亦法所不易矣。(《伤寒贯珠集·卷一太阳篇上·合病证治六条》)

钱天来:用黄芩撤其热,而以芍药敛其阴,甘草、大枣,和中而缓其津液之下奔也。若呕者,是邪不下走而上逆,邪在胃口,胸中气逆而为呕也,故加半夏之辛滑,生姜之辛散,为蠲饮治呕之专剂也。(《伤寒溯源集·附合病并病篇》)

【点评】　本方为治热利之专方,诸家认识基本一致。尤在泾对太阳阳明合病下利,与太阳少阳合病下利的治则、方药进行了比较,可供参考。

【临床应用】

(1)后世医家对本方的应用

①《活人书》:本方去大枣,名黄芩芍药汤,治鼻衄。

②《活法机要》:本方去大枣,名黄芩芍药汤,治热痢、湿热痢,或火升鼻衄。

③《济生拔粹》:治泄痢腹痛,或里急后重、身热久不愈、脉洪疾,及下痢脓血稠黏。

④《类聚方广义》:治痢疾,发热腹痛,心下痞,里急后重,脓血便者。

⑤《外台秘要》:本方去芍药、甘草,加半夏、人参、干姜、桂枝,名外台黄芩汤,治干呕下痢。

⑥叶发正《三时伏气外感篇》:本方治春温。

⑦《温病条辨》:本方去大枣,加猪苓、茯苓、泽泻、白术、厚朴、陈皮、木香,名四苓芩芍汤,治湿食交阻之初痢,并见尿短者。

(2)现代应用:现代常用本方治疗消化系统疾病如急性胃肠炎、细菌性痢疾、阿米巴痢疾等疾病。

韩性志[11]等以黄芩汤加减治疗湿热痢疾 66 例,并以 64 例行西医常规治疗为对照。结果治疗组治愈 62 例,好转 3 例,未愈 1 例,总有效率 98.5%,平均治疗时间 3.1 天;对照组治愈 50 例,好转 5 例,未愈 9 例,总有效率 85.9%,平均治疗时间 4.8 天。

杜丽荣[12]以黄芩汤原方加减治疗由于饮食不洁,感受时邪,湿热之邪壅塞肠中,气血与之搏结,肠道传导失司所致湿热疾病。处方:黄芩 12g,白芍 12g,赤芍 12g,炙甘草 6g,法半夏 10g,陈皮 10g,茯苓 15g,木香 10g,槟榔 10g,生姜 4 片,大枣 4 枚,服药 3 天后随访,诉服第 1 剂后就不再腹泻,也无恶心呕吐,仍胃口不开,乃以香连丸善后。随访 3 个月余,诉大便皆正常。

(3)医案选录

1)春温:先寒后热,是属伏邪,体质阴弱,未宜发表。伏邪者,乘虚伏于里也,当从里越之,春温篇中有黄芩汤可用。(《未刻本叶氏医案》)

2)痢疾:王某,男,30 岁。1953 年 4 月 11 日初诊。患者病初恶寒,后则壮热不退,目赤舌绛,烦躁不安,便下赤痢,微带紫黯,腹中急痛,欲便不得,脉象洪实。拟泻热解毒,先投以黄芩汤:黄芩、白芍各 12g,甘草 3g,红枣 3 枚,服药 2 剂,热退神安痛减,于 13 日改用红痢枣花汤……连服 3 剂获安。(《伤寒论方医案选编》)

3)痢疾:沈某,男,13 岁,症状:腹痛下利,日三五行,有红白黏液,脉弦舌红,苔薄。诊为少阳胆热乘于肠胃,迫其阴液下注。为疏:黄芩三钱,白芍六钱,甘草二钱,大枣四枚。服二剂而下利与腹痛俱除。(《伤寒挈要》)

4)泄泻:患者,男,63 岁,干部,于 2003 年 9 月 2 日初诊。下痢赤白,腹痛,里急后重 2 天。3 天前因食生冷瓜果出现腹痛,里急后重,下痢赤白,1 天 10 余次,经服氟哌酸、泻痢停等效果欠佳。检查:T 36.8℃,咽腔稍充血,扁桃体无肿大,心肺未发现异常,肝脾未触及,腹软,未触及包块,左下腹压痛,无反跳痛,舌苔黄,脉滑数。血常规:WBC 13.8％,N 71％,L 29％,Hb 110g/L。大便镜检:脓细胞＋＋＋/HP,红细胞＋＋/HP。诊断:痢疾。治以清热止痢,和中止痛。黄芩汤加减:黄芩 9g,白芍 9g,木香 6g,甘草 4.5g,地榆 6g。3 剂,下痢止,腹痛除。(《中医研究》,2004,17(3):45)

【按语】黄芩汤清热止利,多用于治疗腹痛下重,大便不爽的热痢。治疗痢疾之方,如朱丹溪的黄芩芍药汤、张洁古的芍药汤,多以此演化而来,故《医方集解》称黄芩汤为"万世治痢之祖"。本方不限于治下利,亦用于伏气温病,为清里热之主方。叶发正根据其方苦寒直清里热的作用特点,及春温初起即有阴精素亏、里热炽盛的病理特点,亦选之作为正治之方。《三时伏气外感篇》春温条:"春温一证……昔贤以黄芩汤为主方,苦寒直清里热。热伏于阴,苦味坚阴乃正治也。"此为温病学家对《伤寒论》的发展。

【现代研究】

(1)抗菌作用:严梅桢[13]等分别用死亡保护法和琼脂稀释法进行体内外抗菌试验以比较黄芩汤及其肠道菌代谢产物的抗菌作用。研究结果表明:黄芩汤及其代谢产物对所有试验菌均有体外抗菌作用,而黄芩汤代谢产物对沙门菌、痢疾杆菌和变形杆菌的体外抗菌作用均明显强于黄芩汤。黄芩汤代谢产物对分别由金黄色葡萄球菌和大肠杆菌感染引起的伪无菌小鼠死亡有明显保护作用,而黄芩汤对由该两种菌引起的伪无菌小鼠死亡均无明显保护作用。这一研究结果提示:黄芩汤代谢产物的体内外抗菌作用均强于黄芩汤,这表明肠道菌群在黄芩汤的抗菌作用中起到了重要的作用。

(2)保肝作用:左风[14]等使用普通和伪无菌小鼠,用 D-半乳糖胺造成肝脏损伤模型,分别给予黄芩汤和黄芩汤的代谢产物,通过测定给药 3 天后血清中丙氨酸氨基转换酶(ALT)和天门冬氨酸氨基转换酶(AST)的活性,研究黄芩汤及其经肠道菌群作用后的代谢产物在体内的保肝作用。结果表明:普通小鼠口服黄芩汤后,高、中剂量组小鼠血清中 ALT 水平明显下降,与模型组产生显著性差异;伪无菌小鼠口服黄芩汤代谢产物之后,高、中剂量组血清中(AST)水平显著下降,但黄芩汤 3 个剂量组对其无相似的药理作用。这一研究结果提示:黄芩汤经过肠道菌群作用后的代谢产物是体内产生保肝降酶作用的物质基础。

(3)抗溃疡性结肠炎:丁晓刚[15]等采用三硝基苯磺酸法制备大鼠实验性溃疡性结肠炎模型,从细胞因子、自由基角度观察了黄芩汤有效成分配方对实验性溃疡性结肠炎的治疗效果和作用机制。研究结果表明:模型组的 IL-1、IL-4、SOD、MDA 含量与正常组比较均有显著性差异($P<0.05$),黄芩汤有效成分配方中剂量组与模型组比较能显著降低 IL-1、MDA 含量,而提高 IL-4、超氧化物歧化酶含量($P<0.01$)。这一结果提示:黄芩汤有效成分配方通过改善细胞因子、自由基水平而对大鼠溃疡性结肠炎具有治疗作用。

三、黄连汤证(173)

【原文】

傷寒胸中有熱,胃中有邪氣[1],腹中痛,欲嘔吐者,黄連湯主之。(173)

黄連三兩　甘草三兩,炙　乾姜三兩　桂枝三兩,去皮　人参二兩　半夏半升,洗　大棗十二枚,擘

上七味,以水一斗,煮取六升,去滓,温服,晝三夜二。疑非仲景方[2]。

【词解】

(1)邪气:此指寒邪。

(2)疑非仲景方:《玉函》卷八、《千金翼》卷九、《注解伤寒论》卷四均无。

【提要】上热下寒,腹痛欲呕吐的证治。

【释义】本条论述上热下寒,腹痛欲呕吐的证治。"胸中"与"胃中"乃指上下部位而言。热邪偏于上,包括胃脘,上至胸膈,故称"胸中有热"。"胃中有邪气",即指腹中有寒邪。胃与胸相对,部位偏于下,主要是肠中有寒气。胸胃有热而气逆,所以欲呕吐;肠中有寒邪而气滞,所以腹中痛。腹中痛与欲呕吐同见,亦是热在上而寒在下的标志。之所以胃热肠寒,主要因阴阳升降失其常度,阳在上不能下交于阴,则下寒者自寒;阴在下不能上交于阳,则上热者自然。此外,还可出现心烦、痞胀、腹泻等证。

本证与三泻心汤证都是寒热夹杂,气机升降失常,但病机却有不同。三泻心汤证寒热互结,阻塞于中焦,故以心下痞为主症。复因清阳不升、浊阴不降,故伴见肠鸣呕利;本证是寒自为寒,热自为热,寒热上下互阻,胃热气逆于上,肠寒气滞于下,故以欲呕吐、腹中痛为主症。

【选注】

成无己:此伤寒邪气传里,而为下寒上热也。胃中有邪气,使阴阳不交,阴不得升而独治于下,为下寒腹中痛;阳不得降而独治于上,为胸中热,欲呕吐。与黄连汤,升降阴阳之气。(《注解伤寒论·辨太阳病脉证并治法下》)

柯韵伯:今胃中寒邪阻隔,胸中之热不得降,故上炎作呕;胃脘之阳不外散,故腹中痛也。热不在表,故不发热;寒不在表,故不恶寒。胸中为里之表,腹中为里之里,此病在焦腑之半表里,非形驱之半表里也。(《伤寒来苏集·伤寒论注·黄连汤证》)

《医宗金鉴》:伤寒未解欲呕吐者,胸中有热邪上逆也;腹中痛者,胃中有寒邪内攻也。此热邪在胸,寒邪在胃,阴阳之气不和,失其升降之常,故用黄连汤,寒温互用,甘苦并施,以调理阴阳而和解也。(《医宗金鉴·订正仲景全书·伤寒论注·辨少阳病脉证并治》)

陆渊雷:此条即胃热肠寒之病,胃热故呕吐,肠寒则腹中痛。不云胃热而云胸中有热,不云肠寒而云胃中有邪气者,古人于内脏之部位犹未能确知故也。(《伤寒论今释》)

【评述】各家从不同角度分析本证上热下寒的病机,虽说法略异,但都言之成理,陆渊雷明确指出本条为胃热肠寒之病,合乎临床,颇具卓识。

【治法】清上温下,和胃降逆。

【方药】黄连汤方。

【方义】黄连苦寒,以清在上之热;干姜辛热,以温在下之寒;桂枝辛温,既可温散下寒,又可交通上下之阳气,共为本方主药。配人参、甘草、大枣之甘温,补脾益气、和胃安中,以复中焦升降之职;半夏辛温和胃,降逆止呕。全方寒温并用,辛开苦降,清上温下,有平调寒热、和胃降逆、升降阴阳的作用。

本方即半夏泻心汤去黄芩加桂枝。腹痛提示寒邪凝聚比较明显,所以去黄芩;加桂枝交通阴阳以温寒邪,降冲逆。半夏泻心汤偏于苦降,以消心下寒热之痞;本方则偏重于辛开,治寒热之邪分踞于上下之腹中痛、欲呕吐。在煎服法上,二方也有所不同:半夏泻心汤去滓再煎,取其药性和合,每日三服,温服一升。本方只煎一次,取其各自功效,日三夜二,采用小量频服,可免药后呕吐,利于提高疗效。

【方论选】

成无己:上热者,泄之以苦,黄连之苦以降阳;下寒者,散之以辛,桂、姜、半夏之辛以升阴;脾欲缓,急食甘以缓之,人参、甘草、大枣之甘以益胃。(《注解伤寒论·辨太阳病脉证并治法下》)

柯韵伯:用黄连泻心胸之热,姜桂去胃中之寒,甘枣缓腹中之痛,半夏除呕,人参补虚,虽无寒热往来于外,而有寒热相搏于中,所以寒热并用,攻补兼施,仍不离少阳和解之治法耳。此证在太阴、少阳之间,此方兼泻心、理中之剂。(《伤寒来苏集·伤寒附翼·少阳方总论》)

《医宗金鉴》:君黄连以清胃中之热,臣干姜以温胃中之寒,半夏降逆,佐黄连呕吐可止,人参补中,佐干姜腹痛可除,桂枝所以安外,大枣所以培中也。然此汤寒温不一,甘苦并投,故必加甘草协和诸药。此为阴阳相格,寒热并施之治法也。(《医宗金鉴·订正仲景全书·伤寒论注·辨少阳病脉证并治》)

【点评】诸注均较妥贴,尤其柯韵伯称此不离"和解之法",又谓"此证在太阴、少阳之间,此方兼泻心、理中之剂",启发思路,可供参考。

【临床应用】

(1)后世医家对本方的应用

①《张氏医通》:本方治胃中寒热不和,心下痞满。

②《保赤全书》:本方治痘疮热毒在胃中,以致腹痛,甚则欲呕吐。

(2)现代应用

①消化系统:本方主要用于治疗消化系统疾病。陈进[16]等临床上运用黄连汤治疗十二指肠球部溃疡、慢性胆囊炎取得满意疗效。作者指出:只要病属寒热相兼+上热下寒之证,出现腹痛、呕吐等主症,即可用本方治疗。

王付[17]等用本方加味治疗慢性萎缩性胃炎,黄连汤加味基本处方:黄连9g,炙甘草6g,干姜9g,桂枝9g,党参10g,半夏12g,大枣12枚,柴胡18g,三棱15g。随证用药:胃痛明显偏寒者加炒白芍12g;偏热者加生白芍12g;偏虚者加重党参为15g;偏实者加重黄连为12g;胃脘痞满者加炒枳实6g;呕吐明显者易干姜为生姜15g;体倦明显者加黄芪15g;恶寒者加附子5g;饮食偏差,气虚加白术9g;偏食滞者加神曲9g;大便溏者加茯苓10g;大便硬者加大黄3g;口苦、黄苔明显者加黄芩9g;胸中闷热明显者加蒲公英20g;白苔厚者加重桂枝为15g;舌上有裂纹者加石斛9g;舌质紫或有紫斑者加丹参20g;胃中振水音者加生姜10g。作者指出:黄连汤加味对慢性萎缩性胃炎属上热下寒者,尤为允当,但应注意慢性萎缩性胃炎非属上热下寒者,则不宜用之。

赵广印[18]等长期应用本方治疗胃痛,体会:本方临床主要适用于上下寒热不调,阴阳升降失常,兼有表证之胃痛。症见心下痞硬拒按,脘痛似锥刺刀割,恶心欲呕,饮食不进,口干不欲饮,或喜热饮,大便干结或溏薄,畏寒肢冷,体无热或微热,舌质红,苔微黄滑腻,脉弦细或滑者。本方苦辛兼施,温寒互用,对寒热夹杂之胃痛,服药后首先感到胃脘温暖舒适,恶心欲呕及阵发脘痛缓解,随药力所达,肢体亦转温,或见微汗出等。此即苦辛通降,和胃止呕和辛散温通,安内达外之效。由于药后患者呕瘀痛减,畏冷肢寒除,形神舒适,故可安卧并恬然入睡。一般经过用药1~2剂后,诸症即见减轻,二便通调,舌苔转薄,知饥能食,脘痛拒按等均与日俱减而趋于痊愈。根据本方临床治疗的实践病例,此种类型胃痛,多数属于西医诊断为急性或慢性胃炎,或消化性溃疡而激惹炎症者。

孙碧珠[19]报道临床上用黄连汤治疗频繁性呕吐、顽固性呃逆、胃脘痛和慢性腹泻。通过治疗体会:临证不可拘泥,只要掌握其寒热夹杂、阴阳失调之总病机,或胃寒膈热,或胃热膈寒,或胃寒肠热,或胃热肠寒,皆可服用黄连汤,临床不独肠胃病变,或时痛,或杂痛,皆可用之,均能获得满意的临床疗效。

吴国发[20]等采用黄连汤为基本方,药用黄连、干姜、半夏、人参、炙甘草各10g,大枣12枚,随证加减。作者认为:慢性结肠炎与阴阳失调密切相关。"慢性结肠炎"久病后都会出现阴阳平衡失调,以及上热下寒病理改变。即《伤寒论》所云:"胸中有热,胃中有邪气,腹中痛"。治疗应以调整阴阳平衡,清上温下为主,佐以补肾健脾舒肝。正所谓阴平阳秘,精神乃至。以黄连汤为主方,治以调整阴阳,清上温下,引火归原。并依据寒热虚实病变脏腑随证加减,结果收到较好效果。

②心血管疾病:王战和[21]将黄连汤用于心脏病的治疗取得满意疗效。现代药理研究表明:桂枝、干姜具有强心利尿、兴奋心脏的作用。人参小剂量能提高心肌收缩力,在心力衰竭时,其强心作用更为明显。甘草、半夏浸剂,具有抗心律失常的作用。笔者体会,黄连汤在心脏疾病的治疗中,主要用于各类心律失常、心肌供血不足、慢性心功能不全以及其他心脏疾病属于上热下寒,阴阳升降失调者。但在严重心律失常及严重心衰伴有明显水肿的情况下,黄连汤往往不能及时奏效。

③其他:龚世德[22]认为:复发性口疮,为虚实夹杂之证。实证多为心脾积热,虚证多为虚火上炎所致。"黄连汤"原是治疗上热下寒、虚实互见之证,这与复发性口疮的病机相一致,故借用之。方中黄连、半夏以清上热,降逆气;党参、甘草、大枣补中;干姜为黄连之反佐,防其苦寒之过;肉桂能引火归原。由于复发性口疮有发作期与缓解期的交替,在应用时应泻火与补脾胃有所侧重,在发作期治疗偏于泻火,在缓解期治疗重于调补脾胃,巩固疗效和预防复发。

(3)医案选录

1)神经性呕吐:黄某,女,42岁,已婚,1999年8月20日初诊。反复呕吐1年余。患者于1年前无明显诱因出现呕吐胃内容物,呕吐物初为食物,后为痰涎,每3~4日呕吐1次,经治疗可缓解,但不治疗则呕吐。曾多次在某医院住院及门诊诊治,查纤维胃镜、B超(肝胆脾)、钡餐、头颅CT等均无异常,诊断为"神经性呕吐",每次发作均以50% GS 20ml＋维生素 B_6 0.1g静推或静滴维生素 B_6 方可控制,但过数天后复又发作,如此反复,患者痛苦不堪,乃求诊于中医。诊其脉症:呕吐胃内容物或痰涎,甚则饮水即吐,或呕吐绿色胆液,胃脘疼痛,食后腹胀,大便稀溏,日行一二次,厌油,精神差,小便清,心烦难寐,口干不欲饮,无畏寒发热,舌质淡红苔黄白腻,脉弦数。辨证为上热下寒,胃失和降。治以清上温下,和中降逆。方用:黄连汤加味。川黄连 6g,干姜 6g,法夏 12g,炙甘草 6g。(《湖南中医药导报》,2002,8(11):666)

2)慢性腹泻:徐某某,男,51 岁,1991 年 4 月 8 日初诊。间歇性腹泻 4 年余,发时大便溏薄,夹有不消化食物,多次服用多种抗生素收效不显。刻诊:腹泻发作 10 余日,日行二三次,质稀溏,伴脘腹隐痛,纳减腹胀,神疲乏力,或吐出清水,舌淡红苔薄白根微腻。证属脾寒胃热,气机阻滞,升降失司。治宜温脾清胃,行气调中。方选黄连汤合理中汤加减。处方:黄连 2g,干姜 5g,白术 10g,党参 10g,茯苓 10g,制半夏 10g,官桂 3g,山药 15g,建曲 10g,木香 10g,吴茱萸 5g,炙甘草 5g。4 月 13 日复诊:上药服后,大便成形,每日 1 次,腹胀显减。精神饮食亦见好转,药证合拍,续以原方配合香砂六君丸、参苓白术丸等调治 3 月余。诸症悉除,追访未见复发。(《南京中医学院学报》,1995,11(1):22)

3)呕吐:陈襄人,男,25 岁。久泻愈后,又复呕吐,医进参、术、砂、半,复进竹茹、麦冬、芦根,诸药杂投无效。其证身微热,呕吐清水,水入则不纳,时有冲气上逆,胸略痞闷,口不知味,舌光红燥,苔腻不渴,脉阴沉迟而阳浮数,乃上热中虚之证,应用黄连汤,方中姜、桂、参、草温脾胃而降冲逆,黄连清胸热,伴半夏以止呕吐,为一寒一热错综之良方,服药呕吐渐止,再剂,证全除,能进稀粥。后用五味异功散加生姜温胃益气而安。

按:胸中有热,则胸膈痞闷,舌光红燥,寸脉浮数;胃中有寒,则呕吐清水,苔腻不渴,关脉沉迟,此上热下寒,黄连汤证也,是再剂则安。(《伤寒名医验案精选》,2003:249)

4)下利:林某某,男,52 岁,1994 年 4 月 18 日就诊。患腹痛下利数年,某医院诊为"慢性非特异性结肠炎"。选用抗生素及中药治疗,收效不显。刻下:腹中冷痛,下利日数行,带少许黏液,两胁疼痛,口渴,欲呕吐,舌边尖红,苔白腻,脉沉弦。辨为上热下寒证。治以清上温上,升降阴阳,为疏加味黄连汤。黄连 10g,桂枝 10g,半夏 15g,干姜 10g,党参 12g,甘草 10g,大枣 12 枚,柴胡 10g。服药 7 剂,腹痛,下利、呕吐明显减轻,但仍口苦,口渴,胁痛。又用柴胡桂枝干姜汤清胆热温脾寒,服 7 剂而病愈。

按:上有热,下有寒,寒热阻拒,阴阳不交,影响胃肠的消化、传导功能,而见腹痛,下利,呕吐,口渴,舌红之证。治以黄连汤清上热,温下寒,交通上下阴阳,实为正治之法耳。(《伤寒名医验案精选》,2003:248-249)

【按语】汪庵说:"黄连苦寒泻热以降阳,姜、桂辛温除寒以升阴,人参助正祛邪,半夏和胃止呕,甘草大枣调中止痛。上中二焦寒热交战,以此和解之。"按黄连汤实为小柴胡汤之变方,以桂枝代柴胡,以黄连代黄芩,以干姜代生姜。所谓"从中而和之法"。故其能收平调寒热,升降阴阳,和胃降逆之功。正如喻嘉言所云:"不问下寒上热,上寒下热,皆可治之也。"

【现代研究】尚炽昌[23]等采用大鼠应激性、幽门结扎型和阿司匹林胃黏膜损伤模型,研究加味黄连汤对胃黏膜损伤的影响。结果提示:加味黄连汤(由黄连、黄芩、桂枝、干姜、党参、半夏、柴胡、三棱、炙甘草、大枣等组成)通过降低胃黏膜的损伤指数,对大鼠急性应激性胃黏膜损伤、幽门结扎型胃黏膜损伤和阿司匹林胃黏膜损伤起到明显的保护作用。

王付[24]等研究发现,加味黄连汤(由黄连、黄芩、桂枝、干姜、党参、半夏、柴胡、三棱、炙甘草、大枣等组成)通过降低胃黏膜损伤指数,对大鼠急性应激性、幽门结扎型和阿司匹林胃黏膜损伤有明显的保护作用。提示加味黄连汤改善胃黏膜营养、增强胃黏膜微循环、促进胃黏膜血流量、促进黏膜上皮细胞再生和修复、促进"碱素"的含量是其保护胃黏膜损伤的重要机制之一。

石景方[25]等采用放免法观察加味黄连汤(由黄连、黄芩、桂枝、干姜、党参、半夏、柴胡、三棱、炙甘草、大枣等组成)对大鼠慢性胃黏膜损伤预防及治疗过程中 PGE_2 的变化。结果提示:该汤能明显提高胃黏膜 PGE_2 的含量,改善病理组织学坏死、损伤程度,对胃黏膜慢性损伤起预防和保护作用。

四、十枣汤证(152)

【原文】

太陽中風,下利嘔逆,表解者,乃可攻之。其人汗出,發作有時,頭痛,心下痞滿,引脅下痛,乾嘔短氣,汗出不惡寒者,此表解裏和也,十棗湯主之。(152)

芫花熬　甘遂　大戟

上三味等分,分別爲散,以水一升半,先煮大棗肥者十枚,取八合,去滓,內藥末,強人服一錢匕,羸人服半錢,溫服之。平旦服。若下少,病不除者,明日更服,加半錢。得快下利後,糜粥自養。

【提要】悬饮的证治。

【释义】本条讨论外邪诱发饮停胁下的证治。太阳中风的病程中,续发水邪凝结,水饮结聚于胁下,阻碍气机升降,水饮上干于胃,则见呕逆;水饮下注于肠,则见下利。如是为外有表邪,里停水饮,表里同病。因水饮结聚于胁下,一般渗利之剂,难以取效,所以治疗必用攻逐水饮之峻剂。但须先行解表,表解后方可攻逐饮邪。切不可先后失序,以免他变,故曰:"表解者,乃可攻之。"

饮为有形之邪,由于水饮结聚胁下,胸阳被阻,气机不利,以致心下痞硬满,引胁下痛。肺气不利,则呼吸气短。胸胁为阴阳升降之通路,水邪集居于此,气机升降失常,加之水性流溢,变动不居,故或见之证复杂多端,往往因水邪影响的脏腑部位不同,而出现各种不同的表现。若水饮外溢肌肤,影响营卫失和,则其人汗出;正邪相争,时而气机暂通,饮邪暂不外攻,故汗出发作有时。饮邪上干,蒙蔽清阳则头痛;水饮犯胃,胃气上逆,则见干呕;若水饮迫肺,肺气不利,则呼吸气短。干呕、汗出、头痛类似太阳中风,而实非太阳中风,区别在于本证以心下痞硬满、引胁下痛为主证,虽见汗出,但发作有时;虽有头痛,但不恶寒,为表邪已解,里有悬饮,外证已不存在,故曰:"此表解里未和也。"以上诸症,乃水饮结聚胁下不解,流走攻窜,上下充斥,妨碍三焦,牵连周身所致。一般的化饮祛水之剂,已无济于事,故用十枣汤攻逐水饮。

本证"心下痞硬满"与大结胸证、痞证相似,应予鉴别。大结胸证为水热互结于胸膈,故心下痛,按之石硬,甚则从心下至少腹硬痛,手不可近,伴潮热、烦渴、舌苔黄燥等热象。治以大陷胸汤泻热逐水。痞证乃寒热互结,阻塞于中焦,故以心下痞,按之柔软为主证。治以泻心汤和胃消痞。悬饮证水邪停积胸胁之间,故不仅心下痞硬满,更有转侧动身或咳嗽、呼吸、说话等都可牵引胸胁疼痛,即文中所谓"引胁下痛",此为悬饮的辨证要点。同时伴头痛汗出、呕逆咳嗽等症,但热象不显。本证虽有心下痞硬满,但病发部位主要在胁下,胁下与胃脘部相邻近,胁下病变,常影响于胃,而出现痞硬,治以十枣汤攻逐水饮。

【选注】

成无己:下利、呕逆,里受邪也。邪在里者,可下,亦须待表解者,乃可攻之。其人汗出,发作有时,不恶寒者,表已解也;头痛、心下痞硬满,引胁下痛,干呕、短气者,邪热内蓄而有伏

饮,是里未和也,与十枣汤,下热逐饮。(《注解伤寒论·辨太阳病脉证并治法下》)

柯韵伯:中风下利呕逆,本葛根加半夏证。若表既解而水气泛溢,不用十枣攻之,胃气大虚,后难为力矣。然下利呕逆,固为里证,而本于中风,不可不细审其表也。若其人汗出,似乎表证,然发作有时,则病不在表矣。头痛是表证,然既不恶寒,又不发热,但心下痞硬而满,胁下牵引而痛,是心下水气泛溢,上攻于脑而头痛也。与"伤寒不大便六七日而头痛,与承气汤"同。干呕汗出为在表,然而汗出而有时,更不恶寒,干呕而短气为里证也明矣。此可见表之风邪已解,而里之水气不和也。然诸水气为患,或喘,或渴,或噎,或悸,或烦,或利而不吐,或吐而不利,或吐利而无汗。此则外走皮毛而汗出,上走咽喉而呕逆,下走肠胃而下利,浩浩莫御,非得利水之峻剂以直折之,中气不支矣。此十枣之剂,与五苓、青龙、泻心等法悬殊矣。(《伤寒来苏集·伤寒论注·十枣汤证》)

尤在泾:此外中风寒,内有悬饮之证。下利呕逆,饮之上攻而复下注也,然必风邪已解,而后可攻其饮。若其人汗出而不恶寒,为表已解;心下痞硬满引胁下痛,干呕短气,为里未和;虽头痛而发作有时,知非风邪在经,而是饮气上攻也,故宜十枣汤下气逐饮。(《伤寒贯珠集·太阳篇上》)

喻嘉言:此证与结胸颇同,但结胸者,邪结于胸,其位高。此在心下及胁,其位卑,然必表解乃可攻之,亦与攻结胸之戒不殊也。其人汗出,发作有时,而非昼夜俱笃,即此便是表解之征,虽有头痛,心下痞硬满引胁下痛,干呕短气,诸证乃邪结之本证,不得以表证名之。若待本证尽除,后乃攻之,不坐误时日乎。故复申其义,见汗出不恶寒,便是表解可攻之候,虑何深耶。盖外邪挟饮,两相搏结,设外邪不解,何缘而得汗出津津乎。攻药取十枣汤者,正与结胸之陷胸汤相仿。因伤寒门中种种下法,多为胃实而设。胃实者,邪热烁干津液,肠胃俱结,不得不用苦寒而以荡涤之。今证在胸胁,而不在胃,则胃中津液未经热耗,而荡涤胸胃之药,无所取矣。故取蠲饮逐水于胸胁之间,以为下法也。(《尚论篇·太阳经上篇》)

【评述】各家对证候的分析,都着眼于表里辨证,平允可从。喻嘉言又指出本证与结胸证的区别:虽均为水饮停于胸胁之间,治疗上均需待表解之后,方可攻逐水饮,但两者病位有别,结胸为邪结在胸,甚则牵连于腹,热象明显;本证则水饮悬于胸膈之内,无明显热象。

【治法】攻逐水饮。

【方药】十枣汤方。

【方义】十枣汤是芫花、甘遂、大戟3味药,等份研粉,用枣汤调服"半钱匕"或"一钱匕"。芫花、甘遂、大戟3味都是峻下逐水药,3药合用,药力尤猛。故用肥大枣煎汤调服,以顾护胃气,并缓和诸药的烈性和毒性,使邪去正不伤。但3味药都有一定的毒性,因此,用药要慎重,剂量要因人而异,严格掌握。从病情出发,结合患者体质强弱及对药物的耐受程度,从小剂量(0.5～1g)开始,逐渐加大剂量,视病情需要,或连续用药,或间隔一二日或数日再用。本方刺激肠黏膜产生腹泻而逐水,因此,必须清晨空腹服,药在胃内停留时间短,可减少对胃的刺激,避免发生不良反应。服药得畅利后,糜粥自养,以补养正气。对于邪实而正气已虚者,当慎用。对孕妇禁忌。若近期有消化道出血或有出血倾向者、发热者,均不宜使用。由于药末对口腔及咽喉有刺激作用,现多装入胶囊服用。服药后常有恶心、呕吐、头晕等不良反应,当注意观察。若恶心呕吐剧烈,当予停药。

【方论选】

柯韵伯:仲景利水之剂种种不同,此其最峻者也。凡水气为患,或喘或咳,或利或吐,或吐利而无汗,病一处而已。此则外走皮毛而汗出,内走咽喉而呕逆,下走肠胃而下利,水邪之泛滥者,既浩浩莫御矣。且头痛短气,心腹胁下皆痞硬满痛,是水邪尚留结于中,三焦升降之气,拒隔而难通也。表邪已罢,非汗散所宜;里邪充斥,又非渗泄之品所能治,非选利水之至锐者以直折之,中气不支,亡可立待矣。甘遂、芫花、大戟,皆辛苦气寒,而秉性最毒,并举而任之,气同味合,相须相济,决渎而大下,一举而水患可平矣。然邪之所凑,其气已虚,而毒药攻邪,脾胃必弱,使无健脾胃之品主宰其间,邪气尽而元气亦随之尽,故选枣之大肥者为君,预培脾土之虚,且制水势之横,又和诸药之毒,既不使邪气之盛而不制,又不使元气之虚而不支,此仲景立法之尽善也。(《伤寒来苏集·伤寒附翼·十枣汤》)

许宏:用芫花为君,破饮逐水,甘遂、大戟为臣。佐之以大枣,以益脾而胜水为使。经曰:以辛散之者,芫花之辛,散其伏饮。苦以泄之者,以甘遂、大戟之苦,以泄其水。甘以缓之者,以大枣之甘,益脾而缓其中也。(《金镜内台方义》)

王晋三:攻饮汤剂,每以大枣缓甘遂、大戟之性者,欲其循行经髓,不欲其竟走肠胃也,故不明其方而名法,曰十枣汤。芫花之辛,轻清入肺,直从至高之分去菀陈,以甘遂、大戟之苦,佐大枣甘而泄者缓攻之,则从心及胁之饮,皆从二便出矣。(《伤寒论译释·辨太阳病脉证并治下》)

【点评】3 家注释基本一致,惟对方中君药的看法不同。柯韵伯论述全面详尽,尤能充分领悟仲景用 10 枚肥大枣熬汤送药的意义,赞叹"此仲景立法之尽善也",然而他将大枣作为君药,有主次颠倒之虞。许宏、王晋三二人都主张芫花为君。许宏从性味指出芫花辛温,不仅能泄水,而且能散水。王晋三也指出:"芫花之辛,轻清入肺,直从至高之分去菀陈。"并进一步指出大枣与芫花等相伍,"欲其循行经髓,不欲其竟走肠胃"。由此可见,本方以芫花为君,但大枣在方中的作用与地位也十分重要。

【临床应用】

(1)张仲景对本方的应用

①用本方治悬饮,见本条及《金匮要略·痰饮咳嗽病脉证并治》。

②《金匮要略·痰饮咳嗽脉证并治》用本方治"咳家其脉弦,为有水,十枣汤主之"。又:"支饮:夫有支饮家,咳烦胸中痛者,不卒死,至一百日或一岁,宜十枣汤。"

(2)后世医家对本方的应用

①《外台秘要》:深师朱雀汤(即本方,大枣用十二枚)治久病癖饮,停痰不消,在胸膈上液液,时头弦痛,苦挛,眼睛、身体、手足、十指甲尽黄,亦疗胁下支满,饮辄引胁下痛。

②《三因方》:控涎丹即本方去大枣、芫花,加白芥子,治痰涎在胸膈上下者。

③《丹溪心法》:卷一,舟车丸,又名舟车神佑丸,即本方去大枣,加牵牛、大黄、青陈皮、广木香而成,证治相同,但较十枣汤稍为缓和。卷三,十枣丸,即十枣汤以枣肉作丸,梧桐子大,每服三十丸,早晨服,以利为度。治水气病,四肢浮肿,上气喘急,大小便不利。

(3)现代应用:马俊[26]选择胸腔积液患者 68 例,随机分为两组。治疗组 38 例,男性 22 例,女性 16 例;年龄 16～68 岁,平均 38.54 岁。对照组 30 例,男性 15 例,女性 15 例;年龄 18～65 岁,平均 40.2 岁。两组性别、年龄、疾病病情差异无显著性($P>0.05$),具有可比性。其中,治疗组在常规西药治疗的同时给予中药口服。辨证为虚实夹杂者用加味十枣汤,辨证为实证者用十枣汤(将黄芪、大戟、芫花、甘遂分别研为细末,其中大戟、芫花、甘遂各等份研末装入胶囊,肥大枣数 10 枚,其为十枣汤。加味十枣汤为:十枣汤加生黄芪,每药各等份,研末装入胶囊。每枚胶囊含量均为 0.5g,稀粥适量备用。每次服 1～2 粒,具体数量因人而异,清晨空腹作用,每日 1 次,大枣 10 枚煎汤送服。若患者泻下太多,则进适量稀粥以自养。

服完 3 次,休息 3 天,再服 3 次为 1 疗程)。对照组根据其原发病因进行西药治疗。在治疗过程中,注意观察病情变化及胸水消减情况,每日记录出入液量,随时做血钾、钠、氯等生化检查,发现异常随时处理。治疗组 38 例,胸水吸收显效 21 例(其中大量胸水 13 例,中量胸水 8 例),有效 14 例(大量胸水 9 例,中量胸水 5 例),无效 3 例(中量胸水 2 例,少量胸水 1 例),积液减少量快者为 1 天,最慢者为 22 天;对照组 30 例,胸水吸收显效 8 例(其中大量胸水 5 例,中量胸水 3 例),有效 12 例(大量胸水 8 例,中量胸水 4 例),无效 10 例(大量胸水 3 例,中量胸水 5 例,少量胸水 2 例),积液减少最快者为 7 天,最慢者为 29 天。

周金荣[27]以十枣汤清除肝硬化并发难治性胸、腹水 4 例,当日见效,费用低,疗效肯定。作者体会:对于肝硬化难治性胸腹水,视其体实而正不衰,在静脉支持治疗的基础上,使用该方具有峻泻和利水的作用,积液可从二便排出。此外,投药时,为减少并发症及防止胸、腹腔积液在短期内复原,补充一定量白蛋白(一次投药补充 40g 白蛋白为宜)方可助效。

刘克奇[28]等报道 1990 年开始用十枣汤穴位外敷内病外治疗法,治疗小于 0.8cm 的尿路结石 30 例,取得了较满意的疗效。临床观察 30 例,输尿管结石 19 例,肾结石 11 例。具体方法为:用"十枣汤"药物:甘遂、大戟、芫花各等份,大枣 10 枚。加工成药末,以 75％酒精加蜂蜜适量调成膏,每用 3～5g,用胶布固定于神阙、中极、肾俞(双)、阴陵泉(双)、三阴交(双)穴位。药物 1 次贴敷 48 小时,取药后停药 6 小时继续外敷药。5 次为 1 个疗程,观察 3 个疗程,如无效改为其他疗法。结果:痊愈 12 例(40％),显效 6 例(20％),有效 5 例(16.7％),无效 7 例(23.3％),总有效率为 76.7％。共有 20 例排出 0.2～0.8cm 结石 31 枚。作者认为:十枣汤中的药物均为泻水类药,故其具有利尿作用,增加尿液的排出量,促使结石排出,同时,穴位贴敷方便,无痛苦,患者易接受。

赵文妍[29]等运用十枣汤治疗卵巢黏液性囊腺瘤、输卵管积水、盆腔积液取得满意疗效。刘彩民[30]运用十枣汤治疗干呕、胃脘痛,取得满意疗效。

虞觐冠[31]运用十枣汤治疗系统性红斑狼疮合并尿毒症、肾病综合征、胸膜炎、类风湿关节炎、精神分裂症取得满意疗效。作者指出:临床上用十枣汤,均按仲景服法,3 药等份,捣为散剂,不作汤剂或煎剂。实践证明:若作汤剂,服后有剧烈腹痛、恶心、呕吐等副作用,且患者不愿继续服用。服时一定要晨起空腹顿服,在服十枣汤时,要严禁同用甘草。古人炮制芫花、大戟用醋煮;甘遂用童便煮。焙干为末。诸药一般用量为 1.5～5g,根据病情增减。

白岩[32]对 31 例 37 只眼急性闭角型青光眼术前顽固性高眼压患者在常规应用降眼压西药疗效不明显时加用十枣汤。结果:服药 1～3 次眼压下降至 20mmHg 以下者 16 例 19 只眼,服药 3 次眼压下降至 24mmHg 左右者 12 例 14 只眼,服药 3 次眼压下降不显著者 3 例 4 只眼。提示:"十枣汤"应用于急性闭角型青光眼术前顽固性高眼压是一种新的行之有效的方法。

(4)医案选录

1)干呕:强某,男,29 岁,1998 年 9 月 7 日初诊。患者干呕,频繁发作,间或呕吐少许清涎,以致坐卧不宁,不敢随意俯仰,时感胸中水溢心间,恶心欲呕,惟长吸短叹方觉气顺不呕,终日心情烦闷,闭口咬牙,强抑作呕,甚为苦恼。伴胸闷,形寒肢冷,渴不欲饮,小便清,大便调。曾屡治不效而未查出病因,服旋覆代赭汤、丁香柿蒂汤、半夏厚朴汤等,疗效甚微,发病已 2 月余,诸症依旧,患者烦躁不安。诊见:症如前述,舌淡,苔薄白而滑润,脉弦滑。脉证合参,诊为干呕,证属水结于里之饮证,试用十枣汤。处方:芫花、甘遂、大戟各 3g(3 药分别研为细末),大枣(去核)10 枚。以 500ml 凉水先煎大枣,至 300ml 后,纳药末,再煎取 150ml,晨起空腹温服。服上药 2 次,即感胃脘不舒,腹中鸣响疼痛,泻下稀水便 5～6 次,顿觉神清

气爽,肢转温,呕逆渐止,后以香砂养胃丸调整而愈。(《新中医》,2002,34(7):69)

按:张景岳曰:"盖饮为水液之属,凡呕吐清水及胸腹膨满……是即所谓饮也。"受此启发,本例干呕,吐少许清涎,渴不欲饮,苔滑润,脉弦滑,属饮蓄胸膈之伏饮证。一般温利之品,难以直达病所,涤尽其饮。宗《金匮要略》"有水可下之"之说,以十枣汤逐其饮,顺其气,则胸中饮气交遏之势乃平。方中甘遂善行经隧水湿,大戟泄脏腑水湿,芫花消胸胁伏饮痰结,3药合用,则经隧脏腑胸胁积水皆能攻逐,惟药性峻烈,恐伤正气,故以大枣10枚,益气护胃,缓和峻药之毒性,下之不伤正。药虽峻猛,然切合病机,收意外之功。

2)胃脘痛:吕某,男,21岁,农民,2000年8月23日入院。上腹部阵发性剧痛1天,以急性胃炎收入院。经解痉止痛抗感染等治疗2天,疼痛不减,邀中医治疗。诊为胃脘痛,先拟芍药甘草汤加味1剂,药后症状反重。后细询得知:患者入院前1天干农活后,饮生水1大碗,随之入睡,醒后即感胃脘部不适,又强食馒头2个,傍晚即胃脘痛大作,痛无休止,汤水不进,水入即吐。诊其舌淡、苔滑腻,脉弦滑。证属水饮食滞停结中焦,气机不通,治以攻遂水饮,投十枣汤。处方:芫花、甘遂、大戟各3g,大枣10枚。煎法同前,药后连泻大便8次,夹有黏液,遂痛止,心下畅快,嘱服陈夏六君子汤,以善其后。(《新中医》,2002,34(7):69)

按:本例乃因暴饮暴食,水食互结于中焦而致胃脘痛。饮邪内迫,清阳不升,浊阴不降,始未细辨,凭常法处方,自未能收功,后经详询,脉证合参,病因了然,即大胆逐饮,故收效甚捷。《儒门事亲》曰:"此论饮之所得,其来有五:有痛饮而得之者……",此之谓也。患者服药后腹痛、腹泻属正常药性作用,停药后消失,且泻下稀水便应达5~6次,甚则8~9次不等,若仅有1~2次,则次数过少,未达预期疗效,可稍增其量,再服。服药时切记空腹服用。

【按语】 十枣汤为峻下逐水方,治疗多种疾病引起的胸腹水及全身水肿有一定疗效,尤以结核性渗出性胸膜炎、肝硬化腹水、肾性水肿最为常用,且疗效较好。但治疗此种疾病,逐水仅是对症治疗,属治标之法,未能治疗引起水饮停留的原因。因此,在用十枣汤同时,宜配合其他治法,积极治疗原发病,提高疗效。十枣汤药性峻猛,逐水同时也损伤正气,易导致脱水、电解质紊乱,故宜从小量开始试用。服用法宜晨起空腹,最好临时用生药研末,效力最强。体质虚弱者,虽有水饮积聚,也要慎用。

【现代研究】 袁毓梅[33]等采用十枣汤加西药治疗重症肾综合征出血热少尿期患者33例,取得满意疗效。这一结果提示:十枣汤可缓解重症肾综合征出血热少尿期患者的临床症状,恢复其肾功能,改善微循环,调节免疫功能。

参 考 文 献

[1] 宾湘义.白虎加人参汤治疗中枢性高热29例[J].中医研究,1999,12(1):45-46.

[2] 黄智芬.白虎加人参汤加味治疗肿痛性发热30例疗效观察[J].四川中医,2005,23(6):41-42.

[3] 陆汉军,白凝凝.白虎加人参汤加减治疗糖尿病酮症酸中毒15例[J].中国中医急症,2007,16(7):877-878.

[4] 游龙,白会玲,谷艳丽.白虎加人参汤联合降糖药治疗2型糖尿病疗效观察[J].现代中西医结合杂志,2009,18(19):2286-2287.

[5] 韩旭日.白虎加人参汤新用[J].新中医,1999,31(10):57.

[6] 汪运富.白虎加人参汤治疗老年人口腔干燥症状影响因素的研究[J].中医药动态,1995,44(3):26-27.

[7] 刘二军,吕金仓,吴中秋.白虎加人参汤加减治疗心律失常体会[J].河北中医药学报,2007,22(4):9.

[8] 方素萍.白虎加人参汤对小鼠 IgE 介导的三相皮肤反应的抑制作用[J].国外医学·中医中药分册,2002,24(1):25-26.

[9] 覃文玺.唐乾利,伍松合,等.白虎加人参汤对烧伤大鼠早期心肌保护作用的实验研究[J].广西中医学院学报,2007,10(4):3-10.

[10] 王伟明,张洪娟,王朝宇.白虎加人参汤中药饮粒与传统中药饮片降血糖作用对比实验研究[J].黑龙江医药.2002,15(5):376-378.

[11] 韩性志,王广超.黄芩汤加减治疗湿热痢疾 66 例[J].中医研究,2004,17(6):45-46.

[12] 杜丽荣.经方验案三则[J].江西中医药,2007,38(8):18.

[13] 严梅桢,左风,宋红月,等.黄芩汤及其代谢产物抗菌作用的比较研究[J].中国中药杂志,2003,28(3):243-248.

[14] 左风,周钟鸣,熊玉兰,等.黄芩汤及其肠道菌群的代谢产物对 D-半乳糖胺诱导的肝损伤的保护作用的比较研究[J].中国中药杂志,2003,28(9):842-847.

[15] 丁晓刚,傅延龄.黄芩汤有效成分配方抗大鼠实验性溃疡性结肠炎实验研究[J].北京中医药大学学报,2003,26(1):45-52.

[16] 陈进,程远林.黄连汤临床应用举隅[J].安徽中医临床杂志,2000,12(2):123.

[17] 王付,孙泰安.黄连汤加味治疗慢性萎缩性胃炎[J].实用中西医结合杂志,1995,8(1):61.

[18] 赵广印,党松柏.黄连汤治疗胃痛的体会[J].陕西中医学院学报,2009,32(6):52-53.

[19] 孙碧珠.黄连汤治疗胃肠疾病[J].南京中医学院学报,1996,11(1):22.

[20] 吴国发.黄连汤治疗慢性结肠炎 108 例疗效观察[J].实用中医内科杂志,2007,21(9):59.

[21] 王战和.黄连汤在心脏病治疗中的运用体会[J].中原医刊,1997,24(6):41-42.

[22] 龚世德.黄连汤治疗复发性口疮 52 例[J].张家口医学院学报,1998,15(3):90.

[23] 尚炽昌,石显方.加味黄连汤对大鼠急性胃黏膜损伤的影响及病理组织学改变[J].河南中医,2000,20(2):17-19.

[24] 王付,尚炽昌,梁华龙,等.加味黄连汤对大鼠实验性胃黏膜损伤的影响及病理组织学改变[J].中国中医药信息杂志,2000,7(3):34-35.

[25] 石景方,洪向秀.加味黄连汤对大鼠慢性胃黏膜损伤 PGE 的影响及病理组织学改变[J].河南中医,2000,20(5):25-26.

[26] 马俊.十枣汤辨证治疗胸腔积液 38 例[J].中国中医急症,2007,16(8):1002-1003.

[27] 周金荣.十枣汤治疗肝硬化难治性胸腹水验案[J].陕西中医,1999,20(9):410-411.

[28] 刘克奇,高燕飞.十枣汤穴位贴敷治疗尿路结石 30 例[J].内蒙古中医药,2001,20(2):33.

[29] 赵文妍,陈荣.十枣汤新用[J].新中医,2006,38(10):85-86.

[30] 刘彩民.十枣汤新用[J].新中医,2002,34(7):69-70.

[31] 虞靓冠,袁茹坚.十枣汤临床运用体会[J].安徽中医学院学报,1998,17(1):29-30.

[32] 白岩,蒋爱玲,张伟霞.十枣汤治疗急性闭角型青光眼术前顽固性高眼压 31 例[J].陕西中医,2007,28(5):533-535.

[33] 袁毓梅,王保瑞,邢聪,等.十枣汤加西药用于重症 HFRS 少尿期疗效观察[J].山东医药,1996,36(8):7-8.

（窦志芳　杨燕飞）

第七节　风湿证(174、175)

【原文】

伤寒八九日,风湿相搏[(1)],身体疼烦[(2)],不能自转侧,不呕,不渴,脉浮虚而涩者,桂枝附子汤

主之。若其人大便鞕,一云脐下心下鞕。小便自利者,去桂加白术汤主之。(174)

桂枝附子汤方

桂枝四两,去皮　附子三枚,炮,去皮,破　生薑三兩,切　大棗十二枚,擘　甘草二兩,炙

上五味,以水六升,煮取二升,去滓,分温三服。

去桂加白术汤方

附子三枚,炮,去皮,破　白术四兩　生薑三兩,切　甘草二兩,炙　大棗十二枚,擘

上五味,以水六升,煮取二升,去滓,分温三服。初一服,其人身如痹[3],半日許復服之,三服都盡,其人如冒狀[4],勿怪,此以附子、术,併走皮内,逐水氣未得除,故使之耳。法當加桂四兩,此本一方二法,以大便鞕,小便自利,去桂也;以大便不鞕,小便不利,當加桂。附子三枚恐多也,虚弱家及產婦,宜減服之。

【词解】

(1)相搏:相互搏结之意。

(2)身体疼烦:指身体疼痛剧烈而致心烦不宁。

(3)痹:麻木不仁。

(4)冒状:头目昏蒙状。

【提要】风湿痹阻肌表的证治。

【释义】本条论述风湿的脉证治法。伤寒八九日,说明本证感受风寒而引发,日久不愈,风寒湿三气相搏,闭阻于肌表,障碍气血流行。风淫所胜,则周身疼烦;湿淫所胜,则身重不能自转侧;风寒湿邪留着于肌表,未干于里,故不呕,是无少阳之证;不渴,是无阳明之证。风邪在表,卫气不足,故脉浮而虚,寒湿郁滞于表,经脉不利,故兼涩象。还可见恶寒、发热、汗出等,总由风寒湿留着肌表所致,故以桂枝附子汤,温经散寒,祛风除湿。

风湿证,即《素问·痹论》所曰:"风寒湿三气杂至合而为痹也。"属杂病范畴。风寒湿邪侵犯肌表,以致营卫不和,卫阳不固,见恶寒、发热、汗出、脉浮等。此证形似太阳证,而实非太阳证,盖太阳表证,为风寒袭表,虽有恶寒、发热、身痛等,但正气不虚,脉浮紧或浮缓,并非浮虚而涩。虽有身痛,但非不可转侧。总之,风湿痹证以身体或骨节疼痛最为突出,虽有某症状类似于太阳表证,但因正气虚损,脉浮虚而涩等,足以与太阳表证相区别。"其人大便硬,小便自利",是风去湿存之象。考《金匮要略·痉湿暍病脉证并治》所说"湿痹之候,小便不利,大便反快",推之,本证原有小便不利、大便稀溏之症,今服桂枝附子汤后,阳气得振,风邪得除,而湿邪犹存,湿困脾阳,运化失职,脾不能为胃行其津液,水液偏渗膀胱,以致气化已行,故大便硬而小便自利,故治以去桂加白术汤。于桂枝附子汤中去桂者,是因风邪已去故也;加白术者,以湿邪仍存也。

【选注】

成无己:伤寒与中风家,至七八日再经之时,则邪气多在里,身必不苦疼痛,今日数多,复身体疼烦,不能自转侧者,风湿相搏也。烦者风也;身疼不能自转侧者湿也。经曰:风则浮虚。《脉经》曰:脉来涩者,为病寒湿也。不呕不渴,里无邪也;脉得浮虚而涩,身有疼烦,知风湿但在经也,与桂枝附子汤,以散表中风湿。桂,发汗走津液。此小便利,大便硬为津液不足,去桂加术。(《注解伤寒论·辨太阳病脉证并治法第七》)

钱天来:大凡中风伤寒之邪,至八九日,设不传入他经,亦必入里而不在表矣。寒为阴邪,在表则当体痛,风为阳邪,热郁则必发烦,至八九日之久,烦则或有,体痛者绝少矣。此证

虽属伤寒,因又湿邪搏聚,湿亦阴邪,流于关节,所以身体烦疼,而身重不能转侧也;不呕不渴,邪不在胃,未入于里也;脉浮虚而涩者,浮则为风,浮则按之无力,即所谓浮则为虚也,寒邪在营,血脉不得流利则涩;湿流关节,气血不快于流行亦涩,正风寒湿三气所著之脉,名为湿痹者是也。法当兼治,故以桂枝附子汤主之。湿在里则小便不利,大便反快,大便硬则湿不在里,小便利则湿气已去,不须汗泄,故去桂枝。想风湿之后,寒湿之余气未尽,身体尚疼,转侧未便,故仍用去桂枝之白术附子汤也。(《伤寒溯源集·温病风温痉湿暍·湿病证治》)

《医宗金鉴》:伤寒八九日,不呕不渴,是无伤寒里病之证也;脉浮虚涩,是无伤寒表病之脉也。脉浮虚主在表,虚风也;涩者主在经,寒湿也。身体疼烦属风也,不能转侧属湿也,乃风湿相搏之证,非伤寒也,与桂枝附子汤温散其风湿,使从表而解也。若脉浮实者,则又当以麻黄加术汤,大发其风湿也。如其人有是证,虽大便硬,小便自利,而不议下者,以其非邪热入里之硬,乃风燥湿去之硬,故仍以桂枝附子汤去桂枝,以大便硬,小便自利,不欲其发汗,再夺津液也;加白术,以身重者,湿在肉分,用以佐附子逐湿气于肌也。(《医宗金鉴·订正仲景全书·伤寒论注·辨痉湿暍病脉证并治》)

陈亦人:风湿相搏的"搏"字与繁体"摶"(摶,zhuān 音专,今写作抟,tuán 音团——笔者注)字极其相似,而读音和含义却迥然不同,自方中行释抟为聚,言风与湿合团聚以来,程郊倩也释为两邪合聚,尤在泾也释为"风与湿相合而成疾",喻嘉言在《医门法律》中直接改为抟,写作"风湿两邪抟聚一家",《医宗金鉴·订正伤寒论注》连原文也改为"风湿相抟",从《词源》"抟"的含义:①环绕,盘旋。②之成团。③圜。④持,凭借。确实以凝聚如团的解释为合理;而"搏"的几种字义:①捕捉。②攫取。③击,拍。④对打。都与风湿相搏之义不合,据此可见"搏"可能是"抟"的笔误,似不应该再延误下去。(《伤寒论译释·下编·辨太阳病脉证治下第七》)

陈修园:若患前证(指桂枝附子汤证),其人脾受湿伤,不能为胃行其津液,故大便硬,愈硬而小便愈觉其自利者,脾受伤而津液不能还入胃中故也。此为湿多于风而相搏于内,即于前方去桂枝加白术汤主之。湿若去,则风无所恋而自解矣。(《伤寒论浅注·辨太阳病脉证篇》)

【评述】诸注对风湿证之病机阐述大体平允。本证身体疼烦的烦字,当指疼痛剧烈的程度较重,非指烦躁而言。唐容川曰:"烦字,不是心烦,乃骨节烦疼,谓其发作烦频也"可作参考。成无己认为烦为风,疼为湿。钱天来认为"热郁则发烦",均为不妥。陈亦人认为"搏"为"抟"之笔误,释之有理。对大便硬,小便自利,各家见解分歧,当以风去湿存,湿邪伤脾,转输失职之解较为妥贴,陈修园比较合理,可供参考。

【治法】

(1)温经散寒,祛风除湿。

(2)温经散寒,除湿止痛。

【方药】

(1)桂枝附子汤方。

(2)白术附子汤方。

【方义】桂枝附子汤以桂枝辛温,以疏通经脉,祛风散寒;附子辛温大热,温经扶阳,逐寒湿而止痛,助卫阳以固表,二药大制其量,合为温经散寒除湿之主药;生姜、大枣、甘草辛甘发散,调营和卫,助正以祛邪,诸药合用,共奏温经散寒、祛风除湿之功。

去桂加白术汤,即桂枝附子汤去桂加白术四两而成,是在桂枝附子汤证的基础上,若见大便硬，小便自利，乃风去湿存，湿邪困脾，转输不力，故不取桂枝之祛风，加术者，以其健脾燥湿之力著，本方较桂枝附子汤更重于培土以胜湿。

桂枝附子汤是桂枝去芍药加附子汤增加桂枝一两（四两）、附子二枚（三枚）而成，药味相同，用量不同，而功效迥别。彼方用于表虚兼胸满、脉微、恶寒之证，故于桂枝汤中去芍药之阴柔，以免恋邪不去；用附子一枚，以温经扶阳；本证是风寒湿邪，痹阻于肌表，故重用桂枝、附子，温经通阳祛风散寒胜湿，尤可止痛。

服药应注意以下几点：

（1）方后注云"初一服，其人身如痹，半日许复服之，三服都尽，其人如冒状，勿怪。此以附子、术并走皮内，逐水气未得除，故使之耳，法当加桂四两。"是指服药后，患者可出现身体麻木、头目眩晕之症，这是因为白术、附子并走皮内，发挥祛风散寒胜湿作用，正邪交争，邪气尚未得除之故，可加桂枝四两，以增强温经通阳、化气祛邪之力，然则，附子用量较大，还应留心是否为附子中毒现象，若是中毒现象，则应减少其用量。

（2）本方一方二法：若大便硬，小便自利者，为风去湿存，当去桂枝，加白术。

（3）虚家及产妇，气血亏少，难胜此辛温燥烈之剂，故宜减量。

【方论选】

成无己：风在表者，散以桂枝、甘草之辛甘；湿在经者，逐以附子之辛热；姜、枣辛甘行荣卫，通津液，以和表也。（《注解伤寒论·辨太阳病脉证并治法第七》）

周禹载：金匮之治风寒湿者多矣，未尝遽用附子，独于伤寒兼风湿者三方，均用附子，其理安在？盖伤寒热证也，加以风湿瘀里，势必易热，乃至八九日之久，而不言身热，知其人属阳虚矣。阳虚者，邪凑于里，为内入则易，而外解极难，何者？无元气以复之也，故仲景用桂枝解外，必赖附子以温经，使经络肌肉间无处不到，则无邪不驱矣。用三枚者，以其邪未入深，易于表散，故必勇猛精进，而无取乎逡巡也。或曰，脉浮虚涩，仲景全力驱邪，独不畏其劫阴乎，而不知此正圣人制方之神也。浮虚而涩，纯是外邪，卫为风，浮涩因湿滞也，如是则多用附子，合姜桂以解表，甘枣以和中，又何惮而不为乎。（《伤寒论三注·太阳下篇》）

汪苓友：此承上条（指桂枝附子汤证）而申言之，有如上条证全具矣。若其人大便硬，小便自利者，后条辨云；此湿虽盛而津液自虚也。于上汤中去桂，以其能走津液，加术以其能生津液。或问云：小便自利，则湿去矣，何以犹言湿盛？余答云：湿热郁于里，则小便不利，寒湿搏于经，则小便自利。又有昧理者云，大便溏，宜加白术，殊不知白术为脾家主药；后条辨云，燥湿以之，滋液亦以之。（《伤寒论辨证广注·辨太阳阳明病脉证并治法》）

李培生：桂枝附子去桂加白术汤，一名白术附子汤。"若其人大便硬，小便自利"是白术附子汤的主治证。亦可说明在服桂枝附子汤前，当有《金匮》"湿痹之候，小便不利，大便反快"之证。服汤后，风邪易于宣散，气化通行，故小便利；脾虚失于运化，寒湿凝滞，痹着于表，故大便硬。此则当用白术附子汤，取白术健脾燥湿，附子温经扶阳，炙甘草和中，姜、枣调和营卫。为风寒湿痹之偏于湿盛者立法。又服大量附子，往往能产生中毒现象，亦即所谓"如冒状"。但服后病势顿挫，有时反能迅速获愈。《书》谓"若药不瞑眩，厥疾弗瘳"。殆即指此类情况而言。（《柯氏伤寒附翼笺正·太阳方总论》）

【点评】 成无己简明扼要，周扬俊对大剂附子以逐邪，汪苓友对白术功效的阐述，李培生对药后"如冒状"之解，均释之有理，临床颇有指导意义，足资参考。

【临床应用】

（1）张仲景对本方的运用

①用本方治风湿留着肌表证(即本条)。

②《金匮要略·痉湿暍病脉证并治》:桂枝附子汤、白术附子汤(即去桂加白术汤)主治同上。

(2)后世医家对本方的应用

1)桂枝附子汤

①《千金翼方》录《伤寒论》桂枝附子汤,治证皆同。

②《外台秘要》:用本方去大枣加麻黄,治疗风水,身体面目尽浮肿,腰背牵引髀股,不能食。

③《扁鹊新书》:用本方治暑天中湿头痛,发热,恶寒,汗出,遍身疼痛。

④《证治准绳》:用本方加白术、茯苓治冒雨湿着于肌肤,与胃气相并,或腠开汗出,因浴得之。

2)去桂加白术汤

①本方《千金翼方》:"术附子汤",《外台秘要》:"附子白术汤",主治均与《伤寒论》同。

②《类聚方广义》用本方治痛风及结毒沉着作痛,兼用应钟散或七宝承气丸,其效甚速。

③《三因方》:用本方去生姜、大枣,加干姜,治中风湿重,昏闷恍惚,胀满身重,手足缓纵,自汗,失音不语,便利不禁。

④《曾氏活幼口诀》用本方治小儿脏腑虚寒,泄泻洞利,手足厥冷。

(3)现代应用

①风寒湿痹证::本方温经扶阳,祛风散寒,除湿定痛,临床多用于阳气不足,风寒湿邪凝滞筋脉及肌表的痹证,症见身体肢节疼痛,转侧不利,怕冷恶风,舌淡苔白,脉虚者,均可应用,如风湿性疾患、类风湿关节炎、痛风、坐骨神经痛、雷诺病等等,加减应用,多获良效。如吴洋等报道用加味桂枝附子汤治疗寒湿痹证 220 例,其中类风湿关节炎患者 108 例,风湿性关节炎患者 86 例,肩周炎患者 17 例,强直性脊柱炎患者 6 例,皮肌炎患者 3 例;病程最短者半月,最长者 38 年。临床表现多见肢体关节冷痛、重着、痛有定处、屈伸不利或肢体关节肿胀、变形,疼痛昼轻夜重,得热痛减,遇寒痛增,上症每因气候寒冷或阴天下雨而诱发,舌质淡,苔白腻,脉弦紧或沉紧。用加味桂枝附子汤:附片 15g,桂枝 15g,杭芍 15g,防风 15g,细辛 3g,川芎 15g,独活 15g,羌活 15g,怀牛膝 15g,海桐皮 10g,海风藤 15g,淫羊藿 15g,苡仁 15g,生姜 15g,大枣 10g,甘草 10g,其中附片用开水先煎后,再放入其他药味同煎 30 分钟即可服用,每日 1 剂,温分 3 服。10 天为 1 疗程,连服 2 个疗程后判断效果。结果临床痊愈 44 例,占 20%;显效 90 例,占 41%;有效 66 例,占 30%;无效 20 例,占 9%。总有效率为 91%,服药后患者无不良反应[1]。邱联群等报道用桂枝附子汤加减治疗慢性痛风性关节炎 34 例,总有效率 91.2%,明显高于对照组,且无毒副作用[2]。

②循环系疾病:桂枝附子汤有温通心阳、祛除寒湿之功,据现代药理研究桂枝、附子相伍,又具强心作用,故本方可用治各种原因所导致的心动过缓、心力衰竭、心房纤颤、房室传导阻滞、低血压等等,证属心肾阳虚,心悸气乱,心胸闷痛,形寒畏冷,神疲乏力,面色苍白,脉缓弱无力,或脉律不齐者,均可加减运用。如王朝辉等报道用桂枝附子汤加味治疗心悸有效[3]。

(4)医案选录

1)坐骨神经痛:韩某,男,42 岁,农民,2000 年 7 月 18 日初诊。自诉右臀部及下肢酸胀疼痛,行走不便 10 天。患者 3 个月前下水作业,冰冷后双下肢自觉酸痛麻木,经自服葱姜汤、热浴后,自觉好转,半个月来因下田劳作,疼痛日益增加,从臀部、大腿、小腿外侧放射性痛,曾在本村卫生室对症治疗,无明显好转。现至我院就诊,摄 X 片,腰椎、髋关节未发现异常,抗 O 试验阳性,右下肢站立行走不稳,直腿抬高试验阳性,右环跳穴压痛阳性。患肢肤冷,舌淡苔白腻,脉弦紧。辨证属风寒湿痹,寒湿痹阻经络,气血受阻,治宜温经通络,燥湿祛寒止痛,方用桂枝附子汤加味。桂枝 20g,附子 30g(另包先煎 2 小时),赤芍 15g,大枣 15g,透骨草 15g,牛膝 15g,乌梢蛇 20g,乳香 15g,没药 15g,当归 20g,鸡血藤 20g。10 剂每天服 3 次,并配合患肢局部热敷。3 剂后,疼痛减轻,自觉肢体转温,可步行。10 剂药后疼痛消除,直腿抬高试验阴性,抗 O 试验阴性,行动自如,下地干活。随访 1 年无复发。(《云南中医中药杂志》,2005,26(5):19)

2)雷诺病:患者,女,38 岁,2005 年 11 月 25 日初诊。自诉间断性双手苍白、青紫、潮红 3 年余,每遇冷加重,得暖后可逐渐恢复正常,伴麻木胀痛,入冬反复发作。按雷诺病治疗,给予叶酸、利血平片,效果欠理想。近 2 个月来因天气逐渐变凉,上述症状加重,为求进一步治疗来诊。血常规、ESR、ASO、RF、ANA、ENA、ds-DNA 均正常。查患者双手手指肿胀,手指发凉,皮肤紧韧,舌质淡,苔薄白,脉沉细。诊断为雷诺病,证属血虚寒凝。选用桂枝附子汤加减以温经散寒,养血通脉。药用桂枝 15g,熟附片 10g,当归 20g,赤白芍各 15g,川芎 15g,黄芪 30g,杜仲 10g,鸡血藤 20g,茯苓 15g,陈皮 10g,干姜 5 片,水煎,每日 1 剂,早晚温服。连续治疗近 2 个月,患者自觉症状消失而愈,随访 1 年,未再复发。(《现代中西医结合杂志》2009,18(23):2824-2825)

3)心肌炎:张某,女,38 岁,教师,2000 年 1 月 9 日初诊。心悸、头昏、畏寒、乏力 1 年。心电图示:室性早搏,I 度房室传导阻滞。心率 63 次/分,室性早搏 4~5 次/分。西医诊为病毒性心肌炎。常用肌苷、辅酶 A、三磷酸腺苷等药。患者舌淡紫,苔白,脉细弱。证属心阳不振,气虚血瘀。拟温阳益气,活血化瘀。予桂枝附子汤加党参 15g,丹参 15g,川芎 12g,炒瓜蒌 12g,山苦参 12g,五味子 5g。服 15 剂,诸症均减。心电图示房室传导阻滞及早搏消失。(《长春中医学院学报》,2001,17(2):28)

【按语】桂枝附子汤及去桂加白术汤均为风湿留着肌表而设,后者主治湿邪偏盛而风邪不显之证。二方用治风寒湿痹又兼阳虚者,疗效颇著。临证当以周身疼烦,转侧不利,恶风汗出,脉浮虚而涩为辨证要点,本证为虚寒性疾患,故身痛、关节疼痛无内热,舌质淡,苔白,亦为辨证之眼目。所谓痹者,闭也,乃气血为邪气所阻滞,流行不畅所致。经云:正气存内,邪不可干。本证往往因为正气不足,邪气入侵,风寒湿邪痹阻经脉肌肉,甚而关节筋骨,惟其如此,则难以驱邪外出,故每多缠绵反复。应用本方应据证补养气血,调整阴阳,以扶正祛邪,参芪归芍之类均可随证选用。应用时亦当根据疼痛的部位,选用不同的祛风除湿药物,如在上者,可入羌活、威灵仙;在下者,可加防己、苡仁、牛膝;兼痰者,可加二陈汤之属及木香、枳壳等行气之品。应用时还当配入活血通络之药,如归、芎、桃、红、鸡血藤之类,以利邪气驱除。甚者,可用虫类药物搜剔。

本方不仅具有温经扶阳、散寒除湿定痛之效,又能温复脾肾之阳,振奋心阳,和中补虚,调和营卫,故不仅用治痹证,亦用于脾肾阳虚、寒湿内阻诸证。如桂枝附子汤加茯苓、白术、干姜、车前仁、党参、黄芪可治脾肾阳虚之泄泻;重用炙甘草,加茯苓,可治心阳不振之心悸、脉结代,以及冠心病等。兼气滞痰瘀,出现心痛、胸闷、四肢不温,可用本方干姜易生姜,加入黄芪、人参与行气化痰、活瘀宣痹之品。总之,只要符合阳虚而寒湿内阻的病机,均可酌情用之。

【现代研究】

抗炎镇痛作用。张啸环实验报道:桂枝附子汤对大鼠试剂关节炎和大鼠棉球肉芽肿炎证模型均有一定的抑制作用。对热刺激致痛、醋酸致痛有明显的镇痛作用[4]。何江媛等则通过实验,发现桂枝附子汤治疗组大鼠血清中 TNF-α 水平比模型组明显下降,表明桂枝附子汤能有效地降低类风湿关节炎模型组大鼠体内的肿瘤坏死因子水平,可用于治疗类风湿关节炎。其作用机制是通过降低肿瘤坏死因子水平,来抑制滑膜炎症和血管翳的形成[5]。

【原文】

風濕相搏,骨節疼煩,掣痛(1)不得屈伸,近之則痛劇,汗出短氣,小便不利,惡風不欲去衣,或身微腫者,甘草附子湯主之。(175)

甘草二兩,炙 附子二枚,炮,去皮,破 白朮二兩 桂枝四兩,去皮

上四味,以水六升,煮取三升,去滓。溫服一升,日三服。初服得微汗則解。能食,汗止復煩者,將服五合。恐一升多者,宜服六七合為始。

【词解】

(1)掣痛:掣(chè 彻)。指疼痛有牵引拘急的感觉。

【提要】风湿留着关节的证治。

【释义】本条承上条论述风湿留着关节的证治,由于风寒湿邪留注于筋骨关节,气血凝涩,经脉不利,故骨节疼痛至甚,牵扯拘急,屈伸不能,近之则疼痛剧烈。风湿郁表,卫阳不固,腠理开泄,不胜风袭,则恶风汗出,不欲去衣。湿邪内阻,三焦不畅,上则呼吸短气,下则小便不利。湿闭肌肤,则其身微肿。本证邪结较深,病情较重,治以甘草附子汤,扶阳温经,散寒除湿,峻药缓图。

本条与上条均论述了风寒湿痹的证候,但二者邪气痹阻的病位不同,证情亦有轻重之别。上条桂枝附子汤证,为风湿痹证初期,风寒湿邪搏结于肌表,邪结较浅,病情较轻,以身体疼烦,不能自转侧为主。又因初病,尚未影响于脏腑,故不呕、不渴。惟其病位较浅,故以桂枝附子汤之大剂量桂、附,以速取温通经脉、祛风散寒除湿之效。本条风寒湿邪留着于关节筋骨,病位较深,病情较重,病邪凝结难解,故以骨节疼烦更甚,掣痛不得屈伸,近之则痛剧为主。惟其病甚于内,湿胜阳微,气化失宣,故治以甘草附子汤,峻药缓图。

【选注】

成无己:风则伤卫,湿流关节,风湿相搏,两邪乱经,故骨节疼烦,掣痛,不得屈伸,近之则痛剧也。风胜则卫气不固,汗出,短气,恶风不欲去衣,为风在表;湿胜则水气不行,小便不利,或身微肿,为湿外薄也。与甘草附子汤,散湿固卫气。(《注解伤寒论·辨太阳病脉证并治法第七》)

方中行:烦,风也;痛,湿也,风淫则掣,湿淫则痛,风湿之邪,注经络,流关节,渗骨髓,四体所以烦疼掣痛而不利也。近之则痛剧者,外邪客于内,近之则逆也。短气者,汗多亡阳而气伤也。恶风不欲去衣者,以重伤故恶甚也。或,未定之词,身微肿,湿外薄也,不外薄则不肿,故曰或也。(《伤寒论条辨·辨太阳病脉证并治上篇》)

钱天来:风湿相搏,与前文同义。掣痛者,谓筋骨肢节抽掣疼痛也;不得屈伸,寒湿之邪,流著于筋骨肢节之间,故拘挛不得屈伸也;近之则痛剧者,即烦疼之甚也,疼而烦甚,人近之则声步皆畏;如动触之而其痛愈剧也;汗出,即中风汗自出也;短气,邪在胸膈而气不得伸也;小便不利,寒湿在中,清浊不得升降,下焦真阳之气化不行也;恶风不欲去衣,风邪在表也;或微肿者,湿淫肌肉,经所谓湿伤肉也。风邪寒湿搏聚而不散,故以甘草附子汤主之。(《伤寒溯源集·温病风温痉湿暍·湿病证治》)

尤在泾:此亦湿胜阳微之证,其治亦不出助阳驱湿,如上条之法也。盖风湿在表,本当从汗而解,而汗出表虚者,不宜从发其汗,恶风不欲去衣,卫虚阳弱之征,故以桂枝附子助阳气,白术甘草崇土气,云得微汗则解者,非正发汗也,阳胜而阴自解耳。(《伤寒贯珠集·太阳篇下》)

唐容川:风湿相搏,业已伸入,其骨节烦疼掣痛,不得屈伸,近之则痛剧,此风寒湿三气之邪,阻遏正气,不令宣通之象也。汗出短气,小便不利,恶风不欲去衣,或身微肿者,卫气营气,三焦之气俱病,总由于坎中元阳之气失职也,务使阳回气暖,而经脉柔和,阴气得煦,而水泉流动矣,以甘草附子汤主之。(《伤寒论浅注补正·太阳篇下》)

【评述】各家之注对风湿留着关节一证的病机,释之有理,所见略同。程郊倩云:"以上二条,虽云风湿相搏,其实各夹有一寒字在内,即三气合而为痹之证也"。唐容川以"风寒湿三气之邪,阻遏正气,不令宣通"为注,较之凿分风淫为烦,湿淫为痛之说,似胜一筹。尤在泾指明本证为"湿胜阳微之证,其治亦不出助阳驱湿"是一语破的。惟方有执将短气释为"汗多亡阳而气伤",似欠斟酌。

【治法】扶阳温经,散寒除湿。

【方药】甘草附子汤方。

【方义】本方以附子辛热,扶阳温经,散寒除湿。桂枝通阳化气,祛风和营,白术苦温,健脾燥湿,又主风寒湿痹。桂附合用,使表阳得固,自汗可止;术附为伍,以振奋脾肾之阳,则筋肉骨节之寒湿可除,而桂枝附术相配,既能扶阳温经,又能通阳化气,逐除风寒湿邪,故誉为治风湿之圣药。甘草之缓,不仅调中补虚,助正祛邪,以之为方名者,旨甘缓守中,以尽药力,是恐欲速则不达也。

本方与桂枝附子汤,均为治疗风湿之主方,但彼方主治风湿留着肌表,其效欲速,故用附子3枚;本方主治邪留关节,是病位较深,凝结难除,故用附子2枚,缓而图功,使邪祛正安,方为上乘。方后云"服药一升为多者,宜服六七合为始"意于在此。

【方论选】

周禹载:此证较前条更重,且里已受伤,曷为反减去附子耶?前条风湿尚在外,在外者利其速去。此条风湿半入里,入里者,妙在缓攻。仲景正恐附子多,则性猛且急,筋节之窍,未必骤升,风湿之邪,岂能托出,徒使汗大出,而邪不尽耳。君甘草也,欲其缓也,和中之力短,恋药之用长也,此仲景所以前条用附子三枚者,分三服,此条止二枚,初服五合,恐一升为多,宜服六七合,全是不欲尽剂之意。(《伤寒论三注·太阳病下篇》)

汪苓友:《后条辨》云,桂枝附子汤、桂枝附子去桂加白术汤、甘草附子汤,三方俱用附子者,以风伤卫而表阳已虚,加寒湿而里阴更胜。凡所见证,皆阳气不充,故经络关节得著湿,而卫阳愈虚耳。愚以此言实发仲景奥义。(《伤寒论辨证广注·辨太阳阳明病脉证并治法》)

钱天来:风邪在表,故汗出恶风而不欲去衣,非桂枝不足以汗解卫邪;湿淫在经,非术不足以助土燥湿;因寒湿流于关节,致骨节烦痛掣痛而不得屈伸。下焦无火,气化不行而小便不利,故用附子以温经散寒,则阳回气暖而筋脉和同,东风解冻而水泉流动矣。经云:"阳气者,精则养神,柔则养筋",筋柔则无掣痛不得屈伸之患矣。甘草所以缓阴气之急,且为桂枝汤中本有之物,因汤中之芍药,能收敛助阴,故去之耳。虽名之曰甘草附子汤,实用桂枝去芍药汤,以汗解风邪,增入附子白术,以驱燥湿也。(《伤寒溯源集·温病风温痉湿暍·风湿病证治》)

《医宗金鉴》:风湿之治,用甘草附子汤,即桂枝附子汤去姜、枣加白术也。去姜、枣者,畏助汗也。加白术者,燥中湿也。日三服,初服一升,不得汗解,则仍服一升。若微得汗则解,解则能食,是解已彻也,可止再服。若汗出而复烦者,是解未彻也,仍当服之,但不可更服一升,恐已经汗,多服而过汗也,服五合可也。如不解,再服六七合为妙。似此服法,总是示人不可尽剂之意,学者于理有未解处,即于本文中求之自得矣。(《医宗金鉴·订正伤寒论注·辨痉湿暍病脉证并治篇》)

王晋三:甘草附子汤,两表两里之偶方。风淫于表,湿流关节,阳衰阴盛,治宜两顾。白术附子,顾里胜湿,桂枝甘草,顾表化风,独以甘草冠其名者,病深关节,义在缓而行之徐徐解救也。(《绛雪园古方选注·温剂》)

【点评】周扬俊将甘草附子汤与桂枝附子汤对比,对本方治疗邪结较深,减附子用量,用甘草之缓,释义甚明。王晋三所见亦同。汪苓友崇《后条辨》认为风湿三方,均有附子,皆为阳气不充,邪注经络关节,卫阳愈虚之病机,甚得其要。钱天来释方义、《金鉴》阐述服法,均为明晰。

【临床应用】

(1)张仲景对本方的应用

①本方治风湿相搏,骨节疼烦诸症。(即本条)

②《金匮要略·痉湿暍病脉证并治》:用本方治风湿病,证候同上。

(2)后世医家对本方的应用

①《备急千金要方·风毒脚气门》:四物附子汤,即本方,治风湿痹证,骨节烦痛,头面手足时时浮肿,体肿者加防己四两,悸气、小便不利加茯苓三两,生姜三两。《千金翼方·卷九》及《外台秘要·脚气门》亦录本方治风湿痹证。

②《类证活人书》:用本方加防风,治风湿肢体重痛,不可转侧,额上微汗,兼见身肿者。

③《陶华全生集·伤寒门》:用本方治风湿,湿多身痛,小便不利。又治湿中太阴经或肾经之小便不利,大便自利。

④《医学入门》:用本方治中湿,湿流关节,一身尽痛,小便不利,大便反快者。

⑤《伤寒论类方汇参》载《医法圆通》:用本方治痿痹,言此证首主润燥泻火,不效者,大辛大甘,以守中复阳,中宫阳复,转输如常,则痿症可立瘳矣。

(3)现代应用:本方或其加减主要用于治疗痹证。风湿性疾病,如风湿性关节炎、类风湿关节炎、坐骨神经痛、痛风等等,凡见身体肢节疼痛,关节疼痛,活动受限,又兼见表里阳气亏虚者,均可使用本方加减治疗获效。如王雪梅等报道用甘草附子汤治疗痹证107例,其中现代医学诊断为风湿性关节炎81例,腰椎间盘脱出症21例,坐骨神经痛5例。治疗用甘草附子汤:附子10g,白术10g,桂枝20g,甘草10g。风盛加黄芪20g,当归20g,防风15g;湿盛加薏苡仁25g,茯苓15g;寒盛加重附子用量至20g,肉桂10g;气血亏虚加党参20g,当归20g,黄芪30g;肝肾不足加川续断20g,桑寄生15g,狗脊15g;上肢痛重者加羌活10g,白芷15g;疼痛剧烈者加元胡15g,三七5g,乳香10g,没药10g。每日1剂,日服3次,10剂1疗程。3个疗程为一阶段。结果治愈:95例;显效:7例;无效:5例(中断服药)。总有效率95%。治愈率89%[6]。廖常志也报道甘草附子汤治疗类风湿23例,药物组成:白术、附子、甘草各15g,桂枝30g。关节畸形加松节、寻骨风、丹参、姜黄、红活麻根;贫血严重加当归、桑寄生、红参、鸡血藤;气虚者加黄芪、人参;上肢为主者加羌活、五加皮、桑枝;下肢为主者加木瓜、牛膝、独活、伸筋草;浮肿甚加防己、秦艽;关节红肿灼痛加知母、白芍、焦柏、地骨皮;症状缓解后加淫羊藿、续断、黄芪、当归、巴戟、姜黄。水煎服,每日1剂。结果治愈6例,有效17例,有效率为 100%[7]。邓伟报道用甘草附子汤内服的方法治疗膝关节骨性关节炎：将 100 例患者随机分为两组，治疗组甘草附子汤内服，组方为：炙甘草 6g，熟附子 9g，白术 12g，桂枝 9g。日服 1 剂，饭后 1 小时服用，连服两周。对照组扶他林缓释片口服，日服 1 次，每次 75mg，饭后 1 小时服用，连服两周。两组均以两周为 1 个疗程，1 个疗程后作疗效评定。治疗期间所有患者避免负重，尽量休息。结果治疗组总有效率为 92%，对照组总有效率为 88%。两组患者治疗后结果明显优于治疗前[8]。

（4）医案选录

痹证：郭某，男，40 岁。1999 年 5 月 18 日就诊。主诉：下肢疼痛，步履拖拉 12 小时。现病史：昨晚开窗睡觉，今晨起腰痛，双下肢疼痛伴沉重感，步履拖拉，故来诊。查体：体温 36.8℃，舌红，苔白黄而干，脉弦数。直腿抬高试验：双腿可抬至 30°角。血沉：30mm/h，抗"O"800U。中医诊断：痹证。药用：甘草、附子、桂枝、白术、麻黄各 10g，杏仁、苍术、牛膝各 20g。日服 1 剂后，身得微汗，自觉下肢疼痛减轻，身体轻松。服 3 剂后，肢体疼痛消失，血沉、抗"O"恢复正常，功能恢复正常，能参加体力劳动，5 个月后随访未复发。（《辽宁中医杂志》，2003，30(10)：830）

【按语】甘草附子汤，系仲景为风湿留着关节而设，与桂枝附子汤证相较，其病位较深，病情较重，临证以骨节烦疼，甚或关节肿大，掣痛屈伸不利，近之则痛剧，且有阳虚卫表不固，及里气不和之恶风汗出身肿，呼吸短气、小便不利等，为其主要的辨证依据。本方常用于痹证的治疗，应用时当辨风、寒、湿的偏盛及疼痛的部位，适当选加不同的祛风湿药物，方可奏效。如以风痹为主者，关节疼痛呈游走性，痛处不定，可加防风、细辛、威灵仙、海桐皮；湿痹为主者，见肢体重着麻木、肿胀、屈伸不利等，可加防己、苡仁、茯苓、泽泻，加重白术之量，合桂枝之化气，则除湿之效方著；寒痹为主者，见关节冷痛，疼痛剧烈，遇冷加重等，可加大附子用量，或改用制川乌、制草乌、细辛等。上肢痛，加羌活、姜黄；下肢痛，加独活、防己、怀牛膝；腰痛，加牛膝、续断、桑寄生；痛甚，可加川楝、元胡、制乳没。本证病深日久，风寒湿邪凝滞难解，反复缠绵，更兼气血不足。故当重视扶正，如气血亏少者，辅之以补气养血之品，如人参、黄芪、当归、芍药、川芎、桃仁、红花、鸡血藤等，是治风先治血，血行风自灭之义也。病久入络者，选加白花蛇、乌梢蛇、地龙、蜈蚣、全虫之类，直入血络，以搜剔之。亦宜制丸缓服。

本方应用之重点，在于阳虚与风寒湿邪相搏于关节筋骨之证。此外凡病机与此相合诸证，皆可酌情使用。

【现代研究】

（1）抗氧化作用：辜学敏等实验证明，甘草附子汤全方及各配伍组均能显著抑制关节炎大鼠的关节炎，使佐剂性关节炎（AA）大鼠过高的 MDA、NO 降低，使已降低的 SOD、GSH-PX 升高。结论：甘草附子汤对大鼠佐剂性关节炎有治疗作用，此作用可能与其降低制脂质过氧化，恢复抗氧化酶活性，抑制致炎因子 NO 的合成等有关；且在抗氧化方面全方组疗效明显优于任何一组配伍[9]。

（2）其他：邓伟报道，本方具有强心利尿、增加肾上腺皮质功能、降低血糖、保护肝脏、促进肺部血液循环的作用，还具有抗炎镇痛作用，且副作用少，是有效治疗膝骨性关节炎的方剂[8]。

参 考 文 献

[1] 吴洋，彭江云.加味桂枝附子汤治疗寒湿痹证 220 例临床观察[J].中国中医药信息杂志，2000，7

（2）：61.

[2] 邱联群，朱丽臻，莫伟，等.桂枝附子汤加减治疗慢性痛风性关节炎34例疗效观察[J].中国医药导报，2007，4（6Z）：87-88.

[3] 王朝辉，薛蕾.桂枝附子汤加味治疗心悸验案3则[J].新中医，2008，40（2）：117-118.

[4] 张啸环.桂枝附子汤的抗炎镇痛作用试验研究[J].长春中医药大学学报，2007，23（5）：17-18.

[5] 何江媛，谷松.桂枝附子汤对类风湿性关节炎大鼠血清肿瘤坏死因子水平影响的研究[J].实用中医内科杂志，2008，22（12）：48-49.

[6] 王雪梅，徐世钊，岳里佳.甘草附子汤治疗痹症107例[J].实用中医内科杂志，2003，17（2）：107-108.

[7] 廖常志.甘草附子汤治疗类风湿23例[J].四川中医，2001，19（11）：27.

[8] 邓伟.甘草附子汤治疗膝骨关节炎的临床研究[J].中药材，2008，31（7）：1107.

[9] 辜学敏，陆彦，苏小茹.甘草附子汤对AA大鼠氧自由基代谢影响的配伍规律研究[J].中国民族民间医药杂志，2008，17（6）：19-20，32.

第八节　炙甘草汤证（177、178）

【原文】

伤寒脉结代[1]，心动悸[2]，炙甘草汤主之。（177）

甘草四两，炙　生薑三两，切　人参二两　生地黄一斤　桂枝三两，去皮　阿膠二两　麦門冬半升，去心　麻仁半升　大枣三十枚，擘

上九味，以清酒[3]七升，水八升，先煮八味，取三升，去滓，内膠烊消尽[4]。温服一升，日三服。一名复脉汤。

脉按之来缓，时一止复来者，名曰结。又脉来动[5]而中止，更来小数，中有还者反动[6]，名曰结，阴也。脉来动而中止，不能自还，因而复动者，名曰代，阴也。得此脉者必难治。（178）

【词解】

（1）脉结代：指结脉或代脉而言，是脉律不齐而有歇止的一类脉象。

（2）心动悸：《玉函》卷三作"心中惊悸"，指心跳自觉动惕不宁。《医宗金鉴》曰："心动悸者，谓心下筑筑，惕惕然动而不安也。"

（3）清酒：指酿酒未曾蒸馏者之自然澄清液。今在北方，多用黄酒，在南方多用米酒清液。

（4）内胶烊消尽："内"同纳。此即把阿胶投入热汤液中，使完全融化之意。

（5）动：此指脉的搏动，非指阴阳相搏的"动脉"。钱天来曰："动而中止者，非辨脉法中阴阳相搏之动也。谓缓脉正动之时，忽然中止，若有所遏而不得动也。"

（6）反动：反，复也。反动，指脉搏暂停之后，恢复搏动。

【提要】伤寒兼心阴心阳两虚的证治及辨结代脉的特征与预后。

【释义】此2条主要论述伤寒而见脉结代、心动悸者，乃心阴心阳两亏所致，治当益气滋阴，通阳复脉，主以炙甘草汤，通阳复脉，养血滋阴，以复其脉。

177条，以"伤寒"2字冠首，说明其病因是感受风寒而起，且表邪尚未解除，又见脉结代、心动悸之证，乃少阴里虚，心失所养之故。太阳与少阴互为表里，少阴为心肾所主，若心主素虚，气血不足，则太阳之邪难以外解，而反内陷少阴，损伤心之气血阴阳，出现脉结代、心动悸证候，《素问·六节藏象论》曰："心者，生之本"也。病及此处当属严重。综观本条，始于表里

合病,终以心阴心阳两虚为主体,故予炙甘草汤,以复其脉,犹《医宗金鉴》所云:"以其人平日血气衰微,不任寒邪,故脉不能续行也。此时虽有伤寒之表未罢,亦在所不顾,总以补中生血复脉为急,通行营卫为主也。"

脉结代、心动悸为本证的辨证要点。结脉、代脉,指脉律不齐,脉来间歇。《素问·痿论》云:"心主身之血脉",血液的运行,全赖心气的推动,本证由于心之阴阳两虚,故悸动不宁。析而言之,心阳不足,则鼓动无力;心血亏虚,则脉道失充,气血流行艰涩,故脉难连续,而现结代。

178条补述结脉、代脉的特征、性质及其预后。结脉、代脉,都是脉律不齐,有暂歇征象,二者均属阴脉,但各有特征:结脉,指脉搏缓中一止,止后复来,或是在脉搏的跳动中发生歇止,后续之脉,有一二次跳动较快,即论中所云"更来小数"之意。钱天来谓:"小数者,郁而复伸之象也。"即指此意。一般说来,结脉之止,止无定数,间歇时间较短,止复来。代脉指脉在搏动中出现歇止,良久方至,不能自还,须下一次脉搏动而替代,一般来说,止有定数,歇止时间较长。钱天来云代脉为"气血虚惫,真气衰微,力不支给,如欲求代也。"可见其程度较重,宿有"结为病脉,代为危候"之说,故曰难治,然则以炙甘草汤随证化裁,常可收效。

此外,脉结代、心动悸,亦有因邪气阻遏所致者,如瘀血凝滞,水饮内停,痰气阻遏,热邪内扰,吐泻繁剧,猝然失血,七情太过,跌仆重伤、剧烈疼痛等。其治疗或活瘀通络,或化饮利水,或理气化痰……当随证而施,不可独恃炙甘草汤一法。当须注意的是,有的健康人或孕妇,亦可偶见结代脉,倘无病象,不可作病脉论。

就间歇脉言,除结脉、代脉外,尚有促脉。王叔和《脉经》谓:"促脉来去数,时一止,复来。"其促而有力者,主阳热亢盛,或气滞血瘀或痰食停积等病证;若促而细小无力,多为气血难续,虚脱之象。促、结、代三者共同之处在于脉律不整,均有歇止。不同之处在于,促脉乃数而中止,止无定数,止后复来;结脉则缓而中止,止无定数,止后复来,其间歇较短;代脉是缓而中止,止有定数,且歇止较长,不能自还。三者虽均为间歇,但性状各异,促脉多为阳脉,或为极虚;结脉、代脉均为阴脉,须当明辨。

炙甘草汤主治心之气血不足,阴阳两虚之脉结代、心动悸,就其病机而言,可见太阳与少阴心之密切关系,亦体现了由表入里,由阳转阴的病理变化。辨证当抓住脉结代、心动悸之主要脉证,脉之有力、无力,间歇情况,止后有无代偿,是判断促、结、代之关键。本方适于虚多邪少者,若属邪气阻遏甚者,当行加减,方可彀中。177条论述伤寒,兼及杂病,为内外合论之例,犹柯韵伯所言:"伤寒之中,最多杂病。内外夹杂,虚实互呈,故将伤寒杂病合参之。"故本方临证多用于杂病、心脏疾患,或外感引发心之宿疾者,只要审得心之气血不足,阴阳两虚,不论外感有无,均可运用。

【选注】

成无己:结代之脉,动而中止,能自还者,名曰结;不能自还者,名曰代。由气血虚衰,不能相续也。心中悸动,知真气内虚也,与炙甘草汤,益虚补血气而复脉。(《注解伤寒论·卷四·辨太阳病脉证并治法第七》)

李士材:结脉之止,一止即来,代脉之止,良久方至。《内经》以代脉之见,为藏气衰微,脾气脱绝之诊也。惟伤寒心悸,怀胎三月,或七情太过,或跌仆重伤及风家痛家,俱不忌,代脉未可断其必死。(《诊家正眼》)

柯韵伯:寒伤心主,神明不安,故动悸;心不主脉,失其常度,故结代也。结与代皆为阴脉,伤寒有此,所谓阳证见阴脉者死矣。不忍坐视,姑制炙甘草汤,以欲挽回于已去之候耳,

收检余烬,背城借一,犹胜于束手待毙乎。(《伤寒论注·卷四》)

钱天来:伤寒见结代之脉,则知真气已虚,经血枯涩矣。气虚则流行失度,血涩则脉道不利,故脉见结代也。五脏生成篇云:脉之合,心也,脉要精微论云:脉者,血之府也。心为藏神主血之脏,因气血虚惫,心神摇动,气馁而惕惕然悸动也。此阴阳并虚,法当气血兼补,故以炙甘草汤主之。又云:结者邪结也,脉来停止暂歇之名。犹绳之有结也,凡物之贯于绳上者,遇结必碍,虽流走之甚者,亦必少有逗留,乃得过也。此因气虚血涩,邪气间隔于经脉之间耳,虚衰则气力短浅,间隔则经络阻碍,故不得快于流行而止歇也。动而中止者,非辨脉法中阴阳相搏之动也,谓缓脉正动之时,忽然中止,若有所碍而不得动也。更来小数者,言止后更勉强作小数,小数者,郁而复伸之象也。小数之中,有脉还而反动者,名曰结阴。何以谓之结阴? 辨脉法云:脉来缓,时一止复来者,名曰结脉;脉来数,时一止复来者,名曰促脉,阳盛则促,阴盛则结,此皆病脉。以此观之,则此条乃脉缓中止,为阴盛之结,故谓之结阴也。代,替代也。气血虚惫,真气衰微,力不支给,如欲求代也。动而中止句,与结脉同。不能自还,因而复动者,前因中止之后,更来小数,随即有还者反动,故可自还,此则止而未即复动,若有不复再动之状,故谓之不能自还。又略久复动,故曰因而复动。《内经》虽有数动一代者,为病在阳之脉,而此则从缓脉中来,为阴盛之脉,故谓之代阴也。成氏谓结代之脉,一为邪气留结,一为真气虚衰,即脉要精微论所谓代则气衰者是也。上文虽云脉结代者,皆以炙甘草汤主之,然结为病脉,代为危候,故又有得此脉者必难治句,以申明其义。(《伤寒溯源集·太阳中篇》)

《医宗金鉴》:心动悸者,谓心下筑筑,惕惕然动而不自安也。若因汗下者多虚,不因汗下者多热,欲饮水小便不利者属饮,厥而下利者属寒。今病伤寒,不因汗下而心动悸,又无饮热寒虚之证,但据结代不足之阴脉,即主以炙甘草汤者,以其人平日血气衰微,不任寒邪,故脉不能续行也。此时虽有伤寒之表未罢,亦在所不顾,总以补中生血复脉为急,通行营卫为主也。(《医宗金鉴·订正仲景全书·伤寒论注·辨太阳病脉证并治上》)

【评述】诸家对脉结代、心动悸的认识较为一致,尤以成无己据脉来歇止,能否自还,辨别结脉、代脉,甚为明晰。钱天来阐明结脉、代脉的形成与特征,深入浅出,形象生动。李士材更说明了代脉是因脏气虚衰所致,但在妊娠、损伤、痛剧,或素禀异常等情况亦可见代脉,均不可以危候论,实属经验之谈。《金鉴》对导致心动悸的诸多因素进行分析,且强调了表里同病,以里虚为急,先里后表的治疗原则,临证尤具指导意义。诸家见解对脉结代、心动悸的理解及临证极有帮助。惟柯韵伯认为本证是阳证见阴脉者死,似觉不妥。炙甘草汤证是心之阴阳俱虚、气血两亏之证,虽兼表证,不可以阳证论。本证虽曰难治,若以炙甘草汤气血双补,通阳复脉,是为图治之法,临证亦常收到较好疗效,以死证而论,未免夸大其词。

【治法】通阳复脉,滋阴养血。

【方药】炙甘草汤方。

【方义】本方以炙甘草为主药而命名,其用量较重,甘温益气,以资气血生化之源,《本经别录》谓其"通经脉,利血气",为复脉之要药。人参、桂枝,补益心气,温通心阳;地、麦、胶、麻,滋阴养血,以充血脉。人参配大枣,补气滋液。本方大剂滋阴,而阴无阳则不能化气,故用桂枝、生姜、清酒之辛通,宣阳化阴,助心行血而利脉道。全方具有通经脉,利血气、益气通阳、滋阴养血、阴阳并调、气血双补之功,遂使气血充,阴阳调,其脉可复,心悸自安。本方功在复脉,故又名复脉汤。

方中炙甘草的运用尤为重要,为通经复脉的主药,用量宜重,以增强通经脉,利血气之功。此外,本方生地用至 500g,为仲景群药之冠,考《神农本草经》载地黄"主伤中,逐血痹"。《名医别录》谓"通经脉,利血气",故大剂生地不仅具滋阴养血之效,且能通行血脉。大枣用至 30 枚之多,亦为群方之最,《神农本草经》谓大枣"补少气,少津液",故大枣重用,不仅补益脾胃,又能益气滋液,助其复脉。可见生地、大枣之重用,既可填补真阴,滋养心血,又能补脾益气,通行血脉,助炙甘草以复脉。

本方煎煮时加"清酒"久煎,则酒力不峻,为虚家用酒之法。据现代药理研究报道,加酒久煎,利于药物有效成分析出,且地黄、麦冬乃阴柔之品,得酒之辛通,使补而不滞,故有"地黄麦冬得酒良"之说。

【方论选】

吕㮧村:君以炙甘草,坐镇中州,而生地、麦冬、麻仁、大枣、人参、阿胶之属,一派甘寒之药,滋阴复液,但阴无阳则不能化气,故复以桂枝、生姜宣阳化阴,更以清酒通经隧,则脉复而悸自安矣。(《伤寒论译释·辨太阳病脉证并治下》)

柯韵伯:用生地为君,麦冬为臣,炙甘草为佐,大剂以峻补真阴,开来学滋阴之一路也。反以甘草名方者,藉其载药入心,补离中之虚以安神明耳。然大寒之剂,无以奉发阵蕃秀之机,必须人参、桂枝佐麦冬以通脉,姜、枣佐甘草以和营,胶、麻佐地黄以补血,甘草不使速下,清酒引之上行,且生地、麦冬,得酒力而更优也。(《伤寒附翼·卷下》)

陈蔚:方中生地阿胶,麻冬大枣,皆秉润之品,以养阴,必得桂枝生姜之辛,以行阳气,而结代之脉乃复,尤重在炙甘草一味,主持胃气,以资脉之本源,佐以清酒,使其捷行于脉道也。其煮法用酒七升,水八升,只取三升者,以煎良久,方得炉底变化之功,步步是法。要之师第言结代者,用此方以复之,非谓脉脱者,以此方救之也,切不可泥其方名,致误危证。(《百大名家合注伤寒论·卷九》)

丹波元简:《名医别录》,甘草通经脉,利血气,《证类本草》、《伤寒类要》治伤寒心悸,脉结代者,甘草二两,水三升,煮一半,服七合,日一服。由是观之,心悸脉结代,专主甘草,乃是取乎通经脉利血气,此所以命方曰炙甘草汤也,诸家厝而不释者何?(《伤寒论辑义·辨太阳病脉证并治下》)

张路玉:津液枯槁之人,宜预防二便秘涩之虞,麦冬生地,溥滋膀胱之化源,麻仁阿胶,专主大肠之枯约,免致阴虚泉竭,火燥血枯,此仲景救阴退阳之妙法也。(《伤寒缵论》)

【点评】诸家紧扣脉结代、心动悸阐发炙甘草汤的功用,各有见地,吕㮧村、陈蔚二人突出炙甘草为君,强调炙甘草坐镇中州,补中益气,以资脉之本源,但忽略了炙甘草通经脉、利血气之功,而日人丹波元简揭出《名医别录》论甘草通经复脉之义,实一语榖中,极为精辟。柯韵伯认为生地为君,麦冬为臣,炙甘草为佐,强调本方"峻补真阴,开来学滋阴之一路",忽略炙甘草为主药及参桂姜枣益气通阳复脉的一面,不符合仲景以主药名方的原则,言之偏颇。陈蔚强调清酒久煎及本方非扶阳救脱之剂,脉脱者,不宜,不可泥方名而致误危证;张隐庵强调津液枯槁之人,宜防二便秘涩之虞,二者之见,深明仲景奥旨,足见临证历验之丰,颇具指导意义。

【临床应用】

(1)张仲景对本方的应用

①炙甘草汤主治心之阴阳两虚,气血不足之脉结代,心动悸。(即本条)

②《金匮要略·血痹虚劳病脉证并治》附方:炙甘草汤,一方:复脉汤,治虚劳不足,汗出

而闷,脉结心悸,行动如常,不出百日,危急者十一日死。

（2）后世医家对本方的应用

①《外台秘要·卷十》载本方治肺痿涎唾多,心中温温液液者。

②《千金翼方·卷十五》补益方中载复脉汤主虚劳不足,汗出而闷,脉结心悸,行动如常,不出百日,危急者二十一日死。

③《张氏医通》用本方治酒色过度,虚劳少血,津液内耗,心火自炎,致令燥热乘肺,咯唾脓血,上气涎潮,其嗽连续不已,加之邪客皮毛,入伤于肺,而自背得之尤速者。

④《温病条辨·下焦篇》:以本方去参桂姜枣,加白芍,名加减复脉汤,治风温、温热、温疫、温毒、冬温,邪热久羁中焦,阴液亏耗,中无结粪,邪热少而虚热多,脉虚大,手足心热甚于手足背者。亦治热邪劫阴,邪少虚多,阴火内炽之心中震震,舌强神昏,耳聋,阴虚发热,口燥咽干,神倦欲眠,舌赤苔老者。

吴鞠通还在本方基础上衍化出下列方剂,治热邪灼伤真阴诸证:一甲复脉汤,即本方去参、桂、姜、麻、枣,加白芍、牡蛎,治下焦温病,大便溏者。二甲复脉汤,即上方基础上再加入生鳖甲,治温病热邪深入下焦,脉沉数,舌干齿黑,手指但觉蠕动,欲作痉厥者。三甲复脉汤,二甲增入龟甲而成,治下焦温病,热深厥甚,脉细促,心中大动,甚则心中痛者。大定风珠,三甲增入五味子、生鸡子黄而成,治热邪久羁,吸烁真阴,或因误表,或因妄攻,神倦瘛,脉气虚弱,舌绛苔少,时时欲脱者。救逆汤,本方去参、桂、姜、枣、麻仁,加白芍、生牡蛎、生龙骨,治热烁津伤,汗出心悸,舌强神昏者。若伤之太甚,脉虚大欲散者,宜加人参。

⑤《温热论》:用本方治胃津伤而气无化液之舌淡红无色者,或干而色不荣者。

⑥《餐英馆治疗杂话》:用本方治痫证、老人虚人津枯便秘者。

⑦《类聚方广义》:用本方治骨蒸劳嗽,抬肩喘息,多梦不寐,痰中血丝,寒热交发,两颊红赤,巨里动甚,恶心愦愦欲吐者。若下利者,本方去麻仁,加干姜。

⑧《医宗金鉴》:用本方治呃逆。

（3）现代应用

①心血管系统疾病:现代大量报道本方广泛用于治疗各种原因引起的心律失常,只要心悸,脉律不齐属于阴阳两虚,气血不足,多见心悸短气,心烦失眠,舌淡红少苔,脉结代者,以本方加减,可取得较好疗效。本方所治心律不齐,有属心之器质性病变引起者,如冠心病、心肌病等等,亦有因心的非器质性病变引起者,如心脏神经官能症等。赵亚娟等收治病毒性心肌炎 100 例,随机分成治疗组和对照组各 50 例,治疗组中 90％左右以心律失常为主诉或首见症状,其中室性早搏 31 例,窦性心动过速 11 例,窦性心动过缓伴不齐 5 例,其他 3 例。治疗组以炙甘草汤为基本方:炙甘草 10～15g,人参 5～10g(或党参 15g),生地 15～30g,麦冬 10g,麻仁 9～20g,大枣 10～30 枚,桂枝 6～10g,阿胶 6g,生姜 10g。水煎服,早晚分服。在此基础上用 5％葡萄糖注射液 250ml 加黄芪注射液 30ml 静滴,日 1 次,14 天为 1 疗程。伴发热咽痛者加板蓝根 30g,大青叶 15g,每日 1 剂,早晚分服。对照组用 10％葡萄糖 500ml 加三磷酸腺苷、辅酶 A、肌苷、门冬氨酸钾镁静滴,心律平 100～150mg 口服,日 3 次,14 天为 1 疗程。结果治疗组痊愈 33 例,好转 14 例,无效 3 例,总有效率 94％。对照组中治愈 28 例,好转 11 例,无效 11 例,有效率 78％,两组疗效经统计学处理差异有显著性（$P <$ 0.05）[1]。刘庆国用加味炙甘草汤治疗缓慢性心律失常 110 例,其中男 47 例,女 63 例;年龄最大 78 岁,最小 27 岁,平均 51 岁。主要临床表现:心悸,胸闷,倦怠乏力,畏寒肢冷,伴头晕,纳差,失眠,脉沉迟或结代,心率一般在 40～55 次/分,活动后症状加重。治疗基本方:蜜

炙甘草 15g,党参 30g,黄芪 20g,生地黄 15g,阿胶 12g,当归 20g,桂枝 9g,大枣 10 枚,麻黄 6g,胡麻仁 10g。加减:失眠者加炒枣仁 30g,柏子仁 20g;汗多者加北五味子 9g;畏寒怕冷甚者加炮附子 9g;纳差加菖蒲 10g,砂仁 6g,焦三仙各 15g。若胸闷胸痛加丹参、三七、郁金。以上患者每日服药 1 剂,1 个月后观察疗效。结果治愈 20 例,显效 70 例,有效 15 例,无效 5 例,总有效率 95.5％[2]。敖丽丽等用炙甘草汤加减[炙甘草 12g,生姜、桂枝各 9g,人参、阿胶(烊化)各 6g,生地黄 30g,麦冬、麻仁各 10g,大枣 6 枚]联合地高辛片治疗老年慢性心力衰竭,治疗组总有效率 93.3％[3]。

②消化系疾病:本方补益中气,资养营血,亦用治消化系疾病,只要属气血不足,阴阳亏虚,所致中气失理者,均可用本方加减治疗。李谋武用本方加减治疗慢性萎缩性胃炎 21 例,显效 9 例(轻度 7 例,中度 2 例),有效 10 例(轻度 3 例,中度 6 例,重度 1 例),无效 2 例(中度 1 例,重度 1 例),总有效率 90.4％[4]。冯丹等报道,用本方加味治疗老年体弱,血虚津少,肠失濡润之血虚便秘患者 51 例,所有病例均见排便间隔时间延长,达 72 小时以上,粪便干硬,排出困难,病程在 6 个月以上,发病年龄在 60 岁以上。治疗用炙甘草汤加枳壳、瓜蒌等。药物:炙甘草 15g,人参 10g,生地黄 30g,麦冬 20g,麻仁 20g,阿胶(烊化)20g,桂枝 10g,生姜 10g,大枣 10 枚,枳壳 15g,瓜蒌 20g。每日 1 剂,2 次水煎服。治疗过程中嘱患者多饮水,多食蔬菜水果及粗纤维食物,并尽量养成定时排便习惯。停服其他通便药物。疗效判定:痊愈:患者无需服药,正常饮食,排便间隔不超过 72 小时,粪便不干硬,排出顺利。显效:无需坚持饮食疗法,排便间隔不超过 72 小时,粪便不干硬,排出顺利。有效:无需经常服药,坚持饮食疗法,排便间隔不超过 72 小时,粪便稍干硬但排出不十分困难。结果痊愈 22 例,占 44.13％,显效 16 例,占 31.73％,有效 13 例,占 25.49％[5]。

③其他内科疾病:近几年来,据报道,炙甘草汤广泛用治内科的很多疾病。如宋龙英报道用炙甘草汤加味(方药组成:炙甘草、人参、生地黄、阿胶、麻仁、麦冬、大枣、生姜、桂枝,加黄芪、女贞子、鸡血藤、当归、菟丝子、补骨脂、枸杞子、远志、茯神等,按比例加工成膏剂或胶囊)治疗浸润型肺结核和颈淋巴结核术后用异烟肼、利福平、乙胺乙醇、吡嗪酰抗结核药物治疗引起的白细胞减少,服药后升白细胞效果明显优于西药对照组[6]。汪勇用本方治疗原发性低血压 52 例,52 个病例血压均低于 90/60mmHg,有头晕、目眩、乏力、胸闷、气短,甚至晕厥,经检查无其他可引起血压下降的器质性疾病。基本方药组成:炙甘草 15g,人参、阿胶各 6g,生地黄 30g,桂枝、生姜各 9g,麦冬、麻仁各 10g,大枣 6 枚。每日 1 剂,15 剂为 1 个疗程。共治疗 4 个疗程。结果 35 例治愈(收缩压与舒张压均升高＞20mmHg,症状消失,随访半年无复发),16 例有效(收缩压与舒张压均升高 10～20mmHg,症状明显减轻),1 例无效(收缩压与舒张压均未升高或升高＜5mmHg,症状无明显变化)。总有效率 98.08％[7]。

④妇科疾病:根据"妇人以血为主"及"善治血者必须治气"的理论,本方可补气养血,平调阴阳,常用治某些妇科疾病。郑葵报道,用炙甘草汤加减:炙甘草 30g,党参 20g,阿胶、炒白术、麦冬、熟地黄各 15g,桂枝 10g,干姜、当归各 6g,大枣 15 枚。水煎服,每日 1 剂,治疗气虚血少的崩漏,每获满意疗效[8]。

⑤骨科疾病:黄浩等报道用"甘温除热"之炙甘草汤加减治疗骨折术后发热,药物:炙甘草 12g,生姜 9g,桂枝 9g,人参 6g,生地黄 10g,阿胶 6g,麦门冬 10g,麻子仁 10g,黄芪 20g,当归 10g,大枣 6 枚。日 1 剂,水煎,分 2 次服,连服 5～7 天。结果与西药对照组比较,发热天数明显减少[9]。

现代报道,炙甘草汤及其加减方治疗的疾病,以心血管系统心悸、心律失常为主,其他各科疾病亦很多,只要符合其病机者,均可应用。

（4）医案选录

1）盗汗:杨某,女,45岁,2007年10月27日初诊。患者1个月前因工作繁忙,过度劳累,而出现睡觉时汗出,醒后渐止,近来症状加重,一觉醒来汗出如洗,而来求治。诊见面色萎黄,睡眠欠佳,体倦乏力,口干健忘,大便偏干。舌质淡、边有齿印,脉沉细。诊为盗汗。证属气血亏虚,阴阳失和,治拟滋阴补血、温阳益气,炙甘草汤加味:炙甘草18g,党参、酸枣仁、山萸肉、煅牡蛎各30g,麦冬、生地黄各15g,火麻仁12g,桂枝10g,五味子、阿胶各9g,生姜5片,大枣12枚。每日1剂,水煎服。服5剂后,盗汗明显好转,睡眠亦佳,大便正常。上方去煅牡蛎,续服15剂,盗汗已止,余症悉除。

按:患者平素思虑过度,加之近来工作劳累,使气血耗损,日久致气血阴阳俱虚,阴不敛阳,致阴液外泄而见盗汗。炙甘草汤滋阴养血以固其本,益气温阳而实其表,加五味子、山萸肉、酸枣仁、煅牡蛎以助炙甘草汤滋阴补虚、安神敛汗,标本兼治。二诊盗汗基本已止,故去收涩之煅牡蛎,药症相符,故收桴鼓之效。（《浙江中医杂志》,2009,44(1):62）

2）病态窦房结综合征:柴某,女,65岁,2006年11月7日初诊。患者3年前不明原因出现心悸、气短、胸闷等症,到某医院诊治,服西药(具体药名不详)治疗后症状有所好转,但停药后症状如前。近来感胸闷较前加重,并因突发晕厥而住院治疗。动态心电图示:心率最快时56次/分,最慢时32次/分。诊为病态窦房结综合征。经常规治疗后不见好转,嘱安装起搏器,患者惧怕手术,而来我处诊治。诊见胸闷气短,语音低微,步履徐缓,面色㿠白,形寒肢冷,倦怠乏力。舌质淡、苔薄白,脉沉迟而无力。心率38次/分。证属气血不足,胸阳不振,治拟补气血、振心阳,炙甘草汤加减:炙甘草、制附子(先煎)各18g,党参、生地黄、阿胶、麦冬、五味子各9g,桂枝、当归各20g,细辛8g,生姜5片,大枣12枚。每日1剂,水煎服。服7剂后,感胸闷气短稍有好转,制附子加至25g,续服15剂后,胸闷气短乏力渐消,畏寒肢冷也有明显好转,面色略转红润,脉搏较前有力,心率52次/分。方中制附子用量渐增至40g,先后调治60余剂,诸症悉除,心率78次/分。随访1年未复发。

按:本例患者乃为气血阴阳俱虚之证,然从畏寒肢冷、语音低微、步履徐缓、脉沉迟而无力等症可知,阳气虚衰、胸阳不振乃是病之根本。《景岳全书》曰:"善补阳者,必阴中求阳,则阳得阴助而生化无穷",故治当以生地黄、麦冬、阿胶、五味子滋其阴液,炙甘草、党参、桂枝、生姜、大枣益气助阳,制附子、细辛、当归扶阳温经复脉,诸药同用,共奏益心气、养心血、振心阳、复血脉之功,故获满意疗效。（《浙江中医杂志》,2009,44(1):62）

3）心律失常,室早:患者,张某,女,64岁,于2007年6月8日初诊。素体虚弱,心慌、气短1年余,加重1天,伴有头痛头晕。症见:心悸不宁,动则尤甚,倦怠乏力,气短,头晕头痛,唇舌爪甲色淡,面色苍白,饮食可,夜寐差,舌淡少津,苔少薄白,脉结。查心图示:V$_3$～V$_6$导联ST段下移0.2mV,T波倒置,频发室早,经病史、查体及辅助检查除外高心病、肺心病等其他器质性心脏病,诊断为冠心病,心律失常,室性期前收缩。中医诊为心悸,气阴两虚。处方:炙甘草25g,生晒参20g,黄芪30g,桂枝15g,麦冬15g,生地黄30g,炒枣仁30g,阿胶10g(烊化),当归20g,五味子15g,生姜10g,大枣10g。6月11日复诊:服上方3剂后,心悸症状好转,早搏明显减少,其他症状俱减轻。又连服15剂后复诊:诸症消失,早搏无,随访1年,未见复发。

按:患者先天禀赋不足,素体虚弱,气虚血少,气虚血虚甚,心气鼓动无力,血不养心,遂发为心悸。方用炙甘草汤加黄芪增强补气之效,去麻仁加枣仁、五味子以安神定悸,并加当归活血。共奏益气养血,滋阴复脉之功。用之效显,可知辨证准确,则药到病除。(《云南中医中药杂志》,2009,30(5):33)

4)老年性癫症:患者,女,81岁。因突发间歇性震颤,不能言语3天,去县医院诊断为癫病。发作轻时震颤仅限于面部,重时波及四肢,牙关紧闭,不能言语。服镇静药发作停止,停药则复发,服中成药紫雪丹亦无效。诊脉安静时缓弱,发作时洪大而疾,重按无力,舌质红,苔薄白。证属气阴双亏,阴不敛阳,内风旋动。治当滋阴益气,潜阳息风。炙甘草汤加减:力参20g,炙甘草10g,生地黄20g,白芍10g,茯神10g,阿胶(烊化)10g,煅牡蛎30g,炙鳖甲20g,麦冬10g,生鸡子黄1枚。服药3剂,发作停止,去牡蛎、鳖甲、鸡子黄再服3剂,巩固疗效。寿93而终。

按:余在从师时,老师曾说:"中医辨证论治,简言之,即有是证即用是药,不必拘泥于方。"诚见地之言。本例在西药治疗基础上加入了针对患者气阴不足的益气养阴中药,明显提高了疗效。(《中华临床医药》,2002,3(12):69)

5)老年顽固性失眠:王某某,女,67岁,农民。1992年5月10初诊。患者因心情不畅出现失眠1年多,曾多方治疗收效不显,现依赖药物地西泮、氯氮草等方能入睡,每晚也只能睡2~3个小时。刻诊:形体瘦弱,夜不能寐,寐则多梦,心烦意乱,头昏耳鸣,体倦乏力,咽干,舌红少津,脉细无力。证属营阴耗伤,营卫运行失常。方拟炙甘草汤加减:炙甘草12g,大枣15g,生地黄20g,桂枝10g,生姜3片,麦冬10g,麻仁10g 当归10g,川芎6g,首乌10g。每日1剂,水煎服。连服10剂,诸症俱减,继服5剂而愈。随访1年,睡眠正常。

按:失眠一症,总属阴阳不交,但老年人失眠不同。如《难经》谓"少壮者,气血盛,肌肉滑,气道通,营卫之行,不失于常,故昼精,夜寐。老人气血衰,气道不通,营卫之道涩,昼日不能精,夜不寐也。"本例患者花甲古稀之年,其阴血自衰,营卫气血运行涩滞。用炙甘草汤加减,补益营阴,调和气血,药症吻合,病即得愈。(《内蒙古中医药》,2009,6:4)

【按语】炙甘草汤是《伤寒论》治疗脉结代、心动悸的名方,因能复其血脉,又名复脉汤。以脉结代、心动悸为其主证主脉,凡属心之气血不足,阴阳两虚者,不论外感之有无,均可运用。心悸脉结代产生的原因殊多,或因正气不足,或为邪气阻遏,或精神刺激,剧烈疼痛或禀赋、妊娠等因素均可导致,原因不同,治法各异,当须明辨。

本方是一首益气养血、通阳复脉、气血双补、阴阳并调的方剂,使用时当注意以下几点:其一,方中以炙甘草为主药,其通经脉、利血气的作用为历代医家及现代药理研究所证实,用量宜大,至少用18g,可逐渐加量,配伍得当,临证未发现水肿、肥胖等副作用。其二,当辨证与辨病相结合。又因患者阴阳之虚损不同,且多邪正兼夹,虚实互呈,故宜当加减化裁,方能圆活。若属气阴两虚者可原方照用;若属心气虚明显,见心悸短气,动辄加剧,脉缓弱而结代者可加重人参,协同炙甘草为主药,亦可加黄芪;若偏阴虚显著者,可见心悸而烦,口干难寐,舌尖红赤,脉细弱而结代者,则重用生地黄与炙甘草为主,而去姜、桂之辛;若兼阳虚,见心悸短气,形寒肢冷,唇舌淡紫,脉微而结代频发者,可加制附片,提高桂姜剂量,去地、麦、胶、麻等阴柔之品,以温通心阳,复其血脉。心悸甚者,可加茯苓,并重用其量,亦可加枣仁、远志;气滞血瘀,心绞痛者,可选加元胡、丹参、佛手、鸡血藤、降香,据证增损。值得提出的是,若见心肾阳衰,出现厥脱危候,心悸甚著,结代连连,脉微欲绝,四肢厥逆,大汗淋漓,面色苍白,神志模糊,唇舌青紫而淡,则非本方所宜,应速速回阳急救,投四逆加参之类,同时中西医结合抢救。盖本方为气阴两补之剂,纵然佐以温阳之品,并非回阳救逆之剂,是缓不济急也。辨病时,若为冠心病所致脉结代、心动悸,以气虚为主,兼气滞血瘀,痰浊阻遏者,可用本方加黄芪,合瓜蒌薤白半夏汤、血府逐瘀汤加减;由风心病所致的脉结代、心动悸,属气阴两虚者,可用本方,选加祛风湿药物,如防己、秦艽、茯苓、白术、泽泻、车前子等。其三,本方多用以治疗心脏疾患、杂病、久病,导致心阴心阳两亏,气血不足之脉结代、心动悸,一般说来,非器质性病变者,治之较易,器质性病变者,其来也渐,固结也深,治之诚难,且治疗之中,常有反复,故宜常服、久服,以冀其功。其四,本方煎煮时用清酒,以米酒、黄酒为是,酒可畅利血行,利于复脉,且作为溶媒,可促使药物有效成分析出,用时须久煎,使其气不峻,此虚家用酒之法。然有些患者,尤其是器质性心脏病患者,不耐酒力,用之宜慎,或可不用。本方用量极大,临证可据证调整。

炙甘草汤主要用于各种原因所引起的心悸、心律不齐,现代临床应用非常广泛,正如喻嘉言所曰:"此汤仲景伤寒门治邪少虚多,脉结代、心动悸之圣方也,一名复脉汤,《千金翼》用之以治虚劳,《外台秘要》用之以治肺痿,然本方所治亦何止于二病。"吴鞠通《温病条辨》用本方化裁之加减复脉汤,一甲、二甲、三甲复脉汤、大定风珠等治温病伤阴之证,现代内、外、妇、儿、眼科等多有运用报道,关键是抓住气血不足、阴阳两虚的病理机制,则有无外感及结代脉,均可应用。

【现代研究】

(1)抗心律失常作用:胡久略等通过建立多种实验性心律失常模型,观察炙甘草汤对不同心律失常模型的影响。发现炙甘草汤能明显推迟乌头碱、氯化钙引起的大鼠室性早搏、室性心动过速、心室颤动和死亡时间,并能促使氯化钙致大鼠心律失常的心律恢复,缩短心律失常持续时间,对抗氯仿致小鼠心室纤颤和大鼠冠脉结扎再灌注所致心律失常的发生率。结果证实炙甘草汤具有较好的抗心律失常作用,为临床使用该方治疗室性早搏提供了一定的药效学依据[10]。张晓云等利用常规的玻璃微电极细胞内记录的方法,观察正常灌流液、缺血缺氧灌流液和缺血缺氧＋炙甘草汤(40mg/ml)灌流液对豚鼠左心室流出道慢反应自律细胞动作电位时程(APD)、50％复极化时间(APD_{50})、90％复极化时间(APD_{90})、4相自动去极速度(VDD)及自发放电频率(RPF)等的影响。结果与正常对照组相比,缺血缺氧组心室流出道细胞动作电位的 APD_{50} 和 APD_{90}、APD 均明显缩短($P<0.05$),VDD 及 RPF 显著变慢($P<0.01$),并出现心律不齐;在缺血缺氧灌流液中加入炙甘草汤可明显延缓 APD_{50}、APD_{90} 和 APD($P<0.05$),并使 VDD 及 RPF 逐渐加快,在灌流后 20 分钟时自发放电频率基本恢复正常的节律。结论:缺血缺氧可明显影响豚鼠左心室流出道自律性电活动,使其自律性发生改变,而炙甘草汤可拮抗缺血缺氧诱发的心律失常。提示炙甘草汤对治疗缺血缺氧导致的左心室流出道慢反应自律细胞的异常电生理所诱发的心律失常有显著疗效[11]。

(2)抗心肌缺血、缺氧作用:袁杰报道,通过实验,证实炙甘草汤可以提高大鼠在体心肌缺血再灌注损伤后血中 SOD 活性,降低 ROS 和 MDA 的含量,提示炙甘草汤可以增强心肌的抗氧化能力,从而减少膜的脂质过氧化损伤,最终达到保护心肌的作用,同时,炙甘草汤明显提高再灌注 10 分钟时 LVSP 和 $\pm dp/dt_{max}$,降低 LVEDP;明显提高再灌注 20 分钟时 LVSP,降低 LVEDP,说明炙甘草汤具有保护缺血—再灌注损伤心肌的作用,这种作用可能与炙甘草汤能提高抗氧化酶活性、清除过多氧自由基有关,从而保护了心肌细胞结构和功能的完整,有效地保护了心肌的收缩和舒张功能。炙甘草汤提高 LVSP 和 $\pm dp/dt_{max}$、降低 LVEDP 的具体机制还不十分清楚,有待进一步研究。本实验提示,炙甘草汤能清除体内活性氧,减少膜脂质过氧化,增强左心室的功能,从而保护心肌缺血—再灌注损伤[12]。

（3）对造血细胞、白细胞的作用：蒋锋等通过实验，提示加味炙甘草汤（炙甘草、党参、生地、麦冬、生姜、桂枝、阿胶、大枣、当归、黄芪等）对放疗小鼠造血干细胞、造血祖细胞和外周血象均有较好的保护和促进损伤后修复的作用，提示本方可以从不同的阶段对机体的造血功能多途径地发挥保护和修复作用[13]。刘艳等通过实验发现：①经炙甘草汤治疗的再障小鼠的体重下降幅度明显小于模型组小鼠。②经炙甘草汤治疗的再障小鼠比模型组的再障小鼠在骨髓造血细胞上明显提高。③经炙甘草汤治疗的再障小鼠比模型组的再障小鼠在Caspease 3 表达上明显减低。④经炙甘草汤治疗的再障小鼠比模型组的再障小鼠 Ki-67 表达明显升高。综上所述，炙甘草汤对再障小鼠造血细胞具有明显的保护和修复作用，对抑制细胞凋亡和促进细胞增生也有一定的作用[14]。

（4）对子宫平滑肌收缩力的影响：海青山等报道，通过对正常家兔离体子宫平滑肌实验观察，结果显示，炙甘草汤可以通过降低子宫平滑肌收缩力和单位时间内的收缩时间，明显抑制子宫平滑肌的活动力。而且这种抑制作用在一定的浓度范围内，随着浓度的增加不断增强。这与临床将炙甘草汤作为补益剂，用于治疗妇科、产科等病症是一致的[15]。

参 考 文 献

[1] 赵亚娟,裴晓燕.炙甘草汤配合黄芪注射液治疗病毒性心肌炎50例[J].陕西中医,2010,31(2):145-146.

[2] 刘庆国.加味炙甘草汤治疗缓慢性心律失常110例[J].中华现代内科学杂志,2009,6(3):221.

[3] 敖丽丽,李炫谕.炙甘草汤联合地高辛治疗老年慢性心力衰竭60例[J].陕西中医,2010,31(2):140-142.

[4] 李谋武.炙甘草汤加减治疗慢性萎缩性胃炎21例临床观察[J].社区医学杂志,2008,6(16):57.

[5] 冯丹,崔秀丽.炙甘草汤加味治疗老年便秘51例[J].中国乡村医药杂志,2007,14(1):55-56.

[6] 宋龙英.中西医结合治疗抗结核药引起的白细胞减少症[J].湖北中医杂志,2008,30(10):40.

[7] 汪勇.炙甘草汤治疗原发性低血压52例[J].浙江中医杂志,2006,41(10):587.

[8] 郑葵.炙甘草汤治疗崩漏心得[J].江西中医药,2008,39(301):47.

[9] 黄浩,高萍,杭明富,等."甘温除热法"治疗骨折术后发热100例[J].河南中医,2005,25(12):56.

[10] 胡久略,黄显章.炙甘草汤抗心律失常作用的实验研究[J].时珍国医国药,2008,19(5):1189-1190.

[11] 张晓云,胥爱文,马建伟,等.炙甘草汤对缺血缺氧诱发豚鼠心律失常的电生理效应[J].中药新药与临床药理,2008,19(2):102-105.

[12] 袁杰.炙甘草汤对大鼠在体心肌缺血-再灌注损伤后左心功能及抗氧化酶的影响[J].时珍国医国药,2008,19(2):411-412.

[13] 蒋锋,袁金声,孙亚明.加味炙甘草汤对放疗小鼠造血功能影响的实验研究[J].齐齐哈尔医学院学报,2007,28(21):2577-2579.

[14] 刘艳,林齐鸣,李艳坤.炙甘草汤对"再障"模型小鼠骨髓造血组织影响的实验研究[J].河南中医,2005,25(1):32-34.

[15] 海青山,郑梅,郑慧敏,等.炙甘草汤含药血清对正常家兔离体子宫平滑肌作用的研究[J].云南中医中药杂志,2008,29(11):48-49.

（彭雪红）

太阳病篇小结

本篇主要论述外感热病初期病理变化及其证治方药,同时以大量篇幅讨论太阳病传变或误治所致的各类兼证、变证及疑似证等,内容丰富,具有重要的临床指导意义。

太阳统摄营卫,主一身之表,为六经之藩篱,以手太阳小肠和足太阳膀胱为其脏腑经络基础。外邪袭表,首犯太阳,导致太阳生理功能异常,发则而为太阳病。

太阳为病,其病因病机可概括为外邪袭表,营卫失调,以发热恶寒、脉浮为其审证要点,若邪阻经络,可见头项强痛等症,其治以发散表邪为主。视感邪之性质和营卫之病理状态不同,太阳表证可分为3类:太阳中风证、太阳伤寒证和太阳温病。

太阳温病为外感温热邪气导致的肌表营卫失和,以发热不(微)恶寒、口渴、脉浮数为辨证依据,治宜辛凉解表,若误投辛温,必然伤津化燥而致变证丛生。

太阳中风为外感风寒,卫强营弱,以发热恶风寒、汗出脉浮缓为特征,治宜解肌祛风,调和营卫,主以桂枝汤。若兼项背强,是太阳经气不利,主以桂枝加葛根汤;兼气息喘急者,是风寒迫肺,肺气不利,主以桂枝加朴杏汤;兼汗漏不止,甚则小便不利、四肢拘急者,是表阳虚弱为主,兼阴津受损,主以桂枝加附子汤;兼胸闷而脉促者,是外邪欲陷,胸阳不展,主以桂枝去芍药汤;若胸闷恶寒甚,脉微而不促者,是外邪已陷胸中,胸阳受损,然表邪仍存,治以桂枝去芍药加附子汤;兼身痛不休、脉沉而迟者,是表邪未解而气营两亏,主以桂枝新加汤。

太阳中风证主方桂枝汤,应用范围非常广泛。外证得之,解肌调营卫;内证得之,化气调阴阳。其服法当以遍身微汗为佳,不可过汗或汗出不彻。论中明确指出,该方不得用于表实无汗、湿热和内热证。同时,亦充分论述其灵活运用规律,示人知常达变,守规矩而成方圆。如表证误下而气冲者,为正气抗邪有力;服汤后反烦不解者,是邪郁太甚,病重药轻;服汤后脉洪大而表证未变者,是汗后阳盛于外而未传阳明;外证未解见脉微弱者,正气相对不足;太阳病汗下后脉浮仍在者,均是误治后表证未变。伤寒汗后已解,半日许复烦者,是余邪未尽或新瘥复感;又有时发热自汗出者,是杂病营卫不和。凡此,皆可酌情灵活应用桂枝汤,以调营卫和阴阳。

太阳伤寒证,为风寒外束,卫闭营郁,以发热恶寒、无汗脉浮紧为特点。与汗出脉缓之中风表虚证相对而言,又称伤寒表实证。治宜辛温散寒,发汗解表,主以麻黄汤。因寒主收引,经气不利,故常伴见身疼、腰痛、气逆喘息等症。若其经气闭阻较甚,项背强急显著者,主以葛根汤;若风寒闭郁于表,内迫阳明之里者,则视其受累之脏腑不同,而于同中求异,灵活处理。若阳明肠腑受累,传导失职而兼下利者,主以葛根汤散寒升清;阳明胃腑受累,气逆不降而呕逆者,则主以葛根加半夏汤散寒降逆;若表寒闭郁而兼内热烦躁者,主以大青龙汤;兼寒饮内停而见咳逆喘息,或兼呕利等,主以小青龙汤。

太阳伤寒证主方麻黄汤,为辛温发汗之代表方,其性峻猛,用之得宜,效若桴鼓;用之不当,则每有过汗伤阴损阳之弊。故凡体弱正虚之人,虽有表证,不可径用麻黄汤。论中禁例森严,多从临证实践而来,切宜小心。然,原则性与灵活性之有机统一,亦中医辨证论治之一大特色。即外寒闭遏,阳郁伤络,亦可审机论治,以麻黄汤急开其郁,而断其化热入营之机,此又麻黄汤活用之例也。至于表证衄血之辨,重在表寒闭遏与阳郁伤络之关系,有服汤后郁阳得伸破络而衄者;有不药而郁阳自伸破络衄血者,皆俗称红汗;有郁阳伸而不畅、衄血点滴难通者,以麻黄汤开其表闭,助其宣畅。

太阳表证除上述3种基本类型外,尚有一类因日久邪气已微、正气不足、尚不足自行抗邪外出,因而正邪相持而不剧之表郁轻证。其临床表现以发热恶寒、一日二三度发、无汗、面赤、身痒为特征,病程较长而病势不重,治宜辛温小发其汗。其病邪略重者,主以桂麻各半汤,病邪略轻者,主以桂二麻一汤,若兼里热者,主以桂二越一汤。

太阳表证,若治疗得宜,多于短期向愈。设若治疗不当,或正气较虚,或邪气较盛,则每多传变。其传变之期,并不以时日为据;其传变之途,亦不以六经顺序而限。其判别传变之依据,乃"观其脉证,知犯何逆";其治疗传变之证的原则是"随证治之"。

太阳变证因邪之不同、体质禀赋有异等,而有寒热虚实之别。其虚寒之证,每与三阴密切相关;实热之证,常系阳明少阳。然亦有部分病证复杂危重,预后较差,难以用六经正其名者,习称坏证。

汗吐下法误用或不当,在阳盛之体,每致津伤,表邪内传化热,形成实热之证。视其病变所涉脏腑不同,其病机脉证各异。如表邪传里、热郁胸膈者,以心烦懊侬为特点,治宜栀子豉汤;肺热壅盛、汗出喘息者,治宜麻杏石甘汤。此二证,病位偏于上焦。栀子豉汤证若兼少气者,为热伤元气,治以栀子甘草豉汤;若兼呕逆者,为热迫胃逆,治以栀子生姜豉汤;若兼腹胀气满者,为中焦气郁,治以栀子厚朴汤;若兼中虚寒利者,治以栀子干姜汤;此常法之中而示其变也。

若热聚中焦、燥热亢盛,治以白虎汤;若兼气津两伤,壮热烦渴、脉洪大,甚或时时恶风或背恶寒者,治以白虎加人参汤;若燥热成实,腑气不通,见腹满谵语等症,治宜调胃承气汤。肠热下利,治以葛根芩连汤;胆热移肠而下利热臭者,治以黄芩汤;兼呕者,黄芩加半夏生姜汤主之。

太阳表邪内传少阳,导致枢机不利,胆火内郁,证见往来寒热,胸胁苦满,心烦喜呕,默默不欲食,口苦,咽干,目眩,治宜小柴胡汤;若兼表邪未解者,治以柴胡桂枝汤;若兼阳明里结者,治以大柴胡汤或柴胡加芒硝汤;若兼寒饮内聚者,治以柴胡桂枝干姜汤;若兼饮结正虚、邪气弥漫者,治以柴胡加龙牡汤。

小柴胡汤和解少阳,宣达枢机,应用范围十分广泛,至其运用,宜谨守病机,"有柴胡证,但见一症便是,不必悉具"。

太阳表证,误治失治,在阴盛之体,多致虚寒变证,而与三阴密切相关。若心阳虚损、心悸喜按者,治以桂枝甘草汤;兼下焦饮动、欲发奔豚者,治以苓桂甘枣汤;兼心神不宁烦躁者,治以桂甘龙牡汤;兼痰扰惊狂者,治以桂枝救逆汤;兼下焦阴寒上冲发为奔豚者,治以桂枝加桂汤。

若失治误治而为中焦虚寒变证者,因其临床表现不一,而有不同证治。汗后脾气虚损而气滞腹满者,治以厚朴生姜半夏甘草人参汤;若脾胃虚寒、气血不足而见腹中急痛等,可与小建中汤;若表证误下,脾土受伤,致表证不解、协热而利者,治以桂枝人参汤。

素有停饮之人,或误治后,三焦功能失常,进而饮生,可形成阳虚饮停诸证。若汗下后致水气内停而太阳经气不利者,治以桂枝去桂加苓术汤;吐下后脾阳虚弱,饮停于内,治以苓桂术甘汤;胃虚水停者,治以茯苓甘草汤;肾阳虚衰而见水气泛溢者,治以真武汤。

体虚之人感受外邪,而汗下失序,致少阴阳气暴虚,见昼烦夜静脉沉微者,主以干姜附子汤证;汗下失宜致阴阳两虚而阳衰为主者,治以茯苓四逆汤。设若阴阳两虚相对均衡,而以脚挛急、恶寒肢厥为特点者,主以芍药甘草附子汤。而心阴阳两虚致脉结代、心动悸者,治以炙甘草汤。至于中阳不足而见阴血亏虚之阴阳两虚证,则先温其阳,治以甘草干姜汤;后复其阴,治以芍药甘草汤;若中阳虚累及少阴而见厥逆者,治以四逆汤。

至于寒热夹杂,上热下寒而见腹痛、呕逆者,可治以黄连汤。

有外邪不解,循经入腑,深入下焦,影响膀胱气化,而致水蓄下焦者,是谓蓄水证,口渴欲饮、小便不利,甚或水入则吐者,治以五苓散化气行水。

有外邪深入下焦血分,血热互结,是谓蓄血证。症见如狂发狂、脉沉、少腹急结胀痛等。其轻者,治以桃核承气汤;其重而急者,治以抵当汤;其重而缓者,治以抵当丸。

有妇人经期受邪,经水适来适断,而致谵语错乱、发热、胁肋胀满等,此谓热入血室,治以针刺泻实或主以小柴胡汤。

有外邪陷入心胸部,与痰涎水饮之邪搏结,而致心胸窒痛,结硬者,是谓结胸证。视其寒热属性不同,而有寒实结胸与热实结胸之别。

寒实结胸者,为外邪入里与寒痰水饮相结于心胸部位,治以三物白散。

热实结胸者,为邪热与痰饮相结于心胸部。据其病理程度及病变范围之不同,而有大、小结胸之别。大结胸证,水热互结,病理程度重,而范围较广,心下痛,按之石硬,甚或从心下至少腹硬满而痛,不可近者,治以大陷胸汤;若病位偏上,病势较缓者,治以大陷胸丸。小结胸证,为痰热互结于心下,按之痛,脉浮滑,治以小陷胸汤。

而脏结证虽类于结胸,但性质截然不同,其证阴寒凝结于脏,而阳气极度亏虚,与结胸之热实征象,判然有别。以其虚实错杂,治疗不易,是谓难治之证。

有邪气由表入里,聚于心下而无结实之象者,谓之痞证。其与结胸不同者,在于邪之有形无形。痞证但邪郁气滞,而非有形结实也,是以但觉心下痞闷,按之濡软而不痛。

若无形邪热聚于心下,气滞而痞者,是谓热痞,治以大黄黄连泻心汤;若兼阳虚者,治宜附子泻心汤。

若无形寒热之邪错杂于中而致痞者,谓之寒热错杂痞,治以半夏泻心汤。若兼水饮食滞而伴干噫食臭者,治以生姜泻心汤;若兼胃虚痞利严重者,治以甘草泻心汤。

病与痞证相类,而病机不同者,有胃虚痰阻之噫气不除证,治以旋覆代赭汤;有饮停胸胁之悬饮证,治以十枣汤;有痰气交阻胸中之痰实证,治以瓜蒂散。此外五苓散证、桂枝人参汤证、大柴胡汤证等等,亦有心下痞(硬)、心下急之症状,须悉心鉴别。159 条之痞证辨别与误治后变证之救治,具体说明了辨证论治之思路。

另有一类与太阳表证相类而异的病证,即风湿证,列于本篇以求与表证鉴别。若风寒湿邪相搏于体表筋肉,而身体疼烦,脉浮虚而涩者,治以桂枝附子汤,若寒湿较甚,而风邪较轻者,治以去桂加白术汤。设风寒湿邪俱重而阳气虚馁者,治以甘草附子汤。

除上述具体证治方药外,本篇还特别强调表里标本缓急之辨,并提出明确的表里先后治疗原则。一般来说,证急者先治,证缓者后治;重证宜先,轻证宜后。具体而言,表里同病者,若里证属虚寒性质且重者,宜乎先里后表。若里证属实属热者,一般宜先表后里,若里证急重而表证轻浅者,虽里证为实,亦宜先攻其里,再议其表。更有表里同病而无明显轻重之别,病理关联密切者,则予表里同治。总之,审时度势,活法圆机,是辨证论治之特色。

(万晓刚)

第四章

辨阳明病脉证并治

第一节　阳明病概论(179～202)

一、阳明病提纲(180)

【原文】

陽明之為病,胃家實[1]一作寒是也。(180)

【词解】

(1)胃家实:《千金翼方》卷九作胃中寒。当以"胃家实"为是。

【提要】 阳明病提纲。

【释义】 "阳明之为病"即阳明病。六经病提纲均以此种句式,为《伤寒论》的体例特点。"胃家"当包括胃与大小肠,《灵枢经·本输》有"大肠小肠皆属于胃"之说,《伤寒论》沿用了这个观点。"家"字在脏腑名词后构成双音词,无特殊意义。"实"指病邪实,《素问·通评虚实论》曰:"邪气盛则实",确切地说是指实热之邪。本条指出阳明病是一种胃肠有实热之邪的疾病,为阳明病提纲,故《金匮玉函经》《千金翼方》等将本条冠于阳明病篇首。六经病提纲,其余五经病均以脉证为提纲,惟本条以病机为纲,揭示了阳明病的内涵本质,要全面理解阳明病当结合"阳明病外证"等条文方为完整。

后世将阳明病分为经证与腑证。无形燥热充斥内外,表现为身大热,汗自出,不恶寒,反恶热,口渴,心烦,脉洪大或滑数等症的为阳明经证。实热之邪结聚胃肠,表现为发热,汗出,不恶寒,潮热,谵语或心烦,腹胀满,不大便,脉沉实等症的为阳明腑证。从阳明篇的内容来看,似乎以腑证为主,然从全论来看,阳明经证亦属显然,故胃家实,是赅二者而言。

本病与《素问·热论》"身热,目疼而鼻干,不得卧"之阳明病不同。《热论》着重经络病证,此则又赋予了新的内涵。《伤寒论》为强调辨证论治,在阳明病篇还论述了阳明中寒、胃中虚冷等内容,当正确领会。

【选注】

柯韵伯:阳明为传化之腑,当更实更虚,食入胃实而肠虚,食下肠实而胃虚。若但实不虚,斯为阳明之病根矣……故以胃家实为阳明一经之总纲也。然致实之由最宜详审。有实于未病之先者,有实于得病之后者,有风寒外束热不得越而实者,有妄汗吐下重亡津液而实者,有从本经热盛而实者,有从他经转属而实者。此只举其病根在实,而勿得以胃实即为可下之证。按阳明提纲,与《内经·热论》不同,《热论》重在经络,病为在表。此以里证为主,里不和即是阳明病。(《伤寒来苏集·伤寒论注·阳明脉证上》)

尤在泾:胃者,汇也。水谷之海,为阳明之腑也。胃家实者,邪热入胃,与糟粕相结而成

实,非胃气自盛也。凡伤寒腹满便闭,潮热,转失气,手足漐然汗出等症,皆是阳明胃实之证也。(《伤寒贯珠集·阳明篇上》)

章虚谷:胃家者,统阳明经腑而言也。实者,受邪之谓。经曰:"邪气盛为实,精气夺为虚"也。(《伤寒论本旨·阳明全篇》)

吕震名:问曰:何以识为阳明病? 答曰:阳明之为病,胃家实是也。然泛言胃实,恰从何处辨证而知阳明之为病。此其间亦有经腑之别,发热,汗自出,不恶寒,反恶热,甚则舌上干燥而烦,渴欲饮水者,此是阳明经证。若潮热,不大便,谵语,腹满痛者,此属阳明腑证。(《伤寒寻源·上集·阳明问答一》)

【评述】 柯韵伯以胃家实为阳明病之总纲,但不同于《热论》之阳明病,并对致实之由进行了阐述,有参考价值。尤在泾认为胃家实为阳明腑实,虽属合理,但不够全面。章虚谷认为胃家统阳明经腑而言,吕震名则更具体阐明了经证腑证之见证,对临床有指导意义。

【现代研究】 于强[1]等观察在阳明热证、实证发病过程中血浆内毒素(ET)水平与细胞因子的变化及其内在联系。选择具阳明热证患者 25 例,具阳明实证患者 15 例,在针对原发病西医治疗的基础上,分别加服白虎汤、复方大承气汤,并另设健康对照组 12 名,各组于治疗前后测定血浆 ET、血清 IL-6、TNF-α、IL-10 等水平的变化。结果显示入院时阳明热证、实证血浆 ET、血清 IL-6、TNF-α、IL-10 水平均升高,与健康对照组比较差异有显著性($P<0.01\sim0.05$),ET、IL-6、TNF-α、IL-10 水平在阳明实证患者中高于阳明热证($P<0.05$),经分别治疗 3 天后,阳明实证患者 TNF-α、IL-6 水平仍高于阳明热证($P<0.05$),而 ET、IL-10 水平在两证型组中无显著性差异($P>0.05$)。认为阳明热证、实证与血浆 ET 水平及其介导的细胞因子密切相关。

二、阳明病外症、主脉、来路(179、182、186)

【原文】

問曰:病有太陽陽明,有正陽陽明,有少陽陽明,何謂也? 答曰:太陽陽明者,脾約[(1)]是也;正陽陽明者,胃家實是也;少陽陽明者,發汗利小便已,胃中燥煩實,大便難是也。(179)

問曰:陽明病外證云何? 答曰:身熱,汗自出,不惡寒,反惡熱也。(182)

傷寒三日,陽明脈大。(186)

【词解】

(1)脾约:证候名,指胃热肠燥津伤,脾不能为胃行津液而致的便秘。

【提要】 阳明病外症、主脉、来路。

【释义】 以上 3 条条文叙述阳明病的外症、主脉、来路。179 条以问答形式论述阳明病的成因与来路。"太阳阳明"是指由太阳病发展而来。太阳病或发汗太过或误治,导致病邪化热入里,胃热肠燥,津液损伤,脾不能为胃行津液,而出现便秘等症状,故又称"脾约"证。"正阳阳明"是指外邪直接侵犯阳明,而出现阳明病的临床表现,故称"胃家实"。"少阳阳明"是指病在少阳由于误用发汗利小便等治法,损伤津液,热邪化燥成实,转入阳明出现烦、大便难等症状。由此可知,阳明病的成因有不同来路,太阳阳明、少阳阳明多为发汗利小便,损伤津液,热邪化燥所致。而正阳阳明为本经自受其邪,多发生于素体阳旺之人。它们的临床表现可以轻重不一,如"脾约"、"胃家实"、"大便难"等,但热邪化燥成实的病机是相同的。阳明病还可以有其他来路,如太阴病、少阴病在一定条件下,化热化燥,均可发展为阳明病,故不得拘泥。

182 条指出了阳明病的外在表现。"身热"除指发热外,还有躯干灼热的含义,为阳明里热炽盛,蒸腾于外的表现。"汗自出"为里证之汗出,与太阳中风证之汗出不同,为热盛迫津外泄所致。"不恶寒,反恶热"又称"但热不寒",说明太阳表证已罢,病邪已经完全化热入里。既排除了太阳表证,又阐明了阳明病作为里实热证的特征,具有重要的辨证意义。上述外证为阳明经证与阳明腑证所共有。本条当与 180 条"阳明之为病,胃家实是也"对照,则阳明病的含义才较为完整。

186 条指出了阳明病的主脉。"伤寒"为广义伤寒,即泛指外感热病。三日为约略之辞,不可拘泥于日数。大脉为阳明病之主脉,邪入阳明,燥热炽盛,鼓动气血所致,同时反映了阳明病邪正斗争激烈的特征。《素问·脉要精微论》指出"大则病进"。王冰注"大为邪盛,故病进也"。说明热势鸱张,病在发展。阳明病还可以出现其他脉象,阳明经证常表现为脉洪大,阳明腑证常表现为沉实有力而大。

【选注】

《医宗金鉴》(179 条——笔者注):阳明可下之证,不止于胃家实也。其纲有三,故又设问答以明之也。太阳之邪,乘胃燥热,传入阳明,谓之太阳阳明。不更衣无所苦,名脾约者是也;太阳之邪,乘胃宿食与燥热结,谓之正阳阳明。不大便,内实满痛,名胃家实者是也;太阳之邪已到少阳,法当和解,而反发汗利小便,伤其津液,少阳之邪复乘胃燥,转属阳明,谓之少阳阳明。大便涩而难出,名大便难者是也。(《医宗金鉴·订正仲景全书·伤寒论注·辨阳明病脉证并治全篇》)

尤在泾:太阳阳明者,病在太阳而兼阳明内实。以其人胃阳素盛,脾阴不布,屎小而硬,病成脾约。于是太阳方受邪气而阳明已成内实也。正阳阳明者,邪热入胃,糟粕内结,为阳明自病。《活人》所谓病人本谷盛,气实是也。少阳阳明者,病从少阳而转属阳明得之。发汗,利小便,津液去,而胃燥实。如本论所谓"伤寒十余日,热结在里,复往来寒热者,与大柴胡汤"是也。此因阳明之病,有是三者之异,故设为问答以明之,而其为胃家实则一也。(《伤寒贯珠集·阳明篇上》)

柯韵伯:阳明主里而亦有外证者,有诸中而形诸外,非另有外证也。胃实之外见者,其身则蒸蒸然,里热炽而达于外,与太阳表邪发热者不同。其汗则溅溅然,从内溢而无止息。与太阳风邪为汗者不同。表寒已散,故不恶寒。里热闭结,故反恶热。只因有胃家实之病根,即见身热自汗之外证,不恶寒反恶热之病情。然此但言病机发现,非即可下之证也,宜轻剂以和之。必谵语,潮热,烦躁,胀满诸证兼见,才为可下。(《伤寒来苏集·伤寒论注·阳明脉证上》)

《医宗金鉴》(182 条——笔者注):阳明病有外证有内证。潮热,自汗,不大便,内证也。身热,汗出,不恶寒,反恶热,外证也。今汗自出是从中风传来,故与中风之外证同。而身热,不恶寒反恶热,则知为阳明外证,故不与中风外证同也。然阳明之热,发于肌肉,必蒸蒸而热,又不似太阳之阵阵发热,可知矣。(《医宗金鉴·订正仲景全书·伤寒论注·辨阳明病脉证并治全篇》)

程郊倩:大为阳盛之诊,伤寒三日见此,邪已去表入里,而脉从阳热化气,知三阳当令,无复阳去入阴之惧矣。纵他部有参差,只以阳明胃脉为准,不言阴阳者,该及浮沉,具有实字之意。(《伤寒论后条辨·阳明篇》)

《医宗金鉴》(186 条——笔者注):伤寒一日太阳,二日阳明,三日少阳,乃《内经》言传经之次第,非必以日数拘也。此云三日阳明脉大者,谓不兼太阳阳明之浮大,亦不兼少阳阳明之弦大,而正见正阳阳明之大脉也。盖由去表传里,邪热入胃,而成内实之诊,故其脉象有如此者。(《医宗金鉴·订正仲景全书·伤寒论注·辨阳明病脉证并治全篇》)

【评述】阳明病的来路,注家多无分歧,吴谦等详论阳明病形成之机制,较为明了。但论正阳阳明为太阳之邪乘胃,不如尤在泾"阳明自病"为妥贴。尤在泾论太阳阳明、正阳阳明、少阳阳明有证型之含义,可为一说。阳明病之外证,柯韵伯紧扣"胃家实"之病根,指出"有诸中而形诸外",并与太阳之发热汗出作鉴别,可取。吴谦等论阳明外证、内证有混淆之处,并认为汗自出,从中风传来,似乎牵强。程郊倩论大脉为阳盛热实之胃脉。吴谦等更与太阳阳明之浮大、少阳阳明之弦大区别,又指出传经"非必以日数拘",可从。

三、阳明病的病因病机(181、183、184、185、187、188)

【原文】

問曰:何緣得陽明病? 答曰:太陽病,若發汗,若下,若利小便,此亡津液,胃中乾燥,因轉屬陽明。不更衣[1],內實,大便難者,此名陽明也。(181)

問曰:病有得之一日,不發熱而惡寒者,何也? 答曰:雖得之一日,惡寒將自罷,即自汗出而惡熱也。(183)

問曰:惡寒何故自罷? 答曰:陽明居中,主土也,萬物所歸,無所複傳,始雖惡寒,二日自止,此為陽明病也。(184)

本太陽初得病時,發其汗,汗先出不徹,因轉屬陽明也。傷寒發熱無汗,嘔不能食,而反汗出濈濈然[2]者,是轉屬陽明也。(185)

傷寒脈浮而緩,手足自溫者,是為系[3]在太陰。太陰者,身當發黃,若小便自利者,不能發黃。至七八日大便者,為陽明病也。(187)

傷寒轉系陽明者,其人濈然微汗出也。(188)

【词解】

(1)更衣:此处指解大便。为入厕之婉辞。

(2)濈濈然:犹汗出连绵不断的样子。濈濈:汗出貌。

(3)系:关涉;关系。

【提要】阳明病的病因病机。

【释义】本节6条论述阳明病的病因病机。181、185、188条叙述了太阳病转变为阳明病的病理过程及转属阳明的辨证要点。

太阳病的治法是汗法,但应注意发汗适度方能邪去正安。181条为发汗太过,伤津化燥化热而转入阳明,185条为发汗,汗出不彻,病邪不得外解,化热入里而转入阳明。此外,太阳病若误用下法或利小便,也能损伤津液而使病邪入里化热转变为阳明病。而转入阳明病的主要标志是"不更衣、内实、大便难"及"汗出濈濈然"。"不更衣"、"大便难"即不大便与大便困难,"内实"即胃家实,言病机。"汗出濈濈然"是阳明病的主要外在表现之一,为阳明热盛迫津外泄所致。区别于太阳中风证之汗出,具有重要的辨证意义。185条还特别指出在外感热病中,若在"发热,无汗,呕不能食"的基础上又出现"汗出濈濈然"的,虽不经发汗或误治,也为转属阳明病。188条的"濈然"《金匮玉函经》作"濈濈然",有参考价值。从上可知转属阳明病的主要原因有太阳病经汗、下、利小便,损伤津液,病邪化燥入里;或太阳病发汗不彻,病邪化热入里;或不经误治,病邪化热入里所致。

183条指出了阳明病早期可有不发热而恶寒的见证。这种证型非由太阳病传入,而是发病即为阳明病,后世称为"本经自发"。恶寒的出现由于感受外邪,经气被遏,阳气郁而不伸所致。阳明为燥土,热变最速,故恶寒具有时间短、程度轻的特点,往往很快消失,继而出现"自汗出而恶热"等阳明病外证,足以区别于发热恶寒并见的太阳病。184条运用五行学说阐述恶寒自罢的机制。认为"阳明居中主土,万物所归,无所复传"。邪入阳明必从燥化热化,故阳明病不论在经在腑,恶寒自然很快消失。然则"无所复传"是相对的,不能认为病在阳明没有传变。从临床实践看,阳明病大有传变的可能性,决不能等闲视之。

187条论述了太阴病的主症与发黄及转属阳明的特征。脉浮而缓,手足自温是太阴病的临床表现之一,为脾气虚弱寒湿中阻所致。由于太阴为湿土,若脾虚湿郁又能影响肝胆功能,导致肝失疏泄,胆汁外溢,而出现黄疸。若小便通利则湿邪有去路而不能发黄。如化热伤津出现"大便硬"的是转属阳明病。盖太阴与阳明同属中焦而为表里关系,功能有别。阳明主燥热,太阴主寒湿,两者可互相转化,燥化则转为阳明,寒化则转为太阴,故有"实则阳明,虚则太阴"之说。本条也反映了《伤寒论》动态观察的辨证方法。

【选注】

《医宗金鉴》(181条——笔者注):问曰:何缘得阳明胃实之病? 答曰:由邪在太阳时,发汗,若下,若利小便,皆为去邪而设,治之诚当,则邪解而愈矣。如其不当,徒亡津液,致令胃中干燥,则未尽之表邪,乘其燥热因而转属阳明。为胃家实之病者有三:曰不更衣,即太阳阳明脾约是也。曰内实,即正阳阳明胃家实是也。曰大便难,即少阳阳明大便难是也。三者虽均为可下之证,然不无轻重之别。脾约自轻于大便难,大便难自轻于胃家实。盖病脾约大便难者,每因其人津液素亏,或因汗下利小便,施治失宜所致。若胃实者,则其人阳气素盛,胃有宿食,即未经汗下,而亦入胃成实也。故已经汗下者,为夺血致燥之阳明,以滋燥为主。未经汗下者,为热盛致燥之阳明,以攻热为急。此三承气汤,脾约丸及蜜煎、土瓜根、猪胆汁导法之所由分也。(《医宗金鉴·订正仲景全书·伤寒论·辨阳明病脉证并治全篇》)

汪苓友(183条——笔者注):此节连下节申言阳明病亦有恶寒之证,故复设为问答以明之。问曰阳明病皆身热不恶寒,今病有始得之一日,身不发热而恶寒。此恶寒者,非比太阳病之恶寒。夫太阳为寒水之经,其表寒必甚。此为阳明病恶寒,阳明为燥金之经,其表寒自微。惟其微,故答云虽得之一日,恶寒将自罢。自罢者,从未发表而寒自已,即自汗出而恶热。自汗出恶热乃阳明病入腑之外证……按成无已云:不发热,恶寒,即邪未全入腑,尚带表邪。此表邪者,乃阳明经在表之邪,其人必外病头额痛而恶寒,内病胃腑实,随即自汗出而恶热。《后条辨》评云:初得阳明,表气被阻,故亦有不发热而恶寒证,须臾即化热矣,邪不关表故也。斯言深得仲景立论之意。(《伤寒论辨证广注·辨阳明病脉证并治法》)

《医宗金鉴》(184条——笔者注):此释上条阳明恶寒自罢之义。阳明属胃居中,土也。土为万物所归,故邪热归胃则无所复传,亦万物归土之义。阳明初病一日,虽仍恶寒,是太阳之表未罢也。至二日恶寒自止,则是太阳之邪已悉归并阳明,此为阳明病也。(《医宗金鉴·订正仲景全书·辨阳明病脉证并治全篇》)

程郊倩:胃家有燥气,毋论病在太阳,发汗吐下,过亡津液,能转属之。即汗之一法,稍失其分数,亦能转属之。彻者,尽也,透也。汗出不透,则邪未尽出,而辛热之药性,反内留而助动燥邪,因转属阳明。《辨脉篇》所云"汗多则热愈,汗少则便难"者是也。又曰:伤寒发热无汗,呕不能食,太阳本证,现在而反汗出濈濈然者,知大便已燥结于内,虽表证未罢,已是转属阳明也。濈濈,连绵之意。俗云汗一身不了又一身也。(《伤寒论后条辨·阳明篇》)

舒驰远：此条但据汗出濈濈然一端，便是转属阳明，恐不能无疑。若热退身凉，饮食有味，岂非病自解之汗乎？必其人恶热不恶寒，腹满按痛，谵语，诸证错见，方为有据，否则不足凭也。（《舒氏伤寒集注·阳明篇》）

汪苓友（188条——笔者注）：此条言太阴病亦有转属阳明之证。既云伤寒则脉当浮而紧，今则云浮而缓者何也？寒邪之气透三阳经而入于太阴，则其来既迟，不若太阳之邪急而脉紧，且以缓为脾家之本脉也。寒入太阴而其脉仍浮者何也？以其邪犹在经也。脾主四末，太阴之寒气将化而为热，故手足自温。是为在太阴，"繫""系"同，此系太阴伤寒之证，可无疑矣。太阴为湿土之经，寒湿相搏，郁蒸成热，身当发黄，黄者土郁之色也。若其人小便自利，则脾湿去而热不内郁，不能发黄。至八九日则小便所利既多而胃中燥热已极。胃燥则肠干，大便必硬，此为转属阳明病，乃腑实之证也。愚按此条证与脾约无异，但初起时系太阴伤寒耳。若论治法，亦宜仲景麻仁丸。（《伤寒论辨证广注·辨阳明病脉证并治法》）

【评述】吴谦等将"不更衣，内实，大便难"与阳明病来路联系起来，提出了不同的治疗方法，并认为有夺血致燥之阳明与热盛致燥之阳明，有参考价值。但其论阳明病初期恶寒为太阳之表未罢，恶寒自止为太阳之邪归并阳明，不若汪苓友"此为阳明病恶寒，乃阳明经在表之邪"妥贴。汪苓友对太阴转属阳明的论述，丝丝入扣，明白晓畅。程郊倩认为汗出濈濈然，知大便已燥结于内，是转属阳明，但"表证未罢"一句欠妥，所引《辨脉篇》2句也不恰当。舒驰远认为判断阳明病，不能单凭汗出濈濈然一端，必具恶热不恶寒，腹满按痛，谵语等。可取。

四、阳明病中风、中寒辨(189～194)

【原文】

陽明中風，口苦咽乾，腹滿微喘，發熱惡寒，脉浮而緊，若下之，則腹滿小便難也。(189)

陽明病，若能食，名中風；不能食，名中寒。(190)

陽明病，若中寒者，不能食，小便不利，手足濈然汗出，此欲作固瘕⁽¹⁾，必大便初鞕後溏。所以然者，以胃中冷，水穀不別故也。(191)

陽明病，初欲食，小便反不利，大便自調，其人骨節疼，翕翕如有熱狀，奄然⁽²⁾發狂，濈然汗出而解者，此水不勝穀氣⁽³⁾，與汗共並，脉緊則愈。(192)

陽明病欲解時，從申至戌上。(193)

陽明病，不能食，攻其熱必噦，所以然者，胃中虛冷故也。以其人本虛，攻其熱必噦。(194)

【词解】

(1)固瘕(jiǎ假)：证候名，以胃中冷，大便初硬后溏为特征。

(2)奄(yǎn掩)然：犹忽然。

(3)谷气：此指正气。

【提要】阳明病中风中寒之辨及欲作固瘕、水湿郁表证。

【释义】上述6条条文主要论述阳明病中风中寒之辨及欲作固瘕、水湿郁表证等。190条以能食不能食辨阳明中风中寒之异。风为阳邪，容易化热，能助胃阳消谷，故表现为能食。寒为阴邪，易伤胃阳，不能腐熟水谷，故表现为不能食。原文旨在以此区分阳明病之寒热虚实，具有一定的意义。但此言其常，证之临床，阳明腑实证有不能食者，中寒证也有能食者，非绝对之辞。当结合全部的脉证，分析辨别方能正确。

阳明中风、中寒证均为不典型之阳明病。如189条虽言"阳明中风"，实为三阳合病。"发热恶寒，脉浮而紧"为太阳病未罢，"口苦，咽干"为少阳见证，"腹满微喘"为阳明里证。但条文冠以"阳明中风",可见其为主要方面。故不可用下法,下之可出现"腹满小便难"等变证。临证当权衡轻重主次随证论治。194条指出阳明病表现为"不能食"的,不能攻其热。盖"不能食"为中寒证,体质素虚,胃中虚冷,不任承气汤类苦寒攻下,若攻之则可见哕逆等变证。

191条论阳明中寒欲作固瘕之证。"小便不利"为阳明中寒,膀胱气化失司所致。"手足濈然汗出"为胃中虚冷,阳不外固,与阳明实热证迥然有别。以上为欲作固瘕之先兆,可出现大便先硬后溏等见证,为胃中虚冷,不别水谷所致。

192条为水湿郁表证,由于水湿之邪留滞于体表,故有"骨节疼,翕翕如有热状"。"小便反不利"与"大便自调"相对而言,为水湿内蕴,膀胱气化不利所致。"初欲食","大便自调",说明证情尚轻,"奄然发狂"是神志症状,为正邪斗争时的一种特殊表现,可出现烦躁不安等症。结合"濈然汗出而解"一句,可理解为是一个战汗的过程。因而脉紧为战汗前之脉象,提示即将战汗而解。其机制为水湿之邪不胜正气,病邪随汗出而解。

【选注】

《医宗金鉴》:阳明,谓阳明里证。中风,谓太阳表证也。口苦咽干,少阳热证也。腹满,阳明热证也。微喘,发热恶寒,太阳伤寒证也。脉浮而紧,伤寒脉也。此为风寒兼伤表里同病之证,当审表里施治。太阳阳明病多,则以桂枝加大黄汤两解之。少阳阳明病多,则以大柴胡汤和而下之。若惟从里治,而遽以腹满一证,为热入阳明而下之,则表邪乘虚复陷,故腹更满也。里热愈竭其液,故小便难也。(《医宗金鉴·订正仲景全书·伤寒论注·辨阳明病脉证并治全篇》)

陈修园:阳明本经自患之病。未曾久留太阳经而化热者。风自为风,寒自为寒,可于食辨之。若能食名中风,以风能鼓动阳明之气也。不能食为中寒,以寒能闭拒阳明之气也。然此特初病则然,久则为实满等证。虽能食者,亦归于不能食矣。此一节以食而辨风寒之气,即以食而验阳明之胃气,因正而辨邪,因邪而识正。善读者能会心于文字之外则得矣。(《伤寒论浅注·辨阳明病脉证》)

张隐庵:此言不能食名中寒也。阳明病,若中寒,则胃中冷而不能食,水谷不别而小便不利。手足濈然汗出者,土气外泄也。固瘕,大瘕泻也。乃寒邪内结,假气成形,而为久泄之病。欲作,乃将成未成之意。初硬者,感阳明之燥气。后溏者,寒气内乘也。所以不能食而小便不利者,以胃中冷,水谷不别也。(《伤寒论集注·阳明病篇》)

钱天来:"若"字不必作"如"字解,若中寒不能食者,言阳明若为寒邪所中而不能食者,即前不能食者为中寒之义也。小便不利者,寒邪在里,三焦之气化不行也。然汗出,邪入阳明之本证也。手足濈然汗出,则又不同矣。《阳明脉解》云:四肢者,诸阳之本也。《灵枢经·终始》云:阳受气于四末。《太阴阳明论》云:四肢皆禀气于胃。如下文阳明病脉迟,有潮热而手足濈然汗出者,为大便已硬,此胃气实而手足濈然汗出也。此所谓手足濈然汗出者,以寒邪在胃,欲作固瘕,致四肢不能禀气于胃,阳气不达于四肢,卫气不固,故手足亦濈然而冷汗出也。寒邪固结,中气不行,所以欲作固瘕。固瘕者,寒聚腹坚,虽非石瘕肠覃,《月令》所谓水泽腹坚之意也。初硬后溏者,胃未中寒之时,中州温暖,尚能坚实,自中寒之后,胃寒无火化之功,三焦无气化之用,水谷不分,胃气不得坚实而溏也。故又申明其旨曰:所以然者,以胃中冷,水谷不别故也。

注家以前人坚固积聚为谬,而曰大便初硬后溏,因成瘕泄。瘕泄即溏泄也,久而不止则为固瘕。愚以固瘕二字推之,其为坚凝固结之寒积可知,岂可但以溏泄久而不止为解。况初硬后溏,乃欲作固瘕之征,非谓已作固瘕,然后初硬后溏也。观欲作二字及必字之义,皆逆料之词,未可竟以为然也。(《伤寒溯源集·阳明病篇》)

柯韵伯:瘕瘕即初硬后溏之谓,肛门虽固结而肠中不全干也。溏即水谷不别之象,以瘕作解者谬矣。按大肠小肠俱属于胃,欲知胃之虚实,必于二便验之。小便利,屎定硬。小便不利,必大便初硬后溏。今人但知大便硬、大便难、不大便者为阳明病。亦知小便难、小便不利、小便数少或不尿者,皆阳明病乎?(《伤寒来苏集·伤寒论注·阳明脉证下》)

喻嘉言:此条小便反不利,其人骨节疼,湿胜也。翕然如有热状,热胜也。湿热交胜,乃忽然发狂,濈然汗出而解者,何以得此哉?此是胃气有权,能驱阳明之水与热,故水热不能胜,与汗共并而出也。脉紧则愈,言不迟也。脉紧疾则胃气强盛,所以肌肉开而濈然大汗。若脉迟则胃中虚冷,偏渗之水不能透而为汗,即手足多汗,而周身之湿与热又未能共并而出,此胃强能食脉健之人,所以得病易愈耳。(《尚论篇·阳明篇》)

尤在泾:此阳明风湿为痹之证。《金匮》云:湿痹之候,小便不利,大便反快。又湿病关节疼痛而烦是也。奄然发狂者,胃中阳胜,所谓怒狂生于阳也。濈然汗出者,谷气内盛,所为汗出于谷也。谷气盛而水湿不能胜之,则随汗外出,故曰与汗共并。汗出邪解,脉气自和,故曰脉紧则愈。(《伤寒贯珠集·阳明篇上》)

成无己:不能食,胃中本寒,攻其热,复虚其胃,虚寒相搏,故令哕也。经曰:关脉弱,胃气虚,有热不可大攻之。热去则寒起,此之谓也。(《注解伤寒论·辨阳明病脉证并治》)

【评述】吴谦等释 189 条为三阳合病,较为合理。并据不同证情提出了不同的方剂,但临床还是当辨证论治为妥。陈修园释 190 条为阳明本经自病,以能食不能食辨病邪之性质,尤其指出此为初病则然,久病则不然。可从。"固瘕"一证张隐庵释为"大瘕泄",与《难经》所论不符。柯韵伯曰"即初硬后溏之谓",指出其见证。钱天来认为是"坚凝固结之寒积",胃未中寒之时尚能坚实,中寒之后,则不得坚实而溏,可供参考。对于"手足濈然汗出"释为寒邪在胃,四肢不能禀气于胃,阳气不达四肢,卫气不固之冷汗,有参考价值。192 条尤在泾释为风湿痹证,谷气盛而水湿不能胜之。喻嘉言则认为是湿热交胜,并指出脉紧为胃气强盛,能驱阳明之水与热,故得病易愈,可供参考。成无己释 194 条不能食为胃中本寒,攻其热,复虚其胃,亦可从。

五、阳明发黄及其他证候(195~202)

【原文】

陽明病,脈遲,食難用飽,飽則微煩頭眩,必小便難,此欲作穀癉[1]。雖下之,腹滿如故,所以然者,脈遲故也。(195)

陽明病,法多汗,反無汗,其身如蟲行皮中狀者,此以久虛故也。(196)

陽明病,反無汗,而小便利,二三日嘔而欬,手足厥者,必苦頭痛。若不欬不嘔,手足不厥者,頭不痛。一云冬陽明。(197)

陽明病,但頭眩,不惡寒,故能食而欬,其人咽必痛。若不欬者,咽不痛。一云冬陽明。(198)

陽明病,無汗,小便不利,心中懊憹者,身必發黃。(199)

陽明病,被火,額上微汗出,而小便不利者,必發黃。(200)

陽明病,脈浮而緊者,必潮熱,發作有時。但浮者,必盜汗[2]出。(201)

陽明病,口燥,但欲漱水,不欲嚥者,此必衄。(202)

【词解】

(1)谷瘅(dǎn 疸):证候名,黄疸病之一。见寒热不食,食即头眩,心胸不安,小便难,发黄等,有湿热与寒湿之区别。

(2)盗汗:寐则汗出。此处盗汗由热盛迫津外泄所致。非阴虚之盗汗。

【提要】 辨阳明发黄证及其他证候。

【释义】 本节 8 条主要论述阳明发黄证及其他证候。195 条论阳明中寒欲作谷瘅及治禁。阳明病脉迟,可见于阳明腑实证,为腑气阻滞,气血流行不畅所致,故迟而有力,可用承气汤治疗。本证为中寒证,脉迟为中阳不足,寒湿内阻而成,故迟而无力。由于寒湿内阻,脾失健运,气机阻滞,故食难用饱,饱则微烦腹满,寒湿内阻,清阳不升又可见头眩。中阳不足,寒湿内阻,影响膀胱气化功能,则小便困难。小便难则湿无去路,使证情增重,故欲作谷瘅。谷瘅为黄疸病之一,可见寒热不食,头眩,心胸不安,小便难,发黄等症。有湿热与寒湿之不同,前者可用茵陈蒿汤治疗,后者当"于寒湿中求之"。本条为欲作而未作,当以温中散寒除湿为法。而不应用攻下之法,下之则中阳更虚而腹满如故。

199 条论述阳明湿热郁蒸发黄之先兆。发黄为湿热之邪所致,若湿热之邪有去路则可避免发黄,例如小便通利,则湿可外泄;汗出则热能外越。本证为湿热内蕴,气机不畅,故无汗,有的可表现为但头汗出,余处无汗,以致热邪不得外越。同时气化失司,则小便不利,而湿邪无去路。湿热郁蒸则心中懊恼。湿热之邪影响肝胆功能,导致肝失疏泄,胆汁横逆溢于周身,则出现身黄、目黄、尿黄等黄疸表现。因而无汗、小便不利、心中懊恼往往是黄疸的先期表现。对于黄疸的产生,古人认为与阳明有关,应该联系肝胆功能的异常方为完整。本证的"心中懊恼"当与栀子豉汤证鉴别,彼证为无形之邪热留扰胸膈所致,无湿邪亦无黄疸。本证为湿热郁蒸,肝失疏泄,胆汁外溢而见黄疸。

200 条论阳明病误用火法而发黄。阳明病为里实热证,当用清法下法。若用火法为误治,可使热邪更盛,津液更伤。若全身气机通畅能够作汗,或小便通利,则邪能外泄,而不致发黄。火毒之邪内蕴,当见汗出,但本证津液损伤,加之气机不利,故仅额上微汗出,膀胱气化失司则小便不利。因而火毒之邪不能外泄,熏蒸肝胆而发为黄疸。

196 条论久虚之人,阳明津伤无汗证。阳明病为里实热证,里热炽盛,则迫津外泄,故汗出为阳明病常见之证。反无汗为久虚,津液不足使然。惟其无汗,则邪郁肌表,故见身痒如虫行皮中状。本证之身痒当与 23 条桂枝麻黄各半汤证之身痒证作鉴别,彼证为邪郁肌表不能得小汗出而身痒,治当小其发汗。本证主要是体虚,津液不足,无以作汗祛邪而身痒,治当清热益气生津。此外阳明病兼有太阳表证有时也可无汗;湿热内蕴气机不利,可见但头汗出,余处无汗之证,均应与本条无汗相鉴别。

197 条论阳明中寒,饮邪内停之证。阳明病当多汗,本条反无汗而小便利,为阳明中寒,饮邪内停。由于饮邪停于里,无以蒸化津液故无汗,小便利为膀胱气化功能尚未受到影响。饮停于胃,上逆则呕,犯肺则咳。饮停中焦,阳气不达四肢则见手足厥冷;上蒙清窍则头痛。所有见证为饮邪内扰所致,若无饮邪内扰,则无上述见证。可见阳明中寒,饮邪内扰为本证之关键。

198 条为阳明中风,热邪上扰。阳明病以能食不能食辨中风与伤寒。本证见能食属阳明中风无疑。"不恶寒"排除了表证的可能性,提示为阳明里热证。热邪上扰清窍则头眩,上逆犯肺则咳。咽喉为肺之门户,故又可见咽痛等症。若热邪无犯肺气,则无咳亦无咽痛之证。

201条为辨阳明病脉浮紧。脉浮紧为太阳伤寒之脉,浮主表,紧主寒,为风寒外束所致。阳明病见浮紧之脉,则临床意义不同,浮为热盛,阳明热盛,气血充盈于体表故脉浮。紧为邪实,肠胃有结聚。故阳明病见浮紧之脉,为阳明热盛腑实已成之候,因而潮热发于申酉之时。若脉浮而不紧,为但热无实,热邪迫津外泄,故见盗汗出。盗汗既为热迫所致,则自汗亦或有之。因热盛而盗汗,还应与阴虚盗汗鉴别。本条据脉辨证对临床有参考价值。

202条辨阳明衄血。阳明病为气分大热证,由于热盛伤津,故口燥为常见之证,常表现为口渴欲饮水。但本证表现为"但欲漱水,不欲咽"为热在营分、邪入营分,营阴蒸腾,故表现为口渴而不欲饮,为热在营分之特征。吴鞠通《温病条辨》有"太阴温病,舌绛而干,法当渴,今反不渴者,热在荣中也"之论述,可见本证还当有舌绛等营分之证。营热炽盛,若进一步波及血分,血热妄行,灼伤脉络,可见衄血等症,当随证治之。

【选注】

程郊倩:脉迟为寒,寒则不能宣泄胃气,故非不能饱,特难用饱耳。饥时气尚流通,饱则填滞,以故上焦不行,而有微烦、头眩证。下脘不通而有小便难证。小便难中,包有腹满证在内。欲作谷疸者,中焦升降失职,则水谷之气不行,郁渍成黄也。曰谷疸者,明非邪热也。下之兼前后部言,茵陈蒿汤、五苓散之类也。曰腹满如故,则小便仍难,而疸不得除可知。再出脉迟,欲人从脉上悟出胃中冷者,蓄热成黄之腹满,下之可去。此则谷气不得宣泄,属胃气虚寒使然,下之益虚其虚矣,故腹满如故。(《伤寒论后条辨·阳明篇》)

《医宗金鉴》:阳明病不更衣,已食如饥,食辄腹满脉数者,则为胃热,可下之证也。今脉迟,迟为中寒,中寒不能化谷,所以虽饥欲食,食难用饱,饱则烦闷,是健运失度也。清者阻于上升,故头眩;浊者阻于下降,故小便难。食郁湿瘀,此欲作谷疸之征,非阳明热湿,腹满发黄也。虽下之腹满暂减,顷复如故,所以然者,脉迟中寒故也。(《医宗金鉴·订正仲景全书·伤寒论注·阳明全篇》)

钱天来:此言发黄之由,皆因无汗及小便不利之所致也。邪入阳明之经,本当身热汗自出,及入阳明之腑,亦必潮热自汗。若无汗,则邪不得外泄而郁热于内。小便不利,则水不得下泄而湿停于里。湿热郁蒸,瘀热在胃,不得发泄,故心中懊侬,而知其必发黄也。黄者,中央脾土之色也。胃为脾之腑,脾乃胃之脏,脾胃以膜相连,而为一合,胃实郁蒸,故脾胃而现黄色也。脾本恶湿,况湿热并郁乎。(《伤寒溯源集·阳明中篇》)

尤在泾(200条——笔者注):邪入阳明,寒已变热,若更被火,则邪不得去,而热反内增矣。且无汗则热不得越,小便不利则热不下泄,蕴蓄不解,集于心下而聚于脾间,必恶热为懊侬不安,脾以湿应,与热相合,势必蒸郁为黄矣。额上虽微汗,被火气劫,从炎上之化也,岂能解其火邪哉。

阳明者,津液之府也。热气入之,津为热迫,故多汗。反无汗,其身如虫行皮中状者,气内蒸而津不从之也。非阳明久虚之故,何致是哉。(《伤寒贯珠集·阳明篇下》)

方有执:法多汗,言阳明热郁肌肉,腠理反开,应当多汗,故谓无汗为反也。无汗则寒胜而腠理反密,所以身如虫行皮中状也。久虚寒胜,则不能食,胃不实也。(《伤寒论条辨·辨阳明病脉证并治》)

陈修园:阳明居中土,主灌溉于上下内外四旁也。兹先言中寒气逆于上。阳明病,法当多汗而反觉无汗而小便利,寒气中于里而水液下行也。至二日主气之期以及三日不拘日数,但觉呕而咳。即《内经》所谓邪中于膺,则下阳明是也。手足厥者,胃阳虚寒,其气不能敷布于四肢也。《内经》云：阳明之脉循发际至头颅，阳明寒气牵连正气而上逆，故必苦头痛。若不咳不呕，手足不厥者，为寒气已除而阳明正气既能四布，即不上逆，故头不痛。（《伤寒论浅注·阳明篇》）

成无己：阳明病，身不重痛，但头眩而不恶寒者，阳明中风而风气内攻也。经曰：阳明病，若能食，名中风。风邪攻胃，胃气上逆则咳。咽门者，胃之系，咳甚则咽伤，故必咽痛；若胃气不逆，则不咳，其咽亦不痛也。（《注解伤寒论·辨阳明病脉证并治法》）

柯韵伯：阳明脉证与太阳脉证不同，太阳脉浮紧者，必身疼痛，无汗，恶寒发热不休。此则潮热有时，是恶寒将自罢，将发潮热时之脉也。此紧反入里之谓，不可拘紧则为寒之说矣。太阳脉但浮者，必无汗，今盗汗出，是因于内热，且与本经初病但浮无汗而喘者不同，又不可拘浮为在表之法矣。脉浮紧，但浮而不合麻黄证，身热汗出而不是桂枝证。麻桂下咽，阳盛则毙耳。此脉从经异，非脉从病反，要知仲景分经辨脉，勿专据脉谈证。（《伤寒来苏集·伤寒论注·阳明脉证上》）

喻嘉言：阳明病口燥，但欲漱水不欲咽，知邪入血分。阳明之脉起于鼻，故知血得热而妄行，必由鼻而出也。（《尚论篇·阳明篇》）

尤在泾（202条——笔者注）：阳明口燥，欲饮水者，热在气而属腑，口燥但欲漱水不欲咽者，热在血而属经。经中热甚，血被热迫，必妄行为衄也。（《伤寒贯珠集·阳明篇上》）

【评述】 程郊倩、吴谦等均释"脉迟"为寒，指出本条之谷瘅为胃中虚寒所致，可从。但谷瘅亦有湿热所致者，临床当具体分析，辨证论治。钱天来谓199条之发黄，为邪不得外泄，而郁热于内，水不得下泄，而湿停于里，湿热郁蒸所致，较为允妥。尤在泾释200条被火则邪不得去，而热反内增，脾以湿应，与热相合，则蒸郁为黄，可与199条互勘。又释196条之无汗，为热气内蒸，而津不从之，亦可取。方有执则认为"久虚寒胜"，似难立论。陈修园论197条为中寒气逆于上，尚未涉及饮邪。成无己释198条为阳明中风而风气内攻，可从。但将咳与咽痛释为胃气上逆，则未敢苟同。柯韵伯释201条脉浮紧为恶寒将自罢，将发潮热时之脉，提出"分经辨脉，勿专据脉谈证"颇有参考价值。喻嘉言释202条为"邪入血分"，血热妄行是致衄之因。尤在泾则明确指出，口燥欲饮水为热在气，属腑；口燥但欲漱水不欲咽为热在血，属经，可谓明白晓畅，对临床有指导意义。

参 考 文 献

[1] 于强,崔乃强,袁红霞. 阳明热证实证患者血浆内毒素水平和细胞因子的改变及相关性研究[J]. 辽宁中医杂志,2008,35(1):10-11.

第二节　阳明病不可攻下（203～206）

【原文】

陽明病，本自汗出，醫更重發汗，病已差，尚微煩不了了者，此必大便鞭故也。以亡津液，胃中乾燥，故令大便。當問其小便日幾行，若本小便日三四行，今日再行，故知大便不久出。今為小便數少，以津液當還入胃中，故知不久必大便也。（203）

傷寒嘔多，雖有陽明證，不可攻之。（204）

陽明病，心下鞭滿者，不可攻之。攻之利遂不止者死，利止者愈。（205）

陽明病，面合色赤[1]，不可攻之。必發熱，色黃者，小便不利也。（206）

【词解】

（1）面合色赤：即满脸通红。

【提要】 辨阳明病不可攻下之证。

【释义】 本节条文主要论述阳明病不可攻下之证。不可攻一般指不可用大承气汤攻下。203 条论述阳明病恢复期，津伤便秘不可攻下。阳明病本有汗出津伤之虞，但医者还是多次使用汗法，属误治，为本证津伤便秘之主要原因。惟其津伤便秘，腑气未通，故有微烦，精神不爽等症。本证"微烦不了了"，说明证情较轻，惟津伤便硬而已，故不宜攻下，待津液恢复则大便自然通畅。并提出了观察方法，即通过小便的量来推测大便的情况。若小便量较往日减少，是津液还入肠胃中，故不久必大便。通过观察小便来推测大便的方法，是《伤寒论》中经常使用的方法，具有一定的临床意义。

204 条"呕多"为病势向上，故不可攻下。"伤寒"两字属广义，即外感热病中，即使有阳明病可下之证，若呕吐频繁的也不可盲目用大承气汤攻下。呕多表示病位在胃脘部，位置较高，病势向上，不可逆其病势而攻下。然则亦有阳明腑实证，大便完全不通，而呕吐频繁者，必有腹满硬痛等证相随，常可酌情急下。另外，"呕"为少阳病主症之一，或为少阳阳明同病。属前者，定然不可攻下；属后者，可考虑和解兼通下之法，如原文 103 条有"呕不止，心下急"用大柴胡汤者。

205 条为"心下硬满"故不可攻下。心下硬满，不同于肠中燥屎内结之腹部胀满，说明病位在胃脘，病位较高，故不可攻下。若攻下太过，势必损伤脾胃之气，而下利不止，甚至危殆。若脾胃之气恢复则利止而愈。总之对于"心下硬满"，当详加辨证，其有可攻者，如原文 137 条有"心下至少腹硬满而痛，不可近者"，大陷胸汤主之。

206 条为"面合色赤"故不可攻。面合色赤即满脸通红，为无形邪热盛于阳明之经，蒸腾于上所致。此非有形之燥屎积于阳明，故不可用承气汤攻下。若误攻则损伤脾胃之气，水湿内停，与热相结，致气化失司，而见发热，小便不利，黄疸等变证。

由上可知，凡津伤便秘，伤寒呕多，心下硬满，面合色赤者，不可妄自用承气汤攻下。此外 194 条的"胃中虚冷"，208 条"表不解"、"热不潮"也为不可攻之例。

【选注】

方有执：差，小愈也。以亡津液至大便硬，是申释上文。当问其小便日几行至末，是详言大便出不出之所以然。盖水谷入胃，其清者为津液，粗者为渣滓，津液之渗而外出者则为汗，潴而下行者为小便，故汗与小便出多，皆能令人亡津液，所以渣滓之为大便者，干燥结硬而难出也。然二者水谷分行之道路，此通则彼塞，此塞则彼通。小便出少，则津液还停胃中，胃中津液足，则大便软滑，其所以必出可知也。（《伤寒论条辨·辨阳明病脉证并治》）

尤在泾：阳明病不大便，有热结与津竭两端。热结者，可以寒下，可以咸软。津竭者，必津回燥释，而后便可行也。兹已汗复汗，重亡津液，胃燥便硬，是当求之津液，而不可复行攻逐矣。小便本多而今数少，则肺中所有之水精不直输于膀胱，而还入于胃府。于是燥者得润，硬者得软，结者得通。故曰不久必大便出，而不可攻之意，隐然言外矣。（《伤寒贯珠集·阳明篇下》）

沈明宗：伤寒发热之呕，属太阳；往来寒热之呕，属少阳；但恶热不恶寒之呕，属阳明。然呕多则气已上逆，邪气偏侵上脘，或带少阳，故虽有阳明，是不可攻，攻则正伤邪陷，为患不浅。（《伤寒论六经辨证治法·阳明篇》）

汪苓友：此条伤寒当是太阳证。呕多者，风寒之邪方盛于表，胸中阳气为寒所郁，于是上

逆而作呕。故云虽有阳明胃家实,不大便之证,不可攻之。(《伤寒论辨证广注·辨阳明病脉证并治法》)

成无己:阳明病腹满者,为邪气入府,可下之。心下硬满,则邪气尚浅,未全入府,不可便下之。得利止者,为邪气去,正气安,正气安则愈。若因下利不止者,为正气脱而死。(《注解伤寒论·辨阳明病脉证并治法》)

钱天来:见证虽属阳明,而心下尚硬满,心下者,心之下,胃之上也。邪未入胃,尚结于胸膈之间,即太阳结胸之类也。虽属阳明,犹未离乎太阳也,故不可攻之。攻之则里虚邪陷,随其误下之势。利遂不止者,正气不守,真元暴亡,所以死也。即太阳篇之结胸证,脉浮大者不可下,下之则死,其义一也。若利止者,中气足以自守,真元不致骤脱,故邪去而能愈也。(《伤寒溯源集·阳明下篇》)

成无己:合,通也。阳明病面色通赤者,热在经也,不可攻之。下之虚其胃气,耗其津液,经中之热,乘虚入胃,必发热色黄,小便不利也。(《注解伤寒论·辨阳明病脉证并治》)

尤在泾:阳明虽有可下之例,然必表证全无,而热结在肠中者,方可攻之。若呕多者,邪在膈也。心下硬满者,邪未下于胃也。面合赤色者,邪气怫郁在表也。故皆不可攻之,攻之则里虚而热入。其淫溢于下者,则下利不止。其蓄聚于中者,则发热色黄,小便不利。其或幸而不死者,邪气竟从下夺而愈耳。然亦难矣。(《伤寒贯珠集·阳明篇下》)

【评述】方有执阐述了大小便之间的辨证关系,尤在泾指出不大便有热结、津竭之分,皆可从。沈明宗辨三阳病之呕,认为呕为气上逆,或带少阳,有参考价值。汪苓友认为204条属太阳,为寒邪所郁,而不可攻,欠妥。成无己指出心下硬满,为邪气尚浅,未全入腑而不可攻之,较为得当。钱天来则认为邪未离太阳,即太阳结胸之类,不可从。成无己释面合色赤为热在阳明经,并训"合"为"通",为一语破的。尤在泾释面合色赤为邪气怫郁在表,于理难通,然指出可攻之证关键在于"表证全无而热结在肠中",误攻则"里虚而热入",变证蜂起,确有见地。总之,攻下一法为阳明腑实而设,若有禁例不能妄行攻下。

第三节　阳明病三承气汤用法比较(207~209)

【原文】

陽明病,不吐不下,心煩者,可與調胃承氣湯。(207)

甘草二兩,炙　芒消半升　大黃四兩,清酒洗

上三味,切,以水三升,煮二物至一升,去滓,內芒消,更上微火一二沸,溫頓服之,以調胃氣。

陽明病,脈遲,雖汗出不惡寒者,其身必重,短氣腹滿而喘,有潮熱者,此外欲解,可攻裏也。手足濈然汗出者,此大便已鞕也,大承氣湯主之;若汗多,微發熱惡寒者,外未解也,一法與桂枝湯。其熱不潮,未可與承氣湯;若腹大滿不通者,可與小承氣湯,微和胃氣,勿令至大泄下。(208)

大承氣湯

大黃四兩,酒洗　厚樸半斤,炙去皮　枳實五枚,炙　芒消三合

上四味,以水一斗,先煮二物,取五升,去滓,內大黃,更煮取二升,去滓,內芒消,更上微火一兩沸,分溫再服,得下餘勿服。

小承氣湯方

大黃四兩　厚樸二兩,炙,去皮　枳實三枚,大者,炙

上三味,以水四升,煮取一升二合,去滓,分溫二服。初服湯當更衣,不爾者盡飲之,若更衣

者,勿服之。

陽明病,潮熱,大便微鞕者,可與大承氣湯,不鞕者不可與之。若不大便六七日,恐有燥屎⁽¹⁾,欲知之法,少與小承氣湯,湯入腹中,轉失氣⁽²⁾者,此有燥屎也,乃可攻之。若不轉矢氣者,此但初頭鞕,後必溏,不可攻之,攻之必脹滿不能食也。欲飲水者,與水則噦。其後發熱者,必大便複鞕而少也,以小承氣湯和之。不轉失氣者,慎不可攻也。小承氣湯。(209)

【词解】

(1)燥屎:即干结之粪便。

(2)失气:《玉函》卷三作"矢气",是。"矢"通"屎"。矢气,俗称放屁。

【提要】三承气汤用法比较。

【释义】本节讨论三承气汤证治比较及辨阳明病可攻与不可攻。207 条论阳明燥热内盛而心烦者用调胃承气汤治疗。阳明病不吐不下而心烦者,为阳明燥热内盛所致。胃热上扰神明,则心烦,还可见发热,腹胀满,不大便等里热证。本条突出"心烦"而不强调便秘,说明用调胃承气汤,旨在泻热和胃。"不吐不下"注家有不同看法,有认为无呕吐下利之症,有认为是指治法,即未经吐下之法治疗,二说可并存不悖。本条若为误用吐下后心烦,当与栀子豉汤证相联系。

208 条辨大小承气汤证及其用法。可分 3 段读:从"阳明病"至"大承气汤主之"为第 1 段,以辨大承气汤证。"脉迟"一般主寒,而阳明病出现脉迟为实热之邪结聚,腑气壅滞,气血流行不畅,脉道郁滞所致,故当迟而有力。"汗出不恶寒"为阳明病外证,提示表证已去,里热炽盛。热盛伤气,气机不利则身重。腑气壅滞,上逆犯肺,则短气腹满而喘。"潮热",为腑实结聚所致,是阳明腑实证的辨证要点,故曰"外欲解,可攻里"。若又见"手足濈然汗出"者,为热盛迫津外泄所致,如此反复印证,则可断言大便已硬也。以上为阳明里热炽盛、腑实已成之候,故用大承气汤攻下。"若汗多"至"未可与承气汤"为第 2 段。指出仅见汗多与微发热恶寒,而潮热未出现者,不得用大承气汤攻下。强调表证未解、腑实尚未形成的不可予大承气汤。从"腹大满不通者"至"勿令至大泄下"为第 3 段,说明外证已解而腹部胀满严重,大便不通,为阳明腑实结聚较轻,而气滞较重,宜用小承气汤轻下,以胃气和降、大便通畅为度,不得大泄下,以免出现变证。本条提示阳明病是否可攻,既须辨表证之解否,又辨腑实之成与未成。而大小承气汤之选择又当辨其证情之轻重。

209 条论大小承气汤的配合应用及误治之变证。阳明病发潮热为腑实已成之标志,故大便已硬,可用大承气汤攻下。但大承气汤为峻下之剂,适用于潮热、心烦、谵语、手足濈然汗出、腹满胀痛或绕脐痛、大便秘结或下利、舌红苔黄焦燥、脉滑数或沉实有力之典型腑实证,若大便结实不甚,腑实未成者,不可用之。而对于不大便六七日,可能有燥屎的腑实疑似证,可用小承气汤试探。若服小承气汤后,腹中转矢气者,为腑实结聚已成,且气机尚有通畅之机,为可攻之证,可进一步用大承气汤攻下。若不转矢气,为腑实未成,仅大便初硬,后必溏,为热而不实,或有虚寒,故不可攻,攻之则损伤脾胃之气,而出现腹部胀满,不能食,饮水则哕等变证。证之临床,"不转矢气"颇复杂,或为燥屎未成,或为气虚津亏,或为腑实已成而气机严重闭塞,故"不转矢气"者,可攻与否,当审证求因,审因论治。若攻下后又发热者,为邪热未尽而复炽,腑实尚存,大便当硬。但证情较前为轻,且已经大承气汤攻下,故用小承气汤轻下以和之。

三承气汤证是《伤寒论》阳明病的重要内容,约有条文 34 条。其中大承气汤有 19 条,主要在阳明病篇,仅 3 条在少阴病篇。从条文内容看,其见证有日晡潮热,汗出不恶寒,手足濈然汗出,谵语,心烦,独语如见鬼状,腹满胀痛,不大便,大便硬,燥屎,宿食,脉滑数或沉实有力等阳明腑实证,以及目中不了了,睛不和,大便难,身微热;发热汗多,腹满痛;口燥,咽干;自利清水,色纯青,心下痛;腹胀不大便等急下证。可见大承气汤在《伤寒论》中主要用于治疗典型的阳明腑实证以及急下证。小承气汤条文有 7 条,主要也在阳明病篇,仅 1 条在厥阴病篇。其见证有潮热,谵语,多汗,腹大满,大便硬,燥屎等阳明腑实证,但往往同时伴有一些与阳明腑实证不相符合的症状,如脉滑疾、脉弱、微烦等。可见小承气汤在《伤寒论》中主要用于治疗不典型的阳明腑实证或较轻的阳明腑实证以及热结旁流证,此外还用作试探法。调胃承气汤条文有 8 条,5 条在太阳病篇,3 条在阳明病篇。其见证有蒸蒸发热,但热不寒,心烦,谵语,腹胀满,腹微满等阳明腑实证,但不强调燥屎内结,大便不通等。可知调胃承气汤在《伤寒论》中主要用于治疗热邪偏盛为主的阳明腑实证。

三承气汤证既有联系,又有区别,临证当注意辨别。

【选注】

《医宗金鉴》:阳明谓已传阳明,不吐,不下,心烦者,谓未经吐下而心烦也,其为热盛实烦可知。故与调胃承气汤泻热,而烦自除也。(《医宗金鉴·订正仲景全书·伤寒论注·阳明全篇》)

尤在泾:病在阳明,既不上涌,又不下泄,而心烦者,邪气在中土,郁而成热也。经曰:土郁则夺之。调胃承气盖以通土气,非以下燥屎也。(《伤寒贯珠集·阳明篇上》)

柯韵伯:言阳明病则身热,汗出,不恶寒反恶热矣。若吐下后而烦为虚邪,宜栀子豉汤。未经吐下而烦,是胃火乘心,从前来者为实邪,调其胃而心自和,此实则泻子之法。(《伤寒来苏集·伤寒论注·阳明脉证下》)

周扬俊:此太阳经入阳明腑候也。未经吐下,忽然心烦,则其烦为热邪内陷之征,与调胃下之,庶热去而烦自止耳。然而不言宜而曰可与者,明以若吐后则肺气受伤,若下后则胃气已损,其不可与之意已在言外。虽然调胃亦有在吐下后可与者正多,且又戒未极吐下者反不可与,岂仲景自相反耶! 但吐下后可与,必有腹满便硬等证也。不吐下者反不可与,必有干呕欲吐等证也。(《伤寒论三注·阳明篇》)

成无己:阳明病脉迟,若汗出多,微发热恶寒者,表未解也。若脉迟,虽汗出而不恶寒者,表证罢也。身重,短气,腹满而喘,有潮热者,热入腑也。四肢诸阳之本,津液足,为热蒸之,则周身汗出;津液不足,为热蒸之,其手足濈然而汗出,知大便已硬也。与大承气汤,以下胃热。经曰:潮热者,实也。其热不潮,是热未成实,故不可便与大承气汤,虽有腹大满不通之急,亦不可与大承气汤。与小承气汤微和胃气。(《注解伤寒论·辨阳明病脉证并治法》)

尤在泾:伤寒以身热恶寒为在表,身热不恶寒为在里。而阳明病无表证者,可下。有表证者,则不可下。此汗出不恶寒,身重,短气,腹满而喘,潮热,皆里证也。脉虽迟,犹可攻之。以腹满便闭,里气不行,故脉为之濡滞不利,非可比于迟则为寒之例。若手足濈然汗出者,阳明热甚,大便已硬,欲攻其病,非大承气不为功矣。若汗多,微发热恶寒,则表犹未解,其热不潮,则里亦未实,岂可漫与大承气,遗其表而攻其里哉!即腹大满不通而急欲攻之者,亦宜与小承气微和胃气。而不可以大承气大泄大下,恐里虚邪陷,变证百出,则难挽救矣。(《伤寒贯珠集·阳明篇下》)

舒驰远:阳明病脉迟者,其人里寒胜,多阴也。虽见汗出不恶寒之实证,尚不可下。然以脉迟终非阳明胃实者比,其身必重。假如呼吸被阻而短气,里气搏聚而腹满,浊气上干而喘逆,如是而更验其有潮热者,方为外邪欲解,则虽脉迟身重,亦可攻其里也。然但言可攻而不出方者,乃是商量下法而有斟酌也。何也? 恐便未硬也。然必手足溅然汗出,此为胃实阳亢,津液受蒸而外越,大便已硬也。乃真阳欲亡,故承气汤未可与。若腹大满不通者,法当急下,何以不用大承气,而云可与小承气汤微和胃气,且戒其勿令大泄下者,是何故耶? 总为脉迟身重,未可遽行大下也。(《舒氏伤寒集注·阳明篇》)

钱天来:脉迟,阳明中寒之脉也。表邪未解,当恶寒而无汗。今虽汗出而不恶寒者,是脉气已入阳明之里。然终是脉迟,为阴寒邪气。脾胃以膜相连,故有其身必重,短气,腹满之太阴兼证也。邪实中焦所以腹满身重。满则胃中胀,故短气而喘也。既汗出不恶寒而又潮热,乃外证欲解,邪已入胃,可以攻里之候也。然四肢皆禀气于胃,胃气实则手足溅溅然汗出,此为大便已硬,然后可与大承气汤主之。若其人微发热而恶寒者则又不然。汗多则知邪气已在阳明,发微热恶寒则又知太阳之表证未罢,故曰"外未解也"。凡邪实于胃,至申酉阳明气旺之时,必发潮热。若其热不潮,则阳明里邪未实,大便犹未硬也,故未可与大承气汤。然虽未可下,若腹大满不通者,不得已而欲下之,可与小承气汤,微和其胃气,勿令大泄下。何也? 终以脉迟之故,胃中无大实热,所以不可与大下也。(《伤寒溯源集·阳明上篇》)

成无己:潮热者实,得大便微硬者,便可攻之。若便不硬者,则热未成实,虽有潮热亦未可攻。若不大便六七日,恐有燥屎,当先与小承气汤渍之,如有燥屎,小承气汤药势缓,不能宣泄,必转气下矢。若不转矢气,是胃中无燥屎,但肠间少硬尔。止初头硬,后必溏,攻之则虚其胃气,致腹胀满不能食也。胃中干燥则欲饮水,水入胃中,虚寒相搏,气逆则哕。其后却发热者,则热气乘虚还复聚于胃中,胃燥得热,必大便复硬,而少与小承气汤,微利与和之,故以重云不转矢气,不可攻内,慎之至也。(《注解伤寒论·辨阳明病脉证并治法》)

汪苓友:此条阳明病,以潮热矢气示人以可下之法也。阳明病潮热,虽属可攻,然亦必以大便之微硬不硬,以定大承气汤之与不与。微硬者,犹言略硬也。若潮热不大便已六七日,恐其腹中有燥屎。欲知之法,须少与小承气汤探之。汤入腹中转矢气者可攻,不转矢气者不可攻。转矢气者,成注云:转气下矢也。转矢气则知其人大便已硬,肠胃中燥热亢甚,故其气时转而下,俗谓之屁气是也。不转矢气则肠胃中虽有热而未至于燥,犹挟水湿,此但初头硬后必溏也。故虽六七日不大便,不可以大承气汤攻之。攻之则其人肠胃受伤,必至胀满不能食也。欲饮水者,津液去,思欲得水以自救也。与水则哕者,胃虚不能消水,以故气逆而作哕也。设其人于误攻之后,复发潮热,则虽有胀满不能食等证,不可为虚,其大便必当复硬。但溏者既去,则所留者虽硬而甚少耳。止须复以小承气汤和之足矣。和之者,以肠胃中小热小实,用小承气汤下之,则实热去而胃气自和。然亦必转矢气者乃可攻之,若仍不矢气,并小承气不可攻之,盖慎之至也。(《伤寒论辨证广注·辨阳明病脉证并治法》)

柯韵伯:此必因脉之迟弱,即潮热尚不足据,又立试法。如胃无燥屎而攻之,胃家虚胀,故不能食,虽复潮热便硬而少者,以攻后不能食故也。要知不转矢气者,即渴欲饮水,尚不可与,况攻下乎? 以小承气为和,即以小承气为试,仍与小承气为和,总是慎用大承气耳。(《伤寒来苏集·伤寒论注·阳明脉证下》)

【评述】注家对"不吐,不下"大多认为是治法,尤在泾认为指症状,也有道理,二说可并存。本证的"心烦"都认为是热盛实烦,吴谦指出用调胃承气汤泻热,尤在泾认为是通土气,非下燥屎,有灼见。柯韵伯与虚烦进行了比较,周扬俊则对吐下后之变证进行了论述,也有参考价值。舒、钱2人释"脉迟"为"里寒胜""阳明中寒",钱天来更认为"身重,短气,腹满"是太阴兼证,实属附会,不可从。尤在泾则指出"腹满便闭,里气不行,故脉为之濡滞不利,非可比于迟则为寒之例也",说理透彻明了。成无己虽对"脉迟"的属表属里辨析,但未得要领。

成无己、汪苓友2人对209条的释,能由浅入深,层层剖析,较为合理。柯韵伯则指出小承气汤可用作试探法,在注家中高出一筹。

【治法】

(1)泻热润燥,软坚通便。

(2)攻下实热,荡涤燥结。

(3)泻热通便,消痞除满。

【方药】

(1)调胃承气汤方。

(2)大承气汤方。

(3)小承气汤方。

【方义】 调胃承气汤由炙甘草、芒硝、大黄3味组成。方中大黄苦寒,酒洗,除了清热泻火外,还有推陈致新之功。芒硝咸寒,润燥软坚,通利大便。甘草甘平和中,以缓药性,使攻下而不伤正。3药同用具有泻热润燥,软坚通便之功效。用于治疗阳明腑实证,燥热偏胜的证型,即通过泻大便,以达到清热润燥的目的。本方先煎甘草、大黄,后入芒硝。其服法有二:一为"温,顿服",用于热邪偏盛为主的阳明腑实证,意在泻热润燥,即方后所言"调胃气"。一为"少少温服之",用于温药复阳后胃热扰心之谵语,意在泻热。

大承气汤由大黄、厚朴、枳实、芒硝4味组成,方中酒大黄清热泻火、推陈致新。芒硝咸寒,润燥软坚,通利大便。两药配伍具有清热通便之功。厚朴苦辛温,行气散满消胀。枳实苦微寒,破气宽中消痞。二者同用,具有破气消滞之功。全方相辅相成,具有攻下实热、荡涤燥结之功效。用于实热结聚、痞满燥热俱重之阳明腑实证。本方先煎厚朴、枳实,去滓后再入大黄,避免了厚朴、枳实吸收大黄有效成分的不足,芒硝最后入药。分温再服,大便通畅后即停服。

小承气汤由大承气汤去芒硝,除大黄用量不变外,减轻了厚朴、枳实的用量。方中大黄亦当酒洗(疑本条有脱字),具有清热泻火、推陈致新之功,厚朴、枳实破气消滞,本方功效与大承气汤略同,惟以去芒硝,则攻下之力较大承气汤弱。用于治疗较轻的阳明腑实证或不典型的阳明腑实证,以及试探法。本方3药同煎,分温二服。大便通畅后即停服。若大便不通,则可继续服用,意在泻热除满。

上述3方均是苦寒攻下之剂,其治疗均为阳明腑实证,但由于药物组成之不同,剂量轻重之差异,故适应证也有轻重缓急之别,临床当灵活掌握,辨证应用。

【方论选】

成无己:承,顺也。伤寒邪气入胃者,谓之入府。府之为言聚也。胃为水谷之海,荣卫之源,水谷会聚于胃,变化而为荣卫。邪气入于胃也,胃中气郁滞,糟粕秘结,壅而为实,是正气不得舒顺也。《本草》曰:通可去滞,泄可去邪。塞而不利,闭而不通,以汤荡涤,便塞者利而闭者通,正气得以舒顺,是以承气名之。王冰曰:宜下必以苦,宜补必以酸。言酸收而苦泄也。枳实味苦寒,溃坚破结,则以苦寒为之主,是以枳实为君。厚朴味苦温,《内经》曰:燥淫于内,治以苦温。泄满除燥,则以苦温为辅,是以厚朴为臣。芒硝味咸寒,《内经》曰:热淫于内,治以咸寒。人伤于寒,则为病热。热气聚于胃则谓之实。咸寒之物,以消除热实,故以芒硝为佐。大黄味苦寒,《内经》曰:燥淫所胜,以苦下之。热气内胜,则津液消而肠胃燥。苦寒之物,以荡涤燥热,故以大黄为使,是以大黄有将军之号也。承气汤下药也,用之尤宜审焉。审知大满大实,坚有燥屎,乃可投之也。如非大满,则犹生寒热而病不除。况无满实者,而结

胸痞气之属,由是而生矣。是以《脉经》有曰:伤寒有承气之戒。古人亦特谨之。(《伤寒明理论·大承气汤方》)

许宏:议曰:中满者,泄之于内。此方乃通泄之剂也。伤寒之邪,自表传里,若至阳明则为内实之盛也。如谵语有燥屎,大热便闭,腹满不得通,烦热,脉沉实,阳明汗多,少阴口燥,厥阴囊缩。此非大下泄之剂,不能已也。轻者小承气汤,重者用大承气汤也。小承气汤少厚朴而无芒硝,以芒硝性寒而能润坚。厚朴能破大实,病未至盛,以此减之。大承气汤多厚朴而加芒硝,以其病之盛,而大满大实,非此不能除也。经曰:热淫所胜,治以咸寒,芒硝是也。燥淫所胜,以苦下之,大黄枳实是也。燥淫于内,治以苦温,厚朴是也。

议曰:……若大满大实者,属大承气汤。今此大热大便硬,未至于大实,只属小承气汤也。以大黄为君,而荡除邪热。以枳实为臣,而破坚实。以厚朴为佐使,而调中除结燥也。(《金镜内台方议·小承气汤》)

柯韵伯:夫诸病皆因于气,秽物之不去,由于气之不顺,故攻积之剂必用行气之药以主之。亢则害,承乃制,此承气之所由。又病去而元气不伤,此承气之义也。夫方分大小有二义焉。厚朴倍大黄,是气药为君,名大承气。大黄倍厚朴,是气药为臣,名小承气。味多性猛制大,其服欲令泄下也,因名曰大。味少性缓,制小,其服欲微和胃气也,故名曰小。二方煎法不同,更有妙义。大承气用水一斗,先煮枳朴,煮取五升,内大黄煮取三升。内硝者,以药之为性,生者锐而先行,熟者气纯而和缓。仲景欲使芒硝先化燥屎,大黄继通地道,而后枳朴除其痞满,缓于制剂者,正以急于攻下也。若小承气则三物同煎,不分次第,而服只四合,此求地道之通,故不用芒硝之峻。且远于大黄之锐矣。故称为微和之剂。

……不用气药而亦名承气者,调胃即所以承气也。经曰:平人胃满则肠虚,肠满则胃虚,更虚更实,故气得上下。今气之不承,由胃家之热实,必用硝黄以濡胃家之糟粕,而气得以下。同甘草以生胃家之津液,而气得以上,推陈之中便寓致新之义。一攻一补,调胃之法备矣。胃调则诸气皆顺,故亦得以承气名之。前辈见条中无燥屎字,便云未坚硬者可用,不知此方专为燥屎而设。故芒硝分两多于大承气,因病不在气分,故不用气药耳。(《伤寒来苏集·伤寒附翼·阳明方总论》)

《医宗金鉴》:诸积热结于里而成满痞燥实者,均以大承气汤下之也。满者,腹胁满急胀,故用厚朴以消气壅。痞者,心下痞塞硬坚,故用枳实以破气结。燥者,肠中燥屎干结,故用芒硝润燥软坚。实者,腹痛大便不通,故用大黄攻积泻热。然必审四证之轻重,四药之多少适其宜,始可与也。若邪重剂轻,则邪气不服。邪轻剂重,则正气转伤,不可不慎也。(《医宗金鉴·订正仲景全书·伤寒论注·阳明全篇》)

吴又可:三承气汤功用仿佛。热邪传里,但上焦痞满者,宜小承气汤。中有坚结者,加芒硝软坚而润燥,病久失下,虽有结粪,然多粘腻极臭恶物,得芒硝则大黄有荡涤之能。设无痞满,惟存宿结,而有瘀热者,调胃承气宜之。三承气功效俱在大黄,余皆治标之品也。不耐汤药者,或呕或畏,当为细末蜜丸汤下。(《温疫论·注意逐邪勿拘结粪》)

吴鞠通:承气者,承胃气也。盖胃之为腑,体阳而用阴,若在无病时,本系自然下降,今为邪气盘踞于中,阻其下降之气,胃虽自欲下降而不能,非药力助之不可,故承气汤通胃结,救胃阴,仍系承胃腑本来下降之气,非有一毫私智穿凿于其间也,故汤方承气。学者若真能透彻此义,则施用承气,自无弊窦。大黄荡涤热结,芒硝入阴软坚,枳实开幽门之不通,厚朴泻中宫之实满。曰大承气者,合四药而观之,可谓无坚不破,无微不入,故曰大也。非真正实热蔽痼,气血俱结者,不可用也。若去入阴之芒硝,则云小矣。去枳、朴之攻气结,加甘草以和

中,则云调胃矣。(《温病条辨·中焦篇》)

【点评】成无己引经据典,阐述方义较为合理,然则大承气汤是否以枳实为君药,尚有争议。许宏释大黄为君,并指出大小承气汤有轻重之别,为一语破的。柯韵伯以剂量之轻重,释药之君臣,似有所据,究非稳妥之言。又云调胃承气汤专为燥屎而设,亦欠斟酌。吴谦等释大承气汤证之满痞燥实,有参考价值。吴又可认为三承气功效俱在大黄,颇具慧眼,并指出上焦痞满宜小承气汤,中有坚结加芒硝,无痞满,惟有宿结,而有瘀热者,调胃承气宜之,为经验之谈。吴鞠通则指出承气汤"通胃结救胃阴",颇有见地。

【临床应用】

(1)张仲景对三承气汤的应用

1)大承气汤

①治疗阳明病痞满燥实证,如 208、209、212、220 条等。

②治疗急下证,如 252、253、254、320、321、322 条等。

2)小承气汤

①治疗阳明病以痞满为主或较轻的阳明腑实证,如 213、214、250 条等。

②治疗下利伴谵语之热结旁流证,如 374 条。

3)调胃承气汤

①治疗阳明病以燥实为主的证候,如 207、208、248 条等。

②治疗胃热扰心证,如 29、105 条等。

《金匮要略》:大承气汤用于治疗痉病、宿食以及妇人产后兼阳明腑实证等。小承气汤用于治疗热结旁流证。

(2)后世医家对三承气汤的应用

①刘完素将三方合为一方,名三一承气汤,通治大、小、调胃三承气汤所主诸证。

②李中梓《医宗必读》:大承气汤治"五六日不大便,腹痛烦渴,少阴口燥咽干,日晡发热,脉实,三焦俱有邪"者。用小承气汤治"六七日不大便,腹胀满,潮热,狂言而喘,专泻上焦之痞热"。

③吴瑭《温病条辨》:三方分别治疗阳明温病的不同证型,并在三方基础上增订了新加黄龙汤、宣白承气汤、导赤承气汤、牛黄承气汤、增液承气汤等,扩大了承气汤的临床应用范围。

(3)现代应用

1)呼吸系统疾病:承气汤类方剂用于治疗普通感冒、病毒感染、大叶性肺炎、急性支气管炎等呼吸系统疾病,只要合并阳明腑实证或表现为里实热证的就可应用。

①肺心病:李瑛强[1]等报道通里攻下法在肺心病急性发作期的应用。将 38 例患者分为两组,治疗组 2 例,对照组 11 例。两组均行常规治疗,治疗组同时用中医辨证施治,通里攻下,以大、小、调胃、增液承气汤为主。结果治疗组显效 17 例(63%),有效 9 例(33.3%),无效 1 例(3.7%),总有效率 96.3%。对照组显效 6 例(55%),有效 4 例(36%),无效 1 例(9%),总有效率 91%。认为此类疾病用西医系统治疗的同时,进行中医辨证施治,通里攻下,疗效得以提高。吴夏棉[2]等报道对肺心病急性期患者恰当应用通腑泻热方药,常可取得较好疗效。该期邪热壅肺,消烁津液,导致胃肠燥结,且肺与大肠相表里,肺热下移大肠,腑气不通,浊气上熏,蒙塞清窍,使病情恶化。此时当治以通腑泻热,以小承气汤加麻黄、杏仁、鱼腥草为基本方。腑实甚者,首剂加玄明粉以去阳明之壅,使心肺气机恢复,咳喘诸症随之缓解,并附医案说明之。

②急性呼吸窘迫综合征:钟恺立[3]等观察大承气汤联合机械通气治疗急性呼吸窘迫综合征(ARDS)患者的临床疗效。选择 ARDS 患者 41 例,随机分为治疗组 21 例,采用机械通气及西医常规治疗并加用大承气汤(大黄 12g,厚朴 24g,芒硝 6g 冲、枳实 12g)灌肠,每日 2 次,疗程 5～10 天;对照组 20 例,仅采用机械通气及西医常规治疗。于治疗后 24 小时和 48 小时分别观察两组患者的氧合指数(OI)、吸入氧浓度(FiO_2)、动脉血氧分压(PaO_2)、呼吸末正压(PEEP)、肺动态顺应性(Cdyn);治疗结束后观察机械通气并发症发生率及病死率的变化。结果显示治疗组 OI、PaO_2、Cdyn 均显著高于对照组,而 FiO_2 显著低于对照组;PEEP 显著低于对照组,差异均有显著性($P<0.05$ 或 $P<0.01$)。治疗组机械通气并发症(腹胀、呼吸机相关性肺炎、气道水样分泌物等)发生率及病死率等方面均优于对照组,差异均有显著性($P<0.05$ 或 $P<0.01$)。认为大承气汤灌肠可改善 ARDS 患者 Cdyn、肺氧合功能,减少机械通气并发症,提高机械通气效率,并最终提高抢救成功率。

③多脏器功能障碍综合征:孙元莹[4]等探讨大承气汤对多脏器功能障碍综合征的治疗作用。认为多脏器功能障碍综合征(MODS)是创伤及感染最严重的并发症,即机体在遭受细菌或内毒素的攻击下,作用于单核-巨噬细胞系统,从而过度表达,产生和释放大量的炎症介质,涌入体循环,从而产生持续性全身炎症反应瀑布或炎性细胞因子风暴,这种炎症反应不断自我加强,以至于失去控制,最终导致 MODS,引起多脏器功能衰竭(MSOF)和死亡。在全身性炎症反应瀑布中细菌/内毒素是最重要的刺激和诱发因素。肠道是人体最大的细菌、内毒素的生产地和储存库,肠道不仅是 MODS 的靶器官,而且是 MODS 的重要启动因素。大承气汤以及大承气汤制剂可以增加胃肠蠕动,加速体内各种毒物的排泄,减少内、外源性内毒素的吸收降解,灭活血液循环和消化道中的内毒素,从而减轻内毒素所致肠黏膜屏障的损伤和破坏,而且能够控制肠道细菌移居于肝脏、脾脏、肠系膜(淋巴结),对于肠源性感染以及肠源性内毒素血症具有显著的治疗作用。同时还具有良好的免疫调理功能,为防治 MODS 开辟了一条新途径。应用大承气汤可口服(鼻饲)与灌肠双管齐下,一般用量,大黄 20～40g,芒硝 15～30g,枳实 25～40g,厚朴 20～40g,对于促进胃肠功能恢复,消除内毒素,降低多脏器功能障碍患者的死亡率,收效满意。指出应用指征应为舌苔白厚腻或黄厚腻,有积滞或有形实邪或有湿热者;而舌鲜红少苔或光红无苔则不宜应用。

2)神经精神系统疾病

①颅脑损伤:黄建龙[5]等报道用通腑化瘀导痰汤治疗重型颅脑损伤。将 89 例患者随机分为对照组和观察组,对照组采用西医综合治疗,观察组在西医综合治疗的同时使用中药通腑化瘀导痰汤〔大黄(后下)10g、枳实 10g、厚朴 10g、芒硝(冲)10g、川芎 10g、桃仁 20g、红花 10g、三七粉(冲)3g、丹参 20g、黄芩 10g、山栀 10g、石菖蒲 10g、法半夏 10g、橘红 10g、云苓 10g、胆星 10g、竹茹 10g)〕内服,比较两组清醒时间、并发症及 COS 评分。结果观察组与对照组病死率分别为 18% 和 29%,观察组清醒时间、并发症发生率及 COS 评分明显优于对照组,差异有显著性($P<0.01$)。认为在西医综合治疗的同时使用中药通腑化瘀导痰汤内服可以提高重型颅脑损伤疗效,降低病死率、重残率及并发症发生率,缩短清醒时间。

②脑心综合征:牛豫洁[6]等观察加味小承气汤治疗老年人脑心综合征临床疗效。选择各种颅脑疾患,同时继发心功能和心电图异常的老年病例,分为治疗组、对照组各 40 例。治疗组在西医常规治疗基础上加服中药加味小承气汤〔大黄 6g(后下),川厚朴 10g,枳实 10g,黄连 6g,玄参 10g,生地黄 12g,麦冬 12g,葛根 12g〕,对照组采用常规治疗。结果治疗组总有效率为 90.0%,高于对照组 72.5%,差异有统计学意义($P<0.05$)。认为加味小承气汤

治疗老年人脑心综合征有较好疗效。

③脑梗死:谭子虎[7]等探讨加减承气汤治疗急性脑梗死的疗效和作用机制。将 100 例急性脑梗死患者随机分为治疗组、对照组各 50 例,治疗组在西医常规治疗的基础上予加减承气汤(生大黄、枳实、竹茹、丹参各 15g,厚朴、郁金、赤芍、红花各 12g,石菖蒲 9g,焦山楂 30g)口服或鼻饲、灌肠,对照组单纯予西药治疗。比较两组临床疗效和对血浆溶血磷脂酸(LPA)水平的影响。结果治疗组神经功能缺损程度评分值及 LPA 水平明显降低,其临床疗效亦优于对照组($P < 0.05$)。认为加减承气汤能改善脑组织功能,降低血浆 LPA,因而对急性脑梗死有较好的疗效。王俊卿[8]等观察大承气汤加减治疗大面积脑梗死临床疗效,将 50 例急性大面积脑梗死患者随机分为治疗组与对照组,均予脱水、扩张血管对症治疗,治疗组加服大承气汤(大黄、芒硝、枳实、厚朴)随证加减。结果治疗 30 天后,治疗组临床疗效及 BI 指数改善优于对照组($P < 0.01$)。认为大承气汤对急性大面积脑梗死有显著治疗作用。杨晓颖[9]等观察星蒌承气汤治疗缺血性中风病临床疗效。将 56 例急性缺血性中风病痰热腑实证的患者随机分为治疗组、对照组各 28 例。在给予活血化瘀、抗血小板聚集等常规治疗的基础上,治疗组给予中药星蒌承气汤(全瓜蒌 30g、生大黄 10g、芒硝 10g、胆星 6g),对照组针对便秘给予开塞露纳肛治疗。观察治疗前后中医证候评分、神经功能缺损程度评分及血清 Hs-CRP 的变化。结果治疗后风证、火热证、痰证评分治疗组、对照组与本组治疗前比较均有差异;火热证评分两组间比较有差异。治疗组 Hs-CRP 水平明显改善优于对照组。认为星蒌承气汤治疗急性缺血性中风病痰热腑实证有较好的临床疗效,推测作用机制可能与其能减轻脑缺血炎性损伤、改善脑循环有关。马洪明[10]等报道加味承气汤在重症脑卒中患者实施肠内营养中的应用。认为重症脑卒中患者,早期肠内营养能显著减少营养不良及肠源性感染的发生率,并改善预后。但是在脑卒中急性期,尤其是后循环的脑卒中,由于内脏神经的中枢性损伤及周身应激反应,存在胃排空延迟、肠蠕动减慢及胃肠黏膜缺血损伤等问题,往往导致早期肠内营养的失败,有时配合胃复安等药治疗也很难如愿。在治疗中酌情给予加味承气汤〔全瓜蒌 30g、生大黄 10g(后下)、元明粉 6g(冲)、炒枳实 15g、厚朴 10g、炒莱菔子 15g、旋覆花 10g(包煎)、代赭石 30g(先下)、生麦芽 30g〕进行干预,能够促进肠内营养的早期、安全实施,提高营养支持治疗的效果,促进患者整体状态的改善。杜秀民[11]等观察加味大承气汤灌肠对危重脑卒中患者肠黏膜屏障的保护作用。将 78 例危重脑卒中患者随机分为两组,均予常规危重脑卒中治疗,治疗组另予大承气汤加味(大黄 15g、芒硝 6g、枳实 10g、厚朴 10g、赤芍 15g、丹参 10g)灌肠。结果治疗组治疗后血清白细胞介素下降情况优于对照组,差异有统计学意义($P < 0.01$),且胃肠功能衰竭、肺部感染发生率均低于对照组,差异有统计学意义($P < 0.05$)。认为大承气汤加味灌肠可促使危重脑卒中患者胃肠功能恢复并减少其肺部感染的发生。

④中风伴高血脂症:于晶[12]等观察小承气汤加减治疗中风病高血脂症临床疗效。选择中风伴高脂血症患者 21 例予小承气汤加减:大黄 12g,厚朴 6g,枳实 9g。偏肝阳上亢者加钩藤 20g、石决明 20g、夏枯草 15g、黄连 5g、水蛭 5g;偏痰涎壅滞者加石菖蒲 30g、水牛角 40g、天南星 10g、瓜蒌 15g、全蝎 5g、白僵蚕 5g;偏气滞血瘀者加丹参 25g、郁金 20g、川芎 20g、三七 10g、莪术 10g。观察血脂改善情况,结果取得满意疗效。

⑤中枢性高热:石景祥[13]探讨承气汤对中枢性高热的退热效果。选择符合条件的典型病例,进行中医辨证经方论治,承气汤用于阳明腑实证,痞满燥实,热结旁流。并加减化裁应用,观察治疗前后体温、生命体征变化情况等分析判断。结果体温明显下降($P < 0.05$),疗

效满意。

3）消化系统疾病

①功能性消化不良：王中生[14]等报道用加味大承气汤治疗功能性消化不良。将128例患者随机分为2组，治疗组96例，对照组32例。治疗组给予加味大承气汤（生大黄30g，厚朴30g，枳实20g，芒硝30g，鸡内金60g，炒延胡索30g，炒白术60g），对照组予吗丁啉。观察临床症状消失、减轻，饮食量增加等，结果显示疗效治疗组明显优于对照组（$P<0.05$）。

②肠易激综合征：蒋国印[15]等观察小承气汤加减治疗肠易激综合征临床疗效。将112例患者随机分为治疗组、对照组各56例。治疗组给予小承气汤加减：大黄12g，厚朴6g，枳实9g。腹泻甚去大黄，加柴胡10g，党参15g；腹痛加延胡索10g，川楝子10g；嗳气频加沉香5g，白豆蔻6g；腹痛、腹胀、便秘或欲便不得加槟榔10g、火麻仁10g。对照组遵循个体化治疗原则对症治疗。观察大便次数，腹泻、腹痛改善等临床表现。结果治疗组临床疗效优于对照组，两组总有效率比较差异有统计学意义（$P<0.05$），两组不良反应发生率比较差异有统计学意义（$P<0.05$）。认为小承气汤加减治疗肠易激综合征疗效良好。

③重型肝炎：寇莉[16]等观察中西医结合治疗重型肝炎的疗效。将105例亚急性重型肝炎、慢性重型肝炎患者随机分为中西医结合治疗组56例，西医综合治疗对照组49例。两组均采用西医综合治疗，给予保肝、鲜血浆、白蛋白、支链氨基酸、抗感染并注意维持酸碱、水电解质平衡。治疗组在此基础上用加味承气汤（大黄10～20g，川朴、枳实各10g，蒲公英、白头翁、赤芍、牡丹皮、黄芪各20g，金银花15g），观察症状改善时间、实验室数据、并发症发生率等情况。结果治疗组症状改善、TBin降至正常时间明显少于对照组（$P<0.05$），合并感染、肝肾综合征、肝性脑病等明显低于对照组（$P<0.05$）。认为加味承气汤联合西医综合治疗重型肝炎在改善症状、恢复肝功能、减少并发症和降低死亡率方面优于单纯西医治疗。邓欣[17]等观察赤芍承气汤治疗慢性重型肝炎临床疗效。将70例慢性重型肝炎患者，随机分成治疗组及对照组。对照组给予常规西药综合治疗，治疗组在常规西药综合治疗的基础上，给予中药赤芍承气汤〔赤芍30～60g，厚朴、枳实各30g，元明粉（冲服）10g，生大黄15～30g〕。观察肝功能、凝血酶原时间（PT）及凝血酶原活动度（PTA）、肿瘤坏死因子2α（TNF2α）、内毒素（ET）和死亡率。结果提示赤芍承气汤可改善慢性重型肝炎患者肝功能，降低PT，升高PTA（P 均<0.01）；显著降低患者血清内毒素和TNF2α水平（$P<0.01$）；降低死亡率，提高生存率（$P<0.05$）。认为赤芍承气汤可改善慢性重型肝炎患者的肝功能等生化指标，降低死亡率。

④肝衰竭：李建阳[18]等观察加味大承气汤灌肠治疗肝衰竭疗效。采用大承气汤加味（大黄、芒硝、乌梅、黄连、黄芩、金银花、地榆、槐花、厚朴、枳实等）保留灌肠治疗本病102例，并设对照组观察。结果显示治疗组有效率显著优于对照组（$P<0.01$），总胆红素消退快，凝血酶原活动度恢复好。认为本方法对本病有清热解毒、宽肠泻下的功效，可以缓解症状，改善总胆红素、凝血酶原。

⑤肝性脑病：邹碧泉[19]观察大承气汤保留灌肠治疗肝性脑病临床疗效。将80例肝性脑病患者随机分为治疗组（基础治疗联合大承气汤保留灌肠）40例和对照组（基础治疗）40例，观察血氨及治疗后临床疗效比较。结果：治疗组与对照组血氨比较差异有统计学意义（$P<0.05$）；治疗组总有效率92.5%，对照组总有效率70.0%，差异有统计学意义（$P<0.05$）。认为大承气汤保留灌肠能降低肝性脑病患者血氨水平。樊宏伟[20]等观察赤芍承气汤治疗肝性脑病临床疗效，62例患者随机分为治疗组30例、对照组32例。治疗组予赤芍

承气汤〔赤芍10～30g,厚朴20g,枳实20g,玄明粉4～6g(冲服),生大黄15～20g(后下)〕,昏迷较深不能口服者插鼻胃管鼻饲,同时使用支链氨基酸、降氨药物及常规保肝支持治疗;对照组仅给予支链氨基酸、降氨药物及常规保肝支持治疗,观察血氨、肝功能、电解质及大便性状和数量的变化,统计痊愈率和总有效率。结果治疗组血氨较对照组明显下降,差异有显著性($P<0.05$),两组痊愈率、总有效率比较差异有显著性($P<0.01$、$P<0.05$)。

⑥胰腺炎:罗明[21]等观察中西医结合治疗重症急性胰腺炎(SAP)的临床疗效。将31例SAP患者随机分为2组。对照组16例采用常规西医治疗;治疗组15例在对照组治疗基础上加用复方大承气汤(生地黄、黄连、桃仁、枳实、红花、党参、沙参、厚朴、芒硝、丹参等)胃管注入。结果7天内血白细胞计数正常例数、血淀粉酶正常例数及并发多脏器功能衰竭、中转手术治疗、死亡例数等,治疗组与对照组比较,差异均有显著性意义($P<0.05$)。认为中西医结合治疗SAP可提高治愈率,减少并发症及降低死亡率,疗效可靠。贾利辉[22]等观察大承气汤加味〔大黄(后下)30g,枳实、厚朴各15g,芒硝(冲)30g,红藤、黄连、丹参、延胡索各15g〕灌肠治疗重症急性胰腺炎的临床疗效。将76例患者随机分为两组,治疗组为38例,用大承气汤加味灌肠综合治疗。对照组为38例,用西药治疗。结果治疗组总有效率为81.6%,对照组为52.6%。两组比较有显著性意义($P<0.05$)。认为大承气汤加味灌肠治疗重症急性胰腺炎疗效显著。

⑦胃石症:宋学建[23]观察大承气汤加味(大黄、枳实、厚朴、芒硝、神曲、麦芽、山甲、碧桃干)治疗胃石症临床疗效。31例患者29例治愈,治愈率为93.5%,其中2剂治愈5例,3剂治愈15例,5剂治愈5例,6剂治愈4例,2例改用手术。认为大承气汤加味对胃石症有较好疗效,是一种简便廉验的治疗方法。张文清[24]等用消食散合小承气汤治疗胃石症30例,疗效满意。30例均系门诊病例,病程最短10天,最长6个月,平均95天。

4)泌尿系统疾病

①结石:李复生[25]观察加味大承气汤治疗泌尿系结石临床疗效,将57例泌尿系结石患者随机分为2组,治疗组30例应用加味大承气汤(酒大黄10g,芒硝9g,枳实12g,厚朴15g,金钱草30g,海金沙15g,鸡内金12g,王不留行10g,穿山甲10g,车前草10g,木通9g,泽泻12g)。对照组27例,口服排石冲剂。结果治愈率及有效率治疗组分别为46.7%和90.0%,对照组分别为29.6%和66.7%。治疗组均明显优于对照组($P<0.01$,$P<0.05$)。

②肾衰竭:韦慧琴[26]等观察大承气汤合益母草保留灌肠治疗早中期慢性肾衰竭疗效。治疗组与对照组在维持水电解质平衡、纠正酸中毒、控制高血压病(或)肾小球毛细血管内高压、防治并发症等方面基本相同,治疗组在上述基础上加用大承气汤合益母草(大黄30g,芒硝20g,枳实20g,厚朴20g,益母草30g)灌肠,主要观察血尿素氮(BUN)、血清肌酐(Scr)及BUN/Scr变化情况,并与常规非透析的对照组比较。结果治疗组治疗前后BUN、Scr及BUN/Scr均显著下降,提示肾功能确实得到了改善。对照组患者BUN和BUN/Scr虽然有所下降,但降幅不大,且Scr没有下降,提示肾功能未得到改善。陈永厚[27]观察承气汤灌肠治疗急性脑血管意外合并肾衰竭,23例患者均以甘露醇静滴,部分患者合用速尿,剂量视病情及尿量情况而定,定期监测肾功能变化。同时中药承气汤或增液承气汤,通过鼻饲或灌肠给药,合并感染者均予抗生素治疗;控制血压于正常范围,同时给予保护神经元、改善脑细胞代谢药物等综合处理。结果肾功能恢复16例,死亡5例,自动出院2例,总有效率为69.57%。

5)理化因素所致疾病

有机磷中毒：刘军[28]探讨大承气汤治疗急性有机磷中毒临床疗效，将 65 例患者随机分为治疗组 34 例，对照组 31 例。两组洗胃后在基本治疗基础上，对照组经胃管注入 20％甘露醇导泻；治疗组经胃管注入大承气汤（大黄 12g，厚朴 24g，枳实 12g，芒硝 6g）。观察有效率、死亡率、胆碱酯酶活力（CHE）恢复正常时间、住院平均时间。结果治疗组总有效率为 94.12％，对照组总有效率为 87.10％，两组患者治疗疗效对比差异不具有统计学意义（$P>0.05$）；但治疗组 CHE 恢复正常时间快于对照组，差异具有统计学意义（$P<0.01$）；治疗组住院时间短于对照组，差异具有统计学意义（$P<0.01$）。认为大承气汤治疗急性有机磷中毒疗效确切，明显缩短了患者的住院时间，提高了抢救成功率。介世杰[29]观察大承气汤联合长托宁救治有机磷中毒的临床疗效，选择有机磷中毒 160 例，随机分为两组，均给予常规对症治疗，治疗组予中药联合长托宁，对照组予中药联合阿托品。结果治疗组临床症状、病程、肝功能、心电图恢复情况明显优于对照组。认为大承气汤联合长托宁救治有机磷中毒疗效确切。

6）外科疾病

①肠梗阻：金保方[30]观察大承气汤合钡剂灌肠诊治大肠梗阻的效果。用大承气汤调钡剂灌肠，在 X 线胃肠专用机上动态观察肠道的蠕动，以及梗阻部位的缓解情况。结果总有效率达 81.25％，不完全性肠梗阻达 100％。肿瘤所致肠梗阻无效，但可定位或定性。乙状结肠扭转无效。认为大承气汤合钡剂灌肠诊治大肠梗阻具有肯定的效果。朱红林[31]观察加味大承气汤随证加减治疗急性肠梗阻的临床疗效。63 例急性肠梗阻患者全部采用加味大承气汤〔生大黄（后下）20g，芒硝（冲）10g，枳实 15g，厚朴 15g，炒莱菔子 30g，桃仁 15g，赤芍 15g，当归 15g〕配合西医常规保守治疗。结果保守治疗成功 55 例，占总人数的 87.3％；8 例最终通过手术治疗解除梗阻，占总人数的 12.70％。认为加味大承气汤治疗急性肠梗阻可以有效地缩短本病的病理过程，降低肠绞窄的发生率，提高临床疗效。陈天波[32]等探讨双氧水灌肠及内服大承气汤加味治疗肠蛔虫堵塞的疗效。用双氧水灌肠及内服大承气汤〔大黄（后下）3～6g，芒硝（冲服）3～6g，枳实 6～9g，厚朴 6～9g，赤芍 3～6g，桃仁 3～6g，莱菔子 10～15g〕和全身支持疗法治疗肠蛔虫堵塞 12 例。结果 12 例痊愈，无任何并发症。认为双氧水灌肠结合内服大承气汤治疗肠蛔虫堵塞具有疗程短、经济、疗效可靠的优点。

②术后胃排空障碍：功能性胃排空障碍是胃癌手术后较少而严重的并发症。李保东[33]报道用复方大承气汤治疗胃癌术后功能性胃排空障碍。将 22 例胃癌术后功能性胃排空障碍患者随机分成 2 组，治疗组 12 例，给予 3％高渗盐水、地塞米松、庆大霉素等洗胃，同时加以复方大承气汤；对照组 10 例，给予 3％高渗盐水、地塞米松等洗胃。结果显示治疗组进食的恢复时间为 7～15 天，平均（9.56±2.32）天，对照组为 11～31 天，平均（17,51±6.36）天，有非常显著差异（$P<0.01$）；治疗组每日平均胃液量为（689.86±58.38）ml，对照组为（1092.53±102.43）ml，有非常显著差异（$P<0.01$）。认为复方大承气汤治疗胃癌术后功能性胃排空障碍有良好疗效。胃切除后残胃排空障碍又称残胃排空延迟，临床发生率约为 3％～4％。韩海龙[34]探讨用复方大承气汤治疗胃切除术后残胃排空障碍。选择胃部分切除术后发生残胃排空障碍患者 40 例，随机分为治疗组和对照组各 20 例。两组均采用禁食，重新置放胃管，维持水电解质和酸碱平衡，胃肠外营养（TPN），酌情间断输全血、血浆或白蛋白。除此之外，治疗组加用复方大承气汤：厚朴 15～30g，炒莱菔子 30g，枳实、桃仁各 9g，赤芍、大黄（后下）各 15g，芒硝（冲服）9～15g，部分患者加用黄芪 20g，党参 15g。对照组加用高渗盐水、地塞米松、庆大霉素洗胃、甲氧氯普胺。结果显示治疗组进食恢复所需时间明

显短于对照组($P<0.01$),日均胃液量,治疗组明显少于对照组($P<0.01$)。认为复方大承气汤能有效促进胃肠蠕动,缩短残胃排空障碍时间。

陈文阁[35]探讨加味承气汤在胃癌根治术后的临床应用。32例患者在行十二指肠残端闭合、胃-十二指肠吻合或胃-空肠吻合后,将胃管通过吻合口处进入输出襻空肠或十二指肠,将100ml补益承气汤(黄芪、甘草各30g,升麻、人参各20g,厚朴、当归、枳实、木香各15g,大黄、芒硝各10g)由胃管灌入。术后准备复方大承气汤(厚朴、炒莱菔子各30g,枳壳、桃仁、赤芍、大黄、芒硝各15g),待肠鸣音恢复后每日2次由胃管灌入,连续2天。32例患者经用本法,平均排气时间2天,进食时间4天,较常规手术患者平均提前1天,术后患者无严重直肠粘连及其他异常并发症出现。认为补益承气汤能够扶正理气、和胃导滞,并有促进肠蠕动的功能。复方大承气汤具有通里攻下、行气活血的作用,通过两方应用,既预防了排空迟缓、肠粘连等并发症,又促进了体质及胃肠功能的早期恢复,为下一步的治疗打下基础。

邹拥军[36]等探讨小承气汤加减在腹部手术后的新用途。对52例不同腹部手术患者服用小承气汤加减方(大黄、木香各12g,厚朴、枳实各10g,桃仁6g,莱菔子20g,白芍15g)后肛门排气、排便的时间进行观察。结果52例患者中肛门排气时间小于24小时者45例,24~48小时者5例,大于48小时者2例,治疗组明显优于对照组,有显著性差异($P<0.01$)。认为腹部手术后服用小承气汤加减方有明显的促进肠蠕动的作用。

③腹腔镜围手术期:阮勇[37]等探讨加味大承气汤在外科腹腔镜围手术期应用的可行性和临床价值。随机将176例外科需行腹腔镜手术的患者分为微中组(88例)和微创组(88例)。微中组术前服用加味大承气汤,微创组不用大承气汤。观察两组术中肠管胀气,术后肠功能、血白细胞计数恢复时间及腹部体征改善等情况。结果微中组术中无一例肠管胀气,微中组术后肠功能和白细胞恢复正常时间较微创组早($P<0.05$)。微中组腹部体征改善所需时间较微创组短($P<0.01$)。认为腹腔镜围手术期加味大承气汤的应用可加快胃肠道功能的恢复,缩短腹部体征改善所需时间,减少抗生素使用,缩短患者住院天数。

7)妇科

防治肠粘连:狄晓鸿[38]观察中西医结合防治妇科手术术后粘连性肠梗阻的临床疗效。将136例既往有腹部手术史,现因妇科肿瘤需再次手术的患者于关腹时腹腔内直接注入复方丹参注射液,术后口服大承气汤,随访观察2年。另选择92例与治疗组疾病分类、分期相近,术式相同,关腹时腹腔内直接注入抗生素液为对照组。比较结果治疗组疗效明显优于对照组($P<0.05$)。认为此类患者早期使用大承气汤煎服,借助其通里攻下之效,使肠管由静态变为动态,能促进肠蠕动,改善脏器血流,消除肠麻痹引起的肠胀气,并能与抗生素协同控制肠源性感染。林晖[39]等观察加味小承气汤冲剂用于妇产科腹部手术后的临床疗效。将344例患者随机分为两组。治疗组179例,其中子宫全切术10例,子宫次全切12例,剖宫产135例,卵巢肿瘤切除术15例,宫外孕手术7例;对照组165例,其中子宫全切9例,子宫次全切11例,剖宫产130例,卵巢肿瘤切除术8例,宫外孕手术7例。治疗组于术后4小时服加味小承气汤冲剂(大黄、枳实、厚朴、莱菔子、益母草、元胡),对照组按西医常规术后处理。观察排气、排便时间。结果两组排气时间及开始排便时间比较,差异有显著性($P<0.01$)。认为加味小承气汤冲剂能使妇产科腹部术后患者早进食,减少腹胀、腹痛的痛苦,加快整体恢复。

(4)医案选录

1)胸痹:李某,男,76岁,农民,2005年6月29日初诊。素患"冠心病"6年余,常感心前区刺痛，每服"硝酸异山梨酯"、"冠心苏合香丸"可缓解，昨日暴食后而发，服上药无效，在当地诊所运用"丹参注射液"、"参脉注射液"治疗无效反剧，急来就诊。刻诊：心前刺痛难忍，痛射肩背，胸中憋闷满急，心烦气促，脘腹撑张，腹痛拒按，口干苦、纳差、食入则吐，7天未行大便，小便自利。舌红、苔黄厚燥、脉沉紧结代，心率78次/分，心律不齐，血压160/90mmHg；心电图示：①窦性心率78次/分，心律不齐；②频发性室性早搏；③前侧壁供血不足。此乃燥屎内结，腑气不通，浊气上逆于胸，心血痹阻之证。本着急则治标的原则，通腑泄浊开痹，急以大承气汤加味：生大黄12g（后下），芒硝10g（冲），桃仁10g，厚朴10g，枳实10g，丹参30g，木香6g，砂仁6g，槟榔9g，二丑6g，2剂，水煎服。服上药1剂后腹中矢气频传，续排球状便数10枚。再剂，大便畅，日4次，腹满急渐消，心前区痛豁然若失，周身顿觉舒松，遂以益气活血之剂收功。（《内蒙古中医药》，2008，27（9）：54）

2）胃内黑枣结石：患者，男，32岁，农民，2008年11月13日初诊。主诉：胃脘胀痛半月余。现病史：半个月前曾空腹食黑枣斤余，食后即感胃脘部饱胀不适，未曾留意。1周后胃脘部开始出现胀痛且持续加重，伴恶心，食少。曾自服消化药复方氢氧化铝片、胃动力药等无效。10天后上腹部疼痛加剧，遂转我院外科就诊。经钡餐透视检查，报告"在胃体下部有一7cm×8cm团块状低密度充盈缺损区，且在小弯处有一龛影"。后又做胃镜，触及该团块表面，发现质地较硬，且有浮动感。诊断为胃内结石，胃溃疡。建议手术治疗，但本人及家属不同意，遂来我科要求中医中药治疗。检查：形体消瘦，痛苦面容，神疲乏力，大便已3日未行，胃脘处疼痛拒按。舌质黯淡，舌体胖大有齿痕，苔白厚腻。脉弦滑，重按无力。中医辨证：属食枣过多，凝聚成积。治应采取攻积散结，理气止痛之法。方药：大黄15g（后下），厚朴20g；枳实、鸡内金、元胡、蒲黄炭、党参、芒硝（冲服）各15g。3剂，水煎服，1日3次。服药1剂后，自觉胀痛明显减轻，但上腹部时而出现锐痛且痛感不断下移，疼痛尚可忍受。大便3次，每次排出多块不规则粪块，色黑质硬。第3天晨起大便后，腹部即感舒畅，疼痛消失，饥饿欲食。遂再做胃肠钡餐透视复查，报告：未见胃内异物。诊其脉沉缓无力；舌苔薄白质淡。故又投黄芪建中汤6剂，以善其后。（《世界中西医结合杂志》2010，5（7）：618）

3）急性阑尾炎并发腹膜炎：杨某某，女，32岁，苗族。2004年11月25日因下腹部胀痛15小时左右，加重3小时就诊。自述：11月24日晚7时吃了油炸糯米粑加一些凉拌菜，稍后自觉腹部不适。25日凌晨零时左右，腹部开始胀痛，疼痛慢慢移向右下腹。因是夜间，不方便就医，挨到天亮，在丈夫的陪伴下，来到本市某医院检查。血常规化验：白细胞计数27×10⁹/L，中性粒细胞85%；B超显示阑尾区出现混浊暗区，诊为阑尾炎并发弥漫性腹膜炎。该院要求患者及其家属立即住院抗炎手术治疗。但患者因害怕外科手术等原因，要求医院保守治疗，遭到该院的拒绝后转到笔者的门诊来寻求中医治疗。患者呈痛苦病容，面部由于强忍疼痛略显肌肉痉挛，佝偻着身躯，并不时轻轻呻吟。察患者腹部充溢膨胀，整个腹部拒按，尤其以阑尾区为甚，恶心欲呕，脉洪大微数，舌质红，舌边尖有瘀斑，苔黄厚腻。证属实热内结肠腑，急投大黄（后下）30g，芒硝（后下）10g，厚朴12g，枳壳12g，山楂30g，广木香20g，金银花20g，蒲公英30g，败酱草20g，白花蛇舌草30g，红藤20g，牡丹皮15g，赤芍15g。当即急煎内服，服药约1小时后，腹部呈现阵发性剧痛并产生了强烈的便欲，便后，腹痛大减。腹部已趋于平软，但仍拒按，为慎重，仍给患者补液抗炎治疗，输液完后患者已经可以自行上车。当晚和第2天早上各服了1次药再来输液时，腹痛已不明显，但仍拒按。上方大黄改为8g，去芒硝连服6剂，1周后，患者所有阳性体征消失，经血常规和B超检查正常。随访3年无复发。（《湖南中医杂志》，2008，24（4）：64）

4)老年性慢性支气管炎、肺源性心脏病：李某某，男，67岁。反复咳嗽气喘20余年，近4年来逐渐加重，经常出现下肢浮肿，经多次住院治疗，诊断为：慢性支气管炎、阻塞性肺气肿、肺源性心脏病、呼吸衰竭。3天前因感冒后出现咳喘加重，伴有心悸、气短、下肢浮肿、烦躁不安、腹胀、呼吸困难，大便4天未解而入院治疗。体查见半坐卧位，烦躁不安，颈静脉怒张，口唇及四肢末梢紫黯，呼吸急促，下肢浮肿，按之凹陷。双肺叩诊呈过清音，双肺可闻及干湿性啰音及哮鸣音。心界叩诊不清，心音遥远，偶闻早搏。舌质紫黯，苔黄厚腻，脉弦滑数。血常规示：白细胞为$15.6×10^9$/L，中性为90％，淋巴为6％。血气分析示 pH：7.33，$PaCO_2$：72mmHg，PaO_2：53mmHg。证属：热结于里，腑实燥结。治宜通腑泄浊，清热化痰。药用大黄15g（后下），连翘、厚朴、石菖蒲、陈皮、黄芩、郁金、法半夏各15g，地黄20g，枳实、胆南星各12g。服药3剂后二诊：烦躁腹胀减轻，呼吸较为平顺，解大便1次。但仍口唇紫绀，心悸气短，舌质绛紫，苔黄腻，脉弦滑数。复查血常规示：白细胞为$10.2×10^9$/L，中性为76％，淋巴为15％。血气分析示 pH：7.45，$PaCO_2$：61mmHg，PaO_2：60mmHg。辨证为痰热内蕴，血行瘀滞，治宜清热化痰，凉血泄浊。药用牡丹皮、玄参、芦根、白茅根、黄芩、知母、地黄、天花粉各15g，法半夏、炒苦杏仁、陈皮、枳实各10g，甘草5g。经治疗后喘满、腹胀、呼吸困难等症都得到改善。（《实用中医内科杂志》，2008，22(9)：61-62）

5)急性肾衰竭：张某，男，46岁，农民，2006年6月20日初诊。患者因"发热"在当地诊所予以"安乃近"、"丁胺卡那霉素"等治疗，用药后周身遍起点片状红色斑疹，1周后眼睑浮肿并很快波及全身，1天来小便点滴不通，发热、神志昏蒙、纳呆、恶心呕吐，由家人抬来急诊。刻诊：患者神志朦胧，面部及四肢浮肿，腹胀如鼓，纳呆，恶心，大小便闭结，舌红绛、苔黄燥，脉急数有力。查 BUN 48mmol/L，CR 135mmol/L，急予5％葡萄糖300ml加地塞米松20mg静脉滴注，每日1次。25％葡萄糖40ml加速尿20mg静注，每日2次。经上述处理后，病情无明显好转，患者遂求中医会诊。中医辨证属药毒蕴阻，腑气不通，治当急泻腑浊，通便解毒。处方以大承气加味：生大黄20g（后下），芒硝15g（冲），厚朴15g，枳实15g，赤白芍各20g，蒲公英30g，黄连10g，水牛角60g（先煎），二丑15g，丹皮20g，玄参15g。另用甘遂0.5g研末晨起空腹以大枣煎汤送服。用药后大便解出黑色柏油状腥臭便，日数次，小便渐增。二便既通邪有出路，病有转机，2天后患者神志转清，腹胀消失，水肿退去大半，后予以活血解毒、补肾利水之法调治月余，病愈而返。（《内蒙古中医药》，2008，27(9)：54）

6)精神分裂症：田某，女，21岁，2001年11月6日初诊。患者因家庭不和，夫妻争吵1周后出现烦躁不安、哭笑无常、弃衣毁物、不避亲疏、语无伦次，3天不思食，彻夜不寐，两目怒视，在当地卫生院给予氯丙嗪每次50rag，每天3次；地西泮每次10mg，每天2次，均口服。治疗3天病情未改善，急送本院。诊为精神分裂症。给予氯丙嗪200mg静脉滴注，苯巴比妥钠200rag肌注，仍未能入睡，由家人按压在床，而延请中医诊治。诊见：患者极度烦躁不安，面红目赤，双目怒视，力大逾人，口唇干燥，1周未解大便，舌红、苔黄腻，脉弦滑。中医诊断：狂证。证属暴怒伤肝，肝阳暴张，肝火炽盛，热盛肠燥，为阳明腑实证。急以峻下法，泻热通腑，荡涤肠燥，方用大承气汤加味。处方：大黄（后下）、芒硝（冲服）各20g，厚朴、枳实各10g，甘遂（冲服）2g。服药约2小时，泻下先硬后稀之粪便，臭秽难闻，随后安睡1天，醒后情绪稳定，问答切题。继用生铁落饮，处方：生铁落（先煎）250g，胆南星3g，川贝母、橘红、远志、石菖蒲、天冬、麦冬各10g，玄参12g，茯苓、连翘各15g，朱砂（冲服）2g。服5剂而愈。1年后随访未见复发。（《新中医》，2006，38(7)：88）

7)慢性粘连性肠梗阻：余某，女，62岁。患者多年前因急性阑尾炎合并腹膜炎而做手术,治疗后反复出现粘连性肠梗阻,或因劳累、或因受凉、或因饮食不节或因过热都会诱发。而每次发作均用西药支持、对症、消炎治疗,甚至做过两次分离手术,终未能断其根。因近日春节过度劳累加之饮食失调而致再次复发,于次日清晨邀余诊治。诊见患者痛苦呻吟,腹痛拒按,胀大如鼓,呕吐不止,口臭喷人。诊其脉滑而紧,舌苔黄而厚燥。当时急做胸腹联透检查提示:左上、中腹部有多个液平面,肠道大量肠气。查血常规无明显异常。急投大承气汤1剂,处方:生大黄15g(后下),枳实20g,厚朴20g,芒硝15g(冲服)。急以500ml煎取200ml口服,而另300ml保留灌肠。服药后半小时左右,即泻下粪便2次,腹胀痛稍减。次日又拟小承气汤采用同样内服外灌的方法,连用2日。第4天再作胸腹联透提示:"肠道仅少量胀气,未见液平面"。其后又更以增液承气汤调治3日,各种症状消失,痊愈出院。应患者要求为除病根,再拟复方承气汤,处方:生军150g,枳实250g,厚朴120g,桃仁50g,当归50g,人参50g,黄连50g,败酱草30g,上药共研细末,炼蜜为丸,每日口服20g,共服药半年。随访3年未再复发。(《湖北中医杂志》,2009,31(5):53)

8)呃逆:苏某某,男,38岁,平素嗜好烟酒,2007年9月10日初诊。患者3天前因酒后突遇天气骤变而感受风寒,继而出现恶寒发热,头痛身疼,鼻塞不通,在他医处诊治,服用西药效果不显,继而出现呃逆,反复不止,遂来我处就诊。刻诊:患者不恶寒反发热,动则头面汗出,面赤身热,口渴心烦,呃声频作,洪亮有声,大便3天未下,腹部胀满,舌苔黄厚腻而干,脉沉缓有力,诊为呃逆。证候分析:太阳表证未解,传经阳明,胃肠热结,出现阳明腑实证,腑气不通,中焦气机失去和降,气逆而上冲动膈出现呃逆。治拟通腑泻热,降逆止呃,方用大承气汤加味,药用大黄10g,厚朴15g,枳实15g,芒硝20g,橘皮12g,柿蒂15g,赭石30g(打碎先煎),竹茹15g,栀子、黄芩各15g以增强清热除湿之功,1剂后下燥屎数枚,继而出现稀软大便,热退呃止,诸症悉减,继用益胃汤加减2剂,以滋养胃阴善后而痊愈。(《光明中医》2010,25(7):1281)

9)带状疱疹:杨某某,男,45岁,2000年7月25日初诊。患者右下肢水疱样皮疹伴疼痛1周。查体:无发热,面色红,右大腿内侧见成簇水疱,分布密集,黄豆大小,水疱群间皮肤正常。西医诊断为带状疱疹。诊见:右下肢皮疹、疼痛,口干苦,大便干结,小便黄赤。舌质红、苔黄腻,脉滑。证属湿热内蕴之蛇缠疮。治拟通腑导下、泻热利湿,小承气汤加味。处方:生大黄、厚朴、枳实各9g,黄芩、生地、焦山栀、车前子(包)、元胡各15g,苍术12g,板蓝根30g。每日1剂,水煎服。5剂后,大便通畅,右下肢疱疹逐渐消失,疼痛明显减轻。此后用清热生津、通络止痛法调理善后。(《浙江中医杂志》,2000,11(23):491)

10)病窦综合征:乔某,男,57岁,记者,1997年5月10日初诊。诉胸闷如室1年,加重月余。于1年前因思虑过度及过食肥甘之品而发作胸闷如室、气短。今因饮酒过量使病情加重,曾在多家医院诊治,确诊为病窦综合征。经异丙肾上腺素、阿托品、654-2等药治疗效果不明显。建议其安装人工起搏器,因经费紧张及不耐654-2等药之不良反应,遂要求中医药治疗。诊见:胸闷如室,气短,喜太息,头困重,整日昏昏欲睡,口苦黏腻少饮,大便3～7天1次。查:BP 16/10kPa,心率39次/分,律尚齐,心尖部闻及Ⅲ期收缩期杂音。舌红、苔黄厚腻,脉迟缓弦滑。诊为病窦综合征,证属痰热结胸,阻闭心脉。治拟清肠泄浊法,以小承气汤合葛根黄芩黄连汤加味。处方:生大黄、酒大黄、枳实、厚朴、黄芩、黄连、甘草、地龙各10g,葛根、石菖蒲、郁金、生山楂、丹参各30g。水煎服,每天1剂。服1剂后,大便正常。服完5剂后诸症减轻,心率上升至47～50次/分。继服上方5剂后心率升至60次/分。又服上方5剂后心率达68～72次/分,诸症全消。嘱其用生大黄泡水当茶服以保持大便通畅,随访2

年无复发。(《新中医》,2001,33(10):66)

【按语】三承气汤是阳明腑实证的主要方剂,在《伤寒论》中除了治疗阳明腑实证外,还治疗太阳病的兼变证,热结旁流证,急下证等。大承气汤证以潮热,谵语,腹胀满痛,不大便,脉沉实有力为辨证要点,其病机为阳明热盛,肠胃有实邪结聚。若证情较轻或不典型者可选用小承气汤。调胃承气汤以潮热,谵语,腹胀满等里热炽盛证为辨证要点,对于燥热偏胜而肠胃结聚不盛的腑实证可选用调胃承气汤。急下证不必便硬而后下之,吴又可说"承气本为逐邪而设,非专为结粪而设""要知因邪热致燥结,非燥结而致邪热",主张"有是证则投是药"。可知三承气汤以逐邪为第一要义,具有攻下实热、荡涤燥结之功效,只要是腑热炽盛就可用承气汤急下存阴。临证当根据病情轻重缓急区别应用3方。后世医家广泛运用三承气汤,不但用于外感热病,还用于内伤杂病,更用于危重病证,且疗效显著。但承气汤毕竟是攻下之剂,易于伤正,临床切勿犯"虚虚实实"之戒。

临床应用三承气汤还当注意煎服法。大承气汤当先煎厚朴、枳实,去滓后再煎大黄,以避免枳朴残渣吸收其汁。大黄若用于通便可用生大黄,煎煮时间不宜太长;若用于清热可用制大黄。芒硝最后纳入,也可冲服。调胃承气汤中的甘草大黄不宜与芒硝长时间同煎,有研究证明,若久煎芒硝能将大黄甘草中的有效成分沉淀。还当注意服药的灵活性,调胃承气汤有"顿服"与"少少温服"两种服法;小承气汤有"少少与之"的服法;大小承气汤均有得下余勿服的要求。临证应用三承气汤还当随证加减使用,吴鞠通《温病条辨》的承气汤类方可参考应用。

【现代研究】20世纪70年代起有关大承气汤的研究屡有报道,认为大承气汤具有促进胃肠道的推进功能、降低毛细血管通透性、抑菌、增加肠血流量、改善肠血循环、促进腹腔内血液吸收以及预防术后腹腔内粘连、防治内毒素血症、对脏器的保护作用等。近年来在此基础上有新的研究进展。

(1)抗菌作用:胡萍[40]等通过给予不同浓度的大承气汤及大黄煎的小鼠腹腔注射大肠杆菌或变形杆菌,造成细菌性腹膜炎,并继续用大承气汤或大黄煎进行治,观察大承气汤及大黄煎对小鼠抗菌能力的影响。结果显示治疗组小鼠死亡数及相应菌血症发生率明显低于对照组($P<0.05$),大承气汤和大黄煎对大肠杆菌和变形杆菌感染的小鼠均有良好保护作用。预防加治疗组和模型组治疗后存活鼠心脏血涂片、血培养细菌呈阴性,而死亡鼠呈阳性。提示大承气汤及大黄有良好的抗菌作用。姬志伟[41]等采用平皿打孔法观察大承气汤的体外抑菌作用。结果显示大承气冲剂对金黄色葡萄球菌、粪链球菌、大肠杆菌、单形类杆菌、变形梭杆菌和脆弱类杆菌高度敏感。认为大承气冲剂对临床致病的需氧菌和厌氧菌均有一定的抑菌作用。李跃辉[42]等观察大承气汤微米制剂与传统汤剂的体外抑菌作用。采用平皿打孔法,测量大承气汤微米制剂等的抑菌圈直径,结果表明均有抑菌作用。经与阳性对照比较,差异具有统计学意义($P<0.05$)。认为大承气汤微米制剂的抑菌作用优于其传统汤剂。张艳丽[43]等观察大承气汤泻热作用机制。将家兔随机分为对照组、模型组、治疗组,用大肠杆菌等造模,观察体温,腹围与WBC计数,NO浓度,血浆SOD含量、MDA含量、MMS含量,结果显示治疗组WBC和NO均明显下降,与模型组比较有显著性差异($P<0.05$或$P<0.01$),说明大承气汤能够有效抑制细菌增殖生长、降低血中内毒素及各种炎性介质。

(2)抗炎作用:万幸[44]等探讨大承气汤对全身炎症反应综合征(SIRS)干预作用的机制。用酵母多糖A制造小鼠SIRS模型,给予大承气汤后,分别测定血清内毒素、血清肿瘤坏死因子-α(TNF-α)、白细胞介素-6(IL-6)含量。结果表明大承气汤在 SIRS 过程中可以有效地抑制内毒素的转移和 TNF-α、IL-6 等炎症反应性细胞因子的产生。AL-Moradi Kaid[45] 等观察大承气颗粒对全身炎性反应综合征(SIRS)、多器官功能不足综合征(MODS)的肠源性内毒素血症的治疗作用。将急性腹腔内感染患者 245 例,分为常规治疗对照组与常规治疗加用大承气颗粒剂治疗组。比较两组治疗后的病死率,并发症发生率,血白细胞,氧合指数,总胆红质,血转氨酶的变化。结果显示大承气颗粒治疗组的疗效均显著优于常规治疗组,有统计学意义。认为大承气颗粒剂可以明显改善 SIRS/MODS 患者的临床症状,降低并发症发生率,促进脏器功能恢复,预防或减少 MODS/MOF 的发生,改善预后,降低病死率。

(3)抗氧化作用:孟林[46] 等探讨大承气颗粒抑制脂质过氧化反应的机制。观察大承气颗粒对腹膜炎大鼠血液及肝脏、肠组织中 MDA 含量和超氧化物歧化酶(SOD)水平的影响。将大鼠随机分为空白对照组,腹膜炎模型组,大承气颗粒大、中、小 3 个剂量治疗组 5 组,中药组给予不同剂量的大承气颗粒,对照组与模型组给等量生理盐水。结果显示血清中 MDA 和 SOD 水平与空白对照组比较,模型组血清中 MDA 水平明显高于空白对照组($P<0.01$),而 SOD 活性明显降低($P<0.01$)。大承气颗粒小剂量就可使血清中 MDA 含量下降,大剂量及中剂量组与模型组相比有非常显著的差异($P<0.01$),大承气颗粒也可使血清中 SOD 活性增加($P<0.05$),大剂量与模型组相比有非常显著的差异($P<0.01$)。大承气颗粒能明显抑制组织和血浆中 MDA 产生并增加 SOD 活性,用药后使炎症反应减轻,提示大承气颗粒有清除自由基,阻遏炎症时过氧化损伤的作用。张艳丽[43] 等观察大承气汤泻热作用机制。将家兔随机分为对照组、模型组、治疗组,用大肠杆菌等造模,观察体温,腹围与 WBC 计数,NO 浓度,血浆 SOD 含量、MDA 含量、MMS 含量,结果显示治疗组 SOD 含量明显升高,MDA 与 MMS 含量降低,与模型组比较有非常显著性差异($P<0.01$),说明大承气汤可以有效清除体内有毒性作用的自由基,增强组织细胞的抗氧化能力,促进炎症愈合,保护脏器组织。

(4)泻热作用:张艳丽[43] 等观察大承气汤泻热作用机制,将家兔随机分为对照组、模型组、治疗组,用大肠杆菌等造模,观察体温,腹围与 WBC 计数,NO 浓度,血浆 SOD 含量、MDA 含量、MMS 含量,结果显示治疗组与模型组的体温、腹围相比均有明显下降,认为大承气汤能有效降低内毒素所致发热的效力是肯定的,甚至可能有降低正常体温的作用。

(5)增强免疫作用:陈光远[47] 等探讨大承气汤对胰腺炎红细胞免疫功能的影响。将 15 只成年杂种犬随机分为牛磺胆碱钠急性坏死性胰腺炎模型组、大承气汤组及对照组等 3 组,检测不同时段红细胞免疫黏附指标(C3 bRR、ICRR)以及动物的胰腺腹水量、重量。结果显示犬急性坏死性胰腺炎模型存在红细胞免疫功能失调,大承气汤能明显减少腹水量及动物胰腺重量,提高红细胞免疫黏附功能。杨文修[48] 等探讨大承气汤及大黄对正常的脂多糖刺激的大鼠腹腔巨噬细胞释放肿瘤坏死因子-α 作用的特征。结果显示低浓度大承气汤和大黄对正常腹腔巨噬细胞释放肿瘤坏死因子-α 有轻度激活作用;大承气汤和大黄对脂多糖刺激腹腔巨噬细胞过量释放肿瘤坏死因子-α 有显著抑制作用,其效应随药物浓度的增加而增强,并且抑制作用主要表现在给药后的早期阶段。认为大承气汤及大黄对腹腔巨噬细胞释放肿瘤坏死因子 α 有双向调节作用。邢迎红[49] 等观察大承气汤对严重创伤、感染患者的免疫功能的影响及治疗效果。将 45 例严重创伤、感染患者随机分为 2 组,治疗组 24 例应用大承气汤鼻饲治疗,对照组 21 例采用常规治疗。观察患者外周血单核细胞表面人白细胞抗原

DR(HLA-DR)表达变化及多脏器功能障碍综合征(MODS)发生情况。结果对照组 HLA-DR 恢复缓慢,治疗组 HLA-DR 恢复迅速;对照组 MODS 发生率为 66.67%,治疗组 MODS 发生率为 29.17%($P<0.05$)。认为大承气汤可调节患者的免疫功能,降低严重创伤、感染后 MODS 发生率。

(6)对胃肠运动的作用:刘印忠[50]等观察大承气汤颗粒剂对正常小鼠肠道运动的影响。测量给小鼠炭末灌胃后一定时间内炭末在小肠推进距离,计算给药后 5 小时内排出湿粪的数目及炭末排出时间,结果显示大承气汤颗粒剂使正常小鼠炭末推进率,湿粪计数明显增加($P<0.05/P<0.01$);炭末排出时间明显缩短($P<0.05/P<0.01$)。认为大承气汤颗粒剂使正常小鼠肠道动力功能增强。李颖[51]等观察大承气汤对正常大鼠和里实热证模型大鼠胃肠肽类激素的分泌作用。测定胃动素(MTL)和血管活性肽(VIP)的含量变化,结果显示与正常对照组比较,模型大鼠胃肠组织中 MTL、VIP 均升高,其中以 VIP 升高幅度较大。灌服大承气汤后两组大鼠胃肠组织中的 MTL 含量明显升高,VIP 含量明显降低。认为里实热证大鼠胃肠组织中 MTL、VIP 含量改变可能与其胃肠运动减弱有关,大承气汤能调节正常大鼠和里实热证模型大鼠胃肠激素的分泌,与其促进胃肠运动有一定关系。谢文利[52]等探讨大承气汤"通里攻下"作用与肌醇脂质信号系统的关系。测定手术对照组、肠梗阻模型组、不同剂量大承气汤组的大鼠肠平滑肌细胞内磷酸二酯酶(PDE)的含量,体内体外实验均发现 50%、100%、250%大承气汤可使肠梗阻大鼠肠平滑肌细胞内 PDE 含量明显升高($P<0.05$)。认为大承气汤可使大鼠肠平滑肌细胞内钙调蛋白(CaM)活性提高,推断大承气汤的通里攻下作用很可能是通过激活肌醇脂质(IP3)信号转导系统使胃肠道平滑肌细胞内 Ca^{2+} 释放增加,再通过 CaM 间接激活一系列蛋白激酶而实现。

(7)保护组织脏器作用

①对脑神经组织的保护作用:侯俊良[53]等观察大鼠脑出血后血肿周围神经元活化凋亡蛋白酶 3 的表达和血肿变化及大承气汤的干预作用。将健康 SD 大鼠 65 只随机分成 4 组,分别为正常组(5 只),假手术组(20 只),模型组(20 只),大承气汤组(20 只)。除正常组外,其余 3 组设 4 个时间点:6 小时,1 天,3 天,5 天。每个时间点 5 只。采用免疫组化方法检测大鼠脑内血肿周围活化凋亡蛋白酶 3 的表达,用直尺测量不同时间点大鼠脑内血肿的最大直径。实验结果认为大鼠脑出血后血肿周围神经元活化凋亡蛋白酶 3 表达明显上调,大承气汤能减少活化凋亡蛋白酶 3 的表达,阻止神经元的凋亡,同时也具有一定的促进血肿吸收的作用。侯俊良[54]还报道认为大鼠脑出血后血肿周围神经元线粒体内细胞色素 C 的释放明显上调,大承气汤能阻止细胞色素 C 释入胞浆,从而阻断凋亡信号进一步传导,保护脑出血后神经元。王俊卿[55]等探讨大承气汤对脑出血急性期家猫脑保护作用的机制。认为大承气汤可降低脑出血急性期家猫脑组织中 NO 水平,增强 Na^+-K^+-ATP 酶的活性,对家猫脑组织有保护作用。姜汝明[56]等探讨大承气汤降低家兔急性脑内血肿致颅内高压模型的效果。实验显示大承气汤可显著抗氧化反应及减轻脑水肿,具有降低急性脑内血肿致颅内高压作用,且降低幅度与作用持续时间优于甘露醇。

②对肺脏的保护作用:李玉梅[57]等探讨大承气汤改善阳明腑实喘满证中肺通气功能和肺组织病变家兔模型的机制。认为大承气汤具有改善肺水肿、促进肺泡上皮特别是Ⅱ型上皮细胞增生、促进损伤修复的作用。其作用可能与其促进肺泡上皮增生特别是Ⅱ型上皮细胞增生及修复、改善肺泡通气/血流比等多种作用有关。

③对肝脏的保护作用:王春妍[58]等探讨大承气汤对急性肝损伤大鼠肠源性内毒素血症

生物学效应的阻断机制及作用。认为大承气汤对急性肝损伤大鼠肠源性内毒素血症生物学效应具有阻断作用。王春妍[59]等还探讨大承气汤对急性肝损伤大鼠肠源性内毒素血症的干预作用。认为大承气汤可改善急性肝损伤大鼠肠道菌群失调,降低血浆内毒素水平,对急性肝损伤肠源性内毒素血症具有明显干预作用,对急性肝损伤大鼠具有保护作用。江海艳[60]等观察大承气汤对硫代乙酰胺所致急性肝损伤大鼠 TNF-α、IL-6 及 NO 含量的影响。认为大承气汤通过降低血浆内毒素含量,降低 TNF-α 及 IL-6、NO 水平,减轻对肝脏的损伤。

④对胰腺的保护作用:韩恩昆[61]等探讨大承气汤和活血清胰汤对重型急性胰腺炎大鼠胰外器官损伤的保护作用。通过实验认为大承气汤、活血清胰汤对重型急性胰腺炎时胰腺和胰外脏器损害具有保护作用。

此外,黄灿[62]等探讨大承气汤对多器官功能障碍大鼠的器官保护作用,通过实验认为大承气汤对多器官功能障碍大鼠有器官保护作用。

参 考 文 献

[1] 李瑛强,霍娟勇. 通里攻下法在肺心病急性发作期的应用[J]. 海南医学,2003,14(7):89.

[2] 吴夏棉,黄启祥. 慢性肺心病论治体会[J]. 中国中医急症,2005,14(2):180-181.

[3] 钟恺立,田丹,黄莺. 大承气汤联合机械通气治疗急性呼吸窘迫综合征疗效观察[J]. 中国中西医结合急救杂志,2006,13(5):288-290.

[4] 孙元莹,李志军,王今达. 大承气汤与多脏器功能障碍综合征[J]. 辽宁中医药大学学报,2006,8(2):36-37.

[5] 黄建龙,李云辉,林中平. 通腑化瘀导痰汤治疗重型颅脑损伤[J]广东医学,2005,26(9):1282-1283.

[6] 牛豫洁,蒙定水. 加味小承气汤治疗老年人脑心综合征 40 例疗效观察[J]. 云南中医中药杂志,2010,31(7):43-44.

[7] 谭子虎,涂晋文,董梦久,等. 加减承气汤治疗急性脑梗死临床研究[J]. 中国中医急症,2004,13(5):274-275.

[8] 王俊卿,王伯良,杨文清. 大承气汤加减治疗大面积脑梗死 30 例临床观察[J]. 中国中医急症,2009,18(3):348,371.

[9] 杨晓颖,张根明. 星蒌承气汤治疗缺血性中风病临床疗效观察[J]. 北京中医药大学学报,2009,16(3):14-16

[10] 马洪明,耿庆文,马大勇. 加味承气汤在重症脑卒中患者实施肠内营养中的应用[J]. 现代中西医结合杂志,2010,19(24):3069-3070.

[11] 杜秀民,张锐,田孝安,等. 加味大承气汤灌肠对危重脑卒中患者肠黏膜屏障保护作用的研究[J]. 中国中医急症,2009,(10):1581-1582.

[12] 于晶,于占华. 小承气汤加减治疗中风病高血脂症临床观察[J]. 长春中医药大学学报,1999,15(4):12.

[13] 石景祥. 仲景方药辨治中枢性高热临床体会[J]. 辽宁中医杂志,2009,36(7):1158-1159.

[14] 王中生,穆绪超. 加味大承气汤治疗功能性消化不良 96 例[J]. 河南中医,2003,23,(8):8-9.

[15] 蒋国印,李建芬,徐波,等. 小承气汤加减治疗肠易激综合征 56 例疗效观察[J]. 河北中医,2010,32(2):218,252.

[16] 寇莉,鲁立新. 中西医结合治疗重型肝炎 56 例[J]. 中西医结合肝病杂志,2003,13(3):182-183.

[17] 邓欣,杨大国,吴其恺,等. 赤芍承气汤治疗慢性重型肝炎近期疗效观察[J]. 中西医结合肝病杂

志,2004,14(2):67-69.

[18] 李建阳,张庭澍,罗蓬,等.加味大承气汤灌肠治疗肝衰竭 102 例[J].陕西中医,2008,29(12):1639-1640.

[19] 邹碧泉.大承气汤保留灌肠治疗肝性脑病 40 例临床观察[J].浙江中医杂志,2008,43(5):268-269.

[20] 樊宏伟,夏永欣,丁小琳.赤芍承气汤治疗肝性脑病 30 例疗效观察[J].国医论坛,2006,21(4):34-35.

[21] 罗明,李建明,刘学强,等.中西医结合治疗重症急性胰腺炎 15 例疗效观察[J].新中医,2006,38(1):64-65.

[22] 贾利辉,郝景坤,陈琳,等.大承气汤加味灌肠治疗重症急性胰腺炎 38 例[J].辽宁中医杂志,2006,33(12):1600.

[23] 宋学建.大承气汤加味治疗胃石症 31 例[J].河南中医药学刊,2005,15(4):29-30.

[24] 张文清,洛淑华.消食散合小承气汤治疗胃石症 30 例[J].临床和实验医学杂志,2004,3(2):128.

[25] 李复生.加味大承气汤治疗泌尿系结石 30 例[J].安徽中医临床杂志,2000,12(4):287.

[26] 韦慧琴,胡开明.大承气汤保留灌肠治疗早中期慢性肾衰竭 38 例[J].实用中医内科杂志,2005,19,(5):451.

[27] 陈永厚.承气汤灌肠治疗急性脑血管意外合并肾衰竭 23 例[J].中国中医急症,2007,16(5):606.

[28] 刘军.大承气汤治疗急性有机磷中毒 34 例[J].中国中医药现代远程教育,2010,(15):28-29.

[29] 介世杰.中西医结合救治有机磷中毒临床观察[J].中国中医急症,2008,17(4):470-471.

[30] 金保方.大承气汤调钡灌肠诊治大肠梗阻 32 例[J].南京中医药大学学报,2003,19(2):117-118.

[31] 朱红林.加味大承气汤治疗急性肠梗阻 63 例疗效观察[J].辽宁中医杂志,2007,34(1):66.

[32] 陈天波,余发周,张邦明.双氧水灌肠及内服大承气汤治疗肠蛔虫堵塞 12 例临床观察[J].云南中医学院学报,2006,29(3):32-33.

[33] 李保东.复方大承气汤治疗胃癌术后功能性胃排空障碍[J].中国现代医学杂志,2002,12(22):78,80.

[34] 韩海龙.复方大承气汤治疗胃切除术后残胃排空障碍 20 例[J].辽宁中医杂志,2003,30(8):648.

[35] 陈文阁.加味承气汤在胃癌根治术后的临床应用[J].中医药信息,2000,(2):14.

[36] 邹拥军,邱宏.小承气汤加减在腹部手术后的应用[J].四川中医,2003,21(4):45.

[37] 阮勇,莫伟明,王兵.加味大承气汤在外科腹腔镜围手术期的应用价值[J].临床和实验医学杂志,2010,(16):1244-1245.

[38] 狄晓鸿.中西医结合防治妇科手术术后粘连性肠梗阻的临床意义[J].卫生职业教育,2004,22(23):112-113.

[39] 林晖,张秀智.加味小承气汤冲剂用于妇产科腹部术后的临床观察[J].中国中西医结合杂志,2002,22(2):135.

[40] 胡萍,白凤菊,李东升,等.大承气汤及大黄治疗小鼠细菌性腹膜炎[J].中国中西医结合杂志,2000,20(1):53-54.

[41] 姬志伟,罗连城,解基良,等.大承气冲剂和大黄的体外抑菌作用[J].中国中西医结合外科杂志,2003,9(6):451-453.

[42] 李跃辉,郭伟伟,张水寒,等.大承气汤微米制剂与传统汤剂体外抑菌作用的对比研究[J].湖南中医药大学学报,2008,28(6):26-28.

[43] 张艳丽,杨克雅.大承气汤泄热作用机制研究[J].山东中医杂志,2009,28(3):198-199.

[44] 万幸,刘倩娴,万培训.大承气汤对全身性炎症反应干预作用的实验研究[J].广州中医药大学学报,2003,20(2):153-155.

[45] AL-Moradi Kaid,崔乃强,赵二鹏,等,大承气颗粒剂对肠源性内毒素血症所致 SIRS/MODS 的治

疗作用[J].中国中西医结合外科杂志,2005,11(4):290-293.

[46] 孟林,靳珠华,林秀珍.大承气颗粒抑制脂质过氧化反应的实验研究[J].中草药,2002,33(8):737-738.

[47] 陈光远,唐文富,黄宗文,等.大承气汤对犬急性坏死性胰腺炎红细胞免疫影响的实验研究[J].湖南中医药导报,2003,9(4):94-95.

[48] 杨文修,王辉,刘曼,等.大承气汤和大黄对巨噬细胞免疫活性的双向调节作用[J].天津中医药,2004,21(1):53-57.

[49] 邢迎红,崔克亮,曹书华,等.大承气汤对危重症患者单核细胞表面人白细胞抗原DR表达的影响[J].中国急救医学,2002,22(4):226-227.

[50] 刘印忠,马德禄.大承气汤颗粒剂对正常小鼠肠道运动的影响[J].天津药学,2000,12(3):43.

[51] 李颖,田如玉,马仲丽,等.大承气汤对胃肠激素的分泌及其促胃肠运动关系的研究[J].河南中医学院学报,2008,23(5):19,23.

[52] 谢文利,林秀珍,马德禄,等.大承气汤对大鼠肠平滑肌细胞内磷酸二酯酶的影响[J].中草药,2001,32(4):339-341.

[53] 侯俊良,梁清华,包太成,等.大鼠脑出血后血肿周围组织活化凋亡蛋白酶3表达与大承气汤的干预[J].中国临床康复,2005,9(21):145-147.

[54] 侯俊良,梁清华,包太成,等.大承气汤对脑出血大鼠神经元线粒体内细胞色素C释放的影响[J].实用预防医学,2006,13(3):495-498.

[55] 王俊卿,周筱燕,杨文清.大承气汤对脑出血急性期家猫脑保护作用的研究[J].中国中医急症,2002,11(4):289.

[56] 姜汝明,许振国,祝金旭,等.通里攻下法对家兔颅内高压影响的实验研究[J].山东中医杂志,2006,25(8):548-550.

[57] 李玉梅,朱晓梅,吕嵘,等.大承气汤对实验性肺水肿家兔肺病理改变影响的研究[J].中国中西医结合急救杂志,2002,9(1):24-26.

[58] 王春妍,杨世忠,迟宝荣.大承气汤对急性肝损伤大鼠肠源性内毒素血症生物学效应的阻断作用[J].中西医结合肝病杂志,2006,16(6):356-357.

[59] 王春妍,范玉强,胡东胜,等.大承气汤对急性肝损伤大鼠肠源性内毒素血症的干预作用[J].时珍国医医药,2009,20(9):2325-2326.

[60] 江海艳,王春妍.大承气汤对急性肝损伤大鼠TNF-α、IL-6及NO含量的影响[J].吉林中医药,2008,8(11):845-846.

[61] 韩恩昆,吴咸中.重型急性胰腺炎大鼠胰外器官损伤与大承气汤和活血清胰汤的保护作用[J].中国中西医结合外科杂志,2004,10(3):185-188.

[62] 黄灿,蔡卓夫,大承气汤对多器官功能障碍大鼠的器官保护作用[J].河北医药,2009,15(9):1065-1067.

第四节　谵语辨证及白虎汤证(210～220)

一、谵语辨证(210～218、220)

【原文】

夫實者讖語,虛則鄭聲[1]。鄭聲者,重語也。直視讖語,喘滿者死,下利者亦死。(210)

發汗多,若重發汗者,亡其陽[2],讖語。脉短者死,脉自和[3]者不死。(211)

傷寒若吐若下後不解,不大便五六日,上至十餘日,日晡所發潮熱,不惡寒,獨語如見鬼狀。

若劇者,發則不識人,循衣摸床⁽⁴⁾,惕而不安,一云順衣妄撮,怵惕不安。微喘直視,脉弦者生,濇者死。微者,但發熱讝語者,大承氣湯主之。若一服利,則止後服。(212)

陽明病,其人多汗,以津液外出,胃中燥,大便必鞕,鞕則讝語,小承氣湯主之。若一服讝語止者,更莫複服。(213)

陽明病,讝語發潮熱,脉滑而疾者,小承氣湯主之。因與承氣湯一升,腹中轉氣⁽⁵⁾者,更服一升,若不轉氣者,勿更與之。明日又不大便,脉反微者,虛也,為難治,不可更與承氣湯也。(214)

陽明病,讝語有潮熱,反不能食者,胃⁽⁶⁾中必有燥屎五六枚也;若能食者,但耳,宜大承氣湯下之。(215)

陽明病,下血讝語者,此為熱入血室,但頭汗出者,刺期門,隨其實而寫⁽⁷⁾之,濈然汗出則愈。(216)

汗一作臥,出讝語者,以有燥屎在胃中,此為風⁽⁸⁾也。須下者,過經乃可下之。下之若早,語言必亂,以表虛裏實故也。下之愈,宜大承氣湯。(217)

傷寒四五日,脉沉而喘滿,沉為在裏,而反發其汗,津液越出,大便為難,表虛裏實,久則讝語。(218)

二陽並病,太陽證罷,但發潮熱,手足漐漐汗出,大便難而讝語者,下之則愈,宜大承氣湯。(220)

【詞解】

(1)鄭聲:指語言重復,聲音低微。

(2)亡其陽:即亡陽、陽氣虛。

(3)脉自和:猶脉象正常。

(4)循衣摸床:同捻衣摸床。

(5)轉氣:即轉矢氣。

(6)胃:胃賅腸而言。

(7)寫:通"瀉"。

(8)風:猶感受風邪有表證。

【提要】讝語辨證。

【釋義】本節條文主要論述讝語的辨證。210條辨讝語鄭聲的性質、特徵與預後。讝語與鄭聲都是指患者在神志不清情況下的妄言亂語。讝語大多屬實證,表現為聲高氣粗,妄言亂語,由裏熱熾盛、擾亂神明所致,故曰"實則讝語"。鄭聲屬虛證,表現為語言重復,聲音低微,為精氣虛衰、心失所養所致,故曰"虛則鄭聲"。如果讝語又見直視,為熱盛或陰虛動風之象,喘滿為氣脫之象,故預後差。若又見下利為中氣衰敗、陰液欲竭之象,故曰死證。讝語也有屬虛證的,如211條由於誤汗損傷心陽,神明無主而出現讝語,其預後可從脉象辨別。脉短為氣血虛陰液衰竭,故預後不良。脉自和是指脉象不短,並能逐漸恢復正常,為正氣尚存有生機,則非死證。

212條論陽明腑實重證的辨治及預後。本證經吐法下法治療後仍不解,為表邪入裏化熱傷津,故不大便多日。日晡潮熱,為陽明經氣旺(申酉時),熱勢升高。不惡寒為表證已除,必見反惡熱、自汗出等陽明病外證。獨語如見鬼狀與讝語同義,可表現為聲高氣粗,若有所見等,為陽明熱盛上擾神明所致。上述為典型的陽明腑實證,如果又見"不識人,循衣摸床,惕而不安,微喘直視"是陽明腑實重證。為熱盛陰竭動風之危重證候,《傷寒論》沒有出方,可參酌吳鞠通《溫病條辨》牛黃承氣湯、新加黃龍湯之類治療。本證的預後可辨脉象,若脉弦,为正气尚存,犹有生机;若脉涩,为血虚阴竭,预后不良。如果证情较轻,仅见发热谵语的可用大承气汤攻下实热,但得大便通利,则止后服,以免损伤正气。

213条辨阳明热盛伤津致便硬谵语的治法。阳明病多汗为热盛迫津外泄所致,津伤则胃肠津液不足,大便干结而硬。同时由于里热炽盛,上扰神明则谵语。本证热盛伤津致大便硬而谵语,为阳明腑实轻证,故用小承气汤泻热通下。若腑气通畅,谵语消失,即当停止服用。

214条续论小承气汤证治。阳明病见谵语,发潮热,脉滑,为里热炽盛,腑实已成,热扰神明所致,似可投大承气汤,泻其实邪。而本条却用小承气汤轻下,究其原因,关键在于已见疾脉,为阳亢无制,真阴垂绝之候。既有虚象则不得妄用大承气汤峻下,当谨慎行事,故用小承气汤轻下。仲景大小承气汤之区别应用,由此可见一斑。本条先服小承气汤一升作试探,服药后腹中转矢气者,为气机尚通畅,可继续用小承气汤攻下。若不转矢气,为虽有阳明腑实证,但气机闭塞,是病情复杂危重之象,不得再妄投承气汤。若明日又不大便,脉反微涩,为阳明腑实证气机闭塞,虚象明显。实中夹虚,攻补两难,故曰难治。此时千万不能纯用承气汤攻下,当拟攻补兼施之法,吴鞠通《温病条辨》新加黄龙汤之类可参考。

215条续论谵语潮热的治疗,并以能食不能食辨便硬之程度。谵语潮热为阳明腑实证之主要表现,可用承气汤类攻下。若不能食者为腑实严重,燥屎内结,肠道壅滞,胃失受纳,故推测胃肠中有燥屎,可用大承气汤攻下。条文中"宜大承气汤下之"为倒装文法,意为"胃中必有燥屎五六枚也"宜之。若能食者为腑实较轻,结聚不严重,故曰"但硬耳",可用小承气汤之类治疗。另190条有"能食名中风","不能食名中寒"之论述,与本条迥然有别。190条以能食不能食辨中风与中寒,本条谵语潮热并见,则以能食不能食,辨便硬及腑实证之轻重。

216条论阳明病谵语见于热入血室的证治。热入血室证太阳病篇曾有论述,表现为发热恶寒,经水适来适断,谵语等。本条为阳明病热入血室,主症为下血谵语。阳明热盛与血结于血室,血热妄行损伤脉络则下血,血热上扰,影响神明则谵语。由于里热蒸腾,气机不畅,故表现为但头汗出。此外还可见胸胁下满,少腹不适等症。本证与阳明病的主要区别在于下血,故下血为本证的主症。由于血室隶属于肝经,故用针刺肝之募穴——期门的方法,泻肝经之实热。濈然汗出,为针刺后气机通畅,热邪外泄的表现。还可结合药物治疗,则效果更佳。

217条论谵语兼表证的证治。汗出谵语为阳明病的主要表现,阳明热盛,迫津外泄则汗出,热盛上扰神明则谵语,故曰"有燥屎在胃中"。但"汗出"一症也可见于表证,本条之汗出即属表证,故曰"此为风"。因而本条实为阳明腑实兼表邪未解之证。腑实证除谵语外还可见腹满不大便等症,表证还可见恶寒头痛等症。既为表里同病,其治疗须按表里先后缓急而行。"过经乃可下之"是说其表未解者,不可攻;须表证已罢,阳明证显,方可攻下,则无后顾之忧。因本证为表虚里实,若表证未除,而过早攻下,则表邪内陷,会使谵语等症加重。"下之愈,宜大承气汤"一句,当移于"过经乃可下之"后,亦为倒装文法。

218条论误汗致津伤热盛而谵语。"脉沉而喘满"当辨为里证,里热炽盛,腑气壅滞,则可见腹满;里热炽盛,肺气不利则喘。故曰"沉为在里"。若医者失察,而误用汗法,必致津液外泄,胃肠燥热更盛,而大便难出。盖误汗则虚其表,汗出津伤,里热更炽,因循失误,久必神明被扰,故发谵语。

220条论二阳并病转属阳明腑实的证治。本条二阳并病,即先是太阳病,继而又见阳明病,究其治法,若以表证为主的,可小发其汗,若表里证均较突出的,可用表里同治之法。今太阳病已消失,仅见潮热、手足汗出、大便难而谵语等症,则为典型的阳明腑实证。盖以潮热、谵语为腑实证之重要特征;手足汗出,由热盛迫津外泄所致,更兼大便难,为阳明腑实之确据,故用大承气汤峻下实热。

"谵语"指患者胡言乱语,声高气粗。"郑声"本指春秋战国时期郑国之民间音乐,因与当时的雅乐大相径庭,而受到儒家的排斥。《伤寒论》中的郑声,指患者胡言乱语,语言重复,声音低微,为虚证。《伤寒论》中见谵语的条文 27 条,主要在太阳、阳明病篇。谵语的成因有误用汗熨火法,或阳明热盛,或肝经有热,或热入血室;亦有误汗亡心阳所致者。谵语的治疗体现了审证求因、审因论治的原则。

【选注】

成无己(210 条——笔者注):《内经》曰:邪气盛则实,精气夺则虚。谵语由邪气盛而神识昏也;郑声由精气夺而声不全也。谵语者,言语不次也;郑声者,郑音不正也。《论语》云:恶郑声之乱雅乐。又曰:放郑声,远佞人,郑声淫,佞人殆。言郑声不正也。今新差气虚,人声转者,是所谓重语者也。若声重亦声转之。(《注解伤寒论·辨阳明病脉证并治法》)

王肯堂:谵语者,谓乱言无次,数数更端也;郑者,谓郑重频烦也,只将一句旧言,重叠频言之,终日殷勤,不换他声也。盖神有余则能机变,而乱语数数更端,神不足则无机变,而只守一声也。成氏谓郑声为郑卫之声非是。(《证治准绳·伤寒·昳之三·谵语》)

《医宗金鉴》(210 条——笔者注):谵语一证,有虚有实。实则谵语,阳明热甚,上乘于心,乱言无次,其声高朗,邪气实也。虚则郑声,精神衰乏,不能自主,语言重复,其声微短,正气虚也。(《医宗金鉴·订正仲景全书·伤寒论注·阳明全篇》)

汪苓友(211 条——笔者注):此系太阳病转属阳明谵语之证。本太阳病得病之时发汗多,转属阳明,重发其汗,汗多亡阳。汗本血之液,阳亡则阴亦亏,津血耗竭,胃中燥实而谵语。谵语者脉当弦实,或洪滑,为自和,自和者,言脉与病不相背也,是病虽甚不死。若谵语脉短者,为邪热盛,正气衰,乃阳证见阴脉也,以故主死。或以阳亡为脱阳,脱阳者见鬼,故谵语,拟欲四逆汤急回其阳,大误之极。殊不知仲景云亡阳者,乃亡津液之通称,津液亡而反用附桂等辛热之剂,吾恐脉虽和,亦必至死。(《伤寒论辨证广注·辨阳明病脉证并治法》)

陈修园:有亡阳而谵语者,汗为心液,心为阳中之太阳,发汗多,则心液虚矣。若重发汗者,心液为阴,阴虚于内则心主之阳无所附而遂亡于外矣。亡其阳则神气亦昏而谵语。脉乃血脉,脉短者,心液亡,心气绝故死。若脉不短而且自和者,病虽剧,亦不死。(《伤寒论浅注·阳明篇》)

舒驰远(211 条——笔者注):亡其阳,"阳"字存有误,应是"阴"字,何也? 病在少阴,汗多则亡阳;病在阳明,汗多则亡阴。盖《阳明中篇》皆阳明胃实之证,但能亡阴,不能亡阳。(《舒氏伤寒集注·阳明篇》)

成无己(212 条——笔者注):若吐若下,皆伤胃气,不大便五六日,上至十余日者,亡津液,胃气虚,邪热内结也。阳明旺于申酉戌,日晡所发潮热者,阳明热甚也;不恶寒者,表证罢也。独语如见鬼状者,阳明内实也,以为热气有余。若剧者,是热气甚大也,热大甚于内,昏冒正气,使不识人,至于循衣摸床,惕而不安,微喘直视。伤寒阳胜而阴绝者死,阴胜而阳绝者死。热剧者,为阳胜。脉弦为阴有余,涩为阴不足。阳热虽剧,脉弦,知阴未绝而犹可生;脉涩则绝阴,故不可治。其邪热微而未至于剧者,但发热谵语,可与大承气汤,以下胃中热。经曰:凡服下药,中病即止,不必尽剂。此以热未剧,故云若一服利,则止后服。(《注解伤寒论·辨阳明病脉证并治法》)

《医宗金鉴》(212条——笔者注)：循衣摸床，危恶之候也。一以阴气未竭为可治，如太阳中风，火劫变逆，捻衣摸床，小便利者生，不利者死是也。一以阳热之极为可攻，如阳明里热成实，循衣摸床，脉滑者生，涩者死是也。大抵此证，多生于汗、吐、下后，阳气大虚，精神失守。经曰：四肢者，诸阳之本也。阳虚故四肢扰乱失所倚也，以独参汤救之；汗多者，以参芪汤；厥冷者，以参附汤治之。愈者不少，不可概谓阳极阴竭也。(《医宗金鉴·订正仲景全书·伤寒论注·阳明全篇》)

汪苓友(212条——笔者注)：此条举谵语之势重者而言。伤寒若吐若下后，津液亡而邪未尽去，是为不解。邪热内结，不大便五六日，上至十余日，此为可下之时。日晡所发潮热者，府实燥甚，故当其经气旺时发潮热也。不恶寒者，表证罢也。独语者，即谵语也。《字释》云：病人自言为谵。则是独语如见鬼状，乃阳明府实而妄见妄闻。病剧则不识人，剧者甚也。成注云：热气甚大，昏冒正气，故不识人。循衣摸床者，阳热偏胜而躁动于手也。惕而不安者，胃热冲膈，心神为之不宁也。又胃热甚而气上逆则喘，今者喘虽微而直视，直视则邪干脏矣。故其死生之机，须于脉候决之。《后条辨》云：以上见证莫非阳亢阴绝，孤阳无依而扰乱之象。弦涩皆阴脉，脉弦者为阴未绝，犹带长养，故可生。脉涩者为阴绝，已成涸竭，以故云死。其热邪微而未至于剧者，但发潮热谵语，宜以大承气汤下胃中实热，通肠中燥结。一服利，止后服者，盖大承气虽能抑阳通阴，若利而再服，恐下多反亡其阴，必至危殆，可不禁之！(《伤寒论辨证广注·辨阳明病脉证并治法》)

柯韵伯(213条——笔者注)：阳明主津液所生病，故阳明病多汗。多汗是胃燥之因，便硬是谵语之根，一服谵语止，大便虽未利，而胃濡可知也。(《伤寒来苏集·伤寒论注·阳明脉证下》)

汪苓友(213条——笔者注)：阳明病指胃家实而言，其人多汗者，乃自汗出而多也。汗多则津液外泄，胃亡津液则燥，肠与胃相通，胃中燥则大便必硬，硬则热邪不得下泄，阳明府实因作谵语。治法止须与小承气汤，下其实热。若一服实热得下，胃中稍空则谵语止。更莫复服者，以亡津液，不堪过下故也。(《伤寒论辨证广注·辨阳明病脉证并治法》)

尤在泾(213条——笔者注)：汗生于津液，津液资于谷气，故阳明多汗，则津液外出也。津液出于阳明，而阳明亦藉养于津液，故阳明多汗则胃中无液而燥也。胃燥则大便硬，大便硬则谵语，是宜小承气汤，以和胃而去实。若一服谵语止，更莫复服者，以津液先亡，不欲多下，以竭其阴。(《伤寒贯珠集·阳明篇上》)

钱天来：邪在阳明而谵语发潮热，则邪热当实于胃，而为可下之证矣。脉滑则食停于胃，疾则热邪过甚，躁动已极，其变态有不可测者，以未见实大之脉，不可轻下，故不用大承气汤，而以小承气汤主之。因与承气汤一升，若腹中行动而转矢气者，此胃中有实热也，更服一升，以去其邪热宿滞。若不转矢气者，是胃无实邪也，勿更与之。至明日而竟不大便，其脉反微涩者，知其内无真气矣。脉微则阳衰，涩则阴气竭，阴阳俱虚。以滑疾之脉而反变微涩，是邪盛正虚，所以为难治。如此者，正气将败，断不可更虚其虚，是以不可更与承气汤也。(《伤寒溯源集·阳明中篇》)

方有执：滑以候食，故为大便硬之诊。疾，里热盛也。然滑疾有不宁之意，不可不知。微者，阳气不充，涩者，阴血不足，故曰里虚也。难治者，气不充则无以运行，血不足则无以润送。故曰阳微不可下，无血不可下，此之谓也。(《伤寒论条辨·辨阳明病脉证并治法》)

尤在泾(214条——笔者注)：谵语发潮热，胃实之征也。脉滑而疾，则与滑而实者差异矣。故不与大承气。而与小承气也。若服一升而转矢气者，知有燥屎在胃中，可更服一升，若不转矢气者,此必初硬后溏,不可更与服之。一如前二条之意也。乃明日不大便,而脉反微涩则邪气未去,而正气先衰,补则碍邪,攻则伤正,故曰难治。便虽未通,岂可更以承气攻之哉。(《伤寒贯珠集·阳明篇下》)

张路玉:此以能食不能食,辨燥结之微甚也。详仲景言病人潮热谵语,皆胃中热盛所致。胃热则能消谷,今反不能食,此必热伤胃中津液,气化不能下行,燥屎逆攻于胃之故。故宜大承气汤急祛亢极之阳,以救垂绝之阴。若能食者,胃中气化自行,热邪原不为盛,津液不致大伤,大便虽硬而不久自行,不必用药反伤其气也。若以能食便硬而用承气,殊失仲景平昔顾虑津液之旨。(《伤寒缵论·阳明下篇》)

周扬俊:大承气汤句宜单承燥屎五六枚来,何者?至于不能食为患已深,故宜大下。若能食,但硬,未必燥屎五六枚,口气原是带说,只宜小承气汤可耳。(《伤寒论三注·阳明篇》)

徐灵胎:燥屎当在肠中,今云"胃中"何也?盖邪气结成糟粕,未下则在胃中,欲下,则在肠中。已结者,即谓之燥屎,言胃则肠已赅矣。(《伤寒论类方·承气汤类》)

张隐庵:此言阳明下血谵语,无分男女而热入血室也。下血者,便血也。便血则血室内虚。冲脉任脉皆起于胞中而上注于心下,故谵语,此为血室空虚而热邪内入。但头汗出者,热气上蒸也。夫热入血室则冲任气逆而肝脏实,故当刺肝之期门,乃随其实而泻之之义。夫肝藏之血,充肤热肉,淡渗皮毛,溅然汗出,乃皮肤之血液为汗,则胞中热邪共并而出矣。(《伤寒论集注·阳明篇》)

注苓友(216条——笔者注):按此条当亦是妇人病。邪热郁于阳明之经,阳明多气多血,邪热甚则迫血以下而行,血下则经脉空虚,热得乘虚而入其室,亦作谵语。《后条辨》云:血室虽冲脉所属,而心君实血室之主,室被热扰,其主必昏故也。但头汗出者,血下夺则无汗,热上扰则汗蒸也。刺期门以泻经中之实,则邪热得除而津液回复,遂溅然汗出而解矣。或问此条病,仲景不言是妇人,所以《尚论》诸家直指为男子。今吾子偏以妇人论之,何也?余答云:血室虽不分男女皆有,而热入血室之证则惟妇人始有之。余于前第七卷少阳篇后言之已明,况仲景于太阳篇中,一则曰妇人中风云云,经水适来,此为热入血室。再则曰妇人中风云云,经水适断,此为热入血室。三则曰妇人伤寒云云,经水适来,此为热入血室。则是热入血室明系妇人之证,至此实不待言而可知矣。且此条言下血当是经水及期,而交错妄行,以故血室有亏,而邪热得以乘之,故成热入血室之证。考之《灵枢经·海论》云:冲脉为十二经之海。注云:此即血海也。冲脉起于胞中,其前行者,并足少阴之经,挟脐上行至胸中而散。又考《素问·上古天真论》云:女子二七而天癸至,任脉通,太冲脉盛,月事以时下。夫少阴也,任也,冲也。其经脉皆行于腹,故其血必由前阴而下,斯血室有亏,邪热方得而入,则是仲景云下血乃经水交错妄行,又不问而自明矣。此其理非读书明理之君子,其孰能知之。(《伤寒论辨证广注·刺热法》)

成无己:胃中有燥屎则谵语,以汗出而表未罢,故云风也。燥屎在胃则当下,以表未和则未可下,须过太阳经,无表证乃可下之。若下之早,燥屎虽除,则表邪乘虚复陷于里,为表虚里实,胃虚热甚,语言必乱。与大承气汤,却下胃中邪热则止。(《注解伤寒论·辨阳明病脉证并治法》)

章虚谷:经邪入府,下之则愈,宜用大承气汤。尚下早而语乱,当用救治之法,非谓仍用大承气也。此倒装文法,不可错解。(《伤寒论本旨·阳明全篇》)

尤在泾(217条——笔者注):汗出谵语谓风未去表,而胃已成实也。故曰有燥屎在胃中,又曰此为风也。须下之,过经乃可下之。见胃实须下,而风未去表,则必过经而后可下。

不然,表间邪气又将入里,胃益增热而语言错乱矣。表虚里实,即表和里病之意,言邪气入而并于里也。《外台》云:里病表和,下之则愈,汗之则死,故宜大承气以下里实。(《伤寒贯珠集·阳明篇下》)

柯韵伯(218 条——笔者注):喘而胸满者,为麻黄证。然必脉浮者,病在表,可发汗。今脉沉为在里,则喘满属于里矣。反攻其表则表虚,故津液大泄,喘而满者,满而实矣。因转属阳明,此谵语所由来也,宜少与调胃。汗出为表虚,然是谵语,归重只在里实。(《伤寒来苏集·伤寒论注·阳明脉证上》)

舒驰远(218 条——笔者注):脉沉而喘满,则知阳明宿燥阻滞,浊气上干而然也。故曰沉在里,明非表也。而反发其汗,则津越便难而成实矣。至久则谵语者,自宜大承气汤,此因夺液而成燥屎者,原非大热入胃者比,故仲景不出方,尚有微甚之斟酌耳。(《舒氏伤寒集注·阳明篇》)

成无己:本太阳病并于阳明,名曰并病。太阳证罢,是无表证。但发潮热,是热并阳明。一身汗出为热越,今手足汗出,是热聚于胃也,必大便难而谵语。经曰:手足而汗出者,必大便已硬也,与大承气汤,以下胃中实热。(《注解伤寒论·辨阳明病脉证并治法》)

柯韵伯(220 条——笔者注):太阳证罢,是全属阳明矣。先揭二阳并病者,见未罢时便有可下之证。今太阳一罢,则种种皆下证矣。(《伤寒来苏集·伤寒论注·阳明证下》)

汪苓友(220 条——笔者注):此条系并病谵语之证。二阳并病者,乃太阳阳明,二经相并而病也。经病无可下之理。今者太阳证罢,已无恶寒头痛在表之邪矣。但发潮热,手足汗出,大便难而谵语,是为阳明入府之证,故云下之则愈。亦宜用大承气汤也。(《伤寒论辨证广注·辨阳明病脉证并治法》)

【评述】成无己以虚实分谵语与郑声,为一语破的。但释郑声为郑音不正欠妥,王肯堂已论其非。吴谦对谵语郑声病机的阐述较妥贴,可从。汪苓友释 211 条为阳亡阴亏、胃中燥实而谵语,其说是非参半,阳亡阴亏则是,胃中燥实则非。盖本条为发汗亡心阳所致,对此陈修园进行了论述,其说较合理。舒驰远认为亡阳当为亡阴之误,是不通阴阳互根之理所致。212 条成无己、汪苓友之论述较透彻,汪苓友更指出本条为谵语之势重者。《金鉴》既释循衣摸床为阳热之极,又认为此证阳气大虚,当用独参、参芪、参附汤之类,并改"脉弦"为"脉滑",似不可从。柯韵伯释 213 条多汗是胃燥之因,便硬为谵语之根,尚未涉及真正之病因,而尤在泾指出用小承气汤和胃而去实;汪苓友则明确指出热邪不得下泄为便硬之因,故用小承气汤下其实热,则明白晓畅。钱天来释 214 条之疾脉为热邪过甚,躁动已极,其变态有不可测者,并联系脉实大、脉微涩论述用小承气汤之由,较合理。方有执释脉滑疾有不宁之意,也有参考价值。方有执将脉滑疾与脉滑实比较,以区分大小承气汤证之差异,对临床有指导价值。张隐庵认为 215 条是热伤胃中津液,故用大承气汤急祛亢极之阳,以救垂绝之阴。认为若单纯能食便硬,不宜用承气汤。周扬俊则认为"能食但硬"可用小承气汤,有参考价值。徐灵胎则指出,燥屎当在肠中,"言胃则肠已赅矣",其说可从。张隐庵释 216 条之热入血室为男女皆有,代表了一部分医家的观点。汪苓友则认为本条当亦是妇人病,明确指出血室虽男女皆有,而热入血室之证则惟妇人始有之。其论点正确,论据确实,有说服力。成无己释 217 条谵语为胃中有燥屎,汗出为表未罢,治当先表后里,是。然释表虚里实为表邪乘虚,复陷于里则欠妥。尤在泾未读出倒装句,将"表虚里实",误作"表和里病",去道远矣。惟章虚谷独具只眼,指出"此倒装文法,不可错解"。218 条柯韵伯释表虚为汗出,谵语为里实,较为妥贴。舒驰远则探究仲景不出方之由,有参考价值。成无己、汪苓友论述了 220 条并病之涵义,皆可从。柯韵伯则指出太阳证未罢时,便有可下之证,体现了辨证精细、治法严谨的精神。

二、白虎汤证(219)

【原文】

三陽合病[1],腹滿身重,難以轉側,口不仁[2],面垢[3]又作枯,一云向經,讝語遺尿。發汗則讝語。下之則額上生汗,手足逆冷。若自汗出者,白虎湯主之。(219)

知母六兩　石膏一斤,碎　甘草二兩,炙　粳米六合

上四味,以水一斗,煮米熟湯成,去滓。溫服一升,日三服。

【词解】

(1)三阳合病:太阳、阳明、少阳三经病的症状同时出现。

(2)口不仁:口中麻木。可表现为食不知味,语言不利等。

(3)面垢(gòu 够):脸部如蒙尘垢。

【提要】 三阳合病治从阳明的证治及禁例。

【释义】 本条叙述了三阳合病,病邪偏重于阳明的白虎汤证治及治禁。"三阳合病"当理解为发病初,太阳、阳明、少阳三经证候同时出现。随着病情的发展,太阳、少阳之邪已归并阳明,表现为阳明里热独盛之证。阳明主腹,热壅气滞,故见腹满;热盛耗气,经脉不利,因而身重,难以转侧。里热炽盛,津液被灼,故口不仁,可见食不知味,语言不利等;里热熏蒸则可见脸部如蒙尘垢。热扰神昏,则发谵语;热扰神明,膀胱失约,则见遗尿。柯琴认为"若自汗出者,白虎汤主之"一句当移入"谵语遗尿"后,甚是。"自汗出"为里热炽盛,迫津外泄所致,以上为阳明里热炽盛之证,用白虎汤清阳明里热。若误认为有表证而用汗法,可使谵语加重。《金匮玉函经》"发汗则谵语"下有"甚"字,意义更明。若误认为阳明腑实证而妄用下法,必致阴竭阳亡,而见额上生汗,手足逆冷。

腹满、谵语、遗尿等,在阳明腑实证中亦可出现,但本条既无潮热、便闭、脉沉实等症,又出现"自汗出",故不用承气汤而用白虎汤,故"自汗出"为本证的辨证要点。文中的"若自汗出者,白虎汤主之"为倒装句,按文义应接在"谵语遗尿"句之后。"发汗则谵语,下之则额上生汗"为插入之笔,不可与顺文连读。

欲全面认识白虎汤证,当参阅 176 条"伤寒脉浮滑,此以表有热,里有寒,白虎汤主之"(当是表里俱热,见太阳篇 176 条——笔者注)350 条"伤寒脉滑而厥者,里有热,白虎汤主之"以及 26 条"服桂枝汤,大汗出后,大烦渴不解,脉洪大者,白虎加人参汤主之"等条文。白虎汤证散见在太阳、阳明、厥阴病篇。但基本病机是一致的,均为阳明里热炽盛,邪热充斥表里;基本脉证为壮热、汗出、心烦、口渴、脉滑数,还可见厥等症状,后世归纳为身大热、大汗出、大烦渴、脉洪大等,对临床有指导意义;其治法为清燥热,救阴液,方用白虎汤。

【选注】

柯韵伯:此本阳明病而略兼太少也。胃气不通故腹满。阳明主内,无气以动故身重。难以转侧者,少阳行身之侧也。口者,胃之门户,胃气病则津液不能上行故不仁。阳明病则颜黑,少阳病则面微有尘,阳气不荣于面故垢。膀胱不约为遗溺,遗尿者太阳本病也。虽三阳合病而阳明证多,则当独取阳明矣。无表证则不宜汗,胃未实则不当下。此阳明半表里证也,里热而非里实,故当用白虎而不当用承气。若妄汗则津竭而谵语。误下则亡阳而额汗出手足厥也。此自汗出为内热甚者言耳,接遗尿句来。若自汗而无大烦大渴证,无洪大浮滑

脉,当从虚治,不得妄用白虎。若额上汗出手足冷者,见烦渴谵语等证与洪滑之脉,亦可用白虎汤。(《伤寒来苏集·伤寒论注·白虎汤证》)

《医宗金鉴》:三阳合病者,太阳、阳明、少阳合而为病也。必太阳之头痛、发热,阳明之恶热、不眠,少阳之耳聋,寒热等证皆具也。太阳主背,阳明主腹,少阳主侧,今一身尽为三阳热邪所困,故身重难以转侧也。胃之窍出于口,热邪上攻,故口不仁也。阳明主面,热邪蒸越故面垢也。热结于里则腹满;热盛于胃故谵语也。热迫膀胱则遗尿;热蒸肌腠故自汗也。证虽属于三阳,而热皆聚胃中,故当从阳明热证主治也。若从太阳之表发汗,则津液愈竭,而胃热愈深,必更增谵语。若从阳明之里下之,则阴益伤而阳无依则散,故额汗肢冷也。要当审其未经汗下,而身热自汗出者,始为阳明的证,宜主以白虎汤,大清胃热,急救津液,以存其阴可也。(《医宗金鉴·订正仲景全书·伤寒论注·辨合病并病脉证并治》)

陈修园:谵语亦有三阳合病者,太阳、阳明、少阳合而为病。腹满,阳明经热合于前也。身重,太阳经热合于后也。难以转侧,少阳经热合于侧也。三证见而一身之前后左右俱热气弥漫矣。口不仁而垢,热合少阳之腑也。谵语,热合阳明之腑也。遗尿,热合太阳之腑也。三证见而身内之上中下俱热气充塞矣。大抵三阳主外,三阴主内,阳实于外,阴虚于内,故不可发汗,以耗欲绝之阴,若发汗则谵语。阳浮于外,则阴孤于内,故不可下夺,以伤其欲脱之微阳。若下之则额上生汗,手足逆冷。医者审其未经汗下之误,兼治太阳少阳,不如专顾阳明。若自汗出一证者,从阳明而得太阳少阳之总归,白虎汤主之。苟非自汗出,恐表邪抑塞,亦不敢鲁莽而轻用也。(《伤寒论浅注·阳明篇》)

徐灵胎:三阳合病,腹满身重,难以转侧,口不仁而面垢,谵语遗尿。以上皆阳明热证之在经者,以三阳统于阳明也。但身重腹满,则似风湿,宜用术附。面垢谵语,则似胃实,宜用承气。此处一惑,生死立判。如何辨别,全在参观脉症,使有显据,方不误投。发汗则谵语,阳从此越。下之则额上生汗,手足逆冷,阴从此脱。若自汗出者,白虎汤主之。自汗则热气盛于经,非石膏不治。(《伤寒论类方·白虎汤类》)

【评述】注家对"三阳合病"进行了阐发,柯韵伯认为是"阳明病而略兼太少",吴谦认为"证虽属于三阳,而热皆聚胃中",陈修园认为三阳合病热邪合于三阳经之经腑,徐灵胎则认为皆阳明在经之热证,以三阳统于阳明。上述以吴谦从阳明立论为妥。事实上本条有三阳合病之名,而无三阳合病之实。对于本证的治疗,多主张从阳明而治。《医宗金鉴》还指出自汗出为阳明的证,陈修园则认为自汗出从阳明而得太阳少阳之总归。可见"自汗出"为本证之辨证要点。柯韵伯尤对"自汗"进行了辨证,徐灵胎对"身重腹满","面垢谵语"进行了辨证,均有参考价值。

【治法】清燥热,救阴液。

【方药】白虎汤方。

【方义】白虎汤是《伤寒论》中辛寒清气的代表方。知母苦寒,清热泻火,滋阴润燥,为君药。石膏辛甘大寒,清热泻火,善清肺胃之热。两者相配既能清阳明气分之热,又能润燥以滋阴。甘草甘平,补中益气,调和诸药。粳米甘平,益气和胃,与甘草同用,具有和中养胃之功。全方具有清燥热、救阴液之效,旨在清气分之热。

白虎汤的煎服法,以煮至米熟汤成即可。从目前临床应用来看,石膏当打成细末,并宜先煎,治疗此类疾患,宜生用,并宜大剂量频服,则效果更好。

【方论选】

成无己:白虎,西方金神也,应秋而归肺。热甚于内者,以寒下之;热甚于外者,以凉解之;其有中外俱热,内不得泄,外不得发者,非此汤则不能解之也。夏热秋凉,暑暍之气,得秋而止,秋之令曰处暑,是汤以白虎名之,谓能止热也。知母味苦寒,《内经》曰:热淫所胜,佐以苦甘。又曰:热淫于内,以苦发之。欲撤表热,必以苦为主,故以知母为君。石膏味甘微寒,热则伤气,寒以胜之,甘以缓之。欲除其热,必以甘寒为助,是以石膏为臣。甘草味甘平,粳米味甘平。脾欲缓,急食甘以缓之。热气内蕴,消烁津液,则脾气燥,必以甘平之物缓其中,故以甘草、粳米为之使。是太阳中暍,得此汤则顿除之,即热见白虎而尽矣。(《伤寒明理论·药方论·白虎汤方》)

柯韵伯:……石膏大寒,寒能胜热,味甘归脾,质刚而主降,备中土生金之体,色白通肺,质重而含脂,具金能生水之用,故以为君。知母气寒主降,苦以泄肺火,辛以润肺燥,内肥白而外皮毛,肺金之象,生水之源也,故以为臣。甘草皮赤中黄,能土中泻火,为中宫舟楫,寒药得之缓其寒,用此为佐。沉降之性,亦得留连于脾胃之间矣。粳米稼穑作甘,气味温和,禀容平之性,为后天养生之资,得此为佐,阴寒之物则无伤损脾胃之虑也。煮汤入胃,输脾归肺,水精四布,大烦大渴可除矣。白虎主西方金也。用以名汤者,秋金得令,而暑清阳解,此四时之序也。(《伤寒来苏集·伤寒论注·白虎汤证》)

汪昂:此足阳明手太阴药也。热淫于内,以苦发之,故以知母苦寒为君。热则伤气,必以甘寒为助,故以石膏为臣。津液内烁,故以甘草粳米甘平益气,缓之为使。不致伤胃也。又烦出于肺,燥出于肾。石膏清肺而泻胃火,知母清肺而泻肾火,甘草和中而泻心脾之火。或泻其子,或泻其母。不专治阳明气分热也。(《医方集解·泻火之剂·白虎汤》)

张锡纯:方中重用石膏为主药,取其辛凉之性,质重气轻,不但长于清热,且善排挤内蕴之热息息自毛孔达出也。用知母者,取其凉润滋阴之性,既可佐石膏以退热,更可防阳明热久者之耗真阴也。用甘草者,取其甘缓之性,能逗留石膏之寒凉不至下趋也。用粳米者,取其汁浆浓郁能调石膏金石之药使之与胃相宜也。药止四味,而若此相助为理,俾猛悍之剂归于和平,任人放胆用之,以挽回人命于垂危之际,真无尚之良方也。何犹多畏之如虎而不敢轻用哉?(《医学衷中参西录·医论·阳明病白虎汤证》)

【点评】注家对本方之君药有不同看法,成无己认为欲撤表热,必以苦为主,故以知母为君,甘寒之石膏为臣。汪苓友从其说。张隐庵则认为本方重用石膏,取其辛凉之性,故为主药,张隐庵以善用石膏著称,对本方颇具心得,多有可取之处。汪苓友指出本方为手太阴之药,以本方善治胃热故也,亦有新见。

【临床应用】

(1)张仲景对本方的应用

①用于伤寒脉浮滑,表有热,里有寒,见176条。(当是表里俱热——笔者注)

②用于三阳合病,以阳明为主者,见219条。

③用于"伤寒脉滑而厥者",见350条。

④《金匮要略·疟病》:本方加桂枝治疗温疟"其脉如平,身无寒但热,骨节疼烦,时呕"。

(2)后世医家对本方的应用

①《类证活人书》:本方加苍术名白虎加苍术汤,治湿温多汗,身重足冷。

②《温疫论》:本方加生姜同煎,治"温疫脉长洪而数,大渴复大汗,通身发热。"

③《温病条辨》:本方称为"辛凉重剂",治疗"太阴温病,脉浮洪,舌黄,渴甚,大汗,面赤,恶热者"。并提出了"脉浮弦而细者,不可与也;脉沉者,不可与也;不渴者,不可与也;汗不出者,不可与也"的4大禁忌证。

④《医学入门》：本方治一切时气、瘟疫、杂病、胃热、咳嗽、发斑及小儿疱疮、瘾疹、伏热等证。

⑤《医学衷中参西录》：本方治"阳明之实热，一半在经，一半在腑"者。

（3）现代应用

1）呼吸系统疾病：近年白虎汤广泛用于治疗普通感冒、流行性感冒、病毒性感染、大叶性肺炎等以发热为主要临床表现的急性感染性疾病，辨证要点以气分热盛为主。20世纪90年代杨林[1]曾总结临床中药治疗急性发热的研究进展，认为单味药应用频率，白虎汤中的生石膏为第1位，知母为第7位。

上呼吸道感染：方文献[2]用白虎汤加味治疗病毒性感冒。以卫气营血辨证之气分病辨证为依据。临床上感冒后1～3天出现高热持续不退、舌红、口干、渴饮、出汗而热不退、脉洪大或滑数，即用白虎汤原方（石膏60g，知母20g，甘草15g，粳米30g）治疗，随证加减。20例中，治愈18例，无效2例，治愈率为90％。王季冬[3]观察改良白虎汤治疗流行性感冒的疗效。将白虎汤去粳米，加黄芪、党参、灵芝、连翘、金银花、生地黄、白茅根、薄荷、板蓝根、葛根、大黄。治疗重症流感91例，治愈66例，占72.53％；显效14例，占15.38％；有效9例，占9.89％；无效2例，占2.20％；总有效率97.80％。认为改良白虎汤治疗流行性感冒疗效显著。陈更金[4]观察自拟银黄白虎汤治疗病毒性发热疾病的疗效。认为常见的病毒性发热疾病，如流感、腮腺炎、乙型脑炎、出血热，以及出疹性疾病麻疹、风疹、水痘等，它们的共同特点都是以发热为主症。并且具有发病急，来势猛，变化快，病情重的特点。它们都属中医温病的范畴，应该按照中医温病学卫、气、营、血的阶段划分而采用相应方法进行治疗。根据患者大多出现体温升高（38℃以上），口渴，汗出，脉象洪大而数，伴头痛，身痛，疲乏无力等特点，自拟本方（金银花30g，连翘30g，黄芩30g，石膏30g，知母15g，牡丹皮10g，生地黄20g，竹叶10g，青蒿15g，大青叶15g，白茅根15g，石斛15g，紫花地丁15g，甘草6g），上药每天服4～8次，每次服100～300ml。结果316例中显效272例，有效36例，无效8例，总有效率97.7％。吴少云[5]报道用柴银白虎汤加减治疗外感发热。所有病例均符合高热急症诊断常规标准。基本方：柴胡6～12g，金银花6～15g，连翘6～15g，淡竹叶6～15g，石膏10～50g，知母6～12g，黄芩6～15g，薄荷3～10g，随证加减。152例中，服药2天内体温降至正常，且无反复，症状消失为67例，占44.1％；服药3天内体温降至正常，其他症状基本消失的49例，占32.2％；5天内体温降至正常，其他症状改善的为28例，占18.4％；5天以内体温不能恢复正常，其他症状也无改善的为8例，占5.0％。总有效率为95％。陈春芳[6]报道用加味白虎汤治疗高热64例（含伤寒、副伤寒、肺炎等）。临床中严格掌握"身大热、汗大出、口大渴、脉洪大"之白虎汤证治要点，随证加减，结果显效56例，有效8例，取得了良好效果。周华凤[7]观察羚桃白虎汤治疗外感高热的疗效。将320例患者随机分为治疗组和对照组，治疗组予羚桃白虎汤〔生石膏30g、知母10g、生甘草6g、粳米15g、羚羊角粉2g（冲服）、桃仁10g、板蓝根30g、大黄15g、羌活10g、金银花15g、赤芍15g〕治疗，对照组予西医常规对症处理。结果治疗组疗效及对发热、甲皱微循环积分改善情况均优于对照组（$P<0.05$）。普云仙[8]报道用白虎汤（石膏、知母、粳米、甘草）加味，随证加减治疗外感病发热。48例中治愈36例，好转8例，无效4例。刘淑贤[9]等报道用五根白虎汤治疗急性扁桃体炎疗效显著。本组60例患者服用五根白虎汤：葛根15g，板蓝根15g，山豆根10g，芦根15g，白茅根15g，藿香10g，红花5g，大黄6g（后下），荆芥10g，金银花15g，连翘15g，玄参12g，石膏20g，知母12g，甘草5g。小儿用量减半。日1剂，水煎取药液500ml（小儿150～200ml）分4次口服，6

天为1疗程。1疗程后评定疗效,结果治愈45例,好转15例,治愈率75%。好转病例继服3～6剂可治愈。

2)精神神经系统疾病

①脑血管意外:王俊卿[10]等报道用白虎汤加减治疗急性脑出血。将80例急性脑出血患者随机分为治疗组60例与对照组20例,两组均给予脱水、支持对症治疗,治疗组加服白虎汤;治疗前及治疗第15、第30日进行两组神经功能缺损评分和疗效比较。结果表明治疗组临床疗效及神经功能缺损评分改善情况均优于对照组。认为白虎汤加减对急性脑出血有明显治疗效果。石景洋[11]等用经方治疗脑出血高热取效。认为此类病证属中风(中脏腑阳闭),症见昏迷,一侧肢体偏瘫,颈项强硬,面红目赤,身热气粗,口噤口臭,自汗或无汗,体温均在39.5℃以上,舌红,苔黄,脉滑数。凡无腹胀便闭者,按仲景阳明经证论治,用白虎汤加味治之。方中生石膏用到180g(打碎水煎),鼻饲给药。

②老年性痴呆:周荣根[12]报道用白虎汤加减治疗老年性痴呆,采用清热类中药配伍治疗老年性痴呆,将43例患者分为治疗组23例,对照组20例。治疗组以白虎汤加减为主,对照组用都可喜,采用双盲随机分组给药。结果表明中药白虎汤能改善老年性痴呆的症状,在改善失语失认、阅读书写障碍等方面明显优于对照组($P<0.05$)。提示白虎汤对老年性痴呆有效。

③三叉神经痛:靳耀生[13]等用白虎汤加味治疗原发性三叉神经痛260例,随证加减。治愈128例,总有效率98.8%。

④中枢性发热:石景祥[14]探讨白虎汤对中枢性高热的退热效果。选择符合条件的典型病例,进行中医辨证经方论治,白虎汤用于阳明经热盛证,并加减化裁应用,对治疗前后体温变化、生命体征变化情况等分析判断。结果体温明显下降($P<0.05$),疗效满意。

3)风湿性疾病

风湿热:王少华[15]报道用白虎汤类方治疗风湿热,对于风湿热病湿热并重型属实者,予白虎加苍术汤;表证未罢,里热又炽,属实者,用白虎加桂枝汤;气阴两伤,体虚证实者,用白虎加人参汤;阳明经腑证并见者,用白虎承气汤。认为无论何种证型,祛风化湿之剂不能少,否则,热将难退而痛亦必不止。并举5例医案说明之。

4)代谢疾病

①糖尿病:白虎汤治疗糖尿病以临证表现为多饮、多食、多尿、消瘦,即"三多一少"者效果明显。本证内热炽盛,灼耗水谷,伤津耗气,用白虎汤有效。石青[16]等报道用加味白虎汤治疗2型糖尿病。将108例2型糖尿病患者随机分为2组。对照组53例,采用西药常规治疗;治疗组55例,在对照组治疗的基础上加服加味白虎汤(知母、石膏、西洋参、鬼箭羽、葛根、丹参、山楂、生黄芪、山药、全蝎、甘草)。结果表明治疗组显效率为45.45%,总有效率为87.27%;对照组显效率为30.19%,总有效率为66.04%,2组比较,差异均有显著性意义($P<0.05$)。治疗组血糖、血脂下降及血液流变学改善均明显优于对照组,2组比较,差异均有显著性意义($P<0.05$)。认为加味白虎汤具有改善患者症状,降低血糖、血脂,改善血液流变性的作用,能有效治疗2型糖尿病。陈光文[17]等报道用加味白虎汤治疗2型糖尿病。按就诊先后顺序分为对照组与治疗组各30例,治疗组服用加味白虎汤(石膏25g、知母30g、粳米30g、牛膝15g、甘草6g),随证加减。对照组服用达美康,肥胖者加服二甲双胍。12周为1个疗程,均服用2个疗程。治疗组服用12周后,空腹血糖(FBG采用葡萄糖氧化酶法)(8.01±0.48)mmol/L,24周后降至(5.90±0.39)mmol/L。对照组服用12周后空腹血糖

（7.94±0.55）mmol/L，24 周后（6.28±0.53）mmol/L。治疗组明显优于对照组（$P<$0.05）。

②痛风性关节炎：何冠[18]用加味白虎汤（石膏 30g，知母 9g，忍冬藤、祖师麻、蒲公英、丹参、赤小豆各 30g，雷公藤、青风藤、赤芍、桃仁、红花、僵蚕各 30g，蜈蚣 2 条，甘草 6g）治疗急性痛风性关节炎，46 例均为门诊病例，主要表现为突发跖趾关节、跖跗、踝及膝关节等处剧烈疼痛和触痛，局部红、肿、热、血尿酸 $>400μml/L$。上述方药随证加减，每日 1 剂，水煎分 3次温服。结果 46 例中痊愈 10 例（21.74%），显效 25 例（54.35%），有效 9 例（19.56%），无效 2 例（4.35%）。刘晓晗[19]以乌头白虎汤加味〔制乌头 10g（先煎），生石膏、薏苡仁各 30g，白芍、川牛膝各 15g，知母、桂枝、当归各 10g，甘草 6g〕随证加减，治疗痛风性关节炎。20 例中，治愈 13 例，显效 5 例，好转 2 例。

5）传染性疾病

①流行性出血热：以发热、出血、低血压、急性肾功能不全、电解质紊乱为主要临床表现，是一种以鼠类为主要传播途径的传染性疾病，临床以青壮年居多。安丽芝[20]以白虎汤为主治疗流行性出血热。用基本方：生石膏 30g（先煎），知母 15g，竹叶 12g，粳米 30g，山豆根10g，板蓝根 30g，甘草 6g，随证加减。同时配用西药病毒唑、氟美松及平衡液。结果 47 例中，痊愈 38 例，好转 8 例，无效 1 例，总有效率 97.7%。

②钩端螺旋体病：本病初起常表现为高热、畏寒、头痛、全身酸痛无力、腓肠肌疼痛、眼结膜充血等，可用白虎汤治疗。江忠远[21]以白虎汤为基础方（生石膏、知母、金银花、连翘、板蓝根、鲜荷叶、生地、沙参、麦冬、六一散），随证加减。不用任何抗生素，取得满意疗效。认为尽管西医治疗本病已有特效药物，但单纯用中草药亦能达到满意效果，且治疗成本及疗程均明显少于西医治疗。

③恙虫病：本病又名丛林斑疹伤寒，是由恙虫立克次体引起的急性传染病，是一种自然疫源性疾病，啮齿类恙螨幼虫为传播媒介。徐延新[22]运用加味白虎汤（石膏 24g，知母 10g，滑石 24g，黄芩 10g，生地黄 15g，藿香 10g，扁豆 10g，厚朴 15g，蔻仁 10g，石菖蒲 15g）合并双黄连针剂静滴治疗 102 例全部治愈。101 例治疗 1~7 天体温降至正常（无并发症者体温1~3 天降至正常），1 例并用红霉素、氯霉素 20 天体温降至正常。

④莱姆病：本病是一种自然疫源性疾病，主要是通过媒介蜱叮咬后感染伯氏疏螺旋体引起的多脏器、多系统受损的综合征。黄煌[23]等观察中西医结合治疗莱姆病的临床疗效。选择确诊莱姆病患者 39 例，随机分为 2 组，中西医结合组 21 例在抗生素的基础上给予口服中药白虎汤加减，西医对照组 18 例单纯使用抗生素，疗程 21 天。结果表明中西医结合组治愈率、总有效率优于西医对照组，差异有非常显著性意义（$P<0.01$），其症状消失时间也明显短于西医对照组（$P<0.01$）。

侯钧[24]等探索中西医结合治疗莱姆病的效果。采用中药白虎汤加减和辅助西医抗菌相结合的方法治疗莱姆病患者 125 例，其中早期患者 77 例，中期患者 3 例，晚期患者 45 例，均取得比较满意的效果。认为中医白虎汤加减治疗莱姆病有较好的效果。若酌情辅助西医抗菌治疗效果更佳。

6）儿科

①呼吸系统疾病

上呼吸道感染：车德亚[25]等报道用银翘白虎汤治疗小儿外感发热。是指感受六淫之邪或温热疫毒之气，导致以发热为主要临床表现的一类外感病证，常见于现代医学的急性感染性疾病。对 136 例小儿外感发热患者根据不同证候类型采用基本方(连翘 6g、金银花 5g、生石膏 15g、知母 5g、生甘草 3g、牛蒡子 6g、粳米 6g)加味的辨证治疗。结果:显效 107 例 (78.68%);有效 25 例(18.38%);总有效率为 97.06%。结论:银翘白虎汤治疗小儿外感发热具有显著疗效。

②传染性疾病:葛安霞[26]等探讨银翘白虎汤为主治疗传染性单核细胞增多症的临床疗效。对符合诊断标准的 92 例住院患儿以自拟银翘白虎汤(金银花 10g、连翘 10g、生石膏 15g、知母 6g、大青叶 10g、栀子 6g、僵蚕 6g、桔梗 6g、天花粉 10g、芦根 10g、甘草 6g)为主随证加减。结果临床痊愈 68 例,好转 21 例,无效 3 例,总有效率 96.74%。认为银翘白虎汤针对本病主要病机,临证选用疗效满意。

③夏季热:王志军[27]等报道白虎汤合清暑益气汤治疗小儿夏季热。10 例患儿采用白虎汤合清暑益气汤加减:生石膏 15g,西洋参 10g,石斛 10g,麦冬 12g,竹叶 10g,甘草 3g,粳米 12g。煎二汁,混合,分 6 次口服,每隔 3 小时 1 次。结果 10 例患儿在 3~4 天热退尽。陈子昂[28]用白虎汤加味治疗小儿夏季热,基本方:生石膏(先煎)、粳米(先煎)、狗肝菜(鲜)各 15g,知母、蝉蜕(后下)、甘草、黄芩、西洋参各 4g,淡竹叶 6g,鲜生地黄 10g,白薇 3g。每天 1 剂,随证加减。结果显效 8 例,有效 5 例,无效 2 例。总有效率为 86.16%。

7)外科:陈夏[29]等探讨中西医结合治疗肾移植术后感染高热的机制。将 32 例肾移植术后患者随机分为两组。治疗组采用白虎汤加减(生石膏、知母、炙甘草、栀子、玄参、麦冬、黄连、黄芩、黄柏)、激素、抗病毒、抗细菌等联合用药,全身支持疗法,减少环孢素 A 用量,停用细胞毒药物。对照组未用中药,其余用药同治疗组。结果显示治疗组 15 例中痊愈 14 例,好转 1 例,治愈率为 93%;对照组 17 例中痊愈 9 例,好转 1 例,死亡 7 例,治愈率为 53%,两组比较有显著性差异($P<0.05$)。认为肾移植术后患者表现为邪充斥三焦,白虎汤有清热除烦、生津止渴的功效,对大热、大渴、脉数有力者有效,同时有降温、抗炎等作用,配合西药抗菌及全身支持疗法,可使肾移植术后免疫力低下造成的感染高热得到控制。

8)肿瘤科:杨波[30]报道用白虎汤治疗癌性发热,以白虎汤为基本组方(石膏 50g,知母 12g,甘草 6g)随证加减。42 例中,显效 27 例,有效 12 例,无效 3 例。总有效率为 92.8%。

9)五官科:急性鼻窦炎多在原发病(如急性鼻炎)的急性期或恢复期发生,发病迅速,病程较短。以大量黏性或脓性鼻涕、鼻塞、头痛或头昏为主要症状,多伴发热及全身不适。临床往往处以疏风开窍药,如苍耳子、辛夷花等。刘谊[31]等用白虎汤(生石膏 30g、知母 10g、炙甘草 6g、粳米 30g)随证加减治疗 26 例鼻窦炎,其中筛窦炎 11 例,上颌窦炎 12 例,额窦炎 4 例。取得满意疗效。

10)皮肤科:皮肤发斑发疹,只要是属于实热性质的,如肺胃之热、热毒之邪郁于气分,外侵肌肤等,均可用白虎汤治疗。

①银屑病:王宝玲[32]报道白虎汤加减治疗银屑病的疗效。采用白虎汤加减(石膏、知母、当归、柴胡、白芍、生地黄、玄参等)治疗银屑病 40 例,并严格忌食酸、辣、腥之品。结果痊愈 29 例,有效 8 例,无效 3 例,总有效率 91.6%。

②药物性皮炎:贾长福[33]报道用犀角地黄汤加白虎汤化裁治疗重症药物性皮炎。认为药疹的发生是由于其人禀赋不耐,内中药毒,毒入营血,血热蕴结,外发肌肤而成。治宜清热解毒、凉血散瘀为主,佐以除湿止痒之法,以犀角地黄汤和白虎汤二方化裁:生地黄 30g,牡丹皮 12g,赤芍 12g,生石膏 30g(先煎),知母 12g,生甘草 8g,白鲜皮 15g,防风 12g。每日 1 剂,水煎 2 次,早晚分服,4 天为 1 疗程,一般患者服药 1~2 个疗程即可痊愈。

11)口腔科

①口腔溃疡:潘艺芳[34]报道用中西医结合方法治疗口腔溃疡。随机分为治疗组 60 例和对照组 62 例,两组均给予青霉素、维生素 C 静滴,复合维生素 B 片口服,同时局部敷锡类散、冰硼散。治疗组在此基础上加服中药导赤散(生地黄 10g、木通 10g、生甘草梢 10g、淡竹叶 10g)和白虎汤〔生石膏 30g(碎)、知母 10g、炙甘草 5g、粳米 15g〕,结果显示治疗组显效 56 例,有效 4 例,总有效率 93%;对照组显效 36 例,有效 24 例,无效 2 例,总有效率 58%。两组疗效比较有显著性差异($P<0.01$)。

②正牙后口腔不良反应:成之远[35]等用白虎汤加味治疗固定正牙引起的口腔不良反应。将患者随机分为治疗组和对照组,各 30 人。治疗组用白虎汤煎液(生石膏、熟石膏各 20g,知母、天花粉、大黄、桂枝、金银花各 10g,丁香、佩兰、薄荷各 6g)漱口,每 2 小时 1 次。对照组用复方硼砂漱口液漱口,每 2 小时 1 次。结果治疗组治愈 19 例,有效 8 例,无效 3 例,总有效率 90%。对照组治愈 5 例,有效 14 例,无效 11 例,总有效率 63.13%。两组对比差异显著,治疗组明显优于对照组($P<0.05$)。

③口腔并发症:梁远兰[36]等探讨白虎汤在 ICU 气管插管患者口腔护理中的应用。将需口腔护理的 100 例 ICU 气管插管患者分为实验组和对照组,各 50 例。分别用白虎汤和生理盐水进行口腔护理,观察比较两组口腔护理前后的口腔异味及真菌感染情况。结果表明实验组口腔异味、真菌感染率低于对照组,效果明显优于对照组($P<0.01$)。认为白虎汤可有效治疗和预防口腔并发症。

(4)医案选录

1)病毒性脑炎(风温):高某,14 岁,学生,伊川县人。于 2001 年 3 月 10 日放学回家后喊头疼,烦躁不安,恶心呕吐,测体温 40.1℃,急到县医院就诊,做腰穿抽取脑脊液化验,诊断为病毒性脑炎,经治疗未见好转,随转我院治疗。当时头疼、发热、恶心呕吐、脑膜刺激征"+",双侧巴氏征"+",再次做腰穿抽取脑脊液化验,诊断为病毒性脑炎。给予 20%甘露醇、病毒唑等病情好转稳定后出院。在家仍每日静滴 5%葡萄糖 500ml 加病毒唑针 0.4g,1日 1 次连续 3 日。于 3 月 26 日中午不明原因出现发热、烦躁不安、颈项强、口渴喜饮、大便数日未解、小便短黄、舌质淡红、苔薄黄、脉洪大。中医诊断为风温,为阳明经热盛,津气耗伤所致。治以清热益气生津,给予白虎汤加味。处方:生石膏 30g(先煎),知母 15g,粳米 5g,黄连 9g,生大黄 9g(后下),党参 15g,丹参 12g,淡竹叶 6g,甘草 6g,3 剂,每日 1 剂水煎早、晚各 1 次,早饭前、晚饭后温服。3 剂服尽,患者能安静入睡,颈软无抵抗,已大便,头疼轻,热势已减,守上方去大黄,加砂仁 6g(后下),继服 3 剂,热退头疼止。谨遵古训,效不更方。适当调整药量,连服 5 剂诸症皆除,复查结果均正常,一年后随访未复发。(《光明中医》,2007,22(7):37)

2)糖尿病(消渴):黄某,女,50 岁。于 2000 年 4 月 5 日初诊。自诉近 6 个月来口干口渴、消瘦,小便次数多,尤其夜间尿频,约 4~5 次,乏力,少气懒言。心烦,出虚汗,动则尤甚,夜寐盗汗,便秘,面色潮红,舌红苔黄燥,脉沉细无力。急查血糖 14.21mmol/L,尿糖++,初步诊断为糖尿病。建议患者做糖耐量、胰岛素释放试验,C-肽兴奋试验。西医诊断为 1 型糖尿病(中度),中医诊断为消渴(胃火炽盛、阴虚火旺、气阴两虚型)。以白虎汤合参麦散为主方加减:石膏 50g,知母、麦冬、川黄连、五味子、栀子、粳米、菟丝子、鸡内金各 12g,红参 10g,苍术、甘草各 9g,天花粉、生山药、生地黄、黄芪、生龙牡、玄参各 30g,7 剂。水煎服,煎药量 500~800ml,早晚饭后 1 小时服,并于饭前 30 分钟口服消渴丸 8 粒/次,3 次/天,嘱患者忌食辛辣、甜食,以清淡为佳,不宜过饱,生活有规律,避免精神紧张、劳累。二诊:患者诸症减轻,上方去栀子、天花粉,再加黄精20g,何首乌20g,白术12g,续服8剂。三诊:患者症情基本巩固,查空腹血糖为5.20mmol/L,尿糖(一),继续以上方为主,消渴丸量逐渐减少。治疗两个疗程后,患者各种症状和体征完全消失。血糖、尿糖正常。嘱其每月定期复查空腹血糖。两年来症情稳定。(《时珍国医国药》,2003,14(2):100)

3)急性鼻窦炎(鼻渊):陈某,男,12岁,学生,2006年4月3日初诊。主诉:头晕、前额痛伴鼻流浊涕30天。1个月前患感冒,经治疗缓解,惟前额痛、头晕、流浊涕症状不解,严重影响学习。刻下头痛如裹,以前额为甚,鼻塞不通,浊涕黄稠,面黄黯,多汗,小便黄,大便可,舌红苔白腻,脉沉。X线鼻窦摄片提示:鼻窦腔黏膜增厚,密度增高,诊断:西医:急性筛窦炎;中医:头痛,鼻渊。予白虎汤合三仁汤加减:生石膏30g,知母10g,蔻仁10g,苡仁10g,通草10g,滑石10g(包),半夏10g,厚朴10g,白芷10g,炙甘草6g,粳米30g。6剂后头晕头痛消失,浊涕减,原方去半夏、厚朴,石膏减至15g,加白薇10g,细辛2g,苍耳子5g,6剂后,诸症皆除。3个月后随访无再发。急性鼻窦炎多属热证,结合病位看,当属阳明热证,所以,无论在其发展变化过程中是否出现以上经典指征,均可应用白虎汤。(《中国民族民间医药杂志》,2006,21(6):335-336)

4)强直性脊柱炎(痹证):陈某,男,45岁。2000年3月18日初诊。腰腿痛发作20多天,患强直性脊柱炎病史6年。常反复发作,长期服用西药止痛药。本次因工作劳累,发作疼痛加重,服硫唑嘌呤、柳氮磺吡啶、盐酸羟绿喹以及莫比可、瑞力芬等腰部疼痛不能缓解,痛甚终夜难眠。中药曾服独活寄生汤、当归四逆汤均未效。X线诊为强直性脊柱炎,查抗DNA酶B 240U/ml,ESR 60mm/h;HLA-B27(+),ANA(+)。诉腰痛处如火灼,口干苦,大便干结,尿黄,舌红、苔黄厚腻,脉滑。证属湿热痹证,治以清热化湿通痹。处方:石膏40g,知母10g,苍术10g,海桐皮30g,宽筋藤30g,桑枝30g,忍冬藤30g,全蝎6g,蜈蚣2条,丹参15g,甘草3g。上方服用6剂,疼痛减轻。仍口苦,舌红、苔黄,续服30剂,疼痛轻微,恢复上班。复查抗DNA酶B 120U/ml,ESR 20mm/h。本例虽无大热、大汗、大渴、脉洪大,但湿郁化热,里热明显,故用清泻里热、化湿通痹取效。(《江苏中医药》,2002,23(10):6)

【按语】白虎汤是阳明经证的主方,具有辛寒清气之功效,其主症为壮热,汗出,心烦,口渴,脉滑数等阳明热盛之证。发热不恶寒,汗出热不退是其辨证要点。后世归纳为身大热,大汗出,大烦渴,脉洪大"四大"症,对临床有指导意义。白虎汤在《伤寒论》中分布于太阳、阳明、厥阴病篇中,除了治疗阳明经证外,还治疗太阳病表有寒里有热以及热厥等证。其病机均为阳明热盛,故都用白虎汤。《金匮要略》用本方加人参治疗太阳中暍证,加桂枝治疗温疟。后世医家对本方颇有研究,把它作为主治气分热盛证的代表方。《温病条辨》称本方为辛凉重剂,用以治疗太阴温病,并提出了白虎"四禁"。现代临床不但将白虎汤治疗外感热病,而且广泛用于治疗内伤杂病。事实上本方既能清肺胃肾之热,又能滋润救阴,内伤杂病只要符合"里热炽盛"这一病机即可应用。

临床应用白虎汤当注意剂量、煎服法及加减变化。凡治外感病石膏当生用,要打碎先煎,并宜大剂量应用。用于清热常与知母同用,其清热之力则既迅速又持久。方中粳米也不能少,除能养胃气外,还有助于石膏作用的发挥。方后有"煮米熟,汤成"的记载,但石膏一定要先煎透。以本方为基础的加减方有白虎加人参汤、白虎加桂枝汤、白虎加苍术汤等,临证可选择应用。

【现代研究】

(1)解热作用:20 世纪 60 年代有报道硫酸钙是石膏的主要成分,其解热强度与氨基比林相仿,解热作用快,但不持久。70 年代有报道认为石膏的增钙作用可能是白虎汤降温退热的机制之一。80 年代王爱芳[37]等探讨白虎汤清热原理及知母退热成分。采用内毒素发热家兔模型,探讨白虎汤及单味药与配伍后的退热作用。结果表明石膏退热维持时间较短,知母较长,两药配伍则效果最佳,体现了中药配伍的科学性。并认为白虎汤退热成分不是石膏所含的微量物质,而主要是知母所含的黄色结晶 C——芒果苷,支持白虎汤以知母为君药的观点。夏怡[38]等探讨石膏及白虎汤清热泻火功效。以干酵母及 2,4-二硝基苯酚复制大鼠发热模型,对石膏、白虎汤、去石膏白虎汤,以及煅石膏和 $CaSO_4 \cdot 2H_2O$ 分别代替石膏入白虎汤的退热作用进行药效学观察,结果表明白虎汤有显著退热作用,去石膏的白虎汤退热作用不明显,单味石膏、煅石膏或 $CaSO_4 \cdot 2H_2O$ 入方剂均无退热作用。马为[39]等观察白虎汤对运动后体温升高的降温作用。设白虎汤组与安慰剂组,测定运动员激烈运动后的体温,结果显示服用白虎汤组的体温明显低于服安慰剂组的体温,认为白虎汤对运动后的体温上升有降温作用。

(2)抗菌抗炎作用:艾军[40]等在观察清热解郁汤对细菌性发热影响的同时观察了白虎汤对细菌性发热的影响。采用大肠杆菌复制家兔细菌性发热模型,设立正常对照组、模型组、白虎汤组、清热解郁汤组,观察各组症状及体温变化,白细胞介素-1($IL-1\beta$)等指标变化。结果表明清热解郁汤组症状表现较轻,降温效果平稳,白虎汤组也有降温作用;清热解郁汤组、白虎汤组家兔的 $IL-1\beta$ 含量较模型组显著降低($P<0.05$ 或 $P<0.01$)。认为清热解郁汤、白虎汤对细菌性发热具有治疗作用,并都有抗炎作用。

(3)增强免疫功能作用:孙炜[41]等进行小柴胡汤及白虎汤的免疫学研究。用绵羊红细胞、淀粉、鸡红细胞造模,设立小柴胡汤组、白虎汤组和生理盐水对照组,观察淋巴细胞转化率、溶血空斑形成率、巨噬细胞吞噬率,结果显示小柴胡汤对细胞免疫、体液免疫及巨噬细胞的吞噬功能均有显著的增强作用,白虎汤能增强巨噬细胞的吞噬功能。吴贺算[42]等曾报道白虎汤具有增强巨噬细胞吞噬功能、提高血清溶菌酶含量、促进淋巴细胞转化等作用。

(4)抑制鸡毒支原体作用:邹璐[43]等探讨白虎汤体外对鸡毒支原体(MGPG31)抑制作用。①采用二倍稀释法测定白虎汤对 MGPG31 的 MIC;②在 MIC(0.094g/ml)和亚 MIC(0.0235g/ml)的条件下取白虎汤与鸡毒支原体培养 48 小时后的样品,通过透射电镜观察支原体的形态和超微结构变化。结果表明白虎汤对鸡毒支原体的 MIC_1 和 MIC_2 分别为 0.047g/ml 和 0.094g/ml。白虎汤主要作用于繁殖期支原体,影响细胞膜通透性和形态而起到抑制作用。

此外,有报道在研究白虎加人参汤药理作用时显示该方中的知母、人参有明呈降血糖作用,是目前临床治疗糖尿病的药理基础。

参 考 文 献

[1] 杨林.急性发热的中医药研究进展[J].中医药信息,1994,11(6):27-30.

[2] 方文献.白虎汤加味治疗病毒性感冒 20 例[J].河南中医,2010,(5):439.

[3] 王季冬.改良白虎汤治疗流行性感冒 91 例观察[J].实用中医药杂志,2005,21(8):465.

[4] 陈更金.自拟银黄白虎汤治疗病毒性发热疾病 316 例疗效观察[J].云南中医中药杂志,2005,26(3):27.

[5] 吴少云. 柴银白虎汤加减治疗外感发热[J]. 福建中医药,2002,33(6):35-36.

[6] 陈春芳. 加味白虎汤治疗高热 64 例[J]. 云南中医中药杂志,2008,29(5):35.

[7] 周华凤. 羚桃白虎汤治疗外感高热疗效观察[J]. 中国中医急症,2003,12(4):327-328.

[8] 普云仙. 白虎汤加减治疗外感发热 48 例疗效观察[J]. 云南中医中药杂志,2005,26(2):33.

[9] 刘淑贤,郑敏. 五根白虎汤治疗急性扁桃体炎 60 例[J]. 中国中医急症,2002,11(3):225.

[10] 王俊卿,王伯良,周筱燕,等. 白虎汤加减治疗急性脑出血 60 例临床观察[J]. 中国中医急症,2008,(5):593,617.

[11] 石景洋,徐光宇. 经方治疗脑出血高热 11 例[J]. 国医论坛,2000,15(1):45.

[12] 周荣根. 白虎汤加减治疗老年性痴呆 23 例[J]. 陕西中医,2003,23(8):700-701.

[13] 靳耀生,靳旭生,庞玉令,等. "白虎汤加味"治疗三叉神经痛[J]. 中国厂矿医学,2001,14(3):241.

[14] 石景祥. 仲景方药辨治中枢性高热临床体会[J]. 辽宁中医杂志,2009,36(7):1158-1159.

[15] 王少华. 白虎汤类方治疗风湿热[J]. 辽宁中医杂志,2002,29(5):256-257.

[16] 石青,毛以林. 加味白虎汤治疗 2 型糖尿病 55 例临床观察[J]. 新中医,2007,39(2):75-76.

[17] 陈光文,王林和. 加味白虎汤治疗 2 型糖尿病 30 例[J]. 福建中医药,2006,37(4):40.

[18] 何冠. 加味白虎汤治疗急性痛风关节炎 46 例[J]. 中国中医急症,2008,17(3):400.

[19] 刘晓晗. 乌头白虎汤加味治疗痛风性关节炎 20 例[J]. 中国民间疗法,2007,15(11):31.

[20] 安丽芝. 白虎汤为主治疗流行性出血热 47 例临床观察[J]. 河北中医,2003,25(8):599-600.

[21] 江忠远. 中药治疗 23 例钩端螺旋体病的体会[J]. 湖北中医杂志,2000,22(2):28.

[22] 徐延新,加味白虎汤为主治疗恙虫病 102 例[J]. 中西医结合实用临床急救,1997,4(2):69.

[23] 黄煌,郭皖北,刘汉胜. 中西医结合治疗莱姆病的临床研究[J]. 实用预防医学,2005,12(2):236-237.

[24] 侯钧,廖洁波. 中西医结合治疗莱姆病效果的初步观察[J]. 医学动物防制,2004,20(4):245-248.

[25] 车德亚,陈新,李雪梅,等. 银翘白虎汤治疗小儿外感发热 136 例疗效观察[J]. 贵阳中医学院学报,2010,(4):35-37.

[26] 葛安霞,冀晓华,郭薇. 银翘白虎汤为主治疗传染性单核细胞增多症疗效观察[J]. 中国中医急症,2003,12(1):19,96.

[27] 王志军,戴明洪. 白虎汤合清暑益气汤治疗小儿夏季热 10 例[J]. 现代中西医结合杂志,2008,17(17):2610.

[28] 陈子昂. 白虎汤加味治疗小儿夏季热 15 例[J]. 新中医,2000,32(1):45-46.

[29] 陈夏,高荷玲,蔡宪安. 白虎汤加减在肾移植术后感染高热中的应用[J]. 中国中西医结合急救杂志,2004,11(1):173-175.

[30] 杨波. 白虎汤治疗癌性发热 42 例[J]. 广东医学,2004,25(11):1262.

[31] 刘谊,张树剑. 白虎汤加味治疗急性鼻窦炎 26 例[J]. 中国民族民间医药杂志,2006,(6):335-336.

[32] 王宝玲. 白虎汤加减治疗银屑病 40 例[J]. 陕西中医,2006,27(5):550-551.

[33] 贾长福. 犀角地黄汤加白虎汤化裁治疗重症药物性皮炎[J]. 中医药研究,2002,18(1):28-29.

[34] 潘艺芳. 中西医结合治疗口腔溃疡体会[J]. 现代中西医结合杂志,2006,15(2):216.

[35] 成之远,刘兰美. 白虎汤加味治疗固定正牙引起的口腔不良反应 60 例[J]. 中国民间疗法,2002,10(1):47.

[36] 梁远兰,卢丽琼,梁健桃. 白虎汤在 ICU 气管插管病人口腔护理中的应用[J]. 护士进修杂志,2007,22(1):79-80.

[37] 王爱芳. 对白虎汤清热原理及知母退热成分的初步研究[J]. 上海中医药杂志,1981,(6):43-44.

[38] 夏怡,李祥,陈建伟,等. 石膏及白虎汤清热泻火功效的实验研究[J]. 现代中药研究与实践,2009,(2):48-51.

[39] 马为,高莹,许桂芝.白虎汤对运动后体温升高的降温作用[J].湖北体育科技,1996,(1):14.

[40] 艾军,龙佳佳,杨继峰,等.清热解郁汤治疗细菌性发热的实验研究[J].广西中医药,2006,29(5):47-48.

[41] 孙炜,潘中文.小柴胡汤及白虎汤的免疫学研究[J].中医药研究,2002,18(2):8.

[42] 吴贺算,李秋平.白虎汤对免疫功能的影响[J].中成药研究,1984,(12):42.

[43] 邹璐,李英伦.白虎汤对鸡毒支原体体外抑制作用及其超微结构的影响[J].中兽医医药杂志,2007,26(6):5-7.

（程磐基）

第五节　阳明病兼变证的辨治（221～237）

一、阳明病攻下与多汗的辨证（221～224）

【原文】

陽明病,脉浮而緊,咽燥口苦,腹滿而喘,發熱汗出,不惡寒反惡熱,身重。若發汗則燥,心憒憒[(1)]反譫語。若加溫針,必怵惕[(2)]煩躁不得眠。若下之,則胃中空虛,客氣[(3)]動膈,心中懊憹,舌上胎[(4)]者,梔子豉湯主之。（221）

肥梔子十四枚,擘　香豉四合,綿裹

上二味,以水四升,煮梔子取二升半,去滓,內豉,更煮取一升半,去滓。分二服,溫進一服,得快吐者,止後服。

若渴欲飲水,口乾舌燥者,白虎加人參湯主之。（222）

知母六兩　石膏一斤,碎　甘草二兩,炙　粳米六合　人參三兩

右五味,以水一斗,煮米熟湯成,去滓。溫服一升,日三服。

若脉浮,發熱,渴欲飲水,小便不利者,豬苓湯主之。（223）

豬苓去皮　茯苓　澤瀉　阿膠　滑石碎,各一兩

上五味,以水四升,先煮四味,取二升,去滓,內阿膠烊消。溫服七合,日三服。

陽明病,汗出多而渴者,不可與豬苓湯,以汗多胃中燥,豬苓湯復利其小便故也。（224）

【词解】

(1)憒憒(kuì 溃):《集韵》"心乱也"。形容心中烦乱不安之状。

(2)怵惕(chǔ tì 触剔):怵,恐也。惕,忧惧也。怵惕,即惊惧恐慌。

(3)客气:指外邪,此处指热邪。

(4)胎:即苔。

【提要】 阳明病,误下后可能出现的3种变证及猪苓汤的治禁。

【释义】 本节4条原文描述了类似于阳明经腑同病的证候,不能用发汗、温针及攻下的方法治疗。如误用攻下法,则可能出现变证,如变为栀子豉汤证,或白虎加人参汤证,或猪苓汤证等。症见发热汗出,不恶寒,反恶热,表示表证已罢,热盛于里,邪热迫津汗出,无论阳明经证抑或腑证均可见此证候,这是阳明病的热型,亦即阳明病外证。同时见脉浮而紧,此脉浮是里热外扬,多见于阳明经热盛,脉紧是邪热成实,或有宿食积于肠胃,邪热阻滞气机,可见腹满;由于肺与大肠相为表里,肠胃实结气阻,则肺气为之不利,气逆而喘。咽燥口苦乃因胃热上炎。身重是阳明经热盛,气血流行不畅而致。由此可见221条描述的是阳明经腑同病。本证不属表证,故不能用汗法治疗。误汗则徒伤津液,致热邪更盛,热扰心神,可见烦

躁，心神不安，谵语。若误用温针，是以热治热，犯实实之戒。若用攻下，其误治后果比上述两种要轻，盖原有腑实证因攻下而有所减；然原有阳明经热尚未尽去，根据无形邪热的轻重及主要侵犯的病变部位不同，可产生不同的变证。

如热邪随攻下而大部分已去，郁热留扰胸膈和胃，可见心中懊憹，舌上生苔，或黄，或黄白相兼，治宜清宣郁热，和胃除烦，用栀子豉汤。

若攻下后腑实虽去，然阳明经热亢盛，热伤气分，耗损津液，症见口渴欲饮，口干，舌燥，伴有身大热，汗大出，脉洪大，治宜用白虎加人参汤，大清里热，益气生津。

若攻下后，邪热减而未尽，余热阻碍气机，致三焦气化失司，水气停留，证属水热互结，阴液受损，症见发热脉浮，口渴欲饮，小便不利，宜用猪苓汤清热利水，滋阴润燥。

224条指出了猪苓汤的使用禁忌。猪苓汤虽有清热养阴作用，但利水功能是主要的，因此，凡不属水热互结，即没有水气内停，只是表现为热盛迫津汗出，热耗津液之口渴、小便不利者，不能误用猪苓汤。猪苓汤证和白虎加人参汤证病机上均存在里有热邪、阴津受损的情况，但猪苓汤证邪热不如白虎加人参汤证重，因此，发热、汗出、口渴的程度较轻。从口渴一症的表现上看，亦有区别，白虎加人参汤证多为外感热病急性阶段，以津液的急性受损为主，表现为大烦渴不解，口舌干燥，而猪苓汤证多为外感病后期，病势较缓，多表现为口渴欲饮或口渴不欲多饮，舌红少苔等。此外，里热亢盛所致的小便不利，表现为小便短赤，猪苓汤证的小便不利多伴浮肿等停水症状。

猪苓汤证与五苓散证均属病邪与水气互结，三焦气化失司，均见小便不利、口渴、发热、脉浮等症，然五苓散证为寒邪寒证，可兼表未解，由于一部分寒邪入里，影响膀胱气化，水气内停，故五苓散证口渴乃因气化失司，津不上承所致，表现为口渴或渴不欲饮，或水入则吐。猪苓汤证为热邪热证，且有伤阴，多见于外感病后期，一般不兼表证。

【选注】

成无己：脉浮发热，为邪在表；咽燥口苦，为热在经；脉紧腹满而喘，汗出，不恶寒，反恶热，身重，为邪在里。此表里俱有邪，犹当和解之。若发汗攻表，表热虽除，而内热益甚，故躁而愦愦，反谵语，愦愦者，心乱。经曰：荣气微者，加烧针则血不行，更发热而躁烦。此表里有热，若加烧针，则损动阴气，故怵惕烦躁不得眠也；若下，里热虽去，则胃中空虚，表中客邪之气乘虚陷于上焦，烦动于膈，使心中懊憹而不了了也。舌上胎黄者，热气客于胃中；舌上胎白，知热气客于胸中，与栀子豉汤，以吐胸中之邪。

此（指223条——笔者注）下后，客热客于下焦者也，邪气自表入里，客于下焦，三焦俱带热也。脉浮发热者，上焦热也；渴欲饮水者，中焦热也；小便不利者，邪客下焦，津液不得下通也。与猪苓汤利小便，以泻下焦之热也。（《注解伤寒论·辨阳明病脉证并治》）

柯韵伯：脉证与阳明中风同。彼以恶寒，故名中风，此反恶热，故名阳明病。阳明主肌肉，热甚无津液以和之，则肉不和，故身重，此阳明半表半里证也。邪已入腹，不在营卫之间，脉虽浮，不可为在表而发汗；脉虽紧，不可以身重而加温针；胃家初实，尚未燥硬，不可以喘满恶热而攻下，若妄下之，则肾液虚，故躁；心液亡，故昏昧而愦愦；胃无津液，故大便燥硬而谵语也。若谬加温针，是以火济火，故心恐惧而怵惕。土水皆因火侮，故烦躁而不得眠也。阳明中风，病在气分，不可妄下。此既见胃实之证，下之亦不为过，但胃中以下而空虚，喘满、汗出、恶热、身重等证或罢，而邪之客上焦者，必不因下除，故动膈而心中懊憹不安也。病在阳明，以妄汗为重，妄下为轻。舌上苔句，顶上四段来，不恶、反恶，皆由心主；愦愦、怵惕、懊憹之象，皆心病所致，故当以舌验之。舌为心之外候，心热之微甚，与苔之厚薄，色之浅深，为可征也。

上条根首条(指 221 条——笔者注)诸证,此条又根上文(指 222 条——笔者注)饮水来。连用五"若"字,见仲景设法御病之详,栀子豉汤所不及者,白虎汤继之,白虎汤不及者,猪苓汤继之,此阳明起手三法。所以然者,总为胃家惜津液,既不肯令胃燥,亦不肯令水浸入胃。(《伤寒来苏集·伤寒论注·阳明脉证》)

钱天来:舌上苔……当是邪初入里,胃邪未实,其色犹未至于黄黑焦紫,必是舌中微黄耳。(《伤寒溯源集·阳明上篇》)

汪苓友:此条病(指 223 条——笔者注),本接前第一条白虎加人参汤证,而仲言之也。成注云,此亦"下后邪热客于下焦之证",阳明病误下,胃中空虚,上焦受伤,与下焦何与? 盖下后则胃中津液亡,而燥渴欲饮水。但渴未甚而与之水,水不能消,积于下焦,小便因而不利。其脉浮者,非风邪在表之脉浮,乃热邪伤气之脉浮也。夫热伤阳明血分则潮热,热伤阳明气分,仍发热。故与猪苓汤,以专清里热,利小便,而脉浮发热自愈,此又阳明病利小便之一法也。或曰渴欲饮水,与白虎汤证相同,且也白虎汤证,亦未尝云小便利,兹何因其小便不利,即改用猪苓汤也? 余答云:白虎汤证即有小便不利者,但病人汗出多,水气得以外泄,今观下条云:汗出多,不可与猪苓汤,乃知此证其汗亦少,汗与尿俱无,则所饮之水,安得不停? 故用猪苓汤上以润燥渴,下以利湿热也。或又问云:病人既停水湿,何以犹见燥渴? 余又答云:今人病热,大渴引饮,饮愈多,则渴愈甚。所饮之水既多,一时小便岂能尽去,况人既病热,则气必偏胜,水自趋下,火自炎上,此即是水湿停而燥渴之征。(《伤寒论辨证广注·辨阳明病脉证并治法》)

陆渊雷:经文"渴者"下,当有"虽小便不利"五字,言小便不利之由于汗多胃燥者,不可与猪苓汤。盖猪苓汤之主证为小便不利或淋沥,虽不渴亦可用。若无此五字,似渴为猪苓汤之主证矣。(《伤寒论今释·阳明篇》)

【评述】历代医家对本节 4 条原文的阐述各有见解,成无己、柯韵伯解释了本证的病理,治疗上不宜用发汗、温针及攻下,柯韵伯提出的"病在阳明以妄汗为重,妄下为轻"的论点,颇合临床实际。柯韵伯云:"总为胃家惜津液,即不肯令胃燥,亦不肯令水渍入胃"乃发前人所未发,启迪后学。汪苓友论及猪苓汤证与白虎汤证的鉴别颇有见地,然猪苓汤证停水乃因口渴饮水过多所致,似不妥贴。成无己谓猪苓汤证"三焦俱带热","邪客下焦"于理于实尚属可取。陆渊雷对 224 条补出"渴"下当有"虽小便不利"五字,对明确猪苓汤证主症及与阳明里热亢盛证的鉴别,大有裨益,可资借鉴。

【治法】清热利水养阴。

【方药】猪苓汤方。

【方义】猪苓汤中猪苓、茯苓、泽泻、滑石均有利水功能,其中猪苓、茯苓甘平,淡渗利水,泽泻、滑石性寒利水而兼有清热作用,阿胶养阴润燥,因此本方以利水为主,兼能清热养阴。此种宣通气机不用温药,而以利水为主的方式,对于停水兼里热伤阴证尤宜,使利水而不伤津液,养阴而不滞腻,清热而无寒凝之弊。

【方论选】

《医宗金鉴》引赵羽皇云:盖伤寒表虚,最忌亡阳,而里虚又患亡阴。亡阴者,亡肾中之阴与胃家之津液也。故阴虚之人,不但大便不可轻动,即小水亦忌下通,倘阴虚过于渗利,则津液反致耗竭。方中阿胶质膏,养阴而润燥;滑石性滑,去热而利水。佐以二苓之渗泄,既疏浊热而不留其壅瘀,亦润真阴而不苦其枯燥,是利水而不伤阴之善剂也。故利水之法于太阳而用五苓者,以太阳职司寒水,故加桂以温之,是暖肾以行水也。于阳明、少阴而用猪苓者,以二经两关津液,特用阿胶滑石以滋之,是滋养无形以行有形也。利水虽同,寒温迥别,惟明者知之。(《医宗金鉴·订正仲景全书·伤寒论注·辨阳明病脉证并治》)

柯韵伯:……二苓不根不苗,成于太空元气,用以交合心肾,通虚无氤氲之气也。阿胶味厚,乃气血之属,是精不足者,补之以味也。泽泻气味轻清,能引水气上升,滑石体质重坠,能引火气下降,水升火降,得既济之理矣。且猪苓阿胶,黑色通肾,理少阴之本。茯苓滑石白色通肺,滋少阴之源。泽泻、阿胶咸先入肾,培少阴之体。二苓、滑石淡渗膀胱,利少阴之用,皆滋阴益气之品,是君火之下,阴精承之也。以此滋阴利水而升津,诸证自平矣。(《伤寒来苏集·伤寒附翼·猪苓汤》)

【点评】赵羽皇论本方与五苓散之功效异同及相应主治病证的区别,颇为允当。柯韵伯释本方不仅能利水,且能使津升火降,交合心肾有独到之处。

【临床应用】

(1)张仲景对本方的应用

①用于阳明病下之后水热互结兼伤阴证,见223条。

②用于少阴病余热伤阴,水气停留者,见319条。

③《金匮要略·消渴小便不利淋病脉证并治》,用本方治口渴,小便不利者。

(2)后世医家对本方的应用

①《类聚方广义》用本方治小便不利或淋沥,渴欲饮水者。

②《皇汉医学》用本方治疗淋证,全身水肿,气肿等。

③《医方集解》用本方通治湿热黄疸口渴,溺赤。

(3)现代应用

①泌尿系统:陈明统计猪苓汤证医案106例,绝大多数为泌尿系疾病,排在前5位的是:泌尿系结石、慢性肾炎、慢性肾盂肾炎、乳糜尿、肾盂积水[1]。陈明又统计76例刘渡舟运用猪苓汤经验医案,发现其主要用于热淋、血淋、水肿、腰痛、癃闭等下焦病证,在44例有西医诊断的病例中亦多为泌尿系疾病,排在前5位的是:慢性肾炎、慢性肾盂肾炎、肾积水、肾结核、泌尿系结石[2]。苏克雷总结了近5年猪苓汤治疗慢性肾病的研究进展,猪苓汤可用于慢性肾炎、肾病综合征、糖尿病肾病、泌尿系感染、泌尿系结石、肾积水、尿道综合征、前列腺增生症、膀胱癌的治疗[3]。赖真运用猪苓汤治疗泌尿系结石,效果良好,认为本方可能有溶石作用[4]。田彦随访375例泌尿系结石治愈患者,发现猪苓汤能较好地预防结石的复发($P=0.025$),Logistic回归分析发现结石类型、结石病程及有无感染并发症等因素对猪苓汤疗效有影响[5]。同心介绍猪苓汤对实施体外冲击波碎石术后排石有促进作用[6]。邹传兵报道猪苓汤有促进前列腺电切术后创面愈合,缩短血尿阴转时间,减轻尿频尿急尿痛等作用[7]。

②呼吸系统:张荣春报道治疗一咳嗽1个月患者,既往有肺结核病史。刻下症见:痰少白黏,有咸味,口干,多饮,时头晕、心慌、腰酸、乏力,双胫浮肿,按之没指,纳便尚调,夜寐欠安。舌质淡黯,苔薄黄,脉细弦。辨证为阴虚水泛,肺肾阴亏为本,水饮化热为标,处猪苓汤:猪苓10g,泽泻12g,阿胶(烊化)9g,滑石(布包)、茯苓、黄芪各15g。服5剂后,咳嗽明显好转,咳痰亦减,但仍夜间口干,双胫浮肿,守方加南沙参、车前子、麦冬各12g,桔梗10g,续进5剂而愈[8]。

③消化系统:猪苓汤常用于小儿腹泻的治疗。张炜等观察猪苓汤治疗小儿轮状病毒肠炎的临床疗效,72小时内总有效率为96.4%,体会到猪苓汤不仅有良好的止泻功效,同时可

改善患儿的烦躁哭闹、躁扰不寐[9]。

猪苓汤还用于肝硬化腹水的治疗。王忠良用猪苓汤辨证加减治疗难治性肝腹水 23 例，腹大坚满、烦热口苦、便秘、舌红苔黄腻或兼灰黑、脉弦数者重用苓、连；腹大胀满、青筋暴露、面色晦滞、唇紫、口燥、心烦、牙龈出血、鼻出血、舌质红绛少津、脉弦细数，加六味地黄丸，少津者加玄参、石斛、麦冬；腹大坚满、脉络怒张、胁腹刺痛、面色黧黑、面颈胸臂有血痣、手掌赤痕、大便色黑、口渴、饮水不能下、舌质紫红或有紫斑、脉细或芤者，加用血府逐瘀汤，有效率 69.57%（$P<0.01$）[10]。杭共存等以养阴利水清热、活血软坚散结为原则，采用加减猪苓汤（猪苓、茯苓、泽泻、鳖甲、醋柴胡、茵陈、大腹皮等）治疗肝硬化腹水 31 例，总有效率为 89%[11]。

④五官科：五官科一些具有水液停聚表现的疾病，应用猪苓汤加减治疗，疗效满意。张佐红报道应用猪苓汤加味（猪苓、茯苓、当归、丹参、墨旱莲、阿胶、蒲黄等）治疗玻璃体积血 65 例，总有效率 90.92%，提示本法对本病具有养阴增液，活血利水，加速体液代谢，改善血循环，消除积血的作用[12]。马春霞等认为干眼病的病机是肝肾不足，津液亏虚，目窍失养，将杞菊地黄汤合猪苓汤超声雾化喷眼治疗干眼症，直接作用于眼局部，能很快地提高血液循环和眼部的分泌功能，疗效优于单纯杞菊地黄汤及西药治疗（$P<0.01$）[13]。杨柳介绍猪苓汤（猪苓 15g，茯苓 20g，泽泻 15g，滑石 30g）加减治疗内耳性眩晕：痰湿中阻症见头重如裹、昏沉欲睡、舌质淡、苔白腻、脉濡滑者，加半夏、白术、石菖蒲、天麻；肝阳上亢症见眩晕耳鸣、头胀痛、面色潮红、急躁易怒、舌质红、苔黄、脉弦者加天麻、钩藤、石决明、杜仲、牛膝；脾肾阳虚症见腰膝酸软、耳鸣、健忘、舌质淡、苔滑腻、脉沉细弱者加熟地黄、山药、菟丝子、附子、鹿角胶、桂枝；气血亏虚症见面色无华、心悸少寐、神疲懒言、舌质淡、脉细弱者加熟地黄、阿胶、党参、黄芪、当归[14]。

⑤其他：王毅力介绍猪苓汤合天麻、菖蒲治疗急性一氧化碳严重中毒患者抢救苏醒后出现的眩晕、头痛有缓解作用，并能预防迟发性脑病[15]。

张洪清报道急性颅脑损伤常规治疗配合猪苓汤加减（猪苓、泽泻、茯苓各 30g，阿胶、滑石各 10g，黄芪、丹参各 20g）治疗，疗效满意（$P<0.05$）[16]。

田君报道一例心衰患者，两颧潮红、稍咳、胁痛、纳差、便秘，下肢水肿、按之没指、舌红、苔微腻，脉涩（心房颤动），辨证为水气上凌心肺。予猪苓汤化裁：猪苓 10g，茯苓 30g，泽泻 10g，滑石 10g，杏仁 10g，薏苡仁 30g，白茅根 10g，浙贝母 10g，桔梗 10g，焦三仙各 10g，生甘草 8g，清半夏 10g。服药 1 周，上症稍减轻，舌中部少苔，此水湿得利，阴伤已显之象，守方去清半夏、焦三仙，加阿胶（兑）10g、山药 30g、鸡内金 10g，6 剂上症明显减轻，稍有喘息短气，下肢水肿消失，面色如常[17]。

印利华、李淑萍报道将猪苓汤用于阴道炎的治疗，疗效满意[18,19]。

张红报道猪苓汤配合化疗药物能提高癌性腹水的治疗效果，并能减轻化疗药物的毒副反应[20]。

（4）医案选录

1）尿血：胡某某，女，24 岁，1986 年 11 月 5 日初诊。肉眼血尿 2 周，西医拟诊为泌尿系感染，经用大剂量青、链霉素及庆大霉素肌注 10 天，疗效不显著，又用复方新诺明 4 天，仍无效，故求治于中医。现诊：全程血尿，血色鲜红，小便频数并有灼热感，口渴欲饮，小腹下坠，腰部疼痛，无明显浮肿，舌质红、苔薄黄，脉数。尿常规镜检：红细胞满视野，白细胞＋＋＋，蛋白＋＋，上皮细胞＋。腹部平片示：肾及输尿管、膀胱未见异常。此为热迫膀胱所致，治宜清热利水,凉血止血。拟猪苓汤加白茅根 30g、大黄 12g。连服 15 剂,诸恙息平,尿常规化验正常,病获痊愈。(《江西中医药》,2001,32(1):4)

2)癃闭:赵某,女,28 岁,1994 年 6 月 7 日初诊。产后出现小便癃闭,小腹胀痛拘急,心烦,口渴喜饮,因尿闭而不敢饮。曾用西药利尿,无显著效果。惟用导尿方可缓解,又因导尿所致尿道口肿大,痛苦难忍,急诊于余。诊见:小腹先胀后痛,舌质红、无苔,脉洪数。证属产后血虚,阴阳不调,膀胱气化不利,水热互结。方用猪苓汤加味。处方:猪苓、泽泻、滑石各 20g,茯苓 30g,阿胶(烊化)15g,乌药 6g,小茴香 10g。水煎服,每天 1 剂。服 1 剂后,小便利;2 剂后,尿如注,胀痛除。继服 2 剂,诸症皆除。(《新中医》,2004,36(11):65)

3)蛋白尿:胡某,女,30 岁,2000 年 10 月 5 日初诊。患者于半年前患"肾炎",在当地某医院住院 1 个月,水肿消退,尿潜血基本消失,惟尿蛋白久不消失,持续在(＋＋＋)~(＋＋＋＋)之间。出院后口服西药强的松、卡托普利、雷公藤多苷、中药六味地黄丸等,蛋白仍未消失。诊见患者面色红润,呈满月脸,双下肢不肿,舌质偏红,苔薄黄腻,脉细略数。尿蛋白(＋＋＋),尿潜血(＋),BP:130/85mmHg。自述口干欲饮水,小便不利,大便不实。证属阴虚有热,水热互结。嘱其停用六味地黄丸,改用猪苓汤清热育阴利水。处方:猪苓、茯苓、泽泻、滑石各 15g,阿胶(烊化)10g,白茅根 30g。服药 20 剂,诸症减轻,蛋白(＋＋),潜血(－),嘱其所服强的松减量,停用其他西药,原方去白茅根,加枸杞子 15g,续服 20 剂,诸症消失,蛋白(－)。(《甘肃中医》,2008,21(2):29)

4)泄泻:患者,男,5 岁,泻黄色水样大便 1 周。曾先后服藿香正气液、庆大颗粒等,效不显,遂改用静脉输液以消炎、补液,仍泄泻不止。症见泄泻如水注,粪色深黄而臭,日 10 余次,口渴,纳呆,精神疲倦,无泪多啼,舌光绛无苔,脉弦细数。查血象、大便均正常。本证多起于湿热泄泻,由于泻下无度,水液耗损,阴津受劫,津伤液脱,故精神疲倦,无泪多啼,胃阴伤则口渴引饮,阴亏津竭故见舌光绛无苔。细参脉证,揆度病机,为水热互结,下渗于大肠。证属湿热泄泻伤阴,治宜清热除湿,育阴止泻。乃径效仲圣养阴清热利水之猪苓汤方立法。俾使利水不伤阴,滋阴不助邪,邪正兼顾,庶无差忒。处方:猪苓 15g,阿胶 13g(烊化),茯苓 12g,泽泻 12g,滑石 20g,牡蛎 20g。1 剂后泻减,舌上津回。守方加麦冬 12g,五味子 3g,太子参 15g。连服剂诸症俱除。(《广西中医药》,2005,28(4):37)

5)膏淋:王某,男,34 岁,1992 年 10 月 4 日初诊。3 个月前见尿呈白色,伴尿频、尿急,未予介意。继感腰痛,症状渐重,曾在某医院诊治。检查:左肾叩击痛(＋),余无异常。尿检:蛋白(＋＋＋),白细胞 1~3 个/HP,红细胞(＋＋＋),乳糜尿(＋)。诊为乳糜尿(膏淋)。察其舌质淡、苔薄白,脉沉细。方用猪苓汤加味。处方:猪苓、茯苓、萆薢各 15g,泽泻、滑石各 12g,阿胶(烊化)10g。水煎服,每天 1 剂。服 10 剂后,尿检正常,乳糜尿转阴。继服 5 剂以巩固,随访 1 年未见复发。(《新中医》,2004,36(11):65)

【按语】《伤寒论》中猪苓汤主要用于外感热病经治疗后余热留扰,气化失司,水热互结,阴液受损的病证,后世医家宗仲景之法,大都用于小便不利或淋沥,口渴欲饮的证候。现代临床除用治外感病外,还用于内伤杂病,凡辨证属于水热互结,兼有阴伤者,可用猪苓汤治疗,其临床表现以小便不利、渴、呕、心烦、咳、不眠等为主,与《伤寒论》中猪苓汤证的表现一致,同时现代临床医家还用于伴有尿血、腰酸痛者,因对此种病证,猪苓汤确可起到清热利水,止血养阴的疗效。猪苓汤证的舌质多为舌红、舌绛,苔少或无,或薄黄,或黄腻。脉多细数,或兼弦、沉、滑等。

临床运用猪苓汤一般均守原方,猪苓汤虽药仅 5 味,然用药精当,配伍严密,本方通过利水而使热孤,对于湿热胶结病证,起到渗湿于热下的效果。方中阿胶填精补肾阴,能使肾脏恢复其主水制水功能,且有止血作用,为医家所看重。

【现代研究】

(1)猪苓汤的利尿作用:原中硫离子等对猪苓汤、五苓散、柴苓汤的利尿作用进行研究,并以其对成长期大白鼠的生长和水、电解质代谢的影响为中心进行研究,观察服用各种利尿剂的 24 小时尿量及钠的排泄量,发现中药也具有与西药同样或更强的利尿作用,特别是猪苓汤的利尿作用显著[21]。从实验中可看到猪苓汤不破坏水盐平衡而有利尿作用[22]。油田正树等在应用水负荷大鼠的急性实验中,发现猪苓汤在大量水负荷的条件下,在用量低时,初期见利尿作用,在少量水负荷条件下,难以呈现利尿作用。由此可见猪苓汤在水滞状态时服用有利尿作用,另外以大剂量应用见排尿量减少,可见猪苓汤的药效可能存在着有效的用量范围[23]。

(2)猪苓汤的排石作用:小林信之等经实验显示猪苓汤使用大剂量组自排率相应增高,尤其在 15g 用量组。在全部病例组中,不仅位于上部的排石,而且整个 7 例均排石,因而作者认为,这个用量不仅仅是没有副作用。而且电极板通电法与猪苓汤大剂量并用的方法,对于诱发排出输尿管结石也是有效的。用猪苓汤 5g/日无效,增量至 10g/日、15g/日即可见效[24]。

(3)猪苓汤的抑制结石作用:耿小茵等经实验发现猪苓汤可抑制肾结石大鼠草酸钙结晶的形成,并进一步在分子水平上发现猪苓汤通过抑制肾脏 OPN mRNA 的表达,调控抑制尿结石的形成[25,26]。

(4)猪苓汤改善肾功能的作用:猪苓汤能有效抑制肾小球系膜细胞增生,降低血肌酐、尿素氮,减轻血尿和蛋白尿症状,减缓肾功能的损害[27]。

(5)猪苓汤的抗癌作用:邵玉英经实验发现猪苓汤含药血清可显著提高肺癌高转移株 PG 肿瘤转移抑制基因的表达,与顺铂＋正常血清组比也有显著性差异($P<0.05$)[28]。

二、阳明病攻下后寒热之辨(225~228)

【原文】

脉浮而遲,表熱裏寒,下利清穀者,四逆湯主之。(225)

甘草二兩,炙　乾薑一兩半　附子一枚,生用,去皮,破八片

上三味,以水三升,煮取一升二合,去滓,分溫二服。強人可大附子一枚、乾薑三兩。

若胃中虛冷,不能食者,飲水則噦。(226)

脉浮發熱,口乾鼻燥,能食者則衄。(227)

陽明病,下之,其外有熱,手足溫,不結胸,心中懊憹,飢不能食,但頭汗出者,梔子豉湯主之。(228)

【提要】 阳明病攻下后导致寒热变证的证治。

【释义】 本节 4 条条文主要论述阳明病攻下后产生虚寒和胸中有热两大变证的辨证论治。225 条和 226 条均属虚寒变证,225 条出现下利清谷,乃脾肾阳虚所致,这是本证的主症。其脉浮而迟,迟为里寒,浮脉与迟脉同见,其意有二:一为里虚寒盛,阴盛格阳,虚阳外越,此种脉象多为浮迟而无力;二为里寒兼表邪未尽,此脉多呈浮迟而有力。本证同时见有下利清谷,因此属第一种证情较为贴切,故条文所言"表热里寒"是指真寒假热。治疗用四逆汤以回阳救逆,令真阳得助,阴寒驱散,则假热自除。226 条证属中阳受戕,胃中虚冷,受纳

腐熟功能减退,故不能食。食停中焦,若勉强饮水则水寒相搏,胃失和降,上逆作哕,治疗可用温中健脾、降逆和胃之法,如吴茱萸汤或理中汤等皆可随证用之。本条以脾胃虚寒、中焦失运为主,故较之 225 条以脾胃为中心的全身性的阳气虚衰为轻。

227 条和 228 条均为实热变证。227 条脉浮发热而无恶寒,可知病不在表,此脉浮表示里有热,邪热伤津耗液,故见口干鼻燥。热在里而能食,可知病邪未结聚于腑,或在气分,或在血分,症见衄血,提示气分之热已波及血分,血热迫血妄行。228 条阳明病经攻下后,邪热大势已去,惟有余热,故见其外有热,手足温,如热邪郁蒸不得发越,可见但头汗出。不结胸表示无实邪结聚于里,而是无形之余热留扰胸膈,故见心中懊恼。胃受热扰可见嘈杂似饥,然则毕竟胃为邪热所扰,不能正常受纳腐熟,故饥不能食。本证与太阳病篇中 76 条、77 条、78 条同为栀子豉汤证,只是病变的成因有别,太阳篇中所述为太阳病过汗或误用吐下后而成,本条为阳明病下后所致,但病变的性质相同,均属余热留扰胸膈和胃,故均取清热除烦和胃法治之。本证如病邪进一步亢盛并结聚于里,需与结胸证鉴别,本证心下(胃脘)部位按之濡或伴有轻微压痛,结胸证则按之硬满疼痛,甚或从心下至少腹硬满而痛不可近。

【选注】

钱天来:此与少阴、厥阴里寒外热同义,若风脉浮而表热,则浮脉必数,今表虽热而脉迟,则知阴寒在里,阴盛格阳于外而表热也。虚阳在外故脉浮;阴寒在里故脉迟,所以下利清谷。此为真寒假热,故以四逆汤祛除寒气,恢复真阳也。若以为表邪而汗之,则迫矣。(《伤寒溯源集·阳明上篇》)

张隐庵:此论(指 225 条——笔者注)阳明之有虚寒也。脉浮而迟,浮为表虚,迟为里寒,乃下焦生气不上合于阳明,故表有阳明之热,里有少阴之寒,生气不升,故下利清谷,宜四逆汤启少阴之生阳,助阳明之土气。(《伤寒论集注·阳明篇》)

《医宗金鉴》:若其人胃中虚冷,不能食者,虽不攻其热,饮水则哕。盖以胃既虚冷,复得水寒,故哕也。宜理中汤加丁香、吴萸,温而降之也。(《医宗金鉴·订正仲景全书·伤寒论注·辨阳明病脉证并治》)

柯韵伯(227 条——笔者注):液之与血,异名同类,津液竭,血脉因之亦伤。故阳明主津液所生病,亦主血所生病。阳明经起于鼻,系于口齿,阳明病,则津液不足,故口鼻干燥。阳盛则阳络伤,故上盛而为衄也。口鼻之津液枯涸,故欲漱水不欲咽者,热在口鼻,未入乎内也。能食者,胃气强也。以脉浮发热之证,而见口干鼻燥之病机,如病在阳明,更审其能食。不欲漱水之病情,知热不在气分,而在血分矣。(《伤寒来苏集·伤寒论注·阳明脉证》)

柯韵伯(228 条——笔者注):外有热是身热未除,手足温,尚未然汗出,此犹未下前证,见不当早下也。不结胸是胸下无水气,知是阳明之燥热。心中懊恼是上焦之热不除。饥不能食,是邪热不杀谷。但头汗出而不发黄者,心火上炎,而皮肤无水气也。此指下后变证。夫病属阳明,本有可下之理,然外证未除,下之太早,胃虽不伤,而上焦火郁不达,仍与栀子豉汤吐之,心清而内外自和矣。(《伤寒来苏集·伤寒论注·阳明脉证》)

章虚谷:此(指 228 条——笔者注)即阳明余邪未净,而无燥屎者,下后,有形实邪已去,则无胀满之证矣。尚有无形邪热散漫,故外有热而手足温。并非误下邪陷,故不结胸,而但心中懊恼。邪热肆扰,故饥不能食,其热由胃上蒸而出头汗。故以栀子豉汤轻泄涌吐,使邪从上散也。(《伤寒论本旨·阳明篇》)

【评述】

钱天来所论 225 条证属真寒假热,分析颇为允当。张隐庵认为此属阳明有热,少阴有寒,治从少阴以助阳明,似能自圆其说,然则下焦有寒,则真阳必微,其不能上合于阳明者,火不生土也,由是观之,则阳明之热由何而来,其状如何? 皆不可答也,故难苟同。

对228条的注释,章虚谷认为是有形实邪已去,尚有无形邪热散漫,为余邪未净,其说中肯。柯韵伯提出此属下之太早而成上焦火郁不达,此说可资参考。

三、阳明兼少阳证治(229、230)

【原文】

陽明病,發潮熱,大便溏,小便自可,胸脇滿不去者,與小柴胡湯。(229)

柴胡半斤　黃芩三兩　人參三兩　半夏半升,洗　甘草三兩,炙　生薑三兩,切　大棗十二枚,擘

上七味,以水一斗二升,煮取六升,去滓,再煎取三升。溫服一升,日三服。

陽明病,脇下鞕滿,不大便而嘔,舌上白胎者,可與小柴胡湯,上焦得通,津液得下,胃氣因和,身濈然汗出而解。(230)

【提要】阳明少阳同病的证治及小柴胡汤的作用机制。

【释义】本节两条原文均为阳明病兼有少阳病,然阳明腑实证主症都未具备,不能轻用攻下,故治从少阳,都用小柴胡汤。229条症见潮热,似属阳明腑实证的热型,如邪热确已结聚肠胃,应同时伴有腹胀满或腹痛,大便闭或大便硬,但本证大便溏,提示腑实未成。小便自可而非短赤,亦表示燥热不盛。此种证情无论从攻下宿滞,抑或攻下泻热等角度看,均不可用攻下法。潮热而见胸胁满不去,此属少阳证,乃邪热侵犯少阳,致经气不利所致,其证虽无往来寒热、心烦喜呕等症,但鉴于"有柴胡证,但见一证便是,不必悉具",故可治从少阳而用小柴胡汤,以和解祛邪,疏利经气。

230条阳明病不大便,似乎燥热结于肠胃,然则舌苔不黄不燥而为白色,表示燥热不盛,且见呕吐,提示胃气上逆,病势向上,如204条所说"伤寒呕多,虽有阳明证,不可攻之",故本证不能从阳明治之。综上所述,不大便而与呕吐、胁下硬满伴见,则属邪犯少阳,经气不利,胆胃不和,故予小柴胡汤。

从本节两条原文所述病证及治法中可得到两点启示:①在太阳病向少阳病的转化过程中,可出现诸多不典型的证候,其表现似太阳、少阳合病,或阳明、少阳合病,或太阳、阳明、少阳三阳合病,若合病中太阳病或阳明病主症不明确,则不能轻用汗法或清法、下法,而可治从少阳,用和解法。②本节两条原文均可看做"有柴胡证,但见一证便是,不必悉具"的实际运用范例,由此可知是否选用小柴胡汤治疗,并不在于见到哪几个主症,而主要是从证候的病变性质上看,是否与小柴胡汤证的病机相合,大凡病邪已入里化热,而热势不盛,热邪有犯少阳经或肝、胆、胃等脏腑,则可给予小柴胡汤治疗。

服小柴胡汤后病愈的表现及机制,《伤寒论》中描述有二:一是101条所述服药后出现蒸蒸而振,却复发热汗出而解,即战汗而解;二是230条所述,"上焦得通,津液得下,胃气因和,身然汗出而解",乃服小柴胡汤后,使枢机运转,三焦通调,气机宣畅,表现为汗出,大便畅,病邪随之而去。可见小柴胡汤扶正祛邪的作用,除表现为补益正气、增强抗邪能力外,还可通过调理三焦气机,使全身脏腑功能恢复正常,而有助于祛邪外出,达到病愈的目的。

【选注】

尤在泾(229条——笔者注):潮热者,胃实也。胃实则大便硬,乃大便溏,小便自可,胸胁满不去,知其邪不在于阳明之府,而入于少阳之经,由胃实而肠虚,是以邪不得聚而复传也。是宜小柴胡以解少阳邪气。(《伤寒贯珠集·阳明篇上》)

柯韵伯：潮热已属阳明，然大便溏而小便自可，未为胃实，胸胁苦满，便用小柴胡和之，邪热从少阳而解，不复入阳明矣。（《伤寒来苏集·伤寒论注·少阳脉证》）

张令韶：……不大便者，下焦不通，津液不得下也。呕者，中焦不治，胃气不和也。舌上白苔者，上焦不通，火郁于上也。可与小柴胡汤，调和三焦之气。上焦得通而白苔去，津液得下而大便利，胃气因和而呕止。三焦通畅，气机旋转，身濈然汗出而解也。（《伤寒论直解·阳明篇》）

尤在泾（230条——笔者注）：此亦阳明传入少阳之证。胁下硬满而呕，舌上苔白，皆少阳经病见证，虽不大便，不可攻之，亦宜小柴胡和解少阳邪气而已。夫胁下满痛而呕，则邪方上壅，而津液不得下行，与小柴胡和散其邪，则上焦得通，而胁不满硬矣。津液得下，而呕不作矣。气通津下，胃气因和，便从里出，汗从表出，而邪自涣然冰释矣。是以胃中硬满，不大便，而无少阳证者可攻，其有少阳证者，虽不大便，亦不可攻而可和也。（《伤寒贯珠集·阳明篇上》）

【评述】诸医家对于阳明少阳同病，治从少阳的理由分析甚详，认为既然证不确属阳明，而邪入少阳之经，治疗当从少阳，和解祛邪，使邪不得聚而复入阳明。张令韶分析230条证属上中下三焦不通，与小柴胡汤调和三焦之气而解的机制颇有见地。

四、阳明中风发黄（231、232）

【原文】

陽明中風，脉弦浮大而短氣，腹都滿，脇下及心痛，久按之氣不通，鼻乾不得汗，嗜臥，一身及目悉黃，小便難，有潮熱，時時噦，耳前後腫，刺之小差。外不解，病過十日，脉續浮者，與小柴胡湯。（231）

脉但浮，無餘證者，與麻黃湯。若不尿，腹滿加噦者，不治。（232）

麻黃三兩，去節　桂枝二兩，去皮　甘草一兩，炙　杏仁七十箇，去皮尖

上四味，以水九升，煮麻黃，減二升，去白沫，內諸藥，煮取二升半，去滓。溫服八合，覆取微似汗。

【提要】阳明中风发黄的证治。

【释义】本节两条原文所述证候虽名为阳明中风，实为三阳合病，且有发黄。三阳合病之中，如太阳、阳明证不典型，可治从少阳；如太阳证明显可用汗法。231条脉弦浮大，弦为少阳之脉，浮为太阳之脉，大为阳明之脉，此三阳合病之脉也，证属阳证无疑。患者有潮热，此属阳明可知。腹都满，即整个腹部胀满，表示肠胃受病。胁下为肝胆部位；心，此处并非确指心脏，而是指约当剑突周围部位。胁下及心痛，是指胁下及剑突处疼痛，如按压这些部位时间长一些，患者会出现窒闷感，即原文"久按之，气不通"，这是肝胆受病常见的症状之一。邪犯肝胆肠胃，气机阻滞，甚则影响全身气机、气化的宣通，若上焦肺气不利则短气，中焦气阻则腹满，下焦膀胱气化失司则小便难。表证未除，卫气不利则无汗。由于气化失司，水液代谢失常，再加上无汗、小便难，水湿无出路，则水气内停与热互结，湿热内蕴，熏蒸肝胆，疏泄失常，胆汁外溢则身目发黄。湿热在里，湿性困着缠绵，故嗜卧。邪犯中焦，胃气为之不利而上逆，故见时时哕。湿热循胆经上犯，可见耳前后肿。

诸多症状反映了本证三阳合病，病变的中心是湿热侵犯肝胆肠胃，本应治以清热利湿，疏利肝胆，调和肠胃，然表邪尚未尽解，恐早用攻下，有碍表证，若用发表，有碍里证，故先用刺法，以疏表泄热，宣通气机，疏利经脉，缓和病证。如刺后病情虽有缓解，但病过十日，脉象

仍是弦而浮大,即其浮脉未因针刺散邪而去,且其他里证无明显变化,此时的浮脉已不能用表未解来解释了,而应看做是里热,然鉴于本证的证候为阳明、少阳同病,而偏重于少阳病,故治从少阳,用小柴胡汤。

如经针刺治疗,病过十日,里证消失,脉不弦大而但浮,即原文"脉但浮,无余证"之含义,说明原有的少阳阳明证不复存在,此时仅以太阳病为主,治疗当用汗解,予麻黄汤。

"若不尿,腹满加哕者,不治。"是承231条而论病之预后,即由原来小便难变为尿闭,腹满更重,哕呃更频,表示三焦壅滞,气机闭阻,胃气衰败,呈现正虚邪实之状,病情危重,故曰"不治"。

【选注】

《医宗金鉴》"续浮"之"浮"字,当是"弦"字,始与文义相属,则可与小柴胡汤。若俱是"浮"字,则上之浮既宜用小柴胡,下(指232条——笔者注)之浮又如何用麻黄汤耶?(《医宗金鉴·订正仲景全书·伤寒论注·辨阳明病脉证并治》)

柯韵伯:本条不言发热,看中风二字,便藏表热在内,外不解,即指表热而言,即暗伏内已解句,病过十日,是内已解之互文也,当在外不解句上。无余证句,接外不解句来。刺之,是刺足阳明,随其实而泻之。少差句言内证俱减,但外证未解耳,非刺耳前后,其肿少差之谓也。脉弦浮者,向之浮大减小而弦尚存,是阳明之脉证已罢,惟少阳之表邪尚存,故可用小柴胡以解外。(《伤寒来苏集·伤寒论注·阳明脉证》)

钱天来:若脉但浮,浮为邪气在表,且从前诸余证悉无者,是邪尽还表,复出太阳营卫之间矣。治之无难,一汗而愈矣,故重与麻黄汤……若邪不复外出而郁于里,则大气不得升降,津液不得流行,而三焦之气化绝,故不尿,中气闭塞而腹满甚,胃阳败绝而加哕者,乃必死不治之证,故无治法也。(《伤寒溯源集·阳明上篇》)

尤在泾:若脉但浮而无少阳证兼见者,则但与麻黄汤,发散邪气而已……若不得尿,故腹加满。哕加甚者,正气不化,而邪气独盛,虽欲攻之,神不为使,亦无益矣,故曰不治。(《伤寒贯珠集·阳明篇上》)

【评述】 对于231条治用小柴胡汤的脉象,《医宗金鉴》认为当是"弦"脉,柯韵伯认为脉弦浮者,向之浮大减小而弦尚存,两说意思大致相同,柯韵伯之说更为妥贴,颇有参考价值。232条诸家分析皆同。不尿,腹满加哕,是为邪实正虚,钱天来所云三焦之气化绝,中气闭塞,胃阳败绝,切中病情之要领。

五、导法(233)

【原文】

陽明病,自汗出,若發汗,小便自利者,此為津液內竭,雖鞕不可攻之,當須自欲大便,宜蜜煎導(1)而通之。若土瓜根(2)及大猪膽汁,皆可為導。(233)

蜜煎方

食蜜(3)七合

上一味,於銅器內,微火煎,當須凝如飴狀,攪之勿令焦著,欲可丸,併手捻作挺,令頭銳,大如指,長二寸許。當熱時急作,冷則鞕。以內穀道(4)中,以手急抱,欲大便時乃去之。疑非仲景意,已試甚良(5)。

又,大猪膽一枚,瀉汁,和少許法醋(6),以灌穀道內,如一食頃(7),當大便出宿食惡物,甚效。

【词解】

(1)导:用润滑类药物纳入肛门,引起排便,叫做导法。

(2)土瓜根:原方已佚。土瓜一名王瓜,寇宗奭《本草衍义》云:"王瓜其壳径寸,长二寸许,上微圆,下尖长,七八月熟,红赤色,壳中子如螳螂头者,今人又谓之赤雹子,其根即土瓜根也。"李时珍《本草纲目》云:"土瓜根作上气,其实似瓜也。或云根味如瓜,故名土瓜。王字不知何义?瓜似雹子,熟则赤,鸦喜食之,故名赤雹,老鸦瓜。"吴其濬《植物名实图考》亦名赤雹子。土瓜根气味苦寒无毒,其根富于汁液,将其捣汁灌肠通便,方书多有记载。

(3)食蜜:即蜂蜜。甘平无毒,滋阴润燥,局部投药更有润滑作用。

(4)谷道:即肛门。

(5)"疑非仲景意,已试甚良":此句在《玉函》卷八、《千金翼》卷九、《注解伤寒论》中均无。

(6)法醋:即食用醋。

(7)一食顷:约吃一顿饭的时间。顷,短时间。

【提要】津伤便秘,大便欲解不得的治法。

【释义】本节论津伤便硬,或欲便不解者,宜用导法治疗。本证为外感病恢复期,由于在急性期,即阳明病阶段,里热亢盛迫津外出,汗多津伤,若再加上误汗,则更使津液损伤,导致肠胃干燥,大便硬结,此种大便干硬,不能用攻下法治疗,即原文所说"此为津液内竭,虽硬不可攻之",当用润燥导便法治疗。大便硬者如何区分其属燥热内结抑或津液内竭?小便利与不利是为辨证要点。大凡邪热未去,燥实结聚肠胃者,大便硬的同时必伴有发热、汗出、小便短赤。如邪热去,气机宣通,则小便通利,然津伤尚未恢复,故肠胃干燥,大便硬。本证小便自利,故属津伤便硬。此外,在发热基本消退的病证中,见小便自利还可排除大便初硬后溏的可能,因大便初硬后溏者多见小便少,此属脾虚湿停,不能用攻下法或导法治疗,应治以健脾燥湿。

本证的治疗有两种方法,一是用蜜煎纳入肛门内,就近润滑而导便外出,相当于通便栓剂。此法适用于硬便近在肛门处,便意窘迫,而不能排出,此即"当须自欲大便"时,"宜蜜煎导而通之"。二是用土瓜根捣汁或大猪胆汁和少许食醋灌入肛门内导便外出,此相当于灌肠通便,适用于大便干结迫于肛门者,亦可用于大便干结部位较高者,以及大便硬而难下。

【选注】

《医宗金鉴》:阳明病,自汗出,或发汗,小便自利者,此为津液内竭,虽大便硬,而无满痛之苦,不可攻之。当待津液还胃,自欲大便,燥屎已近直肠,难出肛门之时,则用蜜煎润窍滋燥,导而利之。或土瓜根宣气通燥,或猪胆汁清热润燥,皆可为引导法,择而用之可也。(《医宗金鉴·订正仲景全书·伤寒论注·辨阳明病脉证并治》)

汪苓友:阳明病自汗出者,不可发汗,若发其汗,兼之小便自利者,此为津液内竭,内指肠胃而言。汗泄于外,溺去于下,皆内耗其津液,故云竭也。津液既竭,则大便硬,不问而可知矣。大便虽硬,成注云:此非结热,不可攻之,当待其自欲大便时,遂因其势而行导之之法,如蜜煎,土瓜根,大猪胆,皆可用也。或问:小便自利,大便硬,何以不用麻仁丸?余答云:麻仁丸治胃热,屎结于回肠以内。兹者,胃无热证,屎已近肛门之上,直肠之中,故云因其势而导之也。(《伤寒论辨证广注·辨阳明病脉证并治法》)

陆渊雷:此证但肠燥便硬耳,非因胃家实也。大病恢复期中往往见。云阳明病者,盖追溯以往之病,非谓当前之证。(《伤寒论今释·阳明篇》)

【评述】汪苓友分析颇为详尽,并提出导法适应证与麻子仁丸适应证的区别,可资参考。

陆渊雷评析本证但肠燥便秘,大病恢复期多见,甚是。

【临床应用】

(1)后世医家对二方的应用

①《伤寒准绳》云:凡多汗伤津,或屡汗不解,或尺中脉迟,元气素虚人,便欲下而不能出者,并宜导法。但须分津液枯者,用蜜导;邪热盛者,用胆导;湿热痰饮固结,姜汁麻油浸栝楼根导,惟下旁流水者,导之无益,非诸承气汤攻之不效,以实结在内而不下也。至于阴结便秘者,宜于蜜煎中加姜汁、生附子末,或削陈酱姜导之。

②《外台秘要》引崔氏云:胃中有燥粪,令人错语;正热盛,令人错语,宜服承气汤,亦应外用生姜兑(读曰锐,下同)。使必去燥粪,姜兑法:削生姜如小指,长二寸,盐涂之,内下部中,立通。

③《三因方》云:蜜兑法,蜜三合,盐少许,煎如饴,出冷水中捏如指大,长三寸许,纳下部立通。

④《世医得效方》云:蜜兑法,蜜三合,入猪胆汁两枚在内,煎如饴,以井水出冷,候凝,捻如指大,长三寸许,纳下部,立通。《活人书》单用蜜,一法入皂角末,在人斟酌用;一法入薄荷开,代皂角用,尤好。又或偶无蜜,只嚼薄荷,以津液调,作梃用之。亦妙。

⑤《丹溪心法》云:凡诸秘,服药不通,或兼他证,又或老弱虚极不可用药者,用蜜熬,入皂角末少许,作兑以导之。冷秘生姜兑亦可。

⑥《医学入门》云:白蜜半盏,于铜杓内微火熬,令滴水不散,入皂角末二钱,搅匀,捻成小枣大,长寸,两头锐,蘸香油,推入谷道中,大便即急而去。如不通,再易一条,外以布掩肛门,须忍信蜜,待烘至方放开布。

⑦《类聚方广义》云:伤寒热气炽盛,汗出多,小便自利,津液耗竭,肛中干燥,便硬不得通者;及诸病大便不通,呕吐而药汁不入者;老人血液枯燥,大便每秘闭,小腹满痛者。共宜此方,蜜一合,温之以唧筒射入肛中,尤为简捷。

⑧《方极》云:蜜煎导,治肛中干燥,大便涩者。(大猪胆汁主治同)

(2)现代应用

①消化系统疾病:幽门螺杆菌感染与胃溃疡密切相关。黄东萍等通过龙眼蜜、荔枝蜜、八叶五加蜜、桂花蜜、野菊花蜜、桉树蜜、红树林蜜等7种蜂蜜体外抗菌作用研究,7种蜂蜜在体外均可抑制幽门螺杆菌,尤以桉树蜜最佳[29]。

②皮肤病:蜂蜜含有高浓度的糖分、维生素、微量元素及酶类等营养成分,对创面有较好的营养及促进愈合作用,临床常用于治疗皮肤溃疡。陈岚介绍蜂蜜浸透纱布后置于溃疡面上,加盖凡士林纱布包扎,每日1次治疗慢性皮肤营养性溃疡,有效率为90%[30]。邓建华等用蜂蜜合云南白药外敷治疗糖尿病足部溃疡33例,总有效率90.9%[31]。

此外,李学贤等报道用新鲜蜂蜜100ml,加无菌蒸馏水300ml,配成1:3的蜂蜜稀释液,滴眼治疗干眼综合征[32];齐新荣蜂蜜外用治疗尿布皮炎[33];赵良辰蜂蜜外用治疗急性乳腺炎[34]。

(3)医案选录

1)许叔微治艾道先染伤寒,近旬日,热而自汗,大便不通,小便如常,神昏多睡。诊其脉,长大而虚。予曰:阳明证也。乃兄曰:舍弟全似李某某证,又属阳明,莫可行承气否?余曰:虽为阳明,此证不可下。仲景阳明自汗,小便利者,为津液内竭,虽坚不可攻。宜蜜兑导之。作三剂,三易之,先下燥粪,次泄溏,已而汗解。(《伤寒九十论》)

2)陈姓,始病咯血,其色甚黑,经西医用止血针,血遂中止。翌日病者腹满,困顿日甚。延至半月,大便不行。始用蜜导不行,用灌肠法又不行。复用一切通大便之西药,终不行……使人延周,时不大便已一月矣。周至,察其脉无病,病独在肠。乃令病家觅得猪胆,倾于盂,调以醋,借西医灌肠器以灌之。甫灌入,转矢气不绝,不逾时,而大便出,凡三两许,掷于地,有声,击以石,不稍损。乃以渍水,半日许,盂水尽赤,乃知向日所吐之血,本为瘀血,因用针止住,反下结大肠,而为病也。越七日,又不大便,复用前法,下燥矢数枚,皆三寸许,病乃告痊。予于此悟蜜煎导法惟证情较轻者宜之。土瓜根又不易得。惟猪胆汁随时随地皆有。近世医家弃良方而不用,为可惜也。(《经方实验录》)

六、阳明兼太阳证治(234、235)

【原文】

陽明病,脉遲,汗出多,微惡寒者,表未解也,可發汗,宜桂枝湯。(234)

桂枝三兩,去皮 芍藥三兩 生薑三兩 甘草二兩,炙 大棗十二枚,擘

上五味,以水七升,煮取三升,去滓,温服一升,須臾,歠熱稀粥一升,以助藥力取汗。

陽明病,脉浮,無汗而喘者,發汗則愈,宜麻黃湯。(235)

【提要】阳明病兼太阳病的证治。

【释义】本节两条原文论述了阳明病兼太阳病,以太阳病为主,治当先解表。234条阳明、太阳同病,条文未言发热,但应有发热,且伴微恶寒,故原文称"表未解也"。本证热型呈太阳病发热恶寒,而非表现为但热不寒,说明阳明里热不盛,然条文句首冠阳明病,其症状是什么呢?很可能表现为大便不通,乃病邪结于肠胃所致,由此导致气血流行不利,且全身热象不重,故见脉迟,如原文208条:"阳明病,脉迟,虽汗出不恶寒者,其身必重,短气,腹满而喘,有潮热者,此外欲解,可攻里也。"本证的阳明病无潮热,虽有邪结肠胃而不大便,但证情不重不急,其突出表现是发热伴微恶寒、汗出多,太阳病证候较明显,故治疗不宜攻下而应解表,用桂枝汤。本证见脉迟,必为迟而有力,如脉迟而无力,则提示里虚寒,如原文225条:"脉浮而迟,表热里寒,下利清谷者,四逆汤主之。"

235条阳明、太阳同病,其太阳伤寒证的表现尤为明显。由于风寒病邪在表,卫气奋起抗邪外出,故见脉浮,其症当有发热恶寒,是条文省其症,但以脉象示之。寒邪侵犯营卫,腠理闭塞,营阴郁滞,故无汗。邪犯肺卫,肺气失宣,上逆而喘,此均为麻黄汤证主症。本证阳明病表现条文中虽未提及,从证候分析看,似为大便不通,肠胃有病邪结聚,但病势较轻,故治疗当从太阳,即原文所言"发汗则愈,宜麻黄汤"。不尔,则可使表邪内陷,变生他证。

【选注】

钱天来:邪在太阳,则以浮缓为中风,阳明已在肌肉之分,与太阳稍异,故不曰缓,而曰迟。所谓迟者,非寒脉之迟,乃缓脉之变称也。又非中寒之阳明脉迟也,若阳明脉迟,即不能食矣,下文阳明中风者皆能食,但此条以风邪在太阳之表,仍是风伤卫分,故不言能食而亦以桂枝汤主之也。汗出多者,太阳中风,已是阴弱而汗自出矣。而阳明证又法当多汗,二证兼并,故汗出多也。太阳中风本恶寒,邪入阳明,当不恶寒而反恶热矣。今风邪尚在太阳卫分,故仍恶寒。但邪气已属阳明,故虽恶寒而亦微也。然汗出已多,邪气当解而不恶寒矣。以汗多而仍恶寒,是以知太阳之表证尚未解也,故云可发汗,宜桂枝汤。(《伤寒溯源集·阳明上篇》)

《医宗金鉴》:阳明病脉当数大,今脉迟汗出多,设不发热恶寒,是太阳表邪已解矣。今发

热微恶寒,是表犹未尽解也,故宜桂枝汤解肌以发其汗,使初入阳明之邪,仍还表而出也。(《医宗金鉴订正仲景全书·伤寒论注·辨阳明病脉证并治》)

汪苓友:此条(指234条——笔者注)言阳明病,非胃家实之证,乃太阳病初传阳明,经中有风邪也。脉迟者,太阳中风缓脉之所变,传至阳明,邪将入里,故脉变迟。汗出多者,阳明热而肌腠疏也。微恶寒者,太阳在表之风邪未尽解也,治宜桂枝汤以解肌发汗。以其病从太阳经来,故仍从太阳经例治之。

此条(指235条——笔者注)言阳明病,非胃家实之证,乃太阳病初传阳明,经中有寒邪也。脉浮无汗而喘者,此太阳伤寒之证仍在也,但脉浮而不紧,为其邪传入阳明,脉虽变,而麻黄汤证不变,故仍用麻黄汤,以发其汗则愈。或问:无汗而喘,但脉浮不紧,何以定其为阳明证?余答云:病人必见目疼鼻干,故云阳明证也。以其病从太阳经来,故从太阳麻黄汤例。(《伤寒论辨证广注·辨阳明病脉证并治法》)

尤在泾:此二条乃风寒初中阳明之证,其见证与太阳伤寒相类。而阳明比太阳稍深,故中风之脉不浮而迟,伤寒之脉不紧而浮。以风寒之气,入肌肉之分,则闭固之力少,而壅遏之力多也。而其治法,则必与太阳少异,见有汗而恶寒者,必桂枝可解,无汗而喘者,非麻黄不发矣。(《伤寒贯珠集·阳明篇上》)

【评述】诸家论述此两条属阳明初受外邪,以太阳病为主,故治当解表。对脉迟的解释,钱天来认为乃缓脉之变称,汪苓友谓是邪将入里,各有千秋,钱天来之说似更贴切。汪苓友提出235条阳明证的表现是目疼鼻干,可资参考。

七、阳明发黄与阳明蓄血的辨治(236、237)

【原文】

陽明病,發熱汗出者,此為熱越[1],不能發黃也。但頭汗出,身無汗,劑[2]頸而還,小便不利,渴飲水漿[3]者,此為瘀熱[4]在裏,身必發黃,茵陳蒿湯主之。(236)

茵陳蒿六兩　梔子十四枚,擘　大黃二兩,去皮

上三味,以水一斗二升,先煮茵陳減六升;內二味,煮取三升,去滓,分三服。小便當利,尿如皂莢汁狀,色正赤,一宿腹減,黃從小便去也。

陽明證,其人喜忘[5]者,必有畜血[6]。所以然者,本有久瘀血,故令喜忘。屎雖鞕,大便反易,其色必黑者,宜抵當湯下之。(237)

水蛭熬　䗪蟲去翅足,熬,各三十箇　大黃三兩,酒洗　桃仁二十箇,去皮尖及兩人[7]者

上四味,以水五升,煮取三升,去滓。溫服一升,不下更服。

【词解】

(1)热越:越,有消散之意。此处指热邪得以发泄而消散。

(2)剂:通齐。齐颈而还,即颈以上有汗,颈以下无汗。

(3)水浆:泛指饮料,如水、果汁之类。

(4)瘀热:即邪热郁滞在里。

(5)喜忘:喜犹"善"也,《外台秘要》作善忘。喜忘即健忘之意。

(6)畜血:畜通蓄,蓄有积聚、储藏之义。蓄血即血液积聚、储留,与瘀血意同义。

(7)人:通仁。

【提要】阳明湿热发黄和阳明蓄血的证治。

【释义】阳明病郁热在里,与湿相合,熏蒸肝胆则发为黄疸。热与血结,瘀阻于里则成蓄

血,均属实热之证,但证治有异,发黄治以清热利湿,蓄血治当活血通瘀。236条辨阳明湿热发黄的证治,阳明病里热内结,如发热汗出,热邪得以外泄,则热势可减,气机得通,气化正常,湿有出路,则不会发黄。如汗不得出,或汗出不畅,则热郁于里,气机阻滞,进而气化失司,导致汗更不得出,小便亦不利,水湿无出路,则停于体内,与热相合,致湿热内蕴,熏蒸肝胆,胆热液泄而发为黄疸。症见身黄、目黄、小便黄,因证属阳黄,故身黄如橘子色样鲜明。当湿热郁遏蒸腾于上时,则见头部有汗出,至颈而止,身无汗。当热多于湿时,则见渴引水浆。本证的证候表现可与260条互参。治当清热利湿退黄,用茵陈蒿汤。

237条辨阳明蓄血的证治。蓄血即瘀血,阳明病,里热亢盛,邪热与瘀血相结,可引起一系列病理变化,瘀热阻滞脉络,气血流行不利,则脏腑功能为之减退,或见紊乱失常。在外感热病中最易出现的是心脑功能的异常,此乃心主血脉,又主藏神,脑为元神之府,主思维。血脉瘀阻,心脑首当其害,急性期可见狂乱、谵语,久则可见健忘、反应迟钝,是因瘀血较久所致。热入血脉还可致血热妄行而出血,且瘀血亦可致血不循常道而离经外流,故本证症见出血。然血出何处?本证瘀热主要在阳明,故肠胃受病出血,原文所述大便色黑,即为明证,上消化道出血,血停肠胃时间稍久,则色黑。阳明病瘀热结于肠胃,本当大便硬结难解,今大便反易者,是因瘀血液积于肠道,则硬结之大便因而润滑,故曰"屎虽硬,大便反易,其色必黑"。

阳明蓄血证与太阳蓄血证均有心脑功能改变的症状,由于太阳蓄血证病程较短,病情较急,故见发狂或如狂,而本证病稍久,故以健忘为主。太阳蓄血证瘀热主要结于下焦,本证主要结于中焦,故太阳蓄血证见下血同时伴有少腹硬满或急结,本证以大便黑硬易出为突出表现。二者主症虽有不同,但病变实质均属瘀热互结于里,故治疗均取活血逐瘀,方用抵当汤。

【选注】

程郊倩:头汗出,身无汗,剂颈而还,足征阳明之气,郁结于内而不得越,故但蒸于头,头为诸阳之首故也。气不下达,故小便不行。腑气过燥,故渴引水浆。瘀热在里,指无汗言。无汗而小便利者属寒,无汗而小便不利者属热,两邪交郁,不能宣泄,故遏而发黄。解热除郁,如茵陈,栀子清上,大黄涤下,通身之热得泄,何黄之不散也。(《伤寒论后条辨·阳明篇》)

钱天来(236条——笔者注):此又详言发黄与不发黄,皆由汗之有无,小便利与不利,以反复互明前义也。然此条又当与太阳中风脉浮动数之末证参看,谓邪气虽在太阳,误下则邪陷入里,湿热即可入胃郁蒸而发黄,非有阳明太阳之别也。言邪在阳明,而发热汗出,乃其本证。若此者,为热邪已经随汗发越于外,虽或另有他证,然必不能发黄也。若但头汗出,则阳邪独盛于上。身无汗则热邪不得外泄。剂颈而还者,三阳之经络皆上至头,三阴之经络皆至颈而还,足见邪热固闭,阴阳离异,营卫不行,腠理不通也。邪热炽盛,而三焦不运,气化不行故小便不利。水湿不得下泄,且胃热枯燥而渴引水浆,则水湿又从上入,其湿蒸郁热,瘀蓄在里,故身必发黄。其湿热之邪,急宜攘逐,故以茵陈蒿汤主之。(《伤寒溯源集·阳明中篇》)

汪苓友:此乃阳明胃腑血分实热证。阳明证其人喜忘者,好忘前言往事也。《条辨》云:志伤而好忘,心之所主谓志,心又为血之主,血为热壅,蓄积于胃,其瘀既久,必上干于心,故令喜忘。屎虽硬,非承气汤证,须验其大便易而色黑,此为瘀血欲下之证,治宜抵当汤以下瘀血,乃通因通用之法也。或问:屎既云硬,何以大便反易?余答云:大便中所下黑物,乃败血而非屎也。阳明本多血,故虽不至于太阳发狂之甚,亦当以抵当汤下之。仲景法,辨太阳蓄血证,必验其小便利;辨阳明蓄血证,必验其大便易,亦从其腑而言。(《伤寒论辨证广注·辨阳明病脉证并治法》)

钱天来(237 条——笔者注):喜忘者,语言动静,随过随忘也。言所以喜忘者,以平日本有积久之瘀血在里故也。前太阳证中,因郁热之表邪不解,故随经之瘀热,内结膀胱,所以有如狂发狂之证。此无瘀热,故但喜忘耳。《素问·调经论》云:"气血未并,五脏安定,血并于下,气并于上,乱而喜忘者是也。"屎虽硬,大便反易者,以气分无热,所以不燥,况血乃濡润之物,故滑而易出也。屎皆瘀血所成,故验其色必黑,宜以抵当汤下之。(《伤寒溯源集·阳明中篇》)

张路玉:按大便色黑,虽曰瘀血,而热邪燥结之色,未尝不黑也。但瘀血则粘黑如漆,燥结则晦黑如煤,此为明辨。(《伤寒缵论·阳明篇》)

【评述】 诸家论湿热郁蒸发黄的证候机制尚详,钱天来所论较为妥贴,程郊倩以无汗伴小便利与不利来分寒热,欠妥。盖以小便不利,亦有属寒者。汪苓友分析阳明蓄血病机及证治甚佳。钱天来所论太阳蓄血,为有瘀热;阳明蓄血,为瘀血所致,可资参考。张路玉论黑粪之辨证尚可取。

参 考 文 献

[1] 陈明. 猪苓汤证 106 例验案统计分析[J]. 中国医药学报,1998,13(2):29.

[2] 陈明. 刘渡舟运用猪苓汤的经验——76 例验案分析[J]. 山东中医药大学学报,2000,24(1):41.

[3] 苏克雷,郭立中. 猪苓汤治疗慢性肾脏病临床及实验研究进展[J]. 中医学报,2010,25(3):589.

[4] 赖真,王沙燕. 猪苓汤治疗泌尿系结石 40 例分析[J]. 暨南大学学报(医学版),1999,20(6):75.

[5] 田彦. 加味猪苓汤防治尿路结石复发疗效观察及其多因素分析[J]. 吉林中医药,2007,27(5):18.

[6] 同心. 猪苓汤对施行体外冲击波碎石术后排石的促进作用[J]. 国外医学·中区中药分册,1999,21(1):31.

[7] 邹传兵,朱子军. 猪苓汤在前列腺电切术后的作用观察[J]. 实用中医药杂志,2008,24(11):700.

[8] 张荣春. 活用猪苓汤治咳嗽[J]. 浙江中医杂志,2000,35(3):125.

[9] 张炜,海洋. 猪苓汤治疗小儿轮状病毒性肠炎 82[J]. 中医儿科杂志,2008,4(5):29.

[10] 王忠良. 猪苓汤治疗难治性肝硬化腹水 23 例临床观察[J]. 浙江临床医学,2005,7(11):1175.

[11] 杭共存,刘茂君. 加减猪苓汤治疗肝硬化腹水 31 例[J]. 陕西中医,2001,22(11):671.

[12] 张佐红,李凤册. 猪苓汤加减治疗玻璃体积血 65 例[J]. 陕西中医,2000,21(11):487.

[13] 马春霞,段灵霞. 杞菊地黄汤合猪苓汤超声雾化喷眼治疗干眼症的临床观察[J]. 现代中医药,2007,27(5):17.

[14] 杨柳,陈庆超. 猪苓汤加减治疗内耳性眩晕 30 例[J]. 河南中医,2009,29(2):124.

[15] 王毅力,葛建敏. 猪苓汤加味在一氧化碳严重中毒中的应用[J]. 实用中医内科杂志,2000,14(3):44.

[16] 张洪清. 猪苓汤治疗颅脑损伤 24 例临床观察[J]. 湖南中医药大学学报,2010,30(2):63.

[17] 田君. 刘亚娴教授运用猪苓汤治疗心力衰竭验案 1 则[J]. 河北中医,2007,29(7):586.

[18] 印利华. 猪苓汤治疗复发性生殖器念珠菌病 30 例[J]. 皮肤病与性病,2004,26(1):57.

[19] 李淑萍. 猪苓汤联合苦参碱栓治疗复发性老年性阴道炎尿道炎 30 例[J]. 陕西中医,2009,30(3):277.

[20] 张红,张向业,潘小平. 猪苓汤加味治疗癌性腹水临床观察[J]. 中国中医药信息杂志,2009,16(11):71.

[21] 原中硫离子. 利尿剂(猪苓汤、五苓散、柴苓汤)的作用机制[M]. 第 1 版. 和汉药シニポジウム,1980:23.

[22] 原中硫离子. 八味地黄丸、五苓散、猪苓汤对实验性病理代谢的作用[J]. 国外医学·中医中药分

册,1984,(2):14.

[23] 油田正树.猪苓汤的药理学研究——对大鼠的利尿作用[J].国外医学·中医中药分册,1983,(3):53.

[24] 小林信之,李群.关于肾、输尿管结石排石诱导法中猪苓汤用量的探讨[J].中医药信息,1985,(1):24.

[25] 耿小茵,赖真,石之嶙,等.猪苓汤及泽泻对肾结石大鼠草酸钙结晶形成的影响[J].中国中医药信息杂志,2004,11(6):497.

[26] 赖真,耿小茵,王耀帮,等.猪苓汤及泽泻对肾结石大鼠骨桥蛋白 mRNA 表达的影响[J].中国中西医结合肾病杂志,2005,6(10):601.

[27] 全世建,熊曼琪,陈瑞春.猪苓汤对 Thy-1 大鼠肾炎模型相关细胞因子及基因表达作用研究[J].中国实验方剂学杂志,2001,7(4):44.

[28] 邵玉英,刘培民.猪苓汤含药血清对体外培养 k562 及 PG 细胞 nm23 基因表达的影响[J].世界中西医结合杂志,2009,4(9):627.

[29] 黄东萍,蒋贵发,周文誉,等.几种蜂蜜对幽门螺旋杆菌的体外抗菌作用[J].时珍国医国药,2006,17(10):1987.

[30] 陈岚,李慎秋.蜂蜜包敷治疗慢性皮肤营养性溃疡[J].临床皮肤科杂志,1997,6 期:411.

[31] 邓建华,韩旭生.蜂蜜合云南白药外敷治疗糖尿病足部溃疡 33 例疗效观察[J].新中医,2007,39(9):86.

[32] 李学贤,张玉义.蜂蜜滴眼液治疗干眼综合征[J].山东中医杂志,1996,15(4):184.

[33] 齐新荣.蜂蜜外用治疗尿布皮炎的体会[J].时珍国医国药,2009,20(10):2646.

[34] 赵良辰,吴智高,常滔.蜂蜜外用治疗急性乳腺炎[J].新中医,2002,34(5):5.

第六节　燥屎辨证(238～242)

【原文】

陽明病,下之,心中懊憹而煩,胃中有燥屎者,可攻。腹微滿,初頭鞕,後必溏,不可攻之。若有燥屎者,宜大承氣湯。(238)

病人不大便五六日,繞臍痛,煩躁,發作有時者,此有燥屎,故使不大便也。(239)

病人煩熱,汗出則解,又如瘧狀,日晡所發熱者,屬陽明也。脉實者,宜下之;脉浮虛者,宜發汗。下之與大承氣湯,發汗宜桂枝湯。(240)

大下後,六七日不大便,煩不解,腹滿痛者,此有燥屎也。所以然者,本有宿食(1)故也,宜大承氣湯。(241)

病人小便不利,大便乍(2)難乍易,時有微熱,喘冒(3)一作怫鬱。不能臥者,有燥屎也,宜大承氣湯。(242)

【词解】

(1)宿食:食物经宿不消,停积胃肠。

(2)乍:本义为"忽"。此处用作连词,犹说"或者"。

(3)喘冒:即气喘而头昏目眩。

【提要】燥屎的成因、主症及治疗。

【释义】本节 5 条原文讨论燥屎的辨证论治。燥屎的形成与邪热结聚肠胃,或邪热与宿食夹杂结于肠胃,或误下导致病邪重新结聚等因素有关。燥屎的主症是不大便,腹痛绕脐,烦躁。其治疗取攻下法,方用大承气汤,然须注意燥屎未成,不可攻下。

239 条和 241 条均明确指出了燥屎的主要表现，一是不大便五六日，乃至六七日，大便闭是阳明腑实证的主症之一，乃燥热结聚肠胃，或燥热与宿食相结于肠胃所致；二是腹满痛或绕脐痛，此乃实邪结聚，气机阻滞，腹满痛者，肠胃皆受病，绕脐痛者以肠腑受病为主；三是烦躁不解或发作有时，其产生机制，与邪热扰心神及实邪在里，肠胃不和，气阻疼痛等均有关系。此大便闭、腹痛、烦躁是燥屎证的主症，然燥屎证亦有大便或闭或通者，即 242 条所云"大便乍难乍易"，这种下利多称热结旁流，大便稀臭，其量不多。大便虽有暂通之时，但实邪结聚肠胃仍然严重，且气机阻滞，影响肺气之宣肃，故见喘冒，是肠病累及于肺，以肺与大肠相表里故也。症见微热，是言发热不太高，此乃热邪深结于里，尚未透发于外之象。小便不利亦属中焦气阻，进而影响下焦肾和膀胱之气化功能所致。本证关键在于实邪结聚肠胃，故治宜攻下，用大承气汤。

有燥屎证尚未确定者，不可攻下，如燥化未盛，肠中仍有水湿停留，而出现如 238 条所述，大便"初硬后溏者"，即属此类。其鉴别点是：腹满轻，疼痛轻或无。此外，脉象不实，或其热不潮，或烦躁不明显，或表证未罢等，均不宜攻下。又如 240 条所述，脉实表示实邪结于里，正气不虚，是用大承气汤攻下的适应证。反之，脉不实，表示燥结未成，或正气有亏，均不宜妄用攻下。此条所言脉浮虚，浮为表邪未尽，虚为里实未成，病偏于表，故宜用汗法，不可攻下。

燥屎的成因主要有三，一是外感病发展到阳明病阶段，燥热内盛，结聚肠胃，是谓传经而来，或本经自发；二是原有宿食内停于肠胃，与邪热相结而发展形成；三是阳明病经攻下治疗后，病邪未尽，实邪重又结聚，亦可因攻下不当，扰乱肠胃气机，嗣后肠胃运动迟钝，促使病邪食积等结聚肠胃。

【选注】

尤在泾：阳明病下后，心中懊侬而烦，胃中有燥屎者，与阳明下后心中懊侬，饥不能食者有别矣。彼为邪扰于上，此为热实于中也。热实则可攻，故宜大承气。若腹微满，初头硬后必溏者，热而不实，邪未及结，则不可攻，攻之必胀满不能食也。（《伤寒贯珠集·阳明篇下》）

钱天来（238 条——笔者注）：前阳明上篇有下之而胃中空虚，客气动膈，心中懊侬，舌上苔者，不用攻下，而以栀子豉汤主之。及下之不结胸，心中懊侬，饥不能食……虽未结胸，而邪已入膈，乘其将陷未陷之时，故用高者越之之法，以涌出其邪耳。此以阳明病而不言外证，是已无表邪也。既无外证而下之，心中懊侬而烦者，当是热邪在里也。察其脉证，若舌苔黄黑，按之而痛者，或脉大沉实者，乃胃中有燥屎，可攻之证也。若腹微满，则知证兼太阴，里无大热可知，若攻之，必初头硬，后必溏，故不可攻之也。若上截所谓胃中有燥屎者，乃胃实之证，宜大承气汤。（《伤寒溯源集·阳明中篇》）

钱天来（239 条——笔者注）：不大便五六日而绕脐痛者，燥屎在肠胃也。烦躁，实热郁闷之所致也。发作有时者，日晡潮热之类也。阳明胃实之里证悉备，是以知其有燥屎，故使不大便也。（《伤寒溯源集·阳明中篇》）

汪苓友（239 条——笔者注）：此节承上文（指 238 条——笔者注）而辨有燥屎之法。阳明病下之后，若病人不大便又五六日，绕脐痛。绕脐痛者，邪已入下脘及肠中也。燥实，气不得通则痛。烦躁者，邪热内盛也。发作有时者，邪乘未申之时，阳明经气旺，故为其时则烦躁发作。此是有燥屎之证，故使不大便也。愚按仲景用大承气汤证，必辨其有燥屎，则是前言潮热谵语，手足汗出，转矢气，其法可谓备矣。此条复云绕脐痛，可见证候多端，医者所当通变而诊治之也。（《伤寒论辨证广注·辨阳明病脉证并治法》）

汪苓友此条(指240条——笔者):系太阳阳明证,病人烦热者,此太阳经风邪犹未尽也。汗出者,自汗出也。自汗出则其热暂解,至明日又烦,故云有如疟状,乃表证仍在也。日晡所发潮热者,热传阳明,邪已入腑而发潮热,乃里证已具也。然亦当审其脉,如脉实者,里证已的,宜下之,故云与大承气汤。如脉浮虚者,为表证未解,虽日晡发热,不过是烦热而非潮热。其邪未全入腑,犹在于经,故云宜桂枝汤,以透发其汗,候表证罢,然后斟酌下药。(《伤寒论辨证广注·辨阳明病脉证并治法》)

《医宗金鉴》:下之未尽,仍当下之,乃大下之后,六七日不大便,烦亦不解,腹仍满痛者,此有燥屎,下之未尽也。所以然者,本有宿食故也,宜大承气汤,复下之自愈也。(《医宗金鉴·订正仲景全书·伤寒论注·辨阳明病脉证并治》)

舒驰远:此证虽经大下,而燥屎隐匿未去,是以大便复闭,热邪复集,则烦不解而腹为满痛也。所言有宿食者,即胃家实之互词,乃正阳阳明之根因也。若其人本有宿食,下后隐匿不去者,固有此证,且有三阴寒证,胃中隐匿宿燥,温散之后,而转实者,乃为转属阳明也。(《伤寒论集注·阳明篇》)

陈修园:此证着眼在六七日,以六七日不大便,则六七日所食之物,又为宿食,所以用大承气。(《伤寒论浅注·阳明篇》)

钱天来:凡小便不利,皆由三焦不运,气化不行所致。惟此条小便不利,则又不然。因肠胃壅塞,大气不行、热邪内瘀,津液枯燥,故清道皆涸也。乍难,大便燥结也。乍易,旁流时出也。时有微热,潮热之余也。喘者,中满而气急也。冒者,热邪不得下泄,气蒸而郁冒也。胃邪实满,喘冒不宁,故不得卧。经所谓:胃不和则卧不安也。若验其舌苔黄黑,按之痛,而脉实大者、有燥屎在内也,宜大承气汤。(《伤寒溯源集·阳明中篇》)

汪苓友(242条——笔者注):此条病,未经下而有燥屎,乃医人不易识之证。成注云:小便利则大便硬,此有燥屎,乃理之常。今者,病人小便不利,大便乍难乍易,何以知其有燥屎耶?盖大实大满之证,则前后便皆不通,大便为燥屎壅塞,其未坚结者,或有时而并出,故乍易。其极坚结者,终著于大肠之中,故乍难。燥屎结积于下,浊气攻冲于上,以故时有微热。微热者,热伏于内,不得发泄,此比潮热则更深矣。《后条辨》云:浊气乘于心肺,故既冒且喘。不得卧者,胃家为燥热所扰,即经云:胃不和则卧不安也。凡此者,皆是有燥屎之征,故云宜大承气汤。(《伤寒论辨证广注·辨阳明病脉证并治法》)

【评述】对燥屎证的主要见症,诸家论说相似,钱天来补出舌苔见黄黑,或脉大沉实者,乃胃中有燥屎,可攻之证,于临床可鉴。《医宗金鉴》、舒驰远等认为下之未尽,燥热复集,是因不大便多日所致;陈修园更指出六七日不大便则所食之物又为宿食,故当用攻下,众说可取。242条小便不利之因,汪苓友认为大实大满之证,则前后便皆不通;钱天来认为津液枯燥,从原文言"宜大承气汤"看,汪苓友之说尚合理,如从钱天来之说,则应取急下法,以存阴液。

第七节　辨转属阳明与脾约证(243～247)

一、转属阳明有寒热之辨(243～246)

【原文】

食穀欲嘔,屬陽明也,吳茱萸湯主之。得湯反劇者,屬上焦也。(243)

吴茱萸一升,洗　人参三兩　生薑六兩,切　大棗十二枚,擘

上四味,以水七升,煮取二升,去滓。温服七合,日三服。

太陽病,寸緩關浮尺弱,其人發熱汗出,復惡寒,不嘔,但心下痞者,此以醫下之也。如不下者,病人不惡寒而渴者,此轉屬陽明也。小便數者,大便必鞕,不更衣十日,無所苦也。渴欲飲水,少少與之,但以法救之。渴者,宜五苓散。(244)

猪苓去皮　白朮　茯苓各十八銖　澤瀉一兩六銖　桂枝半兩,去皮

右五味,為散,白飲和服方寸匕,日三服。

脉陽微⁽¹⁾而汗出少者,為自和也;汗出多者,為太過。陽脉實⁽²⁾,因發其汗,出多者,亦為太過。太過者,為陽絕於裏⁽³⁾,亡津液,大便因鞕也。(245)

脉浮而芤⁽⁴⁾,浮為陽,芤為陰,浮芤相搏,胃氣生熱,其陽則絕。(246)

【词解】

(1)脉阳微:指脉浮取有微弱和缓之象。

(2)阳脉实:指脉浮而充实有力。

(3)阳绝于里:绝,极也、最也。此指阳气盛极于里。

(4)脉浮而芤:脉搏轻取可得,浮大中空,形似葱管。

【提要】转属阳明的寒热辨证。

【释义】本节 4 条原文论述了病转阳明,根据病邪性质和正气的强弱,以及有无误治等情况,可有寒证和热证的不同,当随证治之。243 条症见"食谷欲呕"病在中焦,故属阳明,然其性质有寒有热,本条治用吴茱萸汤,此方有温胃散寒、益气降逆止呕的功用,故本证当属虚寒。由于胃中虚冷,所进饮食不能熟腐蒸化,反生寒浊,以致胃气上逆,发为呕吐。本证之呕吐物多为痰涎清稀,其气不馊不腐,胃脘隐痛,喜温喜按,舌淡苔白,脉象缓弱,原文云:"得汤反剧者,属上焦也。"此种证情有二,一是病变部位较高,近于胃上口,即贲门,或食管,由于邪结气阻,而致进食,甚至进流汁即呕吐,此类似于噎膈证;二是上焦及胃有热,而致胃失和降,气逆呕吐。惟其因热而呕,故吐出物多有酸腐之气,并兼舌红,苔黄,脉弦数或滑数,如误投吴茱萸汤,是以热治热,则使呕吐增剧。

244 条论太阳病向阳明病转化过程中可出现的 3 种寒热不同的变证。本条所述病证初起为太阳中风证,症见发热恶寒汗出,脉见寸缓关浮尺弱,此即浮缓脉之意,盖寸缓即言寸关尺三部皆缓,尺弱是相对浮紧脉而言,即尺脉不显紧而有力。治疗本应解表,如误下,则致病邪内陷入里,而成心下痞,此是痞证的主症,由于表尚未解,故治当参见 164 条之例,先解表,后治痞,此变证之一。如表证未经攻下,而见不恶寒而渴,表示病邪化热入里,此乃自然传变入阳明。传入阳明症见小便数,大便硬,不大便 10 日无所苦,从小便数可知里热不盛,虽有大便硬或闭,但无腹胀满痛等症,说明热结肠胃不重,而以津液不足、肠胃干燥为主,可用润肠通便法治疗。邪热不重,而津液不足还可表现为口渴,治疗可用养阴生津清热,同时可给予少量饮水,此变证之二。如太阳中风证表证已罢或未罢,但部分病邪入里,影响三焦气化,尤其是膀胱气化失司,导致水气内停,症见小便不利,如水气内停气化失司,致津不上承,可见口渴,治当通阳化气利水,用五苓散,此乃变证之三。本条所论内容重在辨证:一辨表证误下成痞与自然传经入阳明的区别;二辨小便数,大便硬,无腹胀满痛的津亏肠胃的干燥证与邪热结聚肠胃的区别;三辨津伤口渴与停饮津不上承口渴的区别。

245 条论述表证因汗出多少,而有不同转归。盖表证之使用汗法,总以遍身微汗者佳,不可令如水流漓,病必不除。若发汗如此,自能邪随汗解,脉亦逐渐趋于调匀和缓,故曰:"脉

阳微而汗出少者,为自和也。"若发汗太多,即令病解,亦为太过,恐正气有伤也。又有脉浮紧之类(阳脉实),固当发汗,若汗出甚多,仍为太过,不惟其病不除,而且损津液,助长邪热,使病邪入里,内热极盛,如此热盛津伤,病归阳明,则大便因硬也。

246 条承接 245 条,脉浮为阳气盛,芤为阴血虚,此乃阴液伤,而胃气生热。且津愈伤,则热更炽,热愈炽,则津更伤,故曰"其阳则绝"。本证亦可因肠胃干燥而见大便硬。

【选注】

《医宗金鉴》(243 条——笔者注):食谷欲呕,属阳明者,以胃主受纳也。今胃中寒,不能纳谷,故欲呕也。以吴茱萸汤温中降逆,而止其呕可也。若得汤反剧者,此非中焦阳明之里寒,乃上焦太阳之表热也。吴茱萸气味俱热,药病不合,故反剧也。法当从太阳阳明合病,不下利但呕之例治之,宜葛根加半夏汤。(《医宗金鉴·订正仲景全书·伤寒论注·辨阳明病脉证并治》)

尤在泾:食谷欲呕,有中焦与上焦之别,盖中焦多虚寒,而上焦多火逆也。阳明中虚,客寒乘之,食谷则呕,故宜吴茱萸汤,以益虚而温胃。若得汤反剧,则仍是上焦火逆之病,宜清降而不宜温养者矣。仲景于疑似之间,细心推测如此。(《伤寒贯珠集·阳明篇上》)

《医宗金鉴》(244 条——笔者注):太阳病,脉浮缓而弱,中风脉也;发热汗出恶寒,中风证也。不呕则里气和,缘何而有心下痞证?此必以医下之故也。如其不经医下,邪热自传于里,病人不恶寒而渴者,此邪去太阳,已转属阳明也。若小便数者,大便必硬,然使不更衣十余日,而无或满或痛之苦,是仍属虚燥不实之硬,不可议下,俟之可也。如或渴欲饮水,必是胃中干燥,当少少与之以滋其胃可耳。其或小便不利而渴者,是又为水停不化,宜五苓散以导其所停之水矣。盖病在膀胱,故仍治太阳而不治阳明也。

又(245 条——笔者注):脉阳微,谓脉浮无力而微也。阳脉实,为脉浮有力而盛也。凡中风、伤寒脉,阳微则热微,微热蒸表作汗,若汗出少者,为自和欲解;汗出多者,为太过不解也。阳脉实则热盛,因热盛而发其汗,出多者,亦为太过。汗出太过,则阳极于里,亡津液,大便因硬,而成内实之证矣,势不得不用下法,故欲发其汗者,不可不早虑及此也。(《医宗金鉴·订正仲景全书·伤寒论注·辨阳明病脉证并治》)

程郊倩:阳绝于里者,孤阳独治,无阴液以和之,大便因而成为实证,咎在过亡津液也。(《伤寒论后条辨·阳明篇》)

钱天来:浮为阳邪盛,芤为阴血虚……阳邪盛则胃气生热,阴血虚则津液内竭,故其阳则绝。绝者,非断绝、败绝之绝,言阳邪独治,阴气虚竭,阴阳不相为用,故阴阳阻绝而不相流通也。即《生气通天论》所谓"阴阳离决,精气乃绝"之义也,注家谓阳绝乃无阳之互词,恐失之矣。(《伤寒溯源集·阳明上篇》)

陈修园:胃为阳土,贵得阴土以和之。若病人脉浮而芤,浮为亢阳,芤为孤阴,浮芤相搏,则胃之阳气盛而生热,热则津液愈竭,无以维其阳,其阳亢则与阴相绝,所谓阳绝于里者如此。(《伤寒论浅注·阳明篇》)

【评述】对 243 条"得汤反剧者,属上焦也"的解释,诸家均认为是热证用热药,药病不合所致。只是对上焦的解释,《医宗金鉴》认为指太阳表热,尤在泾认为上焦多火逆,诸注可资参考,其确切含义有待进一步探讨。对 245 条"阳绝于里"的论述,钱天来所言绝乃指不相流通之义,陈修园注与之似,《医宗金鉴》释为阳极于里当是。

二、脾约证（247）

【原文】

趺陽脉⁽¹⁾浮而濇,浮則胃氣強,濇則小便數,浮濇相搏,大便則鞕,其脾為約,麻子仁丸主之。(247)

麻子仁二升　芍藥半斤　枳實半斤,炙　大黃一斤,去皮　厚朴一尺,炙,去皮　杏仁一升,去皮尖,熬,別作脂

上六味,蜜和丸如梧桐子大,飲服十丸,日三服,漸加,以知⁽²⁾為度。

【词解】

(1)趺阳脉：即足背动脉,在冲阳穴处,属足阳明胃经。

(2)知：愈,见效之义。《方言》卷三："知,愈也。南楚病愈者谓之差,或谓之间,或谓之知。"

【提要】　脾约证的证治。

【释义】　本节所论脾约证的主症是大便硬,其病机是脾阴亏损,肠胃干燥,里热未清。治以润肠通便兼清里热,方用麻子仁丸。趺阳脉属足阳明胃经,诊之可候胃气的盛衰,其脉浮为阳脉,主胃中有热,即"胃气强"；涩为阴脉,主脾阴不足。胃强脾弱,脾不能为胃行其津液,津液偏渗于膀胱,致使肠道津液减少,故小便数,大便硬,此是传统的解释。

从本证的病变性质和临床实际看,本条所论脉象和症状当属外感热病后期阶段,病之初起为阳明腑实证,由于病邪结聚肠胃,趺阳脉可呈沉实之象,经治疗后病邪大部分去除,沉实脉亦去,故曰浮。同时胃气逐渐恢复,故曰强。此即原文"浮则胃气强"之意。由于邪去热退,人体气机逐渐恢复畅通,尤其是三焦气化的恢复,原来小便短赤逐渐恢复正常,故曰小便数,此小便数非指小便过多。但另一方面,在外感病热盛阶段津液受损的情况尚未恢复,机体仍处于阴液匮乏的状态,故脉涩。由于气机流通的恢复较之津液复原来得快,故小便数与脉涩在外感病恢复期的早期阶段可同见。由于津液未复,脾阴匮乏,故肠胃干燥,另一方面病邪虽大部分已去,但尚留有余热,由此两方面的原因,致大便干硬,即"浮涩相搏,大便则硬",此乃脾约证的病理变化实质。治疗当润肠滋液兼清热利气。

脾约证的成因,除由阳明腑证来以外,亦可由阳明经证变化而来,阳明经余热未清,趺阳脉亦可见浮,同时津液未复,肠胃干燥故大便硬。此外,亦可由太阳病来,如原文179条所云,太阳病发汗,或误下,或误利小便可致津液受损,当太阳病表邪大部已去时,发热退,人体气机趋于正常,则小便通,而津液未复,如留有余邪,则易化热入里,转属阳明,加上津伤肠胃干燥,而见大便硬。

脾约证属阳明病范畴,但与阳明腑实证不同,其鉴别要点是脾约证虽大便硬或大便难,但无腹胀满痛,无潮热谵语等实热病邪结聚肠胃和里热亢盛的症状,而是以肠胃干燥,无水行舟,为本病之关键,可以有热邪,但甚轻,处于次要地位。阳明腑实证是以热邪亢盛,邪结肠胃为契机,可以有津伤,但非腑实之关键,故脾约证治以润肠滋液通便,而腑实证需攻下实热,只有祛邪才能保津。

【选注】

成无己：趺阳者,脾胃之脉,诊浮为阳,知胃气强；涩为阴,知脾为约。约者俭约之约,又约束之约。《内经》曰：饮入于胃,游溢精气,上输于脾,脾气散精,上归于肺,通调水道,下输膀胱,水精四布,五经并行,是脾主为胃行其津液者也。今胃强脾弱,约束津液,不得四布,但

输膀胱,致小便数,大便难,与脾约丸通肠润燥。(《注解伤寒论·辨阳明病脉证并治》)

程郊倩:脾约者,脾阴外渗,无液以滋,脾家先自干槁了,何能以余阴荫及胃肠,所以胃火盛而肠枯,大便坚而粪粒小也。麻仁丸宽肠润燥,以软其坚,欲使脾阴从内转耳。(《伤寒论后条辨·阳明篇》)

徐灵胎:此即论中所云,太阳阳明者,脾约是也,太阳正传阳明,不复再传,故可以缓法治之。(《伤寒类方·阳明篇》)

【评述】成无己所释脾约病机为后世所沿用,从理论上言可通,于临床实际似不尽相符,尚有待进一步研究探讨。徐灵胎认为本证属太阳阳明,此乃本病的成因之一,但未可一律,只要证候病机确立,即可按法治之。

【治法】润肠通便,兼清热利气。

【方药】麻子仁丸方。

【方义】麻子仁丸方中有小承气汤的药物组成,即大黄、枳实、厚朴,再加麻仁、杏仁、芍药、白蜜而成。麻子仁润肠滋燥,通便,是为主药。杏仁润肠,又能宣肃肺气,使表里通达,腑气自畅。芍药养阴增液,和里缓急。白蜜润燥通便。以上 4 味,共奏润肠滋燥通便之功,是本方的主要组成部分。方中佐以大黄、枳实、厚朴,是取清热泻下、行气导滞之功,以清除余热,同时辅助润肠药共起通便作用。本方合和,以蜜和丸,旨在缓行润下。又曰:"渐加,以知为度",可见其病有轻重,人之禀赋有厚薄,进药多少,可审情度势而定,见效即止,不使太过不及。

【方论选】

成无己:《内经》曰:脾欲缓,急食甘以缓之,麻子、杏仁之甘,缓脾而润燥。津液不足,以酸收之,芍药之酸以敛津液。肠燥胃强,以苦泄之,枳实、厚朴、大黄之苦,下燥结而泄胃也。(《注解伤寒论·辨阳明病脉证并治》)

柯韵伯:凡胃家之实,多因于阳明之热结,而亦有因太阴之不开者,是脾不能为胃行其津液,故名脾约也。承气诸剂,只能清胃,不能扶脾,如病在仓卒,胃阳实而脾阴不虚,用之则胃气通而大便之开阖如故。若无恶热自汗、烦躁、胀满、谵语、潮热等证,饮食小便如常,而大便常自坚硬,或数日不行,或出之不利,是谓之孤阳独行,此太阴之病不开,而秽污之不去,乃平素之蓄积使然也。慢而不治,则饮食不能为肌肉,必至消瘦而死。然腑病为客,脏病为主。治客须急,治主须缓。病在太阴,不可荡涤以取效,必久服而始和,盖阴无骤补之法,亦无骤攻之法,故取麻仁之甘平入脾,润而多脂者为君。杏仁之降气利窍,大黄之走而不守为臣。芍药之滋阴敛液,与枳朴之消导除积者为佐。炼蜜为丸,少服而渐加焉,以和为度,此调脾承气,推陈致新之和剂也。使脾胃更虚更实,而受盛传导之官,各得其职,津液相成,精血相生,神气以清,内外安和,形体不敝矣。(《伤寒来苏集·伤寒附翼·麻仁丸》)

吴仪洛:此治素惯脾约之人,复感外邪,预防燥结之法。方中用麻仁、杏仁,以润肠燥,芍药以养阴血。枳实大黄以泄实热,厚朴以破滞气也。然必因客邪加热者,用之方为合辙。后世以此概治老人津枯血燥之秘结,但取一时之通利,不顾愈伤其真气,得不速其咎耶。(《伤寒分经·诸方全篇》)

【点评】麻子仁丸为润肠通便,兼下结泻热之方,诸家评说相似。柯韵伯以承气汤和麻子仁丸对举,以明治法功效之异,启迪后学。吴谦提出本方"必因客邪加热者,用之方为合辙"于方甚合,临证可鉴。

【临床应用】

（1）张仲景对本方的应用

①用于阳明病脾约证。见 247 条。

②《金匮要略·五脏风寒积聚病脉证并治》：本方治脾约证。

（2）后世医家对本方的应用

①《太平惠民和剂局方》：本方治肠胃燥涩，津液耗少，大便坚硬，或秘不通，脐腹胀满，腰背拘急，及有风人大便结燥。

②《仁斋直指方论》：本方治风秘及脾约证，小便数，大便秘。用枳壳散送下。

（3）现代应用

①便秘：麻子仁丸润肠通便，作用较缓和，临床常用于津亏燥热的便秘。宋丽君报道麻子仁丸加减治疗老年人顽固性便秘 40 例，有效率 100%，症见：反复大便干结不通，长则 1 周 1 次，短者 4~5 天排便 1 次，有时虽有便意而临厕又排不出，几经努挣虽有大便排出，量甚少，且质硬如石，便后疲乏、头晕目眩、咽干、舌干红，脉细数或沉而无力[1]。时长忠提出麻子仁丸（汤）治疗老年便秘宜在午后至夜晚服药，可提高疗效[2]。骆洪武临床观察 2 型糖尿患者凡伴有大便秘结或虽不秘结但便干硬、便时涩滞者均可在灵活辨证论治的同时加服麻子仁丸，疗效显著，不但能消除腹胀便秘，而且能逐步减少降糖药的用量，减少并发症的发生或减轻其病变程度[3]。李成文将 261 例服用抗精神病药物的患者随机分为 A、B、C、D 组（前 3 组为用药组，第 4 组为对照组），分别口服麻子仁丸、温盐水、番泻叶合剂与对照组逐个进行对比观察。前 3 组对药源性便秘均有治疗作用，但从治疗效果、患者接受程度及副作用大小 3 方面比较，麻子仁丸优于温盐水及番泻叶合剂，有既治标又治本作用[4]。屈振廷据临床用药心得指出麻子仁丸若能灵活加减，掌握大黄、枳实、厚朴 3 味的用量法度，即使是老年人或久病体弱之人，若大便坚硬秘结，本方依然可使用，并无虚虚实实之弊[5]。王彩凤指出临床便秘、舌红少津为小儿习惯性便秘使用麻子仁丸辨证要点，若伤津不明显者，用原方改为汤剂服 5~7 剂即可；伤津明显，伴有口渴喜饮、手足心热者，可以原方合增液汤同用，以加强润肠通便的效果；纳差腹胀明显者，可加木香、木瓜、生山楂、内金等，以加强原方中的药力；对于体质壮实的儿童患便秘严重者，还可于主方中，加入三棱、莪术等[6]。张泉将麻子仁丸加减治疗恶性肿瘤化疗后便秘，总有效率 93.3%[7]。

②肺系疾病：根据中医理论"肺与大肠相表里"，临床上常有肠腑不通、肺气不降者，如见咳嗽、哮、喘等病证。王自斌报道用麻子仁丸治疗一肺气肿患者，两个月来大便秘结难解，咳嗽，喘息加重，痰少而难咳出，头晕气短，胸脘痞闷，曾服止咳化痰平喘药及补肾纳气药物均无效，舌质红，苔薄黄，脉细数，辨证属阴虚津亏，腑气不通，治以养阴化痰，润肠通便，用药：当归 10g，生地黄 10g，半夏 6g，川贝 10g，瓜蒌仁 10g，麦冬 6g，麻子仁丸 12g 共煎。3 剂大便通畅，诸症减轻，续以 5 剂，咳喘渐平[8]。李俊杨报道用麻子仁丸治疗 4 例顽固性干咳伴有大便不畅的老年患者，应手而效[13]。

③其他：任平安采用麻子仁丸加味（麻子仁 10~18g，白芍 8~12g，杏仁、枳实、厚朴各 6~8g，黄精、生地各 12~20g，山药、天花粉各 20~30g，大便秘结用生大黄 6~10g，后下，大便通后或临床无便秘者用酒大黄 5~6g，并与其他药物同下煎煮。肺燥明显加知母、石膏；胃热甚者加葛根、川连；肾阴虚加山萸肉、五味子）治疗 118 例糖尿病患者，并设格列本脲片 2.5mg，口服，1 日 3 次，合盐酸苯乙双胍片 25mg，口服，1 日 3 次，西医对照组。结果观察组和对照组临床治疗总有效率分别为 93.2% 和 81.2%，差异显著（$P<0.05$）；观察组空腹血

糖治疗前后分别为(11.72±2.32)mmol/L 和(7.15±2.02)mmol/L,差异十分显著(P<0.001),提示临床应用麻子仁丸加味治疗 2 型糖尿病疗效确切[9]。

宋文明、王艳民均报道便秘型肠易激综合征用麻子仁丸联合西药治疗,患者粪质、每周排便次数、排便困难及排便不尽感、腹痛、腹胀等症状均较治疗前明显好转,这种疗法具有良好的疗效、安全性及耐受性[10,11]。

张培永介绍慢性前列腺炎的临床表现复杂,病因病机的个体差异比较大,但是也不乏一些固定的征候群,例如"小便数、大便坚、趺阳脉浮而涩"的脾约证,对于这一型前列腺炎应用通腑法,方用麻子仁丸,观察了 75 例患者,总有效率为 95.35%[12]。

李杨俊临床上采用通腑降气法,方用麻子仁丸随证加减,治疗 3 例呃逆,5 例胃脘痛及 3 例失眠患者,皆应手而效[13]。

(4)医案选录

1)大便难:董某,女,60 岁。既往有糖尿病病史 18 年,近来血糖控制不理想,半个月前无明显诱因出现乏力症状,于 2007 年 4 月 20 日入院。查空腹血糖 10.2mmol/L,餐后 2 小时血糖 16.5mmol/L。症见口渴,多饮,乏力,大便秘结,5 天未行,腹胀纳呆,小便频数,舌黯红,苔黄燥,脉弦滑,腹软,无压痛。理化检查示:HbA1c 7.2%,TG 3.12mmol/L,CHOL 8.04mmol/L,余未见异常。治以滋阴泻热,润肠通便,方选麻子仁丸加减治疗。处方:麻子仁 15g,白芍 15g,枳实 15g,大黄 8g,厚朴 15g,杏仁 10g,玄参 15g,生地黄 40g,麦冬 10g,甘草 10g。每日 1 剂,水煎服。该患为住院患者,丸剂易为汤剂,并接受胰岛素泵治疗以控制血糖,2 天后大便得通,继用上方 15 剂,无明显口渴多饮症状,大便 2 天一行,小便正常。查空腹血糖 6.8mmol/L,餐后 2 小时血糖 8.3mmol/L。出院后随访 3 个月,上述症状无复发。(《吉林中医药》,2008;(2):88)

2)喘证:毛某某,男,69 岁。2002 年 8 月 17 日来诊,西医诊为"肺气肿"。近两个月来大便秘结难解,咳嗽,喘息加重,痰少而难咳出,头晕气短,胸脘痞闷,曾服止咳化痰平喘药及补肾纳气药物均无效,舌质红,苔薄黄,脉细数。证属阴虚津亏,腑气不通,治以养阴化痰,润肠通便,用药:当归 10g,生地黄 10g,半夏 6g,川贝母 10g,瓜蒌仁 10g,麦冬 6g,麻子仁丸 12g 共煎。3 剂大便通畅,诸证减轻,续以 5 剂,咳喘渐平。(《光明中医》,2008,(6):836)

3)呃逆:王某,男,69 岁,因阵发性呃逆半年余于 1996 年 6 月 12 日来诊。患者平素大便干燥,3～4 日 1 行。曾多次在当地医院检查,诊为神经性呃逆,服用吗丁啉、甲氧氯普胺及和胃降逆中药治疗,症状暂时缓解,但仍周期性发作。刻诊:患者时作呃逆,呃声和缓有力,舌质红,舌体瘦,苔薄白而干,脉弦细数。辨属阴虚肠燥,腑气不通,浊气不降,胃气上逆。治以润肠通便,降逆止呃。方用麻子仁丸加味:麻子仁 20g,杏仁、枳实、厚朴、芍药各 10g,大黄 9g(后下),旋覆花 12g(包煎)。日 1 剂,水煎服。2 剂后,大便得通,呃逆立止。后嘱患者间断服用成药麻子仁丸,保持大便通畅,随访 1 年呃逆未再发作。(《国医论坛》,1999,(3):11)

4)胆石症:宋某某,男,78 岁,2003 年 5 月 20 日初诊。患胆石症已 5 年,近因吃油腻食品而复发,右胁疼痛不已,呕吐,腹胀,口苦,大便干结,小便黄,身形消瘦。胆囊区压痛(＋),无腹肌紧张。舌苔淡黄而腻稍干,脉弦滑。证属湿热郁结,胆胃失调。治宜清热化湿,调和胆胃,佐以缓下。用药:麻子仁丸 90g、柴胡 9g、黄芩 10g、姜半夏 10g、茯苓 15g、川楝子 10g、金钱草 15g、郁金 9g、牛膝 9g2 剂,日煎 3 次,每次吞服麻子仁丸 15g。药后大便日行 3 次,诸症均减,续以上方 3 剂,而诸症皆除,为巩固疗效,予一贯煎加金钱草 15g,郁金 9g,牛膝 9g,

10 剂而愈。(《光明中医》,2008,(6):836)

5)失眠:辛某,男,71 岁,于 1997 年 3 月 10 日来诊。无明显诱因失眠 1 年余。患者每晚睡眠约 2 小时左右,入睡困难,且易惊醒,严重时彻夜难眠,伴腹胀、纳差、多梦,烦躁不安,大便干结,数日 1 行。多次在外院诊为脑动脉硬化症,服用脑复康、罗拉、地西泮、都可喜等睡眠稍有改善,但停药后症状如故,改服中药酸枣仁汤、朱砂安神丸,也未收寸功。刻诊:患者精神倦怠,口中有腐臭味,舌质红,苔厚微黄乏津,脉弦滑。四诊合参,认为该患者顽固失眠,乃肠中燥屎不下,腑气不通,浊气不降,夹胃中宿食停积化燥生热,上扰心神所致,正如经训"胃不和则卧不安"。遂拟润肠通便、消食化积之法,处以麻子仁丸加味:麻子仁 20g,芍药、枳实、杏仁、法夏、云苓各 10g,大黄(后下)、莱菔子各 9g,山楂、神曲、连翘各 12g,枣仁 15g。日 1 剂,水煎服。3 剂后,大便通畅,睡眠逐渐好转。上方去大黄、法夏、莱菔子调理半月,每晚睡眠可达 6 小时左右,食欲增,精神佳。后每遇大便稍干,即自服成药麻子仁丸,未再出现严重失眠。(《国医论坛》,1999,(3):11)

【按语】麻子仁丸在《伤寒论》中主治津液匮乏,肠胃干燥,大便因硬的脾约证,后世医家大都沿袭仲景用法。近代医家注意到大便秘结在许多疾病中起着举足轻重的作用,因此将本方不仅用于外感热病的善后调治,还广泛用于内伤杂病中见有大便干结的病证,使腑气得通,则诸症随减。本方属缓下之剂,既可祛邪之有余,又可补津之不足,故适应证较广,其辨证要点是肠燥便秘,虚实夹杂,纯虚证的腑气不通,非本方所宜。在具体运用中,有医家认为改丸为汤,其效更佳。麻仁、杏仁质润多脂,宜久煎;大黄以后下为宜;蜂蜜待药煎好后兑于药内混匀频服,疗效较好。亦有认为以开水或汤药送服此丸力大,共煎力小。本方服用时还须注意中病即止,掌握此点再加上辨证而用,多方兼顾,可不为年老体弱所囿。

【现代研究】麻子仁丸方的通便泻下作用:彭芝配等经实验研究结果表明,麻仁丸对燥结便秘模型小鼠有润肠通便作用,能增强小鼠排便粒数、排便重量并软化大便。麻仁丸能增加离体豚鼠回肠低温下的收缩频率、最大振幅和平均振幅,提高肠平滑肌的收缩性能[14]。对麻仁丸的剂型,不少学者经实验证明,麻仁丸方的蜜丸、片剂、软胶囊等剂型,其通便作用有差异。郭建生等报道,麻仁软胶囊与麻仁水蜜丸均非强烈致泻药,在作用强度上,两种剂型之间无明显差异,但部分指标显示,麻仁软胶囊有强于蜜丸的趋势,鉴于软胶囊在体内崩解时限短,生物利用度会提高,临床生物效应有可能较明显地强于蜜丸剂型[15]。冯汉鸽等报道,麻仁片中大黄蒽醌含量比麻仁丸中高,动物致泻作用麻仁片比麻仁丸效果似乎要持久些[16]。

此外,李昊霖等经实验发现麻子仁丸对 STZ 大鼠有一定的降血糖作用,提示本方可以调节糖尿病的糖代谢紊乱,控制糖尿病高血糖。麻子仁丸可以改善 STZ 大鼠的血脂水平,提示本方可以调节糖尿病的脂代谢紊乱,控制糖尿病高脂血症。麻子仁丸可以改善 STZ 大鼠的肾功能,尤其是可以降低血清肌酐、尿素氮水平,提示本方对糖尿病肾病有一定的治疗作用[17]。

参 考 文 献

[1] 宋丽君.麻子仁丸加减治疗老年人顽固性便秘[J].河南中医,2002,22(7):7.

[2] 时长忠.择时服用麻子仁丸(汤)治疗老年便秘 30 例临床研究[J].四川中医,2009,27(4):80.

[3] 骆洪武,李强.麻子仁丸在Ⅱ型糖尿病便秘中的应用[J].辽宁中医杂志,2002,29(6):330.

[4] 李成文.麻子仁丸治疗抗精神病药物致便秘 261 例疗效观察[J].中国老年保健医学杂志,2003,1

(3):33.

[5] 屈振廷,海青云.麻子仁丸方治疗便秘172例[J].湖南中医药导报,1997,3(6):54.

[6] 王彩凤.麻子仁丸治疗小儿习惯性便秘的体会[J].中国中医药信息杂志,1998,5(4):36.

[7] 张泉,高鹏.麻子仁丸加减治疗恶性肿瘤化疗后便秘的临床观察[J].辽宁中医药大学学报,2009,11(4):117.

[8] 王自斌.老药临床新用[J].光明中医,2008,23(6):836.

[9] 任平安.麻子仁丸加味治疗Ⅱ型糖尿病临床疗效观察[J].现代中医药,2003,(1):29.

[10] 宋文明.肠激惹综合征的中西医结合治疗体会[J].实用中西医结合临床,2005,5(3):51.

[11] 王艳民.中西医结合治疗便秘型肠易激综合征40例临床观察[J].光明中医,2008,23(1):31.

[12] 张培永,岳嵊.麻子仁丸加减治疗慢性前列腺炎脾约型的临床观察[J].四川中医,2003,21(9).

[13] 李俊杨.麻子仁丸加减治验2则[J].国医论坛,1999,14(3):11.

[14] 彭芝配,蒋孟良,等.麻仁丸与果导片润肠通便药理作用的实验研究[J].湖南中医学院学报,1992,12(3):47.

[15] 郭建生,蒋孟良,彭芝配,等.麻仁软胶囊通便作用的实验研究[J].中国中药杂志,1993,18(4):239.

[16] 冯汉鸽,张亚志,胡迪,等.麻仁片与麻仁丸的实验研究[J].时珍国药研究,1992,3(4):159.

[17] 李昊霖,张万光,王迪.麻子仁丸对糖尿病大鼠影响的实验研究[J].吉林中医药,2007,27(7):59.

第八节　各种攻下法的比较(248～258)

【原文】

太陽病三日,發汗不解,蒸蒸發熱[(1)]者,屬胃[(2)]也,調胃承氣湯主之。(248)

傷寒吐後,腹脹滿者,與調胃承氣湯。(249)

太陽病,若吐若下若發汗後,微煩,小便數,大便因鞕者,與小承氣湯和之愈。(250)

得病二三日,脉弱,無太陽柴胡證,煩躁,心下鞕,至四五日,雖能食,以小承氣湯,少少與,微和之,令小安,至六日,與承氣湯一升。若不大便六七日,小便少者,雖不受食,但初頭鞕,後必溏,未定成鞕,攻之必溏;須小便利,屎定鞕,乃可攻之,宜大承氣湯。(251)

傷寒六七日,目中不了了[(3)],睛不和[(4)],無表裏證[(5)],大便難,身微熱者,此為實也,急下之,宜大承氣湯。(252)

陽明病,發熱汗多者,急下之,宜大承氣湯。(253)

發汗不解,腹滿痛者,急下之,宜大承氣湯。(254)

腹滿不減,減不足言,當下之,宜大承氣湯。(255)

陽明少陽合病,必下利,其脉不負者,為順[(6)]也。負者,失也,互相剋賊,名為負[(7)]也。脉滑而數者,有宿食也,當下之,宜大承氣湯。(256)

病人無表裏證,發熱七八日,雖脉浮數者,可下之。假令已下,脉數不解,合熱[(8)]則消穀喜飢。至六七日不大便者,有瘀血,宜抵當湯。(257)

若脉數不解,而下不止,必協熱便膿血也。(258)

【词解】

(1)蒸蒸发热:形容发热如热气蒸腾,从内达外。

(2)属胃:即属阳明病的意思。

(3)目中不了了:视物不清。

(4)睛不和:眼球转动不灵活。

（5）无表里证：表里，偏义复词，意在于表。无表里证，实指无表证。

（6）顺：根据五行生克学说，木不乘土，脉证相合为顺。

（7）负：与顺相对而言，木乘土，脉证不相符为负。

（8）合热：胃阳旺与里热相合之意。

【提要】　6 种攻下法的辨证运用比较。

【释义】　调胃承气汤、小承气汤、大承气汤的基本治法均为攻下实热，用以治疗阳明腑实证。然根据病证、邪热结聚两方面的主次和轻重缓急不同，具体运用中可分为 5 种同中有异的攻下法。①泻热：以泻下邪热为主，攻积导滞为次，用调胃承气汤；②当下：阳明腑实热结俱全，或结聚严重，需泻热、攻积导滞，用大承气汤；③轻下：泻热、攻滞力量较轻，用小承气汤；④缓下：虽有邪结肠胃，但尚不典型，用大承气汤宜缓，需确诊后再用；⑤急下：阳明腑实邪炽伤阴，或传变迅速，大承气汤证主症即使不全具备，亦宜急下。此外，如里实乃瘀血所致，则宜用下瘀血法，用抵当汤。合前共为 6 种不同的攻下法，是为本节论述的主要内容。

248、249 条记述调胃承气汤证的两种证候表现，均属阳明腑实证，热结肠胃，但以里热亢盛为主，结聚较轻，治用泻热法。248 条云其证候为"太阳病三日，发汗不解，蒸蒸发热"。太阳病发热，其热型表现是发热恶寒，若治疗得法，则汗出热解。若发热不恶寒，反恶热，汗出热不退，此乃阳明病的外证，如原文 182 条所述，提示病邪已化热入里，本证即属太阳传入阳明，故原文云"属胃也"。蒸蒸发热，乃形容里热亢盛，热气蒸腾，尤其当汗出多时，里热随汗向外蒸腾，则症状更为明显。然汗出虽多，而发热不解，是因邪热深入肠胃，燥结于腑，此时病邪已不可能随汗而解，当治以泻热之法，仲景用调胃承气汤，旨在通腑泻下，以达到除热的目的。249 条言"伤寒吐后，腹胀满"，此系病邪不在上焦和胃脘，而是积于肠腑，或病邪在肠胃，而病无上逆之势，若妄用吐法，不但不能祛邪，反生弊端，或促使病邪热化成实，或损伤脾胃阳气，寒湿内停。两者均可见腹胀满，前者属实热证，即本条所述，其腹胀满多为持续不减，不喜按，或按之痛，且伴有里热证，如蒸蒸发热，心烦，甚或谵语，舌红苔黄，脉实或沉实，大便可干结难下，但亦可无大便闭结。后者属虚寒证，其证腹满时减，喜温喜按，并伴有里虚证，如少气乏力，舌淡苔白，脉弱，或濡细迟。《伤寒论》中调胃承气汤证的原文有 3 条，综合看，其主症是蒸蒸发热，心烦，腹胀满。其病机是里热亢盛伴轻度邪结肠胃，故仲景原文不强调大便闭，临床可见大便如常，或偏干，或大便难，但程度不重。本证当与阳明经证的白虎汤证相鉴别，白虎汤证亦属阳明里热亢盛，但以邪热充斥阳明经为主，无邪热结聚肠胃症，故表现为发热，汗出，口渴，谵语，脉滑等。此为无形邪热充斥全身，热扰心神其证，虽有腹满，但按之软，且无疼痛，乃因热郁气滞所致。

250 条辨燥热和结聚均较轻的阳明腑实证，治用轻下法。从原文描述看，本证由太阳病传变而来，由于太阳病或吐，或下，或发汗后，病邪未去，然津液受伤，促使病邪化热入里，热扰心神，则心烦不宁，由于邪热不盛，故烦躁轻，即"微烦"。惟其邪热尚轻，故无小便短赤，即原文"小便数"之意。同时还有邪热结于肠腑，亦不严重，故大便硬而尚未闭结。此种既有里热，又有结聚的证候，治当泻热通便，攻积导滞，但由于热和结俱轻，故采用轻下法，用小承气汤和之。

251 条辨阳明腑实证，邪热不太盛，有邪结肠胃，但证候不典型者，宜用缓攻法。得病二三日，既无太阳表证，又无少阳柴胡证，而见烦躁，心下硬，且有不大便，从下文"不大便五六日"可推知，此等证候是阳明里实之证。本证的烦躁可因热扰心神，或邪结肠胃所致，不伴有明显的潮热，可见里热不盛。心下硬，提示邪结胃脘，本证属阳明腑实证，原则上应取攻下法,但有不宜攻下的症状,一是心下硬为禁下证之一,因病邪部位较高,不能强攻;二是脉弱,正气不足,恐不能耐受攻下,故暂时不用下法,须动态观察,若至四五日,患者能食,一方面说明胃气尚可,虽脉弱,但能耐受攻下;另一方面,能食表示邪结已下入肠腑,因邪结在胃一般是不欲进食的。此时,心下硬一症当去,而可以出现轻微腹胀满,大便仍秘,可以用小承气汤"少少与,微和之",望腑气能通,邪得去。若其效不显者,至六日再予小承气汤。若仍不大便,(即"不大便六七日"),要考虑两种情况,一是病证转为中虚湿停肠腑,原先的热结肠腑未进一步燥化成实,而转为脾胃运化失司,水湿内停,表现为肛门部大便硬结,肠中不全干(初硬后溏),如误用攻下,必然出现大便溏薄。二是热结肠胃证情加重,完全燥化成实,此时当用大承气汤峻下。两者的辨别要点是小便利与不利,因水湿停于内者,小便必然少,而肠胃燥实者,水湿必从小便去,故小便利,但此种现象多见于里热不盛,发热不太高者,否则小便必短赤。至于"不受食"一症两者均可见,因脾胃运化减弱,自然纳食减少;邪结肠胃甚者,亦不欲进食。本条原文似为一病案记录,从得病二三日,至四五日,至六日,到六七日,4个阶段,根据证情的逐步变化,采取相应的治疗措施,由此可见,对于邪热不重,但以邪结肠胃为主的腑实证,用攻下法尤其是用大承气汤要谨慎,需燥实确已形成,无禁忌证时才可用。倘未确诊之际,或有禁忌证之时,可先用小承气汤试探,以防误攻,伤人正气。

252、253、254 三条辨阳明里热亢盛,热结肠胃,有热盛伤阴之势,或传变迅速之状者,宜用大承气汤急下,以救阴防变。252条辨外感病已六七日,表证已去,病邪完全化热入里,邪结肠胃,然仅见大便难者,其肠胃积聚似乎不重,但目中不了了,睛不和,提示邪热亢盛,灼伤阴液,并有动风之兆。盖五脏六腑之精气皆上注于目而能视,今视物不清,乃因脏腑阴精亏损,无以营目。叶发正云:"热邪不燥胃津,必耗肾液",故本证主要为胃肾之阴液的耗损所致。由于阴液亏损,里热蒸腾现象不重,故称"身微热",此有别于蒸蒸发热。鉴于此,本证虽未见腹胀满痛,大便闭等邪热结聚肠胃之症,亦当急下,驱鸱张之热邪,以护消灼之阴精,切不可囿于肠胃燥实不显,而不取急下之法。若必待腹胀满痛,大便秘结悉具,而后急下,则阴液耗损殆尽,正气垂危,为时晚矣。故程郊倩言"夺实之下可缓,存阴之下不可缓"。

253条症见发热汗多,此乃里热亢盛迫津汗出,汗多伤阴,甚则亡阴损阳,故速去其邪为当务之急,用何种祛邪法?仲景明言"急下之,宜大承气汤"。然发热汗多,是阳明病外证,可以是白虎汤证,也可能是白虎加人参汤证,今用大承气汤者,应有可下之证,然,存阴之可下证与夺实之可下证比较,则存阴之可下证较不明显且轻,故原文突出描述其热盛伤阴或即将伤阴的症状,以示病证之急,而不强调腹胀满痛,大便秘结等。随着病情的进一步发展,这些肠胃结聚症俱全而严重了,则病已成阴阳两竭的危重证了,其理如上条所述。本证与白虎加人参汤证需作鉴别,两者均有发热汗多,但本证可伴有腹微满,大便难或热结旁流之下利,舌红苔黄腻或焦黄、厚腻,脉沉实,或实而数。白虎加人参汤证则以高热,大汗,口烦渴引饮,舌红苔黄,脉洪大为主症。

254条症见发汗不解,腹满痛,提示病邪迅速从表入里,也许表尚未解,而阳明腑实证已明显且重,迅速出现腹满痛,此属邪热结聚肠胃之症。传变迅速的原因有二:一是邪盛,二是正气不强,此时如不速去其邪,则正气愈伤,病情将很快恶化,变端百出,所以急下祛邪,可防止病情的传变。由此可见,取急下之法,多为邪热亢盛,正气有伤,尤其有阴液的耗损,但总以实证为主,正气能够耐受攻下,同时有邪结肠胃等可下症,然,不必悉具而后下。盖以病情发展迅速,故需当机立断,急下存阴。

近年来,大承气汤在急危重症中的应用较广。①急性感染性疾病方面:有用于治疗流行性乙型脑炎，见有昏迷抽搐，及时运用通腑泻热法，往往便下汗出，随之热退神清，抽搐渐止。又用于治疗急性肺炎、急性菌痢、伤寒、副伤寒、流行性出血热、黄疸型肝炎、败血症等病，有热盛伤阴，并有热结肠胃者，用大承气汤急下而获效。②外科急腹症方面：用于治疗急性胆系感染、肠梗阻、胆道蛔虫症、急性胰腺炎、急性阑尾炎、铅中毒腹绞痛等，见腹满痛者，用大承气汤及时攻下，使腑气得通而愈。③内科方面：急性肾炎、肾衰竭者，用大承气汤急下可起到除水湿、纠正尿毒症和高钾血症等作用。癫狂发作，属痰热者，用大承气汤既通腑去邪，又能解郁。肺心病，或哮喘，或支气管炎急性发作等肺系疾病所引起的喘症，若兼有便秘、腹满者，急用大承气汤通腑泻肠，而使喘息得平。④骨伤科方面：脊椎损伤性气膨症，胸腰椎骨折后见腹部膨胀如鼓者，用大承气汤每获良效。严重创伤致呼吸窘迫综合征，起病急，进展快，病死率高，临床以呼吸窘迫、发绀、便秘、鼓肠为主症，用大承气汤有提高 PaO_2 和改善肺组织病变的治疗作用，其泻下通腑作用促进了"肺与大肠相表里"的功能状态恢复。上述疾病用大承气汤均属急下法，病虽不同，其理则同，均取大承气汤通腑排毒祛邪的基本功用。在应用指征的掌握方面，不能拘泥痞满燥实悉具，而迟疑不决，坐失良机。观以上病情，凡兼见阳明实热者，皆可用之，有异病同治之妙。

　　255 条和 256 条论述腹满当下和宿食当下。255 条谓"腹满不减，减不足言"，示腹满严重，持续不减，即使有所减轻，然程度极微，不足言减，此属阳明腑实，腑气壅滞，其他热结肠胃症，如腹痛，或按之痛甚，大便秘，舌苔黄厚干燥等症当可并见。至于潮热、心烦等症，条文省言，临证可以伴有，但本证即使热象轻微，由于肠胃实热积聚如此严重，亦属当下之证。如《金匮要略·腹满寒疝宿食病》所言："病者腹满，按之不痛为虚，痛者为实，可下之，舌黄未下者，下之黄自去。"256 条言："脉滑而数者，有宿食也，当下之，宜大承气汤。"滑数之脉与腑有宿食之症相合。宿食者，可见有腹满，按之痛，大便秘或利而不爽等症，亦当用大承气汤通腑攻下。实证腹满当与虚证腹满鉴别，虚寒之腹满，其症为腹满时减，喜温喜按，如有腹痛，则为隐痛时作时减，舌淡苔白，脉象缓弱。《金匮要略·腹满寒疝宿食病》谓"腹满时减，复如故，此为寒，当与温药"者即是。

　　此外，256 条又据脉象来辨析疾病的顺逆。阳明少阳合病下利者，脉不负，为顺。负，为互相克贼，为逆。脉的胜与负、病情的顺与逆，是从五行生克学说的角度来分析的。今以阳明少阳合病为例，阳明胃腑属土，少阳胆腑属木。在生理状况下，木克土，为制约与促进之意，必无病象可言。在病理状况下，木邪克（乘）土，即胆木之邪，加害胃土，是病进一层。明乎此义，方能顺利理解本条精神。如少阳阳明合病下利时，阳明脉实大滑数，而未见少阳之弦紧，此为不负，反映了中土尚旺，木不能乘土，此为顺证。若阳明之脉负，即脉无实大滑数，而以弦紧相见，则为少阳之邪加害阳明，说明胃气不足，病情因之复杂，此为逆证，故曰"失也"、"负也"。其后文曰："脉滑而数者，有宿食也。"是初为少阳阳明合病，然则阳明之脉不负，知胃热较盛，其病归于阳明燥化一途，使燥热与宿食相结，腑气不通，故"当下之，宜大承气汤"。

　　257、258 条辨阳明里热可下证，如属瘀血内结，治取下瘀血法，用抵当汤。患者无表里证，此表里，意偏于表，指无表证。发热七八日，脉浮数，此为里热亢盛，充斥内外，气血流行偏旺，故脉见浮数，可以考虑用攻下法，宜用调胃承气汤或大黄黄连泻心汤，以通腑泻热。如脉沉实，热结肠胃重，可用大承气汤。攻下后可见 3 种变化：一是确属肠胃燥实之热，泻之热去病愈，故热解，脉不数。二是病不属单纯里热，攻下泻热邪不尽去，故脉仍数。本证不属燥屎结聚肠胃，乃胃阳本旺，消灼烦扰，故消谷善饥。考其证当属瘀血内阻，与热邪互结不解，腑气不通而见大便秘,尚可伴有腹中硬满疼痛。又因瘀血之新久,而有喜忘或发狂,或发黄。如瘀阻经脉,血不循经,离经外溢,还可见下血或大便色黑、反易等症,如237条所述。本条瘀血未离经,肠腑无所润滑,故见不大便,可用下瘀血法,宜抵当汤。三是如258条所论,属湿热夹瘀,滞于大肠,虽下而邪未除,故脉数,热不解,且可出现便脓血。治疗可参酌黄芩汤、白头翁汤等。由此可见,单纯阳明热结,承气汤下之可效,如夹有瘀血,则宜用下瘀血法。两者鉴别点是前者邪热结于肠胃,多见不能食,后者热与瘀血阻于经脉,多见能食,甚者消谷善饥。

【选注】

程郊倩(248条——笔者注):何以发汗不解,便属胃?盖以胃燥素盛,故表证虽罢,而汗与热不解也。第征其热,如饮笼蒸蒸而盛,则知其汗必连绵而来,此即大便已硬之征,故曰属胃也。热虽聚于胃,而未见潮热谵语等证,主以调胃承气汤者,于下法内从乎中治,其为日未深故也。表热未除,而里热已待,病势久蕴于前矣,只从发汗后一交替耳。(《伤寒论后条辨·阳明篇》)

汪苓友(248条——笔者注):此条言太阳病不可拘以日数,但见属胃之证,即可下也。有如太阳病方三日,曾发过汗矣,其不解者,非表邪不解,乃病热不能解也。太阳病只翕翕发热,明知其热在外,今变为蒸蒸发热。蒸者,熏也,炊也,火气上升之貌,《条辨》云:其热自内腾达于外,如蒸炊然,此系太阳之邪转属于胃。经云:已入于腑者,可下而已。与调胃承气汤者,以下证未全具,故大承气中只用硝黄,复加甘草,以调其中,而故下其实热也。或曰:太阳病暂三日,胃中何由而实?大便何由而硬?余答云:《尚论篇》云:其热蒸蒸,势必致其汗,汗出过多,则胃中燥实,大便必硬,但下证未急,故用调胃承气汤缓以攻之也。(《伤寒论辨证广注·辨阳明脉证并治法》)

成无己(249条——笔者注):《内经》曰:诸胀腹大,皆属于热,热在上焦则吐,吐后不解,复腹胀满者,邪热入胃也,与调胃承气汤下其胃热。(《注解伤寒论·辨阳明病脉证并治》)

汪苓友(249条——笔者注):伤寒虽不指何经,大都是太阳病。既吐之后,则胸中热邪得越,表证亦随之而解,以吐中有发散之义故也。今者既吐之后,腹复胀满,是邪热不因吐解,留结于胃,而为里实之证无疑矣。与调胃承气汤者,以吐后,胃气受伤,不得不调之,以缓下其实也。或问治胀满,莫如厚朴枳实,何以不用大承气?今者调胃承气中去枳朴,反加甘草,经云:中满者,勿食甘,其汤不与病相佐耶?余曰:伤寒既经吐后,则胸中之实已去,其腹胀满者,实热在胃之下脘。若用枳、朴,与病无与,徒伤上焦之阳气,且甘草虽能作满,亦能引泻满之药,直至胀满之所,以导去其实热,所以调胃承气汤中用甘草者,其佐硝黄而泻满之功更神……(《伤寒论辨证广注·辨阳明病脉证并治法》)

汪苓友:此条(指250条——笔者注)系太阳阳明证。太阳病既经汗吐下,其邪为已减矣。所未解者,内入于胃,胃腑实热,必不大甚,故曰微烦,微烦者,大便未必能硬,其硬者,只因小便数故也。此非大实大满之证,故云与小承气汤,和之则愈。(《伤寒论辨证广注·辨阳明病脉证并治法》)

尤在泾(250条——笔者注):"若"与"或"同。病在太阳,或吐、或下、或汗,邪仍不解,而兼微烦,邪气不之表而之里也。小便数,大便因硬者,热气不之太阳之本,而之阳明之腑,可与小承气汤,和胃除热为主。不取大下者,以津液先亡,不欲更伤其阴耳。(《伤寒贯珠集·阳明篇》)

程郊倩(250条——笔者注):吐、下、汗后,而见烦证,征之于大便硬,固非虚烦者比。然烦既微，而小便数，当由胃家失润，燥气客之使然。胃虽实，非大实也。以小承气汤取其和也，非大攻之。（《伤寒论后条辨·阳明篇》）

喻嘉言（251条——笔者注）：此段之虽能食，虽不能食，全与辨风寒无涉，另有二义：见虽能食者，不可以胃强而轻下也；虽不能食者，不可以胃中有燥屎而轻下也。前段云："谵语，有潮热，反不能食者，胃中必有燥屎五六枚也。"与此互发。（《尚论篇·阳明篇》）

汪苓友：此条（指251条——笔者注）乃申大小承气，不可多用及骤用之意。得病二三日，不言伤寒与中风者，乃风寒之邪皆有，不须分辨之病也。脉弱者，谓无浮紧等在表之脉也。无太阳柴胡证，谓无恶寒发热，或往来寒热，在表及半表半里之证也。烦躁，心下硬者，全是阳明腑热邪实。至四五日，则足阳明胃腑实热者，下而传于手阳明，当大肠之腑实热也。经云：肠实则胃虚，故能食。能食者，其人不痞不满，为下证未急，非阳明胃强，发狂能食比也。故云虽能食，只须以小承气汤，少少与，微和之。因其人烦躁，必不大便，欲令其小安也。至六日仍烦躁不安，而不大便者，前用小承气汤可加至一升，使得大便而止，此言小承气汤不可多用之意。"若不大便"句，承上文烦躁、心下硬而言，至六七日不大便，为可下之时，但小便少，乃小水不利，此系胃中之水谷不分清，故不能食，非谵语，潮热有燥屎之不能食也。故云虽不能食，但初头硬，后必溏。未定成硬而攻之，并硬者，必化而为溏矣。必待小便利，屎定成硬，乃可用大承气汤攻之。此言大承气汤亦不可骤用之意。（《伤寒论辨证广注·辨阳明病脉证并治法》）

钱天来（252条——笔者注）：六七日，邪气在里之时也，外既无发热恶寒之表证，内又无谵语腹满等里邪，且非不大便，而曰大便难。又非发大热而身仅微热，势非甚极也。然目中不了了，是邪热伏于里，而耗竭其津液也。经云：五脏六腑之精，皆上注于目。热邪内灼，津液枯燥，则精神不得上注于目，故目中不了了，睛不和也。此终为邪热内实于里也，当急下之，以救阴液，宜大承气汤。（《伤寒溯源集·阳明中篇》）

张隐庵：……此言悍热之气循空窍而上炎者，急下之。《灵枢经·动输》曰："胃气上注于肺，其悍气上冲头者，循咽喉上走空窍，循眼系入络脑，出，下客主人，循颊车合阳明，并下人迎，此胃气别走于阳明也，故阴阳上下，其动若一。"伤寒六七日，气当来复于高表，目中不了了者，乃悍热之气循眼系而上走于空窍也。睛不和者，脑为精髓之海，而精髓为瞳子，悍热之气入络于脑故也。无表里证者，言悍热之气只上走空窍，而非在表里也。即有里证而大便难，犹无里证也。即有表证而身微热，犹无表证也。此言空窍不虚，而热邪上实也。经云：火气在上，水气承之，亢则害矣，故宜急下之，宜大承气汤。若不急下，则髓枯神散矣。（《伤寒论集注·阳明篇》）

汪苓友（252条——笔者注）：无表里证，里字当是传写错误，宜从删……不了了者，病人之目视物不明也。睛不和者，乃医者视病人之睛光，或昏暗，或散乱，是为不和。（《伤寒论辨证广注·辨阳明病脉证并治法》）

钱天来（253条——笔者注）：潮热自汗，阳明胃实之本证也，此曰汗多，非复阳明自汗可比矣。汗多则津液尽泄，卫阳随之而外走，顷刻有亡阳之祸，故当急下，庶可以留阳气而存津液，故宜大承气汤。然必以脉证参之，若邪气在经而发热汗多，胃邪未实，舌苔未干厚而黄黑者，未可下也。（《伤寒溯源集·阳明中篇》）

程郊倩（253条——笔者注）：发热而复汗多，阳气大蒸于外，虑阴液暴亡于中，虽无内实之兼证，宜急下之以大承气汤矣。此等之下，皆为救阴而设，不在夺实。夺实之下可缓，救阴之下不可缓。不急下，防成五实，经曰：五实者死。（《伤寒论后条辨·阳明篇》）

陆渊雷(253条——笔者注)：阳明病，谓胃实可下之证也。否则发热汗多，与白虎证何别？程氏、《金鉴》等，谓虽无内实，亦宜急下救阴，非也。本有可下之证，复发热汗多，则胃愈燥，津愈竭，故宜急下。221条(指213条——笔者注)阳明病其人多汗，以津液外出，胃中燥，大便必硬，可以互参。(《伤寒论今释·阳明篇》)

成无己(254条——笔者注)：发汗不解，邪热传入腑，而成腹满痛者，传之迅也。是须急下。(《注解伤寒论·辨阳明病脉证并治》)

曹颖甫(254条——笔者注)：发汗不解，腹满痛，为太阳急传阳明之证。夫太阳阳明合病，原自有胃气不和，胁下硬满，不大便而呕，服小柴胡汤，然汗出而愈者。亦有汗出多而恶寒，宜桂枝汤发其汗者。又有无汗而喘，以麻黄汤发汗而愈者。若发汗不解而骤见腹满痛之证，则太阳表病未去，阳明燥实已成。腹满痛，为大小肠俱膈塞不通，若不急下，燥气将由大肠蒸逼小肠，有攻之而不能动者，为小肠容积甚隘，而疏导益难为力也。(《曹氏伤寒金匮发微合刊·阳明篇》)

陆渊雷(254条——笔者注)：急下诸条，皆指本有下证者而言，非但各条本证也。(《伤寒论今释·阳明篇》)

成无己(255条——笔者注)：腹满不减，邪气实也。经曰：大满大实，自可除下之。大承气汤下其满实，若腹满时减，非内实也，则不可下。《金匮要略》曰：腹满时减，复如故，此为寒，当与温药，是减不足言也。(《注解伤寒论·辨阳明病脉证并治》)

喻嘉言(255条——笔者注)：减不足言四字，形容腹满如绘，见满至十分，即减一二分，不足杀其势也。(《尚论篇·阳明篇》)

曹颖甫(255条——笔者注)：腹满一证，寒与宿食辨之耳。腹满不关宿食，则按之不痛，证属虚寒，且寒甚则满，得温必减，故腹满时减者，当与温药，四逆汤其主方也。惟腹不减则为实，按之必剧痛，即或大小溲时通，有时略减，特减亦甚微，不足言，宿食之停贮大小肠者，则固依然不去，故宜大承气下之，而病根始拔。(《曹氏伤寒金匮发微合刊·阳明篇》)

方有执：阳明属土，其主水谷；少阳属木，其主风，风主飧泄，故知下利可必也。阳明脉大，少阳脉弦，不负，谓大而不弦，无相胜负而相得也。失，得之反也。谓弦则木克土，不大则土受木贼，少阳盛而阳明负，为不相得，犹言不宜也。滑主食，数主热，宿食可知也。大承气汤者，陈宜推，所以通因通用也。(《伤寒论条辨·辨阳明病脉证并治》)

陈修园：合病既审其脉而知其顺与否，亦审其脉而知其可下与否。阳明为金土，少阳为木火，二阳合病，则土受木克，金被火刑，故必下利。若阳明脉大，与少阳脉弦相敌，其脉不负者，与病机为顺也。若只见少阳之脉弦，而不见阳明之脉大，为阳明负于少阳者，于正气为失也。然木火固能乘其所胜而克金土，金土却亦能乘其所不胜而侮木火，此胜彼屈，互相克贼，两败俱伤，名为负也。盖阳明负于少阳则下利，少阳负于阳明则有宿食，若脉滑而数者，乃内有宿食也。阳明戊土有余，少阳初生之甲木郁于土中，不得畅达，当下之以平土中之敦阜，而助初生之甲木，宜大承气汤。(《伤寒论浅注·阳明篇》)

《医宗金鉴》(257条——笔者注)：病人无表里证，是无太阳表，阳明里证也。但发热而无恶寒，七八日，虽脉浮数不可汗也。若屎硬可下之，假令已下，脉不浮而数不解，是表热去，里热未去也。至六七日又不大便，若不能消谷善饥，是胃热实也，以大承气汤下之。今既能消谷善饥，是胃合热，故屎虽硬色必黑，乃有瘀血热结之不大便也。宜用抵当汤下之。(《医宗金鉴·订正仲景全书·伤寒论注·辨阳明病脉证并治》)

柯韵伯：不头痛恶寒，为无表证；不烦躁呕渴，为无里证，非无热也。七八日下，当有不大便句,故脉虽浮数,有可下之理,观下后六七日,犹然不便可知。合热,协热,内外热也。前条据证推原,此条凭脉辨证,表里热极,阳盛阴虚,必伤阴络,故仍不大便者,必有蓄血。(《伤寒来苏集·伤寒论注·太阳脉证》)

尤在泾(257条——笔者注):热在血,则必病于血,而其变有二。"合"犹"并"也,言热气并于胃为消谷善饥,至六七日,不大便者,其血必蓄于中……蓄于中者,为有瘀血,宜抵当汤,结者散之,亦留者攻之也。走于下者,为协热而便脓血,则但宜入血清热而已。(《伤寒贯珠集·阳明篇下》)

《医宗金鉴》(258条——笔者注):若脉数不解,而下利不止,又当随其下血与不下血而异治之。倘血分之热邪不除,必协热而便脓血也。(《医宗金鉴·订正仲景全书·伤寒论注·辨阳明病脉证并治》)

【评述】泻热用调胃承气汤者,程郊倩认为此证病邪尚未深入,只是胃阳素旺,但有邪入即从燥化。汪苓友认为与调胃承气汤者,以下证未全、未急。诸论说皆有可取处。用小承气汤属轻下,非大攻,诸家论同。何缘轻下?汪苓友、程郊倩认为此非大实大满之证,甚为合理。尤在泾谓乃以津液先亡,不欲更伤其阴,似不全面,如证重急者,即使津有伤亦应下之,用大承气汤。对缓下者,喻嘉言慎辨能食与否,以决定下与不下。汪苓友从能食、不能食,小便利与不利等症看病之本质区别,以明大承气不可骤用之理,尚为妥贴。取急下者,诸家对急下存阴之理,论说颇详。对急下指征的掌握,诸家各有见识,钱天来认为邪气在经,胃邪未实,舌苔未干厚而黄黑者,未可下也;程郊倩提出急下为救阴而设,不在夺实;陆渊雷认为要与白虎证区别,急下者本有可下之证,胃中燥、大便硬可参。对当下者,诸家注意到腹满一症当别虚实,可资参考。下瘀血一法,其用于瘀血热结,诸家意同。本证是否有下血、大便色黑尚有不同看法,《医宗金鉴》认为本证屎虽硬,色必黑,不大便。据临证所见,亦或有之,可供参考。

第九节　阳明发黄辨(259～262)

【原文】

傷寒發汗已,身目為黃,所以然者,以寒濕在裏不解故也。以為不可下也,於寒濕中求之。(259)

傷寒七八日,身黃如橘子色,小便不利,腹微滿者,茵陳蒿湯主之。(260)

傷寒身黃發熱,梔子蘗皮湯主之。(261)

肥梔子十五箇,擘　甘草一兩,炙　黃蘗二兩

上三味,以水四升,煮取一升半,去滓,分溫再服。

傷寒瘀熱[(1)]在裏,身必黃[(2)],麻黃連軺[(3)]赤小豆湯主之。(262)

麻黃二兩,去節　連軺二兩,連翹根是　杏仁四十箇,去皮尖　赤小豆一升　大棗十二枚,擘　生梓白皮[(4)]切,一升　生薑二兩,切　甘草二兩,炙

上八味,以潦水[(5)]一斗,先煮麻黃再沸,去上沫,內諸藥,煮取三升,去滓。分溫三分,半日服盡。

【词解】

(1)瘀热:此处瘀通郁,义为郁滞,不流通。指病邪阻滞于体内,蓄积成热。

(2)身必黄:必,此处用作连词,表示假关系,相当于"假使"、"如果"。身必黄,如果身体

发黄疸。

（3）连轺（yáo 摇）:《千金翼》卷九轺作"翘"。赵刻本《伤寒论》连轺下，有"连翘根是"四字。现多用连翘。

（4）生梓（zǐ 子）白皮：即梓树的韧皮部。

（5）潦（lǎo 老）水：雨水。《礼记·曲礼上》："水潦降，不献龟鳖。"郑玄注："雨水谓之潦。"

【提要】 发黄的主症、病机及寒湿发黄与湿热发黄证治的区别。

【释义】 发黄的主要症状，从原文描述来看是身黄、目黄、小便黄，其中尤以目黄为要。根据病证性质分为寒湿发黄和湿热发黄两大主要类型。发黄的基本病机是寒湿或湿热蕴结中焦，肝胆疏泄失职，胆汁外溢。

发黄与感受湿邪，湿无出路，或热病过程中，失治或误治，导致湿郁于里有密切关系，因此张仲景在原文中提到小便不利，无汗或但头汗出，身无汗，剂颈而还，则可能发黄，反之，汗出、小便自利者，不能发黄。可见湿郁于里与热邪或寒邪相结，壅阻中焦，进而影响肝胆是导致发黄的关键。因此，发黄的治法，总以利湿为主，根据病邪性质和正气盛衰可分为温化寒饮和清化湿热两大主要方法。

259 条辨寒湿发黄的证治及禁忌。本证表现为身黄、目黄、尿黄，黄色晦黯，后世称之为阴黄，尚可伴有脘腹胀闷，腹满时减，不欲食，苔白腻，脉濡弱等症。本证除有寒湿蕴结于里外，尚有中阳不足的病理变化，从"伤寒发汗已"来看，中阳不足的成因与发汗太过有关，另外，与患者素体脾阳不振，易受寒湿侵犯亦有关系。本证的治疗，原文只讲"于寒湿中求之"，后世多以温脾、散寒化湿之方，如理中汤、四逆汤、茵陈五苓散等。

260 条辨湿热发黄的证治。本证的特征是身目发黄、尿黄，黄色鲜明如橘子色，后世称为阳黄。本证的主要伴有症，结合 236 条可为：发热，口渴引饮，但头汗出身无汗，齐颈而还，小便不利，腹微满或便秘，舌红苔黄腻，脉滑数或濡数。本证由于阳明里热不解，热郁于里，气机阻滞，从而影响三焦气化，水液不能从常道排出体外，留而成湿，导致湿热相结。亦可由于受湿邪侵犯与热互结，进而影响三焦气化，水液排泄失司，使热之与湿纠缠不解。湿热蕴结中焦导致腑气壅滞，可见腹满，由于本证与阳明热燥结肠之腹满相比，其满尚轻，故称腹微满。本证总属湿热蕴结于里，肝胆疏泄失司，胆汁溢于肌肤所致。治宜茵陈蒿汤，清热利湿退黄。

261 条亦为湿热发黄，原文论述较简，从栀子柏皮汤所用之药来推断证候，则应有两个特点，一是热多于湿，二是湿热内结较轻，因此本证的表现主要是身黄、目黄、尿黄，黄色鲜明，发热，无汗，口渴，小便欠利。惟其湿热内结不重，故无明显腹满、便秘等症。治宜栀子柏皮汤，清解里热，除湿退黄。

262 条为湿热发黄兼表证，或湿热弥漫全身，原文曰"瘀热在里"，点明了本证的性质属实热，故此种发黄亦具有阳黄的特征，即身目发黄、小便黄，色黄鲜明如橘子色。其他伴有症，原文虽没有详细描述，然据方测证，可有两种情况，一是伴有表证，如见发热恶寒，无汗等症；二是伴有湿热弥漫全身的证候，如见发热，无汗，头重，脘闷，小便不利等症。本证多见于发黄初期，往往表未尽解，则部分病邪已入里化热与湿相合，熏蒸肝胆，胆热液泄而发黄，如喻嘉言所说："伤寒之邪，得湿而不行，所以热瘀身中而发黄。"本证发黄，湿热弥漫全身，上、中、下三焦均波及，中焦积滞不明显，故无腑气壅滞之象。治宜麻黄连轺赤小豆汤，清热利湿，兼以解表。本条与 260 条的区别之处主要有二：一是本条可兼表证，260 条纯属里证；二是本条是湿热弥漫三焦,260条为湿热壅滞中焦为主。

【选注】

成无己:当热甚之时,身黄如橘子色,是热毒发泄于外。《内经》曰:膀胱者,津液藏焉,气化则能出。小便不利,小腹满者,热气甚于外而津液不得下行也,与茵陈蒿汤,利小便,退黄逐热。(《注解伤寒论·辨阳明病脉证并治法第八》)

《医宗金鉴》:身黄,湿热之为病也,湿盛于热,则黄色晦,热盛于湿则黄色明。如橘子色者,谓黄色明也。伤寒七八日,身黄色明,小便不利,其腹微满,此里热深也。(《医宗金鉴·订正仲景全书·伤寒论注·辨阳明病脉证并治》)

汪苓友:伤寒发汗已,热气外越,何由发黄,今者发汗已,身目为黄,所以然者,以其人在里素有寒湿,在表又中寒邪,发汗已,在表之寒邪虽去,在里之寒湿未除,故云不解也。且汗为阴液,乃中焦阳气所化,汗后中阳愈虚,寒湿愈滞,脾胃受寒湿所伤,而色见于外。此与湿热发黄不同,故云不可下。或问曰:湿挟热则郁蒸发黄,今挟寒,何以发黄;余答云:寒湿发黄,譬之秋冬阴雨,草木不应黄者亦黄,此冷黄也。王海藏云:阴黄,其证身冷汗出,脉沉,身如熏黄,色暗,终不如阳黄之明如橘子色。治法,小便利者,术附汤;小便不利者,大便反快者,五苓散。(《伤寒论辨证广注·辨阳明病脉证并治法》)

柯韵伯:发黄有因瘀热者,亦有因寒邪者,有因于燥令者,亦有因于湿化者。则寒湿在里,与瘀热在里不同,是非汗下清法可治矣。伤寒固宜发汗,发之而身目发黄者,非热得越,是发汗不如法,热解而寒湿不解也。(《伤寒来苏集·伤寒论注·阳明脉证》)

【评述】对发黄的成因及其辨证论治,诸注家阐述颇明。认为寒湿或湿热之邪的侵犯,蕴结于里而成寒湿或湿热发黄。汪苓友指出人体素有寒湿,或发汗伤中阳,致寒湿易停,是寒湿发黄的成因,此说强调了发黄的内因。对于发黄的治疗,主张因证施治,尤其提出了寒湿发黄的选方用药,补充了《伤寒论》原文的不足。

【治法】

1. 清热利湿退黄。

2. 清解里热,除湿退黄。

3. 解表散邪,清热除湿退黄。

【方药】

1. 茵陈蒿汤方。

2. 栀子柏皮汤方。

3. 麻黄连轺赤小豆汤方。

【方义】茵陈蒿汤是清热利湿退黄的主方。方中茵陈苦泄下降,清利湿热,为治黄疸的主药,配栀子则清泄三焦,湿热从水道而去。配大黄则通导腑气,湿热郁毒从肠道而出。茵陈、栀子、大黄均属苦寒,苦能胜湿,寒能胜热,3药同用清热燥湿力明显增强,同时大小便得通,加速病邪的清除,黄疸随之而退。腹满便秘者方中的大黄宜用生大黄,以取较强的通便泻下作用。方后云"小便当利,尿如皂荚汁状,色正赤",是全身之黄疸从小便而去,又云"一宿腹减",可知瘀热得去,则病症随之而减。

栀子柏皮汤,用栀子配黄柏,苦寒清热泄湿,炙甘草和中护胃。方中不配大黄,则通便泻下力小于茵陈蒿汤;不配茵陈,则清热利湿力不如茵陈蒿汤,因此本方的退黄利湿力较弱。

麻黄连轺赤小豆汤,方中麻黄、杏仁、生姜具有发汗、辛散表邪的作用,麻黄、生姜又有散水气的作用,杏仁宣散肺气而通便,有利去邪。连轺、生梓白皮苦寒能清热解毒(梓白皮现多以桑白皮代之),与赤小豆同用可起清热利水除湿之效。甘草、大枣调和诸药,并和脾胃。全方具有清热利湿兼以解表发汗的功能。本方驱湿除通过利大小便外,还取由汗而发,此即《内经》"开鬼门"之法。本方集发汗、利水、通泄于一方,通达表里、上下,除湿退黄,但通腑泄满之力逊于茵陈蒿汤。方用"潦水"煎煮,是取地面流动之雨水,是取其味薄不助湿气之意。

【方论选】

成无己:王冰曰:小热之气,凉以和之;大热之气,寒以取之。发黄者,热之极也,非大寒之剂,则不能彻其热。茵陈蒿味苦寒,酸苦涌泄为阴。酸以涌之,苦以泄之,泄其热者,必以苦为主,故以茵陈蒿为君。心法南方火而主热,栀子味苦寒,苦入心而寒胜热,大热之气,必以苦寒之物胜之,故以栀子为臣。大黄味苦寒,宜补必酸,宜下必苦,推除邪热,必假将军攻之,故以大黄为使。苦寒相近,虽甚热大毒,必祛除,分泄前后,复得利而解矣。(《伤寒明理论》)

钱天来:茵陈性虽微寒,而能治湿热黄疸,及伤寒滞热,通身发黄,小便不利。栀子苦寒泻三焦火,除胃热时疾黄病,通小便,解消渴、心烦懊恼、郁热结气、更入血分。大黄苦寒泄下,逐邪热、通肠胃,三者皆能蠲湿热、去郁滞,故为阳明发黄之首剂云。(《伤寒溯源集·阳明中篇》)

《医宗金鉴》:湿热发黄无表里证,热盛者清之;小便不利者利之;表实者汗之,皆无非为病求去路也。用麻黄汤以开其表,使黄从外而散。去桂枝者,避其热也;佐姜枣者,和其营卫也;加连轺、梓皮以泄其热,赤小豆以利其湿,共成治表实发黄之效也。连轺即连翘根。无梓皮以茵陈代之。(《医宗金鉴·订正仲景全书·伤寒论注·辨阳明病脉证并治》)

【点评】 茵陈蒿汤治湿热黄疸,配伍精当,钱天来评说颇为中肯,栀子入血分除邪,大黄泄在里之久瘀热,非专为燥屎而设,有助于掌握方义及临床选用。《医宗金鉴》对麻黄连轺赤小豆汤方义阐述甚明,并提出无梓皮用茵陈代之,亦为临床可取。

【临床应用】

(1)张仲景对茵陈蒿汤的应用

①《伤寒论》:用于治疗阳明病发黄证,见 236 条、260 条。

②《金匮要略》:用于治疗寒热不食,食即头眩,心胸不安,久久发黄之谷疸。

(2)后世医家对本方的应用

①《温疫论》:本方治疗疫邪传里,遗热下焦,小便不利,邪无疏泄,经气郁滞,其传为疸,身目如金者。《温疫论》中茵陈汤与《伤寒论》之茵陈蒿汤组成药味相同,但两方的药物剂量有别,《温疫论》于本方重用大黄,减轻茵陈剂量。

②《温病条辨》:运用本方治疗阳明温病无汗,或但头汗出,身无汗,渴欲饮水,腹满舌燥黄,小便不利,发黄者。

(3)现代应用

1)茵陈蒿汤的现代应用

①病毒性肝炎:茵陈蒿汤治疗病毒性肝炎有肯定的疗效,尤其是急性黄疸型肝炎疗效甚佳。缪希文报道以茵陈蒿汤加味治疗急性黄疸型肝炎 49 例,除 1 例合并 HBsAg 阳性遗有肝功能轻度异常外,其余均临床治愈。缪希文的经验是:茵陈蒿 30g,栀子 15g,大黄 10g(后下),丹参 30g,板蓝根 15g,五味子 15g(打碎),甘草 10g。每日 1 剂,水煎服。寒热往来加柴胡;肝区疼痛加川楝子、郁金;乏力、身重、便溏去大黄,加苍术、厚朴、白蔻仁;纳差加鸡内金、

焦山楂;高热神昏加羚羊角;面色晦黯、四肢逆冷、脉沉细者去大黄、栀子,加炮姜、制附子、白术[1]。张小钦采用加味茵陈蒿汤治疗急性黄疸性肝炎 75 例,全部患者均经 B 超、CT 等检查排除肝内外胆管梗阻性黄疸,均有不同程度的肝大、疼痛、乏力、纳差、心中懊恼、腹部痞满、恶心厌油腻、便秘或陶土色粪便、尿少色黄、皮肤瘙痒、舌苔黄腻、质黯或有瘀点等症状和体征。处以加味茵陈蒿汤为基础方治疗:茵陈 50~80g,栀子 15g,大黄 10g,枳壳 15g,厚朴 9g,芒硝 6g(冲服),赤芍 15g,焦山楂 10g,牡丹皮 10g,丹参 15g,茯苓 10g,滑石 10g。若胁痛加柴胡 15g,郁金 12g,川楝子 12g;恶心呕吐加橘皮 12g,竹茹 9g,心中懊恼加黄连 3~6g,龙胆草 9~15g。总有效率 92.77%,临床症状的改善或消失,尤其是黄疸消退和消化道症状缓解时间较常规治疗组提早 1~2 周[2]。

茵陈蒿汤亦见报道用于重型肝炎的治疗。朱爱军采用茵陈蒿汤合犀角地黄汤加减结合西药治疗 FHS 30 例,并与单纯西药治疗的 22 例作对比观察。结果:中西医结合治疗 FHS,黄疸消退时间平均 30.3 天,存活率达 76.67%,与单纯西药治疗比较,有非常显著性差异(P<0.01)[3]。刘鹏霞亦采用茵陈蒿汤加味合西药常规治疗与单纯西药组对比,治疗重型肝炎 30 例。方剂组成为:茵陈 30~60g,黄芩 10~15g,黄连 9~12g,生大黄 8~12g,栀子 10~15g,车前子 15~20g,茯苓 15~18g,白术 15~20g,山楂 15~20g,丹参 25~30g,黄芪 15~20g,甘草 3~5g,贯众 15~30g,白花蛇舌草 20~60g,水煎服,每日 1 剂,分 2 次口服,疗程 28 天。结果治疗组的治愈、好转率,治疗前后患者的肝功能改变,治疗组优于对照组(P<0.05)[4]。

王炎报道茵陈蒿汤加味(茵陈 9g,栀子 9g,制大黄 4.5g,大枣 10g,生甘草 10g)有抑制乙肝病毒复制、阻断宫内感染的作用。从 3861 名孕妇中筛查出 HBsAg 和 HBeAg 双阳孕妇 52 例,随机分为茵陈蒿汤组(自妊娠 28 周开始服 1 剂/日茵陈蒿汤加味)和乙肝免疫球蛋白组对照(在临产前 28 周、32 周、36 周分别注射 200U 乙肝免疫球蛋白),在孕妇临产前、新生儿出生 24 小时和 1 个月时做外周血乙肝病毒标记物血清学检测。结果:两组孕妇临产前 HBeAg 阴转率分别为 22.22% 和 17.65%,差异显著(P<0.05);新生儿出生 24 小时时 HBsAg 阳性率分别为 5.56% 和 5.71%,1 个月时仍为 5.56% 和 5.71%,无显著性差异(P>0.05)[5]。

茵陈蒿汤联合常规护肝降酶西药治疗戊型肝炎,临床报道有满意疗效[6,7,8]。

②高胆红素血症:高胆红素血症按中医辨证仍属黄疸范畴,即使黄疸早期也应考虑瘀的存在,周潞荣以茵陈蒿汤为主,加上赤芍、牡丹皮、丹参、白茅根等治疗中重度高胆红素血症 112 例,治疗效果满意[9]。

③母婴 ABO 血型不合:袁筑华报道孕 20 周后,采用每日一剂茵陈蒿汤(茵陈 12g,制大黄 5g,黄芩 10g,甘草 6g,当归 10g,杜仲 12g,白芍 10g),水煎服,直至分娩,治疗 132 例孕期母儿 ABO 血型不合孕妇,其抗 A 或抗 B 抗体效价均为阳性(≥1:64)。经服药治疗后,60 例抗体滴度未继续增加,占 45.45%,72 例抗体滴度逐渐降低,占 54.55%,与对照组比较,差异有显著性(P<0.05)[10]。余晓文总结了近 10 年中医药治疗母儿 ABO 血型不合的情况,发现茵陈蒿汤在孕前期预防、孕期截断治疗、新生儿补救治疗方面均能起到很好的疗效[11]。

④妊娠期肝内胆汁淤积症:缪玉辉采用茵陈蒿汤加减(茵陈、当归各 15g,生山栀 12g,制大黄 6g,泽泻 10g,黄芩 9g,枳壳 9g,陈皮 9g。加减:脾虚加怀山药、白术、茯苓,肾虚加川断、枸杞,失眠加地骨皮。每日 1 剂,一直服至分娩前,治疗期间每月复查肝功能 1 次,并配

合围生期监护。治疗妊娠期肝内胆汁淤积症 50 例,发现茵陈蒿汤加减治疗 ICP 可缓解患者的皮肤瘙痒并起到退黄和改善肝功能作用,使血清 ALT、AST、TBA 值均明显下降,同时能够改善胎儿的氧供,使胎儿宫内窘迫、羊水污染、新生儿窒息率均降低($P<0.01$)[12]。张向华、邱玲琍、朱妮娜采用茵陈蒿汤联合西药护肝及对症治疗已取得满意疗效[13,14,15]。

　　⑤母乳性黄疸:褚玉玲报道茵陈蒿汤加减治疗母乳性黄疸患儿 54 例,均为母乳喂养,出生后 2~3 天开始出现皮肤黄染,1 周左右逐渐加重且持续不退。患儿一般情况好,发育正常。饮食正常,大便黄色,查体除皮肤黄染外无任何阳性体征。肝功能正常,停喂母乳 2~3 天黄疸减轻,但再喂母乳黄疸又加重。处以:茵陈蒿 9g,栀子 6g,茯苓 3g,白术 3g,党参 3g,黄芩 6g,甘草 3g,炙大黄 1.5g,全部治愈,且不影响母乳喂养[16]。曹国敏以茵陈蒿汤灌肠治疗母乳性黄疸,显效率 89%[17]。牛玉红等用茵陈蒿汤(茵陈 10g,栀子 2g,大黄 1g)联合应用金双歧治疗重症母乳性黄疸,疗效显著[18]。

　　茵陈蒿汤是治疗湿热黄疸的首选方剂,方中大黄的作用甚为重要,在具体应用上,众多医家各有己见,如黄疸兼便溏时,大黄能否用? 崔连有认为大黄的应用,应以黄疸的存在与否作为依据,绝不可视大便溏而舍弃不用,但在用量上可根据大便的溏、秘不同而灵活变通[19]。小儿黄疸大黄是否适用? 张廷浒等认为应该使用,能提高疗效,但大黄用量需根据不同年龄适量增减,2~5 岁用 6g,5~10 岁用 8g,10~14 岁用 10~12g[20]。大黄煎法怎样为适宜? 张廷浒提出大黄宜与茵陈等药同煎,使其峻泻之力减而缓下逐湿祛瘀退黄之功尚存,但凡阳黄证无论便秘,或如常,或溏皆可放胆用之,药后畅腑去邪退黄,又鲜有伤中败胃之弊[21]。

　　陈宝明指出使用茵陈蒿汤时务必要注意以下两点:第一,茵陈的用量一定要大,一般可用至 30~60g,或者更多。第二,必须先煮茵陈 20~30 分钟,然后再纳入余药,以便更好地发挥茵陈退黄的作用,否则难以取效[22]。

　　⑥糖尿病:糖尿病患者中有一部分往往没有典型的"三多"症状,其中多数体型肥胖,主要临床表现为疲乏无力、头晕、头身困重,胸脘痞满,无明显饥饿感,或饥不多食,渴不多饮,大便不爽,舌质红、苔黄腻,脉滑而数,辨为湿热困脾,采用茵陈蒿汤加减治疗,取得了较好疗效。方药组成:茵陈 30g,栀子 10g,大黄 9g。随证加减:口干甚者,加竹叶 9g,知母 10g,天花粉、沙参、葛根各 15g,黄芩 6g;小便频数,加益智仁、生地黄各 15g,五味子 30g;桑螵蛸、女贞子、山茱萸各 10g;视物不清,加菊花、枸杞子各 12g;大便频多,加薏苡仁 15g,莲子、葛根各 12g;白扁豆、炒白术、苍术、黄芩、藿香、佩兰、泽泻、茯苓、黄连 10g;腹胀,加厚朴 10g;舌边夹瘀者,加田三七末 3g,丹参、赤芍、红花、桃仁各 10g;心悸失眠,加夜交藤、酸枣仁各 15g,五味子、柏子仁各 12g,远志 9g[23]。袁效涵等采用加味茵陈蒿汤(茵陈 20~30g,炒栀子 5~10g,制大黄 3~9g,薏苡仁 30g,姜黄 15g,丹参 15g)联合降糖西药治疗,发现茵陈蒿汤治疗糖尿病,不但取得了较好的降糖效果,而且具有较强的调脂作用,其降低空腹血糖、总胆固醇、升高高密度脂蛋白胆固醇作用优于单纯西药组[24]。

　　⑦胆囊炎:章凌方等采用茵陈蒿汤加味〔茵陈蒿 30g,大黄 25g(先下),栀子 10g,白及 100g,柴胡 10g,黄芩 10g,芒硝 30g(兑服),枳实 10g,法半夏 10g,厚朴 10g,高热烦躁者加天然牛黄 1~1.5g(兑服),呕吐其者加伏龙肝 12g(包煎),生姜汁 15ml(兑服)〕治疗急性胆囊炎,并与抗生素组对照;治疗 6 天后比较两组疗效。结果,治疗组疗效优于对照组[25]。王德介绍茵陈蒿汤配伍治疗慢性胆囊炎体会,a. 肝郁气滞加入鸡骨草、八月札、木香、青皮、柴胡。b. 肝胆湿热加入鸡骨草、香附、猪苓。c. 热重者加入黄连、黄柏、泽泻。d. 湿重者加入

砂仁、猪苓、赤小豆[26]。

此外,许靖报道茵陈蒿汤加减(茵陈 20g,山栀子 15g,大黄 10g,金钱草 30g,海金沙 15g,陈皮 30g,川楝子 10g,白芍 15g,枳壳 10g,甘草 6g,煎煮 2 次,取汁 300ml,加入猪胆汁 5ml 混合均匀。气虚加白术 15g、黄芪 30g;气郁加柴胡 10g、香附 15g;血瘀加姜黄 15g、郁金 15g;湿热加龙胆草 6g、蒲公英 15g;食滞加山楂 15g、麦芽 15g;阴虚加生地黄 15g、乌梅 10g;疼痛剧烈重用白芍 60g、甘草 18g)治疗胆石症 42 例,疗效显著[27]。

⑧胰腺病:王彬彬报道肝胃蕴热型胰腺癌症见胸胁胀痛,或脘腹胀满,嗳气吞酸,呕恶食少,大便时干时溏,面目俱黄,色鲜明,小便不利,苔黄腻,脉沉实。选茵陈蒿汤合柴胡疏肝散加减,可缓解症状[28]。蔡洁武报道急性胰腺炎表现为湿热黄疸兼见腑实(黄疸、黄色鲜明,腹满拒按,口渴便秘,舌苔黄腻,脉沉数)用茵陈蒿汤加减(茵陈蒿 15g,栀子 10g,柴胡 10g,胡黄连 8g,黄芩 10g,大黄 10g,芒硝 10g),同时用复方丹参注射液 250ml 每日 1 次静滴,有较好疗效[29]。

⑨痤疮:孙凯亮对痤疮近 20 年文献进行了调研分析,发现痤疮有 206 种证型,其中脾胃湿热型占 23%,此类型使用最多方剂为茵陈蒿汤[30]。

此外,宁娟还将茵陈蒿汤用于湿热型湿疹的治疗,基本方为:茵陈 15g、炒山栀 10g、大黄 9g、粉草薢 15g、生苡仁 15g、车前子 12g、土茯苓 30g、淡子芩 9g、生甘草 9g[31]。张明德等报道茵陈蒿汤可用于荨麻疹、皮肤瘙痒症、手足口病等的治疗[32]。朱光报道茵陈蒿汤加味(基本方:茵陈 20g,栀子 15g,大黄 10g,苦参 10g,紫荆皮 15g,蒲公英 15g。随证加减:湿热型:心烦,口渴不欲饮,小便黄少,舌红、苔黄腻,脉滑数,加黄柏 15g,苍术 10g;热毒型:阴部红肿,糜烂,边界鲜明,灼热痒痛,舌红苔黄,脉弦数,加牡丹皮 15g,龙胆草 15g;虚热型:心烦,口渴,小便黄少,舌红少苔,脉细数,加生地黄 15g,知母 15g)治疗阴道炎 160 例(霉菌性阴道炎 48 例,滴虫性阴道炎 49 例,非特异性阴道炎 63 例),有效率为 93.75%[33]。

2)麻黄连轺赤小豆汤的现代应用

①肝炎、肾炎:本方广泛用于消化、泌尿、神经、循环、呼吸、传染病等各系统疾病中,其中以黄疸型肝炎、小儿肾炎最为常用。黄疸型肝炎,证属湿热内蕴兼表邪未解,适用麻黄连轺赤小豆汤治疗,谭素娟等经病案统计得出本方的临床多见症状是发热、恶寒、水肿、发黄(色鲜明)、食少、尿短赤[34]。邬石保报道在临床治疗急性肾炎患者,症见颜面浮肿、尿少而黄、身痒,或伴有发热、头痛、恶风,常用麻黄连轺赤小豆汤加车前草、泽泻、冬瓜皮等利水消肿之药,以加强利湿功能。治疗肝炎时,症见身黄发热、无汗恶寒、小便黄赤、脉浮,常用本方合茵陈蒿汤或茵陈五苓散加减[35]。

②哮喘:朱秋媛报道刘公望教授治疗 1 肺结节病患者,患有肺结节病 5 年,每于春暖花开季节,哮喘加重,服西药症状控制不佳,发作时喉中有痰鸣音,喘憋不能卧,咳痰色黄,黏浊稠厚,排吐不利,痰中偶有少量血丝,多在夜间或餐后发作,伴五心烦热,颧红,口干手指及小腿皮肤起红色结节性红斑,皮肤干燥皲裂,舌红绛苔黄腻,舌体胖大,舌面有裂纹,脉缓滑。辨为阴虚火旺、痰热壅肺证,方用麻黄连轺赤小豆汤加减:炙麻黄 9g,麻黄根 9g,桑白皮 15g,生山药 30g,牛蒡子 15g,沙参 15g,射干 9g,木贼草 9g,白蒺藜 30g,赤小豆 15g,冬瓜子 30g,瓜蒌仁(打)15g,薏苡仁 30g,鱼腥草 30g 连翘 15g,麦门冬 10g,五味子 15g,炙鳖甲 10g,制龟甲 15g,何首乌 30g,白果(打)9g,诃子 15g,代赭石 30g,仙鹤草 30g,牡丹皮 15g,炙甘草 15g。9 剂,哮喘未再发作[36]。

③皮肤病:麻黄连轺赤小豆汤具有发越肺气、清利湿热的作用,常用于一些以瘙痒为主

要表现的皮肤病的治疗,如荨麻疹、湿疹、过敏性皮炎等。曹飚认为过敏性皮炎乃湿热、瘀浊、毒邪外侵或内蓄,郁而不得宣泄之谓,符合麻黄连轺赤小豆汤"瘀热"病机,临床运用本方加减治疗过敏性皮肤病 30 例:氨苄青霉素过敏者 6 例,痢特灵过敏者 2 例,磺胺类过敏者 2 例,化纤衣服过敏者 1 例,麝香止痛膏过敏者 1 例,化妆品过敏者 2 例,中药动物药过敏者 2 例,食物过敏者 6 例,油漆过敏者 2 例,麦芒刺激过敏者 1 例,日晒过敏者 2 例,不洁水游泳者 1 例,不明原因者 2 例,收到良好效果[37]。

朱秋媛介绍刘公望教授临床用麻黄连轺赤小豆汤治疗 1 例骨髓瘤化疗后肢体麻痒难忍患者,症见:化疗后手足麻痒不温,以致彻夜难眠,口黏,乏味,纳呆,苔白腻,厚如积粉,脉沉弦滑,治拟祛湿通络,处以麻黄连轺赤小豆汤、二陈汤合交泰丸加减:木贼草 9g,生麻黄 12g,杏仁 9g,薏苡仁 30g,连翘 15g,赤小豆 30g,苍术 9g,白豆蔻 9g,草豆蔻 9g,生黄芪 30g,防风 9g,蕲蛇 15g,夜交藤 30g,黄连 15g,半夏 15g,陈皮 10g,天麻 15g,肉桂 5g,红花 10g。7 剂后,手足麻痒不温之症减轻 70%,惟口中乏味,寐差,苔厚腻,脉沉滑。于前方中加干姜 9g,细辛 3g,续服 7 剂后症状基本痊愈[36]。

(4)医案选录

1)黄疸:患者,男,53 岁,农民。于 1975 年 9 月 11 日就诊。1 周前因周身乏困不适,在当地医生以感冒论治,输液打针数日无效。不日家人发现患者两目及皮肤发黄,故来我院中医门诊就诊。自述全身乏力不支,不思饮食,食后欲呕,口苦口干,大便干燥,数日一行,小便赤如茶色,舌红苔黄厚欠津,脉滑数有力。查其两目及皮肤黄染,化验肝功能:转氨酶 250U/L,麝浊 14U,黄疸指数 57U,HBsAg(-)。B 超结果:肝于右肋下半 2.5cm。根据以上脉证,辨为湿热发黄之阳黄证,拟以清热利湿退黄之法。方用茵陈蒿汤加减:茵陈 50g(另包先煎)、栀子 10g、生大黄蒂 10g(另包后下)、黄柏 10g、板蓝根 10g、半夏 10g、生姜 10g、炙甘草 10g。5 剂水煎服。9 月 17 日二诊:自述服上药 5 剂后,大便已通,日行一次,恶心亦止,皮肤巩膜黄色始退,舌脉如前。上方去半夏、生姜,加板蓝根 20g、滑石 20g(布包煎),继服 5 剂。9 月 23 日三诊:服上药诸证基本消除,惟感纳呆,全身乏力,化验肝功能:转氨酶 50U/L,麝浊 6U,黄疸指数 16U。于上方略加减,又进 10 余剂而痊愈。1 个月后又复查肝功能,各项指标均为正常,肝胆 B 超亦正常。(《基层医学论坛》,2005,(11):1002)

2)急性荨麻疹:患者,男,工人,1998 年 7 月 16 日初诊。患者于半个月前与同学在饭店聚会,因食用鱼虾等海鲜食物,次日自觉全身瘙痒,抓之不解,直至出血。自服"扑尔敏"、"息斯敏"等西药,瘙痒虽有缓解,但是终不能痊愈,故来我院中医门诊就诊。自述全身瘙痒,夜间难以入睡,且自觉全身燥热,扪之烫手,伴口干欲饮,大便干燥,3～5 日一行,小便短赤如茶,舌红苔黄厚而腻,脉滑数有力。余视其皮肤,疹块累累,血迹连连。询问其病史,患者平素嗜好肥甘厚味之物,故辨为燥热夹湿证,治以清热泻火兼以祛湿散风止痒。方用茵陈蒿汤加减:茵陈 20g(另包先煎)、栀子 10g、生大黄 10g(另包后下)、黄柏 10g、生石膏 10g、滑石 10g(布包)、地肤子 10g(布包)、蛇床子 10g(布包)、炙甘草 10g。5 剂水煎服,并嘱咐其近日忌食辛辣及鱼虾等食物。7 月 22 日复诊:自述服上药 5 剂,大便已通,日一行,周身燥热亦解,疹块有所缓解,但是全身瘙痒不止,尤以夜间为甚,舌脉如前。继以上方加减:茵陈 20g(另包先煎)、栀子 10g、生大黄蒂 10g(另包后下)、滑石 10g(布包)、地肤子 10g(布包)、蛇床子 10g(布包)、白鲜皮 10g、白蒺藜 10g、炙甘草 10g。5 剂水煎服。7 月 28 日三诊:服上药 5 剂,全身疹块明显减少,瘙痒亦止,舌质已转淡红,舌苔薄白而不滑,脉见和缓。以上方加减又进 5 剂而痊愈。(《基层医学论坛》,2005,(11):1002)

3)黄汗:李某某,女性,43 岁。患者素体肥胖,喜食油腻辛辣之品,自诉 1 个月前食用不少油腻辛辣之品后,翌日即觉汗出不畅,逐渐汗出变黄,并染黄内衣,经西医内分泌和皮肤科诊治,效果不佳,经人介绍求治。查患者汗出不畅,汗色带黄,内衣多处被染成黄色,小便黄,大便不畅,舌质红黯,舌苔黄腻,脉滑数。中医辨证为湿热内蕴。治以茵陈蒿汤加味清热利湿,疏通经络:茵陈蒿 30g、栀子 15g、大黄 12g、防风 10g、金钱草 15g、姜黄 15g、甘草 6g。服用上方 7 天后,黄汗明显减少,小便变清,大便通畅。上方加益母草 10g,香附 6g,调理 1 周痊愈,随访半年未见复发。(《湖南中医杂志》,2005,(4):66)

4)痤疮:钱某,男,18 岁。面部痤疮,反复发作 3 年余。前额及颊部遍布米粒大或黄豆大黯红丘疹,部分顶部有脓疱,面部油脂较多,心烦失眠,大便秘结,3~4 日 1 次,小便黄,舌质红,苔黄腻,脉滑数有力。辨证属肝胆湿热。治以茵陈蒿汤加味:茵陈蒿 30g、大黄 12g、栀子 10g、皂角刺 15g、白芷 6g、蒲公英 15g、甘草 6g。嘱患者饮食清淡,不饮酒抽烟,并用硫黄香皂热水洗脸。上药服 14 剂后,面部丘疹减少 1/2 以上,囊肿软缩,脓疱消失,大便 2 天 1 解,继服上方 14 剂,面部皮损消失,无新发生者,大便通畅。停药 1 年后随访,未见复发。(《湖南中医杂志》,2005,(4):66)

5)胁痛:孙某某,男,36 岁。昨夜 10 点突然发生右上腹阵发性疼痛,经急诊止痛、消炎后缓解,但数小时后又再次发作,右上腹绞痛难忍,转动身体时尤剧,痛时连及胸胁,并向右背部放射,伴有发热、畏寒、恶心呕吐。平素大便干结,今大便已经 4 天未行。B 超检查:胆囊壁毛糙水肿,未见实性光团,诊断为胆囊炎(单纯性)。中医辨证为肝胆湿热,阳明腑实。治宜清利湿热,宣通阳明。茵陈蒿汤合芍药甘草汤:茵陈蒿 30g、大黄 15g(后下)、栀子 10g、白芍 30g、生甘草 10g。水煎 2 次,每日 3~5 次服用。药后 3 小时即得快利 1 次,自述随着大便通畅,疼痛明显缓解,再进 2 剂,大便已通畅,诸症缓解。(《湖南中医杂志》,2005,(4):66)

6)妊娠黄疸:唐某,女,29 岁,已孕 5 月余。因身痒、目黄两周就诊。自诉前二孕皆因身痒、黄疸指数升高就诊于某医院妇科,诊断为妊娠期肝内胆汁淤积症(ICP),而终止妊娠。此次妊娠已 5 月余,求子心切,经人介绍前来诊治。症见:全身瘙痒,未见皮肤抓痕、皮疹,夜间甚,身目轻度黄染,尿色深黄,无口干口苦,大便调,食纳可。舌质淡红苔薄白,脉细滑数。辅助检查:肝功能示 TBiL 54.6μmol/L,ALT 74U/L,ALP 108U/L,GGT 47U/L;B 超示宫内孕活胎,头位。西医诊断为 ICP,根据舌、脉、症中医辨证为妊娠黄疸(湿热内蕴证),治以清化湿热,兼以养血,方用茵陈蒿汤合四物汤加减,处方:茵陈 10g,栀子 10g,大黄 3g,金钱草 10g,海金沙 10g,当归 10g,白芍 10g,墨旱莲 10g,女贞子 10g,生地黄 10g,川芎 5g,先服 7 剂。二诊:诉服上方 4 剂后身痒加重,余症同前,肝功能:TBiL 76.9μmol/L,ALT 75U/L,ALP 220U/L,GGT 60U/L。处方:茵陈 10g,栀子 10g,大黄 5g,茯苓 10g,猪苓 10g,泽泻 10g,生地黄 10g,玄参 10g,麦冬 10g,茜草 10g,紫草 10g。3 剂后复诊,诉身痒等症好转,效不更方。后复诊两次,守上方略事加减治疗后,患者告之,已于 2009 年 2 月 15 日喜得一子。现身微痒,身目小便不黄,口干,大便偏干,日行 1 次,乳汁较少。舌红少苔,脉细弦滑。肝功能示 TBiL 94μmol/L,余皆复常,处方:沙参 15g,麦冬 15g,桑叶 10g,茵陈 10g,栀子 10g,大黄 6g,玉竹 10g,天花粉 10g,玄参 15g,生地黄 15g,墨旱莲 15g,女贞子 15g,通草 6g,王不留行 10g,路路通 10g。服药 14 剂后,身痒已除,查肝功能均示正常,前方继服 14 剂,以善其后。(《中医药导报》,2010,(5):41)

7)衄:张某,女,27 岁,2007 年 1 月 21 日就诊。近日搬迁新居后,出现鼻塞、呼吸气粗,夜间流清涕,舌质红,苔黄腻,脉弦缓。中医诊断为鼽,辨为邪热壅肺证,治拟宣肺散热,方用麻黄连轺赤小豆汤加减。处方:生麻黄9g,木贼草9g,连翘15g,桑白皮15g,赤小豆30g,射干9g,蝉蜕9g,石韦15g,藿香9g,辛夷9g,杏仁12g,生甘草9g,水煎服。服药7剂痊愈。(《河南中医》,2008,(2):4)

【按语】茵陈蒿汤是治疗湿热黄疸的主方,《伤寒论》中主要用于治疗身黄如橘子色,发热,口渴,小便不利,腹满的阳明发黄证。茵陈蒿汤证的基本病机是湿热蕴结于里,治疗着重于清热利湿,祛邪外出。临床上见有发黄证属阳黄,尤其是湿热壅阻中焦者,可用茵陈蒿汤治疗。后世医家及现代临床以本方用治黄疸均收到显著疗效。然茵陈蒿汤的清热利湿、导积滞、通二便、凉血活血的作用,对湿热瘀阻证,不论发黄有无均可酌情用之,故现代临床亦用其治疗证属湿热互结的肠胃疾病及其他全身性疾病。

茵陈蒿汤用治黄疸时,茵陈量宜大。大便秘者,大黄量可适当增加,且宜后下。大便溏者,亦可用大黄,其量宜减,且宜与其他药同煎,以取缓下之意。黄疸日久宜加活血化瘀药,如赤芍、丹参、虎杖根等。

麻黄连轺赤小豆汤在《伤寒论》中亦用于治疗阳明发黄证,尤适用于发黄初起兼表证者。由于麻黄连轺赤小豆汤具有宣发肺卫、清利湿热的作用,现临床上广泛用于治疗肾炎初起,头面浮肿,哮喘,荨麻疹等疾病。临证以发热,恶寒,无汗,小便不利为审证要点。

【现代研究】

(1)茵陈蒿汤降低血清转氨酶及胆红素的作用:郑若玄等经动物实验研究得出茵陈蒿汤能非常显著地降低血清谷丙转氨酶和谷草转氨酶,并发现山栀在茵陈蒿汤中起着重要作用,山栀的主要成分为去羟栀子苷,有良好的降低血清胆红素和转氨酶的功效[38]。洪振丰认为这可能是茵陈蒿保护了肝细胞膜的完整性,减少了因细胞损伤而引起的 SGPT 和 SGOT 外漏的结果[39]。

(2)茵陈蒿汤的利胆作用:贵阳中医学院经动物实验观察分析得出,茵陈蒿汤水煎剂、醇提液以及加味茵陈蒿汤(加金钱草及枳壳)均有促进胆汁分泌的作用,而加味茵陈蒿汤利胆作用更加明显。从时效曲线看,其利胆作用在给药后1~2小时最显著。已发现茵陈蒿及滨蒿的利胆有效成分为6,7-二甲基香豆素及对羟基苯乙酮,这两个化合剂均溶于有机溶剂中,实验证明茵陈蒿汤醇提液的利胆作用比水煎剂明显,醇提液还能增加胆汁中固体物的排出[40]。洪振丰等总结近人的实验研究结果,认为茵陈蒿的利胆成分可明显增加胆酸、胆固醇等脂类成分的分泌量,使胆汁流量增加,扩张胆管,收缩胆囊,加速胆汁排泄[39]。吴才贤提出大黄有促进胆汁分泌和增加胆汁流量,疏通肝内毛细胆管作用[41]。

(3)茵陈蒿汤对肝细胞的保护作用:茵陈蒿汤的主要成分6,7-二甲氧基香豆素,可显著降低四氯化碳(CCl_4)急性肝损伤大鼠血清丙氨酸氨基转移酶(ALT)的活性及组织中胆固醇(CHO)、甘油三酯(TG)、丙二醛(MDA)的含量[42]。茵陈蒿汤可提高抗 Fas 抗体 Jo2 诱导的急性肝炎样肝损害模型小鼠的生存率,抑制肝细胞凋亡、肝组织病理改变及血清门冬氨酸氨基转移酶(AST)和 ALT 的上升,茵陈蒿汤中抑制肝损害的主要活性成分是都桷子素[43]。

(4)茵陈蒿汤的抗肝纤维化作用:肝细胞的凋亡是肝纤维化的早期事件,慕永华等总结近人实验研究发现,茵陈蒿汤具有抑制肝细胞凋亡的作用。星状细胞(HSC)是肝脏细胞外基质(ECM)的主要来源，α-平滑肌肌动蛋白(α-SMA)是其活化的主要标志，HSC 活化后 I、Ⅲ、Ⅳ型胶原表达均明显增加，是肝纤维化形成的细胞学基础分。针对不同的肝纤维化动物模型，茵陈蒿汤显示出整方的综合效用，其作用的中心环节是抑制 HSC 的活化[44]。

(5)茵陈蒿汤的降血脂作用：贡瑞生等经实验研究证实茵陈蒿汤可明显降低高脂血症小鼠血清中 TC、LDL、C/TC 值，并显著降低 LDL、C/HDL、C 值，其降血脂的作用非常明显[45]。

洪振丰等归纳近人研究结果证实高胆固醇血症患者在服用茵陈后，血清胆固醇显著降低，且血清胆固醇较高者，茵陈蒿的降脂作用愈明显[39]。

(6)茵陈蒿汤的降糖作用：谭海荣经实验发现茵陈蒿汤不影响病鼠 FBG($P>0.05$)，却能明显降低大鼠 OGTT 后 2hBG($P<0.01$)，改善地塞米松致 IR 模型大鼠的 IGT，降低给药后 2 小时 FSG($P<0.01$)，但对 MDA 浓度和 SOD 活性均未见明显影响($P>0.05$)，认为茵陈蒿汤可改善胰岛素抵抗[46]。潘竞锵通过研究茵陈蒿汤对正常多种糖尿病模型动物血糖的影响，初步探讨其降低动物血糖的作用机制。结果发现茵陈蒿汤能拮抗 ALX 诱导小鼠高血糖($P<0.01$)，明显降低正常小鼠和 ALX-DM 模型小鼠、大鼠的 FBG($P<0.05\sim0.01$)；改善地塞米松致 IR 模型大鼠的 IGT，降低 OGTT 后 2hBG($P<0.01$)。认为茵陈蒿汤具有磺脲类药物和双孤类药物的降糖作用[47]。

此外，朱红经实验发现茵陈蒿汤具有显著的抗炎镇痛作用：抑制醋酸诱发血管通透性增加，高低剂量的抑制率分别为 41% 和 22%；显著抑制角叉菜所致大鼠足肿胀作用，最高抑制率分别为 47.0% 和 45.5%；显著抑制棉球肉芽组织增生，抑制率分别为 50.1% 和 13.7%；显著抑制醋酸诱发的小鼠扭体反应，抑制率分别为 59.8% 和 37.5%[48]。

参 考 文 献

[1] 缪希文.茵陈蒿汤加味治疗急性黄疸型肝炎 49 例[J].中国中医急症,2004,13(12):845.

[2] 张小钦.加味茵陈蒿汤治疗急性黄疸性肝炎 75 例[J].中国民间疗法,2004,12(9):43.

[3] 朱爱军,覃文珍.中西医结合治疗亚急性重型肝炎 30 例观察[J].实用中医药杂志,2001,17(5):26.

[4] 刘鹏霞.中西医结合治疗重型肝炎 30 例疗效观察[J].临床荟萃,2009,24(11):987.

[5] 王炎,毛朋,冯燕娟,等.茵陈蒿汤加味阻断乙型肝炎病毒宫内传播的初步研究[J].中国妇幼保健,2008,23(26):3777.

[6] 潘锦辉.中西医结合治疗急性戊型病毒性肝炎 31 例[J].浙江中医杂志,2008,43(6):323.

[7] 宋丽,宋晓红,张红梅.中西医结合治疗病毒性肝炎戊急性黄疸型患者 20 例[J].中国民间疗法,2007,15(9):7.

[8] 王际云,屠建国.辨证分型论治老年人戊型肝炎 42 例[J].浙江中医药大学学报,2008,32(1):50.

[9] 周潞荣,申立宁.茵陈蒿汤为主治疗中重度高胆红素血症 112 例[J].中国民间疗法,2007,15(7):28.

[10] 袁筑华,孙长学.茵陈蒿汤治疗孕期母儿血型不合 132 例临床疗效分析[J].中国医院药学杂志,2004,24(1):36.

[11] 余晓晓,陈颖异.蔡珠华中医药治疗母儿 ABO 血型不合研究概况[J].江西中医药,2010,41(329):79.

[12] 缪玉辉.茵陈蒿汤加减治疗妊娠期肝内胆汁淤积症的疗效分析[J].中国当代医药,2009,16(23):95.

[13] 张向华,马卫东.茵陈蒿汤加味治疗妊娠期肝内胆汁淤积症肝胆湿热型 20 例[J].现代中西医结

合杂志,2009,18(1):71.

[14] 邱玲琍,刘勇.中西医结合治疗妊娠肝内胆汁瘀积症 35 例[J].实用中西医结合临床,2005,5(6):26.

[15] 朱妮娜,黄顺彬.中西医结合治疗妊娠期肝内胆汁淤积症疗效分析[J].四川中医,2008,26(8):83.

[16] 褚玉玲.茵陈蒿汤加减治疗母乳性黄疸 54 例[J].天津中医药,2004,21(5):385.

[17] 曹国敏.茵陈蒿汤灌肠治疗母乳性黄疸的疗效观察[J].辽宁中医药大学学报,2007,9(6):131.

[18] 牛玉红,郭长根.中西医结合治疗重症母乳性黄疸 45 例疗效观察[J].四川中医,2004,22(12):72.

[19] 崔连有.茵陈蒿汤在治疗黄疸兼便溏时大黄的应用问题[J].中医药研究,1989,(6):27.

[20] 张黎云,马新民,郝艳芬.大黄与小儿急性病毒性肝炎的疗效关系[J].山西中医,1993,9(4):17.

[21] 张廷浒.茵陈蒿汤大黄煎法刍见[J].四川中医,1987,(1):53.

[22] 陈宝明.茵陈蒿汤的应用[J].基层医学论坛,2005,9(11):1002.

[23] 赵昕,周江等.茵陈蒿汤治疗Ⅱ型糖尿病 60 例临床观察[J].新疆中医.2005,23(3):3.

[24] 袁效涵,石鹤峰等.加味茵陈蒿汤治疗 2 型糖尿病 40 例[J].中医研究,2007,20(2):43.

[25] 章凌方,张强.中药治疗急性胆囊炎 120 例临床分析[J].中国中医急症,2009,18(9):1422.

[26] 王德.茵陈蒿汤配伍草药治疗慢性胆囊炎 40 例体会[J].中国民族民间医药杂志,2001,50:150.

[27] 许靖.加味茵陈蒿汤治疗胆石症 42 例[J].右江民族医学院学报,2005,(4):575.

[28] 王彬彬,沈敏鹤.吴良春论治胰腺癌临床经验探析[J].浙江中医杂志,2010,45(6):391.

[29] 蔡洁武.中西医结合治疗急性胰腺炎疗效观察[J].实用中医药杂志,2007,23(8):512.

[30] 孙凯亮,杨柳,邓燕,等.痤疮近 20 年文献调研分析[J].河北中医,2010,32(2):274.

[31] 宁娟,计莉,曾令济.茵陈蒿汤加减治疗湿热型湿疹 56 例报告[J].基层医学论坛,2007,11(3):223.

[32] 张明德,皮业军.茵陈蒿汤治疗皮肤病举隅[J].实用中医药杂志,2002,18(8).

[33] 朱光,费新潮.茵陈蒿汤治疗阴道炎 160 例[J].河南中医,2005,25(1):68.

[34] 谭素娟,艾华.麻黄连翘赤小豆汤的证治规律[J].云南中医杂志,1993,14(2):11.

[35] 邬石保.麻黄连轺赤小豆汤的临床运用[J].中国厂矿医学,2000,13(5):3901.

[36] 朱秋媛.麻黄连轺赤小豆汤的临床应用[J].河南中医,2008,28(2):14.

[37] 曹飚.麻黄连轺赤小豆汤治疗过敏性皮肤病 30 例[J].右江民族医学院学报,1997,19(67):107.

[38] 郑若玄,陈逸诗,庄国汾,等.茵陈蒿汤及其提取物对急性黄疸大白鼠防治效应的初步研究[J].中西医结合杂志,1985,5(6):356.

[39] 洪振丰,田文,刘凌冰,等.茵陈蒿的实验研究和临床应用[J].福建中医药,1991,22(2):50.

[40] 贵阳中医学院.茵陈蒿汤利胆作用的实验研究[J].贵阳中医学院学报,1988,(2):57.

[41] 吴才贤,栾德美,李国华,等.大剂量单味生大黄治疗急性黄疸型肝炎的初步观察[J].中西医结合杂志,1984,4(2):89.

[42] 王喜军,李廷利,孙晖,等.茵陈蒿汤及其血中移行成分 6,7-二甲氧基香豆素的肝保护作用[J].中国药理学通报,2004,20(2):239.

[43] 大纪信宏,山本雅浩.茵陈蒿汤の抗 Fa 抗体诱导性剧症肝炎样肝障害にする抑制作用[J].肝脏[日],1999,40(1):297.

[44] 慕永平,刘平,王磊.茵陈蒿汤的发展及现代研究[J].中国实验方剂学杂志,2006,12(2):67.

[45] 贡瑞生,崔苏镇,潘函清,等.茵陈蒿汤降血脂的药理研究[J].中成药,1992,14(7):34.

[46] 谭海荣,潘竞锵,韩超,等.茵陈蒿汤改善地塞米松致大鼠胰岛素抵抗作用的实验研究[J].广东药学,2002,12(2):46.

[47] 潘竞锵,韩超,刘惠存.茵陈蒿汤对正常和多种糖尿病模型动物血糖的影响[J].中药材,2001,24

(2):128.

[48] 朱江,宋光明,苗得田,等.茵陈蒿汤的抗炎镇痛作用[J].中草药,1999,30(2):120.

阳明病篇小结

阳明病的基本特征是胃家实,揭示了外感病处于里实证阶段,病邪主要为热邪,实热炽盛且正气抗邪力强,病在全身,而以胃肠为主。其成因可有多种,或由太阳、少阳病邪不除,燥化成实入阳明,或外邪直犯阳明而成,或三阴病由阴出阳转化而成。

阳明病的基本表现即外证是"身热,汗自出,不恶寒,反恶热"。主脉为大脉。反映了里热亢盛,邪正斗争激烈。其主要治法是清法和下法,代表方是白虎汤和承气汤。

阳明病根据病邪的有形、无形和病邪侵犯的主要部位等区别,可分为经证和腑证。阳明经证是无形邪热充斥内外,以阳明经受病为主,症见身热,汗出,不恶寒反恶热,口渴,心烦,谵语,脉滑或滑数,治以辛寒重剂,大清里热,白虎汤为其主方。如里热尤甚,症见大热,大汗出,口干舌燥,大烦渴不解,兼有背微恶寒,时时恶风,脉洪大,是里热亢盛,津气两伤,治宜在白虎汤的基础上加人参以益气生津,扶正以祛邪(可参照太阳病篇有关条文)。阳明经证若兼表未解者,不可过早使用白虎汤或白虎加人参汤,以免病邪内陷,凉遏冰伏。阳明腑证除邪热充斥全身之外,以有形实邪结聚肠胃为特征,即既有热,又有结。其主要表现是发热汗出不恶寒,或潮热,心烦,谵语,腹胀满甚则胀满疼痛,不大便,脉实或沉实。阳明腑证的基本治法是攻下实热。具体治法上根据热和结两方面的主次、轻重、缓急不同,可分为泻热、峻下、轻下、急下、缓攻之别。若邪热亢盛而邪结肠胃较轻,或实热初结阳明,症见蒸蒸发热,或心烦,或腹胀满者,宜用调胃承气汤泻热通便。若邪热亢盛,实邪结聚肠胃俱重,症见潮热,谵语,腹满痛,大便闭结,脉沉实有力者,宜用大承气汤峻下泻热,攻积导滞。若邪热与结聚较轻者,宜用小承气汤轻下热结,小承气汤还可用于证属大承气汤证,然有正气稍弱,或表未解,不宜用大承气汤,但需攻下者。若里热炽盛,伤阴动风,或邪热入里,结于肠胃,传变迅速者,宜用大承气汤急下,以存阴防变。若证以阳明里结为主,证候尚不典型者,宜观察斟酌,或用小承气汤试探,待见证典型时,再用大承气汤攻下,此为缓攻。

阳明病亦有不可攻下者,尤其不宜用大承气汤峻下者,如病位偏上、病势向上、邪热充斥于阳明经者、胃中虚寒者等等。

阳明病下后,余热未尽,若留于胃腑,上扰胸膈者,治宜栀子豉汤清宣郁热。若余热留扰,三焦气化失司,水热互结,且阴液已伤者,治宜清热利水养阴,用猪苓汤。若外感病后期,余热在肠胃,脾阴匮乏,肠中干燥,大便因硬者,宜用麻子仁丸,以润下清热通便。若津液匮乏,硬粪近于直肠,宜用导法。

阳明发黄证,就其病因与性质言,有寒湿和湿热两类,综观《伤寒论》,发黄成因尚有火逆发黄证。阳明病篇详论湿热发黄,其主要表现是身目发黄,如橘子色,发热,口渴,无汗或但头汗出,齐颈而还,小便不利,或兼腹满,证属湿热内蕴中焦,熏蒸肝胆,胆热液泄。治法是清热利湿退黄,主方是茵陈蒿汤。若证情较轻可用栀子柏皮汤,若表邪未解,或湿热弥漫三焦者,可用麻黄连翘赤小豆汤。寒湿发黄乃因寒湿中阻,脾运失司,肝胆疏泄不利,胆汁外溢所致,治当温中散寒,化湿退黄。

阳明病热邪侵入血分,可成血热证,其特征是口干,但欲漱水不欲咽,衄血等,治当清热凉血,活血祛瘀。如瘀热严重,瘀血结于内,是为阳明蓄血证,其人喜忘,大便硬或反易,其色黑，或有瘀血尚未外溢者，而见消谷喜饥，六七日不大便者，可用下瘀血法，宜抵当汤。

阳明病以热证为主，但有中寒者，不能食而便溏，更见食谷欲呕，胃中虚冷，浊阴上逆，当用吴茱萸汤温胃散寒，降逆止呕。

阳明病兼变证有阳明病兼表而里证不明显者，当仍从表解，有汗用桂枝汤，无汗用麻黄汤。有阳明兼少阳病，以少阳为主者，当治从少阳，用小柴胡汤和解之。亦有阳明病误下，或寒中于里，阳气急衰，阴寒内盛，而见脉浮而迟、下利清谷者，当用四逆汤回阳救逆。

阳明病易见谵语、燥屎等症，需注意辨证。谵语须分虚实，实则谵语，虚则郑声。谵语总属阳明热盛，胃热熏心所致，轻则少予调胃承气或小承气汤，重则宜大承气汤，如剧者不识人，喘满直视，则成危证。郑声多见于正虚邪实，病属危重。

燥屎可单指肠中干硬的粪块，然从原文综合看，燥屎主要指证候，以便秘、腹痛绕脐、烦躁为主要表现。其成因与邪热结聚肠胃，或邪热与宿食夹杂结于肠胃，或误下导致病邪重又结聚等有关，治疗取攻下法，大多用大承气汤，轻者可用小承气汤，但如燥屎未成不可攻。

综上所述，阳明病篇以论述里实热证为主，尤以论述阳明腑实证，三承气汤证的辨证论治为详。此外，还包括湿热、瘀血、余热、虚寒及兼证等的辨证论治，当以常达变，融会贯通，鉴别掌握。

（何新慧）

第五章

辨少阳病脉证并治

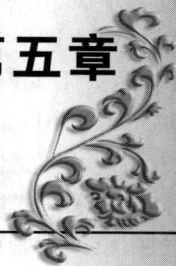

第一节 少阳病概论（263～266）

一、少阳病提纲（263）

【原文】

少陽之為病，口苦，咽乾，目眩也。(263)

【提要】少阳病提纲。

【释义】少阳病以口苦、咽干、目眩等主要症状为提纲，反映了少阳本为人体阳气枢机，病至少阳，正邪分争，易致胆火上炎，枢机不利的纲领性病机。

"胆足少阳之脉，起于目锐眦。"（《灵枢经·经脉》）。又"足少阳之正……散之上肝贯心，以上挟咽。"（《灵枢经·经别》）。又"咽为之使。"（《素问·奇病论》）。故少阳为病，胆火郁结，胆热之气上溢于口，则口苦；胆热灼伤津液则咽干；胆热上扰，清窍不利则头昏眼花而目眩。

少阳包括手少阳三焦、足少阳胆，并分别与手厥阴心包、足厥阴肝为表里。手少阳之脉，布膻中，散络心包，下膈循属三焦。三焦主决渎而通调水道，故名"中渎之腑"，又为水火气机运行的道路。足少阳之脉，起于目锐眦，上头角，下耳后，至肩，入缺盆，下胸贯膈，络肝属胆，行人身之侧。胆附于肝，藏精汁而主疏泄，故名"中精之腑"。胆腑清和，则肝气条达，脾胃自无贼邪之患。

《伤寒论》注家据《素问·阴阳离合论》等，提出"少阳为枢"之说。认为少阳病证见于外感病由表入里的中间过渡阶段，亦可见于外邪直犯少阳或病邪由阴转出少阳之时。太阳主表，阳明主里，而少阳病位较为特殊，既不在太阳之表，亦未入阳明之里，而在表里之间，故称少阳病为半表半里证。

少阳篇第96条小柴胡汤证往来寒热，胸胁苦满，嘿嘿不欲饮食，心烦喜呕，亦为少阳病主证，应与本条之口苦、咽干、目眩相互补充，而称为小柴胡汤八证。不过前者重在传经之邪，证候以全身反应为主；后者重在胆火上炎，故以口苦、咽干、目眩标示之。临床之际宜活看，即其证候，既可偏此偏彼，亦可同时出现。

【选注】

成无己：足少阳，胆经也。《内经》曰：有病口苦者，名曰胆瘅。《甲乙经》曰：胆者中精之腑，五脏取决于胆，咽为之使。少阳之脉，起于目锐眦。少阳受邪故口苦、咽干、目眩。（《注解伤寒论·辨少阳病脉证并治》）

《医宗金鉴》：……口苦者，热蒸胆气上溢也；咽干者，热耗其津液也；目眩者，热熏眼发黑也。此揭中风、伤寒邪传少阳之总纲,凡篇中称少阳中风、伤寒者,即具此证之谓也。(《医宗金鉴·订正仲景全书·伤寒论注·辨少阳病脉证并治》)

柯琴:太阳主表,头项强痛为提纲。阳明主里,胃家实为提纲。少阳居半表半里之位,仲景特揭口苦、咽干、目眩为提纲,奇而至当也。盖口、咽、目三者,不可谓之表,又不可谓之里,是表之入里,里之出表处,所谓半表半里也。三者能开能阖,开之可见,阖之不见,恰合枢机之象。(《伤寒来苏集·伤寒论注·少阳脉证》)

尤在泾:足少阳,胆也,胆盛精汁三合,而其味苦。胆受邪而热,其气上溢,故口苦。咽门者,肝胆之候;目锐眦者,胆脉之所起,故咽干、目眩也。(《伤寒贯珠集·少阳篇》)

程郊倩:少阳在六经中,典开阖之枢机,出则阳,入则阴。凡客邪侵到其界,里气辄从中而起,故云半表半里之邪。半表者,指经中所到之风寒而言,所云往来寒热、胸胁苦满等是也;半里者,指胆腑而言,所云口苦、咽干、目眩是也。表为寒,里为热,寒热互拒,所以有和解一法。观其首条所揭,口苦、咽干、目眩之证,终篇总不一露,要知终篇无一条不具此条之证也。有此条证,而兼一二表证,小柴胡汤方可用,无此条证,而只往来寒热等,及或有之证,用及小柴胡汤,腑热未具,而里气预被寒侵,是为开门揖盗矣。(《伤寒论后条辨·辨少阳病脉证篇》)

【评述】少阳主半表半里,具有枢机作用,其气生机蓬勃,而能与春生之气相应。历代注家对少阳在六经中的位置问题有不同看法,多数学者认为,《伤寒论》六经次序无误。这是因为:其一,《素问·阴阳类论》本有太阳为三阳、阳明为二阳、少阳为一阳之说;其二,《素问·热论》有“伤寒一日,巨阳受之……二日阳明受之……三日少阳受之……”之序;其三,少阳乃阳气初生,虽生机勃发,然初生者,阳气必少。少者,小也,故称小阳。阳气由少到多,这是符合自然规律的,兹不赘述。亦有学者据“少阳为枢”理论,指出少阳篇应排在太阳之后、阳明之前,其说虽持之有故,然恐非六经次序的指导思想。观《素问·阴阳离合论》《灵枢经·根结》,均提出“少阳为枢”,大体或以方位而合人身之阴阳,或以经脉循行、经脉所结而合人体之阴阳,从这一理论出发,“少阳为枢”并不能作为少阳篇应在太阳、阳明之间的依据。

诸注均属中肯,惟程郊倩注文,自“半表者,指经中所到之风寒”以下一截,似属牵强,既与“但见一证便是”相左,又与临床不符。

二、少阳病禁忌及其辨证(264~266)

【原文】

少陽中風,兩耳無所聞,目赤,胸中滿而煩者,不可吐下,吐下則悸而驚。(264)

【提要】少阳中风证及治禁。

【释义】本条论述两个内容:一是少阳中风证;二是少阳中风证治禁。少阳中风是指少阳感受风邪。风性为阳,而少阳主火,故少阳中风着重表现出风火炽盛、循经上扰证候。故见口苦、咽干、目眩、两耳无所闻、目赤、胸中满而烦等。足少阳之脉起于目锐眦,上头角,下耳后,入耳中,其支者入缺盆下胸中,贯膈,属胆……手少阳三焦之脉,布膻中,散络心包,下膈,循属三焦。少阳中风,风火循经上扰空窍则两耳无所闻,目赤;邪阻少阳经脉,枢机不利则胸中满而烦。可见本条病证是无形之风火阻扰少阳经脉,而非有形实邪为患。

就其治法而言,少阳中风只宜清热疏达,祛风散邪,绝不可用吐下之法。若误用吐下,耗气伤津,不惟风火不去,而反助其深入,致心神失养,故心悸不安,惊惕等。本条通过论述少阳中风误用吐下发生变证,用反证法说明少阳中风禁用吐下。复需申言者,病在少阳胆火上炎,必以和解枢机、清降胆火为法,不惟汗、下二法当禁,其他治法,亦属禁忌,学者当知隅反。

【选注】

成无己:少阳之脉,起于目眦,走于耳中;其支者,下胸中贯膈。风伤气,风则为热。少阳中风,气壅而热,故耳聋,目赤,胸满而烦。邪在少阳,为半表半里,以吐除烦,吐则伤气,气虚者悸;以下除满,下则亡血,血虚者惊。(《注解伤寒论·辨少阳病脉证并治》)

方有执:首句以攒名,揭总举大纲言。三阴篇中,如此云云者皆然。少阳之脉,上抵头角,下耳后;其支者,从耳后入耳中,出走耳前;其支者,下胸中,贯膈。肝主目,胆为之合,风为阳而主气,耳无闻者,风塞则气塞也;目赤者,风热则气昏也。胸满而烦者,风郁则膈热也。少阳本无吐下法,其经又多气少血,吐下复伤其经,则血愈少而虚,血虚则心虚,所以神识昏乱,怔忡而惊也。(《伤寒论条辨·辨少阳病脉证并治》)

《医宗金鉴》:少阳,即首条口苦、咽干、目眩之谓也。中风,谓此少阳病,是从中风之邪传来也。少阳之脉,起目锐眦,从耳后入耳中;其支者,会缺盆,下胸中,循胁。表邪传其经,故目赤耳聋,胸中满而烦也。然此乃少阳半表半里之胸满而烦,非太阳证具之邪陷胸满而烦者比,故不可吐、下,若吐、下则虚其中,神志虚怯,则悸而惊也。此揭中风邪传少阳之大纲也。(《医宗金鉴·订正仲景全书·伤寒论注·辨少阳病脉证并治》)

柯韵伯:少阳经络,萦于头目,循于胸中,为风木之藏,主相火。风中其经,则风动火炎,是以耳聋目赤,胸满而烦。耳目为表之里,胸中为里之表,当用小柴胡和解法。或谓热在上焦,因而越之,误吐者有矣;或谓釜底抽薪,因而夺之,误下者有矣;或谓火郁宜发,因而误汗者有矣。少阳主胆,胆无出入,妄行吐、下,津液重亡。胆虚则心亦虚,所生者受病,故悸也;胆虚则肝亦虚,府病及藏,故惊也。上条(指265条,笔者注)汗后而烦,因于胃实;此未汗而烦,虚风所为。上条(指265条,笔者注)烦而躁(265条"烦而悸",一云"烦而躁",笔者注),病从胃来;此悸而惊,病迫心胆。上条言不可发汗,此言不可吐、下,互相发明,非谓中风可汗,而伤寒可吐、下也。此虽不言脉,可知其弦而浮矣。不明少阳脉证,则不识少阳中风;不辨少阳脉状,则不识少阳伤寒也。(《伤寒来苏集·伤寒论注·少阳脉证》)

尤在泾:此少阳自中风邪之证,不从太阳传来者也。少阳之脉,起于目锐眦;其支者,从耳后入耳中,以下胸中。少阳受邪,壅热于经,故耳聋目赤,胸中满而烦也。是不在表,故不可吐,复不在里,故不可下。吐则伤阳,阳虚而气弱则悸;下则伤阴,阴虚则火动而惊。(《伤寒贯珠集·少阳篇》)

【评述】诸注皆善,大体相同,而小有差异。如本条为风(阳)邪侵犯少阳而成,其证为风夹胆火上壅之证;误施吐下后,变为虚实夹杂证象,是其所同。小有差异者,如成无己云"吐则伤气,气虚者烦"。观本条吐下后变证,主要是风火未除,阴液受伤,而气虚证象不明显;方有执释误治后变证机制,固然简明扼要,然将"悸而惊",解为"怔忡而惊",终属未允,盖"悸"与"怔忡"自有不同,无须繁言;《医宗金鉴》谓"不可吐下,若吐下则虚其中……"似觉含混,不如伤其阴液明确;尤在泾谓"吐则伤阳",与本条变证机制未合。惟柯韵伯自"妄行吐下,津液重伤"云云,对变证机制之阐述,明白晓畅,且对变证后,脏腑间相互关碍,亦入木三分。

【原文】

伤寒,脉弦细,头痛发热者,属少阳。少阳不可发汗,发汗则谵语,此属胃,胃和则愈,胃不和,烦而悸。一云躁。(265)

【提要】少阳病禁汗及误汗后的变证。

【释义】"伤寒,脉弦细,头痛发热者属少阳"。说明本条少阳病是因外邪侵犯少阳,并从少阳之气化热形成。脉弦细为少阳主脉。胆火上扰,清窍不利故头痛发热。但若仅凭头痛发热,不足以辨为少阳病。因为三阳病证都可以出现头痛发热,这就应从病因、病机、病位、脉证等加以辨析。例如:太阳病,其脉浮,而头痛多在枕后,即头项强痛之类,并伴见发热恶寒。乃外感风寒,太阳经气不利,邪正相争于太阳之表所致;阳明病,其脉洪大,而头痛多在前额,伴有面垢目赤,发热不恶寒,反恶热等,由阳明燥热亢盛,邪气充斥表里上下而成;少阳病,其脉弦细,而头痛多在两侧,其发热多呈往来寒热之象。此少阳胆火上炎,枢机不利,邪正纷争于半表半里使然,故不可发汗。发汗则助长热势,更伤津液,促使邪气内传阳明,化燥成实而浊邪之邪上攻心神,多有谵语征象。治当泄热攻实,以顺承胃气,胃气得和,谵语自止。反之,若不急投清下之剂,阳明燥热不去,胃气不和,则热甚津伤更重,进而耗伤阴血,邪盛正虚,心神失养,故见心烦而悸动不安。可知"烦而悸"是邪扰正虚之象。

本条"烦而悸"与上条"悸而惊",粗看似乎总属风火扰乱心神,然若仔细玩味,则字里行间,蕴含深刻。盖"烦而悸"者,为风火之邪内传阳明,故曰"此属胃,胃不和,烦而悸",是"烦而悸"必与胃实并见可知。上条"悸而惊"者,只在少阳风火亢炎,阴液重伤。胆与肝主风木,同气相求,故惊者,是胆授病于肝也;悸者,是胆热扰心,母病及子也。

【选注】

尤在泾:经曰:少阳之至,其脉弦,故头痛发热者,三阳表证所同,而脉弦细,则少阳所独也。少阳经兼半里,热气已动,是以不可发汗,发汗则津液外亡,胃中干燥,必发谵语。云此属胃者,谓少阳邪气并于阳明胃腑也。若邪气去而胃和则愈。设不和,则木中之火,又将并入心脏,而为烦为悸矣。(《伤寒贯珠集·少阳篇》)

《医宗金鉴》:不曰少阳伤寒,而曰伤寒,略言之也。谓此少阳病是从伤寒之邪传来也。脉弦细,少阳之脉也。上条不言脉,此条言脉者,补言之也。头痛发热无汗,伤寒之证也,又兼口苦、咽干、目眩少阳之证,故曰属少阳也。盖少阳之病已属半里,故不可发汗,若发汗,则益伤其津液,而助其热,必发谵语,既发谵语,则是转属胃矣。若其人津液素充,胃能自和,则或可愈;否则津干热结,胃不能和,不但谵语,且更烦而悸矣。此揭伤寒邪传少阳之大纲也。(《医宗金鉴·订正仲景全书·伤寒论注·辨少阳病脉证并治》)

陈修园:此言少阳自受之寒邪,戒其不可发汗也。合上节(指264条,笔者注)所谓少阳有汗、吐、下三禁是也。汉文辞短意长,读者当于互文见意。(《伤寒论浅注·辨少阳病脉证篇》)

【评述】本条综合上条以观之,为少阳病禁用吐、下、发汗,所谓少阳病三禁。诸注明晰可从。又有李东垣提出少阳病还应禁利小便。不仅如此,凡非和解清降法者,均属禁忌。知常者,尤须达变,如柴胡加芒硝汤、大柴胡汤之和解兼下,柴胡桂枝汤之和解兼汗,柴胡桂枝干姜汤之和解兼温化等,均是定法中之活法。

【原文】

本太陽病不解,轉入少陽者,脅下鞭滿,乾嘔不能食,往來寒熱,尚未吐下,脉沉緊者,與小柴胡湯。(266)

【提要】辨太阳病转入少阳的证治。

【释义】原本为太阳病,或因贻误病机,或因病情发展,导致太阳之邪转入少阳,从气化火,出现"胁下鞕满,干呕不能食,往来寒热,脉沉紧"等,其病机为邪犯少阳,枢机不利,郁滞较甚,正邪相争。胁下硬满即胸胁苦满之甚者;干呕不能食与心烦喜呕、默默不欲饮食同义,乃木邪克害中土所致。往来寒热是典型的少阳热象,乃正邪相争之结果。惟脉沉紧,似乎与少阳病之脉弦细大异。此处脉沉紧是与太阳病脉浮紧对举，即脉不浮，相对之下，可谓之沉，弦脉之甚者，类似紧，故曰"沉紧"，此言脉象变化，而测知邪离太阳，而转入少阳。脉证合参，是病在少阳无疑。上述病情，若未经吐下者，知正气尚且不虚，故用小柴胡汤和解少阳，疏达气机则愈。

【选注】

徐灵胎：此为传经之邪也，以上皆少阳本证，未经吐下，不经误治也。少阳已渐入里，故不浮而沉，紧则弦之甚者，亦少阳本脉。（《伤寒论类方·柴胡汤类》）

柯韵伯：少阳为枢，太阳外证不解，风寒从枢而入少阳矣。若见胁下硬满，干呕不能食，往来寒热之一，便是柴胡证未罢。（《伤寒来苏集·伤寒论注·少阳脉证》）

【评述】徐灵胎、柯韵伯二人所注，简明可从。本节4条原文，即少阳病提纲、少阳病治禁及太阳病转入少阳的证治。少阳病以口苦、咽干、目眩三证为提纲，反映出少阳病胆火上炎，灼伤津液，上干清窍，枢机不利的病机。少阳中风不可吐下，少阳伤寒亦不可发汗。反之则为助长病邪，耗伤正气，变证百出，何止烦而悸、悸而惊、谵语，学者会其意可也。其治不外"观其脉证，知犯何逆，随证治之。"

第二节　少阳病的转归（267～272）

【原文】

若已吐下發汗溫針，譫語，柴胡湯證罷，此為壞病，知犯何逆，以法治之。（267）

【提要】辨小柴胡汤证误治变为坏病的治则。

【释义】少阳病证若曾误用吐、下、发汗、温针等法，使"柴胡汤证罢"，而见谵语者，是其邪始于少阳，而终为坏病。谵语由热盛神昏所致，多属阳明，但此处谵语则非阳明胃实。若少阳转系阳明腑实而见谵语，属少阳阳明之列，必伴阳明胃实之征，不得称为坏病。又265条"发汗则谵语，此属胃，胃和则愈"，亦可佐证。揆其机制，盖由误治，使阴液耗伤，阴阳逆乱，病证严重而复杂，难以六经病正其名者，方为坏病。由此可见，本条谵语，仅是举例之言，并非坏病只有谵语一症。鉴于坏病阴阳逆乱，病机复杂，证候多变，难以一一列出具体治法，因而概言"知犯何逆，以法治之"，意在凭脉辨证，审证求因，审因论治，与太阳篇第16条同法。

【选注】

张隐庵：此总结上文之意。夫少阳不可吐下，吐下则悸而惊；少阳病不可发汗，发汗则谵语。若已吐下发汗温针则谵语，夫温针者惊也。本论云太阳伤寒，加温针必惊。（《伤寒论集注·辨少阳病脉证篇》）

程郊倩：此条云，"知犯何逆，以法治之"，桂枝坏病亦云，"观其脉证，知犯何逆，随证治之"。只此一"观"字，一"知"字，已是仲景见病知源地位。（《伤寒论后条辨·辨少阳病脉证篇》）

【评述】本条原文明晰，惟程郊倩谓"只此一'观'字，一'知'字，已是仲景见病知源地位"，读来令人耳目一新。

【原文】

三陽合病，脉浮大，上關上，但欲眠睡，目合則汗。（268）

【提要】辨三阳合病的脉证。

【释义】三阳合病，指太阳、阳明、少阳同病。"脉浮大，上关上"者，浮为太阳之脉，大为阳明之脉，故脉浮大者，是太阳与阳明同病之脉。上关上者，言脉势有余，长直有力，与少阳之弦脉同矣。可见脉浮大，上关上，为三阳合病之脉。从症状看，"但欲眠睡"，是三阳合病，热邪嚣张，神昏耗气所致。此与少阴病因阳虚阴盛而"脉微细，但欲寐"，其寒热虚实判然有别，故不可混淆。目合则汗者，盗汗之属。三阳合病何以目合则汗？盖以人寐则阳入于阴，表阳稍减，里热转盛，蒸迫津液外泄，故有斯症。

本条与阳明篇219条同为"三阳合病"，后者曰"腹满身重，难以转侧，口不仁，面垢，谵语，遗尿"是病情较重可知，而本条只曰"脉浮大，上关上，但欲眠睡，目合则汗"，是病情较轻可知。

【选注】

钱天来：……而但言脉浮大上关上者……以见邪自太阳而来，与少阳热邪、阳明热邪，三经郁热之气并蒸，令人蒙昧昏冒，故但欲眠睡也。目合则汗者，即阳明中风条下所谓脉但浮者，必盗汗出之义也。此本阳明中风，故脉浮大；中风本阳浮阴弱，原多自汗，而目合则卫气内入，不能司其开阖，毛孔不闭，所以汗出也……（《伤寒溯源集·少阳全篇》）

程郊倩：大为阳明主脉，太阳以其脉合，故浮大上关上，从关部连上寸口也；少阳以其证合，故但欲眠睡，目合则汗。但欲眠为胆热，盗汗为半表里也。（《伤寒论后条辨·辨少阳病脉证篇》）

《医宗金鉴》：脉浮大弦，三阳合病之脉也。浮大弦皆见于关上，知三阳之热邪，皆聚于阳明也。热聚阳明，则当烦不得眠，今但欲眠睡，是热盛神昏之昏睡也，昏睡自然目合，热蒸则汗自出也。若施治得宜，使邪还于表而解，否则未可卜也。宜以柴胡、桂枝、白虎三汤，酌其所当，合而用之可也。（《医宗金鉴·订正仲景全书·伤寒论注·辨合病并病脉证并治》）

【评述】诸注均属可取，其美中不足者，钱天来以寸关尺三部之左右，分脏腑主病，前人固有论述，然则本条并未涉及左右脉问题，似无必要论述，故在引录时加以删除。《医宗金鉴》指出"脉浮大上关上"，当是脉浮大弦达关上之误，此说是未曾深究也。

【原文】

伤寒六七日，無大熱，其人躁煩者，此為陽去入陰故也。(269)

【提要】辨表邪传里证。

【释义】"伤寒六七日"既有向愈的可能，亦有传变的可能，若其人正气较旺，正胜邪却，则可向愈；若其人正气不足，或感邪太重，则可发生传变，便是病邪由表入里。总之，"伤寒六七日"传变与否，临床必须以脉证为依据，而不能以日数为依据。本条在伤寒六七日之后曰："无大热，其人躁烦"，这就是表邪入里。无大热，指表无大热，意为太阳证候不显。躁烦，多为病邪内陷，心神被扰所致。然则六经皆有烦躁或躁烦，或在少阳，或在阳明，或入三阴，仅凭躁烦二字，尚难确定，仍须辨析全部脉证，方可作出准确判断。如躁烦伴见脉弦细发热，或口苦、咽干、目眩之类，是邪传少阳之象；如伴见不恶寒反恶热、口渴、汗出等，是邪传阳明无疑；若伴见三阴虚寒证候，便是邪入三阴。凡此，皆阳去入阴之谓也。

【选注】

成无己：表为阳，里为阴，邪在表则外有热。六七日，邪气入里之时，外无大热、内有躁烦者，表邪传里也，故曰阳去入阴。（《注解伤寒论·辨少阳病脉证并治》）

又云：所谓烦躁者，谓先烦渐至躁也。所谓躁烦，谓先发躁，而迤逦复烦者也。（《伤寒明理论》）

柯韵伯：此条是论阳邪入里证也。凡伤寒发热至六七日，热退身凉为愈。此无大热则微热尚存，若内无烦躁，亦可云表解而不了了矣。伤寒一日即见烦躁，是阳气外发之机；六七日乃阴阳自和之际，反见烦躁，是阳热内陷之兆。阴者指里而言，非指三阴也。或入太阳之本，而热结膀胱，或入阳明之本，而胃中干燥；或入少阳之本，而胁下硬满；或入太阴而暴烦下利；或入少阴而口燥舌干；或入厥阴而心中疼热，皆入阴之谓。（《伤寒来苏集·伤寒论注·伤寒总论》）

舒驰远：但言躁烦，便为阳去入阴，粗疏极矣。若无三阴证验，不得谓之入阴。盖太阳病六七日加躁烦，邪乃渐入阳明之里，法宜小柴胡合白虎而兼解之，一定之理也。何得谬谓入阴？仲景必无此法。（《舒氏伤寒集注·少阳篇》）

张隐庵：此病少阳入于少阴也。伤寒六七日，少阳之邪当从少阳而出，无大热则不能外出于阳。其人躁烦者，病少阴标本之气化。此为去太阳故无大热，入于少阴，故躁烦也。夫七日乃再经之第一日，盖太阳少阴标本相合，雌雄相应，故七日而不出乎太阳，即可入乎少阴。（《伤寒论集注·辨太阳病脉证并治》）

【评述】考论中之"无大热"一症，有因汗下之后致邪热壅肺的麻黄杏仁甘草石膏汤证；有阳明热盛津伤耗气的白虎加人参汤证；有因汗下失序而致阴盛阳微、虚阳将脱的干姜附子汤证；有因水热互结于胸胁的大陷胸汤证，及本条"阳去入阴"、表邪入里证见"无大热，其人躁烦"等。虽然病因病机不同，但"无大热"都是指无太阳表热象征明矣。关于"阳去入阴"，成无己谓表为阳，里为阴，表邪传里，故曰阳去入阴。其说虽觉笼统，然大意可取。柯韵伯承此说加以发挥，谓太阳之邪，入于六经，皆可谓阳去入阴，言词痛快淋漓。舒驰远言阳指太阳之表，阴指阳明之里；张隐庵谓阳指太阳，阴谓少阴。二说虽不无根据，然终觉局限。

【原文】
伤寒三日，三陽為盡，三陰當受邪，其人反能食而不嘔，此為三陰不受邪也。(270)

【提要】辨少阳病不传三阴证。

【释义】"伤寒三日"是仲景据《素问·热论》：一日巨阳、二日阳明、三日少阳之说，而假定之期。若依此而言，伤寒三日，则是病邪将离少阳、而将入三阴之期。如此假设在前，而实际辨论在后，此即《伤寒论》源于《素问·热论》而高于《素问·热论》之一证也。因为病传三阴，其证候应不能食而呕。例如太阴病为"腹满而吐，食不下"；少阴病为"欲吐不吐"；厥阴病为"气上撞心，心中疼热，饥不欲食，食则吐蛔"等。但本条指出"能食而不呕"，说明胃气尚和，阳气未虚，故断为"三阴不受邪"。

【选注】
成无己：伤寒四日，表邪传里。里不和则不能食而呕；今反能食而不呕，是邪不传阴，但在阳也。（《注解伤寒论·辨少阳病脉证并治》）

汪苓友：伤寒三日者，即《素问》相传日数。上条言六七日，此止言三日，可见日数不可拘也。邪在少阳，原呕而不能食，今反能食而不呕，可证里气之和，而少阳之邪自解也。既里和而少阳邪解，则其不传三阴，断断可必，故云三阴不受邪也。（《伤寒论辨证广注·辨少阳病脉证并治法》）

柯韵伯：……盖三阳皆看阳明之转旋。三阴之受邪者，借胃气为之蔽其外也。则胃不特为六经出路，而实为三阴外蔽矣。胃阳盛，则寒邪自解；胃阳虚，则寒邪深入阴经而为患；胃阳亡，则水浆不入而死。要知三阴受邪，关系不在太阳，而全在阳明。（《伤寒来苏集·伤寒论注·伤寒总论》）

【评述】仲景辨表病传里,不以日数为拘,诸注皆善。汪苓友指表病不传里的重要因素是里气调;柯韵伯指出传里与否,须看胃气虚实,均有参考价值。

【原文】

伤寒三日,少阳脉小者,欲已也。(271)

【提要】辨少阳病欲愈的脉象。

【释义】伤寒三日,正如上条所述,是假设之词,至于是否发生传变,前二条重在辨证,本条重在辨脉。少阳以脉弦细为主,若见脉小而不弦,既非少阳之脉,又无少阳之证,可知是邪气已衰、病情欲解之兆,《素问·离合真邪论》:"大则邪至,小则平",与此相符。反之,若其脉虽小,而少阳证不变,或反见加重,必非欲解之象。

【选注】

成无己:《内经》曰:大则邪至,小则平。伤寒三日,邪传少阳,脉当弦紧;今脉小者,邪气微而欲已也。(《注解伤寒论·辨少阳病脉证并治》)

柯韵伯:阳明受病,当二三日发;少阳受病,当三四日发。若三日脉大,则属阳明。三日弦细,则属少阳。小即细也。若脉小而无头痛发热等证,是少阳不受邪。此即伤寒三日,少阳证不见,为不传也。(《伤寒来苏集·伤寒论注·少阳脉证》)

【评述】成无己引经据典,柯韵伯侧重凭脉辨证以释本条,皆为得体。

【原文】

少阳病欲解时,从寅至辰上。(272)

272 条见太阳篇太阳病欲解时附录内容。

少阳病篇小结

少阳病篇原文不多,必须参阅全书有关少阳病证的条文,方得少阳病之全貌,兹就本篇原文,小结于下。

少阳主枢,居半表半里,为人身阴阳气机升降出入开阖的枢纽,若邪犯少阳,其生理活动失调则为少阳病。

少阳病以口苦、咽干、目眩为提纲,其病因病机是邪气侵犯少阳,正邪分争,胆火上炎,灼伤津液,枢机不利。其治疗惟以和解为法,小柴胡汤是其代表方剂。少阳病禁汗、吐、下,若逆此三禁,势必助长胆火,耗液伤正,可能发生变证(坏病),如"悸而惊"或"烦而悸"、谵语等。

少阳病的发生可由本经自病,亦可由太阳伤寒、中风转属,更有三阳合病者,然其病机均以枢机不利、胆火上炎为基本特征,故用小柴胡汤和解转枢。少阳坏病的治则与太阳病相同,都是凭脉辨证,"知犯何逆,以法治之"。少阳病有不同转归:伤寒表邪传里,是"阳去入阴";若"反能食而不呕",此为"三阴不受邪";从脉象而言,弦为少阳之脉,若脉小而不弦,伴见少阳证候逐渐消失,为欲愈之象。至于表邪是否传入少阳,或少阳之邪是否内传,常与少阳之气是否清和、胃气或强或弱有关,若少阳之气清和,抗邪有力,则少阳未必受邪;若胃气强盛,五脏赖以滋荣而壮,则虽有少阳之病,而三阴未必受邪。仍须说明者,表邪是否传里,不能计日而定,而应以脉证为依据,方得仲景心法。

(刘杨 苏学卿)

第六章

辨太阴病脉证并治

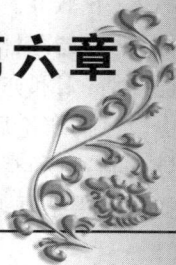

第一节　太阴病概论（273～275、277）

一、太阴病提纲（273）

【原文】

太陰之為病，腹滿而吐，食不下，自利益甚，時腹自痛。若下之，必胸下結鞕[1]。（273）

【词解】

（1）胸下结鞕：胸下即胃脘部，指胃脘部痞结胀硬。

【提要】　太阴病提纲及治禁。

【释义】　本条反映了太阴脾阳虚衰、寒湿内盛的基本病机，故作为提纲。邪入太阴，无论是直中或传经，都标志着人体正气开始衰退，但它只是三阴病的开始阶段。在三阴病中，相对而言，又是比较轻浅的病证。太阴病的成因，凡传经而成者，多因病在三阳之时，治疗不当，损伤脾阳，里气虚弱，邪气乘虚内陷太阴；直中太阴者，或因平素脾阳不足而感受寒湿，或因寒湿太重直犯脾阳而成。传经者，其来也渐；直中者，其来也急，而总属中焦虚寒性质。

足太阴脾属湿土，位居中宫，为阴中之至阴，职司运化。病则脾阳虚衰，寒湿内盛。其基本证候为"腹满而吐，食不下，自利益甚，时腹自痛。"其腹满恒由脾阳不足，健运失职，寒湿不化而成。脾与胃同居中焦，而互为表里，今寒湿困脾，脾气不运则必然升降失职，胃气不降，则呕吐；脾气不升，寒湿下注，故见下利；寒湿中阻，阳气无以温养筋脉，以致筋脉收引，故有腹痛。时腹自痛者，谓腹痛时作时止，乃太阴腹痛之一般特征。论其治法，非温中健脾莫属。若误以腹痛为实，而妄行攻下，则脾阳更伤，寒气凝结于内，致胃脘痞结胀硬，故言"必胸下结鞕"。此证为太阴虚寒误用下法所致变证，而非太阴病之本证。说明太阴病禁用下法。

鉴于此，太阴病的腹满痛须与阳明病的腹满痛相鉴别，才不致误治。由于脾胃互为表里，一主湿，一主燥，在生理情况下，两者互济，共同维持人体的燥湿平衡。在病理状态时，或湿化太过，燥化不及；或燥化太过，湿化不及，都会导致燥湿的平衡关系失调而发生疾病，前者发为太阴病，后者则发为阳明病，两者是性质截然相反的病证，故不可不辨。例如，两者都有腹满痛，但太阴病腹满痛，其证属虚，特点是腹满痛时减复如故，且喜温喜按，并有吐利，口不渴，舌苔白滑或白腻，脉缓弱等证；而阳明病腹满痛，其证为满痛不减，减不足言，痛而拒按，大便秘结，舌苔黄燥或老黄，甚或焦黑起芒刺，脉多沉实。此即《素问·太阴阳明论》"阳道实，阴道虚"理论在辨证中的具体运用。

【选注】

成无己：太阴为病，阳邪传里也。太阴之脉，布胃中，邪气壅而为腹痛，上不得降者，呕吐而食不下；下不得上者，自利益甚，时腹自痛。若下之，则阴邪留于胸下为结硬。经曰：病发于阴，而反下之，因作痞。（《注解伤寒论·辨太阴病脉证并治》）

程郊倩：阳邪亦有下利腹痛，得利则痛随利减者，今下利而时腹自痛，则利为寒利，痛为寒痛也。（《伤寒论后条辨·辨太阴病脉证篇》）

吴人驹：自利有时，而腹自痛，非若积蓄而常痛者。若以诸痛为实，从而下之，其满益甚，必令胸下皆为结硬，而自利益甚矣。（《医宗金鉴·订正仲景全书·伤寒论注·辨太阴病脉证并治》）

《医宗金鉴》：太阴，脾经也，其脉布胃中，络于嗌。寒邪传于太阴，故腹满时腹自痛，寒邪循经脉犯胃，故吐食不下，此太阴里虚，邪从寒化之证也，当以理中、四逆辈温之。若腹满嗌干，不大便，大实痛，始为太阴里实，邪从热化之证，当以桂枝加大黄汤下之矣。若以太阴虚寒之满痛，而误为太阴实热之满痛而下之，则寒虚相抟，必变为藏结痞硬，及自利益甚矣。此太阴病全篇之提纲，后凡称太阴病者，皆指此证而言也。按：吴人驹曰："自利益甚"四字，当在"必胸下结鞕"句下，其说甚是。若在"吐食不下"句之下，则是已吐食不下，而自利益甚矣，仲景复曰：若下之，无所谓也。（《医宗金鉴·订正仲景全书·伤寒论注·辨太阴病脉证并治》）

【评述】成注平正通达，颇得要领。程郊倩辨腹痛之寒热，简明扼要。《医宗金鉴》其按语引吴人驹"自利益甚"四字，当在"必胸下结鞕"句下，确有见地，可以互参。

二、太阴中风（274、275）

【原文】

太陰中風，四肢煩疼，陽微陰濇[1]而長者，為欲愈。(274)

【词解】

(1)阳微阴濇：《太平圣惠方》卷八载此条，"阳"字前有"其脉"二字。此处阴、阳二字，以切脉之浮沉言，即浮取脉微，沉取脉涩。

【提要】太阴中风欲愈的脉证。

【释义】但凡邪入太阴，无论是传经或直中，虽然是以脾阳虚衰、寒湿内盛为主要病机，但相对于少阴病或厥阴病而言，尚属比较轻浅的病证。本条讨论太阴中风，换言之，太阴感受风邪，出现一定的表证，如"四肢烦疼"等，由本条讨论"欲愈"的情况来看，本条当以表证为主，太阴阳虚证象不明显，否则当有腹满吐利等，亦难以谓其欲愈。然则毕竟太阴本虚，抗病力不强，邪正相争不激烈，故一般无发热恶风寒之象。虽然如此，但四肢烦疼，仍是太阴中风、邪正相争的表现，以脾主四肢故也。其脉浮取而微，是风邪不盛；沉取而涩，知中焦不足，若阳微阴涩之脉，转化为和缓而长，是邪气欲退、正气来复之象，故主病欲愈。

【选注】

成无己：太阴，脾也，主营四末。太阴中风，四肢烦疼者，风淫末疾也。表邪少则微，里向和则涩而长。长者，阳也，阴病见阳脉则生，以阴得阳则解，故云欲愈。（《注解伤寒论·辨太阴病脉证并治》）

方有执：四肢，四末也。脾主四末，《素问》曰：风淫末疾是也。阳微，阳经无邪也；阴涩，太阴统血，血凝气滞也。长，阳气胜也。阳主发生，故邪自退，而病欲愈也。（《伤寒论条辨·辨太阴病脉证并治》）

《医宗金鉴》：太阴中风者，谓此太阴病是从太阳中风传来者，故有四肢烦疼之证也。阴阳以浮沉言,夫以浮微沉濇之太阴脉,而兼见阳明之长脉,则为阴病阳脉,藏邪传府,故为欲愈也。(《医宗金鉴·订正仲景全书·伤寒论注·辨太阴病脉证并治》)

汪苓友:此条系太阴中风证。一言太阴,当见腹满等候矣。兼之四肢烦疼者,太阴之经属脾,脾主四肢,成注云:风淫末疾也。夫烦疼一候,似兼表邪,今者阳脉既微,表邪少也;阴脉则濇,里未和也。《条辨》云:血凝气滞则脉濇。此非向愈之征。其欲愈者,乃脉长故也。《尚论篇》云:微濇之中,更察其脉之长,此为邪气已,病为欲自愈也。(《伤寒论辨证广注·辨太阴病脉证并治法》)

【评述】关于太阴中风之成因及病象,成、方二氏未明确指出;《医宗金鉴》谓"此太阴病是从太阳中风传来";汪苓友解为太阴"兼表邪",均无可厚非,然则,若如《医宗金鉴》所言"邪自太阳中风传来",然太阳表证罢否? 传入太阴病至何种程度? 则语焉未详;若如汪苓友所言"此为太阴兼表",然表里轻重关系如何? 亦未明示。细玩本条欲愈之候,大体以平素中虚之人,感受风邪,以表证为主,里证次之,方有阴阳自和之机。关于其脉阳微阴濇而长,诸家盖以浮微、沉濇、长三脉相兼为训,不无道理,然将病脉与转机之脉相提并论,自是不妥,要知阳微阴濇为病,未必为欲愈之象。若微、濇之脉转变为长,知中阳来复,方为欲愈之兆。

【原文】

太陰病,欲解時,從亥至丑上。(275)

275 条见太阳篇太阳病欲解时附录。

三、太阴病治则(277)

【原文】

自利不渴者,屬太陰,以其藏有寒[(1)]故也,當温之,宜服四逆輩[(2)]。(277)

【词解】

(1)藏有寒:此处指太阴脾脏虚寒。

(2)四逆辈:辈,类也。指四逆汤一类方剂,包括理中汤在内。

【提要】太阴虚寒证辨证要点、病机、治则。

【释义】本条较全面地论述了太阴虚寒下利的辨证要点、病机、治则和方例,虽然文字不多,却有画龙点睛之妙。下利一症,六经病证皆有,但各有不同的病机和证候。就太阴下利而言,其病机是"以其脏有寒故也",即因脾阳虚寒,湿困中焦,升降失司,清阳不升,寒湿下注而下利。而"自利不渴",足以区别于渴欲饮水之热利。此言太阴下利之常,然亦有太阴阳虚,水湿不化,津液输布失调,不能上承,有渴象者。这种口渴,则是其变,须与热利口渴仔细鉴别。

太阴病属于里虚寒证,按照"寒者温之"、"虚者补之"的原则,应以温中散寒、健脾燥湿为治。而在遣方用药方面,应根据病情的轻重不同,使用不同的处方。若属太阴病,当以理中丸(汤)为代表方;若虚寒较重,由脾及肾者,量其轻重,则四逆汤类,亦可酌用。总括而言:宜四逆辈。辈,类也,指理中汤、四逆汤一类方剂。

【选注】

成无己:自利而渴者,属少阴,为寒在下焦;自利不渴者,属太阴,为寒在中焦,与四逆等汤,以温其藏。(《注解伤寒论·辨太阴病脉证并治》)

《医宗金鉴》:凡自利而渴者,里有热,属阳也。若自利不渴,则为里有寒,属阴也。今自利不渴,知为太阴本藏有寒也,故当温之。四逆辈者,指四逆、理中、附子等汤而言也。(《医

宗金鉴·订正仲景全书·伤寒论注·辨太阴病脉证并治》）

喻嘉言：以自利不渴者属太阴，以自利而渴者属少阴，分经辨证，所关甚巨。盖太阴属湿土，热邪入而蒸动其湿，则显有余，故不渴而多发黄；少阴属肾水，热邪入而消耗其水，则显不足，故口渴而多烦躁。（《尚论篇·太阴经全篇》）

舒驰远：喻氏此论虽精，究非确义。若但以热邪而言，则太阴、少阴自利俱当清热，不必温经，于法不合。口渴一证，有为实热，亦有虚寒。若为热邪伤津而作渴，必小便不利，大便硬；若自利而渴者，乃为火衰作渴，证属少阴者，以寒中少阴，肾阳受困，火衰不能蒸腾津液，故口渴，法主附子助阳温经，正所谓釜底加薪，津液上腾而渴自止。若寒在太阴，与肾阳无干，故不作渴。（《新增伤寒论集注·太阴篇》）

钱天来：阳经有下利，而阴经尤多下利，惟自利而不渴者方属太阴，何也？以太阴脾藏有寒邪故也……曰四逆辈不曰四逆汤者，盖示人圆活变化之机，量其轻重，以为进退，无一定可拟之法也。若胶于一法，则非圆机矣。（《伤寒溯源集·太阴篇》）

【评述】太阴病自利不渴，诸注皆无异词，然对渴与不渴的理解，各不相同，成无己及《医宗金鉴》所注，简明可取，然《医宗金鉴》谓"自利而渴者，里有热，属阳也"则不全面，因为少阴虚寒证亦有自利而渴者，缘于阳虚不能蒸化津液，注家多有说明，兹不评述。喻嘉言将太阴病"自利不渴"与少阴病"自利而渴"，均以热入为解，是未明寒热属性，故舒驰远力辨其非，而在论及少阴"自利而渴"时，其误仍与喻嘉言同。总结下利之渴与不渴，要点大致如下：其一，自利而不渴者，属太阴，以寒湿内盛故也。其二，下利口渴，有属实（湿）热者，以热邪伤阴故也，如白头翁汤证、葛根芩连汤证之类；有属虚寒者，以阴寒内盛，阳气大虚，津液不化所致，法宜四逆汤类，以回阳救逆，其渴自止。

另外《伤寒论》太阴篇何以只有足太阴脾的病证，而无手太阴肺的病证？这是因为太阴脾肺母子同气，以湿气为本，而脾主湿为至阴之脏，因此太阴病的主要病变在脾，就人体生理功能而言，太阴概括了脾的运化水谷精微和肺气输布津液的整个生理功能活动。而输脾归肺这一生理过程，是人体水谷精微和津液运行的一个中心环节。其中阴气（液）自是盛大，故曰太阴以湿为本。又肺主气司呼吸，外合皮毛而属卫，与太阳主表卫外作用关系至为密切。因此，无论是太阳中风或太阳伤寒，都常常关系到肺，而有鼻鸣、咳嗽、喘逆等症出现，故《伤寒论》将肺的病证纳入太阳兼变证中，这是符合临床实际的。正如《素问·咳论》所说："皮毛者肺之合也，皮毛先受邪气，邪气以从其合也"。又，肺与大肠之气相合，若大肠之气失于传导，其气不能下行，肺气亦常因之不降，而见咳喘气逆之候。所以唐宗海说："伤寒无肺金证治者，非手太阴不主气化也。无金之清，亦不能成土之湿，特肺与膀胱合于皮毛，又与大肠相合，肺病多见于二经，而本篇却不再赘。读伤寒者，当会通也。"以上是从《伤寒论》六经辨证论治体系而言，若从学术发展而论，后人发明手太阴肺的辨证论治规律，绝无对峙之形，而有互补之实。

第二节　太阴病兼证（276、279、280）

【原文】

太陰病，脉浮者，可發汗，宜桂枝湯。(276)

桂枝三兩，去皮　芍藥三兩　甘草二兩，炙　生薑三兩，切　大棗十二枚，擘

上五味，以水七升，煮取三升，去滓，溫服一升。須臾，啜熱稀粥一升，以助藥力，溫覆取汗。

【提要】太阴病兼表证的治法。

【释义】本条举脉略证，言太阴病，脉浮者，当有四肢烦疼等。太阴病，以脉弱为主，此处脉浮而不弱，更无自利，腹满痛，呕吐诸证，可见虽曰太阴，但虚寒不甚，里证不显，且脉浮大是病势向外，以表证为主，治宜解表为先。解表宜汗，然此证又不可过汗，即如"病人有寒，复发汗，胃中冷，必吐蛔"之例，故不用麻黄汤。选用桂枝汤者，外能调和营卫，解肌祛风，内能调和脾胃，以助营卫生化之源，是寓汗于和法之中。还须明确，此为太阴病的权变治法，而非主法，其主法只在温中健脾一途。若里虚较甚，则当先温其里，乃攻其表；若表里同治，偏重于里，如桂枝人参汤法，则属太阴病活法。如此反复推求，则太阴病治法备矣。

【选注】

王肯堂：病在太阳脉浮无汗，宜麻黄汤。此脉浮当亦无汗，而不言者，谓阴不得有汗，不必言也；不用麻黄汤而用桂枝汤。盖以三阴兼表病者，俱不当大发其阳汗也，须识无汗亦有用桂枝汤者。（《证治准绳·伤寒·太阴病》）

汪苓友：此条太阴病当是太阳经传来者。夫曰太阴病，当见腹满等候。诊其脉不沉细而浮，则知太阳经风邪犹未解也，故宜桂枝汤以汗解之。（《伤寒论辨证广注·辨太阴病脉证并治法》）

《医宗金鉴》：今邪至太阴，脉浮不缓者，知太阳表邪犹未全罢也。故即有吐利不食，腹满时痛一二证，其脉不沉而浮，便可以桂枝发汗，先解其外，俟外解已再调其内可也。（《医宗金鉴·订正仲景全书·伤寒论注·辨太阴病脉证并治》）

柯韵伯：太阴主里，故提纲皆属里证。然太阴主开，不全主里也。脉浮者病在表，可发汗，太阴亦然也。尺寸俱沉者，太阴受病也。沉为在里，当见腹痛吐利等证；此浮为在表，当见四肢烦疼等证。里有寒邪，当温之，宜四逆辈；表有风热，可发汗，宜桂枝汤。太阴脉沉者，因于寒，寒为阴邪，沉为阴脉；太阴有脉浮者，因乎风，风为阳邪，浮为阳脉也。谓脉在三阴则俱沉，阴经不当发汗者，非也。但浮脉是麻黄脉，沉脉不是桂枝证，而反用桂枝汤者，以太阴是里之表证，桂枝是表之里药也。（《伤寒来苏集·伤寒论注·太阴脉证》）

恽铁樵：此发汗仍是因为太阳未罢而汗，必须有太阳证，不得仅据脉浮。须知不当汗而汗，能生内寒，在上则呕逆，在下则泄泻，为太阴所忌也。（《伤寒论辑义按·辨太阴病脉证并治》）

【评述】本条举脉略证，言脉浮，可发汗，因而注家对此颇有争议。分歧的要点，究竟是太阴兼太阳表证，还是"病在太阴之经"，即"太阴病的表证"。前者如王肯堂、汪苓友、恽铁樵及《医宗金鉴》等，均认为本条为太阴兼表；后者则以柯韵伯为代表，其论似能自圆其说，不过，六经各有中风证，其表里属性又将如何区别？故不可盲从，仍以前者为妥。但柯韵伯谓桂枝汤为"表之里药"，是从另一侧面阐明桂枝汤的功效，值得重视。

本条的难点是"可发汗，宜桂枝汤"。问题包括桂枝汤是发汗剂吗？桂枝汤证可发汗吗？关于这点，桂枝汤作为解表而用，诚属汗剂，注家多无异词，而王肯堂提出"须识无汗亦有用桂枝"者，粗看似乎唐突，细味则另有所指，即三阴兼表，抗病力弱，即令有汗，仍不可与太阳中风之自汗相提并论；或指桂枝汤之治里证者，是将《伤寒论》辨证施治的精彩处点画出来。

【原文】

本太陽病，醫反下之，因爾腹滿時痛者，屬太陰也，桂枝加芍藥湯主之；大實痛者，桂枝加大黃湯主之。（279）

桂枝加芍藥湯方

桂枝三兩,去皮　芍藥六兩　甘草二兩,炙　大棗十二枚,擘　生薑三兩,切

上五味,以水七升,煮取三升,去滓,温分三服。本云,桂枝湯,今加芍藥。

桂枝加大黄湯方

桂枝三兩,去皮　大黄二兩　芍藥六兩　生薑三兩,切　甘草二兩,炙　大棗十二枚,擘

上六味,以水七升,煮取三升,去滓,温服一升,日三服。

【提要】辨太阳病误下致邪陷太阴的证治。

【释义】本条辨太阳病误下后,导致邪陷太阴的两种转归及证治。邪在太阳之表,当以汗解之。若医者失察,反用下法,是属误治,易致病邪内陷,陷入太阴则脾伤,气滞络瘀,随病邪轻重,或体质不同,而呈现两种证候,其一,腹满时痛者,桂枝加芍药汤主之。以方测证,此条之病机是邪陷太阴,脉络不和,筋脉拘急,而非脾阳虚损,故未见吐利、食不下及腹满痛等证。由于脾家气滞,络脉瘀阻,故曰属太阴也。惟其脾阳无明显虚损,则有阳通之机。当其通时,疼痛自减,当其不通时,则腹痛时作,因之曰:腹满时痛。法当通阳和络,缓急止痛,方宜桂枝加芍药汤。其二,若气滞络瘀较重,而见"大实痛"者,即腹部持续而严重的胀满疼痛,则不仅是气血不和,且有阳明之实,证见腹部胀满疼痛拒按,大便不通,此为太阴阳明同病,故此时当通阳和络,缓急止痛,兼以泻实除满,方用桂枝加大黄汤。此证的腹满痛是属脾气不和,气滞络瘀兼挟积滞的虚中挟实证,故与阳明实证的单纯燥热邪气盛实不同。此证大实痛,并无燥热津伤之象,彼证腹满硬痛,燥热津伤显著,以此为辨。

【选注】

成无己:表邪未罢,医下之,邪因乘虚,传于太阴,里气不和,故腹满时痛,与桂枝以解表,加芍药以和里;大实大满,自可除下之,故加大黄,以下大实。(《注解伤寒论·辨太阴病脉证并治》)

汪苓友:此条系太阳病传入太阴之证。太阳何以骤传入太阴,成注云:"表邪未罢,医下之,邪因乘虚,传于太阴,里气不和,故腹满时痛。"此阳邪陷入阴分也,故仍用桂枝汤,以解太阳未尽之表邪,加芍药以和太阴里虚之腹痛……如腹满痛甚,又为大实之证,其用桂枝汤,不可加芍药(指不可用桂枝加芍药汤——笔者注)以治之,何也?以其人胃家本实,虽因太阳病误下,热邪传入太阴之经,然太阴之邪,已归阳明而入于腑,此非里虚痛,乃里实痛也。成注云:"大实大满,自可除下之,故加大黄"者,以太阳之邪犹未尽故也。(《伤寒论辨证广注·辨太阴病脉证并治法》)

程郊倩:误下太阳而成腹满时痛,太阴之证见矣。然表邪内陷,留滞于太阴,非脏寒病也。仍从桂枝例升阳邪,但倍芍药以调和之。倘大实而痛,于证似可急下,然阴实而非阳实,仍从桂枝例升举阳邪,但加大黄以破结滞之物。(《伤寒论后条辨·辨太阴病脉证篇》)

张隐庵:本太阳病,医反下之,因而腹满时痛者,乃太阳之邪入于地土而脾络不通,故宜桂枝加芍药汤主之,此即小建中汤治腹中急痛之义也。大实痛者,乃腐秽有余而不能去,故以桂枝加大黄汤主之。(《伤寒论集注·辨太阴少阴厥阴病脉证篇》)

冉雪峰:此以上,桂枝四逆,是太阴正面。太阴常法。此以下,桂枝加芍药,桂枝加大黄是太阴反面,太阴变法。总之以不离太阴为近是,各家见有桂枝,即扯向太阳;见有大黄,即扯向阳明,经论旨意毫未领略……就条文推阐,可看出几项意义。(一)标明出太阳病,可见太阳已转入太阴,本太阳病四字,已成追溯过去的名词,各注多谓太阳未罢。未罢何以为太阴,据何项条例,凭何项意义理,断为未罢,混扯太阳,实说不下去。(二)医反下之,是下太阳,不是太阴。下为太阳转属太阴病变的关键,太阴无下法,而此加芍药,加大黄又生出下法

来,下后用下,与太阳陷胸栏下后用下同,混扯阳明,义更难通。(三)因尔腹满时痛,腹满时痛四字,是太阴正确的象征,即为太阳转太阴切实的凭据。真知道者,在知事理之因。因尔两字写得十分透明,兹再补出,不宁比上条彰显,较提纲条又另是一番景地。(四)桂枝为群方之魁,讯应曲当,可以和外,可以和内,究之温煦暖营,是为温法。加芍药,加大黄,是为寓下法于温法之中,适合太阴下而不下,不下而下意旨。总以上观,此是太阴的温法,不是其他温法;太阴的下法,不是其他的下法。桂枝而纳入大黄,定法中有活法;大黄而融入桂枝,活法中又有定法,反不失正,变不乖常,始终仍是用温,始终仍是禁下。(《冉注伤寒论·辨太阴病脉证并治》)

【评述】 关于本条的病机,注家有两种分歧:一为本证是否太阴兼太阳表证;一为"大实痛"是阴实或阳实的问题。

桂枝加芍药汤证有注家认为是太阳病未解,又用下法致邪陷太阴而兼太阳证。故用桂枝汤以解外,加芍药缓急治腹痛。但是纵观本方证的病证及方药配伍,方中桂枝仅用三两,而芍药用了六两。芍药为血分药,其用量倍于桂枝,它的敛阴功效则制约了桂枝的辛温解表作用。此处的桂枝是起入经脉通行阳气,配芍药调和太阴气血阴阳的作用,可见本方在此条并不为解表而设。又本证的要点是"腹满时痛",而不同于阳明病的腹满不减、减不足言。本证虽因太阳病误下,邪陷太阴,但它是邪在太阴之脉络,故不是太阴病本证,而是太阴病变证。由于人体体质的差异及太阳表证的轻重不同等因素,虽同属太阳病误下,同属病在太阴,但太阴功能损伤亦有不同,此为太阴阳虚不显、太阴脉络不和之证,因此,持太阳病未解之说,难以成立。

关于阴实与阳实之争,首先应以原文为依据:"大实痛"是继"腹满时痛"而言。"大"者,言其病势重;"实"者,邪实拒按,兼阳明之便秘,腹满疼痛。由于太阴与阳明互为表里,太阴脾家受邪,邪气转入阳明,使阳明腑气不畅,因而腹满而痛。故此证实为太阴阳明脏腑同病,但病机重在太阴,阳明实而不甚。

【治法】 通阳益脾,调和气血,缓急止痛;大实痛者,佐以通滞泻实。

【方药】

1. 桂枝加芍药汤方

2. 桂枝加大黄汤方

【方义】

1. 桂枝加芍药汤即桂枝汤倍用芍药。对于本方的治法,历代注家见解也不一致。如陆渊雷(《伤寒论今释》)认为本证是太阳病未解,由于误下邪陷而形成太阴兼表证。故用桂枝汤以解外,倍用芍药和中缓急止痛。笔者认为本方是以桂枝汤和脾通阳,倍用芍药以益阴和血,缓急止痛。临床上,但证见腹满时痛,脉弦细,舌质变化不大,舌苔薄白者,多属脾家气血不和,脉络不畅,使用本方治疗每能奏效。因此,本方并非表里双解之剂。本证的特点是"腹满时痛",病"属太阴",乃脾家气血不和,脉络不畅证,故理中、四逆诸方均非所宜。

2. 桂枝加大黄汤即桂枝加芍药汤再加大黄组成。本方以桂枝汤加芍药调和气血,通络缓急止痛,加大黄以泻实邪,故用于太阴病气血失调,腹部胀满疼痛,大便不通者为宜。

【方论选】

柯韵伯:妄下后,外不解,而腹满时痛,是太阳太阴并病。若大实痛,是太阳阳明并病。此皆因妄下而转属,非太阴阳明之本证也。脾胃同处中宫,位同而职异。太阴主出,太阴病则秽腐之出不利,故腹时痛。阳明主纳,阳明病则腐秽燥结而不行,故大实而痛。仍主桂枝汤者,是桂枝证未罢,不是治病求本,亦不是升举阳邪。仲景治法,只举目前,不拘前证。如二阳并病,太阳证罢,但潮热汗出,大便难而谵语者,即用大承气矣。此因表证未罢,而阳邪已陷入太阴,故倍芍药以滋脾阴而除满痛,此用阴和阳法也。若表邪未解,而阳邪陷入阳明,则加大黄以润胃燥,而除其大实痛,此双解表里法也。凡妄下必伤胃气,胃阳虚即阳邪袭阴,故转属太阴;胃液涸则两阳相搏,故转属阳明。属太阴则腹满时痛而不实,阴道虚也;属阳明则腹大实而痛,阳道实也。满而时痛,下利之兆;大实而痛,是燥屎之征。桂枝加芍药,小试建中之剂;桂枝加大黄,微示调胃之方。(《伤寒来苏集·伤寒论附翼·太阳方总论》)

王晋三:桂枝加芍药汤,此用阴和阳法也。其妙即以太阳之方,求治太阴之病,腹满时痛,阴道虚也。将芍药一味,倍加三两,佐以甘草,酸甘相辅,恰合太阴之主药,且倍加芍药,又能监桂枝深入阴分,升举其阳,辟太阳陷入太阴之邪,复有姜枣为之调和,则太阳之阳邪不留滞于太阴矣。(《绛雪园古方选注·和剂》)

又曰:大黄入于桂枝汤中,欲其破脾实而不伤阴也。大黄非治太阴之药,脾实腹痛是肠中燥矢不去,显然太阴转属阳明而阳道实,故以姜桂入太阴升阳分杀太阴结滞,则大黄入脾反有理阴之功,即调胃承气之义,燥屎矢去,而阳明之内道通,则太阴之经气出注运行而腹痛减,是双解法也。(《绛雪园古方选注·下剂》)

【点评】芍药具有阴柔收敛、缓急止痛和破血等多种功效。本条太阴病腹满痛用芍药,并非取其敛阴补血,而是取其和脾通络、缓急止痛之功。芍药与大黄配伍,是取其凉泻;然而有桂枝、甘草、生姜、大枣配伍,又不同于单纯凉泻,故与苦寒泻下的三承气汤完全不同,本条属太阴阳明同病,而重在太阴,故与纯为阳明热结者异。

【临床应用】

桂枝加芍药汤

(1)后世医家对本方的应用

1)《方极》:本方治桂枝汤证而腹拘挛剧者。

2)《方机》:烦,脉浮数,无硬满状者,腹满寒下,脉浮,或恶寒,或腹时痛者,桂枝加芍药汤主之。

3)《方舆輗》:其人宿有癥瘕痼癖,因痢疾引起固有之毒作腹痛者,此方为之主剂。假令因宿食而腹痛,吐泻已后腹痛尚不止者,此固有之毒所为也。盖桂枝加芍药汤,不仅治痢毒,止痛甚,或痢毒既解而痛不止之类,皆因固有之毒也。此方主之。

(2)现代应用

本方作为治疗太阴虚寒、腹满时痛的处方,历来以治疗消化系统疾病为主,近年临床报道中反映出在针对太阴虚寒病机上运用更为灵活。訾桂芳等[1]报道以本方为主治疗肺炎愈后所致腹满时痛、大便难,属病后伤伐脾胃、气血不利30余例有满意疗效。杨桂梅[2]报道用本方加白术、茯苓、木香、秦皮等,治西药治疗失败的顽固性菌痢取得良效,认为其病机当属脾胃虚弱、阳气不振、肝脾不和、湿毒内蕴。徐忠良等[3]用本方治疗结核性腹膜炎腹痛,罗广维[4]用本方治疗腹部术后腹胀痛,病机均属中虚腹痛,皆有良效。易和清[5]报道用本方加减扩大应用于多种寒痛症的治疗,取得满意疗效。如偏头痛、关节痛、痛经等,辨证均属寒痛症的发病机理,常加温热之品以增其功效。除方中重用白芍以止痛外,尚须辅以行气活血之品。若寒邪表浅,兼夹风邪,则加细辛、川芎、薄荷之类;若夹湿邪,则加防己、薏苡仁、菖蒲、苍术之类;若寒邪入里,则加附片、小茴香、吴茱萸、香附、干姜之类。在临床运用中往往能收到意想不到的效果。袁孟尧[6]报道以小柴胡汤合桂枝加芍药汤治疗34例三叉神经痛临床观察,治愈 10 例,有效率为 76%。认为在三叉神经痛治疗初期或疼痛较轻者可单独使用,效果不明显者可加小剂量卡马西平,使其协同作用,取长补短。此外,蒙显军[7]还报道了国外采用小柴胡汤合桂枝加芍药汤治疗癫痫的基础与临床方面的研究概况,认为若能结合中医辨证,有望使其成为一种理想的抗癫痫药物。

桂枝加大黄汤

(1)后世医家对本方的应用

1)《类证活人书》:关脉实,腹满,大便秘,按之而痛者,实痛也,桂枝加大黄汤。

2)《济阴纲目》:治腹中寒热不调而大痛。

3)《方机》:寒下已止,而大实痛者,桂枝加芍药大黄汤主之。

4)《类聚方广义》:治痢疾发热恶寒,腹痛,里急后重。

5)《方舆》:痢疾初起有表证,腹痛而里急后重不甚者用之。此表证比葛根汤证为轻。又,痢疾初起,用桂枝汤而腹痛稍剧者,宜用此方。又用于痢中之调理,其痛剧时,先用以和痛也。

6)《经方实验录》:庆孙,七月二十七日:起病由于暴感风寒,大便不行,头顶痛,此为太阳、阳明同病。自服救命丹,大便行,而头痛稍愈。今表证未尽,里证亦未尽,脉浮缓,身常有汗,宜桂枝加大黄汤。川桂枝三钱,生白芍三钱,甘草一钱,生川军三钱,生姜三片,红枣三枚。

(2)现代应用

本方现代用于感冒后腹痛及出疹性疾病腹痛等较多。如顾文忠[8]报道二则感冒后腹痛患者,均有自汗,畏寒,腹痛,大便偏干难解,舌质淡红,苔白,脉缓等,辨为属营卫不和,阳明里实,用桂枝加大黄调和营卫,攻下里实而愈。陈荣等[9]报道运用本方治疗顽固性荨麻疹 3 则,其中典型患者患荨麻疹已 4 年余,迭经中西药物治疗,非但无效,反致病情加重,痛苦难忍。现患者周身有大小不等风疹块,此伏彼起,抓痒无度,昼夜不宁,恶寒,大便 3~4 日一行,燥结难下,腹部微痛,舌淡红,苔薄黄,脉弦缓。辨为太阳阳明两经合病,投桂枝加大黄汤加火麻仁 10g 以解肌祛风,兼以通阳明燥结。仅服 1 剂,即周身微汗,大便通畅,身痒及疹块明显减轻。继进 3 剂,诸症悉除,后以桂枝汤加何首乌、当归 5 剂调理善后。随访 1 年,未再发作。姜笃信等[10]提出本方所针对病机应属太阳表邪未解,气血内陷于腹内肠外,使脉络不通,而出现腹痛。故在桂枝汤中单加芍药就不行了,必须再加苦寒之大黄,不独在攻下阳明之燥屎,重在以之活血通瘀。

【原文】

太陰為病,脉弱,其人續自便利(1),設當行大黃芍藥者,宜減之,以其人胃氣弱,易動故也。下利者,先煎芍藥二沸(280)

【词解】

(1)续自便利:指在脉弱的基础上,并未经攻下而发生下利。

【提要】辨脾胃虚弱证须慎用寒凉药物。

【释义】本条举脉说明脾胃虚弱,慎用寒凉攻下药物。太阴病脉弱,是脾胃虚弱之象。即使暂时出现便秘,也是由于脾虚气弱,传送无力所致。因清阳不升,其后必续自腹泻,故曰"其人续自便利",切不可因腹满时痛,误作邪实,而使用大黄、白芍等,更伤中焦。假设病情尚兼实邪,有不得不用者,亦须谨慎。因为脾胃本虚,宜减量行之,时时顾护后天之本。故仲景警示曰:"以其人胃气弱,易动故也。"

【选注】

尤在泾：大黄、芍药之得以用者，为其胃实而便坚也。若其人脉弱，续自便利，则虽有大实痛证，此法不可用矣。即欲用之，亦宜量减而与之。所以然者，胃气弱而不振，邪气不聚而易动，故可以缓图，而难以峻攻也。（《伤寒贯珠集·太阴篇》）

汪苓友：或问用大黄能伤胃气，故宜减；芍药能扶脾阴，何以减之？余答云：脉弱而胃气弱者，弱则气馁不充，仲景以甘温之药能生气，芍药之味酸寒，虽不若大黄之峻，要非气弱者所宜多用，以故减之亦宜。（《伤寒论辨证广注·辨太阴病脉证并治法》）

程郊倩：胃气弱，对脉弱言；易动，对续自便利言。太阴者，至阴也，全凭胃气鼓动为之生化，胃阳不衰，脾阴自无邪入，故从太阴为病，指出胃气弱来。（《伤寒论后条辨·辨太阴病脉证篇》）

【评述】诸注明析可从。

第三节　太阴寒湿发黄（278）

【原文】

伤寒脉浮而緩，手足自温者，繫在太陰[1]；太陰當發身黄，若小便自利者，不能發黄；至七八日，雖暴煩下利[2]日十餘行，必自止，以脾家實[3]，腐穢[4]當去故也。（278）

【词解】

(1)系在太阴：系，关联。系在太阴，指病证与太阴关联。

(2)暴烦下利：突然下利而心烦。

(3)脾家实：此处"实"并非言邪气实，而是指脾阳恢复。

(4)腐秽：指肠中腐败宿积之物。

【提要】辨太阴病寒湿发黄及脾阳恢复的临床表现及其机理。

【释义】伤寒之脉由浮紧变为浮缓，是表寒已解之象。"脉浮而缓，手足自温"是太阴病发热的辨证要点。盖以病在三阳，其发热为全身及手足俱热；病在三阴，一般不发热，且多伴手足冷，如少阴、厥阴虚寒证是，以真阳虚衰故也。然则太阴病阳虚较轻，有一定的抗邪能力，虽不能引起发热，而可表现为手足温，以脾主四肢，阳气尚能布于手足故也。由此可见，脉缓为太阴主脉之一，而兼浮则是感邪所致，此处脉浮缓颇似太阳中风之脉，但本证无发热恶风寒，头身疼痛，则区别明显。是以本条脉浮而缓，手足自温者，其病已关乎太阴。

上述脉证是病涉太阴，而不全在太阴，其进退出入未定，故在本条以举例方式说明其转归：若小便自利者，是脾气尚能运化，湿邪有下泄之路，则不会湿郁发黄；反之，若脾虚不运，必小便不利，则湿无出路，可导致湿郁发黄。因此，小便之利与不利，是其辨证要点。其另一类转归是，至七八日，若脾阳恢复，正邪相争时，病人会突然感觉心烦，继之下利，甚至"日十余行"，但其后必能停止，这是病证向愈的佳兆。因为只有脾气充实，运化复常，则肠中的腐秽无所停留。"暴烦下利日十余行"，看似病情加重，其实是正气恢复的反应。临床上，在治疗脾虚腹胀食少证时使用健脾燥湿法治疗的过程中，出现心烦腹泻、继而病愈之例，并不鲜见。但这种向愈的转归在一般临床著作少有提及，实为仲景丰富临床经验的写照。又，本条"暴烦下利"，应与少阴阳衰阴盛的下利烦躁严格鉴别，此证暴烦下利，而手足自温，虽下利日十数行，而必自止；彼证下利烦躁，必四肢厥逆，不能自止，须回阳救逆，方可能挽回。

本条与阳明病篇187条自"伤寒脉浮而缓"至"至七八日"内容完全相同。本条继之论述太阴病脾阳恢复的症状及自愈的转归；187 条则论述太阴阳复而燥化太过，病证由阴转阳，由虚转实，因而大便硬结，宜彼此参阅。

【选注】

成无己：太阴病至七八日，大便硬者，为太阴入府，传于阳明也（指 187 条，笔者注）。今至七八日，暴烦，下利十余行者，脾家实，腐秽去也。下利烦躁者死（指阴寒下利，笔者注）；此以脾气和，逐邪下泄，故虽暴烦，下利日十余行，而利必自止。（《注解伤寒论·辨太阴病脉证并治》）

汪苓友：此条系太阴伤寒，自利欲解之证。前阳明篇中，伤寒脉浮而缓云云，自八九日大便硬者，此为转属阳明；今者以脾家实，故虽暴烦，要之腐秽当自利而去，何也？盖太阴之病，必腹满，腹满者，胃中有物也。胃中水谷之积，既而为腐秽，则邪应从大小便出，其暴烦者，邪欲泄，而正气与之争也。成注云：下利烦躁者死。此为先利而后烦，是正气脱而邪气扰也；兹则先烦后利，是脾家之正气实，故不受邪而与之争，因暴发烦热也。下利日十余行者，邪气随腐秽而得下泄也。以故腐秽去尽，利必自止，而病亦愈。（《伤寒论辨证广注·辨太阴病脉证并治法》）

【评述】本条与 187 条共同论述了太阴失运、内有湿邪的病证，可有不同的转归：一为小便利者，湿邪有出路，不能发黄；一为小便不利者，湿无外出之机，以致郁而发黄。一为脾阳恢复，正气抗邪，正胜邪却，可见"暴烦下利"，腐秽尽去而利必自止；一为阳复太过，燥化有余，病证可向阳明病转化，出现大便硬等。

太阴病篇小结

本篇原文九条，主要论述如下三方面：

其一，太阴病的主证、病机、性质、治则及误治的变证。其主证如太阴病提纲等条所述：腹满时痛、呕吐、下利、食不下、口不渴、手足温，脉浮缓等。其病机是"脏有寒"，即脾阳虚弱，寒湿中阻。其治则是"当温之"，即温中健脾燥湿，宜用"四逆辈"，即理中汤、四逆汤一类方剂。禁用苦寒攻下，慎用寒凉阴柔之品，若误用攻下则下利益甚，并发生"胸下结硬"的变证。

其二，论述了太阴病兼变证。如太阴病兼表，以表证为主者，可先解表发汗，宜桂枝汤；若太阳误下，邪陷太阴，脾络失和，筋脉拘急，证见腹满时痛者，法当通阳和络、缓急止痛，方用桂枝加芍药汤。在此基础上，若兼腐秽阻滞，气机不畅，证见腹满而大实痛者，用桂枝加大黄汤，是在前法基础上，兼以泻实除满。

其三，论述了太阴病的预后及不同转归：即太阴自感风邪，其脉由阳微阴涩而转长者，此为正复邪微的欲愈之象。有太阴病"脾家实"，见"暴烦下利"，"日十余行"，此为脾气充实，运化复常，腐秽当去之佳兆。

参 考 文 献

[1] 訾桂芳,程华.运用桂枝加芍药汤为主治疗肺炎愈后所致腹满时痛、便难症[J].齐齐哈尔医学院学报,2001,22(8):899.

[2] 杨桂梅.桂枝加芍药汤治疗顽固性菌痢[J].内蒙古中医药,2007,26(3):6.

[3] 徐忠良,徐志鹏.桂枝加芍药汤治疗结核性腹膜炎[J].山西中医,2009,25(8):28.

[4] 罗广维.桂枝加芍药汤治疗腹部手术后腹胀痛 13 例[J].实用乡村医生杂志,2003,10(5):36.

［5］易和清.桂枝加芍药汤治寒痛症举隅［J］.安徽中医临床杂志,1999,11(1):39.

［6］袁孟尧.小柴胡汤合桂枝加芍药汤治疗三叉神经痛临床观察［J］.河北中医,1998,20(5):298.

［7］蒙显军.小柴胡汤合桂枝加芍药汤治疗癫痫的国外研究概况［J］.中国中医药信息杂志,1999,6(7):79.

［8］顾文忠.桂枝加大黄汤治案二则［J］.实用中医药杂志,2006,22(3):169.

［9］陈荣,李冰.运用仲景方治疗顽固性荨麻疹3则［J］.国医论坛,2007,22(3):8.

［10］姜笃信,谢新梅.《伤寒论》桂枝加大黄汤病机小议［J］.新疆中医药,2003,21(3):31.

（刘杨　苏学卿）

第七章

辨少阴病脉证并治

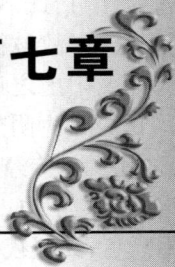

第一节　少阴病概论(281~286、293、294)

一、少阴病(寒化证)主要脉证(281~283)

【原文】

少陰之為病,脉微細[1],但欲寐[2]也。(281)

【词解】

(1)脉微细:微是脉的搏动轻微无力;细是脉的形态细小。

(2)但欲寐:想睡而不能睡,是指迷迷糊糊似睡非睡的状态。

【提要】　少阴病(寒化证)提纲。

【释义】　本条虽被视为少阴病提纲,但并不能统赅少阴病所有证型,只是少阴病阳虚阴盛寒化证的提纲。因少阴属心肾两脏,心主血,属火;肾藏精,主水。病则多心肾两虚。一般来说,阳气衰微,无力鼓动血行则脉微;阴血虚少,脉道不充则脉细,脉微细主气血两虚。但此脉微细并提,重点在于脉微,因为微脉的形状必细,王叔和在《脉经·脉形状指下秘诀》中指出:"微脉极细而软,若有若无。""细脉大于微,常有,但细耳。"这就是说,细脉主阴血虚少,不一定兼微,微脉主阳气虚,而其形必细,因此,脉微细是心肾阳虚的本质反映。但欲寐,非真能入寐,而是病人精神委靡不振,所呈现的似睡非睡的状态。《素问·生气通天论》云:"阳气者,精则养神。"心肾阳虚,阳气不振,阴寒内盛,神失所养,所以神疲而但欲寐。临床上如果见到"脉微细,但欲寐",即表明少阴心肾之阳已虚,应给予温阳之治,才能避免进而亡阳厥脱的危险。同时,少阴病确以心肾阳虚为多见。因此,列于首条作为少阴病的审证提纲,而对于少阴寒化证来说实寓有"见微知著"的积极意义。

对本条提纲证除上述认为是寒化证提纲的观点外,尚有其他不同的观点:

1.认为概指整个少阴病,即并不专指寒化证,而是包括寒化证和热化证两个方面。程昭寰说:"本条仅十二字,以一脉一证立论。概括了少阴病的病理特点。……心肾两脏水火之偏可致少阴病,寒邪直中或邪传或误治,亦可致少阴病。但其病理机转总以少阴阴阳两虚为主,阴虚甚则邪从火化,阳虚甚则邪从水化。""'脉微细'是少阴病的纲脉。脉微主阳虚,微细兼见,则为阴阳皆虚。心肾阴阳两虚莫不皆然。'但欲寐'一证,亦阴阳两虚皆有。""'脉微细,但欲寐',可概括少阴病心肾病变。但因为阴虚或阳虚,各有偏重,微脉细脉并不少见。阳虚则脉微为主,阴虚则脉细为主,但欲寐则为必见之证。故《医宗金鉴》云:'此少阴病之提纲,凡后称少阴病者,皆指此脉证而言也。'"(《伤寒心悟》)沈尧封、陈平伯等亦主此说。程郊倩引《医宗金鉴》之说为依据,要知《医宗金鉴》虽有"此少阴病之提纲,凡称少阴病者,皆指此脉证而言也"之说,但在此之前更有"少阴肾经,阴盛之脏也。少阴受邪,则阳气微,故脉微细也。卫气行阳则寤,行阴则寐,少阴受邪,则阴盛行阴者多,故但欲寐。"等主阳虚之论。

2. 认为是少阴热化证之提纲。如喻嘉言《尚论篇》将本条列入少阴病下篇热化证首条,并明言"凡少阴传经热邪正治之法悉列此篇"。又如汪苓友说:"传入少阴则脉变微细者,此热邪深而脉内伏也。"(《伤寒论辨证广注》)然恽铁樵则指出:"阴虚火旺者,恒苦竟夜不得寐;阴盛阳衰者,无昼夜但欲寐。阴虚火旺之不寐,并非精神有余,不欲寐,乃五内烦躁不宁,虽疲甚而苦于不能成寐;阴盛阳衰之但欲寐,亦非如多血肥人,头才着枕,即鼾声雷动之谓,乃外感之寒胜,本身阳气微,神志若明若昧,呼之则精神略振,须臾又恍惚不清,此之谓但欲寐,病入少阴,无有不如此者。"(《伤寒论辑义按》)恽铁樵举阴虚火旺之不寐与阴盛阳虚之欲寐相比较,极有理致,尤其足以说明主热说的偏颇。对于但欲寐特征的描绘,细致入微,启人悟机不少。

3. 认为此为少阴病的脉证提纲,反映了少阴阴阳俱衰而又以肾阳虚衰为主的特征。谓"微细之脉是少阴病的主脉。阳气虚衰,无力鼓动,故见按之欲绝,若有若无之微脉。阴血亏损,脉道不充,故见细微如丝,绵弱无力之细脉。脉微细反映了少阴阳气阴血俱虚而又以阳虚为主的特点。""但欲寐,形容病人精神萎靡不振,终日处于昏昏欲睡的状态。这是阳气不足,精气俱衰,心神失养的表现,与脉微细合看,则正是少阴阴阳俱衰而又以肾阳虚衰为主的特征,故作为少阴病的提纲脉证。"(《伤寒论讲解·辨少阴病脉证并治第十一》)此说虽力主公允,以阴阳俱虚论之,但又不能否定阳虚这一事实,实际上是为阳虚之提纲。

【选注】

朱肱:病人尺寸脉俱沉细,但欲寐者,少阴证也,急作四逆汤复其阳,不可缓也。(《类证活人书·卷十》)

程扶生:此总明少阴脉证也。阳脉滑大,阴脉沉细,寒邪深入于里,则脉微细,而与三阳之滑大迥殊。卫气行阳则寤,行阴则寐,邪入少阴,则阳气衰微,不能自振,故但欲寐也。(《伤寒经注·少阴温散》)

舒驰远:外邪挟水而动,阳热变为阴寒,则阴胜故但欲寐;外邪挟火而动,其候俱从热化则阳盛,故必躁不得卧。嘉言以温经之法,疏为前篇;存阴之法,疏为后篇。然则此条,前篇之法也,先生列于后篇,适足以自乱其例耳。诏不敢仍先生之旧,乃将此条移置前篇第一以冠少阴之首,于例则合,于理有当矣。(《新增伤寒论集注·少阴前篇》)

王正枢:此本少阴阳虚之证。(《伤寒论新元编·六经纲要》)

沈尧封:微,薄也,属阳虚;细,小也,属阴虚。但欲寐者,卫气行于阴而不行于阳。此足少阴病之提纲,凡称少阴病,必见但欲寐之证据,而其脉微或细,见一即是,不必并见。(《伤寒论读·辨少阴病脉证》)

陈平伯:微细是少阴之病脉,欲寐是少阴之病情,以少阴为藏精之脏,生气之源,邪入其经而枢机不利,则精不上承而脉微细,神不精明而但欲寐,无论寒邪、热邪,病则皆见是证是脉,故以此为少阴病之提纲。(《伤寒谱·少阴前篇》)

汪苓友:此少阴病热困极之伏也……传入少阴,则变微细者,此热邪深而脉内伏也……此非真寐,乃热极而神志昏愦,若欲寐然。(《伤寒论辨证广注·辨少阴病脉证并治法》)

张正昭:少阴病的病理基础是气血不足,阴阳两虚,阳气虚不能鼓脉,精血少不能充脉,故脉现微细之象。气血虚则体力疲顿,神气虚则精神萎靡,故病人但欲眠寐。此脉此证反映了少阴病阴阳气血俱虚的本质,故以之作为少阴病的诊断依据。凡起病具有此脉证特点者,

即可诊断为少阴病。(《伤寒论归真·第九章》)

【评述】上述朱、程、舒驰远等注家多认定本条为少阴阳虚寒化证的提纲,颇是。朱肱更补出治法方剂;舒驰远不迷信喻嘉言将本条列为少阴后篇的编排,仍列于寒化证首条,极富求实精神,足以纠正喻嘉言的错误。惟沈尧封、陈平伯认为"无论寒邪、热邪,病则皆见是证是脉",喻嘉言、汪苓友更认为是热化证之提纲(论说已录于【释义】中)。【释义】中已作分析,并指其所非。另沈氏对微脉细脉的分析,既然有属阳虚、阴虚的不同,又说其脉微或细,见一便是,不必并见,假使脉细不微,未知是少阴阴虚还是阳虚。陈亦人对本条分析尤为确切,他说:"多数医家认为'脉微细,但欲寐'是少阴病的提纲,但少阴病有寒化证与热化证之异,是总括寒证热证,还是专指寒证或专指热证,意见颇不一致。有的认为包括寒热二证在内,不管寒证、热证,都是'脉微细,但欲寐'……有的专主热证……有的专主寒证……以上三种主张,究以何者为是? 看来主热说理由不足,其误在于混淆了脉微细与脉内伏,混淆了但欲寐与神志昏愦。热证不会呈现脉微细,但欲寐。既然主热说是错误的,那么,总证说虽然强调区分寒热,无疑也是不确切的。"他还说:"也间有认为'脉微细,但欲寐'不能作为少阴病辨证提纲。如日人山田正珍提出'少阴病,岂但欲寐一证得以尽之乎? 若以其但欲寐谓之少阴病,则所谓太阳病,十日已去,脉浮细而嗜卧者,亦名为少阴病乎? 阙文明矣。'(《伤寒论集成》)陆渊雷也认为'本条以脉微细,但欲寐为提纲,太简略,不足包举少阴之证候。'山田正珍把但欲寐与嗜卧等同,显然是错误的,脉静神恬之嗜卧,为邪去正安,病将向愈之候,怎能与但欲寐混为一谈呢。陆渊雷之说似颇有理,然而为什么不以厥逆下利等为审证提纲,而以脉微细,但欲寐为提纲? 颇值得研究。这是因为厥逆下利不是少阴病所独有,而且少阴病也不一定都具有厥逆下利,如果据厥逆辨证,难保不发生误诊。至于脉微细,但欲寐乃少阴心肾阳虚的本质反映,当见到微细的脉象,但欲寐的病情,就表明心肾之阳大虚,即须急救回阳。因此以之为辨证提纲,不仅能提高诊断的预见性,做到及时治疗,提高疗效,而且能避免病情进一步恶化。在任何情况下,即使是高热未退的病人,只要发现脉微细,但欲寐,就当着眼于少阴心肾阳虚,以四逆汤一类方剂急温之,清下诸法决不可再用。由此可见,以脉微细,但欲寐作为少阴寒化证的审证提纲,有着'见微知著'的积极意义。"(《伤寒论求是·少阴病篇》)

【原文】

少陰病,欲吐不吐(1),心煩,但欲寐。五六日自利而渴者,屬少陰也,虛故引水自救,若小便色白(2)者,少陰病形悉具,小便白者,以下焦(3)虛有寒,不能制水,故令色白也。(282)

【词解】

(1)欲吐不吐:是指要吐而又不得吐出之状态。

(2)小便色白:白作清字解,指小便清而不黄赤。

(3)下焦:这里指肾脏。

【提要】少阴病(寒化证)的辨证要点。

【释义】本条分两节讨论。自"少阴病"至"虚故引水自救"为第一节,是叙述少阴阴盛阳虚吐利的特点是自利而渴;从"若小便色白者"至"故令色白也"为第二节,叙述小便色白是判断少阴阳虚的重要依据,因自利而渴并非专属少阴寒证,必须参考小便情况,才能确诊无误,小便色白(清长)才是下焦阳虚的确据。这是继"脉微细,但欲寐"之后补充论述少阴阳虚寒化证的辨证要点。

少阴阳虚阴盛,下焦阳气衰微,寒邪上逆,使胃气失于和降,故欲吐,然由于肠胃空虚,胃中无物,所以虽欲吐而复不能吐;阴寒盛于下,则虚阳易于上扰,且虚阳与寒邪相争,故心烦,然少阴阳虚已甚,神疲不支,终难胜邪,所以心虽烦而仍但欲寐,诚《伤寒论译释》所说:"但欲寐是少阴虚寒主要症状之一,和心烦并见,更证明这种心烦是属少阴虚寒,而非邪热内扰,心虽烦而仍但欲寐,则阳衰神惫可知。"既属少阴虚寒,其治便当温阳祛寒,若辨证不清,或被"欲吐不吐,心烦"所惑,而迟疑失治,及至五六日,则阳虚阴盛更甚,火不暖土,脾失升运,因而发生自利,阳衰不能蒸化津液,津不上承,故而口渴,此之口渴,必渴喜热饮,饮量亦必不多,所谓"虚故引水自救",就是具体的说明,此为少阴下利的特点,故云"属少阴"。277条"自利不渴者,属太阴",本条的"自利而渴者,属少阴",可见下利一证是太、少二阴所同,其辨证要点在于口渴与否。太阴属脾家寒湿,所以自利不渴;少阴属下焦阳虚,不能蒸化津液上承,所以自利而渴。另外,此与阳经实热证的口渴下利,亦须进行鉴别,大凡阳证下利,利必臭秽,肛门灼热,苔必黄垢,且必伴身热脉数等脉证;而少阴阳虚的下利口渴,利必清稀溏泄,或完谷不化,苔白润,且必伴恶寒脉微等脉证。

从辨证上来说,仅据欲吐不吐、心烦、自利而渴等证,即诊为阳虚寒盛,尚嫌依据不足,故仲景特补出"若小便色白者,少阴病形悉具"。这就是说,只有小便色白清长,才可完全排除属热的可能,从而确诊为阳虚寒盛,即所谓"少阴病形悉具"。"小便白者,以下焦虚有寒,不能制水,故令色白也。"正是对下焦阳虚阴盛而小便色白的机理阐述。所以,"小便色白"对确诊少阴阳虚寒化证有着重要的辨证意义。

【选注】

成无己:五六日,邪传少阴之时,自利不渴者,寒在中焦,属太阴;此自利而渴,为寒在下焦,属少阴。肾虚水燥,渴欲饮水自救。下焦虚寒,不能制水,小便色白也。经曰:下利欲饮水者,以有热故也,此下利虽渴,然小便色白,明非里热,不可不察。(《注解伤寒论·辨少阴病脉证并治》)

程扶生:此明欲吐不吐,心烦欲寐,自利而渴为少阴证,又当从小便之色辨其寒热也……盖欲吐心烦,自利而渴,有似传经热邪,若小便黄赤,即是热证,今小便色白,是下焦虚寒,不能克制寒水之气,故令溺白,当用温法,而不当寒下也。(《伤寒经注·少阴温散》)

周禹载:欲吐矣,复无所吐,心烦矣,又倦怠嗜卧,此皆阴邪上逆,经气遏抑,无可奈何之象,设此时投以温经之剂,不几太阳一照,阴霾顿开乎!乃因循至五六日之久,邪深于内,势必利而且渴,然渴者,非少阴有热也,虚故引水自救,吾知渴必不为水止,利且不为便消,则是引水终难自救,小便不因利短也;其色必白,少阴纯寒之象,无一不备,总由下焦既虚,复有寒邪,遂令膀胱气化亦属虚寒,证之危殆,更何如耶!(《伤寒论三注·少阴中篇》)

尤在泾:此少阴自受寒邪之证,不从阳经传来,寒初到经,欲受不可,欲却不能,故欲吐不吐,心烦,但欲寐,而实不能寐也。至五六日,自利而渴,则其邪已入少阴之藏矣。然少阴,阴藏也,寒,阴邪也,以阴受阴,法当不渴,而渴者,此非有热,以藏虚故引水自救耳。更审其小便,若色白者,则少阴寒病,全体大露无疑。何以言之?热传少阴,自利而渴者,热足以消水,其小便色必赤,寒中少阴,自利而渴者,虽能饮而不能制,其小便色必白也,仲景辨证之精如此。(《伤寒贯珠集·少阴篇》)

恽铁樵:小便白,疑白字当作清字解,魏荔彤释作尿色淡白,是清而不黄赤之谓,就经验上言,溲清是下焦无热,与经文下焦虚寒义合,若溲白如乳汁,反是热矣。(《伤寒论辑义按·辨少阴病脉证并治》)

陈亦人:少阴阴盛阳虚证的辨证要点,除"脉微细,但欲寐"的提纲证外,其次是自利而渴,小便清长。太阴病与少阴病都有自利,前者自利不渴,后者自利而渴,不难作出鉴别。不过自利而渴,不专属少阴寒证,也有少阴热证,必须参考小便情况,才能确诊无误。热证的小便必然短赤,寒证的小便应当清长,所以论中有"若小便色白者,少阴病形悉具。小便白者,以下焦虚,有寒,不能制水,故令色白也。"小便清长是下焦阳虚的确据,由此推知少阴自利的口渴,乃下焦阳虚不能蒸化津液上腾之故,就可避免热盛津伤的错误诊断。(《伤寒论求是·少阴病篇》)

顾武军:少阴病虚寒证的自利而渴与厥阴热证的下利口渴,其下利口渴虽同,而性质迥异,必须明辨。厥阴热证下利,利必臭秽,肛门灼热,其渴必喜冷饮而饮量多,苔必黄垢,小便亦必短少,而且身热脉数;少阴虚寒下利,利必清稀,或完谷不化,其渴必喜热饮而饮量不多,舌必白润,小便清长,而且恶寒脉微。总之,本条辨证价值很高,分而言之,欲吐不吐与太阴腹满而吐不同,心烦但欲寐与心烦不能寐不同,自利而渴与自利不渴不同,小便色白与小便黄赤不同,这些证候之间都有一定联系,如能综合分析,就更易于辨证。(《高等中医院校教学参考丛书·伤寒论·辨少阴病脉证并治》)

【评述】 以上数家对本条的注释皆有所阐发,切当可从。程郊倩强调以小便之色辨其寒热,恽铁樵对小便色白的解释,尤为中肯,很符合临床实际;陈亦人以太阴自利不渴与之相较,并提出自利而渴不专属少阴寒证,也有少阴热证;顾武军以厥阴热证的下利口渴与之比较,并列出诸多相关之证,这对开阔思路,析其异同,深入辨证,大有裨益。至于尤在泾"此少阴自受寒邪之证,不从阳经传来",其辨"是传经之邪,抑是直中之邪",实无争论的必要。

【原文】
病人脉阴阳俱紧,反汗出者,亡阳也,此属少阴,法当咽痛而复吐利。(283)

【提要】 辨少阴亡阳的脉证。

【释义】 脉阴阳俱紧,即寸、关、尺三部俱紧,紧脉见于少阴,当为沉紧,沉主里而紧主寒,表明少阴里寒偏盛。但里寒证不应有汗,仲景早有明训,谓"阴不得有汗"(148),而今反有汗出者,是少阴阴寒太盛,逼迫虚阳外亡的征象,即所谓"亡阳也"。少阴阴盛亡阳何以"法当咽痛而复吐利"?因少阴脉循喉咙,虚阳循经上越,郁于咽嗌,故有咽痛之证,但这种咽痛由于阴寒极盛而虚阳上浮所致,多不红不肿,和实证之咽痛完全不同;阴寒内盛,中阳不守,阴寒上逆则吐,阴寒下注则利。本条仲景未出方治,《伤寒论译释》认为:"少阴病既吐且利,阴寒已盛,若再见咽痛汗出,亡阳之变即在顷刻,此时应急投大剂姜附以回阳固脱,若因循失治,那是非常危险的。""本证至暴且急,治法当从通脉四逆汤、白通汤中求之,以急救回阳",亦有谓"少阴病阳虚阴盛,且见亡阳之变,自宜用四逆汤一类方剂以回阳救逆。"凡此皆可供参考。

脉阴阳俱紧,有太阳和少阴之别。太阳伤寒,脉阴阳俱紧,是浮而紧,且必伴有发热恶寒、无汗、头痛等证,得汗出则邪可外解;少阴阳虚寒盛,脉阴阳俱紧,是沉而紧,当有恶寒、吐利等证,汗出则为阳气外亡的征象。临床上应详于辨证,"此属少阴"就是示人不得误认为太阳病。

【选注】
成无己:脉阴阳俱紧,为少阴伤寒,法当无汗;反汗出者,阳虚不固也,故云亡阳。以无阳阴独,是属少阴。《内经》曰:邪客少阴之络,令人嗌痛,不可纳食,少阴寒甚,是当咽痛而复吐利。(《注解伤寒论·辨少阴病脉证并治》)

朱肱:伤寒脉阴阳俱紧,及汗出者,亡阳也,此属少阴,法当咽痛,而复吐利。此候汗、下、熏、熨俱不可。汗出者,藁本粉傅之。咽痛者,甘草汤、桔梗汤、猪肤汤、半夏散、通脉四逆去

芍药加桔梗汤、麻黄升麻汤可选而用之。(《类证活人书·卷十》)

周禹载:脉至阴阳俱紧,阴寒极矣。寒邪入里,岂能有汗,乃反汗出者,则是真阴素亏,无阳以固其外,遂致腠理疏泄,不发热而汗自出也。圣人特垂训曰:此属少阴,正用四逆急温之时,庶几真阳骤回,里证不作,否则阴邪上逆,则为咽痛,为吐,阴寒下注,而复为利,种种危候,不一而足也。(《伤寒论三注·少阴中篇》)

魏念庭:利者少阴本证,吐而咽痛,则孤阳飞越,欲上脱也,可不急回其阳,镇奠其肾脏阴寒,以救欲亡之阳乎? 真武、四逆、附子等汤,斟酌用之可也。(《伤寒论本义·少阴后篇》)

尤在泾:阴阳俱紧,太阳伤寒脉也,法当无汗,而反汗出,表虚亡阳,其病不属太阳而属少阴矣。少阴之脉,上膈循喉咙,少阴之藏,为胃之关,为二阴之司,寒邪直入。经藏俱受,故当咽痛而复吐利也。此为寒伤太阳,阳虚不任,因遂转入少阴之证,盖太阳者,少阴之表,犹唇齿也,唇亡则齿寒,阳亡则阴及,故曰少阴之邪从太阳飞渡者多也。(《伤寒贯珠集·少阴篇》)

恽铁樵:详此条意义,并无但欲寐在内,盖谓脉紧而自汗,不得误认为太阳证,故云此属少阴,谓虽不但欲寐,亦属少阴也……少阴咽痛,喉头不红肿,痛如刀割者是。(《伤寒论辑义按·辨少阴病脉证并治》)

【评述】本条诸家皆从少阴寒盛阳虚作释,意见比较统一。但对咽痛之证,有谓阴寒上逆,有谓虚阳上越,更有谓客热或客寒者,据证当以虚阳浮越为妥。朱氏所举治法,汗出用藁本粉,咽痛用甘桔,皆非亡阳所宜。

二、少阴病治禁(285、286)

【原文】

少陰病,脉細沉數,病為在裏,不可發汗。(285)

【提要】少阴里证,禁用发汗。

【释义】本条"不可发汗"的着眼点在"病为在里",因为汗法是治疗表证的大法,《素问·阴阳应象大论》曰:"其在皮者,汗而发之",就是对汗法适应证的具体阐述。因此,"病为在里"就非汗法之所宜,不当用而用之,极易导致疾病的传变,故仲景特申禁例,曰"病为在里,不可发汗"。

既言"少阴病",其脉当沉,无问其细、数、微、迟,"病为在里"是无可置疑的,所以当禁用汗法治疗。至于"少阴病,始得之,反发热,脉沉者,麻黄细辛附子汤主之。"(301)"少阴病,得之二三日,麻黄附子甘草汤微发汗,以二三日无里证,故微发汗也。"(302),虽亦属少阴病使用汗法之例,但其实为少阴病兼表,且少阴里虚寒尚不严重,论中所谓"无证"即无里证,周禹载在 302 条注中明确指出:"此条当与前条合看,补出'无里证'三字,知前条原无吐利躁渴里证也。"(《伤寒论三注》)张路玉言之更详,他说:"少阴经无发汗之法,汗之必致亡阳。惟此一证,其外发热无汗,其内不吐利躁烦呕渴,乃可温经散寒,取其微似之汗。"(《伤寒缵论》)故不能以此而谓少阴病可汗。

少阴病虽有寒化、热化之分,但均属里证,其禁汗则一也。

【选注】

成无己:少阴病,始得之,反发热,脉沉者,为邪在经,可与麻黄附子细辛汤发汗。此少阴病,脉细沉数,为病在里,故不可发汗。(《注解伤寒论·辨少阴病脉证并治》)

程郊倩:何谓之里,少阴病脉沉是也,毋论沉细、沉数,俱是藏阴受邪,与表阳是无相干,法当固密肾根为主,其不可发汗,从脉上断,非从证上断,前法(指麻黄细辛附子汤,编者注)

不可恃为常法也。(《伤寒论后条辨·辨少阴病脉证篇》)

尤在泾：病在里而汗之，是竭其阴而动其血也，故曰不可发汗。(《伤寒贯珠集·少阴篇》)

沈尧封：脉细属阴虚，沉为在里，数则为热，此阴虚而热邪入里也。(《伤寒论读·辨少阴病脉证》)

薛慎庵：人知数为热，不知沉细中见数，为寒甚，真阴寒证，脉常有一息七八至者，尽概此一数字中，但按之无力而散耳，宜深察也。(《伤寒论后条辨·少阴篇》)

陈亦人：本条着眼点在"病为在里"，在里之证，非汗法所宜，故不可发汗，程氏(指程郊倩，编者注)之言甚是，由于仲景仅举脉象，未出主证，以致注家对其寒热属性存在不同看法……事实上，热化证和寒化证都有可能见到脉细沉数，要在脉证合参，综合分析。若脉沉细数的同时，伴有阴虚有热的症状，则属于热化证；若沉细数无力，且伴见阴盛阳衰之症状，则属于寒化证。总之，只要是少阴里证，不论是寒化证、热化证，均禁用发汗，这是应该肯定的。(《伤寒论译释·辨少阴病脉证并治》)

刘渡舟：脉沉主病在里，脉细主阴虚，数主有热，因此，以脉辨证，则为少阴阴虚有热之里证，治当壮水之主以制阳光，切不可认为是表热而用汗法，误汗则津伤，阴愈虚而热愈炽。(《伤寒论讲解·辨少阴病脉证并治第十一》)

【评述】注家对本条"病为在里，不可发汗"之旨的认识是一致的，而对其性质则有属寒属热之争，尤在泾、沈尧封、刘渡舟认为是少阴热化证，薛慎庵则认为是少阴寒化证，究属寒热，还当结合临床，详于辨证，空争无益。陈亦人分析颇为全面，并指出"其着眼点在'病为在里'"，"只要是少阴证，不论是寒化证、热化证，均禁用发汗，这是应该肯定的"，真是一语中的。

【原文】

少陰病，脉微，不可發汗，亡陽故也；陽已虚，尺脉弱濇者，復不可下之。(286)

【提要】少阴病汗、下禁例。

【释义】上条以"少阴病，脉细沉数，病为在里，不可发汗"，立禁汗之例，本条则除论禁汗，更论禁下。从文字上看，似是阳虚禁汗、阴血虚禁下，实为互文见义之文法，绝不意味阳虚可下、阴血虚可汗，汗、下为攻邪之法，少阴之病，无论阳虚、阴虚，汗、下皆不可用。

"少阴病，脉微"，为阳气虚，若误用发汗，则有大汗亡阳之虞，故曰"不可发汗"，"亡阳故也"则是对"不可发汗"原因的补充说明。

"阳已虚"是承前"脉微"而言。"尺脉弱涩"，为阴血不足。阳已虚，复见尺脉弱涩，则为阴阳两虚，虽有便秘之证，亦当禁用下法，误下则有虚虚之虞。

【选注】

钱天来：微者，细小软弱，似有若无之称也。脉微则阳气大虚，卫阳衰弱，故不可发汗以竭其阳，以汗虽阴液，为阳气所蒸而为汗，汗泄则阳气亦泄矣。今阳气已虚，故曰亡阳故也，若阳气已虚，而其尺脉又弱涩者，为命门之真火衰微，肾家之津液不足，不惟不可发汗，复不可下之，又竭其阴精阳气也。此条本为少阴禁汗禁下而设，故不言治，然温经补阳之附子汤之类，即其治也。(《伤寒溯源集·少阴篇》)

尤在泾：少阴虽为阴藏，而元阳寓焉，故其病有亡阳、亡阴之异。脉微者为亡阳，脉弱涩者为亡阴，发汗则伤阳，故脉微者，不可发汗。下则伤阴，故阳已虚而尺脉弱涩者，非特不可发汗，亦复不可下之也。(《伤寒贯珠集·少阴篇》)

周禹载：少阴本无发汗之理，今禁发汗者，恐人用麻黄附子细辛之属也，况其脉既微，则阳虚已著，即不用表药，尚有真阳外越之虞，况可汗之而伤其阳乎！夫阳虚者，阴必弱，纵使邪传阳明之府，势所必下者，亦不可下之以伤其阴也。然则不可汗，用四逆加人参汤，不可下者，用蜜煎导，不知有合治法乎？（《伤寒论三注·少阴中篇》）

程扶生：言少阴脉证，有汗下之禁也。脉微则惧有亡阳之变，故不可汗；尺弱涩则为里阴不足，故不可下，谓阳既虚矣，更不宜竭阴以速毙也。（《伤寒经注·少阴温散》）

陈亦人：脉微似有若无，是阳气大虚，即使有反发热的症状，亦不可再发汗；尺脉弱涩，真阴亦已不足，在这种阴阳两虚、气血均亏的情况下，即使大便秘结，亦不可轻用攻下。（《伤寒论译释·辨少阴病脉证并治》）

【评述】以上诸家之注，精神大致相同，皆以少阴禁汗、下为释，至于论中亦有用汗下之法者，皆是少阴有所兼挟，仅是权宜之计，不可视为常法。钱天来、周禹载补出的治疗方剂，可作临床参考。

三、少阴病火劫伤阴变证(284)

【原文】

少陰病，欬而下利讝語者，被火氣劫[1]故也，小便必難，以強責[2]少陰汗也。(284)

【词解】

(1)被火气劫：劫，作逼迫解；被火气劫，即为被火邪所伤。

(2)强责：过分强求的意思。强责少阴汗，是不当发汗而强用发汗的方法。

【提要】少阴病被火劫伤阴的变证。

【释义】"少阴病，咳而下利"，既可见于阴盛阳虚兼水气证，又可见于阴虚有热兼水气证。见于阴盛阳虚兼水气证，治当温阳利水，宜用真武汤，"少阴病，二三日不已，至四五日，腹痛，小便不利，四肢沉重疼痛，自下利者，此为有水气。其人或咳，或小便利，或下利，或呕者，真武汤主之。"(316)见于阴虚有热兼水气证，治当清滋利水，宜用猪苓汤，"少阴病，下利六七日，咳而呕渴，心烦不得眠者，猪苓汤主之。"(319)然而，无论是阴盛阳虚还是阴虚有热，其治疗都不可发汗，今反用火法，强发其汗，劫伤津液，津伤胃燥，火热之邪内扰心神，则见谵语；发汗更伤少阴阴液，肾阴伤则化源不继，故"小便必难"。"被火气劫故也"和"以强责少阴汗也"就是对"谵语"、"小便必难"病因病机的分析叙述。

【选注】

尤在泾：少阴之邪，上逆而咳，下注而利矣，而又复谵语，此非少阴本病，乃被火气劫夺津液所致，火劫，即温针、灼艾之属。少阴不当发汗，而强以火劫之，不特竭其肾阴，亦并耗其胃液，胃干则谵语，肾燥则小便难也。（《伤寒贯珠集·少阴篇》）

《医宗金鉴》：少阴属肾，主水者也，少阴受邪，不能主水，上攻则咳，下攻则利。邪从寒化，真武汤证也；邪从热化，猪苓汤证也。今被火气劫汗，则从热化而转属于胃，故发谵语。津液内竭，故小便难，是皆由强发少阴汗故也。欲救其阴，白虎、猪苓二汤，择而用之可耳。（《医宗金鉴·订正仲景全书·伤寒论注·辨少阴病脉证并治》）

柯韵伯：上咳下利，津液丧亡，而谵语非转属阳明，肾主五液，入心为汗，少阴受病，液不上升，所以阴不得有汗也。少阴发热，不得已用麻黄发汗，即用附子以固里，岂可以火气劫之而强发汗乎？少阴脉入肺，出络心，肺主声，心主言，火气迫心肺，故咳而谵语也。肾主二便，治下焦，济泌别汁，渗入膀胱，今少阴受邪，复受火侮，枢机无主，大肠清浊不分，膀胱水道不

利,故下利而小便难也。小便利者,其人可治,此阴虚,故小便难。(《伤寒来苏集·伤寒论注·少阴脉证》)

陈亦人:少阴病本有寒化、热化的不同,咳而下利证候,也有从阴化寒,从阳化热的区别。从寒化的,用真武汤,从热化的,用猪苓汤,这是一般的大法。今文中指出"被火气劫"一句,是从谵语的症状悟出,因为使用火法必然损及阴液,心阴受伤以致心神浮越,因而出现谵语;肾主二便,今强迫少阴之汗,津液受伤,化源不继,是以小便难。(《伤寒论译释·辨少阴病脉证并治》)

刘渡舟:少阴病证见咳而下利,既可因寒化证也可因热化证而致。从阴寒化者,阳衰阴盛,水寒之邪,上逆于肺则咳,下迫于肠则下利,治以真武汤类,或用温灸之法以壮里阳。从阳热化者,阴虚热盛,邪热与水饮互结,随水饮之上犯下渍,则见咳而下利,治以猪苓汤类。从下文误火所见津伤热盛的变证看,此指后者……若对阴亏水热互结之证误用火法强发其汗,火热之气内扰心神,则发谵语,故云"谵语者被火气劫故也。"发汗更伤少阴阴液,气化无源,小便必难,故云"以强责少阴汗也。"(《伤寒论讲解·辨少阴病脉证并治第十一》)

【评述】本条谵语证尤在泾、《医宗金鉴》以胃阴被劫释之,柯韵伯、陈亦人以心阴被劫、心神浮越释之,刘渡舟以火热之气内扰心神释之,皆于理可通,可以并存。临床自当结合全部病情辨证,尚不致错误。至于火劫发汗的变证,仲景未出方治,《医宗金鉴》主张"白虎、猪苓二汤,择而用之可耳。"常器之用桂枝去芍药加蜀漆牡蛎龙骨救逆汤以救火逆,猪苓汤、五苓散以通小便。汪苓友认为"常氏治火逆,不论何经,皆用救逆汤,焉能与病相合?至其用猪苓汤通小便,庶几犹可,若五苓散,太辛燥,恐非火逆所宜。"汪苓友分析颇有理致,可作参考。

四、少阴病动血变证(293、294)

【原文】

少陰病,八九日,一身手足盡熱者,以熱在膀胱,必便血也。(293)

【提要】少阴病热涉膀胱血分的变证。

【释义】少阴病有寒化、热化之分,本条系属热化证之变证。是证"一身手足尽热"是其辨证要点,一则可与阴盛格阳证鉴别,阴盛格阳之身热不恶寒,必与手足厥冷同见,此证一身手足尽热,手足亦在其中;二则作为热在膀胱的标志,因膀胱外应皮毛,热在膀胱,故一身手足尽热。热涉膀胱血分,热伤血络,络伤则血不循经,故可发生"便血"的变证。

本证仲景未出方治,柯韵伯认为轻则猪苓汤,重则黄连阿胶汤,常器之则认为可用桃核承气汤、芍药地黄汤,皆可参考,更可结合叶天士"入血犹恐耗血动血,直须凉血散血"的治则进行辨证治疗。

由于少阴与太阳为表里,故有认为本证是脏邪传腑、由阴出阳,实与临床不符。陈亦人指出:"不少注家认为本证是少阴移热于膀胱,为脏邪传腑,由阴出阳,如此则为病向好的方向转归。实际未必如此,临床上每见少阴病伴发血证时,往往是病邪深入,由气入血,因为膀胱有热,并不意味着少阴邪解,当与少阴三急下同理,所以本条的转归,值得讨论。"(《伤寒论译释》)陈亦人分析符合临床实际,很能说明问题。

【选注】

方有执:膀胱属太阳,太阳者,六经之长也,为诸阳主气,与少阴肾为合,阴从阳化,里热达表,故一身手足尽热也。热在膀胱,太阳多血,肾司开阖,阴主下降,故热乱则血出于二便也。(《伤寒论条辨·辨少阴病脉证并治》)

柯韵伯：少阴传阳证者有二：六七日腹胀不大便者，是传阳明；八九日一身手足尽热者，是传太阳。下利便脓血，指大便言；热在膀胱而便血，是指小便言。轻则猪苓汤，重则黄连阿胶汤可治。（《伤寒来苏集·伤寒论注·少阴脉证》）

喻嘉言：少阴病难于得热，热则阴病见阳，故前条谓手足不逆冷反发热者不死，然病至八九日，阴邪内解之时，反一身手足尽热，则少阴必无此候，当是脏邪传腑，肾移热于膀胱之证也，以膀胱主表，一身及手足正躯壳之表，故尔尽热也，膀胱气血为少阴之热所逼，其出必趋二阴之窍，以阴主降故也。（《尚论篇·少阴经后篇》）

魏念庭：如少阴八九日本不发热，至是一身及手足尽热，似为太阳之发热，不则阳明之大热矣，不知病在少阴，少阴证既具，而如此之热者，非阳经为病，仍阴经为病也。肾为阴脏，居于下焦，与膀胱最为切近，肾热必旁注于膀胱，自然之理。膀胱为太阳之腑，遂因腑热而散于太阳经之周身，以此而知病不在阳经，而在阴经，消耗阴精最迫，不可谓阴病得阳为易愈也。仲师明其必便血，在太阳膀胱本经之热证言必便血，今在少阴肾经，移注于膀胱经之热证亦言必便血。膀胱一腑，与肾表里，下焦血海，皆相联属，与太阳同有便血之机，就其切近者必之也，此非急泄下焦之热，不足以存少阴之阴也。未成血则猪苓，既成血则抵当，非此无以为救，同于太阳犯本之义也，如已下血热泄，又须斟酌。（《伤寒论本义·少阴前篇》）

陈亦人：但是血从大便出，还是从小便出？注家看法不一，方有执认为是二便出血，他说："热在膀胱，太阳多血，肾司开阖，阴主下降，故热乱则血出于二便也。"柯韵伯认为是小便血，他说："热在膀胱而便血，是指小便言。"钱天来认为不一定是小便血，他说："必便血三字，前注家俱谓必出前阴之窍，恐热邪虽在膀胱，而血未必从小便出也。"从临床来看，小便血与大便血都有可能，膀胱泛指下焦部位，太阳病篇蓄血证"热结膀胱"与"热在下焦"并提，可资佐证。柯氏与钱氏的主张，可供参考，不必过多议论。因"必"为推断之词，血究从前阴还是后阴出，自有临床证候可凭，徒议无益。（《伤寒论求是·少阴病篇》）

张正昭：此实乃少阴热化入血形成的血分热证，《论》中未出方治，可按温病学血分证论治，用清热凉血养阴法，如犀角地黄汤等。（《伤寒论归真·第九章》）

【评述】注家多认为本证是肾移热于膀胱，迫血妄行，而致便血，是脏邪传腑，由阴出阳。惟魏念庭指出"病不在阳经而在阴经，消耗阴经最近，不可谓阴病得阳为易愈也。"并认为"非急泄下焦之热，不足以存少阴之阴也。"魏念庭不循旧说，极有见地。陈亦人就血从大便出还是从小便出提出的看法，很符合临床实际，张隐庵提出"可按温病学血分证论治"，亦颇有见地。

【原文】

少陰病，但厥無汗，而強發之，必動其血。未知從何道出，或從口鼻，或從目出者，是名下厥上竭[1]，為難治。（294）

【词解】

（1）下厥上竭：厥逆因于下焦阳虚，故称下厥；阴血因上出而耗竭，故称上竭。

【提要】强发少阴汗而导致动血的变证。

【释义】少阴病"不可发汗"，前已论及，误发其汗，则有亡阳之变，"少阴病，脉微，不可发汗，亡阳故也。"（286）即是其例。本条则是少阴病误用发汗而致伤阴动血的变证。病入少阴，气血阴阳均已虚损，是证"但厥无汗"，厥为阳气虚衰，无汗则是尚未至亡阳的表现，其治当以温肾回阳为法，切不可发汗。若强发其汗，不但伤阳，而且伤阴，更能扰动营血，血随虚阳上涌，循清窍而出，或从口鼻而出，或从眼目而出，仓卒之际，很难逆料，故云"未知从何道出"。厥逆因阳气衰于下,故称"下厥",阴血又从口鼻眼目外出而竭于上,故称"上竭"。"下厥上竭"之证,下厥治当用温,而上竭又不宜用温,上竭当用清凉,但又碍于下厥,顾此失彼,相反相妨,故曰"为难治"。

本条与上条同为少阴出血,但上条之证是少阴之邪热涉于膀胱,热邪迫血妄行,血从下出,无阳亡阴竭之变;本条之证血从上出,是阳厥于下而阴竭于上,阴阳两竭。二者病理机转完全不同,故上条不言"难治"而本条言"难治"。

【选注】

尤在泾:少阴中寒,但厥无汗,邪方内淫而气不外达,非可得汗愈者,而强发之,则汗必不出,而血反自动,或口鼻,或目,随其所攻之道而外出也。盖发汗之药,其气上行,而性多剽悍,不得于气,则去而之血,必尽其性而后止耳,然既藏虚邪入,以致下厥;而复迫血妄动,以致上竭。上下交征,而血气之存者无几矣,尚何以御邪而却疾耶,故曰难治。(《伤寒贯珠集·少阴篇》)

张令韶:此论少阴生阳衰于下,而真阴竭于上也。少阴病但厥无汗者,阳气微也。夫汗虽血液,皆由阳气之熏蒸宣发而出也。今少阴生阳衰微,不能蒸发,故无汗。强发之,不能作汗,反动其经隧之血,从孔窍而出也。然未知从何道之窍而出。少阴之脉循喉咙,挟舌本,系目系,故或从口鼻,或从目出。阳气厥于下而阴血竭于上,少阴阴阳气血俱伤矣,故为难治。(《伤寒论直解·辨少阴病脉证并治》)

程郊倩:难治者,下厥非温不可,而上竭则不能用温,故为逆中之逆耳。(《伤寒论后条辨·少阴篇》)

汪苓友:仲景但云难治,其非必死之证明矣。《补亡论》常器之云,可芍药地黄汤。(《伤寒论辨证广注·辨少阴病脉证并治法》)

《医宗金鉴》:此条申明强发少阴热邪之汗,则有动血之变也。少阴病脉细沉数,加之以厥,亦为热厥。阴本无汗,即使无汗,亦不宜发汗,若发其汗,是为强发少阴热邪之汗也。不当发而强发之,益助少阴之热,炎炎沸腾,必动其本经之血,或从口鼻,或从目出,是名下厥上竭。下厥者,少阴热厥于下也;上竭者,少阴血竭于上也,故为难治。(《医宗金鉴·订正仲景全书·伤寒论注·辨少阴病脉证并治》)

唐容川:解但厥无汗为里热,非也。使果是里热而又动血,是上下皆热,施治不难措手。……下厥当用热药,上竭又当用清凉,相反相妨,故为难治。(《伤寒论浅注补正·辨少阴病脉证篇》)

陈亦人:本条提出了"下厥上竭"的病机概念,大多注家认为下厥是阳虚于下,上竭是阴竭于上,故难治,平允可从。间有主张下厥为热深,如方有执说:"下厥,以少阴居下而热深言也,上竭以妄逆言也。"近人有引申方氏之意提出"其但厥无汗,是由热邪在里,又无津作汗而致成,这和阳衰阴盛的但厥无汗虽然症状相似,但病理不同。阳虚者误汗则亡阳,阴虚者误汗则亡阴,所以只有育阴泄热,不可发汗。若强发之,无津作汗,必迫血妄行,变成坏证。"亦颇有理致。但是,对于"下厥"病机,采用张隐庵"生气厥于下"之说,释为"生气由下而厥",试问热邪在里与"生气由下而厥"怎样联系?颇难领会。(《伤寒论求是·少阴病篇》)

【评述】以上注家对本证之厥虽有寒热之争,但对少阴不可发汗的认识则是一致的,强发其汗,伤阴动血,致成下厥上竭的危重变证。而对厥之属寒属热,当以属寒为是,唐容川、陈亦人作了分析。至于难治,汪苓友云非必死之证,并引常器之云,可与芍药地黄汤,丹波元简云:"下厥上竭,惟景岳六味回阳饮(人参、附子、干姜、甘草、熟地黄、当归)滋阴回阳两全,以为合剂矣。"可供参考。

第二节 少阴病预后（287～292、295～300）

一、阳回自愈可治证（287～289、292）

【原文】

少陰病，脉紧，至七八日，自下利，脉暴微[1]，手足反温，脉紧反去者，為欲解也，雖煩下利，必自愈。(287)

【词解】

(1)脉暴微：指脉紧突然变为微弱。

【提要】少阴病阳复阴退自愈的脉证。

【释义】本条病势向愈的机转，与278条太阴病暴烦下利为脾家实的机转相同。"少阴病，脉紧"，其病机当然是里寒盛，病至七八日，证见自下利，且脉象突然微弱无力，此时是吉是凶当据证而辨。若自利无度，手足逆冷，自汗蜷卧，神情躁扰不安，则是阴阳离决的危候。所喜虽"自下利，脉暴微"，但手足不逆冷而反温，脉紧反而消失，这是阳气来复、寒邪消退的表现，故仲景作出"为欲解也"的结论。阳气来复，寒邪消退，阳回阴退，阴阳渐趋平衡，故曰"虽烦下利，必自愈。"其时之烦乃是阳气恢复能与邪气相争的表现，下利则是正胜驱邪外出的缘故。由此可见，确诊本证为向愈，其关键在于"手足反温，脉紧反去"，这两个"反"字，正是辨证的眼目。然而，病至少阴阶段，证势必十分严重，虽有向愈趋势，却不等于必愈，还当综合各方面的情况，继续给予适当的治疗，始为妥当。

【选注】

成无己：少阴病脉紧者，寒甚也。至七八日，传经尽，欲解之时，自下利，脉暴微者，寒气得泄也。若阴寒胜正，阳虚而泄者，则手足厥而脉紧不去；今手足反温，脉紧反去，知阳气复，寒气去，故为欲解。下利烦躁者，逆；此正胜邪微，虽烦下利，必自止。(《注解伤寒论·辨少阴病脉证并治》)

尤在泾：虽烦下利，必自止者，邪气转从下出，与太阴之秽腐当去而下利者同意。设邪气尽，则烦与利，亦必自止耳。(《伤寒贯珠集·少阴篇》)

周禹载：始病脉紧，阴寒实盛，可以必其下利，盖真阴退舍，势必下走也。利去之后，脉忽变微，手足反温，固邪气向衰之兆，即真阳内复之征，阳既渐复，寒邪自散矣，利虽未止，不可决其必愈耶。(《伤寒论三注·少阴中篇》)

钱天来：少阴病，其脉自微，方可谓之无阳，若以寒邪极盛之紧脉忽见暴微，则紧峭化而为宽缓矣，乃寒邪弛解之兆也，曰手足反温，则知脉紧下利之时手足已寒，若寒邪不解，则手足不当温，脉紧不当去，因脉本不微，而忽见暴微，故手足得温，脉紧得去，是以谓之反也，反温反去，寒气已弛，故为欲解也，虽其人心烦，然烦属阳而为暖气已回，故阴寒之利必自愈也。(《伤寒溯源集·少阴篇》)

柯韵伯：玩反温，前此已冷可知，微本少阴脉，烦利本少阴证。至七八日，阴尽阳复之时，紧去微见，所谓谷气之来也，徐而和矣，烦则阳已反于中宫，温则阳已敷于四末，阴平阳秘，故烦利自止。(《伤寒来苏集·伤寒论注·少阴脉证》)

陈亦人：少阴阴盛阳虚证的预后，大体不外阳存者生，阳亡者死。文中主要揭示具体分析的辨证方法,颇有指导意义。……诊脉的一般常识,紧脉与微脉相较,紧为邪甚,微属正虚,现在脉象暴微,由紧转微,却预断为欲解,并推断出"虽烦下利,必自愈。"这一判断是否可靠? 本条提出两个"反"字,就是辨证要点,如果少阴阴盛阳虚仍甚,手足必然厥冷不温,现在手足反温,表明阳气来复,脉紧反去而暴微,表明是邪去而不是正衰,由此又可推知烦为正复祛邪、正邪剧争之故,下利不是正虚邪盛,而是正复邪除,因而预断为"必自愈"。(《伤寒论求是·少阴病篇》)

【评述】少阴病虚寒证的预后,决定于阳气的盛衰。以上注家论述皆平允可从。但"必自愈",并非待其自愈,主要是说明本病所现的证候有向愈的趋势。如果再以治疗为辅助,则更可帮助阳气早复,阴阳趋于平衡,而获痊愈。这种治疗对促进疾病痊愈与康复,能起到积极的作用。

【原文】

少陰病,下利,若利自止,惡寒而踡臥(1),手足溫者,可治。(288)

【词解】

(1)蜷卧:四肢蜷曲而卧。

【提要】少阴虚寒证,手足温者可治。

【释义】少阴病,阳虚阴盛之下利,必见恶寒而蜷卧等证,若下利自止,其转归则有吉凶之别,是吉是凶,当凭脉证以辨之。若下利自止,而其手足仍然厥冷,则利止不是阳复而是阴竭,即所谓"利止,亡血也。"(385)为病情转剧,其预后多凶;若下利止而手足渐转温和,则利止为阳复阴退之征,为病情好转,是时虽仍恶寒蜷卧,而其预后一般较好。本条"利自止"而见"手足温",显属阳复阴退,故曰"可治"。但"可治"并不等于不药而愈,且病至少阴,病情一般较重,仍必须采取积极有效的治疗措施,扶阳抑阴之剂仍不可少,决不能掉以轻心。

【选注】

成无己:少阴病下利,恶寒蜷卧,寒极而阴胜也;利自止,手足温者,里和阳气得复,故为可治。(《注解伤寒论·辨少阴病脉证并治》)

钱天来:大凡热者,偃卧而手足弛散,寒则蜷卧而手足敛缩,下文恶寒蜷卧而手足逆冷者,即为真阳败绝而成不治矣。若手足温,则知阳气未败,以其阳气尚能温暖四肢,故曰手足温者可治。然治之之法,亦无外乎温经复阳之法也。(《伤寒溯源集·少阴篇》)

程郊倩:少阴病下利而利自止,则阴寒亦得下祛,而又不至于脱,虽有恶寒蜷卧不善之证,但使手足温者,阳有挽回之机,虽前此失之于温,今尚可温而救失也。利自止者,经中之寒已去也,脏中阳气未回,故仍恶寒蜷卧,然手足温者,趺阳操胜,生阳之气不难回也。(《伤寒论后条辨·少阴篇》)

沈明宗:手足温者,乃真阳未离,急用白通、四逆之类,温经散寒,则邪退而真阳复矣,故曰可治。(《伤寒六经辨证治法·少阴后篇》)

《医宗金鉴》:少阴病,恶寒厥冷下利不止者,阴盛也,今下利能自止,手足能自温,虽见恶寒蜷卧,乃阴退阳回之兆,故曰可治。(《医宗金鉴·订正仲景全书·伤寒论注·辨少阴病脉证并治》)

陈亦人:本证下利,恶寒蜷卧,已接近阴极阳绝的地步,此时决其可治与否,只在几微之间。手足温,下利止,是阳气来复的标志,所以决其可治;假如手足不温,下利不止,便是危证。(《伤寒论译释·辨少阴病脉证并治》)

【评述】此从手足温与否作为判断少阴阴盛阳衰预后的依据,诸注家分析都有参考价值。钱天来举眠卧的姿态以辨寒热,切实可从。

【原文】

少陰病,惡寒而踡,時自煩,欲去衣被者,可治。(289)

【提要】少阴病,阳气来复,烦热欲去衣被者可治。

【释义】"少阴病,恶寒而踡"是少阴阴盛阳虚之证,是时若见"时自烦,欲去衣被",其转归有两种情况:一种是仲景原文中所说的"可治",其"时自烦,欲去衣被"是阳气来复与阴邪相争,故断为"可治",但其时必有手足温和而不厥冷等阳气来复之证同见;另一种则是"不可治",《千金翼方》载:"少阴病,恶寒而踡,时自烦,欲去衣被者,不可治。"与仲景之文大相径庭,若结合临床,则有异曲同工之妙,正是本条必须注意的辨证之处,更可示人详于辨证分析,若手足厥冷而下利更甚,则为阴寒更盛,且有阴盛阳亡之虞,故《千金翼方》有"不可治"之断言。由此可见,论中只据"时自烦,欲去衣被"就断言"可治",显然是不够的,还应结合其他脉证,进行综合辨证,始为全面。

【选注】

喻嘉言:自烦欲去衣被,真阳扰乱不宁,然尚未至出亡在外,故可用温法也。(《伤寒尚论篇·少阴经前篇》)

程郊倩:少阴病,不必尽下利也,只恶寒而踡,已知入脏深矣,烦而去衣被,阳势尚肯力争也,而得之时与欲,又非虚阳暴脱者比,虽此失之于温,今尚可温而救失也。(《伤寒论后条辨·少阴篇》)

陈亦人:据《千金翼方》所载:"少阴病,恶寒,时自烦,欲去衣被者,不可治。"与本条相对照,一为可治,一为不可治,似相径庭,实有异曲同工之妙,更可示人详于辨证分析,谓可治者已如上述,谓不可治者,因为烦而至于欲去衣被,其病机近于躁,下文有"烦躁不得卧寐者死",可为明证。文中只举出"时自烦,欲去衣被",并未提及手足温,那么与阴阳离决的躁几无区别。据此,《千金翼方》作"不可治"于理亦通。本条仅据"时自烦,欲去衣被"而断为"可治",显然是不够的,还应结合其他脉证,如手足温等,始为可治,如只见烦而别无其他阳回见证,相反阴寒益甚,则多属不治。(《伤寒论译释·辨少阴病脉证并治》)

刘渡舟:本条虽为少阴病阳气来复的可治之证,但应注意与手足不温,脉紧不去,躁扰不宁,阴阳离决之死证鉴别。(《伤寒论讲解·辨少阴病脉证并治第十一》)

程昭寰:本条"时自烦"是眼目,自烦是病人自觉心烦,且有时发生。烦与躁不同,躁则四肢躁扰,为无意识动作,只自烦而不躁,阳气不但未绝,尚可与阴邪交战,只要抓住这一形势,采用回阳救逆的措施,挽转病情是完全有可能的。当然仅凭"时自烦,欲去衣被"一症,仍不能作为阳复的唯一特征。可治与否,关键在于阳气未亡而能复。(《伤寒心悟·辨少阴病脉证并治》)

【评述】诸家之注皆可从,陈亦人分析尤为精详,与《千金翼方》相较,虽两相径庭,但相反相成,颇能示人详于辨证,开宽思路,切不可仅据一脉一证而下断言。

【原文】

少陰病,吐利,手足不逆冷,反發熱者,不死。脉不至者,至一作足。灸少陰[1]七壯[2]。(292)

【词解】

(1)灸少阴:灸少阴经脉所循行的穴位。

(2)七壮:每艾灸一炷为一壮,七壮即灸七个艾炷。

【提要】少阴病吐利,阳虚未甚,脉不至者,可用灸法。

【释义】少阴病吐利,多属阳虚阴盛之证,是证多伴见手足逆冷、脉微欲绝等证,而判断阳虚阴盛证的预后,则以阳气的盛衰与存亡为关键,手足逆冷、脉微欲绝就是阳气虚衰的表现。今虽见吐利,但手足不逆冷,则表明阳虚不甚,中土之阳气尚强;且见"反发热",手足逆冷而"反发热",为阳气脱越或阴盛格阳于外之象,手足不逆冷而"反发热",则为阳能胜阴,所以断为"不死","不死"则为"可治"。

证属阳虚不甚而非阴阳离决,何以反见"脉不至"?因吐利暴作,阳气乍虚,脉一时不能接续,故仲景只言"脉不至"而不言"脉绝",其非阴阳离决可知。其治疗当以温通阳气为法,使阳气通则脉自至,"灸少阴"正是取灸法有温通阳气之长而便于救急,更示人药物治疗之外可用灸法。至于应灸何穴,论中只谓"灸少阴七壮",而未云具体穴位。常器之主张灸太溪穴,谓"肾之源出于太溪";柯韵伯主张灸太溪、复溜;章虚谷主张灸太溪、涌泉;虽所指不同,但都是少阴经的穴位,都可随证采用。如欲其回阳驱阴,更可灸关元、气海等穴,则效果更好。

【选注】

方有执:阴寒吐利,法当厥逆者,以无阳也。手足不厥冷,则阳自若而脾胃和……脾胃和,则五脏六府皆得以受其气而生也。灸之者,以其有可生之道,所以通其经以遂其生也。(《伤寒论条辨·辨少阴病脉证并治》)

程郊倩:少阴病,吐而且利,里阴胜矣,以胃阳不衰,故手足不逆冷。夫手足逆冷之发热,为肾阳外脱;手足不逆冷之发热,为卫阳外持。前不发热,今反发热,自非死候,人多以其脉之不至而委弃之,失仁人之心与术矣。不知脉之不至,由吐利而阴阳不相顺接续,非脉绝之比。灸少阴七壮,治从急也,嗣是而用药,自当从事于温。苟不知此而妄攻其热则必死,不攻而坐视以失图维则不死亦死,吾愿人当知人命为重也。(《伤寒论后条辨·少阴篇》)

喻嘉言:《内经》曰:下利发热者死,此论其常也;仲景曰,下利手足不逆冷,反发热者,不死,此论其暴也。盖暴病有阳则生,无阳则死,故虚寒下利,手足不逆冷,反发热者,或其人脏中真阳未离,或得温补药后,其阳随返,皆是美征。此但可收拾其阳,协和其阴,若虑其发热,反如常法,行清解之药,鲜有不杀人者也。(《医门法律·中寒门》)

王肯堂:少阴之脉非特一穴,今曰少阴而不指某穴者,针法常随四时,随运气以取井荣俞经合,不可泥执也。庞氏定以为太溪,恐非仲景本旨。(《伤寒准绳·少阴篇》)

【评述】方有执以少阴吐利,手足不逆冷为"阳自若而脾胃和……脾胃和则五脏六府皆得受其气而生",正说明阳虽虚而不甚;程郊倩提出"手足逆冷之发热,为肾阳外脱,手足不逆冷之发热,为卫阳外持",颇有辨证价值;少阴病因骤然吐利而脉不至,即喻嘉言"此论其暴也",所以用灸法以急救通阳,然后再用温药治之,程郊倩之说甚为有理,并不是说本证只能灸治而不可汤药。至于灸治何穴,王晋三所论亦较合理,临床当以辨证取穴。

二、少阴病欲愈候与欲解时(290、291)

【原文】

少陰中風,脉陽微陰浮者,為欲愈。(290)

【提要】少阴病欲愈的脉象。

【释义】本条据脉而推断病之欲愈,这里脉的阴、阳是指寸脉和尺脉而言,寸脉为阳,尺脉为阴。少阴中风,脉当沉细,今反见寸脉微而尺脉浮,寸脉微为邪气微之征,尺脉浮是阳气复之兆,正胜而邪衰,故曰"为欲愈"。然而,推断疾病之欲愈与否,仅据脉象是很不够的,必须结合其他见证,脉证合参,综合分析,方为全面,才能得到确切的诊断。另外,欲愈不是必愈,临床上还应积极给予进一步治疗,以使之痊愈康复。

【选注】

章虚谷:阳微者,寸微也,阴浮者,尺浮也。少阴在里,故其脉本微细,今尺浮者,邪从阴出阳之象,故为欲愈也。(《伤寒论本旨·少阴篇脉证提纲》)

钱天来:前太阳中风,阳浮而阴弱,盖以浮候沉候分阴阳也。此所谓阳微阴浮者,是以寸口尺中分阴阳也,若以浮沉二候分阴阳,则沉候岂有浮脉耶? 此不辨自明也。夫少阴中风者,风邪中少阴之经也,脉法浮则为风,风为阳邪,中则伤卫,卫受风邪则寸口阳脉当浮,今阳脉已微,则知风邪欲解,邪入少阴,惟恐尺部脉沉,沉则邪气入里,今阴脉反浮,则邪不入里,故为欲愈也。(《伤寒溯源集·少阴后篇证治》)

喻嘉言:风邪传入少阴,仍见阳浮阴弱之脉,则其势方炽。必阳脉反微,阴脉反浮,乃为欲愈。盖阳微则外邪不复内入,阴浮则内邪尽从外出,故欲愈也。(《尚论篇·少阴经后篇》)

魏念庭:少阴见阳微,则太阳之浮脉也,再阴脉浮而不沉,非弱之义乎。于此知其阴病转阳,里邪透表,必发热汗出,见欲愈之神理。发热则阴寒已微,况脉不见沉紧,则非内阴逼阳于外之反发热也。汗出则里病已除,脉又不见沉细,则非阴盛逼阳出亡之汗自出也。(《伤寒论本义·少阴前篇》)

刘渡舟:少阴中风,风由外来,寸脉当浮,今不浮而微,说明风邪之势渐退;少阴病,里气不足,尺脉当沉,今尺脉不沉而反浮,是为阴病而见阳脉,正气已经来复,《辨脉法》云:"阴病见阳脉者生",故是疾病向愈的佳兆,"为欲愈"。(《伤寒论讲解·辨少阴病脉证并治第十一》)

【评述】本条从脉以测知正气来复,病邪向外,而断为欲愈,临床当综合全部病情分析判断,始为妥当。魏念庭以之与阴盛逼阳出亡之候相较,甚为合理。

【原文】

少陰病,欲解時,從子至寅上。(291)

【提要】少阴病欲解的大概时间。

【释义】六经病欲解时的推断是以人与自然的整体关系为依据,人体的阴阳消长与自然界的阴阳消长相一致,自然界的阴阳消长对人体气血阴阳的变化有一定的影响,在患病时,这种影响也同样起着一定作用,这就是预测和推断疾病欲解的有利时间的理论依据。少阴病欲解于"从子至寅上",从子至寅就是指子、丑、寅三个时辰,相当于23时后至次日5时前的这段时间,这是阳气生长之时,阳长则阴消,阳进则阴退,而少阴病多为心肾阳衰之证,少阴得阳生之气,有利于消除全身阴寒之邪,寒退则病可解,为少阴病欲解时。

疾病的欲解虽与自然界的阳气盛衰有关,但这只是一个外部影响,只是提供了一种有利的条件,并不是惟一起决定作用的因素,因为病欲解与否,是一个复杂的过程,取决于邪正进退的情况,必须有一定的内在因素,同时也还有其他外在因素,因此对其欲解时必须灵活看待,不可过分拘执。

【选注】

成无己:阳生于子,子为一阳,丑为二阳,寅为三阳,少阴解于此者,阴得阳则解也。(《注解伤寒论·辨少阴病脉证并治》)

方有执：子丑寅，阳生之时也。各经皆解于其所王之时，而少阴独如此而解者，阳进则阴退，阳长则阴消，且天一生水于子，子者，少阴生王之地，故少阴之欲解，必于此时欤。（《伤寒论条辨·辨少阴病脉证并治》）

喻嘉言：各经皆解于所王之时，而少阴独解于阳生之时，阳进则阴退，阳长则阴消，正所谓阴得阳则解。即是推之，而少阴所主在真阳，可不识乎。（《尚论篇·少阴经前篇》）

程昭寰：六经皆有欲解的时机，一般都在该经主气之时，得其旺气之助而欲解。唯少阴病不解于阴盛之时，而独解于阳生之时。即子丑寅为阴极而阳生，阳长则阴消，阴衰得阳生之助，为其病解创造了最有利的条件。（《伤寒心悟·辨少阴病脉证并治》）

【评述】注家认识基本一致，惟方有执、喻嘉言、程郊倩则进一步指出，六经病欲解时，一般都在本经主气之时，得本经旺气而解，而少阴独解于阳生之时，可见少阴病多属于全身阳虚阴寒内盛，贵在扶助肾中真阳，很有见地。

三、少阴不治证（295～300）

【原文】

少陰病，惡寒身踡而利，手足逆冷者，不治。（295）

【提要】少阴病纯阴无阳的不治证。

【释义】少阴病有寒化证和热化证之分，寒化证为阳虚阴盛，其预后的吉凶决定于阳气的存亡。本条"恶寒身踡而利，手足逆冷"，显为阳虚阴盛之证，与前可治证中"恶寒而卧，时自烦，欲去衣被者，可治。"（289）"……恶寒而踡卧，手足温者，可治。"（288）等条文对照，前云可治者，因虽阳虚阴盛，但有"时自烦，欲去衣被"的阳气来复和"手足温"的阳复阴退之象，故断为"可治"。本条恶寒而无身热，身蜷而手足不温，皆阴盛之象，毫无阳复之征，是谓有阴无阳之证，已属危候，又见下利而手足逆冷，所以断为"不治"。所谓"不治"，只是说明病情危重，预后较差，尚非必死之谓，如能采取积极有效措施，及时地投以四逆、白通等一类回阳之剂，或可挽救于万一，而使之不死。

【选注】

柯韵伯：伤寒以阳为主，不特阴证见阳脉者生，又阴病见阳证者可治……若利而手仍温，是阳回故可治；若利不止而手足逆冷，是纯阴无阳，所谓六府气绝于外者，手足寒，五脏气绝于内者，下利不禁矣。（《伤寒来苏集·伤寒论注·少阴脉证》）

程郊倩：阳受气于四肢，虽主于脾，实肾中生阳之气所奉，故手足之温与逆，关于少阴者最重。（《伤寒论后条辨·少阴篇》）

钱天来：前恶寒而踡，因有烦而欲去衣被之证，为阳气犹在，故为可治。又下利自止，恶寒而踡，以手足温者，亦为阳气未败，而亦云可治。此条恶寒身踡而利，且手足逆冷，则四肢之阳气已败，故不温，又无烦与欲去衣被之阳气尚存，况下利又不能止，是为阳气已竭，故为不治，虽有附子汤及四逆、白通等法，恐亦不能挽回既绝之阳矣。（《伤寒溯源集·少阴篇》）

舒驰远：此证尚未至汗出息高，犹为可治，急投四逆汤加人参，或者不死。（《新增伤寒论集注·少阴前篇》）

陈亦人：少阴病预后的吉凶，决定于阳气的存亡。阳气尚存的，是为可治；阳气衰绝的，是为不治。所以在上述条文中有"恶寒而踡，时自烦，欲去衣被者可治"，"下利，若利自止，恶寒而踡卧，手足温者，可治"，而本条恶寒而无身热，身卧而手足不温，是谓有阴无阳之证，已属危候，而又兼下利，所以断为不治。然虽说不治，尚非必死之谓，如能及时地投以四逆、白

通等一类回阳方剂,或可挽救于万一。(《伤寒论译释·辨少阴病脉证并治》)

程昭寰:论中有可治、难治、不治、死的区分,本条言"不治",下条即言"死"。既然不言"死"而言"不治",仍可作"不治之治"。及时地准确地投以四逆汤等回阳救逆之剂,或可挽救于万一。(《伤寒心悟·辨少阴病脉证并治》)

【评述】本证纯阴无阳,病属危殆,诸家认识较为一致。舒驰远、陈亦人、程郊倩认为不治并不是必死,急投回阳救逆之剂,或可不死,这是为医者应尽的职责,是很必要的。

【原文】

少陰病,吐利躁煩,四逆者死。(296)

【提要】少阴病阳气衰竭的死候。

【释义】少阴病吐利,是阴盛阳衰之候,是时出现躁烦,是已衰之阳与阴邪相争,其结果不外两种:一是正能胜邪,则当阳回利止,病由重转轻,是时必见手足温之征;二是正不敌邪,病则进一步恶化。本条吐利躁烦而又增四逆,显是阴邪猖獗而致阳气达到竭绝的地步,正不胜邪,阳气衰竭,所以断为死候。

本条与309条吴茱萸汤证相类似,但一则主死,一则为可治。陈亦人指出:"吴茱萸汤证是先见手足厥冷,后见烦躁欲死,且以烦为主,表明阴邪虽盛,而阳气尚能与之相争,故可用吴茱萸汤泄浊通阳;本条则先见吐利躁烦,后见四逆,以躁为主,说明虚阳虽勉与邪争,但争而不胜,残阳欲绝,故预后不良,难以挽救。尤在泾以本条与吴茱萸汤证相较时指出:少阴病,吐利躁烦,四逆者死,此复以吴茱萸汤主之者,彼为阴极而阳欲绝,此为阴盛而阳来争也,病证则同,而辨之于争与绝之间。"(《伤寒论译释·辨少阴病脉证并治》)

【选注】

程郊倩:由吐利而躁烦,阴阳离脱而扰乱可知,加之四逆,胃阳绝矣,不死何待,使早知温中暖土也,宁有此乎。此与吴茱萸汤证,只从躁逆先后上辨,一则阴中尚现阳神,一则阳尽惟存阴魂耳。(《伤寒论后条辨·少阴篇》)

喻嘉言:上吐下利,因至烦躁,则阴阳扰乱,而竭绝可虞,更加四肢逆冷,是中州之土先败,上下交征,中气立断,故主死也,使亟用温中之法,宁至此乎。(《尚论篇·少阴经前篇》)

刘渡舟:据临床所见,如病人先有手足厥冷,而后出现烦躁,反映阳气来复,能与阴寒相争,是向愈的好现象,如果病人先见烦躁,随之出现四逆,而且四肢逆冷愈来愈重,多为阳气亡绝的死证……"躁烦"与"烦躁"不同,烦躁是以烦为主,因烦而躁,表现为意识清醒状态下的精神不安,常见于热证,如白虎汤证、承气汤证,都见有烦躁,是阳热有余的征象;躁烦是以躁为主,表现为无意识的肢体躁扰不宁,其证属阴,常见于阴盛阳气欲脱的危重证。(《伤寒论诠解·辨少阴病脉证并治法》)

陈亦人:又如296条"少阴病,吐利,躁烦,四逆者死。"309条"少阴病,吐利,手足逆冷,烦躁欲死者,吴茱萸汤主之。"叙证几乎全同,但一则断为死候,一则治用吴茱萸汤。如不仔细辨析,颇难区分。前者躁多于烦,四逆不回,是阴极阳绝,所以预后不良;后者烦躁欲死,是知以烦为主,表明寒邪虽盛,阳气尚能与邪剧争,所以可用吴茱萸汤泄浊通阳。(《伤寒论求是·少阴病篇》)

【评述】注家以本条与吴茱萸汤证相较,颇能说明问题。程郊倩指出"只从躁逆先后上辨",刘渡舟、陈亦人更就躁烦与烦躁进行鉴别比较,都较符合临床实际,切中情理,精当可从。

【原文】

少陰病,下利止而頭眩,時時自冒(1)者死。(297)

【词解】

(1) 自冒：冒者，如以物冒首之状，这里是指眼发昏黑，目无所见的昏晕而言。

【提要】 少阴病阴竭阳脱的死候。

【释义】 少阴阴盛阳虚之下利，若下利自止，则有阳气来复疾病向愈的希望，但是时必须有"手足温"作为阳气来复的佐证，论中"少阴病，下利，若利自止，恶寒而蜷卧，手足温者可治。"(288) 即是其例。本条虽亦下利止，但却未见"手足温"之证，反见"头眩"和"时时自冒"之证，可见这一"下利止"，并非阳气来复，而是阴液下竭，阳气上脱的危象，阴液竭于下，无物可下而"下利止"，阴竭则阳失依附而飞越于上，故"头眩，时时自冒"。阴竭阳越，阴阳离决在即，是以断为死候。

【选注】

钱天来：前条(指288条，编者注)利自止而手足温，则为可治，此则下利止而头眩，头眩者，目眩晕也，且时时自冒，冒者，蒙冒昏晕也，虚阳上冒于巅顶，则阳已离根而上脱，下利无因而自止，则阴寒凝闭而下竭，是亦所谓上厥下竭矣。于此可见阳回之利止则可治，阳脱之利止则必死矣，正所谓有阳气则生，无阳气则死也。然既曰死证，则头眩自冒之外，或更有恶寒、四逆等证，及可死之脉，未可知也，但未备言之耳。(《伤寒溯源集·少阴前篇》)

舒驰远：下利止而阳回者，自必精神爽慧，饮食有味，手足温和，病真愈也，所谓阳回利止者生。若利虽止，依然食不下，烦躁不安，四肢厥冷，真阳未回，下利何由自止，势必阴精竭绝，其死证也，故曰阴竭利止者死。(《新增伤寒论集注·少阴篇》)

章虚谷：下利止者，非气固也，是气竭也，阳既下陷，如残灯余焰上腾，则头眩，时时自冒而死，自冒者，倏忽瞑冒之状，虚阳上脱也。(《伤寒论本旨·少阴前篇》)

尤在泾：下利止，非利自愈也，脏阴尽也。眩，目黑而转也，冒，昏冒也。阴气既尽，孤阳无附，而浮乱于上，故头眩时时自冒也。而阴气难以卒发，孤阳且易上散，虽有良药，亦无得矣，是以少阴病阳复利止则生，阴尽利止则死也。(《伤寒贯珠集·少阴篇》)

陈亦人：少阴病虚寒下利，判断利自止的预后良否，应当前后联系分析，于同中求异，才能得其要领，总之，"阳复利止则生，阴尽利止则死"。(《伤寒论译释·辨少阴病脉证并治》)

【评述】 注家以此条与288条相较分析，指出其下利止虽同，但其他见证则不相同，同中求异，以明此条之"下利止"为阴竭阳脱，故断为死证。陈亦人所言极是，对学习《伤寒论》有普遍指导意义。

【原文】

少陰病，四逆惡寒而身蜷，脉不至，不煩而躁者死。一作吐利而躁逆者死。(298)

【提要】 少阴病阳绝神亡的死候。

【释义】 少阴病，四逆、恶寒、身卧，是阳虚阴盛之征，其脉不至，显较脉微欲绝为甚，血行脉中，须阳气以推动，真阳虚极，无力鼓动血脉运行，故"其脉不至"。阳虚至极，更见不烦而躁，不仅无阳复之望，且神气将绝，危重已极，故断为死候。

本条与292条("少阴病，吐利，手足不逆冷，反发热者，不死。脉不至者，灸少阴七壮。")虽都有"脉不至"，但其病理变化则截然不同，故一则主死，一则不死。292条"脉不至"是因为骤然吐利，阳气一时不能接续，虽然脉不至，但其"手足不逆冷，反发热"，显非阳气败绝，所以犹可用灸法治疗。本条"脉不至"是阳虚阴盛已极，为阳绝神亡之征，脉不至且四逆恶寒而蜷卧，一派阴盛阳衰之征，手足不温，全无阳复之象，纯阴无阳，生气已绝，纵有大剂姜附回阳与艾灸助阳，亦难挽回已绝之阳，是以属于死候。

胸中热郁不安为烦，手足扰动不宁为躁，合而言之谓之烦躁，可见于外感、内伤多种疾病，有虚实寒热之分，原因很多。有谓烦属阳、躁属阴，单烦不躁尚有生机，单躁不烦多为死候。论中"恶寒而踡，时自烦，欲去衣被者可治。"就是以烦为可治的依据；本证"不烦而躁者死"，就是根据单躁不烦多死来判断的。但临床上仍须根据全部脉证进行分析，始为可靠。

【选注】

程郊倩：诸阴邪具见，而脉又不至，阳先绝矣。不烦而躁，阴无阳附，亦且尽也。经云："阴气者，静则神藏，躁则消亡。"盖躁则阴藏之神外亡也，亡则死矣。使早知复脉而通阳也，宁有此乎。(《伤寒论后条辨·少阴篇》)

尤在泾：手足逆冷，不烦而躁者，阴气长阳气消也，且四逆而脉不至，与手足温而脉不至者不同，彼则阳气乍厥，引之即出，此则阳气已绝，招之不返也。而烦与躁又不同，烦者，热而烦也，躁者，乱而不必热也，烦而躁者，阳怒而与阴争，期在必胜，则生，不烦而躁者，阳不能战，复不能安而欲散去，则死也。(《伤寒贯珠集·少阴篇》)

《医宗金鉴》：四逆，谓四肢逆冷，过肘膝而不回也；表阳虚，故恶寒也；阴主屈，故蜷卧而不伸也；脉不至，则生气已绝，若有烦无躁，是尚有可回之阳，今不烦而躁，则是有阴无阳，故曰死也。(《医宗金鉴·订正仲景全书·伤寒论注·辨少阴病脉证并治》)

柯韵伯：阳盛则烦，阴极则躁，烦属气，躁属形，烦发于内，躁见于外，形从气动也。时自烦，是阳渐回，不烦而躁，是气已先亡，惟形独存耳。(《伤寒来苏集·伤寒论注·少阴脉证》)

陈亦人：烦与躁不同，烦是心烦，为病人自觉证，表示阳气未绝，尚能与邪相争，所以犹为可治；躁是四肢躁扰，为无意识的动作，乃阳气衰竭，阴邪独盛，所以为死候。(《伤寒论译释·辨少阴病脉证并治》)

【评述】注家就"脉不至"之手足是否温和及烦与躁的关系辨其预后，说理均清晰妥切，可供参考。

【原文】

少陰病，六七日，息高[1]者死。(299)

【词解】

(1)息高：息指呼吸，高指吸气不能下达。即呼吸浅表的意思。

【提要】肾气绝于下的死候。

【释义】肺主气而根于肾，肺主出气，肾主纳气，共同维持人之呼吸功能。少阴病六七日而见息高，息高乃呼吸浅表，气息浮游于上，不能下达胸腹，即不能纳气归根，这是肾气虚竭而不能纳气的表现，肾气绝于下，肺气脱于上，上下离决，故断为死候。

【选注】

程郊倩：夫肺主气而肾主生气之源，盖呼吸之门也，关系人之生死也最巨。息高者，生气已绝于下而不复纳，故游息仅浮于上而无所吸也，死虽成于六七日之后，而机已兆于六七日之前，既值少阴受病，何不预为固护预为提防，迨今真阳涣散，走而莫追，谁任杀人之咎。(《伤寒论后条辨·少阴篇》)

柯韵伯：气息者，乃肾间动气，脏腑之本，经脉之根，呼吸之蒂，三焦生气之原也。息高者，但出心与肺，不能入肝与肾，生气已绝于内也。(《伤寒来苏集·伤寒论注·少阴脉证》)

舒驰远：能于六七日之前用真武、附子等汤，加胡巴、故纸收固肾气等药，当不有此。(《新增伤寒论集注·少阴篇》)

程扶生：肾为生气之源，息高则真气散走于胸中，不能复归于气海，故主死也。（《伤寒经注·少阴温散》）

魏念庭：再如少阴病，下利虽止，而头眩，时时自冒者，此虽似太阳病，而得之少阴病利止之际，则孤阳飞越，逼离其宅，将与少阴病六七日之久，息高气逆者，同一上脱也。一眩冒而阳升不返，一息高而气根已铲，同一理而分见其证者也，故仲景皆以死期之。（《伤寒论本义·少阴后篇》）

喻嘉言：诸阳主气，息高则真气上逆于胸中，本实先拔而不能复归于气海，故主死也。六七日三字，辨证最细，见六七日传少阴而息高，与二三日太阳作喘之表证，迥殊也。（《尚论篇·少阴经前篇》）

【评述】 息高多见于肾气衰绝之危候，程郊倩提出其机兆于未发病之前，最堪注意；舒驰远更补出治疗用药，喻嘉言提出结合病程辨证等皆符合见微知著、治未病之旨，对于早期诊断、早期治疗，先事预防，有积极意义。

【原文】

少陰病，脉微細沉，但欲卧，汗出不煩，自欲吐，至五六日自利，復煩躁不得卧寐者死。（300）

【提要】 少阴病阴阳离决的死候。

【释义】 "脉微细沉，但欲卧"正与"少阴之为病，脉微细，但欲寐"合，乃少阴阳虚阴盛之证；"阴不得有汗"，"汗出"显是阳气外亡，"不烦"则是已虚之阳无力与阴邪抗争，更见阴寒之邪上逆之"自欲吐"，此时一线残阳，已达欲绝阶段，是时即便遵仲景"脉沉者，急温之"之旨而投姜附回阳之剂，尚恐不及，况失此不治而因循至五六日，以致阳气愈虚，阴寒愈盛，而且出现"自利，复烦躁不得卧寐"等证，是病情继续恶化，阴盛而阳脱于下则下利，阳气极虚不能入阴则烦躁不得卧寐。前欲吐，今且利；前不烦，今烦且躁；前欲卧，今不得卧。阳虚已脱，阴盛转加，阴盛阳脱，正不胜邪，阴阳离决，故断为死候。

【选注】

喻嘉言：脉微沉细，但欲卧，少阴之本证也；汗出不烦，则阳证悉罢，而当顾虑其阴矣；乃于中兼带欲吐一证，欲吐明系阴邪上逆，正当急温之时，失此不图，至五六日自利有加，复烦躁不得卧寐，非外邪至此转增，至少阴肾中真阳扰乱，顷刻奔散，即温之亦无及，故主死证也。（《尚论篇·少阴经前篇》）

程郊倩：以今时之弊论之，病不至于恶寒蜷卧，四肢逆冷等证叠见，则不敢温，嗟呼！证已到此，温之何及哉。此诸证有至死不一见者，则盍于本论中要旨，一一申详之。少阴病，脉必沉而微细，论中首揭此，盖已示人以可温之脉矣；少阴病，但欲卧，论中又以示人以可温之证矣。汗出在阳经不可温，而在少阴宜急温，论中盖以示人以亡阳之故矣，况复有口中和之证。如所谓不烦自欲吐者以互之，少阴中之真证不过如此，……此时邪亦仅在少阴之经，未遽入脏而成死证也，然坚冰之至，稍一露倪，则真武、四逆，诚不啻三年之艾矣。不此绸缪，延至五六日，在经之邪，遂尔入脏，前欲吐，今且利矣，前不烦，今烦且躁矣，前欲卧，今不得卧矣，阳虚已脱，阴盛转加，其人死矣。（《伤寒论后条辨·少阴篇》）

《医宗金鉴》：此发明上条（指324条——笔者注），互详脉证，失于急温致变之义也，脉微细沉，但欲卧，少阴寒也，当无汗，今反汗出不烦，乃少阴亡阳也。且自欲吐，阴寒之邪上逆，正当急温，失此不治，因循至五六日，加之自利，复烦躁不得卧寐者。此少阴肾中真阳扰乱，外越欲绝之死证，此时即温之，亦无及矣。（《医宗金鉴·订正仲景全书·伤寒论注·辨少阴病脉证并治》）

【评述】是证为少阴虚寒证失治以致阴阳离决的死候,注家均示人在下利、烦躁不得卧寐等症出现之前,及早治以回阳救逆,以免延误致变。程郊倩分析尤为透彻,可为医者棒喝。

第三节 太少两感证与少阴热化证(301～303)

一、太少两感证(301、302)

【原文】

少陰病,始得之,反發熱,脉沉者,麻黄細辛附子湯主之。(301)

麻黄二兩,去節 細辛二兩 附子一枚,炮,去皮,破八片

上三味,以水一斗,先煮麻黄,減二升,去上沫,内諸藥,煮取三升,去滓。温服一升,日三服。

【提要】少阴阳虚兼表的证治。

【释义】"病有发热恶寒者,发于阳也;无热恶寒者,发于阴也。"少阴虚寒证,本不应发热,今始得病即见发热,故曰"反发热"。发热一般多为太阳表证,太阳病其脉当浮,现脉不浮而沉,沉脉主里,为少阴里虚,脉证合参,是证当属少阴阳虚兼太阳表寒证,亦即后世所谓太阳与少阴两感证。此为两经兼病,亦即表里同病,其治当视表里证之轻重缓急而确定是先表后里还是先里后表,抑或表里同治。是证见少阴里虚之脉,但尚未见下利清谷、手足厥冷等少阴阳虚阴盛之证,即少阴阳虽虚而尚不太甚,所以用表里同治,温阳发汗法,方用麻黄细辛附子汤。如证见下利肢厥,则少阴阳虚较甚,里证为急,其治则当先温其里,急救少阴之阳,本方即不可用。以方测证,是证之太阳表证当属风寒表实,故还当有恶寒无汗等证。少阴与太阳为病,均当有恶寒之证,仲景虽未言及,当是省文。

何以会太阳与少阴同病?陈亦人认为:"乃阳虚之人感受外邪而病,由于阳气素虚,所以脉不浮而沉;但里阳虽虚,而尚能与外邪抗拒,未全陷入少阴,所以复见发热。以太阳证衡之,已见不足,以少阴证衡之,尚称有余,所以治疗方法,既不同于太阳,也不同于少阴,但又不离乎太阳和少阴,这是本条的特点。"

《太阳病篇》92条云:"病发热头痛,脉反沉,若不差,身体疼痛,当救其里,宜四逆汤。"本条云:"少阴病,始得之,反发热,脉沉者,麻黄细辛附子汤主之。"同样发热脉沉,何以治疗却不相同?《伤寒论讲义》(五版)指出:"虽然同属于太阳少阴两感,但病机并不全同。本条是少阴病为主,故云'反发热';彼条以太阳病为主,故云'脉反沉'。本条虽是少阴为主,但里虚尚不太甚,所以表里同治;92条虽太阳为主,而里虚已甚,所以先救其里。"另外,细考92条"若不差"三字即是已经温阳发汗之治,温阳发汗后反增身体疼痛,是阳虚而阴盛,里虚为急,故虽有表证亦当先治其里而用四逆汤。诚如张路玉说:"病发热头痛者,太阳伤寒,脉反沉者,其人本虚,或病后阳气弱也,虽脉沉体虚,以其有头痛表证,而用解肌药,病不差,反加身疼者,此阳虚阴盛可知,宜与四逆汤回阳散寒,不解表而表解矣。"(《伤寒缵论·太阳下篇》)李培生亦说:"'少阴病,始得之,反发热,脉沉者,麻黄附子细辛汤主之',与本条同为太阳与少阴表里同病。这里之'若不差',就是指服麻黄附子细辛汤,病仍不愈,虽有身疼痛等表证存在,亦应以四逆汤温里壮阳,固其根本。"(《高等中医院校教学参考丛书·伤寒论》)陈亦人认为:"92条发热头痛脉反沉以下,应有下利清谷等证,虽有表证未解,亦以里虚为急,故用四逆汤以救其里。"本条里虚不甚,当然无下利肢厥等证,而表实无汗,自宜温阳发汗并行。

同时,讨论本条当结合 302 条麻黄附子甘草汤证的无里证,李培生在分析 302 条时指出:"无里证,不仅是本条的审证用药要点,也同样是麻黄细辛附子汤证的审证用药要点。如果有下利清谷等里证,则当用四逆汤先温其里,而不可表里同治。"(高等医药院校教材《伤寒论讲义》五版)

　　阳虚而见发热,更可见于阴盛于内而格阳于外的格阳证,临床亦当善于鉴别。本条阳虚兼表之发热为全身发热,且与恶寒并见,并无手足厥逆;阴盛格阳之发热,虽有发热,但手足厥逆,身反不恶寒,同时必有下利清谷、脉微欲绝之里虚寒证。

【选注】

　　成无己:少阴病,当无热,恶寒;反发热者,邪在表也。虽脉沉,以始得,则邪气未深,亦当温剂发汗以散之。(《注解伤寒论·辨少阴病脉证并治》)

　　尤在泾:此寒中少阴之经,而复外连太阳之证。以少阴与太阳为表里,其气相通故也。少阴始得本无热,而外连太阳则反发热,阳病脉当浮,而仍系少阴则脉不浮而沉,故与附子、细辛,专温少阴之经,麻黄兼发太阳之表,乃少阴温经散寒,表里兼治之法也。(《伤寒贯珠集·少阴篇》)

　　程郊倩:一起病便发热,兼以阴经无汗,世医计日按证,类能恣意于麻黄,而所忌在附子,不知脉沉者,由其人肾经素寒,虽表中阳邪,而里阳不能协应,故沉而不能浮也。沉属少阴,不可发汗,而始得即发热属太阳,又不得不发汗,须以附子温经助阳托住在里,使真阳不至随汗而升,其麻黄始可合细辛用耳。(《伤寒论后条辨·少阴篇》)

　　徐灵胎:少阴病三字,所该者广,必从少阴诸现证,细细详审,然后反发热知为少阴之发热,否则何以知其非太阳、阳明之发热耶? 又必候其脉象之沉,然后益知其为少阴无疑也。凡审证皆当如此。附子、细辛,为少阴温经之药,夫人知之。用麻黄者,以其发热,则邪犹连太阳,未尽入阴,犹可引之外达。不用桂枝而用麻黄者,盖桂枝表里通用,亦能温里,故阴经诸药皆用之。麻黄则专于发表,今欲散少阴始入之邪,非麻黄不可,况已有附子,足以温少阴之经矣。(《伤寒论类方·麻黄汤类》)

　　唐容川:此两节(指 301、302 两条,编者注)总言少阴之表,即是太阳,若始得病,邪从表入,合于太阳经,而恶寒发热,且并无烦躁下利诸里证者,仍当从表以汗解之,使随太阳之卫气,而从卫以解,故用麻黄以解外也;再用附子以振肾中之阳,内阳既振,乃能外达也……惟脉沉为阳陷不升,则用细辛一茎直上者以升之也。(《伤寒论浅注补正·辨少阴病脉证并治》)

　　赵嗣真:仲景太阳篇云,病发热头痛脉反沉,身体疼痛,当救其里,宜四逆汤;少阴篇云,少阴病,始得之,反发热,脉沉者,麻黄附子细辛汤。均是发热脉沉,以其头痛故属太阳,阳证脉当浮,而反不能浮者,以里久虚寒,正气衰微,又身体疼痛,故宜救里,使正气内强,逼邪外出,而干姜附子亦能出汗以散寒邪,假令里不虚寒而脉浮,则证属太阳麻黄证矣。均是脉沉发热,以无头痛,故名少阴病,阴病当无热,今反热则寒邪在表,未全传里,但皮腠郁闭为热,而在里无热,故用麻黄细辛以发表间之热,附子以温少阴之经,假使寒邪入里,则外必无热,当见吐利厥逆等证,而正属少阴四逆汤证矣。由此观之,表邪浮浅,发热之反犹轻,正气衰微,脉沉之反为重,此四逆汤不为不重于麻黄附子细辛汤也,又可见熟附配麻黄,发中有补,生附配干姜,补中有发,仲景之旨微矣。(黄竹斋《伤寒论集注·辨少阴病脉证并治》)

　　陈亦人:从条文(指 92 条与 301 条,编者注)表面来看,都有发热脉沉,只是一以少阴病为主,故称"反发热",一以太阳病为主,故称"脉反沉"。何以一是表里同治,一是先温其里,主要取决于阳虚的程度。但92条仅提到"脉反沉",与301条的脉沉一样,怎么能作为先温其里的依据?必须前后联系起来比较分析,才能有比较全面深入的认识。92条先温其里,与302条的"无里证"相较,必然还有其他里阳虚证,只是未明言罢了。因为91条"伤寒医下之,续得下利清谷不止,身疼痛者,急当救里,后身疼痛,清便自调者,急当救表,救里宜四逆汤,救表宜桂枝汤。"已经明确交代了救表、救里的标准,所以本条举脉略证,这是《伤寒论》互文见义的特点,必须联系互勘,才能避免局限片面。(《伤寒论求是·少阴病篇》)

刘渡舟:少阴初病,不当见发热,今反发热,知非单纯少阴为病。初病即见发热,多为太阳受邪,太阳受邪,其脉当浮,今不浮而沉,则知非单纯太阳为病。因此当为太阳、少阴两感为病。故治用温经发汗,表里两解之法。(《伤寒论讲解·辨少阴病脉证并治第十一》)

【评述】注家皆以发热脉沉为少阴与太阳两感,其着眼在脉沉和反发热,因脉沉以知少阴里虚,因发热而知外兼太阳,可见脉证之不可偏废,亦不能偏执。赵嗣真、陈亦人将本条与92条相较,颇能说明问题,有利于对本条的理解。

【治法】温经解表。

【方药】麻黄细辛附子汤方。

【方义】本方由麻黄、附子、细辛三味药组成。方中麻黄解表邪,附子温肾阳,细辛气味辛温雄烈,佐附子以温经,佐麻黄以解表,三药合用,于温经中解表,于解表中温阳。本方虽为少阴太阳两感而设,但因其主要作用是温经通阳散寒,故凡属寒邪痹阻,阳气失展的病证,用之多有良效,并不限于少阴太阳两感。

【方论选】

钱天来:麻黄发太阳之汗,以解其在表之寒邪;以附子温少阴之里,以补其命门之真阳;又以细辛之气温味辛,专走少阴者,以助其辛温发散,三者合用,补散兼施,虽发微汗,无损于阳气矣,故为温经散寒之神剂云。(《伤寒溯源集·少阴篇》)

汪苓友:炮附子之辛热,用以温少阴之里,细辛之辛热,专以走少阴之经,麻黄之辛甘热,大能发表,三者相合,使里温而阳气不脱,表透而寒邪得散。(《伤寒论辨证广注·中寒脉证》)

张隐庵:炮熟附子助太阳之表阳,而内合于少阴,细辛、麻黄启少阴之水阴,而外合于太阳。按本草细辛气味辛温,一茎直上,端生一叶,其色赤黑,黑属水而赤属阳,一主天而辛上达,能启水中之生阳,上与天气相合;植麻黄之地,冬不积雪,其体空通,亦主从里阴而外达于毛窍,盖少阴之气主水阴,太阳之气主天表也。(《伤寒论集注·辨少阴病脉证篇》)

王旭高:少阴主里,应无表证,今始受风寒,即便发热,则邪犹连太阳,未尽入阴,犹可引之外达,故用细辛引麻黄入于少阴,以提始入之邪,仍从太阳而解。然恐肾中真阳随汗外亡,必用熟附温经固肾,庶无过汗亡阳之虑。此少阴表病无里证者发汗之法也。(《王旭高医书六种·退思集类方歌注·麻黄汤类》)

《伤寒论方解》:本方与麻黄附子甘草汤相较,是有细辛而无甘草。用细辛的目的有二:一是配麻黄以祛痰利水而治咳逆上气,一是配附子以温经散寒而除风湿痹痛,与麻附甘草汤相比,其药力固较强,其所主的证候亦较重。(《伤寒论方解·麻黄汤类》)

陈亦人:太阳表实,应宜发汗,但兼少阴里虚,则不宜峻汗,以更虚其里,本方用附子,一以温少阴之虚,一以防亡阳之变。(《伤寒论译释·辨少阴病脉证并治》第2版)

刘渡舟:麻黄附子细辛汤由麻黄、附子、细辛三药组成,方中麻黄发汗以解太阳之表,附子扶阳以温少阴之里,细辛则既能解在表之寒,尤能散少阴之邪,与麻黄、附子相伍,可兼有表里两治之功,三药合用,温少阴之经而发太阳之表,具有扶正祛邪,温经解表作用。但麻黄、细辛毕竟辛散有热,走而不守,易伤正气,故本方只适用于少阴病始病之时而以正虚不甚者为宜。(《伤寒论诠解·辨少阴病脉证并治法》)

黄廷佐:本方所治证属"太少两感证",治宜助阳发汗,解表散寒。方用麻黄辛透发汗解表;附子温经助阳,以散邪外出,两药相合,温散寒邪而复阳气;细辛之通彻表里,协附子内散少阴寒邪,助麻黄外解太阳之表,三药相合,是在温经助阳之中微微发汗,以散寒邪,又在发表祛寒之间维护阳气,以温少阴,使外感之风寒得以疏散,而又固护少阴之阳气。故可用以治疗太阳、少阴两感风寒者。若见少阴阳气衰微,而见下利清谷者不宜用。若误发其汗,必致厥逆亡阳,应予注意。(《中国医学百科全书·方剂学·解表剂》)

邓文龙:本方以麻黄解表散寒;附子温里助阳;配细辛通彻表里,既助麻黄发汗解表,又助附子温经散寒。三药合用,补散兼施,既可使外感寒邪从表散,又能固护真阳,使里寒为之散逐,故本方能助阳解表。主用于阳虚表寒之证,并既可祛痰利水而治咳逆上气,又能温经散寒而除风湿痹痛。(《中医方剂的药理与应用·解表剂》)

【点评】诸注以温经解表作释,都较中肯。钱天来认为"补散兼施,虽发微汗,无损于阳气矣。"而刘渡舟则谓"但麻黄、细辛毕竟辛散有热,走而不守,易伤正气",似有相背,实皆言之有理,要在详于辨证。邓文龙从临床应用上进行分析,更能指导其临床应用。

【临床应用】

(1)张仲景对本方的应用

1)麻黄细辛附子汤主治少阴阳虚兼太阳风寒表实证,见 301 条。

2)以本方与桂枝去芍药汤合用治水气病,谓"气分,心下坚,大如盘,边如旋杯,水饮所作,桂枝去芍药加麻辛附子汤主之。"见《金匮要略·水气病脉证并治第十四》。

(2)后世医家对本方的应用

1)《医贯》:有头痛连脑者,此系少阴伤寒,宜本方不可不知。

2)《证治准绳》:麻黄附子细辛汤,治肾脏发咳,咳者腰背相线而痛,甚则咳涎。又治寒邪犯脑齿,致脑齿痛,宜急用之,缓则不救。

3)《张氏医通》:暴哑声不出,咽痛异常,卒然而起,或欲咳而不能咳,或无痰,或清痰上溢,脉多弦紧,或数急无伦,此大寒犯肾也。麻黄附子细辛汤温之,并以蜜制附子含之,慎不可轻用寒凉之剂。又:脚气冷痹,恶风者,非术附麻黄并用必不能开,麻黄附子细辛加桂枝、白术。

4)《十便良方》:指迷附子细辛汤(即本方加川芎、生姜)治头痛,痛连脑户,或但额头与眉相引,如风所吹,如水所湿,遇风寒则剧,常欲得热物熨,此是风寒客于足太阳之经,随经入脑,搏于正气,其脉微弦而紧,谓之冷风头痛。

5)《兰室秘藏》:少阴经头痛,三阴三阳经不流行,而足寒气逆为寒厥,其脉沉细,麻黄附子细辛汤为主。

6)《医经会解》:若少阴证,脉沉欲寐,始得之,发热,肢厥,无汗,为表病里和,当用正方,缓以发汗。若见二便闭涩,或泻赤水,谓之有表复有里,宜去麻黄,名附子细辛汤,仍随各脏见证加药,房欲后伤寒者多患前证。

7)《方函口诀》:此方解少阴表热。一老人咳嗽吐痰,午后背洒淅恶寒,后发热微汗不止,一医以为阳虚恶寒,与医王汤(即补中益气汤)不效。服此方五帖而愈。

8)《皇汉医学》:治痘证误治伤阳变证。一患者,年甫五岁,病痘初发,予葛根加大黄汤,自第三日放点，至第四日痘皆没，但欲寐，绝饮食，脉沉，热除，宛如少阴之病状也。沉脉之中，犹觉神存，乃予本方，翌日痘再透发，脉复，气力稍增，是起胀灌脓，顺候也，结痂而愈。因思此儿本无热毒，不过寻常之痘，以多用葛根加大黄汤，发汗过多，大便微溏，致有此变。

9)《医学衷中参西录》：此方若少阴病初得之，但恶寒不发热者，亦可用。

10)《伤寒论方解》：凡外感病，恶寒发热，寒多热少，胸满喘咳，痰稀而冷，舌苔水滑，脉沉细者。又虚寒性头痛，咽痛，用本方亦有效。

(3)现代应用

麻黄细辛附子汤系治少阴里虚，复感风寒之邪而致的少阴两感证，可有脉沉、欲寐、四肢不温的里虚见证，亦可有发热、恶寒的表证。现临床多用于感冒、哮喘、经性头痛、心脏疾患、高血压等多种疾病。李志刚[1]等认为："方中崇少阴证用附子、太阳证用麻黄之意，运用麻黄外解太阳表寒之郁，附子温少阴之虚，防亡阳之变，细辛辛散少阴经寒，外可助麻黄开通表卫，内可助附子温暖命门，共为温经散寒之圣剂。近以本方加味治疗呼吸系疾病、心血管疾病、代谢性疾病、肌肉关节疾病等均有良效，临床可抓住头痛、发热恶寒、周身酸沉、但欲寐、舌淡、苔白滑、舌体胖大伴齿痕、脉沉细等见太少两感证候者效如桴鼓。"刘爱真[2]谓："麻黄附子细辛汤为温阳发表之峻剂，由于仲景论述简要，加之药物峻猛，使运用范围受到局限，细审仲景冠'少阴病'三字有着深义，从脏腑关系看，少阴包括心、肾，兼水火二气，水能克火，故易从寒化。若肾阳素虚，感受外邪，则表现出本虚标实之证，故辨证凡属肾阳不足，寒邪外袭者皆可以此方加减施治。仲景虽示'脉沉'、'发热'之证，仅是此方治症之一。在临床中往往出现有脉沉无发热，或有发热无脉沉者，或脉迟或浮大无力等，甚至无此二症者，只要辨其为本虚标实之证，不受中西医各种病名所限。"

1)呼吸系统：颜德馨教授[3]认为麻黄附子细辛汤中麻黄引经，利肺定喘，附子益火温肾配细辛直入少阴，细辛温化痰饮止咳平喘，故麻黄附子细辛汤对寒性咳喘起"温药和之"的作用。此方对一些杂病，如哮喘之肾阳虚衰，气化失司，水泛为痰，症见咳喘引痛，气短背寒，喘息不得卧，浮肿，心下悸，胸胁支满等虚寒证，以及屡用大剂量激素疗效不佳的，本方多有应验。杨绍文[4]用麻黄附子细辛汤合二陈汤治疗支气管哮喘39例，治愈28例占71.79%，好转9例占23.08%，未愈2例占5.18%，其总有效率为94.87%，疗效较为满意。朱晓红[5]应用麻黄附子细辛汤加味治疗咳嗽变异性哮喘54例，结果：痊愈34例，有效16例，无效4例，总有效率92.6%。袁传爱[6]治疗肺气肿，均取得良好的疗效。郑淑伶[7]报道用麻黄附子细辛汤加减来预防感冒8例。结果：4例效果明显，6个月内未患感冒；3例感冒次数明显减少，且感冒时症状明显减轻；1例无明显改变。焦彦超[8]用麻黄附子细辛汤加味治疗外感发热50例。结果：服1剂体温可下降2℃，服2剂热退，患者精神体力恢复。

2)循环系统：常用于病窦综合征、冠心病右束支传导阻滞、心律失常性冠心病、病毒性心肌炎后遗症、风心病房颤并发循环障碍、窦性心动过速、高血压等。以胸闷、心悸、头昏、短气、无力、或胸疼、舌淡、苔白、脉沉等为审证要点。袁瞳[9]采用麻黄附子细辛汤加味治疗病窦综合征28例。治疗后头昏乏力，气短，恶寒肢冷，眩晕黑蒙，以及心悸等症状明显减轻或消失，心率增加，大部分人的心电图都有改善。毛建平[10]用本方合保元汤治疗病窦，每日1剂，10~15日为1个疗程，停用他药，结果显效16例（窦性心律升至60次/分钟以上，症状消失，心电图好转），总有效率为90%。愈惠英[11]应用麻黄附子细辛汤合活血通络药如丹参、檀香等治疗病毒性心肌炎后遗症重症1例，7剂病情好转，连服1个月病情趋于痊愈。

3)泌尿系统：常用于急性肾炎、慢性肾炎急性发作、肾绞痛、遗尿、癃闭等。以腰痛、肢冷、尿液清长、脉沉为审证要点。徐光华[12]运用麻黄附子细辛汤加桑螵蛸、益智仁治疗小儿遗尿1例,每日早晚各1剂,3剂后,小儿精神转好,昏睡感减少,遗尿症状消失。洪玉桓[13]单纯用本方武火急煎,去上沫服,治疗尿路结石之绞痛12例,均获痊愈。其中肾结石9例,输尿管上段结石3例,病史半年到四年。服药以后,疼痛一般在0.5～1小时缓解,如不缓解再服。以腰痛剧烈、四末冷者效果最好。王美君[14]选用麻黄30g,附子15g,细辛5g,葶苈子25g,车前子25g,白茅根25g,水煎,每日1剂,治疗肾阳素虚,复感寒邪,寒水相搏,肿势严重的水肿患者。服药以后,患者水肿逐渐减轻。

4)神经系统:常用于坐骨神经痛、血管神经性头痛、神经性头痛、肋间神经痛、肌肉神经痛等。以疼痛、舌淡、苔白、脉沉等为审证要点。陈亦人[15]以本方合芍药甘草汤治愈多例寒象偏盛的坐骨神经痛。胡兆满[16]用麻黄附子细辛汤合续命汤加减(麻黄、附片、细辛、黄芪、桂枝、地龙、田七、白芍、当归、熟地黄、全蝎、炙甘草)治疗中风半身不遂98例,痊愈26例,显效52例,好转19例,无效1例。卫荣[17]用麻黄、附子、川芎、地龙各10g,当归、白芍各12g,细辛3g,治疗三叉神经痛,每日1剂,连服15日为1疗程,疗效满意。姜善忠[18]用麻黄附子细辛汤加味治疗嗜睡2例,患者都有神疲乏力,舌淡胖,苔白脉沉细的诊治要点,服药后,疗效肯定。林中慈[19]等认为小儿或少年嗜睡多为肾阳不足,湿阻中焦,阳不布达,故利用麻黄附子细辛汤温补肾阳,合茯苓、车前子等健脾利湿之品化湿和中,取得良好效果。

5)运动系统:常用于四肢疼痛、腰痛、脱疽、阴疽(多发性肌肉深部脓肿、脓毒血症)、穿踝疽(化脓性踝关节炎)、附骨疽(急性骨髓炎)、委中毒(化脓性淋巴结炎)、腰肌炎、骨质增生、肥大性关节炎等。以肢体疼痛、活动不便、舌淡、苔白等为审证要点。卫荣[20]等根据《医宗必读·痹》"治痛痹者,散寒为主……大抵参以补火之剂,非大辛大温,不能释其凝寒之害也",采用附子、细辛散寒止痛,麻黄桂枝疏风温卫,白芍、甘草缓急止痛,治疗类风湿关节炎,服药后,全身关节疼痛明显减轻,血沉降到正常,类风湿因子转为阴性。徐瑞[21]等应用麻黄附子细辛汤加味补益肝肾,强筋壮骨之品,治疗肾虚骨痹取得较为良好的效果。申越魁[22]采用加味麻黄附子细辛汤治疗慢性腰腿痛综合征30例。结果总有效率达90%。马慧敏等[23]用麻黄附子细辛汤加味治疗坐骨神经痛80例,结果均获显效,服药少则3剂,多则30剂。黄光明[24]采用胶原酶溶核术椎间盘内外混合注射,配合中药麻黄附子细辛汤治疗腰椎间盘突出症42例,并与皮质激素曲安缩松同法注射38例对照观察,结果治疗组优良率为81%,对照组优良率为36.8%,两组有非常显著性差异($P<0.01$)。檀虎亮[25]介绍用麻黄附子细辛汤加减治疗腰椎间盘突出症和梨状肌综合征,效果良好。

6)皮肤科:常用于荨麻疹、全身奇痒证、带状疱疹、皮肤瘙痒证等。以发热、恶寒、皮肤或痒或痛等为审证要点。葛蓓芬[26]、檀虎亮[25]报道用麻黄附子细辛汤治疗过敏性荨麻疹。许金珠[27]报道用本方治疗寒冷性多形红斑。

7)妇科:常用于乳结、乳腺炎、乳房胀痛、带下等。以恶寒、发热、疼痛、舌淡、苔白、脉沉细等为审证要点。张俊芳[28]报道运用麻黄附子细辛汤加肉桂、蒲公英、白术、地肤子、菟丝子、茯苓、薏苡仁、芡实等药治疗女子白带量多清稀,宫颈三度糜烂之症,其药汁也可以加以外洗阴部,药力直达病所,取得较好疗效。

8)五官科:常用于过敏性鼻炎、暴盲、涕泪不止、面神经麻痹、咽痛、失音、齿龈肿痛、慢性肥厚性咽炎、面瘫等。赵志宏等[29]用麻黄附子细辛汤加减治疗急性扁桃体炎。张桂玲[30]、胡泓[31]、李古松[32]介绍用本方加减治疗咽炎,疗效较好。伊春有[33]用麻黄附子细辛汤加味治疗过敏性鼻炎100例。结果,临床控制78例,显效15例,有效5例,无效2例,总有效率

98％。张扣启等[34]用麻黄附子细辛汤加味治疗慢性鼻炎 100 例。结果:治愈 67 例,好转 23 例,无效 10 例,总有效率为 90％。丁宇丽[35]、袁传爱[6]、葛蓓芬[26]介绍了用麻黄附子细辛汤加味治疗过敏性鼻炎的经验。郭渝南等[36]用麻黄附子细辛汤治疗过敏性牙痛、老年性牙髓炎、化脓性牙周炎共 116 例。按 WHO 对疼痛分级标准,Ⅰ级疼痛 29 例,Ⅱ级疼痛 56 例,Ⅲ级疼痛 31 例。结果:痊愈 40 例,显效 64 例,无效 12 例,总有效率为 89.66％。李古松[32]也报道可用麻黄附子细辛汤治疗牙痛。

(4)医案选录

1)少阴太阳两感证:张某,42 岁,住云南省昆明市武庙下南联升巷底。肾气素亏,于 1929 年 9 月 2 日返家途中,时值阴雨,感冒风寒而病,初起即身热恶寒,头痛体痛,沉迷嗜卧(即少阴病但欲寐之证也),兼见渴喜热饮不多,脉沉细而紧,舌苔白滑,质夹青紫。由于肾气素亏,坎阳内弱,无力卫外固表以抵抗客邪,以致寒风乘虚直中少阴,阻塞真阳运行之机,而成是状。以仲景麻黄附子细辛汤,温经解表,扶正祛邪:黑附片 30g,麻黄 10g(先煮数沸,去沫),北细辛 6g,桂尖 13g。3 日,服上方一剂即汗,身热已退,唯觉头晕咳嗽,神怯。表邪虽解,肺寒尚未肃清,阳气尚虚,以四逆合二陈加细辛、五味子,温阳祛寒:黑附片 50g,干姜 26g,甘草 10g,广皮 10g,法夏 13g,茯苓 13g,北细辛 4g,五味子 2g。一剂尽,咳嗽立止,食量增加,精神恢复,病遂痊愈。(《吴佩衡医案》)

2)左足疼痛:嘉禾李君玉堂,当夏历六月忽患左足疼痛,卧床不可转侧,呻吟之声达于户外。诊之,脉沉紧,舌苔白,口中和。曰:此风寒直中少阴,法当用仲景麻黄附子细辛汤。旁有人咋舌言曰:天气暑热若此,麻黄与细辛同用,得毋大汗不止乎? 余曰:此方并不发汗,非阅历有得者不能知,毋庸疑阻。即疏方与之,三药各一钱共仅三钱,煎水两杯,分二次服,一服知,二服即步履如常而愈。经方之神效,洵有令人不可思议者。(萧伯章《遁园医案》卷下)

3)喑痱证:某少妇,32 岁,于 5 月 26 日晨突感左肢不遂,言语謇涩,经医院按病毒性脑炎治疗无效,又经精神病防治院诊断为脑干脑炎,加用激素亦无效。后经某市三家大医院检查:两目视乳头欠清,咽反射消失,左侧肢体轻度偏瘫,左锥体束征阳性,脑电图波形正常。无药可用,转中医院诊治。起病迄今已经 50 余日,根据面色苍白,流涎肢冷,左肢不遂,口不能张,舌不能伸,欲语无声,饮水即呛,舌淡苔白滑,脉沉微细,断为寒邪直中少阴,阳虚失展,寒痰阻络,治以温经通阳,化痰和络,方选麻黄附子细辛汤加味。炙麻黄 6g,熟附子 6g,北细辛 3g,制半夏 10g,白芥子 6g,桂枝 10g,九节菖蒲 6g,全蝎 3g。服 3 剂,四肢回温,流涎减少,左肢略能活动,但饮水仍呛,前方加制南星 6g,续服 5 剂,饮水不呛,能扶杖行走,能讲话,尚欠清楚,主诉舌萎无力,不能咀嚼,再于原方去南星、全蝎,加入补肾之熟地黄、淫羊藿、巴戟天、骨碎补,连服 15 剂,全部恢复。(《伤寒论求是·少阴病篇》)

【按语】作为太阳少阴两感风寒之代表方,本方临床运用十分广泛。凡虚人外感,表现为发热恶寒、身疼脉沉肢凉而白唇青者,用之多有显效。而据脏腑经络之络属关系及病因病性之互通性,拓展其运用范围,用治临床各科疾病,如呼吸系统之肺炎、咳喘,循环系统之胸闷、心悸,泌尿系统之肾炎、癃闭等,其临床表现虽与《伤寒论》所述大异,然其理相通,持之有据,实为后世学者之贡献。

【现代研究】本方虽仅麻黄、附子、细辛三药组成,但其药理作用则较为广泛:麻黄具有显著的发汗解热、平喘镇咳、抗炎、抗过敏、镇痛以及中枢兴奋等作用,而且尚具显著的肾上腺素能神经兴奋效果,使血压升高、心搏增加、血糖升高[37]。附子有显著的强心、扩张外周肌肉血管、抗炎、镇痛、兴奋肾上腺皮质及抗寒冷作用。附子的强心作用与其所含去甲乌药碱有关,去甲乌药碱能显著兴奋β受体,故除强心外,还能扩张血管、松弛平滑肌、增高血糖等。附子扩张外周肌肉血管、特别是四肢肌肉血管作用,有助于改善四肢厥冷状态。心肌功能改善及外周血管扩张,对脉沉也有有利的影响。增强肾上腺皮质功能可增加机体的非特异抵抗力,其延迟寒冷环境中实验动物冻死时间的抗寒冷作用,也是其"大热"药性的一个方面,提示可增加人体的抗寒能力,有助于解除"里寒"证候。细辛也含较多之去甲基乌药碱,而能提高机体新陈代谢,此外,细辛尚有显著的镇痛、抗炎、解热、解除支气管痉挛以及抗组胺、抗变态反应等作用,故既能增强麻黄之解热、平喘、抗炎抗过敏等作用,又能增强附子的振奋新陈代谢、强心、扩张外周血管、提高血糖、镇痛抗炎等效果。这样三药便能共奏温阳解表之效。薛瑞新[38]给小鼠灌服蓖麻油,造成持续6个小时的腹泻,同时可见小鼠直肠体温下降2~4℃,他把此作为太阳少阴合病的模型,并在此模型上研究了20个中医方剂对腹泻及体温下降的影响,结果仅有麻黄附子细辛汤等三方可抑制蓖麻油所致小鼠腹泻,而仅有麻黄附子细辛汤能显著抑制小鼠直肠体温的下降,似提示本方确能温经助阳散寒。

【原文】

少陰病,得之二三日,麻黃附子甘草湯微發汗。以二三日無證[1],故微發汗也。(302)

麻黃二兩,去節　甘草二兩,炙　附子一枚,炮,去皮,破八片

上三味,以水七升,先煮麻黃一兩沸,去上沫,内諸藥,煮取三升,去滓,日三服。

【词解】

(1)无证:《玉函经》、《注解伤寒论》均为"无里证",当从。无里证,指无吐利等里虚寒证。

【提要】补充少阴病兼表的证治

【释义】本条与上条连类而及,补充论述少阴病兼表的证治,两条应当合看。上条以麻黄发汗,附子温经,本条也用麻黄、附子,所以亦当是少阴与太阳两感证,亦当有发热、无汗、脉沉等证。"无里证"是本条的审证要点,也是上条的审证要点,对少阴发汗有非常重大意义。所谓"无里证",即是指无吐利等典型的里虚寒证而言。只有在无里证的情况下,才能采用表里同治的发汗与温经并用之法治疗,否则,如见吐利典型的里虚寒证,说明里虚寒已盛,其治疗则当采用先里后表之法,即论中所谓"伤寒,医下之,续得下利,清谷不止,身疼痛者,急当救里。"(91),而不能表里同治。诚刘渡舟所说:"少阴、太阳两感,之所以可采用表里双解,温阳发汗之法,全在尚无少阴阳衰阴盛,下利清谷,四肢厥逆等里证,因此说'无里证,故微发汗也'。言外之意,一但出现上述里证,则不仅麻黄细辛附子汤不可用,而且麻黄附子甘草汤也不可用了,这就应先救其里,专用四逆汤来温阳了。"(《伤寒论讲解·辨少阴病脉证并治第十一》)

本条与上条的差异,仅是证情的缓急不同,上条言"始得之",是证情稍急;本条言"得之二三日",是证情稍缓,且正气较虚。故在用药上,上条以细辛之升,温经散寒;本条以甘草之缓,取其微汗,且可益气和中,保护正气。

【选注】

成无己:二三日,邪未深也,既无吐利厥逆诸里证,则可与麻黄附子甘草汤,微汗以散之。(《注解伤寒论·辨少阴病脉证并治》)

柯韵伯:要知此条是微恶寒发热,故微发汗也。(《伤寒来苏集·伤寒论注·少阴脉证》)

张隐庵:上文言始得之,此言二三日,乃承上文而言也。夫二三日无里证,则病少阴而外合太阳,故以麻黄附子甘草汤微发汗也。(《伤寒论集注·辨少阴病脉证篇》)

周禹载:此条当与前一条合看,补出无里证三字,知前条原无吐利躁渴里证也。前条已

有反发热三字,而此条专言无里证,知此条亦有发热表证也。少阴证见,当用附子,太阳热见,可用麻黄,已为定法,但易细辛以甘草,其义安在？只因得之二三日,津液渐耗,比始得者不同,故去细辛之辛散,益以甘草之甘和,相机施治,分毫不爽耳。(《伤寒论三注·少阴中篇》)

张路玉:少阴绝无发汗之法,汗之必致亡阳。惟此一证,其外发热无汗,其内不吐利躁烦呕渴,乃可温经散寒,取其微似之汗。(《伤寒缵论·少阴病篇》)

汪苓友:此条病当承上条而言,上条反发热脉沉,此亦反发热脉沉,但上言始得之为急,此言得之二三日为缓,病势稍缓,治法亦缓,故用麻黄附子甘草汤微发其汗。无里证者,为无吐利躁烦干呕厥逆等证也,故仍从微汗而温发之。(《伤寒论辨证广注·中寒脉证》)

《医宗金鉴》:此详上条,少阴病得之二三日,仍发热脉沉不解者,宜麻黄附子甘草汤微发其汗也。盖谓二三日不见吐利里寒之证,知邪已衰,然热仍在外,尚当汗之,但不可过耳,故不用细辛而用甘草,盖于温散之中有和意也。此二证,皆未曰无汗,非仲景略之也,以阴不得有汗,不须言也。(《医宗金鉴·订正仲景全书·伤寒论注·辨少阴病脉证并治》)

余无言:前条云脉沉,此条云无里证,是指无脉沉之证,盖沉为在里也。周氏误指为吐利燥渴之里证,非也,因脉不沉,知里寒微,故虽用附子之温,而不用细辛之升。然少阴受病,总属于虚,故加炙甘草,亦小建中汤、炙甘草汤之意,所以防微杜渐也。(引自中国研究院研究生部《伤寒论注评·辨少阴病脉证并治》)

刘渡舟:少阴病得之二三日,则较上条"始得之"正虚的程度有所加重,故虽是少阴、太阳两感于寒,拟用表里两解之法时,麻黄细辛附子汤尚恐辛散太过,而当用麻黄附子甘草汤温阳解表,微发其汗。(《伤寒论讲解·辨少阴病脉证并治第十一》)

【评述】本条之注,注家多以本条与上条相互发明,皆有助于对条文的理解,惟周禹载认为细辛易甘草是因"津液渐耗",若以津液耗而易细辛,则麻黄、附子亦当禁用,可见周禹载之说不妥。实际上是因病势稍缓之故,即汪苓友所谓"此言得之二三日为缓,病势稍缓,治法亦缓。"余无言谓无里证为无脉沉之证,若脉亦不沉,何为少阴证耶？刘渡舟更补出"则较上条'始得之'正虚的程度有所加重",也有道理,可供参考。

【治法】温经解表,微发其汗。

【方药】麻黄附子甘草汤方。

【方义】麻黄附子甘草汤为麻黄细辛附子汤去细辛加炙甘草而成。因病情比较轻缓,故去辛窜之细辛,加甘缓之炙甘草。方中麻黄解表邪,附子温肾阳,炙草之用,既可扶中益气,又可缓麻黄之发散,以求微微得汗而解,不致过汗,使之成为温阳解表,微发汗而又不伤正气的平和之方。

【方论选】

成无己:麻黄、甘草之甘,以散表寒,附子之辛,以温寒气。(《注解伤寒论·辨少阴病脉证并治》)

赵嗣真:少阴发汗二汤,其第一证,以附子温经,麻黄散寒,而热须汗解,故加细辛,是汗剂之重者。第二证得之二三日,病尚浅,比之前证亦稍轻,所以去细辛加甘草,是汗剂之轻者。(引自黄竹斋《伤寒论集注·辨少阴病脉证并治》)

黄坤载:麻黄发太阳之表,附子、甘草温癸水而培己土。少阴禁汗,此微发汗者,以二三日尚无少阴之里证,故微发汗也。(《伤寒论悬解·少阴篇》)

王晋三:少阴无里证,欲发汗者,当以熟附固肾,不使麻黄深入肾经劫液为汗,更妙在甘

草缓麻黄,于中焦取水谷之津为汗,则内不伤阴,邪从表散,必无过汗亡阳之虑矣。(《绛雪园古方选注·汗剂》)

张隐庵:上节麻黄附子细辛汤,主助太阳之阳内归于少阴,少阴之阴外通于太阳,非为汗也。此麻黄附子甘草汤,主开通心肾之精血,合于中土而为汗,故此则曰微发汗,而上文不言也。(《伤寒论集注·辨少阴病脉证并治》)

徐灵胎:三阴经惟少阴与太阳为表里,而位最近,故犹有汗解之理,况二三日无里证,则其邪未深入,此方较麻黄附子细辛少轻,以其无里证也。(《伤寒论类方·麻黄汤类》)

刘渡舟:麻黄附子甘草汤为麻黄附子细辛汤去细辛之辛温,加炙甘草之甘温,既可扶中益气,又可监制麻黄发散,使之成为温阳解表,微发汗而又不伤正气的平和之方。(《伤寒论讲解·辨少阴病脉证并治第十一》)

【点评】诸论皆较合理,且与原文合拍,惟王晋三"以熟附固肾,不使麻黄深入肾经劫液为汗",使人费解。陈亦人认为:"本方熟附,主要是预护阳气,以防阳气随汗外泄;甘草的作用,主要是缓麻黄发汗的力量,不使发得太多太骤,以求微微得汗而解。"陈亦人之说与刘渡舟之说甚合,符合实际。

【临床应用】

(1)张仲景对本方的应用

1)主治少阴太阳两感证而无里证者,见302条。

2)麻黄附子汤即本方麻黄二两为三两,治水气病脉沉小属少阴者,谓"水气为病,其脉沉小……脉沉者宜麻黄附子汤……"见《金匮要略·水气病脉证并治第十四》

(2)后世医家对本方的应用

1)《千金翼方》:载有麻黄汤,其药味与本方全同,治"风湿水疾,身体面目肿,不仁而重","皮水用之良"。

2)《卫生宝鉴补遗》:病人寒热而厥,面色不泽,冒昧,两手忽无脉,或一手无脉,此是将有好汗,宜用麻黄附子甘草汤以助其汗,汗出则愈。

3)《张氏医通》:风气为病,发其汗则已,即脉沉无他病者,用麻黄附子甘草汤荡动其水以救肾邪。

4)《吴鞠通医案》:治水肿案:某患水肿,陈医予麻黄附子甘草汤未效。吴诊之,乃复开此方。吴氏云:陈医之方恐麻黄伤阴,必用八分;附子护阳,用至一钱,以监麻黄;又恐麻黄、附子皆慓悍药,甘草性平用一钱二分,以监制麻附。服一贴无汗,改用八味丸,八味丸阴柔药多,故当无效。于是,吴用麻黄去节二两,附子大者一枚得一两六钱,少麻黄四钱,让麻黄出头,上药煎成五饭碗,先服半碗,得汗止后服,不汗再服,以汗为度。因尽剂未汗,仍用原方分量一剂,煮如前法,并加服鲤鱼汤助药力,二帖服完,脐上肿消。后以五苓散并调理脾胃,竟奏全功。

5)《方极》:麻黄附子甘草汤,治麻黄甘草汤证,而恶寒,或身微痛者。

(3)现代应用

现代临床将麻黄附子甘草汤运用于治疗内、外、妇、儿各科病证,如哮喘、发热、疼痛、水肿、遗尿、腰椎间盘突出症、冠心病、病态窦房结综合征等。

1)治心血管疾病:张东明[39]以温通心肾法治疗病态窦房结综合征,由麻黄附子甘草汤加味组成病窦方。通过兴奋阳气,温通上下、顺畅内外、祛除阴寒,通行血气,而使心阳扶振。临床研究结果发现:心率转为正常,临床症状基本愈除,平均心率增加10次/分钟以上3例;

平均心率增加 5～9 次/分钟，症状显著改善 2 例；平均心率增加 3～4 次/分钟，症状减轻 2 例；总有效率 87.5%。

2)治肾源性水肿：刘爱真[40]谓此方证之水肿，病机为肾阳虚衰，阴盛于下，膀胱气化无权，水道不利所致；又复感寒邪，寒水相搏，使肿势转甚。从本方药物分析，本方有发表散寒、温阳利水之功能，投之可内外分消，水肿自去。临床常见：全身微肿，腰痛酸重，小便量减，四肢厥冷，恶寒无汗，发热，嗜睡，精神委靡，口淡不渴，舌质淡胖，苔白，脉沉细等症。并以此方加减治疗急慢性肾炎、心脏病所致的水肿，尤其对因节气交替和气候骤变而加重病情，且伴发热恶寒无汗者，多获效。但附子需用 10～20g。

(4)医案选录

1)少阴太阳两感证：唐君春，盛夏畏冷，以麻黄三分、附子三分、甘草一分，强之服，一服解一裘，两服而重裘皆弛矣。(《世补斋医书》)

2)任应秋老师曾治疗一水肿患者。患者全身浮肿，延医迭以真武汤与五苓散合用，浮肿恒不能退。诊其脉沉细弦，时有微恶风寒的症状。舌苔薄白。知其为阳气郁于表，不能宣发的风水症。即用麻黄附子甘草汤原方：麻黄 12g、附子 9g、炙甘草 6g。经服两剂，汗出而水肿全消。(《伤寒心悟》)

【按语】本方组方意义与麻附细辛汤大同小异，温阳发汗是其同，而较之麻附细辛汤，则温散之力减而温补之性胜。故而其临床运用与麻附细辛汤基本相同而略有所异。其微妙之处，学者可于前述之诸运用实例，结合麻附细辛汤证条下之相关内容推求之。设若更能于临证实践中悉心体会，必能悟其真谛。

二、少阴热化证(303)

【原文】

少陰病，得之二三日以上，心中煩，不得臥，黃連阿膠湯主之。(303)

黃連四兩　黃芩二兩　芍藥二兩　雞子黃二枚　阿膠三兩。一云三挺。

上五味，以水六升，先煮三物，取二升，去滓，内膠烊盡，小冷，内雞子黃，攪令相得。溫服七合，日三服。

【提要】少阴病阴虚阳亢的证治。

【释义】少阴病有寒化、热化之分，主要由于体质因素的差异，邪犯少阴，如素体阳虚，则外邪从阴化寒而形成少阴寒化证；素体阴虚，则外邪从阳化热而形成少阴热化证。少阴寒化证以"脉微细，但欲寐"为其典型脉证，本条"得之二三日以上，心中烦，不得卧"则是少阴热化证的脉证代表。然而，少阴热化证的形成，既可是邪从热化，即寒邪化热，也可是由阳明热邪灼伤真阴而成，还可由因感受温热之邪内灼真阴所致。总之，无论是由寒邪化热，或阳明之热灼阴，或温热之邪灼阴，只要具有真阴伤而邪热炽的脉证，就可确诊为少阴热化证。

少阴病，得之二三日以上，便出现"心中烦，不得卧"之证，说明肾水素亏，即素体阴虚，邪从热化，肾水不足，心火亢盛，心肾不交，水火不济，是以"心中烦，不得卧"。本条叙证较略，临床见证还当有咽干口燥、舌红苔黄、脉沉细数等证。是证并非纯属虚证，除有阴虚之虚外，尚有邪热之实，故治以黄连阿胶汤滋阴清热而交通心肾。

本证的烦躁不得卧与阳虚阴盛，虚阳浮越，阴阳离决的烦躁不得卧不同，临床不难鉴别。而与栀子豉汤证虽皆有邪热，但其见证及病机不同，当予以鉴别。栀子豉汤证的虚烦不得眠为热扰胸膈，其肾水不虚，而见证尚有反复颠倒、心中懊侬、胸中窒、心中结痛等，且舌苔多见黄白(舌上苔者),治宜清宣郁热而除烦。黄连阿胶汤证为阴虚阳亢而有热,其证当有咽干口燥,而无热扰胸膈的见证,其舌红绛苔黄而乏津,治宜滋阴清热而交通心肾。

【选注】

尤在泾:少阴之热,有从阳经传来者,亦有自受寒邪,久而变热者,曰二三日以上,谓自二三日至四五日,或八九日,寒极而变热也。至于心中烦不得卧,则热气内动,尽入血中,而诸阴蒙其害矣。盖阳经之寒变,则热归于气,或入于血,阴经之寒变,则热归于血,而不归于气,此余历试之验也。(《伤寒贯珠集·少阴篇》)

陈修园:少阴病,得之二三日以上,由二日以及三日,各随三阳主气之期以助上焦君火之热化也。下焦水阴之气,不能上交于君火,故心中烦,上焦君火之气,不能下入于水阴,故不得卧,宜壮水之主以制阳光,以黄连阿胶汤主之。(《伤寒论浅注·辨少阴病脉证篇》)

周禹载:气并阴则寐,故少阴多寐,今反不得卧,明是热邪入里劫阴,故使心烦,遂不得卧也,二三日以上,该以后之日而言之也。(《伤寒论三注·少阴上篇》)

程扶生:二三日邪未应传少阴,乃无呕利厥逆诸证,而心烦不得卧,是阳热内烦,真阴为邪热煎熬也,以解热滋阴为主治,与芩连之苦以除热,鸡子黄阿胶之甘以生血,芍药之酸收阴气而泄邪热。(《伤寒论注·少阴清解》)

喻嘉言:心烦不得卧而无躁证,则与真阳发动迥别,盖真阳发动,必先阴气四布,为呕,为下利,为四逆,乃至烦而且躁,魄汗不止耳。今但心烦不卧,而无呕利四逆等证,是其烦为阳烦,乃真阴为邪热所煎熬,如日中纤云,顷刻消散,安能霾蔽青天也哉,故以解热生阴为主治,始克有济,少缓则无及矣。(《尚论篇·少阴经后篇》)

《医宗金鉴》:少阴病得之二三日以上,谓或四五日也。言以二三日,少阴之但欲寐,至四五日,反变为心中烦不得卧,且无下利清谷、咳而呕之证,知非寒也,是以不用白通汤;非饮也,亦不用猪苓汤;乃热也,故主以黄连阿胶汤,使少阴不受燔灼,自可愈也。(《医宗金鉴·订正仲景全书·伤寒论注·辨少阴病脉证并治》)

陈亦人:原文303条"少阴病得之二三日以上,心中烦,不得卧,黄连阿胶汤主之。"由于叙证太简,有些注家即据患病日数解释,提出"二三日以上是寒极变热之时",未免牵强附会。患病日程只能作为辨证参考,怎么能作为辨证依据。即就《伤寒论》原文来看,如桃花汤证"少阴病,二三日至四五日"(307条),真武汤证"少阴病二三日不已,至四五日"(316条)等,都不是热证而是虚寒证,怎样解释? 可见依据患病日程解释病机是站不住脚的。就病情的发展变化来说,当然能够由寒变热,太阳风寒表证,内传化燥成实为阳明病,就是明显的例证。不过,把少阴热化证,全责之由寒变热则失之局限。事实是既可由阳明之热灼伤真阴而成,如程扶生说:"心烦不得寐者,是阳明之热内扰少阴,故不得寐也。"也可因感受温热之邪,内灼真阴而致,如吴仪洛说:"此汤本治少阴温热之证,以其阳邪暴虐,伤犯真阴,故二三日以上便见心烦不得卧。"后世温病学家都把黄连阿胶汤作为治疗温病的主方,极有见地……至于该证的虚实问题,有的侧重于实,主张是"阳亢导致阴虚",有的侧重于虚,主张是"阴虚导致阳亢",两说都嫌片面,因为该证病机为"正虚邪实"两个方面,不可偏废,正如周禹载所说:"是热邪入里劫阴",吴鞠通说得尤其明确,"阴既虚而实邪正盛",并在该方禁例中指出"邪注虚多者,不得用黄连阿胶汤",确属可贵的经验总结。有些注家补出舌苔脉象,如"舌红绛少津,脉沉细数",但仍然侧重于阴虚,忽略了邪实,因而使用黄连黄芩苦寒之品就失去了依据。(《伤寒论求是·少阴病篇》)

刘渡舟:少阴包括手少阴心经和足少阴肾经,在正常的生理情况下,心火下蛰于肾,以温肾阳,使肾水不寒;肾水上济于心,以滋心阴,使心火不亢,心肾水火交通既济,则阴阳谐和,身体健康。邪犯少阴,若素体阳虚阴盛,病邪可从阴化寒,而形成少阴寒化证;若素体阴虚阳盛,病邪可从阳化热而形成少阴热化证。本条所言,病在少阴,又经过了二三天,出现了心中烦,不得卧之证,是少阴阴虚,邪从热化,阴虚而肾水不能上济于心,心火无水以制则上亢,故心中烦,不得卧。治以滋阴泄火,使心肾相交,水火既济即愈。(《伤寒论讲解·辨少阴病脉证并治第十一》)

【评述】尤在泾以为阳经之寒变,则热归于气,或入于血,其言甚是;至于阴经之寒变,则热入于血而不归于气,则未必如此。如果阴经之寒变不归于气,何以少阴有三急下证而有大承气呢?总之,无论阳证阴证,至其传变,均可入气入血,而阳经寒变入气为多,阴经寒变入血为多。陈亦人之说较为全面,指出:患病日程只能作为辨证参考而不能作为辨证的依据,少阴热化证不能全责之于由寒变热;亦可由阳明之热灼伤真阴或温热之邪内灼真阴而成;黄连阿胶汤证的病机为正虚邪实,即既有阴虚,又有邪热。

【治法】滋阴清热降火,交通心肾。

【方药】黄连阿胶汤方。

【方义】本方由黄连、黄芩、芍药、鸡子黄、阿胶等组成,方中芩、连清心火,除烦热;阿胶、芍药、鸡子黄滋肾阴,养营血,安心神。芍药与芩、连相伍,酸苦涌泄以泻火,与鸡子黄、阿胶相伍,酸甘化阴以滋液,又能敛阴安神以和阴阳,共成泻心火,滋肾水,交通心肾之剂。主要用于邪实正虚阴虚阳亢之证,特别是对心肾不交的顽固性失眠证尤有功效。

【方论选】

《医宗金鉴》:柯琴曰:此少阴病之泻心汤也。凡泻心必借芩、连,而导引有阴阳之别。病在三阳,胃中不和,而心下痞硬者,虚则加参、甘补之,实则加大黄下之。病在少阴,而心中烦不得卧者,既不得用参甘以助阳,亦不得用大黄以伤胃矣。用芩、连以直折心火,用阿胶以补肾阴,鸡子黄佐芩、连于泻火中补心血,芍药佐阿胶于补阴中敛阴气,斯则心肾交合,水升火降。是以扶阴泻阳之方,变而为滋阴和阳之剂也。是则少阴之火,各归其部,心中之烦不得卧可除矣。经曰:阴平阳秘,精神乃治。斯方之谓欤。(《医宗金鉴·删补名医方论·卷八》)

徐灵胎:芩连以直折心火,佐芍药以收敛神明,非得气血之属交合心肾,苦寒之味,安能使水升火降,阴火终不归则少阴之热不除,鸡子黄入通于心,滋离宫之火,黑驴皮入通于肾,益坎宫之精,与阿井水相溶成胶,配合作煎,是降火归原之剂,为心虚火不降之专方。(《医略六书伤寒约编·六经病解》)

吴仪洛:此汤本治少阴温热之证,以其阳邪暴虐,伤犯真阴,故二三日以上,便见心烦不得卧,所以始病之际,即用黄连大寒之药,兼芍药、阿胶、鸡子黄,以滋养阴血也。然伤寒六七日后,热传少阴,伤其阴血者,亦可取用之,与阳明府实用承气汤法,虽虚实补泻悬殊,而祛热救阴之意则一耳。(《伤寒分经·诸方全篇》)

吴鞠通:以黄芩从黄连,外泻壮火而内坚真阴;以芍药从阿胶,内护真阴而外捍元阳;名黄连阿胶汤者,取一刚以御外侮,一柔以护内主之义也。(《温病条辨·下焦篇》)

陈亦人:关于该方的配伍意义,大多从心肾双方立论,如柯韵伯说:"病在少阴而心中烦不得卧者,既不得用参甘以助阳,亦不得用大黄以伤胃也,故用芩连以直折心火,用阿胶以补肾阴,鸡子黄佐芩连,于泻心中补心血,芍药佐阿胶,于补阴中敛阴气,斯则心肾交合,水升火降,是以扶阴泻阳之方,而变为滋阴和阳之剂也。"吴鞠通的解释尤为中肯,他说:"以黄芩从黄连,外泻壮火而内坚真阴;芍药从阿胶,内护真阴而外抑亢阳。"认为鸡子黄的作用是"其气焦臭，故上补心，其味甘咸，故下补肾"，"乃安奠中焦之圣品"。现代药理研究证明，鸡子黄有丰富的营养价值，可见该方配伍鸡子黄具有特殊效用。早在东汉时代就有如此深刻的认识，实属难能可贵。(《伤寒论求是·少阴篇》)

刘渡舟：本方由黄连、黄芩、芍药、鸡子黄、阿胶五味药物组成。黄芩、黄连苦寒清上中焦之火热，泻心火以除烦；阿胶滋肾水，鸡子黄以养心血；芍药与芩、连相伍，酸苦涌泄以泻火；与鸡子黄、阿胶相伍，酸甘化液以滋阴，共成泻心火、滋肾水、交通心肾之剂。(《伤寒论讲解·辨少阴病脉证并治第十一》)

程昭寰：黄连阿胶汤用黄连泻心火，阿胶滋肾水，两药为君，故冠之方名。黄芩苦寒辅黄连以直折心火之盛。芍药敛神明而又佐阿胶于阴中敛阳。妙在鸡子黄入通于心，佐黄连泻心火又补心血。是以全方配伍，使心肾相交，水升火降，实为滋阴和阳之方。(《伤寒心悟·辨少阴病脉证并治》)

【点评】诸注家皆认为黄连阿胶汤的作用是滋阴清热泻火，陈亦人指出"只要符合正虚邪实，阴虚阳亢病机，用之皆有良效。"实是前后呼应，符合临床实际。柯韵伯说理透切，吴鞠通更有所发挥，足可启迪后人。

【临床应用】

(1)后世医家对本方的应用

1)《肘后备急方》：治时气差后，虚烦不得眠，胸中疼痛，懊恼。黄连四两、芍药二两、黄芩一两、阿胶三小挺，水六升，煮取三升，分三服，亦可纳鸡子黄二枚。(《肘后备急方·卷二》)

2)张璐玉：治热伤阴血便红。(《张氏医通·卷十三专方·伤寒门》)

3)李中梓：黄连阿胶汤，一名黄连鸡子汤，治温毒下利脓血，少阴烦躁不得卧。(《医宗必读》)

4)吴鞠通：少阴温病，真阴欲竭，壮火复炽，心中烦不得卧者，黄连阿胶汤主之。(《温病条辨·下焦篇》)

5)《类聚方广义》：黄连阿胶汤治久痢，腹中热痛，心中烦而不得卧，或便脓血者。又：治诸失血证，胸悸身热，腹痛微利，舌干唇燥，烦悸不能寐，身体困惫，面无血色，或面热潮红者。又：治痘疮内陷，热气炽盛，咽燥口渴，心悸烦躁，清血者。

6)《方极》：黄连阿胶汤，治心中悸而烦，不得眠者。又：心中烦而不能卧者，胸中有热，心下痞，烦而不能眠者。

7)《方函口诀》：此方，柯韵伯谓少阴之泻心汤。治病陷阴分，上热犹不去，心烦或虚躁者。故治吐血咳血，心烦不眠，五心热，渐渐肉脱者。凡诸病人，热气浸淫于血分为诸症者，毒利腹痛，脓血不止，口舌干者，皆有验。又用于少阴下利脓血，而与桃花汤有上下之辨。又活用于疳泻不止者；痘疮烦渴不寐者，有特效。

8)陆渊雷：淋沥症小便热如汤，茎中痛而血少者，黄连阿胶汤有奇效。(《伤寒论今释》)

(2)现代应用

本方所治之证多因素体阴虚，感受外邪，邪入少阴从阳化热，致阴虚火旺。症见心烦不寐，入夜尤甚，口干咽燥，舌红少苔，脉沉细数。现代临床运用对本方有所发挥，不仅限于心肾不交之心烦不得眠，凡属热邪未清，阴液亏虚的各种热性病过程中，出现诸如血热妄行的各种出血，湿热交织之痢、淋沥、痘疹等，均可使用，有少阴证者，尤为适宜。

1)治疗阴虚火旺心肾不交失眠症：全小林教授[41]认为，临床上只要存在长期用脑过度、精神紧张所导致的脑局部阴分不足，虚火炽盛，引起脑的阴阳失衡，阴虚火旺证候，即可应用本方。即使脉证不符，往往也收效甚捷。抓住心烦、失眠两个主症及情志失调的诱因，是辨治脑局部阴虚火旺所致失眠的关键。何丰华[42]观察黄连阿胶汤治疗阴虚火旺型失眠的临床疗效。将160例阴虚火旺型失眠患者随机分为2组，治疗组80例采用黄连阿胶汤治疗。对照组80例给予柏子养心丸治疗。2组治疗30d后观察疗效。结果发现治疗组80例，显效60例，有效14例，无效6例，总有效率为92.5%。对照组80例，显效40例，有效16例，无效24例，总有效率为70.0%。两组总有效率比较，有显著性差异（$P<0.01$）。认为黄连阿胶汤对于阴虚火旺型失眠患者有确切疗效，能够改善患者症状，提高患者的生活质量，安全性好，患者顺应性强，值得临床推广。

2)治疗阴虚火旺之出血：杨鸿仁[43]以该方加味治疗上消化道出血50例。经治疗，49例止血，其大便转阴率为98%，最短服药时间为3天，最长为15天，平均止血时间4.7天。黄增强[44]用该方治疗牙龈出血，疗效满意。

3)治痢疾：陈永朴等[45]以此方加味治疗痢疾，临床表现为腹中隐隐作痛，痛甚欲便，解赤白脓血黏液便、量少，解出困难，每日少则3～5次，多则10余次，口苦心烦，五心烦热，舌红，苔薄黄，脉细数等，有较好疗效。朱习文等[46]以黄连阿胶汤加减治疗慢性细菌性痢疾42例，临床治疗10日为一疗程，后得出治疗组总有效率为95%，而对照组为73.68%，差异显著（$P<0.01$）。

4)治萎缩性胃炎：缪希文[47]用本方加减治疗萎缩性胃炎，以胃脘痛伴肝区疼痛、眠差、夜多梦，舌质红，脉弦细等，取得了很好的疗效。

5)治疗焦虑症：张远怀[48]用本方加味治疗焦虑症30例，与西药对照组30例比较，结果显示：在治疗1周时治疗组总有效率为66.67%，对照组总有效率为56.67%，差异无统计学意义；在治疗2周时治疗组总有效率为86.67%，对照组总有效率为63.33%，差异有统计学意义；在治疗4周时治疗组总有效率为93.33%，对照组总有效率为73.33%，差异有统计学意义。

6)治心律失常：张勇[49]以本方加减治疗特发性室性心动过速。

7)治失音：姬云海[50]用本方加减治疗顽固性失音50例，疗效满意。本组50例中，临床以声音嘶哑或不能发声为特点，喉部检查均有壁糙充血。治疗方法：以本方加桔梗、石斛、赤芍、白芍、玄参、天冬、麦冬、沙参。每日1剂，服3次。结果：25例治愈（症状消失，发音正常，咽部无充血，1年以上无复发）；20例好转（症状基本消失，发音时好时坏，咽部充血减轻，6个月内无复发）；5例无效（症状无改善）。疗程最短15天，最长40天，平均32天。

8)治阳痿早泄：姬云海[51]用黄连阿胶汤加减治疗阳痿、早泄80例，效果满意。治疗期间忌食辛辣刺激食品及白萝卜、绿豆，忌性生活。治疗14～60天。结果：治愈36例，好转40例，无效4例。

其他方面应用：吕沛宛[52]用该方治疗虚火上浮和阴虚阳亢导致的面部疔疮、耳鸣及经前烦躁等，颇有良效。

（3）医案选录

1)功能性子宫出血：女，年四旬外，患功能性子宫出血反复发作年余，久治乏效。就诊时，经事旬日未净，出血量多，血色鲜红，质稠而黏，伴有心烦、失眠、潮热、头晕耳鸣、咽干口渴，小便黄，大便干。舌质红，苔薄黄，脉细数。方疏黄连阿胶汤加味：黄连5g，阿胶烊化20g，黄芩15g，白芍、生地黄各30g，地骨皮10g，生龟甲（杵）、生牡蛎（先煎）各30g，鸡子黄（冲）1枚。服方5剂，果血止而神爽。复以原方小其制，续服5剂，以巩固疗效。后每月事来潮时，守法随证进退，服方数剂。前后治疗3个月，经行如常。（《北京中医》，2005，24（6）：

363)

2) 慢性萎缩性胃炎: 患者吴某, 男性, 40 岁, 患慢性萎缩性胃炎 6 年, 食欲不振, 大便秘结, 胃脘痛伴肝区疼痛, 眠差, 夜多梦, 舌质红, 脉弦细。证属阴虚阳亢, 肝气犯胃。以黄连阿胶汤加减: 黄连 3g, 黄芩 10g, 白芍 15g, 阿胶 10g, 鸡子黄 2 枚, 川楝子 10g, 青木香 10g, 制香附 10g, 炙甘草 6g。每日 1 剂, 2 剂后胃痛减轻, 失眠多梦改善, 大便通畅。上方去黄芩, 加熟地黄 15g, 服 10 余剂而愈。(《中国中医急症》, 2005, 14(10): 10-13)

【按语】黄连阿胶汤乃滋阴降火、交通心肾之名方, 其临床运用以正虚邪实, 阴亏阳亢为标准。凡阴液不足而邪热亢盛者, 无论其源自内伤杂证, 或咎由外感热病, 皆可酌情施用。然则阴液亏耗者, 口舌干燥, 头晕耳鸣, 脉虚细无力, 种种虚象, 难以尽述; 邪热亢盛者, 口渴欲冷饮, 心烦躁扰, 面赤舌红, 脉来疾数, 诸多实情, 非一而足。是以其临床诊断依据, 不可泥于条文所记, 宜乎审其因, 知其机, 如此则其效用之宏, 断可必矣。

临证之际, 若能明虚实之主从, 阴阳之缓急, 进而灵活调整本方剂量比例, 则疗效更佳。阳热甚者, 重用苦寒之芩连; 阴虚重者, 加大柔剂之药量, 且减轻芩连之量, 防其苦燥伤阴。谨守病机原则, 圆机活法, 可得辨证论治之精髓。

【现代研究】现代药理研究表明: 黄连阿胶汤具有抗焦虑作用, 选用小鼠足部电击诱发的攻击行为模型、小鼠行为绝望模型, 评价黄连阿胶汤对攻击行为及"失望"和"不动"行为的作用, 测定该汤剂对小鼠自主活动性和协调运动的影响。结果发现黄连阿胶汤可显著抑制小鼠由电刺激诱发的激怒状态, 延长小鼠悬尾不动时间, 减少小鼠的自主活动性, 缩短小鼠从转棒上落下的时间[53]。此外, 尚有研究发现黄连阿胶汤可改善实验动物的临床症状、凝血指标, 促进血液成分的变化, 疗效优于肝素, 具有养阴清热、活血止血之功, 从实验角度证实黄连阿胶汤是治疗血证安全有效的方剂[54]。

新近研究证实: 加味黄连阿胶汤能降低顺铂肾毒性大鼠 24h Upro、NAG 含量, 改善肾功能, 增强肾小管上皮细胞内 MMP-9 的表达, 减轻顺铂引起的肾小管和肾小管间质损伤, 对顺铂致大鼠肾损伤有一定的保护和治疗作用[55]。

参 考 文 献

[1] 李志刚, 王睿非, 罗艳玲. 麻黄附子细辛汤及其临床应用[J]. 河南中医, 2009, 29(3): 239.

[2] 刘爱真. 麻黄附子细辛汤的辨证运用[J]. 中医研究, 2010, 23(1): 58.

[3] 杨生超. 颜德馨教授运用经方经验鳞爪[J]. 国医论坛, 1995, (5): 32.

[4] 杨绍文, 李海霞. 麻黄附子细辛汤加味治疗支气管哮喘临床观察[J]. 中国民族民间医药杂志, 2001, (6): 337.

[5] 朱晓红. 麻黄附子细辛汤加味治疗小儿咳嗽变异性哮喘[J]. 四川中医, 2003, 21(8): 68.

[6] 袁传爱. 麻黄附子细辛汤临床新用[J]. 湖南中医杂志, 2003, 19(6): 46.

[7] 郑淑伶. 麻黄附子细辛汤加减预防感冒 8 例[J]. 中国民间疗法, 2005, 13(6): 39.

[8] 焦彦超. 麻黄附子细辛汤加味治疗外感发热 50 例临床观察[J]. 中医药学报, 2005, 33(2): 27.

[9] 袁瞳. 麻黄附子细辛汤加味治疗病态窦房结综合征 28 例观察[J]. 时珍国医药, 1999, 10(2): 143.

[10] 毛建平. 麻黄附子细辛汤合保元汤治疗病窦综合征 30 例[J]. 广西中医药, 1996, (4): 10.

[11] 愈惠英. 经方新效举隅[J]. 上海中医药杂志, 1993, (2): 28.

[12] 徐光华. 经方临床应用[J]. 陕西中医, 1996, 17(6): 280.

[13] 洪玉桓. 麻黄附子细辛汤临床应用[J]. 上海中医药杂志, 1996, 7(6): 18.

[14] 王美君. 麻黄附子细辛汤临证略识[J]. 中医药学报, 1995, (4): 53.

［15］陈亦人.伤寒论求是［M］.北京：人民卫生出版社,1987:99.

［16］胡兆满.麻黄附子细辛汤加减续命汤治疗中风半身不遂98例［J］.浙江中医杂志,1995,(1):15.

［17］卫荣.麻黄附子细辛汤临证举隅［J］.国医论坛,1997,12(4):11.

［18］姜善忠,沈月英.经方峻剂治顽疾［J］.上海中医药杂志,1995,(9):32.

［19］林中慈.麻黄附子细辛汤治验二则［J］.四川中医,1995,13(5):36.

［20］卫荣.麻黄附子细辛汤临证举隅［J］.国医论坛,1997,12(4):11.

［21］徐瑞.麻黄附子细辛汤临床运用［J］.甘肃中医,1995,8(4):22.

［22］申越魁.加味麻黄附子细辛汤治疗慢性腰腿痛综合征30例［J］.陕西中医,2005,26(8):765.

［23］马慧敏,顾艳春.麻黄附子细辛汤加味治疗坐骨神经痛80例［J］.陕西中医,2002,23(8):728.

［24］黄光明.胶原酶溶核术治疗腰椎间盘突出症42例［J］.湖南中医药导报,2002,8(8):496.

［25］檀虎亮.麻黄附子细辛汤新用［J］.山西中医,2004,20(1):41.

［26］葛蓓芬.麻黄附子细辛汤临证举隅［J］.浙江中医杂志,2003,38(9):408.

［27］许金珠.麻黄附子细辛汤临床新用举隅［J］.江西中医药,2001,32(5):27.

［28］张俊芳.麻黄附子细辛汤临床新用［J］.陕西中医,1992,13(1):516.

［29］赵志宏,李月娜.麻黄附子细辛汤治疗急性扁桃体炎［J］.吉林中医药,2005,25(2):37.

［30］张桂玲.麻黄附子细辛汤临床举隅［J］.河南中医,2001,21(2):11.

［31］胡泓.麻黄附子细辛汤新用［J］.陕西中医,2004,25(8):753.

［32］李古松.麻黄附子细辛汤治疗鼻齿喉疾病举隅［J］.中国医药学报,2003,18(6):356.

［33］伊春有.麻黄附子细辛汤加味治疗过敏性鼻炎100例［J］.吉林中医药,2003,23(4):29.

［34］张扣启,李海英,孙青.麻黄附子细辛汤加味治疗慢性鼻炎100例疗效观察［J］.山西中医,2001,17(6):23.

［35］丁宇丽.麻黄附子细辛汤治验举隅［J］.陕西中医,2004,25(6):559.

［36］郭渝南,陈红,郭致远.麻黄附子细辛汤治疗牙痛116例［J］.中国中医急症,2002,11(4):315.

［37］丁丽丽,施松善,崔健,等.麻黄化学成分与药理作用研究进展［J］.中国中药杂志,2006,31(20):1661.

［38］薛瑞新.中药药理学的研究-中药蓖麻油对小白鼠腹泻的影响［J］.新中医,1978,(5):55.

［39］张东明.温通心肾法治疗病态窦房结综合征观察［J］.辽宁中医杂志,2005,32(5):419.

［40］刘爱真.麻黄附子甘草汤临床运用体会［J］.河南中医,2000,20(6):10.

［41］孙鑫,仝小林.仝小林教授治疗失眠经验介绍［J］.新中医,2009,41(12):7.

［42］何丰华.黄连阿胶汤治疗阴虚火旺型失眠80例疗效观察［J］.云南中医中药杂志,2001,31(2):27.

［43］杨鸿仁.黄连阿胶汤加味治疗上消化道出血50例疗效观察［J］.甘肃中医,1900(1):13.

［44］黄增强.黄连阿胶汤临床运用［J］.中国当代医药,2009,16(21):161-162.

［45］陈永朴,唐世惠.黄连阿胶汤辨证新用［J］.四川中医,2004,22(8):30.

［46］朱习文,杨东威,牛雪华,等.黄连阿胶汤加减治疗慢性细菌性痢疾42例［J］.湖北中医杂志,2001,23(5):33.

［47］缪希文.慢性萎缩性胃炎辨治体会［J］.中国中医急症,2005,14(10):1013.

［48］张远怀,包祖晓,孙伟.黄连阿胶汤加味治疗广泛性焦虑症30例临床观察［J］.实用中医内科杂志,2008,22(1):61.

［49］张勇.经方辨治心律失常验案举隅［J］.四川中医,2010,28(4):84-85.

［50］姬云海.黄连阿胶汤加减治疗顽固性失音50例［J］.浙江中医杂志,1994,(12):540.

［51］姬云海.黄连阿胶汤加减治疗阳痿早泄80例［J］.浙江中医杂志,1994,(7):305.

［52］吕沛宛.黄连阿胶汤新用［J］.中外治疗,2009,(15):100.

［53］李彦冰,耿慧春,李庭利,等.黄连阿胶汤抗焦虑作用的药效学研究［J］.中医药学报,2004,32

（5）：21.

[54] 胡永珍.黄连阿胶汤治疗血证的动物实验研究[J].国医论坛,1999,14(3):36.

[55] 杨桂染,李淑贞,刘娜.加味黄连阿胶汤对顺铂所致大鼠肾毒性的影响[J].中国慢性病预防与控制,2010,18(2):162.

第四节　少阴寒湿证（304、305）

【原文】

少陰病,得之一二日,口中和[(1)],其背惡寒者,當灸之,附子湯主之。**(304)**

附子二枚,炮,去皮,破八片　茯苓三兩　人參二兩　白术四兩　芍藥三兩

上五味,以水八升,煮取三升,去滓。溫服一升,日三服。

【词解】

（1）口中和：即口中不苦、不燥、不渴。

【提要】 阳虚寒湿证的证治。

【释义】 "口中和"是少阴阳虚寒湿证的审证要点。口中不苦、不燥、不渴谓之口中和,知里无邪热,是以背恶寒当是少阴阳虚,失于温煦所致。治以灸、药同用,用灸法以壮元阳、消阴寒,至于灸用何穴,一般认为可灸大椎、膈俞、关元、气海等穴。用附子汤以温经散寒、补益阳气。灸法与汤药配合使用,可增强药物温经散寒的作用,以提高治疗效果,且示人治病不可拘于一法。至于先用灸法还是先用汤药,刘渡舟认为:"治疗少阴阳衰背恶寒,当先用灸法以消阴,继用附子汤以扶阳气。"而据临床实际,灸法方便可行,汤药尚须一定时间进行配制,故一般可先行灸法,刘渡舟之说符合临床实际,但也不可拘泥。

本证"背恶寒"与白虎加人参汤证的"背微恶寒"的性质完全不同,白虎加人参汤证的背微恶寒,是由于邪热内炽,汗出太多,肌腠疏松,津气不足所致,必口中燥渴引饮;本证背恶寒为阳虚寒盛,失于温煦所致,除口中和外,尚有脉沉肢冷而无热无汗等证。与太阳表证的恶寒也不相同,太阳表证的恶寒为邪袭肌表,卫阳被郁所致,必与发热头痛、脉浮等证并见。以上虽各皆有恶寒,但性质各异,治法自亦不同,临床必须详加辨证,才不致有误。

【选注】

成无己:少阴客热,则口燥舌干而渴。口中和者,不苦不燥,是无热也。背为阳,背恶寒者,阳气弱,阴气胜也,经曰,无热恶寒者,发于阴也。灸之,助阳消阴;与附子汤,温经散寒。（《注解伤寒论·辨少阴病脉证并治》）

王肯堂:背为胸中之府,诸阳受气于胸中而转行于背。《内经》曰:人身之阴阳者,背为阳,腹为阴。阳气不足,阴寒气盛,则背为之恶寒。若风寒在表而恶寒者,则一身尽寒矣,但背恶寒者,阴寒气盛可知,如此条是也。又或乘阴气不足,阳气内陷入阴中,表阳新虚,有背微恶寒者,经所谓伤寒无大热,口燥渴,心烦,背微恶寒,白虎加人参汤主之是也。一为阴寒气盛,一为阳气内陷,何以明之,盖阴寒为病则不能消耗津液,故于少阴病则口中和,及阳气内陷则热灼津液为干,故于太阳病则口燥舌干而渴也,要辨明阴阳寒热不同,当于口中润燥详之。（《证治准绳·伤寒·少阴病》）

尤在泾:口中和者,不燥不渴,为里无热也;背恶寒者,背为阳而阴乘之,不能通于外也。阳不通故当灸之以通阳,痹阳不足,故主附子汤以补阳虚,非如麻黄附子细辛之属,徒以温散为事矣,此阳虚受寒,而虚甚于寒者之治法也。按元和纪用经云,少阴中寒而背恶寒

者,口中则和;阳明受热而背恶寒者,则口燥而心烦。一为阴寒下乘,阳气受伤,一为阳热入里,津液不足,是以背恶寒虽同,而口中和与燥则异,此辨证之要也。(《伤寒贯珠集·少阴篇》)

魏念庭:少阴病三字中,该脉沉细而微之诊,见但欲寐之证,却不发热而单背恶寒,此少阴里证之确据也,全篇亦视此句为标的。(《伤寒论本义·少阴病后篇》)

汪苓友:此条论,仲景不言当灸何穴,《补亡论》常器之云,当灸鬲俞、关元穴,背俞第三行。郭白云云,此有漏字,当是灸鬲俞、关元穴也。(《伤寒论辨证广注·中寒脉证》)

《医宗金鉴》:背恶寒为阴阳俱有之证,如阳明病无大热,口燥渴,心烦,背微恶寒,乃白虎加人参汤证也。今少阴病但欲寐,得之二三日,口中不燥而和,其背恶寒者,乃少阴阳虚之背恶寒,非阳明热蒸之背恶寒也,故当灸之,更主以附子汤,以助阳消阴也。口燥口和,诚二者之确征矣。(《医宗金鉴·订正仲景全书·伤寒论注·辨少阴病脉证并治》)

刘渡舟:本条"背恶寒"若与169条白虎加人参汤的"背微恶寒"对比,一为热伤气阴,一为寒伤阳气。两证鉴别之处,一为口中燥渴,一为口中和;一为有热,一为无热;一为"背微恶寒",一为背恶寒甚重。仔细分析,则不难辨别。(《伤寒论讲解·辨少阴病脉证并治十一》)

程昭寰:"口中和,其背恶寒"是本条方证的辨证眼目,有加强鉴别诊断的意义。背恶寒可见于阳明受热,也可见于少阴中寒。阳明受热的背恶寒,则口燥而心烦。少阴中寒的背恶寒,则口不干不渴不苦不燥而和。寒热之邪迥异,全在"口中和"与不和为辨。背为阳,少阴背恶寒实为阳虚不足。因督脉及太阳经多行于背,太阳卫气大虚,少阴之寒从太阳而入少阴,少阴阳虚,故背恶寒为甚。又:本条设一证二法。二法的运用,说明灸药同治在挽救少阴阳虚患者中的重要性。其一,"当灸之"要活看。言外之意,也有不当灸者,如284条"少阴病咳而下利谵语者,被火气劫故也"。火疗包括灸法、火针。阴虚患者,误灸则强责少阴汗,反而导致变证的发生。292条阳虚阴盛已极而见阳气来复,"灸少阴七壮",则是急用灸法。既方便又速效,以便争取时间。本条"当灸之",无疑也是后者的落实。其二"当灸"于何穴何处,仲景没有明言。我们认为选择大椎、膈俞、关元、气海、肾俞等穴施灸,都有利于温阳散寒,使阳虚得以恢复。至于有些医家围绕灸药并用,不分先后,还是先灸后药等问题进行争论,则是大可不必的,因为施治是在辨证准确前提下进行的。灸与内服药也都是为了回阳急救而设,所以抓紧时间施治,抢救病人是唯一目的。因此,先灸后药,灸药并用,皆宜从速。(《伤寒心悟·辨少阴病脉证并治》)

【评述】本条"口中和"三字是辨证的着眼点,诸注皆从此处论说,而背恶寒则有寒热之别,背恶寒而见口中和始为阳虚确据,才可用灸法和附子汤温经散寒。如口燥渴而恶寒,则属于热盛伤津,则不可以阳虚治之。注家以本证与白虎加人参汤证相较,很能说明问题,有比较才能鉴别,这是学习《伤寒论》的方法之一。另外,程昭寰对灸药并用的分析较为确切,且符合临床实际,研究《伤寒论》必须以指导临床为目的,离开临床的争论是无益的,也是不可取的。

【治法】温经散寒,补益阳气。

【方药】

(1)"当灸之"(可灸大椎、膈俞、关元、气海等穴)。

(2)附子汤方。

【方义】附子汤由附子、茯苓、人参、白术、芍药组成,方中重用炮附子温经散寒邪,伍以人参大补元阳;凡阳虚者多水湿凝滞不化,故配以茯苓、白术健脾以除寒湿;佐以芍药以和营血而通血痹,可加强温经止痛的效果。本方以附子、人参为主药,故其治在于补益脾肾而固根本。

【方论选】

柯韵伯:此大温大补之方,乃正治伤寒之药,为少阴固本御邪之剂也……此与真武汤似同而实异,此倍术附去姜而用参,全是温补以壮元阳,彼用姜而不用参,尚是温散以逐水气,补散之分歧,只在一味之旋转软。(《伤寒来苏集·伤寒附翼·少阴方总论》)

汪苓友:武陵陈氏(指陈亮斯——笔者注)曰:四逆诸方皆有附子,于此独名附子汤,其意重在附子,他方皆附子一枚,此方两枚可见也。附子之用不多,则其力岂能兼散表里之寒哉!两枚生用,生则辛烈善走,不独温少阴之经,而又走卫气以治背恶寒也。邪之所凑,其气必虚,参、术、茯苓,皆甘温益气,以补卫外之虚,辛热与温补相合,则气可益而邪可散矣。既用生附之辛热,而又用芍药者,以敛阴气,使卫中之邪,不遽全进于阴耳。(《伤寒论辨证广注·中寒脉证》)

尤在泾:气虚者,补之必以甘;气寒者,温之必以辛,甘辛合用,足以助正气以散阴邪,人参、白术、茯苓、附子是也,而病属阴经,故又须芍药以和阴气,且引附子入阴散寒,所谓乡导之兵也。(《伤寒贯珠集·少阴篇》)

陈亦人:本方以附子名方,目的在于温补元阳以散寒邪,伍以参、术、苓、芍,则不但温阳胜寒,且能逐水镇痛。试从方中用药规律来看,苓、术并用,善治水气,如苓桂术甘汤、真武汤,均用此二味以治水气。术、附同用,善治筋骨痹痛,如桂枝附子去桂加术汤和甘草附子汤,均用此二味以治风湿证的肢体疼痛。参、附同用,尤善回阳复脉。此外,一派刚燥之药,伍以芍药,不但可收刚柔相济之效,而且可以引阳药入阴散寒。(《伤寒论译释·辨少阴病脉证并治》)

刘渡舟:附子汤用附子温肾以扶真阳之本;用人参大补元气以扶后天之虚。凡阳虚则阴必盛,阴盛则水湿凝滞而不化,故加茯苓、白术健脾利水化湿,以助阳气之宣通。然此四药性多温燥,恐有伤阴之虑,故用芍药以制术、附之温燥而护阴,且配苓、术,又可助疏泄以利水。本方以附子、人参为主药,故其主治在于补益脾肾而固根本。附子用熟不用生,且剂量较大,说明重在扶阳,而且能行水祛湿以消阴,故对治疗阳虚寒凝的身痛、骨节疼痛有效,这在下一条将得到证明。(《伤寒论讲解·辨少阴病脉证并治第十一》)

程昭寰:附子汤以附子为君,故冠以方名。论中四逆诸方,皆用附子,唯独本方冠附子为方名,其义即重在附子温肾以扶真阳,人参则大补元气以培后天之虚,先后二天均培。白术茯苓甘温益气,健运中焦,又能健脾利水。妙在芍药之酸敛,一方面制附子温燥而谨防伤阴,另一方面缓急止痛,助苓术以利水。从而共奏回阳固本之效。(《伤寒心悟·辨少阴病脉证并治》)

【点评】 诸注皆认为本方重在温补元阳以散寒湿,柯韵伯、汪苓友、尤在泾所论都很具体,陈亦人从仲景用药规律上进行分析,更有利于对本方配伍的理解。

【临床应用】

(1)张仲景对本方的应用

1)治少阴阳虚寒凝的"口中和,其背恶寒"证,见304条。

2)治少阴阳虚而寒湿凝滞的"身疼痛,手足寒,骨节痛,脉沉者",见305条。

3)治妇人妊娠阳虚寒盛腹痛。谓"妇人怀娠六七月,脉弦发热,其胎愈胀,腹痛恶寒者,少腹如扇,所以然者,子脏开故也,当以附子汤温其脏。"见《金匮要略·妇人妊娠病脉证并治第二十》。

(2)后世医家对本方的应用

1)《备急千金要方》云:附子汤(即本方加桂心、甘草)治湿痹缓风,身体疼痛,如欲折,肉如锥刺刀割。

2)《方极》云:附子汤,治身体挛痛,小便不利,心下痞硬,若腹痛者。

3)《类聚方广义》云:附子汤,治水病遍身肿满,小便不利,心下痞硬,下利腹痛,身体痛,或麻痹,或恶风寒者。

4)《成绩录》:一男子,两脚疼痛,不得屈伸,手足寒,腹挛急,食颇减,羸瘦尤甚,服附子汤疼痛退,拘挛缓,食亦进,能行步。

5)《古方便览》:一男儿十岁,背梁曲而伛偻,两脚挛急不能起已两年,作此方及紫圆饮之,两月而痊愈。

6)《医宗金鉴》:身体痛,表里俱有之证也。如太阳病,脉浮发热恶寒手足热,骨节痛,是为表寒,当主麻黄汤发表以散寒。少阴病,脉沉无热恶寒,手足寒,骨节痛,乃是里寒,故主附子汤温里以散寒。

7)《勿误药室方函》:此方乃真武汤加人参代生姜。彼方治少阴之里水,此方主少阴之表寒,一味之差,妙不可言。此方在《千金方》中类方颇多,身体疼痛剧者,可随证选用。

(3)现代应用

本方所治之证由阳气虚衰,寒湿凝滞所致,症见身痛、骨节痛、手足冷等。现代多用于风寒湿痹、眩晕、腹痛、外周血管病、妊娠腹痛、水肿等病证。

1)运动系统:治风湿性和类风湿关节炎之骨节痛,证属阳虚而寒湿痹阻经脉筋骨者,以关节疼痛、肌肉疼痛、恶寒、脉沉、苔白为审证要点。白清佐[1]认为痛痹偏于寒重者,其证形寒身重,痛时剧烈,或其痛骤然而至,不可忍耐,手足缓弱,口和不渴,小便清长或频数。多兼见腰痛之证,其脉沉细无力。多由下元虚寒,复感寒湿之邪所侵。宜用温肾阳,补脾胃,兼祛风湿。用附子汤:附子30g、白术24g、茯苓12g、人参9g、白芍9g。痛在四肢者,加桂枝。如刘某患腰腿沉痛2年余,不能俯仰,形身重,精神委顿,面色黧黑,脉沉微。此肾阳不足之痛痹也。方用附子汤加桂枝15g。3剂腰痛大减,又3剂而愈。邓伟等[2]以附子汤治疗膝骨关节炎160例,将160例符合纳入标准的患者随机分为两组,治疗组予以附子汤内服,对照组予以莫比可口服。2周后对纳入本研究的膝关节骨性关节炎患者进行关节疼痛、关节压痛、关节功能、综合疗效、不良反应等方面的评估。结果发现治疗组的治愈、显效、有效,无效的例数分别为11、39、23、7,总有效率为91.25%;对照组的治愈、显效、有效,无效的例数分别为16、44、15、5,总有效率为93.75%。治疗1个疗程后,治疗组疗效与对照组相当($P >$0.05),两组比较差异无统计学意义。而在临床毒副作用方面治疗组明显优于对照组。证实附子汤确实能起到补阴阳、祛风湿、消肿痛、改善关节功能的作用,且未发现有明显的临床毒副作用。

2)循环系统:治冠心病之背恶寒、心功能不全之怔忡,以及外周血管病,如脉管炎、雷诺氏病等。黄惠刚[3]曾用附子汤加味治愈胸痹心痛1例。患者楚某,男,65岁。半年前突发心前区压榨性疼痛,某医院诊为急性心肌梗死,近半年内反复发作。刻见:胸闷,动则气喘,汗出,下肢浮肿,纳差,两颧发赤,口唇发绀,呼吸急喘,畏寒,怕风,脉大而数,舌淡苔白腻,舌下脉络怒张。诊为心肾阳衰、心脉痹阻。治以温补心肾、活血通脉,方用附子汤加瓜蒌薤白桂枝汤。上方迭进30余剂,诸症若失。随访1年余,未见复发。

3)妇科:治妊娠腹痛,水肿,月经后期,子宫脱垂,附件炎、盆腔炎引起的白带过多。崔小磊等[4]用附子汤加味治疗妊娠腹痛,其认为本方能治妊娠腹痛,不只限于少腹或腹中痛,上腹部疼痛,证属阳虚寒盛者,多能收效。若西医诊为胃痉挛疼痛者加干姜、肉豆蔻,下利者重用白芍;兼红白黏冻夹杂者酌加黄连、黄柏;泄泻滑脱不止者去芍药加赤石脂、余禹粮。并举验案治疗刘某,女,26岁,1997年10月12日诊治。患者身体健康,妊娠7月,自觉腹部冷痛,恶寒身重,夜晚加重,发低热。先服当归生姜羊肉汤等方剂,腹痛仍未见好转。证见:面色青略黄,少腹冷痛,恶寒身倦怠,入夜更甚,腹胀脉弦,兼有低热,大便清稀如水,舌质淡,苔白滑。此属阳气虚寒,阴寒内盛而致。治宜温脏回阳,益气健脾。处以附子汤加味,服药3剂诸症大减,再服3剂病告痊愈,足月顺产一女婴,身体健康。日人矢数道明用附子汤治疗妊娠出血及少腹冷感,一妇女妊娠5个月,无任何原因而恶寒,伴有下腹部疼痛及膨胀,见子宫出血,脉沉紧,舌无苔。未见胸胁苦满等证,少腹较妊娠5月大,若以手触之无寒冷感。患者自觉下腹部凉,似有人以扇扇之。此为"少腹如扇"之附子汤证,与3剂有效,治愈。(《临床应用汉方处方解说》)

另外,亦有报道用本方治疗泌尿系统疾病如肾阳虚的尿闭、多尿、遗尿等,治疗神经系统疾病如内耳眩晕症,以及治疗消化系统疾病慢性胃炎、胃下垂、慢性肠炎、慢性肝炎属阳虚者。

(4)医案选录

胃脘痛:王某,男,56岁,工人。胃脘疼痛10余年,近2年来加重,每遇秋冬季节则疼痛明显加剧,纳呆呃逆,口吐清水,肢冷畏寒,倦怠乏力,腹胀便溏。医院诊断为萎缩性胃炎,服中西药无效。查舌淡,苔薄白,脉沉细。此乃中阳不足,脾胃虚寒。法宜温中散寒,健脾和胃。处方党参,炒白术,肉桂,醋香附,焦麦芽,制附子,茯苓,白芍,延胡索。每日1剂,水煎服。服剂,胃脘疼痛大减,食欲大增。效不更方,加蒲黄,再连服剂,诸症悉除而愈。随访年未复发。(《国医论坛》,1998,13(5):14-15)

【按语】此例乃虚寒性胃脘痛,其因多由命门真火不足,火不生土,土湿木郁,肝脾不和所致。用附子汤补命门真火,健脾除湿加香附、延胡索行气止痛。诸药合用,使脾健气利,阴阳调和,病亦自安。

【现代研究】

(1)对心血管系统的作用:黄惠刚等[5]研究表明附子汤能显著降低阿霉素致心力衰竭大鼠血清BNP和IL-6水平,及CHF心肌细胞损伤程度,从而改善心功能、减轻心衰症状、降低死亡率。提示附子汤不仅能直接加强心肌收缩力、扩张外周血管、减轻前后负荷、改善心脏舒缩功能,而且具有调节改善心衰大鼠神经内分泌功能的作用。

(2)镇痛作用:李睿明等[6]用福尔马林疼痛模型大鼠,观察药物的镇痛作用。并采用冰醋酸致痛模型小鼠,测血清和脊髓中一氧化氮(NO催化光度法)、前列腺素E2(PGE2)的含量和超氧化物歧化酶(SOD)活性(紫外分光光度法),结果发现附子汤加芍药甘草汤能抑制福尔马林引起的Ⅰ相及Ⅱ相疼痛,能显著降低冰醋酸疼痛模型小鼠血清中和脊髓中的NO、PGE2的含量,增加SOD的活性。结论得出附子汤与芍药甘草汤合用对中枢及外周神经末梢均有镇痛作用,其镇痛作用与NO、PGE2、SOD有关。

【原文】

少陰病,身體痛,手足寒,骨節痛,脉沉者,附子湯主之。(305)

【提要】少阴阳虚寒湿凝滞身痛证的证治。

【释义】此条与上条连类相及,相互发挥,同为少阴寒盛,表现证候不一,上条"口中和,其背恶寒者,附子汤主之",侧重于阳虚;本条"身体痛,骨节痛,手足寒,脉沉者,附子汤主之",侧重于寒盛。若二者兼有,则更可用附子汤主之。

本条"手足寒,脉沉者"是辨证的关键所在,由于身体痛、骨节痛皆属虚寒,而手足寒、脉沉才能说明是阳气虚弱。里阳不足,生阳之气陷而不举,故其脉沉;阳气虚衰,不能充达于四末,故而手足寒;正由于阳气的虚衰,以致阴凝之气滞而不行,留着于经脉骨节之间,不通则痛,见身体痛、骨节痛等症。总言之,是证系少阴阳虚而寒湿凝滞之证,故治以附子汤温以驱寒除湿,俾阳气复而寒湿除,则身痛可愈。

身痛一症,《伤寒论》中多处提及,除本证外尚见于麻黄汤证和桂枝新加汤证,临床必须详加辨别,以利准确治疗。麻黄汤证的身痛为风寒之邪束表,卫气闭塞,营阴郁滞所致,是证必伴有发热恶寒、无汗、脉浮,其手足不寒,治当发汗解表,得汗出则身痛自除;桂枝新加汤证的身痛为气阴两虚,肌体失养所致,其证以汗出身痛,脉沉迟为特点,治当补益气阴,俾气阴复,肌体得以温养,则身痛可止;本证之身痛为少阴阳虚,寒湿凝滞所致,证见手足寒、脉沉,治以附子汤温经驱寒除湿,使阳气复而寒湿去,则身痛自愈。

【选注】

成无己:少阴肾水而主骨节,身体疼痛,肢冷脉沉者,寒盛于阴也。身疼骨痛,若脉浮,手足热,则可发汗;此手足寒,脉沉,故当与附子汤温经。(《注解伤寒论·辨少阴病脉证并治》)

万密斋:此阴寒直中少阴真阴证也。若脉浮则属太阳麻黄汤证,今脉沉,知属少阴也。盖少阴与太阳为表里,证同脉异也。(黄竹斋《伤寒论集注·辨少阴病脉证并治》)

钱天来:身体骨节痛,乃太阳寒伤营之表证也,然在太阳,则脉紧而无手足寒之证,故有麻黄汤发汗之治;此以脉沉而手足寒,则知寒邪过盛,阳气不流,营阴滞涩,故身体骨节皆痛耳,且四肢为诸阳之本,阳虚不能充实于四肢,所以手足寒,此皆沉脉之见证也,故谓之少阴病,而以附子汤主之,以温补其虚寒也。(《伤寒溯源集·少阴篇》)

黄仲理:此少阴肾脏病也,骨属肾,肾寒故骨俱痛也,即此一端,便当急救其脏中之阳,宜用本汤也。(《伤寒论纲目·少阴经症》)

高学山:身体骨节紧痛,手足寒冷,皆寒邪凝结,而无阳气以御之之应,脉又沉而在里,则纯是一片阴寒,故用附子汤以温之。大凡寒极则湿聚,阳气不布,而妖水为灾,上奔则呕,下奔则利,势所必至,故温阳补虚渗湿之附子汤,当直任而无可挪移也。(《伤寒尚论辨似·少阴经全篇》)

陈亦人:本证诊为少阴阳虚寒湿身痛,全以手足寒而不温,脉沉而不浮为眼目。《伤寒论译释·辨少阴病脉证并治》

【评述】诸注皆以阳虚凝滞为附子汤身痛的病机,并与太阳病麻黄汤证身痛相较,很有利于辨证。陈亦人指出"全以手足寒而不温,脉沉而不浮为眼目",可谓一语中的。

参 考 文 献

[1] 李嘉璞,吴修符,姚秀琴.伤寒论临床辨略[M].济南:山东科学技术出版社,1995:450.

[2] 邓伟,丁明晖.附子汤治疗膝骨关节炎的临床研究[J].中国中医骨伤科杂志,2009,17(10):23-25.

[3] 黄惠刚.附子汤临床运用体会[J].湖北中医杂志,2006,28(8):36-37.

[4] 崔小磊,孙汝栋.附子汤的临床辨证新用[J].内蒙古中医药,2003(1):31.

[5] 黄惠刚,朱奔奔,黄波.附子汤对慢性充血性心力衰竭模型大鼠BNP、IL-6水平的影响[J].陕西中

医,2009,30(6):745-746.

[6]李睿明,李卫平,雷朝霞,等.附子汤与芍药甘草汤合用的镇痛作用及机制研究[J].现代中西医结合杂志,2002,11(23):2323-2325.

第五节　辨少阴便脓血、吐利证(306～309)

一、少阴便脓血证(306～308)

【原文】

少陰病,下利便膿血者,桃花湯主之。(306)

赤石脂一斤,一半全用,一半篩末　乾薑一兩　粳米一升

上三味,以水七升,煮米令熟,去滓,温服七合,内赤石脂末方寸匕,日三服。若一服愈,餘勿服。

【提要】虚寒下利便脓血,滑脱不禁的证治。

【释义】本条叙证太简,仅从"下利便脓血"很难言其属寒属热、属虚属实,虽下利便脓血一般多属热证,但本条治以桃花汤,以方测证,则非属热而当属寒,当属少阴病虚寒性的下利便脓血。

证由脾肾阳气不足,肠胃虚寒,肾阳虚衰,火不暖土,中焦运化失司则下利。下利日久,肾阳愈衰,下焦失于固摄,以致滑脱不禁,甚则由气及血,气不摄血,而致下利脓血。既属下焦虚寒性下利,是证当有以下特点:下利脓血,滑脱不禁,其色必晦黯不鲜,其气腥冷不臭,无里急后重和肛门灼热,而腹痛绵绵,喜温喜按,脉沉细等。治以桃花汤旨在温阳涩肠固脱。本条应结合下条(307条)桃花汤证,则知当有腹痛、小便不利、下利不止、便脓血等证。另《金匮要略·呕吐哕下利病脉证治第十七》中亦有"下利便脓血者,桃花汤主之"之论,足可证《伤寒论》乃伤寒与杂病合论。

【选注】

汪庵:窃谓便脓血者,固多属热,然岂无下焦虚寒,肠胃不固而亦便脓血乎?若以此为传经热邪,仲景当用寒剂以彻其热,而反用石脂固涩之药,使热闭于内而不得泄,岂非关门养盗,自贻伊戚也耶!观仲景之治协热利,如甘草泻心、生姜泻心、白头翁汤等,皆用芩、连、黄柏,而治下焦虚寒下利者,用赤石脂禹余粮汤,比类而观,斯可见矣,此证乃以虚见寒,非大寒者,故不必用热药,惟用甘温之剂,以镇摄之耳,本草言石脂性温,能益气调中固下,未闻寒能损胃也。(《医方集解·收涩之剂》)

汪苓友:此条乃少阴中寒,即成下利之证,下利便脓血,协热者多,今言少阴病下利,必脉微细,但欲寐,而复下利也,下利日久,至便脓血,乃里寒而滑脱。(《伤寒论辨证广注·中寒脉证》)

钱天来:见少阴证而下利,为阴寒之邪在里,湿滞下焦,大肠受伤,皮坼血滞,变为脓血,滑利下脱,故以温中固脱之桃花汤主之。(《伤寒溯源集·少阴篇》)

《医宗金鉴》:少阴病,诸下利用温者,以其证属虚寒也。此少阴下利便脓血者,是热伤营也,而不径用苦寒者,盖以日久热随血去,肾受其邪,关门不固也,故以桃花汤主之。(《医宗金鉴·订正仲景全书·伤寒论注·辨少阴病脉证并治》)

陈亦人:本条是属于少阴病虚寒性的下利便脓血,其原因是由于脾肾阳气不足,肠胃虚

寒,下焦不能固摄所致。故本证下利,必定滑脱不禁,并有脉沉细或腹痛喜按等虚寒性的脉证,与热性下利便脓血根本不同。(《伤寒论译释·辨少阴病脉证并治》)

刘渡舟:少阴病,延至四五日,病程稍长,则肾阳更衰,寒邪更盛。阳衰不能温化脾土,中焦失运,寒气凝滞,故腹痛,下利不止。阳气衰弱不能摄血,不仅下利不止,还挟有脓血。利久不止,势必伤阴,而见小便短少不利。治疗仍用桃花汤,温阳散寒,涩肠固脱。(《伤寒论讲解·辨少阴病脉证并治第十一》)

顾武军:本证既为脾肾阳衰,统摄无权,大肠滑脱。其证候特点当是:虽下利脓血,其色必晦黯不泽,其气腥冷不臭,亦无里急后重和肛门灼热感,而腹痛绵绵,喜温喜按等可资佐证,治以桃花汤温涩固脱。(《高等中医院校教学参考丛书·伤寒论》)

程昭寰:桃花汤证,注家见解不一。一说是少阴传经热邪所致,如《医宗金鉴》、喻嘉言等;一说是下焦虚寒不能固摄所致;舒驰远则认为非仲景原文。笔者认为,伤寒论中关于下利之文甚多,桃花汤放在少阴篇,且以两条互为补充以叙其证,是有深意的。既不应怀疑,也非热邪所致。理由是:其一,桃花汤证的两条原文虽然既未言热,也未言寒,但从以方测证的惯例去考察,赤石脂固涩下焦滑脱之利,干姜辛热温中散寒,属寒是无疑的;若是热邪何不用芩、连。其二,从桃花汤证的两条条文叙证来看,只有腹痛,小便不利,下利不止,便脓血等症,并无下重和口渴欲饮水,烦躁,四肢自温等症,下焦虚寒所致的可能性大。其三,本条若与赤石脂禹余粮汤,白头翁汤证相鉴别的话,则可知仲景布局之巧。太阳篇提出赤石脂禹余粮汤,是因为只见下焦滑脱不禁,但不是因为寒邪所致,只重在固脱;白头翁汤证,则为厥阴热利,故一派苦寒之品以泻火清热,桃花汤证则恰相反,乃温少阴之寒,涩肠固脱并重。所以我们认为因阳虚寒凝而滑脱不禁的下利,才是桃花汤较确切病机。(《伤寒心悟·辨少阴病脉证并治》)

【评述】本证之便脓血,当属脾肾虚寒。《医宗金鉴》以始病时是热伤营,以下利日久热随血去而成虚寒滑脱,恐未必是。临床辨证,必是虚寒性便脓血,方能使用此方,不必拘于热证传来,更不是传经邪热,汪昂的分析甚是。陈亦人、顾武军指出脾肾虚寒性下利的特点,更可作辨证时参考。程郊倩的分析全面细致,有说服力。

【治法】温阳涩肠固脱。

【方药】桃花汤方。

【方义】桃花汤由赤石脂、干姜、粳米三味组成,赤石脂性温而涩,入胃与大肠经,功能收涩固脱、止血止泻,以其为主药,辅以干姜温中,佐以粳米益脾胃,共奏温阳涩肠固脱之功效。赤石脂一半全用入煎,取其温涩之气,一半为末,并以小量粉末冲服,取其直接留着肠中,以增强固涩作用,对滑脱不禁者尤有重要意义。

【方论选】

成无己:涩可去脱,赤石脂之涩,以固肠胃;辛以散之,干姜之辛,以散里寒;粳米之甘,以补正气。(《注解伤寒论·辨少阴病脉证并治》)

李时珍:取赤石脂之重涩,入下焦血分而固脱,干姜之辛温,缓下焦气分而补虚,粳米之甘温,佐石脂、干姜而润肠胃也。(《本草纲目·第九卷·石部》)

钱天来:桃花汤,非湿热暴利,积多气实之所宜,盖所以治阴寒滑利之剂也。(《伤寒溯源集·少阴篇》)

王晋三:桃花汤非名其色也,肾脏阳虚用之,若寒谷有阳和之气,故名。(《绛雪园古方选注·温剂》)

刘渡舟:桃花汤由赤石脂、粳米、干姜三味组成。赤石脂性温而涩,入胃与大肠经,直抵下焦血分,收涩固脱,止血止泻。干姜辛温,入脾、胃经,温中散寒,守而不走。粳米甘温,益气调中,补久利之虚。赤石脂一半煎汤,一半用末,取其收涩气血,固肠止利,用末令其留着于肠中,吸附肠中水液,对属虚寒下利,滑脱不禁之久利,临床用之,常可取效。(《伤寒论讲解·辨少阴病脉证并治第十一》)

段富津等:下利便脓血,属热者居多。本方乃温涩之剂,其所治之下利便脓血,当为虚寒之证。方中赤石脂为君药,《本经》言其主"泄痢肠澼,脓血阴蚀,下血赤白";臣以干姜温中散寒;佐以粳米养胃和中。三药共奏温里固肠,止血和中之效,为下利脓血及久痢滑脱,证属虚寒者常用之剂。其临床见症,当有腹痛喜温,按之痛减,下血晦黯,舌淡苔白,脉迟细无力等。(《金匮要略方义·桃花汤》)

【点评】本方温涩固脱之用,各家意见基本一致。对凡属纯虚无邪,滑脱不禁之证,皆可运用,不一定必有脓血,但对实邪未尽者,则当禁用,以免留邪为患。

【临床应用】

(1)后世医家对本方的应用

1)《肘后备急方》:治天行毒痢,若下脓血不止方,即是本方。

2)《斗门方》:治小儿疳泻,赤石脂末米饮调服半钱,立瘥。

3)《方极》:桃花汤治腹痛下利,便脓血者。又:下利便脓血者,腹痛,小便不利,下利不止者。

4)《类聚方广义》:痢疾累日之后,热气已退,脉迟弱或微细,腹痛下利不止,便脓血者,宜此方。

5)《太平惠民和剂局方》:桃花汤治冷痢腹痛,下白冻如脑,赤石脂煅,干姜炮,等分为末,蒸饼和丸。

6)《方函口诀》:此方《千金方》为丸用之,极便利。脓血下利,非此方不治。若有后重者,非此方所主,宜用白头翁汤。后重而痛在大腹者,用之为害更甚。

7)《医宗金鉴》:初病下利便脓血者,大承气汤或芍药汤下之,热盛者,白头翁汤清之。若日久滑脱,则当以桃花汤养肠固脱可也。

8)吴鞠通:治下焦温病致虚之下利脓血,谓"温病脉法当数,今反不数,而濡小者,热撤里虚,里虚下利稀水,或便脓血者,桃花汤主之。"(《温病条辨·下焦篇》)

9)吴鞠通:桃花粥(本方去干姜加人参、炙甘草)治中、下焦阳虚下利,谓"温病七八日以后,脉虚数,舌绛苔少,下利日数十行,完谷不化,身虽热者,桃花粥主之。"(《温病条辨·下焦篇》)

(2)现代应用

桃花汤证因脾肾阳虚,寒湿凝滞,虚寒滑脱,固摄无权所致,症见便脓血,下利不止,腹痛喜温喜按,小便不利,口淡不渴,脉细微等。李自宪[1]总结该方主要应用:多见于虚寒性急慢性痢疾,阿米巴痢疾,肠伤寒出血,子宫功能性出血,虚寒性吐血,便血等病证。

1)消化系统:治虚寒性滑脱之久痢、久泻、肠炎、下痢便脓者,以恶寒无热,舌淡白,脉沉细为审证要点。彭月芹等[2]以本方合生化汤加味治疗轻中度溃疡性结肠炎较单纯使用西药效果好。

2)血液系统:治疗虚寒性吐血、便血,以及伤寒肠出血等证。李彦利[3]用本方加减治疗血色黯淡,四肢不温,脾不统血病例,获得良效。

3）妇科病：治妇女崩漏、带下证、功血。马大正[4]用本方合黄土汤治疗子宫功能性出血。

（3）医案选录

1）下痢：胡某，男，68岁。患下利脓血，已一年有余。时好时坏，起初不甚介意。最近以来，每日利七八次，肛门似无约束，入厕稍迟，即便裤里，不得已，只好在痰盂里大便，其脉迟缓无力，舌质淡嫩，辨为脾肾虚寒，下焦滑脱之下利。为疏：赤石脂二两（研末，一半煎服），炮姜三钱，粳米一大撮，煨肉蔻三钱，服三剂而效，五剂而下利止。又嘱服用四神丸，治有月余而病愈。（《伤寒挈要》）

2）阿米巴痢疾：某，男性，45岁。夏季患痢疾，服西药而少愈，不久又下痢，次数增多，红多白少，少腹胀而痛，肛门下重，便后仍有便意，日夜十余次。西医诊断为阿米巴痢疾。用西药施治近一个月，病未痊愈。近来精神疲乏，四肢酸软而不温，终日欲睡，食量大减。据全身症状呈脾肾阳虚证候，脉细弱，舌淡，苔薄白，拟温涩之剂：赤石脂24g（一半煎汤，一半研末冲服），粳米30g，干姜9g，鸦胆子2g（用龙眼肉包吞服）。服两剂。药后下痢大减，精神好转，续服3剂而愈。（《伤寒论方运用法》）

【按语】桃花汤方药仅三味，然配伍精妙，煎服法较有特色，具有温阳散寒、除湿固脱之效。原著所述用治虚寒性下利脓血，与白头翁汤证虚实寒热对应。后世医家对此功效亦予以充分发挥，突出其止血之功，举凡吐、衄、便、尿诸般血证，病机属虚寒者，皆可斟酌施用。值得注意的是，痢疾之便脓血，惟虚寒滑脱者，乃可用本方。若余邪未尽而湿热留恋者，一般不宜用之。因此，对于脾胃虚寒而兼湿热羁留者，可仿后世连理汤之意，加黄连以治之。

另外，本方固脱之力甚宏，非惟血证而已，即若下利、带下等病证，其病机属虚寒者，亦可量情而用。惟其固涩之效，若夹有余邪者，须慎防其留邪之弊。

【现代研究】现代药理研究表明：王留兴[5]研究证实桃花汤煎剂和粉剂均能明显减少蓖麻油引起的腹泻小鼠的湿粪数（$P<0.01$，$P<0.05$），且均能明显抑制新斯的明引起的小鼠小肠运动亢进作用（$P<0.01$，$P<0.05$）；刘卫红[6]研究表明，微粉制剂能提高桃花汤的药效，有降低药材用量的趋势，且超微粉碎能使桃花汤成为稳定的新型中药制剂。

山丽梅等[7]采用炭末推进法和药物性腹泻模型，观察了桃花止泻冲剂对小鼠小肠推进运动、药物性腹泻的影响，并初步观察桃花止泻冲剂的抗炎作用。结果表明，桃花止泻冲剂能明显抑制新斯的明引起的小鼠小肠推进亢进作用，减少番泻叶引起的小鼠腹泻发生率和次数，并具有剂量依赖性。桃花止泻冲剂11.70g/kg和17.55g/kg剂量组能明显抑制乙酸引起小鼠腹腔毛细血管通透性的增高。同时，对方中单味药的药理研究证明，赤石脂是一种多水高岭土，主要含硅酸铅，具有吸附作用，对发炎的胃肠黏膜有保护作用，既能减少异物的刺激，又可吸附炎性渗出物，有助于炎症的缓解。亦可抑制细菌、原虫感染，并能吸附细菌毒素及食物异常发酵的产物，保护消化道黏膜，并有止胃肠出血之效能。少量干姜可促进消化液分泌，增强食欲，配以粳米，可减缓干姜辛辣之性，且能调养补脾胃。诸药相伍，故具有涩肠固脱止利之功[1]。

【原文】

少阴病，二三日至四五日，腹痛，小便不利，下利不止，便脓血者，桃花汤主之。（307）

【提要】补充少阴虚寒便脓血的证治。

【释义】本条承接上条，是对上条桃花汤证证治的补充。少阴病，二三日至四五日，则寒邪入里更深，虚寒更甚，阳虚阴盛，中焦失运，阴寒凝滞，故腹痛；脾肾阳衰，失于温化，统摄无权，故下利不止，且挟脓血，而呈滑脱之势；下利不止，势必伤阴，津液损伤则小便不利。因证属脾肾阳衰，滑脱不禁，仍以桃花汤温涩固脱。

从辨证的角度出发，本证的腹痛、小便不利、下利便脓血都有虚寒证的特点，自与热证、实证不同，当详于辨别。①本证的腹痛是隐隐作痛，痛势绵绵，喜温喜按；与阳明腑实的腹痛疼痛剧烈而拒按有明显差异。②本证的小便不利，既不同于热盛津伤的小便不利，也不同于膀胱气化不利蓄水证的小便不利。热盛津伤的小便不利，必伴有高热、烦渴、舌苔黄燥等证；膀胱气化不利蓄水证的小便不利，必伴有脉浮、发热、口渴、少腹里急、苔白等证；本证的小便不利，是下利过多而致津液损伤，必先有虚寒下利，且无发热证。③本证的下利便脓血，证属虚寒，所下脓血色泽晦黯，或血色浅淡，状如鱼脑，其气不臭而腥冷，泻时滑脱不禁，无里急后重和肛门灼热之证；而热性下利便脓血，色泽鲜明，气味很臭，有里急后重及肛门灼热感。

结合上条，桃花汤证当具有以下特点：一是下利不止，滑脱不禁，大便稀薄，脓血杂下，色泽晦黯，其气腥冷不臭，无里急后重及肛门灼热；二是伴有腹痛，痛势绵绵，喜温喜按；三是小便不利，以下利不止而津伤之故。

【选注】

成无己：二三日至四五日，寒邪入里深也。腹痛者，里寒也；小便不利者，水谷不别也；下利不止便脓血者，肠胃虚弱，下焦不固也。与桃花汤，固肠止利也。（《注解伤寒论·辨少阴病脉证并治》）

方有执：腹痛，寒伤胃也；小便不利，下利不止者，胃伤而土不能制水也；便脓血者，下焦滑脱也。（《伤寒论条辨·辨少阴病脉证并治》）

喻嘉言：盖治下必先治中，气不下坠，则滑脱无源而自止也。注家见用干姜，谓是寒邪伤胃，欠清。盖热邪挟少阴之气，填塞胃中，故用干姜之辛以散之。若混指热邪为寒邪，宁不贻误后人耶。（《尚论篇·少阴经后篇》）

魏念庭：此证乃热在下焦，而熏蒸中焦，使气化因热郁而不行，大便因热盛而自利也。久而下利不止，将肠胃秽浊之物，如脓带血，尽随大便而下，热一日不消，利一日不止也。（《伤寒论本义·辨少阴病脉证并治》）

尤在泾：少阴病，下利便脓血者，藏病在阴，而寒复伤血也，血伤故腹痛，阴病故小便不利，与阳经挟热下利不同，故以赤石脂理血固脱，干姜温里散寒，粳米安中益气。（《伤寒贯珠集·少阴篇》）

唐容川：此篇，一则曰下利，再则曰下利不止，无后重之文，知其虚利，非实证也，故用米以养中，姜以温中，石脂以填塞中宫……盖脓血原是热所化，今因脾虚寒，用从治法，引少阴之热，使就归于中土，则火来土生而不往干血脉，斯脓血亦因以止也。然从治诱敌之法，止可暂用，不可久用，恐久仍化热，而又动脓矣。故戒曰一服愈，余勿服，以免过剂，反增变也（《伤寒论浅注补正·辨少阴病脉证并治》）

舒驰远：此二条桃花汤证，有以为少阴热邪，有以为下焦虚寒，二说纷纷不一，究竟桃花汤皆不合也。若属热邪充斥，下奔而便脓血者，宜用阿胶、芩、连等药；其下焦虚寒而为滑脱者，又当用参、术、桂、附等剂，而桃花汤于二者之中，均无所用之。总缘仲景之书，恐叔和亦不能尽得其真也，能无憾乎。（《新增伤寒论集注·少阴后篇》）

刘渡舟：306 条和 307 条均为桃花汤证治，当两条合参。临床特点为下利不止，滑脱不禁，大便稀薄，脓血相杂，血色晦黯不泽，其气腥冷不臭，无里急后重和肛门灼热感。常伴见腹痛，并喜温喜按。下利不止，必伤津液，故多伴见小便短少。（《伤寒论讲解·辨少阴病脉

证并治第十一》)

陈亦人：二条桃花汤证，注家见解不一，如喻氏、魏氏等，都认为是少阴传经热邪所致，成氏、钱氏、汪氏、方氏等都认为是下焦虚寒，不能固摄使然，舒氏更疑非仲景原文。根据仲景立方用药原则，以及厥阴病篇 371 条和 373 条属于热性下利的白头翁汤证，相互印证，则桃花汤证应属于少阴虚寒滑脱为是。属于热证的便脓血证虽然多见，然因下焦虚寒不固而便脓血的亦不少。现在用温涩固脱的桃花汤来治疗虚寒性滑脱的下利便脓血，正是药证相符。如果真属少阴随经热邪为患，则应当用阿胶、芩、连之属，岂有复用干姜、石脂的道理。热证便脓血，仲景已明确指出有下重和渴欲饮水的里热见证，而桃花汤证既无下重，又无渴欲饮水，可见此属虚寒，是不容置疑的。舒氏指出本证非热邪，固然是对的，但又认为非下焦虚寒，则不够确切。因为虚寒滑脱的下利脓血，并不是参、术、桂、附所能取效，前条所举的医案就是很好的例子。（《伤寒论译释·辨少阴病脉证并治》）

【评述】 诸注正如陈亦人所述，有属寒属热之争。陈亦人分析细致入微，有证有据，"此属虚寒，是不容置疑的"结论是正确的。刘渡舟补出其临床特点，是其临证之心得，很有参考价值。

【原文】

少陰病，下利便膿血者，可刺[1]。（308）

【词解】

(1)可刺：指可以用针刺的方法进行治疗。

【提要】 少阴病，下利便脓血，也可用刺法。

【释义】 少阴病，下利便脓血，其属虚寒者，可用桃花汤治之，已如 306 条、307 条所述，属热者又当别议，然只是药物治疗之一端。本条则是示人下利便脓血者，除可用药物治疗外，也可以用针刺的方法来治疗。针刺有泄邪、固摄的双重作用，对下利便脓血证有很好的治疗作用，临床若能针药结合使用，疗效定会更好。

本条叙证简略，且未说明可刺的具体穴位，故对其证之寒热属性颇多争议，有谓属实热者，亦有谓属虚寒者，实难定夺。一般说来，刺法多用以泻实热，灸法多用以温虚寒。据此，此证似当属热属实，但针刺亦有补泻，且就临床所见，针刺长强穴对下利便脓血有较好效果，但所治之证并非皆为热证、实证。所以，欲知其属寒属热，属虚属实，当综合其所有脉证，全面分析，方能准确无误。至于当刺何穴，当待辨清其寒、热、虚、实，再据证而选穴，并进而确定其补、泻手法。

【选注】

《医宗金鉴》：刺者，泻其经气而宣通之也。下利便脓血，既主桃花汤矣。此复云可刺者，如痢证利不止，复利其小便，与五苓散，以救石脂、禹余粮之穷，故此一刺，亦以辅桃花汤所不逮也。（《医宗金鉴·订正仲景全书·伤寒论注·少阴病脉证并治》）

钱天来：邪入少阴而下利，则下焦壅滞而不流行，气血腐化而为脓血，故可刺之以泄其邪，通行其脉络，则其病可已，不曰刺何经穴者，盖刺少阴之井荥俞经合也。（《伤寒溯源集·少阴后篇证治》）

方有执：刺，所以通其壅瘀也，壅瘀通，便脓血自愈，可者，仅可之词。（《伤寒论条辨·辨少阴病脉证并治》）

汪苓友：刺，当作灸。少阴病下利，便脓血，最前条以言其治矣，兹又重出其治而云刺者，当是可灸之误。（《伤寒论辨证广注·中寒脉证》）

刘渡舟：古代刺灸之法，一般说来刺法是泻其实热，灸法是祛其虚寒。今少阴病，下利便脓血，治以刺法而不用灸法，则知其为热利而非寒利。少阴病，阴虚阳亢，邪气从阳化热，热灼阴络而便脓血，其证当有里急后重，下利肛热，舌红少苔等阴虚有热之象，此时再用桃花汤温阳固脱，实非所宜，故用针刺之法，随其实而泻之。（《伤寒论诠解·辨少阴病脉证并治法》）

【评述】本证之性质，有曰属热，有曰属寒，皆难苟同，要据证而辨。临床之际，当结合其他见证，综合分析，以决其寒热虚实。

二、少阴吐利证(309)

【原文】

少陰病，吐利，手足逆冷，煩躁欲死者，吳茱萸湯主之。(309)

吳茱萸一升　人參二兩　生薑六兩,切　大棗十二枚,擘

上四味,以水七升,煮取二升,去滓。溫服七合,日三服。

【提要】阳虚阴盛，正虚邪争的证治。

【释义】本条虽以少阴病冠首，且吐利、四逆亦酷似四逆汤证，但治疗却不用四逆汤而用吴茱萸汤，其关键在"烦躁欲死"一证，"欲死"是病人的自觉证，是形容烦躁之甚令病人难以忍受，说明阴寒之邪虽然很盛，但阳虚尚未至甚，尚能与阴寒之邪剧争。证属胃寒肝逆而浊阴上犯，而非心肾之阴寒至甚之阴盛阳亡，故其治疗不用四逆汤而用吴茱萸汤，旨在温降肝胃、泄浊通阳。此非少阴病的正治方法，列此以与四逆汤证鉴别。然既以少阴病冠首，说明少阴病并非皆为虚寒至盛之证，在少阴病发展过程中，亦可见少阴阳虚不甚，而见胃寒肝逆，浊阴上犯之证。

此证为胃寒肝逆而浊阴上犯，致使中焦升降逆乱，故见吐利，阳为阴寒所郁，而不能达于四末，是以手足逆冷。阴寒之气虽盛，但终非心肾阳虚阴盛可比，阳气与阴寒之邪剧争，故见烦躁欲死，既是胃寒肝逆而浊阴上犯，故是证当以呕吐为主，治以吴茱萸汤温降肝胃而泄浊通阳。

本条所述与296条"少阴病，吐利，躁烦，四逆者，死。"在字面上颇为接近，但此则可用吴茱萸汤治疗，彼则为不治之死证，其区别之处已在296条述及，此处不再重复。

【选注】

成无己：吐利，手足厥冷，则阴寒气甚；烦躁欲死者，阳气内争。与吴茱萸汤，助阳散寒。（《注解伤寒论·辨少阴病脉证并治》）

尤在泾：此寒中少阴，而复上攻阳明之证，吐利厥冷，烦躁欲死者，阴邪盛极，而阳气不胜也，故以吴茱萸温里散寒为主，而既吐且利，中气必伤，故以人参、大枣益虚安中为辅也。然后条(指296条，编者注)云：少阴病吐利躁烦，四逆者死，此复以吴茱萸汤主之者，彼为阴极而阳欲绝，此为阴盛而阳来争也，病证则同，而辨之于争与绝之间，盖亦微矣。（《伤寒贯珠集·少阴篇》）

柯韵伯：少阴病吐利，烦躁四逆者死。四逆者，四肢厥冷，兼臂胫而言，此云手足，是指手足掌而言，四肢之阳犹在。（《伤寒来苏集·伤寒论注·少阴脉证》）

《医宗金鉴》：名曰少阴病，主厥阴药者，以少阴、厥阴多合病，证同情异而治别也。少阴有吐利，厥阴亦有吐利，少阴有厥逆，厥阴亦有厥逆，少阴有烦躁，厥阴亦有烦躁，此合病而证同者也。少阴之厥有微甚，厥阴之厥有寒热，少阴之烦躁则多躁，厥阴之烦躁则多烦，盖少阴

之病多阴盛格阳,故主以四逆之姜附,逐阴以回阳也。厥阴之病多阴盛郁阳,故主以吴茱萸汤之辛热,迅散以通阳也,此情异而治别者也。今吐而不吐蛔,手足厥冷,主以少阴病名之也。盖厥冷不过肘膝,多烦而躁欲死,故属厥阴病主治也,所以不用四逆汤而用吴茱萸汤也。(《医宗金鉴·订正仲景全书·伤寒论注·辨少阴病脉证并治》)

陆渊雷:吴茱萸汤证,为胃肠局部之寒,非全身虚寒,当属太阴,非少阴也。(《伤寒论今释·少阴篇》)

陈亦人:吴茱萸汤证以呕吐为主证,下利、厥冷不是必备的症状。证属中虚肝逆,而浊阴上犯,与四逆汤证的阴盛阳虚不同,是以虽有下利,但并不太严重。其烦躁欲死,因阴阳剧争所致,所以用吴茱萸汤温降肝胃,泄浊通阳。四逆汤证是脾肾虚寒证,此是胃虚肝逆证。(《伤寒论译释·辨少阴病脉证并治》)

刘渡舟:296条"少阴病,吐利,躁烦,四逆者,死",与本条所述在字面上颇为接近,然彼为死证,此为可治证,何也? 因296条为阳气大衰,阴寒独盛,大有残阳欲脱之势,吐利无度,四肢厥深,上冷过肘,下冷过膝,躁扰不宁,躁重于烦,故为死证。本条所述仅是手足发冷,因剧吐而烦躁,以烦为主,故可治。(《伤寒论讲解·辨少阴病脉证并治第十一》)

姜建国:……又有据"少阴病,吐利,躁烦,四逆者,死。"(296条)及"少阴病吐利,手足逆冷,烦躁欲死者,吴茱萸汤主之。"(309条)两条,认为一云死证,一云可治,所以"烦躁较轻,躁烦较重",这实属求深反凿。因为296条是少阴阴盛阳脱之危证,其"躁烦"的特点是时有手足躁动、烦乱不安,但必伴神志不清、身倦息微,脉微欲绝等症。而309条是胃寒生浊,列入少阴病篇且冠以"少阴病",但却非少阴本病,而是为了与少阴阳亡之吐利烦躁鉴别辨证。所以309条之"烦躁"是吐利交作而致,其特点是神志清醒,欲吐不吐,喊叫不已,难受欲死。二者病本相异,病位各别,虚实不同。(《伤寒思辩·病证思辩·烦躁症的辨治及其概念》)

【评述】诸注皆以烦躁欲死为阳与阴争作释,此与阴极阳绝的烦躁不同。柯韵伯、《医宗金鉴》、刘渡舟等将其与296条以及厥阴病等进行比较,有助于对本条的理解,至于本证的病机,尤在泾认为是"寒中少阴,而复上攻阳明之证",《医宗金鉴》认为是少阴与厥阴合病,陆渊雷认为"为胃肠局部之寒,非全身虚寒,当属太阴,非少阴也",陈亦人认为"证属中虚肝逆,浊阴上犯","此是胃虚肝逆证"。然而,无论是"寒中少阴,而复上攻阳明",还是少阴与厥阴合病,抑或胃肠局部之寒,就其具体病机来说,当以陈亦人之说为是。姜建国更指出"列入少阴病篇且冠以'少阴病',但却非少阴本病,而是为了与少阴阳亡之吐利烦躁鉴别辨证。"这是符合仲景辨证思维的,诚深得仲景之心。

【治法】温降肝胃,泄浊通阳。

【方药】吴茱萸汤方。(参见阳明病篇)

参 考 文 献

[1] 李嘉璞,吴修符,姚秀琴.伤寒论临床辨略[M].济南:山东科学技术出版社,1995:496.

[2] 彭月芹,倪秀军,杨耀文,等.生化汤合桃花汤加味治疗轻中度溃疡性结肠炎例[J].陕西中医,2009,30(9):1133-1134.

[3] 李彦利.辨证治疗血证体会[J].河南中医,2010,30(5):468.

[4] 马大正.经方治疗异常子宫出血验案[J].广西中医药,2005,28(5):32.

[5] 王留兴.桃花汤粉剂对小鼠腹泻和小肠运动功能的影响[J].长春中医药大学学报,2008,24(2):140-141.

[6] 刘卫红.桃花汤微粉制剂与煎剂的药效学对比研究[J].河南中医,2005,26(5):21-22.

[7]山丽梅,赵艳玲,肖小河,等.桃花止泻冲剂的药效学研究[J].中药材,2003,26(6):420-422.

第六节　少阴咽痛证(310～313)

【原文】

少陰病,下利咽痛,胸滿心煩,豬膚湯主之。(310)

豬膚[1]一斤

上一味,以水一斗,煮取五升,去滓,加白蜜一升,白粉[2]五合,熬香,和令相得,溫分六服。

【词解】

(1)猪肤:去掉内层肥白的猪皮。

(2)白粉:白米粉。

【提要】少阴阴虚火炎咽痛的证治。

【释义】本条之咽痛据证当属少阴阴虚火炎之证。少阴邪从热化,邪热下注则下利,利则阴气更伤,因而虚火上炎,注于胸中,上熏咽嗌,故咽痛、胸满、心烦。虚火上炎之咽痛,其咽部多不太红肿,惟觉干痛,痛势也不剧烈,不若风热实证之红肿而痛甚。既非实热之证,故无须苦寒之品以直折其火,证属阴虚火炎,且虽属少阴,实与肺有关,即秦皇士所说:"少阴咽痛,以肾水不足,水中火发,上刑肺金。"故以猪肤汤滋肾、润肺、补脾。

【选注】

成无己:邪自阳经传入少阴,阴虚客热,下利咽痛,胸满心烦也,与猪肤汤调阴散热。(《注解伤寒论·辨少阴病脉证并治》)

周禹载:仲景于少阴下利心烦,主用猪苓汤,于咽痛者,用甘草桔梗汤,一以导热滋阴,一以散火开邪,上下分治之法,亦云尽矣。今于下利咽痛胸满心烦四证兼见,则另主猪肤汤一法者,其义安在?彼肾司开阖,热耗阴液,则胃土受伤,而中满不为利减,龙火上结,则君火亦炽,而心主为之不宁,故以诸物之润,莫猪肤若。(《伤寒论三注·少阴中篇》)

尤在泾:少阴之脉,从肾上贯肝膈,入肺中,循喉咙。其支别者,从肺出络心,注胸中。阳邪传入少阴,下为泄利,上为咽痛,胸满心烦,热气充斥脉中,不特泻伤本脏之气,亦且消烁心肺之阴矣。猪水畜而肤甘寒,其气味先入少阴,益阴除客热,止咽痛,故以为君,加白蜜之甘以缓急,润以除燥而烦满愈,白粉之甘能补中,温能养脏而泄利止矣。(《伤寒贯珠集·少阴篇》)

程郊倩:下利虽是阴邪,咽痛则为急候,况兼胸满心烦,谁不曰急则治标哉,然究其由来,实是阴中阳乏,液中下溜,而不能上蒸,故有此,只宜猪肤汤,润以滋其土,而苦寒在所禁也。虽是润剂,却加白粉,少阴经所重者,趺阳也。(《伤寒论后条辨·少阴篇》)

汪苓友:此条少阴病,亦自三阳经传来者,热邪传入少阴,少阴之经气虚,故下利,其咽痛、胸满、心烦者,以其经之脉循喉咙,其支者从肺出络心,注胸中。《尚论篇》云,少阴邪热,充斥上下中间,无所不到故也。成注云,与猪肤汤以调阴散热。……或问下利一候,乃水来侮土,今者少阴经有热邪,当是湿热利,何为而云有燥热也?余答云,下利既多,则亡阴致虚而津液去,故燥,咽痛、心胸烦满,此是燥热征无疑。(《伤寒论辨证广注·辨少阴病脉证并治法》)

丹波元简:案此条证,成氏以降,诸家并以为阳经传入之热。特柯氏与程氏同义。若果为热邪,则宜用苦寒清热之品,明是不过阴证治标之药耳。(《伤寒论辑义·辨少阴病脉证并

治》)

刘渡舟：证本为少阴虚寒下利，但下利日久，阴液必然耗伤，则生虚火。少阴经脉循喉咙，挟舌本，其支者，从肺出络心，注胸中，少阴虚火循经上扰，经气不利，故而可见咽痛，胸满，心烦等证。(《伤寒论讲解·辨少阴病脉证并治第十一》)

陈亦人：本证主寒主热均不确当，既非传经之热，所以不用苦寒清热，亦非阳虚，所以不用姜附温药。乃阴伤而虚火上炎，所以用猪肤汤。(《伤寒论译释·辨少阴病脉证并治》)

【评述】是证为阴虚火炎之咽痛无疑，徒争其是否为传经邪热无益，当以陈亦人之说为是。周禹载举出三方对比，很有参考价值。

【治法】滋肾润肺补脾。

【方药】猪肤汤方。

【方义】猪肤汤由猪肤合白蜜、米粉熬制而成。猪肤即去掉内层肥肉的猪皮，寒咸入肾，滋肾水而清热润燥；白蜜甘寒润肺，清上炎之虚火而利咽；米粉甘缓和中，扶土止利。三药合用，有滋肾、润肺、补脾之功，为治疗阴虚火炎咽之良方。

【方论选】

方有执：猪属亥，宜入少阴，肤乃外薄，宜能解外，其凉则凉，固能退热，邪散而热退，烦满可除也。白蜜润燥以和咽，咽利而不燥，痛可愈也。白粉益土以胜水，土王水制，利可止也。(《伤寒论条辨·辨少阴病脉证并治》)

王好古：仲景猪肤汤用白粉，即白米粉也。猪肤味甘寒，猪水畜也，其气先入肾，解少阴客热，加白蜜以润燥除烦，白粉以益气断利。(黄竹斋《伤寒论集注·辨少阴病脉证并治》)

王晋三：肾应彘而肺主肤，肾液下泄，不能上蒸于肺，致络燥而为咽痛者，又非甘草所能治矣，当以猪肤润肺肾之燥，解虚烦之热，白粉白蜜缓于中，俾猪肤比类而致津液从肾上入于肺中，循喉咙，复从肺出，络心注胸中，而上中下燥邪解矣。(《绛雪园古方选注·寒剂》)

汪苓友：按上汤，治少阴客热，虚燥下利之药也，猪肤甘寒，白蜜甘凉，白粉甘平，三物皆能清热润燥补虚，热清则烦满除，燥润则咽痛解，虚补则利自止矣。(《伤寒论辨证广注·辨少阴病脉证并治法》)

徐灵胎：此方能引少阴之虚火下达。(《伤寒论类方·杂方》)

《伤寒方解》：猪肤究竟是何物，历代注家的说法很不一致。王海藏说是鲜猪皮。汪机、《金鉴》、吴绶、方有执都主张用猪时刮下的黑肤。喻昌说是指去掉内层肥白的外皮。张璐玉主张用皮上白膏。唐宗海主张用猪项皮。舒诏主张用刮掉里面脂肪及外面黑肤的净白皮。时贤有主张用猪脂者，有主张用猪肉者。究竟应该用什么呢？按《仪礼》孤聘礼注："肤，豕肉也。"又《礼内则篇》："糜肤鱼醢"。注："肤，切肉也。"又按《本草求真》说猪肉能"润肠胃，生津液"。因此，编者亦主张径用猪肉。其所以用皮内肥肉者，是因其靠近皮，其功用当与皮肤相去不远。其所以不用猪皮外面的黑肤者，因其比较不洁，且不如皮内肥肉易得。本草说猪肉能解热毒，加上白蜜和炒米粉，便可以和胃润肠，且香甜可口，便于饮服。(《伤寒方解》不著撰人)

刘渡舟：猪肤即猪皮，可滋肺肾之阴，清少阴浮游之火，此物虽润，但无滑肠之弊，入药时应将肥肉刮净。白蜜甘寒生津润燥以除烦。白粉熬香，即将白米粉炒香，可醒脾和胃，以补下利之虚。本方清热而不伤阴，润燥而不滞腻，对治疗阴虚而热不甚，又兼下利脾虚的虚热咽喉疼痛最为相宜。(《伤寒论讲解·辨少阴病脉证并治第十一》)

陈亦人：柯韵伯注："少阴下利，下焦虚矣……咽痛胸满心烦者，肾火不藏，循经上走于阳分也。……猪为水畜,其津液在肤,君其肤以除上浮之虚火,佐白蜜白粉之甘,泻心润肺而和脾,滋化源,培母气,水升火降,上热自除而下利自止矣。"柯氏对该证咽痛病机提出了"虚火"的概念,显然较喻说确切,从肺脾肾的关系分析方义,也比较合理。因为该证的咽痛胸满心烦,不仅肾阴虚而虚火上炎,心肺之阴亦虚,故治以猪肤、白蜜滋肾清心润肺;该证的下利,不但肾阴虚,而脾阴亦虚,故不用温阳益气,只用白粉益脾。该证既属阴虚,何不用其他滋阴药物? 因为滋阴药大多润滑,不宜于下利,恐滋阴之品,反有泻阴之弊。考《伤寒论》注家(包括喻氏、柯氏在内)对猪肤汤证治虽然有许多阐发,但对该证治的特点究竟怎样? 仍是依稀仿佛。叶天士,通过他丰富的实践经验,才真正抓住了猪肤汤证治的要领。例如张某案:"阴损三年不复,入夏咽痛拒纳,寒凉清咽,反加泄泻,则知龙相上腾,若电光火灼,虽倾盆暴雨,不能扑灭,必身中阴阳协和方息,此草木无情难效耳。从仲景少阴咽痛,猪肤汤主之。"由此可见猪肤汤证的咽痛,不同于一般的实火,也不同于一般的虚火,而是龙相之火上腾,所以用寒凉清咽不效,反加泄泻。设譬形象生动,尤有助于理解。从"阴损三年不复"病史,还可看出猪肤汤证不是外感新病。(《伤寒论求是·少阴病篇》)

【点评】 诸注皆以为本方有清热润燥补虚之用,围绕滋肾、润肺、补脾进行阐述,抓住了本方的立意要旨,陈亦人引柯韵伯之注并加以分析,深入浅出,指出"从肺脾肾的关系分析方义,也比较合理。"并引叶天士张某案加以说明,更是理论联系实践,给人以新的启迪。

【临床应用】

(1)后世医家对本方的应用

1)《长沙药解》:猪肤利咽喉而消肿痛,清心肺而除烦满。……肺金清凉而司皮毛,猪肤善于清肺,肺气清降,浮火归根,则咽痛与烦满平也。

2)《伤寒论今释》:猪肤汤……润滑而甘,以治阴虚咽痛,其咽当不肿,其病虽虚而不甚寒,非亡阳之少阴也。

(2)现代应用

现代临床多用于慢性咽炎,扁桃体炎,肺肾阴虚之声音嘶哑,失音,原发性血小板减少性紫癜,再生障碍性贫血病,脾功能亢进等病,手足皲裂[1]等。

1)治咽喉部疾病:如慢性咽炎、慢性扁桃体炎、失音等。刘贤钟[2]用本方治疗慢性咽炎36 例,经 1～3 个疗程治疗后,痊愈 15 例,好转 19 例,无效 2 例,总有效率 94.4%。

2)治血液系统疾病:如原发性血小板减少性紫癜、营养不良性贫血、再生障碍性贫血、白细胞减少症等。李文瑞[3]用本方治疗原发性血小板减少性紫癜、再生障碍性贫血和血小板减少等取效。

3)治五官科疾病:沈尔安[4]用猪肤汤加生地黄、地骨皮治疗牙痛,疗效满意。药物煎服法:取地骨皮 60g 入 5000ml 水中,文火煎取约 4000ml 后去渣,再将 250g 猪肤切细同生地纳入地骨皮药液中,文火炖取约 2000ml 后,加糯米粉 50g 及蜂蜜适量,须臾即可。早晚饭前半小时服。

另外,程昭寰[5]谓:"临床运用治疗阴虚内热不甚又兼下利脾虚的咽喉疼痛以及肾阴不足的消渴,包括今之糖尿病,尿崩证,皆有一定疗效。"可见经方的运用,在于审证。审证确切,方不拘而法不可离,往往有独特功效。

(3)医案选录

邓铁涛曾治一男,22 岁,手足皲裂,冬春皆发,裂处肿痛不明显,而创口愈合较难,无其他症状,舌脉无明显异常。邓老认为系肺肾阴伤、脾气虚弱,故不能生肌润肤,以《伤寒论》猪肤汤化裁：猪肤 60g、百合 15g、黄芪 15g、怀山药 15g，另用羊油外擦患处。方中猪肤为君，百合润肺为臣，代原方中之白蜜，润而不滞，可达于表；黄芪、山药为佐使，健脾之功胜于米粉，且黄芪能走于表，鼓舞津液敷布肌肤，此米粉所不能及也。上方服 4 剂而愈。后以此方治一老者手足皲裂，亦获显效。（《广州中医药大学学报》2004,21(1):63-65）

刘渡舟曾治一女学生，咽痛，音哑，屡服麦冬、胖大海之类无效，舌红，少苔，脉细。诊为肺肾阴虚，虚火上扰，金破不鸣之证。拟猪肤一味熬汤，调鸡子白，徐徐呷服，尽一剂则咽痛止而哑除。（《伤寒论讲解·辨少阴病脉证并治第十一》）

【按语】 猪肤汤滋阴润燥，培土生金，疗效确切。然后世医家在肯定其功效的同时，多主张据证适当加味，以提高其疗效。当然湿热郁滞者，不宜此方。

【原文】

少陰病，二三日，咽痛者，可與甘草湯，不差，與桔梗湯。（311）

甘草湯方

甘草二兩

上一味，以水三升，煮取一升半，去滓。溫服七合，日二服。

桔梗湯方

桔梗一兩　甘草二兩

上二味，以水三升，煮取一升，去滓，溫分再服。

【提要】 少阴客热咽痛的证治。

【释义】 本条叙证太简，难以辨其寒热虚实，然以方测证，治以甘草汤、桔梗汤，以生甘草能清热解毒，桔梗能开肺利咽，是知本条所叙之证当属客热之咽痛。据条文分析，此咽痛尽管亦设轻重之异，轻者用甘草汤，重者用桔梗汤，但用药仅甘草、桔梗之属，不难推知咽痛尚属客热之轻者，其咽痛必不太甚，局部亦不太红肿。邪热客于咽嗌，损伤脉络，以致咽痛不适，局部可见有轻度充血红肿。治以甘草汤清热解毒而止咽痛。若服甘草汤而咽痛不除，是肺气不宣而客热不解，可用桔梗汤，即于甘草清热解毒的基础上，加用桔梗以开肺利咽。

【选注】

汪苓友：经中客热，故咽痛，用甘草汤者，甘以发其热，缓其痛也。服汤后不差者，与桔梗汤，即于甘草汤内，加桔梗，以开提邪，邪散则少阴之气自和矣。（《伤寒论辨证广注·辨少阴病脉证并治法》）

《医宗金鉴》：少阴病二三日，咽痛，无他证者，乃少阴经客热之微邪，可与甘草汤缓泻其少阴之热也，若不愈者，与桔梗汤，即甘草汤加桔梗，以开郁热，不用苦寒者，恐其热郁于阴经也。（《医宗金鉴·订正仲景全书·伤寒论注·辨少阴病脉证并治》）

邹润庵：二三日邪热未盛，故可用甘草汤泻火而愈。若不愈，是肺窍不利，气不宣泄也，以桔梗开之，肺窍既通，气遂宣泄，热自透达矣。（《本经疏证·卷十一》）

唐容川：此咽当作红肿论，故宜泻火以开利，以甘草缓之引之，使泻上焦之火，而生中焦之土，则火气退矣。近有硼砂能化痰清火，为治喉要药，其味颇甘，即甘草汤意也，服之不差，恐壅塞未去也，故加桔梗开利之，后人用刀针放血，即是此意。（《伤寒论浅注补正·辨少阴病脉证并治》）

吉益东洞：急迫而咽痛者，甘草汤主之，加肿及脓者，桔梗汤所治，不可混用也。（录自《伤寒论集注·辨少阴病脉证并治》）

山田正珍：二方甘草生用而不炙，宜熟察焉，外台甘草汤方，亦无炙字。按甘草汤以下治咽痛五方,盖杂病论中之方,不可独属少阴也,想因前条有咽痛一证,叔和氏遂以咽痛为少阴一候,妄冠少阴病三字,以附载于此已,非谓不为仲景氏方也。(《伤寒论集成·辨少阴病脉证并治》)

刘渡舟:本条所述之少阴阴火客于经脉而生咽痛,当伴有轻微红肿,舌红少苔,脉细数等证。(《伤寒论讲解·辨少阴病脉证并治第十一》)

陈亦人:甘草汤与桔梗汤,后世名为甘桔汤,为治疗咽喉疾患的基础方,开肺利咽,与手太阴肺的关系最切,而不关少阴心肾。(《伤寒论求是·少阴病篇》)

【评述】客热咽痛,诸注略同。唐容川引后世治喉用硼砂及刀针放血,可供参考。吉益东洞所言二方之不同,未必如此。陈亦人"与手太阴肺的关系最切,而不关少阴心肾",很有见解,故仲景在《金匮要略》中用桔梗汤主治肺痈,清热排脓,于此可作佐证,日人山田正珍亦主此说。

【治法】清热利咽。

【方药】

(1)甘草汤方。

(2)桔梗汤方。

【方义】甘草汤仅用一味生甘草,《伤寒论》中甘草多炙用,仅甘草汤、桔梗汤中甘草生用。甘草炙用温中,生用清热。本方用生甘草旨在清热解毒以利咽,用治客热咽痛。

桔梗汤即甘草汤加桔梗,方中生甘草清热解毒,桔梗辛开散结,助生甘草清热解毒,且开肺利咽,以治客热咽痛之较重者。桔梗汤,后世名甘桔汤,是治咽喉疾病的基本方,后世治疗咽痛等咽喉疾病的诸多方剂多由本方加味而成。

【方论选】

李时珍:仲景治肺痈唾脓,用桔梗甘草,取其苦辛清肺,又能排脓血补内漏也。其治少阴证二三日咽痛,亦用桔梗甘草,取其苦辛散寒,甘平除热,合而用之,能调寒热也。后人易名甘桔汤,通治咽喉口舌诸痛,宋仁宗加荆芥、防风、连翘,遂名如圣汤,极言其验也。案王好古《医垒元戎》载之颇详,云:失音加诃子,声不出加半夏,上气加陈皮,涎嗽加知母、贝母、咳嗽加五味子,酒毒加葛根,少气加人参,呕加半夏、生姜,唾脓血加紫菀,肺痿加阿胶,胸膈不利加枳壳,心膈痞满加枳实,目赤加栀子、大黄,面肿加茯苓,肤痛加黄芪,发斑加防风、荆芥,疫毒加鼠粘子、大黄,不得眠加栀子。(《本草纲目·第十二卷·草部》)

张隐庵:本论汤方甘草俱炙,炙则助脾土而守中,惟此生用,生则和经脉而流通,学者不可以其近而忽之也。(《伤寒论集注·辨少阴病脉证篇》)

徐忠可:甘草一味单行,最能和阴而清冲任之热,每见便痈者,骤煎四两,顿服立愈,则其能清少阴客热可知,所以为咽痛专方也。(黄竹斋《伤寒论集注·辨少阴病脉证并治》)

徐灵胎:夫甘为土之正味,能制肾水越上之火,佐以甘辛开散之品,《别录》云,佐桔梗疗咽喉痛,此方制少阴在上之火。(《伤寒论类方·杂法方类》)

王旭高:此治咽痛之主方,非独治少阴咽痛也。甘草生用则凉,故可泄热解毒缓痛;佐以桔梗苦辛,载引甘草于上,清利咽喉,则郁热散而痛自平矣。(《王旭高医书六种·退思集类方歌注》)

陈亦人:本方(桔梗汤)甘草清火解毒,桔梗宣肺开结,与甘草汤并为治咽喉痛的祖方,后人在本方的基础上根据不同的症状,有不少加味方剂,但却不出本方精神,李时珍所引的加减诸法,就足以说明其对后世方剂学的影响。又本方桔梗不独宣开肺气,且有排脓除痰的功

用，观其用于治肺痈吐脓，即可证明。（《伤寒论译释·辨少阴病脉证并治》）

刘渡舟：桔梗汤由桔梗、生甘草组成，桔梗入肺经，辛开苦泄，宣通肺气；生甘草清热解毒，利咽止痛。虽只二味，但配伍精当，疗效尚佳……论中用甘草之处颇多，生用者，唯此一处，甘草生用味甘平，善清少阴伏火，解阴经之毒，缓急止痛，后世凡阴经有热毒者，皆用之。（《伤寒论讲解·辨少阴病脉证并治第十一》）

巢因慈：方中重用甘草清热解毒，泻其少阴之热；配以桔梗宣肺泄热，祛痰排脓。两药合用，共奏清热解毒、宣肺排脓的功效。（《中国医学百科全书·方剂学·清热剂》）

【点评】 诸注皆平易通达可从，李时珍列数加减诸法，足可说明甘草汤、桔梗汤对后世治疗咽喉疾病方剂的影响。

【临床应用】

（1）张仲景对本方的应用

1）治客热咽痛，见311条。

2）治肺痈，谓"咳而胸满，振寒，脉数，咽干，不渴，时出浊唾腥臭，久久吐脓如米粥者，为肺痈，桔梗汤主之。"见《金匮要略·肺痿肺痈咳嗽上气病脉证治》。

3）《金匮要略》：排脓汤即桔梗汤加生姜、大枣，用以治肠痈，见《金匮要略·疮痈肠痈浸淫脉证并治第十八》

（2）后世医家对本方的应用

1）《备急千金要方》：甘草汤，治肺痿涎唾多，心中温温液液者。又凡服汤呕逆不入腹者，先以甘草三两，水三升，煮取二升服之，得吐，但服之，不吐益佳。消息定，然后服余汤即流利更不吐也。

2）《圣济总录》：甘草汤，治热毒肿，或身生癜浆。又治舌卒肿起，满口塞喉，气息不通，顷刻杀人。

3）《仁斋直指方》：诸痈疽，大便秘方，生甘草一两，右锉碎，井水浓煎，入酒调服，能疏导恶物。

4）《得效方》：独胜散（即甘草汤），解药毒虫毒，虫蛇诸毒。

5）《外台秘要》：近效一方（即甘草汤），疗赤白痢日数十行，无问日数老少。

6）《锦囊秘录》：国老膏（甘草一味熬膏），一切痈疽将发，预期服之，能消肿逐毒，不令毒气内攻，功效不可具述。

7）《类聚方广义》：凡用紫丸、备急丸、梅肉丸、白散等，未得快吐下，恶心腹痛，苦楚闷乱者，用甘草汤，则吐泻俱快，腹痛顿安。

8）《青囊琐探》：甘草主治缓急和胃，协和诸药，解百药毒，人所知也，然未知以此一品治他病，凡小儿啼哭，逾时不止者，以二钱许，热汤浸，绞去滓，与之，即止。又，初生芽儿，咽喉痰壅，声不出者，频与生甘草，如前法。又，伤寒经日，不省人事，谵语烦躁，不得眠者，每服五六钱，水煎，昼夜陆续与之，神效。此取本经所谓主治五脏六腑寒热邪气也，其他，发癫疾搐搦上窜者，角弓反张者，及呕吐不止，水药入口即吐，用半夏、生姜、竹茹、伏龙肝之类益剧者，用之有奇效，不可不知也。

9）《至宝方》：治小儿尿血，甘草一两二钱，水六合，煎二合，一岁儿一日服尽。

10）《太平圣惠方》：治喉痹肿痛，饮食不下，宜服此方。桔梗一两去芦头，甘草一两生用，以水二大盏，煎至一大盏，去滓，分为二服，服后有脓出，即消。

11）《太平惠民和剂局方》：如圣散（即桔梗汤），治风热毒气，上攻咽喉，咽痛喉痹，肿塞烦闷,及肺壅咳嗽,咯唾脓血,胸满振寒,咽干不渴,时出浊沫,气息腥臭,久久吐脓,状如米粥。

12)《三因方》:荆芥汤(桔梗汤加荆芥穗),治风热肺壅,咽喉肿痛,语声不出,喉中如有物哽,咽之则痛甚。

13)《经验秘方》:治喉咽郁结,声音不闻,大名安提举神效方(桔梗汤加诃子)。

14)《肘后备急方》:喉痹传用神效方,桔梗,甘草,炙(按:当生用),各一两,右二味切,以水一升,煮取服,即消,有脓即出。

15)《圣济总录》:散毒汤(用桔梗甘草各二两),治喉痹肿塞。

16)《备预百要方》:喉闭,饮食不通,欲死,方(即桔梗汤),兼治马喉痹、马项长,故凡痹在项内不见处,深肿连颊,壮热,吐气数者,是也。

17)《医垒元戎》:仲景甘桔汤例,仁宗御名如圣汤,治少阴咽痛,炙甘草一两,桔梗三两,右粗末,水煎,加生姜煎亦可,一法加诃子皮二钱煎,去滓饮清,名诃子散,治失音无声。

18)《证治准绳》:痘疮初出咳嗽,到今未愈者,肺中余邪未尽也,宜甘桔汤(即桔梗汤)。

19)《外科正宗》:紫菀汤(桔梗汤加紫菀、川贝、杏仁),治肺痈浊唾腥臭,五心烦热,壅闷喘嗽。

20)《疡医大全》:甘桔汤(甘草、桔梗、麦门冬各一两,水煎服),功能清热泻火,养阴排脓。主治肺痈痰气上壅的咳唾,关脉沉细。

(3)现代应用

李自宪[6]研究总结:甘草汤现代多用于风热咽痛,口唇溃疡;肺痿涎沫多;舌卒肿大,满口塞喉,气息不通;痈疽、疖疮;过敏性紫癜;下肢静脉炎;小儿遗尿和尿血;小儿撮口发噤;溃疡病等病证。桔梗汤临床常用于肺部疾患及喉部病证。

1)治艾迪生病:用甘草粉或甘草流浸膏(甘草粉每日15～30g,甘草流浸膏每日15～60g,病情稳定后,可用原剂量的1/5～1/10作为维持量治疗)对轻度或初期患者疗效较为显著[7]。

2)治十二指肠溃疡病:胡允彩[8],杨静[9]等用甘草治疗胃及十二指肠溃疡有一定疗效。

3)治疗中毒:吴继良[10]用中药甘草加大黄抢救有机磷农药中毒。

4)治疗咳嗽:刘君[11]用桔梗汤加味治疗咳嗽50例,痊愈38例,好转7例,无效5例。

5)治肺脓肿:杨秀策[12]用桔梗汤加味治疗肺脓肿获效。

6)治疗血痹:杨玲[13]应用桔梗汤治血痹证。

(4)医案选录

患者任用之,饮食起居失宜,咳嗽吐痰,用化痰发散之剂,时仲夏脉洪数无力,胸满面赤,吐痰腥臭,汗出不止。余曰,水泛为痰之证,而用前剂,是为重亡津液,得非肺痿乎。仍服前药,翌日果吐脓,脉数,左寸右寸为甚。始信,用桔梗汤一剂,脉数顿止,再剂全止。面色顿白,仍以忧惶,余曰,此证面白脉清,不治自愈。又用前药一剂,佐以六味丸治之而愈。(《薛氏医案》)

【按语】甘草汤与桔梗汤实为疗风热疫毒咽痛之祖剂。后世医家在此基础上多有发展,《本草纲目》之化裁,颇有启迪之意义。另外,据《金匮要略》所论,桔梗汤排脓消肿之效,亦为后世所崇。现代临床于此方之用,大多不越于此。

【现代研究】高雪岩等[14]总结甘草汤研究现状:甘草主要成分有甘草甜素、甘草次酸和多种黄酮等。其有效成分各地甘草有所不同。甘草的主要药理作用有对抗乙酰胆碱,增强肾上腺素的强心作用,肾上腺皮质激素样作用,抗炎,抗变态反应,降低胃酸抑制溃疡病,解毒,抗利尿作用,降血胆固醇,阻止动脉粥样硬化的发展,增强胆汁分泌,镇咳,镇痛,提高网状内皮系统吞噬功能和增强机体非特异性免疫反应等。

徐如堂[15]在意识存在大鼠及健康人身上研究桔梗汤介导CCK促进胰腺外分泌的作用结果表明,桔梗汤刺激胰外分泌作用之一是介导CCK分泌而实现的,其对健康人也有促进CCK分泌的作用。

【原文】

少陰病,咽中傷,生瘡[1],不能語言,聲不出者,苦酒[2]湯主之。(312)

半夏洗,破如棗核,十四枚　雞子一枚,去黃,内上苦酒,着雞子殻中

上二味,内半夏著苦酒中,以雞子殻置刀環中,安火上,令三沸,去滓。少少含嚥之,不差,更作三劑。

【词解】

(1)生疮:咽喉部创伤破溃。

(2)苦酒:米醋。

【提要】 咽中疮伤,声不得出的证治。

【释义】 "咽中伤,生疮",既可由外伤引起,如饮食不慎而被鱼刺、肉骨等刺伤或被热食等灼伤;也可由火热上炎或感受温热之邪而致咽部生疮破溃所致。但无论是何种原因所致,咽痛的程度一般都较重,咽部肯定有红肿破溃及脓性分泌物,疼痛较剧,以致难于言语,甚则声音不出,是证多为邪热痰浊损伤咽喉,而致咽部溃烂,声门不利。是证虽亦属热,系痰热郁闭,咽喉腐溃之证,故其治疗非甘草汤、桔梗汤所能胜任,须用苦酒汤涤痰消肿,敛疮止痛,利窍通声。

【选注】

沈金鳌:伤者,痛久而伤也,火灼则疮生。邪热壅于胸膈之上,故不能语言,声出于喉,咽病则喉亦病,肺金为邪火所制,故声不出。其证较重于咽中痛,皆治之迟误也。(《伤寒论纲目·少阴经证》)

尤在泾:少阴热气,随经上冲,咽伤生疮,不能语言,声音不出,东垣所谓少阴邪入于里,上接于心,与火俱化而克金也,故与半夏之辛,以散结热止咽痛,鸡子白甘寒入肺,清热气通声音,苦酒苦酸,消疮肿散邪毒也。(《伤寒贯珠集·少阴篇》)

唐容川:此生疮,即今之喉痛、喉蛾,肿塞不得出声。今有用刀针破之者,有用巴豆烧焦灼之者,皆是攻破之法,使不壅塞也,仲景用生半夏,正是破之也,余亲见治重舌,敷生半夏,立即消破,即知咽喉肿闭,亦能消而破之矣。(《伤寒论浅注补正·辨少阴病脉证并治》)

钱天来:前人以一咽疮,而有治法三等之不同,遂至议论纷出,不知其一条咽痛,少阴之邪气轻微,故但以甘桔和之而已;其一条,因经邪未解,痛在咽中,痰热锁闭,故以半夏开豁,桂枝解散;此条则咽已生疮,语言不能,声音不出,邪已深入,阴火已炽,咽以损伤,不必治表,和之无益,用苦酒汤,以半夏豁其咽之不利,鸡子白以润咽滑窍,且能清气除伏热,皆用开豁滑利,收敛下降而已。因终是阴经伏热,虽阴火上逆,决不敢以寒凉用事也。(《伤寒溯源集·少阴篇》)

徐灵胎:咽中伤生疮,疑即阴火喉癣之类。此必迁延病久,咽喉为火所蒸腐,此非汤剂所能疗,用此药敛火降气,内治而兼外治法也。(《伤寒论类方·杂法方类》)

陈亦人:咽中伤有二义,一是咽喉部受到外来的创伤,一是咽喉部发生破溃,不问创伤或

破溃,"咽中伤,生疮"决不是一般的咽痛,咽喉局部肯定有红肿破溃及分泌物等,因溃疡疼痛碍于语言,甚则声音不出,为咽痛重证。(《伤寒论译释·辨少阴病脉证并治》)

刘渡舟:少阴病"咽中伤,生疮",多为邪热痰浊损伤少阴之络,致使咽部溃烂,声门不利,不能语言,而声音难出。治当涤痰消肿,敛疮止痛。(《伤寒论讲解·辨少阴病脉证并治第十一》)

【评述】咽中伤,生疮,总属痰热内聚,局部红肿,甚则破溃,其疼痛较剧,影响发声,治疗当以涤痰消肿,敛疮止痛,利窍通声为法。唐容川认为即今之喉痈、喉蛾,徐灵胎认为疑即阴虚喉癣之类,可作参考。

【治法】清热涤痰,敛疮消肿。

【方药】苦酒汤方。

【方义】苦酒汤由半夏、鸡子白、苦酒组成,半夏涤痰散结,开喉痹;鸡子白甘寒利血脉,止疼痛,润咽喉,开声门;苦酒即米醋,味苦酸,消疮肿,敛疮面,活血行瘀止痛。半夏得鸡子白,有利窍通声之功,无燥津涸液之弊;半夏得苦酒,辛开苦泄,能加强劫涩敛疮的作用。全方共成涤痰消肿、敛疮止痛之剂。

本方服法强调"少少含咽之",可使药物直接作用于咽喉患部,有利于对咽喉局部疮面的治疗,以提高疗效,徐灵胎谓为"内治而兼外治法也"。这是服药方法上的前所未有的开创。这种服法和剂型,实开口含剂和含服法之先河。

【方论选】

王晋三:苦酒汤治少阴水亏,不能上济君火,而咽生疮声不出者。疮者,疳也,半夏之辛滑,佐以鸡子之甘润,有利窍通声之功,无燥津涸液之虑,然半夏之功能,全赖苦酒摄入阴分,劫涩敛疮,即阴火沸腾,亦可因苦酒而降矣,故以名其汤。(《绛雪园古方选注·和剂》)

钱天来:以辛温滑利之半夏为君,开上焦痰热之结邪,以辛凉滑窍之鸡子白为臣,清气治伏热,用味酸性敛之苦酒为佐,使阴中热淫之气敛降,如雾敛云收,则天清气朗而清明如故矣。(《伤寒溯源集·少阴篇》)

《医宗金鉴》:半夏劫涩,蛋清敛疮,苦酒消肿,则咽清而声出也。(《医宗金鉴·订正仲景全书·伤寒论注·辨少阴病脉证并治》)

陈蔚:一鸡子壳之小,安能纳半夏十四枚之多,近刻以讹传讹,即张隐庵、张令韶、柯韵伯之明亦仍之,甚矣耳食之为害也。余考原本,半夏洗破十四枚,洗去其涎而破为十四枚也。旧本破字模糊,翻刻落此一字,以致贻误至今,特正之。(《伤寒论浅注·辨少阴病脉证并治》)

陈亦人:苦酒汤以半夏辛开涤痰,鸡子白敛疮生肌,苦酒为止痛,实为治疗咽喉破溃肿痛之效方。李东垣云:"大抵少阴多咽伤咽痛之证,古方以醋煮鸡子主咽喉失喑,取其酸收固所宜也。半夏辛燥何为用之? 取其辛能发散,一发一敛,遂有理咽之功。"陆渊雷亦谓"余尝试用猩红热咽痛不可忍者,得意外奇效。"皆可作为本方证之佐证。(《伤寒论译释·辨少阴病脉证并治》)

【点评】诸注皆较合理,然需指出的是本方煎服法尤有临床意义,对于本方的调剂,《伤寒论方解》(江苏省中医研究所编著)稍作改进,谓"用生半夏三、四枚,洗去黏滑液,每粒剖成十几小粒,加米醋一、二两,微煎,去半夏,留醋,趁热冲下鸡蛋清一枚,和匀,少少含咽之,可连作数剂服用。"此法较原法简便。"少少含咽之"实开喉科内治兼外治法之先河。另外,陈蔚提出半夏之剂量问题,可供参考。

【临床应用】

(1)后世医家对本方的应用

1)《备急千金要方》:治舌卒肿满口,溢出如吹猪胞,气息不得通,须臾不治杀人方:半夏十二枚,以酢一升,煮取八合,稍稍含漱之,吐出,加生姜一两佳。

2)《外台秘要》:古今录验鸡子汤疗喉痹方,半夏末方寸匕,右一味,开鸡子头,去中黄白,盛淳苦酒令小满,内半夏末,著中搅令和,鸡子着刀子环令稳,炭上令沸,药成,置杯中,及暖稍咽之,但肿即减。又广济咽喉中塞,鼻中疮出,干呕头痛,食不下方,生鸡子一颗,开头取白去黄,著米酢拌,塘火煨,沸起擎下,沸定更三度成,就热饮酢尽,不过一二即差。

3)《太平圣惠方》:治咽喉中如有物,咽唾不得,宜服此方。半夏十七枚,破如棋子大,汤洗七遍去滑,右以鸡子一枚,打破其头,出黄白,内半夏,并入醋,于壳中令满,微火煎,去半夏,候冷饮之,即愈。

4)《圣济总录》:治狗咽,鸡子法。半夏一钱末,姜汁搜为饼子,焙干,研细,鸡子一枚,右二味,先开鸡子头,去黄,又盛苦酒一半,入半夏末壳中,搅令匀,安鸡子,坐于塘灰火中。慢煎沸熟,取出,候稍冷,去壳,分温三服。

5)徐灵胎治咽喉伤生疮,或久病阴虚火旺的喉癣,声音嘶嗄,不能语言者。

6)《验方新编》:治喉内戳伤,饮食不下,用鸡蛋一个,钻一小孔,去黄留白,入生半夏一个,微火煨熟,将蛋白服之。

(2)现代应用

现代多用于咽喉部红肿溃烂、扁桃体炎、溃疡病、慢性咽炎等病证。

1)治疗失音。郭亚宁[16]以本方加减治疗失音,颇有良效。

2)治咽喉部疾病:《伤寒方苑荟萃》以主方治疗咽喉水肿、溃烂而致声嘶不能言语者,效果显著。其用法是:洗去生半夏黏滑液,每枚剖成十几小粒,加米醋一、二两,微煎,去半夏,留醋,趁热冲下鸡蛋清一枚,和匀,少少含咽之,可连作数剂服用。陈亦人[17]谓"外伤性咽疮疼痛,使用该方亦颇有效果。"吴弥漫[18]用苦酒汤治慢性滤泡性咽炎取效。并谓"苦酒汤原方煎法较困难,为求简便实用,将原方改为:法半夏15g,鸡蛋壳1个(洗净连膜压碎),加米醋75g泡浸半小时,然后微火煎沸5~10分钟,倒出药液,慢慢呷服,以不拘时少少含咽为佳,使药力持久作用于咽部。"

【原文】

少阴病,咽中痛,半夏散及汤主之。(313)

半夏洗 桂枝去皮 甘草炙

上三味,等分。各别捣筛已,合治之,白饮和服方寸匕,日三服。若不能散服者,以水一升,煎七沸,内散两方寸匕,更煮三沸,下火令小冷,少少咽之。半夏有毒,不当散服。

【提要】少阴客寒咽痛的证治。

【释义】本条叙证简略,仅据咽中痛一证,是很难辨其寒热虚实的,辨证不明,何以论治?然从以方测证来看,治以半夏散及汤,半夏散及汤是由半夏、桂枝、甘草组成,桂枝辛温散寒,半夏辛燥涤痰,若无风寒,则不用桂枝,若无痰阻,则无须用半夏,是知此之咽痛当属风寒客于咽嗌,且痰湿阻滞。寒邪痰湿客阻咽喉,其咽痛一般较甚,同时伴有恶寒,痰涎缠喉,咳吐不利,气逆欲呕等证。治以半夏散及汤,散寒通咽,涤痰开结。

【选注】

成无己:甘草汤主少阴客热咽痛,桔梗汤主少阴寒热相搏咽痛,半夏散及汤主少阴客寒

咽痛也。(《注解伤寒论·辨少阴病脉证并治》)

方有执：此以风邪热甚，痰上壅而痹痛者也。故主之以桂枝祛风也，佐之以半夏消痰也，和之以甘草除热也，三物者，是以为咽痛之一治法也。(《伤寒论条辨·辨少阴病脉证并治》)

柯韵伯：此必有恶寒欲呕证，故加桂枝以散寒，半夏以除呕，若夹相火，则辛温非所宜矣。(《伤寒来苏集·伤寒论注·少阴脉证》)

程扶生：此言客寒咽痛治法也。少阴病，其人但咽痛，而无烦渴、心烦、不眠诸热证，则为寒邪所客，痰涎壅塞而痛可知。故以半夏之辛温涤痰，桂枝之辛热散寒，甘草之甘平缓痛。(《伤寒经注·少阴篇》)

钱天来：前条云二三日咽痛，初邪尚轻，故但以甘草、桔梗汤和缓阳邪，清肺下气而已。此条云咽中痛，则阳邪较重，故以半夏之辛滑，以利咽而开其粘饮，乃用桂枝以解卫分之风邪，又以甘草和之。后人以半夏辛燥、桂枝温热而疑之，不知少阴咽痛，阴经之阳邪，非半夏之辛滑，不足以开咽喉之锁结，风邪在经，非桂枝之温散，不能解卫分之阳邪，况所服不过一方寸匕，即使作汤，亦一二方寸匕，煎三沸，待小冷而少少咽之耳，且半夏本滑而不燥，桂枝亦温而不热，少少用之，亦复何害。(《伤寒溯源集·少阴篇》)

章虚谷：少阴之脉，其直上者循咽喉。外邪入里，阳不得申，郁而化火，上灼咽痛，仍用辛温开达，使邪外解，则内火散……此推本而治也。若见咽痛而投寒凉，则反闭其邪，必致更重，如温病咽痛，脉证不同，治法亦异。(《伤寒本旨·少阴篇证治》)

尤在泾：少阴咽痛，甘不能缓者，必以辛散之；寒不能除者，必以温发之。盖少阴客邪，郁聚咽嗌之间，既不得出，复不得入，设以寒治，则聚益甚，投以辛温，则郁反通，《内经》"微者逆之，甚者从之"之义也。半夏散及汤甘辛合用，而辛胜于甘，其气又温，不特能解客寒之气，亦能劫散咽喉怫郁之热。(《伤寒贯珠集·少阴篇》)

《医宗金鉴》：少阴病咽痛者，谓或左或右，一处痛也。咽中痛者，谓咽中皆痛也，较之咽痛而有甚焉，甚则涎缠于喉中，故主以半夏散，散风邪以逐涎也。(《医宗金鉴·订正仲景全书·伤寒论注·辨少阴病脉证并治》)

陈亦人：本条叙证简略，仅据咽中痛一证，是难以辨其寒热虚实的。然以方测证，因方由半夏、桂枝、甘草组成，无寒不得用桂枝，无痰不得用半夏，是知本证咽痛当属客寒痰阻。寒邪痰湿客阻咽喉，应伴有恶寒，痰涎缠喉，气逆欲吐等证。(《伤寒论译释·辨少阴病脉证并治》)

刘渡舟：本条所述，只有"咽中痛"一证，以方测证，当属风寒客于少阴经脉，并兼有痰湿阻滞经络所致，证属喉痹，并当伴有恶寒，痰涎缠喉，咳吐不利等证。治疗用半夏散及汤，散风祛寒，涤痰开痹。(《伤寒论讲解·辨少阴病脉证并治第十一》)

【评述】注家对此有属寒属热之争，从以方测证来看，当以客寒为是，陈亦人、刘渡舟之注可从，并补出症状，有利于临床辨证论治，甚有参考价值。

【治法】散寒通咽，涤痰开结。

【方药】半夏散及汤方。

【方义】本方由半夏、桂枝、甘草组成，方中桂枝散寒通阳，半夏涤痰开结，甘草和中缓急止痛，白饮和服，取其保胃存津，且可防桂枝、半夏辛燥劫阴之弊。方名半夏散，其剂型为散剂，若不能服散剂者，亦可作汤剂服用，方名则为半夏汤，合称之即为半夏散及汤。方后"半夏有毒，不当散服"，系为后人所加之文，若为仲景旧文，岂有复制半夏散之理。故玉函、成本均无此数字。

【方论选】

王晋三：少阴之邪，逆于经脉，不得由枢而出，用半夏入阴散郁热，桂枝、甘草达肌表，则

少阴之邪由经脉而出肌表,悉从太阳开发。半夏治咽痛,可无劫液之虞。(《绛雪园古方选注·和剂》)

徐灵胎:治上之药,当小其剂,《本草》半夏治咽喉肿痛,桂枝治喉痹,此乃咽喉之主药,后人以二味为禁药何也。(《伤寒论类方·杂法方类》)

沈金鳌:……必用半夏之苦,开而兼泄,桂枝之辛,外散其热,甘草之缓,缓其炎焰,其义如此,喻氏谓半夏涤饮,桂枝散邪,犹非的义,盖本方用桂枝、半夏,并非发汗解肌之谓也。(《伤寒论纲目·少阴经证》)

陈亦人:半夏散及汤,药用半夏桂枝甘草,乃是通阳散寒祛痰利咽,与少阴何涉?于咽痛证中提出,亦是为了鉴别,提示咽痛并非都是热证,也有寒证。《类方准绳》载有暴寒咽,用本方加生姜五片,可作旁证。有些注家提出此方治寒邪郁热于内而致咽痛的从治法,虽然难够自圆其说,但毕竟难切实际。(《伤寒论求是·少阴病篇》)

刘渡舟:半夏散及汤由半夏、桂枝、甘草组成。半夏、桂枝辛温,散寒涤痰;甘草甘以和中缓急止痛。白饮和服,取其保胃存津,以防半夏、桂枝辛燥客阴。因半夏有刺激作用,不能服散者,可改为汤剂。(《伤寒论讲解·辨少阴病脉证并治第十一》)

程昭寰:半夏散及汤由半夏、桂枝、甘草三药组成。因君以半夏,故冠以方名。因既可作散服,也可以散作汤服,故又名"散及汤方"。方中半夏桂枝之辛以散寒涤痰,甘草缓急止痛。贵在白饮和服,保胃存津。深合《内经》"寒淫所胜,平以辛热,佐以甘苦"之旨。"半夏有毒,不当散服",示人用之宜慎。(《伤寒心悟·辨少阴病脉证并治》)

【点评】　由于对本证的病机认识不同,故对方药功用亦有不同认识。治咽喉痛,一般多喜用甘凉清润,恶用温燥,须知咽痛属燥热,固然当用清润,如属寒邪外束,则非辛温药不效,若概用寒凉,必致增剧,病决不除。诚《伤寒论方解》(江苏省中医研究所编著)指出:"近世喉科医生处理咽喉疾患多喜用寒凉药,好像咽喉疾患都是热证。其实对咽喉疾患亦当根据四诊,分别八纲来辨证论治,不应抱有任何成见。"

【临床应用】

(1)后世医家对本方的应用

1)《类证活人书》:半夏桂枝甘草汤(即此方作汤入生姜四片煎服),治伏气之病,谓非时有暴寒中人,伏气于少阴经,始不觉病,旬月乃发,脉便微弱,法先咽痛,似伤寒,非咽痹之病,次必下利,始用半夏桂枝甘草汤主之,次四逆散主之。此病只二日便差,古方谓之肾伤寒也。

2)《方极》:半夏散及汤,治咽喉痛,上冲急迫者。

3)雉间焕:喉痹,肿痛甚而汤药不下,语言不能,或为痰涎壅盛之状者,主之。

4)《方函口诀》:此方宜冬时中寒,咽喉肿痛者。亦治发热恶寒,此证冬时多有之。又后世所云阴火喉癣之证,上焦虚热,喉头糜烂,痛不可堪,饮食不下咽,甘桔汤及其他诸咽痛药不效者,用此辄效。

(2)现代应用

治咽喉病,如喉痹、急慢性咽炎、急慢性扁桃体炎等。《伤寒论译释》[19]谓:治疗化脓性扁桃体炎,本方加桔梗。徐建英[20]用本方治疗慢性咽炎 358 例,疗效满意。谭志敏[21]用苦酒汤治疗难治性咽喉溃疡,取得不错疗效。傅元陆[22]以本方治寒证咽痛。

(3)医案选录

客寒咽痛:许某,男,27 岁,电视台播音员。患者一周前开始,突发咽部疼痛,到某医院门诊肌注青霉素 2 天,并口服中药银翘散加减 2 剂,咽痛反加剧。即收入住院治疗,住院期间应用大量抗生素,并配合锡类散外吹,局部激素喷洒,疗效均不显,故自动出院来我门诊求治。刻诊:咽部剧烈刺痛,牵引耳中抽掣样疼痛,吞咽时加剧,故不敢进食,烦躁难以名状,咯出透明黏液,痰涎不止,量多,无恶寒发热。查体:咽部充血(+),两侧扁桃体Ⅱ度肿大,扁桃体表面凹凸不平,声音嘶哑,口渴,便秘,尿清,舌淡红、苔稍黄腻,脉象浮缓。辨证少阴客寒夹痰,治疗散寒通阳,涤痰开结,利咽通便。处方(半夏散及汤合桔梗汤加味):制半夏12g,桂枝6g,桔梗10g,白芷10g,茯苓15g,荆芥10g,大黄(后下)10g,甘草6g。服药头晚即咽痛大减,咯吐痰涎也基本停止。二诊,守原方加赤芍10g、射干8g,3剂,服后乳蛾平复而愈。(《江西中医药》,2002,33(5):31-32)

参 考 文 献

[1] 杨利.邓铁涛和任继学教授应用经方举隅[J].广州中医药大学学报,2004,21(1):63-65.

[2] 刘贤钟.猪肤汤治疗慢性咽炎36例[J].中国民间疗法,2000,8(3):39.

[3] 魏玲玲,黄飞,李秋贵.李文瑞诊治少阴病热化证经[J].中医杂志,49(6):491-492.

[4] 沈尔安.凉血清热地骨皮[J].中国民间疗法,2004,12(6):43.

[5] 程昭寰.伤寒心悟[M].北京:学苑出版社,1989:495.

[6] 李嘉璞,吴修符,姚秀琴.伤寒论临床辨略[M].济南:山东科学技术出版社,1995:496.

[7] 江苏新医学院.中药大词典[M].上海:上海科学技术出版社,1991:570-573.

[8] 胡允彩,于加敏,罗章运.甘草治疗胃及十二指肠溃疡[J].中国民间疗法,1999,10(10):35-36.

[9] 杨静,苏宗泽,李华萍.黄芪甘草汤治疗胃、十二指肠溃疡[J].四川中医,2003,21(12):35-36.

[10] 吴继良.大黄甘草汤抢救有机磷农药中毒应用体会[J].实用中西医结合临床,2006,6(6):39-40.

[11] 刘君.桔梗汤加味治疗喉源性咳嗽50例[J].成都中医药大学学报,2005,28(1):19-20.

[12] 杨秀策.桔梗汤加味治疗肺脓肿一得[J].光明中医,2000,15(89):20.

[13] 杨玲.桔梗汤治疗血痹证案探[J].河南中医,2001,21(4):8.

[14] 高雪岩,王文全,魏胜利,等.甘草及其活性成分的药理活性研究进展[J].中国中药杂志,2009,34(21):2695-2698.

[15] 徐如堂.桔梗汤介导CCK促进胰腺外分泌的作用:对意识存在大鼠及健康人的研究[J].国外医学·中医中药分册,1997,19(2):42.

[16] 郭亚宁.苦酒汤治愈失音1例[J].陕西中医函授,1996,(6):2.

[17] 陈亦人.伤寒论求是[M].北京:人民卫生出版社,1987:105.

[18] 吴弥漫.古四方治疗慢性病体会[J].中医药学报,2001,29(2):17-18.

[19] 陈亦人.伤寒论译释[M].上海:上海科学技术出版社,1995,8:985.

[20] 徐建英.苦酒汤治疗慢性咽炎358例[J].甘肃中医,1995,8(6):14-16.

[21] 谭志敏.苦酒汤治疗咽喉溃疡体会[J].世界中西医结合杂志,2009,4(8):563.

[22] 傅元陆.寒证咽痛辨治[J].江西中医药,2002,33(5):31-32.

第七节　少阴下利证(314～319)

一、白通汤证与白通加猪胆汁汤证(314、315)

【原文】

少陰病,下利,白通湯主之。(314)

葱白四莖　乾薑一兩　附子一枚,生,去皮,破八片上三味,以水三升,煮取一升,去滓,分温再服。

【提要】 阴盛戴阳证证治

【释义】 本条叙证太简,因"少阴病,下利",就《伤寒论》所述即有寒热之异,生死之殊。从前后对勘和以方测证的方法来分析,本条之少阴病下利当属虚寒下利。根据315条"少阴病,下利,脉微者,与白通汤。"则知本证亦当是脉微;从方药来分析,方中用干姜、附子,则知本证亦属脾肾阳虚,阳气不能通达于四肢,是以本证还当有恶寒、四肢厥冷等证;白通汤即四逆汤去甘草加葱白,根据317条通脉四逆汤方后加减法,谓"面色赤者,加葱九茎",因而推知白通汤证中应有"面色赤"一证,阳虚阴盛而见面赤,是阴盛格阳于上的表现,加葱白取其急通上下阳气。综上所析,白通汤证当有下利、恶寒、四肢厥冷、脉微、面赤等证,病机为阴盛于下,虚阳被格于上,治以白通汤破阴回阳,宣通上下。

【选注】

方有执:少阴病而下利者,不独在经而亦在脏,寒甚而阴胜也。治之以干姜、附子者,胜其阴而寒自散也;用葱白而曰白通者,通其阳而阴自消也。(《伤寒论条辨·辨少阴病脉证并治》)

张路玉:下利无阳证者,纯阴之象,恐阴盛而格其阳,最急之兆也,故于四逆汤中去甘草之缓,而加葱白于姜附之中,以通其阳而消其阴,遂名其方为白通,取葱白通阳之义也。(《伤寒缵论·少阴篇》)

程扶生:少阴病,谓有脉微细欲寐证也。少阴下利,阴盛之极,恐其格阳,故用姜附以消阴,葱白以升阳。通之者,一以温之而令阳气得入,一以发之而令阴气易散也。(《伤寒经注·少阴温散》)

汪苓友:病初起,寒邪便中少阴而下利,此寒邪不独在经而入脏矣。肾虚无火,不能制水,故下利,用白通汤者,成注云,温里以散寒也。(《伤寒论辨证广注·中寒脉证》)

《医宗金鉴》:少阴病,但欲寐,脉微细,已属阳为阴困矣。更加以下利,恐阴降极,阳下脱也。故君以葱白,大通其阳而上升,佐以姜附,急胜其阴而缓降,则未脱之阳可复矣。(《医宗金鉴·订正仲景全书·伤寒论注·辨少阴病脉证并治》)

陈亦人:少阴病下利,有生死之殊,寒热之异。其死证大都属于阴盛阳绝,其可治证属寒的有四逆汤证、通脉四逆汤证、白通加猪胆汁汤证、桃花汤证等,其属热的有猪苓汤证、猪肤汤证等,各有脉证特点为依据。本条亦属少阴虚寒下利,但叙证很简。根据315条"少阴病,下利,脉微者,与白通汤",因知本证也必然是脉微,另从方药推测,方中用干姜、附子,则知本证亦属脾肾阳虚,阳气不能通达于四肢,是以本证还当有恶寒、四肢厥冷等证候。本方即四逆汤去甘草加葱白,恐甘草缓姜、附之性,反掣急救回阳之肘,所以去而不用,加葱白取其急通上下阳气,根据317条通脉四逆汤方后加减法有"面色赤者加葱九茎",因而推知白通汤证中应有面赤症状。(《伤寒论译释·辨少阴病脉证并治》)

程昭寰:本条叙证甚简。若以"少阴病,下利"而即用白通汤是不够确切的……本条应与下条(315条)合看,我们可以得出以下初步结论:其一"少阴病下利"或"下利脉微,与白通汤"说明白通汤证是一个阳衰阴盛之证,其下无疑是虚寒性下利,既然虚衰阴寒下利,为什么不用四逆汤呢? 这可能有两个原因:或者已用四逆汤无效而改用白通汤。或者少阴虚寒下利,因阴寒之极,已见格阳先兆,寒来阳困,阳争不得,欲脱未至,虽虚且郁的状态,所以需要用白通汤破阴回阳。其二315条前后两段,前论白通汤,后段论白通加猪胆汁汤是白通汤的进一步发展。正因为白通汤是阳衰阴盛,阳虚且郁,而进一步发展就是阴盛格阳之证了。其三从方测证来看,姜附配葱白,姜附破阴,葱白通阳。通脉四逆汤方后注有"面色赤者,加葱九茎。"本方已用葱白四茎,无疑有格阳之证存在,只是没有白通加猪胆汁汤和通脉四逆加猪胆汁汤证那样严重。由此我们可以认为,白通汤宜于脉微细,但欲寐,恶寒,身蜷,手足逆冷,下利,面赤等阳衰阴盛,虚而且郁的证候。(《伤寒心悟·辨少阴病脉证并治》)

【评述】方有执、汪苓友及《医宗金鉴》都认为本证用白通汤是急胜其阴而通其阳,可见本证是阳为阴困,证势较急。张隐庵、程郊倩认为本证是阴盛之极,恐有格阳。其实本证已经格阳,是阴盛于下而格阳于上,陈亦人分析细致入微,通过前后联系方药分析,补出其症状,使之对白通汤证有一个全面的认识,对临床辨证大有好处。

【治法】破阴回阳,宣通上下。

【方药】白通汤方。

【方义】白通汤由葱白、干姜、附子组成。就其药物组成,可以说是四逆汤去甘草加葱白,也可以说是干姜附子汤加葱白。方中姜附辛热,温经散寒,葱白辛温而善通阳,能使被格于上之阳气得以下达,而起宣通上下之用。全方有破阴回阳,宣通上下之功。

【方论选】

钱天来:白通汤,即四逆汤而以葱易甘草,甘草所以缓阴气之逆,和姜附而调护中州,葱则辛温行气,可以通行阳气而解散寒邪,二者相较,一缓一速,故其治亦颇有缓急之殊也。(《伤寒溯源集·少阴篇》)

汪苓友:武陵陈氏(指陈亮斯——笔者注)云,白通汤者,谓葱白能通阳气,而因名白通也。少阴阳气原微,又为大寒所中,而独见下利一证,阴盛阳微,其势大危,故用姜附二味,使其从中焦直达下焦,补益真阳之气,而散极寒也。此方与四逆汤相类,独去甘草,盖驱寒欲其速,辛热之性,取其骤发,直达下焦,故不欲甘以缓之也,而尤重在葱白。少阴为阴,天之寒气亦为阴,两阴相合而偏于下利,则与阳气隔绝不通,姜附之力,虽能益阳,不能使真阳之气必入于阴中,惟葱白味辛,能通阳气,令阴得阳而利可愈。盖大辛大热之药,原非吾身真阳,不过藉以益吾阳气,非有通之,能令真阳和会,而何以有济之耶。(《伤寒论辨证广注·中寒脉证》)

周禹载:少阴下利,纯阴之象也,纯阴则必取纯阳之味以散邪而回阳,然有时阳不得回者,正以阴气窒塞,未有以通之也,故阴阳和而为泰,阴阳格而为否,真阳既虚,阴邪复深,姜附之性,虽能益阳,而不能使阳气必入于阴中,不入于阴中,阳何由复,阴何能去,故惟葱白味辛,可通于阴,使阴得达于阳,而利可除矣。(《伤寒论三注·少阴中篇》)

王晋三:白通者,姜附性燥,肾之所苦,须借葱白之润,以通于肾,故名,若夫《金匮》云:"面赤者加葱白",则是葱白通上焦之阳,下交于肾,附子启下焦之阳,上承于心,干姜温中土之阳,以通上下,上下交,水火济,利自止矣。(绛雪园古方选注·温剂)

王旭高:少阴下利脉微,但用姜附扶阳止利,葱白通阳;不用甘草监制姜附者,欲其直达下焦,急温少阴之脏也。(《王旭高医书六种·退思集类方歌注·四逆汤类》)

《伤寒论方解》:日人山田氏认为,白通是人尿的别名,此方应加入人尿为主药。按方龙潭说:"童便能使阴与阳合,血气和平",丹溪说:"人尿滋阴降火"。那么,加人尿配葱白以治头项痛、面赤、气逆诸证,其疗效当较胜。(《四逆汤类·白通汤》)

【点评】本方以葱白伍姜附,主要取其温通阳气,使被格于上的阳气得以下达于阴。日人山田氏谓当有人尿,可供参考。汪、周之注均有发挥,王晋三以三焦说明三物功能,颇有启迪作用。

【临床应用】

（1）后世医家对本方的应用

1）《肘后备急方》：白通汤，疗伤寒泄利不已，口渴，不得下食，虚而烦方，即本方用葱白十四茎，干姜半两，更有甘草半两，炙。

2）《方极》：白通汤，治下利腹痛，厥而头痛者。

（2）现代应用

现代临床多用于阳虚阴盛之泻利、阳虚之高血压、心绞痛、眼科疾病、咽喉病变、失眠等[1-3]。

1）治阴盛阳虚之腹泻：尚福林[4]曾用白通汤加味治疗产后腹泻，获满意疗效。

2）治疗眼科疾病：彭清华[5]报道白通汤治疗下痢暴盲。

3）治疗阳虚头痛：白通汤加川芎、细辛、桂枝等治疗阳虚头痛。

4）治颜面水肿：巨邦科[6]以破阴通阳法以本方为基础治疗失眠，获良效。

（3）医案选录

1）真心痛：苏某，女，62岁。日午餐后突发心前区隐痛，伴胸闷、气短、大汗淋漓、四肢厥冷，自行缓解，以后常自觉胸闷延及咽喉，呃逆后减轻，平素动则汗出，畏寒怕冷，疲乏、头晕，纳少，睡眠尚可，小便不畅，解大便较费力，舌淡红有裂纹、苔薄白稍腻，脉涩、重按无力。患者数年前丧偶，有胃病史，曾行胆囊切除术，右膝关节骨质增生。午餐后曾次出现心前区疼痛，均自行缓解次日晚时左右复作，疼痛持续约小时，疼痛剧烈约分钟，呈绞痛、拒按、甚则心痛彻背，伴全身冷汗，四肢发凉。诊见乏力，怕冷，纳寐尚可，口干喜温饮，大便溏。治以温经活血通心阳，方以白通汤合乌梅丸加减。处方制附子、干姜、乌梅、细辛、桂枝、枳实、白芍、川芎、木香、金荞麦、炙甘草各10g，黄连3g，葱白为引，每天1剂，水煎服。服10剂后，心痛至今未发作，四末转温，唯见乏力、嗜睡、口微苦、食多则心下痞满，无其他不适。守上方加减，经治疗后患者精神转佳，病情稳定。（《新中医》，2006，38（4）：82-83）

2）真寒假热，阴盛格阳证：杨某，男，31岁，1923年3月，病已廿日，始因微感风寒，身热头痛，连进某医方药10余剂，每剂皆以苦寒凉下并重加犀角、羚羊角、黄连等，愈进愈剧，犹不自反，殆至危在旦夕，始延吴（佩衡）诊视。斯时病者目赤，唇肿而焦，赤足露身，烦躁不眠，神昏谵语，身热似火，渴喜热汤水饮，小便短赤，大便数日未解，食物不进，脉浮虚欲散。此乃风寒误治之变证，外虽呈一派热象，是为假热，内则寒冷已极，是为真寒。设若确是阳证，内热熏蒸，应见大渴饮冷，岂有尚喜滚汤乎？况脉来虚浮欲散，是为元阳有将脱之兆，苦寒凉下，不可再服，惟有大剂回阳受纳，或可挽回生机。病象如此，甚为危笃，急宜破阴回阳，收敛浮越，拟白通汤加上肉桂主之。处方：附片60g（开水先煮透），干姜60g，上肉桂10g（研末，泡水兑入），葱白4茎。拟方之后，病家畏惧姜附，是晚无人主持，未敢煎服，次晨又急来延诊，吴仍执前方不变。并告以先用上肉桂泡水试服之，若能耐受，则照方煎服，舍此别无良法。病家乃以上肉桂水与之服，服后，旋即呕吐涎痰碗许，人事稍清，自云心中爽快，遂进上方。服1剂，病情有减，即出现恶寒肢冷之象，午后再诊，身热约退一二，已不作烦躁谵语之状，且得入寐片刻，仍以四逆汤加上肉桂主之。处方：附片100g（开水先煮透），干姜36g，甘草12g，上肉桂10g（研末，泡水兑入）。服后身热退去四五，脉象稍有神，小便色赤而长，能略进稀粥。再剂则热退七八，大便始通，色黑而硬。（录自《著名中医学家的学术经验》）

【按语】 白通汤功能破阴回阳，宣通上下，临床运用以少阴阳气虚衰、盛阴格拒虚阳于上为其基本依据。因此，凡病属四逆汤证心肾阳虚者，均可酌情施用，而于兼有真寒假热、虚阳上浮,如面赤头晕等,尤显其妙。然须留意者,此等戴阳之象,绝非上热下寒证可比。是以肾阳不足而兼痰热壅肺等病证,不得妄用本方。盖白通汤所主之证为真寒假热,纯虚无实是也。而上热下寒诸证,每多虚实互见。

【现代研究】白通汤复方的药理作用机制,目前尚未见报道,但对单味葱白的药理研究证明,葱白含挥发油,油中主要成分为蒜素。葱白挥发成分对白喉杆菌、结核杆菌、痢疾杆菌、葡萄球菌有抑制作用,此乃作用于细菌的酶系统所致[1]。

【原文】

少陰病,下利脉微者,與白通湯。利不止,厥逆無脈,乾嘔煩者,白通加豬膽汁湯主之。服湯脈暴出[1]者死,微續[2]者生。白通加豬膽湯。(315)

葱白四莖　乾薑一兩　附子一枚,生,去皮,破八片　人尿五合　豬膽汁一合

上五味,以水三升,煮取一升,去滓,內膽汁、人尿,和令相得,分溫再服。若無膽,亦可用。

【词解】

(1)脉暴出:即脉象突然出现浮大躁动之象。

(2)微续:指脉搏渐渐而出。

【提要】阴盛戴阳证服热药发生格拒的证治及预后。

【释义】本条内容分三个部分,一是承上条继续讨论白通汤证的证治;二是讨论服白通后发生格拒的证治;三是讨论发生格拒的预后。

"少阴病……与白通汤。"是承上条继续讨论白通汤证的证治。"下利,脉微"是补充白通汤证的主证。脉微下利,证属少阴阴盛阳虚无疑,故当治以白通汤。

"利不止……白通加猪胆汁汤主之。"论述服白通后病势反而增剧的机制与治法。"少阴病,下利,脉微者,与白通汤。"阳虚阴盛之下利,与白通汤治疗,理应病情有减,今病情不见轻减反而增剧,不但下利不止,反而增见厥逆无脉、干呕烦等证,原因何在?根据仲景以"白通加猪胆汁汤主之"推测,此非药不对证,而是由于过盛之阴邪与阳药发生格拒所致,诚王太仆说:"甚大寒热,必能与违其性者争雄,异其气者相格也。"根据《素问·至真要大论》"甚者从之"的治疗原则,故仍主以白通汤,更加入咸寒苦降的猪胆汁、人尿以反佐,使热药不致于被阴寒之邪所格拒,从而达到破阴回阳的目的。

"服汤脉暴出者死,微续者生。"论服白通加猪胆汁汤后的不同转归。阴寒之邪与阳药发生格拒,说明证情相当严重,并非一般的阳虚阴盛,所以即使采取了正确的治疗,其预后转归也未必尽如人意,必须严密观察药后的变化,以推测其预后。如药后"脉暴出",则为虚阳完全发露于外,其预后多极坏,故曰"死";如药后脉"微续"而现,为阳气渐复之象,其预后多较好,故曰"生"。

【选注】

成无己:少阴病,下利,脉微,为寒极阴盛,与白通汤复阳散寒。服汤利不止,厥逆无脉,干呕烦者,寒气太甚,内为格拒,阳气逆乱也,与白通加猪胆汁汤以和之。《内经》曰:逆而从之,从而逆之。又曰:逆者正治,从者反治,此之谓也。服汤脉暴出者,正气因发泄而脱也,故死;脉微续者,阳气渐复也,故生。(《注解伤寒论·辨少阴病脉证并治》)

尤在泾:脉暴出者,无根之阳,发露不遗,故死;脉微续者,被抑之阳,来复有渐,故生。(《伤寒贯珠集·少阴篇》)

钱天来:下利而脉微,足见阳气愈微,故与白通汤以恢复真阳,消除寒气,不谓服汤之后,利仍不止,反见四肢厥逆而无脉,阴邪上逆而干呕,虚阳受迫而作烦闷者,此非药之误也,以

阴寒太盛,热药不得骤入,阴邪纵肆猖獗,扞格而不入耳,故用《素问·至真要大论》中热因寒用之法,从而逆之,反佐以取之,所谓寒热温凉,反从其病之义也。故用咸寒下走之人尿,苦寒滑下之猪胆,以反从其阴寒之性,导姜附之辛热下行,为反佐入门之导引,王启玄所谓下嗌之后,冷体既消,热性便发,使其气相从,而无格拒之患也。服汤后,其脉忽暴出者,是将绝之阳,得热药之助,勉强回焰,一照而熄,故死;若服汤而其脉微续渐出者,为阳气复回,故为生也。(《伤寒溯源集·少阴篇》)

徐灵胎:暴出乃药力所迫,药力尽则气仍绝,微续乃正气自复,故可生也。前云其脉即出者愈,此云暴出者死,盖暴出与即出不同,暴出,一时出尽;即出,言服药后,少顷即徐徐微续也,须善会之。(《伤寒论类方·四逆汤类》)

《医宗金鉴》:此承上条详申其脉,以明病进之义也。少阴病下利脉微者,与白通汤,下利当止。今利不止,而转见厥逆无脉,更增干呕而烦者,此阴寒盛极,格阳欲脱之候也。若专以热药治寒,寒既甚,必反格拒而不入,故于前方中加人尿、猪胆之阴,以引阳药入阴。经曰:逆者从之,此之谓也。无脉者,言诊之而欲绝也。服汤后,更诊其脉,若暴出者,如烛尽焰高,故主死;若其脉徐徐微续而出,则是真阳渐回,故可生也。故上条所以才见下利,即用白通以治于未形,诚善法也。(《医宗金鉴·订正仲景全书·伤寒论注·辨少阴病脉证并治》)

章虚谷:下利脉微,与白通汤温脉升阳,而利不止,反厥逆无脉者,中气已败,阴阳格拒,故脉道不通,又干呕而烦,加猪胆汁、童便,反佐苦寒引阳药入阴,以交通阴阳之气,盖胆汁属少阳,童便入少阴,而少阳、少阴皆为枢,运其枢,使表里阴阳之气旋转从和,而制方之妙有如此。(《伤寒论本旨·少阴篇》)

刘渡舟:服白通汤后,非但不效,反而病情加重,出现了"利不止,厥逆,无脉,干呕,烦"等证。这种证候的出现说明了两个问题,一是阴寒太盛,对大热之品拒而不受,并且更加激发寒邪,使病情加重。二是下利之后,不仅阳气受伤,而且阴液也耗损,白通汤只能温经回阳而不能滋阴,阴液不复则脉不出;阴不敛阳,虚热浮于上,故见干呕而烦。由于上述两个原因,治疗上当依《素问·至真要大论》"逆而从之,从而逆之","逆者正治,从者反治"的道理,变正治法为从治法。在白通汤基础上加猪胆汁、人尿,用苦咸寒反佐,使同气相求,引阳药直入阴分,既扶阳又育阴……本证已发展到阴液下脱不能相继,虚阳上扰而被格拒的阶段。若服药后暴然出现脉大的,是元气欲脱的征象,预后凶险,故曰"服汤脉暴出者死"。若服药后脉由沉伏不出而渐渐来复,是寒邪渐退,真阳已回,正气渐复,疾病向愈的好征兆,故曰"微续者生"。(《伤寒论讲解·辨少阴病脉证并治第十一》)

陈亦人:……如果服白通汤下利不止,更增加厥逆无脉,干呕心烦,乃是阴邪与阳药发生格拒,又当于破阴回阳方中佐入咸寒苦降的猪胆汁、人尿,即白通加猪胆汁汤。阴证服阳药为什么会发生格拒?因为阴邪太甚的缘故。王太仆说:"甚大寒热,必能与违性者争雄",所以必须于白通汤中加入咸寒苦降的胆、尿作为反佐,即《内经》所谓"甚者从之"之意。若无猪胆汁,单用人尿亦可。服白通汤后格拒的脉证,的确十分严重,是否能有治疗余地,"心烦"与否是一个很值得注意的问题,因为烦是自觉证,知正气未亡,神气尚存。假使不烦但躁,为神气已亡,则无法挽救。厥逆无脉,服白通加猪胆汁汤后无脉转为有脉,自然是好事,但是必须注意脉出的情况,如果脉象突然显露,急疾搏指,乃阴液枯竭,孤阳无所依附的反常现象,预后极其危恶。只有脉象逐渐恢复,才是阴液未竭,阳气渐复的佳兆。(《伤寒论求是·少阴病篇》)

程昭寰:……原服白通汤无效,在下利脉微的基础上,反而出现"利不止,厥逆无脉干呕烦"之证。仅于白通汤中加入人尿、猪胆汁,为什么就可使一部分患者脉"微续"而得生呢?

王太仆和成无己作了答复。王太仆说："热与寒背,寒与热违,微小之热为寒所折,微小之冷为热所消。大寒大热,必能与违性者争,与异气中格,是以圣人反其佐以同其气令声应气求也。"成无己说:"《内经》云:若调寒热之道,冷热必行,则热物冷服,下嗌之后,冷体既消,热性便发,由是病气随愈,呕哕皆除。情且不违而致益,此和人尿猪胆汁咸苦寒物于白通汤热剂中,要其气相从,则可去格拒之寒。"两家意见,反复说明本法的运用是遵《内经》"逆而从之","逆者正治,从者反治"的原则,变正治为从治之法。因为阴寒太盛,往往对大热之药拒而不受,若佐入苦咸寒之品顺从疾病阴寒之性,就可以使不致格拒不纳,这就是白通汤加猪胆汁人尿之理论依据。再从猪胆汁、人尿的药理作用来看,猪胆汁苦寒,从阴引阳气上升;人尿(以童便为佳)咸寒,导阴气以下接。使阴盛格阳之证而为水火既济,阴阳交接之象。且因为阴阳互根的关系,阳损及阴,阴气必多不足,用辛温之品,亦恐其过燥,故人尿、猪胆汁又能防干姜、附子、葱白之辛燥伤阴之弊,又有护阴滋阳之能。所以用后有的患者出现"脉微续"而得生之效。"服汤脉暴出者死,微续者生。"疾病发展到阴盛格阳的阶段,阴阳离决在即,所以服白通加猪胆汁汤后也不一定都能获愈,需要进一步观察病情。如服药后脉搏突然出现,或浮大中空,说明阴液枯竭,孤阳飞越于外,正气发泄而脱,阴阳离决,故主死。若服药后脉搏由"无脉"而转为徐徐渐至,是邪气渐退,阳气渐复,疾病渐愈的佳兆。(《伤寒心悟·辨少阴病脉证并治》)

　　【评述】注家一致认为服白通汤后出现利不止,厥逆无脉,干呕烦,是阴邪与阳药发生格拒的结果,并非药不对证,所以仍主以白通汤,但加猪胆汁、人尿以反佐。至于脉暴出者死,脉微续者生,尤在泾认为前者是无根之阳发露不遗,后者是被抑之阳来复有渐;徐灵胎认为前者是药力所迫,后者是正气自复。都有助于对本条的理解,刘渡舟、陈亦人、程郊倩分析都通畅明白,很有参考作用。

　　【治法】破阴回阳,佐以咸寒苦降。

　　【方药】白通加猪胆汁汤方。

　　【方解】白通加猪胆汁汤即由白通汤加人尿、猪胆汁组成。以白通汤破阴回阳,通达上下;加人尿、猪胆汁咸寒苦降以反佐,引阳药入阴,使热药不被寒邪所格拒,以利于发挥回阳救逆作用。

　　关于本方所加人尿、猪胆汁,多数注家视为反佐,即《内经》所谓"逆者从之"之意;亦有认为不仅反佐,更能滋阴,刘渡舟认为:"吐逆下利,阴阳俱伤,不但阳虚,而且阴竭,下利不止,阴液走泄,已成涸竭之势。白通补阳有余,不能滋阴,阴涸阳衰,手足厥逆,至为危殆,惟有人尿、胆汁补阴液,滋涸竭,引阳补阴,此方独妙。"其"引阳补阴"即是对这两方面作用的概括。

　　对方后"若无胆亦可用",后世医家亦有争议。汪苓友说:"方后云,若无胆亦可用,则知所重在人尿,方当名白通加人尿汤始妥。"刘渡舟则认为:"关于猪胆汁的取舍问题,张仲景说:'无胆亦可用',似乎胆汁为可用可不用的药物,据程老先生的治疗经验证明,方中猪胆汁绝非可有可无之事。程老曾用白通加猪胆汁汤救治两例因食河蟹中毒的患者,其一按方使用了猪胆汁,另一因未找到猪胆汁,治疗的结果是,加猪胆汁者获痊愈,而未用者,竟抢救无效。此足以说明对方中猪胆汁一药的治疗作用,是绝对不可忽视的。"刘渡舟之论颇有说服力。由此可见,若无胆亦可用,并不是说猪胆汁可有可无,不太重要,而是因为猪胆非常备之物,有时难以找到,但病情重急,难以久等,鉴此而取下策,恐久等而生变。

　　【方论选】

　　成无己:《内经》曰:若调寒热之逆,冷热必行,则热物冷服,下嗌之后,冷体既消,热性便发，由是病气随愈，呕哕皆除，情且不违，而致大益。此和人尿、猪胆汁咸苦寒物于白通汤热剂中，要其气相从，则可去格拒之寒也。(《注解伤寒论·辨少阴病脉证并治》)

程扶生：人尿、猪胆，是取其同气引入阴分，然人尿之气下行，欲其阴气前通也。猪胆汁之气上行，欲其阴气上通也。猪为水畜，亦取其同气相求。(《伤寒经注·少阴温散》)

章虚谷：阴阳二气，互相为根，故可互相为用，此方即《内经》反佐之法也。以下利脉微，先以白通汤辛热助阳，以辟寒邪，而利不止，反厥逆无脉，干呕而烦者，其本身阳微欲绝，寒邪格拒，故辛热之药不能入，而反佐咸苦阴寒为引导。然而热药得入，以回垂绝之阳……盖寒热之药同煎，则气味相和，化为温平。此方热药煎好，然后和入寒药，则各行其性，导阳药入阴，使阴阳交通而无格拒之患，此阴阳互相为用，由其互相为根故也。可知仲景之法，皆阴阳气味，裁制权宜，而配合者，义理精微，有难言喻。(《伤寒论本旨·少阴篇方》)

《医宗金鉴》：是方即前白通汤加人尿、猪胆汁也。加尿胆者，从其类也，下咽之后，冷体既消，热性便发，情且不违而致大益，则二气之格拒可调，上下之阴阳可通矣。(《医宗金鉴·订正仲景全书·伤寒论注·辨少阴病脉证并治》)

王旭高：无脉厥逆，呕而且烦，则上下俱不通，阴阳相格，故加人尿之咸寒，猪胆之苦滑，引辛热之药，达于至阴而通之，《内经》所谓"反佐以取之"是也……阴寒内盛，格阳于外者，纯与热药，则寒气格拒不得入，必于热剂中加寒药以为引用，使得入阴而回阳，此类是也。(《王旭高医书六种·退思集类方歌注·四逆汤类》)

陈亦人：本方用人尿、猪胆汁，大多认为是取其从治，使无格拒之患。但成氏解释通脉加猪胆汁汤的方义时，有"胆苦入心而通脉，胆寒补肝而和阴"的说法，可见还有补益作用，应相互参考。关于人尿的医疗作用，载之医册典籍者，彰彰可考，病当危急之际，苟有益于治疗，不应以秽物而去之，惟应用时，当取无病之人新鲜尿液，得童子小便尤佳。(《伤寒论译释·辨少阴病脉证并治》)

【点评】白通加猪胆汁汤方中加人尿、猪胆汁之用，多数注家认为是取其反佐，为从治之法，成无己、程扶生、章虚谷、王晋三及《医宗金鉴》皆持此说；刘渡舟认为不仅是从治反佐，更能引阳入阴，陈亦人据成无己对通脉四逆加猪胆汁汤之释，认为"还有补益作用"，都有卓识，很有启迪作用。

【临床应用】

(1)后世医家对本方的应用

1)《名医方考》：白通加人尿猪胆汁汤，久坐湿地伤肾，肾伤则短气腰痛，厥逆下冷，阴脉微者，宜此方。

2)《方极》：白通加猪胆汁汤，治白通汤证而厥逆干呕烦躁者。

3)《餐英馆治疗杂话》：大吐泻后，面目无神，虚寒厥冷，其冷发自指里，心下膨满烦躁，夏月霍乱，亦间有此等证，脉微欲绝，或全绝，世医虽知用附子理中等回阳之药，而忘治其心下膨满，故投药不效，此时用此方，胜参附理中十倍。大吐泻后，心下所以痞塞者，以脾胃暴虚，虚气与余邪搏结，聚于心下故也，用此方，以附子、干姜回阳，猪胆开痞塞，葱白温下元，人尿之镇坠下行，引肾中欲飞腾之阳气归源，一方而四能备，仲景制方之精如此。此方不但治霍乱吐泻，凡中风卒倒，小儿慢惊，其他一切暴卒之病，脱阳之证，皆建奇效，要以心下痞塞为标准耳。

(2)现代应用

1)治心衰。任继学[7]应用此方治疗风湿性心脏病、高血压性心脏病、肺心病、冠心病、肾脏病等所引起的各种心衰,屡试不爽。且言猪胆汁药房未备,可用人工牛黄代之,因牛黄为胆中结石,故能入胆,且其透达之力更胜于胆汁。

2)治虚寒腹泻。祝远之[8]用本方化裁治疗虚寒性腹泻40例,收效良好。

（3）医案选录

1)阴盛格阳证:王左,灼热旬余,咽痛如裂,舌红起刺,且卷,口干不思汤饮,汗虽畅,表热犹壮,脉沉细,两尺空豁,烦躁面赤,肢冷囊缩,显然少阴证据,误服阳经凉药,危险已极,计惟背城借一,勉拟仲圣白通汤加猪胆汁一法,以冀挽回为幸。淡附子二钱,细辛三分,怀牛膝一钱,葱白三个,上肉桂五分,生牡蛎七钱,猪胆汁一个,冲入微温服。(《张聿青医案》)

2)霍乱:田某儿媳患霍乱,吐泻无度,冷汗出,腹痛筋急,肢厥声小,皮瘪目陷,病来颇暴。予诊时,已服来苏散、藿香正气丸等药,虽无大讹,却不着痛痒,半日时刻,吐泻各在三十次以外,消息停顿,六脉全无,病已濒危,势不及救。察证属寒多欲与疠疫搏斗,拟通脉四逆汤加重其剂,方用:甘草6g,干姜18g,乌附各24g,并书简明医案于方首(霍乱寒多,渴不欲饮,饮亦喜热,舌苔白,吐泻多清水,不大臭,惟耽搁时间过久,救治较迟,肢厥筋挛,皮瘪目陷,六脉全无,病已造极。拟大剂温肾以启下焦生气,温脾以扶中宫颓阳,做最后挽救)。隔三时复诊,吐泻虽缓,厥逆仍未回,俨似正气与邪气同归于尽状。细审细察,探其手心,微有温意。曰:生机在此。盖正气过伤,迟迟其复,兆端已见,稍俟即当厥回向愈,嘱续将三煎药服完。另用前方,姜、附各减为9g,并加党参12g,夜间作二次缓服。翌晨复诊,厥回脉出,已能起坐,特精力匮乏,为拟理中加知母、栝蒌根善后。(《冉雪峰医案》)

【按语】本方所治为白通汤重证,其阴阳格拒之势更甚。虽面赤咽痛,呕逆烦躁,颇类阳热实证,必竟肢厥如冰,下利清谷,脉微至绝,显然真阳亏极,元气飞越。其治必急,而格拒须除。如此,则反佐之法势在必行。

【现代研究】白通加猪胆汁汤复方的药理作用机制,目前尚未见报道,但对单味的人尿的药理研究证明,人尿主要有尿素及氯化钠、钾、磷酸等。尿素是蛋白质的代谢产物,含量随摄入蛋白质量的多少而转移。据临床报道,用12岁以下无病男孩或病者本人的新鲜中段尿150～300ml,趁热服能治疗肺结核病咳血,日服两次,血止后,连服2～3天以巩固疗效。又据报道,用童尿每日2ml,连服100ml,治疗溃疡病等内出血,共治疗82例,有效率为97.6%。但对肿瘤出血无效[1]。

二、真武汤证（316）

【原文】

少陰病,二三日不已,至四五日,腹痛,小便不利,四肢沉重疼痛,自下利者,此為有水氣。其人或欬,或小便利,或下利,或嘔者,真武湯主之。(316)

茯苓三兩　芍藥三兩　白术二兩　生薑三兩,切　附子一枚,炮,去皮,破八片

上五味,以水八升,煮取三升,去滓。温服七合,日三服。若欬者,加五味子半升、細辛一兩、乾薑一兩;若小便利者,去茯苓;若下利者,去芍藥,加乾薑二兩;若嘔者,去附子,加生薑,足前為半斤。

【提要】少阴阳虚水泛的证治。

【释义】本条病机,仲景已明确指出"此为有水气",然其寒热属性,根据治用真武汤,当然应属少阴虚寒。肾阳虚衰,水气不化,水寒之气泛溢为患,外攻于表,则四肢沉重疼痛;内

渍于肠，则腹痛下利。水气为患，无处不到，变动不居，难以捉摸，故多或然之证，水气上逆于犯肺，则咳嗽；水气停滞于中，犯胃而胃气上逆则呕吐，下趋大肠，传导失司，则下利更甚；停滞于下焦，阳虚不能制水，膀胱气化不行，则小便不利。见证虽有不同，但总属肾阳虚而水气泛溢为患。其治疗以真武汤温肾阳以散水气。

本条证候与82条"太阳病发汗，汗出不解，其人仍发热，心下悸，头眩，身眴动，振振欲擗地者，真武汤主之"的起病过程虽有不同，但其病理机转则同是肾阳虚而水气为患，都用真武汤主治。

本证与"伤寒，若吐，若下后，心下逆满，气上冲胸，起则头眩，脉沉紧，发汗则动经，身为振振摇者，茯苓桂枝白术甘草汤主之"（67）的苓桂术甘汤证，虽均为阳虚水泛证，但本证重点在肾，彼则重点在脾，故治疗一则温肾利水，一则为温脾化饮。

【选注】

尤在泾：少阴中寒，二三日不已，至四五日，邪气递深，而脏受其病矣。脏寒故腹痛，寒胜而阳不行，故小便不利。于是水寒相搏，浸淫内外，为四肢沉重疼痛，为自下利，皆水气乘寒气而动之故也。其人或咳，或小便利，或下利，或呕者，水寒之气或聚或散或上。（《伤寒贯珠集·少阴篇》）

方有执：腹痛，小便不利，阴寒内甚，湿胜而水不行也，四肢沉重疼痛，寒湿内渗又复外薄也。自下利者，湿既甚而水不行，则与谷不分清，故曰此为有水气也。或为诸证，大约水性泛滥，无所不之之故也。（《伤寒论条辨·辨少阴病脉证并治》）

喻嘉言：太阳篇中，厥逆、筋惕肉眴而亡阳者，用真武汤之法，已表明之矣。兹少阴之水湿上逆，仍用真武一法以镇摄之，可见太阳膀胱与少阴肾，一脏一腑，同居北方寒水之位。（《尚论篇·少阴经前篇》）

《医宗金鉴》：今少阴病，二三日不已，至四五日，腹痛下利，阴寒深矣，设小便利，是纯寒而无水，乃附子汤证也，今小便不利，或咳或呕，此为阴寒兼有水气之证。故水寒之气，外攻于表，则四肢沉重疼痛；内盛于里，则腹痛自利也；水气停于上焦胸肺，则咳喘而不能卧；停于中焦胃府，则呕而或下利；停于下焦膀胱，则小便不利而或少腹满。种种诸证，总不外乎阴寒之水，而不用五苓者，非表热之饮也；不用小青龙者，以非表寒之饮也。故惟主以真武汤，温寒以制水也。（《医宗金鉴·订正仲景全书·伤寒论注·辨少阴病脉证并治》）

陈亦人：水寒之气外攻于表，则为四肢沉重疼痛；内渍于肠，则为腹痛下利，上逆犯肺，则为咳嗽，停滞于中，胃气上逆，则为呕吐；停滞下焦，膀胱气化不行，则为小便不利。总之，这些症状的产生，都是因为肾阳衰微，水气不化，与阴寒之气互相搏结而成，所以治疗上须用真武汤温阳祛寒以散水气。本条证候与《太阳篇》82条的太阳病，汗出过多，致心下悸、头眩、身眴动、振振欲擗地等证候，虽然有所不同，但其病理机转，则同是阳虚水气为患，故都用真武汤主治。（《伤寒论译释·辨少阴病脉证并治》）

刘渡舟：少阴病，延至四五日，证见腹痛、小便不利、四肢沉重疼痛、下利，是因为阳气虚衰，不能制水，以致水邪泛滥而为病。脾肾阳衰，水气浸渍于胃肠，则腹痛、下利，阳虚，水寒之气停蓄于内，阻碍膀胱气化，则小便不利。少阴阳衰，下焦寒盛，水气不能运化，浸淫肢体，四肢沉重疼痛……由于水邪游溢不定，可随气机升降而到处为患，故可见众多或证。若水邪上凌心肺则见心悸而咳；上逆于胃，则气逆而呕；若阳虚肾关不固，不能制水，则可见小便利，即小便清长。以上诸多或然证，均为肾阳虚衰，不能制水，水邪泛滥而致，故曰"此为有水气"。治疗用真武汤，温阳散寒，化气行水。（《伤寒论讲解·辨少阴病脉证并治第十一》）

程昭寰:82条云"太阳病发汗,汗出不解,其人仍发热。心下悸,头眩,身瞤动,振振欲擗地者,真武汤主之。"系因太阳病汗出后,因阳虚动水致变。病从太阳而入少阴,肾阳虚衰,制水无权。本条则论少阴病阳虚水寒相搏所致阳虚水泛之证。两条合看,病机特点基本一致。但侧重点却不同,前者水泛于上于外,本条水泛于下于里。前者以太阳膀胱水腑为病变重心,本条以少阴肾水之脏为病变中心。可见水腑与水脏的表里关系。也说明阳虚气水为病的广泛性。(《伤寒心悟·辨少阴病脉证并治》)

【评述】少阴阳虚而兼水气为患,才是真武汤证,若仅阳虚而无水气,则不是真武汤证,故《医宗金鉴》曰"纯寒而无水,乃附子汤证";同样,仅有水气而无肾阳虚,亦非真武汤证。陈亦人、刘渡舟剖析甚详,足以解惑。注中更有与82条真武汤证结合讨论者,亦有助于对条文的理解,惟程郊倩谓"前者以太阳膀胱水腑为病变重心,本条以少阴肾水之脏为病变中心"的说法难以使人苟同。

【治法】温肾阳,散水气。

【方药】真武汤。

【方义】真武汤由茯苓、芍药、生姜、白术、附子组成。方中附子辛热以壮肾阳,使水有所主;白术健脾燥湿,使水有所制;术、附同用,更可温煦经脉以除寒湿。生姜宣散,佐附子助阳,于主水中有散水之意;茯苓淡渗,佐白术健脾,于制水中有利水之用;芍药活血脉,利小便,且有敛阴和营之用,可制姜、附刚燥之性,使之温经散寒而不伤阴。诸药相辅相成,相互为用,共成扶阳散水之剂。

方后加减诸法,是为随证化裁举例示范:若咳者,是水寒犯肺,加干姜、细辛以散水气,加五味子以敛肺气,与小青龙汤中干姜、细辛、五味子同用作用一致;小便利则不须利水,故去茯苓;下利甚者,是阴盛阳衰,芍药苦泄,故去之,加干姜以温里;水寒犯胃而呕者,可加重生姜用量,以和胃降逆,至于去附子,附子为本方主药,似不宜去,汪苓友说:"若去附子,恐不成真武汤矣。"很有见解。

【方论选】

汪苓友:真武汤,专治少阴里寒停水,君主之药当是附子一味,为其能走肾温经而散寒也。水来侮土,则腹痛下利,故用苓、术、芍药以渗停水,止腹痛;四肢沉重是湿,疼痛是寒,此略带表邪,故用生姜以散寒邪;或疑芍药酸寒,当减之,极是。然上证是里气虚寒,方中既有姜附之辛,不妨用芍药之酸,以少敛中气。若咳者,水寒射肺,肺叶张举,既加细辛、干姜以散水寒,不妨加五味子以敛肺,但五味子酸味太厚,不须半升之多也;小便利者,不得云无伏水,乃下焦虚寒,不能约束水液,其色必白,去茯苓者,恐其泄肾气也;若下利者,里寒甚,故去芍药加干姜;呕者,水寒之气,上壅于胸中也,加生姜足前成半斤,以生姜为呕家圣药,若去附子,恐不成真武汤矣。(《伤寒论辨证广注·中寒脉证》)

张路玉:真武汤方本治少阴病水饮内结,所以首推术、附,兼茯苓、生姜,运脾渗湿为要务,此人易所明也。至用芍药之微旨,非圣人不能。盖此证虽曰少阴本病,而实缘水饮内结,所以腹痛自利,四肢疼重,而小便反不利也,若极虚极寒,则小便必清白无禁矣,安有反不利之理哉!则知其人不但真阳不足,真阴亦已素亏,若不用芍药顾护其阴,岂能胜附子之雄烈乎?即如附子汤、桂枝加附子汤、芍药甘草附子汤,皆芍药与附子并用,其温经护荣之法,与保阴回阳不殊,后世用药,能获仲景心法者,几人哉!(《伤寒缵论·少阴上篇》)

程扶生:张氏曰,白通、通脉、真武,皆为少阴下利而设。白通、四逆、附子皆生用,惟真武一证熟用者,凡附子生用则温经散寒,炮熟则益阳去湿,白通诸汤以下利为重,真武汤以寒湿

为先,故用药有轻重之殊。又干姜以佐生附为用,生姜少资熟附之散也。(《伤寒经注·少阴温散》)

王晋三:术、苓、芍、姜,脾胃药也。太阳、少阴,水脏也。用崇土法镇摄两经水邪,从气化而出,故名真武。茯苓淡以胜白术之苦,则苦从淡化,便能入肾胜湿;生姜辛以胜白芍之酸,则酸从辛化,便能入膀胱以摄阳。然命名虽因崇土,其出化之机,毕竟重在坎中无阳,假使肾关不利,不由膀胱气化,焉能出诸小便,故从上不宁之水,全赖附子直走下焦以启其阳,则少阴水邪必从阳部注于经而出矣。非但里镇少阴水泛,并可外御太阳亡阳。(《绛雪园古方选注·温剂》)

《医宗金鉴》:小青龙汤治表不解有水气,中外皆寒实之病也;真武汤治表已解有水气,中外皆虚寒之病也。真武者,北方司水之神也,以之名汤者,赖以镇水之义也。夫人一身制水者,脾也;主水者,肾也;肾为胃关,聚水而从其类者,倘肾中无阳,则脾之枢机虽运,而肾之关门不开,水虽欲行,孰为之主,故水无主制,泛溢妄行而有是证也。用附子之辛热,壮肾之元阳,而水有所主矣;白术之苦燥,建立中土,而水有所制矣;生姜之辛散,佐附子之补阳,温中有散水之意;茯苓之淡渗,佐白术以健土,制水之中有利水之道焉;而尤妙在芍药之酸敛,加于制水、主水药中,一以泻水,使子盗母虚,得免妄行之患,一以敛阳,使归根于阴,更无飞越之虞。孰谓寒阴之品,无益于阳乎?而昧者不知承制之理,论中误服青龙发汗亡阳,用此汤者,亦此义也。然下利减芍药者,以其阳不外散也;加干姜者,以其温中胜寒也;水寒伤肺则咳,加细辛、干姜者,散水寒也;加五味子者,收肺气也;小便利者去茯苓,以其虽寒而水不能停也;呕者,去附子倍生姜,以其病非下焦,水停于胃也,所以不须温肾以行水,只须温胃以散水,佐生姜者,功能止呕也。(《医宗金鉴·订正仲景全书·伤寒论注·辨少阴病脉证并治》)

王旭高:肾之真阳盛,则水皆内附,而与肾气同其蛰藏。惟肾之阳虚不能制水,则水得泛滥而为病。苓、术、芍、姜,皆脾胃药,崇土以镇伏肾水,附子以挽回阳气。方名“真武”,盖取固肾为义……真武主治,在于崇土扶阳,以泄水邪,故不但里镇少阴水泛,兼可外御太阳亡阳。(《王旭高医书六种·退思集类方歌注·四逆汤类》)

《伤寒论方解》:白术与茯苓同用,能够益脾祛湿,主治头眩心悸,小便不利,下利浮肿等证。附子与白术同用,能温中利湿,主治恶寒体痛,四肢沉重,身体瞤动,摇摇欲倒,脉搏沉小诸症。生姜能去水气,止呕吐。芍药能和血脉,主邪气腹痛。总之,本方是温经回阳、逐水利湿、宣痹镇痛剂,适用于少阴病,阳气不足,阴邪有余,水饮内结,寒湿疼痛的证候。慢性病心肾阳虚见水肿者,常有应用本方的机会。(《真武汤类·真武汤》)

刘渡舟:真武汤由茯苓、芍药、生姜、白术、附子组成。附子、生姜辛热,温经回阳以散水寒之邪,助白术温运脾气,补土以制水;术、附合用,温煦经脉、除寒湿;茯苓甘淡,利水渗湿,与白术协同,共行温补脾阳、利水渗湿之功,配附子扶阳消阴以散水邪;芍药活血脉、利小便,并制姜、附之辛燥,使本方温经散寒而不伤阴。方中诸药相辅相成,相互为用,共成扶阳镇水之剂。方后加减诸法,是为随证化裁举例示范,亦即随证治之的意思。(《伤寒论讲解·辨少阴病脉证并治第十一》)

陈孟恒:本方所治证属阳虚水泛,气化失常,脾阳不足,水湿内停。总的病机为阳虚水泛,治疗应以温阳利水为主。真武,本名玄武,古时传说为北方司水之神,本方的命名,是借用其名,赖以利水的意思。方中附子温壮肾阳,白术健脾燥湿,茯苓导水下行,生姜温散水气,芍药和里益阴。其中附子与白术同用,能温中利湿,治恶寒体痛,四肢沉重,身体瞤动,摇摇欲倒诸证;苓、术配伍,能益脾祛湿,治头眩心悸,小便不利,下肢浮肿等。本证不仅真阳不足,而且真阴亦亏,若不用芍药固护其阴,难以制附子雄烈之性,芍药能破阴凝,布阳和,护阴而不会敛邪,附子与芍药合用,符合温而不燥,刚柔并济之理。另外,四逆汤类方剂中均以生附子、干姜同用,本方则用熟附子配生姜,前者重在回阳,此则加强散饮。全方配伍得宜,具有温经回阳,逐水利湿,宣痹镇痛的作用。适用于阳气不足,阴邪有余,水饮内停,浮肿疼痛之证。现临床上常用于肾性水肿、心性水肿、醛固酮增多症、甲状腺功能低下、肠核结腹痛下利、耳源性眩晕、前列腺肥大、慢性肠炎等属于脾肾阳虚者。(《中国医学百科全书·方剂学·祛寒剂》)

【点评】本方方义,诸家所注,都能说明问题,程郊倩指出生附子与熟附子功用之异,以及干姜、生姜配伍作用之殊,尤有参考价值。陈亦人指出附子与芍药合用,符合温而不燥,刚柔并济之理,亦有理致。至于“若呕者,去附子”,汪苓友指出“若去附子,恐不成真武汤矣”,而《医宗金鉴》则认为“呕者,去附子倍生姜,以其病非下焦,水停于胃也,所以不须温肾以行水,只须温胃以散水”,证属肾阳虚而水气泛溢为患,只据或有证就认定“其病非下焦”,是难以成理的,当以汪苓友之说较妥。

【临床应用】

(1)后世医家对本方的应用

1)《易简方》:此药不惟阴证伤寒可服,若虚劳人憎寒壮热,咳嗽下利,皆宜服之,因易名固阳汤,增损一如前法。

2)《伤寒全生集》:凡伤寒四五日,腹痛,小便自利,四肢沉重,疼痛下利者,此有水也,真武汤主之。

3)《伤寒绪论》:不得眠,皆为阳盛,切禁温剂,惟汗吐下后,虚烦脉浮弱者,因津液内竭,则可从权用真武汤温之。

4)《方机》:此方治心中燥(一作心下悸),身𥆧动,振振擗地,小便不利,或呕,或下利,若拘痛者。

5)《类聚方广义》:真武汤,治痿病,腹拘挛,脚冷不仁,小便不利,或不禁者。又:腰疼腹痛恶寒,下利日数行,夜间尤甚者,称为疝痢,宜此方。又久痢见浮肿,或咳或呕者亦良。又:产后下利,肠鸣腹痛,小便不利,肢体酸软,或麻痹,有水气,恶寒发热,咳嗽不止,渐为劳状者,尤为难治,宜此方。

6)《方函口诀》:此方以内有水气为目的,与他附子剂异,水饮之变,为心下悸,身𥆧动,振振欲倒地,或觉麻痹不仁,手足引痛,或水肿,小便不利,其肿虚滞无力,或腹以下肿,臂肩胸背羸瘦,其脉微细,或浮虚而大,心下痞闷,饮食不美者,或四肢沉重疼痛,下利者,用之有效。方名当从《千金》及《翼》,作玄武。

7)《仁斋直指方》:治少阴水饮与里寒合而作嗽,腹痛下利,于本方加干姜、细辛、五味子,凡年高气弱久嗽通用。

8)《临证指南医案》:用真武汤或加人参,治痰湿积聚水饮,或湿邪伤脾肿胀,或呕吐、水饮、泄泻等证。如:陈某,痛久气乱,阳微,水谷不运,蕴酿聚湿,新进水谷之气与宿邪再聚复出,法当通阳,真武汤主之。

(2)现代应用

1)治心血管疾病:本方对于心肾阳衰,肾水凌心型心衰患者,在用洋地黄类药物效果不显时,往往可获效,提示本方似与洋地黄有相互补充之效[9];符剑玲[10]用真武汤配合西药治疗老年心衰 42 例,效佳。在控制基础疾病用药的同时,给予西药抗心衰常规治疗:地高辛

0.125～0.25mg,每天 1 次;速尿 20～40mg,每日 1 次;安体舒通 20mg,每日 2 次;卡托普利 12.5mg,每日 2 次。配合真武汤加味(药物组成:红参 15g,炮附子 10g,白术 15g,茯苓 15g,黄芪 30g,薏苡仁 30g,丹参 20g,桂枝 10g,煅牡蛎 15g,甘草 10g),每天 1 剂,分 3 次煎服,连续治疗 2 周为 1 疗程。治疗效果显效 18 例,有效 20 例,无效 4 例,总有效率为 90.48%。王建平[11]等观察真武汤加减对肺心病右心功能的影响。随机将 62 例患者分为治疗组及对照组,对照组 31 例,采用抗感染、解痉、平喘、强心、利尿维持水电解质、酸碱平衡等综合疗法,治疗组 31 例在对照组治疗基础上加用中药(真武汤加减),两组均 15d 为 1 个疗程。结果示治疗组和对照组总有效率分别为 96.77% 和 74.19%($P < 0.05$),两组治疗后右心房、右心室、右室流出道等指标均有下降($P < 0.05$),发现真武汤加减治疗肺心病心衰有效,并有改善右心形态学的作用。余锟[12]认为慢性心功能不全的治疗是长期过程,虽然西医目前有较完善的治疗方案,但亦未能完全控制病情进展,中医认为此病为心脾肾阳虚,水气内停,凌心射肺所致,久病则心血瘀阻,而心阳根于肾阳,故治疗当兼顾心脾肾三脏,温阳利水为主,佐以活血化瘀,疗效较明显。真武汤经过实验和临床研究,均已证明了其在治疗心力衰竭方面的确切疗效。

2)治疗泌尿系统疾病:戴陆庆[13]采用本方加减治疗肾病综合征 12 例,其中临床治愈(自觉症状和临床体征消失,尿蛋白转阴,血白蛋白>35g/L)10 例;好转 2 例(自觉症状和临床体征基本消失,尿蛋白(±～+),血白蛋白 30～40g/L);以 10d 为 1 个疗程,最多者服用 7 个疗程,最少者服用 3 个疗程。蓝柳贵等[14]从糖尿病肾病少阴证角度入手,观察用加味真武汤治疗糖尿病肾病 60 例的临床疗效。设治疗组和对照组各 30 例,在糖尿病基础治疗的前提下,治疗组用加味真武汤:熟附子 60g(先煎),茯苓 15g,白术 12g,泽泻 12g,生姜 8g,白芍 15g,猪苓 20g,玉米须 20g,丹参 15g,大黄 10g,党参 15g,灵芝 15g。对照组用血管紧张素转换酶抑制剂开博通,按常规剂量 25～50mg/d 给药。两组均治疗观察 8 周。结果治疗组总有效率为 83%,对照组总有效率为 63%,治疗组疗效明显优于对照组,并且治疗组在改善临床症状、减少尿蛋白和改善肾功能等方面均有良好疗效。另外,岳美中[15]用本方治疗急性尿毒症。

3)治神经系统疾病:张祥麟[16]以真武汤加味治疗阳虚不寐 30 例,疗效满意,顾一蕾[17]治疗一女,42 岁,因眩晕、耳鸣反复发作 4 年,加重伴恶心呕吐 1 天就诊。患者曾有梅尼埃病史 4 年,每年发作 3～5 次,经治可获缓解。1 天前因劳累而出现头晕、耳鸣等症,自服西药 654-2 片等无明显效果而求诊。就诊时眩晕如坐船中,翻身、睁眼则加重,耳鸣,恶心,呕吐 2 次,伴有畏光、汗出、面色苍白、四肢发冷,舌胖润苔白,脉细。证属阳虚水泛,上蒙神窍。治宜温阳化饮止呕。方用真武汤加减,服药 2 剂后,诸症明显减轻。再服 2 剂,眩晕耳鸣呕吐等症消失。

4)其他:吴作敬[18]等用本方加味(制附子 10g,白芍、生龙骨、生牡蛎各 30g,白术、茯苓、钩藤各 15g,全蝎、生姜、甘草各 6g 每日 1 剂,水煎服,15 天为 1 疗程),治疗不安腿综合征 25 例,结果:治愈 15 例,显效 8 例,无效 2 例,服药最少者 10 剂,最多者 30 剂,平均 20 剂,有效率为 90%。姬云海[19]以真武汤加减治疗消渴病 50 例,总有效率为 92%。陈瑞春[20]以本方新用治水肿、眩晕、心动过缓、高血压、风心病者具有不同疗效的好转。王声明[21]以加味真武汤重用附子治顽泻 1 例,重用附子后方收到效果,究其原因病重药轻是不奏效。李洪栋[22]认为真武汤治疗荨麻疹关键在于围绕患者体质,其应用真武汤的依据为:①疹色淡红;②畏冷;③舌质淡;④脉沉细。其中畏冷、脉沉细是最重要的。陈亦人[23]指出:"真武汤的适用范围尤广,不管是消化系统病,如萎缩性胃炎、胃下垂、胃及十二指肠溃疡,腹泻(包括五更泻)、便秘,胃切除后引起的'倾倒症群';循环系统病,如风湿性心瓣膜病并发心力衰竭,心衰浮肿,高血压性心脏病并发心力衰竭,心房纤颤,二尖瓣分离术后心衰;泌尿系统病,如慢性肾炎高度浮肿,慢性肾盂肾炎低热等。只要符合心肾阳虚、水气泛溢病机,用之皆有良效。此外,还可用于寒饮上逆的肺气肿、支气管炎,阳虚夹水湿的白带等病证,充分体现了异病同治的优越性"。

(3)医案选录

1)喘证:孙某,男,67岁,2002年9月5日初诊:素有咳喘,反复发作。今过劳汗出当风,即感喘息气短,咳嗽痰清,心悸,头眩,面白肢冷,舌淡苔薄白,脉沉微,辨证属阳虚水泛,凌心射肺,药用:制附子10g,白术、茯苓、白芍、干姜、五味子各20g,细辛5g,麻黄、桂枝各10g。水煎服,每日1剂,3剂后诸症好转,上方去麻黄、桂枝,加苏子、杏仁各20g。继服10余剂,症状渐无,后用右归丸调理肾气而愈。(《辽宁中医杂志》,2003,30(12):1023)

2)尿毒症:李某,女,已婚,50岁。因上腹部疼痛10天,于1958年6月21日急诊入北京某医院。病史:患者10余年来,常有上腹疼痛,泛酸,服苏打后缓解,疼痛多与饮食有关。近4日上腹部疼痛发作,以两肋缘为甚。入院前1日疼痛加重,持续不解,大便两日未行,小便如常。检查:急病容,痛苦表情,皮肤无黄疸,头部器官正常,颈软,心肺无殊,腹壁普遍板硬,并有压痛,肝脾不易触及,膝反射存在。血压100/20mmHg,临床诊断为胃穿孔,合并腹膜炎。入院后先由外科作穿孔修补及胃空肠吻合术,手术进行良好。但术后血压一直很低,尿量极少,甚至无尿,持续数日,渐成半昏迷状态。肌肉抽动,并测得非蛋白氮150mg%,要求中医会诊。诊见患者神志欠清,时而躁动,手抽搐,尿闭脉细肢凉,乃用仲景真武汤加减,回阳利尿。药用西洋参、杭芍、白术、云苓、炮附片、生苡米。1剂之后,能自排小便,四肢渐温,肉瞤惊惕亦止。但仍神疲不愿讲话。二诊时改用红人参、白术、茯苓、车前子、牛膝、泽泻、生苡米。2剂后神志全清,排尿自如,精神略振。但感口干,改用党参、沙参、麦冬、花粉、苡米、玉竹。经过三诊之后,诸证好转,血压恢复,非蛋白氮降至37.5mg%,最后痊愈出院。(《岳美中医案选集》)

【按语】真武汤为少阴心肾阳虚而兼水饮泛滥的主方,临床运用非常广泛,无论内、外、妇、儿各种疾病,只要具有阳虚饮停的病理特点,如恶寒肢冷、心悸怔忡、小便不利、水肿、舌淡脉沉等,即可相机选用。就其组方特点而言,尤其适宜于慢性心肾衰竭所致的各种病证。

本方用于救治慢性充血性心力衰竭效果确切,但应注意选加部分活血药物,尤其是具有活血利水双重功效之品,如蒲黄、益母草、泽兰、水蛭等,以收水血并治之功。从理论上讲,加入活血之品,更能切合少阴"心主血,肾主水"的病理生理特点。临床运用时,亦常与生脉散合用治疗各型心力衰竭,尤其是对强心苷类药物中毒患者,具有明显疗效。

本方用治水邪较盛的各类病证如慢性肾炎、慢性肠炎、湿性胸膜炎时,常合用五苓散,以收"脏腑同治"之功。而用治各类眩晕患者,若兼血瘀或血虚,则常配合四物汤运用,对耳源性眩晕、眼源性眩晕,椎基底动脉供血不足眩晕、胃源性眩晕等,颇具良效。

【现代研究】

(1)强心和改善全身血液循环作用:胡志宇等[24]观察真武汤颗粒对正常及心衰大鼠血流动力学、离体心脏、水负荷及垂体-肾上腺皮质轴的影响,经实验结果显示真武汤能使大鼠离体心脏心率明显减慢,心搏力增强,但对冠脉血流量的影响不明显;具有改善化学物质所致心衰的作用,促使衰竭心脏功能恢复正常;明显延迟大鼠因过度水负荷致心脏功能失代偿发生的时间,同时还呈现出显著的利尿作用;促进肾上腺皮质激素的合成,提示它们有兴奋机体的垂体-肾上腺皮质轴,提高肾上腺皮质功能的作用。

(2)利尿作用:梁华龙等[25]利用肾阳虚模型研究真武汤的利尿作用,结果证实真武汤能够调整实验大鼠的渗透压调定点,减少抗利尿素(ADH)的分泌,促进 Na^+、K^+ 的排泄,使动物体内水、电解质含量保持在正常水平,拮抗外源性糖皮质激素对动物肾上腺皮质分泌功能的抑制,促进血浆醛固酮(ALd)分泌,发挥正常"保钠排钾"的作用。通过兴奋受抑 HPA 轴,增加机体有效循环血容量,促进心钠素(ANP)分泌恢复至正常水平;明显改善 HCA 肾阳虚大鼠的肾功能,改善肾小球滤过膜的通透性,促使代谢产物肌酐(SCr)、尿素氮(BUN)的排出,减少血浆白蛋白的大量丢失。

(3)其他作用:王钰霞等[26]用 3 月龄昆明健康小白鼠和 12 龄昆明健康小白鼠随机分为青龄组、老龄组、真武汤组、维生素组,分别进行肝组织中 MDA 含量及红细胞 SOD 活性、对老龄小鼠耐缺氧能力的测试、对老龄小鼠抗疲劳作用的测试,试验结果表明真武汤能明显提高老龄小鼠红细胞 SOD 活性;显著降低老龄小鼠肝组织及血浆 MDA 含量;提高机体抗疲劳和耐缺氧能力。提示本方可对抗自由基的氧化作用,促进自由基消除,减少脂质过氧化物 LPO 的形成,减少全身性耗氧,提高机体应激能力,有利于延缓机体的衰老。

三、通脉四逆汤证(317)

【原文】

少陰病,下利清穀,裏寒外熱,手足厥逆,脉微欲絶,身反不惡寒,其人面色赤,或腹痛,或乾嘔,或咽痛,或利止脉不出者,通脉四逆湯主之。(317)

甘草二兩,炙　附子大者一枚,生用,去皮,破八片　乾薑三兩,強人可四兩

上三味,以水三升,煮取一升二合,去滓,分温再服,其脉即出者愈。面色赤者,加葱九莖;腹中痛者,去葱,加芍藥二兩;嘔者,加生薑二兩;咽痛者,去芍藥,加桔梗一兩;利止脉不出者,去桔梗,加人参二兩。病皆與方相應者,乃服之。

【提要】阴盛格阳于外的证治。

【释义】本条的辨证眼目是"里寒外热"。"里寒外热"既是对下利清谷、手足厥逆、脉微欲绝、身反不恶寒等症状的概括,亦是对病机的概括。其"里寒"是肾阳虚衰而阴寒内盛,故见下利清谷、手足厥逆、脉微欲绝等证;其"外热"是虚阳被格于外的假热,阳虚阴盛,证当恶寒而不恶寒,故曰"身反不恶寒",是虚阳浮越于外的表现。总言之,"里寒外热"实为里真寒而外假热。"里寒外热"正是本条病机和证候特点。

"其人面色赤"一证,虽是阴盛格阳证的临床主要表现,从条文文字叙述来看,紧接"身反不恶寒"之后,属"外热"之象。但细观之,通脉四逆汤的方后注中,有"面色赤者,加葱九莖。"可见"加葱九莖"是属随证加减之列,故而"其人面色赤"亦当属或有之证,不得作为通脉四逆汤证的主证。阴寒内盛而见"面色赤"后世称之为"戴阳证",即阴寒内盛而虚阳被格于上,与阴寒内盛而见身反不恶寒的阴寒内盛而虚阳被格于外,同为格阳证。其证治,格阳于外者,治以通脉四逆汤;格阳于上者,治以白通汤。

由于本证属阴盛格阳之证,证情多较重笃,变化亦较多,是以多或然之证。若阴寒内盛而虚阳被格于上,则可见面色赤之证;脾肾阳虚,气血凝滞,则可见腹痛;阴寒犯胃,胃失和降,则可见干呕;虚阳上浮,郁于咽嗌,则可见咽痛;阳气大虚,阴液内竭,其利止非为阳回而为阴竭,故可见利止脉不出之证。

本证之身反不恶寒、面色赤、咽痛等证皆属虚阳浮越之象，与阳热实证不同，临床须善于鉴别。阳浮于外的身热或身反不恶寒，必有众阴寒内盛之证，病人虽觉热而热必不甚，并且久按之则不热；阳热实证之热，多为里热熏蒸，按之灼手，必有口舌干燥、大渴引饮之证。虚阳浮越之面色赤必红而娇嫩，游移不定，且必伴有其他寒证；阳热实证的面赤，是面部通红而不游移，如阳明病的"面合赤色"，且必伴有其他热证。

【选注】

成无己：下利清谷，手足厥逆，脉微欲绝，为里寒；身热，不恶寒，面色赤，为外热。此阴甚于内，格阳于外，不相通也。与通脉四逆汤，散阴通阳。（《注解伤寒论·辨少阴病脉证并治》）

张隐庵：此言通脉四逆汤治下利清谷，脉微欲绝也。下利清谷，少阴阴寒之证，里寒外热，内真寒而外假热也。手足厥逆，则阳气外虚，脉微欲绝，则生气内陷，夫内外俱虚，身当恶寒，今反不恶寒，乃真阴内脱，虚阳外浮，故以通脉四逆汤主之。夫四逆汤而曰通脉者，以倍干姜，土气温和，又主通脉也。（《伤寒论集注·辨少阴病脉证篇》）

喻嘉言：下利里寒，种种危殆，其外反热，其面反赤，其身反不恶寒，而手足厥逆，脉微欲绝，明系群阴隔阳于外，不能内返也，故仿白通之法，加葱入四逆汤中，以入阴迎阳而复其脉也。前条云脉暴出者死，此条云脉即出者愈，其辨最细。盖脉暴出已离根，即出则阳已返舍，緣其外反发热，反不恶寒，真阳尚在躯壳，然必通其脉而脉即出，始为休征。设脉出艰迟，其阳已随热势外散，又主死矣。（《尚论篇·少阴经前篇》）

尤在泾：此寒中少阴，阴盛格阳之证，下利清谷，手足厥逆，脉微欲绝者，阴盛于内也；身热不恶寒，面赤色者，格阳于外也。真阳之气，被阴寒所迫，不安其处，而游散于外，故显诸热象，实非热也。（《伤寒贯珠集·少阴篇》）

陆渊雷：四逆汤为少阴主方，本方即四逆汤倍干姜，故下利清谷，手足厥逆，与四逆证同，更有不恶寒面赤等格阳证，比四逆尤重耳。其或然诸证，亦皆本方所主，腹痛者，肠寒而蠕动亢进也；干呕者，胃中枯燥之故；咽痛者，咽喉枯燥之故，皆阳亡而津不继也；利止脉不出者，因腹痛下利时，肠蠕动亢进而腹腔充血，上肢为之贫血故也。（《伤寒论今释·卷七·辨少阴病脉证并治》）

陈亦人：通脉四逆汤证，是阴盛于内，格阳于外，其性质为真寒假热，证情较四逆汤证重，所以治以通脉四逆汤。本证可治的关键，全赖尚有一线残阳。若无面色赤，身反不恶寒等象，则属纯阴无阳之死候。（《伤寒论译释·辨少阴病脉证并治》）

刘渡舟：本条所述下利清谷，手足厥逆，脉微欲绝，是少阴阳气大衰，阴寒内盛的反映。阳衰亦必导致营血不足。阳衰不能鼓动血液运行；营血不足，不能充盈脉道，故"脉微欲绝"。由于阴寒太盛，将衰弱之阳气格拒于外，因而出现了"身反不恶寒，其人面色赤"的内真寒、外假热的阴阳格拒之势。阴盛格阳，阴阳气不相顺接，故出现手足厥逆。……少阴阳衰寒盛，寒凝气滞则或可见腹痛；阴寒气逆，胃失和降则或可见干呕；少阴虚阳循经上浮，或可见咽痛；阳衰阴竭，化源已断，或可见利止、脉不出之证，举诸多或见证，以示阳衰阴盛证候变化之多端。综上所述，证为阴盛格阳，虚阳外浮，甚是危重。若不及时救治，恐有大汗亡阳之变。当急用通脉四逆汤，以宣通内外，破阴回阳为治。（《伤寒论讲解·辨少阴病脉证并治第十一》）

程昭寰：本条应与370、390两条合参。但本条是论少阴阴盛格阳的主要条文。所谓主要条文是说叙证清楚。"里寒外热"是本证眼目。"里寒"是"下利清谷，手足厥逆，脉微欲绝"。其阴寒内盛的程度远较四逆汤为重。下利发展到完谷不化，肠胃已丧失腐熟水谷之力;因阳虚已极,手足冷发展到既厥又逆,阴寒极盛;脉象由"微"而变得"微而欲绝",几至无脉,阳虚鼓动无力,阳虚之程度可想而知。"外热",是指"身反不恶寒,其人面色赤",因阴阳几将离决,真阴内脱,虚阳外浮。"反不恶寒"的"反"字,说明本应恶寒,现"不恶寒"是疾病本质与现象不一致,出现阴阳格阻之象。"其人面色赤",显然有别于阳明"面合赤色",乃虚阳外浮之证。由此可见,"里寒外热"是辨证关键,里寒外热的含义也就是阴盛于内格阳于外所致。(《伤寒心悟·辨少阴病脉证并治》)

【评述】诸注皆认为本证是阴盛于内格阳于外,陈亦人注言简义赅,一语中的。程郊倩示人应与370、390两条合参,这对全面了解通脉四逆汤证颇为重要。

【治法】破阴回阳,通达内外。

【方药】通脉四逆汤方。

【方义】通脉四逆汤即四逆汤重用附子、倍用干姜而成。重用附子、倍用干姜,加强了破阴回阳的作用,使温阳驱寒的力量更强,能治脉微欲绝,故方名通脉四逆汤,亦以区别于四逆汤。

其加减法是:若见面色赤者,是阴盛于下而格阳于上,当加葱白以通格上之阳;若见腹中痛,是寒凝气滞而血脉不和,加芍药以利血脉,缓急止痛,去葱白,即无须加葱白之意;若见干呕者,是中焦寒盛,胃气上逆,加生姜以和胃降逆;若见咽痛,是虚阳郁于咽嗌,加桔梗以利咽开始,芍药酸敛,故去之;若见利止而脉不出者,是阴阳俱竭,气血大衰,前所加之桔梗已不适宜,故去之,加人参以补益气阴而复脉,与四逆加人参汤相类。

方后提出"病皆与方相应者,乃服之。"是示人处方用药,包括随证加减,都必须与病机相符,药随证变,随证化裁,才能收到预期疗效。

【方论选】

汪苓友:武陵陈氏(指陈亮斯——笔者注)云,通脉四逆,即四逆汤也,其异于四逆者,附子云大,甘草、干姜之分量加重,然有何大异,而加通脉以别之,曰四逆汤者,治四肢逆也。论曰,阴阳之气不相顺接,便为厥。厥者,阳气虚也,故以四逆益真阳,使其气相顺接而厥逆愈矣。至于里寒之甚者,不独气不相顺接,并脉亦不相顺接,其证更剧,故用四逆汤而制大其剂,如是,则能通脉矣。同一药耳,加重,则其治不同,命名亦别,方亦灵怪矣哉。琥按:据《条辨》云,通脉者,加葱之谓,其言甚合制方之意,况上证云脉微欲绝云云,其人面色赤,其文一直贯下,则葱宜加入方中,不当附于方后,虽通脉之力,不全在葱,实赖葱为引而效始神。琥又按:葱味辛,入手太阴经,故能引诸药料以通脉,盖两手之脉,实属手太阴肺经也。又入足阳明经,故能上行于面而通阳气,以足阳明之脉循鼻外,上耳前,实面部也。原方中无葱白者,乃传写之漏,不得名通脉也。……或问腹中痛,系里寒甚,何以加芍药,余答云,芍药之性平,用入芩连等剂,则和血分之热,用入姜附等剂,则和血分之寒,在配合之得其宜耳,且上文云,腹中痛,系寒伤营,少阴之邪进入中焦,脾气虚寒,故加白芍药于四逆汤中。(《伤寒论辨证广注·中寒脉证》)

钱天来:以四逆汤而倍加干姜,其助阳之力或较胜。然既增通脉二字,当自不同,恐是已加葱白以通阳气,有白通之义,故有是名。疑是久远差讹,或编次之失,致原方中脱落,未可知也。(《伤寒溯源集·少阴篇》)

王晋三:通脉四逆,少阴格阳面赤,阳越欲亡,急用干姜、生附夺门而入,驱散阴霾,甘草监制姜附烈性,留顿中宫,扶持太和元气,藉葱白入营通脉,庶可迎阳内返。推仲景之心,只取其脉通阳返,了无余义矣。至于腹痛加芍药,呕加生姜,咽痛加桔梗,利不止加人参,或涉太阴,或干阳明,或阴火僭上,或谷气不得,非格阳证中所必有者也,故仲景不列药品于主方之内,学者所当详审。(《绛雪园古方选注·温剂》)

柯韵伯:恐四逆之剂,不足以起下焦之元阳而续欲绝之脉,故倍加其味,作为大剂,更加葱以通之,葱禀东方之色,给行少阳生发之机,体空味辛,能入肺以行营卫之气,姜附参甘,得此以奏捷于经络之间,而脉自能矣……按本证以阴证似阳而设,症之异于四逆者,在不恶寒而面色赤,方之异于四逆者,若无葱,当与桂枝加桂加芍同矣,何更加以通脉之名?夫人参所以通血脉,安有脉欲绝而不用者?旧本乃于方后云,面色赤者加葱,利止脉不出者加参,岂非抄录者之疏失于本方,而蛇足于加法乎。(《伤寒来苏集·伤寒附翼·少阴方总论》)

陈修园:参各家说,阳气不能运行,宜四逆汤。元气虚甚,宜附子汤。阴盛于下格阳于上,宜白通汤。阴盛于内格阳于外,宜通脉四逆汤。盖以生气既离,亡在顷刻,苦以柔缓之甘草为君,岂能疾呼散阳而使返耶!故倍用干姜,而仍不减甘草者,恐散涣之余,不能当姜附之猛,还借甘草以收全功也。若面赤者,虚阳上泛也,加葱白引阳气以下行;腹中痛者,脾络不和也,去葱加芍药以通脾络;呕者,胃气逆也,加生姜以宣逆气;咽痛者,少阴循经上逆也,去芍药之苦泄,加桔梗之开提;利止脉不出者,谷气内虚,脉无所禀而生,去桔梗加人参以生脉。(《长沙方歌括·少阴方》)

《伤寒论方解》:本方姜、附的剂量殆较四逆汤加重。但四逆汤方后也曾说到:强人可大附子一枚,干姜三两。可见本方如不用葱白,便和四逆汤没有分别了。原书将葱白列入加减法中,当是传写之误,似应根据前贤如汪琥、钱璜诸氏的意见,将葱白列入方中为是。否则药味与四逆汤全同,剂量亦同,就不应另立名称。究竟加葱白是什么意义呢?张元素说葱白"专主发散以通上下阳气。"李时珍说是"取其发散通气之功……气通则血活矣。"审此,可知葱白是为气血不通,脉不出者设。雉间焕说:"加葱白大有验,不拘面色。"这是经验之谈,可供参考。(《伤寒论方解·四逆汤类》)

陈亦人:本方与四逆汤药味相同,但姜附的用量较大,这是因为证势较四逆汤证严重,所以附子用大者一枚,干姜分量加倍,以大剂辛热振奋阳气,急驱在内之阴寒,使被格于外的阳气得以内返,则脉不出的亦可回复,故名通脉四逆。(《伤寒论译释·上编·〈伤寒论〉综述·少阴病篇》)

刘渡舟:通脉四逆汤,即四逆汤重用附子,倍用干姜,加强了破阴回阳的力量。若见面色赤者,是阴盛于下格阳于上的"戴阳"证,应加葱白九茎,通阳破阴,宣通上下,引浮越之阳气归于下焦。若证见腹中痛者,则为寒凝气滞,血脉不和,治疗当去掉辛滑走阳而不利于血的葱白,加芍药以利血脉,缓急止痛。若兼见干呕证者,是为中焦寒盛,胃气挟饮邪上逆而呕,治当加生姜化饮止呕。若兼见咽痛喉痹者,去芍药之酸敛,加桔梗以开喉痹。若见止,脉不出者,是阴阳俱竭,气血大衰,去桔梗以防耗散真阴,加人参以益元气而复脉。(《伤寒论讲解·辨少阴病脉证并治第十一》)

【点评】汪苓友、王晋三、钱天来、《伤寒论方解》等皆认为通脉四逆汤中应有葱白,并列举葱白作用作为佐证,颇有见地。柯韵伯不仅认为方中应有葱白,而且应有人参,亦有理致。考张元素曾有葱白"专主发散以通上下阳气"的论断。李时珍也曾进一步指出:"取其发散通气之功……气行血活矣。"是否应有葱白,确实值得研究。陈修园综合各家意见,举白通汤、附子汤与本方比较,得出诸方的异同点,对于掌握诸方的运用尤有帮助。

【临床应用】

(1)张仲景对本方的应用

1)治疗阴盛于内而虚阳被格于外,证见下利清谷、手足厥逆、脉微欲绝、身反不恶寒之"里寒外热"证,见317条。

2)治疗阴盛于内而虚阳被格于外,阳气行将外亡,证见下利清谷、汗出而厥之"里寒外热"证,见370条。

3)本方加猪胆汁,即通脉四逆加猪胆汁汤,治疗霍乱吐利阳亡阴竭,证见"吐已下断,汗出而厥,四肢拘急不解,脉微欲绝",见390条。

(2)后世医家对本方的应用

1)《霍乱治略》:下利转筋益甚,厥冷过臂膝,精神衰弱,脱汗缀珠,脉微细,或沉伏者,通脉四逆汤。

2)《方机》:通脉四逆汤,治四逆汤证而吐利厥冷甚者。又:吐利汗出,发热恶寒,四逆厥冷,脉微欲绝,或腹痛,或干呕,通脉四逆汤主之。

3)《方极》:通脉四逆汤,治四逆汤证,而吐利厥冷甚者。

4)雉间焕:此方,干姜君药也,干呕不止者,加粳米。又,加葱白大有验,不拘面色。

(3)现代应用

1)治阴盛格阳。余艳萍[27]用通脉四逆汤治疗阴盛格阳之腹痛、腹泻,破阴回阳,温通行水,获良效。

2)心系病变。马湖蕊[28]应用本方温阳益气治疗心动过缓36例,治疗后临床症状有所改善,其中显效19例(52.77%),有效16例(44.44%),无效1例(2.78%),总有效率为97.21%。心电图显效17例(47.22%),有效17例(47.22%),无效3例(8.33%),总有效率为94.44%。

3)治疗周围血管病变。谭福天[29]应用本方治疗血栓闭塞性脉管炎,雷诺氏病,血栓性静脉炎等周围血管疾病,疗效显著,可谓拓展经方应用之典范。

4)治吐利。日人矢数道明治某男子卒发呕吐、下利;下利为水样便,其量甚多。下利数次后,突发失语,腓肠肌痉挛,额流冷汗,脉微。以大剂量通脉四逆汤,以回阳救逆,服药后1小时,下利、痉挛止,遂饮米汤未吐。翌晨,自发病以来初次小便。知病脱离危险。(《汉方治疗实际》)

(4)医案选录

1)伤寒:喻嘉言治徐国桢,伤寒六七日,身热目赤,索水到前,复置不饮,异常大躁,门牖洞启,身卧地上,辗转不快,更求入井。一医即治承气将服,喻诊其脉,洪大无伦,重按无力。乃曰:是为阳虚欲脱,外显假热,内有真寒,观其得水不欲饮,而尚可大黄、芒硝乎,天气燠蒸,必有大雨,此证顷刻一身大汗,不可救矣。即以附子、干姜各五钱,人参三钱,甘草二钱,煎成冷服,服后寒战,戛齿有声,以重绵和头裹之,缩手不肯与诊,阳微之状始著,再与前药一剂,微汗,热退而安。(《古今医案按·伤寒》)

2)发热:王某,男,24岁。患者2个月前无明显诱因可查,即感发热,体温波动于37.2～37.7℃之间,并以午后为著,伴有头晕头痛、身倦乏力。曾多次查血尿常规、血沉、胸透、B超等均无异常发现。曾用抗生素等西药治疗,均未收效。后又经中医诊治,服用清热寒凉中药多付,亦未收效。近5天来反添四肢发凉,且日渐加重,手足频出凉汗。诊查:患者青年男性,一般情况尚可,面红,舌质淡,苔白滑,脉沉细,体温37.6℃。证属阳虚寒厥,拟温脾暖肾回阳为治法,方用通脉四逆汤:熟附子 12g,干姜 12g,炙甘草 6g,水煎凉服,日 1 剂。服 2 剂后,患者四肢渐渐转温,手足仍有汗出,但已不发凉,体温渐复正常。效不更方,上方继服 3 剂后,四肢变温,手足汗出止,体温正常,后改服补中益气丸以巩固其疗效。一个月后随访观察,低热未再复发。(《山东中医杂志》,1994,13(1):46)

3)喘证:军官宁乡刘某之父,年六十,先患痰嗽,医药屡更,已逾一月。一日忽手足麻痹,喘急痰涌,口不能言,身微热,汗如泉溢,星夜延诊。脉之沉微,舌苔白而湿滑,即令以姜汁兑开水送下黑锡丹三钱。奈入口不能下咽,乃设法扶令半坐,分三次徐徐灌下,并以吴茱萸研末,醋调炒热,敷两足心,拖住元气,逾一时,始稍苏醒,再灌三钱,痰不涌,喘汗顿减,次晨乃以通脉四逆重加茯苓,阅三日,痰大瘳,继进六君加姜附,调理十余剂,平复如初。(《遁园医案·卷下》)

【按语】此与白通汤同类,为少阴心肾阳虚、真寒假热之代表方,然可视作四逆汤之重剂。故凡四逆汤重证,每可投与本方。其所主证候阴阳格拒之势,与白通汤证不同,为虚阳被盛阴格拒于外,以身反不恶寒,甚或发热为特点。

四、四逆散证(318)

【原文】

少陰病,四逆,其人或欬,或悸,或小便不利,或腹中痛,或泄利下重者,四逆散主之。(318)

甘草炙,枳實破,水漬,炙乾　柴胡　芍藥

上四味,各十分,搗篩,白飲和服方寸匕,日三服。欬者,加五味子、乾薑各五分,并主下利;悸者,加桂枝五分;小便不利者,加茯苓五分;腹中痛者,加附子一枚,炮令坼;泄利下重者,先以水五升,煮薤白三升,煮取三升,去滓,以散三方寸匕內湯中,煮取一升半,分溫再服。

【提要】肝胃气滞,阳郁致厥的证治。

【释义】本条叙证亦过简,仅据"少阴病,四逆"是难以辨明其病机的,然从以药测证的原则来分析,方用四逆散,药用柴胡、枳实、芍药、甘草,而不用姜、附,可见本证四逆,和以上所述阳虚阴盛的四逆,其性质是根本不同的。从治疗方药来看,本证的四逆是由肝胃气滞,气机不畅,阳郁于里,不能通达四末所致。因此,此证四逆,其程度并不严重,且无其他虚寒见证,诚如李士材所说:"此证虽云四逆,必不甚冷,或指头微温,或脉不沉微,乃阴中涵阳之证,惟气不宣通,是以逆冷。"刘渡舟亦说:"本证之四逆比少阴阳衰寒盛之四逆,手足发凉的程度较轻,范围较小,病机也不相同。此因阳郁而致,彼因阳衰而致,故此用疏气解郁法治疗,彼用回阳救逆法治疗二者不可混淆。"在临床辨证上是不难区分的。

本条所以冠以"少阴病",列于少阴病篇,主要为了鉴别辨证。根据本证的病机特点,还当有腹中痛、泄利下重等症状,故柯韵伯认为"泄利下重"四字当列于"四逆"句后,作为四逆汤证的主证之一,不应列入或有证中,并把"泄利下重"作为本证的辨证眼目,谓"条中无主证,而皆是或然证,四逆下必有阙文,今以泄利下重四字,移至四逆下,则本方乃有纲目"。因为肝木有病,每易侮土,木邪乘土,肝气不舒,常可见腹痛、泄利下重等症,治用四逆散以疏肝理气,透达郁阳。由于肝胃气滞,气机失常,故有或然之证,咳是肺寒气逆,悸为饮邪凌心;小便不利乃水气不化;下重为气郁于下等。姜建国在《伤寒思辩》中亦指出:"本条所冠称,是因四逆散证可见'四逆'之症(气机郁滞,阳气不达四末),而'四逆'之症又是少阴寒化证的常见症,为了鉴别,为了辨异,于是就从'四逆'症的角度列出了这一条冠以少阴而又非少阴的四逆散证。论述之语相同,均称'少阴';主治之症相同,均有'四逆';命方之名相同,均称'四逆'。但一为'汤',一为'散',这又从'同'中提示'异'的一面,仲景其用意不昭然若揭了"。

【选注】

李士材:按少阴用药,有阴阳之分,如阴寒而四逆者,非姜附不能疗。此证虽云四逆,必不甚冷,或指头微温,或脉不沉微,乃阴中涵阳之证,惟气不宣通,是以逆冷。故以柴胡凉表,芍药清中,此本肝胆之剂,而少阴用之者,为水木同源也。以枳实利七冲之门,以甘草和三焦之气,气机宣通而四逆可痊矣。(《医宗金鉴·订正仲景全书·伤寒论注·辨少阴病脉证并治》)

《医宗金鉴》:凡少阴四逆,虽属阴盛不能外温,然亦有阳为阴郁,不得宣达,而令四肢逆冷者……今但四逆而无诸寒热证,是既无可温之寒,又无可下之热,惟宜疏畅其阳,故用四逆散主之。(《医宗金鉴·订正仲景全书·伤寒论注·辨少阴病脉证并治》)

张隐庵:本论凡论四逆,皆主生阳不升,谷神内脱。此言少阴四逆,不必尽属阳虚,亦有土气郁结,胃脱不舒,而为四逆之证,所以结四逆之义也。(《伤寒论集注·少阴篇》)

舒驰远:腹痛作泻,四肢厥冷,少阴虚寒证也。虚寒挟饮上逆则咳,凌心则悸,中气下陷则泄利下重,此又太阳证也,小便不利者,里阳虚,不足以化其气,法当用黄芪、白术、茯苓、干姜、半夏、砂仁、附子、肉桂,以补中逐饮,驱阴止泄,而病自愈,何用四逆散,不通之至。(《新增伤寒论集注·少阴后篇》)

钱天来:此所谓少阴病者,即前所云脉微细、但欲寐之少阴病也。(《伤寒溯源集·少阴篇》)

柯韵伯:……故厥冷四逆有寒热之分。胃阳不敷布于四肢为寒厥,阳邪内扰于阴分为热厥。然四肢不温,故厥者必利。先审泻利之寒热,而四逆之寒热判矣。下利清谷为寒,当用姜、附壮元阳之本。泄利下重为热,故用芍药、枳实酸苦涌泄之品以清之。不用芩、连者,以病于阴而热在下焦也。更用柴胡之甘平者以升散之,令阴火得以四达,佐甘草之甘凉以缓其下重,合而为散,散其实热也。用白饮和服,中气和而四肢阴阳自接,三焦之热自平矣。(《伤寒来苏集·伤寒附翼》)

刘渡舟:少阴心肾,为水火之脏,内寄真阴真阳,水火交通,阴阳既济,是人体生命活动的必要条件。人体正常水火,阴阳的交通既济,有赖于少阴的枢机作用,少阴不仅为三阴之枢,而且也是调节阴阳、水火平衡的重要枢纽。本条所述少阴病,即指少阴枢机不利,而致阳气郁遏,不能达于四末,因而见四肢逆冷。……诸多或见证,皆因少阴枢机不利,阳气被抑而变生,兼肺寒气逆则喘,兼水气凌心则悸,兼气化不行则小便不利,兼寒凝气滞则腹中疼痛,泄利下重。(《伤寒论讲解·辨少阴病脉证并治第十一》)

【评述】 由于以"少阴病"冠首,以使注家跳不出少阴病的范围,也有些注家虽知四逆散确非治少阴之方,但拘于"少阴病"之冠称,或囫囵作注,或旁顾言他,作释多难成诵,以致舒驰远有"何用之四逆散,不通之至"之论,姜建国之说(见【释义】中)颇能说明问题,很能启发深思。

【治法】 疏肝解郁,透达郁阳(宣畅气机,透达郁阳)。

【方药】 四逆散方。

【方义】 四逆散由甘草、枳实、柴胡、芍药组成。方中柴胡疏肝解郁,枳实行气散结,芍药和营而调肝脾,甘草缓急和中,全方有宣畅气机,透达郁阳的作用,能使肝气调达,郁阳得伸,肝脾调和则肢厥自愈,腹痛泻利下重遂止。其或然证的加减法是:若咳系肺寒气逆,则加五味子、干姜以温肺而收气逆;若悸为寒饮凌心,则加桂枝以通心阳而益心神;若小便不利为水气不化,则加茯苓以利水;若腹中痛系寒凝气滞,则加附子温阳散寒以止痛;若泄利下重为阳气郁于下,则加薤白通阳散寒,行气导滞,气行则后重自除。以上加减法仅为举例,不可视为成法,临床当据证而辨,随证加减,方为合适。

【方论选】

王晋三:热邪伤阴,以芍药甘草和其阴,热邪结阴,以枳实泄其阴,阳邪伤阴,阴不接阳,以柴胡和其枢纽之阳。(《绛雪园古方选注·和剂》)

张令韶:枳实形圆臭香,胃家之宣品也,所以宣通胃络;芍药疏泄经络之血脉,甘草调中,柴胡启发阳气而外达,阳气通,而四肢温矣。(《伤寒论直解·辨少阴病脉证篇》)

费晋卿:四逆散乃表里并治之剂,热结于内,阳气不能外达,故里热而外寒,又不可攻下以碍厥,故但用枳实以散郁热,仍用柴胡以达阳邪,阳邪外泄,则手足自温矣。(《医方论·卷三》)

汪苓友:按上方(指四逆散,编者注),虽云治少阴,实阳明少阳药也。(《伤寒论辨证广注·辨少阴病脉证并治法》)

《医宗金鉴》:此则少阳厥阴,故君柴胡以疏肝之阳,臣芍药以泻肝之阴,佐甘草以缓肝之气,佐枳实以破肝之逆,三物得柴胡,能外走少阳之阳,内直厥阴之阴,则肝胆疏泄之性遂,而厥可通也。或咳或下利者,饮邪上下为病,加五味子、干姜,温中以散饮也;或悸者,饮停侮心,加桂枝通阳以益心也;或小便不利者,饮蓄膀胱,加茯苓利水以导饮也;或腹中痛者,寒凝于里,加附子温中以定痛也;或泻利下重者,寒热郁结,加薤白开结以疏寒热也。(《医宗金鉴·订正仲景全书·伤寒论注·辨少阴病脉证并治》)

《伤寒论方解》:本方以柴胡疏通胸胁胀满,兼治寒热;以枳实治心下痞坚;以芍药、甘草除血痹,缓挛急。观于枳实芍药散之能治"产后腹痛烦满不得卧,并治痈脓",可见本方实有疏肝、和营、消除胸满腹痛的功用。后世疏肝诸方如逍遥散、柴胡疏肝汤等都从本方发展而成。因其能治痈脓,所以后世多用以治疗泄利下重的肠炎。(《柴胡汤类·四逆散》)

陈亦人:方以柴胡疏肝解郁,枳实行气散结,芍药柔肝活血,甘草益脾缓急。肝郁得舒,气血宣通,则四肢厥冷自愈。(《伤寒论译释·少阴病篇》)

刘渡舟:本方由柴胡、芍药、枳实、炙甘草四药组成,柴胡疏调气机以达阳气;枳实行气散结以利脾胃;二药合用以解郁开结疏达阳气。芍药甘草酸甘化阴,利阴和血。正是"治其阳者,必调其阴,理其气者,必调其血"之义。加五味子、干姜温肺散寒以治喘;加桂枝温通心阳而治悸;加茯苓淡渗利水以治小便不利;加附子温阳散寒以治腹痛;加薤白通阳散寒,行气导滞以治泄利下重,随证化裁之法。(《伤寒论讲解·辨少阴病脉证并治第十一》)

王绵之:本方所治证属肝气郁结,气机不利,阳郁于里,不能布达四肢所致,与四逆汤主治的寒厥截然不同。李士材说:"此证虽云四逆,必不甚冷,或指头微温,或脉不沉微,乃阴中涵阳之证,惟气不宣通,是以逆冷。"故治宜疏肝解郁。方中柴胡既可升清阳,疏畅气机,又可使郁热外达,用为君药;阳郁于里而为热,阴必受伤,所以配伍芍药养血敛阴,与柴胡一升一敛,使郁热透,阳气升而阴亦复,为方中臣药;枳实苦泄,行气散结,与柴胡同用,一升一降,加强疏畅气机之功,与芍药相配,疏导气血,为佐药;甘草缓急和中,与芍药同用,可缓急止痛,又能调和诸药为使药。四药相合,共成疏肝理脾之剂,具有解郁透热,缓急止痛之功。本方原治少阴病阳气郁于里的四肢厥逆证。后世发展了它的治疗范围,临床上凡肝郁而见四肢厥逆,或肝脾不和而致脘腹胁肋诸痛,以及腹痛泄泻等,都可应用。(《中国医学百科全书·方剂学·和解剂》)

【点评】诸注皆从疏肝理气,通阳解郁作释,符合临床实际。李士材谓"此本肝胆之剂。"

"惟气不宣通,是以逆冷。"王绵之谓其为"疏肝理脾之剂,具有解郁透热,缓急止痛之功。"并谓"临床上凡肝郁而见四肢厥逆,或肝脾不和而致脘腹胁肋诸痛,以及腹痛泄泻等,都可应用。"对临床都有指导意义。

【临床应用】

(1)后世医家对本方的应用

1)《类聚方广义》:四逆散,治痢疾累日,下利不止,胸胁苦满,心下痞塞,腹中结实而痛,里急后重者。

2)《资生篇》:气上冲胸,心中痛热,惊悸不宁,是为火逆,四逆散主之。

3)陆渊雷:柴胡、芍药,俱能镇静交感神经,本方治神经衰弱之证见于胸胁部(枳实可随证改枳壳),其人不虚者。后世平肝诸方,以此为祖,局方逍遥散,其嫡裔也。此亦杂病方耳。(《伤寒论今释》)

4)《蕉窗方义解》:疫病兼痢,甚则谵语烦躁,发呃逆等证,用陶氏散火汤(人参、当归、芍药、黄芩、麦冬、白术、柴胡、陈皮、茯苓、甘草、生姜)之类,无寸效者,用本方即验,固不必用呃逆之药也。唯心下、肋下、胸中拘急甚,除上述诸证外,有发种种异证者,切忽眩惑,余用此药于疫证及杂病多年,治种种异证,不可胜计,真希世之灵方也。

5)《餐英馆疗治杂话》:心下常痞,两肋下如立筒吹火,胀而凝,左胁尤甚。心下凝结,胸中痞满,郁郁不快,遇事善怒。或肩背胀,……此等皆肝郁之候,宜用此方(即四逆散)。当今肝郁者甚多,故此方之适应证极多。

(2)现代应用

1)治疗消化系统疾病:周永富[30]报道将 320 例慢性胃炎患者随机分为 2 组,治疗组 200 例采用四逆散加味治疗。治疗组对慢性胃炎胃脘痛、嗳气、灼热、嘈杂 4 个主症的改善 HP 转阴率均明显优于西药对照组(P 值均<0.05)[31];周爱根等[31]运用四逆散加味治疗消化性溃疡 70 例,方用柴胡 12g,白芍 9g,枳壳 12g,生甘草 6g,厚朴 10g,石斛 15g,麦冬 12g。疗程 30 天。结果:痊愈 63 例,有效 2 例,总有效率为 93%[32]。冯桂梅等[32]运用四逆散加味治疗胃黏膜异型增生 20 例,主方:柴胡 15g,陈皮 5g,制香附 10g,制半夏 10g,赤白芍 10g,炙甘草 5g。随证加减。结果:用药 3～6 个月后胃镜复查。显效 15 例,有效 4 例,无效 1 例。总有效率为 95%。

刁喜凤等[33]运用四逆散加味治疗肝脾曲结肠综合征 28 例,主方:柴胡 12g,枳实 10g,白芍 15g,甘草 10g,川楝子 15g,川军(后下)10g。随证加减。日 1 剂。结果:痊愈 21 例,好转 7 例,总有效率 100%。

赵志刚等[34]运用四逆散加味治疗功能性消化不良 80 例,获满意疗效,结果:治疗组治愈 24 例,好转 47 例,无效 9 例,总有效率为 88.8%,明显优于对照组。

张天录等[35]用加味四逆散治疗脂肪肝 17 例。治疗结果:显效 10 例,有效 6 例,无效 1 例。治疗前 ALT 升高者 10 例,TTT 升高者 6 例,治疗后全部复常。

王爱坚[36]运用四逆散加味治疗肝硬化腹水 32 例。基本方为:柴胡 10g,白芍 24g～30g,枳实 10g～15g,大腹皮 10g～15g,黄芪 30g,党参 20g,白术 10g,赤小豆 30g～50g,车前子 15g～30g,土鳖虫 5g～10g,水蛭 10g～20g。随证加减,每日 1 剂,水煎分两次服。并设西药对照组 33 例,疗程两个月。结果:治疗组治愈 9 例,显效 19 例,无效 4 例,总有效率 87.5%;对照组治愈 5 例,显效 15 例,无效 13 例,总有效率 60.6%。两组疗效比较有显著性差异(P<0.05)。

马嘉瑾等[37]运用加味四逆散治疗药物性肝损害 24 例,入院时查肝功能均属正常,因接受抗痨药治疗导致肝功能损害,主要表现为血清谷丙转氨酶(SGPT)不同程度的升高。组方:柴胡 10g,白芍 12g,丹参 15g,枳壳 10g,甘草 6g。随证加减。结果:24 例在服中药治疗后肝功能在 1 个月内均恢复正常,症状也大多消失,观察期内无反复。

狄群英[38]运用加味四逆散治疗慢性胆囊炎 54 例,其中气滞血瘀型 44 例用四逆散加郁金 10g,川楝子 10g,金钱草 30g,山楂 15g,延胡索 10g;肝胆湿热型 10 例,用原方加茵陈 10g,栀子 10g,大黄 10g,薏苡仁 30g,金钱草 30g,青蒿 10g,延胡索 10g。水煎服,连服 1～2 个月后根据临床症状改善情况及 B 超复查判定疗效。结果:气滞血瘀型显效 10 例,有效 28 例,总有效率 86.4%;肝胆湿热型显效 3 例,有效 4 例,总有效率 70.0%。

吴逢旭等[39]用四逆散加味治疗胆石症 66 例。基本方:柴胡 6g,枳实 6g,白芍 9g,甘草 3g,木香 5g,木通 6g,郁金 9g,鸡内金 9g,大黄 10g,川厚朴 6g,金钱草 30g,丹参 12g,茵陈 12g。每日 1 剂,随证加减。结果:显效 5 例,好转 59 例,无效 2 例,总有效率为 97%。排出的胆石有泥沙样、黄褐色豆样和灰褐色泥沙样等。

2)治疗心血管疾病。王如高等[40]用四逆散加味治疗难治性早搏 32 例。方用:柴胡 10g,赤白芍各 12g,枳壳 6g,炙甘草 10g,人参 10g(另煎),阿胶 12g(烊化),麦冬 10g,桂枝 10g,延胡索 10g。每日 1 剂,水煎服,15 天为 1 个疗程。若有明显心衰,酌加强心利尿剂。1 个疗程后,临床治愈 12 例,好转 6 例;2 个疗程后临床治愈 6 例,好转 2 例;3 个疗程后临床治愈 4 例,无效 2 例,总有效率为 93.25%。

隋登明等[41]运用四逆散加味治疗各种不同类型的心血管疾病,如心绞痛(肝气郁结、血瘀胸络、心阳不振型)、心肌劳损(肝气郁结、痹阻心络、心阳不宣型)、心动过缓(肝气郁滞、心脾两虚型)、心动过速(肝郁气滞,心阳不振型),取效甚捷,远期疗效亦满意。

3)治疗神经系统疾病:杨永勤[42]用此方加减治疗末梢神经炎 25 例,治愈(症状、体征消失)20 例,好转(症状、体征减轻)4 例,无效(治疗前后无变化)1 例,总有效率 96%。

4)治疗男科病。郭汉林[43]以四逆散加味治疗阳痿 81 例,痊愈 35 例,好转 33 例,无效 13 例。总有效率 83.5%。

5)治疗甲状腺功能亢进。祁勇[44]用四逆散加味治疗甲状腺功能亢进性腹泻,临床观察 59 例,取得很好疗效。

6)治疗小儿疾病:张宏伟[45]等运用四逆散加味治疗小儿厌食症 64 例。处方为:柴胡 6g～15g,枳实 6g～9g,白芍 9g～15g,半夏 5g～12g,炙甘草 5g～12g,生牡蛎 10g～18g,鸡内金 8g～12g,生姜 5g～10g,大枣 5 枚。每日 1 剂,1 周为 1 个疗程。结果:治愈 54 例,显效 3 例,好转 4 例,无效 3 例,总有效率 95.3%。治疗时间最短为 7 天,最长为 1 个月。周志忠等[46]用四逆散治疗小儿胃肠胀气、鞘膜积液、夜啼获得良好疗效。

7)治疗妇科疾病:林振文[47]以四逆散加味治疗乳癖。柴胡、白芍、枳实各 9g,甘草 3g。痰湿阻滞加法半夏、浙贝母、夏枯草;气虚加党参、黄芪;血虚加当归、黄芪;疼痛加秦艽;气滞加青皮、陈皮;纳差加谷芽、麦芽;热郁肝经加牡丹皮、栀子;血瘀加赤芍、皂刺;失眠加酸枣仁、柏子仁、合欢皮;乳癌术后加白花蛇舌草、半枝莲、半边莲。日 1 剂水煎服,6d 为 1 个疗程,治疗 1～3 个疗程。结果显效(症状及肿块消失)268 例,有效 49 例,无效 33 例。赵红[48]用柴胡、枳实、赤芍、甘草各 10g,丹参 30g,穿山甲 15g,肝郁枳实增量;血瘀加水蛭;痰湿互结加黄芪、桂枝;附件增厚,压痛明显加蒲公英、白花蛇舌草;附件炎性包块加莪术;输卵管积水加大戟、泽兰;输卵管结核加夏枯草、蜈蚣;输卵管不通伴黄体功能不全加鹿角霜;气血不足加党参、当归;肾虚加紫河车、鹿角胶(烊化)。日1剂水煎服,经期停用。3个月为1个疗程。结果:显效(输卵管已通畅或妊娠)136例,有效42例,无效68例,总有效率为72.36%。

8)治疗外科疾病:王永多等[49]用加味左金四逆散治疗带状疱疹25例。主方为:白芍20g,柴胡、枳壳、延胡索各12g,川芎、郁金各10g,甘草、黄连、吴茱萸各6g。气虚加黄芪,血虚加当归,血热加丹皮,胸闷加瓜蒌皮。每日1剂,5天为1个疗程。结果:显效8例,有效15例,无效2例,总有效率为92%。

(3)医案选录

1)发热(气郁):男性患者,71岁,发热5d,不恶寒,口干而苦,渴欲饮水,大便3d未解,小溲色赤而短,昨天昏眩,卧床不起,四肢逆冷,体温39℃,苔薄白,脉弦滑有力,证属热邪郁遏于里,阳气内阻不能布于四肢。治宜透热解郁,四逆散主之:柴胡15g,白芍6g,枳实6g,甘草6g,甘菊10g,黄芩10g,薄荷6g(后下)。隔日来诊,体温已正常,大便2次,一夜安睡,今晨精神舒畅,续服上了2剂而愈。(《中国中医基础医学杂志》2007,13(6):465-466)

2)急性肠胃炎:颜某,男孩,1岁多。1956年9月间,突然高热呕吐泄泻,经县人民医院作急性肠胃炎治疗3日,呕泄均止,转而心烦扰乱,口渴索饮,四肢厥冷,其母抱往我院诊治。甲医生以吐泻后,四肢逆冷,为阴寒内盛,拟桂附理中汤,因病势较急,就商于予。予观之,手足虽厥冷如冰,扪其胸部跳动急促,肤热灼手,触其腹部亦如炕。予曰:初病即手足逆冷,桂附理中是为正的,此发病3日之后,手足逆冷,桂附理中不可轻试,况患儿舌深绛,溲短赤涩,大便不滑泄,粪成黑黄色,又带有窘迫,时索冷饮,烦扰不宁,是为阳邪厥逆也,宜四逆散。甲医生惑其四肢冰冷,疑四逆散不能胜任,适乙医生至,复邀参看此证,乙医生亦赞同四逆散,非急服不可,遂投以此药。服尽1剂,夜半手足阳回,心亦不烦,尚能安睡,继以原药2剂而得痊愈。(《湖南省老中医医案选》)

3)胁痛(肝炎):王某,男,48岁,工人。食欲倦乏,肝区疼痛1年余,经某传染病院诊为:无黄疸型肝炎。屡用中西药物治疗,效果不显。就诊时见:胁痛隐隐,胀闷,神疲乏力,动则尤甚,胃纳不佳,眠可,便调,舌色黯,苔根黄腻,脉弦细。辨证为肝郁化热,入络而瘀,治宜轻宣郁热,佐以通络。方选加味四逆散:柴胡10g,枳壳10g,白芍10g,甘草6g,炒山栀10g,菊花10g,桑叶10g,僵蚕9g,丝瓜络12g,佛手6g,薏仁15g,谷麦芽各30g。连服15剂,纳谷转佳。继服15剂,胁痛已瘥,守方加山药、黄精为丸,巩固疗效,半年后复查,病告痊愈。(《肝病证治概要》)

【按语】四逆散为疏肝理气之祖剂,原著虽用以治疗四逆,然其临床运用范围绝非仅限于318条所述。千年临床实践结果表明,无论外感内伤,凡见肝郁征象如胁肋胀闷、叹气脉弦等,皆可用之获效。后世医家结合自己临床经验,在本方基础上化裁出一系列名方,柴胡疏肝散、逍遥散等,莫不仿此方之法,而得以传世济人。

【现代研究】四逆散方剂研究证明其作用有:①四逆散水醇沉液对小鼠腹腔巨噬细胞的吞噬功能有较明显的促进作用,故认为其所以能治疗阑尾脓肿和急性胆囊炎,可能与其增加机体的防御功能有关。②四逆散水醇沉液对离体兔肠呈抑制作用,临床用于治疗急腹症及消化道疾病,可能与其解痉作用有关。它还有对抗乙酰胆碱及氯化钡所致的肠痉挛的作用。③四逆散对静脉注射戊巴比妥钠麻醉狗的血压有较明显的升压作用,此作用可被α受体阻断剂妥拉苏林所对抗,可能兴奋血管α受体有关。④本方有增加心肌收缩力及心排出量的作用。⑤该方对平滑肌及心血管系统的作用与其所含的枳实有关。近来对四逆散各组成药物实验研究证明,柴胡的粗制皂苷和芍药配糖体合用时,能降低柴胡粗制皂苷的毒性,减缓对胃肠的刺激,增强其镇痛作用。二者合用,既能加强镇咳效能和抑制消化性溃疡形成,又能降低其毒性。

(1)抗肝损伤作用机制:周春祥等[50]运用 Picryl chloride 致迟发性变态反应(PCl-DTH)肝损伤动物模型及细胞生物学、分子生物学方法,对四逆散改善细胞免疫性肝损伤作用机制的研究结果表明:四逆散醇提取物于上述动物模型诱导相给药作用显著,效应相给药有改善趋势。该制剂高浓度 10^4 g/ml 可明显抑制 Con-A 致小鼠脾淋巴细胞转化,10^{-7}～10^4 g/ml 4 个不同浓度呈剂量依赖性地抑制致敏小鼠脾细胞分泌 MMP-2 和 MMP-9,改善自 PCl-DTH 肝损伤模型小鼠分离所得的肝非实质细胞(NPC)杀伤肝细胞(HC)。该方醇提取物通过影响免疫细胞活化、移动及杀伤能力,发挥改善细胞免疫性肝损伤的作用。

(2)抗溃疡作用:李冀[51]研究表明四逆散能够显著提高 6-keto-PGF1α 含量,降低总酸度分泌、降低 MDA 水平及增加 SOD 活性。说明该方可能是通过抑制损伤因子及增强保护因子两方面发挥抗溃疡作用,同时也表明该方对急性胃溃疡有较好的预防效果。

(3)对平滑肌的影响:本方四药均对胃肠道平滑肌运动有显著影响。甘草解痉成分为黄酮类化合物,浓度为 10～15 时即抑制肠管运动,并能对抗乙酰胆碱、氯化钡、组胺等所致肠痉挛。柴胡黄酮化合物具解痉活性而皂苷可兴奋离体肠肌。枳实能抑制肠运动,但胃瘘及肠瘘犬灌服枳实煎剂却使肠管兴奋。白芍之芍药苷也有显著的解痉效果[52]。全方的实验研究表明,四逆散能显著抑制兔的离体肠管运动,使频率减慢,幅度减小,并能解除乙酰胆碱、氯化钡所致肠痉挛[53],且与肾上腺素所致肠管抑制作用有协同效果。在整体实验中,小剂量柴胡皂苷有止泻作用,而大剂量时对肠道有明显的刺激作用,此时合用 FM100 或芍药苷,则刺激作用得到缓和而有明显的止泻作用。对子宫平滑肌影响的实验表明,本方对离体兔子宫呈抑制作用,但对未孕在体子宫静脉给药时反呈兴奋作用,使收缩力、张力均增加,频率加快。

(4)镇静、镇痛及抗炎、解热等作用:本方中甘草、芍药均有显著的镇静、镇痛、抗炎及解热作用,两药合用还有协同效果。柴胡也具有显著的抗炎作用,能抑制多种实验性炎症,此外,柴胡尚具有显著之镇静、镇痛和解热作用。综上述,本方当具有显著的解热、抗炎、镇痛和镇静效果,这对于用本方治疗多种内脏或神经肌肉炎性疾患所致之发热、炎症和疼痛有重要意义。[52]

(5)对血液及心血管系统功能的影响:

①强心升压作用:该方具在强心、升压、抗休克、改善微循环等多种药理效应。龚传美[54]采用多导生理记录仪同步记录麻醉猫心功能指标及推算指标,发现心缩力(CO)、后负荷(MAP)及 -dp/dt max 明显增高。推测本方通过增加心室舒张时心肌纤维收缩的最大速度及后负荷而加强心功能,此作用类似去甲肾上腺素,但作用持续时间长。

②抗心律失常作用:李在等[55]实验表明本方静脉注射能显著延长小鼠 P-R 间期,并能对抗乌头碱诱发之大鼠心律失常,腹腔少量注射时也能降低房室小鼠室性频率,而显示明显的抗心律失常效果。但剂量加大时,可引起 I 度房室传导阻滞和 T 波高耸等毒性表现。上述结果提示,本方静脉注射对伴心律快而节律不齐之休克患者可能有好处。

③抑制血小板聚集作用:本方腹腔注射或静脉注射,对小鼠或家兔外周血血小板数量均无显著影响,对家兔全血黏度、血浆比黏度及血细胞比容等血液流变学指标也无明显影响,但对 ADP 诱导的家兔血小板聚集则有抑制作用,并随药物浓度增高而增强,50%抑制率之

药物浓度为 30mg/kg(生药),100mg/ml(生药)时抑制率达 85.8%。[56]

④增强耐缺氧能力:本方灌服,可显著延长小鼠常压缺氧的死亡时间,预先给予异丙肾上腺素本方也有显著效果。对结扎两侧颈动脉的小鼠以本方进行腹腔注射其生存时间也可明显延长之。血气分析发现,本方可显著增加小鼠及家兔动脉血氧分压(PaO_2),但单味枳实无效,正常人一次服用 1:1 四逆散煎剂 60ml,1 小时后也可见血液 PaO_2 较对照显著为高,表明本方增强耐缺氧能力与其能提高动脉血氧分压作用有关,而血氧分压的提高,则有利于对休克的治疗[52]。

(6)对机体免疫功能的影响:宋玉辉等[57]研究表明四逆散具有显著增强免疫抑制小鼠的巨噬细胞功能、提高 T 淋巴细胞转化率及增强 NK 细胞炎性的作用。同时,对正常小鼠的免疫功能也具有促进和增强作用。

(7)毒性:本方毒性小。孙守才[58]将四逆散按临床用量的 60 倍、30 倍、15 倍给正常大鼠灌胃给药,用药 18W 及停药 2W 的结果显示,四逆散对正常大鼠的一般行为表现、体重、心电图、血常规、肝功、肾功、脏器系数及主要脏器的组织病理学均无明显影响,用药各组与正常对照组检测数据比较无显著性差异。实验结果反映四逆散对大鼠无明显毒性作用及延迟性毒性反应,药物对大鼠是基本安全的。

综上可见,本方可能具有显著的保肝利胆、抗溃疡、解痉及抗炎、解热、镇痛、镇静等作用,这可能是本方和解肝脾的一些重要药理基础。另外,本方尚有强心、升压、抗休克、抗心律失常、抑制血小板聚集、增强动脉血氧分压及增强机体耐缺氧能力等作用,这可能有助于缓解少阴病主证,而解热、抗炎及增强吞噬功能等作用,则有利于对感染性炎性疾病的治疗。

五、猪苓汤证(319)

【原文】

少陰病,下利六七日,欬而嘔渴,心煩不得眠,猪苓湯主之。(319)

猪苓去皮　茯苓　阿膠　澤瀉　滑石各一兩

上五味,以水四升,先煮四物,取二升,去滓,内阿膠烊盡。温服七合,日三服。

【提要】少阴阴虚有热,水气不利的证治。

【释义】本条少阴下利,伴见咳而呕渴、心烦、不得眠,则当属少阴热化之证。而和猪苓汤清热滋阴利水,结合 223 条"若脉浮发热,渴欲饮水,小便不利者,猪苓汤主之。"是证当有"小便不利"之症,其病机为少阴阴虚有热,水气不利。水气不利,偏渗大肠,则下利;水气上逆,犯肺则咳,犯胃则呕;水热互结,津不上承,加之阴液虚少,故见口渴;阴虚则内热,虚热上扰,故见心烦不得眠;湿热内停,水气不化,故小便短赤而不利。

猪苓汤证,一见于阳明病篇(即 223 条),一见于少阴篇(即本条),其叙证不同,其发病过程亦不同,阳明病的猪苓汤证,是阳明热证误下后的变证之一,阳明热证误下后,热不能除,而津液受伤,热与水结,蓄于下焦,因而出现阴津损伤水热互结之证,刘渡舟说:"阳明热证误下之后,热邪深入下焦。肾与膀胱居于下焦而为水脏、水腑,热灼肾阴,伤其阴精,而使膀胱气化不利,水气内停,水热因而互结,故见'小便不利'和'渴欲饮水'之证。热邪盛于外则'脉浮发热'。此为阴虚水停,水热互结于下焦,治者用猪苓汤育阴清热利水。否则徒清热则不能救其津,独养阴又不能行其水。"少阴病之猪苓汤证是肾阴虚而有热,且亦水热互结于下焦,影响了水液代谢,以致水蓄不行,其见证分析已于【释义】中介绍,可见其总的病机是相同的,故都用猪苓汤清热滋阴利水。

下利、心烦、口渴之症亦可见于阳虚阴盛之证，如282条中也有这些见症，但其证属阳虚寒盛，故虽有心烦而仍但欲寐，并且小便清长，是以论中指出："小便色白者，少阴病形悉具，小便白者，以下焦虚有寒，不能制水，故令色白也。"本证心烦却不得眠，且小便短赤不利，是以彼证属寒而此证属热。

本证的咳呕下利与316条真武汤证相似，而且都是水气为患，但真武汤证是阳虚寒盛而兼水气不利，伴见四肢沉重疼痛等症，本证是阴虚有热而水气不利，伴见心烦不得眠等症，有同有异只要抓住其病机的异同，结合其他见症，临床是不难鉴别的。

本证的心烦不得眠虽与黄连阿胶汤证相似，但黄连阿胶汤证阴虚有热而心肾不交，不兼水气，且邪热与阴虚均较重；本证以水气不利为主，热势较轻，阴虚亦不严重，若阴虚较甚，猪苓汤渗利之剂则有伤阴之弊，论中"汗出多而渴者，不可与猪苓汤"（224）的禁例就是由此而设，故其见症除心烦不得眠外，更兼咳而呕渴、小便不利等。

【选注】

成无己：下利不渴者，里寒也。经曰，自利不渴者，属太阴，以其脏有寒故也。此下利呕渴，知非里寒，心烦不得眠，知协热也。与猪苓汤渗泄小便，分别水谷。（《注解伤寒论·辨少阴病脉证并治》）

张隐庵：本篇论少阴下利，皆主土寒水泄，阳气虚微，此言下利六七日，则阴尽而阳复。咳者肺主皮毛，而里邪外出也；呕渴心烦者，少阴合心主之神而来复于阳也；不得眠者，因于烦也。凡此皆为阳热下利，故以猪苓汤主之。（《伤寒论集注·辨少阴病脉证篇》）

《医宗金鉴》：下利则邪并于下矣，其呕而且咳何也？盖以六七日，渴而心烦不眠，则传邪之上客者又盛，渴则必恣饮，多饮必停水，是邪热既不能解，而水蓄之证复作也。热邪传陷之下利，非阴寒吐利并作之可比。呕而渴者，盖先呕后渴为邪欲解，先渴后呕多为水停，又有水寒射肺为咳之可兼察乎！以是知必有挟饮于内耳。（《医宗金鉴·订正仲景全书·伤寒论注·辨少阴病脉证并治》）

汪苓友：按上方（指猪苓汤——编者注）乃治阳明病，热渴引饮，小便不利之剂。上条病亦借用之，何也？盖阳明病，发热，渴欲饮水，小便不利者，乃水热相结而不行；兹则少阴病，下利，咳而呕渴，心烦不得眠者，亦水热搏结而不行也。病名虽异，而病源则同，故仲景法，同用猪苓汤主之，不过是清热利水，兼润燥滋阴之义。（《伤寒论辨证广注·辨少阴病脉证并治法》）

方有执：下利固乃阴寒盛而水无制。六七日咳而呕渴，心烦不得眠者，水寒相搏，蓄积不行，内闷而不宁也。猪苓汤者，渗利以分清其水谷二道也，二道清则利无有不止者，利止，则呕渴心烦，不待治而自愈矣。（《伤寒论条辨·辨少阴病脉证并治》）

刘渡舟：猪苓汤证与真武汤证，皆有下利，咳，呕，小便不利等证。然猪苓汤证属阴虚生热，水热互结，而真武汤证则属阳衰不能制水，为水邪泛滥之证，当注意鉴别。猪苓汤证、黄连阿胶汤证、栀子豉汤证虽都有心烦不眠一证，但猪苓汤证属少阴阴虚生热，水热互结，故其证伴有咳而呕渴，小便不利，舌红苔滑，脉细数而弦。黄连阿胶汤属肾水不足，不能上济于心，心火上炎，阴虚火旺之证，故其证伴有口燥咽干，小便短赤，舌质红绛，苔净而光，脉细数；栀子豉汤证则属郁热留扰于胸膈，可见反复颠倒，心中懊侬等证。（《伤寒论讲解·辨少阴病脉证并治第十一》）

陈亦人：关于猪苓汤证，少阴病篇所载的临床表现与阳明病篇的内容不同，但阴虚有热，水气不利的病机是一致的，所以都用猪苓汤清热滋阴利水。（《伤寒论求是·少阴病篇》）

程昭寰:猪苓汤证与五苓散证相鉴别,虽然都与水气泛滥有关。从临床上看,两证都有发热、小便不利、渴欲饮水之证。但五苓散偏于风寒在太阳膀胱水府,猪苓汤偏于阳明少阴,不恶寒。赵羽皇在比较两方时作了很好的总结:"仲景猪苓一汤,以行阳明少阴两经水热,然其旨全在益阴,不专利水,……是利水而不伤阴之圣剂也。故利水之法,于太阳用五苓者,以太阳职司寒水,故以桂温之,是暖肾以行水。于阳明少阴用猪苓者,以二经两关津液,特以阿胶滑石以润之,是滋养无形以行有形也。利水虽同,寒温迥异,惟明者知之"。可谓要语不繁,切中肯綮。(《伤寒心悟·辨少阴病脉证并治》)

【评述】 诸注多以本证为阴虚有热而水气不利作释,惟方有执以阴寒甚而水无所制作释,猪苓汤乃表热滋阴利水之剂,果如方有执所说,何以能用猪苓汤治之? 与五苓散证、真武汤证亦将混淆不清,可见方有执之说不妥。刘渡舟将猪苓汤证与真武汤证、黄连阿胶汤证、栀子豉汤证等相较,有利于辨证。程郊倩更将猪苓汤证与五苓散证相较,引赵羽皇"利水虽同,寒温迥异",真是切中肯綮。

【治法】 清热滋阴利水

【方药】 猪苓汤方(参见阳明病篇)

参 考 文 献

[1] 李嘉璞,吴修符,姚秀琴.伤寒论临床辨略[M].济南:山东科学技术出版社,1995:424.

[2] 何德昭.变通白通汤治验三则[J].四川中医,2004,22(11):94-95.

[3] 徐珊珊,金钊,傅元谋.白通汤验案 3 则[J].新中医,2006,38(4):82-83.

[4] 尚福林.产后腹泻验案 1 则[J].新中医,1996(2):21.

[5] 彭清华.论暴盲[J].湖南中医药大学学报,2010,30(5):3-5.

[6] 巨邦科.白通汤临床应用验案 3 则[J].上海中医药杂志,2009,43(9):43-44.

[7] 杨利.邓铁涛和任继学教授应用经方举隅[J].广州中医药大学学报,2004,21(1):63-65.

[8] 祝远之.白通加猪胆汁汤化裁治疗虚寒性腹 40 例[J].中医函授通讯,1999,18(3):58-59.

[9] 李培生.高等中医院校教学参考丛书·伤寒论[M].北京:人民卫生出版社,1987:444.

[10] 符剑玲.真武汤配合西药治疗老年心衰 42 例[J].光明中医,2010,25(3):495-496.

[11] 王建平,张利军.真武汤加减对 31 例肺心病患者右心功能的影响[J].中医研究,2005,18(7):36-37.

[12] 余锟.真武汤临床应用举隅[J].浙江中医杂志,2009,44(2):118.

[13] 戴陆庆.真武汤加减治疗肾病综合征 12 例[J].赣南医学院学报,2005,25(6):834.

[14] 蓝柳贵,彭万年,朱章志,等.加味真武汤治疗糖尿病肾病少阴证 60 例临床观察[J].国医论坛,2006,21(2):7-8.

[15] 岳美中.岳美中医案集[M].北京:人民卫生出版社,1998:6,72.

[16] 张祥麟,张文秀.真武汤加味治疗阳虚不寐 30 例临床观察[J].陕西中医学院学报,1998,21(1):18.

[17] 顾一蕾,张天嵩.真武汤新用[J].四川中医,2001,19(7):77.

[18] 吴作敬,吕长青.真武汤加味治疗不安腿综合征 25 例[J].实用中医内科杂志,1992;6(2):91.

[19] 姬云海.真武汤加减治疗消渴病 50 例疗效观察[J].浙江中医杂志,1998,(11):98.

[20] 陈瑞春.真武汤新用[J].江西中医药,1997,(6):16.

[21] 王声明.加味真武汤重用附子治顽泻一例[J].中医研究,1995,2(8):48.

[22] 李洪栋.正确理解和把握"证"的涵义一从真武汤治疗荨麻疹谈起[J].上海中医药杂志,1999,(2):28.

［23］陈亦人.伤寒论求是［M］.北京:人民卫生出版社,1987;3,97.

［24］胡志宇,刘培儒,王友兰,等.温阳利水强心颗粒和真武汤颗粒的药效学实验研究［J］.云南中医中药杂志,2002,24(5):33-36.

［25］梁华龙,李姗姗,郭芳.真武汤利水作用机制的实验研究［J］.北京中医药大学学报,1999,22(2):68-70.

［26］王钰霞,陈魁敏,郝伟,等.真武汤的药效学研究［J］.辽宁中医杂志,2000,27(12):565-566.

［27］余艳萍.脏寒证治验［J］.河南中医,2005,25(1):74.

［28］马湖蕊.通脉四逆汤治疗心动过缓36例［J］.中国中医药信息杂志,2001,8:81-82.

［29］谭福天.通脉四逆汤在周围血管疾病中的运用［J］.吉林中医药,1993(3):31-32(45).

［30］周永富.四逆散加味治疗慢性胃炎200例［J］.安徽中医临床杂志,2000,12(3):188.

［31］周爱根,章春娣.四逆散加味治疗消化性溃疡70例疗效观察［J］.浙江中医学院学报,1997,21(2):53.

［32］冯桂梅,张玉莲.四逆散加味治疗胃粘膜异型增生20例［J］.长春中医学院学报,1998,14(2):15.

［33］刁喜凤,迟竹云.四逆散加味治疗肝脾曲结肠综合征28例［J］.河南中医药学刊,1999,14(4):42.

［34］赵志刚.四逆散治疗功能性消化不良80例［J］.浙江中医杂志,1998,33(11):514.

［35］张天录,刘改莲,吴斌.加味四逆散治疗脂肪肝17例疗效观察［J］.内蒙古中医药,1996,15(2):7.

［36］王爱坚.四逆散为主治疗肝硬化腹水32例［J］.山西中医,1999,15(2):33v.

［37］马嘉瑾.加味四逆散治疗药物性肝损害24例.中医杂志,1998;39(1):35.

［38］狄群英.四逆散加味治疗慢性胆囊炎54例［J］.云南中医药杂志,1999,20(1):22.

［39］吴逢旭,张民.四逆散加味治疗胆石症66例［J］.中西医结合实用临床急救,1997,4(4):180.

［40］王如高,陈二军.补母实子法治疗难治性早搏32例［J］.山西中医,1997,13(3):55.

［41］隋登明.四逆散在心血管疾病中的应用举隅［J］.实用中医药杂志,1999,15(10):40.

［42］杨永勤,李凤.四逆散加味治疗末梢神经炎25例［J］.实用中医药杂志,2002,18(11):28.

［43］郭汉林,靳建旭.四逆散加味治疗阳痿81例［J］.新中医,2007,39(8):78.

［44］祁勇,刘冬,国小红,等.中西医结合治疗甲状腺机能亢进性腹泻的临床观察［J］.湖北中医杂志,2008,30(8):34-35.

［45］张伟宏,王君.四逆散加味治小儿厌食症64例［J］.国医论坛,1996,11(5):16.

［46］周志忠,周轶.四逆散儿科应用举隅［J］.浙江中医杂志,2000,35(10):443.

［47］林振文.四逆散为主治疗乳癖350例［J］.实用中医药杂志,1995,11(6):131.

［48］赵红.四逆散加味治疗输卵管阻塞性不孕症246例临床观察［J］.中国中医药科技,1995,2(6):421.

［49］王永多,李寿彭.加味左金四逆散治疗带状疱疹后疼痛25例［J］.实用中医药杂志,1996,12(6):13.

［50］周春祥,徐强,曹劲松,等.四逆散改善细胞免疫性肝损伤作用机理研究［J］.中国中医基础医学杂志,2002,8(5):47-49.

［51］李冀.四逆散抗实验性胃溃疡的药效学及作用机理研究［J］.中华中医药学刊,2005,25(7):1317-1318.

［52］邓文龙.中医方剂的药理与应用［M］.重庆:重庆出版社,1990:279.

［53］郑有顺,扬汉云.四逆散对家兔离体肠管活动的影响［J］.中药药理与临床,1985,(创刊号):28.

［54］龚传美,管希文,王义雄,等.四逆散对麻醉猫心功能的影响［J］.中药药理与临床,1985,(创刊号):18.

［55］李在.四逆散水醇沉液的抗心律失常作用及其对心电图的影响［J］.仲景学说研究与临床,1985,(1):40.

［56］龚传美,管希文,王义雄,等.四逆散的抗休克作用研究［J］.中药药理与临床,1989,5(2):1.

[57] 宋玉辉,李英兰,李霞,等. 四逆散对机体免疫功能的影响[J]. 中医药信息,2000,17(4):67.

[58] 孙守才.加味四逆散长期毒性实验及安全性评价[J].陕西中医学院学报,2008,31(3):45-46.

第八节　少阴三急下证(320～322)

【原文】

少陰病,得之二三日,口燥咽乾者,急下之,宜大承氣湯。(320)

枳實五枚,炙　厚朴半斤,去皮,炙　大黃四兩,酒洗　芒消三合

上四味,以水一斗,先煮二味,取五升,去滓,内大黃,更煮取二升,去滓,内芒消,更上火令一兩沸,分溫再服。一服得利,止後服。

【提要】燥实伤津,真阴将竭,治当急下。

【释义】本条之大承气汤急下证,是少阴病热化证因阴虚阳旺而导致肠腑燥实,因肠腑燥实伤津而致真阴将竭,以致土燥水竭,用大承气汤旨在急下燥结以救真阴,即急下阳明之实而救少阴之阴。是证乃少阴之变而非少阴之常。论中叙证简略,只提出"口燥咽干"一证作为辨证眼目,口燥咽干虽然是燥热内结,蒸灼津液,肾阴损伤的表现,但作为急下的依据,似嫌不足,诚钱天来所谓"但口燥咽干,未必即是急下之证",当兼有阳明腑实燥结之证及其他阴分耗伤之证,不应理解为仅据口燥咽干即用急下。是证本属阴虚,又见阴伤邪结,病才二三日即见如此重证,可见病之重急,若不急下在里之实邪,则燎原之火有竭尽西江的危险,所以必须急下,才能救被耗之阴。

【选注】

钱天来:此条得病才二三日,即口燥咽干而成急下之证,乃少阴之变,非少阴之常也……然但口燥咽干,未必即是急下之证,亦必有胃实之证,实热之脉,其见证虽属少阴,而有邪气复归阳明,即所谓阳明中土,万物所归,无所复传,为胃家实热之证据,方可急下而用大承气汤也……所以急下之者,恐入阴之证,阳气渐亡,胃腑败损,必致厥躁呃逆,变证蜂起,则无及矣,故不得不急也。(《伤寒溯源集·少阴篇》)

柯韵伯:热淫于内,肾水枯涸,因转属阳明,胃火上炎,故口燥咽干。急下之,火归于坎,津液自升矣,此必有大便证,若非本有宿食,何得二三日便当急下。(《伤寒来苏集·伤寒论注·阳明脉证》)

舒驰远:少阴挟火之证,复传阳明,而口燥咽干之外,必更有阳明胃家实诸证兼见,否则大承气汤不可用也。(《新增伤寒论集注·少阴后篇》)

张路玉:伏气之发于少阴,其势最急,与伤寒传经热证不同,得病才二三日即口燥咽干,延至五六日始下,必枯槁难为矣,故宜急下以救肾水之燔灼也。(《伤寒缵论·少阴篇》)

方有执:口燥咽干者,少阴之脉循喉咙挟舌本,邪热客于其经,而肾水为之枯竭也,然水干则土燥,土燥则水愈干,所以急于下也。(《伤寒论条辨·辨少阴病脉证并治》)

《医宗金鉴》:邪至少阴二三日,即口燥咽干者,必其人胃火素盛,肾水素亏,当以大承气急泻胃火以救肾水,若复迁延时日,肾水告竭,其阴必亡,虽下无及矣。(《医宗金鉴·订正仲景全书·伤寒论注·辨少阴病脉证并治》)

陈亦人:本条主要论述土燥水竭,治以急下阳明之实,而救少阴之阴。然而叙证太简,只有口燥咽干一证,作为辨证眼目则可,如竟作为急下依据,似嫌不妥,必须结合全部脉证,进行分析,始可不误。既用大承气汤急下,一定还有其他实邪内阻和阴分耗伤的症状。(《伤寒

论译释·辨少阴病脉证并治》）

刘渡舟：少阴病二三日即见口燥咽干，此为燥热之邪灼伤肾水，阴液将欲涸竭之象。故以大承气汤急下燥热，以救少阴阴液。（《伤寒论讲解·辨少阴病脉证并治第十一》）

程昭寰："少阴病得之二三日"，邪当在少阴之经，以少阴阳虚而太阳表寒不解为常见。但现在患"少阴病二三日"，时间短暂，乃因少阴君火上炎，邪郁迅速从热化，而转成阳明腑实。既见口燥咽干等君火上炎少阴阴液被劫之证，又当见腹胀不大便等阳明热实之证，故尤在泾说："非心下痛，腹胀不大便，亦未可与大承气轻试。"显系是少阴与阳明并病，伏热深重，津液阴精被劫，故虽二三日当急下阳明燥热，以保少阴之阴液。正如钱天来所云："此条得病才二三日，既口燥咽干而成急下之证者，乃少阴之变，非少阴之常也。"识常才能达变，此条显系少阴变局。（《伤寒心悟·辨少阴病脉证并治》）

张正昭：此条论少阴热化，里热炽盛证的辨治。"口燥咽干"既是主观症状，即病人自觉口咽干燥；同时也是客观体征，即口腔、舌面干燥乏津。这样的主客观症状，无疑是阴液缺乏的表现。一个少阴病，得病才二三日，没有吐利发汗等伤损津液的原因而出现阴液缺乏的证候，这只能说明是里热炽盛的缘故。必须迅速攻其里热，才能保全其阴，故宜大承气急下之。又，本证之用大承气，全在于攻其里热，而不是为了下"燥屎"。实际上，即使阳明病之下"燥屎"，也是针对形成"燥屎"的原因——邪热，而非干燥的大便……一些注家提出本证只口燥咽干还不能用大承气，必须"痞满燥实坚"五大症悉备才能用之，文中未明言是"省文"等解释，都是错误的。（《伤寒论归真·辨少阴病脉证并治》）

【评述】 多数注家皆认为既以急下，当有可急下之阳明腑实之证，只有口燥咽干一证似不足凭，这是符合临床实际的。张正昭之"全在于攻其里热，而不是为了下燥屎"，可供参考。但有的认为是传经邪热，复归阳明；有的认为是伏气发于少阴；有的认为是土燥水竭；有的认为是水竭土燥，土燥而水更竭。诸说不一，皆因分析的角度不同，要在据证而辨，抓住既有阳明胃实，又有少阴阴竭的病机，明确急下之旨，乃泻土存水，急泻阳明之实，以救少阴将竭之阴。

【治法】 通腑泻热，急下存阴

【方药】 大承气汤方（参见阳明病篇）

【原文】 少陰病，自利清水，色純青[(1)]，心下必痛，口乾燥者，可下之，宜大承氣湯。一法用大柴胡湯。（321）

【词解】

(1) 色纯青：青，黑色。又，草色。《说文解字》："青，东方色也。"色纯青，即大便呈黑色、绿色，或黑绿相杂之色。

【提要】 燥实阻结，迫液下泄，火炽津枯，治当急下。

【释义】 少阴病而下利，多为虚寒之证，但虚寒证之下利，必清稀如鸭溏，质薄而气腥，或下利清，且有脉微肢冷等阳虚阴盛之证。本证自利清水，不夹渣滓，与鸭溏或清谷迥异，且兼色纯青、心下痛、口干燥之症，可见不属寒而属热，乃因燥屎阻结，不能自下，迫液下奔而旁流，故所下纯是稀水，即所谓热结旁流之证。是证少阴之阴本虚，又见阳明燥实，证势急迫，不仅土实水亏，更见肝胆火炽，疏泄太过，胆汁因而大量混入肠中，于是所下之水颜色纯青；木火上迫，是以心下必痛；火盛水竭，故而口干燥。所以必须急下邪实，遏燎原之火，才能救垂绝之阴。本证除论中所列诸症外，亦当有阳明里实之证，虽自利清水，但必有腹满拒按、绕脐痛、舌苔焦黄等症状。本证之治,已经下利,复用攻下,乃通因通用之法,只有腑实去,利始能止,欲竭之阴始能得救。

热结旁流之证,以自利清水为特点,泻下纯为稀水,不夹渣滓,臭秽难闻,是燥实内结,不能自下,迫液下奔而旁流,故除自利清水外,必有阳明腑实之证可辨。

【选注】

成无己:少阴,肾水也。青,肝色也。自利色青,为肝邪乘肾,《难经》曰:从前来者为实邪。以肾蕴实邪,必心下痛,口干燥也,与大承气汤以下实邪。(《注解伤寒论·辨少阴病脉证并治》)

周禹载:热邪传至少阴,往往自利,至清水而无渣滓,明系旁流之水可知。色纯青而无他色相间,又系木邪乘土可知,况痛在心下,口且干燥,其燥屎攻脾,而津液尽灼又可知矣,故当急下以救阴津,此少阴转入阳明府证也。然则有渣滓而色不至于青者,非邪热可知,而又不可轻下也。(《伤寒论三注·少阴中篇》)

方有执:水,肾邪;青,肝色。肾邪传肝也,心下必痛者,少阴之脉,其支别者,从肺出络心,注胸中也。(《伤寒论条辨·辨少阴病脉证并治》)

钱天来:此亦少阴之变例也。自利,寒邪在里也,自利清水,即前篇所谓清水完谷,此则并无完谷而止利清水,其色且纯青矣。清水因属寒邪,而青则又寒色也,故属少阴,成氏及方注皆以为肝色,误矣。若证止如此,其为四逆汤证无疑,不谓胃中清水,虽自利而去,其谷食渣滓热邪,尚留于胃,所以心下按之必痛,且口中干燥,则知邪气虽入少阴,而阳明实热尚在,非但少阴证也。其热邪炽盛,迫胁胃中之津液下奔,下焦寒甚,故皆清水而色纯青也,即《素问·至真要大论》中病机十九条之所谓"暴注下迫,皆属于热"之义也。阳邪暴迫,上则胃中之津液,下则肾家之真阴,皆可立尽,故当急下之也。(《伤寒溯源集·少阴篇》)

程扶生:热邪传入少阴,逼迫津水,注为自利,质清而无渣滓,色青而无黄赤相间,可见阳邪暴虐之极,反与阴邪无异。但阳邪来自上焦,热结于里,心下必痛,口必干燥。设系阴邪,必心下满而不痛,口中和而不燥矣,故宜急下以救阴也。火炽金流,故自利清水,金衰木旺,故利色纯青,火燥水涸,故心痛口干。(《伤寒经注·少阴清解》)

《医宗金鉴》:少阴病自利清水,谓下利无糟粕也,色纯青,谓所下皆污水也。下无糟粕,纯是污水,此属少阴实热,所以心下必痛,口燥咽干,其为少阴急下之证无疑矣,故当急下之,宜大承气汤。(《医宗金鉴·订正仲景全书·伤寒论注·辨少阴病脉证并治》)

刘渡舟:少阴病下利,多属虚寒,所下之物多为稀薄清冷,或完谷不化,治宜急温少阴。本条之下利,为青黑色之污水,其气臭秽而无屎块,并伴有口干舌燥之证,此是燥热内结,逼迫津液下渗所致。津液下渗,少阴阴液被劫夺,故见口干、舌燥之证。然燥结之干屎,却又滞留肠间,而不随泻下排出体外,故又见里气壅实的"心下必痛"等证,此证愈甚,则津液愈伤而燥结亦愈重,热结旁流,涸不止,治当急下存阴,宜大承气汤。(《伤寒论讲解·辨少阴病脉证并治第十一》)

张正昭:"自利清水,色纯青",谓其所下为水样便,其色青黑污浊,与寒化证之"下利清谷"迥异。其证又兼口舌干燥,则热毒伤阴之病理更确定无疑。热毒内迫胃肠,津液下趋,络脉失养,所以心下(泛指脘腹以下)疼痛。证属热毒内迫,热毒不除,则利不能止,阴不能保,故须急下之以承气汤,此乃《内经》所谓"通因通用"之法也。(《伤寒论归真·辨少阴病脉证并治》)

【评述】诸注家皆以急下以救阴,这是一致的。然而病机分析则各异,钱天来谓"阳明实热"则是,但谓"下焦寒甚"则非;《医宗金鉴》以为"少阴实热",舍去阳明实热,似偏。必须是阳明实热与少阴有虚并见,才符合急下阳明之实,以救少阴之阴的治则。关于"色纯青"一语,周禹载以为木邪乘土,成无己以为肝邪乘肾,方有执以为肾邪传肝,虽三家说法不一,但均非确论。若谓木邪乘土,何得复用承气攻其中焦? 若谓肝邪传肾,或肾邪传肝,要知承气非治肝肾之剂。其实本证用承气攻下,关键在于自利清水,心下痛,口干燥等症。自利色青,固为临床事实,但非热结旁流的必见证,故用大承气汤的目的,是在于攻其燥屎。然张正昭则认为色纯青"是热毒泄泻大便颜色的特征",是"热毒内迫胃肠,津液下趋","若不迅速排除肠道之毒素,必有中毒、脱液、循环衰竭之变。大承气之用,正是今日所谓解毒、排毒之法矣。"张正昭之说与吴又可承气非专为燥屎而设的理论一致,是说可供参考。心下痛,口燥,周氏以为燥屎,成无己以为肾蕴实热,方有执认为经络所过为患,较之,则周禹载之说较妥。

【临床应用】

医案选录

孙兆治东华门窦太郎患伤寒,经十余日,口燥舌干而渴,心中痛,自利清水,众医皆相守,但调理耳,汗下皆所不敢。窦氏亲故相谓曰:伤寒邪气,害人性命甚速,安可以不次之疾,投不明之医乎,召孙至,曰:明日即已不可下,今日正当下,速投小承气汤,大便通,得睡,明日平复。众人皆曰:此证因何下之而愈? 孙曰:读书不精,徒有书尔,口燥知干而渴,岂非少阴证耶,少阴证固不可下,岂不闻少阴一证,自利清水,心下痛,下之而愈,仲景之书,明有此说也,众皆钦服。(《名医类案》)

【按语】本案自利清水,口燥舌干,心中痛,与仲景之论基本一致,因而治以急下,收到显效,所不同者,仅大小承气之殊,实可互用,不足为怪。这显然是孙氏的卓识,但也体现了《伤寒论》理论的实践性和科学性。值得一提的是本案亦未言及阳明腑实之证,少阴三急下是否必须有肠腑燥实,值得研究探讨。

【原文】

少陰病,六七日,腹脹不大便者,急下之,宜大承氣湯。(322)

【提要】肠腑不通,土燥水竭,治当急下。

【释义】本条亦是土燥水竭之证,冠以少阴病,旨在提示是少阴阴虚,是少阴阴虚阳旺的热化证,病经六七日,又见腹部胀满、大便不通的阳明燥实证,肾阴势必进一步耗伤而频临竭绝的危险,因而必须急下阳明之实,方可救将竭之阴。可见"腹胀,不大便"是本证的审证要点,其腹胀不是一般的腹胀,而是腹大满不通,或腹满不减,减不足言,说明燥屎内结,壅滞很甚。另外,320 条有"口燥咽干",321 条有"口干燥",本证"腹胀,不大便"的同时亦当有口咽干燥的肾阴将竭之证。

320 条、321 条、322 条统称少阴三急下证,因叙证简略,实各有侧重,故当联系互参,不可孤立看待。

【选注】

钱天来:少阴病而至六七日,邪入已深,然少阴每多自利,而反腹胀不大便者,此少阴之邪复还阳明也。所谓阳明中土,万物所归,无所复传之地,故当急下,与阳明篇腹满痛者急下之无异也。以阴经之邪,而能复归阳明之府者,即《灵枢经·邪气脏腑病形》所谓邪入于阴经,则其脏气实,邪气入而不能客,故还之于府,中阳则溜于经,中阴则溜于府之义也。然必验其舌,察其脉,有不得不下之势,方以大承气汤下之耳。(《伤寒溯源集·少阴篇》)

舒驰远：少阴复传阳明之证，腹胀不大便者，然必兼见舌苔干燥、恶热、饮冷，方为实证。（《新增伤寒论集注·少阴后篇》）

尤在泾：腹胀不大便，土实之征也，土实则水干，故非急下不可。夫阳明居中，土也，万物所归，故无论三阴三阳，其邪皆得还入于胃，而成可下之证。然太阴传阳明，脏邪还府，为欲愈也；厥阴传阳明者，木邪归土，不能复木也；惟少阴则肾邪入胃，而胃实复将消肾，故虽并用下法，而少阴之法，视太阴、厥阴为加峻矣。（《伤寒贯珠集·少阴篇》）

汪苓友：此条病，虽系少阴，实则阳明实热，证之显见者也，少阴邪热传入阳明胃府，成注云，阳明内热壅甚，腹满不大便，阳明病土胜，肾水则干，急与大承气汤，以救肾水。或问少阴之邪，既传阳明而见腹胀等证，何以不入阳明篇中？余答曰：此条病实承上二条口燥咽干之证而言，以故系之为少阴病，否则与阳明病实无以别矣，学者宜细诊之。（《伤寒论辨证广注·辨少阴病脉证并治法》）

黄坤载：脾病则陷，陷则脐以下胀；胃病则逆，逆则脐以上胀。太阴之腹胀，则湿盛而便利；阳明之腹胀，则燥盛而便坚。腹胀不大便，是阳明燥盛而约脾阴也，燥土克水，水涸而脾精枯槁，戊己合邪，以临残阴，水愈不支，更当急下。（《伤寒悬解·少阴篇》）

张路玉：少阴之证，自利者最多，虚寒则下利清谷，虚热则下利脓血，故多用温补。传经阳邪内结，则自利纯清水，温热病，则自利烦渴，并宜下夺清热。此以六七日不大便而腹胀，可见邪热转归阳明而为胃实之证，所以宜急下也。（《伤寒缵论·少阴篇》）

刘渡舟：钱天来对本证注释比较合理，他说："少阴病而至六七日，邪入已深，然少阴每多自利，而反腹胀不大便者，此少阴之邪，复还阳明也。所谓阳明中土，万物所归，无所复传之地，故当急下，与阳明篇腹满痛者，急下之无异也。"（《伤寒论讲解·辨少阴病脉证并治第十一》）

程昭寰：本条为少阴三急下证之三。以"腹胀不大便"为急下之证，与254条阳明病"发汗不解腹满痛者，急下之，宜大承汤"条的病机是一致的。254条系因阳明病不当汗，而误汗致汗伤阴液、邪热更盛，糟粕敛结成燥屎，而气机壅滞，不急下燥屎，其化热伤阴之速，将有燎原竭尽西江之势。本条因少阴病，本多下利，但今不但不下利，反而不大便。病已六七日之久，又兼腹胀满，显系热化成实而复还归阳明腑实。因少阴病以虚为主要矛盾，阴虚生内热，故阴虚是本。现阳明腑实已成，阴虚之证更甚，所谓土实而水虚，不急下存阴，肾水将有竭绝之危。虽本证未举出阴虚见证，但一以"少阴病"揭首，即有深意。二则承上条口燥咽干之证后，本条仍当有口燥咽干之证。若结合临床其他见证，如舌苔干燥，恶热饮冷等证，则用大承气汤急下更为有据。又：本条与254条，仅举出腹诊一证。只是腹满痛与腹胀不大便之差，实则无大异。因热燥成实腹胀而又不大便，自无有不痛之理。腹满痛又汗多之后的阳明病，亦必有大便秘结之证。可见二条叙证是一致的。为什么本条不放在阳明病篇呢？正是因为少阴阴虚为病之本，阳明腑实乃病之标，仲景欲示人以辨证之阳明疑似，故放入少阴篇。所以汪苓友说："此条病实承上二条口燥咽干之证而言，以故系之为少阴病，则与阳明病实无以知。"（《伤寒心悟·辨少阴病脉证并治》）

【评述】诸注都有阐发，指出当参合其他脉证，客观可从。黄坤载认为太阴腹胀则湿盛而便利，阳明腹胀则燥盛而便坚，以虚实、湿燥对比，颇有理致，但以脐上脐下分判阳明、太阴，则未别尽然，当活看。张路玉分析少阴病各种下利后，进一步指出不大便而腹胀，是胃实之证，亦有利于对条文的理解。程郊倩联系254条阳明急下之证进行对比，析其异同，指出"少阴阴虚为病之本，阳明腑实乃病之标"，极有见地。

第九节 少阴病温法提要（323～325）

【原文】

少陰病，脉沉者，急溫之，宜四逆湯。（323）

甘草二兩，炙 乾薑一兩半 附子一枚，生用，去皮，破八片

上三味，以水三升，煮取一升二合，去滓，分溫再服。強人可大附子一枚、乾薑三兩。

【提要】少阴病脉沉，治当急温。

【释义】本条叙证太简，仅言脉沉，即治以急温之而用四逆汤，可见其脉沉当是沉而微细，不是沉而实大。脉见沉而微细，是少阴虚寒本质的显露，若不急用温法，则下利、厥逆的亡阳之证就会很快接踵而至。因此，提出"急温之"，不但可以提高疗效，而且寓有见微知著，防止病势增剧的积极意义。这是仲景示人对虚寒之证，应该早期治疗，以免延误病机。

【选注】

钱天来：脉沉者，浮候取之则全无，中候切之犹未见，重按之而方得也。沉则在里在下，沉则为阴为寒，曰急温之，则知非沉数、沉实、沉滑之沉，乃沉迟、沉细、沉微之沉也。脉沉为邪入少阴，下焦之真火衰微，阴寒独盛，故当急温之而宜四逆汤也。若不急温，则阳气愈虚，阴寒愈盛，而四肢厥逆，吐利烦躁之变作矣。（《伤寒溯源集·少阴篇》）

尤在泾：此不详何证，而但凭脉以论治，曰少阴病脉沉者，急温之，宜四逆汤，然苟无厥逆、恶寒、下利、不渴等证，未可急与温法。愚谓当从全书会通，不可拘于一文一字之间者，此又其一也。（《伤寒贯珠集·少阴篇》）

吴人驹：脉沉须别虚实及得病新久，若得之多日，及沉而实者，须从别论。（《医宗金鉴·订正仲景全书·伤寒论注·辨少阴病脉证并治》）

陈亦人：本条的脉沉，当是沉而微细，不是沉而实大，是可以肯定的。不过值得探索的是"急温之"一句。因为仅说脉沉，并没有指出亡阳虚脱之证，为什么要提出"急温之"呢？这是仲景提示我们，对虚寒见证，应该早期治疗，以免延误病机。如下利清谷，四肢厥冷等证悉具，则显而易见属少阴虚寒，稍具医学知识的医生，都可放胆用温药治疗。本条虽然上述诸证未必具，但既见脉沉微细，是少阴虚寒之本质已经毕露，若不急用温法，那么下利厥逆的亡阳证候，就会很快的接踵而至，因此，提出"急温之"，不但可以提高疗效，而且有防止病势增剧的积极意义。（《伤寒论译释·辨少阴病脉证并治》）

刘渡舟：脉微细是少阴病主脉，今言脉沉，必是脉沉而微细，这是阳气大衰，阴寒内盛之象，急用四逆汤温经回阳，以防亡阳之变……本条言阳衰阴盛，应急温，提示凡病及少阴，皆当积极救治，而不可因循观望，坐待自毙。（《伤寒论讲解·辨少阴病脉证并治第十一》）

【评述】钱天来认为此条脉沉，应是沉迟、沉细、沉微，吴人驹提出脉沉须别虚实及得病新久，皆有参考价值。尤在泾谓"苟无厥逆、恶寒、下利、不渴等证，未可急与温法。"虽符合脉证合参原则，但这是常法，然此条旨在以"急温"引起医者注意，遇到脉沉微细，就当急用温法，以免贻误病机，而不是说不要具体分析，陈亦人、刘渡舟之说皆明白通畅，陈亦人谓"如下清谷，四肢厥冷等证悉具，则显而易见为少阴虚寒，稍有医学知识的医生，都可放胆用温药治疗。"颇能说明问题，足可启迪深思。

【治法】回阳救逆。

【方药】四逆汤方。

【方义】本方由甘草、干姜、附子组成,方中附子温肾回阳,干姜温中散寒,甘草调中补虚,合为回阳救逆之要方,因其主治少阴阳虚阴盛而四肢厥逆,故方名四逆。

关于本方何药为君,认识颇不一致,归纳起来,主要有两种意见:一是认为附子为君,一是认为甘草为君。以附子为君者,如许宏说:"必以附子为君,以温经济阳,以干姜为臣辅佐之,甘草为使以调和二药,以散其寒也。《黄帝内经》曰,'寒淫于内,治以甘热'。又曰,'寒淫所胜,平以辛热'。乃附子之热,干姜之辛,甘草之甘是也。"(《金镜内台方议》)以甘草为君者,如成无己说:"却阴扶阳,必以甘为主,是以甘草为君……逐寒正气,必先辛热,是以干姜为臣……暖肌温经,必凭大热,是以附子为使。"(《伤寒明理论》)《医宗金鉴》亦说:"君以炙草之甘温,温养阳气,臣以姜附之辛温,助阳胜寒,甘草得姜附,鼓肾阳温中寒,有水中暖土之功,姜附得甘草,通关节走四肢,有逐阴回阳之功,肾阳鼓,寒阴消,则阳气外达,而脉升手足温矣。"两种意见均有一定理由,就驱寒回阳来说,附子自是首选药物,可以称王为君;但就配伍意义来说,炙甘草既能降低附子毒性,更能加强附子、干姜的温阳作用,犹如元帅驾驭大将,诚如《长沙方歌括》所说:"建功姜附如良将,将将从容藉草匡。"可见甘草与附子同等重要,但干姜亦非可有可无,也是必用之药,俗谓"附子无姜不热",如果不用干姜,就不能发挥其回阳救逆的作用。

【方论选】

柯韵伯:按理中、四逆二方,在白术、附子之别,白术为中宫培土益气之品,附子为坎宫培阳生气之剂。故理中只理中州脾胃之虚寒,四逆能佐理三焦阴阳之厥逆也。(《伤寒来苏集·伤寒附翼·太阴方总论》)

费伯雄:四逆汤为四肢厥逆而设,仲景立此方以治伤寒之少阴证,若太阴之腹痛下利,完谷不化,厥阴之恶寒不汗,四肢厥冷者亦宜之,盖阴惨之气,深入于里,真阳几几欲绝,非此纯阳之品,不足以破阴气而发阳光,又恐姜附之性过于燥烈,反伤上焦,故倍用甘草以缓之,立方之法,尽美尽善。(《医方论·卷三》)

陈修园:生附子、干姜,彻上彻下,开辟群阴,迎阳归舍,交接十二经,为斩旗夺关之良将,而以甘草主之者,从容筹划,自有将将之能也。(《长沙方歌括·太阳方》)

徐灵胎:四逆、理中皆温热之剂。而四逆一类,总不离附姜以通阳也,治宜下焦;理中一类,总不离白术以守中也,治宜中焦。余药皆同,而功用迥别。(《伤寒论类方·四逆汤类》)

陈孟恒:四逆,是指阳气式微,四肢厥逆而言。阴寒之气深入于里,肾阳式微,几乎欲绝,此时非大辛大热之品不足以破阴寒而复阳气。本方根据《内经》"寒淫于内,治以甘寒"、"寒淫所胜,平以辛热"的原则而立法。为治疗阴盛阳衰的四逆而设,故名四逆汤。方中附子大辛大热,温壮肾阳以祛寒救逆为君;干姜辛热,补脾胃而温手足为臣;以甘温之炙甘草和中益气为佐使。其中干姜助附子以壮肾阳,附子助干姜以健脾阳,二者相须,一走一守,使回阳之力更强,并以甘草的甘缓作用制约姜、附燥烈之性。三味配合,辛、热、甘俱备,功专效宏,故能迅速挽回垂绝的阳气。《伤寒论》中用附子是很有法度的,凡与干姜配伍的都用生附子,如四逆汤类方,此外皆用炮附子。一般地说,生用者,其证皆急,炮用者,其证皆缓。现临床上亦常用于心肌梗死、心衰、急慢性肠胃炎吐泻脱水,或急性病大汗而见虚脱者。四逆汤制成的针剂即四逆汤注射液,用于抢救休克病人,能使血压回升。对肺心病、肺炎、中毒性休克、脱水等引起的虚脱血压下降者,注射本品后,血压回升可持续 2～3 小时,在血压回升的同时,心跳强而有力。使用四逆汤时应注意不属于阳衰的四肢厥逆,绝对禁用。(《中国医学百科全书·方剂学·祛寒剂》)

熊曼琪等:本方是回阳救逆的名方。论中急救回阳,多以此方为主,尤其对吐、利所导致的亡阳证应用最多。方用大辛大热之附子,振奋心肾之阳,驱寒救逆为主药。干姜鼓舞脾肾之阳,温中散寒为主药,与附子配合,相得益彰。甘草则益气调中,既能协助姜附回阳固脱,又可缓姜附燥热之性,为方中佐药。全方药简意赅,回阳急救之功显著。(《临床实用伤寒学·六经方证的运用·四逆汤类方证》)

【点评】诸注皆从温补肾阳、回阳救逆立论,熊曼琪简明扼要,既说明问题,又便于掌握。陈孟恒从仲景用药规律进行分析,并举临床运用作例;柯韵伯、徐灵胎以其与理中相较,都有助于对四逆汤的理解。费伯雄更出:"仲景立此方以治伤寒之少阴证,若太阴之腹痛下利,完谷不化,厥阴之恶寒不汗,四肢厥冷者亦宜之。"深得仲景之旨,符合临床实际。

【临床应用】

(1)张仲景对本方的运用

1)治表里同病而见下利清谷或脉沉无力等里虚寒甚者,见91条、92条、372条等,另《金匮要略·呕吐哕下利病脉证治》中亦载有"下利腹胀满,身体疼痛者,先温其里,乃攻其表;温里宜四逆汤,攻表宜桂枝汤。"

2)治阳虚阴盛所致之虚寒下利、虚寒致厥(寒厥),见353条、354条、377条、388条、389条等另《金匮要略·呕吐哕下利病脉证治》中亦载有"呕而脉弱,小便复利,身有微热,见厥者难治"等。

3)阳虚阴盛所致之"膈上有寒饮,干呕者",见324条。

4)阳虚阴盛,以之急救回阳,见323条。

5)四逆汤去甘草,名干姜附子汤,治阳气乍虚之"昼日烦躁不得眠,夜而安静"证(61);四逆汤重用附子、干姜,名通脉四逆汤,治阳虚阴盛而虚阳被格于外的格阳证(317);四逆汤去甘草加葱白,名白通汤,治阳虚阴盛而虚阳被格于上的戴阳证(314);四逆汤加人参,名四逆加人参汤,治霍乱吐利致亡阳脱液证(385);四逆汤加人参、茯苓,名茯苓四逆汤,治阴阳两虚之烦躁证(69)。另外,白通加猪胆汁汤、通脉四逆加猪胆汁汤皆为四逆汤的加减方,其证治上已详述。

(2)后世医家对本方的应用

1)《伤寒临证》:病人面青腹满,他人按之不满,此属阴证,切不可攻,攻之必死,宜四逆汤温之。

2)《医林集要》:干姜附子汤(即本方),治伤寒阴证,唇青面黑,身背强痛,四肢厥冷,及诸虚沉寒。

3)《济生方》:姜附汤(即本方),治五脏中寒,口噤,四肢强直,失音不语,或卒然晕闷,手足厥冷者。

4)《万病回春》:凡阴病,身静而重,语言无声,气少,难以喘息,目睛不了了,口鼻气冷,水浆不下,大小便不禁,面上恶寒如刀刮者,先用艾灸法,次服四逆汤。

5)《医宗必读》:四逆汤治太阴下利不渴,阴证脉沉身痛,方用附子三钱,甘草、干姜各一钱半,煎服。

6)《古方便览》:世医所谓中寒有湿及伤寒阴证,霍乱等诸证,厥冷恶寒,下利腹痛者,皆可用四逆汤。又,虽一年二年下清谷不止,亦可用。

7)《类聚方广义》:四逆汤治霍乱吐利甚者,及所谓暴泻证。急者死不崇朝,若仓皇失措,拟议误策,毙人于非命,其罪何归?医人当平素讨究讲明,以济急靖难,可参考大汗出热不去云云(宋本《伤寒论》353条)以下诸章。又:四逆汤,救厥之主方也。然伤寒之热结在里者,中风卒倒,痰涎沸涌者,霍乱未吐下内犹有毒者,老人食郁及诸卒病闭塞不开者,纵令全身厥冷,冷汗脉微,能审其证,以白虎、泻心、承气、紫丸、备急、走马之类,解其结,通其闭,则厥冷不治自复。若误认为脱证,遽用四逆、真武,犹如救经引足,庸工杀人,常坐于此,鸣呼!方技虽小,死生系焉,存亡由焉,自非高才卓识,难探其理致矣。

8)《方函口诀》:四逆汤,阴证正面之治法也,以四肢厥冷,下利清谷等为主证,其他有假热证者,别有此方冷服之法,即加猪胆汁之意也。

9)《方机》:四逆汤治四肢厥逆,身体疼痛,下利清谷,或小便清利者。又:治内拘急,四肢厥冷,下利恶寒者;大汗出,热不去,拘急,四肢厥冷者;下利腹胀满,身体疼痛者。

(3)现代应用

本证系少阴阳衰而阴寒内盛,以恶寒蜷卧,四肢厥冷,呕吐,下利清谷,渴欲引水自救,且喜热饮,小便色白等为主要见证。本方现代多用于急、慢性胃肠炎,胃下垂;阳虚寒盛、吐利厥逆;低血压或高血压阳虚阴盛证;多汗或误治亡阳虚脱证;阳虚阴盛之肢端青紫及阴性疮疡等证。心肌梗死并发心源性休克,本方可与生脉散同用;慢性肾炎,阳虚水肿者,可合五苓散。[1]

1)内科

①用于治疗心肌梗死、冠心病:李崇健以本方为基础加味治疗心肌梗死,回阳救逆,补气固脱,活血通脉[2]。目前已证实少阴阳虚证与慢性充血性心衰有密切相关性,四逆汤是该法的代表方,亦是近年来在中医药治疗冠心病领域研究得比较多的方剂,四逆汤不仅用于抢救心源性休克,也广泛用于感染性休克,就是因它具有较为稳定的升压、强心等作用[3]。梁英明[4]从2002年9月至2004年6月应用四逆汤治疗冠心病心绞痛患者,将中医辨证为寒凝或阳虚共65例的冠心病心绞痛患者随机分为四逆汤治疗组和消心痛对照组,比较两者在症状、ECG、心肌耗氧、心功能等方面的疗效。结果示在降低心肌耗氧、改善心功能方面,四逆汤疗效优于消心痛;在改善冠心病心绞痛临床症状、ECG、降低心绞痛发作次数、减少硝酸甘油用量等方面与消心痛相似。得出四逆汤可用于冠心病心绞痛的治疗,对寒凝或阳虚型冠心病心绞痛有确切疗效。

②泄泻:吴崇奇治疗一患者,肠鸣腹泻,下利清谷,日4~5次,伴有腹痛,形寒肢冷等。曾服理中汤、四神丸等药,不效。四诊合参,证为脾肾俱虚,阳气衰微,阴寒内盛。治以回阳救逆止泻。用本方(即四逆汤)加赤石脂50g,水煎服。6剂而愈[1]。

③阳虚外感:刘渡舟氏亦曾治一罗姓男子,夏日天热,汗出颇多,自觉烦躁而渴。夜复行房,口渴更甚。乃饮凉水甚多,未几,觉小腹窘痛,阴茎也向里抽缩,手足发凉。切其脉沉弱,其舌淡嫩苔白。此系少阴阳虚而复受阴寒之重证。用四逆加小茴香、荜澄茄。服1剂,则痛止而病愈。(《伤寒论十四讲》)

④眩晕:李崇健用四逆汤加减治疗阳虚寒盛,痰浊阻窍的眩晕,效果显著[2]。

⑤慢性咽炎:陈亮[5]等曾以四逆汤加减治疗一慢性咽炎患者。其咽痛间作三四年,发作则咽痛缠绵,痛势不剧。应用抗生素治疗,疗效不显著,并且病情反复发作。西医诊为"慢性咽炎"。初诊患者形体虚弱,脉微细。追问平素怯冷体倦,辨为阳虚内寒之咽痛,病在少阴,予四逆汤加桔梗,3剂而愈。

2)外科

①前列腺炎:王付[6]用该方加减治疗前列腺炎患者。邱某,男,23岁。病者自觉阴囊潮

湿半年余,医院诊为"慢性前列腺炎",经多次静滴、口服抗菌药乏效而前来诊治。刻诊:阴囊潮湿,会阴坠胀,小腹痞闷,口淡不渴,大便稀溏,喜暖恶寒,舌淡胖,苔滑腻,脉沉弱。辨为阳虚寒湿;治宜温化寒湿;方用四逆汤加味:附子12g,干姜15g,炙甘草15g,蛇床子15g,茯苓18g,花椒6g,苦参12g,苍术15g,白术15g,地肤子30g。6剂,水煎服,每日分3服。二诊:诸症有所改善,复以前方6剂。3诊:阴囊潮湿基本消失,会阴小腹仍有痞胀不适;原方减茯苓、地肤子各为15g,加小茴香5g,青皮10g,又以前方6剂。之后,复以前方治疗20余剂,诸症悉除;随访半年,症状未再出现。

②糖尿病足溃疡:李崇健[2]报道该方治疗糖尿病并发症医案。患者张某,女,46岁,糖尿病并发右足跟溃疡2个月余。自诉有糖尿病史8年,2月前出现右足跟疼痛伴发溃疡,经外科清创及民间验方治疗,效果欠佳,遂就诊于中医。刻诊:右足跟溃疡伴疼痛,脓液臭秽,足背肿胀,四肢麻木,手足如冰,头晕气短,精神委靡,大便稀溏,食后即泻,舌淡苔黄腻,脉沉细无力。中医诊断:脱疽。证属脾肾阳虚,瘀毒蕴结。治宜温阳益气,化瘀解毒。方用四逆汤加味:制附子30g,干姜15g,炙甘草20g(上3味均先煎30分钟),黄芪40g,人参10g,白芷10g,当归15g,玄参20g,金银花20g,乳香10g,没药10g,桂枝10g,紫花地丁30g,牛膝6g。水煎取汁400ml,分早、中、晚3次口服。外洗方:金银花20g,黄连10g,黄柏10g,白芷10g,桂枝6g,附子6g,当归15g,红花10g,赤芍药10g,防风10g,日1剂,水煎取汁1000ml,分早、晚2次熏洗,洗后予云南白药粉敷疮面包扎。5d后复诊:疮面始收,无脓无臭,全身症状均有好转。上方去紫花地丁加鹿角胶15g(烊化)继服,外用方同前。再5d后行三诊:疮面鲜红活嫩,有新生肉芽生长,精神转佳,头晕告愈,四肢转温,大便成形,舌淡红苔薄白而润,脉沉细。阳气未复,病将向愈,守上方继服20剂,合以其他调理,溃疡痊愈,诸症悉除。

3)妇科

①小产崩漏:张志明氏曾治一患者,妊娠4个月,因营养不良,劳动过度,1个月来,不时胎动漏红,未与治疗,终致腰酸,腹大痛而小产。卧床,下部仍流血不止,先是血块,后是鲜红血水,面色苍白,小腹冷痛,手足不温,神疲懒言。舌红无苔,脉沉细无力。用四逆汤(制附子30g,干姜、炙甘草各24g)加阿胶、蕲艾、党参,急服1剂。服药2小时后,言流血减少,腹痛减轻,四肢转温。嘱当晚原方再进1剂。次日晨精神好转,进食。又服胶艾四物汤2剂而愈(《伤寒论方运用法》)。

②痛经:史建辉等[7]观察四逆汤加味治疗痛经85例。每月于经前5日开始服药,经期继续服用,连用10日,日1剂。经后可暂停服用。如合并子宫内膜异位症、不孕症等,经后可根据不同病情,继续服用调经治本药物,3个月为1个疗程。治疗结果显示,85例患者,治愈48例,占56.5%;好转33例,占38.8%;无效4例,占4.7%。总有效率为95.3%。

③经行腹泻:李凤儒等[8]报道治疗经行腹泻的病案。李某,女,20岁,未婚,1994年6月4日初诊。每于月经来潮时,腹痛、腹泻1年,曾服中西药物,收效不佳。妇科肛查,子宫及附件未见明显异常平素畏寒,畏风,手足心常汗出发凉,月经愆期而色淡,舌淡,苔薄白,脉沉细。证属肝肾阳虚。投以四逆汤:制附子9g(先煎),生姜10g,甘草5g,当归12g,大枣5个。隔日1剂,连服3剂。二诊时附子减半,余药不变,再服5剂。三诊时,经水至,行经4日,血量增多,色红、质稠,痛减无泻。嘱经后服金匮肾气丸巩固疗效,随访经痛、腹泻皆除。

4)儿科

治疗小儿腹泻。有医家认为本方适用于大便稀薄,体温升高不甚明显(微热)、肢冷、脉微弱,舌苔白的患儿。如大便臭秽的食积泄泻,有脓血且里急后重的痢疾和实热泄泻则非所宜。北京医学院对附子用于治疗小儿腹泻特别有体会,他们观察过6例长期腹泻的患儿,用一般温中健脾药包括豆蔻在内均不见效,而加入附子后则出现明显效果[1]。莫怀山[9]在临床观察四逆汤加减治疗小儿秋季腹泻60例,其中男43例,女17例。出现上呼吸道症状后约1～3日出现消化道症状,以下利蛋花样便或清水便为主;18例有中等度发热,42例无发热。治疗方法给予四逆汤加藿香、陈皮、五倍子、石榴皮等治疗。其中制附片3g,炙甘草3g,干姜、藿香、五倍子、陈皮、石榴皮、茯苓各5g,水煎200ml。根据脱水情况,以煎液内溶解口服补液盐(按补液盐配制浓度要求配制),多次喂服。食粥,禁食脂肪,未断奶者仍可给予母乳喂养。结果示治愈40例,疗程3～5日;有效16例,疗程4～9日;无效4例,疗程4～9日;总有效率93.33%。

(4)医案选录

1)省椽曹德裕男妇,二月初,病伤寒八九日,请罗(谦甫)治之。脉得沉细而微,四肢逆冷,自利腹痛,目不欲开,两手常抱胁下,昏嗜卧,口舌干燥,乃曰:前医留白虎加人参汤一帖,可服否? 罗曰:白虎虽云治口燥舌干,若执此一句,亦未然,今此证不可用白虎者有三,《伤寒论》云,立夏以前,处暑以后,不可妄用,一也;太阳证,无汗而渴者,不可用,二也;病人阴证悉具,时春气尚寒,不可用,三也。仲景云,下利清谷,急当救里,宜四逆汤。遂以四逆汤五两,加人参一两,生姜十余片,连须葱白九茎,水五大盏,同煎至三盏,去渣分三服,一日服之,至夜利止,手足温,翌日大汗而解,继以理中汤数服而愈。(《名医类案》)

2)患儿,男,4岁。大面积烧伤住院,经抢救烧伤面大都愈合,神志方清,纳可。唯神疲肢冷,大便下利清水,日数十次,甚则不禁,舌质淡而苔白,脉沉细。辨为阴损及阳,少阴下利,投四逆汤急温之法:制附子9g,炙甘草6g,干姜6g。2剂后肢温利止,遂出院调理。(《伤寒心悟·辨少阴病脉证并治》)

【按语】四逆汤为治疗少阴心肾阳衰之代表方,以四肢厥冷、恶寒身踡、下利清谷、脉微无力为其审证要点。现代临床多用于救治循环系统、呼吸系统或泌尿系统功能衰竭,具有显著疗效。根据病理机制分析,本方可扩展运用到临床各科急危重症的救治,不必限于原著范围。换言之,凡具心肾阳衰病理特点者,均可用本方治疗。

【现代研究】

(1)抗休克作用:四逆汤证常有厥逆和脉微欲绝表现,与现代医学休克症状相符合,故本方为临床抢救休克之主要方剂之一,疗效颇佳。金明华等[10]以开搏通作为对照,用四逆汤治疗冠心病伴左心室肥厚患者30例,观察四逆汤对其左心室肥厚及左心功能的影响。研究表明,四逆汤对左心功能具有改善作用,在提高心输出量、降低前负荷方面作用明显。四逆汤能明显对抗阿霉素(ADR)的酶抑制作用,可使ADR所致心力衰竭大鼠心肌细胞线粒体Na^+-K^+ATP酶活力显著升高,使Ca^{2+} ATP酶活力升高,从而保护线粒体膜,减少线粒体的肿胀程度,减少线粒体丙二醛(MDA)的生成,减轻线粒体膜的脂质过氧化损伤[11]。四逆汤可能是从减少氧化损伤,抑制线粒体膜的脂质过氧化反应,保护线粒体功能等方面来保护心肌细胞。但其详细机制仍需仔细探讨。四逆汤具有抗休克作用,对休克大鼠有强心升压作用,不仅对大鼠心肌有保护作用,对血管也有调节作用,且能明显提高供心抗缺血能力,延长供心保存的时限[12,13]。此外,四逆汤能明显延长实验性烫伤休克小鼠的存活时间[14]。

(2)保护心肌作用:四逆汤煎剂的主要成分乌头类生物碱,能明显升高缺血-再灌注局部心肌组织的(Cu-ZnSOD)mRNA含量,增强Cu-ZnSOD基因的表达,不但升高机体和局部组织的SOD的活性,而且也提高心肌局部组织SOD的含量,从而发挥清除自由基、保护体外循环心肌缺血-再灌注损伤的作用[15]。

(3)抗动脉粥样硬化(AS)作用:研究证实[16,17],四逆汤具有显著的抗动脉粥样硬化的作用。四逆汤能明显减缓主动脉动脉粥样硬化程度,使斑块面积缩小,减轻内膜增厚水平,减少内膜的脂质斑块面积,并减少凋亡泡沫细胞数量。

(4)有调节胃肠功能的作用:能够缓解平滑肌痉挛,有较强的镇痛作用,对胃痛、腹痛、腹泻都可收到明显治疗效果[18]。

(5)对免疫功能的影响:四逆汤具有促进巨噬细胞吞噬功能和增加血清溶菌酶的调节作用[16,19]。T、B淋巴细胞是体内的免疫活性细胞,四逆汤对T细胞介导的免疫应答亦有促进和调节的作用,而对B细胞介导的免疫应答有抑制作用。此结果提示四逆汤的免疫药理作用是多方面的。在临床上所呈现出的抗感染疗效,是通过增强巨噬细胞活性,增加血清溶菌酶的含量、调动T细胞活化增殖,促进细胞免疫功能,同时抑制B细胞活化增殖、发挥糖皮质样抗炎作用而实现。

(6)毒性研究:廖晖[20]通过对四逆汤中甘草作用分析认为,附子除经久煎后制剂毒性则减低外,甘草或干姜与熟附片共煮,乃至四逆汤全方通过煎煮,使乌头碱类含量下降,整方的毒性降低。

(7)制剂技术:关于四逆汤的剂型,近年来亦有新的改变。李嘉璞等[1]将四逆汤改成肌肉或静脉注射液,用于临床抢救休克。除了栓剂或滴丸外,刘筱蔼[21]通过研究证实四逆汤传统煎剂经过剂型改良为缓释片剂,明显优于煎剂,更为安全可行。

【原文】

少陰病,飲食入口則吐,心中溫溫(1)欲吐,復不能吐。始得之,手足寒,脉弦遲者,此胸中實,不可下也,當吐之。若膈上有寒飲,乾嘔者,不可吐也,當溫之,宜四逆湯。(324)

【词解】

(1)温温:温同愠,音运;是欲吐不吐,心中自觉泛泛不适。

【提要】胸中实邪与膈上寒饮的辨证治疗。

【释义】少阴病,饮食入口则吐,心中温温欲吐,复不能吐,既可见于少阴之阴寒上逆证,同时亦可见于痰实阻于胸膈证,临床必须详于辨证,本条特举例说明辨证于后。

如果疾病初起,即见手足寒冷,脉象弦迟,而不是手足厥冷,脉微欲绝,是证则不是少阴虚寒证,而是邪阻胸中的实证。由于痰实之邪阻于胸膈,正气向上驱邪,故饮食入口则吐,不进食时,心中亦蕴结不适而上泛欲吐,但因实邪阻滞不行,故复不能吐;胸中阳气被痰实所阻,不得达于四末,故手足寒;邪结阳郁,故脉见弦迟。另外,痰实之邪阻于胸膈,每有上越之机,还可见到"胸中痞寒,气上冲咽喉不得息"(166条)等证。总之,实邪在上,不可攻下,治当因势利导,"其高者,因而越之",所以当吐之,可用瓜蒂散。

如因少阴虚寒而致寒饮停于膈上,则不可误认为胸中邪实而用吐法。脾肾阳虚而不能化气布津,以致津液停聚而成寒饮,虚寒之气由下逆上,故见干呕。寒饮宜温,是以不可用吐,当用姜附剂温运脾肾之阳而化寒饮,俾阳复则饮去,而诸病自愈。故曰"不可吐也,当温之,宜四逆汤"。有谓"既云胸中有寒饮,何不用理中而用四逆?"因寒饮虽动于脾而归于肾,且脾肾之阳相关,是证既云四逆汤主之,必当有肾阳虚的见证,若确无肾阳虚之见证,纯系脾阳虚证,理中汤自当可以选用,余如苓桂术甘汤、附子理中汤亦可据证而选用;另外,太阴脾虚寒证论中以"当温之,宜服四逆辈"示之,亦说明四逆辈中当包括理中在内。

【选注】

汪苓友：此条亦少阴中寒，当急温之证也……寒邪直中其经，故饮食入口即吐，其有至心胸中者，又温温欲吐，复不能吐，皆寒邪阻隔于胸咽之间，而气壅塞不通也。曰始得之，手足寒，正以辨其非传经热邪之证。诊其脉不微细而迟，迟者寒也，又见弦脉，为胸中实，为饮。大抵实热之证可下，寒实之证不可下也。不吐之者，非真用吐法也，谓中寒之证，亦有口食寒物一条，使胸中果有寒物，不妨就其欲吐之势而吐之。若膈上所停之物止寒饮，寒饮者，似痰而清，得辛热之药，即时便能消散，并非有物可以吐出，故但干呕，止有急温一法，宜四逆汤，恐缓则不救耳……或问胃寒欲吐，何以不用理中汤丸，余答云，理中之寒，寒在中焦，今者少阴病，寒自下焦而起，肾虚不能约束水液，故上溢于膈而为寒饮，方用四逆汤者，使直达下焦以治其本也。（《伤寒论辨证广注·中寒脉证》）

程扶生：此言少阴欲吐，为肾邪上逆，当温不当吐也。欲吐不吐，阴邪上逆之证也。若是始病得之，邪未深入，其手足但寒而不厥，脉但弦迟而不沉细，则为邪实胸中，寒尚在表，属于阳分，当吐而不当下。吐者有物，呕者无物，两者须辨。若膈上有寒饮，但见干呕而不能吐出，则是阴寒上逆，当温而不当吐也，曰急温者，明不温则有厥逆无脉诸变也。（《伤寒经注·少阴温散》）

尤在泾：胃者，肾之关也，关门受邪，上逆于胃，则饮食入口则吐，或心中温温欲吐，而复不能吐也。夫下气上逆而为吐者，原有可下之例，如本论之哕而腹满，视其前后，知何部不利者而利之，《金匮》之食已即吐者，大黄甘草汤主之是也。若始得之，手足寒，脉弦迟者，胸中邪实而阳气不布也，则其病不在下而在上，其治法不可下而可吐，所谓因其高而越之也。若膈上有寒饮而致干呕者，即复不可吐而可温，所谓病痰饮者，当以温药和之也。故实可下，而胸中实则不可下，饮可吐，而寒饮则不可吐。仲景立法，明辨详审如此。（《伤寒贯珠集·少阴篇》）

《医宗金鉴》：饮食入口即吐，且心中温温欲吐复不能吐，恶心不已，非少阴寒虚吐也，乃胸中寒实吐也，故始得之脉弦迟。弦者，饮也，迟者，寒也。而手足寒者，乃胸中阳气为寒饮所阻，不能通达于四肢也。寒实在胸，当因而越之，故不可下也。若膈上有寒饮，但干呕有声而无物出，此为少阴虚寒之饮，非胸中寒实之饮也，不可吐，惟急温之，宜四逆汤，或理中汤加丁香、吴茱萸亦可也。（《医宗金鉴·订正仲景全书·伤寒论注·辨少阴病脉证并治》）

陈亦人：因胸中有痰涎等实邪阻塞，所以饮食入口则吐，不当进食的时候，也是胸中泛泛欲吐，但毕竟痰涎胶滞，因而又欲吐不能。手足寒是胸阳为痰浊所阻，不能达于四肢。弦脉主痰饮，弦而兼迟，是痰浊阻遏，阳不布之象。且始得病时，就出现手足寒，尤为胸中邪实的确据。胸中实为邪在上，自非攻下剂所能驱除，所以说不可下也。《内经》谓"其高者因而越之"，因此治当吐之，如瓜蒂散一类方剂，均可选用。假如不是胸中实邪而是膈上寒饮，那么催吐方法又当禁用。这是由于中下焦阳虚，不能运化，以致水饮停积，虚寒之气由下逆上，所以干呕。探本图治，当用姜附剂以温脾肾之阳，俾阳气运行，则寒饮自消。所以说当温之，宜四逆汤。（《伤寒论译释·辨少阴病脉证并治》）

【评述】注家对本条的认识基本一致，汪苓友对膈上有寒饮用四逆而不用理中的分析平允可从；尤在泾对于虚实的辨证和治疗异同的分析，尤为精当；陈亦人的分析更加透彻，强调辨证，同中求异，很有启发作用。

【原文】

少陰病，下利，脈微濇，嘔而汗出，必數更衣，反少者[1]，當溫其上，灸之[2]。《脈經》云，灸厥陰可五十壯。（325）

【词解】

(1)必数更衣,反少者:大便次数多而量反少。

(2)当温其上,灸之:即温灸上部穴位,如灸百会穴。

【提要】 少阴阳虚血少下利的特征及治法。

【释义】 本条之"少阴病,下利",是指虚寒之下利。利久不仅伤阳,亦会伤阴,而致阴血不足,"脉微涩"正是阳虚血少病理表现,微为阳气虚,涩为阴血少。阳虚而阴寒上逆则呕,卫外不固则汗出,阳虚气陷,摄纳无权,故大便频数而数更衣;然因阴血虚少,化源不足,无物可下,是以便量反少。这种大便次数虽多,而泻下之物甚少,即所谓"数更衣,反少者",就是阳虚血少下利的特征。是证阳虚血少,既有阳虚气陷,又有阴盛气逆,若以汤药治疗,用温阳药则碍于血少,用降逆药则碍于下利,用升阳药又碍于呕逆,实难成剂。然毕竟以阳虚气陷为主,以灸法以温其上,益气升陷,以补汤药之不及。亦有认为:"本证由于少阴阳衰,以致虚寒下利日久,进而造成阳气下陷,阴液渐涸之重证。然考虑到津伤因于阳虚,有形之阴液不能速生,而无形之阳气则必所先固,'当温其上,灸之',以温阳消阴,急救于顷刻,然后方容煎煮药物以固阳摄阴。"此说可供参考。

【选注】

方有执:微,阳虚也;涩,血少也。汗出,阳虚不能外固,阴弱不能内守也。更衣见阳明篇,反少者,阳虚则气下坠,血少所以勤努责而多空坐也。上谓顶,百会是也。灸,升举其阳以调养夫阴也。(《伤寒论条辨·辨少阴病脉证并治》)

喻嘉言:是证阳虚,本当用温,然阴弱复不宜于温,一药之中,既欲救阳,又欲护阴,漫难区别,故于顶上百会穴中灸之,以温其上而升其阳,庶阳不至下陷以逼迫其阴,然后阴得安静不扰而下利自止耳。此证误用药以温其下,必逼血转加,下利不止,而阴立亡,故不用温药,但用灸法,有如此之回护也。(《伤寒尚论篇·少阴经前篇)

程郊倩:少阴病下利,阳微可知,乃其脉微而且涩,则不但阳微而阴且竭矣。阳微,故阴邪逆上而呕,阴竭,故汗出而勤努责,一法之中,既欲助阳,兼欲护阴,则四逆附子辈俱难用矣。惟灸及顶上百会穴以温之,既可代姜附辈之助阳而行上,更可避姜附辈之辛窜而燥下,故下利可止。究于阴血无伤,可见病在少阴,不可以难用温而遂弃去温也。(《伤寒论后条辨·少阴篇》)

刘渡舟:少阴下利,证属虚寒,脉微涩,微主阳气虚,涩主阴血少。阳虚而阴寒之气上逆则作呕;卫阳不能固表则汗出。必数更衣,即大便次数增多之意,为阳虚衰,阴寒外盛之咎。下利过多则津血必伤,故虽大便频繁,但所下之物反甚少……虚寒下利日久,势必造成阳气下陷,阴液涸竭之证。然考虑到阳虚阴伤,有形之阴液不能速生,而无形之阳气则必须先顾,因此,治疗则当"先温其上,灸之",以温阳消阴,急救于顷刻,然后方容煎煮汤药以固阳摄阴。根据注家意见及临床经验,以灸百会、关元等穴为好。(《伤寒论讲解·辨少阴病脉证并治第十一》)

【评述】 诸注皆认为本证为阳虚液涸之证,刘渡舟谓为阳气下陷,阴液涸竭之证,而谓"当温其上,灸之"是有形之阴液不能速生,而无形之阳气则必须先顾,分析很有理致。方有执之阳虚则下坠,血少所以勤努责而多空坐,其分析甚合临床而概括得当。所灸穴位当以百会为是。

【临床应用】

医案选录

舒驰远:曾治一妇人,腹中急痛,恶寒厥逆,予以四逆汤投之无效。其夫千曰,昨夜依然作泻无度,然多空坐,坠胀异常。尤可奇者,前阴坠出一物,大如柚子,想是尿脬,老妇尚可生乎?予即商之仲远,仲远踌躇曰:是证不可温其下,以逼迫其阴,当用灸法温其上,以升其阳,而病可愈。予然其言而依其法,用生姜一片,贴头顶百会穴上,灸艾火三壮,其脬即收。仍服四逆汤加芪术,一剂而愈。(录自《续名医类案》)

【按语】陈亦人曾在《伤寒论译释》中引用此案后说:根据本案记载,灸百会穴确有升阳作用,并且疗效很高,可见"当温其上,灸之"一句,是有实践意义的。举凡一切阳虚下陷的疾患,这一方法都可使用。

少阴病篇小结

本篇系统论述了外感热病后期心肾虚衰、气血不足的病理变化及其相应治法方药,具有重要的临床价值。

少阴以手少阴心和足少阴肾为其脏腑经络基础,统人身之水火阴阳。故少阴为病,病位根于心肾,病性有热化寒化之异,而因本论所述多为风寒所致之病证,故以寒化为其常见病证,并为本篇论述之重点。

本篇首节概述少阴病寒化证提纲、治疗禁忌及误治变证。少阴病心肾阳虚而阴寒内盛是其寒化证病机,以脉微细、但欲寐为临床特征。无论寒化、热化,少阴为病总属心肾虚衰而气血不足,故汗、下、火劫诸法皆为所禁,防其伤阴耗阳故也。若误用之,或亡阳吐利厥脱;或耗阴而咳利谵语小便难,甚或阴伤化热动血而为便血诸证。

第二节论述少阴病预后转归。以其阳衰阴盛之寒化证为常,故本节主要依据阴阳盛衰论其预后,大凡阳气复者多为向愈,阳气亡者多属恶候,阴阳俱脱者必为至危之象。

第三节论述太少同病及少阴热化证治。太少同病即少阴阳虚而兼太阳表证,多缘于素体阳虚而复感外邪,其证虽发热恶寒,然脉不浮反沉弱,治以麻附细辛汤;若邪微者,治以麻附甘草汤。少阴热化证即阴虚火旺证,多缘于素体阴虚而复感温邪,或阳热实证日久耗阴,其证肾水亏耗而心火上亢,治以黄连阿胶汤。

第四节论述少阴寒湿证。少阴阳气虚衰,寒湿之邪留滞于肌肉关节,证见身疼骨痛、口中和,背恶寒而脉沉,治以附子汤温阳散寒,除湿止痛。

第五节论述少阴便脓血及吐利证。少阴阳气衰微,统摄无权,复因寒湿伤络,而成便下脓血之证。其证便下脓血而色黯不泽,味腥无臭,滑脱不禁,治以桃花汤,或针刺以温阳固摄。若病见吐逆剧烈,伴肢厥下利,此为中焦虚寒,升降失职,与少阴阳虚阴盛似是而非,治以吴茱萸汤。

第六节论述少阴咽痛证。以少阴经脉循挟咽喉,故咽痛一证多与少阴相关。若阴虚火炎于上而致咽痛者,治以猪肤汤;风热疫毒客于咽部者,治以甘草汤或桔梗汤;痰热郁滞于咽者,治以苦酒汤;寒痰阻滞于咽者,治以半夏散及汤。四种咽痛,寒热虚实判然有别。

第七节论述少阴下利证。少阴阳气虚衰,脾土必受其灾,而升清运化之职自失常度,是以下利一症,为少阴阳虚证所常见。阴寒内盛,格阳于上,面赤咽痛之时,而见下利清谷,治以白通汤,以阴甚虚阳上浮故也;若格拒太甚,伴呕逆烦乱、厥逆无脉者,治以白通加猪胆汁汤;阴寒格阳于外,而见身反不恶寒者,治以通脉四逆汤;少阴阳虚而水气泛滥者,治以真武汤。上述四证必见虚寒诸症如肢厥、下利、身痛、脉微等。而因肝郁气滞所致之下利,虽可伴见肢冷,必不甚重,且其下利滞而不畅,治以四逆散,示人以鉴别之意。若阴虚而水热互结,亦可致下利,常伴心烦咳呕等症,治以猪苓汤。

第八节论述少阴三急下证。少阴急下证,实为阴虚而兼腑实,多缘于阴虚火旺,水涸土燥,燥热成实,宜急下存阴。待腑实阳热一去,再图滋养阴液可矣。后世增液承气诸方,可视作此法之发展与深化。

第九节论述少阴温法提要。少阴温法宜于少阴虚寒证,证见肢厥、吐利、恶寒、脉微等。然温法不必待虚寒诸症毕现而后用之,若脉沉弱无力,已为虚寒征兆,此际即可急投四逆汤,防微杜渐是也。若阳虚气陷者,温阳升陷宜速,于灸上部穴位中求之。若阳虚寒饮上泛,亦宜四逆汤温而化之。然此证每与寒痰阻滞胸中相类,宜乎细心鉴别。

参 考 文 献

[1] 李嘉璞,吴修符,姚秀琴. 伤寒论临床辨略[M]. 济南:山东科学技术出版社,1995:408.

[2] 李崇健. 四逆汤临床应用举隅[J]. 河北中医,2010,32(3):371-372.

[3] 张智琳. 浅析四逆汤类方治疗心力衰竭的特点[J]. 中华中医药杂志,2005,20(4):225.

[4] 梁英明. 四逆汤治疗冠心病心绞痛的临床研究[J]. 中药材,2005,28(8):737-739.

[5] 陈亮,贾彦焘,赵成,等. 四逆汤临床应用体会[J]. 天津中医药,2005,22(2):147-148.

[6] 司胜林,张敏. 王付教授运用四逆汤辨治杂病三则[J]. 中医药学报,2010,38(3):137.

[7] 史建辉,陈跃平,薛琳娜. 四逆汤加味治疗痛经85例[J]. 河北中医,2001,23(10):768-769.

[8] 李凤儒,韩金花. 四逆汤新用举隅[J]. 山西中医杂志,1999,15(1):50.

[9] 莫怀山. 四逆汤加减治疗小儿秋季腹泻60例[J]. 中国中西医结合急救杂志,2006,13(5):262.

[10] 金明华,秦鉴,吴伟康. 四逆汤对冠心病患者左心室肥厚逆转作用的临床研究[J]. 中国中医药科技,2003,10(1):6-7.

[11] 赵明奇,吴伟康,段新芬,等. 四逆汤对阿霉素性心衰大鼠心肌线粒体功能的影响[J]. 中药材,2005,28(6):486-489.

[12] 邵春红,王晓良. 四逆汤对高钾和去氧肾上腺素收缩主动脉环效应的影响[J]. 中草药,2003,34(9):819-821.

[13] 郭建极,巫国勇,钟佛添,等. 四逆汤对供心冷保存保护作用的实验研究[J]. 广西医学,2005,27(6):800-804.

[14] 李贵海,孙蓉. 四逆汤、独参汤对实验性烫伤休克小鼠的保护作用[J]. 时珍国药研究,1991,2(2):55.

[15] 殷胜利,刘子由,张希,等. 乌头类生物碱对体外循环缺血心肌Cu-ZnSOD基因表达的影响[J]. 中华实验外科杂志,2005,22(7):782-783.

[16] 吴伟康,黑子清,孙惠兰,等. 四逆汤对高胆固醇喂饲所致动脉粥样硬化形成和氧化损伤的影响[J]. 中国动脉硬化杂志,2003,11(6):505-508.

[17] 黄河清,吴伟康,罗汉川,等. 四逆汤与维生素E抗实验性动脉粥样硬化的比较研究[J]. 中国病理生理杂志,2001,17(2):154-156.

[18] 朱新华,梁先念,蒋永革,等. 四逆汤免疫调节活性的实验研究[J]. 中国实验临床免疫学杂志,1996,3(2):44-46.

[19] 葛迎春,马天,刘平,等. 四逆汤类方提取物对离体小鼠腹腔巨噬细胞免疫功能的影响[J]. 中国实验方剂学杂志,2006,12(2):28-31.

[20] 廖晖. 四逆汤中甘草作用分析[J]. 时珍国医国药[J]. 2001,12(3):271-272.

[21] 刘筱蔼,吴伟康,颜建云,等. 四逆汤煎剂和缓释片剂的毒性比较[J]. 中国医药导报,2006,3(20):134-135.

（周春祥　顾武军）

第八章

辨厥阴病脉证并治

第一节　厥阴病概论（326～330）

【原文】

厥陰之為病，消渴，氣上撞心⁽¹⁾，心中疼熱⁽²⁾，飢而不欲食，食則吐蚘。下之利不止。（326）

【词解】

（1）气上撞心：此处之"心"泛指心胸部位。病人自觉有气向心胸部位冲逆。

（2）心中疼热：胃脘部疼痛，伴有灼热感。

【提要】 厥阴病上热下寒证提纲。

【释义】 本条揭示了厥阴病的实质，反映了厥阴病阴中有阳，寒热错杂的特点。厥阴属肝，为风木之脏，上接心火，成子母相应；下连寒水，为乙癸同源；中能疏土，参与消化，促进脾胃消化吸收功能。厥阴寓有阴尽阳生的生理特性。病入厥阴，一方面木火上炎而为上热；另一方面火不下达，不能温暖肾水以涵养肝木而为下寒，于是形成上热下寒、寒热错杂之证。"消渴"，乃渴而能饮、饮而又渴的一种症状，为肝胃之热耗伤津液而渴的表现，与太阳蓄水、小便不利之消渴有别，也非多饮多尿的消渴病。厥阴之脉挟胃贯膈，今风木相火上冲，肝气横逆，故见气上撞心、心中疼热、嘈杂似饥等上热症状。肝邪乘脾，木郁土虚，脾失健运之职，所以虽饥却不欲食。由于脾虚肠寒，进食亦不能得到腐熟消化，反致胃气上逆而呕吐；若其人内有蛔虫寄生，因蛔虫喜温避寒，复闻食臭而上窜，故可见到"食则吐"的情况。此为下寒证的表现。厥阴具有阴尽阳生，极而复返的特性，病则阴阳不能协调而各趋其极，正如《诸病源候论》所说："阳并于上则上热，阴并于下则下寒。"形成厥阴病上热下寒证的又一个因素。

证既属上热下寒、寒热错杂，治则当寒温并用，清上温下。若只见其热而忽视其寒，误用苦寒攻下之法，则脾阳更伤，中气下陷，势必造成下利不止的变证；同样，若只见其寒而忽视其热，误用辛热祛寒之剂，也会助火灼津，使消渴等上热证加重。

【选注】

成无己：邪传厥阴，则热已深也。邪自太阳，传至太阴，则腹满而嗌干，未成渴也。邪至少阴者，口燥舌干而渴，未成消也。至厥阴成消渴者，热甚能消水故也。饮水多而小便少者，谓之消渴。木生于火，肝气通心，厥阴客热，气上撞心，心中疼热。伤寒六七日，厥阴受病之时，为传经尽，则当入府，胃虚客热，饥不欲食。蛔在胃中，无食则动，闻食臭而出，得食吐蛔，此热在厥阴经也。若便下之，虚其胃气，厥阴木邪相乘，必吐下不止。（《注解伤寒论·辨厥阴病脉证并治》）

程郊倩：厥阴者，两阴交尽，阴之极也。极则逆，逆固厥，其病多自下而上，所以厥阴受寒，则龙雷之火逆而上奔，撞心而动心火，心火受触，则上焦俱扰，是以消渴而心烦疼，胃虚而不能食也。食则吐蛔，则胃中自冷可知，以此句结前证，见为厥阴自病之寒，非传热也。且以见乌梅丸为厥阴病之主方，不但治蛔宜之。盖肝脉中行，通心肺，上巅，故无自见之证，见之中上二焦。其厥利发热，则厥阴之本证，胃虚脏寒，下之则上热未除，下寒益甚，故利不止。（《伤寒论后条辨·辨厥阴病脉证篇》）

舒驰远：此条阴阳错杂之证也。消渴者，膈有热也。厥阴邪气上逆，故上撞心。疼热者，热甚也，心中疼热者，阳热在上也，饥而不欲食者，阴寒在胃也，强与食之，亦不能纳，必与蛔俱出，故食即吐蛔。此证上热下寒，若因上热误下之，则上热未必即去，而下寒必更加甚，故利不止也。（《再重订伤寒论集注·厥阴经全篇》）

尤在泾：伤寒之病，邪愈深者，其热愈甚，厥阴为阴之尽，而风木之气，又足以生阳火而烁阴津，津虚火实，脏燥无液，求救于水，则为消渴。消渴者，水入不足以制热，而反为热所消也。气上冲心，心中疼热者，火生于木，肝气通心也。饥而不欲食者，木喜攻土，胃虚求食，而邪热复不能消谷也。食入即吐蛔者，蛔无食而动，闻食臭而出也。下之利不止者，胃家重伤而邪热下注也。此厥阴在脏之证，病从阳经传入者也。（《伤寒贯珠集·厥阴篇》）

《医宗金鉴》：此条总言厥阴为病之大纲也。厥阴者，阴尽阳生之脏，与少阳为表里者也，邪至其经，从阴化寒，从阳化热，故其为病阴阳错杂，寒热混淆也。（《医宗金鉴·订正仲景全书·伤寒论注·辨厥阴病脉证并治》）

吴坤安：六经主病，仲景非专为伤寒立言，如厥阴所述气冲吐蛔等证，乃厥阴风木自病，不拘伤寒杂症，但见呕逆吐蛔者，即是肝邪犯胃，宜兼厥阴而治。（《伤寒指掌·厥阴新法》）

丹波元坚：厥阴病者，里虚而寒热相错证是也。其类有二：曰上热下寒，曰寒热胜复。其热俱非有相结，而以上热下寒为之正证。盖物穷则变，是以少阴之寒极，而为此病矣。然亦有自阳变者，少阳病误治，最多致之，以其位稍同耳。更有自阳明病过下者。其为证也，消渴，气上撞心，心中疼热，饥而不欲食者，上热之征也。食则吐蛔，下之利不止者，下寒之征也。是寒热二证，一时并见者，故治法以温凉兼施为主，如乌梅丸。（《伤寒论述义·述厥阴病》）

【评述】上述诸家对厥阴病提纲的认识颇不一致。成无己从热立论，认为本证是传经邪热所致；程郊倩从寒立论，认为本证是厥阴自病之寒，而非传热，二说均有片面之词，似不足取。舒驰远、丹波元坚从阴阳错杂、寒热错杂立论，进而指出本条所述为上热下寒之证，颇为中肯。《医宗金鉴》更明确指出本条为厥阴病之大纲，并以厥阴阴尽阳生的特性解释其寒热错杂的病理，可谓要言不烦。吴坤安从临床实际出发，认为六经主病非专为伤寒而立，厥阴上热下寒证不但可见于外感病，同样可见于杂病，因此，在临床上可"不拘伤寒杂症，但见呕逆吐蛔者，即是肝邪犯胃，宜兼厥阴而治"。吴坤安之论，深得仲师奥旨。当然，吐蛔并非厥阴病上热下寒的必见之证，而乌梅丸也不仅仅是为治蛔而设。

【原文】

厥陰中風，脈微浮為欲愈，不浮為未愈。（327）

厥陰病欲解時，從丑至卯上。（328）

厥陰病，渴欲飲水者，少少與之愈。（329）

【提要】厥阴病向愈的机转与欲解的时间。

【释义】厥阴经为三阴之尽。病至厥阴，若原本沉微之脉逐渐浮起，呈轻缓柔和之象，或出现微渴欲饮的情况，则标志着阴寒之邪逐渐衰退而阳气逐渐恢复，是病情由阴转阳、由里出表的佳兆，故其病"为欲愈"。如果脉沉微而不浮起，则表明阴寒之邪尚盛，阳气未复，故知

"未愈"。正如《伤寒杂病论·辨脉法》所云："凡脉大、浮、数、动、滑,此名阳也;脉沉、涩、弱、弦、微,此名阴也。凡阴病见阳脉者生,阳病见阴脉者死。"

这里有必要指出的是,判断厥阴病的"欲愈"与"未愈",应该举一反三,全面分析病情,始能作出正确的诊断。不能仅以一症一脉为据,而草率地下结论。假如脉象不是浮而轻缓柔和,而是浮大无根,或久病暴出浮脉,脉证不符,则显然不是向愈之兆,而是虚阳欲脱的危候。再如"渴欲饮水",当与上热下寒证的消渴,以及厥阴阳复太过,阳热亢盛,灼伤津液所致的口渴引饮、大烦渴不解区别开来。此为厥阴病邪退阳复的渴欲饮水,因阳气乍复,津液一时不及上承,因而口渴。故不需药物治疗,只要少量与水饮之,以滋助其津液,使阴阳自和,其病自愈。若饮水过多,反使阳气复伤而致停饮为患,故曰"少少与之"。

至于厥阴病欲解时间,从丑至卯上(即半夜1时至早晨7时前的6个小时内)正当日出之时,阳气渐长,阴气渐消,符合厥阴阴尽阳生的机理,故为其病欲解的最有利时机。

【选注】

柯韵伯:厥阴受病,则尺寸微缓而不浮,今微浮,是阴出之阳,亦阴病见阳脉也。又:有厥阴中风欲愈脉,则应有未愈证,夫以风木之脏,值风木主气时,复中于风,则变端必有更甚于他经者,今不得一焉,不能无缺文之憾!(《伤寒来苏集·伤寒论注·厥阴脉证》)

尤在泾:此厥阴经自受风邪之证,脉微为邪气少,浮为病在经,经病而邪少,故为欲愈。或始先脉不微浮,继乃转而为浮者,为自阴之阳之候,亦为欲愈,所谓阴病得阳脉者生是也。然必兼有发热微汗等候。仲景不言者,以脉该证也。若不浮,则邪著阴中,漫无出路,其愈正未可期,故曰不浮为未愈。(《伤寒贯珠集·厥阴篇》)

《医宗金鉴》:厥阴中风,赅伤寒而言也。脉微,厥阴脉也,浮,表阳脉也。厥阴之病,既得阳浮之脉,是其邪已还于表,故为欲愈也。不浮则沉,沉,里阴脉也,是其邪仍在于里,故为未愈也。(《医宗金鉴·订正仲景全书·伤寒论注·辨厥阴病脉证并治》)

方有执:厥阴属木,王于丑寅卯之时,正气得其王时,邪退而病解。在六经皆然。夫以六经各解于三时,而三阳解自寅至亥,三阴解自亥至卯。厥阴之解,至寅卯而终。少阳之解,自寅卯而始。何也?曰:寅为阳初动,阴尚强,卯为天地辟,阴阳分,所以二经同王,其病之解,由此而终始也。(《伤寒论条辨·辨厥阴病脉证并治》)

徐旭升:三阳解时,在三阳旺时而解,三阴解时,亦从三阳旺时而解,伤寒以生阳为主也。(《伤寒论集注外篇·卷四》)

张路玉:阳气将复,故欲饮水,然须少少与之,是谓以法救之。盖阴邪将欲解散,阳气尚未归复,若恣饮不散,反仍停蓄酿祸耳。(《伤寒缵论·厥阴篇》)

汪苓友:厥阴病渴,传经之邪热已深,欲饮水,则邪热有向外之机,盖木火亢盛,得水济之,则阴阳气和而病自愈。或问厥阴原有消渴一候,不言自愈。此条渴,何以与之水即愈也。余答云:武陵陈氏(指陈亮斯——笔者注)云,消渴者,热盛而津液消烁,虽饮水不能胜其燥烈,乃邪气深入未愈之征也。此渴欲饮水,其热非消渴之比,乃邪气向外,欲解之象也,两者自是不同。(《伤寒论辨证广注·辨厥阴病脉证并治法》)

钱天来:邪在厥阴,唯恐其下利厥逆,乃为恶候。若欲饮水,是阳回气暖,胃中燥热而渴,已复归阳明矣。若热气有余,则又口伤烂赤,咽喉不利吐脓血之变,故可少少与饮之,令阴阳和平则愈也。(《伤寒溯源集·厥阴中风》)

《医宗金鉴》:厥阴病渴欲饮水者,乃阳回欲和,求水自滋作解之兆,当少少与之以和其胃,胃和汗出自可愈也。若多与之,则水反停渍入胃,必致厥利矣。(《医宗金鉴·订正仲景

全书·伤寒论注·辨厥阴病脉证并治》)

【评述】柯韵伯、尤在泾均谓厥阴脉微浮，是阴病出阳，阴病见阳脉者生，故为欲愈。尤在泾更指出厥阴本经自病，邪少在经一层，可资参考。《医宗金鉴》则从邪气由里出表解释，亦合原意。至于口渴，张路玉注为阳气将复，《医宗金鉴》注为阳回欲和，均较确切。而钱天来认为是阳回气暖，复归阳明；汪苓友认为是传经邪热有向外之机，未免牵强。

【原文】

诸四逆厥者，不可下之，虚家亦然。(330)

【提要】虚寒厥逆之证禁用下法。

【释义】四肢厥逆有寒热虚实之分，"诸"字在此处为发语词，并非言及一切厥证。因此，"诸四逆厥"与"虚家亦然"可互为应证，说明这里是指虚寒性质的厥逆，不可用攻下之法。既是阳气衰微、阴寒内盛的虚寒厥逆，治当回阳救逆，若反用攻下之法，则犯虚虚之戒，使阳气更衰，阴寒更甚，故曰："不可下之"。所谓"不可下之"，也不一定就是专指下法而言，举凡一切攻伐之剂，都应在禁例的范畴。推而广之，凡因虚（包括气虚、血虚、阴虚、阳虚）所致的证候，不论其有无厥逆，皆不可妄用攻伐之法，以免戕害正气。

至于实热之厥的治禁，则应根据335条"厥应下之，而反发汗者，必口伤烂赤"对照互参。

【选注】

张令韶：诸病而凡四逆厥者，俱属阴寒之证，故不可下。然不特厥逆为不可下，即凡属虚家，而不厥逆者，亦不可下也。（《伤寒论直解·辨厥阴病脉证并治》）

尤在泾：按，成氏曰，四逆，四肢不温也。厥者，手足冷也。然本篇云，厥者，手足逆冷是也。又云，伤寒脉促，手足厥逆者，可灸之。其他凡言厥逆之处不一，则四逆与厥，本无分别，特其病有阴阳之异耳。此条盖言阴寒厥逆，法当温散温养之，故云不可下之。前条云厥应下之者，则言邪热内陷之厥逆也，学者辨之。虚家，体虚不足之人也。虽非四逆与厥，亦不可下之。经云，"毋实实，毋虚虚，而遗人夭殃"此之谓也。（《伤寒贯珠集·厥阴篇》）

陈修园：手冷至肘，足冷至膝，为四逆。手冷至腕，足冷至踝为厥。凡诸四逆厥者，多属阳气大虚，寒邪直入之证，而热深者，亦间有之。虚寒厥逆，其不可下，固不待言。即热深致厥，热盛于内，内守之真阴，被灼几亡，不堪再下以竭之，吾为之大申其戒曰，皆不可下之。推而言之，凡阴虚阳虚之家，即不厥逆，其不可下也，亦然。（《伤寒论浅注·辨厥阴病脉证篇》）

【评述】张令韶明确指出本条所禁下之厥乃虚寒厥逆，且平素体虚之人虽不厥逆亦禁攻伐，切合仲师原意。尤在泾更以热厥当下例比，使读者一目了然，泾渭分明。陈修园望文生义，将热厥与寒厥混为一谈，曰皆不可下之，不仅令学者模糊，亦与335条"厥应下之"相违背。陈亦人云真阴被灼，不堪再下，岂不闻急下存阴之理乎？

以上五条原文，以326条为重点，讨论了厥阴病的病理特点，上热下寒证的临床表现。同时，指出厥阴病阶段阳气来复，病情向愈的脉证特点，并告诫医者对虚寒厥逆及体虚之人不可妄用攻下之法。

厥阴属肝，内寄相火，为阴尽阳生之脏。病至厥阴，肝木受郁，既易化火耗灼胃津而致上热，又可横克脾土影响运化而成下寒，形成上热下寒之证。厥阴病为六经之最后阶段。厥者尽也，厥者极也。阴尽则阳生，阳复太过则生热，阳复不及则生寒，寒极生热，热极生寒，故厥阴病有寒证、热证及寒热互见之证，而以阴阳胜复、寒热错杂为总的病理特点。

326条作为厥阴病提纲，历代注家见解不一。大部分注家认为，本条上热下寒证能够反映厥阴病阴阳胜复、寒热错杂的病理特点，因此可以作为厥阴病的辨证纲领。如《医宗金鉴》

即明确指出："此条总言厥阴为病之大纲也。"但也有人认为,厥阴病既有表现为上热下寒的寒热错杂之证,也有单纯的热证与寒证,还有表现为厥热交替发作的阴阳胜复证,厥阴病当以厥证为主,因此不同意本条作为厥阴病提纲。我们认为,本条虽然只论述了上热下寒证,但它揭示了厥阴病寒热错杂、阴阳胜复的本质,故作为厥阴病提纲是可以成立的。

至于厥阴病的向愈征象和欲解时间,应当根据具体病情全面分析,仔细辨证,不能仅凭一脉一症作出判断。对虚寒之厥不可攻下伤正,也应举一反三,如属实热之厥则当攻下而忌温补与发汗。学习该条,当与 347、335 条合参。

第二节　辨厥(331~357)

一、厥的概念(337)

【原文】

凡厥者,陰陽氣不相順接,便為厥。厥者,手足逆冷者是也。(337)

【提要】　厥证的病理机制及临床特征。

【释义】　本条概括厥证的病理机制和临床特点。这里所说的"凡厥",是指论中所述及的许多厥证,如寒厥、热厥、蛔厥、脏厥、痰厥、气厥、血厥、水厥等等。它们并不是单独的疾病,而是在疾病的发生演变过程中所出现的证候。虽然其中有的厥证可在内伤杂病中出现,但本论所述之厥证仍以外感病中所出现者为主。而且,这些厥证不仅见于厥阴病,也见于少阴病和阳明病(如寒厥和热厥)。

厥证的形成,可由种种原因引起,但其机理则一,皆是由于"阴阳气不相顺接"所致。厥证的伴随症状,可形形色色,但都有共同的临床特征,即"手足逆冷"。

所谓"阴阳气不相顺接",历代注家见解不一,主要有四种:一说是阴经之气与阳经之气不相顺接,三阴三阳经脉循行各相接于手足十指,如阴阳经气不相贯通则手足逆冷;二说是厥阴肝经阴阳之气不相顺接,或阳为寒邪所郁,或阴为热邪所遏,二气不相交通而致厥;三说是脾胃阴阳之气不相顺接,胃逆脾陷,中气不运,四肢失养而致厥;四说乃根据《黄帝内经》"阳受气于四肢,阴受气于五脏"的理论,认为阴阳气不相顺接实际上是指人体内脏之气与体表四肢之气不相顺接,亦即表里之气不能互相贯通,所以手足厥冷。我们认为,以上解释当以第四说较全面、合理。所谓"阴气",在这里是指人体内脏之气;"阳气"在这里是指敷布于肌表、充养四肢之气。在正常情况下,人体内脏之气源源不断地补充、接济敷布于体表四肢之气,从而保持肢体温和,这便是"阴阳气相顺接";如果内脏之气或因虚衰而无力外达,或因邪阻而不能透出肌表,使体表四肢阳气来源阻断,出现手足甚至全身厥冷的症状,则为"阴阳气不相顺接"。

所谓"手足逆冷",这里是指四肢厥冷的程度较重,即举出典型的厥证症状。但论中所言厥证,其手足寒冷的程度不一,既有上过肘关节、下过膝关节的四肢厥逆(手足逆冷),也有仅觉指头发冷的微厥(指头寒),应当活看。

进而言之,《伤寒论》所论厥证,与《黄帝内经》虽有渊源关系,但仍有其独特内涵,不可混淆。厥,作为一种病证,最早见于《黄帝内经》,而以《厥论篇》论述较详,且首揭寒厥、热厥之类,其他各篇又列举卒厥、暴厥、尸厥、大厥、煎厥、薄厥、痿厥、瘖厥以及六经厥逆种种,可谓内容丰富,范围广泛。这些厥证虽然也有四肢厥冷的,但并非主要症状,更非共同特点(如热厥便是手足发热)。其总的病机,多由七情内伤,房室不节,脏腑功能失调,阴阳气血失调、下虚上盛等因素所致,治法则重在扶正以安内,但仅有针刺补泻而无方药。仲景论厥,继承并发展了《内经》的学术思想,在《黄帝内经·厥论》阴阳失调、气机逆乱而成厥的理论基础上,结合临床实践经验,在外感病方面扩大了厥证的病因、病位范围,对各种厥证的辨证治疗,既有鉴别比较,又有综合概括,而理、法、方、药尽寓其中,弥补了《内经》之不足,对后世治疗厥证有着积极的指导意义。

【选注】

成无己:手之三阴三阳,相接于手十指,足之三阴三阳,相接于足十指,阳气内陷,阳不与阴相顺接,故手足为之逆冷也。(《注解伤寒论·辨厥阴病脉证并治》)

汪苓友:愚以人之肢体皆属阴,气附则温而生,气离则冷而死,阳气主外,阴气主内,成注云,阳气陷而厥,乃阴气已微,阳热用事,当是热厥;若寒厥则阴寒用事,阳气将外脱矣,何由而反内陷耶,学者其试思之。(《伤寒论辨证广注·辨厥阴病脉证并治法》)

魏念庭:凡厥者其间为寒为热不一,总由肝脏受病,而经脉隧道同受其患,非阴盛而阳衰,阳为寒邪所陷,则阳盛而阴衰,阴为热邪所阻。二气之正,必不相顺接交通,寒可致厥,热亦可致厥也。言凡厥者,见人遇厥,当详谛其热因寒因,而不可概论混施也。夫厥之为病,手足逆冷,是为厥也。(《伤寒本义·厥阴篇》)

黄坤载:平人阳降而交阴,阴升而交阳,两相顺接,乃不厥冷;阳上而不下,阴下而不上,不相顺接,则生逆冷。不顺而逆,故曰厥逆。足三阳以下行为顺,足三阴以上行为顺,顺行则接,逆行则阴阳离析,两不相接。其所以逆行而不相接者,中气之不运也。足之三阳随阳明而下降,足之三阴随太阴而上升,中气转运,胃降脾升,则阴阳顺接;中气不运,胃逆脾陷,此阴阳不接之原也。中气之所以不转运者,阴盛而阳虚也。四肢秉气于脾胃,脾胃阳旺,行气于四肢,则四肢暖而手足温,所谓阳盛而四肢实也。缘土旺于四季,故四肢受气于四末,四末温暖,是谓之顺。水盛火负,阳虚土败,脾胃寒湿,不能涵养四肢,是以厥冷。四肢阳盛之地,而阴反居之,变温为冷,是反顺而为逆也,因名厥逆。(《伤寒悬解·厥阴经》)

陈平伯:本条推原所以致厥之故,不专指寒厥言也。看用"凡"冠首,则知不独言三阴之厥,并赅寒热二厥在内矣。盖阳受气于四肢,阴受气于五脏,阴阳之气相贯,如环无端。若寒厥则阳不与阴相顺接,热厥则阴不与阳相顺接也。或曰:阴不与阳相顺接,当四肢烦热,何反逆冷也? 而不知热邪深入,阳遏于里,不能外达四肢,亦为厥冷,岂非阴与阳不相顺接之谓乎! 仲景立言之妙如此。(录自《伤寒论浅注·辨厥阴病脉证并治》)

【评述】成无己从手足三阴三阳经气接于手足十指立论,并以阳气内陷、造成三阴三阳经气不相顺接为由,解释手足厥逆的机理。然而,厥证的产生并非三阴三阳俱病,而一经独病之厥,缘何四肢俱冷? 魏念庭、黄坤载皆从脏腑阴阳立论,一曰肝之阴阳被寒热所阻而不相顺接,一曰脾胃阴阳失调,胃逆脾陷,中气不运,四肢失养而致厥逆,二说虽有一定的道理,并可在临床上找出实例,但并不能代表诸多厥证的机理。汪苓友独辟蹊径,以内外分阴阳,明言阳气主外、阴气主内;陈平伯进而运用"阳受气于四肢,阴受气于五脏"的理论,解释阴阳气不相顺接而成寒厥、热厥的机制,可谓一语中的,要言不烦。

二、厥热胜复(331～334、336、341、342)

【原文】

傷寒先厥,後發熱而利者,必自止,見厥復利。(331)

【提要】先厥后热,阳气来复,病情向愈。

【释义】厥热胜复,是厥阴病发展过程中阴阳消长、邪正进退的外在反映。其表现为四肢厥冷与发热交替出现,厥为阴盛,热为阳复。一般地说,邪进正退,阴盛阳衰则厥冷;正进邪退、阳长阴消则发热。

本条所言证候,先有厥冷,则标志阴寒盛而阳气衰,可推知此证不仅见厥,且往往伴随虚寒下利。在此过程中,若出现发热,须与阴盛格阳、阳气欲脱的假热鉴别,病人发热而肢温脉回,并无烦躁不安,则标志阳气来复,阴寒之邪渐退,正气抗病力增强,故下利亦会随之停止。阳气如果能持续恢复,则病可向愈;如阳复不及,不能持久抗邪,则阴寒又卷土重来,则肢厥复见,下利亦随之复作,故曰"见厥复利"。

【选注】

成无己:阴气盛则厥逆而利,阳气复则发热,利必自止。见厥,则阴气还胜而复利也。(《注解伤寒论·辨厥阴病脉证并治》)

张兼善:三阴伤寒,太阴为始则手足温,少阴则手足清,厥阴则手足厥逆。然病至厥阴,乃阴之极也,故有反发热之理。盖阳极则阴生,阴极则阳生,此阴阳推荡必然之理也。《易》云:"穷则变。"穷者,至极之谓。阳至极而生阴,故阳病有厥冷之证;阴至极而生阳,则厥逆者有发热之条。凡言厥深热亦深者,乃事之极而变之常,经曰:"亢则害,承乃制"也。(录自《张卿子伤寒论·辨厥阴病脉证并治》)

《医宗金鉴》:厥逆阴也,发热阳也。先厥后发热,而利必自止者,是阴退而阳进也。见厥复利者,是阳退而阴进也。热多厥少,病虽甚者亦可愈。厥多热少,病虽微者亦转甚,可知厥热乃阴阳进退生死之机关也。(《医宗金鉴·订正仲景全书·伤寒论注·辨厥阴病脉证并治》)

【评述】成无己、《医宗金鉴》顺文释义,颇合仲景原旨。《医宗金鉴》据理分析,丝丝入扣,尤为得体。张兼善举阴极生阳,阳极生阴,物穷则变的原理解释此条厥冷与发热的病机,固有可通之处,但不可拘泥。临床当以脉证为凭,且须仔细识别寒热之真假,方不致作出错误的判断。

【原文】

伤寒始發熱六日,厥反九日而利。凡厥利者,當不能食,今反能食者,恐為除中[1]。一云消中。食以索餅[2],不發熱者,知胃氣尚在,必愈,恐暴熱來出而復去也。後三日脈之[3],其熱續在者,期之旦日[4]夜半愈。所以然者,本發熱六日,厥反九日,復發熱三日,并前六日,亦為九日,與厥相應,故期之旦日夜半愈。後三日脈之,而脈數,其熱不罷者,此為熱氣有餘,必發癰膿也。(332)

【词解】

(1)除中:证候名。中,指中气,除,为消除或除去之义。除中,即胃气垂绝衰败。其证当不能食,因真脏气外露,反而突然求食,食后可能导致病情恶化或死亡。

(2)食以索饼:食读饲,给东西与人吃称为食。索饼,是用面粉做成的条索状食品。

(3)脉之:脉,此处活用为动词,即诊察的意思。

(4)旦日:即明日。

【提要】厥热胜复中,阳气来复与除中的鉴别。

【释义】本条指出厥热胜复证出现能食的情况时,应当辨别是阳气来复的佳兆,还是胃气垂绝、回光返照的危候。

本证开始是厥冷的时间长,发热的时间短,并伴有下利,此为阴盛阳虚,运化无力,当不能食。今反能食,则有两种可能:一是阳复阴退,胃气来复的佳兆,所谓有胃气则生;一是胃气垂败,回光返照的除中,所谓无胃气则死。鉴别之法,可用"食以索饼"的方法进行试探。如食后安然而不发热,或仅有微热,在以后几天的诊察中未见异常,发热继续存在且与前面厥冷的天数相等,则可证明是阳气来复,脾胃转运,食欲已苏,正气抗邪力增,阴阳趋向平衡,因知病必向愈。

如食后突然发热,旋即热去阳亡,则属胃气衰败,将绝的胃气完全发露于外,这就是除中证,预后不良。

仲景这种观察方法,既有理论依据,又有临床参考价值,深为后世医家所重视。但是,在厥热胜复阶段,阳气回复亦不可太过,太过则变利为害。如食后发热经久不退,超过了与厥相应的时间,且脉见数急者,则为阳复太过,病从热化。邪热内炽,郁蒸经脉,壅滞气化,可发生痈脓的变证。

【选注】

汪苓友:此条病先发热而后厥,乃伤寒传经邪热伏匿之证也。始发热者,邪自三阳经起也。热至六日,邪传厥阴,阳气内陷,因而见厥,协热下利反九日之久者,邪热伏于里,不能还于表也。凡厥利者,多胃气下陷,当不能食,今反能食者,恐是除中之证。除中者,胃中之真气所余无几,将欲尽除,求救于食,如灯将灭而复明之意,当以索饼试与食之,以观其发热与否。其不骤发热者,此非除中,知胃中真气尚在,其厥与利,必渐自止。其发热者是为暴热,恐其骤来则能食,出即来也,既来而复骤去者,此胃中真气,得食而尽泄于外,即名除中而必死矣。若然,则是厥利之人,食以索饼,但虑其热之暴耳,使其于九日之后,其热悠悠,又三日脉之而热续在者,此言诊之而前已发热六日矣,兹则复热三日,故云续也。此其人内陷之阳气渐还而复于四肢之间,可期旦日前、夜半后病当向愈,盖自丑至卯,为厥阴欲解之时也。所以然者,以热与厥期,无太过不及而相应,故当愈也。如愈后又三日脉之,而脉数,热仍不罢,此为邪热之气尚有余留。《条辨》云,厥阴主血,血热持久,则壅瘀腐化而为痈脓,所不免耳。(《伤寒论辨证广注·辨厥阴病脉证并治法》)

钱天来:言始初邪入厥阴而发热者六日,热后厥者九日,是发热止六日而厥反九日,厥多于热者三日矣,故寒邪在里而下利也。厥后复发热三日,利必自止。大凡厥冷下利者,因寒邪伤胃,脾不能散精以达四肢,四肢不能禀气于胃而厥。厥则中气已寒,当不能食,今反能食,胃气已回,但恐为下文之除中,则胃阳欲绝,中气将除,胃中垂绝之虚阳复焰,暂开而将必复闭,未可知也。姑且食以索饼,索饼者,疑即今之条子面及馓子之类,取其易化也。食后不停滞而发热,则知已能消谷,胃气无损而尚在,其病为必愈也。何也?恐其后发之暴热暂来,出而复去故也。食后三日,脉之,而厥后之热续在者,即期之明日夜半愈。所以然者……阴极阳回之后,其病当愈。所谓厥阴欲解时,自丑至卯上也。(《伤寒溯源集·厥阴篇》)

魏念庭:食索饼以试之,若发热者,何以知其胃气亡,则此热乃暴来而复去之热也。即如脉暴出者,知其必死之义也。阴已盛极于内,孤阳外走,出而离阴,忽得暴热,此顷刻而不救之证也。凡仲景言日,皆约略之辞,如此九日之说,亦未可拘,总以热与厥较其均平耳。(《伤寒论本义·厥阴病篇》)

高学山:厥阴伤寒,以阳胜为顺,但阳气有起伏,阳起则热,阳伏则厥,厥热相当。厥多于热,为逆,为病进;热多于厥,为顺,为欲愈。厥甚必利,热甚必痈,此厥热顺逆之例也。故其谓厥阴一起,发热六日,论厥热相应之理,厥亦宜六日,今厥九日而利,是寒胜于热,当不能

食,而反能食者,反常也,恐阳气离根入胃而为除中。(《伤寒尚论辨似·厥阴经》)

陆渊雷:是热少厥多者为病进也。既似病进,则九日厥利止而发热,恐是暴热来出,须臾复去。暴热来出,犹白通加猪胆汁汤之脉暴出,俗所谓回光反照,乃垂死之象。故于后日脉之,后日谓发热之第二日,脉谓诊察也。此时热若仍在,则非暴出之热,仍是厥去热复之热,而病有向愈之象矣。先是发热六日,厥九日,今又发热二日,并前共八日,若续热一日,则热亦九日,与厥相当而病愈,故期之旦日夜半愈。期、预期也。旦日,明日也。若于发热之第三日后脉之,其脉数,热犹不罢者,则为热气有余,将发痈脓。此病当厥利时,多不能食,今反能食,恐是除中,次条云,除中必死,欲知之法,可试食以索饼,若除中者,食饼当发热,今不发热,则是胃气尚在而能食,非除中,知其可愈也。(《伤寒论今释·辨厥阴病脉证并治》)

【评述】 以上诸家,对本条指出寒厥下利出现反能食的现象时,当辨阳气来复与除中,并以食后暴热来而复去与食后其热续在为胃气存亡的依据,均无异议。高学山指出,厥阴伤寒以阳胜为顺,当知阳胜之热与阳气离根之暴热有本质的不同。魏念庭、陆渊雷更指出,暴热来出,即如脉暴出,是阴盛格阳,孤阳外越,回光返照的垂死之象。汪苓友认为,阳复之热日久不罢,亦可转化为邪热,壅瘀腐化而成痈脓之证。各家之言,对临床很有指导意义。至于厥热胜复,以厥冷与发热的天数是否相等,假此预测病愈之期,魏念庭认为这是仲景的约略之辞,不可过于拘泥,总以厥与热大致相等则为阴阳平衡。魏念庭的见解,才真正领会了仲景精神。所以,对"期之旦日夜半愈"的具体时间,亦不必过分强调。钱天来认为是第二天的半夜,汪苓友认为是在厥阴病欲解的时辰,即丑时至卯时,亦即半夜后至天亮前这一段时间之内。从文字看,以次日夜半为确,但亦不必过于拘泥,仍当灵活掌握。

【原文】
伤寒脉迟六七日,而反與黄芩湯徹其熱[1],脉迟為寒,今與黄芩湯,復除其熱,腹中應冷,當不能食,今反能食,此名除中,必死。(333)

【词解】
(1)彻其热:彻,通撤,除也。彻其热,即清除其热的意思。

【提要】 辨除中的成因、特征及其预后。

【释义】 伤寒脉迟,病在足太阴脾,必有下利,当用理中之法。如延误治疗,至六七日,则可传厥阴。此时虽为阴寒之极,但可有阳复之机。医者不辨真伪,不查虚实,将阳复之热当作阳盛之热而误投黄芩汤以除之,以寒治寒,必致胃气大伤。

既是阴盛阳微的虚寒之证,应有腹中冷痛下利,不能饮食的症状,今反能食,便是除中的特征。因为已虚的胃气经寒凉的攻伐更趋衰败,真脏之气外露,如回光返照,残灯复明,预后极为凶险,故曰"必死"。

因此,本条给人以两点启示:一是治疗三阴寒证,不但要注意先天肾阳的强弱,同时也要顾及后天脾胃阳气的盛衰。因为胃乃三阴之屏障,为水谷之海,气血化生之源,属后天之本。胃气之存亡,关系到人体生命之安危,即有胃气则生,无胃气则死。所以保胃气,特别是保护脾胃的阳气,亦为治疗虚寒证的根本原则之一。二是三阴虚寒性下利,即使有发热的现象,若不是阴寒内盛,迫阳外越的真寒假热证,便是阳气乍回的佳象,千万不要滥投寒凉之药,以致出现"除中"的死证。

本条除中证,虽是由黄芩汤误治而成,但临床上多有不经误治而出现除中者。如一些慢性消耗性疾病,其临床表现为久病而正气极度衰竭之人,一向进食很少或根本不能食,病情未见好转,却突然出现食欲亢奋,强求进食的反常现象,食后则病情恶化或突然衰竭而死亡。

因而除中证是濒危之先兆,极难救治,不可不慎。

【选注】

成无己:伤寒脉迟,六七日为寒气已深,反与黄芩寒药,两寒相搏,腹当冷,冷不消谷,则不能食,反能食者,除中也。四时皆以胃气为本,胃气已绝,故云必死。(《注解伤寒论·辨厥阴病脉证并治》)

方有执:反,犹左也,言不顺于道也。黄芩汤,寒药也。彻,亦犹除也。应,亦当也。反能食者,胃欲绝,引食以自救也。中,以胃言,死,谓万物无土不生也。(《伤寒论条辨·辨厥阴病脉证并治》)

汪苓友:此条伤寒,乃厥阴中寒,误服凉药而致死之证。脉迟为寒,不待智者而后知也,六七日反与黄芩汤者,必其病初起便发厥而利,至六七日阳气回复,乃乍发热而利未止之时,粗工不知,但见其发热下利,误认为是太少合病,因与黄芩汤彻其热。彻,即除也。又脉迟云云者,是申明除其热之误也。腹中应冷,胃无火也,胃无火,当不能食,今反能食者,此名除中。除中者,胃中无根之阳气所余无几,将欲尽除而求救于食,故云必死。(《伤寒论辨证广注·中寒脉证》)

山田正珍:伤寒脉迟句下,当有发热二字,应下文反与黄芩汤彻其热之理,盖黄芩汤本治太阳少阳合病之方,岂用之于无发热者乎?彻与撤通,《会小补》撤字注云,直到切,除去也,经典通作彻。《论语》以雍彻。《左传》襄公二十三年,平公不彻乐(杜注云,彻,去也)是也。除中者,谓中气被蠲除,《魏书》任城王证传云,寻得蠲除亦大损财力是也。除中反能食者,胃气将绝,引食以自救故也。譬诸富家暴贫,强作骄奢,以取一时之快,不祥莫大焉,不死何俟。《易》曰:枯杨生华,何可久也。(《伤寒论集成·辨厥阴病脉证并治》)

陆渊雷:此条主旨,谓胃气虚寒之极,而反能食者,为除中死证,此固事之所有,理之当然也。脉迟与黄芩汤,不过言胃虚寒之原因,胃虚寒之原因甚多,不必拘矣。与黄芩汤时,病人当发热,汪氏、山田说并是,汪补出下利亦是。山田但云发热,意谓下利非黄芩汤之主证,非也。汪因此条列于厥阴诸条中,故云初起发厥下利,山田删前后诸条,故注义不及发厥,厥阴病之真际虽不可知,推撰次之意,则汪注为得。(《伤寒论今释·辨厥阴病脉证并治》)

【评述】成无己以"两寒相搏"(寒证误用寒药),胃气衰败,解释除中的病因病机,颇为允当,但他未分析寒证为何投以寒药的原因。汪苓友对此独有见地,分析合理,亦与临床实际相符,很有参考价值。山田正珍补出脉迟之下当有发热二字,非常贴切。他对原文的诠释,引经据典,博而不乱,足见其汉学功底之深厚。陆渊雷对汪苓友、山田正珍的评价亦十分中肯。然而,以上诸家之论除中,终未跳出外感病的圈子。仲景六经辨证,非专为风寒外感而设,乃为百病立法。从临床看,外感病过程中固然会发生除中,而内伤杂病、久病正虚之人亦不乏除中之例。学者应举一反三思之。

【原文】

伤寒先厥後發熱,下利必自止,而反汗出,咽中痛者,其喉為痹[(1)]。發熱無汗,而利必自止,若不止,必便膿血,便膿血者,其喉不痹。(334)

【词解】

(1)其喉为痹:指咽喉肿痛,闭塞不利。

【提要】辨阳复欲愈候与阳复太过的变证。

【释义】本条着重论述厥热胜复过程中,阳复太过所出现的两种变证。伤寒先有厥利而后见发热,是阳气恢复、阴寒退却的表现。若阳复正常,阴阳得以平衡,则厥回利止而病情向愈；若阳复太过，寒邪化热，则可产生新的变证。随着邪热所伤部位不同，变证的临床表现亦异。若热势盛于上，熏蒸气分，则迫津外泄而反见汗出，或上灼咽喉而为痹。若热势向下，郁于血分，则耗伤津液而无汗，或腐灼肠络而便脓血。

一般地说，邪热内盛，不是向上向外熏灼，就是向内向下蒸迫，总向一处发泄而为患，故曰"便脓血者，其喉不痹。"但是，当火热鸱张之时，也会四处肆虐，充斥为患，此时则往往上下齐发，数证并见，故须活看。

【选注】

成无己：伤寒，先厥而利，阴寒气胜也。寒极变热，后发热，下利必自止。而反汗出，咽中痛，其喉为痹者，热气上行也。发热无汗，而利必自止，利不止，必便脓血者，热气下行也。热气下而不上，其喉亦不痹也。（《注解伤寒论·辨厥阴病脉证并治》）

张令韶：夫既得热化，下利必自止。而反汗出咽中痛者，阴液泄于外，而火炎于上也。经云："一阴一阳结，谓之喉痹。"一阴者厥阴也，一阳者少阳也，病厥阴而热化太过，故其喉为痹。夫发热无汗，既得热化，津液不泄，利亦必自止，若不止，则火热下行，必便脓血。夫既下行而便脓血，不复上升而为喉痹，上下经气之相通，有如此也。（《伤寒论直解·辨厥阴病脉证并治》）

汪苓友：此条伤寒，亦中寒之证，盖先厥后热为中寒，但寒极亦能变热。热气上行，则为寒痹，热气下行，则便脓血。《后条辨》云，此得毋辛温过剂所致，亦犹热病过用凉药而变成寒证也。愚以既变之后，虽从中寒例，当以治杂病法治之。又：然阳回变热，热邪太过而反汗出咽中痛者，此热伤上焦气分也，其喉为痹，痹者闭也，此以解咽中痛甚，其喉必闭而不通，以厥阴经循喉咙之后，上入颃颡故也。又热邪太过，无汗而利不止，便脓血者，此热伤下焦血分也。热邪泄于下，则不干于上，故云其喉不痹……或问中寒之邪，缘何变热？余答云：元气有余之人，寒邪不能深入，才着肌表，即便发热，此伤寒也。元气不足之人，寒邪直中阴经，不能发热，此中寒也。寒中厥阴，为阴之极，阴极则阳生，故发热。然亦当视人之元气何如，若发热而自愈者，元气虽不足，不致大虚，故得愈也。元气大虚之人，有不能发热，但厥而至于死者，此真阳脱也。有发热而仍厥者，此阳气虽复而不及，全赖热药以扶之也。有发热而至于喉痹便脓血，如上证者，此阳气虽复而太过，其力不能胜邪热，全赖凉药以平之也。余疑此条证，或于发厥之时，过服热药而至于此，学者临证宜细辨之。（《伤寒论辨证广注·中寒脉证》）

尤在泾：厥已而热，下利自止者，阴邪转而之阳也。设得汗出，其邪必解，而咽中痛者，未尽之热，厥而上行也，故其喉为痹。发热无汗者，邪气郁而在阳也，虽下利，法当自止，而反不止者，以无汗出，热仍从里行也，故必便脓血。便脓血者，其喉不痹，邪在下者，则不复在上也。（《伤寒贯珠集·厥阴篇》）

章虚谷：发热则邪从阳升，故下利必自止。热在阴经，不当有汗，反有汗者，以厥阴之脉上循喉后而至巅顶，邪热循喉而入肺，肺合于皮毛，故汗出而咽中痛，为喉痹也。若发热而邪从阳升，虽无汗，其利亦必自止。若反不止者，热入于肠，必便脓血。热既入肠，不传于肺，故便脓血者，其喉不痹而无汗也。（《伤寒论本旨·厥阴篇》）

【评述】 以上诸家对本条变证的病机，悉从厥阴阴尽阳生，寒极生热，邪热上灼下迫解释，虽未明言阳复太过，但亦能反映厥阴热化的本质。

在厥热胜复之际，发热代表阳气来复，是病势向愈的标志。但是，若发热持续不退，又可使病情向热化发展而形成变证。热伤上焦气分，熏灼清窍，则咽痛喉痹；热伤下焦血分，则下利脓血。张令韶以厥阴与少阳相表里,将肝热与胆火联系;章虚谷从肺与大肠相表里,认为便脓血乃肺移热于大肠,验之临床,均有一定的道理。

对于寒极变热之因,汪苓友指出与体质有关,或为寒厥过服热药,颇有阐发。盖厥阴属肝,体阴而用阳,内寄相火,虽有寒厥之证,而阳气易动,热变迅速,故用辛温燥热之药尤宜慎之,中病即止,不可久服。此与少阴寒厥同中有异也。

【原文】

伤寒病,厥五日,热亦五日,设六日当复厥,不厥者自愈。厥终不过五日,以热五日,故知自愈。(336)

【提要】先厥后热,厥热相等,其病好转。

【释义】在厥热胜复中,由于厥与热代表邪正消长、病势进退的基本病变机转,故可根据厥热多少来判断病势的进退。本证先厥五日,为阴寒盛,后热五日,为阳气复。倘若阴寒再盛,则第六日当复厥,今不厥,因此发热与厥逆的时间相等,表明阴阳已趋于相对平衡,故知病能自愈。但是,厥与热的日数,似不必拘于绝对相等,应以脉证为据。

【选注】

汪苓友:此条乃厥阴中寒,阳气回复而自愈之证。厥热之日数相当,而厥不复发,乃真阳胜而阴寒散,故知自愈。(《伤寒论辨证广注·中寒脉证》)

钱天来:言天地间阴阳对待,寒暑两停,昼夜相半,然后二气均平,而无阴阳之患,故寒邪之入厥阴也,因寒胜而厥,其手足厥逆者五日,寒邪既胜,阳气必复,故其发热亦五日。设五日之后,至第六日,寒气又当厥矣。若不厥者,其病自愈,何也?以其厥逆之时,自始至终,不过五日,以其发热亦是五日,阴阳胜复之气已平,故知自愈。(《伤寒溯源集·厥阴篇》)

魏念庭:厥热各五日,皆设以为验之辞,俱不可以日数拘,如算法设为问答,以明其数,使人得较量其盈亏也。(《伤寒论本义·厥阴病篇》)

尤在泾:伤寒厥五日,热亦五日者,阴盛而阳复之也。至六日,阴当复胜而厥,设不厥,则阴退而邪解矣,故自愈。夫厥与热,阴阳消长之兆也。兹初病至终,其厥不过五日,而厥已易热,亦得五日,是其复之之数,当其胜之之数,所谓有阳则复,无太过亦无不及,故知其病自愈也。(《伤寒贯珠集·厥阴篇》)

《医宗金鉴》:伤寒邪传厥阴,阴阳错杂为病,若阳交于阴,是阴中有阳,则不厥冷。阴交于阳,是阳中有阴,则不发热。惟阴盛不交于阳,阴自为阴,则厥冷也;阳亢不交于阴阳自为阳,则发热也。盖厥热相胜则逆,逆则病进,厥热相平则顺,顺则病愈。今厥与热日相等,气自平,故知阴阳和而病自愈也。(《医宗金鉴·订正仲景全书·伤寒论注·辨厥阴病脉证并治》)

【评述】诸家对厥热相等,其病当愈并无异议。但对其机理,钱天来认为是寒邪既胜,阳气必复,未免过于肯定,因亦有寒邪胜而阳气不复者。《医宗金鉴》则概括为厥热相胜则逆,逆则病进;厥热相平则顺,顺则病愈。然热胜于厥,何以为逆?似乎于理难通。惟尤在泾指出病愈的关键在于阳气来复,且无太过与不及,十分中肯。而魏念庭指出"仲景以日数算法设为问答,意在使人知阴阳之盈亏,而不必以日数为拘",的确具有实际指导意义。

【原文】

伤寒发热四日,厥反三日,复热四日,厥少热多者,其病当愈。四日至七日,热不除者,必便脓血。(341)

【提要】厥少热多,其病好转;热久不去,则生变证。

【释义】　伤寒发热四日，厥反三日，又复发热四日，根据阴阳胜复之理，其热多于厥，是为阳复阴退，病情向好的方面发展，其证有向愈之机，故云"其病当愈"。但是，阳复之热应随阴阳平衡而自罢，否则，矫枉过正，阳盛化热，损伤肠络，可产生便脓血的变证。

【选注】

成无己：先热后厥，阳气邪传里也，发热为邪气在表，至四日后厥者，传之阴也。后三日复传阳经则复热。厥少则邪微，热多为阳盛，其病为愈。至七日传经尽，热除则愈。热不除者，为热气有余，内搏厥阴之血，其后必便脓血。（《注解伤寒论·辨厥阴病脉证并治》）

柯韵伯：伤寒以阳为主，热多当愈。热不除为太过，热深厥微，心伤肠络，医者当于阳盛时预滋其阴以善其后也。四日至七日，自发热起至厥止而言。热不除，指复热四日句语意在其病当愈下。（《伤寒来苏集·伤寒论注·热厥利证》）

汪苓友：此条伤寒，先发热，后见厥，亦热厥也。厥后发热，此为真阴气复，阳邪还表，故以厥日少，热日多，为阴阳顺接，其病当愈之征。然热不除，为阳邪过胜。成注云：热搏厥阴之血，其后必大便脓血。（《伤寒论辨证广注·辨厥阴病脉证并治法》）

尤在泾：热已而厥者，邪气自表而之里也，乃厥未已，而热之日又多于厥之日，则邪复转而之表矣，故病当愈，其热则除。乃四日至七日而不除者，其热必侵及营中而便脓血，所谓热气有余，必发痈脓也。（《伤寒贯珠集·厥阴篇》）

《医宗金鉴》：伤寒邪在厥阴，阳邪则发热，阴邪则厥寒，阴阳错杂，互相胜复，故或厥或热也。伤寒发热四日，厥亦四日，是相胜也。今厥反三日，复热四日，是热多厥少，阳胜阴退，故其病当愈也。当愈不愈，热仍不止，则热郁于阴，其后必便脓血。（《医宗金鉴·订正仲景全书·伤寒论注·辨厥阴病脉证并治》）

【评述】　本条仍是厥热胜复之证，阳胜阴退则病愈，阳复太过则生变。成无己、尤在泾从热厥立论，谓厥则邪气在里，热则邪气在表，似有悖原旨。热既在表，何以灼伤阴络而致便脓血？柯韵伯、汪苓友亦认为此当属热厥之证，汪苓友更谓厥后发热为真阴气复，阳邪还表。若阴气复，与阳相应，则病愈；阴不应阳，阳邪过甚，则生变证。此证若真属热厥之证，则柯韵伯、汪苓友之说自有道理。但此证虽是先热后厥，而复热四日之后，热厥岂能在厥少热多的情况下自愈？故《医宗金鉴》的解释，比较合理并切合实际。

【原文】

伤寒厥四日，热反三日，复厥五日，其病为进。寒多热少，阳气退，故为进也。（342）

【提要】　先厥后热，厥多热少，其病为进。

【释义】　厥为阴盛，热为阳复，今厥四日，热反三日，厥多于热，已现阳复不及之象，继而又厥五日，则阴寒更甚，阳气更微，病情更加严重，所以为病进。

同前341条一样，本条辨阳衰阴盛为病进，关键在于"寒多热少"，但不能拘于日数。

【选注】

程郊倩：厥阴少阳，一脏一腑。少阳在三阳为尽，阳尽则阴生，故有寒热之往来。厥阴在三阴为尽，阴尽则阳生，故有厥热之胜复。凡遇此证，不必论其来自三阳，起自三阴，只论厥与热之多少。热多厥少，知为阳胜，阳胜病当愈；厥多热少，知为阴胜，阴胜病日进。热在后而不退，则为阳过胜，过胜而阴不能复，遂有便血诸热证；厥在后而不退，则为阴过胜，过胜而阳不能复，遂有亡阳诸死证。所以调停二者治法，须合乎阴阳进退之机，阳胜宜下，阴胜宜温。若不图之于早，坐令阴竭阳亡，其死必矣。（《伤寒论后条辨·辨厥阴病脉证篇》）

沈目南：盖厥阴盛而厥四日，土弱不胜，热反三日，木再乘土，复厥五日，乃胃阳气衰，故为病进。然厥阴邪盛为多，胃阳气衰为少，是以木土互言，为寒多热少，即胃气退而肝邪进，所谓阳气退而为进，非虚寒之谓也。(《伤寒六经辨证治法·厥阴全篇》)

尤在泾：厥已而热者，阳气复而阴邪退也。乃热未已而复厥，而厥又多于热之日，则其病为进，所以然者，寒多热少，阳气不振，则阴邪复胜也。要之，热已而厥者，传经之证，虑其阳邪递深也。厥已而热者，直中之证，虑其阳气不振。故传经之厥热，以邪气之出入言，直中之厥热，以阴阳之胜复言，病证则同，而其故有不同如此，学者能辨乎此，则庶几矣。(《伤寒贯珠集·厥阴篇》)

陆九芝：厥阴当少阳相表里，厥阴厥热之胜复，犹少阳寒热之往来。少阳之寒因乎热，故厥阴之厥亦因乎热，热为阳邪向外，厥为阳邪向内，厥之与热总是阳邪出入阴分。热多厥少而热胜于厥者，其伤阴也犹缓；厥多热少而厥胜于热者，其伤阴也更急。盖外寒客热化为阳邪，深入厥阴之脏，本以向外为吉，向内为凶。阳而向外则外热，阳而向内则外寒，故仲景以厥多为病进，热多为病愈。而复申之曰阳气退，故为进，盖谓阳之退伏于内，非阳之脱绝于外也。(《世补斋医书·校正王朴庄伤寒论注》)

【评述】程郊倩、陆九芝皆从气化理论解释厥热胜复。但程郊倩认为厥为寒邪胜，热为阳气复，本证寒多热少，故知病进；而陆渊雷则认为厥阴之厥亦因乎热，热为阳邪向外，厥为阳邪向内，向外为吉，向内为凶，故仲景以厥多为病进，热多为病愈。程郊倩论寒厥，陆渊雷论热厥，二者有本质上的区别。

尤在泾主张辨厥热胜复应分传经与直中两类，所谓热已而厥者属传经之厥，厥已而热者属直中之厥，而传经之厥热，以邪气之出入言，直中之厥热，以阴阳之胜复言。但尤在泾之论亦未免过分拘泥。阳明热厥岂非自病？少阴寒厥岂无传经？

沈目南试图用五行生克制化关系解释厥热胜复，亦较牵强，实际上很难说明问题。

三、厥的危重证(343～346、348)

【原文】

伤寒六七日，脉微，手足厥冷，烦躁，灸厥阴[1]，厥不还者，死。(343)

【词解】

(1)灸厥阴：指灸厥阴经的穴位。常器之主张灸太冲穴；张令韶主张灸行间和章门穴。

【提要】阳气衰竭，正不胜邪的危候。

【释义】伤寒六七日，病传厥阴，出现脉微，手足厥冷，是阳气衰微、阴寒独盛的脏厥证。此时更见烦躁，则为虚阳欲脱、心神涣散的危候。救治之法，当急温之、艾灸厥阴经穴。灸后手足转温者，表明阳气得以回复，疾病尚有生机。若灸后手足厥冷不回，则阳气已经断绝，无法挽回，故曰"死"。

至于艾灸之法，既可灸厥阴经穴，如太冲、行间、章门等，亦可灸关元、气海、神阙，同时配合回阳救逆之方药，可增强疗效。

【选注】

成无己：伤寒六七日，则正气当复，邪气当罢，脉浮身热为欲解。若反脉微而厥，则阴胜阳也。烦躁者，阳虚而争也。灸厥阴以复其阳，厥不还，则阳气已绝，不能复正而死。(《注解伤寒论·辨厥阴病脉证并治》)

汪苓友：此条乃寒厥之死证。寒中厥阴，所忌者厥，所喜者热。伤寒脉微，手足厥冷，至四五日，阳回当热，今者六七日而阳不回，反加烦躁，成注云："阳虚而争"，乃脏中之真阳欲脱,而神气为之浮越,故作烦躁,是皆为厥冷之兼证也。此时药力不足恃,宜急灸厥阴以回其阳,如灸之而终厥,阳气不还者死。(《伤寒论辨证广注·辨厥阴病脉证并治法》)

尤在泾:伤寒六七日,阳气当复,阴邪当解之时,乃脉不浮而微,手足不烦而厥冷,是阴气反进而阳气反退也。烦躁者,阳与阴争而不能胜之也。灸厥阴,所以散阴邪而复阳气,阳复则厥自还,设不还,则阳有绝而死耳。是故传经之邪至厥阴者,阴气不绝则不死。直中之邪入厥阴者,阳气不复则不生也。(《伤寒贯珠集·厥阴篇》)

《医宗金鉴》:此详申厥阴脏厥之重证也。伤寒六七日,脉微,手足厥冷,烦躁者,是厥阴阴邪之重病也。若不图之于早,为阴消阳长之计,必至阴气寖寖而盛,厥冷日深,烦躁日甚,虽用茱萸、附子、四逆等汤,恐缓不及事,惟当灸厥阴以通其阳。如手足厥冷,过时不还,是阳已亡也,故死。(《医宗金鉴·订正仲景全书·伤寒论注·辨厥阴病脉证并治》)

【评述】 诸家均认定本证为阴盛阳竭,正不胜邪,故见脉微,手足厥冷,烦躁等候。而《医宗金鉴》独指出本证属厥阴脏厥,尤为中肯。盖脏厥为寒厥之重证,烦躁以躁为主,此为脏厥之早期,故烦与躁并见。仲景提出灸厥阴之法,亦急温之意。若不早图救治,待脏厥已成,则无回天之力矣。

【原文】

伤寒發熱,下利厥逆,躁不得卧者,死。(344)

【提要】 阴寒内盛,虚阳欲脱的危候。

【释义】 厥阴虚寒证出现发热,如属阳气来复,下利当自止,手足当转温;今虽发热而厥利依然,更增躁不得卧,可见此发热非阳气来复,而是虚阳欲脱,阴盛格阳,所以为死候。

本条之躁,与298条"少阴病不烦而躁",338条"其人躁无暂安时"同义,皆为阳亡神散,无法挽救。

【选注】

喻嘉言:厥证,但发热则不死,以发热则邪出于表,而里证自除,下利自止也。若反下利厥逆,烦躁有加,则其发热,又为阳气外散之候,阴阳两绝,主死也。(《尚论篇·厥阴经全篇》)

张路玉:大抵下利而手足厥冷者,皆为危候,以四肢为诸阳之本故也。加以发热,躁不得卧,不但虚阳发露,而真阴亦灼尽无余,安得不死。(《伤寒缵论·厥阴篇》)

尤在泾:伤寒发热,下利厥逆者,邪气从外之内而盛于内也。至躁不得卧,则阳气有立亡之象,故死。此传经之邪,阴气先竭,而阳气后绝者也。(《伤寒贯珠集·厥阴篇》)

【评述】 发热,下利,厥逆,躁不得卧四症并见,此阴盛格阳,阳亡神散之候已具,故曰死。喻嘉言、张路玉谓阴阳两绝,尤在泾谓阴气先竭,阳气后绝,均言未中的。

【原文】

伤寒發熱,下利至甚,厥不止者,死。(345)

【提要】 阴竭阳绝的危候。

【释义】 本证发热下利,手足厥冷,其病机与上条无异。所不同的是,本证虽未出现躁不得卧,但下利已达到最严重的程度,则阴液已耗竭;厥不止,是四肢厥冷的程度亦更为严重,则阳亡于外可知。病至阴竭阳脱、阴阳离决的境地,故曰"死"。

【选注】

成无己:《金匮要略》曰,六府气绝于外者,手足寒,五脏气绝于内者,利下不禁。伤寒发热,为邪气独甚。下利至甚,厥不止,为脏腑气绝,故死。(《注解伤寒论·辨厥阴病脉证并

治》）

周扬俊：厥利止而发热，为阳复；若仍厥利者，为阳脱也。阳既绝，则虽不烦躁，亦主死矣。（《伤寒论三注·厥阴篇》）

钱天来：发热则阳气已回，利当自止，而反下利至甚，厥冷不止者，是阴气盛极于里，逼阳外出，乃虚阳浮越于外之热，非阳回之发热，故必死也。（《伤寒溯源集·厥阴篇》）

【评述】本证发热，成无己认为乃邪气独甚，于理不合。周扬俊、钱天来均能重视阳复之热与阳亡之热的比较，所言极是。

【原文】

伤寒六七日不利，便发热而利，其人汗出不止者，死。有阴无阳故也。（346）

【提要】大汗亡阳的危候。

【释义】伤寒六七日，虽手足厥冷，但不下利，说明病变虽已入厥阴，但尚不严重。现在突然发热而利，且其人汗出不止，是病情起了新的变化，应当仔细辨析。

病人发热，若为阳复，自当厥回利止，今发热与下利俱作，同时并见四肢厥冷，汗出不止，脉沉微，舌淡苔白等，是阴寒独盛于内，格阳于外的危候，所谓有阴无阳者也。

本证与上条病机基本一致，均为阳亡阴竭，但辨证的关键则在汗出不止，汗出不止正是阳气暴脱，不能固摄阴液，阴阳即将耗竭而离决的表现，故曰"死"。

【选注】

成无己：伤寒至七日，为邪正相争之时，正胜则生，邪胜则死，始不下利，而暴忽发热下利，汗出不止者，邪气胜正，阳气脱也，故死。（《注解伤寒论·辨厥阴病脉证并治》）

汪苓友：此亦厥阴中寒之死证也。愚以伤寒六七日下当有脱简。寒中厥阴，至六七日，当亦厥六七日矣。不言厥者，阙文也。厥则当利，其不利者，武陵陈氏（指陈亮斯——笔者注）云，阳气未败，犹能与邪相枝梧也。若至发热，即利者亦当止。今则发热与利，特然并至，加之汗出不止，则知其热非阳回而热，乃阳脱而热，故兼下利而汗出不止也。阴寒之邪中于里，为有阴，真阳之气脱于外，为无阳，有阴无阳，焉得不死。（《伤寒论辨证广注·中寒脉证》）

魏念庭：伤寒六七日不下利，此必见阳微之证于他端也，而人不及觉，遂延误其扶阳之方。其人忽而热发利行，汗出且不止，则孤阳为盛阴所逼，自内而出亡于外，为汗为热，自上而随阴下泄，为利，顷刻之间，阳不守其宅，阴自独于里，有阴无阳而死。倘早为图维，何致噬脐莫追乎！（《伤寒论本义·厥阴篇》）

尤在泾：寒伤于阴，至六七日发热者，阳复而阴解，虽下利犹当自止，所谓伤寒先厥后发热而利者，必自止也。乃伤寒六七日本不下利，而忽然热与利俱见，此非阳复而热也，阴内盛而阳外亡也。若其人汗出不止，则不特不能内守，亦并无为外护矣，是谓有阴无阳，其死必矣。（《伤寒贯珠集·厥阴篇》）

王元成：厥阴病发热不死，此三节发热亦死者，首节在躁不得卧，次节在厥不止，三节在汗出不止。（引自《伤寒论直解·辨厥阴病脉证并治》）

【评述】各家见解并无很大分歧。魏念庭指出本证当由医者失治延误所致，意在告诫后学临证当见微知著，切莫坐失良机，贻误病情。王晋三总结发热死候三条，可谓中肯。汪苓友提出文有错简及前后病机分析，尤能阐发原旨，且切合实际。

【原文】

发热而厥，七日下利者，为难治。（348）

【提要】发热厥利难治证。

【释义】本条言简而意广。发热，厥逆，下利并见者，亦可见于寒厥，亦可见于热厥。

见于寒厥者，发热则为阳气浮越，厥利则为阴寒内盛，故病情危重而难治。

见于热厥者，发热为邪热内炽，厥逆为阳盛于内，格阴于外。下利或为热结旁流，或为湿热下迫。病情亦危重而难治。既言难治，故辨证尤须仔细，除须鉴别寒厥与热厥之外，还应分辨寒利与热利。

关于厥证危重证，综以上几条所述，其临床表现有厥逆，发热，下利，大汗出，脉微，烦躁等，或一二症为主，或数症并见，总的病机乃是寒盛于内，格阳于外，阳亡阴竭，阴阳离决，故见厥不还或厥不止，或下利至甚，或汗出不止，或躁不得卧等难以救治的死证。但须注意的是，上述危重证多为虚寒之厥，且发热与厥利同见，此发热乃阳气外脱之候，故知寒厥多死证。本条虽热、厥、利同见，却不拘寒厥热厥，故曰"难治"。若为寒厥则死，若为热厥或可挽救，可见仲景审证度势，用词非常严谨。

【选注】

成无己：发热而厥，邪传里也。至七日传经尽，则正气胜邪，当汗出而解。反下利，则邪气胜，里气虚，则为难治。（《注解伤寒论·辨厥阴病脉证并治》）

汪苓友：发热而厥，阳邪传里也。至七日，则内陷之阳，当回复于外而厥止，在里之阴气，亦当伸而热除矣。今则不惟不止，反加下利，则阴气消亡，故为难治。成注云，邪气胜，里气虚，愚以邪气胜者，阳邪之气胜也。里气虚者，真阴之气虚也。诸家注以为真阳气虚，大误之极。（《伤寒论辨证广注·辨厥阴病脉证并治法》）

钱天来：今先发热而厥七日，则厥之多不待言矣。厥多而寒盛于里，复至下利，则腔腹之内，脏腑经络，纯是阴邪，全无阳气，虽真武、四逆、白通等温经复阳之法，恐亦未能挽回阳气，故曰难治。（《伤寒溯源集·厥阴篇》）

尤在泾：发热而厥者，身发热而手足厥，病属阳而里适虚也。至七日，正渐复而邪欲退，则当厥先已而热后除。乃厥热如故，而反加下利，是正不复而里益虚矣。夫病非阴寒，则不可以辛甘温其里，而内虚不足，复不可以苦寒坚其下，此所以为难治也。（《伤寒贯珠集·厥阴篇》）

《医宗金鉴》：发热而厥至七日，若厥回利止，则可以自解矣。今发热而厥至七日，下利不止者，为难治也。盖上条有阴无阳，故主死，此条阴盛而阳不复，故难治也。（《医宗金鉴·订正仲景全书·伤寒论注·辨厥阴病脉证并治》）

【评述】成无己、汪苓友、尤在泾都认为本证是热厥而利，钱天来、《医宗金鉴》则认为是寒厥而利。临床上两种情况都有可能发生，关键是应根据具体脉证客观分析，以辨其寒热虚实，再确定治则方药，或可救治于万一。

四、厥证辨治（335、338～340、347、349～357）

（一）蛔厥（338）

【原文】

伤寒脉微而厥，至七八日肤冷，其人躁无暂安时者，此为藏厥(1)，非蛔厥(2)也。蛔厥者，其人当吐蛔。令病者静，而复时烦者，此为藏寒(3)，蛔上入其膈，故烦，须臾(4)复止，得食而呕，又烦者，蛔闻食臭出，其人常自吐蛔。蛔厥者，乌梅丸主之。又主久利。（338）

乌梅三百枚　细辛六两　乾薑十两　黄连十六两　当归四两　附子六两，炮，去皮　蜀椒四两，出

汗⁽⁵⁾　　桂枝去皮,六两　　人参六两　　黄檗六两

上十味,异捣篩⁽⁶⁾,合治之,以苦酒渍乌梅一宿,去核,蒸之五斗⁽⁷⁾米下,飯熟搗成泥,和药令相得,内臼中,与蜜杵二千下,丸如梧桐子大。先食⁽⁸⁾饮⁽⁹⁾服十丸,日三服,稍加至二十丸。禁生冷、滑物、臭食⁽¹⁰⁾等。

【词解】

(1)脏厥:因五脏阳气极虚而致的四肢厥冷。

(2)蛔厥:因蛔虫内扰而致的四肢厥冷。

(3)脏寒:此处指脾与肠中虚寒。

(4)须臾:即很短的时间。

(5)出汗:此处指用微火炒蜀椒,炒至其水分与油脂向外渗出。

(6)异捣篩:即把药物分别捣碎,篩出细末。

(7)斗:《玉函》卷八、《注解伤寒论》卷六均作“升”。

(8)先食:从“先于食”而省,即进食之前。

(9)饮:指米汤。

(10)臭食:此指香味浓烈的食品。

【提要】蛔厥与脏厥的鉴别及其证治。

【释义】本条用比较辨证的方法,通过蛔厥与脏厥的异同鉴别,突出了蛔厥证的证候与病机特点。同时,指出了蛔厥证的主方是乌梅丸。

蛔厥与脏厥,都有脉微、肢厥、烦躁的症状,但其程度、病机和预后迥然不同。脏厥厥冷的程度严重,不仅四肢厥逆,而且全身肌肤俱冷。病人烦躁以躁扰不宁为主,故曰“躁无暂安时”。这是真阴极虚,脏气衰败,心神涣散的表现。由于阳气衰微,不能鼓动血脉,故脉微而欲绝,其病情十分险恶,预后不良。

蛔厥的脉微、肢厥与烦躁乃阵发性发作,且程度较脏厥为轻,其病机是上热下寒,蛔虫内扰。由于病人上焦(膈上)有热,肠中虚寒,蛔虫避寒就温,不安其位而上窜,扰乱体内阳气的正常运行,故出现脉微、肢厥、烦躁以烦为主,时烦时静,严重时可有剧烈腹痛、呕吐或吐出蛔虫等症状。若蛔虫内伏不扰,则心烦、腹痛等症状随之消失,故曰“须臾复止”。若进食则诱发蛔虫窜动,而心烦、呕吐、腹痛发作,故称“又烦”。痛剧时体内阳气郁遏,气血流行不畅,则可出现肢厥、脉微。疼痛缓解后,则手足温和,脉亦转平。

既然蛔厥证是由上热下寒,蛔虫内扰所致,所以治疗宜清上温下,扶正制蛔,方用乌梅丸。乌梅丸酸甘苦辛合剂,寒温并用,攻补兼施,它不仅能主治寒热错杂的蛔厥证,而且可治疗寒热不调,反复发作的下利。

【选注】

成无己:脏厥者死,阳气绝也。蛔厥虽厥而烦,吐蛔已则静,不若脏厥而躁无暂安时也。病人脏寒胃虚,蛔动上膈,闻食臭出,因而吐蛔,与乌梅丸温脏安蛔。(《注解伤寒论·辨厥阴病脉证并治》)

喻嘉言:脏厥者,正指肾而言也;蛔厥者,正指胃而言也。曰脉微而厥,则阳气衰微可知,然未定其为脏厥蛔厥也。惟肤冷而躁无暂安时,乃为脏厥。脏厥用四逆及灸法,若厥不回者主死。若蛔厥则时烦时止,未为死候,但因此而驯至胃中无阳则死也。乌梅丸中酸苦辛温互用,以安蛔温胃益虚。久利而便脓血亦主此者,能解阴阳错杂之邪故也。(《尚论篇·厥阴经全篇》)

柯韵伯：伤寒脉微厥冷烦躁者，在六七日，急灸厥阴以救之。此至七八日而肤冷，不烦而躁，是纯阴无阳，因脏寒而厥，不治之证矣。然蛔厥之证，亦有脉微肤冷者，是内热而外寒，勿遽认为脏厥而不治也。其显证在吐蛔，而细辨在烦躁，脏寒则躁而不烦，内热则烦而不躁，其人静而时烦，与躁而无暂安者迥殊矣。此与气上撞心，心中疼热，饥不能食，食即吐蛔者，互文以见义也。夫蛔者虫也，因所食生冷之物，与胃中湿热之气相结而成，今风木为患，相火上攻，故不下行谷道而上出咽喉，故用药亦寒热相须也。此是胸中烦而吐蛔，不是胃中寒而吐蛔，故可用连柏，要知连柏是寒因热用，不特苦以安蛔。看厥阴诸证，与本方相符，下之利不止，与又主久利句合，则乌梅丸为厥阴主方，非只为蛔厥之剂矣。（《伤寒来苏集·伤寒论注·厥阴脉证》）

魏念庭：二证虽厥同，而烦躁不同，肾寒之脏厥，躁无暂安时，胃寒蛔厥，烦而有静时也。以此可辨其寒在肾在胃，而分证以治之也。仲师又为申明蛔厥吐蛔之理，亦属之脏寒，此脏字即指胃，《内经》十二脏，并府以言脏也，况胃寒未有不脾寒者，见蛔上入于膈，烦有起止，得食而呕，而烦，而吐，皆脏寒而蛔不安伏之故也。（《伤寒论本义·厥阴病篇》）

陈修园：此借少阴之脏厥，托出厥阴之蛔厥，是明托法。节末补出又主久利四字，言外见本经厥利相因，取乌梅丸为主。分之为蛔厥一证之专方，合之为厥阴各证之总方。以主久利，而托出厥阴之全体，是暗托法。作文有借宾定主之诀，余请与儒医说此腐话。（《伤寒论浅注·辨厥阴病脉证篇》）

章虚谷：脏厥者，邪已入脏，故肤冷，其元阳将亡，心神散乱，故躁无暂安时，危笃之死证也。蛔厥者，邪在厥阴之经，故手足冷而肤不冷，是肝热胃寒，蛔不能安，故当吐蛔。蛔不动时，其人则静，非如脏厥之躁无暂安时，而亦不吐蛔，以此为辨也。病人本静，得食而呕又烦者，因蛔闻食臭上出于膈，当自吐蛔。蛔厥者，主以乌梅丸，平厥阴之邪，扶脾胃之阳，故又主久利。以寒热错杂之病，故并用寒热之药，为厥阴之主方，其脏厥无方可治，可知为死证也。（《伤寒论本旨·厥阴篇证治》）

【评述】各家对脏厥与蛔厥的异同，解释略有出入，但基本一致。特别是柯韵伯指出二者区别显证在吐蛔，细辨在烦躁；陈修园所谓明托与暗托之说，不仅有助于掌握本条辨证精神，而且有助于对仲景文法的理解。

对于蛔厥证的病机，各家见解不一。成无己、喻嘉言主胃寒，魏念庭主胃寒及脾，皆未注意其上热的一面。柯韵伯言相火上攻，并指出本条与厥阴病提纲中"气上撞心，心中疼热，饥而不欲食，食则吐蛔"有互文见义之处，的确是真知灼见，若属胃寒吐蛔，何用连柏？章虚谷主张肝热胃寒，顾及了上热一面，盖胃与肠相连，胃寒肠亦寒，比较符合实际。

乌梅丸不仅是治疗蛔厥证的主方，而且是厥阴病上热下寒证的代表方，对此，柯韵伯、陈修园、章虚谷有精辟的见解，学者宜深思。

【治法】清上温下，扶正制蛔。

【方药】乌梅丸方。

【方义】本方以乌梅为君，重用乌梅、苦酒之酸，敛肝阴而制木火之横逆上亢；伍人参可培土以御木侮；伍细辛、蜀椒疏肝郁而不使过亢；伍黄连、黄柏，酸苦涌泄以泄肝火；伍当归可养肝血而滋肝体，以固厥阴之本。从清上温下的功用看，黄连、黄柏苦寒，清泄上攻之木火；附子、干姜、细辛、蜀椒辛开厥阴气机，疏通阳气而温下寒。两队药寒温并行，清上温下，辛开苦降，相反相成。再从扶正制蛔的功用看，蛔虫得酸则静，乌梅、苦酒酸以制蛔；蛔虫得苦则下，黄连、黄柏苦以下蛔；蛔虫得辛则伏，蜀椒、细辛、干姜、附子辛以伏蛔。方中尚有人参、当归、米粉、白蜜益气养血，润燥生津，使祛邪而不伤正，扶正而有助祛邪，故被后世奉为治蛔祖方。但是，我们不能因此而将乌梅丸看成是治虫之专剂，这就大大局限了乌梅丸的治疗范围和作用。由于它既能清上温下，辛开苦降，又能调和阴阳，扶正制蛔，故不仅是治疗蛔厥证的主方，同时也是治疗厥阴病阴阳失调，木火内炽，寒热错杂证的主方。

【方论选】

柯韵伯：《内经》曰，必伏其所主，而先其所因，或收或散，或逆或从，随所利而行之。调其中气，使之和平，是厥阴之治法也。仲景之方，多以辛甘苦药为君，而此方用酸收之品者，以厥阴主肝而属木。《洪范》云，木曰曲直，曲直作酸。《内经》曰，木生酸，酸入肝，以酸泻之，以酸收之，君乌梅之大酸，是伏其所主也。佐黄连泻心而除痞，黄柏滋肾以除渴，先其所因也。肾者，肝之母，椒附以温肾，则火有所归，而肝得所养，是固其本也。肝欲散，细辛，干姜以散之。肝藏血，桂枝、当归引血归经也。寒热并用，五味兼收，则气味不和，故佐以人参调其中气，以苦酒渍乌梅，同气相求，蒸之米下，资其谷气，加蜜为丸，少与而渐加之，缓以治其本也。仲景此方，本为厥阴诸症之法，叔和编于吐蛔条下，令人不知有厥阴之主方，观其用药与诸症符合，岂止吐蛔一症耶！蛔为生冷之物，与湿热之气相成，故寒热互用以治之。且胸中烦而吐蛔，则连柏是寒因热用，蛔得酸则静，得辛则伏，得苦则下，杀虫之方，无更出其右者。久利则虚，调其寒热，扶其正气，酸以收之，其利自止。（《伤寒来苏集·伤寒附翼·厥阴方总论》）

陈亮斯：方名乌梅，是合方中之药，而皆以乌梅统之矣，曷故哉？寒气从一阴直上而冲心胃，蛔有不得不上膈，不得不吐之势，非用酸温之药，则逆气不可得而敛，逆气不敛，则蛔不可得而伏也。气逆由于脏寒，必群队之辛热以胜之，附子、蜀椒、干姜、桂枝、细辛皆辛热，而其用不同，附子退阴回阳，蜀椒杀虫益火，干姜不炮，取其热胜寒而辛散逆也。细辛取其泄阴经之寒邪，使不由经而入脏。木得桂而枯，故用桂枝，然何不竟用肉桂？盖厥阴风木，其病发惊骇，其性从九原之下上升，其状急暴，皆风象也，桂枝能治诸风。脏寒则元气极微，方中自当用人参以补配温。而又用当归者，当归入厥阴，养肝血，辛温能散内寒，乃引经之药也。连柏苦以伏蛔，用为从治，备温补反佐之法，而统之以酸敛之乌梅，所谓节制之师也。（录自《伤寒论辨证广注·中寒脉证》）

王晋三：乌梅渍醋，益其酸，急泻厥阴，不欲其缓也。桂、椒、辛、附、姜，重用辛热，升达诸阳，以辛胜酸，又不欲其收敛阴邪也。桂枝、蜀椒通上焦君火之阳，细辛、附子启下焦肾中生阳，人参、干姜、当归温中焦脾胃之阳，则连、柏泻心滋肾，更无亡阳之患，而得厥阴之治法矣。合为丸服者，又欲其药逗留胃中以治蛔厥，俾酸以缩蛔，辛以伏蛔，苦以安蛔也。至于脏厥，亦由中土不得阳和之气，一任厥阴肆逆也。以酸泻肝，以辛散肝，以人参补土缓肝，以连柏监制五者之辛热，过于中焦而后分行于足三阴，脏厥虽危，或得温之散之补之泻之，使之阴阳和平，焉有厥不止耶？（《绛雪园古方选注·和剂》）

陈灵石：《周易》震卦，一阳居二阴之下，为厥阴本象，病则阳逆于上，阴陷于下，饥不欲食，下之利不止，是下寒之确证也。消渴，气上撞心，心中疼热，是上热之确证也。方用乌梅，渍以苦酒，顺曲直作酸之本性，逆者顺之，还其所固有，去其所本无，治之所以臻于上理也。桂椒辛附辛温之品，导逆上之火，以还震卦下一画之奇。黄连、黄柏苦寒之品，泻心胸之热，以还震上四画之偶。又佐以人参之甘寒，当归之苦温，干姜之辛温，三物合用，能令中焦受气而取汁，而乌梅蒸于米下，服丸送以米饮，无非补养中焦之法，所谓厥阴不治，取之阳明者此也。此为厥阴证之总方，注家第谓蛔得酸则静，得辛则伏，得苦则下，犹浅之乎测乌梅丸也。（《长沙方歌括·厥阴方》）

高学山：君乌梅，酸以入肝也，余药少于乌梅，则从其性而俱为入肝可知。本为脏寒，故以姜附温之；本以脏虚，故以人参补之。夫厥为阴阳气不相顺接之故，用细辛者，所以通其阳气也；用桂归者，所以和其阴气也。蜀椒辛热而善闭，盖温补其阳，而更为封固之耳。至于以连柏为佐者，又因脏寒而遽投辛热之品，阴阳相格，水火不相入者，常也，故用苦寒以为反佐，如白通汤之加人尿、胆汁一也。且少厥二阴为子母，厥阴阳微，其来路原从少阴，加黄连于乌梅之次，而尊于众药，且以黄柏副之，是温厥阴，而并分引其热以温手足之少阴二也。至其酸苦辛辣之味，为蛔所畏而使之俯首，则又其余义矣。借之以主久利，其方义如壶天，又是一番世界，绝非主蛔厥之用意。盖利起本寒，成于化热，始于伤气，久则脱血，故辛热以治本寒，苦寒以治化热，蜀椒固气，而以细辛提之，当归养血，而以桂枝行之，加人参合补气血，而总交于乌梅之酸温，所以敛止其下滑之机致而已。（《伤寒尚论辨似·厥阴经》）

章虚谷：乌梅丸为厥阴正治之主方也，木邪肆横，中土必困，故以辛热甘温，助脾胃之阳，而重用酸以平肝，佐苦寒泻火，因肝木中有相火故也，所以厥阴篇中用姜附四逆汤各条，是少阴病，非厥阴也。（《伤寒论本旨·厥阴篇方》）

【点评】以上诸家对乌梅丸治蛔厥的配伍意义，各有阐发。但仅着眼于制蛔，则未能畅其用。柯韵伯对此尤有更全面的分析，他认为："看厥阴诸症与本方相符，下之利不止，与又主久利句合，则乌梅丸为厥阴主方，非只蛔厥之剂矣。"即乌梅丸的主治证，应将此条与厥阴病提纲合参，方为正确全面。他又指出："仲景此方，本为厥阴诸证立法，叔和编于吐蛔条下，令人不知有厥阴之主方，观其用药与诸证相符，岂止吐蛔一证耶？"柯韵伯并引《内经》伏其所主，先其所因的理论加以印证，可谓入木三分。陈灵石、章虚谷等亦从厥阴的生理病理立论，强调乌梅丸作为厥阴病正治之主方的重要意义，诚为卓见。

高学山对本方主治久利的机理分析，不循旧套，颇有新意。王晋三谓本方亦能治脏厥，理由尚不充分，实难苟同。

【临床应用】

（1）张仲景对本方的应用

1）乌梅丸主治蛔厥证，见 338 条，《金匮要略·趺厥手指臂肿转筋阴狐疝虫病脉证治》8 条。

2）久利，见 338 条。

（2）后世医家对本方的应用

1）《静香楼医案》载治蛔厥心痛证。

2）《伤寒论三注》载治热病汗下后，阴阳欲绝，邪火内炽，烦躁下利，不省人事者。

3）《临证指南医案》载叶天士以本方化载，治暑邪不解，陷入厥阴，舌灰，消渴，心中板实，呕恶，吐蛔，寒热，下利吐蛔，最危之症，及动气肝厥，痰性凝寒滞胃，卒然大痛呕涎之症。叶氏运用本方时，随症遣药，灵活多变，以酸为主，酌情掺合苦辛甘，如酸苦法以泄肝安胃，酸甘苦法以化阴清热，酸辛甘法以温中降逆，既分偏寒偏热之别，又视孰虚孰实之异，治疗厥阴寒热错杂、呕吐、胃痛、泄泻、痢疾、久疟以及温病等，扩大了本方的应用范围。

4）《黎庇留医案》载治一男子久病遗精，每月遗 40 次之多，瘦骨如柴，形容枯槁，双目红筋缠绕，舌焦唇红，喉痛，上腭烂，口烂，呈一派虚火上炎、上热下寒（遗精滑泄）、上盛下虚之象。黎氏选用乌梅丸施治，连服 20 余剂而愈。

（3）现代应用

1）消化系统：厥阴主证含有肝风内动，乘伐脾胃之病机。故乌梅丸可用于治疗肝木乘土,虚实兼夹的肝脾不和、肝胃不和证。临床以本方加减化裁,可用于治疗慢性胃炎、胃或十二指肠溃疡、胃空肠炎、胃酸过多症、胃肠奇痒症、胆囊炎、胆石症、急、慢性肠炎、慢性非特异性结肠炎、慢性溃疡性结肠炎、霉菌性肠炎、放射性肠炎、过敏性肠炎、肠结核、肠易激惹综合征、不完全性肠梗阻、多发性直肠息肉、直肠胀痒症、急、慢性痢疾;顽固性呃逆等消化系统疾病表现为肝热脾寒,虚实错杂者皆可用之。如张莉[1]用乌梅丸加减(乌梅、人参、附子、干姜、白术、桂枝、当归、白芍、儿茶、厚朴、延胡索)治疗慢性结肠炎 60 例,均停用其他任何中西药,20 天为 1 个疗程。2～3 个疗程后复查纤维结肠镜检,评定疗效。结果:近期治愈 40 例,显效 13 例,好转 5 例,无效 2 例,总有效率 88.5%。邹世昌[2]用乌梅丸化裁治疗慢性萎缩性胃炎 78 例,其中寒热夹杂型 29 例,方用乌梅 15g、黄连 3g、黄柏 8g、干姜 3g、川椒 2g、党参 18g、当归 10g、桂枝 5g、枳壳 10g、甘草 12g。虚寒型 49 例,用乌梅 15g、黄连 1g、附子 8g、干姜 3g、川椒 2g、细辛 3g、党参 18g、当归 10g、桂枝 5g、枳壳 10g、甘草 12g,每日 1 剂,水煎分 2 次服,3 个月为 1 个疗程。治疗期间停用其他胃病药物。结果:经治 1 个疗程,临床显效 32 例,有效 38 例,无效 8 例,总有效率为 89.7%。

2)呼吸系统:乌梅丸作为厥阴主方,独具敛肝息风之功效,可以治肝达肺。治疗木火刑金的咳嗽、哮喘、肺结核、老慢支、上呼吸道感染、肺炎、呼吸衰竭等病证。因为该方集酸苦辛甘、大寒大热于一体,不仅以辛甘助阳、酸苦坚阴、寒温互用而能够调理阴阳,平定寒热,而且重用乌梅,突出以酸制风。敛肝息风。由此治肝达肺,可以正本清源,风木一旦平熄,肺气自复顺降。且甘味补虚,人参益气助肺、当归养血柔肝,不失体用兼备、虚实兼顾之治。如杨硕[3]、何丰华[4]先后报道用本方治疗激素依赖型哮喘,证属寒热虚实夹杂者。雷玉慧等用乌梅汤加减治慢性呼衰并肺部念珠菌感染(乌梅 30g、附子 3g、黄连 10g、人参 20g、麦冬 10g、五味子 10g、黄柏 10g、苦楝皮 10g 当归 12g、细辛 3g、川椒 10g、干姜 5g、桂枝 10g、金银花 20g、连翘 15g),同时用抗生素治疗,结果总有效率达 70.16%[5]。黄云春用乌梅丸(乌梅、黄连、党参各 10g,桂枝、附子、当归、炙甘草各 6g,细辛 3g,酒炒鲜马兰、青蒿、板蓝根各 15g)治愈 1 例肺结核发热不退的患者,服药 1 天体温下降,治疗一周体温恢复正常。[6]

3)神经系统:厥阴肝主筋,肝藏血,肝病肝不藏血可导致神经系统病证。故乌梅丸加减化裁可用于治疗脑出血、神经性头痛、血管性头痛、梅尼埃病、坐骨神经痛、三叉神经痛、带状疱疹腹痛、乙型脑炎后遗症等。临床选用本方治疗的依据主要根据病情表现为寒热错杂、气血紊乱、阴阳不相顺接,病变部位与肝经循行部位有关,如巅顶、胸胁、少腹、阴器等。如刘梅用本方化裁(乌梅 15g、附子 5g、黄连 6g、人参 10g、土茯苓 30g、板蓝根 24g、黄柏 10g、当归 12g、细辛 5g、川椒 3g、丹参 15g、桂枝 4g、大黄 6g、大黄炭 3g、田七粉 3g),治疗脑出血 49 例,基本治愈 17 例,显著进步 11 例,进步 8 例,无效 6 例,恶化 2 例,死亡 5 例,总有效率 73.4%[7]。再如石琢云用本方加减治愈 1 例血管神经性头痛(偏头痛)[8]。

4)亚健康状态:"肝为罢极之本",亚健康状态和疾病都属于人体阴阳失衡,其中肝木虚寒,肝失疏泄占有重要地位。肝主动,阳气旺则轻捷矫健,肝木虚寒,肝失疏泄则可表现头昏、乏力、困倦、疲劳、懒惰、身体肌肉酸痛、性功能减退等,在情绪和心理方面表现为情绪低落、精神委靡不振、心烦意乱、恐惧不安、焦虑烦躁、神经质、冷漠、失望、无助、孤独、空虚等。李楠临床常用乌梅丸治疗亚健康状态,以脉弦无力作为使用乌梅丸的主要指征,疗效颇为满意[9]。

5)泌尿生殖系统:乌梅丸酸涩固精,平衡阴阳,与补肾健脾、利水活血等药配合,可治慢性肾炎、泌尿系结石、乳糜尿、男性不育、慢性前列腺炎、男子性功能障碍、肾衰竭等病。如杨扩美用乌梅丸加减治疗肾衰竭 71 例,所用药物乌梅 10g,党参 10g,枳壳 10g,干姜 10g,茯苓 12g,黄柏 10g,当归 10g,大黄 10g,泽泻 12g,甘草 12g。每天 1 剂,分 2 次服药。30 天 1 个疗程。观察 3 个疗程。结果:显效 39 例,有效 22 例,无效 17 例,有效率 85.9%[10]。如郑芳忠运用乌梅丸加减(乌梅,桂枝,党参,附子,黄连,黄柏,当归,金钱草,芒硝,威灵仙,大黄,甘草)治疗屡服攻下利水药物治疗泌尿系结石无效的患者 36 例。结果:痊愈 26 例,有效 7 例,无效 3 例,有效率 91%[11]。边玉凤以乌梅丸治疗感染丝虫所致乳糜尿十余年的患者,连服本方 28 剂,诸症消失,尿检正常,疗效满意[12]。

6)循环系统:以本虚标实、寒热错杂、气血失调为病机特点,如肺源性心脏病、原发性高血压、病态窦房综合征、心肌炎、脉管炎、心功能衰竭、心血管神经症等出现符合上述病机之证候者,均可用乌梅丸加减施治。如彭学海等在用西药常规治疗充血性心力衰竭的基础上,加用乌梅丸加减方(乌梅 10g,附子 5g,川连 3g,红参 10g,附子 12g,蜀椒 4g,黄柏 10g,当归 10g,细辛 6g),治疗心衰患者 43 例,结果:显效 21 例,有效 20 例,无效 2 例,有效率 95.35%[13]。郝宪恩等用本方加减治疗心血管神经症 50 例,疗效满意[14]。

7)寄生虫病及其并发症:以腹痛、呕吐、四肢厥冷、吐蛔或便蛔等为审证要点。乌梅丸可用于胆道蛔虫症;胆道死蛔感染;肠道蛔虫症;蛔虫性肠梗阻;嗜酸性粒细胞增多症(感冒夹蛔证);钩虫病;胆囊鞭毛虫症;血吸虫病;肠道滴虫等病证的治疗。如洪广祥用乌梅丸方加减,治疗肝吸虫病、胆道蛔虫症各 1 例,均获痊愈[15]。

8)妇科病:肝为女子的先天。厥阴肝郁,寒热虚实兼夹,可以引起妇科的月经病、带下病、不孕症等。临床以寒热错杂,阴阳失调,气血逆乱为病机特点,如痛经、闭经、功能性子宫出血、崩漏、慢性盆腔炎、阴道炎、滴虫性阴道炎、阴吹、房事会阴疼痛、妊娠恶阻、围绝经期综合征、不孕症等病证,只要符合上述病机,均可投乌梅丸化裁施治。如孙嘉庚等用乌梅丸化裁治疗慢性盆腔炎 98 例,方药组成:乌梅 50g,细辛 3g,川断 30g,黄连 30g,当归 10g,制附片 10g,桂枝 10g,制香附 10g,人参 10g(单煎),黄柏 10g,苏木 10g,红藤 10g,川楝子 9g,鸡血藤 30g,肺气虚加五味子 10g。盆腔炎性结节加桃仁 10g,水煎服日 2 次,每日 100ml 药液,温保留灌肠,每晚 1 次,7 日为 1 个疗程,共 3 个疗程。治疗结果:治愈 66 例,占 67.3%;有效 29 例,占 30%;无效 3 例,占 2.7%[16]。李苏苏用乌梅汤治疗崩漏 15 例,其药物组成:乌梅 10~15g,细辛、干姜各 3g,黄连、黄柏、桂枝、川椒、熟附子各 6g,人参、当归各 15g。量多无血块者加乌贼骨、煅龙骨、煅牡蛎;夹有血块者加蒲黄炭、三七粉;小腹胀痛、气滞者加香附、延胡索;肾虚腰痛者加川续断;纳差、乏力者加神曲、白术。结果:痊愈 10 例,有效 4 例,无效 1 例[17]。

9)儿科病:本方对寒热夹杂的小儿腹泻亦有较好的疗效。如张晓峰用乌梅汤(乌梅 12g,干姜 3g,黄连 15g,蜀椒 2g,桂枝 6g,党参 10g,炒白术 10g,五味子 10g,赤石脂 10g,粳米 15g。若呕吐次数较多者,加砂仁 3g;腹痛者加白芍 6g;下利清谷者加熟附片 15g)治疗婴幼儿迁延性腹泻 50 例,结果:显效 32 例,有效 14 例,无效 4 例,总有效率 92%[18]。

10)五官科疾病:以寒热错杂、虚实互见为病机特点,如化脓性中耳炎、聍耳、复发性口疮、胬肉攀睛、慢性角膜炎、角膜溃疡、慢性咽炎等病证,只要符合上述病机特点,即可投乌梅丸加减为治。如王道成认为,慢性角膜炎、角膜溃疡(中医称花翳白陷),为乌珠、风轮之疾,内与厥阴肝经有关,证属寒热错杂者,用乌梅 10g,黄连、炒黄柏各 6g,当归、党参各 10g,干姜、桂枝、川椒各 6g,细辛 3g,制附片(先煎)6g。上方服 5 剂,后加入三棱、莪术各 6g,炮穿山甲 1g 以活血祛瘀,溃坚破结。再守原方 10 剂,多年瘤疾,竟获痊愈[19]。

11)其他:外科用本方治疗寒热虚实夹杂的皮肤病,如荨麻疹、蛇串疮,口腔扁平苔藓(OLP);内分泌科用本方治疗糖尿病[20]、围绝经期综合征。如李松柏用乌梅丸治愈5例口腔扁平苔藓(OLP)[21]。

(4)医案选录

1)胆道蛔虫急症:《绍奇谈医》中介绍:"我曾在农村工作十多年,由于当时农村卫生条件和卫生习惯的关系,蛔虫病感染率颇高,胆道蛔虫亦很常见,乌梅丸便是常用有效之方。我开始每用乌梅丸原方,一味不敢少。后来有一次,我的学生取药后,病家都走了,才发现另包的附子忘了包进去,我叫他赶快去追,却没追上,因为家里有人疼痛号叫,所以那人走得很快。过了两天,我去看病人,知其服药后当天就不痛了。后来阅历渐多,才明白乌梅丸也是可以而且应该加减的。乌梅、川椒是方中主药,如非寒热错杂,虚实兼见,可视寒热虚实而用,寒用桂枝(或肉桂)、附子、干姜、细辛(或用吴茱萸、生姜);热用黄连、黄柏(或用苦楝根皮、大黄,有助于杀虫、排虫);虚用人参(党参或泡参代)、当归(或用白术、甘草);实用枳实、白芍、木香。张璐就有椒梅丸,仅用乌梅、川椒、黄连;俞根初连梅安蛔汤用乌梅、川椒、黄柏、胡黄连、槟榔、雷丸,都可称作苦辛酸法,用于肝胃热炽、脘痛烦躁、饥不欲食、食即吐蛔、舌红、苔黄、烦渴而四肢逆冷之蛔厥,此厥非是阳虚,而是由疼痛引起。蛔虫静伏,则痛止厥回。此际若照搬原方,附、姜、桂则无异火上加油了。而寒证则表现为舌淡、不渴或渴不思饮、呕吐清水、大便稀溏、四肢厥冷之蛔厥,则椒梅理中汤证也,黄连、黄柏等苦寒药当视为禁例。无明显虚象者,更不必用人参、当归。多年来如此应用,大感有左右逢源之感焉。非毙仲景,随证加减,临病制方,本仲景书之教也。

原方乌梅用苦酒制,苦酒即酸醋,因此,胆蛔、肠蛔引起的腹痛,如仓促之间,配不到药,饮酸醋一杯,也能止痛。后来见有人用阿司匹林止胆蛔疼痛,两药中用,盖取其味酸也(昔人有蛔虫"遇酸则伏"之说)。蛔虫性肠梗阻,也时有所见,犹记60年代中期,有王姓小女孩来诊,腹部有九个小孩拳头大小的包块,呕吐不食,疼痛时发,发则号叫,声震屋瓦,而家贫无力送其到医院手术。我想起当时《中级医刊》用豆油治疗蛔虫性肠梗阻的报道,遂用菜籽油四两,烧开,放花椒三十粒,待温,一勺勺喂之,约二三小时后,疼止,次晨排出蛔虫157条而愈,以后曾用过多例均效。"(《中医药通报》2006,5(2):7-8)

2)慢性结肠炎:孙某,男,51岁,干部。2006年3月23日初诊。患者从2002年开始腹痛、腹泻,解黏液便每日4~6次,饮食稍不注意病情即加重,严重时大便每日10余次,曾服用抗生素和中药治疗后未见明显好转,药不离身,从不敢远离家门。于2007年4月来我院就诊。经乙状结肠镜检查,见肠黏膜水肿、充血,直肠和乙状结肠交界处有多处溃疡面,诊断为慢性溃疡性结肠炎。经他人介绍前来就诊,患者体质消瘦,面色无华,呈贫血貌,脉沉细无力,舌质淡,舌苔白,厚腻。左下腹可触及条状硬块,压痛明显。中医诊断:脾胃虚弱型泄泻。用本方加黄芪、茯苓,经治疗两个疗程,大便次数减少,腹痛症状减轻,再续两个疗程后,腹泻停止,大便成形,腹痛消失。一个月后到医院复查,乙状结肠镜检结果:结肠黏膜光滑,溃疡面消失临床治愈,随访至今无复发。(《当代医学》2008,14(23):153)

3)慢性盆腔炎:患者女,38岁,于2004年12月8日初诊。患者12年来慢性盆腔炎反复发作,时发时愈,每次发作数周,甚或数月。曾多方医治,虽有疗效却未能根治。本次病发作已有3月余,症见乏力心烦,口干,纳呆,大便不爽或时有泄泻,下腹坠胀疼痛,痛连腰骶,腰以下凉,喜热按,带下色黄,有味。苔薄黄,体胖,边齿痕,尖红。脉沉弦,双寸弱。妇检:子宫附件压疼,B超未见盆腔肿物。此患者因心肺气虚,肝郁脾虚,上焦心火,下焦寒湿化热。

治宜寒热并用，补泻兼施，以清上温下，以温下为主。予乌梅丸化裁治疗。方药：乌梅 30g，细辛 3g，黄连 10g，制香附 10g，当归 10g，制附片 10g，桂枝 10g，人参 10g（单煎），黄柏 10g，川断 30g，远志 10g，川楝子 9g，鸡血藤 30g，苏木 10g，红藤 10g。七付，水煎服日二次，100ml 药液，温灌肠，每日一次，晨练以全身微汗出为度，清淡饮食。七日后，仍有小腹隐痛，纳呆，前方加焦三仙 30g，诸症明显好转。继用前药七付，诸症全部消失，随访一年未复发。（《中华中西医学杂志》2008,6(3):53）

4) 血管神经性头痛：徐某，女，32 岁，教师，2003 年 11 月 20 日初诊。患偏头痛 6 年，每因疲劳或情绪变化而诱发，头痛如裂，以巅顶为甚，6 年来发作频繁，且疼痛逐年加重，用过许多中西药物（如麦角胺、尤舒、丙戊酸钠、天麻钩藤饮、归脾汤、清震汤、散偏汤、正天丸等）或无效或效果不佳，以致每次发作均需服用去痛片，服后头痛虽止，但头脑不清爽且心中嘈杂。此次发作无明显诱因，右侧头痛，痛势甚剧，连及眼耳，且心中疼热，嘈杂难受。苔薄黄，脉细数。脑电图、脑血流图、CT 等检查均无异常发现。西医诊断：血管神经性头痛。中医诊断：偏头痛，辨证为厥阴病。给予厥阴寒热错杂之乌梅丸。药用：乌梅 30g，黄连、黄柏、当归、党参、花椒、桂枝、麻黄各 9g，附子 9g，干姜、细辛各 6g，川芎 15g。连服 6 剂，头痛减轻，睡眠转佳，舌脉同前，原方继服 7 剂，诸症消失。再服 3 剂以巩固疗效，2 年后随访未复发。

按：偏头痛中医称之为偏头风，又名边头风，属"头痛"范畴。乌梅丸出自汉·张仲景《伤寒论》，是为胃热肠寒的蛔厥证而设。本方寒热并用，温补虚寒，养血通脉，调和阴阳。头为诸阳之会，头侧虽属少阳，但其里属厥阴。笔者认为，乌梅丸酸平入肝，收敛纳气；当归苦温入肝，养血通经；人参甘寒益肝阴；干姜温补脾阳；黄连、黄柏苦寒入心降火；蜀椒、桂枝焦辛入心，补阳气，散寒水；细辛辛香，交通上下；本方滋补肝阴以息风，阴血同源，阴血足则风自灭，故对日久难愈的偏头痛，从厥阴治疗，用乌梅丸补肝之体，调肝之用则诸症自除，药中病机，服药十余剂，使多年痼疾霍然而愈。（《河南中医》2006,26(3):14-15）

5) 恶性肿瘤：白某，女，57 岁，肺腺癌晚期患者，左锁骨上淋巴结转移，胸腔积液，行化疗 7 次后。辅助检查：CEA 300ng/ml，WBC 3.55×10^9/L，Hb 107g/L。患者来诊见神志清，精神差，怕冷乏力，左胁下疼痛较甚，下利不止，6～7 次/日，少腹不温，手足厥冷，又见晨起有血痰，口干口苦，胸中烦热，呕恶时作，眠差，纳差，舌红苔中剥，脉细。该患者寒象热象并见，可谓病证复杂。辨证为寒热错杂，考虑患者癌毒深伏，正气大伤，脏腑气机升降失司，寒热病邪交错，为阴阳气不相顺接，各随其势，独居一端所致。予以乌梅丸加减，组方如下：乌梅 30g，细辛 3g，桂枝 8g，蒲黄炭 15g，干姜 10g，红参 10g（另炖），炮附子 15g（先煎），夜交藤 15g，黄连 15g，黄柏 10g，生黄芪 30g，延胡索 10g，炒白术 15g，枳壳 6g，地骨皮 15g，五灵脂 10g，7 剂水煎服。方以乌梅酸涩敛阴生津；附、姜、辛、桂温补心肝脾肾阳气；苦寒之黄连、黄柏清泄邪热；红参、生黄芪补虚安中；延胡索、五灵脂止痛；夜交藤安神；蒲黄炭止血；地骨皮养阴透热；炒白术、枳壳健脾行气、升清降浊。此方寒温并用，补泻兼施共奏顺接阴阳、寒热平调之效。2 诊腹泻次数显著减少，余症状均减轻或消失，后连续就诊 7 次，均以上方化裁，腹泻消失，病情逐渐稳定。（《南京中医药大学学报》2007,23(6):354）

【按语】乌梅丸是厥阴病的代表方剂，由于其配伍以寒热并用、攻补兼施为原则，故不仅主治厥阴上热下寒、蛔厥和久利等证，临床上不拘外感杂病，举凡寒热错杂，虚实互见，阴阳乖逆，肝脾不和，气血失调等疑难证候，均可以本方加减化裁施治而获效。柯韵伯说得好："乌梅丸为厥阴主方，非只为蛔厥之剂"，若仅仅把它看成是"驱虫之剂"，无疑是大大低估了其临床应用价值。

使用乌梅丸方须注意以下几点：①符合寒热错杂、邪实正虚、气血阻滞的疾患，无论内、外、儿、妇及皮肤、五官等科，均可选用本方，并酌情加减。②作汤剂一般不用蜜及苦酒。③病情缓者可用丸剂，病情急者多作汤剂。④用乌梅丸时，成人常每次服 20g 左右，儿童酌减。⑤孕妇 4～9 个月一般不用。⑥用于治疗蛔虫症时，最好忌香甜滑臭之物，尤其不能进甜食。

【现代研究】

(1)乌梅丸麻醉蛔虫的作用：该方有麻醉蛔虫的性能，可使其活动迟钝，呈濒死状态。将蛔虫分别放入 37℃生理盐水、5％及 30％的乌梅丸溶液中，2 分钟后 5％药液组虫体活动明显受到抑制；30％药液组虫体趋于完全静止状态。若将其又移至生理盐水中，经 2～3 分钟后，虫体又逐渐恢复活动。表明乌梅丸虽不能直接杀灭蛔虫，但有明显地麻醉虫体的作用[22]。

(2)促进胆囊收缩，扩张奥狄括约肌的作用：乌梅丸用于人体或实验动物显示均能明显促进胆囊收缩及促进胆汁的分泌。李磊等指出：现代研究表明乌梅丸能有效改变胆汁的 pH 值，使其趋酸并促使胆囊收缩，扩张奥狄括约肌，加速胆汁排泄。方中黄连、黄柏为广谱抗菌药，对有效控制胆道感染，消除炎症效果显著[23]。

(3)抗肝纤维化：乌梅丸能够抑制减少 TGF-B1 及其 mRNA 转录，减少细胞因子 TGF-B1 的形成，促进 ECM 的降解，从而实现对肝纤维化的治疗，作用优于秋水仙碱和小柴胡汤。故主治肝硬化形成的机制，可能与其调节 TGF-B$_1$ 水平，以恢复肝脏功能，消除肝纤维化、肝硬化诱发因素，从而抑制胶原纤维增生和促进胶原纤维降解密切相关。乌梅丸为临床治疗肝纤维化开辟了新的思路，因此用乌梅丸从厥阴论治慢性肝病有重大意义[24]。

(4)解痉止痛作用：大量临床资料证明，本方确有解痉止痛、降逆止呕的作用。同时，对神经性顽固性呕吐，以及妊娠恶阻等，均有镇静止呕的作用。

(5)降血糖作用：乌梅丸能够降低血糖，可以考虑用来治疗糖尿病；乌梅丸能阻止四氧嘧啶对胰岛 B 细胞的破坏，对胰岛 B 细胞有一定的保护作用，其降血糖的可能机制为：促进损伤的胰岛细胞修复，提高机体胰岛素水平，增加肝糖原含量，加速葡萄糖合成糖原或转化为脂肪，降低血糖[20]。

(6)抑菌抗炎作用：乌梅丸可升高大鼠淋巴细胞转化率，降低大鼠结肠黏膜中 NO 的水平，起到了对免疫功能的调节和对结肠黏膜的保护作用，从而对多种致病菌有抑制作用，如对大肠杆菌、痢疾杆菌、人型结核杆菌、金黄色葡萄球菌、肺炎双球菌等多种球菌和杆菌，及某些致病真菌均有抑制作用，为临床治疗慢性溃疡性结肠炎提供了科学根据[25,26]。

(7)提高机体缺氧的耐受能力和抗严寒能力：宋俊生等报道：乌梅丸可提高小白鼠对缺氧的耐受能力和抗严寒能力[27]。

(8)抗诱变、抗促癌及抗氧化作用：乌梅丸制剂可逆转小鼠胃黏膜癌前病变。樊纪民等报道，用乌梅丸化裁组成胃萎灵胶囊，用以治疗小鼠胃癌前病变，显示腹腔注射环磷酰胺(CPA)后，其骨髓多染红细胞(PCES)微核的形成明显增加。若在此之前先给小鼠灌服胃萎灵，则可明显降低微核形成率。腹腔注射 CPA 后，小鼠肝脏谷胱甘肽-S-转移酶(GST)活性及谷胱甘肽(GSH)含量显著性降低，而胃萎灵则能明显提高肝脏 GST 活性及 GSH 含量，与 CPA 组比较，有显著性差异($P<0.01$)；给昆明种小鼠皮肤涂巴豆油，其表皮鸟氨酸脱羧酶(ODC)活性显著增高，而预先给小鼠灌服或外涂胃萎灵则能显著地抑制巴豆油诱发的 ODS 活性增高；胃萎灵还能显著地抑制巴豆油所致的小鼠肝线粒体脂质过氧化物的形成，

使线粒体超氧化物歧化酶(SOD)活性增高,脂质过氧化产物丙二醛(MDA)生成减少。表明乌梅丸可逆转胃黏膜癌前病变,有抗诱变、抗促癌及抗氧化作用[28]。

综上所述,乌梅丸具有麻醉蛔虫虫体,促进胆囊收缩及促进胆汁分泌,修复炎性肠黏膜上皮细胞,增强免疫调节,增强巨噬细胞吞噬功能,抗肝纤维化,降低血糖,增强对缺氧的耐受能力和抗严寒能力,能抗诱变、抗促癌及抗氧化的药效学作用。

(二)寒凝下焦之厥(340)

【原文】

病者手足厥冷,言我不结胸,小腹满,按之痛者,此冷結在膀胱關元(1)也。(340)

【词解】

(1)膀胱关元:关元为任脉经穴,在脐下三寸。膀胱是指相当于膀胱部位。膀胱关元,这里是指病的部位在脐下,即下焦。

【提要】 寒凝下焦,冷结膀胱关元致厥。

【释义】《灵枢经·经脉》云:"足厥阴之脉,起于足大指丛毛之际……过阴器,抵小腹"故小腹为厥阴经脉所属。今病人手足厥冷,"言我不结胸",则提示病不在上、中二焦;又见小腹满、按之痛,可断为厥阴阳气衰微,寒冷之邪结于下焦所致,故曰"此冷结在膀胱关元也。"

膀胱位于下焦,与肾为表里而主气化,关元为三阴经脉与任脉相会之处。冷结在此,气机受阻,故小腹胀满,按之疼痛;阳气不能通达四肢,故手足厥冷。既是下焦冷结,还应伴有小腹喜温怕寒,小便清长,苔白脉迟等症状。原文虽未出治法与方药,但根据病机,应当以温阳驱寒为法,可外灸关元、气海等穴,内服当归四逆加吴茱萸生姜汤之类。

【选注】

喻嘉言:阳邪必结于阳,阴邪必结于阴,故手足逆冷,腹满按之痛者,邪不上结于胸,其非阳邪可知,其为阴邪下结可知,则其当用温用灸,更可知矣。关元在脐下三寸,为极阴之位也。(《尚论篇·厥阴经全篇》)

程郊倩:发厥,虽不结胸,而小腹满实作痛,结则似乎可下,然下焦之结多寒,不比上焦之结多热也。况膀胱关元之处,尤为脏室。下之发动脏气,害难言矣,益不可也。下焦为生气之源,冷结于此,周身之阳气均无所仰,故手足厥冷。(《伤寒论后条辨·辨厥阴病脉证篇》)

汪苓友:此条乃厥阴中寒,冷结少腹之证。厥阴之脉抵少腹,病者手足厥冷,乃阴寒之邪,直中于里也。不结胸者,非阳热也。小腹满,按之痛者,成注云,下焦冷结也,膀胱关元,正当小腹之部分。(《伤寒论辨证广注·中寒脉证》)

周扬俊:言我不结胸,知非阳邪结于阳位也;小腹满,按之痛,知为阴邪必结于阴位也。仲景恐人疑为五苓散,或蓄血证,故曰此为冷结,则用温用灸,自不待言。(《伤寒论三注·厥阴经全篇》)

尤在泾:手足厥冷,原有阴阳虚实之别,若其人结胸,则邪结于上而阳不得通,如后所云,病人手足厥冷,脉乍紧,邪结在胸中,当须吐之,以通其阳者也。若不结胸,但少腹满,按之痛者,则是阴冷内结,元阳不振,病在膀胱关元之间,必以甘辛温,如四逆、白通之属,以救阳气而驱阴邪也。(《伤寒贯珠集·厥阴篇》)

【评述】 喻嘉言谓阳邪必结于阳分,阴邪必结于阴分,未必尽然。尤在泾以寒痰结胸与本证作比较,十分恰当。而对本证治法,喻嘉言、尤在泾所言,均合其理,可资参考。

（三）亡血之厥（347）

【原文】

伤寒五六日，不结胸，腹濡⁽¹⁾，脉虚復厥者，不可下，此亡血⁽²⁾，下之死。（347）

【词解】

（1）腹濡：腹部按之柔软。

（2）亡血：即血虚。

【提要】　血虚致厥的脉证与治禁。

【释义】　此条以腹诊与脉诊合参，鉴别厥证的虚实。伤寒五六日，一般为邪传入里，若与痰水互结于胸膈而成结胸者，其人必心下硬满疼痛，甚则从心下至少腹硬满而痛不可近手，脉当沉紧；若邪热与宿食结于肠腑而成阳明实证者，其腹必胀满硬痛拒按，脉沉实有力。今病人并无结胸等实证，腹部按之柔软，脉象虚弱而四肢厥冷，可知其厥非实邪阻隔阳气，乃血虚失运，阳气不充所致。患者可能伴有大便秘结，是因血虚津少而大肠不润的缘故。既是血虚致厥，治当补气养血，而切忌攻伐，故曰"不可下"。若误用下法，则犯虚虚之戒，可使病情加重，甚至危及患者生命。

【选注】

张路玉：伤寒五六日，邪入厥阴，其热深矣，乃阳邪不上结于胸，阴邪不下结于腹，其脉虚而复厥，乃非热深当下之比，以其亡血伤津，大便枯涩，恐人误认五六日热入阳明之燥结，故有不可下之戒。若脉虚腹濡，知内外无热，厥则阴气用事，即当从上条亡血例治。（《伤寒缵论·厥阴病篇》）

程郊倩：伤寒五六日，外无阳证，内无胸腹证，脉虚复厥，则虚寒二字，人人知之，谁复下者！误在肝虚则燥而有闭证，寒能涩血故也。故曰，"此为亡血，下之死。"（《伤寒论后条辨·辨厥阴病脉证篇》）

沈目南：此血虚之厥也。腹濡脉虚，而不结胸，上下表里是无实证，但脉虚，乃因平素胃气不充，肝脏血虚受邪，复乘胃间而厥。矧血虚，则肠胃津液，素为不足，而纵有邪转阳明，大便结硬，是不可下，下则肝胃气血两脱，故下之死。（《伤寒六经辨证治法·厥阴全篇证治大意》）

尤在泾：伤寒五六日，邪气传里，在上则为结胸，在下则为腹满而实。若不结胸，腹濡而脉复虚，则表里上下都无结聚，其邪为已解矣。解则其人不当复厥，而反厥者，非阳热深入也，乃血不足而不荣于四末也。是宜补而不可下，下之是虚其虚也。《玉函》云，"虚者重泻，其气乃绝"，故死。（《伤寒贯珠集·厥阴篇》）

陈修园：伤寒五六日，六经已周也。不伤于气，而伤于血，故不结胸，则腹亦不硬而软濡，脉乃血脉，血虚则脉亦虚，阴血虚于内，不能与阳气相接于外，故手足复厥者，慎不可下，此厥不为热深，而为亡血。若误下之，则阴亡而阳亦亡矣，故死。（《伤寒论浅注·辨厥阴病脉证篇》）

【评述】　本条虚证已明，缘何告诫不可用下？诸家对此皆有推论。张路玉以其亡血伤津，大便枯涩，作为误下之由，颇合情理。沈目南认为肝脏血虚，胃肠津液不足，乃虚实夹杂之证，似与实际不甚合拍。程郊倩的肝虚血燥而有闭证之说，与沈目南大体相同。二说虽不一定确切，但对于深入理解原文，辨析临床疑似证，亦不无启发意义。

（四）阳郁寒厥（349）

【原文】

伤寒脉促，手足厥逆，可灸之。促，一作縱。（349）

【提要】阴盛阳郁致厥,可用灸法。

【释义】伤寒脉促,当辨寒热虚实。一般地说,阳盛则脉促,为促而有力,主热证。然而此处脉促,又与手足厥逆并见,若是真热假寒之热厥证,为何"可灸之"? 于是,有的注家便认为此脉促,乃促而无力,为阳衰阴盛所致。然而,既是阳衰阴盛,脉当沉微,甚至脉微欲绝,何以脉促? 且治法不用四逆辈回阳救逆,仅言灸之而已? 我们认为,本证阴寒内盛固不容置疑,但阳虚的程度尚不十分严重,虚阳被寒邪所郁,仍在与寒邪相争,极欲向外伸展,故现脉促。此脉之促,非数中一止,乃急促,短促之象。如 21 条:"太阳病,下之后,脉促胸满者……" 34 条:"太阳病,桂枝证,医反下之,利遂不止,脉促者,表未解也……"140 条:"太阳病,下之,其脉促……"此三条皆因误下后阳气受挫,郁而不宣,但正气仍有拒邪之力,与本条脉促的机理可谓殊途同归。仲景用灸法,意在驱散外郁之寒邪,鼓舞内郁之阳气,诚如尤在泾所云,意在"引阳外出"耳。

【选注】

成无己:脉促,则为阳虚不相续,厥逆,则为阳虚不相接,灸之以助阳气。(《注解伤寒论·辨厥阴病脉证并治》)

张路玉:手足厥逆,本当用四逆汤。以其脉促,知为阳气内阻而非阳虚,故但用灸以通其阳,不可用温经药以助阳也。(《伤寒缵论·厥阴篇》)

柯韵伯:促为阳脉,亦有阳虚而促者,亦有阴盛而促者,要知促与结,皆代之互文,皆是虚脉。火气虽微,内攻有力,故灸之。(《伤寒来苏集·伤寒论注·四逆汤证下》)

汪苓友:此条乃厥阴中寒,阴极脉促,宜灸之证。促脉者,脉来数时一止复来是也。本阳极之脉,殊不知阴寒之极,迫其阳气欲脱,脉亦见促。况外证又手足厥逆,此时即用汤药,恐亦无济,可急灸之以助阳气……或问,阴寒之极,脉当迟代,何以反数而促? 余答云,王海藏有云,阴毒沉困之候,六脉附骨,取之方有,按之即无,一息八至以上,或不可数,非促而何? 愚以真阳之气本动,为寒所迫,则数而促,此理势之必然,人但知阴证之脉微迟,或绝不至,此其常,今特言脉促者,此其变,合常与变而能通之,始可以言医矣。(《伤寒论辨证广注·中寒脉证》)

尤在泾:脉阳盛则促,阴盛则结,手足厥逆而脉促者,非阳之虚,乃阳之郁而不通也。灸之所以引阳外出,若厥而脉微者,则必更以四逆汤温之,岂特灸之哉!(《伤寒贯珠集·厥阴篇》)

【评述】以上诸家多以阳虚阴盛论脉促,惟张路玉,尤在泾认为本证脉促不是阳虚,而是阳气内阻,郁而不通。尤在泾更指出"灸之所以引阳外出",诚为灼见。柯韵伯所谓阴盛亦有促脉,促与结乃互代之脉,似无根据。

(五)热厥(335、339、350)

【原文】

傷寒一二日至四五日,厥者必發熱,前熱者後必厥,厥深者熱亦深,厥微者熱亦微。厥應下之,而反發汗者,必口傷爛赤。(335)

【提要】热厥的辨证要领与治则,以及误治后的变证。

【释义】热厥的形成,主要是邪热深伏,阳气内郁,以致阴阳气不相顺接,出现四肢厥冷的证候。但在厥冷之前,必有发热的症状,且厥冷之时,亦有里热症状出现。四肢厥冷愈甚,则表明邪热郁伏愈深;四肢厥冷较轻,则表明邪热郁伏亦浅。厥冷的轻重与里热郁伏的浅深相应,这就是热厥证的辨证要点。

热厥既由邪热内伏、阳郁不达所致,治疗原则应是清下里热。若为无形邪热亢盛所致,可用白虎汤清之;若为有形邪热内结所致,可用承气汤下之。若只见其厥冷,不辨其实热,误将热厥当作表寒而用辛温发汗,则更加助热灼津,使火热上炎清窍,而发生口舌红肿溃烂等变证。

本条叙证简略。对热厥的诊断,尚须根据肢厥与胸腹灼热、口燥、苔黄、脉搏有力等里热症状并见,方不致误。

【选注】

成无己:前厥,后发热者,寒极生热也。前热,后厥者,阳气内陷也。厥深热深,厥微热微,随阳气陷之深浅也。热之伏深,必须下去之。反发汗者,引热上行,必口伤烂赤。《内经》曰:火气内发,上为口糜。(《注解伤寒论·辨厥阴病脉证并治》)

喻嘉言:以其热深厥深,当用苦寒之药清解其在里之热,即名为下,如下利谵语,但用小承气汤止耳,从未闻有峻之法也。若不用苦寒,反用辛甘发汗,宁不引热势上攻乎!口伤烂赤,与喉痹互意。(《尚论篇·厥阴全篇》)

程郊倩:伤寒毋论一二日至四五日,而见厥者,必从发热得之,热在前,厥在后,此为热厥。不但此也,他证发热时不复厥,发厥时不复热,盖阴阳互为胜复也。唯此证孤阳操其胜势,厥自厥,热仍热,厥深则发热亦深,厥微则发热亦微,而发热中兼挟烦渴不下利之里证,总由阳陷于内,菀其阴于外,而不相接也。(《伤寒论后条辨·厥阴病篇》)

汪苓友:此条乃传经邪热,阳极似阴之证。伤寒一二日至四五日而厥者,言伤寒在一二日之时本发热,至四五日后而厥者,乃邪传厥阴之候也。必发热者,言病人四肢及肌表虽厥,而躯壳以内必发热也。前热者后必厥,乃申明一二日为前,四五日为后,以见热极必发厥也……粗工见厥,认以为寒,而反用辛温之药以强发其汗,辛温皆升,引热上行,必口伤烂赤,以厥阴之脉循颊里,环唇内故也。(《伤寒论辨证广注·辨厥阴病脉证并治法》)

沈目南:此观外证,即知邪之微甚也。一二日或四五日,邪传厥阴,凌胃故厥,胃气复而邪归胸膈则热,所谓厥者必发热。然始入厥阴,谓前热乘胃为必厥,乃阴阳胜复而无亏欠。所谓厥深热亦深,厥微热亦微,而木受邪微则厥亦微,厥微则热亦微矣。然阳邪抑郁胃气则厥,当以苦寒降热下行,谓厥应下之,非承气攻下之谓也。若以温热发汗,致伤津液,则热邪上升而口伤烂赤,是互喉痹而言也。(《伤寒六经辨证治法·厥阴全篇》)

章虚谷:伤寒一二日至四五日,邪由表入里,阳气被遏而内陷则厥逆,其邪从阳而化热,故阳升必发热,阳陷则又厥。邪深则阳陷深而厥深,故热亦深,厥微热亦微。深者邪深入里,微者邪浅出表,正因厥阴为阴阳交接之地,故有寒热反复之证,与少阴之厥不同,历来将少阴厥证混入厥阴篇中,以致源流不清,余故摘出也。(《伤寒论本旨·厥阴篇脉证提纲》)

高学山:此条之厥,与他处不同,他处为冷厥,此为热厥故也。盖直中厥阴,则先厥后热,故冷而禁下;传经则先热后厥,故热而宜下也。言厥阴伤寒,其直中、传经二症,除厥而不返死证外,余皆热厥相应。如先厥一二日或四五日,后必热而与厥相应,此句是客。如先热一二日或四五日,后必厥而与热相应。此种先热后厥之症,与寻常冷厥大异,盖其内既热,又与阴阳不相顺接,则是热逼阴气于外而厥,故又将前后相应之理变为内外,外厥冷至肘膝而深者,内热亦深;外厥冷至手足而微者,内热亦微。热厥与阳明胃实同治,以胃实而阻塞阳气,不得外通也。当量其热之深微,而量主大小承气以下之。若因厥冷而误为太阳恶寒症,反用汤药以发其汗,则干以济热,而且提热于上,则不特咽痛喉痹,而且口伤烂赤矣。汗药且戒,况温药乎!喻注谓厥阴无峻下之法,亦未究厥深热深者而细究其旨耳。(《伤寒尚论辨似·

厥阴经》》

【评述】以上诸家对热厥的机制,认识颇为一致。但对"厥者必发热"的解释,则各家见解不一。成无己认为是寒极生热,高学山认为是阳复发热,沈目南认为是胃气复归胸膈则发热,均忽略了热厥本因热而起这一重要因素,仍从寒厥立论,故不足信。程郊倩认为本证"必发热"为必从发热得之,是追溯热厥的起因;汪苓友进而补充"必发热"乃躯壳以内必发热,是为热厥的辨证要点;章虚谷又以"邪深则阳陷深而厥深",说明热厥的病机特点。三家之论,可谓甚合仲师原意。

关于"厥应下之",喻嘉言主张不专指攻下,应包括清法在内,颇有见地。但喻嘉言又云不可峻下,则未免拘泥。高学山乃驳喻嘉言之论,并提出量热之甚微而以大小承气下之,很符合辨证论治精神。

【原文】

傷寒熱少微厥,指一作稍。頭寒,嘿嘿不欲食,煩躁,數日小便利,色白者,此熱除也,欲得食,其病為愈。若厥而嘔,胸脇煩滿者,其後必便血。(339)

【提要】热厥轻证的两种转归。

【释义】伤寒热少厥微,如上条所述,属热厥之轻证。由于热少,阳郁不甚,故仅表现指头寒冷。郁阳阻滞胃气,扰乱心神,故见默默不欲食,烦躁。数日之后,若小便利而色白(即小便清长),说明邪热将去,胃气将和,患者转为神静欲食,病必向愈;若出现肢厥加重,甚至频频呕吐,胸胁烦满的症状,则为热邪不能透达,阳郁加重,厥阴经气不利,木邪犯胃的表现。此时,若因循失治,热邪必伤阴络,迫血下行,而发生便血的变证。

【选注】

成无己:指头寒者,是热微厥少也;嘿嘿不欲食,烦躁者,热初传里也。数日之后,小便色白,里热去,欲得食,为胃气已和,其病为愈。厥阴之脉,挟胃贯膈布胸胁,厥而呕,胸胁烦满者,传邪之热,甚于里也。厥阴肝主血,后数日热不去,又不得外泄,迫血下行,必致便血。(《注解伤寒论·辨厥阴病脉证并治》)

王肯堂:呕而胸胁烦满者,少阳证也。少阳与厥阴为表里,邪干其府,故呕而胸胁烦满也。肝主血,故后必便血。(《证治准绳·伤寒·厥》)

程郊倩:此条下半截曰数日小便利色白,则上半截小便短赤可知,是题中二眼目;嘿嘿不欲食,欲得食是二眼目;胸胁满烦躁,与热除是二眼目。热字包括有烦躁等证,非专指发热之热也。(《伤寒论后条辨·辨厥阴病脉证篇》)

沈目南:此厥微热微,自解之征也。热少厥微指头寒,邪正两微之候,胃受木制,则嘿嘿不欲食,胃气复而邪正相争,故烦躁。数日而热从小便暗除,故利而色白,乃胃气和而则欲饮食,所以其病为愈。若见厥而呕,胸胁烦满,仍是木邪凌胃,热郁本脏,深连血分,后必便血,盖由藏血故也。(《伤寒六经辨证治法·厥阴全篇证治大意》)

《医宗金鉴》:伤寒热少厥微,所以手足不冷而但指头寒,寒邪浅也。默默阴也,烦躁阳也,不欲食,胃不和也,此厥阴寒热错杂之轻病,即论中热微厥亦微之征也。若数日小便利,其色白者,此邪热已去也,欲得食,其胃已和也,热去胃和,阴阳自平,所以其病为愈也。若小便不利而色赤,厥不微而甚,不惟默默而且烦,不但不欲食,更呕而胸胁满,此热未除而且深也,即论中厥深热亦深之证也。热深不除,久持阴分,后必便血也。所谓数日者,犹曰连日也。(《医宗金鉴·订正仲景全书·伤寒论注·辨厥阴病脉证并治》)

【评述】成无己之注,简明扼要,切合病机,王晋三言呕而胸胁烦满是厥阴之邪外干其腑,亦有道理,程郊倩通过前后比较分析,突出辨证眼目,尤为精当。沈氏以胃气之和降论厥证之顺逆,似有舍本求末之嫌。

【原文】

伤寒脉滑而厥者,里有热,白虎汤主之。(350)

【提要】无形邪热亢盛致厥的证治。

【释义】脉滑动数流利,与四肢厥冷同见,可以肯定此厥非寒非虚,乃属热属实。脉象流利而不涩滞,表明实热虽盛,但并未锢结,故治法当用白虎清解而不用承气攻下。里热清透,阳气宣通,则肢厥自愈。

本条举脉略证,验之临床,除肢厥外,当有胸腹灼热,口渴心烦,小便短赤,舌苔黄燥等里热表现。

【选注】

喻嘉言:滑为阳脉,其里热炽盛可知,故宜行白虎汤以解其热,与三阳之治不殊也。(《尚论篇·厥阴经全篇》)

汪苓友:伤寒本热病,热伤阳明则脉滑。脉滑者,《脉经》云,往来流利,乃热盛气壅之诊也。脉虽滑而外证见厥,厥者,手足逆冷也。叔和因其手足逆冷,遂撰入厥阴篇,以厥阴者阴之尽,邪伤其经,不分冷热而外证见厥者多,殊不知足阳明胃府属土,土主四末,府热亢极,则气壅而血不流通,以故四肢之末见厥,在里则燥热实盛,乃厥深热亦深也,故宜用白虎汤以解其热。(《伤寒论辨证广注·辨阳明病脉证并治法》)

钱天来:滑者,动数流利之象,无沉细微涩之形,故为阳脉。滑主痰食,又主胃实,乃伤寒郁热之邪在里,阻绝阳气,不得畅达于四肢而厥,所谓厥深热亦深也。为阴经之邪复归阳明,故当清泻胃热,而以白虎汤主之。(《伤寒溯源集·厥阴篇》)

尤在泾:伤寒脉微而厥者,阴邪所中,寒在里也。脉滑而厥者,阳邪所伤,热在里也。阳热在里,阴气被格,阳反在内,阴反在外。设身热不除,则其厥不已,故主白虎汤,以清里而除热也。此阳明热极发厥之证,误编入厥阴者也。(《伤寒贯珠集·厥阴篇》)

《医宗金鉴》:伤寒脉微细,身无热,小便清白而厥者,是寒虚厥也,当温之。脉乍紧,身无热,胸满而烦厥者,是寒实厥也,当吐之。脉实,大小便闭,腹满硬痛而厥者,热实厥也,当下之。今脉滑而厥,滑为阳脉,里热可知,是热厥也,然内无腹满痛不大便之证,是虽有热而里未实,不可下而可清,故以白虎汤主之。(《医宗金鉴·订正仲景全书·伤寒论注·辨厥阴病脉证并治》)

【评述】以上诸家所论,对热厥的机理基本意见一致。但是,对热厥之证,究竟是属阳明,还是属厥阴,却有不同看法。汪苓友认为此证本属阳明热厥,乃叔和从类比的角度将其纳入厥阴篇;尤在泾则认为王叔和并无此明举,乃是误编入厥阴,比较二说,以汪苓友之论更合情理。然而,厥阴既属风木之脏,内寄相火,邪从热化,热甚致厥亦未尝不可,故不能拘泥凡热厥皆属阳明之说。白虎汤既然可治阳明之厥,为何不能治厥阴之热厥? 喻嘉言云"与三阳之治不殊也",可谓一语中的。

(六)血虚寒厥(351、352)

【原文】

手足厥寒,脉细欲绝者,当归四逆汤主之。(351)

当归三两　桂枝三两,去皮　芍药三两　细辛三两　甘草二两,炙　通草二两　大枣二十五枚,擘。一法,十二枚。

上七味,以水八升,煮取三升,去滓。温服一升,日三服。

若其人内有久寒⁽¹⁾者,宜当归四逆加吴茱萸生薑湯。(352)

当歸三兩　芍藥三兩　甘草二兩,炙　通草二兩　桂枝三兩,去皮　細辛三兩　生薑半斤,切　吴茱萸二升　大棗二十五枚,擘

上九味,以水六升,清酒六升和,煮取五升,去滓。温分五服。一方,水酒各四升。

【词解】

(1)久寒:久伏脏腑的寒邪。

【提要】 血虚寒厥及兼内有久寒的证治。

【释义】 本条言手足厥寒,说明四肢厥冷的程度较轻,如 339 条"热少厥微,指头寒",虽彼为热厥,此属寒厥,但厥冷程度轻微则是一致的。

本证的辨证要点是脉细欲绝。脉细为血虚,厥阴肝血不足,血虚寒郁,脉道失充,运行不利,故脉细欲绝;四肢失于温阳,故手足厥寒。同时,本证可伴见四肢关节疼痛,身痛腰痛等寒邪凝滞经络的症状。既是血虚寒凝,经脉不利,治疗当养血散寒,温通经脉,当归四逆汤主之。

若患者平素阳虚,寒邪久伏脏腑,或寒凝胞宫致月经不调,白带清稀,宫寒不孕;或寒滞胃肠而致腹痛,呕吐,下利;或寒积下焦而致少腹冷痛,疝气等,可在当归四逆汤的基础上,再加入吴茱萸、生姜,以温中散寒,涤饮降逆,并以清酒扶助药力,驱散久伏之沉寒痼冷。

本证与四逆汤证同为寒厥,但四逆汤证是少阴肾阳衰微,阴寒内盛,故手足厥冷而脉微欲绝,本证是厥阴血虚寒凝,经脉失养,故手足厥寒而脉细欲绝。厥冷有轻重之别,而辨脉在微细之间,学者尤当注意,不可忽略。

【选注】

成无己:手足厥寒者,阳气外虚,不温四末,脉细欲绝者,阴血内弱,脉行不利,与当归四逆汤助阳生阴也。(《注解伤寒论·辨厥阴病脉证并治》)

汪苓友:此条乃寒中厥阴血分之证。手足厥寒,与厥逆厥冷略异。逆冷者,寒深入脏,故手足不顺利而如冰,斯为厥逆厥冷。厥寒者,手足厥而自觉畏寒之甚,乃寒中于经。(《伤寒论辨证广注·中寒脉证》)

柯韵伯:此条为在里,当是四逆本方加当归,如茯苓四逆之例。若反用桂枝汤攻表,误矣。既名四逆汤,岂得无姜附。(《伤寒来苏集·伤寒论注·四逆汤证下》)

钱天来:四肢为诸阳之本,邪入阴经,致手足厥而寒冷,则真阳衰弱可知,其脉微细欲绝者《素问·脉要精微论》云,脉者,血之府也。盖气非血不附,血非气不行,阳气既已虚衰,阴血自不能充实,当以四逆汤温复其真阳,而加当归以荣养其阴血,故以当归四逆汤主之。(《伤寒溯源集·厥阴篇》)

章虚谷:手足厥寒,脉细欲绝者,厥阴气血两虚,故主以当归四逆,养血以通经脉。若内有久寒,再加吴茱萸、生姜辛温散寒。盖肝以酸为体,以辛为用也,若少阴手足厥寒、脉细若绝,必兼下利,以肾为胃关,关闸不固也,必用姜附四逆等汤。若厥阴属木而挟相火,其下利由邪热下迫,或寒热错杂,致阳明不阖,故热利用白头翁汤,寒热错杂者乌梅丸,寒多者加吴茱萸、生姜足矣。若过用大热,反助相火以焚木也。柯韵伯不明此理,言既名四逆汤,岂得无姜附,吴萸配附子,生姜佐干姜,久寒方能去。而不知少阴寒厥,方用姜附四逆汤,其热厥用四逆散,又岂可用姜附乎?其四逆虽同,而有寒热不同,岂必用姜附,方可名四逆汤乎?何不思之甚哉!且如同名承气,而有大小调胃之不同;同名泻心,而有五方之各异,法随病变,因

宜而施者也。若凭粗疏之见,而论仲景之法,非但不能发明其理,反致迷惑后学无所适从。每訾王叔和编辑之误,而不自知其谬也。若无王叔和,则仲景之法湮没无传,后世不表其功,反多吹毛求疵,殆非君子之道矣。(《伤寒论本旨·厥阴篇》)

陈平伯:仲景治四逆,每用姜、附,今当归四逆汤中并无温中助阳之品,即遇内有久寒之人,但加吴茱萸、生姜,不用干姜、附子,何也?盖厥阴肝脏,藏营血而应肝木,胆火内寄,风火同源,苟非寒邪内犯,一阳生气欲寂者,不得用辛热之品以扰动风火;不比少阴为寒水之脏,其在经之邪,可与麻、辛、附子合用也。是以虽有久寒,不现阴寒内犯之候者,加生姜以宣泄,不取干姜之温中,加吴萸以苦降,不取附子之助火,分经投治,法律精严,学者所当则效也。(录自《伤寒论浅注·辨厥阴病脉证篇》)

陆渊雷:手足厥寒,脉细欲绝,则四逆汤为正方。今当归四逆汤虽以四逆名,其方乃桂枝汤去生姜,加当归、细辛、通草,故前贤多疑之,钱氏、柯氏以为四逆汤中加当归,如茯苓四逆之例。今案本方方意,实为肌表活血之剂,血被外寒凝束,令手足厥寒,脉细欲绝,初非阳虚所致。日本医以本方治冻疮,大得效验,可以见其活血之功焉。(《伤寒论今释·辨厥阴病脉证并治》)

【评述】以上注家对本证病机为厥阴血虚寒凝,多无疑议。但柯韵伯、钱天来认为当归四逆汤有误,应是四逆汤加当归,如茯苓四逆汤例。章虚谷对此详加批驳,极为中肯。陈亦人亦将厥阴四逆与少阴四逆进行比较,说明仲景当归四逆汤不用干姜附子之理,使人信服。陆渊雷则举其临床应用,证明当归四逆汤活血祛寒的功效,从而指出柯韵伯、钱天来之误,亦很恰当。

【治法】
(1)养血散寒,温通经脉。
(2)养血通脉,温散久寒。

【方药】
(1)当归四逆汤方。
(2)当归四逆加吴茱萸生姜汤方。

【方义】当归四逆汤即桂枝汤去生姜,倍用大枣,加当归、细辛、通草而成。方中当归辛甘温,养血补血;桂枝辛甘温,散寒通脉,二药相须为主。配芍药益阴和营,助当归补血通痹;细辛直入三阴,助桂枝温经散寒。甘草、大枣补益中气,通草通利血脉。全方立足养血,以温为主,以通为要,有利血脉以散寒邪之功,调营卫以通阳气之效,因主治血虚寒凝之厥,故名当归四逆汤。

若寒邪久伏于内者,则在本方基础上加吴茱萸温肝散寒,既无温燥伤血灼阴之虞,又无鼓动木火升腾上炎之弊,以其辛苦泄降且有助于心包阳热之下温;再加生姜散寒涤饮,鼓舞营卫以助血行。水酒合煎,更增温运血行之力。是方散寒而不助火,养血而不滞邪,实为厥阴血虚,内有久寒之良方。

【方论选】
柯韵伯:此方用桂枝汤以解外,而以当归为君者,因厥阴主肝,为血室也。肝苦急,甘以缓之,故倍加大枣,犹小建中加饴糖法。肝欲散,当以辛散之,细辛之辛能通三阴之气血,外达于毫端,比麻黄更猛,可以散在表之严寒。不用生姜,不取其横散也。通草即木通,能通九窍而通关节,用以开厥阴之阖而行气于肝。夫阴寒如此,而仍用芍药者,须防相火之为患也。是方桂枝得归芍,生血于营,细辛同通草,行气于卫,甘草得枣,气血以和,且缓中以调肝,则营气得至手太阴，而脉自不绝。温表以逐邪，则卫气行四末而手足自温。不须参术之补，不用姜附之燥，此厥阴之四逆，与太少不同治，而仍不失辛甘发散为阳之理也。（《伤寒来苏集·伤寒附翼·厥阴方》）

陈亮斯：四逆之名多矣，此当归四逆汤固不如四逆汤及通脉之热，亦不若四逆散之凉，盖四逆之故不同，有因寒而逆，有因热而逆，此则因风寒中于血脉而逆，当归四逆所由立也。风寒中于血脉，则已入营气之中，阴阳虽欲相顺接而不可得，邪涩于经，营气不流，非通其血脉不可。当归辛温，血中气药，能散内寒而和血，故以为君。然欲通血脉，必先散血中之邪，桂枝散厥阴血分之风者也，细辛泄厥阴血分之寒者也，故以二物为辅。芍药、大枣、甘草，调和营卫者也，未有营不与卫和而脉能通者，桂枝汤治卫不与营和谐，此方治营不与卫和谐。而大枣之用，多于桂枝汤一倍有奇，以大枣能助经脉和阴阳而调营卫也。且邪并肝经，木盛则侮土，甘草、大枣之用，倘兼有厚脾土而御侮之意耶？通草者，《本经》称其通九窍血脉关节，盖邪气阻塞于血分，吾以通草之入血分而破其阻塞者治之，即众药亦借通草之力而无不通矣，制方之神奇有如是哉！（录自《伤寒论辨证广注·中寒脉证》）

汪苓友：按上汤内加清酒和煮者，酒之性大热，味甘而辛，海藏云，其能引诸经，不止与附子相同，其力能润肝燥，通血脉，散寒邪，病人内有久寒者，汤中大宜用之。或问内有久寒，何以不用四逆汤？余答云，上条证本系血虚，厥阴经中风寒，在少阴并无兼证。若用四逆，则汤中附子、干姜，过于燥烈，大非血虚所宜。故《后条辨》亦云，少阴所主者气，厥则为寒，当纳气归肾，厥阴所主者血，厥则为虚，当温经复营，此大法也。愚按厥则为虚，虚字当兼寒燥看。（《伤寒论辨证广注·中寒脉证》）

王晋三：当归四逆汤不用姜附者，阴血虚微，恐重竭其阴也。且四逆虽寒而不至于冷，亦惟有调和厥阴，温经复营而已，故用酸甘以缓中，则营气得至太阴而脉生，辛甘以温表，则卫气得行而四末温，不失辛甘发散之理，仍寓治肝四法，如桂枝之辛，以温肝阳，细辛之辛，以通肝阴，当归之辛以补肝，甘枣之甘以缓肝，白芍之酸以泻肝，复以通草利阴阳之气，开厥阴之络。又曰：厥阴四逆证，有属络虚不能贯于四末而厥者，当用归芍以和营血。若内有久寒者，无阳化阴，不用姜附者，恐燥劫阴气，变出涸津亡液之证。只加吴茱萸从上达下，生姜从内发表，再以清酒和之，何患阴阳不和，四逆不温也耶！（《绛雪园古方选注·和剂》）

罗东逸：若其人内有久寒，非辛温之品不能兼治，则加吴萸、生姜之辛热，更用酒煎，佐细辛，直通厥阴之脏，迅散内外之寒，是又救厥阴内外两伤于寒之法也。（录自《长沙方歌括·厥阴方》）

【点评】各家对两方的配伍意义，均有阐发。柯韵伯谓"通草即木通，能通九窍而利关节，用以开厥阴之阖而行气于肝"，可解后世之惑。同时，他在此提出"厥阴之四逆，与太少不同治"的观点，亦纠正了自己注释本方证原文时认为当归四逆汤应是四逆汤加当归的错误。汪苓友、王晋三亦力伸四逆与当归四逆之异，从而有助于学者对久寒不用姜附的理解。罗东逸认为，内有久寒加吴萸、生姜，更用酒煎，取其迅散内外之寒，可谓真知灼见。

【临床应用】

（1）后世医家对本方的应用

1）唐代孙思邈的《备急千金要方》，以本方为基础加减化裁成独活寄生汤，治肾气虚弱、寒湿外袭，致寒凝筋骨、关节，而为偏枯麻痹疼痛，或腰痛而重，脚挛急。《千金翼方》之竹沥汤，即本方合四逆汤而成，治疗两脚痹弱，或转筋，或皮肉胀起如肿而按之不陷，心中恶不欲食。

2)明代李中梓用此方治左胁有形之厥疝,其所著《医宗必读》之独活汤,亦从本方化裁而成,治肾虚兼风寒湿痹证。

3)清代陈修园用此方治疗腰痛、不可以俯仰。林佩琴《类证治裁》用治腹寒痛。唐容川用治手足痹痛、寒冷等证。

(2)现代应用

1)循环系统:当归四逆汤养血通脉,温经散寒,为治疗血虚寒凝证之首选方剂,凡血虚寒凝经脉的病证皆可用之。故临床常用本方加减治疗动脉硬化、大动脉炎、毕夏氏综合征、QT间期延长综合征、病态窦房结综合征、陈旧性前壁心肌梗死、心力衰竭、无脉症、心动过缓、高血压、脑血栓形成、冠心病、心绞痛等病证时,均以手足厥冷,脉细欲绝为辨证要点;用于雷诺病(末梢血管痉挛性疾病)时,主要用于缺血期或发绀期,以无坏疽、肢端发凉、苍白或紫黯、疼痛、遇冷则重、脉细弱,作为投药指征;用于血栓闭塞性脉管炎、红斑性肢痛、肢端青紫症时,以无坏疽,有疼痛,局部皮色紫黯,四肢厥冷,遇冷则重,脉细欲绝为辨证要点。如史桂荣用当归四逆汤治疗寒凝兼气血亏虚型心绞痛1例,患者反复发作性心前区疼痛,遇寒则容易发作,服速效救心丸或保暖休息后缓解,近1个月来由于天气变冷发作次数增加且疼痛加重。现心前区无明显感觉,自诉发作时疼痛较甚,且与寒冷和劳累有关,伴心悸气短,形寒肢冷,面色无与寒冷和劳累有关,伴心悸气短,形寒肢冷,面色无华,舌淡黯、苔白、脉沉细,查心电图示:Ⅱ、Ⅲ、AVFST-T改变。诊断为胸痹,辨证为血虚寒凝,治宜温经散寒,养血通滞,方用当归四逆汤加减:当归20g,人参10g,桂枝15g,赤芍15g,附子6g,细辛3g,通草6g,郁金10g,川芎10g,丹参30g,香附10g,炙甘草10g,生姜5片,大枣5枚,7剂,水煎服。二诊:服药后病情稳定,心前区疼痛未作,继服原方巩固疗效[29]。杨永勤等用当归四逆汤加味治疗雷诺病36例,取得满意疗效。药用当归12g,桂枝9g,白芍20g,细辛3g,炙甘草15g,木通10g,大枣8枚,川芎12g,红花10g,白芷10g,地龙10g,生姜10g,赤芍10g。每天1剂,水煎2次,分早晚温服,10天为1个疗程,3个疗程后判定治疗结果。结果显示治愈(服药后症状消失、随访1年未复发)30例,好转(服药后症状减轻)5例,无效(服药后症状无改善)1例,总有效率97.2%[30]。王维亭用当归四逆汤加减治疗冠心病心绞痛60例,每日给予当归四逆汤加减(桂枝10g,白芍30g,细辛3g,黄芪30g,人参10g,附子6g,川芎10g,郁金10g,丹参30g,红花15g,水蛭6g,甘草6g等)治疗,日1剂,水煎早晚温服。心绞痛疗效:治疗组显效29例,有效28例,无效3例,总有效率95%[31]。

2)呼吸系统:用本方加减可治疗慢性支气管炎、肺气肿、肺源性心脏病等证属阳虚寒凝、痰饮内阻者。如刘国华用当归四逆汤治疗一例系统性硬化引起的顽固性咳嗽,收到较好疗效,患者约从一年前开始无明显诱因出现刺激性干咳,开始看西医,用过多种抗生素,糖皮质激素及止咳药均无效。后又到多家医院服用中药,采用过辛温解表,健脾化痰,润肺止咳,以及益肺补肾,活血化淤等诸法,皆无效。近一月来,上述症状明显加重,影响休息,且出现活动后气短等症。外院胸片示双下肺纹理模糊,胸部CT提示间质性肺炎,血常规及肝肾功能均正常。舌质红苔薄白,脉细。在诊脉过程中,发现患者十指有点状溃烂,且如冰铁一样又冷又硬,不能弯曲。追问病史手指还有雷诺现象。检测肺功能为限制性通气功能障碍,类风湿因子阳性,抗核抗体阳性。考虑为系统性硬化病。患者咳嗽乃寒入络脉,循经袭肺,致肺失宣肃所致。故治法为温经散寒,养血通脉,宣肺止咳。方用当归四逆汤加减:当归12g,桂枝10g,细辛5g,赤芍12g,通草12g,甘草10g,丹参12g,川芎12g,紫菀15g,款冬花15g,法半夏12g,五味子12g,射干10g,炙麻黄8g。上方五剂,煎水服。二诊患者自觉服药后,咳嗽气急有所减轻,但手指冷硬无变化,考虑寒入络脉日久,非一日之功所能融化,上方加附片8g,继服二十剂。三诊咳嗽明显好转,十指稍能弯曲,雷诺现象消失。效不更方,因煎药麻烦,患者要求服丸药,遂将上方制丸,服用二月。四诊再见患者,发现其神清气爽,少许咳嗽,无活动气短,手指已能完全弯曲。服药过程中未感不适[32]。又如慢性肺心病中医认为是本虚标实,病位在肺、心、脾、肾,属于中医"肺胀""心悸"范畴,是多种慢性肺系疾患反复发作,迁延不愈导致肺气胀满,不能肃降的一种病证。多因久病肺虚,痰瘀互结,每因复感外邪诱使病情发作或加剧。赵晓薇选用当归四逆汤及泻肺平喘的葶苈大枣泻肺汤治疗慢性肺心病,疗效显著[33]。

3)消化系统:本方主要用于慢性浅表性萎缩性胃炎、霉菌性肠炎、十二指肠球部溃疡、胃痉挛、胃神经官能症等病证。以寒邪久积,气血不畅,脾胃运化失职为病机要点。如赵远红认为消化性溃疡患者往往与当归四逆汤证脉候相近,昭示其病机。故用其治240例消化性溃疡患者。治疗组用当归四逆汤加减,对照组用尼替丁、阿莫西林、果胶铋胶囊。结果2组患者疗效有显著性意义,治疗组优于对照组[34]。杨德明用当归四逆汤加味(当归30g,白芍30g,细辛8g,桂枝10g,通草5g,炙甘草15g,酒大黄10～15g)治疗108例手术后肠粘连腹痛,结果:完全控制63例,基本控制41例。无效4例,总有效率为96.3%[35]。

4)精神、神经系统:本方用于运动性癫痫、神经性头痛、坐骨神经痛、末梢神经炎、多发性周围神经炎、急性感染性神经炎、尺神经麻痹、偏头痛、顽固性头痛等病证时,以血虚有寒、经脉瘀阻为病机要点。如张聚府等根据急性有机磷农药中毒时的临床表现,认为其符合中医寒湿毒邪中伤心、脾、肝的病机特点。中毒后正气损伤,气血两虚,致寒湿毒邪阻滞经络而发病。治以散寒利湿通络,益气养血活血。选用当归四逆汤加减治疗21例中毒患者。15天为1个疗程,结果经2～5个疗程治疗,临床症状全部消失而痊愈,随访1年无复发,无任何后遗症[36]。苏巧珍等自2006年6月至2008年5月,运用当归四逆汤治疗月经性偏头痛39例,取得较好疗效,方法是:用当归四逆汤协定方(当归、白芍、大枣、炙甘草各15g,桂枝、生姜各10g,细辛6g,通草5g)分早晚两次温服,每日1剂。所有患者均于月经期前2天开始服药,每次服药1周,至下次月经期前再次服药。结果:基本恢复24例,显效13例,有效2例,总有效率100%[37]。

5)运动系统:用于类风湿关节炎、肥大性脊柱炎、肩关节周围炎、风湿性关节炎、关节僵硬症、颈椎综合征、顽固性腓肠肌痉挛症、下肢肌肉痛、骨骺炎及骨缺血性坏死、骨折愈合迟延、腰椎间盘突出症等,以血虚寒凝、筋脉失养、关节不利为病机特点。如黄任平以当归四逆汤(当归、桂枝、炒白芍各15g,细辛6g,川木通3g,大枣20枚,甘草6g)治疗指尖麻痹30例,每天1剂,水煎服,6天为一疗程。治疗1～4疗程后,治愈(症状体征消失)25例,好转(症状基本消失,偶感麻但较前轻)4例,无效(症状无改善)1例[38]。林强等用加味当归四逆汤加减治疗肩关节周围炎126例,药用当归15g,白芍15g,桂枝9g,细辛3g,乌蛇12g,熟附子15g,炙甘草15g,川足2条。加减:肝肾不足,遇寒加重,得温则减,舌淡苔白,脉沉细者,加鹿茸或淫羊藿等温补肾阳之品;气虚者加北芪30～60g;痛甚者加郁金、延胡。服药的基础上配合功能锻炼。中药每天1剂,7天为1个疗程。结果:治愈76例,显效47例,无效3例,总有效率为97.6%[39]。弓臣用当归四逆汤加防己10g,茯苓10g治疗强直性脊柱炎。每天1剂,水煎300ml,早晚饭后30分钟服用,14天为1个疗程。根据病情连续服5～6个疗程。结果显效20例,好转5例,无效5例,临床有效率83.3%,其中5例无效的患者均为病程较长,属中、后期患者[40]。

6)泌尿生殖系统:根据《诸病源候论》"众筋会于阴器,邪客厥阴、少阴之经,与冷气相搏,则阴肿而挛缩"及"伤寒先袭虚人"理论,本方常用于治疗血虚寒凝所致的精索静脉曲张、精索鞘膜积液、睾丸炎、附睾炎、输精管结扎后遗症、腹股沟斜疝、前列腺肥大、外伤性阴囊肿大、阳痿、缩阴症、精液不液化等病证,以下焦虚寒、少腹冷痛为辨证要点。如叶进用当归四逆汤加减,治疗慢性附睾炎、精索静脉曲张、阴缩症,取得满意疗效[41]。

7)妇科:女子以血为用,妇科疾病往往以寒邪凝滞经脉者发病居多,因而临床将此方广泛运用于由寒凝血滞所形成的妊娠癥闭、产后乳痈、产后恶露、产后眩晕、痛经、闭经、不孕症、附件炎、盆腔炎、子宫下垂、妊娠腹痛、妊娠甲下衄瘀、月经周期性水肿、产后腰腿痛、产后腹痛、产后痨等病证,以寒凝胞宫,气血瘀滞,络脉失用等为病机特点。如王新用当归四逆汤加味治疗月经周期性水肿34例。基本方:当归20g,桂枝、木通各10g,白芍12g,细辛8g,大枣5枚,甘草5g,硫黄(分研)3g。加减:肿甚加黄芪30g,泽兰12g;寒甚加制川乌10g;瘀血甚者加甲珠10g;血虚者加阿胶12g。治疗结果:1疗程结束治愈22例,显效8例,好转4例;2个疗程治愈6例,显效6例;共治愈28例,治愈率82%[42]。许雪梅用当归四逆汤加味治疗产后身痛56例,药用桂枝、细辛、制附子、川牛膝各10g,威灵仙、当归、白芍、通草各15g,黄芪60g,大枣20枚,炙甘草10g。气虚加党参;血虚加鸡血藤;血瘀加益母草;肾虚加杜仲、川续断。每天1剂,水煎分2次服,15剂为1个疗程。药渣用布袋包好,热敷患处,每次热敷30分钟。结果:痊愈41例,好转13例,无效2例[43]。

8)皮肤科:本方可用于治疗冻疮、荨麻疹、进行性指掌角化症、局限性硬皮病、结节性红斑、寒冷性脂膜炎、老年性冬季皮肤瘙痒症、老年性黄褐斑、风寒型银屑病、多形红斑等病证。如乔宪业用当归四逆汤治愈慢性皮肤溃疡42例,药用当归15g,桂枝10g,赤芍10g,细辛3g,甘草6g,通草6g,大枣5枚,水煎服,1日1剂,10天为1疗程。气虚加黄芪、党参;阴虚加生地黄、玄参,桂枝减至3g;血瘀加丹参、红花;湿重加炒白术、苍术;余毒未净加金银花、紫花地丁。外用生肌玉红膏,根据溃疡面分泌物的情况,每日或隔日换药。结果:本组患者经2~10个疗程的治疗后,全部治愈[44]。再如田凤花用当归四逆汤加味治疗冻疮36例。疗效满意[45]。张雅兰等用当归四逆汤治疗慢性荨麻疹42例,药用:当归20~40g,桂枝10~20g,木通3~5g,细辛3~6g,赤芍10~20g,炙甘草6~10g,大枣5枚,地龙9~20g,地肤子20~30g,蝉蜕6~12g。伴有鼻痒、喷嚏者加辛夷6~9g,白芷6~10g;伴腹痛泄泻者,赤芍改白芍,加白术20~30g;以风团块为主症者,重用散风寒药;以皮肤划痕为主症者,重用养血药;如伴有其他不适,可随证加减。汤剂温服,每日1剂,早晚各1剂。结果:痊愈(荨麻疹消退,无皮肤瘙痒,经3个月随访,未复发)20例,显效(荨麻疹及自觉症状明显改善,停服本药后对生活工作无影响,无须服用其他药物)18例,好转(风团减少,瘙痒减轻,偶有复发,但自觉及他觉症状减轻,再用本方仍有效)4例。服药最长30天,平均18天[46]。

9)儿科:用本方加减可治疗小儿麻痹后遗症、小儿术后疼痛症、新生儿硬肿症等。如刘威用当归四逆汤于小儿开胸术后镇痛42例。结果提示当归四逆汤镇痛效果确切,可应用于小儿开胸术后镇痛[47]。

10)眼科有报道用本方加减治疗蚕蚀性角膜溃疡、视网膜神经胶质瘤而奏效者。

（3）医案选录

1)寒凝兼气血亏虚型心绞痛:女,54岁。2007年11月20日初诊。反复发作性心前区疼痛3年,遇寒则容易发作,服速效救心丸或保暖休息后缓解,近1月来由于天气变冷发作次数增加且疼痛加重来诊。现心前区无明显感觉,自诉发作时疼痛较甚,且与寒冷和劳累有关,伴心悸气短,形寒肢冷,面色无华,舌淡黯、苔白、脉沉细,查心电图示:Ⅱ、Ⅲ、AVFST-T改变。诊断为胸痹,辨证为血虚寒凝,治宜温经散寒,养血通滞,方用当归四逆汤加减:当归20g,人参10g,桂枝15g,赤芍15g,附子6g,细辛3g,通草6g,郁金10g,川芎10g,丹参30g,香附10g,炙甘草10g,生姜5片,大枣5枚,7剂,水煎服。二诊:服药后病情稳定,心前区疼痛未作,继服原方巩固疗效。

按:冠心病心绞痛属于中医"胸痹"范畴。其病理变化主要表现为本虚标实,虚实夹杂。本虚以阴阳气血的亏虚,标实为寒凝,痰浊,瘀血交相为患,本病例为气血亏虚兼有寒凝,寒凝血瘀为其标,气血亏虚为其本。本方以当归四逆汤为主针对其主要病机"寒"、"血虚"以养血散寒,温通经脉,方中以桂枝、附子、细辛温阳散寒,以治其标;郁金、川芎、赤芍、丹参活血化瘀,瘀去则痛止;当归补血活血;人参、炙甘草益气,且"气能生血"助当归补血,香附行气,意在助血行,血行则痛自止。(《世界中医》,2009,11(8):425)

2)颈椎病:张某,男,52岁,1999年3月10日初诊。两上肢麻木疼痛半年,夜间及遇冷加重。X线片报告:颈椎骨质增生。服用中西药及牵引治疗,效果不佳。患者舌质淡红,苔薄白,脉弦细。治用当归四逆汤加味:当归15g,桂枝6g,白芍30g,炙甘草30g,细辛3g,木通10g,生姜10g,大枣30g。服药3剂,上肢麻木疼痛仅夜间时作。继进4剂,诸症消失。追访半年未复发。

按:本例属血虚寒凝之痹证。血虚则不仁,故上肢麻木;寒凝则经脉不通,而肢体疼痛。此与当归四逆汤证机相符,故用之有效。(《中国中医药现代远程教育》,2009,7(11):141)

3)治疗慢性荨麻疹:女,25岁。2008年6月2日诊,主诉:全身皮肤出现多个红色团块1天,尤以四肢明显。患者3日来常不明原因的发病,且有皮肤瘙痒,曾以扑尔敏、地塞米松等治疗,但只能暂时缓解。就诊时见四肢若干个淡红色风团伴瘙痒,冷水洗后加重,伴有面白无华,舌质淡,苔薄白,脉沉细。辨证为:血虚生风,治宜活血养血,祛风止痒。方用当归四逆汤加味:当归20g,生地黄12g,川芎12g,桂枝10g,细辛3g,荆芥9g,防风6g,白芍10g,蝉蜕15g,胡麻6g,炙甘草6g。大枣10枚为引,连服3剂皮疹消退,嘱再服半个月以预防,随访至今未复发。

按:本证属于血虚生风而致的风疹,用当归四逆汤加味治疗意在取其养血通脉,温经散邪之效,即所谓的"治风先治血,血行风自灭"的原则。方中当归、白芍、川芎、胡麻养血补血活血,桂枝、细辛散风寒通脉,甘草、大枣温补脾气,既助归、芍补血,又助桂、辛通脉,加蝉蜕、荆芥、防风疏风透表,以祛除在表之风邪,诸药共用气血得温、外邪得除、血脉通畅而病证可愈。(《世界中医》,2009,11(8):425)

4)不宁腿综合征(RLS):李某,女,40岁,平素工作较忙,近几天每晚感觉双下肢小腿部位不可明状的不适,似疼非疼,须拍打腿部或下床活动后症状方可缓解,严重影响其睡眠,白天工作受到影响。平素怕冷,手足不温,舌淡红,苔薄白,脉沉细。神经系统检查无阳性体征。经颅多普勒、头颅CT、肌电图、心电图、血常规和血生化等多种检查未见异常。根据病史、症状、体征诊为不宁腿综合征。治疗予温经祛寒,补血通络。以基本方当归四逆汤加木瓜12g、鸡血藤15g、牛膝12g,每日1剂,水煎服。服用3天症状基本消失,又续服3付巩固疗效,症状完全消失。随访1年未复发。(《四川中医》2006,24(10):65)

5)硬皮病:女,46岁。因皮肤硬如披甲就诊。患者于2年前冬天,自觉上下肢末端冷痛,以为受冻而致。未加注意,翌年秋天,肢端疼痛加重,皮肤有肿胀感,按之无凹陷,自觉乏力,关节不适,在乡村医生处以"风湿"治疗,5个月后,四肢皮肤逐渐胀硬,没有柔软感,工作、活动不灵，在地区某中心医院皮肤科确诊为"硬皮病"，服用西药治疗 10 个多月，未见明显好转，反而面部及颈部皮肤绷紧，张口不大，胸背皮硬似甲，转诊中医。初诊：患硬皮病 3 年余，现见上下肢、颈部、额部、颜面、胸背皮肤硬如蜡样，以上下肢更为显著，不能捏起，没有皱纹，肢冷无汗，麻木胀痛，关节屈曲不利，张口不大，口角见明显放射状沟纹，月经已断多月，舌质胖淡，舌苔白滑，脉沉缓，血压正常，三大常规检查无特殊。辨证：皮痹。素体阳虚，营卫不固，风寒湿邪，乘虚而入，阻于肌肤，络脉痹寒，气滞血瘀而发病。治法：壮阳助肾，温经散寒，养血通脉。方药：当归 10g，桂枝 10g，白芍 10g，细辛 6g，炙草 5g，通草 3g，大枣 10 枚，仙茅 15g，淫羊藿 15g，丹参 30g，水煎服，日一剂。二诊：服药 15 天，病无变化，思患者年未满七七，但经水已断多月，肾亏血虚亦明，于上方加巴戟 12g，鹿角霜 20g，黄芪 15g。三诊：服上药 15 天，自觉四肢不冷，疼痛消失，麻木也减，活动稍便利，张口较大，余症仍存，病有所减，予上方加减白芍、肉苁蓉、枸杞，连续服药，治疗 13 个月后，见其笑容满面，言语欢畅，皮肤弹性恢复，外观正常，活动自如，病告痊愈，嘱其注意防冻，加强活动，并予益气健脾、温肾去湿的参苓白术散加巴戟二仙汤化裁，作善后调治。经 2 年随访，生活、工作、学习一直正常。

讨论：硬皮病临床先以四肢末端疼痛，皮肤肿胀，紧张，继而硬化，蜡样，无皱纹，无汗出，失却皮肤功能而麻木痹痛，至活动障碍，并可波及全身皮肤和内脏。舌质多表现淡白，脉象以沉细缓为主，属中医的"皮痹"、"麻木"等范畴，其病机病因为肾阳虚衰，风寒湿邪，痹阻于表，凝于肌腠，滞于经络，久则内舍于脏腑。内经云："虚则寒搏于皮肤之间，留而不去则痹，卫气不行，则为不仁""……其不痛不仁者，病久入深，营卫之行涩""……病久而不去者，内舍于其合也……入脏者死"，指出了皮痹的症状、病因、病机及转归。本病的治疗，针对病因病机拟定壮肾助阳，温经散寒，养血通脉。选用当归四逆汤加味治疗，方中当归养血活血，桂枝温通经脉，配芍药以调和营卫，细辛、通草散寒利水，助桂枝通利血脉，甘枣益气补血，加仙茅、淫羊藿温肾壮阳，加强散寒除湿，合为温肾通脉养血活血，改善周围末梢循环，以治阳气不振，体温低下，皮僵硬化的硬皮病。不论什么原因引起的硬皮病，都使皮肤血液循环障碍，皮肤得不到正常代谢需要的养分，中医则认为是气滞血瘀。中药丹参具有调节血流功能，改善血液循环的作用，中医认为它是很好的活血化瘀药，誉为"一味丹参，功同四物"，配合当归、桂枝等药，对硬皮有肯定的治疗作用。（《广州医药》，2003，34(4)：67）

【按语】当归四逆汤为桂枝汤类方，功能温经散寒，养血通脉，外可助卫固表，内可温脏散寒、通调血脉，主要用于血虚寒凝、阳虚脏冷、经脉不利之证，其辨证要点是"手足厥寒，脉细欲绝"。临床上，只要能掌握这一内涵，灵活变通，就能做到异病同治，一方多用。从上述临床运用及病案举例等资料可以看出，本方所治疾病达数十种之多，几乎遍及内外、儿、妇、五官、皮肤各科，足见其治疗范围之广。

必须指出，本方证与四逆汤证同属里虚寒厥之证，但由于二者病机同中有异，脉证亦有区别，故治法各不相同。少阴重在真阳，以阳虚为主，其证四肢厥逆而脉微欲绝，故治用四逆汤大辛大热之品，药少力专，急救回阳；厥阴主藏血，体阴而用阳，其证手足厥寒而脉细欲绝，故治用当归四逆汤养血通脉、温经散寒，意在缓图，不在急攻也。

【现代研究】

（1）据现代药理实验及临床研究报道，当归四逆汤调整血液循环、改善心肌血氧供应、改善末梢循环障碍的作用最为突出。可扩血管，降血压。减少心肌耗氧量，改善肠系膜微循环[48]。

（2）可激活儿茶酚胺代谢产物，通过肾上腺素、正肾上腺素的增加使深部体温上升。并用儿茶酚胺代谢产物的全数活化多巴胺等扩张末端血管，起到改善四肢寒冷的效果。

（3）镇静、镇痛作用亦较显著，具有缓解胃肠痉挛及调节子宫功能，可缓解子宫痉挛性疼痛。

（4）有抗炎消肿作用；活血化瘀：显著延长凝血时间、凝血酶时间、血浆复钙时间，显著降低全血比黏度，抑制动静脉旁路血栓形成，并促进皮下血肿的吸收。

以上药理研究结果与当归四逆汤的传统功效相吻合，并为本方现代临床应用提供了依据[49]。

（七）寒厥（353、354）

【原文】

大汗出，熱不去，内拘急[1]，四肢疼，又下利厥逆而惡寒者，四逆汤主之。（353）

【词解】

（1）内拘急：腹中拘急疼痛。

【提要】厥阴亡阳，寒盛致厥的证治。

【释义】本条是论述厥阴寒盛于内，格阳于外的重证。所谓"大汗出"，是指汗出如水淋漓，乃阳气外脱、阴无所附的表现，其汗如油，且冷，当与白虎汤证热盛迫津外泄之大汗鉴别。彼为热汗如雨，此为冷汗如油；彼为大热迫津，汗出之后热随汗外越，此为阳亡阴泄，汗出之后热仍不去；彼为蒸蒸发热，面色缘缘正赤，此为残阳外越，虽热而不甚高，面色淡红如妆、时隐时现（戴阳），这是辨真热假热的关键。

阳虚阴盛，筋脉失温；汗出津伤，筋脉失濡，故内则腹中挛急，外则四肢关节疼痛。里阳虚而阴寒盛，故下利；表阳虚而卫不固，故恶寒。既是真寒假热，内外俱虚，故当用四逆汤急救回阳。但是，有的注家从表里同病的角度解释此条，认为本证既有恶寒发热，又有下利肢厥，乃表里同病，而以里证为急，治当先里后表，如92条："病发热头痛，脉反沉，若不差，身体疼痛，当救其里，宜四逆汤。"尽管对病机的解释不同，但急温其里的治法则一，在指导千变万化的临床实践中，仍有一定的参考意义。

【选注】

方有执：大汗出，阳虚而表不固也。热不去，言邪不除也。内拘急四肢疼者，亡津液而骨属不利也。下利厥逆而恶寒者，亡阳而阴寒内甚也。四逆汤温以散寒回阳而敛液者也。（《伤寒论条辨·辨厥阴病脉证并治》）

柯韵伯：治之失宜，虽大汗而热不去，恶寒不止，表未除也。内拘急而下利，里寒已发，四肢疼而厥冷，表寒又见矣，可知表热里寒者，即表寒亡阳者矣。（《伤寒来苏集·伤寒论注·少阴脉证》）

汪苓友：此条当是寒中少阴，反发热不去，遂入厥阴而见厥利之证。汗出热去，伤寒热病皆然。今者中寒为真寒病，大汗出，热不去，此真阳欲脱而热，非邪郁于表而发热也。兼之内拘急，此寒气深入于里，寒主收引，当是腹以内拘急，已具恶寒之状。四肢者，诸阳之本，汗不出而四肢疼，则为邪实，大汗出而四肢疼，则为阳虚。疼者即拘急而疼，总属寒邪入里之状，又下利厥逆者，乃寒邪深入厥阴，前热已去而但恶寒，此恶寒非表寒，乃里寒而直达于四肢手足之末也。以寒从少阴经来，故与四逆汤以复阳散寒。（《伤寒论辨证广注·中寒脉证》）

舒驰远：大汗出者，真阳外亡也；热不去者，微阳尚在躯壳也，内拘急，阴寒内结也；四肢疼痛，阴寒侵入关节也。兼之下利，厥逆而恶寒，在里又纯阴也，合而观之，属阳虚与阴盛并

见,法宜补气以回阳。(《再重订伤寒论集注·厥阴篇》)

徐灵胎:此条诸证皆属阴寒,固为易辨。惟热不去三字,则安知非表邪未尽即恶寒,亦安知非太阳未罢之恶寒。惟下利厥逆则所谓急当救里,不论其有表无表,而扶阳不可缓矣。(《伤寒论类方·四逆汤类》)

【评述】诸家对本证病机,皆从阳虚阴盛、虚阳外越立论,所见略同。然对本证是否兼表寒,则意见不一。柯韵伯认为有表寒,汪苓友认为无表寒,徐灵胎则谓不论其有表无表,而应以救里阳为急,确属中肯之论。柯韵伯提出治之失宜,为形成本证的主要因素,亦颇符合辨证理论与临床实际。

【原文】

大汗,若大下利,而厥冷者,四逆汤主之。(354)

【提要】阳衰阴盛致厥的证治。

【释义】患者大汗淋漓,复下利不止而四肢厥逆,是真阳衰微、阴寒内盛的危候。阳气虚衰,不能固摄肌表,则阴无所附,故大汗出;阴寒内盛,清阳下陷,火不生土,故大下利;汗利交迫,阳脱阴竭,阴阳气不相顺接,故四肢厥冷。

有人认为本条"大汗"非指症状,乃指误治。此说亦不无道理。但误用峻汗之后,患者亦可出现亡阳的大汗之症。总之,本证病情急剧,既可由寒邪骤中或阳气暴衰所致,亦可因误用汗下、损伤阳气而成。关键在于抓住其阳衰阴盛致厥的机理,及时投用四逆汤以回阳救逆。若不当机立断,则贻误治疗,害莫大矣。

以上两条皆是讨论寒厥证的典型症状与治疗法则。寒厥乃真阳衰微、阴寒内盛之证,除四肢或全身厥冷之外,多伴大汗、大下利及虚阳外越之假热症状,虽有发热而胸腹并不灼热,虽有恶寒而脉反沉微欲绝,此为辨证要点。

【选注】

喻嘉言:此证较上条无外热相错,其为阴寒易明。然既云大汗、大下利,则津液亦亡,但此条不得不以救阳为急,俟阳回尚可徐救其阴,所以不当牵制也。(《尚论篇·厥阴经》)

程郊倩:盖少阴之厥冷,多得之自中。厥阴无此也,必因误汗及误下而来,其治之法,一准于少阴而已。如大汗,若大下利而厥冷者,因四逆汤温之之一证也。(《伤寒论后条辨·辨厥阴病脉证篇》)

陈亮斯:汗而云大,则阳亡于表;下利云大,则阳气亡于里矣。如果而又厥冷,何以不列于死证条中?玩本文不言五六日、六七日,而云大汗大下,乃阴寒骤中之证。凡骤中者,邪气虽盛而正气初伤,急急用温,正气犹能自复,未可即称死证,不比病久而忽大汗大下,阴阳脱而死也。(录自《伤寒论辨证广注·中寒脉证》)

尤在泾:此亦阳病误治而变阴寒之证。成氏所谓大汗若大下利,表里虽殊,其亡津液损阳气一也。阳虚阴胜,则生厥逆,虽无里急下利等证,亦必以救阳驱阴为急。《易》曰,"履霜坚冰至",阴盛之戒,不可不凛也。(《伤寒贯珠集·厥阴篇》)

刘渡舟:大汗出或大下利,不仅伤阴,更可伤阳。今大汗、大下利之后出现厥冷,知为阳气大伤,阴寒内盛所致。此时虽无虚阳外越的发热证,亦当急以四逆汤回阳救逆。正如喻嘉言所说:"此条较上条无外热相错,其为阴寒易明。然既云大汗大下利,则津液亦亡。但此条不得不以救阳为急,俟阳回尚可徐救其阴"。因本证之津伤来自阳虚,故可不必救阴,而以四逆汤温阳,阳气得复,则气化行、阴液自生。"大汗,大下利"在这里既可看作是导致伤阳的原因,又可理解为阳虚不能固摄的病变结果,实含有双重意义。(《伤寒论诠解·辨厥阴病脉证

并治法》)

【评述】对本证的成因,各家说法不一,程郊倩、尤在泾认为由误治所致,陈亮斯力倡阴寒骤中之说,验之临床则两者均有可能。喻嘉言言本证属阴阳两伤,当急救其阳,故用四逆汤,诚为卓见。刘渡舟谓"大汗、大下利"实含因与果的双重意义,亦有助于对原文的灵活理解与运用。

（八）痰厥（355）

【原文】

病人手足厥冷,脉乍紧者,邪[1]結在胸中,心下滿而煩,飢不能食者,病在胸中,當須吐之,宜瓜蒂散。（355）

瓜蒂 赤小豆。

上二味,各等分,異擣篩,合内臼中,更治之,別以香豉一合,用熱湯七合,煮作稀糜,去滓取汁,和散一錢匕,溫頓服之。不吐者,少少加,得快吐乃止。諸亡血虛家,不可與瓜蒂散。

【词解】

（1）邪:这里指停痰、食积等致病因素。

【提要】胸中痰实致厥的证治。

【释义】病人出现手足厥冷时,切其脉象乍然而紧,同时伴有脘腹与胸膈满闷、心烦、饥不能食的症状,这是由于痰涎或宿食等有形实邪阻塞于胸中所致。

邪实于胸膈,胸阳被阻,不能外达于四肢,故手足厥冷;脉乍然而紧,不仅为寒邪收引之象,而且主痰涎、宿食等实邪阻滞于里,《金匮要略·腹满寒疝宿食病脉证治第十》云:"脉乍紧如转索无常者,有宿食也。"又云:"脉紧,头痛风寒,腹中有宿食不化也。"即是明证。实邪郁遏气机,脾胃升降失常,运化无权,故见心下满而烦,饥而不欲食。

本证邪实胸中,病位偏高,本着"其高者,因而越之"的治疗原则,用瓜蒂散因势利导,涌吐胸中之实邪。实邪得去,胸阳畅达,气机通利,则肢厥烦满诸症自解。

《伤寒论》中痰食阻滞证共有三条,除本条外。166条云:"胸中痞硬,气上冲咽喉不得息者,此为胸有寒也,当吐之,宜瓜蒂散。"324条云:"少阴病,饮食入口则吐,心中温温欲吐,复不能吐,始得之,手足寒,脉弦迟者,此胸中实,不可下也,当吐之。"虽叙证有别,但病机则一,故均以瓜蒂散主治。学者宜彼此互参。

【选注】

张隐庵:曰:病人者,非厥阴之为病,而亦非外受之寒邪也。以手足厥冷,故列于厥阴篇中。（《伤寒论集注·辨厥阴病脉证篇》）

汪苓友:此条证,乃厥阴病用吐之法也。病人者,厥阴病之人也。言病则气上撞,心痛之义已该其中,厥冷而但云手足,乃厥之微者也。厥则阳气内陷,脉不当紧,今则脉乍紧者,知邪气仅结于胸,未入于胃,邪结故脉紧也。邪在胸中,故心下满而烦,胃无邪故饥,不能食者,胸邪室塞,于食有碍,故虽饥而不能食也。仲景法,邪在胸中者,宜吐之,故与瓜蒂散以吐胸中之邪。（《伤寒论辨证广注·辨厥阴病脉证并治法》）

尤在泾:脉紧为实,乍紧者,胸中之邪能结而不能实也。夫胸中阳也,阳实气于四肢,邪结胸中,其阳不布,则手足无气而厥冷也。而胃居心下,心处胸间,为烦满,为饥而不能食,皆邪结胸中,逼处不安之故。经云,其高者,引而越之,胸邪最高,故当吐之,瓜蒂苦而上涌,能吐胸中结伏之邪也。此证不必定属阴经,即阳病亦有之也。（《伤寒贯珠集·厥阴病》）

何志雄:本条的病机在肺胃。痰食之气滞于肺胃,胃气不宣,阳气不能通达四肢故见厥。

胸阳失运、肺气不能正常通于脉,故见脉象时紧时缓。脉紧为气机欲透不得透之象。胸膈烦满因痰食互滞所致。胸中有郁热,故嘈杂似饥。胃滞不化,故不能食。因胃气不断上逆,故因势利导以瓜蒂散吐之。(《伤寒论选释和题答·厥阴病辨证论治篇》)

【评述】张隐庵认为此非厥阴病,因其手足厥冷,故列于厥阴病篇中;汪苓友则指出此证乃厥阴病用吐之法,病人者厥阴病之人也;以上两说均未免偏颇,惟尤在泾所论公允得当,瓜蒂散证不必定属阴经,即阳病亦有之。考论中三条有关原文,厥阴、少阴有之,太阳亦有之。尤在泾对本证病机的分析,以邪结胸中、其阳不布为要领,可谓入木三分。何氏更引伸至痰食之气滞于肺胃,临床上确有验证,颇能发挥瓜蒂散的特殊功效。

(九)水厥(356)

【原文】

伤寒厥而心下悸,宜先治水,当服茯苓甘草汤,却⁽¹⁾治其厥。不尔⁽²⁾,水渍入胃⁽³⁾,必作利也。茯苓甘草汤。(356)

　　茯苓二兩　甘草一兩,炙　生薑三兩,切　桂枝二兩,去皮

　　上四味,以水四升,煮取二升,去滓,分温三服。

【词解】

(1)却:然后。

(2)不尔:不这样。指不先治水。

(3)水渍入胃:水饮浸渍胃肠。

【提要】胃虚水停致厥的证治。

【释义】本条四肢厥冷而心下悸,为水饮停于心下胃脘部位所致。论中 127 条曰"太阳病,小便利者,以饮水多,必心下悸",《金匮要略·痰饮咳嗽病脉证并治第十二》云:"水停心下,甚者则悸"可见"心下悸"为水饮内停的主症之一。厥与心下悸并提,示人以同中求异的辨证方法。

水饮内停心下,阳气被遏,不能通达于四肢,故四肢厥冷;水停胃脘,上逆凌心,故心下悸动不宁。

既然厥与悸皆水停于中所致,故仲景提出"宜先治水"的原则。水饮去,则胃阳布,悸动止而手足自温。用茯苓甘草汤温胃阳以散水饮,不治厥而厥自回,这是治病必求其本的又一范例。假若医者不明此理,不知先治其水,贻误时机,使停水泛滥,下趋肠道,必然发生下利之证而更伤脾胃阳气,彼时厥冷悸动之证亦将更加严重。

上条论胸中痰实,阻遏胸阳,使阳气不能透达于四肢而致厥,当以瓜蒂散吐之,实邪去,阳气达,厥逆随之而解;本条论胃中停水,阻遏中阳,使阳气不达于四末而致厥,当以茯苓甘草汤温胃行水,俾水邪去,阳气通,其厥自去。此乃仲师示人审证求因,治病求本之法,学者当举一反三。

【选注】

喻嘉言:太阳篇中,饮水多者,心下必悸,故此厥而心悸者,明系饮水所致,所以乘其水未渍胃,先用茯苓甘草汤治水,以清下利之源,后乃治厥,庶不致厥与利相因耳。(《尚论篇·厥阴经全篇》)

柯韵伯:心下悸是有水气,今乘其未渍胃时先治之,不致厥利相连,此治法有次第也。(《伤寒来苏集·伤寒论注·五苓散证》)

汪苓友:此条乃厥阴病热,消渴以后之变证也。成注引《金匮》云,水停心下则悸,兹则厥

而心下悸者,明系消渴饮水多,寒饮留于心下,胸中之阳不能四布,故见厥,此非外来之寒比也。故仲景之法,宜先治水,须与茯苓甘草汤,而治厥之法却在其中,盖水去则厥自除也。不尔者,谓不治其水也。不治其水,水渍而下入于胃,必作湿热利也。诸家注皆以阴寒为厥,谓仲景另有治厥法,误矣。又:茯苓甘草汤,兼治厥而心下悸,实防水渍入胃之药。胃,土也,补土所以胜水,故用茯苓甘草,又生姜辛温,亦能助胃,桂枝虽走太阳之药,其辛温之性,亦能借以助胃而散水。又胃,阳也,水,阴也,胃有积水,则阳气不能四布,姜桂之性,用以行胃阳而外达于四肢之间,却治厥也。譬之热证多服寒药,当以辛热之药从治,同一理耳。(《伤寒论辨证广注·辨厥阴病脉证并治法》)

钱天来:金匮云水停心下,甚者则悸;太阳病篇中,有饮水多者心下必悸。此二语虽皆仲景本文,然此条并不言饮水,盖以伤寒见厥,则阴寒在里,里寒则胃气不行,水液不布,必停蓄于心下,阻绝气道,所以筑筑然而悸动,故宜先治其水,当服茯苓甘草汤以渗利之,然后却与治厥之药,不尔,则水液即不流行,必渐渍入胃,寒厥之邪在里,胃阳不守,必下走而作利也。(《伤寒溯源集·厥阴篇》)

《医宗金鉴》:伤寒厥而心下悸者,不渴引饮,乃阴寒之厥悸也,若以饮水多,乃停水之厥悸也。故宜先治水,却治其厥,当与茯苓甘草汤,即桂枝甘草汤加茯苓生姜也。桂枝、甘草补阳虚也,佐生姜外散寒邪,则厥可回矣,君茯苓内输水道,则悸可安矣,此先水后厥之治也。盖停水者,必小便不利,若不如是治之,则所停之水渍入胃中,必作利也。(《医宗金鉴·订正仲景全书·伤寒论注·辨厥阴病脉证并治》)

刘渡舟:本条论水厥证治特点。水停于心下则悸,阳气被遏则厥,下注于肠则利。先治其水,则突出了治病求本之义。(《伤寒论校注·辨厥阴病脉证并治》)

【评述】对于本证病机,喻嘉言、柯韵伯、《医宗金鉴》、刘渡舟均认为是先有停水,后致厥与悸,而钱天来却认为厥寒在前,停水在后,水阻气道而致悸动,汪苓友又认为此属厥阴热证消渴饮水过多所致,仔细推敲,钱天来、汪苓友之说似不符仲景原旨。既是寒厥致水,欲治其本,必用四逆汤或茯苓四逆汤回阳救逆;若属热厥消渴,岂有停水之理? 对于本证治法,诸家认为是先治水,后治厥,故用茯苓甘草汤。惟刘渡舟指出治水乃治病求本之义,水去则厥悸自愈,下利亦可防患于未然也。

【治法】温胃散饮,通阳行水。

【方药】茯苓甘草汤方。

【方义】本方重用生姜(一般以 12~15g 为宜)温胃散饮,茯苓配桂枝通阳行水,炙甘草和中健脾,合为温胃行水之剂。由于胃脘停水不易速去,故可连续多服几剂,或与健脾的方药交替服用,以提高和巩固疗效。

茯苓甘草汤,茯苓桂枝白术甘草汤,茯苓桂枝甘草大枣汤均用茯苓、桂枝温阳利水,炙甘草和中健脾。但苓桂术甘汤以白术为君,重在健脾利水,主治脾虚水停证;苓桂甘枣汤以茯苓为君,重在利水宁心,主治下焦水动证;本方以生姜为君,重在温胃散饮,主治水停悸厥证。药仅一味之差,而主治各异,可见仲师制方之妙,学者最宜深思!

【方论选】

汪苓友:五苓散、茯苓甘草汤,二方皆太阳标本齐病,表里兼主之剂。何谓标,太阳之经是也。何谓本,膀胱府是也。经在表,本在里。五苓散证,邪已入腑,表证实微,故方中止用桂枝一味以主表,其余四味,皆主里之药也。茯苓甘草汤证,邪犹在经也,里证尚少,故方中止用茯苓一味以主里,其余三味,皆主表之药也。(《伤寒论辨证广注·辨太阳病脉证并治法

中》)

《医宗金鉴》:是方乃桂枝、五苓二方之义,小制其法也。有脉浮数汗出之表,故主以桂枝,去大枣芍药者,因有小便不利之里,恐滞敛而有碍于癃闭也。五苓去术、泽、猪苓者,因不渴不烦,里饮无多,惟小便一利可愈,恐过于燥渗伤阴也。(《医宗金鉴·订正仲景全书·伤寒论注·辨太阳病脉证并治中》)

何志雄:生姜温散胃水,是本方的主药,合桂枝以通阳解表;炙甘草和中,合桂枝以止心悸;茯苓益气利水,合桂枝以利小便。(《伤寒论选释和题答·太阳病辨证论治篇》)

《临证实用伤寒学》:方中重用生姜温胃散水气,茯苓助生姜利水。桂枝、甘草二药温阳化气,四药相配共奏温胃通阳化饮之功。(《临证实用伤寒学·茯苓甘草汤证》)

【评述】注家多谓茯苓甘草汤有表里双解的功效,实则本证并无表证,生姜于本方中以温胃行水为君,桂枝重在温阳化气,二药相伍似不在解表,故当以《临证实用伤寒学》之说为妥。

【临床应用】

(1)张仲景对本方的应用

1)主治伤寒胃虚停水,汗出之后不渴而心下悸者。见73条。

2)主治伤寒胃虚停水,四肢厥冷而心下悸者。见356条。

(2)现代应用

本方属苓桂剂之一,以温胃化饮为其主要功效。本方可通治冲气上逆,呕吐,心下悸,小便不利,指尖凉或有微热者。凡属胃阳不足,心下停水之证,不论有无表证,都可运用。

1)呼吸系统:用于治疗气管炎、支气管炎、慢支肺气肿、肺心病等临床符合脾胃阳虚,冲气上逆病机者。如王伯章用茯苓甘草汤合当归贝母苦参丸治疗肺胀喘悸83例,均以茯苓甘草汤合当归贝母苦参丸为基本方:桂枝、茯苓、川贝母、苦参、当归、杏仁、厚朴各10g,生姜6g,炙甘草8g,紫菀15g。兼外感者加麻黄、防风各10g;伴心下动悸者茯苓加至15g,酸枣仁15g;唇舌黯紫者,加桃仁5g;热咳甚者加桔梗12g,枇杷叶10g;寒咳者加干姜6g,五味子6g;痰多者加葶苈子10g;无痰而喘者加熟地黄30g,石膏20g;痰黄或发热者加金银花、连翘各15g,黄芩10g。每日1剂,水煎分2次温服,10天为1个疗程。结果:83例治疗1个疗程后喘、悸、咳症状好转者28例;治疗2个疗程后,有效者27例;治疗3个疗程后有效者11例。总有效率为78%[50]。胡振斌等用本方加味治疗膀胱咳。咳嗽时尿液失禁的一种病证。中医称之为膀胱咳。《素问·咳论》有"膀胱咳状,咳而遗溺"的记载。胡氏认为膀胱咳是外邪不能从表而解,反而内陷,以致肺气宣发肃降失司,肺气上逆而咳嗽加重;脾气虚弱则中气下陷,气陷则升举摄纳无权,膀胱气化不利,故咳嗽小便自出;肾阳虚则失主纳气之权而见胸闷气短,肾阳不振则手足不温。故以温阳补肾,健脾宣肺治之而获效。方中炙黄芪、党参益气健脾;五味子收敛肺、肾耗散之气;紫菀、桔梗宣肺止咳;茯苓健脾利水,配桂枝一利一温,通阳化气;炙甘草补虚和中,兼调和诸药,后加菟丝子增强温阳补肾之功。诸药合同,共奏温阳补肾,益气健脾,宣肺止咳之功。使肺主宣肃,脾得健运,肾司开合使膀胱气化而行水,故诸症悉除[51]。

2)内分泌系统:用治特发性水肿。胡氏用茯苓甘草汤加味治疗脾肾阳虚,水湿内阻导致的水肿。基本方:茯苓15g,桂枝10g,炙甘草6g,生姜3g,炒白术10g,续断10g。3剂,水煎服,日1剂。服药3剂后,浮肿减轻。效不更方,守上方再进15剂,诸症消失。随访2年,未见复发[51]。

3)消化系统:心脾阳虚、温运失职,水邪泛滥所致功能性消化不良、慢性浅表性萎缩性胃炎、霉菌性肠炎、十二指肠球部溃疡、胃痉挛、胃神经官能症、习惯性便秘等病证,可用茯苓甘草汤为主调治。如金东明用茯苓甘草汤治疗顽固性便秘1例疗效满意[52]。

(3)医案选录

1)膀胱咳(咳而小便自出):周某,女,62岁,退休工人,2002年1月20日初诊。自诉因外感而致咳嗽,头身疼痛。初见鼻塞流涕,而恶寒发热,咳嗽头痛,全身不适,自服止咳及抗感冒等西药,唯咳嗽不愈,而余症减轻。后到某医院门诊就诊,诊为气管炎,予以点滴"消炎药"(具体药物不详)2d,症状未见好转,自觉咳嗽加重,夜间尤甚,咳嗽时小便自出,胸闷气短。次日即邀我出诊,刻诊:痛苦面容,精神委靡,形体虚弱,咳嗽遗尿,手足不温,口淡不渴。质淡,苔薄白,脉沉细而弱。四诊合参,证属脾肾阳虚,肺失宣肃。治以温阳补肾,益气宣肺。方用茯苓甘草汤加味,处方:炙黄芪15g,党参15g,五味子10g,紫菀10g,桔梗10g,茯苓15g,桂枝10g,炙甘草6g,生姜3g。3剂,水煎服,日1剂。3剂后,诸症大减,精神转佳。方已中病,守上方加菟丝子10g,再服5剂。药尽咳愈,小便无异常,诸症消失,随访半年无此患。

按膀胱咳是指咳嗽时尿液失禁的一种病证。《素问·咳论》有"膀胱咳状,咳而遗溺"的记载。本例患者平素脾气虚弱,冬季感受外邪而致咳嗽,此为外邪侵袭肌表,毛窍闭束。治以辛温之品,疏散风寒,宣肺解表可愈。然而西医诊为气管炎,给予"消炎药"治疗,反而咳嗽不愈,兼见胸闷气短,咳嗽遗尿症。我认为这是外邪不能从表而解,反而内陷,以致肺气宣发肃降失司,肺气上逆而咳嗽加重;脾气虚弱则中气下陷,气陷则升举摄纳无权,膀胱气化不利,故咳嗽小便自出;肾阳虚则失主纳气之权而见胸闷气短,肾阳不振则手足不温。故以温阳补肾,健脾宣肺治之而获效。方中炙黄芪、党参益气健脾;五味子收敛肺、肾耗散之气;紫菀、桔梗宣肺止咳;茯苓健脾利水;配桂枝一利一温,通阳化气;炙甘草补虚和中,兼调和诸药;后加菟丝子强温阳补肾之功。诸药合同,共奏温阳补肾,益气健脾,宣肺止咳之功。使肺主宣肃,脾得健运,肾司开合使膀胱气化而行水,故诸症悉除。(《安徽中医临床杂志》2003,15(5):437)

2)习惯性便秘:申某,女,岁,长春市人,2001年7月30日初诊,病历号为001073001。主诉:便秘30余年,浮肿、心悸10余年,加重2周。现病史:30余年前因生活操劳、作息不规律引起便秘,自认为是正常现象未在意,以后形成习惯性便秘,一般5至7天,长则10天以上1次。10余年前因劳累、心情不畅出现双下肢浮肿、心悸,随劳动、活动量大小加重或减轻,经省级医院诊为冠心病。2周前因过怒、过累、不欲进食而至今未大便,心悸加重,常觉气短,胸闷乏力,双腿沉重,行走困难。伴颜面发紧,双手胀痛,饮食减少。查:T 36.2℃,P 76次/分,R 19次/分,BP 120/80mmHg。身体略瘦,颜面虚浮,面色晦黯,双手不温,微肿。唇舌淡,齿痕明显,脉沉弱。既往无特殊记载,心电图报告心肌缺血。中医诊断:便秘、心悸、水肿(西医诊断:习惯性便秘、冠心病、心功能Ⅱ级),证属心脾两虚,治宜补益心脾,温阳化气。处方:茯苓30g,当归30g,桂枝30g,生姜15g,炙甘草10g,制附子8g,番泻叶代茶,便通为度。7剂,每日1剂,水煎温服,每日3次。

2001年8月6日二诊:浮肿、心悸明显减轻,服药当天大便,至今大便3次。自觉面色好转,饮食量增,能做轻微家务。查:T36.4℃,P 82次/分,R 20次/分,BP 120/80mmHg。唇舌淡红,脉沉。调方:茯苓30g,当归30g,桂枝30g,生姜8g,炙甘草5g,制附子5g,大黄5g。7剂,每日1剂,水煎温服,每日3次。

2001年8月13日三诊:大便每日1次,心悸胸闷气短消失,饮食正常。除行走时间长踝部稍见浮肿外,余无不适。继服7剂,10天服完停药。嘱平时常食鲫鱼汤。同年12月随访,未再复发。体会:便秘为临床常见病,特别是今天由于生活节奏的加快,作息规律的失调,心理压力的增大,对胃肠功能造成直接影响,导致大肠传导失职,形成便秘。便秘影响新陈代谢,久则成为多种疾病的原因。现代临床已经证明,冠心病患者用力排便可诱发心绞痛;高血压、脑动脉硬化患者因用力排便可形成脑出血;用力排便胸腔腹腔压力急剧增加,静脉回流受阻,静脉血管压力增大,可形成大吐血或大咳血。值得注意的是,由于便秘不像其他疾病那样可以严重影响生活和工作,往往难以引起足够的重视,从而使便秘成为健康的隐形杀手,更具危险性。便秘主要为虚实两种,属实者以阳明腑实为多,属虚者以肠燥津亏为多,前者治疗多用大、小承气汤、调胃承气汤等,后者治疗多用麻子仁丸、五仁丸等。也有用番泻叶代茶治疗者,但单用此法,或因停药而便秘复作,或用一段时间后效果不明显。治疗便秘,取得效果并不难,但要做到停药后不复发,绝非易事。

本案便秘既有共性又有个性,其个性在于患者年事高,疾病症状多。便秘、心悸,水肿,证候不同,机理则一,均由心脾阳虚、温运失职,而致肠失传导,胸阳不振,水邪泛滥,故用茯苓甘草汤为主调治,加当归补血并润肠,现代药理研究证明能纠正心悸缺血;加附子壮元阳以温脾阳,加番泻叶代茶以利年高病体较快起效。以此扶正祛邪兼顾,脏腑同调,刚柔并进,而收良效。(《中国中医基础医学杂志》2004,10(4):290)

【现代研究】

(1)茯苓甘草汤能改善胃肠消化功能:茯苓甘草汤可能通过提高胃窦部乙酰胆碱酯酶(AChE)的含量。降低一氧化氮(NO)的含量的综合作用以改善对功能性消化不良(FD)大鼠胃液体排空延迟,从而促进胃及十二指肠运动,加快胃排空,改善胃肠消化功能[53]。

(2)茯苓甘草汤能改善肺功能:复方茯苓甘草汤能使低氧大鼠的肺功能在一定程度上改善。临床用于防治低氧性肺动脉高压。长期使用加味茯苓甘草汤可有效防治慢性缺氧性肺动脉高压,其机理与抑制磷脂酶A2及相关炎性介质,降低自由基的毒性有关。据研究复方茯苓甘草汤对肺动脉高压大鼠肺动脉转化生长因子表达具有影响作用,该方有防治肺动脉高压、帮助肺血管重构的作用,对细胞的增殖与分化、细胞外基质的产生、血管的生成、细胞凋亡及机体免疫系统均起着重要的调节作用,治疗效果确定,值得推广[54]。

(3)茯苓甘草汤有明显的利尿和抑菌等药理功能:茯苓甘草汤对小白鼠利尿作用实验显示,在投药后第2小时茯苓甘草汤有类似速尿样的明显的利尿作用。茯苓甘草汤的利尿作用可能与组成该方的茯苓、生姜等单味药物的利尿作用,或者配伍协同作用有关。茯苓甘草汤之所以有明显的利尿作用,可能与其能抑制肾小管和集合管的重吸收作用有密切的关系。茯苓甘草汤对大肠杆菌无抑菌作用,因此在临床上茯苓甘草汤不论是治疗泌尿系统疾病,还是治疗肠道感染性疾病,即使是长期服用本方,也不会产生人体肠道菌群失调的副作用,是一首较为安全、有效、理想的方剂[55]。

(十)上热下寒之厥(357)

【原文】

伤寒六七日,大下后,寸脉沉而迟,手足厥逆,下部脉[(1)]不至,喉咽不利[(2)],唾脓血,泄利不止者,为难治,麻黄升麻汤主之。(357)

麻黄二两半,去节　升麻一两一分　当归一两一分　知母十八铢　黄芩十八铢　萎蕤十八铢。一作

菖蒲　芍藥六銖　天門冬六銖,去心　桂枝六銖,去皮　茯苓六銖　甘草六銖,炙　石膏六銖,碎,綿裹
白术六銖　乾薑六銖

　　上十四味,以水一斗,先煮麻黄一兩沸,去上沫,内諸藥,煮取三升,去滓,分溫三服。相去如
炊三斗米頃令盡,汗出愈。

【词解】

（1）下部脉:有三种解释,一说指尺脉部,因寸关尺三部中,尺脉为下部,故称下部脉;一
说指趺阳脉,位于足背部;一说指太溪脉,位于足跟凹陷中。从证候分析,当以第二说为是。

（2）喉咽不利:咽喉肿痛,吞咽困难。

【提要】上热下寒,正虚阳郁致厥的证治。

【释义】伤寒六七日,邪气传里,病至厥阴,当属上热下寒之证。医者若不细审证情,只
见其上热而妄用寒凉攻伐之品,必致正气大伤,邪气内陷,阳郁不伸,上热下寒之证更趋严
重。下后津伤,阳气内郁,故寸脉沉而迟;阳虚气抑,不达四末,故手足厥逆;下后阴阳两伤,
阴伤则热愈炽而上灼,痹阻咽喉,灼伤络脉,故咽喉不利、唾脓血;阳伤则脾更寒而气下陷,故
下部脉不至、下利不止。

　　证既属正虚邪陷,肺热脾寒,阴阳错杂,治疗甚为棘手,欲治其热则碍寒,欲治其寒则碍
热,攻邪则伤正,扶正则助邪,故曰"难治"。但是,尽管证情复杂,只要能够抓住主要矛盾,针
对上热下寒、正虚阳郁的病机,采用复方大剂麻黄升麻汤发越郁阳,清上温下,则诸症可迎刃
而解,厥逆自回。

　　综以上观,《伤寒论》厥证辨治,内容十分丰富,有寒厥、热厥、蛔厥、脏厥、痰厥、水厥、气
厥、血厥以及上热下寒之厥。其中,寒厥又包括阴盛阳衰之厥、寒凝下焦之厥、血虚寒凝之厥
与阳郁不达之厥四种,热厥既有邪热深伏、热深厥深者,又有阳热内郁、热微厥微者。仲景又
启示后人,辨厥须注意脉诊之鉴别,以及伴随症状、厥冷程度之比较。如热厥因邪热壅盛于
内,故脉多滑数有力或实大,而寒厥因阴盛阳衰、运脉无力,故脉多微细或沉微。又如,同是
寒厥,阴盛阳衰者可见脉微欲绝,而血虚寒凝者则为脉细欲绝,阴盛阳郁者则为脉急促或短
促无力。再如脏厥与蛔厥,均见脉微、肢厥、烦躁,而脏厥为全身厥冷,脉微欲绝,烦躁以躁为
主,躁无暂安时,此为阳衰阴盛、脏气将绝之候,蛔厥则表现手足厥冷与烦躁时发时止,烦躁
以烦为主,有的病人会伴有呕吐蛔虫的病状。

　　关于厥证的现代研究,近年来有的学者通过动物模型实验证明,寒厥和热厥与感染中毒
性休克、微循环衰竭有关。时振声指出,感染性休克（中毒性休克）有微循环障碍,类似厥阴
病的热厥与寒厥。一般感染性休克有两种类型:一为低动力型,一为高动力型。现在多认为
高动力型是感染性休克发展过程的早期阶段,预后比较好;低动力型是感染性休克发展过程
的晚期阶段,预后较差。也有认为在发生感染性休克之前,如果病人有血容量丢失者（如汗、
吐、下后）就多表现为低动力型;如果血容量正常,就多表现为高动力型。高动力型休克临床
上以高热、皮肤潮红而干燥,但四肢厥冷为主要表现（暖休克）,同时可见呼吸急促,烦躁不
安,甚至神昏,脉搏充实有力,类似热厥;低动力型在临床上体温可以不升,皮肤苍白湿冷,四
肢厥冷更甚,感觉迟钝,深度昏迷,脉搏细速无力（冷休克）,类似寒厥。高动力型转化为低动
力型,则类似热厥转化为寒厥[44]。由此可见,对厥证的深入研究,将为经方治疗危重急症开
辟更广的途径。

【选注】

成无己:大下之后,下焦气虚,阳气内陷,寸脉迟而手足厥逆,下部脉不至。厥阴之脉,贯

膈,上注肺,循喉咙。在厥阴随经射肺。因亡津液,遂成肺痿,咽喉不利,而唾脓血也。《金匮要略》曰:"肺痿之病,从何得之,被快药下利,重亡津液,故得之。"若泄利不止者,为里气大虚,故云难治。与麻黄升麻汤。以调肝肺之气。(《注解伤寒论·辨厥阴病脉证并治》)

喻嘉言:按寸脉沉而迟,明是阳去入阴之故,非阳气衰微可拟,故虽手足厥逆,下部脉不至,泄利不止,其不得为纯阴无阳可知。况咽喉不利,唾脓血,又阳邪搏阴上逆之征验,所以仲景特于阴中提出其阳,得汗出而错杂之邪尽解也。(《尚论篇·厥阴经全篇》)

柯韵伯:寸脉沉迟,气口脉平矣,下部脉不至,根本已绝矣。六府气绝于外者,手足寒,五脏气绝于内者,利下不禁。咽喉不利,水谷之道绝矣,汁液不化而为脓血,下濡而上逆,此为下厥上竭,阴阳离决之候,生气将绝于内也。旧本有麻黄升麻汤,其方味数多而分量轻,重汗散而畏温补,乃后世粗工之伎,必非仲景方也。此证此脉,急用参附以回阳,尚恐不救。以治阳实之品,治亡阳之证,是操戈下石矣。敢望其汗出而愈哉。绝汗出而死,是为可必。(《伤寒来苏集·伤寒论注·四逆汤证上》)

程门雪:前谓此方之误甚明,今觉不然,记于下:此证上热下寒也。因大下之后,而至手足厥逆,泄利不止,下部脉不至,其为下焦虚寒当温之候甚明。所可异者,则在咽喉不利、唾脓血一症耳。夫唾脓血可见非虚火迫血之故,与阴盛格阳者不同,况以方合症,更可知矣。此乃表寒陷营,寒束热郁之故。故以升麻开提之,石膏、知母、黄芩清之,天冬、玉竹润之;一面更以当归、芍药、桂枝、甘草治其手足厥逆、脉不至;干姜、茯苓、白术治其泄利不止;仿当归四逆、理中之意也。不用附子者,防唾脓血之上热耳。辛凉清润治其上,温通止利治其下,复方亦费苦心。其药似杂乱而实不杂乱,纵非仲师方,亦后贤有得之作,未能一概抹杀也。东垣治吐血有麻黄人参芍药汤一法,即此方上一半之法,可知世固有此等证,然则上实下虚之证,又安能必其无耶? 柯氏未之思,遽下断语,不当也。乙酉读此条,得其解,因记其大略于旁,学无止境,勿遽自以为是也,观此可征。(《中医杂志》1979,(10):79)

刘渡舟:误下之后,表邪遏于胸中,阴寒逆于腹内,寒盛于中,乃是本证的病机特点。麻黄升麻汤,擅于发越胸中阳郁之邪,此乃寒热并用而又能透邪外出的一种治疗方法。(《伤寒论校注·辨厥阴病脉证并治》)

【评述】诸家多认为本证乃误下之后,寒热虚实错杂,如成无己谓"下焦气虚,阳气内陷";喻嘉言谓"阳邪搏阴上逆""非阳气衰微可比";程郊倩谓"上热下寒""上实下虚";刘渡舟谓"表邪遏于胸中,阴寒逆于腹内,寒盛于中"虽措辞不一,但均能切中病机,对原文内蕴有所阐发,颇具参考价值。柯韵伯则认定本证为"下厥上竭,阴阳离决之候",麻黄升麻汤"乃后世粗工之伎,必非仲景方也","以治阳实之品,治亡阳之证,是操戈下石矣"柯韵伯之论,未免过于武断,程郊倩对此批驳,所言极是。

【治法】发越郁阳,清上温下。

【方药】麻黄升麻汤方。

【方义】本方以麻黄、升麻为君,二药用量最大,发越郁阳;石膏、知母、黄芩泻火解毒,清解肺热,桂枝、干姜温运脾阳,祛除下寒,两组药一清上热,一温下寒,清肺温脾为臣;天冬、玉竹、当归、芍药清金润肺,滋阴养血为佐;白术、茯苓、炙甘草健脾益气为使。本方药物虽多,但配伍严谨,组合有度,具有清上、温下、和中,发越郁阳,祛邪扶正的综合作用,值得深入研究。

本方的给药时间是"相去如炊三斗米顷,令尽",与一般常规服药日二服或三服不同。在短时间内将三服药全部服完,主要使药力持续,则内郁热邪容易外达而从汗解,这对加强药效有很大帮助。可见,本方不仅组方严谨,而且服药亦有规矩,非仲景制方岂能如此?

【方论选】

张令韶:伤寒六七日,乃由阴出阳之期也。粗工以为大热不解而大下之,虚其阳气,故寸脉沉迟,手足厥逆也。下为阴,下部脉不至,阴虚不能上通于阳也。咽喉不利吐脓血,阳热在上也,泄利不止,阴寒在下也,阴阳两不相结,故为难治。与升麻、麻黄、桂枝以升阳,而复以茯苓、白术、干姜调其下利。与当归、白芍、天冬、萎蕤以止脓血。与知母、黄芩、甘草以利咽喉。石膏性重,引麻黄、升麻、桂枝直从里阴而透达于肌表,则阳气下行,阴气上升,阴阳和而汗出矣。此方药虽驳杂,意义深长,学者宜潜心细玩可也。(《伤寒论直解·厥阴病篇》)

王晋三:麻黄升麻汤,方中升散、寒润、收缓、渗泄诸法具备,推其所重,在阴中生阳,故以麻黄升麻名其汤。膏、芩、知母苦辛,清降上焦之津,芍药、天冬酸苦,收引下焦之液,苓草甘淡,以生胃津液,归、术、萎蕤缓脾以致津液。独是十味之药,虽有调和之致,不能提出阴分热邪,故以麻黄、升麻、桂枝、干姜开入阴分,与寒凉药从化其热,庶几在上之燥气除,在下之阴气坚,而厥阴错杂之邪可解。(《绛雪园古方选注·汗剂》)

王朴庄:君以麻黄,取其捷于得汗也。升麻解毒,当归和血,故以为臣。然后以知母、黄芩清肺热,萎蕤、天冬保肺阴,姜甘三白治泻利。复以桂枝、石膏辛凉化汗,入营出卫,从肺气以达四末,纪律森严,孰知良工心苦哉!(《世补斋医书续集·伤寒论注·厥阴病状》)

郭子光:本条汤证,证候甚为少见,用药极其复杂,古注家如柯韵伯、丹波元坚等均认为非仲景之汤证,乃后世粗工杜撰,笔者从此。(《伤寒论汤证新编·少阴病》)

赵凌云:方用麻黄、升麻辛温微苦,引阳气以发阳邪;当归辛甘温、知母辛苦寒、萎蕤甘平、天冬甘苦寒,用此四味之滋润,则肺气,得润而利,而不蒙受二麻发越之苦;桂枝、干姜通阳脉以止厥,用黄芩、石膏之寒,以和中气,则中焦不受桂、姜燥烈之害。其芍药、甘草、茯苓、白术,则不特止其泄利,抑以安中益气,以为通上下和阴阳之用也。(《简明伤寒论注解及临床应用·辨厥阴病脉证并治》)

【点评】以上注家多从寒、热、温、清、收、缓、渗、泄、升、透、润、滋等方面解释本方复杂组成的配伍意义,对后世临床运用颇有启迪。然否定论者认为此方药多杂乱,乃后世粗工之使云云,恐不能令人信服。

【临床应用】

(1)现代应用

麻黄升麻汤为清上温下,益阴解毒,发越郁阳之剂。本方药味多,剂量小,寒热并用,攻补兼施,而重在宣发郁阳,扶正达邪。

1)呼吸系统:用于治疗外感温热病后期邪陷于里,阳郁不伸,上热下寒,寒热错杂之上呼吸道感染、肺炎、支气管炎、气胸、支气管扩张、肺脓疡病程较长、吐脓血而手足凉等病证,有一定疗效。如王灿勋用麻黄升麻汤加减治疗慢性喘息性支气管炎、自发性气胸均获满意疗效[56]。李赛美用麻黄升麻汤治疗反复咳嗽、咯痰,伴后背酸痛10天的患者,患者咳嗽,自服止咳药物治疗无明显疗效,症状逐渐加重,并出现后背部疼痛,两颧潮红、纳差、口淡,双手、双足时觉麻木,寐差多梦,夜尿多且带泡沫,舌红、苔白滑,脉沉细。既往有2型糖尿病病史5年,一直口服盐酸二甲双胍片治疗,血糖控制尚可。中医诊断为咳嗽,证属肺热郁闭,上热下寒,瘀阻经络。治以清热化痰、宣肺止咳,兼以温阳通络,方用麻黄升麻汤加减。处方:生石膏30g,玉竹、天冬各15g,升麻、当归、白芍、知母、黄芩、桂枝、白术、干姜各10g,炙麻黄、炙甘草各6g。5剂,每天1剂,水煎服。复诊咳嗽明显好转,痰少,项背部已无酸痛,夜尿次数减少,手足麻木感明显减轻[57]。

2)消化系统:依据病机特点为阳郁不升,上热下寒;治疗急慢性胃肠炎、复发性口疮、结核性腹膜炎等病。如林士毅用麻黄升麻汤加减治疗上热下寒,阴阳俱不足的复发性口疮1例:方用麻黄升麻汤原方去石膏加连翘、白芷:麻黄6g,升麻10g,当归12g,知母12g,黄芩10g,玉竹15g,赤芍15g,天冬15g,肉桂末(冲)3g,云苓12g,生甘草10g,炒白术12g,干姜10g,党参15g,连翘12g,白芷10g,6剂。另加漱口方:藿香12g,佩兰10g,茵陈30g,黄连10g,金银花30g,连翘12g。忌食辛辣之物。服药6剂,口中只剩3个较大之溃疡,且疮面明显缩小,已不疼痛。续进原方6剂,溃疡愈。遂以原方去连翘、白芷、麻黄、升麻,嘱其平时常服,或隔3天,或隔5天,扶阳养阴以改善体质[58]。蔡丽慧等用麻黄升麻汤加减治疗上热下寒,虚实兼夹的慢性胃炎、慢性肠炎均6～7剂痊愈[59]。

3)运动系统:用于类风湿关节炎、风湿性关节炎、痛风性关节炎、骨骺炎及骨缺血性坏死、骨折愈合迟延等,以久病正虚寒凝、筋脉失养、关节不利为病机特点。如李赛美用麻黄升麻汤治疗老年正虚,兼有肺热的痛风1例,临床症状缓解[57]。

4)五官科:本方可治疗慢性咽炎、喉炎、牙龈炎、鼻炎、猩红热垂危患者,热毒郁闭不能外达,上壅于咽喉,而表现为咽喉糜烂肿痛,高热,身陷隐约之痧疹等证候。如用本方治疗牙龈炎,患者左侧牙龈肿痛20天,波及面颊及下颌疼痛,口干咽燥,迭进清热泻火解毒之剂,疼势未减,反见腹痛泄泻,不思饮食,畏寒肢冷,舌质略红,舌苔薄白,脉沉。刘渡舟认为,病初为阳明热证,但屡用寒凉伤及太阴,导致上有牙龈肿痛的热实证,下有肢冷泄泻的虚寒证,与厥阴误下变证殊途同归。予麻黄升麻汤:麻黄12g(先煎去沫),升麻、桂枝、石膏、干姜各10g,白芍、茯苓各15g,白术、当归、知母、黄芩、葳蕤、天冬、炙甘草各6g,水煎温服,5剂后诸症皆瘥[59]。郭险峰用本方治疗1例鼻黏膜脱落症,患者为鼻出寒气、形寒颤缩的男性患者,36岁,伴随咽痛,整个咽腔充血,呼吸迫促似将死状,嗳气、心、腹胀、肠鸣、便溏、喜唾白沫,自以为感冒,间断自服安乃近月余。初以为发表太过,致阴阳两虚,遂与芍药甘草附子汤加炮姜、麻黄、细辛,(温热药量极小,均为3g以内),服一剂寒气虽除,但口鼻"冒火",心中甚恐,遂停药。至1998年2月12日,病剧,其间曾服清热药、消炎药。刻诊闻凉则心烦,消炎及激素药则寒缩冷甚,市四院测甲状腺功能及血液常规均正常,定为自主神经功能紊乱。患者咽疼、红肿、充血原为上热,便溏、喜唾实为中寒,颇与麻黄升麻汤对症,急投原方剂,大效且无弊,共9剂痊愈。随访半年,无反复[60]。

5)其他:以久病虚实互见,寒热错杂为病机特点,故可用于治疗糖尿病、围绝经期综合征、自主神经功能紊乱等病。李寿山等用麻黄升麻汤加减治疗2例自主神经功能紊乱,均取得满意疗效[61]。

(2)医案选录

1)治口疮:张某,女,52岁,护士,2007年4月12日初诊。现已绝经1年。患者五六年前开始时出现口腔溃疡,近1年来加重,常常1个月内20余天长有口腔溃疡。经服用维生素及中药清热解毒、滋阴泻火等品,未见疗效。现口中有数个溃疡点,最大者有3mm×3mm,在左侧舌边,中心已是白色脓点,边缘红肿,疼痛。心烦,睡眠不佳,口渴,不欲饮。平素大便略溏薄,纳食尚可,但不能进食寒凉之物,否则腹痛下利。小便清,怕冷,腰酸,舌体瘦、边尖红,舌苔有裂纹,脉沉细数。辨证:上热下寒,阴阳俱不足。方用麻黄升麻汤原方去石膏加连翘、白芷,药用:麻黄6g,升麻10g,当归12g,知母12g,黄芩10g,玉竹15g,赤芍15g,天冬15g,肉桂末(冲)3g,云苓12g,生甘草10g,炒白术12g,干姜10g,党参15g,连翘

12g,白芷10g,6剂。另加漱口方:藿香12g,佩兰10g,茵陈30g,黄连10g,金银花30g,连翘12g。忌食辛辣之物。服药6剂,口中只剩3个较大之溃疡,且疮面明显缩小,已不疼痛。续进原方6剂,溃疡愈。遂以原方去连翘、白芷、麻黄、升麻,嘱其平时常服,或隔3天,或隔5天,扶阳养阴以改善体质。

按:是案患者病机复杂,上热下寒,虚实夹杂。口中生疮,红肿疼痛,是为上焦热毒郁结;热扰心神则有心烦失眠,热伤津液则见口渴;从舌体瘦、有裂纹,脉细数,更知平素阴水不足;阴虚不能制火,火毒更盛,口疮时发难愈,疼痛难忍。而另一方面,大便溏薄、不能进食寒凉、小便清、怕冷、腰酸、脉沉,是明显的脾肾阳虚。故用仲景麻黄升麻汤,少量麻黄发越郁火,升麻升散解毒,取"火郁发之"之意;知母、黄芩清上焦火热,玉竹、天冬、赤芍、当归滋阴凉血;参、术、姜、草、苓是为理中、四君,合肉桂助脾肾阳气,肉桂更能引虚火归原。去石膏者,恐其寒凉伤中也。连翘、白芷是笔者喜用治疮疡之对药,一凉一温,辛散开结,消肿疗疮止痛。更有漱口方,功能清热化湿解毒,改善口腔局部环境。尤其是茵陈一味,用治口疮有奇功。此法寒热并用,清上温下,补虚泻实,整体和局部合用,切合病机,故能取效。而"冰冻三尺非一日之寒",患者体质因素是其口疮复发的土壤,欲断其根,必调其体质。故在口疮愈后给方让其常服,当然能制成丸药更好。(《江西中医药》2008,39(11):51-52)

2)咳嗽:康某,女,35岁,2008年12月13日就诊。主诉:反复咳嗽、咯痰,伴后背酸痛10天。患者10天前因气候骤变出现咳嗽,自服止咳药物治疗无明显疗效,症状逐渐加重,并出现后背部疼痛。诊见:咳嗽,痰多色黄,后背尤其是项背部酸痛,两颧潮红,纳差,口淡,双手、双足时觉麻木,寐差多梦,夜尿多且带泡沫,舌红、苔白滑,脉沉细。X线胸片检查未发现明显异常。既往有2型糖尿病病史5年,一直口服盐酸二甲双胍片治疗,血糖控制尚可。中医诊断为咳嗽,证属肺热郁闭,上热下寒,瘀阻经络。治以清热化痰、宣肺止咳,兼以温阳通络,方用麻黄升麻汤加减。处方:生石膏30g,玉竹、天冬各15g,升麻、当归、白芍、知母、黄芩、桂枝、白术、干姜各10g,炙麻黄、炙甘草各6g。5剂,每天1剂,水煎服。12月20日复诊:服药后咳嗽明显好转,痰少,项背部已无酸痛,夜尿次数减少,手足麻木感明显减轻。

按:本例患者消渴日久,素体阴亏燥热,病久则阴损及阳,故出现两颧潮红、纳差、口淡、肢冷、夜尿多等阴阳两虚之症;复感外邪,阳气本欲驱邪外出,但又虚衰无力抗邪,郁闭上焦,导致肺失宣降,痰浊内阻,而出现咳嗽、咯痰;项背部阳气郁闭,不通则痛,故酸痛;又因久病必瘀,瘀血入络,故双手、双足麻木;舌红、苔白滑,脉沉细为本虚标实、上热下寒之征。四诊合参,病机特点为本虚标实,寒热错杂。治以麻黄升麻汤寒温并用,方中麻黄发越肺经之火郁,为防发散太过,麻黄炙用,兼顾宣肺止咳;升麻升散解毒,使阳郁得伸,邪能外达;知母、黄芩、天冬、玉竹、石膏清肺胃之热,兼以滋阴;当归、桂枝合用养血通络;白术、干姜、炙甘草健脾温中。全方共奏平调寒热、扶正祛邪之功,诸症自解。(《新中医》2010,42(7):107-108)

3)慢性咽炎:陈某,女,54岁,高州人,农场职工,在海南居住、工作20余年。2009年1月29日初诊。主诉:咽痛2年余,伴牙龈肿痛1个月。患者2年前感冒,因服苦寒泻火之剂误治,致咽喉疼痛迁延不愈。2007年3月2日某医院诊断为慢性咽炎。2年来经中西医多方诊治,中药多为清热解毒泻火、苦寒利咽之剂,未见显效,时作时止,反见腹痛、泄泻;西药多为青霉素等抗生素药物。1个月前因贪食煎炸品加重,经人介绍前来求诊。刻诊:咽喉疼痛,扁桃体I度肿大,有白色脓点,两侧牙龈肿痛,波及下颌、两侧面颊和胸索乳突肌牵扯痛,张口困难,口干稍苦,饮少,时咯少许黏脓痰,眠差,身微热易汗出,夜间四肢寒,欲食而不能食,小便时清时黄,大便不调,易泄泻。舌质淡红,舌苔黄白相兼,脉沉弱难显,重按则无。中医诊断:喉痹,牙龈肿痛。因证候难辨,先予甘草桔梗汤合小柴胡汤加减,一求稳妥,另投石问路。处方:柴胡15g,黄芩8g,红参(另煎)10g,法半夏12g,生姜15g,大枣12g,炙甘草10g,生甘草12g,白芍药20g,桔梗12g,升麻10g,麦门冬15g,桂枝6g,白僵蚕12g。日1剂,水煎温服。3剂。2009年2月1日二诊,已无口干苦、身热;咽痛、牙龈肿痛等亦减二三分,神爽,余症如前。综合脉证病因,辨证为上热下寒之麻黄升麻汤证,予麻黄升麻汤加减。处方:炙麻黄5g,升麻12g,桂枝8g,牛膝15g,干姜10g,白芍药12g,石膏末10g,红参(另煎)12g,白术12g,当归8g,知母20g,黄芩8g,玉竹15g,天门冬15g,炙甘草12g,大枣12g,白僵蚕12g,茯苓30g。日1剂,水煎温服。10剂后三诊诸症皆瘥,嘱其再用三才汤加味。处方:天门冬25g,红参15g,生地黄30g,白术20g。熬鸡汤服2周巩固疗效,且饮食宜平淡。随访1个月,未见复发。

　　按:本案此证的形成有多方面原因,患者初因太阳伤寒误治,表邪内陷久成喉痹之病。论曰应"观其脉证,知犯何逆,随证治之",中医学"仰观天文,俯察地理,中知人事"的研究方式决定了人与时间、空间密不可分的必然联系。患者地处四季气候炎热的海南省,其医者误作肺胃热毒实证论治,使久服清热解毒泻火苦寒之剂,药不对症,病邪由太阳之表渐陷入厥阴,致成寒热错杂,阴阳并病,虚实互见之候。细究患者苦寒下后阴阳两伤,阳气并于上,则为肺胃虚燥热,阴血亏损;脾阳中寒则运化受阻,阴液奔于下。清代医家尤在泾云"大下之后,阴气遂虚,阴气乃陷……是阴阳上下并受其病,而虚实冷热亦复混淆不矣。是从欲治其阴,必伤其阳,欲补其虚,必得其实,故为难治。麻黄升麻汤合补泻寒热为剂,使相助而不相背,庶几各行事,而并呈其效",故治宜清肺胃燥热,滋阴养血,温阳散寒。案中麻黄升麻汤加减方由麻黄、升麻、白芍药、天门冬、白术、干姜等18味药组成,用药较复杂,蕴涵桂枝汤、白虎汤、黄芩汤、理中汤等方义。其中滋阴生津除热之品尚不能提出阴分之邪,用麻黄、升麻、桂枝、干姜开进阴分,与寒凉药同用以缓其辛热之性,使在上之燥热除,在下之阴液坚,寒热错杂之邪可解,虚实互见之症可愈。(《河北中医》,2009,31(10):1054)

　　4)慢性肠炎:王某,男,60岁。1997年4月就诊。患者腹泻近2个月,稀便日六七次,食谷不化,手足欠温,口燥咽干,但欲漱水不欲咽,半月前曾服理中汤3剂,服后咽干疼甚,泄利不减,舌质红嫩,苔白如薄霜,脉沉。证属上热下寒证,服理中则增上热,予寒凉则泻利甚,治宜寒热并用,攻补兼施,予麻黄升麻汤:麻黄12g(先煎去沫),升麻、桂枝、石膏、干姜、白术、白芍各10g,茯苓15g,当归、知母、黄芩、葳蕤、天冬、炙甘草各6g,水煎温服,每日1剂,7剂后病告痊愈。(《陕西中医》2002,23(1):76-77)

　　5)痛风:刘某,男,68岁,2006年2月28日就诊。主诉:双足趾、足跟部反复疼痛4天。患者4天前双足尤其是足趾、足跟部无明显诱因出现反复肿痛。既往有痛风病史8年,发作时需服用秋水仙碱、别嘌醇等西药控制。平素畏寒怕冷,常煎煮附子、干姜等温药进补。诊见:双足趾、足跟部疼痛,局部皮肤黯红、微肿,触之冰冷,微咳,咯少量黄痰,夜尿多,大便溏而不臭,舌红、苔黄,脉浮细。中医诊断为痹证,证属阳虚,兼有肺热。治以温阳活血,散寒止痛,兼清肺热。处方:麻黄、炙甘草各6g,升麻3g,苦杏仁10g,生石膏30g,茯苓15g,当归、桂枝、白术、干姜、附子、补骨脂各10g。3剂,每天1剂,水煎服。3月3日复诊:服药后双足已无肿痛,皮肤颜色变淡,惟睡眠稍差,余无不适。后予养血安神法调理。

　　按:本例患者年老体衰,脾肾阳虚,故见畏寒肢冷,夜尿多,便溏;又久服温阳燥热之品,耗气伤津,炼液成痰,聚于肺道,导致气道不利,故出现咳嗽、痰黄、舌红、苔黄等肺热之象;痹证日久,脾肾阳虚,气血无以化生,筋脉失去荣养,故双足肿痛而皮色黯红,触之冰冷,脉沉细。病机特点为本虚标实,寒热错杂。治以麻黄升麻汤加减温下清上,方中麻黄、石膏、苦杏仁清宣肺热;升麻升散解毒,使阳郁得伸,邪能外达,则肢厥可解;茯苓、补骨脂、附子补肾暖脾助阳;附子合桂枝、白术、甘草即为甘草附子汤,与当归同用则温阳活血、散寒止痛之功益著。全方寒温并用,补脾肾,清肺热,而诸症悉蠲。(《新中医》2010,42(7):107-108)

【按语】麻黄升麻汤是《伤寒论》中一首最复杂的方剂,历代医家对此颇多争议,有人认为非仲景方,乃后世粗工之技;有人认为此方药味混杂、主治不明,没有临床实用价值;但亦有细心探究,妙加运用而屡获奇效者。究竟应该怎样看待本方,关键在于正确理解原著精神。统观《伤寒论》治外感杂病,寒热错杂、虚实兼挟之证不胜枚举,仲景立法组方,既有乌梅丸的寒热并用,重在酸敛收纳、温脏安蛔;又有黄连汤的寒热并用,重在驱寒止痛、交通阴阳;既有半夏泻心汤的寒热并用,重在和胃消痞;又有干姜黄芩黄连人参汤的寒热并用,重在苦、泄通降,而麻黄升麻汤的寒热并用,则以发越郁阳为主旨。如此收、和、宣、降各有侧重,仲师匠心,岂不令人惊叹? 当然,对本方的临床运用,还需要我们去深入研究,不断探索,以求更好的继承与发扬。

参 考 文 献

[1] 张莉. 温阳驱寒法治疗慢性溃疡性结肠炎[J]. 中国现代药物运用,2009,12(3)23:119-120.

[2] 邹世昌. 乌梅丸加减治疗慢性萎缩性胃炎78例[J]. 浙江中西医结合杂志,2008,(3)18:175-176.

[3] 杨硕,武维屏. 乌梅丸治疗激素依赖型哮喘探析[J]. 中华中医药杂志,2005,20(8):486-487.

[4] 何丰华,武维平. 乌梅丸临床运用概况[J]. 中国医药学报,2004,(12)19:748-750.

[5] 雷玉慧,崔忠志,原质,等. 乌梅汤加减治慢性呼衰并肺部念珠菌感染疗效观察[J]. 辽宁中医杂志,2004,31(7):586-587.

[6] 黄云春. 乌梅丸新用[J]. 新中医,2004,36(4):67.

[7] 刘梅,刘文英. 加味乌梅丸治疗脑出血49例[J]. 中华现代中西医结合,2004,(2)2:104-105.

[8] 刘西贤,张国骏. 石琢云教授应用乌梅丸的临床经验[J]. 天津中医药大学学报,2006,25(4)12:233.

[9] 郝宪恩,李楠,张凯. 李世懋应用乌梅丸治疗亚健康状态的经验[J]. 山东中医药杂志,2004,(5)23:306-307.

[10] 杨扩美. 乌梅丸加减治疗慢性肾功能衰竭71例[J]. 河南中医,2006,26(2):20.

[11] 郑芳忠. 乌梅丸加味治疗泌尿系结石36例[J]. 国医论坛,2006,21(2):10.

[12] 边玉凤. 乌梅丸治疗乳糜尿验案一则[J]. 安徽中医学院学报,1997,16(1):39.

[13] 彭学海,邹学昌. 乌梅丸合西药治疗充血性心力衰竭43例[J]. 浙江中西医结合杂志,2002,12(9):555.

[14] 郝宪恩,李楠. 乌梅丸加减治疗心血管神经症50例[J]. 陕西中医,2005,26(2):124-125.

[15] 洪广祥. 乌梅丸的临床活用经验[J]. 中医药通报,2008,(5)7:5-7.

[16] 孙嘉庚,胡敏,赵志英. 乌梅丸化裁治疗慢性盆腔炎98例[J]. 中华中西医学杂志,2008,6(3):53.

[17] 李苏苏. 乌梅汤治疗崩漏15例[J]. 湖南中医杂志,1996,12(3):36.

[18] 张晓峰. 乌梅汤治疗婴幼儿迁延性腹泻50例[J]. 江苏中医,1996,17(7):18.

[19] 王道成. 乌梅丸的临床运用[J]. 河南中医,1996,16(2):34.

[20] 卢健,李瑛,王凌志,等. 乌梅丸降血糖作用的机理探讨[J]. 中医药学刊,2005,23(5):892-893.

[21] 李松柏. 乌梅丸治愈5例OLP[J]. 中华实用中西医杂志,2003,3(16):2183.

[22] 梁晓夏,张保国,刘庆芳. 乌梅丸(汤)现代药效学研究[J]. 中成药,2008,30(10):1520-1522.

[23] 李磊,范哲,魏翠柏,等. 范国樑教授运用乌梅丸治疗胆胀病经验[J]. 长春中医学院学报,2001,17

（3）：10.

［24］张保伟，赵志敏，李爱峰.乌梅丸对免疫损伤性大鼠肝纤维化 α1（Ⅰ）型前胶原 mRNA 表达的影响［J］.世界中西医结合杂志，2006，1（1）：19-21.

［25］周尔文，张国俊，魏连海，等.乌梅丸对小鼠巨噬细胞吞噬功能等项实验的观察与分析［J］.中国实验方剂学杂志，1999，5（3）：65.

［26］明彩荣，张丽红，王守岩.乌梅丸治疗大鼠溃疡性结肠炎的实验研究［J］.中国中医药科技，2007，14（1）：51.

［27］宋俊生，郝应强，商铁刚，等.乌梅丸的药理实验研究［J］.天津中医中医学院学报，1995，（3）：44.

［28］樊纪民，张喜奎，张振忠.乌梅丸（胃萎灵）逆转胃粘膜癌前病变的实验研究［J］.现代中医药，2003，（2）：55-57.

［29］史桂荣.当归四逆汤的临床应用体会［J］.世界中医，2009，11（8）：425.

［30］杨永勤，李凤.当归四逆汤加味治疗雷诺氏病 36 例［J］.实用中医药杂志，2009，25（12）：802-803.

［31］王维亭.当归四逆汤加减治疗冠心病心绞痛 60 例［J］.中国中医药科技，2004，11（6）：379-380.

［32］刘国华.当归四逆汤治疗顽固性咳嗽一例临床报道［J］.医学信息，2010，（2）：709-710.

［33］赵晓薇.葶苈当归四逆汤治疗慢性肺心病体会［J］.中国中医药信息杂志，2002，9（4）：80.

［34］赵远红.当归四逆汤加味治疗消化性溃疡 138 例临床观察［J］.中国全科医学，2002，5（5）：399.

［35］杨德明.当归四逆汤加大黄治疗手术后肠粘连腹痛 108 例［J］.浙江中医杂志，1995.30（3）：107.

［36］张聚府.当归四逆汤加味治疗有机磷农药中毒后迟发性周围神经病变 21 例［J］.河南中医，2002，22（1）：3-34.

［37］苏巧珍，杨志敏，连新福，等.当归四逆汤治疗月经性偏头痛 39 例临床观察［J］.山西中医，2008，24（12）：13-14.

［38］黄任平.当归四逆汤加味治疗指尖麻痹 30 例［J］.实用中医药杂志，2006，22（9）：551.

［39］林强，谢杰伟，黄刚，等.加味当归四逆汤加减治疗肩周炎 126 例临床疗效分析［J］.时珍国医国药，2008，19（7）：1761.

［40］弓臣，夏群，赵廷虎.当归四逆汤加味治疗强直性脊柱炎 30 例［J］.实用中医内科杂志，2007，21（9）：68.

［41］叶进，包佐义.当归四逆汤用于男科疾病［J］.河北中西医结合杂志，1998，7（5）：725.

［42］王新.当归四逆汤加味治疗月经周期性水肿 34 例［J］.四川中医，2002，20（3）：56.

［43］许雪梅.当归四逆汤加味治疗产后身痛 56 例临床观察［J］.中医正骨，2008，20（8）：22.

［44］乔宪业.当归四逆汤治愈慢性皮肤溃疡 42 例［J］.中华实用中西医杂志，2001，1（14）：1075.

［45］田凤花.当归四逆汤加味治疗冻疮 36 例［J］.实用中医药杂志，2007，23（3）：162-163.

［46］张雅兰，李晓林，卜彤文.当归四逆汤治疗慢性荨麻疹 42 例［J］.现代中西医结合杂志，2004，13（5）：610.

［47］刘威，朱南方，毛晓健，等.当归四逆汤对小儿开胸术后血浆 IL-6 的影响及镇痛效果［J］.广州医药，2009，40（5）：47-49.

［48］苗明三，王升启.现代方剂学.11 版［M］.北京：清华大学出版社，2004：885.

［49］黄芳，黄罗生，成俊，等.当归四逆汤活血化瘀作用的实验研究［J］.中国实验方剂学杂志，1999，5（5）：31-33.

［50］王伯章.茯苓甘草汤汤合当归贝母苦参丸治疗肺胀喘悸 83 例［J］.湖北中医杂志，2001，23（7）：33.

［51］胡振斌，胡俊杰.茯苓甘草汤加味治疗疑难病 2 则［J］.安徽中医临床杂志，2003，15（5）：437.

［52］金东明，李周渲，王彩霞.茯苓甘草汤治疗顽固性便秘验案［J］.中国中医基础医学杂志，2004，10（4）：290.

［53］曹峰.茯苓甘草汤对功能性消化不良大鼠胃液体排空及胃窦一氧化氮及乙酰胆碱酯酶的影响

[J].中国中医急症,2009,18(2):256-257.

　　[54] 李晓芳,王伯章,陈镜合,等.复方茯苓甘草汤对低氧性肺动脉高压大鼠肺血管构型重建的影响[J].中医药学刊,2004,22(5):849-850.

　　[55] 王孝先,孙维敏,向志伟.复方茯苓甘草汤抑菌和利尿作用实验观察[J].新疆医科大学学报,1999,22(4):283-284.

　　[56] 王灿勋,刘光西.麻黄升麻汤运用举隅[J].河南中医,1994,14(3):166-167.

　　[57] 熊学军,王保华,陈靖雯.李赛美教授运用麻黄升麻汤加减临床验案举隅[J].新中医,2010,42(7):107-108.

　　[58] 林士毅.经方治验3则[J].江西中医药,2008,39(11):51-52.

　　[59] 蔡丽慧,刘红,葛风琴.麻黄升麻汤验案举隅[J].陕西中医,2002,23(1):76-77.

　　[60] 郭险峰,李涛峰,乔作现.麻黄升麻汤调治疑难杂症探析[J].中医函授通讯,1999,18(6):19.

　　[61] 李寿山,李小贤,李志民.麻黄升麻汤方证分析与运用[J].中华中医药杂志,2005,20(4):224-225.

(蒋小敏)

第三节　辨下利(358~375)

一、下利辨治(358、359、370~375)

(一)欲作自利(358)

【原文】

傷寒四五日,腹中痛,若轉氣下趣⁽¹⁾少腹者,此欲自利也。(358)

【词解】

(1)趣(qū 区):同"趋",趋向。

【提要】 自利的先兆症状。

【释义】 此条言外邪入里,将要出现下利的前驱表现。外感病四五日,当是外邪入里之时,症见腹中疼痛,是邪已入里,气机失调之象。如又见腹中漉漉转气,并自觉其气下趋少腹,这就是下利的先兆。其利在何经何脏、属寒属热,当参他症具体辨识。

【选注】

成无己:伤寒四五日,邪气传里之时,腹中痛,转气下趣少腹者,里虚遇寒,寒气下行,欲作自利也。(《注解伤寒论·辨厥阴病脉证并治》)

汪苓友:此条乃言厥阴腹痛,将欲自利之证也……凡三阴之经皆走腹,若腹中更有转气下趋少腹,此为厥阴经腹痛明矣。里气虚而遇邪热,故不上结于胸,遂下移于肠,欲作自利之证。按上条证仲景无治法,愚意云,未利者宜四逆散,已利者宜白头翁汤。(《伤寒论辨证广注·辨厥阴病脉证并治法》)

《医宗金鉴》:伤寒四五日,邪入太阴之时也。腹中痛,若不转气下趋者,属阳明也。今腹中痛转气下趋少腹者,乃太阴欲作自利之候也。此仲景示人不可以诸痛为实而妄议下之意也。(《医宗金鉴·订正仲景全书·伤寒论注·辨太阴病脉证并治》)

【评述】 历代医家对本条皆认为是自利的先兆,但其利属寒、属热,在何经何脏,则有不同见解。成无己认作寒,汪苓友判作热;《医宗金鉴》认为病在太阴,汪苓友直言病在厥阴。其实就《伤寒论》原文来看,"自利"与"自下利",可见于热证,可见于寒证,可见于水浸,又可见于阳复腐浊自去,可见于三阳,亦可见于三阴,但诸般自利之前,皆当有不同程度的腹中疼痛,转气下趋少腹的表现。故本条旨在言下利的先兆,而不在辨下利的寒热虚实及病位。虽在《伤寒论》中将其列入了厥阴病篇,须知本篇呕哕下利诸条文,多见于《金匮要略·呕吐哕下利病脉证治》,故不必将其局限于厥阴病看待。

(二)干姜黄芩黄连人参汤证(359)

【原文】

伤寒本自寒下,医复吐下之,寒格[1]更逆吐下,若食入口即吐,乾薑黄芩黄連人參湯主之。(359)

乾薑　黄芩　黄連　人參各三兩

上四味,以水六升,煮取二升,去滓,分温再服。

【词解】

(1)寒格:寒邪阻格。

【提要】 寒邪阻格而致上热下寒吐利证治。

【释义】 伤寒原有寒性下利,医者反用吐下之法,使吐下更加严重,其下利属虚寒无疑。其呕吐若见朝食暮吐或暮食朝吐者,则为胃寒气逆,因寒性凝滞,故见隔时而吐。但今见食入口即吐,则应属胃热气逆所致,因火性急迫,故见随吃随吐。此上热下寒之证,皆因寒邪阻格,使阴阳寒热不得交通所致。

【选注】

《医宗金鉴》:经曰,格则吐逆。格者,吐逆之病名也。朝食暮吐,脾寒格也;食入即吐,胃热格也。本自寒格,谓其人本自有朝食暮吐寒格之病也。今病伤寒,见可吐可下之证,遂执成法复行吐下,是寒格更逆于吐下也,当以理中汤温其太阴,加丁香降其寒逆可也。若食入口即吐,则非寒格,乃热格也,当用干姜、人参安胃,黄连、黄芩降胃火也。(《医宗金鉴·订正仲景全书·伤寒论注·辨太阴病脉证并治》)

尤在泾:伤寒本自寒下,盖即太阴腹满自利之证。医不知而复吐下之,里气遂虚,阴寒益甚。胃中之阳,被格而上逆;脾中之阴,被抑而下注,得不倍增吐下乎?至食入口即吐,则逆之甚矣。若从寒治逆,则寒下转增,或仅投温剂,则必格拒而不入。故以芩连之苦以通寒格,参姜之温以复正气而逐阴邪也。(《伤寒贯珠集·厥阴温法》)

陆渊雷:此条寒下字、寒格更逆字,皆不可解,必有夺。惟食入口即吐一句,为本方之证候。凡朝食暮吐者,责其胃寒,食入即吐者,责其胃热。胃热故用芩连。本方证胃虽热而肠则寒,故芩连与干姜并用。以其上热下寒,故入之厥阴篇。(《伤寒论今释·辨厥阴病脉证并治》)

【评述】 历代医家皆将本条辨为上热下寒、寒热错杂证。并大多认为下利属脾寒,呕吐属胃热,上下阻隔不得交通而成此证。陆渊雷言胃热肠寒,将下利归属肠证,则是受中西汇通思想影响。但其所言"朝食暮吐者,责其胃寒;食入即吐者,责其胃热",则是对呕吐一症分辨寒热的扼要精当的总结。因不少医家拘于"寒下","寒格更逆吐下"等文字,是以《医宗金鉴》又出"热格"之说,并以丁香理中汤治寒格。陆渊雷"寒下字、寒格更逆字,皆不可解,必有夺"的认识,则是重辨证而不拘于文字的高见。

【治法】 苦寒泄降,辛温通阳。

【方药】 干姜黄芩黄连人参汤方。

【方义】 本方芩、连苦寒清热,热清则胃气得降,呕吐自止;干姜辛温祛寒,寒去则脾气得升,下利可停。人参甘温,益气补中,以复中焦升降斡旋之职,更利于寒热诸药各行其道,以解阴阳寒热之阻格。寒热并用之中,以苦寒泄降为主;攻补兼施之中,以祛邪为首。辛开苦降甘调,制方颇类半夏泻心汤。

【方论选】

柯韵伯:此寒邪格热于上焦也,虽不痞硬,而病本于心,故用泻心之半。干姜以散上焦之寒,芩连以清心下之热,人参以通格逆之气而调其寒热以至和平。去生姜、半夏者,胃虚不堪辛散。不用甘草、大枣者,呕不宜甘也……不名泻心者,以泻心汤专为痞硬之法耳。(《伤寒来苏集·伤寒附翼·太阳方总论》)

王晋三:厥阴寒格吐逆者,阴格于内,拒阳于外而为吐,用芩、连大苦,泄去阳热,而以干姜为之向导,开通阴寒。但误吐亡阳,误下亡阴,中州之气索然矣,故必以人参补中,俾胃阳得转,并可助干姜之辛,冲开阴格而呕止。(《绛雪园古方选注·和剂》)

陈蔚:方用干姜辛温以救其寒,芩连苦寒降之且以坚之。然吐下之后,阴阳两伤,胃气索然,必藉人参以济之,俾胃气如分金之炉,寒热各不相碍也。方名以干姜冠首者,取干姜之温能除寒下,而辛烈之气又能开格而纳食也。(《长沙方歌括·厥阴方》)

【点评】 以上三家对本方方义的分析基本一致,而陈蔚的分析较为简洁明了。柯韵伯用本方和半夏泻心汤对比分析,有助学者理解二方的异同,但"干姜以散上焦之寒"说,有待斟酌。

【临床应用】

(1)后世医家对本方的应用

1)《伤寒来苏集》:凡呕家夹热者,不利于香砂桔半,服此方而晏如。

2)《类聚方广义》:治胃反、心胸郁热、心下痞硬或嘈杂者,骨蒸劳热、心胸烦闷、咳嗽干呕,或下利者,宜此方。

3)《保幼大全》:四味人参汤,治伤寒脉迟,胃冷呕吐。即本方。

4)《方函口诀》:此方治膈有热,吐逆不受食者,与半夏、生姜诸止呕吐药无寸效者,有特效。又治噤口痢。

(2)现代应用

现代临床应用本方的报道,相对较少,而且主要用于治疗消化和内分泌系统疾病。如全小林用本方加味治疗瘦型糖尿病(消瘅),临床降糖效果明显,同时可以改善症状[1]。蓝华生治疗尿毒症性胃炎10例,服药2个疗程后患者恶心、呕吐等症状消失,食欲增加,生活质量得以提高[2]。史宏江用干姜黄芩黄连人参汤合附子泻心汤治胆汁反流性胃炎寒热型,较快获愈[3]。

(3)医案选录

1)急性胃炎:韩某,女,28岁。食后即吐三天,似有气自胃脘直达咽喉,伴心烦,口苦,伴腹胀,便溏,大便3~4次/日。舌淡苔腻,脉弦。血、尿及大便常规检查未发现异常。诊断:急性单纯性胃炎。证属上热下寒,脾胃升降失调。处方以干姜黄芩黄连人参汤化裁:黄连、黄芩各10g,太子参15g,干姜、桂枝各6g。2剂而愈。(《北京中医》,1998,3(38):57)

2)呕吐:林某,50岁。患胃病已久,近来时常呕吐,胸间痞闷,一见食物便产生恶心感,有时勉强进食少许,有时食下即呕,口微燥,大便溏泄,一日二三次,脉虚数。与干姜黄连黄芩人参汤。处方:潞党参15g,北干姜9g,黄芩6g,黄连4.5g,水煎,待稍和时分4次服。本证属上热下寒,如单用苦寒,必致下泄更甚;单用辛热,必致口燥,呕吐增剧,因此只宜寒热辛苦并用,调和其上下阴阳。又因素来胃虚,其脉虚弱,故以潞党参甘温为君,扶其中气。药液不冷不热分其 4 次服,是含"少少以和之"之意。因胸间痞闷热格,如果顿服,虑其药被拒不入。服 1 剂后,呕恶、泄泻均愈。因病者中寒为本,上热为标,现标已愈,应扶其本。仍仿照《黄帝内经》"寒淫于内,治以甘热"之旨,嘱病者购生姜、红枣各 500g,切碎和捣,于每日三餐蒸饭时,置取一酒盏置米上蒸熟,饭后食服。取生姜辛热散寒和胃气,大枣甘温健脾补中,置米上蒸熟,是取得谷气而养中土。服一疗程(即尽两斤姜枣)后,胃病几瘥大半,食欲大振。后病又照法服用一疗程,胃病因而获愈。(《伤寒论汇要分析·厥阴病篇》)

3)咳嗽:患者,45 岁,患慢性胃炎多年,又复感热邪,症见频咳咽干,胸闷气促,痰多黏稠,且欲呕,胃脘有梗阻感,便溏腹胀,舌红,苔黄白各半,脉浮滑。此乃上盛下虚,肺热肠寒,治宜清上热,温中寒,处方以干姜黄芩黄连人参汤加杏仁 12g,厚朴 12g,苏子 10g,前胡 10g,半夏 10g,五味子 9g,5 剂愈。(《中国社区医师》2010,(32):15)

4)急性胃肠炎:患者,男,32 岁。患急性胃肠炎,吐泻交作,属上热下寒,胃肠失和证。治宜干姜黄芩黄连人参汤加藿香 30g,半夏 15g,白蔻 15g,姜汁 2 匙,吴茱萸 10g。外感风寒者加苏叶 15g,葛根 20g;下利重者,加薤白 30g,槟榔 10g,广木香 10g;腹胀加枳实 15g,厚朴 15g;脾虚者加茯苓 30g,苍白术各 15g,数剂而愈。(《中国社区医师》,2010,(32):15)

【按语】 干姜黄芩黄连人参汤辛开苦降甘调、寒热并用、攻补兼施,故对寒热阻格、升降紊乱、虚实兼见之呕吐、下利、胃脘疼痛等证有效。《伤寒论》中寒热并用、攻补兼施的组方有多首,但作用又各有特点,如泻心汤类寒热并用、攻补兼施之中偏于和中消痞;乌梅丸寒热并用、攻补兼施之中则偏于酸收驱蛔;麻黄升麻汤寒热并用、攻补兼施之中偏于发越阳郁;而干姜黄芩黄连人参汤则在寒热并用、攻补兼施之中偏于苦泄降逆。故本方在临床应用上虽治吐利,但仍应以胃热气逆之呕吐为主要表现,而脾家虚寒则为病本。

（三）通脉四逆汤证(370)

【原文】

下利清谷,裹寒外热,汗出而厥者,通脉四逆汤主之。(370)

甘草二兩,炙　附子大者一枚,生,去皮,破八片　乾薑三兩,強人可四兩

上三味,以水三升,煮取一升二合,去滓,分温再服。其脉即出者愈。

【提要】 虚寒下利,阴盛格阳证治。

【释义】 里寒外热,即里真寒外假热,为本条证候病机之所在。里寒乃指脾肾阳衰,阴寒内盛。真阳衰微,火不暖土,故见下利清谷;阳不摄阴,故见汗出;阳衰四末失温,故见肢厥。其外热乃因阴盛格阳所致,据少阴病篇 317 条通脉四逆汤证,其症当有身热反不恶寒,其人面色赤等。证为脾肾阳衰,阴盛格阳,故治用通脉四逆汤破阴回阳,交通内外。方义与临床应用等皆见少阴病篇。

【选注】

成无己:下利清谷为里寒,身热不解为外热。汗出阳气通行于外,则未当厥,其汗出而厥者,阳气大虚也,与通脉四逆汤以固阳气。(《注解伤寒论·辨厥阴病脉证并治》)

方有执:下利,故曰里寒,阴不守也。外热,故汗出,阳不固也。通脉四逆救表里,通血气,而复阴阳者也。(《伤寒论条辨·辨厥阴病脉证并治》)

程知:前少阴篇中,下利清谷,里寒外热,手足厥逆,脉微欲绝,身反不恶寒,其人面色赤者,用通脉四逆矣。此虽面未戴阳,而汗出有亡阳之虞,安得不主用姜附也。(《伤寒经注·厥阴证治》)

钱天来:此又主外热非表证之辨也。言下利清谷,则里寒已甚,而又外热,似有表邪,然犹自汗出而四肢厥冷者,乃寒在内,逼阳于外,其外热非表证也。真阳大虚,卫气不密,故汗出而厥,非前郁冒之汗也,当于四逆汤内倍加干姜,名通脉四逆汤主之。(《伤寒溯源集·厥阴篇》)

《医宗金鉴》:下利清谷,里寒也;身有微热,外热也……汗出而厥,则已露亡阳之变矣,故主以通脉四逆汤救阳以胜阴也。(《医宗金鉴·订正仲景全书·伤寒论注·辨厥阴病脉证并治》)

【评述】 本证里寒外热,即真寒假热,注家认识一致。钱天来"外热非表证"之言,尤为明确。对外热的表现,成无己认为是"身热不解",《金鉴》言"身有微热",皆是。对汗出的病机,方有执言"阳不固也",钱天来言"真阳大虚,卫气不密",从阳不摄阴立论;而程郊倩言"有亡阳之虞",《医宗金鉴》言"已露亡阳之变",乃从阳气外亡解释。其实两种认识的本质还是一致的。

(四)白头翁汤证(371、373)

【原文】

热利下重⁽¹⁾者,白頭翁湯主之。(371)

白頭翁二兩　黃蘗三兩　黃連三兩　秦皮三兩

上四味,以水七升,煮取二升,去滓,温服一升,不愈,更服一升。

下利欲飲水者,以有熱故也,白頭翁湯主之。(373)

【词解】

(1)下重:里急后重。

【提要】 厥阴热利证治。

【释义】 此两条所论厥阴热利,乃肝经湿热毒邪下迫,壅滞于肠道所致。热毒下迫,故见里急,湿邪黏滞,阻遏气机,故又见下重难通。湿热腐破血络,必见大便脓血。毒热伤津,且湿热蕴结,津液不化,故见渴欲饮水。湿热壅滞,气血壅遏,腹痛之证自在言外。此外舌红,苔黄腻,脉滑数等湿热内盛之象也应见到。治用白头翁汤清热燥湿,凉肝解毒。

本证与少阴病篇桃花汤证,皆见下利便脓血,但桃花汤证为肾气虚,关门不固,脾阳脾气虚,不能摄血,故证见下利滑脱不禁,绝无里急后重之征,所便脓血晦黯不泽,腥冷不臭,且应伴见口淡不渴、舌淡不红等,所用桃花汤,旨在温中祛寒,涩肠固脱。本证热利下重,脓血色泽鲜亮,臭浊腐秽,伴口渴欲饮等诸热象,临证不难鉴别。

【选注】

成无己:利则津液少,热则伤气,气虚下利,致后重也。与白头翁汤,散热厚肠。(《注解伤寒论·辨厥阴病脉证并治》)

柯韵伯:暴注下迫属于热。热利下重,乃湿热之秽气郁遏广肠,故魄门重滞而难出也。(《伤寒来苏集·伤寒论注·白头翁汤证》)下利属胃寒者多,此欲饮水,其内热可知。(《伤寒来苏集·伤寒论注·厥阴脉证》)

程应旄:下重者,厥阴经邪热下入于大肠之间,肝性急速,邪热盛则气滞壅塞,其恶浊之物急欲出而不得,故下重也。(《伤寒论后条辨·辨厥阴病脉证篇》)

《医宗金鉴》:下利欲饮水者,热利下夺津液,求水以济干也。热利下重者,热伤气滞,里急后重,便脓血也。(《医宗金鉴·订正仲景全书·伤寒论注·辨厥阴病脉证并治》)

陆渊雷:热利,谓下利之属于热者,不必指身热,但脉舌腹候有热象者皆是。下重即里急后重也。热言其性质,利言其所病,下重言其证候。凡热利下重之病,今世科学分为二种,一为传染性赤痢,一为肠炎,赤痢之病灶常在大肠,而直肠为甚,直肠有病灶,肛门之括约肌挛缩,则令下重,肠炎侵至直肠者,亦令下重。赤痢又分两种,一为细菌性,一为阿米巴性,二者证候略同,鉴别惟待验菌。惟阿米巴性者,多为慢性,或初起急剧,而转归亦成慢性。此外又有小儿之疫痢。中医之治疗,不惟其因而惟其证,故不论肠炎赤痢,苟有热象而下重者,白头翁汤悉主之。最近科学家之实验,谓白头翁治阿米巴性赤痢有特效。(《伤寒论今释·辨厥阴病脉证并治》)

【评述】 陆渊雷"热言其性质,利言其所病,下重言其证候",是对热利下重句明晰确当的注释。关于热邪的性质,柯韵伯明言为湿热,颇有见地。关于病位,柯韵伯言广肠、陆渊雷言大肠、直肠,比较一致,而程应旄从本证出现在厥阴病篇立论,言厥阴经邪热下入大肠,似更胜一筹。关于下重的病机,成无己言热则伤气,气虚而致后重。既是气虚,为何不补气升提?柯韵伯言湿热秽气郁遏;程应旄言邪热盛,气滞壅塞;《医宗金鉴》亦以气滞立论。皆从邪遏气滞解释,甚为确当。至于陆渊雷的肛门括约肌挛缩说,则为中西汇通学派之言,但陆渊雷在言及热利包括了肠炎、细菌性痢疾、阿米巴性痢疾之后,又言"中医之治疗,不惟其因,而惟其证",实是深得中医辨证论治要领的名言。

【治法】 清热燥湿,凉肝解毒。

【方药】 白头翁汤方。

【方义】 白头翁汤以白头翁为主药,其味苦性寒,能凉肝舒肝,尤善清下焦湿热,是治疗湿热与毒热下利的要药。黄芩、黄连苦寒,清热燥湿,坚阴厚肠胃。秦皮苦寒,能清肝胆及大肠湿热,又可凉血坚阴止利。四药共成清热燥湿,凉肝解毒之剂,对湿热、毒热下注之下利有很高的疗效。口服或灌肠皆可。

【方论选】

方有执:白头翁逐血以疗癖,秦皮洗肝而散热,黄连调胃而厚肠胃,黄柏者除热而止泄也。(《伤寒论条辨·辨厥阴病脉证并治》)

汪苓友:成注云四味皆苦寒,愚以白头翁独带辛温,故泄热之中,而兼散邪之力也。(《伤寒论辨证广注·辨厥阴病脉证并治法》)

沈明宗:白头翁清散热邪,秦皮驱逐肝风而清客热,黄连以退肠胃木挟之火,黄柏滋坚肾水而制龙雷,合而成方,清彻木火之源,则热利止而后重自除矣。(《伤寒六经辨证治法·厥阴全篇证治大意》)

钱天来:白头翁,《神农本草经》言其能逐血止腹痛。陶弘景谓其能止毒痢。东垣李杲曰,仲景治热利下重,用白头翁汤,盖肾欲坚,急食苦以坚之。即成氏之说也。又云,治男子阴疝偏坠。盖亦厥阴专经之药,故仲景用之为君,以治厥阴热利。黄连苦寒,能清湿热,厚肠胃。黄柏泻下焦之火,若中气虚寒及寒湿下利者最忌,热利则非此不可,故以之为臣。秦皮亦属苦寒,李时珍云,秦皮色青,气寒味苦性涩,乃厥阴肝、少阳胆经药也,治下利崩带,取其收涩也。以此推之,则创法立方之意殆可见矣。(《伤寒溯源集·厥阴篇》)

陈蔚:厥阴标阴病,则为寒下,厥阴中见病,则为热利下重者,即经所谓暴注是也。白头翁临风偏静,特立不挠,用以为君者,欲平走窍之火,必先定摇动之风也。秦皮浸水青蓝色,得厥阴风木之化,故用以为臣。以黄连、黄柏为佐使者,其性寒,寒能除热,其味苦,苦又能坚也。总使风木遂其上行之性,则热利下重自除,风火不相煽而燎原,则热渴饮水自止。(《长沙方歌括·厥阴方》)

高学山：白头翁得阳气之先，而直挺单花，具升举之性，且味苦气寒，能清血分之热，取以名汤，其意可知矣。然后以黄连清心脾之火，黄柏清肾火，秦皮清肝火，则热除而血中清阳上举，其利与下重，宁有不止者乎？（《伤寒尚论辨似·厥阴全篇说·白头翁》）

张锡纯：白头翁一名独摇草……此物生阜之阴而性凉，原禀有阴性，而感初春少阳之气即突然发生，正与肝为厥阴，而具有升发之气者同也。为其与肝为同气，故能升达肝气，清散肝火，不使肝气挟热下迫以成下重也。且其头生白茸，叶上亦微有白毛，原兼禀西方之金气，故又善镇肝而不使肝木过于横恣也。至于又加连、柏、秦皮为之佐使，陈氏（指陈蔚——笔者注）论中已详言其义，无庸愚之赘语也。（《医学衷中参西录·厥阴病·白头翁汤证》）

【点评】诸家多言白头翁汤四药皆苦寒，惟有汪苓友认为白头翁独带辛温，故本方于泄热之中而兼散邪之力。此说虽根据不足，但作为一家之言，当予以重视。白头翁的归经，钱天来通过考证，认为是厥阴专经之药。张锡纯以生态环境及生长特点为据，言其与肝为同气，有升达肝气，清肝散火之效；又禀西方金气而善镇肝。可见白头翁入肝经的认识是基本一致，因此白头翁汤证当是肝经湿热下迫大肠的认识，也应是有所本的，且白头翁汤又可治疗肝经湿热下注之淋浊、带下、肝经毒热上扰之目赤肿痛，也说明白头翁入肝经。白头翁既为本方君药，其用量则不应小于连、柏，考《金匮玉函经》其量为三两，与其他三药等量，甚是。对秦皮、连、柏在本方中的作用，诸家认识大同。

【临床应用】

（1）后世医家对本方的应用

1）《三因方》：治热痢滞下，下血连月不差。

2）《伤寒六书》：胃热利白肠垢，脐下必热，便下垢腻赤黄，或渴，黄芩汤、白头翁汤通用之。

3）《证治要诀》：内人挟热自利，脐下必热，大便赤白色，及下肠间津液垢腻，名曰利肠，宜白头翁汤。

4）《类聚方广义》：热痢下重，渴欲饮水，心悸，腹痛者，白头翁汤治也。又治眼目郁热赤肿、疼痛、风泪不止者，又为洗煎剂也效。

5）《临证指南医案》：陈氏，温邪经旬不解，发热自利，神识有时不清，此邪伏厥阴，恐致变径，治宜白头翁、黄连、黄芩、秦皮、黄柏、生芍药。

6）《王氏医案三编》：产后患泻。秋季娩后泻如漏水，不分遍数，恶露不行，咸虑其脱。脉左弦而数，右大不空。口苦不饥，无溺苔黄。非虚证也，宜白头翁汤。

7）《经方实验录》：米，高年七十有八，而体气壮实，热利下重，两脉大，苔黄，夜不安寐，宜白头翁汤为主方。白头翁三钱，秦皮三钱，川连五分，黄柏三钱，生川军三钱后下，枳实一钱，桃仁泥三钱，芒硝二钱另冲。

（2）现代应用

1）消化系统：常用于治疗痢疾、肠炎、溃疡性结肠炎、慢性浅表性胃炎、感染性腹泻及慢性胆囊炎等。如林凤君用白头翁汤治疗急性菌痢 30 例，聂秋霞用白头翁汤加味灌肠治疗慢性痢疾，皆取得很好效果[4,5]。王瑞锋应用本药加味治疗阿米巴痢疾效果显著，一般服药 4～6 剂，症状消失，大便转阴[6]。吴建华运用白头翁汤煎汁肛滴治疗急性细菌性痢疾 53 例，在补充平衡液的同时，酌情使用抗生素（如丁胺卡那、环丙沙星、头孢唑啉等），水煎白头翁汤，制成 200ml 灌肠液，按照肛滴常规操作滴入肛门，2～3 天后，53 例临床症状、体征基本控制，大便次数 2 次/日之内；5～6 天后，粪培养为阴性[7]。幸平用白头翁汤加味内服，配合煎剂保留灌肠治疗阿米巴痢疾30例,全部病例均有腹胀、腹痛、里急后重,大便呈黏液血便或果酱样,每日数次至数十次不等,有腥臭味。大便镜检可见阿米巴滋养体及大量黏集成团的红细胞和少量白细胞,或仅见包囊。1周左右治愈,30例经半年随访均未复发[8]。崔伦顺用白头翁汤加党参、白术、木香、地榆炭保留灌肠治疗慢性直肠炎100例,主要症状为反复发作黏液血便,伴不同程度的下腹部疼痛不适(主要在左下腹部)。乙状结肠镜见直肠黏膜充血水肿,黏膜下血管纹理不清者78例,黏膜糜烂、点状溃疡散在分布者22例;大便常规检验均可发现多少不等的红、白细胞及脓球。结果治愈75例,好转23例,无效2例[9]。蔡榕用白头翁汤加黄连、金银花、紫花地丁、大黄保留灌肠治疗阿米巴肠病136例。其中大便常规以脓球为主者,加重三黄用量,再加地锦草、丹皮;以红细胞为主者,加地榆炭,大黄改用熟大黄;急性发作者,每日保留灌肠2次,3日后改为日1次。5天为1个疗程。急性患者治疗1个疗程,慢性患者治疗2个疗程,病程1年以上者,再加1个疗程以巩固疗效。136例中,痊愈128例,有效6例,无效2例[10]。张素琴用白头翁汤保留灌肠治疗慢性结肠炎120例,出血者加云南白药1/2支,结肠有溃疡者,加锡类散1/2支,水煎保留灌肠,每晚1次,16天1个疗程。未愈者、间隔1周再行第2个疗程。痊愈82例,有效36例,无效2例,总有效率98.3%[11]。此外韩清、赵文贵、吴胜海等用白头翁汤化裁治疗慢性结肠炎,皆有可靠效果[12-14]。关于用白头翁汤加减口服或灌肠治疗溃疡性结肠炎的报道甚多,如薛彩莲用黄连汤合白头翁汤治疗慢性非特异性溃疡性结肠炎[15],唐中权、张向东等用白头翁汤加味灌肠治疗溃疡性结肠炎36例[16,17],皆取得很好疗效。乔振纲等对慢性溃疡性结肠炎117例,指出白头翁汤应在辨为湿热壅滞证的前提下使用[18]。此外,本方也可用于治疗慢性浅表性胃炎、感染性腹泻及慢性胆囊炎,如刘治安使用白头翁汤加味治疗慢性浅表性胃炎,症见舌红,苔黄厚腻,脉弦滑。用白头翁汤加香附、苏叶、厚朴、吴茱萸,取得满意效果[19]。江世和运用本方加味肛门滴入治疗感染性腹泻2例,疗效满意[20]。慢性胆囊炎属肝气郁滞,湿热瘀结所致者,症见右胁疼痛,口苦,舌红,苔黄腻,脉弦数,刘治安以白头翁汤加柴胡、郁金、金钱草投之,以达疏肝解郁、清利湿热之效[19]。

2)心血管系统:报道较少,陈培儒报道两例短暂阵发性室性心动过速,频发多源性或多形性室性早搏患者(其中1例伴下利后重),经西药治疗无效,用白头翁汤或加味,服2~4剂而收效[21]。

3)呼吸系统:刘治安使用白头翁汤化裁治疗慢性支气管炎急性发作。方用白头翁汤加赤芍、杏仁、桔梗、半夏,取得满意效果[19]。

4)泌尿系统:因白头翁汤有清热利湿、凉血解毒之效,故也常用于湿热下注、或肝郁化火,郁火下迫所致之泌尿系统的病证,如泌尿系感染、结石、尿道炎、血尿、肾炎等。钟敬芳等用白头翁汤加味治疗下泌尿道感染122例,其中合并包皮炎1例,合并前列腺炎2例,合并膀胱结石3例,合并肾盂肾炎8例。以白头翁汤为基础,热甚者加山栀、滑石、车前子、肝郁气滞加乌药、白芍;脾肾阳虚加白术、山萸肉;阴虚火旺加知母、地黄;血尿加小蓟、血余炭;蛋白尿加白茅根、凤尾草;结石加鸡内金、海金砂、金钱草;下肢浮肿加茯苓、大腹皮、黄芪。结果治愈112例,好转10例[22]。方松春用白头翁汤加制川军、半枝莲、蒲公英、车前子治疗泌尿系感染40例,显效28例,有效10例,无效2例[23]。帅敏曾用白头翁汤加黄连、生甘草治疗癃闭及石淋,疗效满意[24]。史宏使用蒲灰散合白头翁汤化裁治疗淋菌性尿道炎[25]、王小蓉用本方加味治疗血尿,证属湿热下注膀胱、灼伤阴络者,均取得较好疗效[26]。刘金芝采用白头翁汤加车前草、白花蛇舌草,配合西药抗生素治疗淋菌性尿道炎32例,治愈率为 96.88%[27]。

5)妇科:张智华选用加减白头翁汤煎水外洗,治疗滴虫性或霉菌性阴道炎 78 例,临床表现为阴道及(或)外阴部瘙痒,白带量多,色白如豆腐渣或黄白相兼呈泡沫状或色黄腥臭。舌苔白腻或薄黄或黄腻或基本正常,脉缓或数。已由外院检查确诊阴道炎及(或)外阴炎,白带常规提示霉菌孢子、霉菌丝或滴虫(+)。经用药 3 天至 3 周后(快者 3 天,慢者 3 周),其中治愈 55 例,好转 17 例,临床症状好转或无明显变化,3 次月经后白带常规检查示滴虫或霉菌阳性 6 例,总治愈率为 72.4%,总有效率为 93.1%,对霉菌性阴道炎治愈率为 69.4%,总有效率为 91.8%[28]。付丽霞应用此方治疗妇人阴痛 2 例,3 剂后症状明显好转,续服 3 剂,诸症消失[29]。赵素蕊用本方化裁治疗妇人崩漏,辨证属肝经郁热,湿热下注者,每获良效[30]。于善堂以白头翁汤加减治疗盆腔炎。急性期以白头翁加茯苓、红藤;表证重者加荆芥、大青叶、薄荷;热毒甚、带下量多有秽臭味者加蒲公英、紫花地丁;腹胀气滞甚者加香附、木香、青皮以行气消胀;腹痛者加延胡索、乌药;腰痛加续断、金毛狗脊。慢性期以白头翁汤减秦皮,加红藤、桂枝、茯苓、牡丹皮、赤芍等;热重加紫花地丁、蒲公英、大青叶;炎性包块不消者加三棱、莪术、皂刺;气虚加黄芪、党参[31],王付以白头翁汤加味治疗慢性盆腔炎,处方以白头翁汤加大黄、芒硝、桃仁、牡丹皮、薏苡仁[32],帅敏以白头翁汤加减治疗带下病,水煎口服,药渣再煎汁外洗阴部[24],疗效满意。

6)五官科:李佑富用本方加生地黄、川牛膝等治疗复发性鼻衄,所有病例多见有肺热阴虚症状,查体鼻腔黏膜充血,或有活动性出血点,无器质性病变,无血液系统及全身其他慢性病变,并经西药止血剂等治疗后反复发作者。证见虚热肺燥者加沙参、麦冬;心烦口渴加生石膏、知母;出血量多加藕节炭、白茅根,并酌情辅以鼻腔填塞等应急措施[33],取得较好疗效。

7)外科

①急性阑尾炎 属中医"肠痈"范畴,帅敏以白头翁汤加减治疗肠痈 1 例,药用白头翁、败酱草、蒲公英、连翘、黄芩、秦皮、黄连,服药 4 剂,疼痛消失,又续服 2 剂,诸症消失,随访 3 年未见复发[24]。

②皮肤病 哈学忠使用白头翁汤化裁治愈银屑病。由白头翁汤加清热凉血的水牛角、燥湿杀虫的苦参、土茯苓、全蝎。水煎服,用药渣热敷皮肤,不拘次数[34]。

③带状疱疹 王建国以白头翁汤加味治愈带状疱疹。白头翁汤加板蓝根、丹皮、柴胡、紫草、泽泻、车前草、生甘草。水煎服,另外用黄柏煎水外洗[35]。

④急性结膜炎 王小蓉、关会君以白头翁汤治疗急性结膜炎、付照使用白头翁治疗急性传染性结膜炎,均取得满意疗效[36,37,38]。

⑤急性化脓性乳腺炎 杨建英以白头翁汤加生香附、全瓜蒌、郁金减治疗乳痈,2 剂热退,乳房见软,续以四逆散加味调理[39]。蔡柳洲以白头翁汤加味治疗右胁乳房包块半余年,状如桃核,质地坚硬,伴胸闷腹胀,前后服药 26 剂,诸症悉除[40]。

8)儿科:朱芳讯使用白头翁汤加味保留灌肠治疗急性婴幼儿菌痢,以白头翁汤加仙鹤草、丹参、川楝子、槟榔、金银花,保留灌肠,取得满意疗效[41]。

(3)医案选录

1)噤口痢:程某,女,62 岁。1998 年 10 月 23 日初诊。主诉及病史:五日前因饮食不慎而见下痢脓血、黏液,日夜达 22 次之多,伴腹痛、里急后重,呕吐,纳差。经厂卫生所诊为"痢疾",服西药(药名不详)四天未果,遂来我院要求中医诊治。刻诊:痢下赤白,赤多白少,腹痛阵发,里急后重,呕吐频繁,或干吐或吐出酸苦水,四日未进饮食,口干而渴,水入即吐,发热(T38.3℃),小便量少,色黄,烦躁,舌质红绛、苔黄,脉弦细数。化验室检查:血常规:白细胞 11.0×10^9/L,中性79%,淋巴18%,多核细胞3%;粪便常规:黏液(++),脓细胞(+++),血细胞(++)。辨证:证属湿热火毒炽盛,迫及阳明胃肠。治当清热燥湿,调和气血。方用白头翁汤加味。药用:白头翁15g,黄连6g,黄柏10g,秦皮10g,当归10g,炒白术12g,生熟地各12g,姜半夏10g,竹茹10g,莲子肉10g,陈皮10g。三剂,冷水煎服,并嘱清淡饮食。三剂服完后下痢腹痛基本消失,食欲增加,仅觉腹中胀闷不适。守原方化裁,又进三剂,诸症消失,随访二年,未见复发。(《现代中医药》,2002,4:37)

2)带下:晏某,女,47岁,1984年7月16日初诊。腹痛、带下阴痒一年,曾多方求医均效果不佳。窥阴器检查:见阴道壁尤其在后穹隆部有红色颗粒,表面形状似杨梅果。白带涂片:镜下可见滴虫活动。尿常规:蛋白(±),脓球(+),上皮细胞少许。诊断:滴虫性阴道炎。口服"灭滴灵",外用"妇炎灵",病未愈,而反新增他疾,纳减,恶心呕吐,且阴部备感灼痛,痛苦益甚,遂求治于余,询得带下量多,色黄浓稠,夹血丝,有臭味,阴痒,夜半为甚,小便短赤,口苦咽干,心烦少寐,头昏痛,目涩,腰背酸痛,舌红、苔黄腻,脉弦滑。证属湿热下注,客于胞宫,伤及任带两脉,当清热解毒、除湿止带。予白头翁汤加味:白头翁12g,秦皮10g,黄柏10g,黄连3g,牡丹皮10g,生地黄15g,制半夏10g,白茯苓12g,陈皮6g,甘草3g。5剂,日服1剂,忌辛辣。5日后复诊,诸症减,腹痛已,食欲增,呕恶除。处方:白头翁12g,秦皮10g,黄柏10g,川连3g,牡丹皮10g,生地黄15g,银花15g,生苡米15g,茅根15g,白茯苓12g,六一散(布包)15g。三诊诉阴痒悉除,带下已基本正常,余症亦渐退,继以前方加味5剂。后以白头翁汤合完带汤意化裁为丸剂而善其后,随访1年余,迄未复发。(《江西中医药》,1995,增刊:135)

3)溃疡性结肠炎:朱某,32岁,于2006年5月初诊。2月前因饮食不慎后出现大便溏,日行4~5次,夹有黏液,有时带血,结肠镜检查示乙状结肠、直肠黏膜充血、水肿及散在表浅溃疡,西医诊断为溃疡性结肠炎。给予柳氮磺吡啶治疗后,查血白细胞明显降低,停服。复诊,患者诉解便前有明显腹胀、腹痛,便时里急后重,有肛门灼热感,口干口苦,小便黄,苔腻微黄,脉滑。证属湿热内蕴,腑气壅阻,气血瘀滞,予白头翁汤加味,煎服法同上。服7剂后症状减轻,20剂后症状基本消失,继服1月,自觉症状不明显,大便一日一解,色黄成形,复查结肠镜未见明显异常,随访3月未复发。(《交通医学》,2009,23(4):435)

4)尿路感染:薛某,女,38岁。因尿痛、尿频、尿急伴尿道口灼热感6天,于1993年5月12日就诊。全身乏力,小便频急、涩痛而赤,少腹不适,心烦少寐,舌质红,苔腻,脉细数。既往曾有类似发作史2年。查T 37.8℃,BP 105/84mmHg,双肾区叩击痛(-),耻骨上方轻度压痛。尿检:蛋白(+),白细胞(++),红细胞(±),妇检:少量淡黄色白带,质稀无臭,余(-),白带涂片检查(-)。拟诊:下尿路感染。乃湿热蕴蓄于下焦,膀胱气化不利。治当清利湿热、凉血解毒、利尿通淋。予白头翁汤加减:白头翁、黄柏、黄连、山栀各15g,车前子、白茅根、木通各10g,滑石18g,甘草6g。每日1剂,连服5日。患者自觉效果明显,未诊便自守原方服5剂。5月22日复诊,诸症消失,尿常规:蛋白(+);白细胞(+),再守原方5剂。三诊,尿常规(-),病愈。嘱原方去木通再进5剂,以巩固疗效,并注意月经期和性生活卫生。随访16个月未再复发。(《安徽中医临床杂志》,1997,2(9):44)

5)带下阴痒:胡某,女,32岁,已婚,农民。1994年7月15日诊。述黄带并阴痒已半年余。西医诊断为"盆腔炎"、"阴道炎"。曾用中西药外洗、内服,均未愈。今诊,症如上述,且见少腹时而微微胀痛,拒按,腰骶部偶尔也胀痛,食油腻及辛辣之物后其病加剧,且黄带逐渐转变为绿带,阴痒也随之加重,伴心烦易怒,口苦尿黄,苔黄厚腻,脉滑数等。此乃湿热带下,缘由肝胆湿热下注使然。其治宜清泻肝胆湿热,解毒止痒。遂用白头翁汤加苡仁 30g,赤小豆 18g,车前子 12g,6 剂而诸症除,继用六君子汤加苡仁、黄柏、山药各 15g 善后,3 剂而愈。(《中国中医药报》,2006,3(6):1)

【按语】从白头翁汤临床应用来看,其适应证的病位主要涉及肝、肠及下焦膀胱、胞宫,其病性主要是湿热或毒热内盛,临床尤以治湿热下利多用,且在治疗下利时,既可口服、亦可灌肠,是当代临床治疗细菌性痢疾和阿米巴性痢疾的主选方。

【现代研究】

(1)抗菌作用:体外抑菌试验表明,白头翁汤抗菌作用明显。时维静等[42]研究发现,白头翁根 3 种不同的提取物原白头翁素、白头翁总皂苷和白头翁浸膏液均有不同程度的抑菌作用,其抑菌效果呈量效关系。三者的抑菌效果以原白头翁素为佳,对金黄色葡萄球菌、绿脓杆菌、副伤寒杆菌较为敏感,对大肠杆菌作用相对弱一些。韩捷等[43]实验也证实了这一点。祝国强[44]等采用体外抑菌及人工感染鸡白痢沙门氏菌雏鸡的方法,发现白头翁汤对鸡白痢沙门氏菌的最小抑菌度为 4.5g/L,0.5ml/只白头翁汤组防治病雏鸡的治愈率 80%,死亡率降低了 55%($P<0.01$);且给药组肝脏、心脏、脾脏等器官的病变程度显著降低($P<0.05$)。王孝先[45]研究发现白头翁汤对伤寒杆菌、福氏痢疾杆菌、宋内氏痢疾杆菌有低敏感度抑菌作用,而对甲、乙型副伤寒杆菌,鼠伤寒杆菌、大肠杆菌无抑菌作用。

(2)抗炎及抗溃疡作用:白头翁汤有明显的抗炎及愈合溃疡作用。韩捷[46]采用小鼠每天服用白头翁汤水煎浓缩液,连续 3d,结果显示白头翁汤高剂量组(10g/kg)能显著抑制二甲苯对小鼠耳壳的致炎作用。还使用白头翁汤灌胃与灌肠两种给药途径,发现白头翁汤高剂量组(10g/kg)对乙酸诱发大鼠溃疡性结肠炎有明显愈合溃疡作用,且灌肠给药修复溃疡作用优于灌胃给药。

(3)促进免疫调节作用:白头翁汤具有调节机体多种免疫细胞因子、促进免疫功能的作用。李薇[47]观察发现白头翁汤能使降低的白细胞介素-2(IL-2)恢复正常,调低异常升高的肿瘤坏死因子(TNF-α),与模型组相比有显著的差异($P<0.05$)。在对自由基的影响方面,白头翁汤显著降低大鼠血清过氧化脂质(LPO),增加超氧化物歧化酶(SOD)的水平,降低一氧化氮(NO)水平。韩捷[46]通过灌胃与灌肠两种途径,观察白头翁汤对醋酸诱发大鼠溃疡性结肠炎造模大鼠的影响,结果表明,两种给药方式的白头翁汤高剂量组均能显著降低造模大鼠血清中 IgA、IgG、IL-6 的含量、显著降低造模大鼠血清中及结肠组织中 MDA 含量、同时能明显提高血清中及结肠组织中 SOD 含量。范恒[48]等应用 2,4-二硝基氯苯免疫加醋酸局部灌肠法建立溃疡性结肠炎大鼠模型,结果显示,造模后细胞因子 IL-6、IL-8、TNF-α 均升高($P<0.01$),而 IL-10 降低($P<0.01$)。白头翁汤组、柳氮磺胺吡啶(SASP)组与模型组比较有显著意义($P<0.01$),从而使溃疡性结肠炎大鼠免疫功能恢复正常,达到治疗的目的。

(4)对动物肠管运动的抑制作用:吕锦芳[49]等观察发现,白头翁汤及其拆方的水煎液对兔离体肠管均具有抑制作用,并且剂量越大抑制作用越强。其中白头翁汤及黄连、黄柏的水煎液抑制作用较强,而秦皮、白头翁水煎液的抑制作用稍缓和。

(5)抗腹泻作用:时维静[50]等采用蓖麻油及番泻叶引起小鼠腹泻的动物模型,显示白头翁汤全方抗蓖麻油引起小鼠小肠性腹泻有较好的作用,明显优于各单味药;白头翁汤抗番泻叶引起小鼠大肠性腹泻的作用,见效快,而且药效持久。

（6）对抗内毒素对机体的损害作用：宋崇顺[51]等用白头翁汤及以白头翁汤加蒲公英、紫花地丁、鱼腥草、败酱草等清热解毒药相配伍，喂饲由大肠杆菌内毒素所造模的新西兰白兔。结果显示，给药组能使造模家兔血浆内毒素明显减少，血液黏度明显增加，凝血酶原时间明显缩短，血球压积明显增高，5-羟色胺（5-HT）明显减少，纤溶活性减弱，且与清热解毒药配伍后作用更加显著。其机制可能是通过对抗大肠杆菌内毒素对家兔的损害，防止弥漫性血管内凝血（DIC）的发生和炎性反应，以达到解毒目的的。

（7）药效物质基础：朱华旭等[52,53]对白头翁汤混煎后的化学成分进行了分离，并与各单味药的化学成分进行了比较。结果表明，白头翁汤中的主要化学成分为生物碱、香豆素、皂苷及柠檬苦素类化合物。与单味药相比，混煎液中未发现新的结构类型之化合物。另外，对白头翁汤在煎煮过程中产生的大量沉淀成分进行分离并与单味药及其汤剂的主要成分比较后显示，沉淀物的成分为汤剂中的主要成分。杨卫贤等[54]采用萃取分光光度法和薄层层析-分光光度法，分别测定白头翁汤中小檗碱和秦皮乙素的含量，探讨白头翁汤中各药配伍煎煮后对部分化学成分的影响。结果显示，当黄连、黄柏与秦皮、白头翁配伍后，汤剂中小檗碱含量均有所下降，尤以白头翁配伍后下降最为明显；白头翁汤中白头翁、黄连、黄柏分别与秦皮配伍后，汤剂中秦皮乙素的含量均有所下降，影响的大小顺序为白头翁＞黄连＞黄柏。对白头翁汤及其加减方药效学研究结果表明，该方及其加减方体外实验对多种病菌具有较强地杀灭和抑制作用，特别是对金黄色葡萄球菌、绿脓杆菌、伤寒杆菌、福氏痢疾及大肠杆菌杀灭和抑制作用较为敏感；对实验动物有明显的抗炎及愈合溃疡作用，特别是白头翁汤高剂量灌肠给药作用更为明显；实验显示白头翁汤有调节机体多种免疫细胞因子、促进免疫功能的作用；白头翁汤可明显抑制离体实验动物肠管的运动，能显著地抗腹泻和对抗内毒素对机体的损害。

（五）严重虚寒下利兼表证（372）

【原文】

下利腹脹滿，身體疼痛者，先溫其裏，乃攻其表，溫裏宜四逆湯，攻表宜桂枝湯。（372）

桂枝汤方

桂枝三兩，去皮　芍藥三兩　甘草二兩，炙　生薑三兩，切　大棗十二枚，擘

上五味，以水七升，煮取三升，去滓，溫服一升，須臾，歠熱稀粥一升，以助藥力。

【提要】 虚寒下利兼表证，当先里后表。

【释义】 本条所言下利腹胀满，当是肾阳虚衰，火不暖土，腐熟无权，寒湿不运，气机壅滞，升降紊乱所致。其证当是下利清谷，完谷不化，而腹满则是喜温喜按，一派里虚寒之象。本条所言身疼痛，乃表邪未解之故。证为虚寒下利兼表，根据"虚人伤寒建其中"的原则，当以四逆汤先温其里。这是因为里气虚衰，抗邪无力，表邪极易内陷，即使先解表，也常因正气不支而无力表散的缘故。待里气充实，下利停止后，才可用桂枝汤解表。虽身疼痛，但因里气初复，故不用发汗力较强的麻黄汤。

里虚兼表，有表里同治者，有先里后表者，主要依据里虚程度而定。桂枝人参汤的温中解表法，麻黄细辛附子汤、麻黄附子甘草汤的温经发汗法，皆用于里虚兼表而里虚不甚者。本条所述里虚兼表，里证见下利腹胀满，是肾阳大衰，根阳已动之里虚重证，故当先温其里，后攻其表。

【选注】

张介宾：此一条乃表里俱病而下利者，虽有表证，所急在里，盖里有不实，则表邪愈陷，即

欲表之,而中气无力,亦不能散,故凡见下利中虚者,速当先温其里,里实气强,则表邪自解,温中可以散寒,即此谓也。(《景岳全书·伤寒典·下利》)

汪苓友:下利至腹胀满,必下利久,中气虚寒而作胀满,其人既虚,风寒复袭,故身体疼痛,此系利后之兼证,非初病起而身疼痛也。与四逆汤先温其里,使真阳之气得复,而里和利止,后宜桂枝汤以攻表,乃散风邪和营卫而止身疼痛也。假使先后倒施,则中气无主,岂堪外行发散耶!(《伤寒论辨证广注·中寒脉证》)

《医宗金鉴》:下利腹胀满者,里寒邪也;身体疼痛者,表寒邪也。凡表里寒邪之证同见,总以温里为急。故当先温其里,后攻其表,温里宜四逆汤,攻表宜桂枝汤。(《医宗金鉴·订正仲景全书·伤寒论注·辨太阴病脉证并治》)

【评述】表证兼里虚,先补其里后解其表,注家认识一致,其道理张介宾解释尤为明晰。但对本条所述之里证,张介宾、汪苓友言中虚,《医宗金鉴》言里寒。然既用四逆汤,当属肾阳虚衰为是,这与太阳病篇91条"伤寒医下之,续得下利清谷不止,身疼痛者,急当救里;后身疼痛,清便自调者,急当救表。救里宜四逆汤,救表宜桂枝汤",其义大同。

(六)小承气汤证(374)

【原文】

下利譫語者,有燥屎也,宜小承氣湯。(374)

大黃四兩,酒洗　枳實三枚,炙　厚朴二兩,去皮,炙

上三味,以水四升,煮取一升二合,去滓,分二服。初一服譫語止,若更衣者,停後服,不爾盡服之。

【提要】实热下利证治。

【释义】下利伴见谵语,为阳明燥热内盛之征。燥热逼迫津液下泄,则见下利,其利以下利清水,秽浊难闻为特点,也即《温疫论》所说的热结旁流。燥热上扰心神则见谵语。故仲景言有"燥屎"也。所谓燥屎,也即燥热内结之意。其证轻者,用小承气汤通便泄热、导滞破结,燥热去则下利谵语止;其证重者,亦可选大承气汤。为通因通用法之范例。本证之下利,伴见阳明腑实诸证、无后重,无脓血,下利量少。热利则下利量多,伴见肛热、腹痛;湿热下注之下利,则见里急后重,便脓血,渴欲饮水,腹中痛。三者自是不同。

【选注】

成无己:经曰,实则谵语。有燥屎为胃实,下利为肠虚,与小承气汤以下燥屎。(《注解伤寒论·辨厥阴病脉证并治》)

喻嘉言:此与阳明经谵语,胃中有燥屎正同。乃不用大承气汤而用小承气汤者,以下利肠虚,兼之厥阴脏寒,所以但用小承气微攻其胃,全无大下之条耳。(《尚论篇·厥阴经全篇》)

柯韵伯:下利是大肠虚,谵语是胃气实,宜大黄以濡胃,无庸芒硝以润肠也。(《伤寒来苏集·伤寒论注·承气汤证》)

汪苓友:此系阳明府实大热之证,胃中糟粕为热邪所壅,留著于内,其未成硬者,或时得下,其已成硬者,终不得出,则此燥屎者,为下利之根也。燥屎不得出,则邪热上乘于心,以故谵语。要之此证,须以手按脐腹,当必坚痛,此为有燥屎之征。(《伤寒论辨证广注·辨阳明病脉证并治法》)

沈明宗:厥阴热乘入胃,逼迫水谷下奔则利。燥屎搏结,邪逆冲心,故发谵语。然利而谵语,乃利者自利,结者自结也。第下利者,肠胃必虚,所以不敢峻攻,仅宜小承气微和肠胃之

实。轻圆活泼，如此之妙。斯即厥阴邪转阳明，可谓厥阴阳明，故当随其阳明实处而攻，若无谵语，讵敢下乎？即此谓厥阴下证，盖非另有下证矣。业医者，必当究明厥阴下证之旨，方能治厥阴证也。（《伤寒六经辨证治法·厥阴全篇证治大意》）

尤在泾：谵语者，胃实之征，下利得此，为有燥屎，所谓利者不利是也。与小承气汤下其燥屎，屎去脏通，下利自止。经云，通因通用，此之谓也。《金匮》治下利，按之心下坚者，与大承气汤。与此同意，所当互考。此太阴转入阳明之证，与厥阴无涉也。（《伤寒贯珠集·厥阴篇·简误》）

《医宗金鉴》：下利里虚，谵语里实，若脉滑大，证兼里急，知其中必有宿食也。其下利之物，又必稠粘臭秽，知热与宿食合而为之也，此可决其有燥屎也，宜小承气汤下之。于此推知，可知燥屎不在大便硬与不硬，而在里之急与不急，便之臭与不臭也。（《医宗金鉴·订正仲景全书·伤寒论注·辨阳明病脉证并治》）

丹波元简：案少阴篇云，少阴病，自利清水，色纯青，心下必痛，口干燥者，急下之，宜大承气汤。辨可下篇云，下利心下硬者，急下之，宜大承气汤。下利脉迟而滑者，内实也，宜大承气汤。下利不欲食者，有宿食故也，当下之，宜大承气汤。并与此条证同。（《伤寒论辑义·辨厥阴病脉证并治》）

陆渊雷：下利尽有宜下之证，且有宜大承气者，不必疑惧小承气也。下利可下之证，不特痢疾，通常泻利也有之，要在辨其虚实耳。此条以谵语为实证，故用小承气。然谵语之实与郑声之虚极难辨认，未可据信……又下利之所以可下，不必皆因燥屎，盖肠中之炎性渗出物与肠内容物混合而腐败发酵，足以助长炎症。下去此等有害物，则肠炎易于恢复耳。（《伤寒论今释·辨厥阴病脉证并治》）

承淡安：下利而谵语，未必一定有燥矢，必有脉滑大、苔黄焦厚，腹有硬结可按得，乃可云有燥矢。虽然下利用承气汤亦多，非皆有燥矢而后用之，凡热性下利，其肠中必有积滞与炎性渗出物之蓄积，用荡涤之法清其蕴积，如夺寇粮，去其凭依，易使热邪解退也。若下利谵语，其脉细数，其目无神，语声不扬者，乃为郑声，死症也。（《伤寒论新注·辨厥阴病脉证并治法》）

【评述】 关于本条邪气之来路，沈氏言厥阴热乘入胃，是囿于本条出厥阴篇。其实厥阴病篇呕哕下利诸证，又见于《金匮要略·呕吐哕下利病脉证治第十七》，故有疑是该篇内容误入厥阴篇者。因此大多注家仅据症辨证，而不强求其和厥阴的关系，似是明智之举。关于谵语的病机乃是胃实所致，诸家认识一致，陆渊雷与承氏进一步提出谵语与郑声当注意辨识，颇有临证意义。至于下利的病机，俞、柯二氏皆承成无己之说为肠虚，显系不妥。汪苓友言胃中糟粕为热邪所壅，留着于内，其未成硬者，或时得下，其已成硬者，终不得出，甚为合理。《医宗金鉴》言热与宿食相合，并进而言及此实热下利之特点，也有临证参考意义。然前代注家皆少言及热极旁流。吴有性《温疫论·大便》云："热结旁流者，以胃家实，内热壅闭，先大便闭结，续得下利纯臭水，全然无粪，日三四度，或十数度。宜大承气汤，得结粪而利立止"，首次提出"热结旁流"一语。成都中医学院主编《伤寒论讲义》解释本条下利病机为"热结旁流"，此说遂沿用至今。丹波元简将《伤寒论》中通因通用之证治条文进行了综述，以示下法可治下利，陆渊雷、承淡安进而扩大了用下法治下利的适用范围，颇有参考意义。《医宗金鉴》言辨"燥屎不在大便硬与不硬，而在里之急与不急、便之臭与不臭"，提示对"燥屎"的认识不应从大便的性状着眼，而应从有无燥热内壅的症状入手，是深得要领的见解。

（七）下利后余热证（375）

【原文】

下利後更煩,按之心下濡者,為虛煩也,宜梔子豉湯。(375)

肥梔子十四箇,擘　香豉四合,綿裹

上二味,以水四升,先煮梔子,取二升半,內豉,更煮取一升半,去滓,分再服。一服得吐,止後服。

【提要】 热利后余热留扰胸膈证治。

【释义】 利后更烦,言外之意下利时即有心烦,故其下利当为热利。热利经治,下利已止,而心烦不解,乃余热留扰胸膈之象。按之心下软,是邪热尚未和痰、水、宿食等有形之邪相结,故称其为"虚烦",以和"实烦"相区别。证属无形邪热留扰胸膈,治用栀子豉汤清宣郁热以除烦。方义及临床应用等见太阳病篇。

【选注】

方有执:更烦,言本有烦,不为利除而转甚也。(《伤寒论条辨·辨厥阴病脉证并治》)

柯韵伯:更烦是既解而复烦也。心下软,对胸中窒而言,与心下反硬者悬殊矣。要知阳明虚烦,对胃家实热而言,是空虚之虚,不是虚弱之虚。(《伤寒来苏集·伤寒论注·栀子豉汤证》)

林澜:此利后余热之证也。曰下利后而利止者,必非虚寒之烦,乃热遗于胸中也。按之心下濡,虽热而非实热,故用此以清其虚烦。(《伤寒折中·厥阴病篇》)

张隐庵:夫下利后更烦,则下焦阴津既泄,而上焦火热更甚也。按之心下濡者,乃土中之气内虚,故曰虚烦也。宜栀子豉汤调和上下,交济阴阳。(《伤寒论集注·辨厥阴病脉证篇》)

沈明宗:胃气复而利止之后,木邪上冲心肺,所以更烦。按之心下濡者,乃无痰饮相挟,故为虚烦,邪逆于胸,即当随其所得而攻之,故用栀豉汤涌吐散邪也。(《伤寒六经辨证治法·厥阴全篇证治大意》)

尤在泾:下利后更烦者,邪热不从下减而复上动也。按之心下濡,则中无阻滞可知,故曰虚烦。香豉、栀子能彻热而除烦,得吐则热从上出而愈,因其高而越之之意也。(《伤寒贯珠集·厥阴篇》)

陈修园:下利后水液下竭,火热上盛不得相济,乃更端复起而作烦。然按之心下濡者,非上焦君火亢盛之烦,乃下焦水阴不得上济之烦,此为虚烦也。宜栀子豉汤以交水火。(《伤寒论浅注·辨厥阴病脉证篇》)

【评述】 关于下利的性质,注家明言者不多,林澜、尤在泾用"余热"、"邪热不从下减"之语,自是认作热利了。关于虚烦的病机,多认为是热遗胸中,而张隐庵、陈修园认为是水液下竭,火热上盛,既如此,何不用黄连阿胶汤泻火滋水,怎能用栀子豉汤清火而不补水呢?至于"虚"字,柯韵伯所释甚明,张隐庵言中土之气内虚,就不够贴切了。关于栀子豉汤的作用,林澜所言甚是,沈明宗、尤在泾的涌吐散邪之说则欠妥当了。

二、下利辨脉（360～369）

【原文】

下利,有微熱而渴,脈弱者,今自愈。(360)

下利,脈數,有微熱汗出,今自愈,設復緊為未解。一云,設脈浮復緊。(361)

【提要】 寒利自愈与未解的脉证。

【释义】 此两节条文言寒利的转归。何以知属寒利？从"设复紧为未解"，知下利原伴紧脉。紧主寒邪盛，故属寒利，此与少阴篇第283条"病人脉阴阳俱紧，反汗出者，亡阳也，此属少阴，法当咽痛而复吐利"理同。寒邪下注之下利，必伴畏寒蜷卧诸证，如见微热而渴，则提示阳气复。脉由紧转弱，则提示邪气退，即《素问·离合真邪论》"大则邪至，小则平"之意。且其热亦非大热，知阳复尚未太过。故属即将自愈的脉证表现。而脉由紧变数，证由畏寒蜷卧变为微热汗出，也提示阳复寒退，故也为自愈之兆，倘若脉又由数变紧，则提示阳退寒盛，故为未解。

【选注】

成无己：下利，阴寒之疾，反大热者逆。有微热而渴，里气方温也。经曰，诸弱发热，脉弱者，阳气得复也，今必自愈。下利，阴病也；脉数，阳脉也。阴病见阳脉者生。微热汗出者，阳气得通也，利必自愈。诸紧为寒，设复脉紧，阴气犹胜，故云未解。（《注解伤寒论·辨厥阴病脉证并治》）

钱天来：言阴寒下利，设身有微热而渴，乃阳气渐回，阴气已退之兆，非大热而热气有余者之比。若阳虚飞越于外而热，则寒盛于里，虽热亦不渴矣，故知为欲愈也。然必脉弱者，方见其里气本然之虚，无热气太过作痈脓、便脓血及喉痹、口伤烂赤之变，故可不治，令其自愈也。此条又言下利微热而脉数，若汗出者，亦可自愈，脉数则太过之热邪内郁，故必清脓血，汗出则热气外泄，故脓血可免，而亦令自愈也。设其脉复紧，在阳经为寒邪在表，在阴经为寒邪在里，其下利之证犹未解也。《平脉篇》云，假令下利，以胃中虚冷，故令脉紧也。（《伤寒溯源集·厥阴篇》）

汪苓友：此传经热利自愈之证也。阳邪传里而至下利，则热当少衰，故以微热为邪退，渴则知其非寒利矣。而下利则津液亡，故渴。凡下利脉宜微小而弱，兹则脉弱，知热邪已退，正气将复之象，故云令自愈也。此传经热利，有愈有未解之证也。热利脉数与脉弱相反，未可言愈。所喜者，热微汗出，则阳邪还表，胃家之真气复，故令自愈。设脉复紧者，始则寒邪在表而脉紧，兹已传里，寒化为热，其脉复紧，当是实邪壅塞胸膈而作痛之诊，故为利未解也。（《伤寒论辨证广注·辨厥阴病脉证并治法》）

《医宗金鉴》：厥阴下利，有大热而渴，脉强者，乃邪热俱盛也。今下利有微热而渴，脉弱者，是邪热衰也，邪热既衰，故可令自愈也。厥阴下利脉数，热利也。若热微汗出，知邪微欲解，下利必自止，故令自愈也。设脉复紧，为表邪犹盛，未能解也。（《医宗金鉴·订正仲景全书·伤寒论注·辨厥阴病脉证并治》）

【评述】 医家大多将此两条看作寒利，可以自愈的机理是阳复邪退和阴病见阳脉。钱天来将寒利阳复自愈证和热气有余证、虚阳飞越证相鉴别，尤助后学。但他将脉弱释为里气本然之虚，脉数释为太过之热内郁，似欠妥贴。汪苓友、《医宗金鉴》从热利立论，认为自愈之理是邪热衰退，但对脉复紧无法解释，于是汪苓友言实邪壅塞胸膈作痛之诊，《医宗金鉴》言表邪犹盛，皆使人感到牵强。要在对脉证进行动态观察，脉由紧转弱是"小则平"，而非正气虚之弱脉；由紧转数是寒邪退，阳气复，而非热邪内盛之数脉。证由畏寒蜷卧转为微热而渴或微热汗出，是阳气复、正气通达，亦非热邪衰退之兆。

【原文】

下利，手足厥冷，無脈者，灸之不溫，若脈不還，反微喘者，死。少陰負趺陽[(1)]者，為順也。（362）

【词解】

(1) 少阴负趺阳：太溪脉弱于趺阳脉。太溪脉候少阴肾气盛衰，趺阳脉候阳明胃气盛衰。

【提要】寒利危证的预后判断。

【释义】此条言寒盛伤阳下利的危证、治法及预后。寒盛伤阳,真阳被遏,四末失温,脉气不鼓,因此见手足厥冷、无脉。若用灸法祛寒助阳,而厥冷不回,脉搏不出,则提示寒极盛而阳已绝。假如又伴见微喘、则为肾气衰而不能纳气,肺气脱而不能吸气之危候,故主死。但若虽然寸口脉不至,而候少阴盛衰的太溪脉尚有微弱搏动,候阳明盛衰的趺阳脉搏动更为明显,则提示肾阳虽衰、胃阳尚在,有胃气则生、病虽危仍可救治,故为顺证。

【选注】

成无己:下利,手足厥逆,无脉者,阴气独胜,阳气大虚也。灸之阳气复,手足温而脉还,为欲愈。若手足不温,脉不还者,阳已绝也,反微喘者,阳气脱也。少阴肾水、趺阳脾土。下利为肾邪干脾,水不胜土,则为微邪,故为顺也。(《注解伤寒论·辨厥阴病脉证并治》)

钱天来:阴寒下利而手足厥冷,至于无脉,是真阳已竭,已成死证,故虽灸之,亦不温也。若脉不还,反见微喘,乃阳气已绝,其未尽之虚阳,随呼吸而上脱,其气有出无入,故似喘非喘而死矣。此承上文下利而言,凡少阴证中诸阳虚阴盛之证,而至于下利、及下利清谷之证,皆由寒邪太盛,非唯少阴命门真火衰微,且火不能生土,中焦胃脘之阳不守,故亦败泄而为下利。少阴脉虽微细欲绝,而为阴寒所胜,则为少阴之真阳负矣。若趺阳脉尚无亏损,则是先天之阳虽为寒邪之所郁伏,而后天胃脘之阳尚在,为真阳犹未磨灭,所谓有胃气者生,故为顺也。若趺阳脉亦负,则为无胃气而死矣。(《伤寒溯源集·少阴前篇证治》)

沈明宗:下利厥冷无脉,寒盛闭塞经隧,阳将欲尽,而以火灸,希图接续几微之阳,以使脉复。若手足不温,而脉不还,反加微喘,乃微阳已从上脱,故死。(《伤寒六经辨证治法·厥阴全篇证治大意》)

李荫岚:三阳以阳明为主,盖阳明为燥土,阳热最高也;三阴以少阴为主,盖少阴司寒水,阴寒为甚也。三阴下利之证,得阳为顺,少阴负趺阳者,谓趺阳大于少阴也,此阴病得阳也。不得阳为逆,趺阳负少阴者,谓少阴盛于趺阳也,此阴病不得阳也。土胜水,则厥利止;水侮土,则厥利作。故趺阳负为逆,逆者,死之候也;少阴负为顺,顺者,生之候也。(《伤寒论条析·厥阴篇》)

【评析】本条自成无己《注解伤寒论》将"少阴负趺阳者,为顺也"分为另外一条,致使后世不少注家沿袭成误,或单独注释,或另移他处,造成释义不能连续,医理不能理顺。对本条下利、厥冷、无脉的病机,大多释为寒盛伤阳,如此则用灸法祛寒助阳,或可有效。也有少数医家释为阴阳两衰,气血双绝者,如此则灸法难以成效,也谈不上会出现少阴负趺阳为顺的情况。关于少阴负趺阳为顺,钱天来从有胃气者生立论,成无己从水不胜土、李荫岚从阴病得阳、土胜水解释,虽皆可自圆,但结合整条原文,当以钱天来解释为胜。

【原文】

下利,寸脉反浮数,尺中自濇者,必清脓血。(363)

下利,脉数而渴者,今自愈。设不差,必清脓血,以有热故也。(367)

【提要】寒利阳复自愈或阳复太过的临床表现。

【释义】寒盛伤阳之下利,如人体根阳未泯,或可有阳气来复,阴寒邪气退却的转机。寒盛伤阳,脉当沉紧,若反见寸脉浮数,尺脉自涩,寸以候阳,尺以候阴,则提示有阳热有余,阴血被伤之象,阳有余便是火,火热下伤阴络,热迫血行,因此有便脓血的可能。寒盛伤阳之下利,若脉不沉紧反见脉数且伴口渴,也提示阳气来复,已胜阴寒,故可自愈。若病证未能自愈,多属阳复太过,阳热下伤阴络,则可能出现大便脓血。究其病机,仲景明言,"以有热故也"。阳复太过之便脓血证,可酌用白头翁汤清热凉血以治之。

【选注】

成无己:下利者,脉当沉而迟,反浮数者,里有热也。涩为无血,尺中自涩者,肠胃血散也,随利下,必便脓血。(《注解伤寒论·辨厥阴病脉证并治》)

汪苓友:热利而得数脉,非反也,得浮脉则为反矣。兹者,寸反浮数,此在里之邪热不少敛也。尺中涩者,阴虚也。阳邪乘阴分之虚,则其血必瘀而为脓血。下利而渴者,热也,脉数为热未解,曰自愈者,其脉必数中带虚,而其渴为未甚也。设脉数渴甚,为不差,必清脓血,以在里有郁热故也。(《伤寒论辨证广注·辨厥阴病脉证并治法》)

尤在泾:此(363条——笔者注)阳邪入里而作下利之证,寸浮数者,阳邪强也;尺中涩者,阴气弱也。以强阳而加弱阴,必清脓血。此(367条——笔者注)亦阴邪下利而阳气已复之证。脉数而渴,与下利有微热而渴同意。然脉不弱而数,则阳之复者已过,阴寒虽解,热气旋增,将更伤阴而清脓血也。(《伤寒贯珠集·厥阴篇》)

周扬俊:阴证阳脉,病家最幸。今反云浮数,虽则下利,安知不转出阳分,有汗而解?然合尺中自涩观之,则精血受伤,正气难复,况阳邪正炽,势必下陷而内入伤阴,不至圊血不已也。(《伤寒论三注·厥阴经全篇》)

【评述】历代医家对清脓血之病机为火热下伤阴血所致,多无歧义。惟对此两条始见之下利属寒属热,认识各异。成无己、周扬俊认作寒,汪苓友认作热。尤在泾则将前条认作热,后条认作寒。但如从《伤寒论》上下文联系起来看,当以寒利阳复的解释为优。不过此寒利为寒盛伤阳所致、非真阳衰微的虚寒下利。真阳衰微者,下利当益甚,难有阳复机转。寒盛伤阳者,真阳未泯,才可能有阳复自愈或阳复太过之变化。

【原文】

下利清谷,不可攻表,汗出必胀满。(364)

【提要】虚寒下利兼表,误汗后的变证。

【释义】下利清谷为阳虚寒盛之证,本不当汗,如兼表证,应据"虚人伤寒建其中"的原则,先温其里,后解其表。若先攻表,汗出易使里阳更虚,寒湿壅滞更重,而成胀满等变证。

【选注】

喻嘉言:此条重举下利清谷不可攻表以示戒。……误攻其汗,则阳出而阴气弥塞,胸腹必至胀满而酿变耳。(《尚论篇·厥阴经全篇》)

沈明宗:下利清谷乃真阳气虚,纵有表证,不可发汗,汗则愈伤其阳,则阴邪上逆,而作痞塞胀满。倘阳从汗散,何法救耶。(《伤寒六经辨证治法·厥阴全篇证治大意》)

钱天来:此有里无表之下利也。下利清水完谷,则寒邪已甚,而无身体疼痛之表证,则知寒邪在里而不在表矣,故不可攻表。若不知而妄发其汗,汗出则阳气随汗而泄,胃阳大损而里寒更甚,故必胀满。(《伤寒溯源集·厥阴篇》)

李荫岚:里有热不大便而更有表者,应先解表,不可攻里,以里气虚,而表邪益陷也。里有寒下利清谷而更有表者,应先温里,不可攻表,以里气温而表邪自散也。若先攻表,则汗出阳亡,胃中阳虚阴乘,故必胀满也。(《伤寒论条析·辨厥阴病脉证并治》)

【评述】本条旨在强调虚寒下利兼表,应先温里,后解表,而不可先攻表的基本原则。沈、李氏注释切当公允。钱天来等认为有里无表,既无表,缘何言及攻表?喻嘉言对误汗所致胀满这一变证的病机解释,则简明而扼要。

【原文】

下利,脉沉弦者,下重也;脉大者,为未止;脉微弱数者,为欲自止,虽發熱,不死。(365)

【提要】通过脉证的变化判断下利的转归和预后。

【释义】下利者脉见沉弦,提示里气壅滞,气机不畅,故应伴见下利。下利见脉大,则邪气正盛,其利未止,正如《素问·脉要精微论》所说:"大则病进",《素问·离合真邪论》所说:"大则邪至"。下利脉见微弱而数,微弱是邪气已衰,正如《素问·离合真邪论》所说:"小则平",而数则提示阳气犹存,故下利将止,虽有发热,也不会有大的危险。此举脉象以判断邪气的盛衰,临证仍当结合证候全面分析。

【选注】

钱天来:寒邪下利,其脉本当沉迟虚细,然沉主下焦,弦则坚劲,故脉沉则阴寒在下,脉弦则里寒未解。所以仲景有下利脉数,令自愈,设复紧为未解之文,然则弦亦紧之类也,故沉弦为下焦之寒邪甚盛,其气随下利之势而下攻,必里急后重也。脉大者,在阳经热痢,若发热脉大,则邪不可量,当为剧证。此虽阴邪,然脉大则亦其气未衰,故为未止。若脉微弱,则阳气虽弱而寒邪已衰,数则阳气渐复,故为欲自止也。然脉微弱则阴气已虚,脉数则热气必盛而发热矣。以阴阳相半之厥阴,唯恐其寒邪独盛而为死证,又恐其复热太过,而为痈脓便血及喉痹等变。然痈脓便血,皆非必死之证,而阴极无阳则死矣,故曰虽发热不死。(《伤寒溯源集·厥阴篇》)

汪苓友:此辨热利之脉也。脉沉弦者,沉主里,弦主急,故为里急后重,如滞下之证也。脉大者,邪热甚也,《脉经》云,大则病进,故为利未止也。脉微弱数者,此阳邪之热已退,真阴之气将复,故为利自止也。下利一候,大忌发热,兹者脉微弱而带数,所存邪气有限,故虽发热,不致死耳。按成注云,脉微弱数,为邪气微而阳气复,发热由阳胜,此以热利作寒利解,大谬之极。(《伤寒论辨证广注·辨厥阴病脉证并治法》)

喻嘉言:下利而脉沉弦,主里急后重,成滞下之证,即所称痢证也。脉大者,即沉弦中之大,脉微弱数者,即沉弦中之微弱数也。脉微弱数,虽发热不死;则脉大身热者,其死可知矣。(《尚论篇·厥阴经全篇》)

吴谦,等:下利脉沉弦,故里急后重也。凡下利之证,发热脉大者,是邪盛,为未止也。脉微弱数者,是邪衰,为欲自止,虽发热不死也。由此可知,滞下脉大,身热者,必死。(《医宗金鉴·订正仲景全书·伤寒论注·辨厥阴病脉证并治》)

舒驰远:按厥阴下利,法当分辨阴阳,确有所据,对证用药,无不立应。但言脉者,玄渺难凭,吾不敢从。(《重订伤寒论集注·厥阴篇》)

【评述】对本条之下利,以钱天来为代表者认作寒,以汪苓友为代表者辨作热,之所以出现分歧,是因为原文只言脉而缺少证候的记述,可见只有脉证合参,才可确立寒热、辨别阴阳。但诸家对脉大则病进、脉小则邪退的认识则是一致的。

【原文】

下利,脉沉而遲,其人面少赤,身有微热,下利清穀者,必鬱冒⁽¹⁾汗出而解,病人必微厥。所以然者,其面戴陽⁽²⁾,下虚故也。(366)

【词解】

(1)郁冒:"冒",《说文解字》:"蒙而前也。"引申为昏蒙眩晕。郁冒,即心胸郁闷,头晕目眩。

(2)戴阳:病症名,因阳气上浮而见两颧浮红,犹阳气被格戴于头面,故名。

【提要】寒盛伤阳证,可见郁冒汗解。

【释义】下利清谷,脉微欲绝者,为真阳衰微,不温里回阳,绝无自解之机。但下利清谷,脉沉而迟或脉沉而紧者,则为寒盛伤阳,从面少赤,身微热,仅见微厥来看,其阳气并未衰竭,而是被阴寒邪气所郁遏而已,郁阳上争,故可见面少赤之戴阳之象。此证当阳气蓄积到一定程度,奋力与阴寒之邪相争,则可见心胸郁闷、头晕目眩之证,如能正胜邪却,则可见汗出邪退而病解。此与伤寒衄解之前所见发烦目瞑之证类似。

【选注】

成无己:下利清谷,脉沉而迟,里有寒也。面少赤,身有微热,表未解也。病人微厥,《针经》曰,下虚则厥。表邪欲解,临汗之时,以里先虚,必郁冒然后汗出而解也。(《注解伤寒论·辨厥阴病脉证并治》)

方有执:诸阳聚于面,少赤,亦阳回也,故曰戴阳。郁冒,作汗也。微厥,邪正争也。下虚,指利而言也。(《伤寒论条辨·辨厥阴病脉证并治》)

张璐:太阳阳明并病,面色缘缘正赤者,为阳气怫郁在表,宜解其表。此云下利脉沉迟,而面见少赤,身见微热,乃阴寒格阳于外则身微热,格阳于上则面少赤。仲景以为下虚者,谓下无其阳,而反在外在上,故云虚也。虚阳至于外越上出,危候已彰。或其人阳尚有根,或用温药以胜阴助阳,阳得复反而与阴争,差可恃以无恐。盖阳返虽阴不能格,然阴尚盛亦未肯降,必郁冒少顷,然后阳胜而阴出为汗,邪从外解,自不下利矣。(《伤寒缵论·厥阴全篇》)

尤在泾:下利清谷,脉沉而迟,阴在里在下也。面少赤,身有微热,阳在上在外也。夫阴内阳外而为病者,必得阳入阴出而后解。而面虽赤而未甚,身虽热而亦微,则其阳之发露者仅十之三,而潜藏者尚十之七也。藏而能动,必当与阴相争,争而未胜则郁冒,争而既胜则汗出。汗出而内伏之阴从外出,外出之阳从内入,而病乃解矣。然此证下虚无气,中土不守,唯藉君主之灵以收散亡之气,而驱沉伏之阴,郁冒汗出,则心君震怒之候,病人所以必微厥也。设非下虚之故,何至危殆若是? 然或真阳毕露,则必不能与邪争,不争亦必无幸矣。(《伤寒贯珠集·厥阴篇》)

【评述】诸家皆将下利清谷,脉沉而迟看作阴寒在里。但对面少赤,身有微热,成无己等认为是表未解,这与原文自释为“其面戴阳”不合。张璐、尤在泾等释为阴寒格阳于外、上,既格阳于外上,汗出必虚阳飞越,怎能有汗出而解的机转,故又提出阳尚有根,或阳之发露者仅十之三,而潜藏者尚十之七,藏而能动等观点,以求自圆。惟方有执将面赤等释为阳回,此所谓“戴阳”,是阳回而诸阳聚于面也,因此才能有阳复寒退、正邪相争,郁冒汗出而解的机转。此仲景所言“戴阳”,与白通汤证又不同也。

【原文】

下利後脉絕,手足厥冷,晬時脉還,手足溫者生,脉不還者死。(368)

【提要】下利后脉绝肢厥,欲决死生,当观察二十四小时。

【释义】下利后脉绝手足厥冷,或是真阳垂绝,危殆立至;或是暴寒伤阳,真阳被遏。如是前者,经积极救治,观察二十四小时而脉不还,厥不回,则无阳复希望。如是后者,积极救治,观察二十四小时,而脉出厥回,提示阳复阴退,生机未泯。

【选注】

成无己:下利后脉绝,手足厥冷者,无阳也。时,周时也。周时厥愈、脉出,为阳气复,则生;若手足不温,脉不还者,为阳气绝,则死。(《注解伤寒论·辨厥阴病脉证并治》)

钱潢:时,周时也。夫寒邪下利而六脉已绝,手足厥冷,万无更生之理,而仲景犹云周时脉还,手足温者生,何也? 夫利有新久,若久利脉绝,而致手足厥冷,则阳气以渐而虚,直至山穷水尽,阳气磨灭殆尽,脉气方绝,岂有复还之时? 唯暴注下泄,忽得之骤利,而厥冷脉绝者,则真阳未至陡绝,一时为暴寒所中,致厥利脉伏。真阳未致陡绝,故阳气尚有还期。此条乃寒中厥阴,非久利也,故云时脉还,手足温者生。若脉不见还,则孤阳已绝而死也。(《伤寒溯源集·厥阴篇》)

【评述】 成无己随文释义,未深究生死之机。钱潢以久利,阳气磨灭者,难以复还;骤利,暴寒伤阳者,阳有还期,来解释或死或生的机理,甚是。

【原文】

傷寒下利,日十餘行,脉反實者死。(369)

【提要】 证虚脉实,预后不良。

【释义】 虚寒下利日十余行,阴阳两伤,正气虚衰可知,本当见微细、微弱之脉,今反见坚实之脉,不仅提示邪气仍盛,亦提示真脏脉外露。正衰邪实,真脏脉现,故主预后不良。

【选注】

成无己:下利者,里虚也。脉当微弱反实者,病胜脏也,故死。《难经》曰:脉不应病,病不应脉,是为死病。(《注解伤寒论·辨厥阴病脉证并治》)

钱天来:伤寒而致下利,则里寒而胃阳不守可知其脉自当沉迟微弱矣,况一日十余行,则其利已甚,脉当大虚,宁有反实之理。此所谓实者,乃阴寒下利,真阳已败,中气已伤,胃阳绝而真脏脉现也。(《伤寒溯源集·厥阴篇》)

陆渊雷:下利脉实,乃心脏起虚性兴奋,以图背城借一,卒之心脏愈益疲敝以死。(《伤寒论今释·辨厥阴病脉证并治》)

【评述】 证虚脉实,为邪盛正衰、真脏脉现,注家认识比较一致。陆渊雷以心脏虚性兴奋释脉实,则属中西汇通学派的观点。

参 考 文 献

[1] 仝小林. 干姜黄芩黄连人参汤[M]. 中国中医药报,2009,12:4.

[2] 蓝华生. 干姜黄芩黄连人参汤治疗尿毒症性胃炎10例报道[J]. 时珍国医国药,2002,13(1):50.

[3] 史宏江,祁琢.《伤寒论》方治疗慢性胃炎[J]. 山东中医杂志,1997,1(1):20.

[4] 林凤君. 白头翁汤治疗急性菌痢30例[J]. 实用中西医结合杂志,1996,12:761.

[5] 聂秋霞. 白头翁汤加味灌肠治疗慢性痢疾[J]. 四川中医,1997,15(2):32.

[6] 王瑞锋,王雪. 白头翁汤的药理作用与临床应用[J]. 中医学报,2010,3(2):270.

[7] 吴建华,周永红. 白头翁汤煎汁肛滴治疗"菌痢"53例疗效观察[J]. 浙江中西医结合杂志,2001,11(11):718.

[8] 幸平. 白头翁汤加味治愈阿米巴痢疾30例临床观察[J]. 中国乡村医药,2007,7(1):14.

[9] 崔伦顺,黄淑兰,崔月. 加味白头翁汤保留灌肠治疗慢性直肠炎100例[J]. 吉林中医药,2001,21(5):26.

[10] 蔡榕. 白头翁汤保留灌肠为主治疗阿米巴肠病136例[J]. 上海中医药杂志,1995,12(7):18.

[11] 张素琴,王明星. 白头翁汤保留灌肠治疗慢性结肠炎120例[J]. 河南中医,1995,15(3):147.

[12] 韩清,李卫河,孔祥梅,等. 加味白头翁汤治疗慢性结肠炎65例临床观察[J]. 新乡医学院学报,1995,12(3):274-275.

[13] 赵文贵. 白头翁汤加减治疗慢性结肠炎34例[J]. 云南中医中药杂志,1996,17(5):34-35.

[14] 吴胜海,陈凤梅,洪多伦. 白头翁汤化裁治疗慢性结肠炎99例[J]. 实用中医药杂志,2000,11

(11):34-35.

[15] 薛彩莲. 黄连汤合白头翁汤治疗慢性非特异性溃疡性结肠炎[J]. 河南中医药学刊,1997,12(1):9.

[16] 唐中权,吴新生,于宏军,等. 白头翁汤加味灌肠治疗溃疡性结肠炎 36 例[J]. 内蒙古中医药,1996,1:21.

[17] 张向东. 加味白头翁汤治疗溃疡性结肠炎 25 例观察[J]. 医学理论与实践,1996,9(1):32-33.

[18] 乔振纲. 虚实为纲治疗溃疡性结肠炎 117 例[J]. 陕西中医,1996,17(1):13-14.

[19] 刘治安. 白头翁汤临床运用. 四川中医,2001,19(4):78.

[20] 江世和,卞正云. 加味白头翁汤肛门滴入治疗感染性腹泻体会[J]. 实用中医药杂志,1996,3:28.

[21] 陈培儒. 白头翁汤治频发室性早搏二例报告[J]. 新中医,1987,3:38.

[22] 钟敬芳. 白头翁汤治疗下泌尿道感染 122 例[J]. 安徽中医临床杂志,1997,2(9):44.

[23] 方松春. 加味白头翁汤治疗泌尿系感染 40 例[J]. 上海中医药杂志,1995,7:40.

[24] 帅敏. 白头翁汤新用[J]. 新中医,2000,11(3):40.

[25] 史宏. 蒲灰散合白头翁汤化裁治疗淋菌性尿炎 36 例[J]. 广西中医药,1997,20(3):16.

[26] 王小蓉,张来剑. 白头翁汤治验三则[J]. 现代医药卫生,2002,18(9):800.

[27] 刘金芝,柴润芳. 加味白头翁汤为主治疗急性肾盂肾炎 32 例[J]. 陕西中医,2003,24(4):308.

[28] 张智华. 加减白头翁汤治疗滴虫性及霉菌性阴道炎 78 例[J]. 辽宁中医药大学学报,2009,11(10):114.

[29] 付丽霞. 白头翁汤活用于阴痛[J]. 江西中医药,2009,6:54.

[30] 赵素蕊. 白头翁汤治崩漏[J]. 浙江中医杂志,2000,1:33.

[31] 于善堂,郭秀红. 白头翁加减治疗盆腔 36 例[J]. 长春中医学院学报,1998,14(69):34.

[32] 王付. 经方辨治慢性盆腔炎[J]. 四川中医,2003,21(6):50.

[33] 李佑富. 白头翁汤加味治疗复发性鼻衄 24 例[J]. 安徽中医临床杂志,1997,8(4):182.

[34] 哈学忠,贾孟辉. 经方治验皮肤病三则[J]. 陕西中医,1997,1(18):37.

[35] 王建国. 白头翁汤非热利应用[J]. 铁道医学,1995,23(2):108.

[36] 王小蓉,张来剑. 白头翁汤治验三则[J]. 现代医药卫生,2002,18(9):800.

[37] 关会君. 白头翁汤治疗急性结膜炎举隅[J]. 中国民间疗法,2001,9(6):52.

[38] 付照. 白头翁汤治疗急性传染性结膜炎[J]. 河南中医学院院报,2003,18(109):49-50.

[39] 杨建英,梅国胜. 黄选玮. 白头翁汤临床运用体会. 贵阳中医学院学报,2002,24(40):37.

[40] 蔡柳洲. 白头翁汤临床运用体会[J]. 浙江中医杂志,1995,(6):278.

[41] 朱芳讯. 白头翁汤加味保留灌肠治疗急性婴幼儿菌痢[J]. 福建中医药,1998,29(1):3.

[42] 时维静,路振香,李立顺. 白头翁不同提取物及复方体外抑菌作用的实验研究[J]. 中国中医药科技,2006,13(3):166.

[43] 韩捷,梁华龙. 白头翁汤治疗溃疡性结肠炎作用机制的实验研究[J]. 河南中医药学刊,2001,16(3):23.

[44] 祝国强,侯凤琴,崔岩. 白头翁汤对沙门氏菌感染鸡的药效学试验[J]. 畜牧与兽医,2006,38(5):35.

[45] 王孝先. 黄芩汤、白头翁汤、葛根芩连汤对肠道菌株抑菌作用的实验观察[J]. 中国中医基础医学杂志,2001,7(1):42.

[46] 韩捷. 白头翁汤治疗乙酸诱发大鼠溃疡性结肠炎的实验研究[J]. 中国实验方剂学杂志,2002,8(3):38.

[47] 李薇. 白头翁汤治疗大鼠溃疡性结肠炎的免疫机制探讨[J]. 甘肃中医,2004,17(6):38.

[48] 范恒,邱明义,梅家俊,等. 理肠四方对溃疡性结肠炎大鼠组织细胞因子 TNF-α、IL-6、IL-8、IL-10 的影响[J]. 中医药学刊,2004,22(9):1624.

[49] 吕锦芳,卢文超,宁康健.白头翁汤对兔离体十二指肠运动性能的影响[J].中国中医药科技,2005,12(5):279.

[50] 时维静.白头翁汤拆方抗腹泻试验研究[J].中兽医医药杂志,2007,(1):30.

[51] 宋崇顺,王积福,任映.白头翁汤与清热解毒药相配伍的实验研究[J].中国中医基础医学杂志,1998,4(3):23.

[52] 朱华旭,丁林生.白头翁汤汤剂化学成分的分离研究[J].中成药,1999,21(6):313.

[53] 朱华旭,丁林生.白头翁汤沉淀化学成分研究[J].中成药,2002,24(4):293.

[54] 杨卫贤,杭玉秋,毛文学.白头翁汤中药物配伍对化学成分的影响[J].中国中药杂志,1991,16(10):604.

第四节　辨呕与哕(376~381)

一、呕吐辨治(376~379)

【原文】

呕家有痈脓者,不可治呕,脓尽自愈。(376)

【提要】有内痈而致呕的治疗禁忌。

【释义】呕家有痈脓,是言呕因内有痈脓而发,其内痈则因毒热内蕴,气血腐败而成。若脓毒从呕而出,则是邪毒自寻出路,治当因势利导,排脓解毒,脓尽则呕证自愈。切不可见呕止呕,阻抑邪气出路,闭门留寇,必酿后患。

【选注】

成无己:胃脘有痈,则呕而吐脓,不可治呕,得脓尽,呕即自愈。(《注解伤寒论·辨厥阴病脉证并治》)

方有执:肝脉其支者上注肺,肝主血,善呕,血热瘀与肺痿者,皆为痈。而呕脓不可治者,谓脓当呕,与邪逆而呕者不同也。(《伤寒论条辨·辨厥阴病脉证并治》)

尤在泾:痈脓者,伤寒热聚于胃口而不行,则生肿痈,而脓从呕出,痈不已则呕不止。是因痈脓而呕,故不可概以止呕之药治之,脓尽痈已,则呕自止。此胃痈杂病,当隶阳明,不当入厥阴也。(《伤寒贯珠集·厥阴篇》)

周扬俊:不言治法,而曰脓尽自愈,则治法已善为人言之矣,总以热结于厥阴多血之脏,故无论在肺在胃,不离乎辛凉以开其结,苦泄以排其脓,甘寒以养其正,使脓尽而呕自止耳。(《伤寒论三注·厥阴全篇》)

曹颖甫:厥阴一证,常以中见之少阳为病,少阳之证善呕,故呕亦为厥阴之正病。厥阴寒尽阳回之后,阳热太甚,伤及血分,下行则便脓血,上出则呕痈脓。所以病延血分者,以胆火伤及血络故也。(《伤寒发微·厥阴篇》)

【评述】对呕家吐脓的病机,注家大多认为是有内痈,吐脓是排脓的表现,脓尽则呕自止。曹颖甫则认为呕脓乃厥阴阳复太过,热伤血分,下行则便脓血,上出则呕痈脓,可谓另有见解。对痈脓的部位,成无己、尤在泾言在胃,方有执言血热瘀于肝或肺痿,可见并无公认的定论。至于本证的治法,周扬俊所言可供参考。

【原文】

呕而脉弱,小便复利,身有微热,见厥者难治,四逆汤主之。(377)

【提要】阳虚阴盛而致呕吐的辨治。

【释义】脉弱见厥,阳衰可知。小便利,是阳不摄阴。阳衰寒盛,阴寒上逆可见呕,虚阳外浮可致身微热。阳虚于下,寒逆于上,阴盛于内,阳浮于外,故为难治。用四逆汤回阳救逆,消阴祛寒,或可有转机。本方常用于下利肢厥,此处用于呕而厥,小便利,是扩大了其使用范围。

【选注】

汪苓友:此条乃虚寒作呕,为难治之证。厥阴之脉弱,小便复利者,真气虚寒,不能摄水也。身微热而见厥,乃阴寒之邪迫微阳而欲脱,故为难治,急与四逆汤,以温里助阳。愚按诸条厥利证,皆大便利,此条虽以呕为主病,然止小便利而见厥,即为难治之证,可见中寒证,最畏真阳气脱,前后不能关锁。上证用四逆汤者,以附子散寒,下逆气,补命门之火,上以除呕,下以止小便,外以回厥逆。干姜温中除呕,敛阳气,使身不微热,炙甘草温中补气,大治胃虚寒作呕。总而言之,四逆汤虽治三阴厥逆,其力大能温肾,使水温,斯肝木之寒得解,木柔土暖而呕立止,洵不诬矣。(《伤寒论辨证广注·中寒脉证》)

程知:言呕而厥者,宜温其下也。呕者,邪气上逆之病也。脉弱小便利,虚寒见于下也。身有微热,当为阳邪在表,然见厥逆,则为阴盛于里,而微阳有不能自存之忧也,故难治。(《伤寒经注·厥阴证治》)

尤在泾:脉弱便利而厥,为内虚且寒之候,则呕非火邪,乃是阴气之上逆;热非寒邪,乃是阳气之外越矣,故以四逆汤救阳驱阴为主。然阴方上冲而阳且外越,其离决之势有未可即为顺接者,故曰难治。或曰呕与身热为邪实,厥利脉弱为正虚,虚实互见,故曰难治,四逆汤,舍其标而治其本也,亦通。(《伤寒贯珠集·厥阴篇》)

【评述】对本条呕与难治的病机,注家说法虽不完全一致,但其精神实质则大同。惟对"身有微热"的病机,大多认为是虚阳外越,而程知则认为是阳邪在表。但无论是阳衰阴盛,虚阳外浮,或是阳衰阴盛,又兼表证,皆当温里回阳为首要。

【原文】

乾嘔吐涎沫,頭痛者,吳茱萸湯主之。(378)

吳茱萸一升,湯洗七遍　人參三兩　大棗十二枚,擘　生薑六兩,切

上四味,以水七升,煮取二升,去滓,温服七合,日三服。

【提要】肝寒犯胃,浊阴上逆的证治。

【释义】肝寒犯胃,胃气上逆,故见干呕。肝胃皆寒,饮邪不化,故见口吐涎沫。厥阴寒邪循经上扰清窍,故见头痛,因肝经和督脉交于巅顶,其头痛多以巅顶痛为著,又因其病在阴经,邪属阴寒,头痛也多在夜间发作或加重。此处用吴茱萸汤,旨在暖肝胃,降浊阴。

吴茱萸汤的适应证在《伤寒论》中凡三见,一为阳明篇"食谷欲呕,属阳明也,吴茱萸汤主之",乃胃阳虚衰,浊阴不化,受纳无权所致。二为少阴篇"少阴病,吐利,手足逆冷,烦躁欲死者,吴茱萸汤主之",乃胃寒气逆,剧烈呕吐,并进而导致升降逆乱、阴阳气不相顺接,并使病人痛苦殊甚,冠以少阴病,实非少阴真阳衰微,而是其证类似少阴。三为本条肝寒犯胃,浊阴上逆。三条症状表现虽有不同,但其基本病机却相近,故皆用吴茱萸汤暖中散寒,消阴降浊。

【选注】

方有执:厥阴之脉,挟胃属肝,上贯膈,布胁肋,循喉咙之后,上入颃颡,连目系,上出与督脉会于巅。其支者复从胃别,贯膈上注肺。故《灵枢》曰,是肝所生病者,腹满呕逆。然则厥阴之邪循经而上逆,故其证见如此。(《伤寒论条辨·辨厥阴病脉证并治》)

柯韵伯:呕而无物,胃虚可知矣。吐涎沫,胃寒可知矣。头痛者,阳气不足,阴寒得以乘

之也。吴茱萸汤温中益气,升阳散寒,呕痛尽除矣。干呕,吐涎沫是二证,不是并见。(《伤寒来苏集·伤寒论注·吴茱萸汤证》)

汪苓友:厥阴之脉,挟胃贯膈,循喉咙之后。干呕为厥阴寒气上逆,至吐涎沫,则胃中虚寒极矣。武陵陈氏(指陈亮斯——笔者注)云,涎沫者,清寒之象,若胃热,则变而为浊痰矣。头痛为肝脏虚,厥阴大寒之气上攻,故头额与巅顶作痛,以厥阴之脉连目系,上出额,与督脉会于巅故也。与吴茱萸汤以温里散寒,补虚下逆气。(《伤寒论辨证广注·中寒脉证》)

《医宗金鉴》:太阳有吐食而无呕也,少阴有欲吐不吐,咳而呕也。厥阴之厥而呕,呕而吐蛔也。今干呕者,有声无物之谓也。吐涎沫者,清涎冷沫,随呕而出也,此由厥阴之寒上干于胃也。三阳有头痛,必兼身热,至于太阴、少阴二经皆无头痛,唯厥阴与督脉会于巅,故有头痛而无身热也。此少阳不解,传入厥阴,阴邪上逆,故呕而头痛也。以吴茱萸汤主之,从厥阴本治也。(《医宗金鉴·订正仲景全书·伤寒论注·辨厥阴病脉证并治》)

章虚谷:涎出于脾,沫出于肺,厥阴中相火为寒邪所激,逆冲犯胃而干呕,涎沫不归脾肺,随气呕吐。厥阴之脉上巅顶,故头顶痛也。吴茱味苦,下肝气最速,而辛温散寒,人参姜枣,补脾肺以安中,肝气平则头痛愈,中宫和则呕吐止也。(《伤寒论本旨·厥阴篇》)

【评述】对本条病机,诸家认识大同小异,多不离肝胃虚寒,浊阴上逆。章虚谷于肝胃之外,又言及脾肺,亦有参考价值。本条主证当是头痛,以巅顶痛为多见,注家认识一致。干呕与吐涎沫,柯韵伯认为是二证,甚是。但言吴茱萸汤有"升阳"之功,则不一定妥当。

【治法】暖肝胃降浊阴。

【方药】吴茱萸汤主之。

【方义】本方以吴茱萸为主药,辛苦而温,暖肝胃,散阴寒,下逆气,降浊阴。又重用生姜之辛温,温胃化饮消水、和中降逆止呕。配以人参之甘温,大枣之甘平,补虚和中。共成暖肝胃、祛阴寒、降浊阴之良方。

【方论选】

许宏:此以三者之证共用此方者,以吴茱萸能下三阴之逆气为君,生姜能散气为臣,人参、大枣之甘缓,能和调诸气者也,故用之为佐使,以安其中也。(《金镜内台方议》)

汪苓友:按吴茱萸汤之义,其略已见于阳明病食谷欲呕,及少阴病吐利,手足厥冷二条之中矣。然二条之证系借用,不若此条厥阴病,干呕,吐涎沫,头痛,为正治之方也。吴茱萸色绿,得震坤之气,性辛烈而味苦厚,入足厥阴风木之脏,善治痰涎上攻头痛,兼能温中,下逆冷气,止呕吐,故用之为君,以散泄阴寒之气。人参甘温,能补五脏诸虚不足者也,故用之为臣,以补中气,敛涎沫。生姜辛温,为呕家圣药,故用之为佐使。以大枣大能和茱萸之毒,合人参之甘,配生姜之辛,而能发散寒邪,补益中州,奠安胃气。盖头痛虽由厥阴经阴寒之气上攻,实系胃中虚寒之极所致,得温得补,则寒气散而呕吐止,头痛亦除矣。即吴茱萸汤一方,而用之得宜,神效如此。(《伤寒论辨证广注·中寒脉证》)

王晋三:吴茱萸汤,厥阴阳明药也。厥阴为两阴交尽,而一阳生气实寓于中,故仲景治厥阴以护生气为重,生气一亏,则浊阴上干阳明,吐涎沫,食谷欲呕,烦躁欲死,少阴之阳并露矣。故以吴茱萸直入厥阴,抬其垂绝之阳,与人参震坤合德,以保生气。仍用姜枣调其营卫,则参萸用之以承宣中下二焦,不治心肺而涎沫得摄,呕止烦宁。(《绛雪园古方选注·温剂》)

【点评】本方以吴茱萸为君,诸家无歧义。但许宏以生姜为臣、参枣为佐使,汪苓友以人参为臣,姜枣为佐使。所以认识不同,乃因许宏从祛邪着眼,故吴茱萸必伍生姜;而汪苓友从养正立论,故吴茱萸必配人参。王晋三言本方为厥阴阳明药也,言简意赅,又言治厥阴以护生气为重,深得仲景要旨。

【临床应用】

(1)张仲景对本方的应用

1)主治肝胃虚寒,浊阴上逆证。见 378 条。

2)治胃寒气逆,受纳无权而见食谷欲呕证。见 243 条。

3)治胃寒气逆,剧烈呕吐而导致升降逆乱,阴阳气一时不能相顺接,而见吐利,手足逆冷,烦躁欲死等类似少阴之证。见 309 条。

4)治胃家虚寒,寒饮凝滞而见呕而胸满证。见《金匮要略·呕吐哕下利病脉证治》第8 条。

(2)后世医家对本方的应用

1)《备急肘后方》:治人食毕噫醋及醋心。

2)《圣济总录》:人参汤(即本方)治心痛。

3)《兰室秘藏》:治厥阴头顶痛,或吐涎沫,厥冷,其脉浮缓。

4)《医方集解》:本方加附子,名吴茱萸加附子汤,治寒疝腰痛,牵引睾丸,尺脉沉迟。

(3)现代应用

1)消化系统:常用于治疗慢性胃炎、消化性溃疡、幽门梗阻、功能性消化不良,十二指肠壅积症、慢性泄泻、胃癌伴泛吐清涎症、幽门梗阻、慢性肠炎、慢性非特异性溃疡性结肠炎、胃肠病呕吐、慢性胆囊炎、晚期胃癌呕吐等。刘运龙运用吴茱萸汤加减(吴茱萸 12g,党参 30g,香附 20g,高良姜 12g,甘松 15g,枳壳 15g,瓦楞子 30g,砂仁 10g,炙甘草 6g;以生姜 3 片,大枣 5 枚为引)治疗慢性胃炎,3 剂后胃痛明显减轻,嗳气及反酸减少,食欲好转,后守原方略加减,3 个月后,经胃镜复查,溃疡面已愈合[1]。梁姜花用吴茱萸汤加味(吴茱萸 10～15g,人参 10～15g,大枣 15～20g,炙甘草 15g,生姜 10～15g,陈皮 15g,桂枝 15～20g,白芍 15～20g,乌贼骨 30～50g,延胡索 15～20g,香附 15～20g,花椒 14～15g)治疗虚寒型十二指肠球部溃疡,效果良好[2]。陈小凯报道,用本方化裁治愈幽门梗阻 1 例,并举验案以证之[3]。李季委用加味吴茱萸汤治疗功能性消化不良 31 例,症状完全或基本消失者 25 例,症状减轻或部分消失者 4 例,无效者 2 例,总有效率 93.5%[4]。陈维初报道用吴茱萸汤加味治愈十二指肠壅积症、慢性泄泻等,并举医案各 1 例[5]。金树武治顽固性泄泻,辨证属脾肾阳虚,运化失常,清浊不分者,用吴茱萸汤适当加减,治疗 2 例而获效[6]。陈亚军用吴茱萸汤加味治疗慢性非特异性溃疡性结肠炎辨证属虚寒型者 68 例,治愈 42 例,好转 23 例,无效 3 例,总有效率 95%,治愈者中,停药 1 年后随访 38 例,2 例复发[7]。柴清波等报道,运用吴茱萸汤化裁结合辨证施治,治疗呕吐 50 例,取得确切疗效[8]。吴治恒等报道,应用吴茱萸汤加味治疗慢性胆囊炎 68 例,基本方为吴茱萸 10g,党参 30g,生姜 15g,大枣 10g,白芍 30g,生三七粉 6g(兑服)、当归 15g,郁金 10g,柴胡 10g,金钱草 20g,鸡内金 10g,黄芪 15g,有黄疸者加茵陈;胆绞痛较甚者加延胡索,便秘者加大黄,血白细胞增高加白花蛇舌草。经治疗,显效 20 例,有效 44 例,无效 4 例[9]。潘守杰等采用吴茱萸汤治疗 32 例晚期胃癌呕吐患者,辨证属肝胃虚寒证型,取得较满意的临床疗效,中药治疗晚期胃癌的优势已受到国内外医学的关注[10]。

2)循环系统:吴茱萸汤可用于调节血压。如柴瑞雯报道,本方温肝散寒,平冲降浊,治高血压证属肝胃虚寒、浊阴上逆者,获效满意[11]。张松柏用吴茱萸汤合小半夏加茯苓汤加味治疗临界性高血压 44 例,治愈 34 例,好转 8 例,无效 2 例[12]。

3）呼吸系统：罗书裕报道，用吴茱萸汤加味，治疗胃寒咳嗽，吐白色泡沫痰者有效[13]。

4）神经系统：蒋改苏也有用吴茱萸汤加减治疗神经性呕吐而获良效的报道[14]。用吴茱萸汤治疗血管神经性头痛、顽固性头痛的报道很不少见。如陈瑞春用之治疗肝寒头痛[15]、阎辉用之治疗血管神经性头痛[16]。王继东、秦雪兰等皆用吴茱萸汤加减治疗眩晕而获效[17,18]。王翠芬用本方治疗梅尼埃综合征 40 例，临床表现为发作性眩晕，常伴有恶心、呕吐、耳鸣及听力减退，处方为吴茱萸 15g，党参 15g，生姜 4 片，大枣 4 枚，桂枝 6g。若恶寒，四肢不温者加炮附子 6g，呕多者加法半夏 8g，气虚甚者加黄芪 20g。治疗后，痊愈 35 例（眩晕症状消失），好转 3 例（眩晕症状明显减轻），无效 2 例（眩晕症状未减或加重），有效率为 95%[19]。逯文君等报道，运用本方治愈数例自主神经性癫痫，并举案例[20]。

5）妇科：吴茱萸汤可在辨证的前提下用于治疗痛经、妊娠恶阻、带下、产后自汗、更年期顽固性呕吐等。陈敏认为吴茱萸汤集温肝散寒、益气降逆于一方，而妇人"以肝为先天"，有善怀多郁之特点，故凡见肝胃虚寒之证，应用本方加减皆可应手，并举吴茱萸汤加柴胡、白芍治疗肝郁脾虚所致之痛经、妊娠恶阻、带下病、产后自汗等医案 4 则以验证[21]。王保定用吴茱萸汤治疗更年期顽固性呕吐 16 例，服药 3 天，呕吐消失者 5 例；服药 4 天，呕吐消失者 4 例；服药 7 天，呕吐消失者 4 例，16 例全部治愈，服药时间最长者为 1 个月[22]。

6）眼科：阎清琴等报道，用吴茱萸汤治疗闪辉性暗点 38 例，痊愈 34 例，好转 4 例，总有效率 100%，所设对照组 35 例，口服地巴唑或烟酸，好转 10 例，无效 25 例，总有效率 28.57%，治疗组疗效明显优于对照组[23]。袁庆彩报道，运用本方加味治疗急性闭角型青光眼 18 例，治疗方法用吴茱萸汤加味治疗：吴茱萸 6g，党参 9g，生姜 9g，红枣 4 枚，制半夏 12g，茯苓 18g，每日 1 剂，水煎服。配合局部滴 1% 毛果云香碱滴眼液，5 分钟滴眼 1 次，共 9 次，瞳孔缩小后改为每日 4 次。治疗一周后，发现治愈 8 例，显效 5 例，有效 3 例，无效 2 例[24]。

7）其他：段从伟报道，将吴茱萸汤等用于戒毒，治疗吸毒综合征。发作症状见头痛如劈，手足厥冷，口中流涎，脉弦，舌质紫，苔水滑者，为寒凝肝脉，水湿不化，治疗以吴茱萸汤为主方。症以烦躁心悸，呕吐涎沫，面色苍白，四肢厥冷，骨节疼痛，脉沉细或细数，舌青紫，苔白水滑为主者，证为寒凝少阴，虚火上扰，中阳不振，治疗以吴茱萸汤合理中汤加附子、茯苓。所治数例，主要症状在 2～4 周消失[25]。王世春治 1 例阳痿，阴囊挛缩，证属肝经虚寒、肾精不足、肾阳虚衰者，用吴茱萸汤暖肝散寒，配补益精气、益肾壮阳之品而愈。又治 1 例寒疝患者也获良效[26]。李雪松报道，运用吴茱萸汤治疗乙肝并发流涎症 2 例，疗效满意[27]。

（4）医案选录

1）头痛：李某，女，50 岁。患者经常头痛，历时已 2 年多，痛时眩晕或呈空虚状，甚至呕吐，必须卧床休息，经服中西药均未取效。就诊时自述头痛欲按，痛则以头顶为甚，有时呕吐，食纳减少，精神不振，两便正常，略恶寒，脉象细弱，舌苔滑润。辨证为肝寒上犯。拟用温肝散寒法。处以吴茱萸汤加味：吴茱萸 9g，党参 15g，法夏 9g，生黄芪 15g，生姜 3 片，大枣 3 枚。先服药 3 剂。药后头痛大减，精神好转，食纳增加，舌脉同前。原方再服 4 剂后头痛如失，改用六君子汤加黄芪、当归，以善后调理。按：患者头痛、恶寒、呕吐等症象，是由于阳气不振，浊阴引动肝气上逆所致，与《伤寒论》"干呕，吐涎沫，头痛者，吴茱萸汤主之"的病机一致。又因其久痛多虚，治以吴茱萸汤温中补虚、降逆化痰，药证相合，故获良效。痛止后继用六君子汤补中益气，调理脾胃而愈。（《江西中医药》1996，2：6）

2）高血压：高某，女，52 岁。1990 年 10 月 26 日就诊。患者 1973 年患高血压，15 年来血压波动 130~180/90~130mmHg,间断服用中药平肝潜阳、清热泻火之剂,或西药复方降压片、稳压静等,使控制在正常或接近正常血压的范围。近 2 年血压呈上升趋势,血压180~230/130~150mmHg,持续服用上药而收效欠佳。刻诊血压 210/130mmHg,症见巅顶头痛,眩晕,头部重胀沉闷,行走需人搀扶,干呕时作,口中黏滞多唾,食少无味,不欲饮水,全身轻度畏寒,面色晦滞,虚浮无华,舌质黯淡,有齿痕,苔白滑,脉沉弦滑,重按无力。证属脾胃虚寒,浊阴上逆。方用吴茱萸汤:吴茱萸 9g,党参 15g,鲜生姜 24g,大枣 6 枚。连服 4 剂,头痛、眩晕显著减轻,血压 180/110mmHg。后间断服用上方合半夏天麻白术汤 10 余剂,血压维持在 160/100mmHg,症状基本消失。(《四川中医》1997,2:55)

3)神经性呕吐:钟某,女,28 岁。一年前开始呕吐,最初症状较轻,自己和家人都认为饮食不当所致,未予治疗。但呕吐日益加重,方始求医。某医院诊断为神经性呕吐,但经中西医多方治疗不见好转。于 1989 年 4 月来我院就医。症见:一般情况尚可,每餐饭后即吐,特点为一口口吐少量食物和稀水,吐物淡而无味,吐前无恶心,也不痛苦。饮食尚可,二便正常,但伴有周身无力,脉沉,舌淡,苔白。辨证:本证属肝胃虚寒,寒气客于胃,久恋不去,升降失司,故胃气上逆而呕。治以温中补虚,降逆止呕。方药:吴茱萸 10g,太子参 15g,生姜 10g(后下),大枣 5 枚,姜半夏 6g,茯苓 15g。上方服 3 剂证除,原方再服 3 剂以巩固疗效。2 年后随访,一直未复发。(《四川中医》1995,1:26)

4)甲减:张某,女,42 岁。2003 年 9 月 18 日初诊。诉"甲减"病史 6 年,性欲消失,精神差,胆怯,有时胸闷、心慌,叹气则舒,紧张时则汗出,闭经半年,纳可,二便调。脉细略沉,舌体色淡、舌尖红,苔白,中部略厚。证属肝胆脾俱虚,脾虚湿困,又兼心血不足。治宜暖肝散寒,健脾渗湿,兼养心安神。方宜吴茱萸汤、五苓散、甘麦大枣汤合化:吴茱萸 6g,党参 12g,大枣 20 枚,生姜 6 片,泽泻 24g,桂枝 3g,茯苓 12g,炒白术 12g,猪苓 10g,炙甘草 15g,小麦 30g,煅龙牡各 20g。2003 年 10 月 20 日复诊,上方服 12 剂后精神好转,月经来潮(3 天即净)。上方稍作损益,续服。(《中国中医药报》,2005,11(5):1)

5)五更泻:白某,男,42 岁,1995 年 8 月初诊。患者腹痛腹泻半年,晨起即泻,曾求治于多家医院,诊断为过敏性结肠炎,用药数十种,效果均不满意。患者来诊时,自诉每于晨起 5 时左右,腹痛便溏,次数为 1~4 次,泻后则舒,伴脘闷不舒,纳食差,畏寒,四肢不温,遇寒则加重,舌淡苔白滑,脉弦细。证属肝胃虚寒,清阳不升。治宜温肝暖胃,升清止泻,用吴茱萸汤加味:吴茱萸 18g,党参 15g,生姜 18g,大枣 5 枚,五味子 15g、赤石脂 12g、山药 12g、肉豆蔻 12g,服药 4 剂,腹痛减轻,晨泻减为 1 次,纳食好转,继服 8 剂后,大便已成形,手足回温,嘱患者再服 4 剂,以资巩固,随访 2 年未发。(《内蒙古中医药》,1998,(4):19)

6)妇科

案一:患者,女,24 岁,2001 年 10 月 7 日初诊。自述恶心、呕吐 10 余日,食入即吐,停经 2 个月。查:面色萎黄,四肢不温,精神不振,头重腹满,舌质淡、边有齿痕,苔薄白,脉细滑。此系脾胃虚寒,不能腐熟水谷,浊阴上逆所致。治以温肝暖胃、降逆止吐,处方为吴茱萸汤加柴胡 10g、竹茹 15g,丁香 10g。2 剂,每日 1 剂,2 日后复诊诉恶心、呕吐减轻,可以进食。续服 5 剂呕吐止,查妊娠试验阳性。

案二:患者,女,20 岁,1998 年 12 月 5 日初诊。痛经 1 年余,平素月经周期正常,4~7 天干净,量中等,色淡红。1 年前因经期洗衣感寒,后每于经来即小腹冷痛,痛剧则恶心、呕吐,畏寒,每次需服止痛药方可缓解,就诊时值经前期,小腹冷痛,喜温喜按,牵引两胁,舌质淡、边尖瘀斑,苔薄白,脉沉缓而涩。此乃肝胃虚寒,寒凝胞宫所致。治以温肝暖胃、散寒止痛。处方:吴茱萸汤加柴胡 10g、香附 12g、酒白芍 12g、益母草 30g,水煎服,每日 1 剂。服药 3 剂后,月经来潮,腹痛减轻,守原方加减调理 3 个月经周期,痛经消失。

案三:患者,女,30 岁,1989 年 5 月 6 日初诊。带下量多 2 年,质稀色淡,无异味,曾多方求医,均无效,伴头晕,神疲倦怠,形寒怕冷,纳差,情绪抑郁则带下加重,舌质淡,苔白厚,脉濡细。证属脾胃虚寒,带脉失约。治以温中散寒、益气止带。处方:吴茱萸 10g,芡实 10g,白芍 15g,柴胡 10g,党参 30g,炒白术 18g,煅牡蛎 20g,黄芪 30g,大枣 15g,生姜 3 片。七剂,水煎服,每日 1 剂。二诊诉带下明显减少,精神好转;后守原方加减调理 1 个月,带下基本正常,诸症亦有所好转,后以人参健脾丸善后。(《中国中医药信息杂志》,2009,7(7):83)

案四:吴某,女,30 岁,1995 年 11 月 7 日初诊。自诉平时月经推后,少则推迟 10~15 天而至,多则半年 1 行,量少色黯,伴小腹冷痛,腰酸乏力,白带量多,四肢欠温,纳差腹胀,婚后 5 年未孕。舌淡苔白,脉沉细无力。曾在上级医院确诊为"子宫发育不良,幼稚子宫",服己烯雌酚、胎盘粉等无效。治宜温补脾肾,暖肝散寒,调理冲任。方选吴茱萸汤加减。每日 1 剂,分 2 次服,上方连服 6 剂,小腹冷痛减轻,白带减少。继服 30 剂,复诊诸症消失。3 月后告知已怀孕,1997 年 11 月分娩一子。(《河南中医》,2004,4(4):12)

7)儿科

案一:张某,女,5 岁。患儿双下肢散在瘀斑反复发作,色泽紫黯,伴关节肿痛,食欲不振,大便溏泻,舌淡脉沉。查血:红细胞 374 万,血色素 11.5g%,血小板计数 14 万/mm^3。曾按过敏性紫癜在外院治疗无效。证属中焦虚寒,血不循经,拟吴茱萸汤以温中暖胃,摄血固经。处方:吴茱萸 1.5g,党参 1.5g,生姜 3g,大枣 2 枚。服法:水煎 100ml,分服。共服六剂,紫癜消失,腿痛消失,食欲及一般情况均好。半年后随访未见复发。

案二:张某,男,1 岁。其母诉说患儿每晚哭闹,小便抽缩,痛剧时用手去伸拉睾丸,病发已四日,伴食欲欠佳。舌淡苔白,指纹淡,证属肝寒气滞,诱发疝痛。拟吴茱萸汤温中散寒止痛。处方:吴茱萸 1.5g,党参 1.5g,大枣 2 枚,生姜 3g。服法:水煎 100ml,分服。上方服药 1 剂后,患儿便不再哭闹,继服 1 剂告愈。(《天津中医学院学报》,2000,9(3):12)

【按语】从吴茱萸汤现代临床应用看,虽涉消化、循环、呼吸、精神神经、泌尿生殖、妇科、眼科、传染科等多种疾病,但从中医辨证角度看,其适应证的病位,几乎不离肝与脾胃,病性不外肝胃虚寒、水饮不化,浊阴上逆,主症不外头痛、眩晕、呕吐或吐涎沫、肢凉、舌淡、苔润、脉沉、迟、弱、缓、弦,其中尤以巅顶痛、呕吐或吐涎沫为最多见。临床应用时,方中人参多以党参代之,疗效似无明显差异,药物剂量比例,有人通过临床实践认为,吴茱萸与人参(或党参)应等量,而生姜当为吴茱萸的倍量,此时效果更好。本方既可单独使用,亦可据证伍以助阳益气、祛寒消阴、行饮化痰、疏风降逆之品。

【现代研究】

(1)吴茱萸汤对消化系统的影响:实验证明,吴茱萸汤有明显的止呕、抗胃溃疡、抑制胃运动、解除胃痉挛、减少实验动物的胃液分泌、明显降低胃液酸度和止泻等作用。

1)镇吐作用:张婷等[28]证明吴茱萸汤及其醇提物能显著性地降低家鸽的呕吐频率,对抗硫酸铜对家鸽黏膜的刺激,对胃黏膜有保护作用;对抗 5-羟色胺引起的大鼠胃条收缩。

2)抗溃疡作用:李冀等[29]采用幽门结扎法造大鼠慢性胃溃疡模型,吴茱萸汤对幽门结扎型胃溃疡大鼠胃液量、总酸度及胃蛋白酶活性有明显的抑制作用,能显著增加其胃液中 NO 含量;能使胃组织中 SOD 活性明显升高。吴茱萸汤抗幽门结扎型胃溃疡的作用是通过抑制攻击因子与促进防御因子,即抑制胃液总酸度、胃蛋白酶活性,增加黏膜血流量,提高机体抗氧化能力实现的。

3）止泻作用：唐映红等[30]的研究表明：该方温脾止泻作用与抑制肠运动、解除肠运动亢进、促进肠吸收有关；还能改善脾虚症状，增加小鼠胸腺重量，提高单核巨噬细胞系统的吞噬活性；提高机体的耐疲劳和应激能力。提示增强机体免疫功能、提高机体的抗病能力可能为其药理作用的机理之一[31]。

（2）吴茱萸汤抑制肿瘤生长作用：王莉[32]等通过建立动物肿瘤模型，运用吴茱萸汤给予治疗，对荷瘤小鼠一般情况、瘤体组织形态学进行观察，并结合免疫组化，检测其抑瘤率和肿瘤内微血管密度，以及瘤体 VGEF 表达的改变。结果显示，吴茱萸汤具有抑制 S180 肉瘤生长的作用，其中、高剂量组抑瘤效果明显。高、中剂量组的 S180 瘤体内微血管密度明显低于对照组，免疫组化显示吴茱萸汤高、中剂量均可下调 S180 瘤体内 VGEF 的表达。

（3）吴茱萸汤对体温的影响：朱冬胜[33]等通过热像图检查法观察当归四逆汤加吴茱萸生姜汤对小鼠自主神经失调时外周循环的影响，发现在服单味药时，吴茱萸使鼠尾皮温升高，而吴茱萸是吴茱萸汤剂的君药，起主导作用，故可说明其可以改善外周循环的失衡，可以引起体温的升高。

（4）吴茱萸汤对心血管系统的影响：实验证明，吴茱萸汤有强心、扩张血管和升血压的作用。

1）镇痛镇静扩血管作用：杜力军等[34]发现精制吴茱萸胶囊有镇静扩管的作用，可明显延长偏头痛小鼠的凝血时间，提高痛阈；抑制脑内炎性刺激物的升高；明显增加大鼠脑膜血流量，提示该药对脑血管具有直接的调节作用；大剂量对小鼠探究行为有一定的抑制作用[35]。江菊仙等[36]亦通过新的工艺路线将本方制备成复方吴茱萸精制胶囊，新工艺路线得到的有效部位的收率稳定在 2.0% 左右。实验证明，复方吴茱萸精制胶囊对小鼠有明显的镇痛、扩管、抗组胺等作用。

2）抗休克作用：黄如栋等[37]用水煎醇沉法制备的吴茱萸汤注射液为 α、β 受体混合兴奋剂；能改善休克、心衰，改善衰竭的肾功能；对失血失液、气随血脱、阳随阴亡的气虚阳脱型厥脱症（包括休克）确有一定的回阳固脱之功。其强心、升压、调节和改善微循环的作用可能是其药理基础。

【原文】

呕而發熱者，小柴胡湯主之。（379）

柴胡八兩　黃芩三兩　人參三兩　半夏半升，洗　甘草三兩，炙　生薑三兩，切　大棗十二枚，擘

上七味，以水一斗二升，煮取六升，去滓，再煎取三升，溫服一升，日三服。

【提要】厥阴转出少阳的证治。

【释义】太阳病篇 149 条"呕而发热者，柴胡汤证具"，证与此条相同，因小柴胡汤是和解少阳的主方，故可将"呕而发热"认作是少阳病的特征之一。呕为胆热犯胃，胃气上逆所致；发热为胆腑郁热内盛而成。但本条出厥阴病篇，故诸多注家将其认作是厥阴阳复之后，脏邪还腑，阴病出阳，厥阴之邪外出少阳之证。邪既在少阳，故用小柴胡汤和解少阳。

小柴胡汤在《伤寒论》中，治"往来寒热"、"呕而发热"、"头痛发热"、"阳明病发潮热，大便溏，小便自可"，以及"差以后，更发热"，可见其解热功效甚佳。方义、方论选及临床应用诸项，见太阳病篇。

【选注】

喻昌：厥阴之邪上逆而兼发热，乃肝胆脏腑相连之证也，故用小柴胡汤分解其阴脏阳腑

之呕热也。(《尚论篇·厥阴经全篇》)

沈明宗:此当表里二辨也,厥阴证后,呕而发热者,乃脏邪移胆,当用小柴胡,以提表里之邪俾从少阳而散。若未见厥利诸证,但见发热而呕,乃邪传少阳本证,又非脏邪移腑之比。虽然如此辨证,亦不出小柴胡汤主治也。(《伤寒六经辨证治法·厥阴全篇证治大意》)

钱潢:邪在厥阴,惟恐其厥逆下利,若见呕而发热,是厥阴与少阳脏腑相连,乃脏邪还腑,自阴出阳,无阴邪变逆之患矣。故当从少阳法治之,而以小柴胡汤和解其半表半里之邪也。(《伤寒溯源集·厥阴篇》)

陆渊雷:本篇下利呕哕诸条,皆非所谓厥阴病,撰次者连类相及耳,注家不知此义,强附厥阴为说。如本条以为厥阴少阳相表里,厥阴之邪还出少阳。(《伤寒论今释·辨厥阴病脉证并治》)

【评述】本条是少阳受邪之本证,还是厥阴之邪外出少阳?沈明宗从病史来分辨,明晰可从。有注家将本条直接移入少阳篇,否认其和厥阴的关系,从《伤寒论》第187条有太阴外出阳明证、第293条有少阴热移膀胱证来看,厥阴也应有外出少阳证。陆渊雷说"下利呕哕诸条,皆非所谓厥阴病",其实并不尽然,吴茱萸汤证之呕,即是厥阴寒邪犯胃所致。喻昌"用小柴胡汤分解其阴脏阳腑之呕热"的说法,颇能启迪思维,提示本证既可以是胆热犯胃所致,也可以是肝热犯胃而成,而小柴胡汤不仅可以清解少阳胆腑郁热,也可以清解厥阴肝脏郁热,从而扩大了小柴胡汤的应用范围。又从厥阴篇内容特点来看,其证候往往寒热对举,虚实互见。如下利有寒热之辨,哕逆有虚实之别。至于呕吐,既有肝寒犯胃之呕,也当有肝热犯胃之呕,如此方符合对立统一之规律。

二、哕的辨治(380、381)

【原文】

伤寒大吐大下之,極虚,復極汗者,其人外氣怫鬱⁽¹⁾,復與之水,以發其汗,因得噦。所以然者,胃中寒冷故也。(380)

【词解】

(1)外气怫郁:指体表之气遏郁不舒。

【提要】胃气虚寒致哕。

【释义】外感病误用大吐大下之法,又强力发汗,使中气极虚,阳气大伤,正气无力祛邪外出,因此表气怫郁不得宣通,病人仍有郁热在表的感觉。又用大量饮水的方法试图取汗,一则胃虚无力化水,二则水饮更遏胃阳,终使胃虚气逆而成哕逆之变。既是"胃中寒冷"所致呃逆,温中降逆当属正治之法。

【选注】

成无己:大吐大下,胃气极虚,复极发汗,又亡阳气。外邪怫郁于表,则身热,医与之水以发其汗,胃虚得水,虚寒相搏成哕也。(《注解伤寒论·辨厥阴病脉证并治》)

程应旄:哕之一证,有虚有实。虚自胃冷得之,缘大吐大下后,阴虚而阳无所附,因见面赤,以不能得汗而外气怫郁也。医以面赤为外气怫郁,复与水而发汗,令大出。殊不知阳从外泄而胃虚,水从内搏而寒格。胃气虚极矣,安得不哕?点出胃中寒冷字,是亦吴茱萸汤之治也。(《伤寒论后条辨·辨厥阴病脉证篇》)

汪苓友:此条伤寒,乃热传厥阴,误治之变证也。厥阴证虽有吐下之方,而无大吐大下之法。如瓜蒂散、承气汤,仲景不过暂假之以吐胸中之邪,下里热之厥耳。兹则大吐下之者,医人必过用瓜蒂散及大承气汤,故至胃中虚极也。复于吐下之后,复极发其汗者何也? 以其人外气怫郁。怫郁者,言其人面上之气,恰如外来之邪怫郁于表也。此系阳明胃腑虚极,浮热之气上升于面,医人认以为邪热胃燥过极不得汗,复与之水以助其发汗,因而得哕。哕者,《千金方》谓之哕逆,俗云冷呃是也。所以然者,胃中虚极,又继之以冷水,虚寒相搏,故成哕也。(《伤寒论辨证广注·辨厥阴病脉证并治法》)

钱潢:大吐大下之后,真阳已虚,卫外之阳不能固密,所以复极汗出,乃阳虚而汗出也。愚医尚未达其义,以其人外气怫郁,本是虚阳外越,疑是表邪未解,复与之暖水以发其汗,因而得哕。哕者,呃逆也。其所以哕者,盖因吐下后,阳气极虚,胃中寒冷,不能运行其水耳,非水冷而难消也。水壅胃中,中气遏绝,气逆而作呃忒也。治法当拟用五苓散、理中汤,甚者四逆汤可耳。(《伤寒溯源集·厥阴篇》)

尤在泾:伤寒大吐大下之,既损其上,复伤其下,为极虚矣。纵有外气怫郁不解,亦必先固其里,而后疏其表。乃复饮水以发其汗,遂极汗出,胃气重虚,水冷复加,冷虚相搏,则必作哕。哕,呃逆也。此阳病误治而变为寒冷者,非厥阴本病也。(《伤寒贯珠集·厥阴篇》)

陆渊雷:此条大旨,谓表里俱虚之人,得水则哕。哕者,呃逆也。外气怫郁者,表闭不得汗之谓。太阳中篇四十九条云,阳气怫郁在表,当解之熏之是也。夫大吐下而极虚者,因留液自救,故不汗出,此不须发汗,亦不可发汗者。医者不省,徒见其外气怫郁,妄以冷水以发汗,遂致极汗出,而其副作用又为哕也。极汗出为冷水发汗所致,故着复字。以别于极虚之由于大吐下者。《辨脉篇》云'……反饮冷水,令大汗出,水得寒气,冷必相搏,其人即噎。'此即冷水发汗之法。阳明篇217条云,'欲饮水者,与水则哕'。232条云,'若胃中虚冷,不能食者,饮水则哕'。此皆胃寒饮水多而致哕之事。(《伤寒论今释·辨厥阴病脉证并治》)

【评述】 对本条误治前之本证、误治后外气怫郁的症状表现与病机、饮水发汗的具体方法,诸家认识皆不相同,但对呃逆乃因胃家虚寒所致的基本看法却属一致。故本条所论乃虚寒致哕之证。

【原文】

伤寒哕而腹满,视其前后^(1),知何部不利,利之即愈。(381)

【词解】

(1)前后:指大小便。

【提要】 实邪所致哕证及其治则。

【释义】 哕而腹满,若伴见小便不利者,则多属水饮湿浊阻滞气机,进而导致浊气上逆而成哕证;若伴见大便不通者,则多属燥屎宿食阻滞气机,进而导致浊气上逆而成哕证,二者皆属实邪致哕。其治疗之法,当视其二便情况,小便不利者,利小便;大便不通者,通大便,使邪有出路,则病可解。与上条相比较,提示哕证有虚实之别,临证应注意分辨。

【选注】

成无己:哕而腹满,气上而不下也。视其前后部有不利者,即利之以降其气。前部,小便也;后部,大便也。(《注解伤寒论·辨厥阴病脉证并治》)

方有执:哕,承上条而言,腹满即寒生胀也。前后谓二便也。(《伤寒论条辨·辨厥阴病脉证并治》)

程应旄:此言哕而胃热内实,因于失下者也。前部不利,后人治以五苓;后部不利,后人治以承气是也。哕为上逆之病,故亦列之厥阴,然而一虚一实,范围千载矣。(《伤寒经注·厥阴证治》)

钱潢:此所谓腹满者,乃腹中胀满,里实之证,水谷不得分消,中焦壅塞,胃气不得流行之哕,乃浅证也,非胃气伤败之哕,故云视其前后,知何部不利。若小便不利,则利其小便;大便不利,则利其大便,前后得利,则腹满消,胃气行而愈矣。(《伤寒溯源集·厥阴篇》)

张锡纯:伤寒致哕,非中土败绝,即胃中寒冷,然亦有里实不通,气不得下泄,反上逆而为哕者。《玉机真脏论》曰,脉盛、皮热、腹胀、前后不通、闷瞀,此为五实,身汗,得后利,则实者治。今哕而腹满,前后不利,五实中之二实也。实者泻之,视其前后二部之中何部不利,利之则气得通,下泄而不上逆,哕即愈矣。夫以至虚至寒之哕证,而亦有实者存焉,则凡系实热之证,而亦有虚者在矣。医者能审其寒热虚实,而为之温凉补泻于其间,则人无夭扎之患矣。(《伤寒论直解·辨厥阴病脉证并治》)

陆渊雷:病至未传而哕者,为危候,痢疾得此,尤百无一生,此皆虚寒之哕,其腹不满。若腹满之实哕,则宜攻利,本条所言是也。若见哕即用柿蒂丁香,匪特病不得愈,哕亦不能得止。须知病哕而死者,非死于哕,死于致哕之原发病也。不治其原发病而治其哕,譬如扬汤止沸,徒劳无功。治其原发病,则病减而哕自止。虚证如此,实证亦然。本条利其前后,即治其原发病也。(《伤寒论今释·辨厥阴病脉证并治》)

【评述】注家多把本条看作实证致哕,惟方有执将腹满认作是寒生胀,似属千虑之一失。张锡纯关于哕证的寒热虚实之辨、陆渊雷治哕当治其原发病之说,皆深得仲景要领。程应旄前部不利,治以五苓;后部不利,治以承气的总结,也颇有临床意义。

厥阴病篇小结

厥阴病篇,原文 56 条,方 17 首,其中复出方 10 首。因其内容庞杂,注家有言其是"千古疑案者",有言厥阴原篇已"亡而不传"者,有言篇中呕、哕、下利诸证是《金匮》"呕吐哕下利病脉证治"篇的内容误入者。这里仅就本篇原文现状,将其内容小结如下:

篇中大体分为概论、辨厥、辨下利、辨呕与哕 4 部分。

概论部分,以寒热错杂之证作为厥阴病提纲,从而揭示厥阴病错综复杂、两极转化的特点。进而言及厥阴中风欲愈之脉象,厥阴病欲解时,厥阴病阳气初复、阴津未继时的证治,以及虚寒厥证和诸虚证的治禁。

辨厥部分,先论厥证的概念是手足厥冷,厥证的基本病机是阴阳气不相顺接。又以厥利和发热日数的对比来说明阳气的进退、寒热的转化和厥阴病自愈证、除中死证、阳复太过证、厥热进退证的临床表现。进而论及热厥的表现与预后和厥的危重证。大凡寒厥阳衰阴盛、正不胜邪者死,大汗大下利阳亡阴竭者死,热厥内闭外脱者死。关于厥证的辨治,列举了肝胃实热、脾肾虚寒,蛔虫中阻的蛔厥,治用乌梅丸温阳泄热、安蛔止痛;寒凝下焦之厥的证候;亡血之厥的表现及治禁;阳郁之厥的灸治;热厥而里无有形实邪时,治用白虎汤辛寒折热;血虚寒厥,治用当归四逆汤养血散寒,温通经络;厥阴经脏两寒,治用当归四逆加吴茱萸生姜汤经脏同治;阳虚寒厥,治用四逆汤回阳救逆;痰厥,治用瓜蒂散涌吐痰实;水厥,治用茯苓甘草汤温中化饮、通阳利水;肺中痰热又兼脾气虚寒之厥,治用麻黄升麻汤宣肺化痰、清热养阴、兼温脾阳。

辨下利部分,先述下利的先兆是腹中痛,转气下趋少腹,进而列举了多种下利的证治,其中有胃热脾寒、寒热格拒之吐利,治用干姜黄芩黄连人参汤苦寒泄降、辛温通阳;脾肾阳衰、阴盛格阳之下利,治用通脉四逆汤破阴回阳,交通内外;厥阴湿热,下迫大肠之下利,治用白头翁汤清热燥湿,凉肝解毒;实热内结,热结旁流之下利,治用小承气汤通便泄热,导滞破结。

又述及虚寒下利,表邪未解者,当温里回阳,先救其里,里气回复后再解其表;利后余热留扰胸膈者,治用栀子豉汤清宣郁热。其后又以脉证相参的方法来辨下利的预后,尤其重视脉诊在判断病证进退方面的重要意义。

辨呕、哕部分。就呕而言,涉及痈脓蓄积致呕者,不可止呕;阳虚阴盛,寒邪犯胃致呕者,治用四逆汤助阳消阴;肝寒犯胃,浊阴上逆致呕者,治用吴茱萸汤暖肝胃,降浊阴;厥阴脏邪还腑、阴病出阳致呕者,治用小柴胡汤和解少阳。就哕而言,涉及胃中寒冷致哕和实邪阻滞致哕,为辨哕证的基本要领。

从本篇辨厥、利、呕、哕的内容来看,其证或寒、或热、或虚、或实、或寒热错杂、或虚实兼见,这既是厥阴病篇证候错综复杂、两极转化的体现,也是辨证论治,随证治之的示范。

参 考 文 献

[1] 刘运龙. 吴茱萸汤在脾胃病中的应用[J]. 中国中西医结合消化杂志,2002,10(4):238.

[2] 梁姜花. 吴茱萸汤加味治疗虚寒型十二指肠球部溃疡[J]. 吉林中医药,2001,(4):5.

[3] 陈小凯. 吴茱萸汤治验幽门梗阻1例[J]. 安徽中医临床杂志,1999,6(3):197.

[4] 李季委,李凌霞. 加味吴茱萸汤治疗功能性消化不良31例[J]. 中国中医药科技,2008,5(3):233.

[5] 陈维初. 吴茱萸汤临床治验举隅[J]. 国医论坛,1995,5:17.

[6] 金树武. 吴茱萸汤治泄泻[J]. 中医药信息,1996,4:28.

[7] 陈亚军. 吴茱萸汤加味治疗慢性非特异性溃疡性结肠炎68例[J]. 北京中医,1997,1:19-20.

[8] 柴清波,高永泰. "吴茱萸汤"治疗呕吐50例报告[J]. 邯郸医学高等专科学校学报,2001,14(4):321.

[9] 吴治恒,张晓岚,李桂英. 吴茱萸汤加味治疗慢性胆囊炎68例疗效观察[J]. 云南中医中药杂志,2002,23(6):10.

[10] 潘守杰,殷常春,丰育来. 吴茱萸汤治疗晚期胃癌呕吐32例临床观察[J]. 辽宁中医杂志,2009,36(9):1519.

[11] 柴瑞雯. 吴茱萸汤治疗高血压病的体会[J]. 四川中医,1997,15(2):55.

[12] 张松柏. 吴茱萸汤合小半夏加茯苓汤加味治疗临界性高血压44例[J]. 黑龙江中医药,1995,6:9-10.

[13] 罗书裕. 吴茱萸汤新用[J]. 新中医,1996,9:51.

[14] 蒋改苏. 吴茱萸汤加减治疗神经性呕吐[J]. 四川中医,1995,1:26.

[15] 舒彤. 陈瑞春治疗痛证经验[J]. 江西中医药,1996,27(2):6-7.

[16] 阎辉. 顽固性头痛治验一例[J]. 山西中医,1996,12(2):27.

[17] 王继东. 眩晕验案二则[J]. 北京中医,1997,1:57.

[18] 秦雪兰. 吴茱萸汤加减治眩晕[J]. 适宜诊疗技术,1996,2:54-55.

[19] 王翠芬. 吴茱萸汤治疗梅尼埃病40例[J]. 河南中医,2005,25(3):20.

[20] 逯文君,王宝琪. 吴茱萸汤治疗癫痫[J]. 河南中医,2001,21(3):7.

[21] 陈敏. 吴茱萸汤在妇科临床的应用[J]. 四川中医,1995,8:45.

[22] 王保定. 吴茱萸汤治疗更年期顽固性呕吐临床体会[J]. 中原医刊,1996,23(10):41-42.

[23] 阎清琴,王凤云,潘敏敏,等. 吴茱萸汤治疗闪辉性暗点38例[J]. 河南中医,1995,15(2):77-78.

[24] 袁庆彩. 吴茱萸汤加味治疗急性闭角型青光眼18例[J]. 中国民间疗法,2003,7(7):41.

[25] 段从伟. 用仲景方戒毒初探[J]. 云南中医学院学报,1995,18(1):38-39.

[26] 王世春. 吴茱萸汤新用[J]. 新中医,1997,2:54.

[27] 李雪松. 吴茱萸汤治疗乙肝并发流涎症2例[J]. 湖北中医杂志,1999,21(11):516.

[28] 张婷,王敏伟,陈思维. 吴茱萸汤醇提各组分止呕活性的研究[J]. 中国中药杂志,2002,27(11):

862-866.

[29] 李冀,柴剑波,赵伟国.吴茱萸汤抗大鼠幽门结扎型胃溃疡作用机理的实验研究[J].中医药信息,2007,24(6):53-54.

[30] 唐映红,窦昌贵.吴茱萸汤温脾止泻作用的实验研究[J].中药药理与临床,1990,6(1):6-9.

[31] 唐映红,窦昌贵.吴茱萸汤治疗脾虚证的实验研究[J].辽宁中医杂志,1990,17(10):43-46.

[32] 王莉.吴茱萸汤对鼠 S180 生长的抑制作用及其作用机制的实验研究[D].辽宁:沈阳.辽宁中医药大学硕士学位论文,2006.5.

[33] 朱冬胜.当归四逆加吴茱萸生姜汤对自主神经失调时外周循环的作用[J].国外医学·中医药分册,1998,20(3):35-36.

[34] 杜力军,孙虹,李敏,等.精制吴茱萸胶囊对偏头痛小鼠的作用[J].中药药理与临床,1999,15(3):3-5.

[35] 杜力军,李敏,孙虹,等.精制吴茱萸胶囊镇痛镇静和对脑血流的作用[J].中药药理与临床,1999,15(5):9-11.

[36] 江菊仙,陈美珍.吴茱萸汤临床应用及研究[J].中成药,2000,22(10):728-729.

[37] 黄如栋,窦昌贵.吴茱萸汤注射液回阳固脱作用的实验研究[J].中药药理与临床,1991,7(2):1-5.

（刘松林　郝万山）

第九章

辨霍乱病脉证并治

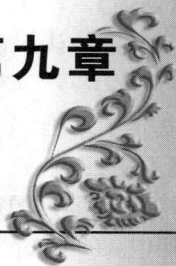

第一节　霍乱病脉证(382~384)

【原文】

問曰:病有霍亂者何? 答曰:嘔吐而利,此名霍亂。(382)

【提要】霍乱的主证。

【释义】本条以问答形式,论述霍乱。霍者,急骤之意;乱者,撩乱也。霍乱以暴发吐泻为主证,且吐泻无度,心腹胀痛,有挥霍撩乱之势,因而不同于一般的吐泻。

《灵枢经·五乱》篇曰:"清气在阴,浊气在阳","清浊相干","乱于肠胃,则为霍乱"。说明霍乱具有清阳不升,浊阴不降,阴阳逆乱,升降反常,而病在胃肠的特点。《诸病源候论》说:"霍乱者,由人温凉不调,阴阳清浊二气有相干乱之时,其乱在于肠胃之间者,因遇饮食而变发。则心腹绞痛。其有先心痛者,则先吐;先腹痛者,则先利;心腹并痛者,则吐利俱发。"《景岳全书》说:"有外受风寒,寒气入脏而病者……有水土之气令寒湿伤脾而病者。"有"误中痧气阴毒而病者"。《类证治裁》说:"霍乱多发于夏秋之交。"综上所述,则霍乱的病因病机、证候特点、发病季节等,已可了然。

霍乱有寒霍乱与热霍乱,湿霍乱和干霍乱之分,而本论所述的大体是寒霍乱和湿霍乱,特作说明。

中医学所称霍乱概念与西医学所谓由霍乱弧菌所引起的霍乱病不完全相同。中医学所称霍乱,是指暴发性剧烈吐泻,其内容还包括多种急性胃肠疾病,如食物中毒、急性胃肠炎、胃肠型感冒等。

【选注】

成无己:三焦者,水谷之道路。邪在上焦,则吐而不利;邪在下焦,则利而不吐;邪在中焦,则既吐且利。以饮食不节,寒热不调,清浊相干,阴阳乖隔,遂成霍乱。轻者,止曰吐利;重者,挥霍撩乱,名曰霍乱。(《注解伤寒论·辨霍乱病脉证并治》)

《医宗金鉴》:霍乱者,因风寒暑热,饮食生冷之邪,杂揉交病于中,正不能堪,一任邪之挥霍撩乱,故令三焦混淆,清浊相干,乱于胃肠也。表甚,则有头痛身痛、发热恶寒之证;里甚,则有呕吐泻利、腹中大痛之证;寒甚,则转筋厥逆冷汗;暑甚,则大渴引饮不已。病既不同,治亦各异,惟在详审其因,分而疗之。庶卒然之倾,不致有误矣。(《医宗金鉴·订正仲景全书·伤寒论注·辨霍乱病脉证并治》)

张令韶:霍者,忽也。谓邪气忽然而至,防备不及,正气为之仓忙错乱也。胃居中土,为万物所归,故必伤胃。邪气与水谷之气,交乱于中,上呕吐而下利也。吐利齐作,正邪纷争,是名霍乱。(《伤寒论直解·辨霍乱病脉证》)

【评述】《伤寒论》在六经辨治之后专列辨霍乱病脉证并治篇论述,意在强调其重要性。仲景对霍乱的认识,是与《黄帝内经》的理论一脉相承的。他将《内经》的霍乱理论运用于临床,并创立了一套辨证论治的方法,使医者能有所遵循,同时也为后世对本病的认识和临床治疗奠定了基础,至于其病因病机、证候等,前引诸注,堪称完善,可从。

【原文】

問曰:病發熱頭痛,身疼惡寒,吐利者,此屬何病? 答曰:此名霍亂,霍亂自吐下,又利止,復更發熱也。(383)

【提要】辨霍乱兼表证。

【释义】本条以问答形式,说明发热头痛,身疼恶寒,吐利者,此名霍乱。虽其发热、头痛、身疼、恶寒等属于表证,但吐利与表证俱来,而且严重,则称为霍乱,这就有别于伤寒吐利多见于传变之后,此其一。其二,"霍乱自吐下",是说霍乱的吐下,不是由于误治或伤寒传变所引起,而是起病时最重要的症状,此时虽兼表证,但仍是病甚于内。其三,"又利止,复更发热也",是里和而表未解,说明当霍乱病势缓解,吐利止后,随着正气来复,向外抗邪,发热等表证表现出来,是邪气向外之机。

【选注】

尤在泾:盖霍乱之病,本自外来,以其人中气不足,邪得乘虚入里,伤于脾胃而作吐利,所以有发热头痛、身疼恶寒之证。或邪气直侵脾胃,先自吐下,迨利止里和,则邪气复还之表,而为发热。(《伤寒贯珠集·太阳篇下》)

魏念庭:人知霍乱不同于伤寒之病矣,抑知所以不同伤寒之理乎? 伤寒者,外感病;霍乱者,内伤病也。伤寒之发热头痛身疼恶风寒,风寒在营卫;霍乱之头痛身疼恶寒,必兼吐下,风寒在胃府也。风寒之邪何以遽入胃府,则平日中气虚歉,累感风寒,透表入里,为病于内。因其为风寒客邪,故发热头痛身疼恶寒与伤寒同;因其暴感胃府,故兼行吐下,与伤寒异,此二病分关之源头也。(《伤寒论本义·辨霍乱病脉证并治》)

【评述】霍乱大都为表里俱病,既有呕吐泻利的里证,又有发热恶寒头痛身疼的表证,这是因于内外合邪所致。亦可先发生呕吐下利,后出现发热表证。尤在泾对霍乱之发生,原由人体中气不足,邪乘虚入里,胃肠逆乱,阐述简明扼要;魏念庭对霍乱兼表与伤寒吐利兼表,或因表证而吐利之异同,分析合理而中肯。二注有相互发明之妙。

【原文】

傷寒,其脉微濇者,本是霍亂,今是傷寒。却四五日,至陰經上,轉入陰必利。本嘔下利者,不可治也。欲似大便,而反失氣[1],仍不利者,此屬陽明也。便必鞕,十三日愈。所以然者,經盡故也。下利後當便鞕,鞕則能食者愈。今反不能食,到後經中,頗能食,復過一經能食,過之一日當愈。不愈者,不屬陽明也。(384)

【词解】

(1)失气:即矢气。

【提要】辨霍乱与伤寒吐泻的不同及其病理和转归。

【释义】本条承上条言霍乱可以兼表证,继续论述伤寒吐泻与霍乱的不同脉证,以及二者的病理和转归的不同。由于本条原文较长,且行文错综,为便于理解,兹分三段阐释:

自"伤寒,其脉微涩者"至"不可治也",为第一段,主要论述伤寒吐泻与霍乱的不同。所谓"伤寒",是指证见头痛、发热、恶寒、身疼等症状,但"其脉微而涩",微主阳气弱,涩主阴血少,这种脉象多见于霍乱吐泻之后,津液严重耗伤,阳气极度衰微,故言其"本是霍乱"。但为什么又以伤寒二字冠首呢？这是谨启下文"今是伤寒，却四五日，至阴经上，转入阴经必利"，意思是伤寒在四五日后，邪气转入阴经，同样可以发生下利与脉微涩之证，并不是仅有霍乱才有这种脉证，更不可误作霍乱。如果是霍乱，"本呕下利者"，其预后是"不可治也"。因为霍乱一开始就是呕吐下利，亦即上条的"霍乱自吐下"，因此就不能作为伤寒施治，即使是兼表证，也是以霍乱为主，可见这是对上条的进一步补叙，意在强调对两种病证鉴别。

此外，还应明确霍乱是初起即见吐利，其起病突然而剧烈；伤寒传入阴经的吐利，一般说来多有一个转变过程，并非骤发。脉微涩，虽多见于霍乱吐利之后，但伤寒转入阴经的吐利后，也并非不可见，这又是辨证的难点，因此注意发病特点又是十分重要的了。

自"欲似大便"至"经尽故也"为第二段，是承前文着重论述霍乱与伤寒的转归问题。即当正气来复，能够战胜邪气，同样可有从太阴转出阳明的良好机转。由于本论霍乱多因寒湿内盛，致使清气在阴，浊气在阳，清浊相干，乱于中焦而吐利；伤寒之邪入太阴，亦属寒湿内盛，致使脾之清阳不升，胃之浊阴不降，脾胃升降失常是其基本病机，这是霍乱与伤寒吐利在病机方面的相似处。故当脾阳恢复，正胜邪却之时，则有向愈之机；若阳复太过，则可由太阴转出阳明，即阴证转阳。究竟转变如何，须以证候为凭。今见"欲似大便，而反失气，仍不利者"，则非下利可知。盖以阴寒吐利后，欲似大便，而仅见其矢气者，是正复阳通之象，因知亦非"利止亡血也"。谨以此提示，有阳复太过而转为阳明病之可能。若病转阳明，还须结合腹满便硬等加以判断，故曰"必便硬"，"此属阳明"。至于"十三日愈"，是因六日为经气运行的一个周期，病情或愈或变或传多在此时，今病既已由太阴转出阳明，故可再过六日，以期经气再周之时，正气恢复而愈，故曰："所以然者，经尽故也"。此不过言自愈之机，而临床之际，或以药疗，或以调养慎摄，全在医师裁决，不可死于句下。

从"下利后"至"不属阳明也"为第三段，主要补述以上病证是否确实转为阳明。盖吐利之后，津液耗伤，若其人胃气尚存，随着正复邪退，其利虽止，而津液未复，故而便硬。然而这种便硬与阳明燥结成实的便硬不同，其属胃气恢复过程中暂时便结的临床表现，曰"硬则能食者愈"。若是阳明腑实的大便硬，则其人不能食，这在阳明病篇215条已有明训；亦有因胃寒不能食者，则与阳明腑实证判若天壤，兹不详述。至于"今反不能食，到后经中，颇能食，复过一经能食，过之一日当愈"，是补述胃气恢复的过程，须费日时，别无奥义。"不愈者不属阳明"，是承上文，经过一段时间后，仍不能食，则非阳复太过，病转阳明，而是胃气衰败所致。

【选注】

成无己：微为亡阳，涩为亡血。伤寒脉微涩，则本是霍乱吐利，亡阳亡血，吐利止，伤寒之邪未已。还（"还"字，疑是"今"字之误——笔者注）是伤寒，却四五日，邪传阴经之时，里虚遇邪，必作自利。本呕者，邪甚于上；又利者，邪甚于下。先霍乱，里气大虚，又伤寒之邪，再传为吐利，是重虚也，故为不治。若欲似大便，而反失气仍不利者，利为虚，不利为实。欲大便而反失气，里气热也，此属阳明，便必硬也。十三日愈者，伤寒六日传遍三阴三阳，后六日再传经尽，则阴阳之气和，大邪之气去而愈也。下利后，亡津液，当便硬，能食为胃和，必自愈。不能食者，为未和。到后经中，为复过一经，言七日后再经也。颇能食者，胃气方和，过一日当愈。不愈者，暴热使之能食，非阳明气和也。（《注解伤寒论·辨霍乱病脉并治》）

《医宗金鉴》：此承上条辨发热、头痛、身疼、恶寒、吐利等证，为类伤寒之义也。若有前证而脉浮紧，是伤寒也。今脉微涩，本是霍乱也。然霍乱初病，即有吐利，伤寒吐利，却在四五日后邪传入阴经之时，始吐利也。此本是霍乱之即呕吐，即下利，故不可作伤寒治之，俟之自止也。若止后似欲大便，而矢空气，仍不大便，此属阳明也。然属阳明者，大便必硬，虽大便硬,乃伤津液之硬,未可下也。当俟至十三日经尽,胃和津回,便利自可愈矣。若过十三日大便不利,为之过经不解,下之可也。又云:凡下利后,肠胃空虚,津液匮乏,当大便硬,硬则能食者,是为胃气复至。十三日津回,便利自当愈也。今反不能食,是为胃气未复,俟到十三日后,过经之日,若颇能食,亦当愈也。如其不愈,是为当愈不愈也。当愈不愈者,则可知不属十三日过经便硬之阳明,当属吐利后胃中虚寒不食之阳明,或属吐利后胃中虚燥之阳明也。此则非药不可,俟之终不能自愈也,理中、脾约,择而用之可矣。(《医宗金鉴·订正仲景全书·伤寒论注·辨霍乱病脉证并治》)

【评述】 本节较全面地总论了霍乱病的脉证特点和预后转归,并与伤寒进行了鉴别比较,也为霍乱病的辨证施治提供了依据。成无己注及《医宗金鉴》对霍乱与伤寒的鉴别,及其转归,进行了详细论述,可供参考。

第二节 霍乱病证治(385~391)

一、四逆加人参汤证(385)

【原文】

恶寒脉微一作缓而复利,利止亡血[1]也,四逆加人参汤主之。(385)

甘草二兩,炙 附子一枚,生,去皮,破八片 乾薑一兩半 人参一兩

上四味,以水三升,煮取一升二合,去滓,分温再服。

【词解】

(1)亡血:亡,意为"失"。亡血,指津血损失过多。

【提要】 辨霍乱吐下后阳虚液脱证治。

【释义】 霍乱吐下之后,津液大量耗伤,证见"恶寒脉微",是阳随液泄,阳气虚弱之故。而又复利,则津液更伤,阳气更微。此时虽然利止,但这不是阳复津生,而是由于津血耗伤,无物可利而利止,故曰"利止亡血也"。由此可见,亡血并非直接失血,而是津液耗伤过重,因而损及血液,以津血同源故也。本条"利止亡血也"与上条"欲似大便,而反失气,仍不利者,此属阳明也"不同,宜加鉴别,盖上条无恶寒脉微,且有转矢气和大便硬;本证则见恶寒脉微而无转矢气和大便硬,故区分不难。本条虽属病情危重,仍应积极救治,以回阳固脱、益气生阴为法。

【选注】

成无己:恶寒脉微而利者,阳虚阴盛也。利止则津液内竭,故云亡血。《金匮玉函》曰:水竭则无血,与四逆汤温经助阳,加人参生津液益血。(《注解伤寒论·辨霍乱病脉证并治》)

《医宗金鉴》:利止亡血,如何用大热补药? 利止,当是"利不止"。亡血,当是"亡阳"。霍乱吐、下已止,若恶寒、脉微而复利,利不止者,是阳气虚也,宜四逆加人参,益其阳补其气也。(《医宗金鉴·订正仲景全书·伤寒论注·辨霍乱脉证并治》)

徐灵胎:恶寒脉微而复利,利止亡血也。按:亡阴即亡血,不必真脱血也。成无己注引《金匮玉函》曰:水竭则无血。谓利止则津液内竭,四逆加人参汤主之。加参以生津液。(《伤寒论类方·四逆汤类》)

钱天来:此又承上文,脉微转入阴经必利而言。言如前证而不发热,但恶寒,脉微而复下利,则阴寒在里,阳气微弱甚矣,而忽得利止,此非阳回利止,乃亡血也。"亡血"二字,以仲

景词意推之，皆无阳之意，不知是何深义，殊不能解。如太阳篇中云：假令尺中脉迟者，不可发汗，盖尺中迟，则为下焦虚冷，真阳衰少，恐更亡其阳，故云不可发汗。不意下文曰，何以知之然，以营气不足，血少故也。以阳虚而云血少，因有"营气不足"四字，此段犹为易解，既云营气不足，则知夺血者无汗、夺汗者无血。天地以阳蒸阴而为雨，人身以阳蒸阴而为汗，故曰阳之汗，以天地之雨名之。若发其汗，则阳气随汗而泄，汗泄则营血去，而阳随之亡矣，故以尺中虚为血少耳。又如厥阴篇中云，伤寒五六日，不结胸，腹软脉虚，复厥者，不可下。此为无血，下之死。既曰腹软脉虚，至四肢厥冷，是以阳虚阴盛而不可下也，亦谓之无血，岂非无阳为无血乎？此所谓殊不可解者也。此条以恶寒脉微，宁非虚寒所致？而以利止为亡血，而又以四逆加人参汤主之，岂非亦以无阳为无血乎？此又一殊不能解者也。不得已而强之，除是阴无阳不生，阳气虚衰，则阴血亦亡，故以四逆汤挽救其真阳，而加人参以扶其气血之虚也。未知然否，姑妄议之，以俟后之君子。（《伤寒溯源集·附霍乱篇》）

丹波元简：《金鉴》曰"利止亡血，如何用大热补药？利止，当是利不止；亡血，当是亡阳"。钱氏（指钱天来——笔者注）亦疑亡血之为亡阳。然徐大椿曰：案亡阴，即为亡血，不必真脱血也。此说似是。（《伤寒论辑义·辨霍乱病脉证并治》）

【评述】本条属霍乱阳衰阴盛而下利，诸家均无异词，惟以"利止亡血也"，则说不一。《医宗金鉴》谓"利止"当是"利不止"，"亡血"当是"亡阳"之误。钱天来亦以"亡血"为"亡阳"，若是亡血，则殊不能解。此说虽不为无据，然则，以亡阳而利，以利而大伤其津液，以津液大伤，进而伤血，乃理之自然，故仲景以"亡血"二字标之，非谓本条不是亡阳，更为堪忧者，亡阳之中，更兼亡津血也。

【治法】回阳固脱，生津养血。

【方药】四逆加人参汤方。

【方义】本方用四逆汤回阳救逆，加人参益气固脱，生津养血，治疗霍乱吐利之阳虚液脱证。方中人参与附子同用以回阳固脱，后世医家将其抽绎出来，名为参附汤，并广泛应用于临床各科多种原因所致的阴阳气血暴脱证之急救，近人更研制成为针剂或口服液，疗效仍然较理想。

【方论选】

张路玉：亡血本不宜用姜附以损阴，阳虚本不当用归芍以助阴。此以利后恶寒不止，阳气下脱已甚，故用四逆以复阳为急也。其所以用人参者，不特护持津液，兼阳药得之愈加得力耳。设误用阴药，必致腹满不能食，或加重泄利呕逆，转成下脱矣。（《伤寒缵论·霍乱病篇》）

王晋三：四逆加人参，治亡阴利止之方。盖阴亡而阳气亦与之俱去，故不当独治其阴，而以干姜、附子温经助阳，人参、甘草生津和阴。（《绛雪园古方选注·温剂》）

【点评】四逆加人参汤用于亡阳液脱而脉不起，以及阳损及阴、阴阳两伤者最为恰当。故凡四逆汤证见大汗不止，吐利无度而致阴液大耗者，皆可投用，这是历代医家公认的。又《伤寒论》对亡阴气虚证都应用人参，如通脉四逆汤证见脉微欲绝，利止脉不出者加人参等，以见其回阳救阴之效。张、王二注皆善。

【临床应用】

（1）后世医家对本方的应用

《景岳全书》：四味回阳饮，即四逆加人参汤，以制附子易生附子，以炮姜易干姜，治元阳虚脱，危在倾刻者。

《卫生宝鉴补遗》：四逆加人参汤,治伤寒阴证,身凉而额上手背有冷汗者。

《方极》：四逆加人参汤,治四逆汤证而心下痞硬者。

《方机》：下利恶寒脉微,手足逆冷,或心下痞硬者,四逆加人参汤主之。

《类聚方广义》：此方主下利脱证,茯苓四逆汤主汗下脱证,虽然,执匕家不必拘泥,唯操纵自在为得,诸方皆然。

（2）现代应用

1）内科

①循环系统：本方具有回阳护阴作用,近年来用于充血性心衰、心源性休克、以及缺血性心肌病等较多。兰宏江等[1]报道用本方救治风心病心衰,经多种治疗均不理想,患者心悸气短,面部及下肢浮肿,不能平卧,住院期间突然出现烦躁喘促、四肢厥逆,气短咳嗽,吐少量粉红色泡沫痰,口唇发绀,舌质黯,脉沉微结代,强心西药不能缓解症状,乃辨为阴寒内盛,迫遏心阳,阳气欲脱之危候,转而急投四逆加人参汤,两剂而诸症明显好转,再改红参为西洋参,8剂后浮肿逐渐消尽而诸症平稳。梁永忠[2]报道临床采用中西医结合救治心源性休克,辨证属阴阳两虚、心阳暴脱者,在西医常规治疗基础上,静脉给予参麦注射液、参附注射液,配合四逆加人参汤煎液频服,可回阳固脱,收到较好疗效。秦鉴等[3]临床观察治疗冠心病心绞痛45例,发现运用本方煎剂治疗后的患者血清超氧化物歧化酶（SOD）与对照组相比明显升高,患者心绞痛自发症状比对照组明显减轻。认为本方抗自由基损伤是改善心肌缺血的一个重要机制。邹蓉等[4]报道用本方与常规方法对照治疗冠心病合并心功能不全患者108例,经统计显示,四逆加人参汤治疗后患者的心电图、症状及生活质量等指标明显优于对照组,说明本方能改善冠心病患者心功能及提高其生活质量。苏海芳等[5]也报道用本方临床对照治疗心肌梗死后无症状性心肌缺血（SMI）患者21例,观察到用本方的治疗组SMI的持续时间以及心肌缺血总负荷等都比对照组明显降低,且无明显不良反应,SMI复发少,值得临床推广。

②消化系统：主要应用于吐泻过重,阳亡液脱。宋宗福报道治一例50岁男性患者,胃脘素有痞满,复感风寒,猝然腹痛,吐泻清水,频繁不止,全身冷汗,精神委靡,烦躁不宁,两颧淡红。舌淡苔白而腻,六脉沉迟微弱。按四肢厥冷,肌肤不温。辨为中阳素虚,复感寒邪,直入少阴,脾肾阳衰,阳亡阴竭之泄泻危证。法当回阳救逆,补气固脱。处以四逆加人参汤为主：红参20g,炮附子30g,炮干姜6g,白术12g,炙甘草6g,肉桂6g,大枣3枚。昼夜兼进2剂后,汗敛而吐利止,四肢转温,神清息匀,惟腹痛时作,疲倦乏力,脉弱。仍以前方党参换人参,加砂仁10g,调理10余剂而愈[6]。

③呼吸系统：对流感以及多种呼吸系统病变导致的阳虚液脱的危证,都可以本方发挥重要的救治作用。张喜奎等指出,非典热闭神昏,发展到正气大虚,阴阳两竭,出现喘促、憋气、呼多吸少、大汗淋漓、四肢厥冷等肺肾欲绝的危候,当急用四逆加人参汤回阳救逆益气固脱[7]。郭为汀报道用本方为主配合行水化瘀药物抢救25例患者肺胀危症,全部被西医诊断为肺心病,其中21例合并心衰。共治愈18例,好转5例,未愈2例,取得了显著疗效[8]。

④精神、神经系统：吕向阳辨治一例70岁男性,左侧内囊脑梗死,情绪低落、淡漠3个月,检查见患者无欲状,倦卧少动,寡言,厌烦医生提问,手足发凉,大便溏。抑郁量表分值为11分。舌淡,苔薄腻,脉沉迟。辨属脾肾阳虚。治宜温补脾肾。方用四逆加人参汤加减：制附子6g,干姜9g,人参9g,甘草6g,炒山药30g。服药10剂,便溏愈,精神较以前改善。续服20剂,抑郁症痊愈,并能积极配合康复训练[9]。

2)儿科:肖文君报道用本方加益智仁、茯苓治疗小儿遗尿30例,1日1剂,1周为1个疗程。两个疗程内治愈18例,1例无效。认为四逆加人参汤能温经回阳、益气生津。加益智仁、茯苓增强补脾益肾固本,恰中遗尿病机[10]。方立群报道用四逆加人参汤为主治疗新生儿硬肿症47例,其中属轻症者32例,重症15例,均采用小量频服方法,不能口服者用鼻饲。经5~14天,共治愈38例,好转7例,死亡2例,获得满意疗效[11]。

3)妇科:杨灵生报道运用本方合三仙汤、五子衍宗丸治疗12例席汉综合征,痊愈10例,显效2例[12]。宋宗福还报道一例产后4小时,少腹剧痛,继则阴道崩漏不止,色紫黯兼有瘀块,势如泉涌,患者随之神识昏迷,呼之不应,面色黯黄,唇爪色白,牙关紧闭,四肢冰冷,呼吸短促微弱,口鼻气冷,大汗淋漓,六脉微细若有若无。辨为血脱亡阳,当以回阳复阴,益气救脱以止血。用四逆加人参汤:重用红参60g,炮附子30g,炮姜炭15g,炙甘草15g。灌服后约2小时,口鼻气息转温,又经2小时,汗血渐止,继服药六时许,血汗全止,手足转温,神志渐清,能出语声,脉息起复,知阳气已回[6]。

4)其他:何金荣报道用本方治疗急症两例。一例为口服灭鼠药(药名不详)中毒,经抢救后仍神志不清,面色苍白,全身大汗淋漓,四肢厥冷,二便失禁,因西药无对症解毒药,遂用四逆加人参汤急煎鼻饲以回阳救逆解毒而愈。一例为注射庆大霉素后药物过敏休克,出现神志模糊,两目上视,呼吸表浅,唇紫,全身汗出淋漓,四肢厥逆,小便失禁,脉细欲绝,西医抢救乏效,乃急煎四逆加人参汤加山茱萸回阳救逆,益阴固脱,2小时后四肢转温,症状消失,恢复正常[13]。

(3)医案选录

徐国桢,伤寒六七日,身热目赤,索水到前,置而不饮,异常大躁,将门牖洞启,身卧地上,辗转不快,更求入井。一医汹汹,急以承气与服。余诊得其脉洪大无伦,重按无力。余曰:阳欲暴脱,外显假热,内有真寒,以姜附投之,尚虞不胜回阳之任,况敢以纯阴之药!天气燠热,必有大雨,此证倾刻一身大汗,不可救矣。于是以附子、干姜各五钱,人参三钱,甘草二钱,煎成冷服。服后寒战嘎齿有声,以重棉和头覆之,缩手不肯与诊,阳微之状始著,再与煎药一剂,微汗热退而安。(《寓意草》)

二、五苓散证与理中丸(汤)证(386)

【原文】

霍亂,頭痛發熱,身疼痛,熱多欲飲水者,五苓散主之;寒多不用水者,理中丸主之。(386)

五苓散方

豬苓去皮　白术　茯苓各十八銖　桂枝半兩,去皮　澤瀉一兩六銖

上五味,為散,更治之,白飲和服方寸匕,日三服,多飲煖水,汗出愈。

理中丸方下有作湯加減法

人參　乾薑　甘草炙　白术各三兩

上四味,擣篩,蜜和為丸,如雞子黃許大。以沸湯數合,和一丸,研碎,溫服之,日三四,夜二服。腹中未熱,益至三四丸,然不及湯。湯法,以四物依兩數切,用水八升,煮取三升,去滓,溫服一升,日三服。若臍上築者,腎氣動也,去术,加桂四兩;吐多者,去术,加生薑三兩;下多者,還用术;悸者,加茯苓二兩;渴欲得水者,加术,足前成四兩半;腹中痛者,加人參,足前成四兩半;寒者,加乾薑,足前成四兩半;腹滿者,去术,加附子一枚。服湯後如食頃,飲熱粥一升許,微自溫,勿發揭衣被。

【提要】辨霍乱表里寒热的不同证治。

【释义】本条论述霍乱随感邪轻重和体质因素的不同,发病有表里寒热之分,治法也因之不同。"霍乱,头痛发热,身疼痛",此与383条所说的霍乱兼表证,是一致的。霍乱虽然以急剧的吐利为主,且大多是里证急、重于表证,但也有例外,即有少数表甚于里的,如本条用"热多欲饮水"和"寒多不用水"作为辨别表里寒热的依据。所谓"热多",并不是指里热甚,而是指表热(属阳)为多。乃其人平素正气较强,而感邪尚轻者,则抗邪有力,故表证甚于里证,"欲饮水"者,一则因于表热,再则因吐利使胃肠生理功能紊乱,水液输布失常,而偏渗于肠道,故发热欲饮之中,必见小便不利。用五苓散通阳化气,兼以解表邪,是利小便以实大便之法。同时五苓散还有升清降浊、调和脾胃的功效,故有不治吐利而吐利自止之妙。所曰"寒多",则是指表证不重而在里的寒湿较甚,故无口渴饮水。此与太阴篇277条"自利不渴者,属太阴,以其脏有寒故也",机理相类。所不同者,本条尚有轻微表证,彼条纯属太阴里证。本条既以里证为主,则温中健脾燥湿乃正治之法,理中丸亦为代表方,于是收里和而表自解之效,若里和而表未解者,先治其表,再议其余。

【选注】

徐灵胎:霍乱之症,皆由寒热之气不和,阴阳格拒,上下不通,水火不济之所致。五苓所以分其清浊;理中所以壮其阳气,皆中焦之法也。(《伤寒论类方·理中汤类》)

魏念庭:伤寒者,外感病,霍乱者,内伤病也。伤寒之发热头痛,身疼恶风,风邪在营卫;霍乱之头痛身疼恶寒,必兼吐下,风寒在胃府也。风寒外邪何以骤入于胃府,则平日中气虚歉,暴感风寒,透表入里,为病于内。因其风寒邪客,故发热头痛,身疼恶寒,与伤寒同;因其暴感胃府,故兼行吐利,与伤寒异,此二病分关之源头也。(《伤寒论本义·辨霍乱病脉证并治》)

【评述】霍乱病以初起即见吐利为主证,又见头痛发热,身体疼痛等,是表里同病。其"热多"、"寒多"是本条的难点,也是注家意见分歧之所在。其实这是相对之词,"热多"以病象言,指表证为多,并非病性属热,否则何以五苓散主之。"寒多"则以病性言,指里寒甚而下利,故无口渴饮水,自以理中丸为主方。本条作如是观,则毫无分争。

【治法】温中健脾,燥湿祛寒。

【方药】理中丸方(五苓散方见太阳篇)。

【方义】本方为治太阴虚寒证之主方。用人参、炙甘草益气补中;干姜温中散寒;白术健脾燥湿,共奏温中健脾、燥湿祛寒功效。前人认为本方能奠安中气,以恢复升清降浊之常,而疗吐利,正所谓"理中者,理中焦"(159条),故凡脾胃虚寒、中焦升降失调之证,无论外感内伤,均可用之。

又,本方为一方两法,即既可作丸,亦可作汤。一般说来,凡病后需久服者,可用丸剂;若病急或服丸疗效不显著者,又当服用汤剂。由于霍乱病势急剧,故丸不及汤的疗效,而常用理中汤治疗。

为了更加切中病情,方后还例举了八种加减方法:

1. 脐上筑者,即自觉脐上筑筑跳动,此为肾虚水气动欲上冲,故云"肾气动也"。是病已由脾及肾,由太阴病及少阴,故去术之壅滞,加桂枝温阳化气,平冲降逆。

2. 吐多者,因寒湿犯胃,胃气上逆,故去壅滞之术,加生姜以温胃降逆止呕。

3. 下多者,是因寒湿偏胜,水湿下趋,故不应去术,而取之健脾燥湿。

4. 悸者,为水气凌心,故加茯苓淡渗利水,宁心以定悸。

5. 渴欲得水者,是脾失健运,不能散精,水饮停留,故加重白术用量,以增强健脾运湿、输布津液的功能。

6. 腹中痛者,是因里虚经脉失养,因而腹痛喜按,故加重人参用量以补益中气,以温经脉。

7. 寒者,指太阴之里寒甚,故加重干姜用量,以增强温中散寒功效。

8. 腹满者,是阳虚寒凝,故去术之壅滞,加附子辛热以温阳祛寒散凝。

以上加减是举例而言,说明仲景用方并非一成不变,而是随证加减化裁,务在切合病机。这种灵活用药遣方对后世启迪很大,并在理中汤基础上发展成了不少新的方剂。比较常用的有:若中焦虚寒下利,又兼肠热大便不爽者,加黄连名连理汤;若胃寒吐逆不止,可加丁香、吴茱萸,名为丁萸理中汤;若中焦虚寒兼见吐蛔者,可加乌梅、川椒,名为椒梅理中汤;若寒实结胸,胸膈高起,不可近手者,可加枳实、茯苓,名为枳实理中丸;若脾肾阳虚,食少便溏,呕吐清水,寒饮内停者,加法半夏、茯苓,名理中化痰丸等等,就不一一列举了。在本论太阳病篇,用理中汤加桂枝,治疗脾阳虚兼表证,证见协热下利,利下不止,心下痞硬,表里不解者,都是灵活应用的范例。

又,本方亦名人参汤,《金匮要略》用于治疗虚寒性的胸痹心痛。上述理中汤加桂枝方名桂枝人参汤。

此外,方后尚有"服汤后,饮热粥一升许,微自温,勿发揭衣被"的护理法,也是极重要的。因热粥可以助胃气,增强温养中脏的作用。服药后覆被静卧,保暖以助温中之力。但这种服药后饮热粥,与服桂枝汤后啜热稀粥以助药力发汗是不相同的。"桂枝汤之饮热粥,欲其助药力以外散;此饮热粥,欲其助药力以内温。"

【方论选】

方有执:理,治也,料理之谓;中,里也,里阴之谓。参术之甘,温里也;甘草甘平,和中也;干姜辛热,散寒也。(《伤寒论条辨·辨霍乱病脉证并治》)

程郊倩:阳之动始于温,温气得而谷精运,谷气升而中气赡,故名曰理中。实以燮理之功,予中焦之阳也。盖谓阳虚,即中气失守,膻中无发宣之用,六腑无洒陈之功,犹釜薪失焰,故下至清谷,上失滋味,五脏凌夺,诸证所由来也。参术炙甘,所以守中州,干姜辛以温中,必假之以燃釜薪,而腾阳气。是以谷入于阴,长气于阳,上输华盖,下摄州都,五脏六腑皆受气矣,此理中之旨也。(《伤寒论后条辨·辨霍乱病脉证篇》)

【点评】 本方为太阴病主方,主治中焦虚寒所致的吐、利、腹满时痛等症。方有执言简意赅地训释了理中之意;程郊倩更精辟地阐释了中焦阳气在人身的重要性,说明了本方调理中焦阳气的意义。

【临床应用】

(1)张仲景对本方的应用

1)用于霍乱兼表证以吐利为主者,见386条。

2)用于治疗大病瘥后,喜唾,久不了了,胸上有寒者,见396条。

3)用于治疗胸痹,心中痞气,胸满,胁下逆抢心者。见《金匮要略·胸痹心痛病篇》。

(2)后世医家对本方的应用

1)《妇人良方》:治产后阳气虚弱,小腹作痛或脾胃虚弱,或呕吐腹痛,或饮食难化,胸膈不利者。

2)《赤水玄珠》:理中汤治小儿吐泻后,脾胃虚弱,四肢渐冷,或面有浮气,四肢虚肿,眼合不开。

3)《三因方》：理中汤能治伤胃吐血者，以其功最理中脘，分利阴阳，安定血脉。

4)《景岳全书》：治太阴即病，自利不渴，阴寒腹痛，短气咳嗽，霍乱呕吐，饮食难化，胸膈噎塞，或疟疾瘅气瘟疫，中气虚损，久不能愈，或中虚生痰等证。

又张景岳氏并列有十种理中汤的加减，方法运用极其灵活。

5)《伤寒论集注》：《万病回春》载，李某，仲夏患腹痛吐泻，两手扪之则热，按之则冷，其脉轻按则浮大，重按则微细，此阴寒之证也，服附子理中汤四剂而愈。

6)《伤寒论类方汇参》：阴斑者，因为有伏寒或误进寒凉，逼其虚阳浮散于外，其斑隐隐而微，脉虽洪大按之无力或六脉俱微，手足逆冷，舌苔白滑或胖滑，此阴斑无疑也。先用炮姜理中汤以复其阳，次随诊治。

7)丹溪曰：口疮服凉药不愈者，此中焦阳气不足，虚火泛上无制，用理中汤，甚者加附子或噙官桂亦可。

8)吐血之证，多由于中州失运，阴血遂不归经，瘀阻闭塞清道，以致清阳不升，阴血潜上，便成血逆，理中汤能调中州之气，中州健运，血自归经，其病自已。

（3）现代应用

1)内科

①消化系统：理中汤、丸出自于《伤寒论》霍乱病篇，后世认为本方温中祛寒，属四逆辈，被移作治疗太阴虚寒的主方，用于消化系统病变较多。临床上最常见的加减为一热一寒，即加入附子或黄连[14]。章凌方报道用本方治疗太阴虚寒性变态反应性胃肠炎7例，表现以腹痛腹泻、喜温喜按、畏寒肢冷为主，取得较好疗效[15]。赵联社等用本方加味：党参、干姜、炙甘草、白术、茯苓、丁香、小茴香、藿香、荔枝核等治疗浅表性胃炎60例，治愈9例，总有效率达91.6%。说明本方温中散寒、补益脾胃，可起到解痉镇痛等作用[16]。尹桂岭等报道治疗肠易激综合征(IBS)60例，用理中汤为主的治疗组取得良好疗效。治疗组药物为：人参12g，白术12g，干姜6g，赤芍12g，炙甘草5g。若腹痛便结加黄芩、金银花，腹胀者加厚朴、枳实，1日1剂，10剂。治疗组30例，治愈26例，显效3例，无效1例。治愈率和有效率均显著优于对照组(P<0.01)[17]。杨东山用理中白头翁汤治疗慢性非特异性溃疡性结肠炎36例，认为本病病机为久泻脾伤，脾胃运化无力，且积滞内恋，湿郁化热而寒热虚实夹杂，故用理中汤加白头翁、乌梅、山楂炭、山药，大便夹血加地榆炭，有后重感加木香，便急加黄连、黄柏，腹脐怕冷加肉豆蔻、制附子。1日1剂，治愈22例，显效9例，无效5例，总有效86.1%[18]。于翠杰等按中医辨证将30例溃疡性结肠炎分为肝脾不和、气滞湿郁型和脾虚湿盛、寒热夹杂两型，分别用《伤寒论》中的四逆散加味(柴胡、白芍、积壳、木香、酒大黄炭、甘草、锡类散)和理中汤加味(党参、白术、炮姜、五味子、酒大黄炭、炙甘草、锡类散)治疗，总有效率为93.3%[19]。潘明提治疗秋季腹泻72例，其中36例虚寒性病例治以理中丸加味：炮姜6g，红参7g，白术8g，炙甘草4g，诃子7g，乌梅炭7g，神曲7g，呕吐者加法夏6g，发热者加藿香7g。其余36例用西药治疗对照。治疗组平均止泻时间为2.2天，治愈率100%，对照组平均止泻时间为4.4天，治愈率为77.78%，两组疗效统计差异有高度显著性(P<0.01)[20]。贺千里等总结老中医析机辨微使用本方经验。其中1例3岁幼女，咳嗽，喉中痰响，大便干燥，舌红多津，苔少，口干不欲饮，辨为脾阳虚弱、津液不布，方用党参、炒白术、炮姜各10g，炙甘草、法半夏、西砂仁(后下)各8g。3剂而愈。1例22岁男性，痛泻，泻后痛减，胃胀，烦躁，发热恶寒，舌淡，脉弱。辨为肝脾不和、兼有外感寒热，方用：党参、炒白术、干姜各20g，炙甘草30g，吴

茱萸 15g,桂枝、生姜各 20g。三剂收功。还有 1 例 27 岁男性胃部不适、善饥食少反复 3 年,身倦肢软,腰酸软,脘部冷,偶呃出冷气。舌红边有齿痕有津,脉细数,重取无力。先以封髓丹小试之,药后善饥略好,但胃中冷气上逆明显,改方为附片(先煎)80g,桂枝、干姜 30g,肉桂 10g,炮姜、补骨脂、西砂仁、九香虫、炙甘草各 20g。3 剂而呃气消,舌红变淡,再以原文加减治疗 2 月,舌乃红活,诸症悉除[21]。凌晓华用理中汤治疗 1 例纳差 20 年,恶心呕吐 2 周患者,伴神疲、面色萎黄、腹部冷痛、喜温喜按,舌黯淡苔薄白,脉弦,右关脉沉弱乏力。诸医以降逆止呕乏效,乃辨为阳虚中寒,予温中健脾、和降止呕处方:制附子 15g,红参 10g,炒白术 g,干姜、炙甘草各 10g,茯苓 15g,吴茱萸 5g,白芍 10g,焦三仙各 15g,旋覆花(包煎)10g,代赭石(先煎)30g。数剂症缓,10 日反胃痊愈出院[22]。王大鹏还常用理中汤治疗噎膈术后脾胃虚寒引起的低热、胃痛、多涎症等,均获得满意疗效。病例如一位 55 岁女性,噎膈术后低热 3 月余,经抗感染及清热泻火治疗体温不退,患者早低热,午后及夜间稍甚,体温最高达 38℃,畏寒,背胸冷,肢冷,衣被不能暖,面部潮红,自汗恶风,心烦纳呆,大便时干时溏,舌淡红边有齿印,苔薄白腻,脉数沉弱。辨为脾肾阳衰,虚阳浮越,处红参 15,白术 30g,干姜、桂枝各 15g,制附子 15g,黄芪 30g,炙甘草 10g。服 3 剂而诸寒稍缓,再 3 剂而热渐退,继 7 剂而诸症平[23]。

②呼吸系统:杨凤仙报道门诊用理中丸治疗慢性咳嗽 86 例,只要符合咳嗽 3 周以上,不伴咯血,胸部 X 片无明显异常,排除与咳嗽相关的慢性呼吸系统病,均处以理中丸加味:党参 15g,白术、干姜、炙甘草、五味子、杏仁、前胡、紫菀、百部各 10g,细辛 5g。咽痒者加桔梗、防风,有痰或痰多色白者加半夏,痰黄者加鱼腥草,痰多气喘者加葶苈子,鼻塞者加辛夷花或薄荷。每日 1 剂,儿童剂量减半。结果临床控制 21 例,有效 22 例,无效 11 例,总有效率 87.2%[24]。唐农对慢性咳嗽患者凡舌脉有中虚胃寒征象者,多考虑为肺咳,恒以理中汤化裁治之,每应手取效。例一女 36 岁,咳嗽 2 月余,日夜皆咳,影响睡眠,痰白黏,中西杂治无效,胸片、血象皆无异常,查见面白、唇舌皆淡,苔薄白湿润,脉沉细无力。证属脾胃虚寒,饮邪滞肺。拟温养脾胃、兼化饮邪,理中汤加味:党参 10g,白术 15g,干姜 10g,炙甘草 10g,细辛 6g,五味子 6g,茯苓 15g。连进 2 剂,咳嗽遂止,继以理中汤调理体质善后[25]。

③循环系统:马永泽等报道用加味附子理中汤治疗心律失常临床观察,将 110 例心律失常患者随机分为对照组 44 例,加味理中汤治疗组 66 例,结果治疗组显效 20 例,有效 38 例,无效 8 例,总有效率为 87.90%,与对照对照组比较具有显著性差异($P<0.05$)。在改善心悸、胸闷、乏力、纳呆、形寒肢冷等症状方面,治疗组明显优于对照组($P<0.05$)。认为加味附子理中汤治疗心律失常有显著疗效,且无明显毒副作用,值得进一步推广[26]。

④精神、神经系统:罗诚报道用桂附理中汤为主组成温阳理血法治疗精神分裂症 30 例,对单纯抗精神病药物治疗效果不理想时,运用本法取得一定的临床疗效。处方:附子、肉桂、党参、白术、干姜、赤芍、川芎、地龙各 10g,当归尾各 15g,黄芪 30g,红花、桃仁、甘草各 6g。每天 1 剂,20 天为 1 个疗程,共治 2 个疗程。结果痊愈 3 例,显效 8 例,有效 12 例,无效 7 例,愈显率 36.7%,总有效率 76.7%[27]。张中发报道用理中汤治疗抗精神病药物引起的药物性多涎症 30 例,处方为:党参 15g,白术 10g,干姜 10g,吴茱萸 6g,苍术 10g,炙甘草 6g,治疗两周后与随机对照组比较,结果多涎平起效时间早于理中汤,但二者总体疗效相当,理中汤后期疗效明显,且无副作用,值得临床推广应用[28]。王立存治疗 1 例 52 岁女性,慢性胃炎史 20 余年,四肢末端麻木 1 年余,双下肢渐进加重无力 8 月余。诊见面色稍白,精神委靡,肢麻发冷,站立不能,腹胀纳差,大便 5~6 天 1 次,胆小易怯,寡言少语,舌暗淡、苔薄白,

左右脉象均软而无力。检查诊断为脊髓亚急性联合变性，证属中焦虚寒，气血两亏。治以温中健脾、补气养血，干姜 20g，党参、白术、黄芪各 15g，吴茱萸 10g，炙甘草 6g，当归、白芍、鸡血藤、山药各 12g，大枣 7 枚。3 剂后肢麻稍减，食欲增加，大便 2 天 1 次。守方再服 7 剂。患者能自行站立半小时，行走无大碍，情绪开朗，舌淡红、苔薄白，脉见有力。原方加减善后，1 年后随访情况良好[29]。

2）五官科：王祖龙报道应用理中汤治疗镜面舌、慢性卡他性中耳炎、多涎症、口疮等多例五官疾病，辨属脾胃阳虚、寒湿阻滞、升降失常者都取得了良好效果[30]。贾宁荣等报道用理中汤治疗复发性口腔溃疡 45 例，临床表现为反复发作，多有畏寒、便溏，舌淡苔薄白，脉细沉或迟缓者，常用原方就有较好疗效。本组病例中服用理中汤原方者 18 例，以党参易人参者 6 例，干姜易炮姜者 8 例，13 例有胃热证表现者加黄连、栀子。每日 1 剂，5 日为 1 个疗程。经 1 个疗程治疗治愈 29 例，好转 14 例，无效 2 例，总有效率 95.56%[31]。肖顺才认为多数口腔溃疡经过泻火药物病情不减，反致腹泻症状加剧，选用桂附理中汤加味治疗 16 例，痊愈 5 例，显效 6 例，治愈率 31.2%，总有效率为 93.7%[32]。

3）儿科：杨志莲等报道运用理中丸：干姜 1～3g、人参 3～6g、白术 6～9g、炙甘草 1～3g，治疗婴儿腹泻 63 例。若食积不化加焦三仙、鸡内金、枳壳；若伤风寒，去干姜加生姜、藿香、白芷、苏叶；若湿热壅滞肠胃，去干姜、人参，合葛根芩连汤；若脾肾阳虚，加炒山药、莲子肉、制附片、诃子。结果治愈 40 例，好转 16 例，无效 7 例，总有效率 88.9%，优于常规治疗的对照组（P<0.05），疗效满意，且未发现任何毒副作用[33]。王爱蓉亦报道用理中丸加味治疗 50 例婴幼儿泄泻，处方：党参 4～6g，干姜 1～3g，炙甘草 1～3g，焦白术 4～6g，车前草 6～9g。纳差者加炒山楂、神曲；有表证呕吐者加藿香、半夏；腹痛者加白芍，3 天为 1 疗程。结果治愈 43 例，占 86%，显效 6 例，占 12%，好转 1 例，占 2%。明显优于对照组（P<0.01）。例 3 岁半女孩腹泻 5 天，中西药物治疗无效，病情日渐加重，腹泻为水样大便，日行 5～6 次，倦怠纳差，面色苍白，舌质淡苔白，脉沉无力，查大便常规脂肪球（＋＋＋），治以温中健脾止泻：党参 6g，焦白术 6g，干姜 3g，炙甘草 3g，车前草 7g，炒山楂 10g，神曲 6g。服药 2 剂，大便次数明显减少，食欲增加，3 剂痊愈。复查大便常规正常[34]。

4）妇科：黄增强用理中汤治疗 1 例 32 岁带下患者，带下色白，绵延不断 2 年，中西治疗乏效，近日病情加重，带下质稀如注，时有腰酸，四肢不温，食欲不振，头晕神疲乏力，大便溏泄，经行少腹冷痛，喜温喜按，舌质淡苔薄白，脉虚无力。辨为脾胃肾阳虚，寒湿下注，治以益气健脾，温肾止带。理中汤加味：党参 15g，白术 12g，干姜 9g，黄芪 15g，茯苓 15g，补骨脂 10g，金樱子 15g，芡实 10g，炙甘草 6g。5 剂症状明显减轻，续服 10 剂痊愈，随访 2 年未复发[35]。吴瑞春治 1 例 45 岁崩漏，阴道出血反复发作多次，屡服中药虽有缓解终未痊愈，头昏眼花，心悸气短，倦怠无力，心烦尤甚，手足心发热，口干微渴，面色苍白。舌苔白脉细弱。根据脉证辨为中阳受损，脾气亏虚，失于统摄。法当温中健脾。方选理中汤加味：人参 10g、炒艾叶 10g，白术 20g，炮姜 12g，甘草 6g，广木香 3g。2 剂血止，后继续调理痊愈，随访 1 年未复发[36]。

5）其他：赵琳遵脾统血机理，用理中汤治疗多种脾不统血证收到较好疗效。例 1 为 19 岁男性，鼻反复出血 3 年，复发 1 周，日出数次，多者盈碗，中西多种方法无效，患者唇淡黯少华，舌淡红，苔薄白，脉细弱，投以理中汤：炮姜 10g，党参 10g，白术 10g，炙甘草 10g。2 剂血止，继以本方巩固，2 年未复发。例 2 为 11 岁男孩不明原因小便潜血 1 年，面白少华，纳差，脐周常隐痛，大便溏，舌淡红，苔白滑，脉细偏数乏力。投理中汤加味：炮姜 10g，党参 10g，白术10g,炙甘草10g,当归10g。6剂后潜血消失。例3为36岁女性,人流术后阴道淋漓下血40余日,色黯有块,小腹微痛,面白少华,头晕心悸,便烂,舌淡紫,苔白略腻,有齿痕,脉沉细涩。治以桃红理中汤:炮姜10g,党参10g,白术10g,炙甘草10g,桃仁10g,红花10g。3剂血止[37]。吴苏柳报道用理中汤合旋覆代赭汤治疗胃癌术后顽固性呃逆27例,亦收到总有效率为96.3%的满意疗效。认为本方能切中术后患者脾胃虚弱、痰浊内阻、气动上逆之病机[38]。罗陆一报道用理中汤治疗不明原因长期高热1例,一女性55岁患者高热3月余,中西医治疗乏效,就诊时呈弛张型高热,最高体温41℃,胸闷腹胀,身酸乏力,纳呆,面红,大便时干时溏,午后及夜间为甚,多种检查阴性。查前医多用清热解表泻火之品,患者述畏寒胸背冷,舌淡红有齿印,苔薄白腻,脉数沉弱无力。遂用理中汤加味治之:红参15g,白术30g,干姜、桂枝各15g,制附子20g,黄芪31g,炙甘草10g。以救其脾肾阳衰、虚阳被格之病机。服3剂而畏寒稍缓,再服3剂,畏寒平,继服7剂,热渐退[39]。

(4)医案选录

1)体虚感冒案:田某,女,50岁。患者形体消瘦,面色㿠白,经常感冒。此次受凉后头痛鼻塞,畏冷恶风,身痛肢楚,心中不适,时欲呕吐,恶闻饮食,舌质淡,苔薄白,脉沉迟而弱。曾服人参败毒散、参苏饮,疗效不显。脉证合参,证属中州虚弱,外束寒邪。治以温中健脾,和营解表。投理中汤加味。处方:红参5g(蒸兑),干姜10g,焦白术10g,桂枝10g,粉葛20g,白芷10g,炙甘草5g。进3剂后诸症悉减,但仍腹胀、纳差,仍用原方去粉葛、白芷,加鸡内金10g,陈皮5g,将党参易红参,3剂而愈。

按:《伤寒论》第163条曰:"太阳病,外证未除,而数下之,遂协热而利,利下不止,心中痞鞭,表里不解者,桂枝人参汤主之。"桂枝人参汤即理中汤加桂枝,原为太阳病误下之虚寒下利所设。本证虽未误下,但中阳素虚,复感外寒,亦属表里兼证,以里证为主,故此方表里双解,疗效可靠。(《湖南中医杂志》2001,17(4):46)

2)小儿腹泻:王患,男,7个月。1990年9月18日初诊。代述:患腹泻一周余。病起于喂养不当,始见呕吐一次,继则下利,大便稀薄、日行五六次。外院诊断:小儿腹泻。住院治疗一周,病情未见缓解,自动要求出院,前来中医门诊求治。现症:腹泻频作,稀水便中挟有不消化之物,时有粪水从肛门流出,两目微陷,面色苍白,手足清冷,形体消瘦,神疲倦怠,腹软,时时欲睡,指纹淡而不显,苔薄白,舌质淡,心、肺未闻异常。证属脾肾阳虚,固摄失司而致腹泻。治以温中散散止利,方用:党参8g、炒白术8g、干姜2g、炙甘草3g、炒薏仁10g、神曲10g、茯苓10g。水煎服,进药三剂,诸症皆减,二诊守方治疗一周,大便正常。追访一年,未见复发。(《伤寒论与临证》)

【按语】理中汤有温中健脾之功,若审其主要药物人参、干姜之功效,则本方不仅能温足太阴,亦具温补手太阴之功。因此《伤寒论》以之治疗中焦虚寒之"寒多不用水"(霍乱);肺脾气虚之"喜唾,胸上有寒";《金匮要略》则因此而治疗胸痹之属虚寒者。现代应用主要有以下几方面:其一,中焦脾阳虚弱、运化无力,可致腹胀不欲食、吐泻等症。因此慢性胃炎、萎缩性胃炎及肠易激综合征等消化系统疾病,凡属脾阳虚弱者,恒可用之。其二,脾开窍于口,脾阳素虚之人,可因温养不足,而患口疮、复发性口腔溃疡、多涎等,故可以理中丸缓而补之。其三,小儿脾常不足,可因此而患外感,又可以本方为糊剂等加以防治。其四,肺居胸中,为贮痰之器,脾主运化,为生痰之源,脾肺虚弱,则喜唾、多涎等症可随之而生。慢性支气管炎等病,属此种情况者,可酌选此方而治之,取手足太阴双补之义。此外,因脾不运湿、痰浊阻滞造成的心血管疾病及精神神经系统相关疾病,脾阳不振、统血无力的一些虚性出血性疾病也常能使用本方治疗。

后代医家为临床计,将本方演变成很多有效方剂:或增温阳之品;或加化痰之类;或兼以降逆,或辅以化湿;或变为温经摄血之方;或作温肺化痰之剂,诸多变化,不一而足,是丰富理中之法,学者当仔细体会。

理中汤与理中丸名异药同,一方二法,视丸汤之缓急,察病情之轻重,临床之所需,而易其制也。原文服汤后,饮热粥,是取其增强药力之意,临床可酌情取舍。

【现代研究】

(1)对脾阳虚大鼠小肠黏膜病理学改变的观察:羊燕群等通过观察脾阳虚大鼠小肠黏膜上皮细胞形态学变化,探讨了脾阳虚证胃肠功能改变的组织病理学基础,并观察温阳健脾代表方理中汤的治疗作用。采用复合因素合利血平注射法建立脾阳虚大鼠模型,通过小肠黏膜组织石蜡切片 HE 染色光镜检查、透射电镜观察等方法,对造模及治疗后大鼠小肠黏膜进行组织病理学观察。结果光镜观察未见脾阳虚大鼠小肠黏膜上皮细胞有明显病理学改变,但透射电镜下小肠黏膜上皮细胞超微结构可见明显改变,上皮细胞间隙紧密连接变宽,粗面内质网间隙增宽,线粒体肿胀,嵴断裂、减少或结构模糊,甚至空泡化。理中汤治疗后上述病变有明显改善。结论:观察到脾阳虚大鼠小肠上皮细胞内细胞器的形态改变,从一个侧面反映脾阳虚证组织病理学基础,理中汤对脾阳虚证的治疗作用机制可能与改善上述表现有关[40]。

(2)对环磷酰胺产生的遗传毒抵制作用:何又彬等观察了理中汤对环磷酰胺遗传毒性的拮抗作用。以小鼠骨髓细胞微核(MN)和姐妹染色单体互换(SCE)为指标进行实验,同时以小鼠血清中超氧化物歧化酶(SOD)为指标,进行作用机理初探。结果表明理中汤对环磷酰胺所致微核率及姐妹染色单体互换增高有明显的抑制作用,并能明显提高小鼠体内 SOD 活性。理中汤对环磷酰胺产生的遗传毒性有明显的抑制作用[41]。

(3)对脾虚大鼠自主活动的影响:贾红伟等观察了理中丸和四君子汤对利血平脾虚大鼠自主活动度的影响。采用小动物自主活动检测装置对大鼠的自主活动进行观察,并用生理实验信号采集分析系统进行信号的采集和分析。结果正常组、理中丸组和四君子汤组大鼠的自主活动度高于模型组,差异显著($P<0.01$)。说明理中丸和四君子汤对脾虚大鼠自主活动有显著影响,但两组间无显著性差异[42]。

(4)配方颗粒与汤剂药效学比较:胡昌江等从影响脾虚小鼠小肠的推进运动、番泻叶所致的小鼠泄泻和正常小鼠的胃排空 3 个方面考察理中汤配方颗粒与汤剂药理作用的差异。结果理中汤配方颗粒与汤剂对这 3 个方面均有抑制作用。同剂量的配方颗粒与汤剂的抑制小肠推进运动和止泻作用无显著性差别,而抑制胃排空的作用配方颗粒强于汤剂。认为理中汤配方颗粒保留和部分增强了汤剂的药理作用[43]。

三、四逆汤证(388、389)

【原文】

吐利汗出,發熱惡寒,四肢拘急,手足厥冷者,四逆湯主之。(388)

甘草二兩,炙 乾薑一兩半 附子一枚,生,去皮,破八片

上三味,以水三升,煮取一升二合,去滓,分溫再服。強人可大附子一枚,乾薑三兩。

【提要】 霍乱吐利汗出亡阳的证治。

【释义】 霍乱由于急剧的呕吐下利,严重损伤津液,中阳失守,肾阳随之外亡,阳越于外,

故见发热。阳虚无统摄之权，故而汗出。亡阳里虚，故见恶寒。四肢失于温煦，故见手足厥冷。津液骤然大量耗损，又阳气外亡，筋脉失于温煦和濡养，故四肢拘急而厥冷。由此可见，本证是缘于寒湿内盛，中焦升降失常，吐利交作而致亡阳脱液的危证，故用四逆汤回阳救逆，驱逐阴寒为治。既有液脱倾向，何以不用养阴生津之药？由于亡阳危在顷刻，而阴液不能速生，只有阳复而吐利停止，才能化气生津，故用四逆汤急救回阳，寓有阳生阴长之义。

又，本条原文之"发热恶寒"，是吐利之后阳气大虚，弱阳被盛阴格拒而外浮，所以在肢厥恶寒的同时，又见发热。因此结合伴见诸症，本条之"发热恶寒"不是表证。在临证时，必须全面分析，脉证合参，才不会辨治错误。

【选注】

成无己：上吐下利，里虚汗出；发热恶寒，表未解也；四肢拘急，手足厥冷，阳虚阴胜也。与四逆汤助阳退阴。（《注解伤寒论·辨霍乱病脉证并治》）

钱天来：汗出发热恶寒，似桂枝证，然霍乱则与中风迥异。盖中风之初，有表证而尚无里证，但治其表可也。霍乱则方有表证，而寒邪已先入里，故上吐下利也。且吐且利，而又四肢拘急，则诸寒收引也。手足厥冷，则阳气衰微而不充于四肢也。其证之急，里甚于表，故急宜救里，当以四逆汤主之。寒中霍乱，本无汗下及寒凉之治者，皆以寒邪在里，阳气虚衰故也。所以但用温经散寒，而其表证亦无不解也。（《伤寒溯源集·附霍乱篇》）

张隐庵：吐利汗出，乃中焦津液外泄；发热恶寒，表气虚也。四肢拘急，津液竭也。手足厥冷者，生阳之气不达于四肢。故主四逆汤启下焦之生阳，温中焦之土气。（《伤寒论集注·辨霍乱病脉证》）

【评述】对本条病证的病机认识，注家有两种意见：一是认为属阳气外亡，里寒外热；一是认为属霍乱兼表的表里同病，我们认为当属前者，而非霍乱兼表证。其争议的要点在"发热恶寒"，"汗出"。正如钱天来所说，汗出发热恶寒，看似桂枝证，但太阳中风之初尚无吐下之里证，更无四肢拘急、厥冷等阳亡液脱证，故结合其伴见证，此条病证是亡阳之重证。至于用四逆汤治疗的问题，通脉四逆汤即四逆汤之大剂，本条所云"强人可大附子一枚，干姜三两"即是，因此可据病情及体质强弱以为用药之进退。可见四逆汤中姜、附剂量大小，实为一法二方，下同。

【原文】

既吐且利，小便复利，而大汗出，下利清谷，内寒外热，脉微欲绝者，四逆汤主之。（389）

【提要】霍乱吐利后里寒外热的证治。

【释义】本条是霍乱急剧吐下之后，出现真寒假热的证治。"既吐且利"是概言霍乱的主要见证。由于寒湿霍乱急剧地呕吐下利，津液大伤，阳气随之外亡，已如上条所述。本条则见"小便复利而大汗出"，是与上证不同之处。一般来说严重耗伤津液之后，当小便不利和不汗出，但此证反见小便利和汗出较甚（"复"者，反也），这是一种反常的现象。揆其病机，乃是阳气大虚，固摄失权，既不能固密于外，又不能统摄于下，故汗、尿皆泄，当知耗液相继。下文，"下利清谷，内寒外热，脉微欲绝"，俱是脾肾阳微，阴寒内盛，虚阳外越，津液严重亏损，阳气将绝之候。由此可见，本条病证较上条更为严重，用四逆汤以回阳救逆，以摄护津液。有谓若用四逆汤不能杀其势者，当用通脉四逆汤救之，实属经验心得之言。

【选注】

钱天来：吐利则寒邪在里，小便复利，无热可知。大汗出者，真阳虚衰，而卫气不密，阳虚汗出也。下利清水完谷，胃寒不能杀谷也。内寒外热，非表邪发热，乃寒邪于里，格阳于外

也。阴寒太甚,阳气寝微,故脉微欲绝也。急当挽救真阳,故以四逆汤主之。(《伤寒溯源集·附霍乱篇》)

丹波元简:据少阴篇厥阴篇之例,此条所主,当是通脉四逆汤。(《伤寒论辑义·辨霍乱病脉证并治》)

张路玉:急宜四逆汤为要也。设四逆不足以杀其势,其用通脉四逆,具见言外矣。(《伤寒缵论·霍乱篇》)

【评述】 本证阴盛亡阳,方用四逆,恐难胜任。根据 317 条"少阴病,下利清谷,里寒外热,手足厥逆,脉微欲绝,身反不恶寒,其人面色赤……通脉四逆汤主之。"和 370 条"下利清谷,里寒外热,汗出而厥者,通脉四逆汤主之",此证用通脉四逆汤似更恰当,故丹波元简与张隐庵所言有据,然则,如前所述,方中姜、附增量,便是通脉四逆汤,据证酌情用之可也。

四、通脉四逆加猪胆汁汤证(390)

【原文】

吐已下斷[1],汗出而厥,四肢拘急不解,脉微欲絕者,通脉四逆加猪膽湯主之。(390)

甘草二兩,炙　乾薑三兩,強人可四兩　附子大者一枚,生,去皮,破八片　猪膽汁半合

上四味,以水三升,煮取一升二合,去滓,内猪膽汁,分温再服,其脉即來。無猪膽,以羊膽代之。

【词解】

(1)吐已下断:已,止也;断,绝也。即吐利停止。

【提要】 霍乱吐利致阴竭阳亡的证治。

【释义】 本条因霍乱急剧吐利,使阴液耗竭,阳气外亡而证见吐利停止。其病情较上二条更加严重危急。一般说来,呕吐下利停止多属正胜邪却,同时伴见肢暖脉复,乃阳气来复的佳兆。但是本条下利停止,却出现"汗出而厥,四肢拘急不解,脉微欲绝"等候,这显然不是正胜邪却病欲解的表现,而是因急剧吐利,津液严重脱失,最后无物可吐下,乃至"吐已下断"。阴寒内盛,阳气外亡故见汗出、四肢厥逆。由于津液耗竭,阳气衰微,四肢筋脉失于温煦濡养,故四肢拘急不解。阴盛阳微,生阳欲绝,更兼液脱,故脉微欲绝。此时若用四逆汤回阳救逆,犹恐纯阳之品,躁动浮阳,更竭其阴,故用通脉四逆加猪胆汤,一方面回阳救逆,同时通脉散寒,益阴和阳,才能切中病机。

【选注】

方有执:已,止也。下,即利也。断,绝也。此总上文言吐利两皆止绝,而又以其余证之不解者,更出以治也。不解之证者,阳极虚,阴极甚,脾气亦衰微也。然极则剧矣。通脉四逆加猪胆汁者,与少阴白通同一反佐以疏,剧则正治,反格拒之意也。(《伤寒论条辨·辨霍乱病脉证并治》)

钱天来:此合上两条之脉证而言,吐利之时,所以有此证,今吐既已,而下又断,当解而愈矣。仍汗出而厥,四肢拘急不解,脉仍微欲绝者,此寒邪固结不解,阳气虚尽而欲竭,所以吐亦无气以出而自已;利亦津液不行而自断,此非欲愈之吐下得止,乃无阳气以流行,胃肠不通,脏气不行之征也。当急救真阳,无奈寒邪太盛,又恐格拒而不受,非前方可治,故以热因寒用之。通脉四逆加猪胆汁汤主之。(《伤寒溯源集·附霍乱篇》)

陈蔚:论云:"吐已下断"者,言阴阳气血俱虚,水谷俱竭,无有可吐而自已,无有可下而自断也。曰"汗出而厥,脉微欲绝"者,无阳气以主之也。曰"四肢拘急"者,无津液以养之也。

此际若用四逆汤姜附之温,未尝不可回阳,倍用甘(疑脱一"草"字——笔者注)之甘,未尝不可以滋阴,然犹恐其缓而无济也。若用通脉四逆汤,倍干姜之勇,似可追反元阳,然犹恐大吐下利之余,骤投大辛之味,内而津液愈涸,外而筋脉愈挛,顷刻死矣。师于万死中觅一生路,取通脉四逆汤以回其厥,止其汗,更佐以猪胆汁生调,取其气生俱在,苦先入心,而复脉。以汁补中焦之汁,灌溉于筋,则拘急解。辛甘与苦甘相济,斯阴阳二气,顷刻调和,即四逆加人参汤意,但人参亦无情之草根,不如猪胆汁之异类有情。生调得其生气,为效神也……(《伤寒论浅注补正·辨霍乱病脉证并治》)

【评述】 阳虚之危重者,常有假象,如真寒假热、真热假寒之类,如本条"吐已下断",并非阳回而吐利止;"内寒外热",其外亦非真热,而是虚阳欲脱之象。诸注均属中肯,尤以陈蔚注醰畅流漓。钱天来者"胃肠不通,脏气不行"句,揣其前后文意,当是胃肠液亏而不通,脏气以阳衰津少而不行,方为合拍。

【治法】 回阳救逆,通达内外,益阴和阳。

【方药】 通脉四逆加猪胆汤方。

【方义】 本方以通脉四逆汤为主,回阳救逆驱寒通脉,加猪胆汁的作用有四:一是益阴。由于吐下后阴液已竭,猪胆汁有益阴之功。二是猪胆汁性味苦寒,能抑制姜、附辛热劫阴之弊;三是猪胆汁不惟益阴,且有用阴和阳之妙。四是以其咸苦反佐,引热药入阴,以防止寒邪对辛热药物格拒不受。

【方论选】

成无己:吐已下断,津液内竭,则不当汗出,汗出者,不当厥。今汗出而厥,四肢拘急不解,脉微欲绝者,阳气大虚,阴气独胜也。若纯与阳药,恐阴为格拒,或呕或躁,不得复入也,与通脉四逆汤加猪胆汁,胆苦入心而通脉;胆寒补肝而和阴,引置阳药,不被格拒。《内经》曰:微者逆之,甚者从之,此之谓也。(《注解伤寒论·辨霍乱病脉证并治》)

吕震名:吐已下断,汗出而厥,四肢拘急不解,脉微欲绝者,通脉四逆汤主之。按汗出而厥,四肢拘急,脉微欲绝,皆四逆及通脉四逆固有之证,何取乎胆汁之加,要其着眼,全在"吐已下断"四字。盖吐已下断,津液内竭,投通脉四逆纯阳之剂,正恐格不相入,故借胆汁引导之力,以和阴而复阳也。(《珍本医书集成·伤寒寻源·下集》)

尤在泾:吐下已止,阳气当复,阴邪当解,乃汗出而厥,四肢拘急,而又脉微欲绝,则阴无退散之期,阳有散亡之象,于法为较危矣。故于四逆加干姜一倍,以救欲绝之阳,而又虑温热之过,反为阴气所拒而不入,故加猪胆汁之苦寒,以为向导之用,《内经》盛者从之之意也。(《伤寒贯珠集·卷二·太阳类病法第五》)

曹颖甫:吐已下断,张隐庵谓吐无所吐,下无所下,津液内竭,此说是。然何以有汗出而厥诸证?汗出者,阳浮于外也。阳浮于外,则里气已虚,而四肢厥逆,阴液内耗,关节不濡,故四肢拘急不解。寒凝血败,故脉微欲绝。然何以不用四逆汤,而用通脉四逆加人尿、猪胆汁?盖血寒于下,于法当温,故用干姜、附子以温之。然温其中下,恐犹不能载阳气而上出,故加葱白。但此津液内竭之证,吐下虽止,犹不免干呕而内烦,非加咸苦之人尿、苦寒之胆汁导之下行,必将为浮阳所格,下咽即吐,此即热药冷服之意,而又加周密者也。(《曹氏伤寒金匮发微合刊·伤寒发微·霍乱篇》)

【点评】 通脉四逆汤是四逆汤之重剂,有回阳救逆、通达内外之效,用于治疗阴盛格阳证。霍乱剧烈吐下,阴液枯竭,阳亡阴竭,其病危重,更胜一筹,故在回阳救逆基础上,加猪胆汁益阴和阳。诸注详明,惟曹颖甫据张隐庵谓本方还加人尿,病重于此,非云不可加,然则未知何据。又曹颖甫谓本方加葱白。按本证无戴阳之面赤,似可不加。揣摩此意,大约从白通加猪胆汤之意,转移至此。

本方具有强心、升高血压、抗休克作用。现代主要用于心力衰竭、心肌梗死及各种原因引起的休克。对于垂体、甲状腺及肾上腺皮质功能低下和慢性腹泻等亡阳脱液病证,均可应用。此方的配伍与功效、适应证,与少阴篇315条白通加猪胆汁汤相近,可以参照,故有关临床应用和现代研究等,此处从略。

五、病后调理(387、391)

【原文】

吐利止,而身痛不休者,当消息[1]和解其外,宜桂枝湯小和[2]之。(387)

桂枝三兩,去皮　芍藥三兩　生薑三兩　甘草二兩,炙　大棗十二枚,擘

上五味,以水七升,煮取三升,去滓,温服一升。

【词解】

(1)消息:犹言斟酌。

(2)小和:微和也。

【提要】霍乱里和而表未解的证治。

【释义】386条已论述了霍乱兼表证的证治,其中既有"热多欲饮水者"用五苓散通阳化气,兼以解表;又有"寒多不用水者"用理中丸,温中补虚,以止吐利。其有里和而表自解者,亦有里和而表未解者,本条即是对后者之补叙。

"吐利止而身痛不休者",属里和而表未解,此时吐利止是里气已和,然则病情初复之际,津气未复,而表邪尚在,故宜酌情解表,使邪去而正不伤,此即"消息和解其外"之意。桂枝汤功能调和营卫,解肌祛风,攘外安内,正合其用,此即"宜桂枝汤小和之"之意。盖以"桂、芍之相须,姜、枣之相得,甘草之调和,表里阴阳,气血营卫,并行而不悖,是刚柔相济以相和"(《医宗金鉴·订正仲景全书》)。又第12条服桂枝汤法,需啜热粥,温覆取汗等,而本条只曰"煮取三升,温服一升",则微和其表之意明矣。

【选注】

方有执:吐利止,里和也。身痛,表退而新虚也。消息,犹言斟酌也。桂枝汤固卫以和表者也。小和,言少少与服,不令过度也。(《伤寒论条辨·辨霍乱病脉证并治》)

张令韶:本经凡言小和、微和者,谓微邪而毋庸大攻也。(《伤寒论直解·辨霍乱病脉证并治》)

尤在泾:曰消息,曰小和之者,以吐利之余,里气已伤,故必消息其可汗而后汗之,亦不可大汗,而可小和之也。(《伤寒贯珠集·卷二·太阳类病法第五》)

【评述】霍乱吐利之后"身痛不休",虽是里和,但正气大伤,虽有表邪,亦禁大汗,故应"消息"病情,随证施治。诸注简明可从。

【原文】

吐利發汗,脉平,小煩者,以新虚不勝穀氣故也。(391)

【提要】霍乱病后的饮食调护。

【释义】本条承387条论述霍乱吐利止和发汗表解后,脉象趋于平和,虽是向愈之征,但重病初愈,脾胃已伤,若饮食不慎,则腐熟运化不及,故见微烦,是"以新虚不胜谷气"所致。可见病后注意饮食的调理是十分重要的。

【选注】

《医宗金鉴》：霍乱，吐已利断，汗出已止，脉平和者，内外俱解也。法当食，食之小烦者，以吐下后新虚，不胜谷气故也。节其饮食，自可愈矣。（《医宗金鉴·订正仲景全书·伤寒论注·辨霍乱病脉证并治》）

尤在泾：吐利之后，发汗已，而脉平者，为邪已解也。邪解则不当烦，而小烦者，此非邪气所致，以吐下后胃气新虚，不能消谷，谷盛气衰，故令小烦，是当和养胃气，而不可更攻邪气者也。（《伤寒贯珠集·卷二·太阳类病法第五》）

【评述】正确的治疗和护理，是恢复病体健康的两个重要方面。在重病已愈，但正气未复，脾胃虚弱的恢复阶段，正确的饮食护理是十分重要的。此时不须用药物治疗，故《医宗金鉴》和尤在泾等都明确指出，此非邪气所为，只需节制饮食自可康复。

霍乱病篇小结

本篇共计原文 10 条，虽然是着重论述寒霍乱辨治，但内容还是比较丰富。包括了霍乱的含义、主证、证治和病后调护等。

霍乱是指骤然发生以上吐下泻为主要症状的急性胃肠疾患，因其病势迅疾，病变纷乱，故名霍乱。其主证是骤然发生剧烈呕吐、下利，或兼恶寒发热、头痛、身疼，故与伤寒初起邪在太阳而影响阳明的病证似是而非，盖霍乱初起即是吐利，伤寒吐利则多见于邪气内传后，以此为别。

霍乱的病因病机是内伤饮食，兼感外邪，导致清浊相干，阴阳乖格，乱于肠胃。其证治，本篇主要有四：其一，表里同病证，若热多欲饮水者，用五苓散通阳化气和表；若寒多不用水者，用理中丸温中散寒，健脾燥湿；若里和而表未解者，宜桂枝汤小和之。其二，吐利亡阳，里寒外热者，用四逆汤回阳救逆；其三，因亡阳脱液而利止者，用四逆加人参汤回阳救液。其四，吐利止而阴盛格阳，津液涸竭者，用通脉四逆加猪胆汁汤回阳救逆，通达内外，益阴和阳。对霍乱病初愈的护理，强调脾胃气虚，必须注意饮食调护，不可过量。

参 考 文 献

[1] 兰宏江,孙玉华,李亚朔,等.经方临证举隅[J].实用中医内科杂志,2007,21(3):28.

[2] 梁永忠.中西医结合救治心源性休克 3 例体会[J].中国中医急症,2003,12(4):375-376.

[3] 秦鉴,罗致强,丘瑞香,等.四逆加人参汤抗自由基损伤治疗冠心病心绞痛临床研究[J].江西中医药,1997,28(6):8-10.

[4] 邹蓉,苏海芳,秦鉴.四逆加人参汤对冠心病心功能的影响[J].中医药学刊,2005,23(8):1405-1406.

[5] 苏海芳,邹蓉,刘彦,等.四逆加人参汤治疗心肌梗死后无症状性心肌缺血(附 21 例临床分析)[J].中医药学刊,2006,23(8):1415-1417.

[6] 宋宗福.回阳救逆法应用体会[J].中国医药学报,2000,15(5):77-78.

[7] 张喜奎,李灿东.论太阳伤寒与非典[J].国医论坛,2005,20(6):1-3.

[8] 郭为汀.运用仲景方为主抢救肺胀危症的临床体会[J].实用中西医结合杂志,1996,9(24):1439.

[9] 吕向阳,张向东.经方辨治脑卒中性抑郁症[J].国医论坛,1998,13(3):11.

[10] 肖文君.经方治疗小儿遗尿症[J].湖北中医杂志,1999,21(7):封三.

[11] 方立群.四逆加人参汤加减为主治疗新生儿硬肿症 47 例[J].安徽中医学院学报,1999,18

(4):35.

[12] 杨灵生.三四五合剂治疗席汉氏综合征[J].陕西中医学院学报,2000,23(4):16.

[13] 何金荣.四逆加人参汤治疗急证二则[J].河南中医药学刊,1996,11(2):28.

[14] 何绍奇.仲景诸方之我见[J].中医药通报,2006,5(1):9-11.

[15] 章凌方.理中汤治疗变态反应性胃肠炎举隅[J].实用中医杂志,2005,21(12):754.

[16] 赵联社,胡锡琴,董金凤.理中丸加味冲剂治疗浅表性胃炎60例临床观察[J].陕西中医学院学报,2001,24(3):18-19.

[17] 尹桂岭,刘艳华,刘磊,等.温中散寒法治疗肠易激综合征临床观察[J].光明中医,2007,22(2):22-23.

[18] 杨东山.理中白头翁汤治疗慢性非特异性溃疡性结肠炎36例[J].山东中医杂志.2000,19(9):538-539.

[19] 于翠杰,石志刚,魏学军.溃疡性结肠炎辨治体会.辽宁中医药大学学报,9(2):85-86.

[20] 潘明提.理中丸加味治疗虚寒型秋季腹泻36例[J].时珍国医国药,2001,17(9):1771.

[21] 贺千里,冯欣.曾辅民运用理中汤经验撷菁.辽宁中医学院学报[J],2006,8(2):26-27.

[22] 凌晓华.温中祛寒法治疗反胃1例[J].辽宁中医杂志,2006,33(4):480.

[23] 王大鹏.理中汤噎膈术后治验举隅[J].时珍国医国药,2008,19(2):461.

[24] 杨凤仙,黄振炎.理中丸治疗慢性咳嗽86例[J].福建中医药,2004,35(4):31-32.

[25] 唐农.谈谈理中汤治疗肺咳[J].广西中医药,2001,24(4):34-35.

[26] 马永泽,刘小渭,马耿强.加味附子理中汤治疗心律失常临床观察[J].世界中西医结合杂志,2008,3(5):294-295.

[27] 罗诚.温阳理血法治疗精神分裂症Ⅱ型综合征30例[J].新中医,2005,37(12):64.

[28] 张中发.理中汤治疗药物多涎症30例[J].光明中医,2003,108(5):45-46.

[29] 王立存,崔远武.理中汤治疗脊髓亚急性联合变性1例[J].新中医,2008,40(5):110-111.

[30] 王祖龙.理中汤临床应用举隅[J].河南中医药学刊,1999,14(3):46.

[31] 贾宁荣,荣文巧.理中汤治疗复发性口腔溃疡45例[J].中国民间疗法,2004,12(6):55.

[32] 肖顺才,肖庆彩.温阳补脾法治疗复发性口疮16例[J].四川中医,2006,24(2):92.

[33] 杨志莲,张金梅,余梅芳,等.理中丸加减治疗婴儿腹泻63例疗效观察[J].宁夏医学杂志,2002,(24)12:771.

[34] 王爱蓉.理中丸加味治疗小儿泄泻50例[J].湖南中医杂志2002,18(2):49.

[35] 黄增强.经方辨治带下病4则[J].时珍国医国药,2006,17(6):1031.

[36] 吴瑞春.理中汤验案3则[J].山西中医,2005,21(1):42.

[37] 赵琳.从理中汤对血证的治疗谈脾统血的机理[J].广西中医药,2000,23(4):35.

[38] 吴苏柳.旋覆代储汤合理中汤治疗胃癌术后顽固性呃逆27例[J].福建中医药2007,38(3):35.

[39] 罗陆一.理中汤治疗不明原因长期高热举隅[J].中医药学刊,2006,24(9):1602.

[40] 羊燕群,郭文峰,李茹柳,等.脾阳虚大鼠小肠黏膜病理学改变及理中汤治疗作用观察[J].中华中医药杂志,2009,24(9):1219-1222.

[41] 何又彬,吴颢昕,赵凤鸣.理中汤对环磷酰胺遗传毒性的拮抗作用[J].天津中医,2002,19(4):40-41.

[42] 贾红伟,赵宁,张皖东,等.理中丸和四君子汤对利血平脾虚大鼠自主活动的影响[J].中国中医药信息杂志,2006,13(5):35-36.

[43] 胡昌江,李兴华,杨婷,等.理中汤配方颗粒与汤剂的药效学比较[J].中国药业,2006,15(8):5-6.

（刘杨　苏学卿）

第十章
辨阴阳易差后劳复病脉证并治

第一节　阴阳易证治（392）

【原文】

傷寒陰易⁽¹⁾之為病，其人身體重，少氣，少腹裏急，或引陰中拘攣，熱上衝胸，頭重不欲舉，眼中生花，膝脛拘急者，燒褌散主之。（392）

婦人中褌⁽²⁾近隱處，取燒作灰。

上一味，水服方寸匕，日三服，小便即利，陰頭微腫，此為愈矣。婦人病取男子褌燒服。

【词解】

（1）阴易：《玉函经》卷四、《注解伤寒论》卷七作"阴阳易"，是。

（2）中褌：内褌。中，内也。褌（kūn 昆），有裆之裤。颜师古注《急救篇》卷三："合裆谓之褌，最亲身者也"。

【提要】　阴阳易病证治。

【释义】　"阴阳易"是指患伤寒之后，大病新愈，触犯房事而使病情发生染易，男病易于女，谓之阳易，女病易于男，谓之阴易，男女之病相互染易，谓之阴阳易。盖以新瘥之体，元气未复，余邪未尽，因房事染易而成，阴精暗耗，阳气易动，余邪复萌，从而出现"身体重，少气，少腹里急，或引阴中拘挛，热上冲胸，头重不欲举，眼中生花，膝胫拘急"等形气两虚、阴亏火炽、筋脉失养的症状。其治法当益其元气，滋补阴精，导火下行。但原文以烧褌散服之，前代医家认为褌裆为浊败之物，烧灰用者，取其洁净而又同气相求之义。其方义存疑。

【选注】

成无己：大病新差，血气未复，余热未尽，强合阴阳，得病者，名曰易。男子病新差未平复，而妇人与之交，得病，名曰阳易。妇人病新差未平复，男子与之交，得病，名曰阴易。以阴阳相感动，其余毒相染着，如换易也。其人病身体重，少气者，损动真气也。少腹里急，引阴中拘挛，膝胫拘急，阴气极也；热上冲胸，头重不欲举，眼中生花者，感动之毒，所易之气，熏蒸于上也。与烧褌散导阴气。（《注解伤寒论·辨阴阳易差后劳复病脉证并治》）

方有执：伤寒，包中风而言也。易，犹交易、变易之易。言大病新差，血气未复，强合阴阳，则二气交感，互相换易而为病也。（《伤寒论条辨·辨阴阳易差后劳复病脉证并治》）

钱天来：旧注云，大病新瘥，气血未复，余热未尽，强合阴阳而得病者，名曰易。男子病新瘥未复，而妇人与之交，妇人得病，名曰阳易。妇人病新瘥未平复，而男子与之交，男子得病，名曰阴易。以愚意推之，盖以二气氤氲，其媾精之时，乃化醇之候也，二气不杂，两精融一，故能化生，所谓二五之精，妙合而凝也。然男病而易于女，女病易于男，其受病之人，并非气血未复者，实为注家之误。但男女一交之后，自然元气空虚，余邪错杂于精气之中，走入溢于经络,乘其交后虚隙之中,入而浸淫于脏腑筋骨、脉络俞穴之间,则正气因邪而益虚,邪气因虚而益盛,故有此阴盛阳衰之诸证也。邪入阴经,身体必重,真阳亏损,三焦不通,宗气不行,所以少气。邪从阴窍而溜入少阴厥阴,故少腹里急,若里急之甚,或引阴中拘挛,皆阴之所致也。阴邪在下而虚阳上走,故热上冲胸,头重不欲举,眼中生花,下焦虚冷,所以膝胫拘急也。此所谓阴阳之患,故以烧裈散主之。(《伤寒溯源集·差后诸证证治》)

【评述】 大病新差,正气未复,余邪未尽,应注意摄身调养,促进康复,暂忌房事,这是本条的基本精神所在。男女相互染易之机制和治法方药,历来见解不一,有待进一步研究。

【治法】 导邪外出。

【方药】 烧裈散。

【方义】 烧裈散即以内裤裆部之布,烧为散,《神农本草经》未载,《名医别录》始收。一般认为这是本着同气相求之义,可导邪外出。服后小便即利,阴头微肿,是邪火余毒从阴窍而出之征。后世对本方少用,故其攻效待考。

【方论选】

钱天来:男女之交媾易,所谓二气感应以相与也。以未净之邪,随交合之情,精神魂魄,无不动摇,翕然而感,感而遂通,混入于少阴之里,故以近隐处之裈裆,引出其阴中之邪,所谓物从其类,同气相求之义也。(《伤寒溯源集·差后诸证证治》)

《医宗金鉴》:男女裈裆,浊败之物也。烧灰用者,取其通散,亦同气相求之义耳。服后或汗出,或小便利则愈。阴头微肿者,是所易之毒,从阴窍而出,故肿也。(《医宗金鉴·订正仲景全书·伤寒论注·辨差后劳复食复阴阳易病脉证并治》)

【点评】 由于烧裈散方难为人所接受,历代医家早有争议,近时学者多置而不论。惟刘渡舟教授在所著的《伤寒论诠解》一书中,引山西省中医研究所已故名医李翰卿先生的治疗经验,说明临床确有其病,且用烧裈散确有疗效,因而强调很值得重视,其说比较客观。但是,终因该病并不常见,而用其方则留待研究可也。

此外,注家认为本病的治疗,不应拘泥于原方。如王肯堂有用独参汤调烧裈散的治验,并言"信哉用药不可执一也"。《类证活人书》则主张用鼠屎汤,瓜蒌根竹茹汤、竹皮汤、当归白术散。更有主张分寒热论治者,若属热者,可用竹茹、花粉、白薇送服烧裈散;若属寒者,可用四逆汤或当归四逆汤加吴茱萸附子送服烧裈散。

就笔者临床经验,阴阳易病与现代医学之性神经官能症相似,临床是存在此病的,但是并不多见。根据其病辨证,大体可用益气养阴,降火解毒,舒筋缓急,利尿通淋等法治疗,若阴中痛甚者,可加活血之品,不用烧裈散仍可取得疗效。这些用法,仅供读者参考。

第二节　差后病证治(393~398)

【原文】

大病⁽¹⁾差後,勞復⁽²⁾者,枳實子豉湯主之。(393)

枳實三枚,炙　栀子十四箇,擘　豉一升,綿裹

上三味,以清漿水⁽³⁾七升,空煮取四升,内枳實、栀子,煮取二升,下豉,更煮五六沸,去滓,温分再服,覆令微似汗。若有宿食者,内大黄如博碁子⁽⁴⁾五六枚,服之愈。

【词解】

(1)大病:古称伤寒病等为大病,如《诸病源候论》曰:"大病者,中风、伤寒、劳热、温疟之

类是也"。

(2)劳复：大病新愈,因劳累过度而疾病复发。

(3)清浆水:《千金翼方》卷十作"酢浆"。清浆水即酸浆水。清·吴仪洛《伤寒分经》:"清浆水,一名酸浆水。炊粟米熟,投冷水中,浸五六日,味酢生花,色类浆,故名。若浸至败者,害人。其性凉善走,能调中气,通关开胃,解烦渴,化滞物"。又徐灵胎《伤寒论类方》:"浆水即淘米泔水,久贮味酸为佳"。笔者以为,前说为是。

(4)博棋子:即棋子。

【提要】大病差后劳复的证治。

【释义】大病,即伤寒之类。刘河间说:"古以百病皆为杂病,惟伤寒为大病"。因其病变复杂,牵涉范围广泛,故称之为大病。差后,差同瘥,指临床症状消失,病情初愈而正气未复,每多余邪未尽。此时若过早劳作,以致病情复发者,名为劳复。本条过于简略,未明复发者何证,因而据方推测,当是余热复聚,上越于胸中所致。其证多见胸脘烦热,闷痞不适,倦怠食少,口苦,小便黄等。还需说明,"劳"并不专指强力劳作,凡但活动太过,或坐立太久,或言谈过多而耗伤精神,均属此范围。因劳复之热踞于胸脘,故用枳实栀子豉汤轻清宣透,宽中下气。

此外,大病新愈,脾胃亦虚,倘若饮食不慎,又易引起食滞不化,而致余邪复萌,这又称为食复。其证多见胸中烦热,胃脘痞闷,不思饮食,大便秘结等。此种病情又当在上方中加适量大黄和胃泻实,推陈出新。本来这一内容在宋本《伤寒论》是列于枳实栀子豉汤煎服法之后,但成无己的《注解伤寒论》则将之纳入正文之中,这只是版本差异而已,而内容并无不同。

【治法】宽中行气,清宣膈热。

【方药】枳实栀子豉汤方。

【方义】本方是栀子豉汤豆豉增量,并加枳实组成。因劳复之热自内而发,浮越于胸膈,故用栀子清胸膈郁热,配小量枳实,微寒下气,使热随气降。本方重用香豉与栀子相配,相得益彰,能增强透邪散热之力。妙在清浆水煎药,以其性凉而善走,具有清热除烦,通关开胃,生津消食的作用,与药物相合,更为周到。又,清浆水必须空煮(不加药物)一定时间,是防腐变伤人。后纳枳实、栀子,最后纳香豉入煎,次序井然,意在取其宣透之力,犹恐不足者,曰:"覆取微似汗",用药如此周密,实堪效法。本方与栀子厚朴汤药仅一味之差,而主治与功效则有别,彼为伤寒下后,心烦腹满,起卧不安之证,重在清热除烦,宽中除满;此则为内清、外透、下气,以解劳复所致之烦热等证。

【临床应用】

(1)张仲景对本方的应用

《金匮要略》:栀子大黄汤(即枳实栀子豉汤加大黄)治酒黄疸,心中懊恢,或热痛。

(2)后世医家对本方的运用

1)《伤寒蕴要》:本方治食复、劳复,身热、心下痞闷。如有宿食不下,大便秘实,脉中有力,可加大黄。

2)《内外伤辨惑论》:食膏粱之物过多,烦热闷烦者,宜服之。

3)《类聚方广义》:凡大病新瘥,气血未复,劳动饮啖过度,则或作心胸满闷,或作烦热,与此方将养则愈。若大便不利,有宿食者,宜枳实栀子大黄汤。

【原文】

傷寒差以後,更發熱,小柴胡湯主之。脉浮者,以汗解之;脉沉實一作緊。**者,以下**

解之。（394）

柴胡八兩　人参二兩　黄芩二兩　甘草二兩,炙　生薑二兩　半夏半升,洗　大棗十二枚,擘

上七味,以水一斗二升,煮取六升,去滓,再煎取三升,温服一升,日三服。

【提要】伤寒差后更发热的辨证施治。

【释义】本条以举例方式,说明伤寒瘥后发热,证候不一,当据证而辨,如邪在少阳者,宜用小柴胡汤治疗;若病在表者,当以汗解;病属阳明之里实者,又当下解。总之,应切合病机,因势利导,随证施治。又本条举脉而略证,示人举一反三之意,不必拘泥。盖以病后正气多虚,若有余邪者易复,若因外邪者易受,与98条"血弱气尽,腠理开,邪气因入"同义,无论复发之邪,或外受之邪,一入少阳,便是少阳病证,如前所述,往来寒热,或发热,胸胁苦满,嘿嘿不欲饮食,心烦喜呕,脉弦,耳聋,目赤等,但见一证便是,不必悉具,与小柴胡汤和解枢机,扶正祛邪,确属良法。若脉浮者,属在表之脉,还当有在表之证,如头痛、发热、恶寒等。其病机多属营卫失和,余邪未尽,法宜汗解,就近取之,不费功力。若脉沉实者,多为阳明实邪留滞,其证如腹满便秘等,法当用下,至于峻下、缓下、和下、润下、导下,可因证制宜。

【选注】

方有执:此示病后不谨,调理小复之大法。脉浮,有所重感也;脉沉,饮食失节也。(《伤寒论条辨·辨阴阳易差后劳复病脉证并治》)

尤在泾:伤寒差以后更发热者,不因作劳,亦未过食,而未尽之热,自从内而达于外也,故与小柴胡汤,因其势而解之。且人参、甘、枣,可以益病后之虚,黄芩、半夏,可以和未平之里也。脉浮者,邪气连表,汗之使之外解。脉沉实者,邪气居里,下之使从里解,亦因其势而利导之耳。(《伤寒贯珠集·厥阴篇》)

【评述】伤寒瘥后更发热,若以临床而论,证候病机纷繁,难以尽述,本条以示例方式,阐明复发之病,有太阳、少阳、阳明之别,宜分而论治,不得谓复发之病专主某方。扩而言之,阳病有复发者,阴病亦有复发者,复发之病,亦应循三阴之理,推绎其病证治法,方得大论精髓。方、尤二注虽善,然未达其底蕴。

【原文】

大病差後,從腰以下有水氣者,牡蠣澤瀉散主之。（395）

牡蠣熬　澤瀉　蜀漆煖水洗去腥　葶藶子熬　商陸根熬　海藻洗去鹹　栝樓根各等分

上七味,異擣,下篩為散,更於臼中治之。白飲和服方寸匕,日三服。小便利,止後服。

【提要】辨伤寒瘥后,腰以下有水气的证治。

【释义】大病瘥后发生水肿,一般说来多属虚证。如脾肾阳虚,气血不足,致使水湿不化,而见浮肿者,治宜健脾温阳利水。本条则因余邪未尽,湿热留滞下焦,膀胱气化不行,发为腰以下水肿,此为邪实所致,决非补剂所宜。若只知病后当补,而不辨虚实,就会使病情加重。故仲景于病瘥后,列此一条,提醒医者注意虚中防实,因此具有重要的理论和实践意义。本证由于湿热壅滞下焦,膀胱气化不利,故"从腰以下有水气",腰、膝、胫、足跗皆肿。此证多为小便不利,脉沉有力。若不及时清热逐水,水邪势必危害更广。《金匮要略·水气病脉证并治第十四》篇曰:治疗"腰以下肿,当利小便",故用牡蛎泽泻散逐水泻热,软坚散结。

【选注】

成无己:大病瘥后,脾胃气虚,不能制约肾水,水溢下焦,腰以下为肿也。《金匮要略》曰:"腰以下肿,当利小便"。与牡蛎泽泻散,利小便而散水也。(《注解伤寒论·辨阴阳易差后劳复病脉证并治》)

喻嘉言:腰以下有水气者,水渍为肿也,《金匮》曰:"腰以下肿当利小便",此定法矣,乃大病后,脾土告困,不能摄水以致水气泛溢,用牡蛎泽泻散峻攻,何不反顾其虚耶? 正因水气未犯身半以上,急逐其水,所全甚大,设用轻剂,则阴水必袭入阳界,驱之无力……庸工遇大病后,悉用温补,自以为善,孰知其大谬哉。(《尚论篇·瘥后劳复阴阳易病》)

钱天来:大病后,若气虚则头面皆浮;脾虚则胸腹胀满。此因大病之后,下焦之气化失常,湿热壅滞,膀胱不泻。水性下流,故但从腰以下水气壅积,膝胫足跗皆肿重也。以未犯中上二焦,中气未虚,为有余之邪,脉必沉数有力。故但用排决之法,以牡蛎泽泻散主之。(《伤寒溯源集·差后诸证证治》)

陆渊雷:牡蛎泽泻散,治实肿阳水,不必验腰以下肿,尤不必大病瘥后也。大病瘥后多虚肿,宜参苓术附之类,故钱氏(指钱天来——笔者注)辨之。(《伤寒论今释·辨阴阳易差后劳复病脉证并治》)

【评述】本条叙证过简,仅说明大病瘥后,腰以下有水气,故须以方测证探讨其证候虚实。牡蛎泽泻散为峻逐水邪之方,则所治之水气为实,不解自明。成无己以脾虚不能制水为解,则证候与方药不合,是不可取。喻嘉言承说,而补述脾虚水肿,若不用逐水剂,速利其水,则阴水必袭阳界,此虽能自圆其说,终是阴阳虚实不分,不足为凭。钱天来辨病后之肿,有虚有实,其实者,始用本方,中肯可取。陆渊雷云本方治实肿阳水,不必限于大病瘥后之实肿,亦不必验其腰以下肿,但凡阳热实肿者,皆可用,诚属经验之谈。

【治法】逐水清热,软坚散结。

【方药】牡蛎泽泻散方。

【方义】本方用于下焦湿热壅滞,水气不利的水肿实证。方中主药牡蛎咸寒入肾,软坚散结以行水;泽泻甘寒,入肾与膀胱,利水渗湿泄热;葶苈子辛苦大寒,入肺与膀胱以下气行水;商陆根苦寒入肺、脾、肾三经,通便行水;蜀漆有劫痰破坚之功,以开痰水之结;海藻咸寒,《本草经》谓其能下"十二水肿"。如此可使三焦通利,腰以下水气荡然无存。但犹恐利水过猛,损伤津液,故加入天花粉甘寒生津,以滋水之源,使水去而津不伤,可谓配合得宜。

本方服用注意事项有三:其一,用散而不作汤。这是因为商陆根水煮后毒性较大,而制为散剂,则毒性减小。同时服散剂,则剂量较汤剂小,商陆根用量必随之减少,以保证降低其毒副作用。其二,用白饮和服,以保护胃气。其三,"小便利,止后服",体现了本方是利尿逐水之重剂,故中病即止。

【方论选】

《医宗金鉴》:此方施之于形气实者,其肿可随愈也。若病后土虚,不能制水;肾虚不能行水,则又当别论,慎不可服也。(《医宗金鉴·订正仲景全书·伤寒论注·辨差后劳复食复阴阳易病脉证并治》)

陈蔚:太阳之气,因大病不能周行于一身,气不行而水聚之。今在腰以下,宜从小便利之,牡蛎海藻,生于水,故能行水,亦咸以软坚之义也。葶苈子利肺气,而导水之源,商陆攻水积,而疏水之流,泽泻一茎直上,瓜蒌生而蔓延,二物皆引水液而上升,可升而后降也。蜀漆乃常山之苗,自内而出外,自阴而出阳,所以引诸药而达于病所。又散以散之,欲其散布而行速也。但其性甚烈,不可多服,故曰小便利,止后服。此方用散,不可作汤,以商陆水煎服杀人。(《伤寒论浅注补正·辨阴阳易瘥后劳复脉证》)

【点评】《医宗金鉴》及陈蔚论述明晰,毋庸赘述。临床用牡蛎泽泻散治疗肝硬化腹水有效,但其利水退肿的作用较十枣汤为弱。十枣汤泻下逐水,二便俱出;本方泻下作用则较为缓和。尽管如此,对脾肾气虚、气不化水而水湿内停者,慎不可用。

【临床应用】

(1)后世医家对本方的应用

1)《方极》:治身体水肿,腹中有动,渴而小便利者。

2)《类聚方广义》:后世称虚肿者,有宜此者,宜审其证以与之。

(2)医案选录

张某,男,30岁,1998年1月12日初诊。患肾病综合征两年,屡经中西药治疗无明显好转。现腹胀,腰以下肿,阴囊肿大,口黏而干,尿少黄赤多沫,约500ml/24h;舌稍红肿大,苔白腻,脉滑,总蛋白4.8g%,白蛋白2.4g%,球蛋白2.4g%,总胆固醇310mg%,尿蛋白(＋＋＋),颗粒管型3～5。辨为湿热壅滞下焦,治以牡蛎泽泻散加减:牡蛎20g,泽泻20g,葶苈子15g,商陆15g,海藻30g,花粉15g,常山10g,车前子15g,五加皮15g,白花蛇舌草30g。服6剂尿量增多,约1800ml/24h,浮肿等减轻,尿蛋白(＋＋),颗粒管型0～2。上方去常山,加瞿麦、萹蓄,服药6剂,诸症明显好转,尿蛋白(＋),管型(－)。遂改为补肾利湿法以济生肾气丸化裁,调治20余剂,尿检蛋白阴性而获完全缓解。随访二年未复发。

按:牡蛎泽泻散是治疗伤寒病后,余邪未尽,湿热壅滞,膀胱气化不利所引起的病证,有逐水清热之功。慢性肾病虽非大病瘥后,但其反复发作,湿热壅滞于下为应用本方的依据。本案患者患病两年一直治疗,曾用激素及多种中西药,皆未收敛,乃以牡蛎泽泻散加味,未见泻下及不良反应,症状及实验室检查明显好转,足以说明经方配伍之妙。(《黑龙江中医药》2000,23(3):33)

【原文】

大病差後,喜唾,久不了了,胸上有寒,當以丸藥溫之,宜理中丸。(396)

人參　白术　甘草炙　乾薑各三兩

上四味,擣篩,蜜和為丸,如雞子黃許大,以沸湯數合,和一丸,研碎,溫服之,日三服。

【提要】大病瘥后,脾肺虚寒喜唾的证治。

【释义】大病瘥后,中焦虚寒,脾胃阳虚,不能运化和摄纳津液,寒饮上泛,故见喜唾,久久不愈。其病机归纳为"胸上有寒"者,是说中阳虚弱,土不生金,肺气亦寒,故停聚之寒饮乘肺气之寒,布散无力,而涌越于上,则有此证。是为手足太阴同病,故用理中丸,补益中阳,使运化复常,统摄有权,同时,补土生金,则肺气布散之职得以恢复,其病可愈。《金匮要略·肺痿肺痈咳嗽上气病脉证治》篇云:"肺中冷,必眩,多涎唾,与甘草干姜汤以温之",其病证与本条有异,而机制则较为近似。

【选注】

方有执:唾,口液也。寒以饮言。不了了,谓无已时也。(《伤寒论条辨·辨阴阳易差后劳复脉证并治》)

喻嘉言:身中津液,因冒寒凝结而成浊唾,久而不清,其人必消瘦索泽,故不用汤药荡涤,而用丸药缓图也。(《尚论篇·瘥后劳复阴阳易病》)

《医宗金鉴》:大病差后,喜唾,久不了了者,胃中虚寒,不能运化津液,聚而成唾,故唾日久无已时也,宜理中丸温补其胃,自可已也。(《医宗金鉴·订正仲景全书·伤寒论注·辨差后劳复食复阴阳易病脉证并治》)

【评述】病后喜唾,除本证脾肺虚寒所致,亦可见于胃虚有热,或肾虚不纳。若属胃寒喜唾者,多唾清涎冷沫;若胃热喜唾,则所唾涎沫黏稠;肾虚不纳喜唾,则自觉涎饮从小腹上泛,其治法各不相同,必须注意鉴别。

【原文】

傷寒解後,虛羸[1]少氣[2],氣逆欲吐,竹葉石膏湯主之。(397)

竹葉二把　石膏一斤　半夏半升,洗　麥門冬一升,去心　人參二兩　甘草二兩,炙　粳米半升

上七味,以水一斗,煮取六升,去滓。内粳米,煮米熟,湯成去米,温服一升,日三服。

【词解】

(1)虚羸:虚弱消瘦。

(2)少气:即短气。

【提要】　伤寒解后,胃虚津伤,余热未尽的证治。

【释义】　伤寒病解后,证见"虚羸",是因津液损伤,形骸失养,故虚弱而消瘦;"少气",即气伤不足以息,此津气两伤之候。又因伤寒化热入里,故又兼中焦邪热。"气逆欲吐",是胃虚余热未尽,虚热上逆,胃气失和所致。可见本条的病机是胃虚津伤,余热未尽,故用益气和胃、清热生津的竹叶石膏汤治疗。

【选注】

方有执:羸,病而瘦也。少气,谓短气不足以息也。气逆欲吐,饮作恶阻也。盖寒伤形,故寒解则肌肉消削而羸瘦。热伤气,故热退则气衰耗而不足。病后虚羸,脾胃未强,饮食难化,则痰易生,痰涌气逆也。(《伤寒论条辨·辨阴阳易瘥后劳复脉证并治》)

《医宗金鉴》:伤寒解后虚羸,寒伤形也;少气,热伤气也;气逆欲吐,余邪挟饮犯胃也。故宜竹叶石膏汤,益虚清热,以降逆气也。(《医宗金鉴·订正仲景全书·伤寒论注·辨差后劳复食复阴阳易病脉证并治》)

钱天来:伤寒邪气已解,自当热退身凉,得谷而愈矣。但邪之所凑,其气必虚,此其常也。乃虚弱羸瘦,少气力绵,呼吸短浅,更气上逆而欲吐者,此胃中虚而未和也。仲景虽未言脉,若察其脉虚数而渴者,当以竹叶石膏汤主之;虚寒者,别当消息也。(《伤寒溯源集·差后诸证证治》)

陆渊雷:方氏云:"羸,病而瘦也。少气,谓短气不足以息。"《金鉴》云:是治病后虚热也。钱氏(指钱天来——笔者注)云:"仲景虽未云脉,若察其脉虚数而渴者,当以竹叶石膏汤主之;虚寒者,别当消息也。"汤本氏云:余之经验,本方证,病者常肉脱消瘦,有疲劳困惫之状,脉概虚数无力,屡发喘咳,腹部凹陷,甚则如舟底状,食机不振,常恶心。然证属阳虚(案谓阳证而虚者,下仿此),而非阴虚证,故有热状,而无寒状。呼吸及其他排泄物,辄有臭气,尿亦浓稠而赤浊,有此等内热情状可征焉。渊雷案:汤本所言证候,盖从方药揣测而得,颇觉显明,惟本方证当有身热,无热者难用,不可不知。(《伤寒论今释·辨阴阳易瘥后劳复病脉证并治》)

【评述】　大病瘥后,虚羸少气,气逆欲吐,主以竹叶石膏汤,揣其证当有烦热、口渴、舌红少苔、脉细数等。然而随人体体质和治疗的不同,大病瘥后又有虚寒和虚热的不同转化,钱天来等将本条与上条的关系,精辟地点画出来,颇得要领。

【治法】　清热和胃,益气生津。

【方药】　竹叶石膏汤方。

【方义】　本方是白虎加人参汤去知母,加竹叶、麦冬、半夏而成。由于白虎加人参汤具有清热益气生津的功效,故以此方作基础方,加淡竹叶清热除烦;以其病后余热,热势不盛,故去知母,使石膏与竹叶相配,以清肺胃之热邪。人参、炙甘草益气生津;半夏和胃降逆止呕;

且能开胃行津液；麦冬、粳米滋阴养胃。诸药合用，共收滋阴清热、益气和胃之效。尤妙者，麦冬与半夏为伍，既无滋腻之嫌，又无辛燥之弊，对后世遣方用药颇有启迪。

本方与白虎加人参汤相比较，两方似同而实异，应当注意鉴别。本方为清补之剂，适用于病后虚多实少，而用于治疗"伤寒解后"胃虚津伤、余热未清、胃气不和之证。白虎加人参汤则为清热润燥、益气生津之重剂，为实多虚少而设，故适用于伤寒化热入里、阳明热炽津伤证。

【方论选】

尤在泾：竹叶石膏汤乃白虎汤之变法，以其少气，故加参麦之甘以益气，以其气逆有饮，故用半夏之辛以下气蠲饮，且去知母之咸寒，加竹叶之甘凉，尤于胃虚有热者，为有当耳。（《伤寒贯珠集·差后诸病》）

徐灵胎：……此仲景先生治伤寒愈后调养之方也，其法专于滋养肺胃之阴气，以复津液……（《伤寒论类方·白虎汤类》）

《医宗金鉴》：是方也，即白虎汤去知母，加人参、麦冬、半夏、竹叶也。以大寒之剂，易为清补之方，此仲景白虎变方也。经曰：形不足者，温之以气；精不足者，补之以味。故用人参粳米，补形气也。佐竹叶、石膏，清胃热也。加麦冬生津；半夏降逆，更逐痰饮；甘草补中，且以调和诸药也。（《医宗金鉴·订正仲景全书·伤寒论注·辨差后劳复食复阴阳易病脉证并治》）

【点评】 本方在临床多用于温热病后期，其人气阴两伤，虚热内扰，肺胃气逆而致欲呕、咳逆等证。在其他各科疾病，只要符合上述病机并有以上症状者，用之亦每获良效，不必拘泥于伤寒解后。

【临床应用】

（1）后世医家对本方的应用

1)《外台秘要》云：文仲疗天行表里虚烦，不可攻者，竹叶汤，即本方。方后云：此仲景方。

2)《太平惠民和剂局方》云：竹叶石膏汤治伤寒时气表里俱虚，遍身发热，心胸烦闷，或得汗已解，内无津液，虚羸少气，胸中烦满，气逆欲吐，及诸虚烦热，并宜服之。诸虚烦热与伤寒相似，但不恶寒，身不疼痛，头亦不痛，脉不紧数，即不可汗下，宜服此药。

3)《伤寒总病论》云：竹叶汤（即本方）治虚烦病，兼治中暍，渴，吐逆而脉滑数者。

4)《仁斋直指方》云：竹叶石膏汤治伏暑内外热炽，烦躁大渴。

5)《伤寒选录》云：竹叶汤，阳明汗多而渴，衄而渴欲水，水入即瘥，复渴，即本方，汤成去滓，入生姜汁三匙，再煎一沸服，神效。

6)《张氏医通》云：上半日嗽多，属胃中有火，竹叶石膏汤降泄之。

又云：唇青与爪甲俱青而烦渴引饮者，为热伏厥阴，竹叶石膏汤。若唇青厥冷而畏寒，振振欲擗地者，为寒犯少阴，真武汤。

7)《伤寒绪论》云：太阳证，下之头痛未除，唇寒面青，指头微厥，复发热者，为表邪内陷阴分中，头痛发热，不可用表药，宜竹叶石膏汤；瘥后虚烦不得眠，宜竹叶石膏汤。

8)《类聚方广义》云：竹叶石膏汤治伤寒余热不退，烦闷咳喘，渴而心下痞硬，或呕或哕者，麻疹痘疮亦同。

9)《治瘟编》云：一妇人，发热微恶寒，心下苦闷，下利呕逆，舌上白胎，脐上动悸高，脉弦紧，与大柴胡汤，下利稍止，呕逆益剧，胸腹热炽，烦渴欲饮水，四肢微冷，脉沉紧，与竹叶石膏汤，服七剂愈。

10)《橘窗书影》云：中川左右卫门弟，年二十有余，患暑疫数十日不解，虚羸，脉细数，舌上无苔而干燥，好冷水，绝谷数日，烦闷极，余与竹叶石膏汤服之二三日，烦渴解，食少进，后脉数不解,气血枯燥,大便难,与参胡芍药汤(人参柴胡芍药枳实黄芩知母地黄麦冬生姜)徐徐恢复,遂免危焉。

(2)现代应用

1)内科

①感染性疾病:竹叶石膏汤属热病后期,余热未尽,气阴两虚的主方。洪文旭总结名老中医经验,对乙脑、流行性出血热、钩体病等恢复期多以本方善后[1]。何绍奇经验认为此方也用于病邪不为汗衰,发热汗出,面赤气粗,烦渴,脉滑数促急之肺胃热盛而气阴两伤者。案如3岁女孩,患肺炎,轮番使用抗生素热不退,患儿昏睡,发热汗出,喘息不已,烦躁口渴,面赤气粗,胸高痰喘,脉疾数,舌红而干,明显是热炽阴伤。拟泻火养阴,用红人参3g,麦冬12g,法半夏6g,炙甘草3g,石膏30g,竹叶6g,粳米10g,桑白皮10g,全瓜蒌10g,黄芩6g,鱼腥草15g,鲜芦根30g。一剂热退,二剂而诸恙俱平[2]。崔德彬等报道用本方治疗伤寒高热不退50例,夹湿者加藿香、佩兰、大豆黄卷,衄血便血者加生地榆、丹皮、藕节、生白茅根,夹食滞者加炒麦芽、神曲,出谵妄惊厥、昏睡者加水牛角粉。观察发现一般3剂后体温即可退至正常。治愈42例,占84%,好转6例,无效2例,总有效率为94.4%[3]。廖建环报道用竹叶石膏汤合三仁汤加减,中西医结合治疗伤寒82例,取得痊愈率96.34%满意疗效,在退热时间及住院天数均优于对照组(P<0.01)[4]。冯玉然等报道以本方为主,在西医常治疗基础上治疗流行性出血热34例,取得100%痊愈的满意疗效[5]。韩知报道用竹叶石膏汤加减治疗流行性出血热45例,处方:淡竹叶20g,生石膏30g,法半夏9g,党参10g,麦冬15g,粳米10g,甘草6g。对发热期气血两燔、血热炽盛,去党参重用石膏;有卫分证者,加金银花、连翘;渴者加天花粉、生地黄、石斛。低血压期多属热伤真阴、气虚欲脱,重用党参或人参加五味子等。若出现肌肤斑疹,舌红绛,脉弦数等症者加牡丹皮、赤芍、水牛角。少尿期多属邪热入营血、津伤液竭,重用生石膏,加白茅根、玄参、水牛角等;若出现神昏谵语烦躁等热闭心包者可加服安宫牛黄丸。多尿期多属气液两伤、肾气不固、统摄无权,可加生山药、五味子、益智仁、覆盆子、菟丝子、桑螵蛸;若伴有肾阳虚者可加肉桂。1日1剂,7剂为1疗程。1~3个疗程后治愈30例,显效14例,无效2例,有效率为97.78%[6]。杨素娟等治疗急性病毒性心肌炎47例,采用本方加减:竹叶、制半夏、麦冬、连翘各15g,石膏20g,苦参、丹参、板蓝根各30g,人参、金银花、甘草各10g。水煎,每日1剂,与西药对照组均治疗4周。治疗组47例,显效31例,有效11例,无效5例,总有效率89.36%,明显优于对照组(P<0.01)[7]。张晓雷认为急性病毒性心肌炎的病机为本虚标实,且以标实为主,故临床上以清热解毒为主要治则,竹叶石膏汤具有清热宣肺、解毒清心、益气生津之功效,体现了病证结合,方证相应,故为治疗该病的有效方剂。但需注意不要过用伤阳[8]。陈洁用加味竹叶石膏汤治疗感染性心内膜炎4例收到满意疗效。如1例61岁男性一,有风心病及高血压病史,因寒战高热就诊,查为感染性心内膜炎,抗生素治疗无效,乃配合竹叶石膏汤治疗:淡竹叶10g生石膏40g,连翘15g,黄芩10g,生地黄15g,人参10g,麦门冬30g,丹参20g,茅根30g,甘草6g。每日1剂,5天后体温逐渐下降至正常,惟夜间低热2~3小时,可自汗而解,上方继续调理至痊愈,半年后随访无复发[9]。周冉报道用竹叶石膏汤田加减治疗外科术后肺部感染,基本处方:沙参、麦冬各15g,贝母、茯苓、天花粉各12g,生石膏30g,杏仁、淡竹叶各10g。138例全部有效,治愈率达75.6%[10]。朱明等报道对成人附红细胞体病辨为气阴两伤、病邪留恋者,用本方治疗可取得较好疗效。如1例反复发热3个月,每日低热不退、疲乏口干纳呆患者,多方检查为成人附红细胞体病,辨为气阴两伤、病邪留恋,处方:太子参15,生石膏25g,竹叶8g,

沙参 15g,麦门冬 15g,荷叶 15g,枳壳 8g,青蒿 15g,甘草 3g。每日 1 剂,前后服用 1 个月,低热消失,复检血片:附红细胞体量极少[11]。

②消化系统:李继荣按《伤寒论》"伤寒解后,虚赢少气,气逆欲吐"的精神,治疗胆囊术后出现呕吐才 12 例,全部治愈,疗效很好。如 1 例 33 岁女性,胆囊切除引流术后 4 天进食,食后即出现频繁呕吐,吐出胃内容物,1 日十余次,西药无效,体温 38.3℃,神疲口干,水入即吐,虚烦不眠,形体消瘦,舌红苔少而干,脉虚数。乃以竹叶、半夏、甘草各 10g,石膏 30g,麦冬、党参各 15g,粳米 50g。1 剂呕止,体温降至 37.8℃,2 剂诸症消失[12]。董德保治 1 例胃脘烧灼样疼痛患者,伴口渴多饮,烦躁易怒,纳差,时有干呕,大便干,小便量多,形体消瘦,舌干红,少苔,脉虚数,给以本方加减:生石膏 60g,竹叶 10g,半夏 10g,西洋参 6g,粳米 30g,天花粉 15g,白芍 15g,生山药 15g,川楝子 12g,丹皮 10g,炙甘草 3g。3 剂而脘部灼痛消失,继续调理而愈[13]。邱金山等亦报道用本方治疗多例胃切除术后、慢性食管炎、脑出血等多种疾病而病机属余热未尽、气津损伤、胃气上逆之呃逆的多例患者,有满意疗效[14]。

③循环系统:崔瑞亭等对脑出血患者常出现的呃逆,据临床辨证,采用本方加味治疗 30 例,控制率达 93%,疗效满意。处方:竹叶 10g,生石膏 30g,沙参 15g,麦冬 15g,半夏 10g,竹茹 15g,丁香 6g,柿蒂 30g,羚羊角粉 1g(冲服),菊花 10g,夏枯草 15g,蝉蜕 3g,龟甲 15g,白芍 15g,石决明 15g,牡丹皮 12g,生地黄 12g。腑气不通、痞满便秘加小承气汤,痰多加竹沥、天竺黄、胆南星,水煎鼻饲。1 剂呃止 18 例,3 剂见效 10 例,2 例死亡。优于对照组(P<0.05)[15]。林界峰用竹叶石膏汤加味治愈 1 例 81 岁慢性肺源性心脏病身热久羁,持续 18 天,体温波动在 38～38.3℃之间。憔悴病容,面部微肿,胸闷心悸,神疲乏力,喘促烦躁,口唇发绀,大便秘结,小便微黄短少,口干不欲多饮,舌红无苔,脉细数。辨证为正气素亏、邪热耗津、气阴两伤。处方:竹叶 9g,石膏 24g,半夏 6g,人参 6g,麦冬 15g,炙甘草 3g,粳米 9g,瓜蒌实 9g,黄芪 24g,丹参 9g,桑白皮 9g。2 剂后热退,后以益气固本佐活血化瘀等药调理痊愈[16]。冯克成观察了竹叶石膏汤加减(原方加五味子、葛根、葛花)对急性乙醇中毒导致心肌损伤的治疗作用。将 76 例急性乙醇中毒患者随机分为治疗组与对照组各 38 例,两组均给予催吐、洗胃、纳洛酮静脉点滴、补液、维持水/电解质、酸碱平衡治疗,治疗组加用竹叶石膏汤加减口服,两组均 7d 为 1 个疗程。比较两组的心肌缺血、心律失常与心肌酶的变化情况。结果治疗组的心肌缺血、心律失常与心肌酶恢复情况均优于对照组(P<0.05)[17]。

④精神、神经系统:戴子辰以竹叶石膏汤加味为基本方治疗顽固性不寐 58 例收到满意疗效。处方:竹叶 10g,石膏(先煎)30g,制半夏 10g,太子参 15g,麦冬 15g,炙甘草 6g,粳米 15g,夜交藤 20g。头痛头晕加川芎、钩藤,心烦不宁加焦栀子、淡豆豉,心悸健忘加酸枣仁、炙远志,多梦者加丹参、琥珀末,胃纳欠佳者减石膏加陈皮、六神粬。结果治愈 35 例,好转 19 例,无效 4 例,总有效率 93%,疗效显著优于对照组(P<0.05),且对照组复发率高于治疗组,说明竹叶石膏汤对顽固性不寐有较好的远期疗效[18]。王馨亭用竹叶石膏汤治疗颅脑损伤合并脑震荡,对临床症状的改善和功能恢复取得满意疗效。其中一女 10 岁,头部外伤后左侧颞骨线形骨折 4 天,昏晕不能起坐,恶心呕吐不能饮食,目合神疲,默默然常不知所苦,舌黯红苔白燥,脉濡数上浮。辨为外伤后肝气上越、胃气不降。治以平肝降逆止吐、芳香醒脑开智。处方:竹叶 12g,石膏 20g,半夏 12g,天花粉 12g,党参 15g,麦冬 15g,炙甘草 6g,蔓荆子 12g,节菖蒲 3g,赭石 6g,琥珀粉(冲)3g。3 剂而神志略清,再加枣仁、朱砂进 5 剂,诸症向愈。另一案 25 岁女,妊娠 8 月外伤,颅底后窝骨折伴脑震荡,头痛耳鸣,心中灼热,头昏不能起坐,动则眩晕,泛恶欲吐,胸闷脘胀,神疲不能安眠,便秘溲黄赤,舌红绛边尖赤,苔少而燥,脉虚数。辨为元神受伤,窍

闭神迷,胎元受震,气火上逆。处方:竹叶15g,石膏30g,党参30g,半夏15g,生山药60g,麦冬20g,钩藤20g,黄芩6g,蔓荆子12g,砂仁6g,琥珀粉(冲)6g。4剂而神气渐清,食粥已不泛恶,略事加减,再进10余剂而病愈,1个月后顺产一婴[19]。

⑤内分泌、免疫系统:廖为民报道采用竹叶石膏汤结合针刺治疗2型糖尿病52例取得满意效果。方法以竹叶石膏汤加减为基本方:竹叶10g,太子参15g,麦冬10g,法夏10g,生石膏(先煎)20g,黄芪20g,天花粉15g,丹参15g,桃仁10g。口渴多饮者加黄芩、生地黄,多谷善饥者加知母、黄连,多尿者加桑椹子、五味子。针刺主穴选取列缺、照海、胰俞、膈俞等。治疗20天为1个疗程。结果治愈21例,占40.4%,好转27例,占51.9%,无效4例,占7.7%。总有效率为92.3%[20]。华传金等治疗糖尿病出汗症,辨属胃热津(阴)伤者,亦有明显疗效,能提高患者的生活质量[21]。张小如等报道采用中医辨证分型治疗52例干燥综合征。对阴虚内热型以竹叶石膏汤合一贯煎加味,气阴两虚型用沙参麦冬汤合补中益气汤加味,血瘀痹阻型选血府逐瘀汤加味,治疗3个月后统计,显效20列,有效24例,无效8例,总有效率84.7%[22]。

2)肿瘤科:路军章等选择行纵隔放疗的肺癌、食管癌、纵隔肿瘤患者共60例,随机分为对照组、治疗组各30例,治疗组自放疗之日起口服竹叶石膏汤加减,直到放疗结束。观察两组患者放射性食管炎的发生情况。结果对照组轻、中度放射性食管炎的发生率均为100%,重度食管炎发生率40%,治疗组轻、中度放射性食管炎发生率分别为36.7%、13.3%。无一例发生重度放射性食管炎。两组对比差异有显著性($P<0.01$)。表明中药竹叶石膏汤加减对防治放射性食管炎有明显效果[23]。杜小艳报道用竹叶石膏汤治疗癌性发热32例获满意疗效。处方:竹叶10g,生石膏30g,制半夏10g,麦冬10g,人参10g,山药15g(代替粳米),甘草6g。津伤重,少苔者加沙参、天花粉、乌梅,多汗者加黄芪、防风。每日1剂,治疗7天后显效7例,有效19例,无效6例。总有效率81.25%[24]。杨泽江等报道临床观察竹叶石膏汤加味治疗放射性口咽炎30例,方法为将行放射治疗的头颈部恶性肿瘤55例随机分为2组。对照组25例采用常规洁齿、冲洗鼻咽、口服维生素B_2、西瓜霜喷喉治疗;治疗组30例采用竹叶石膏汤加味治疗,处方:竹叶9g,石膏30g,半夏、麦冬、生地黄各12g,太子参15～30g,甘草6g,金银花10g。若咽痛加射干9g,蝉蜕10g;口干加芦根12g,天花粉10g;口苦加黄芩9g;便秘加大黄6g。结果总有效率治疗组90%(27/30),对照组为64%,组间比较差异有显著性($P<0.01$)。说明竹叶石膏汤加味治疗放射性口咽炎有较高的疗效[25]。

3)五官科:刘渝生报道用本方加味:竹叶、麦冬、黄连各15g,石膏30g,太子参、粳米各10g,京半夏、生甘草各6g,治疗口腔溃疡114例,痊愈86例,好转16例,无效12例,总有效率89.5%,明显优于对照组($P<0.01$)[26]。许立军等还用本方加减预防葡萄膜炎治疗中的激素反跳现象,处方:竹叶9g,生石膏15g,麦冬6g,制半夏6g,大青叶15g,党参9g,炙甘草4.5g。所治19例全葡萄膜炎均采用大剂量激素等措施治疗,在中药的辅助下快速减量激素,无一例患者出现反跳复发,缩短了激素的用药疗程,减轻了机体对激素的依赖性,促进了炎症恢复[27]。

4)儿科:钟仁华报道了运用竹叶石膏汤治疗儿科疾病的经验,对小儿夏季热、急性扁桃泉炎、麻疹后期等多种疾病收效较好[28]。郑汉武报道用本方治疗小儿夏季热20例,发热不退在20d以上,体温多在38～40℃,选用竹叶石膏汤加减组方:竹叶、生石膏、麦冬、生晒参、石斛、芦根、北沙参、粳米、甘草、天花粉,热重不退加鲜荷叶、连翘,口渴多饮多尿加玉竹、人参叶,烦躁不安加玄参、珍珠母,纳呆加生山楂、莲肉、白术等。治愈12例,有效8例,平均服经12剂[29]。刘学平用淡竹叶(鲜者佳)、生石膏、板蓝根、芦根、麦冬、桑叶、太子参、粳米、甘草,根据病儿年龄调整药物用量,治疗小儿发热 38 例,35 例服 3 剂治愈,另 2 例服 5 剂热退而愈。典型病儿男,3 岁,发热 5 天,T39.5℃,轻度咳嗽,不思食,唇红,大便干,小便黄,胸部 X 片无明显异常,抗菌治疗无效,舌红苔薄黄,脉浮数。给本方 2 剂而愈[30]。刘小菊还报道用本方加减治疗小儿急性肾炎 112 例,处方:淡竹叶 9～12g,生石膏(先下)20～30g,麦冬 6～12g,牡丹皮 6～10g,白茅根 10～15g,车前草 10～15g,蝉蜕 5～9g,鹿含草 10～15g,六一散(包煎) 10～18g,粳米 10g。咽喉肿痛者加忍冬藤、芦根,血压偏高者加夏枯草、钩藤,尿中白细胞者加小青草、一枝黄花。配合肌注青霉素钠盐。治疗 2 个月,痊愈 107 例,好转 5 例[31]。

(3)医案选录

1)阳明胃热牙龈出血案:魏某,女性,61 岁。患者经常牙龈出血,皮下有多处出血点和瘀斑,面色青苍,多有瘀点,精神疲惫,稍食燥热辛温之食物则牙出血增加,有时早晨起床满口为血所糊,血小板计数 $56×10^9$/L,脉虚细数,舌红苔薄白。处方:竹叶 15g,生石膏 20g,北沙参 20g,麦冬 10g,法半夏 10g,生黄芪 15g,白茅根 20g,粳米一撮。1 日 1 剂。先后服药 80 多剂,出血基本控制,血小板 10 万多,面容转清晰,食纳增加。

按:竹叶石膏汤是《伤寒论》最后一方,治诸病后余热未清,气阴两虚之证。全方由竹叶、生石膏、党参、麦冬、法夏、炙甘草、粳米组成。其中参可酌情用党参、北沙参、太子参等。本方在临床上用治出血的病证,如血小板减少的牙齿出血、鼻衄,以及白血病的出血现象,有学者还用其治蛛网膜下腔出血,取得奇效。笔者认为本方是白虎汤变局,主旨是清阳明胃热,符合其病机者,即可运用。(《江西中医药》2001,32(1):3)

2)乳腺炎术后:张某,女,23 岁。因患乳腺炎,手术后发热在 38.5～39.5℃ 之间。西医认为手术后感染,注射各种抗生素无效。后用"安乃近"发汗热退,然旋退旋升,不能巩固。因手术之后,又几经发汗,患者疲惫不堪,症见呕吐而不欲饮食、心烦、口干、头晕、肢颤。切其脉数而有力,舌质嫩红而苔则薄黄。余问主治医师:此何病耶?答曰:此乃败血病,不知中医能治愈否? 余曰:患者已气阴两伤,犹以胃津匮乏为甚,而又气逆作呕,不能进食则正气何以堪? 必须清热扶虚,气阴两顾,方为合法:处方:生石膏 30g,麦冬 24g,党参 10g,炙甘草 10g,粳米一撮,竹叶 10g。此方仅服 4 剂,热退呕止,胃开能食。(《伤寒论十四讲》)

【按语】《伤寒论》竹叶石膏汤治热病瘥后,余热未清,气津两伤而见虚羸少气、气逆欲吐等症,有清解余热、补益气阴、养胃止呕之功。现代多用于感染性发热、癌性发热、放、化疗所引发的口咽食管炎、口腔溃疡、出血,以及人体多个系统疾病而呈现出邪热上炎,气津两伤的病机皆可随证使用。上述诸证与原文之"虚羸少气、气逆欲吐"之描述的病机一致,故其类不同,变化多端,然皆不离其余热未清,气津两伤之病机,均可辨证使用。

【原文】

病人脉已解[1],而日暮微烦,以病新差,人强与榖,脾胃氣尚弱,不能消榖,故令微烦,損榖[2]則愈。(398)

【词解】

(1)脉已解:指病脉已除,脉象平和的意思。

(2)损谷:即节制饮食。

【提要】大病新瘥应注意饮食调养。

【释义】"病人脉已解",是指脉象平和,脉解者其证解,然则"日暮微烦"(日暮,即黄昏)者,是因为大病新瘥,脾胃之气尚弱,而"人强与谷"(即饮食过量之意)致脾胃难以腐熟,胃气不和,郁而生热,故见微烦。此证烦而不甚,与宿食不同,因此不需用药,只要减少饮食则可,此即"损谷则愈"之义。

【选注】

喻嘉言：脉已解者，阴阳和适，其无表里之邪可知之。日暮微烦者，日中卫气行阳，其不烦可知也。乃因脾胃气弱，不能消谷所致。损谷则脾胃渐趋于旺，而自愈矣。注家牵扯日暮为阳明之旺时，故以损谷为当小下。不知此论瘥后之证，非六经转阳明之证也。日暮即《内经》日西而阳气衰之意，所以不能消。损谷当是减省谷食，以休养脾胃，不可引前条宿食例，轻用大黄，重伤脾胃也。（《尚论篇·辨差后劳复阴阳易病》）

《医宗金鉴》：病人脉已解，谓病脉悉解也。惟日西微烦者，以病新瘥，强食谷早，胃气尚弱，不能消谷，故令微烦，不需药也，损谷则愈。（《医宗金鉴·订正仲景全书·伤寒论注·辨差后劳复食复阴阳易病脉证并治》）

钱天来：病人脉已解，是邪气衰去矣，而日暮犹觉烦闷者，何也？以邪气初解，为病之新瘥，脾胃气虚弱，则胃未能消，脾不能运，人强与谷，谷不能消，故至申酉阳明旺时，胃中之谷气郁蒸而烦也。若日将暮时而发热，则是胃中停谷不化，已成日晡潮热，乃阳明之实证，即当以下法解之矣。此不过病后新虚，胃不胜谷，谷气稍重耳，故其烦亦微也，不需药物，但损其谷，则自愈矣。（《伤寒溯源集·劳复食复》）

【评述】 本条强调病人新瘥，脾胃之气尚弱，应当注意饮食调摄，并以此作为全书结尾，是突出《伤寒》始终重视胃气的思想。

此条虽是就伤寒新瘥而言，但对其他病证初愈，脾胃之气尚弱者，亦同样具有指导意义。所以仲景用"病人"二字冠之，可见其用心之良苦。注家对本条阐述清晰，可相互补充。惟钱天来等以日暮为阳明旺时，胃阳与谷气相争，故令小烦。而喻嘉言则以日暮为阳衰之时，胃气不能消谷，故烦。二者皆能自圆其说，然本条之要领，不在天时或胃气之阳旺，而在于新瘥之体，人强与谷，而胃气又不能消谷，即至日暮，胃中积谷渐多，故令微烦也。

阴阳易差后劳复病篇小结

《伤寒论》在六经病证证治之后，列出劳复诸病，虽然仅只七条，但却突出病后慎养调摄，促进康复，防止复发的康复医学思想。

大病初愈，正气未复，因过早劳作、或劳累，导致疾病复发者，谓之劳复。若因房劳而致男、女病相染易者，谓之"阴阳易"。若因饮食不节而致复发者，谓之食复。此外，瘥后正气未复，余邪未尽之种种病证，谓之瘥后病。

瘥后劳复，证见心中懊㑽，胸腹胀满者，用枳实栀子豉汤，清热除烦，宽中除满，和胃消食。

瘥后诸病，当辨别寒热虚实，表里阴阳，予以相应的治法。如瘥后发热，其邪在表而脉浮者，宜以汗解；若邪在半表半里，法当和解，宜小柴胡汤；若邪入阳明成实者，宜用下法。大病瘥后，湿热壅滞，腰以下水肿者，用牡蛎泽泻散，清热逐水消肿软坚。差后喜唾，久不了了，此为中焦阳虚，不能摄津，用理中丸温中健脾燥湿。伤寒解后，虚羸少气，气逆欲吐，是邪热未清，津气两伤，用竹叶石膏汤，清热和胃，益气生津。病后脾胃虚弱，而强纳饮食，导致日暮微烦者，损谷则愈。

综上可见，对于瘥后诸证，必须强调慎起居、节饮食、禁劳作、忌房事等调摄法，一旦出现了瘥后劳复诸病，又当以脉证为依据随证施治，而不妄投温补或滋腻。这些病后调摄理论，不限于伤寒,对一切疾病的病后调养都具有指导意义。

参 考 文 献

[1] 洪文旭. 米伯让辨证论治经验撷菁[J]. 中医药学刊,2003,21(2):187-188.

[2] 何绍奇. 又论仲景诸方之我见[J]. 中医药通报,2006,5(2):7-9.

[3] 崔德彬,曾富国,张天翠,等. 竹叶石膏汤治疗伤寒高热不退 50 例临床观察[J]. 中国中医药信息杂志,1999,6(10):67-68.

[4] 廖建环. 中西医结合治疗伤寒 82 例疗效观察[J]. 黑龙江中医药,2004,(3):16-17.

[5] 冯玉然,常加伦. 竹叶石膏汤为主治疗流行性出血热 34 例[J]. 河南中医药学刊,2000,15(6):52.

[6] 韩知. 竹叶石膏汤加减治疗流行性出血热疗效观察[J]. 河南中医,2003,23(7):9.

[7] 杨素娟,杨斐斐. 竹叶石膏汤治疗急性病毒性心肌炎 47 例临床观察[J]. 中国中医急症,2004,13(5):272-273.

[8] 张晓雷. 竹叶石膏汤治疗急性病毒性心肌炎机理探讨[J]. 河南中医,2003,23(2):7-8.

[9] 陈洁. 加味竹叶石膏汤在感染性心内膜炎中的应用[J]. 四川中医,2006,24(3):48-49.

[10] 周冉. 竹叶石膏汤加减治疗外科术后肺部感染 138 例[J]. 四川中医,2004,22(7):81.

[11] 朱明,谢汉国,刘兰香. 成人附红细胞体病的辨证分型治疗[J]. 福建中医学院学报,2007,17(1):6-7.

[12] 李继荣. 竹叶石膏汤治疗胆道术后呕吐[J]. 时珍国医国药,2001,12(7):631.

[13] 董德保. 竹叶石膏汤治验举隅[J]. 河南中医,23(1):12-13.

[14] 邱金山. 竹叶石膏汤疗呃逆临床体会[J]. 时珍国医国药,2001,12(1):77.

[15] 崔瑞亭,焦念宝,耿家贵,等. 竹叶石膏汤加味治疗脑出血呃逆临床观察[J]. 中西医结合心脑血管病杂志,2004,2(4):242.

[16] 林界峰. 竹叶石膏汤加味治愈慢性肺源性心脏病身热久羁 1 例[J]. 江西中医学院学报,2000,12(3):17.

[17] 冯克成. 竹叶石膏汤加减治疗急性乙醇中毒致心肌损伤临床观察[J]. 中国中医急症,2007,16(2):134.

[18] 戴子辰. 竹叶石膏汤治疗顽固性不寐 58 例临床观察[J]. 中国中医药科技,2001,8(2):122-123.

[19] 王馨亭. 竹叶石膏汤治疗颅脑损伤举隅[J]. 中医正骨,2004,16(2):61.

[20] 廖为民. 竹叶石膏汤结合针刺治疗 2 型糖尿病 52 例疗效观察[J]. 江西中医药,2004,35(11):26.

[21] 华传金,张志远,徐远. 糖尿病汗证辨治经验[J]. 北京中医,2007,26(1):44-45.

[22] 张小如,章振永. 辨证治疗干燥综合征 52 例疗效观察[J]. 浙江中医杂志,2007,42(5):274.

[23] 路军章,王发渭,崔书祥,等. 竹叶石膏汤防治放射性食管炎临床观察[J]. 中医杂志,2001,41(5):293-294.

[24] 杜小艳. 竹叶石膏汤治疗癌性发热 32 例[J]. 湖南中医杂志,1997,13(6):25.

[25] 杨泽江,邓朝明,邱英和. 竹叶石膏汤加味治疗放射性口咽炎 30 例临床观察[J]. 四川中医,2004,22(11):85-86.

[26] 刘渝生. 竹叶石膏汤加味治疗口腔溃疡 114 例[J]. 实用中医药杂志,2002,18(4):18.

[27] 许立军,陈少军,何春燕,等. 竹叶石膏汤加减预防葡萄膜炎治疗中的激素反跳现象[J]. 中西医结合眼科杂志,1997,15(3):133-134.

[28] 钟仁华. 竹叶石膏汤在儿科的运用[J]. 四川中医,2002,20(11):66.

[29] 郑汉武. 竹叶石膏汤加减治疗小儿夏季热 20 例[J]. 福建中医药,1999,30(4):30.

[30] 刘学平. 竹叶石膏汤加味治疗小儿发热 38 例[J]. 光明中医,2002,17(4):47.

[31] 刘小菊. 竹叶石膏汤加减治行小儿急性肾炎 112 例[J]. 四川中医,2000,18(11):39.

（刘杨 苏学卿）

下篇

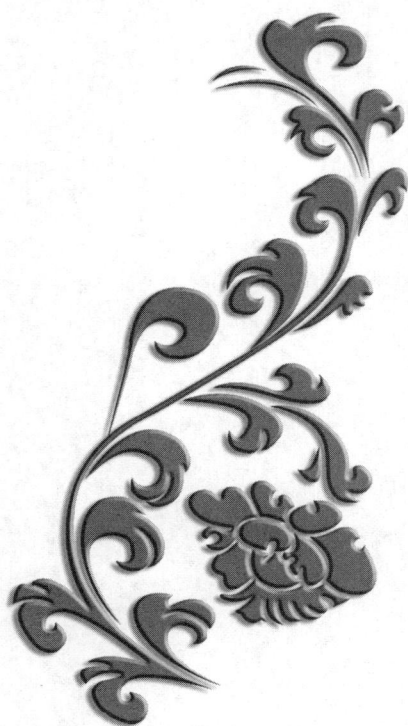

第十一章

类 证 辨 析

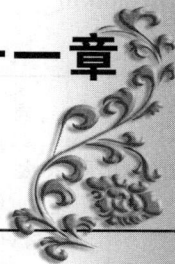

第一节 证 候 辨 析

一、中风、伤寒与温病（表3）

表3 中风、伤寒与温病辨析

证型	病 机		主 证		治 则		方药	鉴别要点	条文序码
中风	风寒袭表，营卫失调	卫阳不固，营阴外泄	头痛，发热，恶风寒，脉浮	汗出，恶风或鼻鸣，干呕，脉浮缓	辛温解表	解肌祛风调和营卫	桂枝汤	汗出，脉浮缓	12
伤寒		卫阳被遏，营阴郁滞		身痛，腰痛，骨节疼痛，恶寒，无汗而喘，脉浮紧		发汗解表宣肺平喘	麻黄汤	无汗，脉浮紧	3 35
温病	温热之邪侵犯肺卫		发热，口渴，不恶寒（初起有微恶寒，但为时短暂）		辛凉解表			发热，口渴，不恶寒，脉浮数	6

　　《伤寒论》言："太阳病，发热，汗出，恶风，脉缓者，名为中风"，"太阳病，或已发热，或未发热，必恶寒，体痛，呕逆，脉阴阳俱紧者，名为伤寒。""太阳病，发热而渴，不恶寒者为温病"。张仲景在太阳病提纲之下，分别列出中风、伤寒、温病三证，这是太阳病的主要分类，后世有人通俗地称为"一大纲，三小纲"，三者虽均属广义伤寒范畴，但其病因、病机、脉证、治则均不相同，应注意鉴别。《伤寒论》并非专论伤寒，而是"伤寒有五"之广义伤寒，其中对温病的辨证治疗亦有具体讨论，为后世温病学说的形成奠定了基础。

二、桂枝加葛根汤证与葛根汤证（表4）

　　14条曰："太阳病，项背强，反汗出恶风者，桂枝加葛根汤主之。"31条曰："太阳病，项背强，无汗恶风，葛根汤主之。"两方是张仲景为太阳主证之"项背强"而设。皆由风寒客入经输，而津液又不得濡润筋脉所致。然太阳病有表虚、表实之分。表虚用桂枝汤以解肌祛风、调和营卫；表实者用桂枝汤加麻黄发汗散邪，又不致汗出太多而伤津液。两者均加葛根以解肌祛风、疏通经脉、升津舒络、缓筋脉之拘急。两方相比，彼为表虚自汗，故减麻黄；此为表实无汗,故加麻黄。

表4 桂枝加葛根汤证与葛根汤证辨析

证型	病机		主证		治则		方药		鉴别要点	条文序码
桂枝加葛根汤证	邪入太阳经腧,经气不利	卫阳不固,营阴外泄	项背强几几	头痛,恶寒,发热,自汗出	升津舒经	解肌祛风	桂枝汤	加葛根	表虚有汗	14
葛根汤证		卫阳被遏,营阴郁滞		头痛,恶寒,发热,无汗		发汗解表		加葛根、麻黄	表实无汗	31 35

三、大青龙汤证与小青龙汤证(表5)

表5 大青龙汤证与小青龙汤证辨析

证型	病机		主证		治则		方药		鉴别要点	条文序码
大青龙汤证	外感风寒	内有郁热	发热,恶寒,头痛,无汗,脉浮	不汗出而烦躁	外散风寒	内清里热	麻黄,桂枝,甘草	杏仁,生姜,大枣,石膏	风寒外束热郁于里表证为主	38 39
小青龙汤证		水饮内停		干呕,咳而微喘		温化水饮		芍药,干姜,五味子,半夏,细辛	风寒外束饮伏于内里证为主	40 41

　　38条曰:"太阳中风,脉浮紧,发热恶寒,身疼痛,不汗出而烦躁者,大青龙汤主之。"40条曰:"伤寒表不解,心下有水气,干呕发热而咳,或渴,或利,或噎,或小便不利,少腹满,或喘者,小青龙汤主之。"二者为麻黄汤证兼证而设,均为表里同病,但大青龙汤证为表寒里热,小青龙汤证为表寒里饮。大青龙汤之里热源于表闭,阳气无从宣泄,故以麻黄汤方重用麻黄,另加石膏、姜枣,侧重解表;小青龙汤证之里饮较重,见证多端,故里药多于表药,重在温化寒饮。

四、大青龙汤证与桂枝二越婢一汤证(表6)

表6 大青龙汤证与桂枝二越婢一汤证辨析

证型	病机	主证		治则		方药		鉴别要点	条文序码
大青龙汤证	外感风寒,内有郁热	发热,恶寒,心烦	发热恶寒并见,烦躁重	外散风寒,内清里热	峻汗	麻黄,桂枝,石膏,生姜,大枣,甘草	杏仁(诸药分量重)	表寒内热重证	38 39
桂枝二越婢一汤证			发热多恶寒少,烦躁较轻		微汗		芍药(诸药分量轻)	表寒内热轻证	27

38条曰:"太阳中风,脉浮紧,发热恶寒,身疼痛,不汗出而烦躁者,大青龙汤主之。"27条曰:"太阳病,发热恶寒,热多寒少……宜桂枝二越婢一汤。"二者分别为麻黄汤兼证及太阳病轻证而设,均为表里同病,表寒里热,但一重一轻,与体质、病程密切相关。其体质盛、病程短多见前者;而体质弱、病程长多见后者。两方虽一味之差,但组方含义不同,大青龙汤用麻黄汤倍麻黄加石膏、姜枣,为解表清里之峻剂,桂枝二越婢一汤用四分之一桂枝汤合八分之一越婢汤全方,为解表清里之轻剂。仲景辨证用药可谓精微深邃,丝丝入扣。

五、桂枝加厚朴杏子汤证与小青龙汤证(表7)

表7　桂枝加厚朴杏子汤证与小青龙汤证辨析

证型	病机		主证		治则		方药		鉴别要点	条文序码
桂枝加厚朴杏子汤证	风寒外束,肺气上逆	外寒引动喘疾	喘,恶寒发热	汗出,脉浮缓	外散风寒	降气定喘	桂枝芍药甘草	生姜,大枣,厚朴,杏仁	表虚兼咳喘	18 43
小青龙汤证		外寒引动内饮		无汗,咳喘并见,干呕		温化水饮		麻黄,细辛,半夏,五味子,干姜	表实兼咳喘	40 41

18条曰:"喘家,作桂枝汤,加厚朴、杏子佳。"40条曰:"伤寒表不解,心下有水气,干呕发热而咳,或渴,或利,或噎,或小便不利,少腹满,或喘者,小青龙汤主之。"二方分别为桂枝汤证兼证、麻黄汤证兼证而设。其病机均为外寒引动宿疾,肺气上逆,属标本同治之法。然外感表证有虚、实之分,宿疾有喘疾、水饮之别,故桂枝加厚朴杏子汤证以桂枝汤解肌祛风,厚朴、杏子降气定喘;小青龙汤证以麻桂辛温解表,桂芍调和营卫,细辛、半夏、五味子、干姜温化水饮,敛肺止咳。

六、干姜附子汤证与茯苓四逆汤证(表8)

表8　干姜附子汤证与茯苓四逆汤证辨析

证型	病机		主证		治则		方药		鉴别要点	条文序码
干姜附子汤证	阴寒内盛,虚阳上扰	烦躁,脉沉微	昼日烦躁不得眠,夜而安静		回阳	急救	干姜		日烦躁,夜安静,病势较急	61
茯苓四逆汤证	阴阳极虚,真气欲脱		烦躁昼夜不分,下利,肢厥,恶寒		益阴		附子	茯苓人参甘草	烦躁昼夜不分,病势较缓	69

61条曰:"下之后,复发汗,昼日烦躁不得眠,夜而安静,不呕,不渴,无表证,脉沉微,身无大热者,干姜附子汤主之。"69条曰:"发汗若下之,病仍不解,烦躁者,茯苓四逆汤主之。"二方证均出自太阳病变证,为阳虚烦躁而设,但病机、治法有别。干姜附子汤证为阳虚阴盛、阳气暴虚所致,其特征为昼烦夜止,病势较急;茯苓四逆汤证为阴阳两虚,阳虚神气浮越、阴虚阳无所敛,其特征为昼夜烦躁,且恶寒、肢厥,病势较缓。前方姜附单刀直入,一次服,收效

迅速；后方为四逆汤加人参，重用茯苓而成，寓干姜附子汤之意，又回阳益阴，宁神利水，照顾全面，阴阳并补。

七、麻黄汤证与麻黄杏仁甘草石膏汤证（表9）

35条曰："太阳病，头痛，发热，身疼，腰痛，骨节疼痛，恶风，无汗而喘者，麻黄汤主之。"63条曰："发汗后，不可更行桂枝汤，汗出而喘，无大热者，可与麻黄杏仁甘草石膏汤。"二者分别为太阳表实证，太阳病变证——热证，偏于上焦者而设。一表一里，一寒一热，界限分明。麻、杏、草组合，辛温解表、宣肺平喘，伍桂枝宣通阳气以助麻黄发汗而成麻黄汤；配石膏且重用之，则为清热宣肺平喘的麻杏甘石汤。一味之差，治法迥然不同，组方法度严谨，由此可见一斑。

表9　麻黄汤证与麻黄杏仁甘草石膏汤证辨析

证　型	病　机		主　证	治　则	方　药		鉴别要点	条文序码
麻黄汤证	风寒束表，卫阳被遏，肺气不宣	喘	喘而胸满，伴表实诸见证，表证为主	发汗解表，宣肺平喘	麻黄、杏仁、甘草	桂枝	表、寒证，恶寒无汗而喘	35 36 37 46 51 52 55 232
麻杏甘石汤证	邪热壅肺，肺失清肃		喘满发热，汗出，口渴	清热宣肺，平喘		石膏	里、热证，发热汗出而喘	63 162

八、桂枝加桂汤证与茯苓桂枝甘草大枣汤证（表10）

表10　桂枝加桂汤证与茯苓桂枝甘草大枣汤证辨析

证　型	病　机		主　证	治　则		方　药		鉴别要点	条文序码
桂枝加桂汤证	心阳虚损	水寒之气上逆	已作奔豚，气从少腹上冲胸咽	温通心阳	平冲降逆	桂枝甘草大枣	芍药生姜	水寒之气上逆，已作奔豚	117
茯苓桂枝甘草大枣汤证		下焦水饮欲动	脐下悸，欲作奔豚		化气利水		茯苓	水饮欲动，将作奔豚	65

65条曰："发汗后，其人脐下悸者，欲作奔豚，茯苓桂枝甘草大枣汤主之。"117条曰："烧针令其汗，针处被寒，核起而赤者，必发奔豚，气从少腹上冲心者，灸其核上各一壮，与桂枝加桂汤，更加桂二两也。"

二方均出自太阳病中篇误治变证，或为汗后所致，或为火逆所伤。然心阳受损转归则一。心肾相交，相克互用。二方证下焦病变有所差异，桂枝加桂汤证为心阳虚损，下焦水寒之气上逆，已作奔豚，以气从少腹上冲胸咽为主证，故予桂枝汤，加重桂枝用量，变调和营卫之剂为温通心阳、平冲降逆之方；茯苓桂枝甘草大枣汤证为心阳虚损，下焦水饮欲动，有上逆之势，欲作奔豚，以脐下悸，小便不利为主证，故予桂枝甘草相伍温通心阳，重用茯苓、大枣，宁心利水，防患于未然。

九、五苓散证与抵当汤证(表11)

表11 五苓散证与抵当汤证辨析

证型	病机		主证		治则	方药		鉴别要点	条文序码
五苓散证	外邪循经入里	膀胱气化不利,水蓄下焦	少腹急	小便不利,烦渴,渴欲饮水,水入则吐,脉浮发热	化气行水,兼以解表	五苓散	桂枝,白术,泽泻,猪苓,茯苓	小便不利,神志正常	71 72 73 74
抵当汤证		血热瘀结于下焦		如狂或发狂,小便自利,少腹硬满或身黄,脉沉结	破血逐瘀	抵当汤	水蛭,虻虫,桃仁,大黄	小便自利,神志异常	124 125 237 257

71条曰:"太阳病……若脉浮,小便不利,微热消渴者,五苓散主之。"124条曰:"太阳病六七日,表证仍在,脉微而沉,反不结胸,其人发狂者,以热在下焦,少腹当硬满,小便自利者,下血乃愈。所以然者以太阳随经,瘀热在里故也。抵当汤主之。"二方均出自太阳病变证,由太阳病不解,循经入里所致,病位均在下焦,症见少腹急结,然一在气分,一在血分,伴随症有别。病在气分,膀胱气化失职,症见小便不利,神志正常。五苓散功在化气行水,用桂枝一为解表,一为通阳化气;病在血分,血热乘心,症见神志异常,但小便自利。抵当汤功在破血逐瘀,并用大黄通下瘀热。

十、五苓散证与茯苓甘草汤证(表12)

表12 五苓散证与茯苓甘草汤证辨析

证型	病机		主证	治则		方药		鉴别要点	条文序码
五苓散证	水气内停	表邪随经入腑,膀胱气化不利,水蓄下焦	脉浮,微热,烦渴,少腹满,甚则水入则吐,小便不利	化气行水	兼以解表	茯苓桂枝	白术泽泻猪苓	烦渴,小便不利(病位在下焦)	71 72 73 74 141 156 244 386
茯苓甘草汤证		胃阳不足,水停中焦	口不渴,心下悸,厥逆,小便自利		温胃化饮		生姜甘草	口不渴,心下悸,小便利(病位在中焦)	73 127 356

71条曰:"太阳病……若脉浮,小便不利,微热消渴者,五苓散主之。"73条曰:"伤寒汗出而渴者,五苓散主之,不渴者,茯苓甘草汤主之。"127条曰:"太阳病,小便利者,以饮水多,必心下悸;小便少者,必苦里急也。"二者均为太阳病变证——蓄水证而设。然水停部位一在下焦,一在中焦。在下焦者,必少腹满,小便不利烦渴。在中焦者必心下悸,但口不渴,小便利。故五苓散证中以桂枝、茯苓通阳化气,加猪苓、茯苓、泽泻导水下行;茯苓甘草汤证中以桂枝、茯苓温阳化气,重用生姜,加甘草以温胃化饮。

十一、小柴胡汤证与大柴胡汤证（表13）

表 13　小柴胡汤证与大柴胡汤证辨析

证 型	病 机		主 证		治 则		方 药		鉴别要点	条文序码
小柴胡汤证	胆气内郁，三焦失枢	胃虚	口苦，咽干，目眩，往来寒热，胸胁苦满，嘿嘿不欲饮食，脉弦	心烦喜呕	和解少阳	益胃	柴胡 黄芩 半夏 生姜 大枣	人参 甘草	病在少阳	37 96 97 98 99 100 101 103 104 144 148 329 230 231 266 379 394
大柴胡汤证		兼阳明里实		郁郁微烦，呕不止，心下急，心中痞硬，腹满痛，不大便或下利		通下里实		芍药 枳实 大黄	病在少阳阳明	103 136 165

96 条曰："伤寒五六日中风，往来寒热，胸胁苦满，嘿嘿不欲饮食，心烦喜呕，或胸中烦而不呕，或渴，或腹中痛，或胁下痞硬，或心下悸、小便不利，或不渴、身有微热，或咳者，小柴胡汤主之。"103 条曰："太阳病，过经十余日，反二三下之，后四五日，柴胡证仍在者，先与小柴胡汤。呕不止，心下急，郁郁微烦者，为未解也，与大柴胡汤下之则愈。"两证均冠小柴胡汤名，但制方有大、小，病机、主证有差异，应予鉴别。

由于邪入少阳，胆气内郁，三焦失枢，故大、小柴胡汤证均可见口苦、咽干、目眩、往来寒热、胸胁苦满、嘿嘿不欲饮食、脉弦等少阳病主证，治以和解少阳，药用柴胡、黄芩清解半表半里之邪，以除寒热，半夏、生姜、大枣和胃止呕。然小柴胡汤证，正气略有不足，故方中加人参、甘草以益气和中；大柴胡汤证则为少阳阳明合病，除少阳证外，还可见呕不止，心下急，心中痞硬，腹满痛，不大便等阳明里实之证，治宜表里双解，重在祛邪，不用人参、甘草之益气而加小量大黄与枳实，轻下实热，加芍药以缓急止痛。

十二、大柴胡汤证与柴胡加芒硝汤证（表14）

表 14　大柴胡汤证与柴胡加芒硝汤证辨析

证 型	病 机		主 证		治 则		方 药		鉴别要点	条文序码
大柴胡汤证	邪犯少阳，兼阳明里实	正气未虚	胸胁满而呕	往来寒热，心下急，心中痞硬，郁郁微烦，便秘或下利	和解少阳	通下里实	柴胡，黄芩，半夏，生姜，大枣	芍药，枳实，大黄	正气未虚，里实较甚	103 136 165
柴胡加芒硝汤证		正气已伤		潮热，下后微利		泻热润燥		人参，甘草，芒硝	正气已伤，燥热内结	104

103 条曰："太阳病,过经十余日,反二三下之,后四五日,柴胡证仍在者,先与小柴胡。呕不止,心下急,郁郁微烦者,为未解也,与大柴胡汤下之则愈。"104 条曰："伤寒十三日不解,胸胁满而呕,日晡所发潮热,已而微利……知医以丸药下之,此非其治也。潮热者,实也。先宜服小柴胡汤以解外,后以柴胡加芒硝汤主之。"两证均为少阳枢机不利见证,治宜和解少阳,药用柴胡、黄芩解半表半里之邪,半夏、生姜、大枣和胃止呕;病及阳明,其状有异。大柴胡汤证为阳明里实已成,且正气未伤,故见不大便或下利,心下急,心中痞硬,治宜通下里实,故加枳实、大黄轻下实热,加芍药缓急止痛;柴胡加芒硝证为阳明燥热内结,症见潮热下利,故加芒硝泻热润燥通便,由于正气已伤,故加人参、甘草益气和中。柴胡加芒硝汤是由 1/3 剂量小柴胡汤加较小剂量芒硝而成,为和解枢机兼通下实热之轻剂,不可不知。

十三、桂枝甘草汤证、桂枝甘草龙骨牡蛎汤证、桂枝去芍药加蜀漆牡蛎龙骨救逆汤证(表 15)

表 15　桂枝甘草汤证、桂枝甘草龙骨牡蛎汤证、桂枝去芍药加蜀漆牡蛎龙骨救逆汤证辨析

证　型	病　机		主　证	治　则		方　药		鉴别要点	条文序码
桂枝甘草汤证	心阳虚损		心下悸,欲得按或耳聋	温通心阳		桂枝甘草		心悸为主	64 75
桂枝甘草龙骨牡蛎汤证		心神浮越	烦躁,心悸不宁		潜镇安神		龙骨,牡蛎	烦躁为主	118
桂枝去芍药加蜀漆牡蛎龙骨救逆汤证		痰浊内扰	惊狂,卧起不安		潜镇安神兼化痰浊		龙骨,牡蛎,蜀漆,生姜,大枣	惊狂为主	112

64 条曰："发汗过多,其人叉手自冒心,心下悸,欲得按者,桂枝甘草汤之。"118 条曰："火逆下之,因烧针烦躁者,桂枝甘草龙骨牡蛎汤主之。"112 条曰："伤寒脉浮,医以火迫劫之,亡阳。必惊狂,卧起不安者,桂枝去芍药加蜀漆牡蛎龙骨救逆汤主之。"三方证均出自太阳病中篇属心阳虚证,由于心神失养,致心悸不宁。但同中有异,病情由轻到重。桂枝甘草汤证,病情较轻,以心悸为主;桂甘龙牡汤证病情较重,除心悸外,尚见心神浮越之烦躁;桂枝去芍药加蜀漆牡蛎龙骨救逆汤证病情最重,除心悸外,尚见痰浊内扰之惊狂。其治均以桂甘汤为基础,温通心阳。心阳虚烦躁者,再加龙骨、牡蛎以潜镇安神;心阳虚惊狂者,又在桂甘龙牡汤基础上加蜀漆、生姜、大枣,兼祛痰浊以治惊狂。病情渐进,用药叠加,为仲景系列制方原则之一。

十四、热实结胸证、脏结证、痞证(表 16)

128 条曰："问曰:病有结胸,有脏结,其状何如? 答曰:按之痛,寸脉浮,关脉沉,名曰结胸也。"129 条曰："何谓脏结? 答曰:如结胸状,饮食如故,时时下利,寸脉浮,关脉小细沉紧,名曰脏结。舌上白胎滑者,难治。"151 条曰："脉浮而紧,而复下之,紧反入里,则作痞,按之自濡,但气痞耳。"三证均出自太阳病下篇,属太阳病变证范畴。因其症状涉及胸胁、脘、腹部,表现多为疼痛、胀满,故需加以鉴别。结胸证与脏结证症状相似,均为胸胁部疼痛拒按,但一为阳证,病在腑,一般可治;一为阴证,病在脏,多难治。结胸证与痞证,均可出现心下不

适,结胸证为有形之邪结,故疼痛拒按,且由于痰热、痰水互结,症状部位较为广泛,或胸胁、或心下、或心下至少腹。痞证为无形之气滞,部位局限在中焦,但痞无疼痛,按之濡。

表 16　热实结胸证、脏结证、痞证辨析

证 型	病 机	主 证	治 则	方 药	鉴别要点	条文序码
热实结胸证	邪热与痰水互结于胸膈心下	心下甚则胸胁至少腹硬满疼痛,舌上燥而渴	泻热逐水破结或清热化痰开结	大(小)陷胸汤	病变在腑为有形之邪结(属邪实)	128 134 135 136 137 138 149
脏结证	脏气虚损,阴寒内结	如结胸状,时时下利,舌苔白滑	温里补虚,通阳散结	未出方	病变在脏(属虚中夹实)多难治	129 130
痞证	无形邪热结于心下,或脾胃不和,寒热夹杂	心下痞满,按之濡,或伴呕、利	泻热或辛开苦降,和胃消痞	五泻心汤	病变在中焦,为无形之气滞(多虚实夹杂)	151 154 155 149 157 158 164

十五、热实结胸证与寒实结胸证(表 17)

表 17　热实结胸证与寒实结胸证辨析

证 型	病 机		主 证		治 则	方 药	鉴别要点	条文序码
热实结胸证	邪结于胸胁心下	邪热与痰水互结	胸胁或心下硬满而痛	发热,头汗出,舌上燥而渴	逐水(化痰)、破结	泻热 大(小)陷胸汤	热实证	134 135 136 137 138
寒实结胸证		寒水互结		无热证		温下寒积 三物白散	寒实证	139 141

135 条曰:"伤寒六七日,结胸热实,脉沉而紧,心下痛,按之石硬者,大陷胸汤主之。"141条曰:"……寒实结胸,无热证者,与三物小陷胸汤,白散亦可服。"两方均出自太阳病下篇,属太阳病变证之结胸证范畴,虽均为里实证,由痰、水、邪互结所致,主证为胸胁、心下硬满疼痛。但病性有阴阳之异。热实结胸为热与邪结,具热象,如发热、汗出、舌红口燥;寒实结胸为寒与邪结,故无热象可言。

十六、大陷胸汤证与小陷胸汤证

135 条曰:"伤寒六七日,结胸热实,脉沉而紧,心下痛,按之石硬者,大陷胸汤主之。"138条曰:"小结胸病,正在心下,按之则痛,脉浮滑者,小陷胸汤主之。"两方均出自太阳病下篇,属太阳病变证——热实结胸范畴。名有小、大,证有轻、重,方有缓、峻。大陷胸汤证由水热相结,病位较广泛,或心下、或心下至少腹,病情重且急,其痛不可近,治以大黄、芒硝、甘遂泻热逐水,为峻下剂中剂量最大者;小陷胸汤证由痰热相结,病位较局限,正在心下,病情较轻,按之则痛,治以黄连、半夏、瓜蒌,清热化痰(表18)。

表 18 大陷胸汤证与小陷胸汤证辨析

证 型	病 机		主 证	治 则	方 药	鉴别要点	条文序码
大陷胸汤证	邪结于心下	热与水结,涉及胸腹	心下痛	甚则从心下至少腹硬满而痛不可近,但头汗出,脉沉紧	泻热逐水破结	大黄,芒硝,甘遂	病在心下涉及胸腹,病情较重	134 135 136 137
小陷胸汤证		热与痰结,正在心下		正在心下,按之则痛,脉浮滑	清热化痰开结	黄连,瓜蒌,半夏	病局限于心下(胃脘部),病情较轻	138

十七、小陷胸汤证与大黄黄连泻心汤证(表 19)

表 19 小陷胸汤证与大黄黄连泻心汤证辨析

证 型	病 机	主 证	治 则		方 药		鉴别要点	条文序码
小陷胸汤证	邪热与痰相结心下	正在心下,按之则痛,脉浮滑	泄热	化痰开结	黄连	半夏,瓜蒌	邪属有形	138
大黄黄连泻心汤证	无形邪热壅聚心下	心下痞满,按之濡,关脉浮		和胃消痞		大黄,黄芩	邪属无形	154

138 条曰:"小结胸病,正在心下,按之则痛,脉浮滑者,小陷胸汤主之。"154 条曰:"心下痞,按之濡,其脉关上浮者,大黄黄连泻心汤主之。"两方均出自太阳病下篇,分别属太阳病变证——结胸、痞证范畴,两者病性属热,病位在胃。然病邪分有形、无形,症状分疼痛、痞满,其治也迥然不同。虽均以黄连清热,但小陷胸汤以黄连加半夏、瓜蒌,化痰开结,大黄黄连泻心汤以黄连加大黄、黄芩,用麻沸汤渍之轻清泻热消痞。

十八、半夏泻心汤证、生姜泻心汤证、甘草泻心汤证

149 条曰:"……但满而不痛者,此为痞,柴胡不中与之,宜半夏泻心汤。"157 条曰:"伤寒汗出解之后,胃中不和,心下痞硬,干噫食臭,胁下有水气,腹中雷鸣下利者,生姜泻心汤主之。"158 条曰:"伤寒中风,医反下之,其人下利日数十行,谷不化,腹中雷鸣,心下痞硬而满,干呕心烦不得安,医见心下痞,谓病不尽,复下之,其痞益甚,此非结热,但以胃中虚,客气上逆,故使硬也,甘草泻心汤主之。"三方证均出自太阳病变证——痞证。为寒热夹杂痞之三种证型,方证有别,然大同小异。其同者,皆缘于汗下后,太阳病已解,外邪入里,部分热化、部分寒化,正气轻微受损,脾胃不和,升降失司。主症为心下痞满,干呕或嗳气,下利肠鸣。治当扶正祛邪,辛开苦降,均以半夏、干姜、黄芩、黄连寒温并用,辛开苦降,调整气机,伍人参、甘草、大枣益气和中,扶正祛邪。其异者,半夏泻心汤证重在呕逆,故以半夏冠其方名;生姜泻心汤证为水气较甚,兼夹食滞,重在干噫食臭,故在半夏泻心汤基础上减干姜加生姜,意在散水消滞;甘草泻心汤证由于反复攻下,气虚痞利俱甚,故重用炙甘草,意在和胃补中,消痞止利。此即同病异治之法,辨证细微,可见一斑(表20)。

表20　半夏泻心汤证、生姜泻心汤证、甘草泻心汤证辨析

证　型	病　机		主　证		治　则		方　药		鉴别要点	条文序码
半夏泻心汤证	邪热内陷，脾胃不和，寒热夹杂	胃气上逆	心下痞硬，呕逆，腹中雷鸣下利	呕逆	和胃消痞	降逆止呕	黄芩黄连半夏干姜人参大枣甘草	同左	重在呕逆	149
生姜泻心汤证		胃虚不化		干噫食臭，胁下有水气		散水消滞		加生姜，减干姜用量	重在干噫食臭	157
甘草泻心汤证		脾虚肠寒		下利日数十行，谷不化		补中止利	大枣甘草	增炙甘草用量	重在下利，谷不化	158

十九、葛根汤证与桂枝人参汤证（表21）

表21　葛根汤证与桂枝人参汤证辨析

证　型	病　机		主　证		治　则	方　药	鉴别要点	条文序码
葛根汤证	表邪未解	内迫阳明	恶寒，发热，下利	头痛，无汗，脉浮紧	发汗解表，升津止利	葛根，麻黄，桂枝，芍药，生姜，大枣，甘草	太阳阳明合病，表证为主（实证）	32
桂枝人参汤证		太阴虚寒		心下痞硬	温中解表	桂枝，人参，甘草，白术，干姜	太阳太阴合病，里证为主（虚证）	163

　　32条曰："太阳与阳明合病者，必自下利，葛根汤主之。"163条曰："太阳病，外证未除，而数下之，遂协热而利，利下不止，心下痞硬，表里不解者，桂枝人参汤主之。"两证均为表里同病，均见下利。然虚实有别，下利机制不同。葛根汤证为太阳之邪不得外解，内迫阳明，肠道传导失职所致。临床以太阳表实证为主兼见下利证。桂枝人参汤证为太阳表证未罢，而屡用攻下，损伤脾脏阳气，运化失司所致。临床以太阴里虚寒证为主兼见恶寒、发热等表证。虽曰表里同病，但有偏表偏里之异，葛根汤证以葛根汤发汗解表为主，表解则里自和，下利自止；桂枝人参汤证则以人参益脾气，干姜温脾阳为主，佐一味桂枝辛温解表。

二十、调胃承气汤证、小承气汤证、大承气汤证

　　三承气汤证又名阳明腑实证，涉及原文共34条，内容纷纭。由于燥热内结，腑气不通，均可见身热汗自出，不恶寒、反恶热之阳明外证及便秘、心烦、舌红苔黄，脉大之阳明内证。故均用大黄泻热。但燥热有微甚、内实有轻重、证情有缓急、制方有大小。从调胃承气汤证→小承气汤证→大承气汤证之序，邪热内结由轻而重，而热邪外发由重而轻。调胃承气汤证，虽肠燥便秘，但热结于胃，尚能外发，故见蒸蒸发热，全身汗出，

舌红苔黄,脉数为热甚使然;小承气汤证,除肠燥便秘外,邪结渐重,腑气壅滞明显,故见潮热、谵语、腹大满痛等症;大承气汤证,邪结深重,且有燥热劫阴之虑,除肠燥便秘外,可见日晡潮热,手足濈然汗出,谵语或躁扰,绕脐胀痛等症,且舌红苔焦黄,起芒刺,脉沉迟有力。

三方之制,其泻热行气,通下作用依调胃承气汤→小承气汤→大承气汤之序,逐渐增强。大承气汤以芒硝润下,枳朴推逐,其力猛,故曰大,为峻下剂;小承气汤无芒硝,但有枳、朴,则下趋之势缓,故曰小,为缓下剂;调胃承气汤去枳、朴之苦辛,加甘草之甘缓,其力尤缓,取其调和胃气,为轻下剂。大承气汤证由于病势急,其枳朴量大于小承气汤,且大黄后下,其泻热荡实之力尤著,仲景制方严谨,煎法之考究又不可不知(表 22)。

表 22 调胃承气汤证、小承气汤证、大承气汤证辨析

证 型	病 机		主 证						
			共同	热型	汗出	神态	腹诊	舌	脉
调胃承气汤证	阳明实热内结	热结于胃,肠燥便秘	发热汗自出,不恶寒,反恶热,腹满便秘,心烦,舌红,苔黄,脉大	蒸蒸发热	全身汗出	心烦	腹满	舌红苔黄	数
小承气汤证		热结于肠,腑气壅滞		潮热	汗出	心烦或谵语	腹大满痛	舌红苔黄燥	滑数
大承气汤证		实热深伏,燥结亡阴		日晡潮热	手足濈然汗出	谵语或躁扰	绕脐胀痛	舌红苔焦黄或起芒刺	沉迟有力

治 则	方 药	鉴别要点		条 文 序 码
泻热和胃,润肠通便	大黄四两,芒硝半升,甘草二两	邪热内结程度由轻渐重,而热发于外程度由重渐轻,表现在蒸蒸发热,潮热,全身汗出,手足濈然汗出等	燥实重痞满轻	29 70 94 105 207 248 249
泻热通便,行气破滞	大黄四两,枳实三枚,厚朴二两		痞满重燥实轻	208 209 213 214 250 251 374
峻下实热,荡除燥结	大黄(后下)四两,枳实五枚,厚朴半斤,芒硝三合		痞满燥实俱重	208 209 212 215 217 220 238 240 241 242 251 252 253 254 255 256 320 321 322

二十一、茵陈蒿汤证、栀子柏皮汤证、麻黄连轺赤小豆汤证

260 条曰:"伤寒七八日,身黄如橘子色,小便不利,腹微满者,茵陈蒿汤主之。"261 条曰:"伤寒身黄发热,栀子柏皮汤主之。"262 条曰:"伤寒瘀热在里,身必黄,麻黄连轺连赤小豆汤主之。"三者出自阳明病篇,均为湿热发黄证。由于湿热郁结在里、肝胆失疏、胆汁外溢而出现无汗、小便不利,发热,身、目、尿黄诸症。随其热与湿之多寡,病情之偏表偏里,其证情有别。茵陈蒿汤证为湿热并重,里有结滞,故兼腹满便秘;栀子柏皮汤证为热重于湿,里无结滞,故发热较甚,而无腹满便秘;麻黄连轺赤小豆汤证为湿热兼表,证兼恶寒、无汗、身痒。湿热发黄,治当清热利湿以退黄,由于证有兼表兼里之分,治又有清、下、汗法之异。茵陈蒿汤

中用大黄攻实热,为清下之剂;栀子柏皮汤以栀、柏伍甘草,重在泻热,为清泄之剂;麻黄连轺赤小豆汤中用麻黄、杏仁、生姜辛散表邪,故为清解之剂(表23)。

表23　茵陈蒿汤证、栀子柏皮汤证、麻黄连轺赤小豆汤证辨析

证型	病机		主证		治则		方药	鉴别要点	条文序码
茵陈蒿汤证	湿热郁蒸肝胆失疏,胆汁外溢	里有结滞	身、目、尿黄,色如橘子,小便不利	腹满便秘,心中懊侬,渴引水浆	清热利湿	导滞	茵陈蒿,栀子,大黄	湿热俱盛兼腹满便秘等阳明实证	236　260
栀子柏皮汤证		热重于湿		心中懊侬			栀子,黄柏,甘草	热重于湿,身热较甚	261
麻黄连轺赤小豆汤证		兼有表邪		恶寒,无汗,身痒,脉浮		解表散邪	麻黄,连轺,杏仁,赤小豆,生梓白皮,大枣,生姜,甘草	兼恶寒,无汗等太阳表证	262

二十二、栀子豉汤证、白虎加人参汤证、
猪苓汤证(表24)

表24　栀子豉汤证、白虎加人参汤证、猪苓汤证辨析

证型	病机		主证	治则		方药	鉴别要点	条文序码
栀子豉汤证	热扰胸膈	身热	虚烦不得眠,心中懊侬,心中结痛或胸中窒,舌上苔	清热	宣郁除烦	栀子,香豉	心中懊侬(病在上焦)	76 77 78 221 228 375
白虎加人参汤证	胃热炽盛津气两伤		心烦,渴欲饮水,大汗出,时时恶风,背微恶寒,舌燥,脉洪大		益气生津	知母,生石膏,甘草,粳米,人参	大汗,烦渴时时恶风(病在中焦)	26 168 169 170 222
猪苓汤证	阴虚水热互结于下焦		渴欲饮水,小便不利,脉浮		养阴利水	猪苓,茯苓,泽泻,阿胶,滑石	小便不利(病在下焦)	223 224 319

　　221条曰:"阳明病,脉浮而紧,咽燥口苦,腹满而喘,发热汗出,不恶寒,反恶热,身重……若下之,则胃中空虚,客气动膈,心中懊侬,舌上胎者,栀子豉汤主之。"222条曰:"若渴欲饮水,口干舌燥者,白虎加人参汤主之。"223条曰:"若脉浮发热,渴欲饮水,小便不利者,猪苓汤主之。"

　　三条原文连成一体以应变阳明病攻下后上、中、下焦不同病理层次的变证,即后世所称的阳明清法三证。阳明实证攻下后,结聚于肠胃之实热得去,而无形之热邪犹存。邪热留存有轻重,病位有在上、在中、在下之不同,若胃中空虚,热郁胸膈,则出现心中懊侬不安,舌上生苔等症;若邪热炽盛,津气俱伤则口干舌燥,渴欲饮水之症甚;

若阴虚而水热互结，除脉浮，发热，渴欲饮水之津伤热存表现外，小便不利是其特征性见症。

邪热未尽，治当清热，随其变证不同，分为清宣之栀子豉汤、清养之白虎加人参汤及清利之猪苓汤，开创了热在上焦，用清宣邪热；热在中焦，用辛寒清气；热在下焦，用养阴清热法之先河，对后世温病三焦辨证的形成和发展起到了十分重要的作用。

二十三、五苓散证与猪苓汤证（表25）

表25　五苓散证与猪苓汤证辨析

证型	病机		主证	治则	方药		鉴别要点	条文序码
五苓散证	膀胱气化不利	表邪入腑，水蓄下焦	发热，脉浮，口渴，小便不利	渴欲饮水，水入则吐，兼有表证，舌苔白	利水	化气兼以解表	猪苓茯苓泽泻	桂枝白术	邪与水结，表邪未解，津液未伤	71 72 73 74
猪苓汤证		阴虚水热互结于下焦	心烦不得眠，咳而呕渴，舌红少苔			育阴清热		阿胶滑石	阴虚有热，津液不足	223 224 319

223条曰："若脉浮发热，渴欲饮水，小便不利者，猪苓汤主之。"与71条"若脉浮，小便不利，微热消渴者，五苓散主之。"证候相似，但病因不同，应予鉴别。两证病位均在下焦，由于膀胱气化失职，均见小便不利，治用猪、茯、泽以利水，虽脉浮发热，口渴证同，但其缘由有异。猪苓汤证由于阳明余热尚存，热客下焦，阴伤水热互结，故见心烦不得眠，舌红少苔等阴虚内热证，其治在利水基础上加阿胶、滑石育阴清热；五苓散证由于太阳表邪不解，循经入里，邪与水结、气不化津所致，故见恶寒发热舌苔白等表寒证，其治在利水基础上加桂枝、白术，通阳化气，兼以解表。

二十四、小建中汤证与桂枝加芍药汤证（表26）

表26　小建中汤证与桂枝加芍药汤证辨析

证型	病机		主证	治则	方药		鉴别要点	条文序码
小建中汤证	脾络不和	中气不足，气血虚少	腹痛	心中悸而烦	和脾止痛	温中健脾调补气血	桂枝汤	倍芍药，加饴糖	重在中气不足，以饴糖为主药，甘温补中	100 102
桂枝加芍药汤证		表邪不解，邪陷太阴		头痛，恶寒发热，自汗出		解肌祛风，调和营卫		倍芍药	重在表邪不解，以桂枝汤解表为主	279

100条曰："伤寒，阳脉涩，阴脉弦，法当腹中急痛，先与小建中汤……"102条曰："伤寒二三日，心中悸而烦者，小建中汤主之。"279条曰："本太阳病，医反下之，因尔腹满时痛者，属太阴也，桂枝加芍药汤主之"；两证病位涉及中焦，脾络不和，均见腹痛，又表邪不

解,但病机略有不同。小建中汤证为表证兼里虚,而以虚证为主,腹中急痛、心中悸而烦,其治在调补气血,安里攘外;桂枝加芍药汤证为表邪不解,邪陷太阴,脾络不和,因而发生腹满时痛,但以表证为主,其治在表里兼顾。均以桂枝汤为基础方,稍事变动,功效迥然。小建中汤以桂枝汤倍芍药加饴糖,且以甘温之饴糖为君,变解表之方为甘补之剂,共奏温中补虚、化生气血、协调阴阳、缓急止痛之功;桂枝加芍药汤以桂枝汤倍芍药,调和营卫,尤能温阳益脾,和中缓急。一味之差,主治、功效随之变动,仲景制方严谨、丝丝入微,可窥一斑。

二十五、四逆汤证、通脉四逆汤证、通脉四逆加猪胆汁汤证、白通汤证、白通加猪胆汁汤证(表27)

表27 四逆汤证、通脉四逆汤证、通脉四逆加猪胆汁汤证、白通汤证、白通加猪胆汁汤证辨析

证 型	病 机		主 证		治 则		方 药	鉴别要点	条文序码
四逆汤证	阳气虚衰,阴寒内盛	同左	恶寒蜷卧,四肢厥逆,呕吐,下利清谷	脉沉迟(微)	温阳祛寒	回阳救逆	干姜,附子	甘草	阳虚阴盛证,温补脾肾以回阳	29 91 92 225 323 324 353 354 372 377 388 389
通脉四逆汤证		虚阳外越		脉微欲绝,身反不恶寒,面色赤		破阴回阳,通达内外		甘草,再加重干姜,附子	阴盛格阳证,重用姜附急挽中阳以救脱	317 370
通脉四逆加猪胆汁汤证		阳亡阴竭		吐已下断,汗出而厥,四肢拘急,脉微欲绝		回阳救逆,益阴和阳		(上方)加猪胆汁		390
白通汤证		虚阳上脱		面赤,脉微		破阴回阳,宣通上下		葱白,干姜减量	阴盛戴阳证,急于通阳止利以救脱	314 315
白通加猪胆汁汤证		阳亡阴竭		利不止,无脉,心烦面赤		回阳救逆,益阴和阳		(上方)加人尿,猪胆		315

388条曰:"吐利汗出,发热恶寒,四肢拘急,手足厥冷者,四逆汤主之。"317条曰:"少阴病,下利清谷,里寒外热,手足厥逆,脉微欲绝,身反不恶寒,其人面色赤……通脉四逆汤主之。"390条曰:"吐已下断,汗出而厥,四肢拘急不解,脉微欲绝者,通脉四逆加猪胆汤主之。"315条曰:"少阴病,下利脉微者,与白通汤。利不止,厥逆无脉,干呕烦者,白通加猪胆汁汤主之。"

五证皆病危势急,各方均用干姜、附子,以治阳虚阴盛寒化证。但证有阳虚阴盛、阴盛格阳、阳亡阴竭之异。四逆汤证为脾肾阳虚,阴寒内盛,症见厥逆、吐利、恶寒蜷卧,脉沉迟(微);在四逆汤基础上,少阴寒盛之极,有格阳之变。格阳于外,则见身热反不恶寒,或面赤,为通脉四逆汤证;格阳于上,见面赤者,为白通汤证。若病情进一步发展,出现汗出淋漓不止,或利不止,厥逆无脉,干呕心烦者为阳亡阴竭,虚阳外越之证,

则为通脉四逆加猪胆汁汤证或白通加猪胆汁汤证。病有递次,方宜权变。四逆汤以干姜、附子配甘草,辛甘化阳,以温阳祛寒,回阳救逆。通脉四逆汤则以四逆汤方加重附子、干姜量,大剂回阳救逆、通达内外;白通汤则以姜、附伍葱白,回阳救逆,宣通上下。若阳亡阴竭,阴不敛阳,虚阳外越,则在通脉四逆汤或白通汤基础上加猪胆汁、人尿导阳入阴,咸寒苦降、益阴和阳。

二十六、附子汤证与真武汤证

304 条曰:"少阴病,得之一二日,口中和,其背恶寒者,当灸之,附子汤主之。"305 条曰:"少阴病,身体痛,手足寒,骨节痛,脉沉者,附子汤主之。"82 条曰:"太阳病发汗,汗出不解,其人仍发热,心下悸,头眩、身𥆧动,振振欲擗地者,真武汤主之。"316 条曰:"少阴病……腹痛,小便不利,四肢沉重疼痛,自下利者,此为有水气……真武汤主之。"

两证皆阳气虚衰,水湿为患,药用附子、茯苓、白术、白芍,温阳化湿利水,但病位有别,病情略有不同。附子汤证,重在寒气凝滞筋脉,以身体、骨节疼痛为主证;真武汤证重在寒水泛滥,水性流动,无处不至,见证多端,尤以小便不利,肢肿为主证。附子汤以附子、茯苓、白术、白芍伍人参,峻补元阳,散寒止痛;真武汤以附子、茯苓、白术、白芍配生姜,温散水气,利水消肿(表28)。

表 28 附子汤证与真武汤证辨析

证 型	病 机		主 证		治 则		方 药		鉴别要点	条文序码
附子汤证	阳气虚衰	寒气凝滞,营血不利	恶寒,脉沉,舌质淡	身体痛,手足寒,骨节痛,背恶寒,口中和	温阳	逐寒,补益元阳	附子茯苓白术白芍	人参	重在寒凝筋脉,治以温补为主	304 305
真武汤证		寒水泛滥		心悸,头眩,身𥆧动,振振欲擗地,小便不利,四肢沉重疼痛,腹痛,下利		利水		生姜	重在寒水泛滥,治以温散为主	82 316

二十七、附子汤证、桂枝新加汤证、
麻黄汤证(表29)

305 条曰:"少阴病,身体痛,手足寒,骨节痛,脉沉者,附子汤主之。"62 条曰:"发汗后,身疼痛,脉沉迟者,桂枝加芍药生姜各一两,人参三两新加汤主之。"35 条曰:"太阳病,头痛,发热,身疼,腰痛,骨节疼痛,恶风,无汗而喘者,麻黄汤主之。"

三证均见身疼痛,但病机不同,附子汤为阳虚阴盛,寒凝筋骨故以身疼,骨节痛为主证,兼见背恶寒,脉沉,口中和等阳虚表现;桂枝新加汤证由于汗后损伤营气,筋脉失养而致身疼痛,故伴脉沉迟营气不足之症;麻黄汤证缘于风寒外束,经脉不利,亦可见身疼痛,但必见恶寒发热无汗,脉浮紧等太阳表实证。三证治疗有别,附子汤证以附子、白术、茯苓、芍药、人参温阳补气,逐寒止痛;桂枝新加汤以桂枝汤加芍药、生姜、人参,调和营气,益气养阴止痛;麻黄汤用麻黄、桂枝、杏仁、甘草,辛温解表,邪去正安,疼痛自止。

表 29 附子汤证、桂枝新加汤证、麻黄汤证辨析

证 型	病 机	主 证		治 则	方 药	鉴别要点	条文序码
附子汤证	阳虚阴盛寒凝筋骨	身疼痛	手足寒,骨节痛,背恶寒,口中和,脉沉	温经逐寒,补益元阳	附子,白术,茯苓,芍药,人参	兼恶寒,肢冷,脉沉之阳虚阴盛证	305
桂枝新加汤证	营气不足筋脉失养		脉沉迟	调和营卫,益气养营	桂枝,白芍,生姜,大枣,甘草,人参	表证汗后,脉沉迟	62
麻黄汤证	风寒外束经脉不利		头痛,骨节疼,恶风,无汗,喘,脉浮紧	发汗解表	麻黄,桂枝,杏仁,甘草	兼无汗,脉浮紧等太阳表实证	35

可见辨证求因,审因论治,也是仲景"辨证论治"思想的具体体现。

二十八、真武汤证与茯苓桂枝白术甘草汤证(表 30)

表 30 真武汤证与茯苓桂枝白术甘草汤证辨析

证 型	病 机		主 证		治 则		方 药		鉴别要点	条文序码
真武汤证	水气内停	肾阳虚衰,寒水泛滥	头眩,小便不利	心悸,身瞤动,振振欲擗地,四肢沉重疼痛,腹痛,自下利	利水	温阳	茯苓白术	生姜芍药附子	心肾受伤不能主水,病情较重	82 316
苓桂术甘汤证		脾失健运		心下逆满,气上冲胸,脉沉紧		健脾化饮		桂枝甘草	脾阳受伤不能制水,病情较轻	67

82 条曰:"太阳病发汗,汗出不解,其人仍发热,心下悸,头眩,身瞤动,振振欲擗地者,真武汤主之。"316 条曰:"少阴病……腹痛,小便不利,四肢沉重疼痛,自下利者,此为有水气……真武汤主之。"67 条曰:"伤寒若吐,若下后,心下逆满,气上冲胸,起则头眩,脉沉紧,发汗则动经,身为振振摇者,茯苓桂枝白术甘草汤主之。"

两证均以水气为患,药用茯苓、白术利水。但范围有大小,症情有轻重,病位有在肾、在脾之别。苓桂术甘汤证为脾虚失运,水气内停,症情较轻,症见头眩,心下逆满,气上冲胸,小便不利;真武汤证为肾阳虚衰,水气泛滥全身,症情较重,除水气内停外,尚见身瞤动,振振欲擗地,四肢沉重疼痛之水气浸渍肌肉、筋脉之证。真武汤重在温肾阳,并培土利水,故伍用附子、芍药、生姜;苓桂术甘汤以茯苓为主药,重在培土运脾,并伍用桂枝、甘草,辛甘通阳,化气利水。

二十九、半夏泻心汤证、黄连汤证、干姜黄芩黄连人参汤证(表31)

表31 半夏泻心汤证、黄连汤证、干姜黄芩黄连人参汤证辨析

证 型	病 机		主 证		治 则		方 药		鉴别要点	条文序码
半夏泻心汤证	脾胃升降失常	寒热夹杂	呕吐	心下痞满不痛,肠鸣	和中降逆	消痞	黄连干姜人参	黄芩,半夏,甘草,大枣	心下痞满不痛	149
黄连汤证		上热下寒		腹中痛		清上温下		桂枝,半夏,甘草,大枣	腹中痛兼表邪未除	173
干姜黄芩黄连人参汤证		寒热格拒		下利,食入口即吐		清上温下,调和脾胃		黄芩	食入即吐兼见下利	359

149条曰:"伤寒五六日,呕而发热者,柴胡汤证具,而以他药下之,柴胡证仍在者,复与柴胡汤……但满而不痛者,此为痞,柴胡不中与之,宜半夏泻心汤。"173条曰:"伤寒胸中有热,胃中有邪气,腹中痛,欲呕吐者,黄连汤主之。"359条曰:"伤寒本自寒下,医复吐下之,寒格更逆吐下,若食入口即吐,干姜黄芩黄连人参汤主之。"

三证病在中焦,寒热并见,均有呕吐,治用黄连、干姜、人参,辛开苦降甘调和中降逆,但病机及主证有所不同。半夏泻心汤证以寒热夹杂,中焦痞塞之痞证为主,故言"但满而不痛者,此为痞";黄连汤证,上热下寒,尤以下寒为重,除呕吐外,尚见腹中痛;干姜黄芩黄连人参汤证,寒热相格,上热下寒,又以上热为重,食入即吐,兼见下利。三者治疗有所偏重,半夏泻心汤以黄连、黄芩苦寒清胃,干姜辛热温脾,半夏化饮降逆,人参、大枣、甘草补中固本,寒热协调,气机复常,其痞自消;黄连汤证以下寒为主,且兼表邪,故方以半夏泻心汤为基础,去黄芩加桂枝,既温中,又解表;干姜黄芩黄连人参汤证寒热格拒,胃热重而吐尤甚,故方用芩、连清胃热,伍干姜温脾寒,佐人参补益中气,防苦寒伤胃。均为辛开苦降之法,属和剂范畴。

三十、蛔厥证与脏厥证(表32)

338条曰:"伤寒脉微而厥,至七八日肤冷,其人躁无暂安时者,此为脏厥,非蛔厥也。蛔厥者,其人当吐蛔。令病者静,而复时烦者,此为脏寒,蛔上入其膈,故烦,须臾复止,得食而呕,又烦者,蛔闻食臭出,其人常自吐蛔。蛔厥者,乌梅丸主之。又主久利。"两证皆冠厥证之名,均见四肢逆冷。"凡厥者,阴阳气不相顺接,便为厥。"其病因、伴随症、治则迥然不同。蛔厥证,由上热下寒,蛔虫内扰,阳气被阻,不能外透所致,除四肢逆冷外,当见吐蛔,烦而不躁,时作时止,其预后尚可,治以乌梅丸,寒温并用,安蛔止痛,蛔虫不扰,厥证自除;脏厥证,由内脏阳衰,无阳外敷所致,四肢逆冷重且伴肤冷,脉微,其人躁无暂安时,预后不良,需急救回阳,益气宁神。原文未出方名,但根据病机,可考虑茯苓四逆汤,回阳救逆,益气宁神。两证虚实有别,需准确判断,方不贻误治疗。

表 32　蛔厥证与脏厥证辨析

证型	病机		主证		治则	方药		鉴别要点	条文序码
蛔厥证	阴阳气不相顺接	上热下寒,蛔虫内扰	四肢厥冷	其人当吐蛔烦,须臾复止,得食而吐,又烦	温阳泻热,安蛔止痛	乌梅丸	细辛,桂枝,乌梅,干姜,黄连,当归,附子,蜀椒,黄柏,人参,苦酒,白蜜	肢厥吐蛔,烦而不躁,时作时止,预后尚可	338
脏厥证		内脏阳衰,无阳外敷		脉微而厥,肤冷,其人躁无暂安时	回阳救逆,益气宁神	茯苓四逆汤(补)	干姜,附子,甘草,茯苓,人参	厥甚肤冷,躁无暂安时,预后不良	同上

三十一、葛根芩连汤证、黄芩汤证、白头翁汤证（表 33）

表 33　葛根芩连汤证、黄芩汤证、白头翁汤证辨析

证型	病机		主证		治则		方药	鉴别要点	条文序码
葛根芩连汤证	邪热下迫大肠	表热未解	下利发热口渴	下利稀水,肛门灼热,脉促,喘而汗出	清热止利	解表,坚阴	葛根,黄连,黄芩,甘草	太阳阳明下利(重在阳明)以泄泻为主	34
黄芩汤证		胆热内郁		下利黏液样便,腹痛,口苦		和阴缓急	白芍,黄芩,甘草,大枣	太阳少阳下利(重在少阳)	172 333
白头翁汤证		肝热内盛,肠络受损		下利脓血,里急后重,腹痛		解毒凉肝	白头翁,黄柏,黄连,秦皮	厥阴下利	371 373

　　34 条曰:"太阳病,桂枝证,医反下之,利遂不止,脉促者,表未解也,喘而汗出者,葛根黄芩黄连汤主之。"172 条曰:"太阳与少阳合病,自下利者,与黄芩汤。"371 条曰:"热利下重者,白头翁汤主之。"三方分别出自太阳病葛根汤证、太阳病其他变证及厥阴病辨下利证,均属热利,源由不同。葛根芩连汤证为里热夹表邪下利,但以里证为主,其利为水样便;黄芩汤证虽为合病下利,但有太阳病之名,而无其实,为少阳胆火下迫所致,其利为黏液便;白头翁汤证为肝经湿热,壅滞肠道,损络伤津所致,属里证,其利为黏液脓血便。三证之治均用清热解毒之品,量有多寡,性质则一。葛根芩连汤加葛根以解表;黄芩汤加芍药以和阴缓急;白头翁汤加秦皮清肝凉血,论治有别,各得其所。

三十二、四逆加人参汤证与茯苓四逆汤证（表34）

表34　四逆加人参汤证与茯苓四逆汤证辨析

证　型	病　机		主　证		治　则		方　药		鉴别要点	条文序码
四逆加人参汤证	阳虚	阳亡液脱	恶寒，脉微	利止亡血	温里回阳	益气固脱	附子、干姜、甘草、人参	同左	阳亡液脱，利止亡血，脉微	385
茯苓四逆汤证		阴阳极虚，真气欲脱		烦躁		益阴宁神		茯苓	真气上脱，以烦躁为主	69

385条曰："恶寒脉微而复利，利止亡血也，四逆加人参汤主之。"69条曰："发汗，若下之，病仍不解，烦躁者，茯苓四逆汤主之。"四逆加人参汤证出自霍乱病篇，茯苓四逆汤证隶属太阳病变证范畴。两证皆冠四逆之名，药用附子、干姜、甘草、人参回阳益阴，主治阳虚气液欲脱之证。但两者病势、主证略有差别。四逆加人参汤证为阳亡液脱，阴血大伤，证以利止、亡血、脉微为主；茯苓四逆汤证为阴阳极虚，真气上脱，证以烦躁为主，故以四逆加人参汤更增茯苓，并以之为君，健脾宁心安神。

第二节　症状辨析

一、恶　寒

恶寒指患者自觉畏寒、怕冷。论中依其程度之轻重，描述为"微恶寒"、"恶风"、"恶风寒"、"微寒"、"振寒"、"啬啬恶寒"、"淅淅恶风"等。涉及的原文有50余条，见于表证、里证、寒证、热证及虚证。

恶寒最多见于表寒证，由于风寒之邪侵袭，束于肌表，导致营卫不和，卫气不能正常温煦肌腠，而自觉恶寒。恶寒一症，是太阳表证必见而且出现最早之症状，正如原文第1条："太阳之为病，脉浮，头项强痛而恶寒。"第3条："太阳病，或已发热，或未发热，必恶寒，体痛，呕逆，脉阴阳俱紧者，名为伤寒。"用"而"与"必"二字，强调恶寒在太阳表证之重要性，故后人云"有一分恶寒，便有一分表证"。太阳病营卫不和又分为两类，一是风寒袭表，卫气受伤，营不内守，症见汗出，脉浮缓，治疗宜用桂枝汤解肌祛风，调和营卫；二是风寒袭表，卫阳被遏，营阴郁滞，其证除恶寒，头痛，发热之外，必无汗，脉浮紧，治疗宜用麻黄汤开腠发汗，解表散寒。后者之轻症，由于卫阳郁闭之程度不重，往往见热多寒少，一日二三度发，或一日再发，如疟状，面有热色，身痒，可选用桂枝麻黄各半汤或桂枝二麻黄一汤，以辛温轻剂小发其汗。临床还可见因外寒郁遏，卫阳不得宣泄，郁而化热所致的表寒里热、表里俱实之证，在恶寒，发热，无汗，身痛或身重等证的基础上，兼有烦躁一症，又需大青龙汤峻猛发汗，清宣里热（表35）。

阳微结证亦可见恶寒。阳微结是指阳热之邪微结于里，故见头汗出，大便硬。此时表邪未罢，而有恶寒；少阳气机郁结不舒，以致心下满，口不欲食，脉细。如此证情，近似三阳合病，宜用小柴胡汤以和解少阳，兼通上焦而透在表之邪，下和胃气而通大便。

表35 恶寒症状辨析

症 状	机 制				鉴 别 要 点	见 证	原 文
恶寒,恶风,啬啬恶寒,淅淅恶风	风寒袭表,营卫不和	营不内守,汗出肌疏			伴头项强痛,发热,汗出,脉浮缓,或伴项背强几几	桂枝汤证,桂枝加葛根汤证	1 2 12 14 99 244
恶寒,恶风		营阴郁滞,卫阳被遏	较重		伴头项强痛,或已发热,或未发热,无汗,脉浮紧,或伴项背强	麻黄汤证,葛根汤证	1 3 31 35
恶寒			较轻		发热恶寒,热多寒少,一日二、三度发,或一日再发,如疟状,面有热色,身痒	桂枝麻黄各半汤证,桂枝二麻黄一汤证	23 25
			兼里热	热较轻	发热恶寒,热多寒少,脉微弱	桂枝二越婢一汤证	27
				热较重	伴发热,无汗,烦躁,身疼痛,或身重,乍有轻时	大青龙汤证	38
微恶寒	热结阳郁,表证未罢				伴头汗出,手足冷,心下满,口不欲食,大便硬,脉细	阳微结证	148
恶寒	邪入阳明,阳气被郁				伴口苦咽干,腹满微喘,脉浮而紧,或脉迟汗出多	阳明病,初感外邪	188 189 194 221 234
时时恶风	邪热炽盛,汗多肌疏				伴大渴,舌上干燥而渴,欲饮水数升	白虎加人参汤证	168
恶风,恶寒	表阳虚,肌肤失温				发汗,遂漏不止,小便难,四肢微急,难以屈伸,或伴汗出	桂枝加附子汤证,芍药甘草附子汤证,附子泻心汤证	20 68 155
振寒,寒栗而振	阳气虚衰,肌肤筋脉失于温煦				有下后复汗或亡血家误汗史,症见脉微细等	误治亡阳	60 87
恶寒,身蜷卧	心肾阳虚,阴寒内盛				伴下利,四肢厥冷,脉微,或微细,或沉微	四逆汤证,四逆加人参汤证	288 289 295 298 385 388
啬啬恶寒	肝气侮肺,肺气失宣				伴大渴欲饮水,自汗出,腹满,小便利	肝气侮肺	109

外邪初犯阳明,阳气一时被郁,肌表失温,亦可见恶寒。阳明为多气多血之经,易化燥化热,邪入阳明,迅速化燥生热,即出现不恶寒而恶热,故阳明病恶寒为时甚短,正如第184条所云:"始虽恶寒,二日自止。"183条又云:"虽得之一日,恶寒将自罢,即自汗出而恶热也。"

只要有恶寒存在,就表明表邪未尽,其治当解表,不可用清、下之法,否则将有引邪内陷之虞。

阳明病里热炽盛,热迫津液外渗,汗出然,气随津泄,卫阳失于温煦,则见时时恶风。此亦"壮火食气"之意。这种恶风,必与大渴、舌上干燥、心烦同见,而决无头痛、脉浮之表证。治当用清热益气生津之白虎加人参汤。

太阳表证若发汗太过,损伤表阳,肌肤失于温煦,而见恶风寒;或者未经误治,出现局部明显热证,与恶寒汗出的表阳虚证同时存在,针对这类病证,仲景均在原有方药中加附子以温阳固表,如桂枝加附子汤、芍药甘草附子汤及附子泻心汤。

由于心肾阳虚,阴寒内盛而致恶寒的特点是背恶寒,或恶寒与身蜷卧同见,或恶寒与四肢厥冷并见,还往往伴有下利清谷、呕吐、小便清长、舌淡苔白、脉微细或沉微,当以温经回阳的四逆汤、四逆加人参汤之类救治。此类恶寒亦为临床所常见。

论中尚提到一种由于肝气横逆侮肺,肺气失宣症见发热无汗而恶寒者,其主要病变在肝,故同时有肝气犯脾之腹满,心肝火旺之谵语,肝旺之弦脉等脉证,治法是刺期门以疏肝气。

不同病证之恶寒,主要从其特点、轻重程度、伴随脉证以及产生原因等方面进行辨证,而首要前提还需分清恶寒的真假。第11条:"……身大寒,反不欲近衣者,寒在皮肤,热在骨髓也。"指的就是里有真热,外为假寒,属阳热过盛,逼阴于外的阳盛格阴之证,若将假寒当真寒,必将铸成大错,后果不堪设想。

二、背恶寒(表36)

表36 背恶寒症状辨析

症 状	机 制	鉴别要点	见 证	原 文
背恶寒	阳虚寒凝,失于温煦	恶寒重,身疼痛,骨节痛,口中和,脉沉	附子汤证	304 305
背微恶寒	胃热炽盛,津伤及气	恶寒轻,发热,汗出,口燥渴,心烦,脉大	白虎加人参汤证	169

背恶寒是指患者自觉背部畏寒、怕冷。论中述及本症的原文有2条,一为少阴虚寒症见"背恶寒";一为阳明实热症见"背微恶寒"。

少阴病阳气虚衰,阴寒内盛,失于温煦,故背恶寒。由于阳虚,阴寒凝滞,营血不利,故当伴见手足寒,骨节痛,口中和,脉沉。其治当用附子汤温壮元阳,以消阴翳。

阳明病邪热内盛,汗出肌疏,津伤及气,见背微恶寒。由于阳热充斥,迫津外出,脱液耗气,故以大热,大汗,口燥渴,心烦,脉洪大,舌红苔黄干为主证,其治当用白虎加人参汤。白虎汤大清气热,加人参益气以化生津液。

三、发 热

发热是指全身温度高于正常,以手扪之,身体有热。《伤寒论》中亦作"身热"、"烦热"、"微热"、"无大热"等。散见于六经诸篇70余条原文。病性有虚实、真假之分,病位有表里及半表半里之别。

发热最常见于太阳、阳明二经。太阳发热有伤寒、中风的不同。伤寒为卫阳被遏,若卫阳伸展与邪抗争而见发热，伴见恶寒、无汗，头身疼痛，喘，脉浮紧等症，治以辛温发汗，方用麻黄汤。兼有里热者，又据表证之轻重选用桂枝二越婢一汤或大青龙汤（表37）。

表 37　发热症状辨析

症　状	机　制		鉴别要点		见　证	原　文
发热，发热汗出，时发热，翕翕发热	风寒外袭，卫气抗邪于表	卫阳振奋与外邪抗争（表虚）	汗出，脉浮缓，伴恶寒，头项强痛		桂枝汤证	2 12 13 54 95
或已发热，或未发热，发热		卫阳伸展与邪抗争（表实）	无汗，脉浮紧，伴恶寒，体痛，头痛，喘		麻黄汤证	3 35 46
发热恶寒，热多寒少		正气抗邪外出	如疟状，面有热色，身必痒		麻桂各半汤证	23
		正气抗邪外出	兼有里热	兼见口渴，心烦，舌红苔黄等	桂枝二越婢一汤证	27
发热，发热而咳		正邪相争	内有水饮	不汗出，烦躁，身疼或重	大青龙汤证	38 39
				干呕，咳，喘或渴，或利，或噎	小青龙汤证	40 41
身热不去	误下表邪入里，热扰胸膈		心中结痛，微烦		栀子豉汤、栀子干姜汤	78 80
无大热	表寒里热，邪热迫肺		汗出而喘		麻杏甘石汤证	63
	热与水结于胸胁		但头微汗出，胸胁按之痛，寸脉浮，关脉沉		大陷胸汤证	136
	热入阳明，气阴两伤		口燥渴，心烦，背微恶寒，时时恶风		白虎加人参汤证	168 169
身大热（表里俱热）	津伤化热	胃热炽盛，充斥内外	不恶寒，反恶热，汗自出	大汗，大烦渴，脉浮滑或洪大	白虎汤	26
蒸蒸发热		邪热初结于胃，尚未成实		腹胀满无痛，不大便，心烦，甚则谵语	调胃承气汤	248
潮热		阳明腑实，燥热内结，随阳明旺时而盛		腹胀满明显，硬痛，便硬，心烦，谵语，脉实或滑疾	小承气汤	214 374
日晡潮热，潮热				腹胀满坚硬，疼痛拒按，便结，手足濈然汗出，苔老黄或起刺，脉沉实	大承气汤证	215 220
往来寒热	邪正相争于半表半里，正胜则热		口苦咽干目眩，胸胁苦满，心烦喜呕		小柴胡汤	96
反发热	阳气来复，阴寒渐退		吐利，手足不逆冷		少阴寒证	292

症　状	机　制	鉴别要点	见　证	原　文
反发热	虚阳与外邪相争	脉沉,恶寒,无汗	太少两感证	301 302
发热,身有微热(假热)	阳气将脱,虚阳外越	下利脉微,甚则脉微欲绝,肢厥,汗出不止,恶寒蜷卧,面赤如妆	四逆汤证、白通汤证	388 389 314 315

兼有内停水饮则用小青龙汤外散风寒,内蠲水饮。太阳中风为卫强营弱,卫阳浮盛于外,抗邪于表,伴见恶风寒,汗出,鼻鸣干呕,脉浮缓诸症。正如徐灵胎说:"风为阳邪,最易发热。"但此发热因伴有汗出,必然热而湿润,不若伤寒之干热烫手,此其别也。又胸膈与肺同居于上焦,伤寒误治,化热入里,郁于胸膈,必致胸中气郁而见烦热或胸中窒痛。如78条:"伤寒五六日,大下之后,身热不去,心中结痛者,未欲解也,栀子豉汤主之。"治宜"火郁发之",故用栀子豉汤泄胸中郁热。论中多处"无大热"者,皆为表无大热,而里热极盛。如邪热壅盛于肺,不在肌腠,无大热与汗出而喘同见,宜用麻黄杏仁甘草石膏汤清宣肺热;热与水结,水中有热,无大热并见头微汗出,胸胁按之痛,寸脉浮,关脉沉,宜用大陷胸汤泻热逐水;阳明里热太盛,热极汗多,故体表无大热,以口燥渴,心烦,背微恶寒,脉洪大为主证,宜白虎加人参汤,清热益气生津。

阳明为气血之海,多气多血之经,故阳明之气最为强盛。邪至阳明,邪盛正旺,邪热充斥全身,正气抗邪有力,故热势特甚。《医宗金鉴》说:"……伤寒太阳证罢,邪传阳明,表里俱热,而未成胃实之病也。"伴见大汗出,大烦渴,脉洪大,亦即"白虎四大症",治用白虎汤直清里热。若邪热与胃肠燥屎相结,形成痞、满、燥、实之证,则可见潮热,手足濈然汗出,腹胀满疼痛,甚则谵语,脉滑疾或沉实,因阳明旺于申酉,故日晡潮热是其特点。此时则须润燥软坚,泻实除满,并根据燥结的轻重分别选用调胃承气汤、小承气汤或大承气汤。

少阳居半表半里,为气机转化之枢机,正邪分争,正胜则热,邪胜则寒,故寒热往来,休作有时,伴见口苦,咽干,目眩,胸胁苦满,心烦喜呕,不欲饮食,脉弦。治宜和解少阳,方用小柴胡汤。

太阳与少阴相表里,其脉互相络属,太阳之邪不解,可直入少阴,少阴阳气回复,其邪亦可外出太阳。故既可见少阴阳虚之脉沉,又可见太阳之发热,如301条:"少阴病,始得之,反发热,脉沉。"此即所谓"太少两感"。并可见心烦欲吐,腹痛下利,脉微细,但欲寐等证。宜表里同治,用麻黄附子细辛汤或麻黄附子甘草汤温阳发汗。

少阴之发热乃阳气将脱,虚阳外越所致,是为假热,表现为面赤如妆,伴见恶寒蜷卧,肢厥下利,汗出如珠,脉微欲绝等症。此时必须回阳救逆,用四逆汤、白通汤固护将脱之虚阳,使病情向好的方向转化。

发热可见于许多疾病,故临证时必须分清主次,明辨表里,详察虚实,识别真假,才不致误治。

四、头　痛

头痛是指整个头部或偏重于头的某一部位疼痛。头痛连及后侧颈项者,又称头项强痛。《伤寒论》涉及的原文有10余条。其性质有表、里、寒、热、虚、实、水饮之不同。

头痛易见于太阳表证。太阳之经脉,起于目内眦,上额交巅。其支者,从巅至耳上角。其直者,从巅入络脑,还出别项下。风寒外袭太阳,经脉受邪,必见头痛。同时还具有发热,恶寒,脉浮等表证。以有汗或无汗、脉浮缓或浮紧,分为表虚证与表实证两大类,治宜桂枝汤或麻黄汤。若见太阳之头痛发热,又见少阴之脉沉,为太少两感,治当温阳解表,方用麻黄附子细辛汤。若无效,是为里症急,宜四逆汤,正如92条曰:"病发热,头痛,脉反沉,若不差,身体疼痛,当救其里,四逆汤方。"又若太阳少阳并病,症见头痛,颈项强,眩冒者,属经络受邪,宜用刺法。如142条:"太阳与少阳并病,头项强痛,或眩冒,时如结胸,心下痞硬者,当刺大椎第一间、肺俞、肝俞,慎不可发汗……"此外,论中第383及386两条,指出以吐利为主症的霍乱病,因与感受外邪有关,故同时亦有头痛发热,恶寒,身疼等太阳表证(表38)。

表38　头痛症状辨析

症　状	机　制	鉴别要点	见　证	原　文
头痛,头项强痛	风寒袭表,经脉受邪	多见头之后部,连项强,伴恶寒发热,脉浮	太阳表证	1 8 13 35 134
头痛	实热内结,浊邪上攻	多见头之前部,潮热,谵语,大便硬结,全身或手足汗出,腹满痛	承气汤证	56
	胆火上炎	多见头之侧,伴口苦,咽干,目眩,脉弦细	少阳病	265
	肝寒犯胃,浊阴上逆	多见头巅痛,干呕,吐涎沫	吴茱萸汤证	378
头项强痛	水气内停,经气不利	翕翕发热,无汗,小便不利,心下满微痛	桂枝去桂加茯苓白术汤证	28
头痛	水饮停结胸胁,饮邪上攻	短气,呕逆,下利,汗出,发作有时	十枣汤证	152
	中阳不运,水寒上逆	呕吐,咳嗽,手足厥冷	阳明中寒证	197

阳明里实热证亦可见头痛。第56条:"伤寒不大便六七日,头痛有热者,与承气汤。"指出外感病已有六七日不大便,属实热内结,浊邪上攻,清阳被扰,故头痛,里热蒸腾,故热象明显,必伴有腹痛腹胀,小便黄,或潮热谵语等症,治当攻下,可与承气汤类方药。

足少阳之脉,起于目外眦,上至头面,下到耳后,经额部至眉上,邪热犯于少阳,胆火随经上犯,故见头痛,以两侧为多。常伴口苦,咽干,目眩,脉弦细。治法当用和解少阳,而不可妄用汗法。

足厥阴之脉,挟胃属肝,上贯膈,布胁肋,循喉咙,上出与督脉会于巅。若肝寒犯胃,浊阴之气上逆,可致头痛,大多在巅顶部位,且伴有干呕,吐涎沫。其治当暖肝温胃,益气降逆,方用吴茱萸汤。

水饮为患,变化多端,可影响全身各个部位。头为清阳之会,若水饮逆于巅顶,阴邪乘于阳位,则见头痛。如水气内停兼太阳经气不利,症见头项强痛,翕翕发热,无汗,心下满微痛,小便不利者,治宜健脾利水,以通气化之桂枝去桂加茯苓白术汤。又如里停水饮,走窜上下,充斥内外,症见汗出,发作有时,头痛,心下痞硬满,引胁下痛,干呕,短气,汗出者,攻逐水饮不容迟缓,方用十枣汤。此外,尚有阳明中寒,中阳不能健运,寒饮内聚于中焦,水寒上逆,必苦头痛。伴见呕、咳及手足厥冷等症。

五、项　　强

项强是指项背拘急,俯仰不能自如,有拘挛紧固之感。论中又称为"项背强"、"颈项强"。共有6条原文论及,其病机均与太阳经脉不利有关。还有一种"头项强痛",是以头痛为主,故不在此列。

风寒之邪入侵太阳经脉,以致经气不舒,津液运行受阻,经脉失去濡养,则项背强。伴见恶寒,发热,头痛,脉浮等太阳表证。其治法需在解表的基础上,升津液,舒经脉。葛根性平味甘,具升阳解肌生津之功,既有助解表祛邪,又能升津液以濡养经脉,是本症必用之品。解表方药则按表虚表实而分别选用:上证兼汗自出,脉缓者,用桂枝加葛根汤;无汗,脉紧者,则用葛根汤,即桂枝汤加麻黄、葛根(表39)。

表39　项强症状辨析

症　状	机　制	鉴别要点	见　证	原　文
项背强	邪入太阳经输,经气不利	头痛,恶寒,发热,脉浮	桂枝加葛根汤证、葛根汤证	14 31
颈项强		身热,恶风,胁下满,手足温而渴	三阳合病	99
		恶风寒,手足温,脉迟浮弱	太阴虚寒兼表证	98
		心下硬,头眩	太阳少阳并病	171
项强	水热互结,津液凝聚,经气不利	胸膈或心下硬痛,汗出,或头汗出,脉沉紧	大陷胸丸证	131

三阳合病,同时具有身热,恶风,颈项强之太阳表证,胁下满之少阳半表半里证,以及手足温而渴之阳明里证。治从少阳,用小柴胡汤和解,使枢机运转,上下宣通,内外畅达,则三阳之证均可得愈。

患病数日,恶风寒,颈项强,脉浮弱,为表证仍在,同时见脉迟,手足温,属太阴里虚。表病里虚,治宜温中解表。

结胸证,水热互结,病势偏上,津液凝聚,致使项背经气不利,亦见颈项强急,同时伴有胸膈或心下硬痛,汗出或头汗出,脉沉紧等热实结胸等脉症,其治当用大陷胸丸缓泻上焦水热之结,水热得去,项强自能转柔。

太阳之邪不解,又累及少阳者,因太阳之邪未尽,经气为之不利,故见颈项强之太阳病证,又因少阳受病,而见头眩。其病尚属轻浅,可针大椎、肺俞、肝俞,泄邪而愈。

六、头眩(表40)

表40　头眩症状辨析

症　状	机　制		鉴别要点	见　证	原　文
头眩	清阳阻遏	水饮中阻	心下逆满,气上冲胸,小便不利,身振振摇,脉沉紧	苓桂术甘汤证	67
		阳虚水泛,水气上冲	心悸,小便不利,身𥆧动,振振欲擗地,四肢沉重疼痛,下利腹痛	真武汤证	82 316
	热邪上扰清窍		口干鼻燥,咳嗽,咽痛,能食	阳明风热上扰证	198
冒	燥屎内结,浊气上攻		喘冒不得卧,微热,小便利,大便乍难乍易	大承气汤证	242
目眩,眩冒	少阳邪热,上干空窍		伴口苦,咽干,或兼颈项强	少阳病提纲太少并病	263 142 171
头眩	清阳不升		虽饥欲食,食难用饱,饱则微烦,小便难,脉迟	阳明中寒证	195
眩冒	阴竭于下,阳脱于上		利止,恶寒,四肢厥逆,脉微欲绝	少阴阴竭阳脱证	297

眩,《说文》:"目无常主也。"《释名·释疾病》:"眩,悬也,目视动乱如悬物摇摇然不定也。"头眩即是头昏而两眼发花。如头目昏眩且头部如物蒙蔽之状,又称"眩冒"。论中还有"目眩"、"眩"、"冒"、"自冒"、"如冒状"等称谓或描述。涉及的原文有10余条,其属性有虚寒、实热、水饮及少阳气郁之不同。

由于脾胃阳气受损,致使水液不能正常输布,停而为饮。饮邪阻隔,清阳之气不得上升于头部以养清窍,故起则头眩,同时当见心下逆满,气上冲胸,小便不利,脉沉紧,甚则身体振颤,摇动不定等症,治宜培土运脾,通阳利水,方用苓桂术甘汤。

病入少阴,脾肾阳虚,水气泛滥,随其所伤不同,而有诸多证候出现。若水饮中阻,影响阳气不得上升则头眩,水气凌心则心悸,水气浸渍筋脉,故筋肉跳动,全身颤抖,有欲倒地之势,或可见咳嗽,下利,呕吐等症。治宜温补脾肾,化气利水,方用真武汤。

阳明邪热内盛,热盛生风,风热上扰清窍,亦见头眩,同时伴见口干鼻燥,咳嗽,咽痛,能食等症。若阳明邪热化燥成实,燥屎结于下,浊气攻冲于上,故时有微热,气喘昏冒。在腑实形成过程中,小便偏渗于膀胱则小便利,大便结,大便所结未坚时,因燥热所迫而时有所下,故乍难乍易。当腑实已形成,胃肠大实大满之际,则二便皆不通利,有腹满痛,潮热,脉沉迟等阳明腑实证候,治宜大承气汤攻下实热。

少阳之脉起于目锐眦,且肝胆相合,肝开窍于目,邪在少阳半表半里,胆火循经上炎,故头目昏眩。少阳病之头眩必兼有口苦,咽干,或胸胁苦满,往来寒热,心烦喜呕,嘿嘿不欲饮食,舌苔薄白或薄黄,脉弦等少阳之证。治宜和解少阳,方用小柴胡汤。若为太阳少阳并病,外邪侵犯致太阳经脉不利而见颈项强,同时见眩冒,当刺大椎、肺俞,以解在表之邪,刺肝俞以泻少阳之邪。

阳明中寒,中阳虚而水谷不化,脾湿内生,寒湿郁于中焦,令清阳不升则头眩,浊阴不降故腹满,并见食难用饱,微烦,脉迟而无力。

少阴病阴寒下利,利止而手足不转温,反而出现头目昏眩,时时自冒,可知其利止并非阳气来复,而是阴液已竭,阳亡于上之危急证候。

论中尚有 160、366、392 条原文,亦有论及头眩,但临床不常见,故此处从略。

七、汗 出

汗出是指人体不因劳累或暑天或厚衣而汗液泄出者。论中亦作"自汗出"、"大汗出"、"头汗出"、"汗出"、"濈然汗出"等,凡 70 余条次。虽说法不一,但都不外乎汗液渗出。

汗出有生理和病理之分。生理的汗,为阳气蒸化津液而成。即《素问·阴阳别论》所谓:"阳加于阴,谓之汗。"病理的汗可分为卫失固外、热盛迫津及津随气(阳)泄三大类。

汗出的原因不同,对其描述亦有异。如太阳表虚证,卫气不能固外,营阴不能内守,为"阴弱者,汗自出";水饮之邪,外迫肌腠则微汗出,时而发作,为"汗出有时";少阴里寒偏盛,本不应有汗,虚阳外越而见汗出,故称为"反汗出"。

汗出的部位和程度不同,又有微汗潮润的"汗出",汗出连绵不断的"濈然汗出",还有"多汗"、"汗出多"、"微汗出",以及"头汗出"、"手足汗出"等(表 41)。

表 41 汗出症状辨析

症 状	机 制		鉴 别 要 点	见 证	原 文
汗出,汗自出	卫阳不固	营卫不和	头痛,发热,恶风,脉浮缓	桂枝汤证	213
		过汗阳虚	汗出不止,恶风,小便难,四肢微急难以屈伸	桂枝加附子汤证	20
		表里阳虚,卫阳失煦	骨节疼痛,掣痛不得屈伸,短气,小便不利	甘草附子汤证	175
汗出		饮停胸膈犯肺,毛窍开合失常	汗出有时,心下痞硬满引胁下痛,下利呕逆,干呕短气	十枣汤证	152
汗出而喘	热盛迫津	误治表邪化热	气喘,发热,舌红,脉数	麻杏甘石汤证	63 162
头汗出		误下邪陷化热	下利不止,气喘,脉促	葛根芩连汤证	34
		胸膈余热	烦躁不得眠,心中懊憹,饥不能食,咽燥口苦	栀子豉汤证	221 228
		阳气郁遏化热	胸胁满微结,小便不利,往来寒热,渴而不呕	柴胡桂枝干姜汤证	147
		表邪内传入里化热	胸胁、心下硬满,按之硬痛,大便秘结,或小有潮热,项强如柔痉状	大陷胸汤证	136
		湿热蕴蒸	身黄如橘子色(目黄、溲黄),小便不利,渴饮水浆,腹微满	茵陈蒿汤证	236 260

续表

症 状	机 制	鉴别要点	见 证	原文
头汗出	热入血室	谵语,下血	阳明热入血室证	216
	表证未罢,里有热结	微恶寒,手足冷,心下满,口不欲食,大便硬,脉细	阳微结证	148
	胃热炽盛	全身大汗出,壮热,大烦渴,脉洪大	白虎汤证	182
濈然汗出(濈濈然汗出)	实热内结	手足汗出,潮热谵语,腹胀满痛,大便硬	大承气汤证	208 220
反汗出,汗出,大汗出	肾阳虚衰,卫外不固或阴盛格阳,津随气泄	恶寒肢厥吐利,反发热,冷汗淋漓,或腹内拘急,四肢疼	亡阳证,阴盛格阳证,四逆汤证,通脉四逆汤证	283 345 353 354 370

由于风寒袭表,卫外不固,营不内守,则自汗出。症见汗出恶风,头痛发热,脉浮缓,治宜调和营卫,方用桂枝汤。若因过汗阳虚,汗出不止,伴见恶风,小便难,四肢微急,难以屈伸者,则须温煦表阳,化气生津,方选桂枝加附子汤。而风湿兼表里阳虚之汗出,伴见骨节疼痛,掣痛不得屈伸,短气,小便不利等症,治以温阳散寒除湿,用甘草附子汤。

十枣汤证为水饮与邪热互结于胸胁,致肺气不利。肺合皮毛,毛窍开合失常,故汗出。由于正邪相争,故发作有时。伴心下痞硬满,引胁下痛,干呕短气等症,治宜攻逐水饮。

热盛迫津外泄是病理性汗出的主要病机。如63条:"发汗后,不可更行桂枝汤,汗出而喘,无大热者,麻杏甘石汤主之。"是误汗表邪化热。而误下邪陷化热的葛根芩连汤证,伴见症状主要为下利不止、气喘、脉促,治法为表里两解,清热止利。余热不尽,留扰胸膈之汗出,伴见烦躁不得眠,心中懊憹,饥不欲食,咽燥口苦等症,治用栀子豉汤清宣郁热。阳气郁遏、水饮停积于胸之头汗出,伴见胸胁满微结,小便不利,往来寒热,渴而不呕者,用柴胡桂枝干姜汤和解少阳,温化水饮。因表邪内传,入里化热,迫津汗出者,伴见胸胁心下硬满,按之疼痛,大便秘结,或小有潮热、项强者,是为大结胸证,治用大陷胸汤泻热逐水破结。对湿热蕴蒸所致黄疸之汗出,易于鉴别,除身黄外,尚有目黄、尿黄,且黄如橘子色,鲜明亮泽,并可见小便不利,渴饮水浆,腹微满等湿热蕴结下焦之见症,治宜清利湿热,方用茵陈蒿汤。

阳明热入血室证之汗出,主要见谵语、下血,治宜清血室之热,根据情况不同或选用小柴胡汤,或针刺期门。表证未罢,里有热结之阳微结证之汗出,伴见微恶寒,手足冷,心下满,便结脉细,法宜解表透热,和胃通便,方用小柴胡汤。

全身濈然汗出,伴壮热大烦渴,脉洪大之胃热炽盛者,宜辛寒清热,方用白虎汤。实热内结所致手足濈然汗出者,伴见潮热,谵语,腹胀满痛,大便硬,法须峻下实热,荡涤燥结,方用大承气汤。

少阴、厥阴寒证之汗出多为冷汗淋漓,伴见恶寒肢厥吐利,或腹内拘急,四肢疼,为阳气将亡,或阴盛格阳,津随气泄所致,急须回阳救逆,用四逆辈不可稍缓。

总之,汗出可见于多种疾病中,有时是主症,如53条"病常自汗出者,此为营气和,营气和者外不谐,以卫气不共营气谐和故尔……宜桂枝汤。"有时是伴见症状,如茵陈蒿汤证、栀子豉汤证等之汗出,故治疗应紧扣病机,不可见汗止汗,否则贻害无穷。

八、口　渴

口渴是指口中觉干而欲饮水的自觉症状。《伤寒论》中明文"口渴"(或"欲饮水")的条文达 37 条之多,治疗方剂 12 首。从病机上分析,口渴主要分以下两大类:

第一类是水饮内阻,气化不利,水津不布所致。如 40 条"伤寒表不解,心下有水气,干呕发热而咳,或渴,或利,或噎,或小便不利,少腹满,或喘者,小青龙汤主之。"即是外有表寒,内有停饮,气化不利,津不上承所致。还有 71 条、72 条之水蓄下焦证,当伴见小便不利,渴欲饮水,水入则吐,治宜化气利水解表,方用五苓散。137 条水热互结于胸胁之口渴,若伴见不大便五六日,日晡所小有潮热,从心下至少腹硬满而痛不可近者,治须泻热逐水破结,方用大陷胸汤。

第二类口渴是由外邪入里化热或内热炽盛,灼伤津液所致。如 223 条胃津不足之渴欲饮水伴见小便不利,咳、呕,心烦不得眠,下利者,治宜滋阴清热利水,方用猪苓汤。而内热炽盛灼伤阴津之大烦渴伴发热,大汗出,脉洪大者,则宜清热益气生津,用白虎加人参汤;湿热蕴结,瘀热在里致热灼阴津的黄疸,亦可见口渴,此证与他证易于鉴别,有目黄、身黄、尿黄即可,多有小便不利,头汗出,治宜清热利湿,方用茵陈蒿汤。而胆热郁结,伤及津液之口渴,可伴见寒热往来,胸胁苦满等少阳见症,因宜和解少阳,清利胆热,用小柴胡汤。若兼有水饮而见小便不利,手足温,颈项强者,用柴胡桂枝干姜汤兼利水饮。少阴热化证若见阳明腑实者,即伴见大便秘结或自利清水,心下痛,腹胀满者,仍须用大承气汤峻下热结,急下存阴。而湿热蕴结于肠所致利下赤白,里急后重之口渴,治宜清热燥湿,凉肝解毒,方用白头翁汤。

另外,还有一种阴虚而虚火上扰所致口渴,如少阴病之黄连阿胶汤证,大体可归纳为热盛伤津一类,只不过此热为虚火而已(表 42)。

表 42　口渴症状辨析

症　状	机　制		鉴别要点	见　证	原　文
渴	水津不布	表寒内饮	干呕,发热而咳,或利,或噎,或小便不利	小青龙汤证	40 41
微热消渴,渴欲饮水,烦渴		水蓄下焦	小便不利,渴欲饮水,水入则吐	五苓散证	71 72 74 156
舌上燥而渴		水热互结于胸胁	不大便五六日,日晡所小有潮热,从心下至少腹硬满而痛不可近	大结胸证	137
渴欲饮水渴	邪热伤津	胃津不足	小便不利,咳、呕,心烦不得眠,下利	猪苓汤证	223 319
大烦渴,大渴,渴欲饮水,口燥渴		胃热津伤	发热大汗出,脉洪大,心烦,背微恶寒	白虎加人参汤证	26 168 169 170 222

续表

症 状	机 制	鉴别要点	见 证	原 文
渴饮水浆	湿热蕴结,瘀热在里	身发黄,但头汗出,小便不利(色黄),目黄	茵陈蒿汤证	236
渴	胆热郁结	往来寒热,胸胁苦满,不欲饮食,心烦喜呕,手足温,颈项强,小便不利,但头汗出	小柴胡汤、柴胡桂枝干姜汤	96 99 147
口燥咽干口干燥	肠腑燥实	大便秘结或自利清水,心下痛,腹胀满	少阴三急下证	320 321 322
欲饮水	湿热蕴结于肠	利下赤白,里急后重	白头翁汤证	373

九、面色赤(表43)

表43 面色赤症状辨析

症 状	机 制	鉴别要点	见 证	原 文
面色缘缘正赤,面有热色	阳气怫郁在表	发热恶寒,热多寒少,其人不呕,清便欲自可,一日二、三度发,面赤,身痒	桂麻各半汤证	23 48
面合赤色	热郁于阳明经络	发热汗出,烦渴,不恶寒	阳明经络证侯	206
面赤	虚阳浮越	恶寒蜷卧,下利肢厥,脉微欲绝	通脉四逆汤证,白通汤证	317 366

　　面色赤,是指面部皮肤发红,红于正常状态。依面赤的范围、部位及程度的不同,论中又称为"面色缘缘正赤""面合色赤""面少赤"及"有热色",共出现5条文次。其性质有真热假热、属阴属阳之别。

　　太阳表证,法当汗解,若失于发汗,而致邪气稽留不解,阳气怫郁不能发泄,表现为发热恶寒,热多寒少,一日二三度发,面赤身痒,其人不呕,清便欲自可。此为表郁轻证,宜用桂枝麻黄各半汤小发其汗即可。

　　足阳明之脉,起于鼻旁,行于面部,阳明病邪热怫郁于经则面合赤色(满面通红)。说明阳明邪热虽盛,但腑实未成。必见发热、汗出、烦渴之热证。因腑实未成,故仲师告诫"不可攻之"。

　　阴寒极盛,阳气极虚之时,阴盛格阳,虚阳浮越于上,则见面色赤。其色必娇嫩无光泽,游移不定,多在两颊漂浮,伴有下利清谷,四肢厥逆,恶寒蜷卧,脉微欲绝等证。此为内有真寒,外有假热之象,治宜破阴回阳,通达内外,宣通上下,可用通脉四逆汤或白通汤。

十、喘(表 44)

表 44 喘症状辨析

症状		机 制	鉴别要点		见 证	原 文
喘	风寒外束	肺气不宣	喘而胸满,伴表实诸见证,表证为主	寒证	麻黄汤证	35 36
		引动内饮,肺气不利	干呕,喘咳并见,可兼有表实证		小青龙汤证	40 41
		引动宿疾,肺气不利	兼有表虚证		桂枝加厚朴杏子汤证	18 43
	里热壅滞	邪热壅肺,肺失清肃	出汗,发热,喘满	热证	麻杏甘石汤证	63 162
		肠热壅盛,上蒸于肺	利遂不止,汗出,可兼有表证		葛根芩连汤证	34
		实热内结,腑气壅滞	便秘,发热,腹胀满痛,手足漐然汗出,甚则喘冒不得卧,脉迟有力		大承气汤证	208 212 242
	内停之水,上射于肺		发汗后饮水多,或以水灌之而发生之喘	实证	汗后水气内停证	75
	阴液枯竭,阳无所依		直视,谵语,喘满	虚证	阴竭气脱证	210
息高	真阳涣散,肾气绝于下,肺气脱于上		呼吸喘促,纳气困难,张口抬肩,呼吸不规则,伴少阴虚寒证	脱证	少阴死证	210 218 242 299

　　喘,即气喘,指呼吸急促,甚至张口抬肩,不能平卧的症状。依病情的轻重和临床表现,论中尚有"微喘"、"喘满"、"息高"等描述,涉及的原文有 20 条。其性质有寒、热、虚、实之异。

　　肺主气,司呼吸,外合皮毛。寒性收引而主凝滞,易遏阳气。由于寒邪客于皮毛,肺气不宣,呼吸不利,导致气逆作喘,其属性为寒证。此类喘在临床上较为多见的有三种:一为喘而胸满,与发热,恶寒,无汗身疼痛,脉浮紧等表实证同见者,治宜发汗解表,方用麻黄汤。二为外寒引动里饮,气喘与咳嗽,咯稀白痰,干呕与表实证同见,治宜外散风寒,内除水饮,方用小青龙汤表里双解。三为旧有喘咳宿疾,又为外寒引动,见喘咳与发热,恶寒,汗出,脉浮缓等表虚证候,宜用解肌祛风,调和营卫,兼降气平喘的桂枝加厚朴杏子汤。

　　肺为清肃之脏,邪热壅于肺,使肺失清肃,而见气逆作喘,其属性为热。此类热喘亦为临床常见。在喘满的同时,伴见发热,汗出,舌红苔黄,脉数等一派热象,治宜清宣肺热,降气平喘,麻黄杏仁甘草石膏汤是其代表方。

　　肺与大肠相表里,且足阳明胃与手太阴肺亦有经脉相连,互相络属。若阳明实热内结,腑气壅滞,邪热循经上扰于肺,则见气喘,必伴便秘,腹胀满痛,手足漐然汗出,潮热,脉沉迟有力等证,治宜攻下实热,方用大承气汤。还有一种是太阳表虚证,外邪化热,热迫肠腑,致传导失职而下利;里热壅盛,上蒸于肺,故喘而汗出。此时需用葛根黄芩黄连汤清里热,兼解表,以收表里双解之功。

太阳病发汗后,津液受伤,欲饮水者应少少与之,令胃气和,防形寒饮冷而伤肺。因发汗亦能伤阳,运化水湿之力因之减弱,饮水多或以水灌之则容易导致水停不化,水气上射于肺,肺失肃降而作喘。后世有注家认为这种喘证虽无表证,亦可用小青龙汤加减以温肺化饮。

阳明重症,燥热内盛,阴液将竭,热盛阴虚风动则直视谵语,阴竭阳无所附,正气脱于上则喘满,病情危笃,当仔细辨证,或急扶阳气,或急下存阴,迅速抢救。

肾主纳气,为气之本。少阴危重症,真阳涣散,肺肾俱伤,气脱而喘,张口抬肩,呼吸浅促而不规则,为阴阳离决之险候,虽断为"死证",仍不妨投以大剂参附、四逆,以尽力挽救。

十一、咳嗽(表 45)

表 45　咳嗽症状辨析

症　状		机　制	鉴别要点	见　证	原　文
发热而咳	寒饮射肺	水饮停于心下	干呕,发热,或喘	小青龙汤证	40 41
		三焦不利,通调失职	往来寒热,胸胁苦满,心烦喜呕,不欲饮食,脉弦	小柴胡汤证	96
咳	水饮上逆犯肺	阳虚水泛	形寒肢冷,小便不利,头眩,或下利,或身肿	真武汤证	316
		阴虚水热互结	下利,呕渴,心烦不得眠	猪苓汤证	319
		阳郁气滞,肺气不利	四肢厥冷,或悸	四逆散	318

咳嗽是一个症状,咳是有声无物,嗽为有物无声,合称咳嗽。本证在论中出现 9 条文次,治之须分清表里、寒热、虚实,并须注意脏腑的不同。

外寒引动内饮,症见干呕,发热,小便不利,甚或喘者,宜外散风寒,内蠲水饮,方用小青龙汤。若邪在半表半里,少阳之邪入于三焦,致通调失职,水道不利,水气上犯于肺而见咳逆,兼往来寒热,胸胁苦满,心烦喜呕,脉弦者,则宜和解少阳之中加入温肺散寒蠲饮之品,此时用小柴胡汤去参枣草,加干姜、五味子。

肾阳亏虚,水饮泛溢,上逆于肺而出现咳逆,头眩,并见小便不利,形寒肢冷,或下利,身肿者,宜温阳利水,方选真武汤,此即所谓"益火之源,以消阴翳"。若阴虚而水热互结于下焦,上逆于肺者,症见咳而呕渴,心烦不得眠,甚或下利,治宜滋阴利水,方用猪苓汤。水饮既去,热势必孤,清之易已,病自向愈。

水饮为患致咳者,易被医者识别,而肝郁气滞,肺气不利而咳者,往往易被忽视。此时除咳声高亢外,还有四肢轻微厥冷,或兼心悸,小便不利,腹中痛等症,治时固宜疏肝理气,行滞开郁,方用四逆散,同时,加干姜、五味子一收一散,逆从激荡,使肺气宣通,其咳自止。

另外,还有阳明虚寒之咳,如 197 条"阳明病,反无汗而小便利,二三日呕而咳,手足厥者,必苦头痛⋯⋯"此为胃腑虚寒,腐熟无权,寒浊内生,上犯于肺所致,治宜温胃散寒,可考虑用理中汤、吴茱萸汤之属。

咳嗽一症,貌似简单,实则牵涉各种病因和诸多脏腑,外感致咳者,或可数剂而愈,若失治或误治,则变证迭出,治之非常棘手,故有"诸病易治,咳嗽难医"之说。因此,详辨表里寒热虚实的同时,明确病位,紧扣病因,是治疗咳嗽的关键。

十二、短气（表46）

表46 短气症状辨析

症状	机 制			鉴 别 要 点	见 证	原 文
短气	气机不畅	水湿阻滞	水热互结于胸	头痛发热,微盗汗出,反恶寒,烦躁,心中懊憹,心下硬,膈内拒痛	大结胸证	134
			三焦不利,气化失宣	骨节疼痛,掣痛不得屈伸,汗出,小便不利,恶风,身微肿	甘草附子汤证	175
			水饮阻遏,肺气不利	下利呕逆,汗出,发作有时,头痛,心下痞硬满,引胁下痛,干呕	十枣汤证	152
		实热壅滞		脉迟,身重,腹满而喘,潮热,手足漐然汗出,大便硬	大承气汤证	208

短气指呼吸短促而不相接续之意。论中记载短气的条文有4条,其中太阳病3条,阳明病1条。

短气有虚实之分。实证多起病突然,伴胸腹胀满,呼吸声粗,多由痰实水饮内阻,影响气机升降所致;虚证多属久病,常声低息微,形疲神倦,由元气大虚所致。《伤寒论》中短气多属实证,主要分水湿阻滞和实热壅滞二大类。

水湿阻滞者,由于水热互结于胸,症见头痛发热,微盗汗出,短气躁烦,心中懊憹,心下硬,膈内拒痛,为大结胸证,治用大陷胸汤泻热逐水破结。由于水湿阻于经络,主要表现为骨节疼痛,不得屈伸,汗出恶风,小便不利,湿阻于里,影响三焦不利,失于宣化,亦见短气,治宜温阳祛湿通络,用甘草附子汤。若因水饮阻遏,肺气不利而见短气,下利呕逆,汗出有时,头痛,心下痞硬满者,则须用十枣汤攻逐水饮。

实热壅滞于胃肠,致腹满而喘,潮热,手足漐然汗出,大便硬者,宜用大承气汤泻下燥结,荡涤肠间实热,短气自然可愈。

在临床实践中,短气多见于虚证,心脾肺肾气虚皆可引起。故在掌握伤寒论治短气方药的同时,必须结合后世医家论短气的经验,否则以虚为实,虚实不分,必酿大患,为医之道,不可不慎。

十三、鼻 鸣

鸣指病人鼻塞而呼吸气粗,其状似鸣。为肺气不利所致,论中仅桂枝汤证(第12条)论及(表47)。

表47 鼻鸣症状辨析

症状	机 制	鉴 别 要 点	见 证	原 文
鼻鸣	肺气不利	自汗,翕翕发热,啬啬恶寒,淅淅恶风,干呕	桂枝汤证	12

肺主气,司呼吸,外合皮毛,风寒之邪凑于肌表,内闭于肺,使肺气不利,故鼻鸣。肺胃同司肃降,肺气上逆,胃气不降,故干呕。营卫不和,故发热汗出恶风。治用桂枝汤调和营卫,

解肌祛风,外邪一解,肺气通利,鼻鸣自已。

此证应与风温之"鼻息必鼾"相鉴别。后者乃因风温病误汗后,温热之邪充斥于肺,引起呼吸不利所致。一属寒,一属热,仔细辨析,自可分明。

十四、身重(表48)

表48 身重症状辨析

症 状	机 制		鉴 别 要 点	见 证		原文
身重	风寒郁闭,津气阻滞		身重但不疼,乍有轻时,伴恶寒,无汗,发热,脉浮缓	大青龙汤证	表证	39
	热伤津气,筋肉失养	三阳合病,偏重阳明	腹满身重,口不仁,面垢,发热烦渴,汗出,或谵语遗尿,难以转侧	白虎汤证	热证	219
		温病误汗,致热盛津伤	身灼热,自汗出,多眠睡,鼻息必鼾,脉阴阳俱浮	风温证		6
		里热炽盛,腑气壅滞	汗出,潮热,不恶寒,短气,脉迟及腹胀满痛,便秘等里实证	大承气汤证		208
一身尽重	少阳枢机不利,气机失于宣通		胸满烦惊,小便不利,谵语,一身尽重,不可转侧	柴胡加龙骨牡蛎汤证		107
身重	热壅于上,气虚于下		腰以下重而痹,心烦	火逆证	上热下寒证	116
四肢沉重	阳虚水泛		身及四肢沉重,疼痛,浮肿,小便不利,腹痛,下利或发热,心悸,头眩,身瞤动	真武汤证	虚证	82 316
身体重	形气皆虚		少气,少腹里急,头重不欲举,阴中拘挛,胫膝拘急,热上冲胸	阴阳易		392
身重	正虚不荣		心悸,脉微	表证误下		49

身重是指肢体重着,活动不便或转侧不灵的症状。论中亦称"四肢沉重""一身尽重""身体重",涉及的原文有10条。其病因病机各不相同,性质有表证、热证、虚证之别,细分还可有实证与寒证。由于身重在各病证中属于主症的很少,故临床当结合主要证候进行辨证,才能做到准确无误。

风寒束表,卫阳郁遏,津气阻滞则见身重,郁久化热,而成表寒里热之证,当有恶寒,无汗,发热,心烦,脉浮等主要脉症。治宜外散风寒,内清郁热,用发汗峻剂大青龙汤,方中以麻黄配石膏,既可使在里之郁热向外透解,又可克制石膏寒凉伤中之弊。

病初起,太阳、阳明、少阳三经病证同时出现,以后病邪入里化热,则变为阳明里热独盛之证。由于邪热伤津耗气,筋肉失于濡养,故见身重,难以转侧。同时必见腹满,口不仁,面垢,发热,烦渴,甚或谵语,遗尿等一派阳明热证,治宜白虎汤直清里热。另有第221条,论述阳明热证,发热汗出,不恶寒,反恶热,咽燥口苦,腹满而喘,同时亦见身重,其证候虽与此条有些差异,但病机与治法均相同。

温病的主要特点是起病即见发热而渴,不恶寒。当用辛凉解表法以清透热邪,若误用辛温发汗,以热助热,重伤津液,必致变证丛生,风温就是变证之一,表现为高热灼手,汗出,多眠睡,语言难出,脉搏三部皆有力,又由于热伤津气,所以出现身重。由于风温属热盛津伤之证,尚未化燥成实,宜用甘寒清热养阴治之。应指出的是,此处的风温误治变证,与后世温病学之外感风温病不同。

阳明腑实证的基本病机是燥热内结,腑气壅滞。主要证候是汗出,潮热,不恶寒,短气,脉迟及腹胀满痛,便秘等,由于燥实内盛,经脉气血受阻,加之热邪损伤津气,亦见身重。治宜苦寒攻下、荡实泻热之大承气汤。

太阳伤寒,误用攻下,以致邪热内陷,弥漫全身,见胸满烦惊,小便不利,谵语。同时由于邪入少阳,致枢机不利,阳气内郁,不得宣通,故一身尽重,不可转侧。治宜和解泄热,佐以重镇安神,方用柴胡加龙骨牡蛎汤。

邪在太阳,法当汗出而解,若误用火灸,则会扰乱气机。热壅于上则心烦,气虚于下则腰重。此为误用火法而引起的变证,论中称之为"火逆"。

少阴病肾阳虚衰,阳虚寒盛,水气不化,泛滥为患。水气浸渍肢体,则四肢沉重疼痛;内渍于肠,则为腹痛下利;若水气停蓄下焦,膀胱气化不行,则小便不利。水邪变动不居,到处为患,故可见多种或然证,如咳嗽,呕吐,下利等。治宜温阳利水,真武汤为代表方。

阴阳易究竟为何病,虽有不同看法,但房事最易伤人精气,故发病则见身体重,少气,头重不欲举,眼中生花等见症。临床所见,这类患者除形气皆虚之外,多有较重的精神负担,因此要注意安定情绪,古时用烧裈散治疗,恐为精神安定作用而设。

太阳表证,当以汗解之。若误用下法,出现心悸,脉微等里虚证的同时,见身重一症,无疑为正虚不荣,筋脉肌肉失养所致,治当顾护正气,待到正气恢复,气血充沛,津液四布,则能自汗出而病愈。

十五、悸

悸主要是指病人自觉心中悸动、惊惕不安,甚则不能自主。在《伤寒论》中有"心悸""心下悸""心中悸""悸""脐下悸"等不同描述,涉及原文 10 余条。其病位多在心,病性多为虚证。太阳、少阳、少阴、厥阴均可出现悸。

太阳病变证之悸乃因发汗过多,损伤心阳,心阳不足,空虚无主,则心悸不宁。虚则喜按,故患者交叉双手按压于心胸部位。治疗宜温通心阳,方用桂枝甘草汤。

外感病过程中,外邪虽退而心之气血阴阳俱虚,心失所养,鼓动无力,可出现心动悸、脉结代。治疗应当补益心脏之气血阴阳,方用炙甘草汤。气血充养,阴阳协调,则心悸自息,脉律均匀(表 49)。

外感寒邪早期,由于人体原已正气先虚,心脾不足,气血双亏,复被邪扰,心失所养,故见心中悸,神受邪扰则心烦,治以小建中汤建中补脾,化生气血,调和营卫。

太阳病发汗后,病未解而内伤少阴阳气,阳虚水泛,水气凌心,故见心下悸,水气泛滥,清阳不升,故兼见头眩,身瞤动,振振欲擗地等症,治疗以真武汤温阳利水。

太阳病过汗损伤心阳,心阳不足,不能镇摄肾水,则水停下焦,且有上逆之势,可出现脐下有跳动感犹如奔豚之将作。此证的脐下悸与前面所谈的心悸,虽然同为"悸",但由于发生的部位不同而有所分别,治宜茯苓桂枝甘草大枣汤以温壮心阳,行气化水。

表 49 悸症状辨析

症 状		机 制	鉴别要点	见 证	原 文
心悸或心下悸	心失温养	心阳不足	叉手自冒心,欲得按	桂枝甘草汤证	64
心中悸		脾胃亏虚	脉结代,心烦,惊惕,神疲懒言或身重,脉微	小建中汤证、少阳病误吐、下后变证	102 264 49
心动悸		心阴心阳两虚	脉结代	炙甘草汤证	177
心下悸	水气凌心	三焦不利,水停心下	往来寒热,胸胁苦满,心烦喜呕	小柴胡汤证	96
		阳虚水泛	发热,头眩,身瞤动,振振欲擗地,四肢沉重疼痛,小便不利	真武汤证	82
		胃虚水停	手足厥冷,口不渴,小便利	茯苓甘草汤证	127 356
脐下悸		汗伤心阳,水停下焦,有上逆之势	脐下有跳动感,犹如奔豚之将作	苓桂甘枣汤证	65
悸		胃燥津伤,胃中不和	心烦,谵语	少阳病误汗后变证	265
		肝气不疏,胸阳郁滞	四肢不温,胸胁满闷,脉弦细	四逆散证	318

除太阳病变证外,水停中焦之水厥证,也可出现心下悸。因胃阳素虚,水停于胃脘,阻滞气机,使中焦阳气不得宣达,而水饮上逆,出现心下悸,手足厥冷,口不渴等症,治疗当用茯苓甘草汤温胃散水。

心悸见于少阳,乃因外邪影响三焦水道的通调,水停心下所致,治宜和解少阳以通利三焦,用小柴胡汤。若少阳病误用汗、吐、下法后的变证也可出现心悸。例如少阳病误用吐、下之法,吐则损伤胃中津气,下则伤气阴,病人可出现心悸、惊惕等变证。若误用汗法,发汗能伤津化燥,燥热亢盛则可转为阳明病而出现心悸,心烦,谵语等症。

另外,肝气郁结,影响胸阳不得宣通,亦可致心悸,此时则须疏肝行气,宣通胸阳,宜四逆散主之。

总之,悸多与心脏的阴阳失衡,或他病影响心脏有关。临床治疗时,当根据其见证,详辨病因、病位,紧扣病性、病机,根据全身情况,随证治之。

十六、心下痞(表 50)

心下痞是指胃脘部窒塞不畅,属于病人的一种自觉症状。《伤寒论》中亦作"心下痞满""心下痞硬""心下痞硬满"等,涉及的原文有 10 余条。其属性有寒、热、虚、实之不同。

心下痞最多见于太阳病变证。由于表寒证误用下法,损伤正气,病邪由表入里,化热或部分化热,导致胃脘气机窒塞不通,而无食积瘀血等有形病邪积聚。病人自觉胃脘部窒塞感,按之柔软不痛。痞证按照其性质不同,又分为热痞和寒热夹杂痞两大类。热痞为邪热壅聚于

表50 心下痞症状辨析

症 状	机 制		鉴 别 要 点	见 证	原 文
心下痞	邪热壅聚于胃		按之柔软不痛,心烦,口渴,苔黄,脉关上浮	大黄黄连泻心汤证	154 164 244
			兼表阳虚之恶寒汗出	附子泻心汤证	155
心下痞满	寒热错杂,无形邪热内陷,脾胃升降失常	胃气上逆	但满而不痛,呕逆,肠鸣	半夏泻心汤证	149
心下痞硬满		胃气虚甚	下利日数十行,谷不化,腹中雷鸣,干呕心烦	甘草泻心汤证	158
心下痞硬		胁下有水气	干噫食臭,腹中雷鸣下利	生姜泻心汤证	157
	中气不足	下焦虚衰,滑脱不固	下利不止,时时滑脱	赤石脂禹余粮汤证	159
		肝气犯胃,胃气上逆	噫气不除	旋覆代赭汤证	161
		脾阳损伤,表证未罢	协热而利,利下不止,发热,恶寒	桂枝人参汤证	163
	阴津阳气损伤,气机不利		虚烦,脉甚微,胁下痛,气上冲咽喉,眩冒,经脉动惕	外感病误用汗吐下法后致阴阳气血俱虚证	160
心下痞硬满	水气阻遏于胃	饮停胸胁	胁下痛,干呕短气,汗出,发作有时,汗出不恶寒,头痛,下利	十枣汤证	152
心下痞		下焦蓄水	小便不利,口渴心烦	五苓散证	156
心中痞硬	实热积滞胃脘		发热,汗出不解,呕吐,下利	大柴胡汤证	165
	太少并病,邪渐入里,气机壅滞		头项强痛,头眩,昏冒,时如结胸	太少并病,邪渐入里证	142

胃,临床见症除心下痞,按之濡以外,可兼见心烦,口渴,口苦,便秘,苔黄,脉关上浮等症,治疗宜苦寒泻火,方用大黄黄连泻心汤。若热痞兼有表阳虚,临床兼见恶寒,汗出,则治疗宜清热与温阳兼顾,方用附子泻心汤,即在大黄黄连泻心汤的基础上,再加附子一枚以温补阳气。寒热夹杂痞分为三种证型,即半夏泻心汤证、生姜泻心汤证和甘草泻心汤证。三个汤证大同小异,都是汗不得法,或误下之后,外邪由表入里,表证已解,正气受损,脾胃气机升降紊乱,从而形成寒热错杂、虚实相兼、升降失司的寒热夹杂痞。三证的共有主症为:心下痞满或痞硬或痞硬而满,干呕或嗳气,下利伴有肠鸣。治当扶正祛邪,辛开苦降,调整气机升降。半夏泻心汤为基本方,水饮食滞痞用生姜泻心汤,即半夏泻心汤基础上加生姜四两以化水气,同时减去干姜二两。胃气虚甚而痞利俱盛者用甘草泻心汤,即以半夏泻心汤加重甘草一两以补中益气。

　　若痞证误用下法,不但损伤中气,而且下焦虚衰滑脱不固,症见心下痞硬,下利不止,时时滑脱,则宜用赤石脂禹余粮汤以固摄肾气,涩肠止泻。

　　表证经汗、吐、下后,致中气不足,肝气犯胃,胃气上逆,症见心下痞硬,噫气不除,当益气和中,平肝降逆,方用旋覆代赭汤。此证与寒热夹杂痞颇多相似之处,但没有下利,噫气而无食臭,不存在寒热夹杂之证,这是此证与寒热夹杂痞的主要区别。并且此证的主症是嗳气而不是心下痞硬,临床辨证时当仔细分清其病机,不可混淆。

　　太阳表证而屡用攻下,一方面表证未罢,仍有发热恶寒,一方面损伤脾阳,而见下利不止,由于脾阳受损,气机不利,浊阴不降,可出现心下痞硬。此为表里同病,治当兼顾表里,方用桂枝人参汤,以人参汤益脾气,温脾阳,以桂枝辛温解表,以达到表邪去,脾阳复而利止痞消的目的。

　　另外,表证误用汗吐下治法,损伤人体阴津阳气,由于气虚,气机运行不利,也可以出现心下痞硬。因人体阴阳气血俱虚,全身失于温煦滋养,可兼见虚烦、脉甚微,胁下痛,气上冲咽喉,眩冒,经脉动惕等症,日久可发展成内伤虚证中的难治之痿证。

　　太阳表证,表邪入里,饮停胸胁,亦可出现心下痞硬满,并且牵引胁下作痛。饮邪与热互结于里,阻碍肺胃之气,使清气不升,浊气不降,而兼见下利,呕逆,汗出,发作有时,头痛,干呕短气,汗出不恶寒等症。治疗当用十枣汤攻逐水饮,饮去则诸症自消。

　　表证汗不如法,或误用下法,致太阳之邪随经入腑,影响膀胱气化功能,水道失调,邪与水结而成蓄水证。以小便不利、烦渴为主要表现。由于水气内停,阻碍气机升降,故亦可出现心下痞。此痞由水而生,故可称水痞,治疗需用五苓散化气行水。

　　少阳病兼实热积滞胃脘,也可以出现心中痞硬。热结于里,熏蒸于外,下迫于肠,胃气上逆,则兼见发热,汗出不解,呕吐,下利等症。当少阳阳明同治,方用大柴胡汤以和解少阳,通下里实。

　　太阳与少阳并病,病邪逐渐入里,致中焦气机壅滞,可引起心下痞硬,兼见头项强痛,头眩,昏冒等太、少见症,治疗宜用针刺法泻邪,禁用汤剂发汗。

　　心下痞见于多种疾病,尽管病因各异,但病机关键还在于脾胃气机的升降失常,故运脾调气是治疗痞证的大法。至于水痞等,又当别论。

十七、心下满（硬）

　　心下满指胃脘部胀满不适,常与硬痛相兼。论中亦称"心下逆满""心下硬""心下硬满""心下满而烦"等,涉及原文16条文次。其总的病机不外乎脾胃升降失常,气机阻滞不通。

　　若因脾胃虚损,运化失职,水湿内聚,结于心下而见心下满者,可根据兼证不同分别选方。伴头项强痛,翕翕发热,无汗者用桂枝去桂加茯苓白术汤解表通阳利水;兼见气上冲胸,头眩,脉沉紧,身振振摇者,为水饮停于中焦,气逆于上所致,治宜健脾利水,方用苓桂术甘汤。脾阳健旺,寒水得制,逆满可除(表51)。

　　若误下致阳气内陷,与水热互结,阻滞气机而致心下硬满而痛,伴见头痛发热,膈内拒痛,短气烦躁,心中懊恼,甚则日晡所小有潮热者,则须用大陷胸汤泻热逐水破结。

　　痰食停滞,阻遏胸阳,气机被阻,症见心下满而烦,饥不能食,脉沉紧,或转索无常者,应遵《内经》"邪在高者,因而越之"之旨,用瓜蒂散因势利导,痰食一去,诸症自愈。

　　病在少阴,却兼见阳明热结,燥实阻滞,腑气不通,症见热结旁流,色纯青,口干燥者,宜急下燥结,方用大承气汤。

表51 心下满症状辨析

症　　状	机　　制		鉴别要点	见　证	原　文
心下满微痛	脾虚水停	水气凝结于心下	伴头项强痛,翕翕发热,无汗,小便不利	桂枝去桂加茯苓白术汤证	28
心下逆满		水饮上逆	气上冲胸,头眩,身为振振摇,脉沉紧	苓桂术甘汤证	67
心下硬 从心下至少腹硬满而痛 心下满而硬痛 心下痛,按之石硬	水热互结气滞不通		头痛发热,微盗汗出,反恶寒,膈内拒痛,短气烦躁,心中懊憹,不大便,日晡所小有潮热	大陷胸汤证	134 135 137 150
心下满而烦	痰涎壅塞食积停滞		手足逆冷,饥不能食,脉乍紧	瓜蒂散证	355
心下硬满 心下必痛	燥实内阻胃气不通		伴自利清水,色纯青,口干燥	少阴兼阳明热结证	321
心下硬	肝胆郁热胃气壅滞		颈项强而眩	太少并病	171
心下满	热结阳郁胃气失和		头汗出,手足冷,微恶寒,口不欲食,大便硬,脉细	阳微结证	148

　　阳微结证亦可见心下满,病机为少阳气机郁结不舒,影响胃气失和,且因阳郁于里,故伴见头汗出,手足冷,微恶寒,口不欲食,大便硬,脉细。治宜小柴胡汤,辛开阳郁,疏理气机,使上焦得通,津液得下,胃气因和。

　　另外,还有太少两经并病,肝胆郁热,胃气壅滞,经气不利所致心下硬,颈项强而头眩者,"慎勿下之",当刺大椎、肺俞、肝俞以疏通经气,泄太少两经及肝胆之郁热。

　　心下满(硬)的部位虽在胃脘部,有时可影响到胸胁,往往在很多病证中都可出现,故治疗不可仅局限于脾胃,而在祛痰逐水消食积的同时,应牢记疏理气机,以促进实邪的排出。

十八、胸 胁 满 痛

　　胸胁满痛是指病人自觉胸胁部位满闷,疼痛。根据病变部位不同,《伤寒论》中有"胸胁苦满"、"胸中满"、"胸满胁痛"、"胁下满"、"胁下硬满"、"胸满"、"胁下满痛"、"胁下痛"等不同的描述,涉及原文10余条,其属性有寒、热、虚、实等不同(表52)。

　　胸胁满痛最多见于少阳病。邪入少阳,枢机不利,气机壅滞,经气受阻,胸胁为足少阳胆经循行之地,故病人自觉胸胁苦于满闷不舒,并兼有往来寒热,默默不欲饮食,心烦喜呕,口苦,咽干,目眩,脉弦等症,治疗当用小柴胡汤以和解少阳。服用小柴胡汤后,若发热退而邪未尽,诸症减轻,大便干结,属里有实结余热未清,可用柴胡加芒硝汤以和解少阳,兼去热实。

　　若邪入少阳,兼少量水饮停积于胸胁,而出现胸胁满微结,兼见小便不利,渴而不呕,但头汗出,往来寒热,心烦,可用柴胡桂枝干姜汤以和解少阳,温化水饮。

　　另外,太阳病及太阳病变证也可出现胸胁满痛。例如太阳阳明合病,病情偏重于太阳之

表 52　胸胁满痛症状辨析

症　状	机　制		鉴别要点	见　证	原　文
胸胁苦满,胸中满,胸满胁痛,胁下满,胁下硬满	邪犯少阳,经气受阻	枢机不利气机壅滞	往来寒热,默默不欲饮食,心烦喜呕,脉弦,口苦,咽干,目眩	小柴胡汤证	37 96 99 229 230 266 264
胸胁满		少阳热郁	呕,日晡所发潮热,微利	柴胡加芒硝汤证	104
胸胁满微结		水饮停积胸胁	小便不利,渴而不呕,但头汗出,往来寒热,心烦	柴胡桂枝干姜汤证	147
胸满		痰热扰心,肝失疏泄	心烦,惊惕,小便不利,谵语,一身尽重,不可转侧	柴胡加龙骨牡蛎汤证	107
胸满	胸阳不振		脉促,或脉微,恶寒	桂枝去芍药汤证桂枝去芍药加附子汤	21 22
胸满	肺气不宣,邪遏于胸(太阳阳明合病)		发热,恶寒,头项强痛,身疼腰痛,无汗,喘,脉浮紧	麻黄汤证	36
胸胁下满	血室瘀滞,肝之经脉不利		谵语	热入血室证	143
胸胁烦满	肝胃气逆,热伤阴络		厥而呕,便血	热厥证	339
胁下满痛	寒湿阻滞,胸胁不舒		不能食,面目及身黄,颈项强,小便难,渴而饮水,呕	太阳病兼里虚误下变证	98
胸满	虚火上炎,循经上扰		下利,咽痛,心烦	猪肤汤证	310
胁下痛	水饮停聚胸胁		下利呕逆,其人汗出,发作有时,心中痞硬满,引胁下痛,干呕短气,汗出不恶寒	十枣汤证	152
胁下及心痛	邪热壅聚,三焦不利		脉弦浮大而短气,腹满,鼻干,不得汗,嗜卧,一身及目悉黄,小便难,潮热,时时哕,耳前后肿	三阳合病证	231

表,因风寒外束,肺气不宣,邪气壅遏于胸而出现喘而胸满,并兼有卫阳被遏,营阴郁滞之发热,恶寒,头项强痛,身疼腰痛,无汗,脉浮紧等症。治疗宜用麻黄汤,解表宣肺。肺气宣畅则邪随汗出,胸阳升展而胸满自除。

　　若太阳病误用攻下之法,致邪陷胸中,损伤胸阳,使胸阳不振,阳气郁而不伸,可出现胸满,脉促而有歇止,治疗可用桂枝去芍药汤以调和营卫,温通胸阳。若兼见脉微恶寒者,为阳虚较甚,故用桂枝去芍药加附子汤温经复阳。

太阳病误用攻下之法,还可致肝气郁结而出现胸满,因痰热内扰而兼见烦惊,谵语,小便不利,一身尽重,不可转侧等,治疗可用柴胡加龙牡汤以清肝热,疏肝气,清化痰热,宁心安神。

胸胁满痛还可见于热入血室之轻者。妇人中风,经水适来,热入血室,瘀热留滞胞宫,肝之经脉不利,表现为发热已退,但有胸胁下满与谵语,治疗宜针刺期门,以疏肝泻热。

少阴之脉,从肾上贯肝膈,入肺中,循喉咙。其支别者,从肺中分出络心,注胸中。少阴病下利后,阴液损伤,虚火上炎,注于胸中,熏灼咽嗌,可出现胸满,咽痛,心烦。治疗宜滋肾润肺补脾,除烦利咽,方用猪肤汤。

厥证是厥阴病的主要病证。阳热内郁不甚的热厥轻证,病经数日,失治或误治,郁热加重,肝胃气逆,热伤阴络,可出现胸胁烦满,并有厥、呕、便血等变证。

水饮停聚胸胁,胸胁部位经气不利,可出现心痞硬满,牵引胁下作痛,并伴有下利呕逆,汗出,发作有时,干呕短气,汗出不恶寒等症。治疗当选十枣汤峻逐水饮,水饮去,诸症自消。

三阳合病,邪热壅聚于内,三焦不利,亦可出现胁下及心痛,兼有腹满,一身及目悉黄,小便难,潮热,时时哕,耳前后肿,鼻干,不得汗,嗜卧,脉弦浮大而短气等诸多症状。

胸胁部位涉及的脏腑、经络较多,病因病机往往比较复杂,故必须详问病史,细察体征,并结合局部切诊,综合各种临床表现进行归纳分析,方可辨证准确,随证选方。

十九、呕 吐

呕吐是指胃中之物上涌,自口中吐出。仲景还以有声有物为呕,有物无声为吐,有声无物为干呕,临床上常难截然分开。论中涉及呕吐的原文有 50 余条。许许多多的病证都可出现呕吐,其病机总不离胃气上逆,但引起胃气上逆的因素十分多,因此呕吐的部位有在表或半表半里之不同,性质有热实、虚寒及寒热错杂之差异。

寒邪袭表,卫阳被郁或受伤,可导致恶寒,发热,头痛,或项强,脉浮等一系列表证。若寒邪影响胃气,胃失和降而上逆,可见呕吐。针对表证治疗,予以散寒解表之剂,俟表证得解,则呕吐自愈。这种呕吐见于表虚桂枝汤证,表实麻黄汤证以外,还见于外寒引动里饮的小青龙汤证,以及太阳阳明合病的葛根加半夏汤证。

邪在少阳,气机失畅,每因胆热犯胃,胃气上逆则呕吐。典型的小柴胡汤证有心烦喜呕,寒热往来,胸胁苦满,默默不欲饮食,以及口苦,咽干,目眩,脉弦八大脉症,其中"喜呕"即"多呕","经常呕吐"之义,可见少阳病呕吐是一大主症,出现的频度很高。其治当用和解少阳之法,小柴胡汤中半夏、生姜和胃止呕,是该方重要的组成部分。

太阳少阳并病,先见发热,恶寒,肢节烦疼等太阳表证未罢,又出现微呕,心下支结的少阳见证,治疗采用太阳、少阳兼治的方法。因病情较轻,故以半量桂枝汤治太阳,半量小柴胡汤治少阳,组合而成柴胡桂枝汤(表53)。

若起病即见头痛,恶寒,发热等表证,又见口苦,咽干,心烦,腹痛,下利和呕吐,是太阳少阳合病。由于外邪旋即化热,故以少阳胆热迫津下泄的下利为主症,伴见胆热犯胃,胃气上逆的呕吐,当用黄芩加半夏生姜汤清热止利,降逆止呕。

热邪犯胃,亦能引起胃气上逆之呕吐。热性之呕吐,必然伴有相应的热证。如热扰胸膈,心中懊恼,心烦不得卧,兼有呕吐,当用栀子生姜豉汤清热和胃止呕。

表53　呕吐症状辨析

症　状	机　制			鉴别要点	见　证		原　文
呕,呕逆,干呕	胃气上逆	风寒犯胃		以表证为主,兼有呕逆或干呕	麻黄汤证、桂枝汤证、小青龙汤证、葛根汤证	表证	3 12 33 40
微呕		胆热犯胃	太少并病	发热微恶寒,肢节烦疼,心下支结	柴胡桂枝汤证	半表半里证	146
喜呕,干呕			邪在少阳	往来寒热,胸胁苦满,嘿嘿不欲饮食,心烦喜呕,口苦,咽干,目眩	小柴胡汤证		96 97 104 230 266
呕			太少合病,偏于少阳	头痛,发热,口苦,咽干,心烦,下利	黄芩加半夏生姜汤证		172
		热扰胸膈		心中懊恼,心烦不得眠,兼有呕逆	栀子生姜豉汤证	热证	76
气逆欲呕		胃虚热扰		微热,虚羸少气,气逆欲吐	竹叶石膏汤证		397
呕,吐脓血		湿热壅滞		酒客服桂枝汤后	里湿热证		17 19
呕		阳热亢盛		腰以上汗出,欲小便而不得,时欲失溲,足下恶风	火逆证		110
呕吐		胆热犯胃,腑气上逆		往来寒热,呕不止,心下急,郁郁微烦,不大便或下利	大柴胡汤证	实证	103 165
心下温温欲吐		热结于里		胸中痛,腹满,微烦,大便溏而不爽	调胃承气汤证		123
欲吐不吐		寒痰实邪阻滞胸膈		饮食入口则吐,手足寒,胸中痞硬,脉迟有力	瓜蒂散证		324
食谷欲呕,干呕		胃气虚寒,浊阴不降		以呕为主,或伴见头巅痛,吐涎沫,烦躁,舌淡苔白	吴茱萸汤证	虚寒证	243 378
吐,朝食暮吐		脾虚,寒湿犯胃		必伴腹满,食不下,下利,时腹自痛	理中汤证		273 120 122
吐逆		阳虚,阴寒犯胃		伴肢厥	甘草干姜汤证		29
吐,干呕				必伴肢厥,下利,恶寒蜷卧,但欲寐,脉微细	四逆汤证、白通汤证等		282 283 292 296 300 315 316 317 324 388 389 377

症　状	机　制	鉴别要点	见　证		原　文
干呕,干噫食臭	脾胃升降失常	心下痞,腹中雷鸣,下利	三泻心汤证	寒热夹杂证	149 157 158
食入即吐	寒格(上热下寒)	下利,食入口即吐为特点	干姜黄芩黄连人参汤证		359
呕吐	胸中有热,胃中有寒	腹中痛,欲呕吐	黄连汤证		173
得食而呕,或吐蛔	上热下寒,蛔虫内扰	烦,须臾复止,得食而吐,又烦,四肢厥冷,常自吐蛔	乌梅丸证		89 338

外感病瘥后肺胃余热,气阴两伤,痰阻气逆,以虚羸少气,气逆呕吐为主症,常伴见发热、心烦、口渴,舌红苔少,脉细数等。治宜清肺胃余热,化痰和胃,益气生津,方用竹叶石膏汤。

论中"若酒客病,不可与桂枝汤,得之则呕,以酒客不喜甘故也。""凡服桂枝汤吐者,其后必吐脓血也。"两条原文指的是嗜酒之人,里有蕴热,虽患太阳表证,不可用辛温甘壅之桂枝汤,以免助热壅湿,导致湿热壅滞,胃气上逆而呕吐。同时也寓意有脓毒内伏者,不可服桂枝汤。

太阳病误用火法"熨"之,因而变证丛生,由于阳热亢盛于上,胃失和降,气逆而呕,蒸迫津液外渗,故见腰以上汗出,同时阳气与津气不能下达,故从腰以下不得汗,欲小便而不得,时欲失溲,足下恶风。

实邪引起的呕吐,多见于热结于里,亦见于寒痰阻滞。少阳病兼里实证,见往来寒热,呕不止,心下急,郁郁微烦等症,其呕不止是因胆热犯胃,腑气上逆双重因素所致。本证宜和解少阳与通下里实并行,方用大柴胡汤。

太阳病日久,病邪入里化热,又经过吐法等误治,而出现腹满,微烦,心下愠愠欲吐,属邪热郁结在里,宜用调胃承气汤泻热和胃,待胃气得以和降,则欲呕一症可以消除。由于寒饮痰涎等实邪阻滞胸膈,使阳气郁而不布,故常觉"心中温温欲吐"。若进饮食,痰食相拒,故随食入即吐,一吐为快。伴手足寒,脉弦迟有力,此属寒痰阻滞胸中的实证,不可用下法,而宜因势利导治以吐法,方用瓜蒂散。

阳明中寒,或少阴阳虚阴盛,或厥阴肝气犯胃,致胃中虚寒,浊阴上逆,症见食谷欲呕,或干呕吐涎沫,伴巅顶痛,烦躁,肢厥,脉弱,治宜吴茱萸汤温胃散寒止呕。

脾胃为升降之枢,脾虚失运,寒湿犯胃,必致脾胃升降失常,阴寒之气上逆,而见呕吐。同时伴有腹满,食不下,下利,时腹自痛等症,治宜温中散寒,健脾祛湿,使寒湿得去,升降复常,则吐利自止,方用理中丸(汤)。又有一种误治之后,阴阳两虚证。阳虚不能温煦四末则四肢厥逆;阴虚心神失养则烦躁;阴不上滋则咽中干燥,阴寒犯胃,胃失和降则呕吐。此证错综复杂,治当分清先后主次。据阳固则阴存,阳生则阴长之理,先投甘草干姜汤以复其阳,待阳复足温之后再予酸甘化阴之品。

足少阴肾,为阴阳之根。少阴阳虚,阴寒内盛,脾失温运,则见呕吐下利,必伴肢厥,恶寒蜷卧,但欲寐,脉微细。治宜温肾暖脾,回阳救逆。可根据病情的变化,分别选用四逆汤、白通汤、白通加猪胆汁汤、真武汤等方。

太阳表证,汗不得法或误用下法,损伤脾胃,外邪化热乘虚内陷,以致脾胃升降失职,寒热错杂之邪干于中焦,胃失和降,胃气上逆而为干呕,或干噫食臭,并伴有心下痞,腹中雷鸣,下利等症,治宜寒热并用,和胃消痞。其证重在呕逆者,用半夏泻心汤降逆止呕;重在干噫食臭者,用生姜泻心汤兼以散水消滞;重在下利,谷不化者,用甘草泻心汤,兼以补中止利。

素有脾虚便溏之人感受外邪,本当温里解表。若误用吐下之法,以致脾阳更伤于下,而表热内陷于上,形成上热下寒,互相格拒之势。热在上,气逆不降,故饮食入口即吐;寒在下,脾阳失运,故下利益甚。治宜清上温下,和中降逆,用干姜黄芩黄连人参汤。

太阳表证未愈,外侵之寒邪部分化热入里,病位略高,影响胃失和降,出现呕吐。另一部分寒邪入里侵犯肠胃,病位相对略低,寒凝则脾络不通,故腹痛。此外还可出现心烦,腹胀,腹泻等症,治宜清上温下,和胃降逆,方用黄连汤。

中焦素有虚寒者,若误汗使阳虚更甚,则内寒亦更甚,蛔虫因寒而动,气逆不降则吐蛔。或上焦有热,脾胃虚寒,蛔虫不安所致的蛔厥证。除吐蛔外,常伴有心窝部剧痛,时痛时止,或有厥逆,饥不欲食,胃中嘈杂,治宜乌梅丸(汤)清上温下,安蛔止痛。

二十、哕（表54）

表54　哕症状辨析

症 状	机 制		鉴 别 要 点		见 证	原 文
哕	气机上逆	实邪内聚,气机不利	哕声响亮,腹满或便秘,或小便不利	实证	二便不通利证	381
		阳明邪热郁闭	腹满,短气,胁下及心痛,鼻干,面目悉黄,潮热,嗜卧,时时哕,脉弦浮大	热证	三阳合病	231
		胃中虚寒,不能化水	无汗,烘热感,大量饮水后得哕	虚寒证	太阳病误用吐下变证	380
		脾虚失运,水饮内停	口渴,饮水则呕,食谷后哕		中虚饮停证	98
		脾胃损伤	腹胀满,不能食,饮水则哕		中焦虚寒证	209 226
		胃津大伤,胃气败绝	身黄欲衄,小便难,身体枯燥,但头汗出,腹满,微喘,口干咽烂,谵语	危笃证	火毒内攻发黄证	111
		三焦不通,气机壅塞	不尿,腹满		三阳合病误汗变证	232
		胃阳衰败,浊阴上逆	不能食,大便初硬后溏		阳明中寒误下变证	194

哕,即呃逆,指胃气上逆而有声无物吐出者。引起哕的原因有寒、热、虚、实之分,而不论虚寒或实热之证,在重笃或垂危之际,都可能出现哕。论中涉及本症的原文共有9条。大凡实证、热证之哕,哕声响亮,多有食臭,哕作连绵不断,宜清泻热邪,通下二便。虚证、寒证之哕,哕声低微,无食臭,哕作间隔时间较长,宜温中降逆为治,病情重笃之哕,无论是邪热极盛,或是正气极虚,均是胃气衰败的表现,常哕声低微,并有神

明散乱,舌脉极差之象。

哕而腹满,是实邪内聚,气机不利所致。胃气壅滞故腹满,胃气上逆故哕。究竟是何种实邪,当辨其大小二便。若小便不利,为水气内停,当利其小便;若大便不通,则属肠腑燥实,当通其大便。实邪去则腹满、哕逆自愈。

三阳合病,见浮弦大三阳主脉,既有太阳肌表闭塞之不得汗,有胁下及心痛,久按之气不通,小便难,耳前后肿等少阳邪热壅聚,三焦不利之症。又有短气腹满,鼻干,面目悉黄,有潮热,嗜卧,时时哕等阳明邪热郁闭之症,宜先针刺,以泄热宣郁,疏利经脉,后用小柴胡汤,因势利导,使邪从外解。

虚寒之哕,多见于误用汗吐下三法之后。大吐大下使胃气受损,大汗又损伤阳气。若汗后表邪未解,因而出现无汗郁热之感,同时因胃气虚寒,气机上逆之哕,治当温中降逆为主。由于"医二三下之",致脾虚失运,水饮内停,故"本渴饮水而呕",此时再进食谷物,脾胃不堪重负,必致胃气上逆之哕。

阳明病使用攻法不得当,使脾胃受损,运化失职,而见腹满,饮食减少,甚至竟不能食。如饮以水,亦必滞留胃中,水寒相搏,胃失和降,则上逆而为哕。

太阳中风,当以桂枝汤解肌祛风,若误用火劫发汗,致阴伤热盛而正气虚衰。症见身黄欲衄,小便难,身体枯燥,但头汗出,腹满,微喘,口干咽烂,谵语,甚者胃津大伤,胃气败绝,而致哕逆。

三阳合病,一般治从少阳,用小柴胡汤。若误用麻黄汤发汗,出现不尿,腹满加哕,则是胃气已竭,三焦不复流通,气机闭塞,邪无出路,故断为不治之候。

阳明中寒,不能食,大便初硬后溏,温中健运是其主治之法。若误用攻下,则胃阳衰败,浊阴之气上逆,可发生哕逆变证。上述三条,不论是误下阳虚及火攻伤津,导致胃气败竭,或误汗致三焦气机不通,而出现哕逆之症,皆为病情危重的征象,正如《内经》云:"病深者,其声哕"。

(熊曼琪 刘敏)

二十一、腹 痛

腹痛是指腹内拘挛疼痛,论中根据腹痛的不同情况,描述为"腹中痛""腹满痛""腹中急痛""腹满时痛""绕脐痛""时腹自痛""心下痛""少腹痛"等,涉及的原文有18条文次。散见于六经诸篇,其属性有寒有热,有虚有实;其病势有缓有急,其病情有轻有重。

腹痛最多见于虚寒证。因病至太阴,寒湿伤脾,脾阳被困,阳虚则寒自内生,故见腹中痛,时痛时止,且常伴见腹满而吐、食不下,自利益甚等症,治当理中汤之类温中散寒止痛。

人身之气血阴阳,以和为顺,不和则逆,逆则诸病生焉。太阳病,本当汗解,若误用攻下,而致脾之气血阴阳不和者,则腹痛时作,且常伴见腹满,但无上吐下利之症,说明其病非阳虚寒湿所致,而是太阴气血不和。治当调和气血,缓急止痛,方用桂枝加芍药汤(表55)。

气有余,则制已所胜而侮所不胜。当土虚或木旺时,因土不足,故所不胜之气,侮而乘之,复因木气有余,则制已所胜,从而形成了土虚木乘之证。肝木乘伐脾土,使中焦之气血阴阳失和,故腹中急痛,且伴见心中悸而烦,脉涩等症,治当扶土抑木,方用小建中汤。

表 55 腹痛症状辨析

症 状	机 制	鉴 别 要 点	见 证	原 文
时腹自痛	脾失健运,寒湿停滞	腹满而吐,食不下,自利益甚	太阴病提纲	273
腹满时痛	表病误下,邪陷太阴,气滞络瘀	发热,恶寒,头痛,汗出,脉浮缓,腹满	桂枝加芍药汤证	279
腹中急痛	中气不足,气虚血少	心中悸而烦,脉涩	小建中汤证	100
心下满痛	水气内停,太阳经气不利	头项强痛,翕翕发热,无汗,小便不利	桂枝去桂加茯苓白术汤证	28
腹痛	少阴阳衰,寒水泛滥	小便不利,四肢沉重疼痛,自下利	真武汤证	316
	脾肾阳虚,寒凝血腐,下焦不固	小便不利,下利不止,便脓血	桃花汤证	307
或腹痛	阴寒极盛,格阳于外,寒凝气滞	下利清谷,手足厥逆,脉微欲绝,身反不恶寒,其人面色赤	通脉四逆汤证	317
腹中痛	寒湿伤脾,升降失调	霍乱,头痛发热,身疼痛,寒多不用水	理中丸方或然证	386
	水寒互结,阴液受损,经脉失养	心下硬满而痛,不大便,无热证	白散方或然证	141
	上热下寒,阴邪凝结	胸中有热,胃中有邪气,欲呕吐	黄连汤证	173
	中焦阳虚	转气下趋少腹	此欲自利证	358
或腹中痛	胆气内郁,三焦失枢,肝木乘脾	往来寒热,胸胁苦满,嘿嘿不欲饮食,心烦喜呕	小柴胡汤证	96
	肝气郁结,阳郁于里	四逆,胁胁疼痛,口苦,脉弦	四逆散证	318
痛引少腹入阴筋	寒客厥阴,凝滞不通	病胁下素有痞,连在脐旁	脏结证	167
绕脐痛	实热深伏,燥结亡阴	不大便,腹满痛,烦躁,发作有时	大承气汤证	239 254
心下至少腹硬满而痛	水热互结于胸腹	不大便,舌上燥而渴,日晡所小有潮热	大陷胸汤证	137
心下痛	痰热互结于心下	正在心下,按之则痛,脉浮滑	小陷胸汤证	138

三焦为决渎之官,三焦气化不利,水液不行,停于下焦则见小便不利,逆于中焦,则见心下满痛,除此尚可见头项强痛,翕翕发热,无汗等证,治当健脾利尿,方用桂枝去桂加茯苓白术汤。

少阴病，阳气虚衰，水气不化，因阳虚阴盛，水邪不散，故见腹痛。又因肾虚膀胱气化不行，寒湿外侵下迫，故常伴小便不利，四肢沉重疼痛，自下利等症，治当温阳镇水，方用真武汤。若下元阳虚，固摄无权，寒凝气滞者也见腹痛，但其痛不剧，喜温喜按，且常伴下利不止，便脓血，小便不利等症。治当桃花汤，温中固脱，涩滑止利，其痛自止。阳衰阴盛，寒凝气滞之腹痛者，多见下利清谷，手足厥逆，脉微欲绝，身反不恶寒，其人面赤如妆。因里真寒，外假热，故治当回阳逐寒，方用通脉四逆汤加减。

脾主升，喜燥恶湿；胃主降，喜湿恶燥。寒湿之邪，最易伤脾，脾伤则气血不和，升降失调，故吐利腹痛。这种腹痛因属虚痛，故痛必喜按，治当温中健脾利湿，方用理中加人参汤。犹如386条理中丸方后注云："腹中痛者，加人参前成四两半"。

汗生于阴而出于阳，阳加于阴谓之汗。汗出不当，不但可以亡阳，亦可伤阴。发汗后，腹痛者，此因阴液受伤，筋脉失养所致，故腹中拘挛疼痛不适，治当芍药缓急止痛。正如论中141条白散方后注"假令汗出已，腹中痛与芍药三两如上法"所言。

大论言："胸中有热，胃中有邪气"，即胃中有热，肠中有寒之上热下寒证。阴寒之邪，凝结于肠中，故见腹中疼痛。本证阳热在上，不能下交于阴，故下寒者自寒。阴在下，不能上交于阳，故上热者自热。证属寒热错杂，其治亦当寒热并用，故用黄连汤清上温下。寒热平调，则呕吐腹痛自愈。但临床上也有因阳气虚弱，寒邪入里，水寒相搏，下走大肠而见肠鸣腹中痛者，仲师指出此为将欲泄泻的先兆，医者对此也不可不知！

邪犯少阳，肝木乘脾或肝气郁滞，阳气不能外达，均可见腹中痛。但前者常有往来寒热，胸胁苦满，嘿嘿不欲饮食，心烦喜呕之证；后者系少阴病多见四肢不温，胁肋疼痛。前者用小柴胡汤加减，后者用四逆散化裁，均可获效。

足厥阴之脉，自少腹循两胁。阴寒客于厥阴，其脉凝滞不通，故痛引少腹入阴筋。病人胁下素有痞，连及脐旁，故名为脏结，由于脏结乃脏气虚衰，阴寒凝结所致，见此腹痛，其预后不良。

腹痛属热证、实证者亦不少见。热入阳明，津伤化燥，热与燥屎交结成实，则成阳明腑实证，因燥热阻滞胃肠，气机闭塞不通，故见腹满胀痛，除此尚见不大便，烦躁，或绕脐痛，发作有时等症，治当大承气汤峻下实热。

病在太阳，误用下法，而致正虚邪陷，邪热入里与痰水互结则成实热结胸证。因水热凝结于胸腹，故从心下至少腹痛不可近，按之石硬，日晡所小有潮热，不大便，脉沉紧，治当泻热逐水，方用大陷胸汤。若因痰热互结于心下，气机闭塞不通，则心下疼痛，且常见脉象浮滑，治当小陷胸汤清热涤痰开结。本证与大陷胸汤证均为实热结胸，其鉴别在于：①所结病邪部位不同。此证热与痰结，正在心下，彼证热与水结，痛从心下至少腹；②热型不同。本证一般无热，彼证日晡所小有潮热；③治疗不同。此证治疗以涤痰开结为主，彼证以泻热逐水为要，故临证宜加细辨。

二十二、腹　满

腹满是指腹部胀满不适。在《伤寒论》中根据腹满的不同情况，描述为"腹微满""腹胀满""腹大满""腹都满"等，涉及的原文有27条。其属性有寒、热、虚、实之不同。其病因病机较为复杂，但总以中焦脾胃升降失常，气机壅滞为主。

腹满最多见于阳明腑实证。由于阳明热盛津伤，实热结聚胃肠，腑气壅滞，故腹满是其典型症状之一，并伴有发热，汗出，不恶寒，反恶热，或潮热，心烦，甚或谵语，不大便，疼痛拒按,脉沉实,舌红干,苔黄燥等。宜根据痞、满、燥、实的不同程度而分别选用调胃承气汤、小承气汤及大承气汤攻下实热,荡除燥结。腹满尚有因胃热炽盛,津液受伤,热郁气滞所致者,其主证为大热,大渴,大汗,脉洪大,甚则谵语,遗尿,口不仁,面垢,宜用白虎汤,清热保津。阳明中风者也可见腹满,其主脉是脉弦浮大,因阳明邪热郁闭,故见腹满,短气,鼻干,面目悉黄,有潮热,嗜卧,时时哕等症;少阳邪热壅聚,三焦不利故胁下及心痛,久按之气不通,小便难,身前后肿,太阳肌表闭塞,故不得汗。当此三阳合病之时,解表攻里均非所宜,故可先行针刺,泄热邪而宣郁阳,疏利经脉,以图缓解病证,然后再观其变,相机而治(表56)。

表56　腹满症状辨析

症　　状	机　　制		鉴 别 要 点	见　证	原　文
腹微胀痛		热结于胃肠燥成实	心下温温欲吐,胸中痛,郁郁微烦,蒸蒸发热,便秘	调胃承气汤证	123 249
腹大满不通	腑气壅滞	热结于肠	不大便,或热结旁流,心烦,甚则谵语,脉滑疾	小承气汤证	208
腹满而喘(腹满痛)(腹满不减,减不足言)(腹胀不大便)		实热深伏燥结亡阴	日晡潮热,手足濈然汗出,烦躁谵语,绕脐痛,便秘,甚则目不识人,循衣摸床,惕而不安,微喘直视,脉沉实迟	大承气汤证	208 241 254 255 322
腹满身重	胃热炽盛津液受伤		大热,大汗出,大渴,烦躁,脉洪大,甚则谵语,遗尿,口不仁,面垢	白虎汤证	219
腹都满	阳明邪热郁闭		脉弦浮大,短气,胁下及心痛,久按之气不通,鼻干,不得汗,嗜卧,一身及目悉黄,有潮热,时时哕,耳前后肿	阳明中风发黄证	231
腹满而喘	实热阻滞肺气不降		脉浮而紧,咽燥口苦,发热汗出,不恶寒,反恶热,身重	里热实证	221
腹微满	湿热俱盛腑气壅滞		身黄如橘子色,小便不利	茵陈蒿汤证	260
腹满	热扰胸膈腑气不通		胸中烦热懊恼,兼见腹满	栀子厚朴汤证	79
腹胀满	脾虚不运浊气壅滞		腹部胀满	厚朴生姜半夏甘草人参汤证	66
腹满	脾阳受损运化失职寒湿内停		吐,食不下,自利益甚,时腹自痛	太阴病提纲证	273

症　状		机　制	鉴别要点	见　证	原文
腹满	时痛	表证误下,脾虚气滞络瘀	太阳表虚证兼腹满时痛	桂枝加芍药汤证	279
	大实痛	表证误下邪陷阳明	太阳表虚证兼腹满大实痛	桂枝加大黄汤证	
腹胀满		阳气虚衰阴寒内盛	下利清谷	四逆汤证	372
腹满		脾失健运寒湿内停	霍乱,头痛,发热,身疼痛,寒多不用水	理中丸方后注	386
腹满		脾虚肝乘	谵语,寸口脉浮而紧	纵证	108
其腹必满		肝逆犯肺,水停不化,气机壅滞	发热,啬啬恶寒,大渴欲饮	水横证	109
攻之必腹满		脾胃受伤,运化失职	不大便,服小承气汤,不转气,大便初头硬,后必溏	阳明病禁攻证	209
腹微满		阳明里热,尚未成实,误用攻下	大便初头硬,后溏者	阳明病禁下证	238
汗出必胀满		中阳受损,运化失职	下利清谷	厥阴寒利禁汗证	364
腹满微喘		燥热内结,腑气不通	身体枯燥,但头汗出,剂颈而还,口干,咽烂或不大便	火劫变证	111
		阳明热盛,腑气壅滞	口苦,咽干,发热,恶寒,脉浮而紧	阳明中风证	189
腹满如故		阳明中寒,误下伤脾	脉迟食难用饱,饱则微烦,头眩,小便难,欲作谷瘅	欲作谷瘅证	195
腹满		胃气欲竭,三焦不通,气机壅滞	不尿,腹满加哕,不治	阳明中风发黄证预后	232
腹满		邪实内结	哕,大便秘结,或小便不利	哕逆实证	381

　　另有一种是热盛于里,实热阻滞中焦,肺气不降的腹满而喘,因里热外扬,邪热成实,或因里热上冲,迫津外泄,其主证是脉浮紧,咽燥,口苦,发热汗出,不恶寒,反恶热,身重等。其表现既有阳明经证,又有阳明腑证,正如柯韵伯所说的"胃家初实尚未燥硬"之状况。

　　热郁于里,与湿相合,由于湿邪不得从下渗泄,则见小便不利。腑气壅滞,故见腹满。湿热熏蒸,肝胆失疏,胆汁外溢,故身黄,目黄,尿黄,色泽鲜明,此系湿热发黄之证,治当清热利湿,方用茵陈蒿汤。

　　伤寒在表,误用下法,而致表邪内陷,邪热郁于胸膈,故心烦,累及胃脘则腹满,然无疼痛拒按,大便不通等实证。此乃无形邪热之郁结,非阳明可下之见证,治当栀子厚朴汤,清热除烦,宽中消满。

　　腹满属于虚证、寒证者亦不少见。因汗生于阴而出于阳,若汗不得法,必伐脾气,脾气受伤,不能升清降浊,气壅中焦,故腹胀满。本证系脾虚气滞所致,故按之不痛,且有腹满时减,复如故的特点。其治若单用补益,则有助满生湿之弊,若单用疏气散结之品,又恐更伤脾气,故宜消补兼施,方用厚朴生姜半夏甘草人参汤。

脾主运化,当外受寒邪或内伤生冷,脾阳受伤而运化失职,寒湿停滞,胃肠气机不畅时则腹满时痛。脾伤而升降功能失常,浊阴上逆,影响胃气则吐,清阳不升,脾气下陷则利。脾失健运,食入不能运化,势必腹满益甚,因而食不下。原文273条所言是脾虚寒证的典型证候,故作为太阴病的辨证提纲。太阳病误下伤脾,脾虚气滞而见腹满时痛,此与提纲中所述的腹满,时腹自痛虽同属太阴病,但其性质有所不同,前者不但腹满时痛,而且自利益甚,一派虚寒证象,治疗必须温脾祛寒,宜理中汤;后者没有自利等其他虚寒证,只有脾伤气滞络瘀的腹满时痛,故宜桂枝加芍药汤以温阳和络。大实痛者加大黄,则取其泻实导滞。

大凡表里同病,里实而表未解者,当先解表,表解再攻其里;里虚而表未解者,则当先温其里,后攻其表。腹胀满,下利清谷是脾肾阳气虚衰,寒凝气滞,浊阴不化所致,此时虽有身疼痛之表证,但以里虚为急,治当先温其里,方用四逆汤。待里阳恢复,清便自调,倘若表证未罢,再治其表,方用桂枝汤。

霍乱吐利交作,并见头痛,发热,身疼痛者,说明兼有表邪不解,是表里俱病,其治当根据病人的具体证候,分别表里寒热之轻重而定。若其人寒多而口和不渴者,表明邪在阴分,中焦虚寒,寒湿内盛,腹中冷痛是其必见之证,治当理中丸温中散寒,燮理阴阳以复其升降。若腹中胀满,属寒凝气滞不行者,当去白术之壅滞,加附子辛温通阳以破阴。

五脏相关,六腑相联,肝气犯脾,脾气不舒故见腹满。若心肝火旺,多伴谵语寸口脉浮而紧,病变主要在肝,故刺期门以疏泄肝气。若肝气横逆犯肺,肺气失宣,通调失职,其主证是发热、恶寒、无汗,饮水而尿少、腹满,当刺期门以疏泄肝气,肝气疏通则肺气亦利。若得汗出,小便利,则气机通畅,腹满可除。临床所见若腹胀满,大便初硬后溏,自非燥屎阻结,故不可攻下。若妄用攻下,必使脾胃阳气受伤,致腹部胀满,不能食,甚至有饮水则哕等变证。

若里阳已虚,汗出则阳气随汗而外泄,阳外泄则里阳更虚,阳虚不运,胃肠气滞,故腹部胀满。因而仲景有"下利清谷,不可攻表,汗出必腹满"之告诫。

太阳中风,法当桂枝汤解肌祛风,若误用火劫迫汗,则不仅风邪不能外解,反加火邪为害,而使变证丛生。火劫发汗,不仅伤津,而且耗气,气血阴阳俱虚,肌肤筋脉失于濡润则身体枯燥不荣。阳热蒸迫,津液外泄,本当周身汗出,今津液虚少,不能波及全身,故但头汗出,剂颈而还。火热上灼而津伤,则口干咽烂。燥热内结,腑气不通,肺气不降,则腹满微喘,大便干结不下。久而不愈,热盛扰心,则生谵语,甚者胃津大伤,胃气败绝,而致哕逆。有此证者,其预后将取决于津液之存亡。

阳明中风见腹满微喘是阳明里证,但喘而微,又无潮热,谵语,自是里热未盛腑未成实之象。若有表邪未解之发热,恶寒,脉浮而紧等症,则不可下,若误用下法则表邪内陷,而腹满愈甚,若损伤津液,则小便难出。

阳明中寒,脉必迟缓无力,此证不能多进食物。若强食过饱,使脾胃气机阻滞,水谷不化,郁于中焦,则见微烦。清阳不升,浊阴不降,则头眩腹满。中焦阳气不能煦化,水液不得充分下注,则小便难。此时若不采取适当治疗,必因水谷不消,湿邪内郁,久则将成谷瘅之证。若不慎误用下法,则中阳衰败,寒湿愈甚,不仅腹满如故,甚至促使病情更向严重方面转化。

阳明中风发黄证,其典型证候是脉弦浮大,短气,腹都满,胁下及心痛,久按之气不通，鼻干不得汗，嗜卧，一身及目悉黄，小便难，潮热，时时哕，耳前后肿。若治不及时，病情进一步发展见不尿，腹满加哕者是胃气已竭，三焦不复流通，气机壅塞，邪无出路，其预后不良。

哕而腹满，是实邪内聚，气机不利所致，究属何种实邪，首先当辨大小便；若属肠腑燥实而大便不通者，当通其大便。实邪去则哕逆、腹满自愈。

二十三、少腹满（少腹硬、少腹急结）（表 57）

表 57　少腹满（少腹硬、少腹急结）症状辨析

症 状	机 制	鉴 别 要 点		见 证	原 文
少腹满	外感风寒，内停水饮	恶寒，发热，无汗，脉浮紧，干呕，咳嗽，气喘或口渴，下利，小便不利，或咽喉噎阻		小青龙汤证	40
	血热瘀结于下焦	发热，小便自利，其人未发狂，病势较缓		抵当丸	126
	阳气衰微，阴寒内盛，寒邪结于少腹	手足厥冷，小腹按之痛		冷结膀胱关元证	340
但少腹急结	太阳表邪不解，外邪化热入里，与血结于下焦	如狂，小便自利	病轻	桃核承气汤证	106
少腹当硬满		如狂或发狂，身黄，小便自利，脉沉微或脉沉结	病重而急	抵当汤证	124 125
从心下至少腹硬满	水热互结，弥漫腹腔，泛溢上下	不大便，舌上燥而渴，日晡所小有潮热		大陷胸汤证	137
少腹里急	房事伤精，心神不安，气机逆乱	身体重，少气，头重不欲举，眼中生花，阴中拘挛，膝胫拘急，自觉热上冲胸		阴阳易病证	392

少腹满是指小腹或少腹部位胀满不适。少腹硬是指少腹部位胀满，按之坚硬，若板之状。少腹急结是指少腹部位拘急挛缩，且有窘迫不适之感。论中有作"少腹满"者 3 条文次；"少腹硬满"者 3 条文次；"少腹里急"者 2 条文次。因其部位相同，故放在一起讨论。其病因病机多为下焦水停血瘀，也有因邪气内阻或精虚热入所致者。

少腹满多见于里有寒饮之证，由于水饮内停，肺失宣降，水之上源不调，致膀胱气化失职，水蓄不行，则小便不利，少腹胀满。如外感风寒，内有水饮的病证，其典型症状是恶寒、发热、无汗、脉浮紧、干呕、咳嗽、气喘，或伴有口渴，下利，咽喉噎阻等症。治当外散风寒，内除水饮，方用小青龙去麻黄加茯苓汤。该方之加减诸法，后世争议颇多，但观原文内容，可作如下理解：去麻黄者，意在避免过度发散阳气，加茯苓者，其目的在于利水。

外感疾病发热，又见少腹硬满，小便自利者，为邪热与瘀血结于下焦之蓄血证，但病人未见神志失常，说明病证较缓，治当攻下瘀血，峻药缓图。此即柯韵伯所说的"有热即表证仍在，少腹满而未硬，其人未发狂，只以小便自利，预知其为有蓄血，故小其制，而在以缓之"之意。此外，尚有一种是因厥阴阳气衰微，阴邪独盛，寒邪结于下焦关元者，其见证是手足厥冷，少腹部按之疼痛。仲师虽未出方，但临床可用当归四逆加吴茱萸生姜汤之类，养血通脉，温阳祛寒，则少腹胀满自消。

太阳表邪不解，外邪化热入里，与血结于下焦则见少腹急结，邪热与瘀血互结，上扰心神则见如狂。本证的治疗，其表证不解者，当先解表，外邪已解，只有蓄血证者，即可用桃核承气汤攻下瘀热。但若见发狂，少腹硬满，身黄，小便自利，脉象沉微者，说明症状以外邪内陷为主，病情深重，故急当治里，方用抵当汤破血逐瘀。

太阳病发汗本属正治，宜中病即止。若重发汗，必伤津液，复加攻下，致邪热内陷，津伤胃燥，若邪热与水饮互结，弥漫腹腔，泛溢上下，则从心下至少腹硬满而痛不可近，且常伴不大便，舌上燥而渴，日晡所小有潮热等症，这就是所谓结胸实热证，可用大陷胸汤泻热逐水破结。该证病变范围较广，且病势重笃，其证与阳明腑实证有所不同：从病因来看，热入与水结则成结胸，重发汗而复下之，邪热内陷，津伤化燥者，则转属阳明；再辨证候：前者胸胁，心下或心下至少腹硬满不可近，且有头汗出等证；后者腹满痛，绕脐痛，潮热，谵语，手足濈然汗出，两者迥然有别。

阴阳易是原来无病者与伤寒恢复期病人交接而发病，不是初愈者复发，而是原来无病者发病，犹以将病传给对方，谓之"阴阳易"。因房事最易伤人精气，故发病则见身体重，少气，头重不欲举，眼中生花等症；因与病人房事，精神不安，气机逆乱故见少腹里急，阴中拘挛，膝胫拘急，自觉热上冲胸等症，治以烧裈散。阴阳易究属何病，历来多有不同看法，但392条提示临床治病应探明发病原因，注意病人精神情绪，然后给予相应的治疗措施仍有实际意义。

二十四、不能食（不欲食、不能消谷、不受食）

不能食是指食欲减退，饮食减少，甚或不能进食。在《伤寒论》中，根据不能食的不同情况，描述为"不能食""不欲食""不受食""食不下""不能消谷""水浆不下"等。涉及的原文有25条文次，其属性有寒、热、虚、实之不同。

"不能食"多见于中寒证，因寒属阴，主乎静，阴不化谷，故不能食。所谓阳明中寒是因患者平素胃阳不足，复感寒邪，或因中焦阳虚，寒从内生以至脾胃受纳、腐熟、转输的功能障碍所致，故不能食是其典型证候，并伴有手足濈然汗出，小便不利，大便初硬后溏等。其病机正如论中"以胃中冷，水谷不别故也"所言。阳明病，不能食，手足濈然汗出，小便数，大便硬，为腑实燥结。但本证不能食，手足濈然汗出，小便不利，大便初硬后溏，为胃中虚冷，水谷不别，治当温中健脾，故虽同为阳明病，但一属实热，一属虚寒，其脉象，舌苔，证候自有不同。

厥阴肝为风木之脏，内寄相火，木能疏土，参与消化。若病入厥阴，木火上炎，疏泄失常，而致上热下寒证。又因肝木乘脾，脾虚不能运化，故也不欲食，除此尚见消渴，气上冲心，心中疼热，嘈杂似饥，吐蛔等症。治当清上温下，寒热并用，方用乌梅丸。

脾之运化，需赖肝胆之疏泄。少阳气郁失其疏泄之功，脾胃化谷失其健运之能，故嘿嘿不欲食。除此常伴见往来寒热，胸胁苦满，心烦喜呕，脉象沉紧等症。治当和解少阳，方用小柴胡汤。若见头汗出，微恶寒，手足冷，大便，脉细者，是因枢机不利，气血不能流畅运行。若见既有表证，又有里证者，这就是仲景说的"阳微结"。由于本证半在里半在外，治当小柴胡汤，使上焦得通，津液得下，胃气因和，身濈然汗出而解。至于热厥轻证，是因里热较轻，阳气内郁不甚,故仅表现指头寒。因阳郁而胃虚不化,故嘿嘿不欲食,阳郁求伸,故见烦躁。本证有向愈或增剧两种转归,仲师虽未出方,但临床可选用四逆散加黄芩或白头翁汤之类。太阳病转属阳明,有过汗亡津液者,有发汗不彻者,亦有不经发汗或误治,因里热亢盛而转属者,正如论中 185 条所说:"伤寒发热无汗,呕不能食,而反汗出然者,是转属阳明也"之状况。伤寒发热无汗是太阳表证,因胃阳素旺,或素有内热,使胃气上逆,故呕不能食,而反汗出然是说明表病已罢,里热成实,迫津外泄已转属阳明之征象(表 58)。

表 58 不能食(不欲食、不能消谷、不受食)症状辨析

症 状	机 制		鉴 别 要 点		见 证	原文
不能食	胃中虚冷,水谷不别		手足濈然汗出,小便不利,大便初硬后溏	寒证	阳明中寒证	120 190
饥而不欲食	肝木乘脾,脾虚不运,肠寒蛔动		消渴,气上撞心,心中疼热,食则吐蛔		厥阴病提纲证	326
嘿嘿不欲食(干呕不能食)	枢机不利,胆热犯胃		往来寒热,胸胁苦满,心烦喜呕,脉沉紧	热证	小柴胡汤证	96 97 266
口不欲食	阳郁于里,邪结胸胁,胃气失和		头汗出,微恶寒,手足冷,心下满,大便硬,脉细		阳微结证	148
嘿嘿不欲食	阳气内郁,胃虚不化		热少微厥,指头寒,烦躁		热厥轻证	339
呕不能食	里热亢盛,胃气上逆		伤寒发热,无汗,反汗出濈濈然		转属阳明证	185
反不能食	胃热津枯,燥屎内结		谵语,有潮热,肠中有燥屎		大承气汤证	215
虽不受食	热邪阻滞,大便未全燥结		脉弱烦躁,心下硬,不大便,小便少		似是腑实燥结证	251
饥不能食	郁热扰于胸膈		外有热,手足温,不结胸,心中懊侬,但头汗出		栀子豉汤证	228
不能食	胃虚不纳	脾阳素虚,误用攻下	脉迟浮弱,恶风寒,手足温,误下后,胁下满痛,面目身黄,颈项强,小便难	虚证	表病里虚,误下变证	98
		脾胃气虚	误下发生哕逆变证		胃中误下变证	194
		胃阳虚衰,阴寒内盛	饮水则哕		胃中虚冷证	226
当不能食不能食	阴盛阳虚		厥多于热,肢厥,下利,反能食		疑似除中证	332
	胃气将竭妄用攻下,脾胃受伤		暴发热,腹中冷,今反能食		除中证	333
			服小承气汤,不转矢气,大便初头,后溏腹满,妄用攻下所致		误下伤脾变证	209

续表

症　状	机　制	鉴 别 要 点		见　证	原文
不能消谷	胃中虚冷	脉虽数,呕吐	虚证	发汗引起胃中虚冷证	122
口不能食	表证误吐,脾胃受损	汗自出,反不恶寒,发热,关脉细数,腹中饥		表病误吐变证	120
食不下	脾失健运,食入不能运化	腹满而吐,自利益甚,时腹自痛		太阴病提纲证	273
食难用饱	胃阳虚弱,中焦有寒	脉迟,不能多食,饱则微烦,头眩,小便难		阳明中寒欲作谷瘅证	195
今反不能食	胃气弱			病的转归	384
水浆不下	邪结正伤	心下满硬,下利不止	实证	预后不良证	150
饥不能食者	痰涎壅塞,食积停滞,胸阳被阻	手足厥冷,心下满而烦,脉乍紧		瓜蒂散证	355

　　阳明病见谵语,是里热炽盛上扰神明。潮热为邪热归于阳明已成腑实的特征。胃热当消谷引食,今反不能食,是阳明胃热,津液干燥,浊气壅滞不行,燥屎内结于肠所致,宜用大承气汤攻下实热。本证既属阳明腑实,当有腹满痛、不大便等症,与阳明中寒不能食者自有不同。

　　在阳明病的过程中若见烦躁,心下硬,不大便,欲知大便是否已硬,当审其能食与不能食,又要知其小便利与不利。小便利为津液内竭,大便成硬,方可用大承气汤攻下。可见,饮食情况的分析在辨证中有一定的实用价值。

　　阳明病,如属腑实,下之当愈。今下后邪热未尽而留扰胸膈,或腑实未成而早用下法,或燥屎虽去而余热尚存,皆可使邪热入里郁于胸膈。外有热,手足温是无形邪热散漫,虽用下法而非转为太阴虚寒证。因郁热扰于胸膈,故心中懊恼,饥不能食,除此尚伴有邪热蒸腾于上的头汗出等证,治当清宣胸膈郁热,方用栀子豉汤。

　　"不能食"于虚证也很常见。若脾阳素虚,感受风寒,邪已入里而表证未解,症见脉迟浮弱,恶风寒而手足温者,治当温中解表。若误认为阳明实证而屡用下法,致脾胃更虚,受纳无权则不能食。除此临床尚可见胁下满痛,面目及周身俱黄,小便难,颈项强等症,治当温中散寒祛湿,见此,不可妄用小柴胡汤。

　　阳明病,不能食,有腑实燥结与胃中虚冷之别。前者除不能食外,常伴有潮热,谵语,腹满痛,不大便,脉沉实,苔黄燥等症,自当采用攻下之法,如承气汤类。后者不能食则是脾胃中气本虚,胃中虚冷,不能受纳。其治非温不足以暖其寒,非补不足以益其虚,自当采取温中和胃之法。若用攻下,胃阳衰败,浊阴之气上逆则可发生哕逆等证。若病人胃阳既衰,阴寒内盛,必致水谷不化,不但饮食减少,甚至不能食,如饮水亦必滞留胃中,水寒相搏,胃失和降,则见哕逆之证。

　　病至厥阴有厥热胜复的机转,厥多于热,为阴盛阳虚,当不能食,若反能食者,有两种可能:一是胃气来复,二是胃气将竭,前者为向愈佳兆;后者是除中死候,颇难确诊。仲景指出此时可根据食素饼后的反应情况来判断病势的进退。食后不发热者为胃气来复;若暴发热者,是胃气将竭之明证。示人需于动态变化中分析病机的转化。

阳明病发潮热当是肠中大便结硬,腑气不通,常伴有腹满拒按,手足溅然汗出等证,可用大承气汤泻热去实。若大便未硬者,则不可用之。病人不大便六七日,而潮热,腹满痛等证尚未显著者,欲知肠中是否已成燥屎,可用小承气汤试探之法。如汤入腹中转矢气者,是肠中已有燥屎的征兆,可用大承气汤攻下。若服汤后不转矢气者,是肠中燥屎尚未形成。大便初硬后溏者,切不可攻之,如妄用攻下,脾胃受伤则见腹部胀满,不能食甚至饮水则哕等变证,不可不慎。

发汗不当也可伤阳,脾胃阳虚,胃气上逆则见呕吐,不能消谷之症,但也有出现数脉者。由于虚寒之证脉象见数,故应与胃热之呕吐相鉴别。胃热脉数,必数而有力,且必伴消谷引食;而胃中虚冷之脉数,不仅与不能消谷并见,且必数而无力。因虚而脉数,形似有热,实非真热,故仲景言此为"客热"以示人当辨寒热真假以免误诊。

太阳表证,当见恶寒发热,若不施汗解而误用吐法,病人出现汗自出,不恶寒,发热,关脉细数为表邪虽除,脾胃受损之征。因病轻误吐,故虽见饥饿,但不能食。可见胃伤并不严重,故仲景称之为"小逆"。

脾主运化,胃主受纳,脾胃阳虚,寒湿内盛,中阳不能温运水谷,故食不下,且常伴腹满而吐,下利,腹痛时作时止等症,反映了脾虚寒证的典型证候,故原文273条作为太阴病的审证提纲。

阳明病里热实证,脉应洪大滑数或沉实。若见脉迟,是胃阳虚弱,中焦有寒,必迟缓无力,不能多食。若强食过饱,脾胃气机阻滞,水谷不化,郁于中焦,则见微烦,且伴见头眩,小便难等证。此时若不采取适当治疗措施,必因水谷不消,湿邪内郁,久则将成谷瘅之证。临床见此当用温中散寒除湿之法。若误用攻下,则中阳衰败,寒湿郁甚,不仅腹满如故,甚至促使病情恶化。

太阳少阳并病,若误用下法,遂致邪陷而成结胸,症见心下满硬,下利不止,水浆不下者,为邪结正伤。胃伤则气逆而食不下,脾伤则气陷而利不止。脾胃功能行将败绝,邪结不去,正虚邪扰,所以心烦。此时补泻两难,其预后大多不良。

痰涎壅塞,食积停滞,胸阳被遏,不能外达四肢,则见手足厥冷,心下满而烦,饥不能食。痰食之邪,阻滞于里,气血运行不畅则脉乍紧。因邪实结于胸中,病位偏高,病势向上,故用瓜蒂散因势利导,涌吐胸中之邪。邪除则阳气得通,厥冷可回,烦满自除,病人思食。

二十五、能食(消谷善饥、欲食、饮食如故)

能食是指进食倍于平常,且时有饥饿感。后世也称"能食善饥""多食易饥"。《伤寒论》中又称之为"消谷引食""消谷善饥""欲得食"等,涉及的原文有14条文次。其病因病机以中焦实热为主,但也可见于脾胃气复证。

能食最多见于胃阳偏盛者,因胃中有热,热能消谷,故能食。仲景言"阳明病,若能食,名中风"可见"能食"是诊断阳明中风的主要依据。一般来说,胃中有热脉象见数,但必数而有力,且必伴见消谷引食;若胃中虚冷之脉数,不仅不能消谷,且伴呕吐等症,其脉数必无力。因虚而脉数,形似有热,实非真热,故仲景称之为"客热",以示当辨热之真假。阳明中风,邪热上扰,除见能食之外,常伴头眩,咳嗽,咽痛等症,仲景有论无方,临证当随机应变。若阳明病见谵语者是里热炽盛,上扰神明所致,潮热为邪热归于阳明已成腑实的特征。若谵语、潮热之症见饮食尚可,则知其便硬尚未至燥坚程度,只需小承气汤轻下。若阳明病见烦躁,心下硬,能食是里有实热,但脉弱者,不宜大剂攻下,只需小承气汤少少与服,以观后效。若小便利,大便成硬,方可用大承气汤攻下。仲景以此示人攻下之法应当审慎,以免伤伐胃气(表59)。

表59　能食(消谷善饥、欲食、饮食如故)症状辨析

症　状	机　制	鉴别要点	见　证	原　文
能食	胃阳偏盛,胃中有热	能食	阳明中风证	190
当消谷引食	胃中有热	脉数,反吐	客热证	122
能食	胃热消谷	不恶寒,头眩,能食而咳,咽必痛	阳明中风,邪热上扰	198
	阳明腑实,尚未燥结	烦躁,谵语,有潮热,心下硬,饮食尚可,大便硬,脉弱	小承气汤证	215 251
	胃热	脉浮,发热,口干,鼻燥,衄	阳明气分热盛波及血分证	227
消谷善饥	血分有热,影响及胃	不大便,能食易饥,脉数,少腹急结或硬满疼痛,喜忘或发狂,小便自利	抵当汤证	257
腹中饥	胃气已伤,胃阳虚燥	虽知饥饿,但不能多食,或不喜稀粥,想进冷食,朝食暮吐	误吐伤胃变证	120
反能食	中焦虚极	肢厥、下利,当不能食,今反能食	除中证	332
饮食如故	胃无病	如结胸状,时时下利,寸脉浮,关脉小细沉紧,舌上白胎滑	脏结证	129
欲食	胃气尚强	小便反不利,大便自调,其人骨节疼,翕翕如有热状,奄然发狂,濈然汗出而解,脉紧	阳明水湿郁表向愈证	192
反能食	胃气和	反能食而不呕	三阴不受邪证	270
欲得食		热少,厥微,指头寒,嘿嘿不欲食,烦躁,数日小便通畅清长,欲得食	热厥向愈证	339
能食		下利后,便硬,能食	病情向愈	384

阳明气分热盛,热邪循经上扰,或热盛波及血分,除能食外,当伴见脉浮,发热,口干,鼻燥,衄血等症,仲景虽未出方,然后世玉女煎之类可随证选用。

血瘀热结而见消谷善饥者临床上也有之,见此当伴有不大便,脉数,少腹急结或硬满疼痛,善忘或发狂,小便自利等症,治当破血逐瘀,方用抵当汤。

太阳病误吐,病人虽觉饥饿,但不能多食,可知胃气已伤;若病人不喜稀粥而思冷食,朝食暮吐是误吐伤胃,胃阳虚燥的表现,因误治引起的变证并不严重,故仲景称之为"小逆"。

胃主受纳和腐熟水谷,胃中有热,当消谷善饥,胃中寒冷,腐熟无权当不能食。若胃中阴寒太盛,逼迫虚阳外越,其人暴食暴热者,此乃胃气败绝之危象,即所谓"除中"证。其病情严重,预后不良。若邪结在脏,胃无实邪阻滞,受纳尚可,则饮食如故。但因脏为寒结,阳虚不运,水谷不别,所以时时下利。若伴见寸脉浮,关脉小细沉紧者,即为脏结证。本证与结胸有所不同:①病机。前者脏虚寒凝,气血瘀滞;后者热与水饮互结胸膈心下。②主证。前者寸脉浮,关脉小细沉紧;后者寸脉浮,关脉沉,是以临证宜加细辨。

阳明病,若饮食如常,大便自调,表明胃气尚和,如水湿郁于表分,病人感到骨节疼痛,好像翕翕发热,突然发生狂躁不安,不断出汗,随之而病解者是水湿之邪不胜谷气,邪随汗出,其脉紧者,标志着正气不虚,足以驱邪外出,所以仲景断之为欲愈。

观六经之传变,当以脉证为据,有伤寒一日传变者,亦有伤寒二三日不传者,传之与否,反映了病人正气之虚实。根据六经传变规律,三阳病尽,当传三阴、三阴为病当不能食,今反能食者,说明脾胃之气调和,太阴脾气健旺,故三阴不受邪也。可见能食与否对疾病的诊断有着重要的意义。

肝为厥阴之脏,胆属少阳之腑,两者互为表里。肝胆气郁,邪热犯胃,故见嘿嘿不欲饮食,且伴厥微,指头寒,心烦溺赤等症。若数日后见病人能食而小便色清者,为郁热已除,病向痊愈之佳兆。临床上,也有见下利,津伤肠燥,大便转硬者。若见食欲恢复,是胃气和向愈的机转,医者也不可不知。

二十六、欲寐与嗜卧(表60)

表60　欲寐与嗜卧症状辨析

症　状	机　制	鉴别要点		见　证	原　文
嗜卧	热盛神昏	昏昏欲睡,短气,腹满,鼻干,身目悉黄,潮热,时时哕	热证	阳明邪热郁闭证	231
但欲眠睡	胆火内盛	但欲眠睡,目合则汗		三阳合病证	268
多眠睡	热极神迷	脉阴阳俱浮,自汗出,身重,多眠睡,鼻息必鼾,语言难出		风温病证	6
嗜卧	邪祛正安	太阳表证解后,见神情安睡,静而不烦,脉浮细	虚证	太阳病愈先兆	37
欲寐	阳虚阴盛,神衰不振	精神衰惫,似睡非睡,脉微细,自利,口渴,小便色白清长,少阴病形悉具		少阴病提纲证	281 282
但欲卧	少阴虚寒	脉微细沉,但欲卧,汗出不烦,自欲吐,至五六日,自利复烦躁不得卧寐		阴阳离决危证	300

欲寐是指不分昼夜,时时欲睡,呼之即醒,醒后复眠,似睡非睡之状态。后世医家称之为"嗜睡"。在《伤寒论》中根据不同的临床表现描述为"但欲眠睡""多眠睡"等。嗜卧是指病人经常欲卧床休息,故"但欲卧"又有"但欲寐"之义。涉及的原文有7条文次,其病因病机多为邪热壅闭,湿热郁遏或阳虚阴盛。但有时外感新瘥亦可见此症。

嗜卧多见于热证,阳明中风,由于邪热郁闭,热盛神昏故见嗜卧,且常伴时时哕,短气腹满，鼻干，面目悉黄，有潮热等症。少阳邪热壅聚，三焦不利，故胁下及心痛，久按之气不通，小便难，耳前后肿；太阳肌表闭塞，则不得汗。三阳合病之时，脉弦浮大。此时，解表攻里之治均非所宜，当先行针刺，泄热邪而宣郁阳，疏经脉以解病证，然后再观其变，相机而治。

如三阳合病，里热炽盛，热邪上蒸则但欲眠睡。由于病变偏重阳明，所以关部脉浮大，热迫津出则盗汗。仲景有论无方，治宜清热保津，白虎汤之类可以随证选用。

外感病见发热，口渴，不恶寒是发病之先已有邪热内蕴，与恶风寒，口不渴的中风、伤寒证候有所不同。故仲景名之为温病，以示鉴别辨证。温病若误用辛温发汗，由于热盛气津两伤，邪热充斥表里内外，热极神迷，故多眠睡。除此尚见脉阴阳俱浮，高热，自汗出，身体沉重，呼吸气粗，语言困难等症，这就是所谓风温病。风温病属邪热内盛，但无有形实邪，故禁用攻下和火疗，否则可引起多种变证，临床不可不慎！

嗜卧见于邪祛正安者也有之。如原文37条所言"太阳病，十日以去，脉浮细而嗜卧者，外已解也，设胸满胁痛者与小柴胡汤；脉但浮者，与麻黄汤。"太阳病十日以去，病证变化常不拘一途，若脉象由浮而有力，变为浮细，反映表邪已去。但从病人嗜卧静养，说明人体正气尚未全复，为外已解，病趋痊愈之征兆。

少阴属心肾两脏，心主血属火，肾藏精主水，病则心肾两虚，阳气衰微，无力鼓动血行则脉微；阴血不足，脉道不充，则脉细。心肾阳虚，阴寒内盛，神失所养，故但欲寐。除此常可伴见自利，口渴，小便色白清长等症。《素问·生气通天论》云："阳气者，精则养神。"但欲寐是精神委靡不振，神志恍惚而呈似睡非睡的状态，它与邪去神怡的嗜卧，高热神昏的嗜卧迥然不同。不论什么病，只要见到脉微细，但欲寐，就表明少阴之阳已虚，因此原文281条可作为少阴寒化证的辨证提纲。

少阴病，脉微细沉，但欲寐是少阴虚寒证的主要脉证。若伴见汗出不烦，自欲吐为阳从外脱而无力与阴邪抗争。阳虚而阴邪上逆，一线残阳，已达垂绝阶段，急用回阳救逆，或可挽回。若迁延至五六日，复见自利，是阴盛阳虚更甚，烦躁，不得卧寐为阴阳离决之兆，已来不及挽救，故属死候。

二十七、不得卧（表61）

表61　不得卧症状辨析

症　状	机　制	鉴别要点		见　证	原　文
不能卧	燥屎内结，邪热扰心	微热喘冒，不能卧，大便乍难乍易，小便不利	实热证	大承气汤证	242
	寒饮扰心	不能卧，但欲起，心下结，脉微弱	虚寒证	寒饮证	139
不得卧寐	阳虚阴盛，虚阳外越	自利，烦躁不得卧寐，肢厥，脉沉微细		阴阳离决证	300
不得卧		发热下利，肢厥，躁不得卧		厥阴虚寒证	344

不得卧是指不能平躺安卧，亦有不得眠之义。《伤寒论》又称"不能卧""不得卧寐"。涉及的原文有4条文次，其属性有实热、虚寒之不同。

阳明腑实证，因邪热上攻，心神被扰，则见不得卧。如原文242条为阳明邪热深伏于里，燥屎阻结于下，邪热上攻，故出现头晕目眩，气喘而不能平躺安卧。因腑实已成，气机被阻，则二便皆不通利，故出现小便不利，大便乍难。此时外无大热而微热，即使大便乍难乍易，仍属阳明腑实，故用大承气汤以通腑泻实。有关原文虽仅此一条，但临床实属多见。

不得卧也可见于虚寒证，如139条，此为素有寒饮之人患太阳病，因外邪引动内在寒饮，导致气机不利，而见心下痞塞，卧则气壅而甚，故曰："不能卧，但欲起。"因属虚证故脉微而弱，此时本当解表兼以健脾散饮，若误作实热之证，而妄用攻下，必致邪与饮结而成结胸。

少阴为阴阳气之根，厥阴为阴尽阳生之气，病至少阴、厥阴，其预后均取决于阳气之存亡。临床上见下利，肢厥，脉微细，或脉微欲绝等症，虽阳气已呈极度衰惫状态，但未至竭绝阶段，若能及时抢救，仍可挽回危局。如治疗不当，病情进一步恶化，阳气进一步消亡，则可出现躁不得卧，或汗出不止，或肢厥不止，或无脉等症。此乃阳气飞越，正气将绝之危重证候，在当时来说，必死无疑，故仲景断之为死证。可见躁不得卧，在辨证时有着重要的实用价值。

二十八、不得眠（表62）

表62　不得眠症状辨析

症 状	机 制		鉴 别 要 点		见 证	原 文
不得眠	大汗津伤	热扰心神	表证解后，烦躁不得眠，渴欲饮水	热证	胃中干燥证	71
	热郁胸膈		虚烦不得眠，甚则反复颠倒，心中懊侬		栀子豉汤证	76
	衄家误汗		衄家发汗后，额上陷脉急紧，直视不能眴		峻汗禁例	86
	以火疗热		怵惕烦躁，发热，汗出，口渴，腹满而喘		阳明误治变证	221
不得卧	阴虚阳亢		心烦难以入睡，咽干，舌红少苔，脉细数		黄连阿胶汤证	303
不得眠	阴虚水热互结		心烦，口渴，下利，或咳或呕，小便不利		猪苓汤证	319
	阳虚阴盛	虚阳外越	昼日烦躁不得眠，夜而安静，微热，脉沉微	寒证	干姜附子汤证	61
	大汗亡阳		汗多，恶风，烦躁不得眠，脉沉微		过汗亡阳证	38

不得眠是指彻夜难眠，或难以入睡，或寐而易醒，醒后再不能入睡等睡眠减少的一类症状，后世又称"不寐""少睡"等。在《伤寒论》中称之为"不得眠"。但有时"不得卧"亦指不寐而言。涉及原文有8条文次，其属性有寒热虚实之不同，其病机为心神被扰。

不得眠多见于太阳病误治的变证。如71条太阳病汗不如法，大汗伤津，胃中津液不足,因胃不和则卧不安,故口渴引饮。此时表邪已解,又无蓄水,故只需少量汤水频饮,使津液渐复,胃气调和则诸证自消。76 条则为太阳病,经发汗吐下后表邪已去,但余热郁于胸膈,热扰心神则烦躁不得眠,轻者余热渐退,不治自愈,重则可出现坐卧不安,心中懊忄农,治当清热宣郁除烦,方用栀子豉汤。素易鼻衄之人,阴血亏虚者多,虽有表证,亦不可发汗,因血汗同源,再发其汗必致阴血更虚而生内热,邪热上扰心神,故心烦不眠。

阳明病见脉浮而紧,并有发热,汗出,咽燥口苦,腹满而喘者,临证宜加细辨。其脉浮为里热外扬,紧为邪热成实,若误为太阳伤寒而用温针强发其汗,是以火疗热,使里热更甚,火热扰心则怵惕,烦躁不得眠,临证不可不慎。

少阴病热化证,因真阴已虚,邪火复炽,肾水亏于下,心火亢于上,心肾不交,水火不济,故心烦不寐。此时当有咽干,舌红少苔,脉细数等症。治当滋阴降火,方用黄连阿胶汤。本证与栀子豉汤证虽然都有心烦不得卧,但病机却有所不同。栀子豉汤证为热扰胸膈,病在气分,阴液未伤,故苔多薄腻微黄。本证为心火炽盛,肾阴亏虚,故不仅苔黄,而舌必红绛,所以一则治宜清宣郁热,一则治宜滋阴清火。319 条与此虽同为阴虚热扰心神,而致心烦不眠,但黄连阿胶汤证,纯属阴虚阳亢,此则阴虚有热,兼水气内停。由于水气上犯肺胃则咳嗽,呕吐。水气不化,不从小便排出,反渍于大肠,则见下利、小便不利之症。治当猪苓汤滋阴清热利水,其睡眠自得安宁。

阳虚阴盛,亦见不得眠。如 61 条因下后复汗,而致阳虚阴盛,故脉沉微无力。因虚阳借助昼日之阳能与阴争,故烦躁不得眠;夜则阳衰无力与阴相争,故呈“安静”状态,实为精神委靡不振,阳气大虚,证情突变,故用干姜附子汤急救回阳。至于大青龙汤为峻汗之剂,适用于太阳伤寒兼里热者,故仲景指出:“一服汗者,停后服”,否则,可导致大汗亡阳,而致虚阳外越,出现烦躁不得眠及恶风等症,临证不可不慎!

二十九、烦　躁

烦躁是指心中烦扰不安,兼见手足躁动不得安宁,两种症状同时存在。在《伤寒论》中又称“躁烦”,烦躁与躁烦相比较,一般以烦躁较轻,躁烦较重,但也不可一概而论,六经病均可见烦躁证。涉及的原文有 21 条文次,其属性有寒热虚实之不同。

烦躁属于热证者,多见于太阳病,亦可见于阳明、厥阴病,其主要病机为热扰心神。太阳病法当汗解,若表邪郁闭,症见无汗,邪热扰心,则见烦躁不安,且常伴头痛、发热、恶寒、脉浮紧等症。治当解表清热,方用大青龙汤。若太阳病汗不如法,大汗伤津,致胃中干燥,而见口渴、烦躁不得眠者,因表证已解,又无蓄水,可以汤水少量频饮,使津液渐复,胃气调和,则诸证自解。阳明腑实因热盛津伤,邪热与胃中糟粕结为燥屎,故见腹满而痛,大便秘结,且因发热较甚,邪热扰心,故见烦躁,甚则谵语。治当通腑泻热,方用大承气汤。原文 251 条因脉弱,故不宜大剂攻伐,只宜小承气汤通腑清热,若出现典型之腑实证时,才用大承气汤。221 条为不典型之阳明病,由于误用温针强发其汗,以火疗热,导致火热扰心,故见心怵惕,烦躁不得眠等证。

热厥是因热邪深伏,郁结在里,阳气被阻,不能外达于四肢,是以四肢虽冷,而身反热。邪热内炽,津液受伤,故口渴。热扰心神,故烦躁不安。原文 339 条属热厥轻证,因阳热内郁不甚,故见指头寒。热郁气滞,心神被扰,故见烦躁不安,不欲食。治当清热和胃除烦,方用四逆散加黄芩之类(表 63)。

表63　烦躁症状辨析

症　状	机　制		鉴别要点		见　证	原文
烦躁	邪实于表，热郁于里	邪热扰心	发热，恶寒，无汗，身疼痛，脉浮紧	实热证	大青龙汤证	38
	大汗伤津，胃阴不足		烦躁不得眠，口渴引饮		胃中干燥证	71
	阳明腑实，燥热内结		腹满而痛，不大便，潮热		大承气汤证	239
			心下硬，不大便，脉弱		小承气汤证	251
	热盛于里		心怵惕，烦躁不得眠		阳明误治变证	221
	阳热内郁		指头寒，不欲食，小便赤		热厥轻证	339
躁烦	阳郁于里		微汗出，不恶寒，面赤，不知痛处，乍在腹中，乍在四肢，短气，脉涩		二阳并病证	48
	津伤热盛		发热，汗出，口渴，谵语		太阳火逆变证	110
	表邪化热入里		伤寒一日，恶心，呕吐，脉数急		太阳病转变入里	4
	水热互结		心下硬痛，短气，懊憹，不大便，脉沉紧		大陷胸汤证	134
	阳病转阴		伤寒六七日，无大热，烦躁		阳病转阴	269
烦躁欲死	寒浊上扰		呕吐涎沫，下利，四肢逆冷	虚寒证	吴茱萸汤证	309
烦躁	阴阳俱虚，心神失养		咽干，呕吐，心烦，小便数，肢厥，恶寒，脚挛急		甘草干姜汤证	29 30
	阳虚阴盛，心神不宁		微热，昼日烦躁不得眠，夜而安静，脉沉微		干姜附子汤证	61
			恶寒，肢厥，下利，脉微细		茯苓四逆汤证	69
	心阳受伤，精神不安		烧针后，烦躁		桂枝甘草龙骨牡蛎汤证	118
	正不胜邪，真气散乱		结胸证悉具，烦躁		结胸重证	133
	阳虚阴盛，正不胜邪		吐利，肢厥，脉微细，烦躁不得卧		少阴亡阳证	296 300
			脉微，肢厥，灸后厥不止		寒厥重证	343

太阳病，初得病时发其汗，由于汗出不彻，病邪转属阳明而见微汗出，不恶寒。因两阳并病，阳气怫郁在表则见面色缘缘正赤；阳气怫郁在里，则见躁烦，不知痛处，乍在腹中，乍在四肢，短气，脉涩等症。太阳表证未罢，故不可下；阳明里热已现，又不能大汗；阳气怫郁故只宜小汗，汗出则诸证自消。

原文110条为太阳病兼里热，故有"反燥"之症。因熨背取汗，使津液受伤，里热更盛，火热上扰，则烦躁、谵语接踵而至。因津伤燥热内结，故宜根据具体情况选用调胃承气汤或白虎加人参汤之类施治。

原文第4条为太阳病一日即见"颇欲吐，若躁烦脉数急"之症，说明太阳病之时间虽短，但病邪有内传的倾向,临证宜加细辨。

太阳病,因正虚邪陷,或误下邪热与痰水互结于胸膈心下而成实热结胸者,其主要表现为心下硬满而痛。又因邪阻胸膈,气机不利,故见短气。邪热扰心,则心中烦躁,懊憹不安。若热炽邪结甚者,可表现为从心下至少腹硬满而痛,口燥,大便硬,日晡所发潮热等症。治当泻热逐水,方用大陷胸汤。

原文 269 条言:"伤寒六七日,无大热,其人躁烦者,此为阳去入阴故也。"伤寒多日,太阳表证已罢,邪已入里,无大热则提示邪正相争并不激烈,正气已虚抗邪无力。此时,躁烦状况以躁为主,为阳病转阴的征兆,当根据具体情况随证选方。

烦躁见于虚寒证者也不少见,病机为寒浊上逆,或虚阳上越,心神被扰,故烦躁不宁。原文 309 条为中焦虚寒,肝气犯胃,胃失和降,浊阴上逆而见呕吐。因呕吐剧烈,兼胃脘不适殊甚,故有"烦躁欲死"之感觉,此与少阴阳虚、阴寒内盛之四逆汤证有所不同,其手足厥冷,下利之症较轻,故用吴茱萸汤温中散寒降浊。

阴阳俱虚证的特点为心烦,小便数,烦躁吐逆,并见恶寒自汗,四肢不温,咽干,脚挛急。因阳虚不能制水,虚阳上扰故心烦,小便数。当阳虚浮越,阴寒气逆,则烦躁吐逆。阳虚不能温煦四肢则见肢厥,阴液不足则咽干。根据阳生阴长之理,故先以甘草干姜汤复其阳,再以芍药甘草汤复其阴。再说干姜附子汤证与茯苓四逆汤证两者均以烦躁为主,但前者病轻而势急,后者病重而势缓。干姜附子汤证因误治后阳气暴虚,虚阳借助昼日之阳气尚能与邪抗争,所以烦躁不安。夜则阳衰,虚阳无力与阴邪相争,故呈"安静",实为精神委靡不振的状态。因阳气大虚,证情突变,病势较急,故以单捷小剂之干姜附子汤胜阴复阳。茯苓四逆汤证为误治后阳虚而致心神不宁,故见烦躁,其病势较缓。以方测证,其阳虚阴盛,当有恶寒,肢厥,小便不利,脉微等症,故治当四逆汤扶阳祛寒,人参补气生津,茯苓安神兼利小便。原文 118 条为太阳病误用烧针发汗而致烦躁,非表寒未解,阳郁于内,故不见无汗、高热、口渴之症状。亦非阳虚阴盛,故无肢厥,脉微。此属误治后心阳受损,心神被扰,故治当桂枝甘草龙骨牡蛎汤,温心阳,定神志。

人之阴阳贵乎平衡,故曰"阴平阳秘,精神乃治"。若阴盛阳虚,无根之阳外浮,则神随阳越,此时所出现的烦躁,为昏迷前之表现,多属危重证候,如 133 条"结胸证悉具",说明邪气盛实,病情重笃。若再见烦躁,为正不胜邪,真气散乱预后不良之证。

296、300 条均为少阴寒利,因阴盛阳虚,故见吐利,肢厥,脉微欲绝等症。若出现烦躁,或烦躁不得卧,说明正不胜邪,为阴阳离决之兆,故曰"死"。343 条为寒厥证,故有肢厥,脉微等证,治宜灸太冲,行间,章门以温阳祛寒。若灸后厥不回者为阳气不能恢复,亦属危重证候,临证宜倍加小心!

三十、懊　憹

懊憹是指自觉心中烦乱,坐卧不安。"反复颠倒"是形容不能入睡翻来覆去的样子,所以"起卧不安""反复颠倒"二者意同,均为懊憹的具体表现。在《伤寒论》中涉及的原文有 7 条文次,多属热证,主要的病机为热扰心神(表 64)。

懊憹可见于太阳、阳明病因误治而产生的变证。如太阳病,伤寒在表,法当汗解,若误用下法,或汗后未愈又用吐、下之法,正气受伤,邪热内陷胸中,心神被扰,即可见之。又如阳明病,发热,汗出,烦渴,法当清热保津,若过早攻下,亦可致正虚邪陷胸中,心神被扰,从而出现心中烦乱、坐卧不安的懊侬证,甚则可致胸中窒,或心中结痛。或伴有微热,饥不能食,腹胀满,舌苔腻微黄等症,治宜栀子豉汤,清热除烦,并随症加减。如少气者用栀子甘草豉汤;呕吐者用栀子生姜豉汤。若阳明病下后,心中懊侬而烦,是燥屎未去,积滞仍然内阻,或者燥热复聚,浊热上扰心神所致,此时宜用大承气汤攻下实热。若因太阳病误下,邪热入里与痰水互结于胸膈心下,除心中懊侬外尚见从心下至少腹硬满而痛不可近,日晡所小有潮热,脉沉实等,此时可用大陷胸汤泻热逐水。

表64 懊侬症状辨析

症状	机 制	鉴别要点	见 证	原 文
懊侬	热扰心神	虚烦不眠 兼证:少气 呕吐	栀子豉汤 栀子甘草豉汤 栀子生姜豉汤	76
	热郁胸膈,内扰心神	微热,饥不能食,头汗出,舌白苔	栀子豉汤	221 228
	里实燥屎,邪热上扰	胃中有燥屎	大承气汤	238
	阳邪陷内,邪热内扰	膈内拒痛,短气躁烦	大陷胸汤	134
	湿热郁蒸,扰乱心胸	无汗,小便不利,全身发黄	茵陈蒿汤	199 134

阳明病,法多汗,反无汗,而小便不利者。此因邪热入里,为湿邪所遏,瘀阻于里,内扰心神,故见心中懊侬。湿为阴邪,最易困脾,脾失健运,肝胆失疏,湿热郁蒸,胆汁外溢则见发黄,此时宜根据不同情况选用茵陈蒿汤,栀子柏皮汤以清热利湿除烦。

论中原文,未提及懊侬而证应懊侬者亦有之,如大病瘥后劳复者,枳实栀子豉汤主之。类似此等情况,可用方测证之法理解。

三十一、谵　　语

谵语,是指神志不清,妄言乱语为特征的一种症状。在《黄帝内经》中则称"谵言"或"谵妄"。《伤寒论》中言谵语者,涉及的原文有28条文次,多见于太阳、阳明篇中。其属性以实证、热证居多。其病机多为邪热扰心所致。

心主血而藏神,阳明为多气多血之经,热结阳明,燥热扰心,则见谵语。且常伴有发热、汗出,不恶寒,反恶热,或日晡所发潮热,腹胀满,大便难,或不大便,脉沉实,舌红干、苔黄燥等。如为阳明腑证,需根据其燥热内结的不同程度分别选用调胃承气汤、小承气汤及大承气汤,攻下实热,使其便通热除则谵语自止。若为阳明经证则可选用白虎汤。上述情况均为热结阳明所致的谵语。除此尚有误治伤津,导致里热更盛,热扰神明而发谵语者。如温热之邪,客于肺卫,治当辛凉透解,若妄用火疗,必助热伤津,津伤热扰,必发谵语。如110条是太阳病误用火攻伤及胃津而致大汗出,烦躁,谵语者。221条则为阳明病误汗后燥热扰心之变证。265条则指出少阳病不可发汗,发汗伤津化燥,燥热亢盛,心神被扰则谵语。284条为少阴病,阴虚水热互结之证,误用火劫发汗,火热扰心而见谵语(表65)。

表 65　谵语症状辨析

症状	机　制		鉴别要点	见　证	原　文
谵语	热扰神明	腑实内结	发热,汗出,烦躁,大便硬,或大便难或不大便,或下利,脉沉实	承气汤证	105 213 214 374 212 215 217 220
		胃热炽盛	身热,汗自出,腹满,身重难以转侧,口不仁,面垢,脉大	白虎汤证	219
		误治伤津,里热更盛	伤寒发汗后咽干,烦躁,吐逆	太阳病误汗变证	29 30
			大汗出,烦躁,大便硬	太阳病火劫变证	110
			火劫发汗后,身黄,身体枯燥,头汗出,腹满微喘,口干,或不大便		111
			形作伤寒,口渴,脉弱,再用火攻	温病被火证	113
			阳明病发汗后,烦躁,心愦愦,大便难	阳明病误汗变证	218 221
			少阳病下后,胸满烦惊,小便不利	柴胡加龙骨牡蛎汤证	107
			少阳病误汗,误吐下,加温针	少阳误治变证	265 267
	火热之气内扰心神		少阴病,咳而下利,小便难	少阴被火证	284
	肝木乘土		腹满,寸口脉浮而紧	纵证	108
	肝木侮土		太、少并病误治后,脉弦	太少并病误治变证	142
	热入血室,血热上乘		经水适来,寒热如疟,胸胁满如结胸状,或神志失常	小柴胡汤证	143 145
			阳明病,经水适来,但头汗出	热入血室证	216
	中气已败,正气欲脱		脉短者死,脉自和不死	危重证	211
	津伤亡阳,心气散乱		直视喘满者死,下利亦死	死证	210
谵语止	津液恢复		便通,热除	病愈证	213

　　血室是女子之胞宫。当邪热入侵血室,血热扰心则见谵语。143、144、145 条均为热入血室,其成因是月经期间,经水适来,或适断,血室空虚,风寒之邪乘虚而入,郁而化热,热与血结。其主证为发热恶寒,发作有时,甚则热入血室,如疟状,或昼日明了,暮则谵语,如见鬼状。仲景指出"无犯胃气及上二焦",即禁用汗、吐、下之法,可用小柴胡汤和解,或刺期门以泻其实。

　　肝属木,脾胃属土,若肝木太旺乘伐脾土,则见腹满谵语。少阳火炽,木盛乘土则谵语,脉弦。如 108 条:"伤寒,腹满,谵语,寸口脉浮而紧,此肝乘脾也,名曰纵,刺期门。"腹满、谵语为太阴、阳明土病,脉紧是肝脉,刺期门,以泻肝气,木不乘土则愈。142条为太阳、少阳并病,而发其汗,两阳之邪乘燥入胃而发谵语。脉不大而弦,谵语不止,是土病而见肝脉,此为木盛乘土,慎不可下,当刺期门,木火得泄,则谵语自止。

谵语多为热证、实证,虚证者少。临床可用脉证互参来辨别其气血之虚实,测其预后。如211条:"发汗多,若重发汗者,亡其阳,谵语,脉短者死,脉自和者不死。"脉短为三部都不到位,上不及寸,下不及尺,这是气血不足,阴阳两虚,再加谵语,为邪实正虚,故死。脉自和这与短脉相对而言,无败象,或接近正常,故不死可治。而210条:"直视谵语,喘满者死,下利者亦死。"因五脏精气皆上注于目,如精气被热所伤不能上注于目则直视,邪热上承于肺则喘,邪热内结则腹满,此为正虚邪实之证。下利是指中气已败,正气欲脱。在热性病中出现谵语,兼见直视喘满或下利,确属危重之证,因汉代历史条件所限,故曰"死",如今若能采取相应的抢救措施,尚有生还之机。

三十二、发　　黄

发黄是指全身及面目发黄。《内经》称之为"黄疸"。在《伤寒论》中所描述的除"发黄"之外,尚有"面目及身黄""身目为黄""一身及目悉黄"等。涉及的原文计16条文次。其属性有寒、热、虚、实、湿、瘀血之不同。总的病机为肝失疏泄,胆汁外溢。根据不同临床表现发黄有湿热发黄、寒湿发黄、火劫发黄、蓄血发黄四种类型,但以湿热发黄最为常见(表66)。

表66　发黄症状辨析

症状	机　　制		鉴别要点			见　　证	原　　文
发黄	肝失疏泄,胆汁外溢	湿热熏蒸	身、目发黄如橘子色,溲黄	发热,口渴,小便不利,心中懊憹,腹微满,舌苔黄腻,脉弦滑	湿热俱盛	湿热发黄	茵陈蒿汤证	98 134 199 206 236 260
				身热较甚	热重于湿		栀子柏皮汤证	261
				身热,微恶风寒,脉浮	湿热兼表		麻黄连轺赤小豆汤证	262
				腹满,肋下痛,鼻干,小便不利,潮热,耳前后肿,脉弦浮	三阳合病,湿热内阻		小柴胡汤证	231
				小便不利,身体枯燥,头汗出,腹满微喘	风火相煽	火劫发黄	火劫发黄证	6 111 200
		寒湿阻中		身黄色晦黯,不发热,口不渴,大便溏,不能食,腹满痛,舌淡,脉沉		寒湿发黄	寒湿发黄证	187 259 278
		瘀血内结		身黄色晦黯,小便利,伴见神志错乱,少腹硬满		蓄血发黄	抵当汤证	125

湿热发黄多见于阳明病,由于阳明胃热影响三焦的气化转枢,气液不升则无汗。因无汗故热不得外越,三焦决渎失职,则小便不利。因小便不利故湿不能下泄,水液停滞

于内,湿热熏蒸,肝胆失疏,胆汁外溢故发黄疸。其典型的症状为身、目发黄如橘子色,溲黄,并可伴有发热,口渴,心中懊侬,头汗出,小便不利,腹满,胁下痛等症状,治当清热利湿。

若湿热并重,症见舌苔黄腻,脉弦滑者,方用茵陈蒿汤;若热邪偏重者,方用栀子柏皮汤;发黄早期兼有表证,症见微恶风寒,脉浮者,方用麻黄连轺赤小豆汤。至于阳明中风发黄,实为三阳合病,偏于少阳,其病机系湿热壅滞,三焦不利,故治从少阳,方用小柴胡汤。验之于临床,确为有效。

论中火劫发黄亦为湿热发黄之一种。如第6条系温病误用火攻,第111条为太阳中风以火劫发汗,第200条为阳明被火,其病因来路虽有差异,然其机制湿热熏蒸则一,因而治疗用药也与湿热发黄相同。

发黄一症亦可见于寒湿阻中者,素体阳虚,寒湿阻中,肝胆疏泄失职,胆汁外溢则见黄疸。其典型症状为身、目发黄,颜色晦黯,口不渴,大便溏,不能食,腹满痛,舌质淡,脉沉迟等。治当温中散寒,淡渗利湿。论中提出"于寒湿中求之",虽未列举方药,后世茵陈术附汤之类,可随证选用。肝藏血,瘀血内结,肝胆失疏,胆汁不循常道也可发黄。其特征是身黄,色晦黯,必伴有少腹硬满,或有神志错乱等症。因邪不在"水"而在"血",故小便自利。治宜破瘀血,泻实热,方用抵当汤。蓄血发黄当为危重证候,抵当汤为猛烈破血之药与峻下药同用,副作用大,临床应审慎而用。

三十三、鼻衄(表67)

表67 鼻衄症状辨析

症 状	病 机		鉴 别 要 点	见 证	原 文
衄	阳气郁遏,热伤阳络	实证	发热、无汗、脉浮紧	麻黄汤证	46 47 55
	表邪未解,壅迫阳络		发热、头痛、小便清	桂枝汤证	56
	热入血分,损伤阳络		火劫发汗后,见身黄,吐血,便血	火劫变证	111
	阳明邪热,迫血妄行		口燥但欲漱水,不欲咽	热入营血证	202
			脉浮,发热,口干鼻燥		227
血从口鼻出	阴阳俱虚,强汗动血	虚证	少阴病,手足厥冷,无汗,强发汗	下厥上竭证	294

鼻衄是指鼻腔出血,在《伤寒论》中,涉及的原文有8条文次。多见于太阳病、阳明病。其属性多为热证,但亦可见于虚寒证者。热证多因表邪闭郁,或邪热内盛,伤及阳络。虚证则为阳虚,气不摄血,血不循经,妄行升越于上而致。

太阳病寒邪客于肌表,卫阳闭郁,治当发汗。若当汗不汗,阳郁太盛,迫血妄行则见鼻衄。但鼻衄有如下几种情况:一是"血汗同源"轻者邪随鼻衄外解,其病可愈(47条);二是衄后表邪未解仍可用发汗解表之法(46条);三是太阳病已服解表药,因邪闭太深,虽汗而表邪不得尽除,仍有作衄之机,随衄而余邪得解(56条)。四是太阳病误用火劫发汗,邪风被火,必助阳生热,阳热亢盛伤及阳络也可见衄血(111条)。

阳明为多气多血之经,足阳明之经脉起于鼻旁,络于口,若热邪充斥阳明经脉,迫血妄行可见鼻衄。此时常伴有发热、汗出、口渴、脉洪大等症,若口渴欲饮者,治宜清热保津,方用白虎汤;若口渴不欲饮者,系热入血分,治宜清热凉血,仲景虽未出方,但后世犀角地黄汤之类可随证选用。若伴有便秘,舌苔黄者为阳明实证,宜酌加三承气汤,用釜底抽薪之法以治其鼻衄。

鼻衄属虚寒证者见于少阴病下厥上竭证(294条),少阴病本为阴阳俱虚,阳虚四肢厥冷,阴寒内盛,身上无汗。若误用汗法,迫血妄行,升越于上,故血从口鼻而出,盖因"气为血帅"血液之运行有赖于阳气的统摄,阳虚则气不摄血,血不循经,升越于上而致鼻衄,此时治疗之法当以回阳救逆为急务。

三十四、便血(表68)

表68 便血症状辨析

症状	机　制	鉴别要点		见　证	原文
便血	火热炽盛,阴络受损	便血色鲜红,发热,虚烦,舌质红	太阳病火劫发汗后	热证 太阳病火劫变证	114
	热陷伤营,迫血妄行		太阳病误下后,脉浮滑	太阳病误下变证	140
	热盛伤阴,血络受损		淋家误汗后	阴虚热证	84
	邪从热化,迫血妄行		一身手足尽热	少阴热化证	293
	肝经郁热,热伤阴络		指头寒,胸胁烦满,不欲饮食,呕吐	热厥轻证	339
下血	热与瘀血搏结	大便瘀黑	如狂,少腹急结	瘀血证 桃核承气汤证	106
			发狂,少腹硬满	抵当汤证	124

便血是指血从大小便排出。在《内经》称之为"后血"、"溺血"、"溲血"。在《伤寒论》中又称"下血"或"清血"等,涉及的原文有7条文次。其属性有热、瘀之不同,主要病机为热伤阴络。

便血多为热证,热为阳邪,最易伤血动血,热伤阳络见吐血、衄血,热伤阴络则见尿血,大便出血。如原文114条是太阳病误用火劫发汗之后,致邪热炽盛,阴络受损;140条则为太阳病误下后,热陷伤营,迫血妄行;84条指出淋家久病阴虚,发汗则阴虚火旺,伤及阴络必致便血。以上情况均为误治所致的便血。而293条属少阴病脏邪还腑,邪由阴转阳,热入膀胱迫血妄行。以上四条虽然来路不同,但均为热入血分,伤及阴络,属阴虚有热之证。其特点为便血色鲜红,常伴发热,无汗,虚烦,舌质红等症状。治当清热凉血、止血,原文无列举方药,后世医家有所补充,如轻者用猪苓汤,重者用黄连阿胶汤之类。

肝藏血,邪热郁于厥阴,常出现厥而呕,胸胁烦满等症,如不及时治疗,或治疗不当,可致肝热下迫,伤及阴络而致便血。治宜疏肝解郁,凉血止血,后世常用四逆散加黄芩汤之类施治。

瘀热所致的便血,多见于太阳病蓄血证。太阳为多血少气之经,邪犯太阳不解随经入里,热与血结,而致下焦蓄血证。原文106、124条,症见少腹急结,其人如狂,甚则少腹硬满、发狂。因血为热迫,可见便血,其色瘀黑,此时热可随之而去,症状略有减轻,但仍可用桃仁承气汤泻热化瘀,重则用抵当汤破血逐瘀。但抵当汤为峻烈之剂,临床宜密切观察。

此外,216条为阳明下血谵语,此处"下血"是指妇人经水适来,所以文中明言"热入血室","血室"隶属肝之经脉,故其治"刺期门"以泻肝实,此处"下血"不作便血论。

三十五、便脓血(表69)

表69 便脓血症状辨析

症 状	机 制	鉴 别 要 点		见 证	原 文
便脓血	肝热下迫,肠络受损	下利脓血,气味秽臭,腹痛,里急后重,重滞难下,发热口渴,舌质红,苔黄	实热证	白头翁汤证	367 371 273
	阳复太过,热邪下迫	热多厥少,或热不除		厥阴病阳复太过证	334 341 363
	热入血营,阴络受损	脉数不解,下不止		阳明瘀血证	258
	邪从热化,阴络受损	少阴病,下利脓血,可刺		少阴热化证	308
	下焦虚寒,统摄无权	下利便脓血,色晦黯,不臭而腥,滑脱,腹痛喜按,利不止,小便不利	虚寒证	桃花汤证	306、307

便脓血是指大便脓血秽物,常伴有腹痛,里急后重等症。在《黄帝内经》又称"肠澼"、"赤沃"、"泄注赤白"等。在《伤寒论》中又称"清脓血""热利"等。后世医家称之为"赤白痢""脓血痢"。涉及的原文有10条文次,其属性有寒、热、虚、实之不同。其病因病机:实热者为邪热内盛,肠络受损;虚寒者为下焦不固,统摄无权。

便脓血以实热居多,常见于厥阴病。因邪至厥阴,肝气疏泄失常,邪热内郁,下迫大肠,肠络受损,腐肉成脓,故大便脓血为其典型症状。邪热甚则气滞壅滞,其秽浊之物急欲出而不得,故常伴有腹痛,里急后重,发热,口渴,舌红,苔黄等症。治当清热凉肝,解毒止利,方用白头翁汤。此外,导致厥阴便脓血另一个原因为阳复太过,厥阴病是邪正相争,寒热错杂的阶段,以阳消阴盛为逆,阳复阴消为顺,但当阳复太过则邪从热化,伤及阴络亦可导致便脓血,如原文334、341及363条。

实热便脓血亦可见于阳明病和少阴病。如258条为阳明热入血分,肠络受损所致的便脓血。308条则为少阴病,邪从热化,壅滞下焦,阴络受损的便脓血,并提出可用刺法。

虚寒便脓血主要见于少阴病。邪至少阴,由于肾阳虚衰,阴寒内盛,可导致寒凝血瘀,腐肉成脓,故大便脓血,色黯不泽,味腥不臭。因下焦不固,统摄无权,故泻时滑脱不禁,并常伴有腹痛绵绵,喜温喜按,口淡不渴等症。因下利过多,津液耗损,故小便不利。治宜温涩固脱,方用桃花汤。

三十六、下　利

下利是指大便稀薄,次数增多,或泻下脓血。论中所言"下利"实际是泄泻与痢疾的总称。在《伤寒论》中又称"自利""泄利""下利清谷"及"协热利"等。涉及的原文有 80 多条文次。其属性有寒、热、虚、实及寒热错杂之不同。

下利属实热者多见于阳明病与厥阴病。其病机为热迫大肠,传导失职,清浊不分并走于大肠;或热伤肠络,气滞壅塞,腐肉成脓而下利脓血。

邪在太阳,法当汗解。如发热,无汗,邪气不得外泄,而内传阳明,则可见下利;或太阳病误下,表邪内陷,入里化热,下迫大肠,也可见下利。如表证为急,下利较轻者,治当以解表为主,方用葛根汤。如发热,汗出,泻下黏滞,或暴注下迫,治当清热为主,方用葛根黄芩黄连汤。如太阳、少阳同时受邪,因少阳火郁,内迫阳明,又因疏泄不利,气滞壅塞者,其下利黏滞不畅,并伴有腹痛,里急后重,治当清少阳郁火,方用黄芩汤。若外邪入里化热较甚,津伤燥结成实,邪热与肠中宿食结为燥屎,本当大便秘结,反而泻下臭秽粪水,此为热结旁流,因燥热阻结,邪热迫津从旁而下。此时因里热炽盛,故常伴有潮热,腹满而痛,谵语,舌红苔黄,脉沉实等症,治当泻下实热,方用三承气汤。属此类者有 105、256、321、374 条。而 165 条则为表证已罢,邪入少阳,兼见阳明里实之症。其症状除有心下痞硬、呕吐之外,尚有发热、汗出,以方测证其下利当属热结旁流一类,虽下利。里实燥结仍在,故用大柴胡汤和解少阳,兼通里实。

邪至厥阴,肝气疏泄失常,肝郁化热,下迫大肠,肠络受损,气滞壅塞,腐肉成脓,故见下利脓血,并伴有腹痛、里急后重等症。治当清热凉肝,解毒止利,方用白头翁汤。属此者有371、373、363、367 条。此外阳明热入营血,少阴阴虚,邪从热化,均可因热盛伤及肠络,而见大便脓血(表 70)。

表 70　下利症状辨析

症　状	机　制		鉴　别　要　点	见　证	原　文
下利	表邪未解,内迫大肠	实热证	发热,恶寒,无汗,脉浮,下稀烂便	葛根汤证	32
	阳热下迫		身热,口渴,臭秽水样大便	葛根黄芩黄连汤证	34
	胆火下迫		下黏液样大便,腹痛,口干,口苦	黄芩汤证	172
	热结胃肠		下臭秽粪水,腹满而痛,发热,汗出或谵语,脉沉实	三承气汤证	105 256 321 374

症 状	机 制		鉴 别 要 点			见 证		原 文
下利	邪犯少阳，阳明里实	实热证	下稀水臭秽便，发热汗出，心下痞，呕吐			大柴胡汤证		165
下利脓血	里热炽盛，肠络受损		大便脓血，臭秽，腹痛，里急后重，发热口渴，脉数			白头翁汤证		371 373
泄利下重	肝气郁结，阳郁于里		下黏液稀便，腹痛，里急后重，手足不温			四逆散证		318
下利或下利清谷	外感风寒，内有水饮	虚寒证	发热，恶寒，咳喘，泻下清稀，或呕，或小便不利			小青龙汤证		40
	胸胁水饮，下渍大肠		汗出，不恶寒，头痛，心下痞满而痛，干呕短气			十枣汤证		152
	表寒里虚		发热，心下痞硬，下清稀大便			桂枝人参汤证		163
	阴寒内盛，兼有表邪		大便清稀或完谷不化	身疼痛，或有腹胀满，脉沉		虚寒下利	四逆汤证	91 372 364
	脾胃阳虚，运化失职			脉浮而迟		阳明变证		225
	阳虚寒湿下注			腹满而吐，口不渴，食不下，时腹自痛		太阴寒利		223 277 280
				恶寒蜷卧，口渴喜热饮，肢厥，脉微		少阴寒利		282 283 325
				恶寒，汗出，肢厥，脉微欲绝		厥阴寒利		353 354 331 358
				呕吐，发热，恶寒，四肢厥冷，脉微		霍乱病		388 389
	阴寒内盛，格阳于上		呕吐，手足不冷，反发热，脉不至或脉沉迟			白通汤证		292 366
			肢厥，面赤而烦，脉微					314
	阴寒内盛，格阳于外		利不止，肢厥，无脉			白通加猪胆汁汤证		315
	阴寒内盛，格阳于外		肢厥，脉微，身反不恶寒，面赤而烦，干呕，咽痛			通脉四逆汤证		317 370
	肝气犯胃，脾胃虚寒		呕吐涎沫，手足厥冷，烦躁，大便清稀			吴茱萸汤证		309
	阳虚水泛，水渍大肠		腹痛，小便不利，四肢浮肿，大便稀烂，或咳或呕			真武汤证		316

症 状	机 制		鉴 别 要 点	见 证		原 文
必作利	胃阳不足,水渍大肠	虚寒证	肢厥,心下悸	茯苓甘草汤证		356
下利	下焦虚衰,滑脱不固		服理中汤后仍下利不止	赤石脂禹余粮汤证		159
便脓血			下利不止,便脓血,色晦黯,腹痛喜按	桃花汤证		306 307
时时下利	脏气虚衰,阴寒凝结		如结胸状,饮食如故,脉沉紧	脏结证		129
下利不止	里虚有热	寒热错杂,升降失常	心下硬,心烦,水浆不下	结胸重证		150
下利	胃虚食滞,水气下趋		心下痞硬,干噫食臭,胁下有水气,腹中雷鸣	生姜泻心汤证		157
	中虚失运,寒水下趋		泻下日十余次,完谷不化,心下痞,肠鸣,干呕,心烦	甘草泻心汤证		158
	寒热相格		泻下稀薄,食入即吐	干姜黄芩黄连人参汤证		359
	正虚邪实		久利	乌梅丸		338
泄利不止	上热下寒		肢厥,脉沉迟,咽喉不利,唾脓血	麻黄升麻汤证		357
下利	阴虚邪热下注		咽痛,胸满,心烦	猪肤汤证		310
	少阴受邪,不能主水		咳,小便难,谵语	少阴被火证		284
	阴虚水热互结		咳而呕,心烦不得眠	猪苓汤证		319
吐下	脾胃升降失常,清浊相干		吐下,发热,恶寒,头痛,身疼,脉微涩	霍乱病		383
利必自止	阳复邪却		手足温,心烦,下利	脾家实	预后良好	278
利必自愈			手足温,心烦,下利,脉微,或发热	少阴寒利证		287 292
			先厥,后发热而利	厥阴寒利证		331 365
			微热,口渴,或汗出,脉数			360 361 367
			晬时脉还,手足温			368
下利不止	胃气虚败,下焦失约		阳明病,心下硬,攻之泻下利不止	阳明病变证	预后极差	210
下利	中阳虚衰,阳气将脱		直视谵语,喘满下利			205
	阳虚阴盛		恶寒蜷卧,下利,手足厥冷	少阴寒利证		295

续表

症　状	机　　制	鉴 别 要 点		见　证		原　文
下利	阳虚阴盛	自欲吐,脉微细沉,自利,烦躁不得卧寐		少阴寒利证	预后极差	300
	邪盛里虚	发热,肢厥,下利清谷		厥阴寒利证		348
下利至甚	虚阳外越	发热,下利厥逆,烦躁不得卧				344
下利	阳亡阴竭	发热,泻下严重,肢厥不止				345
	有阴无阳	发热,下利,汗出不止				346
	阳气暴脱	下利,肢厥,脉绝不还				368
	正虚邪盛	泻下十余次,脉反实				369
	阴盛阳气将绝	厥阴寒利,突然能食,食后暴热				332
下利清谷	表热里寒	泻下清稀,完谷不化	不可攻表	厥阴寒利证		389
		泻下清稀,身疼痛	先温其里,后攻其表			372 91
续自便利	脾阳虚弱,运化失职	太阴病连续下利,脉弱	慎用苦寒阴柔之品	太阴寒利证		280
自利益甚		太阴病腹满而吐,食不下,时腹自痛	不可用下法			273
吐利	霍乱里虚	吐利发汗脉平,小烦	注意饮食调节	霍乱病初愈		391

　　少阴肾阴亏虚,邪从热化,在此过程中可影响三焦气机的枢转,而致阳气内郁,不达四肢。又因阳郁化热,下迫大肠,导致气机壅塞,传导失司,故可见四肢不温,大便黏滞不爽,里急后重等症。治当疏肝和胃,透达郁阳,方用四逆散。

　　虚寒下利,多见于三阴病,亦可见于太阳、阳明病。其病因病机为脾肾阳虚,寒湿下注。论其成因,可因误治伤阳,或他经传变,或寒邪直中。如太阳病,发汗太过,或误用吐下之法,损伤正气,导致阳虚脾失健运,清浊不分,下趋大肠而下利,如原文91、225、163条,均属误治所致。40条为外感风寒,内有水饮之下利。152条为里停水饮,由于水饮下趋于肠则见下利,水饮之邪停聚于胸膈,则心下痞硬满闷,牵引胸胁疼痛,肺气不利致呼吸气短,饮溢于胃,胃气上逆则见呕逆,饮邪上攻则头痛,外渗则微微汗出,发作有时。由于有形水饮走穿上下,充斥内外,泛溢为患之里证,攻逐水饮已不容迟疑,故方用十枣汤。372、364条则为中阳不足,虚寒下利,兼有表证。其表现为泻下清稀或完谷不化,兼有发热、恶寒、身疼、脉浮而迟等症。治当根据具体情况,选用桂枝人参汤或小青龙汤表里双解。或因里寒较甚者,则先救其里,后攻其表,救里用四逆汤,攻表用桂枝汤。

　　太阴病为脾虚寒湿证。脾阳本虚,若外邪直中,或内伤生冷,或误治伤及脾阳,均可导致脾虚失运,寒湿内生,下注大肠。其表现为泻下清稀,并伴有腹满时痛,呕吐,食不下,口不渴,脉弱等症,治当温中散寒,方用理中汤、四逆汤之类。

少阴寒利与厥阴寒利,均为阳虚阴寒内盛所致。肾为阳之根,下焦阳虚,不能温运脾阳,无力鼓动血行,故表现为泻下清稀,或完谷不化,同时伴有恶寒,肢厥,脉微欲绝等症,治当四逆汤温经回阳。若为厥阴寒利在其发病过程中,可有厥热胜复的机转。正如331条"伤寒先厥后发热而利者,必自止,见厥复利"之状况。以上寒利若进一步发展,因阳虚阴盛,虚阳被格于上,见"面赤而烦"者,即所谓"戴阳"的征兆,治当白通汤回阳救逆。若下利不止,肢厥,脉不出者为阳亡阴竭,虚阳外越之征,则用白通加猪胆汁汤,回阳救逆,益阴和阳。若在肢厥,脉微欲绝的基础上,出现身反不恶寒,面赤而烦,或咽痛,或干呕,或腹痛,或汗出等,为亡阳危象,则用通脉四逆汤。

少阴病309条"吐利,手足逆冷"颇似四逆汤证而实以中焦阳虚有寒为主。因肝气犯胃,胃气虚寒,升降失调,故见下利兼吐涎沫。治当温降肝胃,泄浊通阳,方用吴茱萸汤。

肾主水为阳气之根,少阴阳虚水气不化,又不能温煦肺脾,水液输布、运化失常,水与阴寒互结为患。水气上犯于肺则咳嗽,犯胃则呕吐,脾不健运水湿内停,溢于肌肤则四肢浮肿,下趋大肠传导失司则泻下清稀,治当温阳利水,方用真武汤。若因胃阳不足,水饮内停,水气凌心则心下悸。阳气被遏,不能外达四末则手足厥冷,如不及时治水,水犯胃肠,必然导致下利。故治当茯苓甘草汤温散水气。

以上虚寒下利,或下利脓血,日久阳虚脱泄不禁,用温阳止利之法无效者,当改用收涩固脱之法。若大便清稀洞泄不止,可用赤石脂禹余粮汤;虚寒滑脱大便脓血者则用桃花汤。

此外,如时时下利,症见如结胸状,饮食如故,寸脉浮,关脉小细沉紧者,这就是仲景所说的脏结证。下利也可见于寒热错杂证,属此类者多为误治所致。如150条为太少并病,误下后外邪内陷,邪结胸中则心下硬,邪热内扰则心烦,又因脾虚气陷而出现下利不止,证属邪实正虚之结胸重证。157、158条则为太阳病误下后,正虚邪陷,寒热错杂,脾胃不和,升降失调之痞证。其表现为心下痞硬,干呕,或嗳气,下利,腹中雷鸣等症,治当寒热并用,辛开苦降,调畅气机。以水气明显者用生姜泻心汤,以胃虚痞利俱甚者则用甘草泻心汤。而359条则为原是胃热脾寒,误吐伤胃,误下伤脾,误用吐下,脾胃更伤,因而寒热相格更甚,文中提出"食入口即吐",表明上热尤甚,故用苦寒倍于辛热的干姜黄芩黄连人参汤。338条乌梅丸"又主久利"以方测证,当为寒热虚实夹杂之久利。357条为伤寒误治后痰热壅肺,气机不利,出现咽痛,吐脓血之上热症状,又因脾阳受损,而见泄利不止之下寒症状。故用麻黄升麻汤以发越郁阳,清上温下。

下利也可见于阴虚者,如310条,因阴液损伤,虚火上炎,注于胸中,熏灼咽嗌,故咽痛、胸满、心烦。治当猪肤汤滋肾润肺补脾。少阴病,咳而下利,属阴盛阳虚兼水气证,治宜真武汤;属阴虚有热兼水气证,治宜猪苓汤。无论属寒属热,都禁用发汗。若反用火法,强发其汗,火热伤津,胃中干燥,上扰心神则谵语,膀胱液耗,排便不畅故小便难,上述见证均为误汗所致。少阴阴虚,水热互结,因水气上犯则咳嗽,下渍大肠则下利,水气内停,津不上承则口渴,虚热内扰则心烦不得眠,治当滋阴清热利水,方用猪苓汤。

霍乱与伤寒不同,前者初起即见吐下,常伴有发热、恶寒、身痛等表证,其病机为脾胃升降失常,清浊相干。但因来势凶猛,发展迅速,极易伤阳,甚则阳亡阴竭,其辨治方法,当与虚寒下利证相同。

有关虚寒下利预后的判断,论中有20条文次。这些原文对于少阴、厥阴虚寒下利预后的分析极为重要。一般来说,阳回者可治,预后良好;阳不回者,预后极差。如表现"手足反温""脉紧反去""反发热",烦与下利同时出现,并有精神好转等症状者,预示阳气恢复,下利必然逐渐痊愈。如出现"下利不止""肢厥不止""汗出不止""烦躁不得卧寐""泻下日十余次,脉反实""厥阴下利,反能食,食后暴热"等,均预示阳气暴脱,或阳亡阴竭的危重证候,在当时的情况下,必死无疑。

对于虚寒下利的治疗,论中提出即使有表证,不可攻表,当先救其里,然后攻其表。另外虚寒下利者当慎用苦寒及阴柔之药,并注意饮食的调节,此等论述至今仍有其实际价值。

三十七、下重(表71)

表71　下重症状辨析

症状	机　　制	鉴　别　要　点	见　　证	原　文
下重	肝热下迫,气滞壅塞	下利,脓血,腹痛	白头翁汤证	371
		下利,脉沉弦	厥阴下利证	365
	肝气郁结,阳郁于里	手足不温,腹中痛,泄利	四逆散证	318
	湿热下注,气滞壅塞	身目发黄,胁下满痛,不能食,颈项强,小便难	湿热下利证	98

下重,又称"后重",是指大便时急迫而排出不畅,努责难出,且有肛门重坠的感觉,常伴有腹痛,大便脓血等证。涉及的原文有4条文次,其属性多为湿热。主要的病因病机为湿热下注,气滞壅塞。

下重多见于厥阴下利之证。厥阴为病,有寒化,热化之不同,病从寒化可见厥冷下利;病从热化则见泄利下重,或下利脓血,里急后重。肝主疏泄,性喜条达,厥阴热复,气机不畅,肝木乘脾,脾失健运,水湿内停,湿热互结,下迫大肠,故出现泄利下重。若伤及血分则可见大便脓血。又因气滞壅塞,其秽浊之物欲出而不得,故腹痛,里急后重,为其典型症状。可用白头翁汤清热止利,缓急止痛。原文365条以脉论下利的不同转归,脉沉弦主里有结聚而气滞,所以出现里急后重,亦为肝郁乘脾,湿热壅滞所致。原文虽未列出方药,但观其脉证,四逆散合白头翁汤也可随证选用。

98条是指小柴胡汤禁忌证,用小柴胡汤后出现里急后重。据原文"不能食,而胁下满痛,面目及身黄,颈项强,小便难",此为湿热发黄之证,用小柴胡汤后无效,病情进一步发展出现里急后重,此时必有下利,应属湿热下注之证,可用茵陈蒿汤合葛根黄芩黄连汤加减施治。

论中原文未提及下重,而其证必有下重者亦有之,根据临床凡是腹痛,大便脓血者多有里急后重,所以下重应是白头翁汤证典型症状之一,而葛根黄芩黄连汤证亦应有下重症状。

三十八、利　　止

利止是指大便转为正常,或下利突然停止。《伤寒论》中根据不同的情况,描述为"利必自止""利必止"、"利止"等。涉及的原文有10条文次。论中利止,是提示虚寒下利的转归,阳气恢复的利止则可病愈,阴竭阳亡的利止则病危。

虚寒下利,可见于太阴病,脾胃阳虚,寒湿不化之腹满下利。最多见于少阴阳虚下利,因肾为阳气之根,少阴阳虚,阴寒内盛,脾土不温,失其健运而下利。亦可见于厥阴病,厥热胜复证,阴寒内盛,则肢厥下利。以上虚寒下利,当阳气回复,阳长阴消,驱邪外出,则下利必然自止。其表现为手足温,神志清爽,心烦、下利同时出现,或发热时利止等症状。如原文 278 条,"脾家实"是指脾阳恢复,原为脾虚寒湿郁滞,久之出现烦扰、下利,因脾阳恢复,运化正常,清阳能升,浊阴得降,原有滞于肠道之腐秽得以向下排出,邪气排尽故此利必自止。原文 288 条为少阴下利,如出现手足温,利止则提示阳气恢复,阴寒之邪渐退,判断病可向愈。原文 331、334 条均为厥阴病,厥热胜复证,厥而见热,为阳气来复,病有好转,虽下利必自止(表 72)。

表 72 利止症状辨析

症状	机　　制	鉴别要点	见　　证		原　文
利自止	脾阳恢复,驱邪外出	太阴病,暴烦,下利,手足温,神志清爽	阳复病愈	脾家实证	278
	阳复寒却	少阴病,恶寒蜷卧,但利止,手足温,神志清爽		少阴阳复证	288
		先见四肢厥冷、下利,后见发热,热时肢厥下利停止		厥热胜复证	331 334
利止	阴竭阳亡	少阴病,下利清谷,手足厥逆,身反不恶寒,面赤,利止,脉不出	阴竭病危	通脉四逆加人参汤证	317
		霍乱,恶寒,脉微,利止		四逆加人参汤证	385
		利虽止,但头眩,时时自冒,手足逆冷,不复,烦躁不安,脉不至		阴竭阳亡死证	297
	里和表未解	霍乱吐下,利止,又发热	里和表未解	霍乱病证	383
		霍乱,利止,身痛不休		桂枝汤证	387
若利止	邪无出路,寒水互结	心下硬满而痛,无热证	邪无出路	寒实结胸证	139

虚寒下利严重者,出现利止为阴液枯竭,无物可下,可致阴竭阳脱之危象。其表现为利虽止,但四肢厥冷,烦躁不安,脉微欲绝,或出现目眩、自冒,身热面赤,脉不出等虚阳上浮等症状。此时治当回阳救脱,如 317 条用通脉四逆汤加人参。385 条则用四逆加人参汤治疗,297 条则认为是阴竭阳亡死证,在目前来说未必是不治之症。

利止的另一种情况为邪无出路,可致病情转化。如原文 139 条,原为太阳表证兼有内寒,误下后,若利止则邪无出路,导致寒水互结,出现心下硬满而痛,但无热象,治疗可用白散温下。

此外,原文 383、387 条为霍乱病临床表现,并指出霍乱病吐利止后仍可发热,或身痛不休,系里和表邪未解,此时仍可用解表之法,方用桂枝汤。

(刘敏 林安钟)

三十九、便 秘

便秘是指大便燥结坚实,难以排出,或数日不大便。在《伤寒论》中,根据便秘的不同情况,描述为"大便难""大便硬""不大便"(即"不更衣")"大便初硬后溏""大便乍难乍易"等,涉及的原文有40余条。其属性有寒、热、虚、实,瘀血之不同。

便秘最多见于阳明腑实证。由于阳明热盛津伤,实热结聚胃肠,热邪与有形之糟粕相搏,结为燥屎,故便秘是其典型症状。并伴有发热,汗出,不恶寒,反恶热,或潮热,心烦,甚或谵语,腹胀满,疼痛拒按,脉沉实,舌红干,苔黄燥等。宜根据痞、满、燥、实的不同而分别选用调胃承气汤、小承气汤及大承气汤攻下实热,荡除燥结。此类实热证之便秘,尚有一种由胃热肠燥津亏所致,其主症为小便数,大便硬,而"不更衣十日,无所苦也",称脾约证,宜用麻子仁丸润下通便。若津液内竭而致,硬粪近于肛门者,宜用导法,用蜜煎方或土瓜根汁及大猪胆汁导下硬便,使燥粪得下(表73)。

表73 便秘症状辨析

症 状	机 制		鉴 别 要 点	见 证	原 文
不大便,大便硬,大便难等	腑实内结	热结胃肠	腹胀满痛,拒按,身热,汗出,烦躁,脉沉实	三承气汤证	208 213 214 218 220 241 244 252
大便硬	胃中有热,脾阴不足,肠燥失润,糟粕自结		趺阳脉浮而涩,大便如栗,小便数	麻子仁丸证	247
不大便	津液内竭		自汗出,小便自利,大便硬	导法:土瓜根及大猪胆汁证	233
不大便,大便硬	瘀血与热结于肠中		发热,消谷善饥,善忘,大便黑,或屎虽硬,大便反易,脉数	抵当汤证	237、257
不大便	痰水搏结,津不下达		从心下至少腹硬满而痛不可近,舌上燥渴,日晡潮热	大陷胸汤证	137
大便硬	少阳气郁,津液不布	阳明兼少阳病	胁下硬满,呕,舌上白苔	小柴胡汤证	230
		阳微结	头汗出,微恶寒,手足冷,心下满,口不欲食,脉细		148
不大便	气血虚损,肠中干燥		脉微涩及气血虚损见证	里虚证	214
大便初硬后溏	中阳受伤,寒气凝结		不能食,小便不利,手足濈然汗出	阳明中寒证	191
大便硬	风邪得散,脾复健运		身体疼烦,转侧困难,小便自利	桂枝附子汤证	174

阳明为多气多血之经,阳明热炽可波及血分。若热与血结于肠中,血主濡润,故大便虽硬而排出反易,其色必黑,且伴有善忘,正如237条所说:"阳明证,其人喜忘者,必有蓄血,所以然者,本有久瘀血……"这就是所谓阳明蓄血证,它与阳明腑实证不同,为阳明之热与久瘀之血相搏所致,宜抵当汤破血逐瘀,此又为攻下瘀血法。

太阳病,法当发汗。若汗不得法,津伤化热,热邪入于胸胁,与痰水互结,则成实热结胸。因热与痰水结于胸胁,阻滞于上,津液不得下达,故见大便不通,当伴见"舌上燥而渴,日晡所小有潮热,从心下至少腹硬满而痛,不可近",宜用大陷胸汤泻热逐水。本证与阳明腑实证均为热结便秘,其鉴别在于:①所结病邪与部位不同。此证为热与水结,结聚于胸胁,严重者可发展至心下,甚至发展至全腹,彼则为邪热与肠中糟粕搏结;②热型不同。本证无大热或小有潮热,彼则有明显的发热,恶热,与日晡潮热;③治疗不同。此证治疗以逐水为主,彼则以通便为主。

少阳者,其性畅达不郁,若邪至少阳,气机不利,势必影响三焦水道不通,上焦不得宣化,津液不布,肠道失于滋润,大便因硬,难以排出。若伴见头汗出,微恶寒,手足冷,心下痛,口不欲食,脉细者,为阳微结;若伴见胁下硬满,呕而舌上白苔者,为阳明兼少阳证,而以少阳为主。以上二者,皆宜用小柴胡汤和解少阳枢机,使三焦气机通畅,而上焦得通,津液得下,胃气因和,大便得下而解。

便秘属于虚证、寒证者亦不少见。气主煦之,血主濡之,气血两虚,则肠燥失润,大便不通。若不大便而脉象微涩,微者,阳气不充;涩者,阴血不足。气不充则难以运行,阴不足则无以润送,此为里虚。仲景特别指出此证虽有硬便,不可攻下,"为难治,不可更与承气汤也"。治当补益气血。尚有一种阳明中寒者,表现为大便初硬后溏,寒为阴邪,易伤人之阳气,寒中阳明,中阳必伤,阳伤胃冷,寒气凝结,津液不布,故大便初硬。阳伤脾寒,运化失职,故水谷不别而大便溏,胃冷脾寒,故大便初硬后溏,治当温养脾胃。

在某些疾病过程中,湿邪得除,脾阳恢复,亦可出现大便硬。湿为阴邪,最易困脾。如桂枝附子汤证,为外感风湿,内困脾阳,失其健运,则见大便溏泄,小便不利。服该方祛湿散风后,风湿得除,脾复健运,故大便由溏转硬,小便由不利转利。

论中原文未提及便秘,而其证确有便秘者亦有之,如大柴胡汤证见呕不止,心下急,心下痞硬,寒热往来,需大柴胡汤表里两解,亦必有里实之证。类似此等情况,当用以方测证之法理解,又不可不知。

(熊曼琪　刘敏)

四十、小便不利

小便不利是指小便短小而排出不畅。在《伤寒论》中又称"小便少""小便难""欲小便不得"等,涉及的原文有37条文次,其病因病机虽有寒热虚实之不同,但与膀胱气化失常关系最为密切。

小便不利最多见于湿热发黄证,小便的通利与否,是辨别有无蓄血的一个要点。太阳病,见小腹硬结,神志失常,小便自利,身黄,脉象沉结等证为血热互结,蓄于下焦。但发黄一症多因湿热熏蒸,肝胆疏泄失常所致,与蓄血的发黄有所不同。若病人小便不利者,是湿无出路,多为湿热内蕴而无瘀血之证,即属湿热发黄。正如原文125条"太阳病身黄,脉沉结,少腹,小便不利者,为无血也。小便自利,其人如狂者,血证谛也,抵当汤主之"所言。

　　体质不同,太阳病误下不成结胸,也有导致湿热郁蒸发黄者。如热不得外越,湿不得下泄,湿热熏蒸,身必发黄,可见小便不利是导致湿热发黄的一个重要条件。

　　阳明病里热实证,一般均见汗出,小便自利。若无汗则热不得外越,小便不利则水湿不得下行,湿热上扰,因而心烦懊恼。湿热郁遏于中焦,影响肝胆疏泄功能,胆汁外溢,故见身黄,目黄,尿黄等黄疸症状。

　　阳明病以清、下两法为治疗原则。若误用火攻,火与热合,使邪热愈炽,而津液益伤,热炽故额上微汗出,津伤则身无汗而小便不利,因而发黄。

　　若阳明病面合赤色是邪郁于经而不得宣透于外,熏蒸于上。若误用攻下,损伤脾胃,脾虚则水湿不得运行而见小便不利,邪热入里与湿相合,湿热郁蒸,肝胆失疏,胆汁外溢,也见身黄、发热等症。

　　如阳明病热与湿合,湿热郁遏,蒸腾于上,气机被阻,津液运行不畅,湿热内郁而不得下行者,也见小便不利。且伴见头汗出,至颈而止,身无汗,渴引水浆,身黄等症,治当清热利湿退黄,方用茵陈蒿汤(表74)。

表74　小便不利症状辨析

症状	机　制	鉴别要点	见　证		原　文
小便不利	湿热内蕴	身黄,少腹,脉沉结	热证	发黄证	125
	湿热熏蒸	身发黄			134
	水湿不行	无汗,心中懊恼,身黄			199
	热盛津伤	额上微汗出,发黄			200
	脾虚水湿不得运行	面赤,发热,色黄			206
	湿热内郁而不得下行	头汗出,身无汗,剂颈而还,渴引水浆,身黄如橘子色,腹微满		茵陈蒿汤证	236 260
	枢机不利,三焦决渎失职	胸满,烦惊,谵语,一身尽重不可转侧		柴胡加龙骨牡蛎汤证	107
小便难	少阳邪热壅聚	短气,腹满,鼻干,面目悉黄,有潮热,嗜卧,时时哕,胁下及心痛,久按之气不通,小便难,耳前后肿,不得汗,脉弦浮大		阳明中风证	231
小便不利	津液被伤	高热,脉象有力,自汗出,身体沉重,神昏,呼吸气粗,语言困难	伤津	风温病误下变证	6
	亡津液	大下之后,复发汗,小便不利		津复阴阳自和病愈证	59
	津伤有热	脉浮,发热,渴欲饮水		猪苓汤证	223

症状	机 制	鉴别要点		见 证	原 文
小便不利	津液内亡	大便乍难乍易,时有微热,喘冒不能卧	伤津	大承气汤证	242
小便难	津伤于内	发汗,遂漏不止,恶风,四肢微急,难以屈伸		桂枝加附子汤证	20
	伤津液	口苦,咽干,腹满微喘,发热恶寒,脉浮而紧		三阳合病证	189
小便必难	津液损伤	咳而下利,谵语,小便难		少阴病火劫伤津变证	284
小便数少	津还胃中	大便硬,微烦不了了,小便日三、四次,变为日两次		津液内竭证	203
小便少	津液还于胃中	烦躁,心下硬,不能食,脉弱,大便初头硬,后必溏,小便少		承气汤证	251
小便不利	气化不利,水邪内停	头项强痛,翕翕发热,无汗,心下满,微痛	虚证	桂枝去桂加茯苓白术汤	28
	中焦阳虚,转输失职	不能食,手足濈然汗出,大便初硬后溏		阳明中寒欲作固瘕证	191
	肾阳虚,水不下行	腹痛,四肢沉重疼痛,自下利,或咳,或呕		真武汤证	316
	虚寒在里,清浊不别	腹痛,下利不止,便脓血		桃花汤证	307
小便难	脾不转输,水不下行	不能食而胁下满痛,面目及身黄,颈项强	虚证	柴胡疑似证	98
	阴虚,津液亏乏	身黄,或欲衄,或小便难		太阳中风误火变证	111
	中阳不化	脉迟,食难用饱,饱则微烦头眩,欲作谷瘅		阳明中寒欲作谷瘅证	195
欲小便不得	阳虚于下	气逆而呕,腰以上汗出,腰以下不得汗,欲小便而不得,时欲失溲,足下恶风		太阳病误火变证	110
若不尿	胃气已竭,邪无出路	腹满加哕		不治之证	232
小便不利	表邪入里,膀胱气化失司,水停下焦	脉浮,微热,口渴多饮,小便不利,少腹满	气化失司	五苓散证	71 126 127 156
	三焦壅滞,水饮阻留	胸胁满微结,渴而不呕,头汗出,往来寒热,心烦		柴胡桂枝干姜汤证	147
	风湿在里,三焦不利	骨节疼烦,掣痛不得屈伸,近之则痛剧,汗出短气,恶风不欲去衣或身微肿		甘草附子汤证	175

续表

症状	机　制	鉴别要点		见　证	原　文
或小便不利	水停下焦,气化不行	干呕,恶寒,发热无汗而咳,或渴,或利,或噎,少腹满,或喘,脉浮紧	气化失司	小青龙汤证	40
	三焦气机郁滞	往来寒热,胸胁苦满,嘿嘿不欲饮食,心烦喜呕,或胸中烦而不呕,或渴,或腹中痛,或胁下痞硬,或心下悸,或不渴,身有微热,或咳		小柴胡汤证	96
	气机郁滞,水气不化	四逆,或咳,或悸,或腹中痛,或泄利下重		四逆散证	318
小便反不利	水湿郁滞	欲食,大便自调,骨节疼,翕翕如有热状,奄然发狂,脉紧		水湿郁表证	192

　　少阳枢机不利,三焦决渎失职,则小便不利。由于伤寒下后正气受伤,邪陷少阳,胆火上炎,加上胃热上蒸,阳气内郁而不得宣达于外,故常伴见胸满,烦惊,谵语,一身尽重等症。治当和解少阳,通阳泻热,重镇安神,方用柴胡加龙骨牡蛎汤。

　　阳明中风,实为三阳合病。因阳明邪热郁闭,少阳邪热壅聚,三焦不利,太阳肌表闭塞,故除小便难外,尚见短气腹满,鼻干,面目悉黄,有潮热,嗜卧,时时哕,胁下及心痛,久按之气不通,耳前后肿,不得汗,脉弦浮大等症。当此三阳合病之时,解表攻里均非所宜,故先针刺,泄邪热而宣通郁阳,疏利经脉,以图缓解病证,然后观其转变,相机而治。

　　风温病,症见高热,脉象有力,自汗出,身体沉重,神昏多寐,呼吸气粗,语言困难等证,为邪热内盛,充斥表里内外,热盛津气两伤。因无有形实邪,故禁用攻下,否则可引起多种变证,如误下津液重伤,水源不足则见小便不利,是以不可不慎!

　　邪在表,先下后汗,津液因之受伤。人之尿液是由津液所生而由膀胱气化排出,故汗下以后小便不利是亡津液之缘故。切不可见小便不利而误用渗利之法,俟津液恢复,阴阳自和小便得利,则其病自愈。

　　若阳明病误下后,津液受伤,余热犹存,水热互结于下焦,则小便不利,除此尚伴见脉浮发热,渴欲饮水等症。治当育阴润燥,清热利水,方用猪苓汤。

　　阳明腑实,一般证候是小便数,大便硬,亦有腑热结实,损伤津液,二便皆不通利者。若阳明腑实,燥屎内结,故大便乍难,又因小便不利,是津液未至枯竭程度,部分津液当能还流于肠中,所以燥屎虽结,有时又见大便乍易,除此尚有微热,喘冒不能卧等症,治当大承气汤泻热去实,则诸症自平。

　　太阳病发汗后,病人恶风不除,又见漏汗不止,为过汗伤阳,表阳虚弱,卫外不固。由于发汗太过,汗漏不止而耗伤阴津,故小便难。阳虚不能温煦,阴伤失于濡润,致经脉失养,故四肢微急,难于屈伸,证属太阳表虚兼阳虚汗漏。治当扶阳解表,阳气得复,自可化气生津,小便自然通畅。

阳明病,脉浮而紧,发热恶寒是太阳表证未解,口苦,咽干是少阳证在,腹满微喘是阳明实证腑未成实。表证未解,里未成实,当禁用下法,若误下表邪内陷则腹满愈甚,津液损伤,则小便难,是以不可不慎!

少阴病,咳而下利,无论属寒属热,都禁发汗,若反用火法,强发其汗,火热伤津,胃中干燥,上扰心神则发谵语,膀胱液耗,排便不畅,故小便难,究其原因是少阴病误汗的结果。

阳明病不大便有燥热结实与津液内竭之不同,前着当用苦寒泻热去实之法,后者当俟津回燥释而大便自通,亦可根据大便结硬的状况而酌用润下或导法。推测津液是否恢复,当问其小便的次数,如小便本为日三、四次,今减为日一二次,则知胃中津液不渗膀胱而还流肠中,使燥者可润,结者可通,故曰"不久必大便"。

阳明里热内实之证,见烦躁,心下硬,不能食,脉弱,似是腑实燥结的大承气汤证。但小便少是津液还入肠中,故大便初头硬,后必溏。可见烦躁,心下硬,不大便之证,欲知大便是否已硬,当审其能食与不能食,又要知其小便利与不利,必须小便利为津液内竭,大便成硬,方可大承气汤攻下。在此,仲景示人攻下之法,应当详审!

太阳之气与水的代谢关系密切。水邪内停,必然影响太阳膀胱气化失司,而使小便不利。若水邪郁遏太阳经中之阳气,可见经脉不利的头项强痛和翕翕发热之症。此证似表而实非表证。若水邪凝结,影响里气不和,可见心下满微痛之证,此乃似里实而实非里实,故汗下两法均非所宜,治当利水通阳,方用桂枝去桂加茯苓白术汤。

素体胃阳不足,复盛风寒,因中焦阳虚,寒从内生,以致脾胃受纳、腐熟、转输的功能受到障碍,故见小便不利和不能食,除此常伴见手足濈然汗出,大便初硬后溏等症,治当温中健脾之剂。

少阴病,邪气递深,肾阳日衰,阳虚寒盛水湿不化,泛溢为患,水气停蓄于内,膀胱气化不行则小便不利。若水湿浸淫肢体则四肢沉重疼痛,浸渍胃肠则腹痛、下利。皆因肾阳虚衰,水气泛滥所致,故宜用温肾阳,利水气的真武汤。

少阴病,若寒邪内入,因脾肾阳衰,统摄无权,滑脱不禁,故下利不止,便脓血。下利过多,则津液损伤,故小便不利。因阳虚寒滞,故腹痛,治当温涩固脱,方用桃花汤。

脾阳素虚,感受风寒,邪已入里而表证未解,治当温中解表为宜,若误为阳明实证屡用攻下,导致脾胃更虚,脾失转输之职,水不下行则小便难。胃虚受纳无权,脾虚寒湿郁滞,影响肝胆疏泄功能故常伴不能食,胁下满痛,面目及身黄,颈项强等症,治当温中散寒祛湿,若误认胁下满痛为少阳枢机不利而用小柴胡汤,必致脾虚气陷,更增泻利。仲师示人小柴胡汤应用虽广,但疑似证候不可妄用。

太阳中风,法当桂枝汤解肌发汗。若以火迫汗,则不仅风邪不解,反加火邪为害,必伤其血气而变证丛生。火热上熏,灼伤阳络则欲衄;火热下劫,阴液匮乏则小便难,风火相煽,肝胆疏泄太过,胆汁横溢,则身体发黄,其预后将取决于津液之存亡。若无小便则是化源告绝,阴液消亡,预后不良的险候。

胃阳虚弱,中焦有寒,由于中焦阳气不能煦化,水液不得充分下注则小便难,除此常伴见脉象迟,不能多食,强食过饱则微烦,头眩,腹满等症,此时若不采取适当治疗措施,必因水谷不消,湿邪内郁,久则将成谷瘅之证。治当温阳散寒除湿。仲师言"于寒湿中求之"即是此意。

太阳病忌用火攻发汗,若误用熨背取汗,以致津伤里热更盛,则烦躁,谵语等症接踵而至。若火邪渐衰,津液得复,则有振栗、自下利而作解的机转。但也有阳热亢盛于上,遂迫津液外渗见气逆而呕,腰以上汗出者,然盛于上者,必不足于下,阳气与津液不能下达而见从腰以下不得汗又有欲小便不得,时欲失溲,足下恶风等症者,也不可不知。

阳明中风,若见不尿,腹满加哕则证情严重,是胃气已竭,三焦不复疏通,气机壅塞,邪无出路,故仲景断之为不治之证。

太阳病,若汗不如法,出汗过多,可能产生变证。若病人表现为脉浮,微热者为汗不如法,表邪不解。口渴多饮,小便不利为外邪入里,膀胱气化不行,水道失调,水蓄于内,不能化生津液上承所致。属表里同病,治当解表化气利水,方用五苓散。

少阳枢机不利,胆火内郁,三焦决渎失常,水饮留结于中则胸胁满微结,水道失于通调,阳气不得宣化,因而小便不利,且常伴往来寒热,头汗出,渴而不呕等症。治当和解少阳,温化水饮,方用柴胡桂枝干姜汤。

若卫阳虚,风湿留注关节,湿邪内阻,气化失宣,上则呼吸短促,下则小便不利,除此常伴见汗出恶风,不欲去衣,骨节疼烦,掣痛不得屈伸,近之则痛剧,或身微肿等症,治当甘草附子汤缓祛风湿。

若伤寒表不解,症见恶寒,发热,无汗,脉浮紧;里有水饮,肺失宣降,水之上源不调,致膀胱失职,水蓄不行,则小便不利,下腹部胀满。除此常伴见或咳,或渴,或利,或噎,脉浮紧等症,治当外散风寒,内除水饮,方用小青龙汤。

少阳统辖胆与三焦,三焦为决渎之官,乃水气通行之道路,邪入少阳,影响三焦水道之通调,如水饮停于心下则心下悸,若水停于下焦,膀胱气化失常,则小便不利,除此尚见往来寒热,胸胁苦满,心烦喜呕,嘿嘿不欲饮食等症,治当和解少阳,方用小柴胡汤加减。

肝胃气滞阳郁,升降失常,影响水道的通调,也见小便不利,除此常见手足轻微厥冷,心悸,或咳或腹中痛,或泄利下重等症,治当四逆散疏肝和胃,透达郁阳。

水湿之邪郁滞,渍于关节,郁于肌表,除小便不利外,尚见关节痛,翕翕如有热状,如胃气和,食欲如常,大便自调,突然出现狂躁不安,脉紧者是正气奋起驱邪,正胜邪祛,水湿之邪随汗而解的佳兆。本证与欲作固瘕虽同见小便不利症,但此则胃和能食,大便自调;彼则胃中寒,不能食,大便初硬后溏,因此在病机上又截然有别,临证不可不辨!

四十一、咽　干

咽干是指自觉咽喉部干燥不适,在《伤寒论》中又称"咽燥""咽中干"及"咽喉干燥"等。涉及的原文有8条文次,其属性有实热、虚热之不同。其病机主要为津液受伤,无以上奉所致。

咽干以实热证为多,可见于阳经病,亦可见于少阴病热化证。皆因火热上冲,津液耗损所致。

少阳位居半表半里,少阳受病,邪热熏蒸,胆热上腾则口苦,津为热灼则咽干,目为肝胆之外候,少阳风火上腾故目眩,可见咽干是少阳病三大症状之一(263条)。而189条"阳明中风,口苦咽干,腹满微喘,发热恶寒,脉浮而紧。"此条虽云"阳明中风",实为三阳合病,其脉浮而紧,伴有发热恶寒,是因太阳表证未解;口苦咽干是少阳见证;腹满微喘属阳明里证。然而,阳明病由于里热炽盛,邪热上冲,也可导致咽干。如221条,"阳明病脉浮而紧,咽燥口苦,腹满而喘,发热汗出,不恶寒,反恶热身重"者,可知病非太阳表证,脉浮是里热外扬,脉紧为邪热成实。咽燥口苦似属少阳,但咽燥与咽干程度不同,咽干仅是化热之渐,咽燥则提示里热津伤的程度较为严重,若再结合腹满、恶热来分析,可知咽燥口苦不是少阳,而是阳明里热。320 条则为少阴邪从热化,病邪转入阳明,胃津受伤,无以上承而致口燥咽干。因燥热内结,当伴有腹满,大便秘结等症,故用大承气汤攻下实热。此外,若太阳病因火劫发汗,导致津伤热盛者,也可出现咽干,如 115 条当属此类(表 75)。

表 75 咽干症状辨析

症 状	机 制	鉴 别 要 点		见 证	原 文
咽干	胆火上炎,灼伤津液	口苦,咽干,目眩	实证	少阳病辨证纲要	263
	少阳热郁	发热恶寒,脉浮而紧,口苦咽干,腹满微喘		三阳合病	189
咽燥	里热上冲	发热,汗出,腹满而喘,咽燥口苦,脉浮紧		阳明病	221
咽干	伏热在里,少阴津亏	口燥,咽干,腹满而痛,大便秘结		大承气汤证	320
咽燥	热不外泄,火气上炎	火灸后,咽燥,吐血		太阳病火逆变证	115
咽中干	阴阳俱虚,津不上承	烦躁,咽中干,吐逆,肢厥冷	虚证	甘草干姜汤证	29 30
咽喉干燥	肾阴亏虚,津不上承	咽喉干燥	不可发汗	峻汗禁例	83

咽干属虚证者,也有之。此因阴液不足,无以上承所造成。如 29、30 条,原为太阳中风兼里虚,本证因阴虚而心烦,脚挛急,反用桂枝发汗,导致阴阳更虚,阴虚心神失养则烦躁,阴不上滋则咽中干燥,阴寒犯胃,胃失和降则呕逆,从而提示阴阳两虚之人当慎用汗法。

《伤寒论》峻汗禁例中,提到"咽喉干燥者,不可发汗"。这是指不可用辛温峻汗之剂,如麻黄汤、大青龙汤等,根据临床具体情况,若选用辛凉解表之剂发汗则也未尝不可。

四十二、咽 痛

咽痛是指咽喉部疼痛。由于"咽烂""咽生痰""喉咽不利"等必然有疼痛的感觉,故与咽痛同述。涉及的原文有 11 条文次,其属性有寒、热、虚、实之不同。

咽痛证散见于太阳、阳明、少阴和厥阴诸篇,尤以少阴病多见。因足少阴肾经,循咽喉,挟舌本。手少阴心经则从心系,上挟于咽。因此,咽痛成为少阴病经络的症状。

咽痛多见于实热证。其病机为热灼咽喉。发病原因,可为邪热客于少阴,如 311 条。140 条则为太阳病误下后出现脉紧,说明邪热已传少阴,故曰"必咽痛"。由于足阳明之经脉,其分支者循咽喉,故邪热亦可循经上灼咽喉而致咽痛。阳明中风,风热之邪上犯于肺,故见咽痛。111 条则为太阳病火逆之后,邪热内传阳明,故见发热,汗出,腹满微喘,不大便,由于火热炽盛,故致咽烂。此外,厥阴阳复太过,邪热上灼咽喉也可见咽痛。以上均属实热证,其表现,轻者则以局部红肿热痛为主,重则腐肉成脓而咽烂。治当清热解毒,轻者可用单味甘草,若服后咽痛不止,可用桔梗汤。重者可根据具体情况而加用清热解毒之品(表 76)。

表 76　咽痛症状辨析

症　状	机　　制	鉴　别　要　点	见　　证		原文
咽痛	热客少阴经络	咽部红肿热痛	实热证	甘草汤 桔梗汤证	311
必咽痛	邪热上攻	误下后脉紧,必咽痛		太阳误下变证	140
咽必痛	肺胃有热,上蒸咽喉	发热,不恶寒,能食而咳,头眩		阳明中风证	198
咽烂	火毒上攻	汗出,腹满而喘,口干,咽烂		太阳火逆变证	111
咽痛	阳复太过,邪热灼咽	先厥,后发热,汗出,咽痛		厥热胜复证	334
	虚火上炎	下利,咽痛,胸满心烦	虚热证	猪肤汤证	310
咽生疮	阴虚有热,痰热互结	咽部溃疡,难以语言,声音不出		苦酒汤证	312
咽中痛	风寒外束,痰湿阻络	咽痛不红肿,苔白润,恶寒	寒实证	半夏散及汤证	313
咽痛	阳虚阴盛,虚阳外越	脉沉紧,汗出,咽痛,吐利	虚寒证	少阴亡阳证	283
	阳虚阴盛,虚阳外越	下利肢厥,脉微欲绝,面赤,身反 不恶寒		通脉四逆汤证	317
喉咽不利	痰热壅肺,上蒸于咽	咽喉不利,唾脓血,手足厥,泄利 不止	寒热错 杂证	麻黄升麻汤证	357

　　咽痛见于虚火上炎者也有之,其表现是咽痛不甚,但持续时间较长,常伴有口干、心烦等症。如 310 条为少阴下利,利多伤阴,阴虚生内热,虚热上扰,注于胸中,故出现咽痛而烦,方用猪肤汤滋肾润肺,除烦利咽。原文 312 条从其内容难辨其寒热,但从苦酒汤中有半夏、鸡子清、苦酒可知其属阴虚有热,痰热互结于咽喉,以致局部经脉不利而溃疡,甚至波及喉部声门,而致语言、声音难出。方中法夏涤痰散结,鸡子清润肺利咽,苦酒即米醋,有敛疮清肿之功。

　　咽痛若因寒邪所致者,其表现虽然疼痛,但不红肿,常伴有恶寒,舌质淡,苔白等症。如原文 313 条,"少阴病,咽中痛,半夏散及汤主之"。以方测证,可知其咽痛为风寒客于少阴,兼痰湿阻络,其表现当有恶寒,痰涎缠咽,咳吐不利,气逆欲呕等症。方以半夏涤痰开结,桂枝通阳散寒,甘草补中缓急。因半夏有毒,用量当严格控制,若服后有不良反应,可改为汤剂。

　　少阴病,阳虚阴寒内盛,若病情发展至亡阳阶段,虚阳循经上越,郁于咽嗌亦可出现咽痛,此时咽痛不甚,常伴有恶寒、肢厥、下利,肢微欲绝等症。如 283 条为少阴病,脉当三部沉而紧,阴证应无汗,反见汗出,这是阴寒太甚,阳虚不能固外,而有外脱之象,治当回阳救逆。317 条则为严重的阴盛格阳之证,故肢厥,脉微欲绝,同时出现咽痛,面赤,反不恶寒。治当通脉四逆汤,以挽救其将绝之阳气。

　　咽痛亦见于寒热错杂之证。如 357 条,因伤寒误下后,肺热脾寒,邪热熏蒸于上,故咽喉不利,唾脓血,同时因脾虚气陷而下利不止。阳气被郁不能外达四肢而出现肢厥,故用麻黄升麻汤,发越郁阳,清上温下,咽痛自消。

四十三、四肢关节疼痛（表77）

表77　四肢关节疼痛症状辨析

症　状	机　制	鉴 别 要 点	见　证	原文
骨节疼痛	风寒束表,气血郁滞	发热,恶寒,无汗,头痛,全身痛,腰痛,脉浮紧	麻黄汤证	35
支节烦痛		发热,微恶风寒,微呕,心下支结	柴胡桂枝汤证	146
身体疼烦	风湿相搏	身体疼痛,不能转侧,脉浮虚而涩	桂枝附子汤证	174
骨节疼痛		骨节疼烦,掣痛不得屈伸,痛不可近,汗出恶风	甘草附子汤证	175
骨节痛	阳虚寒湿滞留关节	身体痛,手足寒,脉沉	附子汤证	305
四肢沉重疼痛	阳虚水泛,水渍四肢	四肢沉重疼痛,腹痛,下利,小便不利,脉沉迟	真武汤证	316
四肢疼	阳虚阴盛,寒凝筋脉	下利,肢厥,腹内拘急,四肢疼痛	四逆汤证	353
骨节疼	水湿郁表	翕翕发热,突然烦躁不安,汗出,能食,小便不利,大便调	阳明水湿郁表证	192
四肢烦痛	脾虚兼风淫四肢	四肢烦痛而烦扰无措,脉搏由微涩而转变为长脉	太阴中风向愈证	274

　　骨节疼痛,是指关节疼痛,在《伤寒论》中又称"骨节疼"、"骨节痛"、"骨节疼烦"、"支节烦痛"、"四肢疼"、"四肢痛"等。涉及的原文有9条文次,其属性有风寒、寒湿、水湿、寒凝之不同。

　　骨节疼痛一症散见于太阳、阳明、太阴和少阴病诸篇,并以太阳、少阴病为多见。其病因病机为风寒湿邪留滞四肢筋脉、关节所致。太阳主一身之表,风寒外束,卫阳被遏,营阴郁滞,故身痛,腰痛,骨节疼痛,且常伴头痛,恶寒,发热,无汗气喘等症。治当开腠发汗,解表散寒,方用麻黄汤。若太阳表邪不解邪已涉及少阳,症见发热、微恶风寒、肢节烦痛、微呕、心下支结者,为太阳少阳并病,方用柴胡桂枝汤,和解少阳兼解表邪以两解二经之邪气。

　　风湿相搏所致的骨节疼痛,是因风寒湿邪由表入侵,肌肉、筋脉、关节受累,原文174条为早期风湿证,颇似太阳伤寒的表现,虽脉浮,但伴见肌肉关节疼痛,肢体活动不利。由于外邪所伤,气虚血行不畅,所以脉虚而涩。治当温通阳气,祛风散寒除湿,方用桂枝附子汤。175条则为风湿证的进一步发展,病邪深入骨节,而致肌肉关节疼痛更甚,局部不可按压,触之更痛,关节僵硬,活动困难,常伴有怕冷,汗出短气等阳虚症状,故用甘草附子汤,温振人体阳气,驱散风寒湿邪,则四肢骨节疼痛自消。

　　少阴为阳气之根,阳虚水湿不化,寒湿之邪滞留筋脉、关节之间故见骨节疼痛,治当用温经散寒除湿止痛的附子汤。若阳虚水泛,水湿外攻其表,浸渍肢体、关节则见四肢沉重疼痛,除此常伴腹痛、下利,小便不利等症,治当温阳利水,方用真武汤。

　　少阴阳虚,阴寒内盛,除见下利,肢厥之外,亦可出现四肢疼痛。原文353条,是因大汗出后,阳气大伤,阳虚则生内寒,寒邪凝滞,气血闭阻,故内则腹中拘急,外则四肢疼痛,并伴有恶寒,下利,肢厥等症,治当四逆汤回阳救逆,则四肢疼痛可除。

阳明病也有因水湿郁表,而致骨节疼痛者,如192条言,"阳明病,初欲食,小便反不利,大便自调,其人骨节疼,翕翕如有热状,奄然发狂,濈濈然汗出而解者,此水不胜谷气,与汗共并,脉紧则愈。"本证骨节疼,翕翕如有热状,与太阳表证相似,但太阳表证必恶寒,为风寒外袭所致,本证没有恶寒,是水湿郁滞,所以不属太阳而属阳明。四肢烦疼若不伴有发热则见于太阴中风证,脉象浮微者,是风邪将解,脉沉涩为脾气虚弱夹有湿邪之征,脉由涩转长,标志着正气来复,邪祛正复,故断为欲愈。原文274条正属此类。

四十四、厥

厥是指手足冰冷不温,在《伤寒论》中又称厥冷、厥寒、厥逆、四逆、手足寒等。涉及的原文有51条文次,其属性有寒厥,热厥,气厥,蛔厥,痰厥,水厥等之不同,其主要病机是"阴阳气不相顺接"。

厥逆是厥阴病的主要证候之一。厥阴是三阴之尽,又是阴尽阳生之脏,主一身阴阳之交接,多种不同的原因均可导致阴阳之偏胜,从而产生手足厥冷的证候。

寒厥多见于少阴、厥阴及霍乱病。因少阴为伤寒六经病发展过程中的危重阶段,病至少阴,多见阳虚阴盛之证。阳气衰微,内不能温煦脏腑,外不能充达四肢,故表现为四肢厥冷,且常伴下利,脉微等症,治当回阳救逆,四逆汤为其代表方。若出现虚阳上浮而面赤者则用白通汤。如病情进一步发展,虚阳外越,症见身反不恶寒,脉微欲绝者,则用通脉四逆汤以救垂危之阳。霍乱病其来势凶猛,变化迅速,上吐下泻,极易伤阳,甚则阳亡阴竭,如390条"吐利虽止,仍汗出肢厥,脉微欲绝"之状况。以上寒厥,当出现厥不止;或利不止;或烦躁不得卧;或脉不至等,为阳气将绝之危象(表78)。

表78 厥症状辨析

症状	机 制	鉴别要点		见证	原文
厥	阴阳气不相顺接	手足厥冷		厥证	337
手足寒	阳虚	恶寒,下利,干呕,脉弦无力	寒厥	四逆汤证	324
厥逆	阳虚阴寒内盛	恶寒,下利,脉微			353 354
手足厥冷		吐利,出汗,发热,恶寒四肢拘急			388
微厥	阳虚阴盛,虚阳上浮	面赤,身微热,下利,脉沉迟		白通汤证	366
厥逆		恶寒,下利不止,干呕而烦,无脉		白通加猪胆汁汤证	315
厥	阳虚阴盛,虚阳外越	下利,汗出而厥,身反不恶寒,面赤,脉微欲绝		通脉四逆汤证	317 370
	阳亡阴竭	吐利止,仍汗出而厥,脉微欲绝		通脉四逆加猪胆汁汤证	390

症状	机 制	鉴 别 要 点		见证	原文
厥	阳气将绝	恶寒,下利,脉微,或厥不止,或利不止,或烦躁不得卧,或无脉	寒厥	寒厥危重证	295 296 338 343 344 345 348 362 368
	阳虚寒湿凝滞	恶寒,身痛,骨节疼痛,脉沉		附子汤证	305
	误汗阳虚	四肢厥,咽干,烦躁,吐逆		甘草干姜汤证	29 30
厥逆	大汗亡阳	汗出,脉微弱,筋惕肉瞤		太阳误治变证	38
逆冷	阴竭于下,阳越于上	误下后额上生汗,手足厥冷		三阳合病误治变证	219
厥	中焦虚寒	阳明病,反无汗,小便利,呕而咳,头痛		阳明病变证	197
厥冷	寒邪犯胃,阳气不布	下利,呕吐涎沫,胃脘不适而烦躁		吴茱萸汤证	309
厥	阳虚寒凝下焦	小腹满,按之痛,喜温,脉沉迟		寒凝下焦之厥证	340
厥寒	血虚,寒凝	脉细欲绝,手足厥寒		当归四逆汤证	351
厥	血虚不荣四肢	腹濡,脉虚		亡血厥证	347
厥	邪热深伏,阳气不能外达	身热,烦渴,大汗出,脉滑	热厥	白虎汤证	350
		厥深,热深,厥微热微		热厥证	335
		指头寒,不欲食,烦躁,肢厥,呕吐,胸胁烦满,便血			339
	阳气内郁,不能外透	四肢厥冷,或咳或悸或小便利,或腹痛,或泄利下重,脉弦	气厥	四逆散证	318
		脉促,手足厥逆			349
厥	蛔虫内扰,阳气受阻	肤冷,烦躁时作,食后吐蛔	蛔厥	乌梅丸证	338
厥冷	痰阻胸膈,阳气受阻	心下满硬,饥不能食,脉乍紧	痰厥	瓜蒂散证	355
厥逆	肺热脾寒,阳郁不达四末	咽不利,唾脓血,泄利不止,寸脉沉迟,尺脉不至		麻黄升麻汤证	357

续表

症状	机 制	鉴别要点		见证	原文
厥	阳虚阴胜 阳复阴消	厥热相等,病情向愈;厥多热少,病趋恶化;厥少热多,正能胜邪;厥回热不止,阳复太过,阴证转阳	痰厥	厥热胜复证	331 332 334 335 336 341 342 339
四逆厥	阳虚阴盛	诸四逆	不可下	寒厥证	330 347
		少阴病,厥而无汗	不可发汗	少阴寒厥证	294
	热邪深伏,阳气不能外达	厥深热深,厥微热微	不可发汗	热厥证	335
		厥,腹满而痛,大便硬,口渴	可用下法	热厥证	335

少阴阳虚常可导致寒湿为患,因肾为寒水之脏,肾阳虚衰,水湿不能蒸化,寒湿互结滞留于肌肉、经络、关节之间,故见身痛,骨节疼痛,手足寒,治当附子汤,温经助阳,散寒止痛。

寒厥也见于误治伤阳者,由于阳虚不足以温养四肢所致。如29、30条原为阴阳两虚人的表证,却误汗致厥。38条指出大青龙汤的适应证,如用于表里俱虚者,可致大汗亡阳,出现"厥逆",筋惕肉瞤的变证。219条则为三阳合病,病邪入里,已形成阳明里热之证,若误用下法可致津液竭于下,阳气亡于上的"额上生汗,手足逆冷"的状况。

中焦虚寒,阳气不足以温煦四肢亦见四肢厥冷。如原文197条为阳明中寒,寒饮上逆,而导致"呕而咳,手足厥"。309条则表现为"吐利,手足逆冷,烦躁欲死"。此证酷似四逆汤证,实为中焦阳虚,故其下利,厥逆症状较轻。因肝气犯胃,胃中虚寒而呕吐涎沫,病人烦躁欲死是胃脘不适较甚的自觉症状,非阳亡死证,故治以吴茱萸汤暖肝温胃,益气降逆。340条则与此不同,为阳虚阴盛,寒邪结于下焦,故出现手足厥冷,小腹满,按之痛等症。治当温阳祛寒止痛。

厥证另有一类为血虚寒凝所致,此因血虚阳气不足,甚则气血虚弱发展为亡阳致厥。如351条为素体血虚,寒邪凝滞血脉,气血运行不畅,故脉细欲绝,四肢厥冷,方用当归四逆汤养血散寒,温通经脉其厥自消。347条是血虚致厥,因气随血脱,气血两虚,甚则可至亡阳。若此之厥当禁用下法,治宜回阳救逆,益气固脱,可选用四逆加人参汤之类。

热厥多见于厥阴病,其病机为邪热深伏,阳气被阻,不达四肢。其特点是先发热,后肢厥。热深者厥也深。临床主要表现为四肢厥冷,但身反恶热,并伴有口干、舌燥、烦渴引饮、小便黄赤等里热炽盛症状,如350条"脉滑而厥"为里热炽盛,故方用白虎汤。若为阳明腑实,症见腹满,大便硬,潮热或谵语等症,治当苦寒泻下,方用三承气汤之类。

肝主疏泄,肝气郁结,气机不畅,阳气内郁,不能达于四肢而出现厥冷者,此属"气厥",常可伴有咳嗽,或心悸,或小便不利,或腹痛,或泄利下重,但不伴有其他虚寒之症。故治当疏肝和胃,透达郁阳,方用四逆散。与此略有相似的349条"伤寒脉促,手足厥逆",脉促主阴盛,乃因阳气一时被邪所郁,不能达于四末,故可用艾灸方法,温通经络,气畅则厥愈。

蛔厥酷似脏厥,均表现为肢厥,烦躁不安。但脏厥因肾阳虚衰,阴寒内盛,正不胜邪,故其烦躁严重而持续,而蛔厥因蛔虫窜扰气机一时受阻,阳气不能达于四肢,故肢厥较轻,烦躁时作,同时常伴有食后呕吐,或吐蛔等症状,治当乌梅丸,滋阴泄热,温阳通降,安蛔止痛。

厥证也可因痰浊或水饮内阻,阳气不达四肢所致。如73条为水饮内停,故肢厥伴有心下悸,治当先治其水,方用茯苓甘草汤,水饮去则阳气得以通达四肢,肢厥自然消失。355条为痰浊壅滞膈上,胸阳受阻,故肢厥常伴有心下满而烦闷不舒。因其病位较高,病势在上,治当因势利导,方用瓜蒂散,涌吐上焦实邪。357条则为伤寒误治后,肺热脾寒,气机不利,阳郁不达四末故肢厥,邪热伤则唾脓血,邪热上熏则咽喉不利,又因误下伤阳,脾虚气陷,故下利。治以麻黄升麻汤,越发郁阳,清上温下。

在厥阴病的过程中,有正邪相争,阴阳胜复的机转。阳气虚弱则表现为厥逆,阳气来复与邪相争则见发热。临床上可通过肢厥与发热时间的长短,来判断厥阴病的预后,如发热与肢厥的时间相等,象征着阴阳渐趋平衡,是将要向愈的佳兆。如发热时间长于肢厥的时间是阳能胜阴,病邪将退;若厥的时间多于发热,说明正气衰退,阳衰阴胜,为疾病趋于恶化;若厥回之后,发热不止,为阳复太过,亦为病进;阳复太过若病势向外向上,则表现为汗出,咽痛喉痹;若病势向内向下则表现为大便脓血(332,334,341)。

厥逆的治禁,论中提到虚寒厥证不可用下法(330,347);也不可发汗(294)。但热厥属阳明里实所致者,可用下法,也不可发汗(335)。

论中有原文未提及肢厥,而其证确有肢厥者也有之。因四肢为诸阳之本,阳虚不能温煦,故见四肢厥冷,类似此等情况,当从病机理解,知其也有肢厥之症状。

(刘敏　林安钟)

第三节　脉象辨析

一、浮　脉

浮脉者,是指脉搏轻取即得,重按则无,即举之有余,按之不足之脉象。在《伤寒论》中根据浮脉的不同情况描述为"脉但浮""寸脉浮""脉续浮""脉关上浮""脉阴阳俱浮"等,凡55条文次。其病因病机虽有寒热虚实之不同,但多为邪犯肌表,太阳为病。

(一)浮脉

单纯的浮脉可见于表证,热证及虚证。

太阳主表而统荣卫,为人身之藩篱,又为六经之首。邪客人体,太阳首当其冲,邪正抗争于表,气血充盈于外,故见脉浮。无论何邪犯之,若见脉浮者,皆为太阳表证。故曰"有一分浮脉,就有一分表证"。所谓表证,即风寒湿热之邪自皮肤而入,人体正气起而御之,欲从肌表驱邪而使之外出所出现的一系列症状,如脉浮、头痛、项强、发热、恶风、恶寒、出汗、无汗等症。其中尤以脉浮最能表示表证的存在,因脉浮是阳气趋于上升,抗御病邪的集中反映。凡属六淫之邪从外而来者,但诊得浮脉,即知病位尚浅,病邪未甚,正气搏斗,抗力方兴(表79)。

叶天士言:"温邪上受,首先犯肺",肺主气属卫,风热犯于肺卫,正气抗邪于表,故脉浮。由于风温为病,邪热充斥表里内外,故常伴见自汗出,身重,多眠睡,鼻息必鼾,语言难出等症。治当辛凉清解,后世银翘散之类可随证选用。

表 79　浮脉辨析

脉象	机　　制		鉴 别 要 点	见　证		原文
脉浮	正气抗邪于表	外邪袭表,卫气向外抗邪	头痛,项强,恶寒	表证	太阳病辨证提纲	1
		邪热充斥表里内外	自汗出,身重,多眠睡,鼻息必鼾,语言难出		风温病证	6
		病邪在表	恶寒,头痛,项强,发热,无汗,身重,腰痛		麻黄汤证	37 51
		表邪未解,里证全罢	发热,恶寒,头痛,无汗,无少阳、阳明证			232
		表证未罢,邪传阳明	不恶寒,发热,头痛,无汗而喘者			235
		太阳病汗下后,病仍在表	恶寒,发热,头痛,汗出		桂枝汤证	45
		表证犹在,邪犯太阴	微恶寒,腹满,呕吐,自利,腹痛,食不下			276
		表邪不解,膀胱气化失司	小便不利,微热,消渴		五苓散证	71
		邪仍在表	恶寒,发热,头痛,项强,火疗后致惊狂,卧起不安		桂枝去芍药加蜀漆龙骨牡蛎救逆汤证	112
		太阳受邪,表阳郁闭	热甚,误灸致咽燥,吐血		太阳病误灸变证	115
		表闭阳郁,邪不能出	恶寒,发热,头痛,项强,误用火灸,从腰以下沉重、麻痹不仁		太阳病误用火灸变证	116
		邪仍在表	太阳病误下,必结胸		太阳病误下变证	140
		风寒外束,营阴郁滞	发热,恶寒,无汗,头痛,身痛,腰痛		白虎汤禁忌证	170
		热在阳明	发热,口干,鼻燥,能食者则衄		热盛迫血致衄证	227
		伤寒瘥后,又有新感	发热,恶寒,头痛		太阳表证	394
	阳热气盛,脉气外搏	邪热壅聚于心下	心下痞,按之濡	热证	大黄黄连泻心汤证	154
		下后津液受伤,阳明余热犹存	发热,渴欲饮水,小便不利		猪苓汤证	223
		阴阳虚衰,气不能摄	自汗出,小便数,心烦,微恶寒,脚挛急	虚证	阴阳两虚证	29

脉象	机 制	鉴别要点		见证	原文
脉浮 阳热气盛,脉气外搏	中气失守,阳浮于外	阳明病,脉但浮者,必盗汗出	虚证	中阳虚证	201
脉浮而紧	风寒外束,卫阳被遏,营阴郁滞	发热、恶寒、无汗、身疼痛	表寒证	麻黄汤证	16 46 47 50 55
脉浮而紧	风寒外束,郁闭于表	发热、恶寒、身疼痛、不汗出而烦躁	表寒证	大青龙汤证	38
	正气抗邪于表	误下后,心下痞,按之柔软		痞证	151
	热盛于外,邪实于里	潮热,发作有时	里热	阳明实热证	201
	表寒未解,里热已成	咽燥,口苦,腹满而喘,发热,汗出,不恶寒,反恶热,身重	表寒里热	阳明热证	221
	肝郁乘脾	腹满,谵语,寸口脉浮而紧		纵证	108
	表寒未解	发热,恶寒,口苦,咽干,腹满,微喘		阳明中风证	189
脉浮而缓	表寒里热	身不疼,但重,乍有轻时,无少阴证		大青龙汤证	39
	太阴感受外邪	手足自温,纳呆,便溏		太阴表证	187 278
脉浮弱	风寒袭表,卫阳受伤,营不内守	发热、恶风寒、汗出、鼻鸣、干呕		桂枝汤证	12 42 2
脉浮数	病证属表	发热、恶寒、头痛、项强	表证	太阳表证	49
	风寒外束	恶寒、发热、无汗、头痛、身疼、腰痛、骨节疼痛		麻黄汤证	52
	邪气在表	太阳伤寒证汗解后半日许复烦闷不适,脉浮数		桂枝汤证	57
	表邪入腑	太阳病发汗后见心烦、口渴、小便不利,仍有轻微表证	里证多于表证	五苓散证	72
	热盛于内,蒸腾于外	发热,无头痛、恶寒等太阳表证又无阳明腑证		阳明热证	257
寸脉反浮数,尺中自涩	虚寒下利,阴证转阳	虚寒下利,寸脉反浮数,尺中自涩,大便脓血	里热证	阳复大过便血证	363
脉浮细	邪气已退,正衰待复	嗜卧,无阳明证及少阴证		病趋痊愈证	37
寸口脉浮而大	正气不足,外感风邪	微热,两胫部挛急	虚证	阳虚液亏证	30

续表

脉象	机　制	鉴别要点		见证	原文
脉浮大	表邪未解，里未成实	浮大有力，表邪尚盛，浮大无力为邪实正虚，禁用攻下	虚证	结胸证	132
脉浮大，上关上	阳热壅盛	但欲眠睡，目合则汗	实证	三阳合病	268
脉浮而动数	表邪未解，病势处于发展阶段	头痛、发热、微盗汗出而反恶寒		太阳病欲传变脉证	134
脉浮滑	痰热互结心下	心下痞硬，按之则痛		小陷胸汤证	138
	表热内陷伤营	必下血		便血证	140
脉浮滑	表里俱热	身热，汗自出，不恶寒，反恶热，舌上燥，渴欲饮水		白虎汤证	176
脉浮而迟	表热里寒	下利、肢厥，恶寒蜷卧，精神委靡不振		四逆汤证	225
脉浮虚	表证未罢，里实未甚	烦热，汗出则解，又如疟状，日晡所发热		二阳合病	240
浮而芤	胃热津伤	阳热有余，阴津不足，胃肠缺乏津液濡润而生热，阳气独盛		阴虚阳盛脉证	246
趺阳脉浮而涩	胃强脾弱	小便频数，大便硬		脾约证	247
脉浮虚而涩	风湿相搏	身体疼烦，不能自转侧，不呕、不渴		桂枝附子汤证	174

　　寒邪客于体表，正邪分争，气血充盈于外，故脉浮。且常伴见无汗、恶风、身痛等症，治当发汗解表，方用麻黄汤。232条是紧接前面231条而来的。这里所谓"脉但浮"，就是浮而不弦大，说明非少阳、阳明之脉。"无余证"，即无前条所述短气、腹满、胁下及心痛，鼻干嗜卧等症，只是太阳表邪未散，故用麻黄汤解表。235条虽然已现不恶寒但恶热之阳明病，但因脉浮不大，又见无汗而喘，故仍用麻黄汤以发汗。这就是辨病必须辨证的精神所在。太阳中风，治当解肌祛风，若误用下法，下后邪气入里，脉当见沉，今脉仍见浮者，为邪在表，因正气抗邪于外，故见脉浮，治宜桂枝汤解肌祛风。276条既言太阴病，当有腹满、呕吐、自利、腹痛，食不下等症，但脉不沉细，反见浮脉，且见薄白苔，甚至还有微恶寒的自觉症，便当辨为太阳病的表证犹在，故可用桂枝汤，即外疏通，内畅遂之义。

　　太阳表邪不解，邪气随经入腑，致膀胱气化失司而见小便不利口渴等症的太阳蓄水证。邪虽入里，但未尽入里之邪气留于经表，故脉仍浮，治当五苓散解表化气利水。

　　若脉浮反用火攻，强迫取汗，以致心阳浮越而见惊惕、狂乱、卧起不安者，则可用桂枝去芍药加蜀漆牡蛎龙骨救逆汤，补益心阳，镇惊安神。脉浮发热很重的病人，反用艾灸治疗，血液因火热迫灼外溢，必发生咽燥、吐血等症。若表证反用艾火治疗，致邪不得从汗而出，病势因误火而加剧，病人从腰部以下必沉重而麻痹。表证若误用攻下，脉象浮者也可能发作结胸。表邪未解，脉浮，发热、无汗，即使渴欲饮水，也不可用白虎汤大清里热，以免损伤阳气，导致阴寒内盛。如此等等,可见仲景在诊断及治疗上对浮脉的重视。

病邪已传阳明,但表证仍在者,其脉浮如原文227条。由于太阳病证尚未全罢,故脉浮而发热,但阳明里证也未全成,故口燥、鼻干、能食、衄血。

394条是伤寒愈后,又见发热,有两种可能:一是病后余邪所致的虚热,一是另有新感。用小柴胡汤当属前者;发热而脉浮当属后者,所谓"以汗解之"。即只宜桂枝汤解肌祛风,调和营卫之法。

以上皆属浮脉见于表证者,表证虽有多种,但其为外邪所侵则一。从这个角度而言,脉浮应为邪实之脉,但论中的浮脉,也有见于热证者,如154、223条。前者为中焦之热,后条为下焦之热,心之下为胃所居,关脉正所以反映中焦之胃,中焦有热,故关上脉浮,热乃无形之邪,未能成积,故按之濡软不实。邪热伤于膀胱气分,气伤既不能化生津液而渴,又不能行水而小便不利,故用猪苓汤清热生津行水。临床所见,有热的浮脉,多应指有力。

此外,阳气虚时,亦能见到浮脉,如原文29及201条,前一条脉浮而自汗出、小便数乃阳虚,气不收摄所致;心烦也为真阳虚脱,气浮游而上走的表现,故脉浮、汗出、恶寒虽似桂枝汤证,而实非桂枝汤证。由于无头痛、项强诸症,故不能误用桂枝汤以攻表。后一条为胃阳虚而中气失守,睡时阴气盛,阳益不能入而浮游于外,故脉浮而盗汗出。一般而言,表证的浮脉,多见于寸部,里证的浮脉,多见于尺部,表证的浮脉,颇有来盛去衰之意,若再盛则为洪脉;阳气虚的浮脉,怠缓而应指无力,此其大较也。可见脉浮虽同,但表证、热证、虚证有别,是以临床不可不辨!

(二)浮紧脉

脉浮紧者,即脉来绷紧有力,轻取而即得之。浮脉主表,紧脉主寒,既浮且紧,则主表寒。但也有见于里热及表寒里热证者。

寒主收引,寒邪在表,伤及经脉,则呈拘急而紧张状态,故脉见浮紧。原文16、46、47、50、55脉浮紧诸证,太多都见发热、无汗、身痛,皆因寒邪郁闭于表,阳热无从外泄,经气不得流畅所致。若体质强,调节功能健壮者,可通过出汗或衄血而愈;如体质虚弱,无力驱散寒邪,则只有用麻黄汤开表发汗,以助散寒。惟38条诸症皆同于麻黄汤所治,但多一烦躁,则又为大青龙汤证。虽同样是寒邪郁于表,同样的脉浮紧,但一个无阳热郁蒸,一个有阳热郁蒸,于是便有用麻黄汤与大青龙汤之不同。

原文151条论述痞证的成因与主症。痞证的成因是表寒证误下,损伤正气,病邪由表入里,或化热或部分化热,症见心下痞,按之软,病人自觉窒塞感。其脉浮紧是说明原有表寒证。

脉象浮紧见于里热者也有之,如原文201条是阳明病脉浮紧之辨。脉浮紧,发热恶寒是太阳病。今阳明病,脉浮紧而潮热,潮热者,必不恶寒,反恶热,汗自出,当为阳明热实之证。因此,脉浮为热盛于外,紧是邪实于里。"发作有时"是指潮热而言,即每当日晡之时则发热升高,多为阳明病腑实之象。

表寒里热而见脉浮紧者。如原文221、108、189条。三条所见咽燥、口苦、腹满而喘、发热汗出、不恶寒、反恶热、身重、谵语、咽干等均为热盛于里。但221条里热已盛,表未尽解,忌用辛温发汗,若发汗则躁,心愦愦反谵语;108条之热,乃由肝经邪热亢盛而成,故用刺期门之法以泻肝;189条为阳明兼有太、少阳表邪之证,故不能用下法,脉紧虽为诸寒收引之象,如热因寒束,特别是表寒未解时,也是可以出现脉浮紧的。

（三）脉浮缓

脉象浮缓是脉来柔弱缓慢，轻取即得之脉。论中言脉浮缓者，多为太阳中风，若表邪化热欲入于里亦可见之，如原文 39、187、278 条。其中 39 条的大青龙汤证是表邪出现的浮缓脉。一般而言，伤寒脉浮紧，伤风脉浮缓，以寒为阴邪而主收引，风为阳邪而主开泄。柯琴认为："脉浮缓下，当有发热、恶寒、无汗、烦躁等症，故合用大青龙。"后两条的脉浮缓，则为太阴里证。如此浮缓脉，必为浮而怠缓，应指无力，多为气血两虚之候。浮缓脉无论在表在里，总属虚象。

（四）脉浮弱

脉浮弱者即脉来软弱，浮取即得之脉。言此脉者有两条文次，均主太阳表虚之证。

太阳中风，脉阳浮而阴弱，阳浮是卫气受邪而自强；阴弱是津液外泄而营弱，故为卫强营弱。但原文第 2 条又言中风脉缓，因风为阳邪，其性开泄，风寒袭表，卫气受伤，汗出营弱，血脉不充，故见脉缓。由于邪在肌表，其缓必兼浮象，同时伴有汗出、恶风等症，治当解肌祛风，调和营卫，方用桂枝汤。

（五）脉浮数

脉浮数即脉来浮而急速为浮脉与数脉相兼之脉象。浮为邪在表，数为热气盛，故浮数之脉多见于表证、热证。又因数有紧数之义，故也可见于表寒证。

原文 49、52、57 三条浮数脉，均属于表证，故无论用桂枝汤或麻黄汤，均以不同程度的发汗，祛其表邪。表邪入腑，气分热盛均可见浮数脉。膀胱者，太阳之腑，太阳病，发汗后当邪去脉静，今汗后脉见浮数，又增烦渴之症，此乃太阳在表之邪，随经入腑，然经表之邪未尽，故见脉浮数，治当五苓散解表化气利水。阳明为多气多血之经，邪入阳明，若病于血而见脉沉涩者为阳明蓄血之证，治当抵当汤以破其瘀；若病在气分，因邪热弥散，热气蒸腾于外，脉见浮数者，自当白虎汤以清其热。363 条是厥阴下利，脉当沉迟，若见浮数者，乃阳复而热生。阳热回复，其病当愈。若复之太过，下伤阴络，必便脓血。

（六）脉浮细

脉象浮细是脉来细弱而浮取即得之脉，论中言此脉者仅 1 条文次，且为外邪欲解之征。如原文 37 条。其脉浮细，当系邪气已退，正衰待复之脉。少阴病脉微细，但欲寐，乃阳气虚损之候，脉不会见浮；阳明中风之嗜卧，脉弦浮大，绝不见细；因此本条既非阴证，亦非阳证，只是病证初愈，元气有待恢复之兆。

（七）脉浮大

脉浮大是脉来形体宽大，且轻取即位于指下。论中又谓"寸口脉浮而大"等，计 3 条文次。如原文 30、132、268 条。但同一浮大脉，却有虚实之分。虚者，脉体虽大而搏动无力，前两条属之；实者，浮部见大而应指满溢，后一条属之，故热势弥漫，上于关上，热加于阴，故目合则汗出。但无论其浮大脉之为虚为实，总以偏于表者居多。

（八）脉浮而动数

脉浮而动数，乃脉见于浮部，并呈躁疾不安之状，多为病势处于发展阶段的脉象。如原文 134 条，颇与"伤寒一日，太阳受之，脉若静者为不传。颇欲吐，若躁烦，脉数急者，为传也"的数急脉同理。正因为是病情发展的脉象，所以下文列述头痛、发热、盗汗、恶寒、膈内拒痛、短气、躁烦、心中懊侬、心下因硬、汗出剂颈、小便不利、结胸发黄等多种变证。

（九）脉浮滑

脉浮滑是脉来应指圆滑，往来流利，轻取即得之脉。浮脉主热主表，滑脉主痰主湿，多主热痰凝结。论中言脉浮滑者，计 3 条文次，如原文 138、140、176 条。脉来浮滑，总属邪兼表里,表未尽解,而里热偏盛之脉象。如小结胸病,浮为表邪未尽,滑为痰热内结的表现。太阳病误下后,脉见浮滑,为表邪未尽内陷,而入里之邪热却扰动其血,故出现里热的下血症。白虎汤证之"里有寒"句,王三阳云:"寒字当邪字解,亦热也"。表里俱热,故用白虎汤以解之。

(十)脉浮迟

脉浮而迟,即脉来迟缓,一息不足四至,且浮取即得之脉。言此脉者仅见1条文次,如原文225条。由于阳虚则寒盛,寒邪逼迫无根之阳外越,故见脉浮。阳虚不足以温运血脉,故见脉迟。阳浮于外,寒盛于内,而成阴阳格拒之势,故必见身热、面赤,下利清谷等格阳、戴阳之证,治当四逆汤急救回阳。

(十一)脉浮虚

脉浮虚是脉来细弱无力,轻取即得,按之空虚。言此脉仅1条文次。二阳合病,太阳主表,治当汗解。阳明主里,治当泻下,太阳与阳明合病,当视其脉证,分其缓急,或治太阳,或治阳明。治阳明者,脉当沉实,症见腹胀便闭,方用承气汤;治太阳者,脉见浮虚,症见汗出、恶风,方用桂枝汤。

(十二)脉浮芤

脉浮而芤即脉来轻取浮大,重按中空之脉。言此脉者仅1条文次,主胃热津亏。胃为气血之海,津液之腑。胃热炽盛,津液必伤,津伤则血脉不充,故见脉体中空。热气蒸腾,则见脉浮。正如原文246条"脉浮而芤,浮为阳,芤为阴,浮芤相搏,胃气生热,其阳则绝"所说。

(十三)脉浮涩

脉浮而涩即脉来艰涩不畅,轻取即得之脉。言此脉者,仅1条文次,且见于脾约证如原文247条。其胃气强是胃中之热盛,热盛蒸腾于外,故见脉浮。因热盛津伤,故脾阴不足,由于脾阴伤而脉道不充,故脉来涩滞而不畅,且见小便频数,大便不通等症,治当润肠通便,方用麻子仁丸。

(十四)脉浮虚而涩

脉浮虚而涩即脉来软弱,往来艰涩,轻取即得之脉。言此脉者,仅1条文次。如原文174条,为风湿盛于肌表之征。因风湿相搏,气血充盈于外故脉浮。湿为阴邪,若阻于表,营卫为之不利,则见脉涩。风湿阻表,脉道不畅,营卫不足,故见脉虚。治当桂枝附子汤温经散寒化湿。

浮脉及其兼脉多矣,临证尤须细辨。

二、沉 脉

沉脉是指脉搏轻取不应,重按始得之脉。论中言及脉沉者,有单沉脉,也有其兼脉,如沉滑、沉实、沉结、沉紧、沉弦、沉迟、沉微等,计20条文次。同一沉脉,既有属阴属阳之不同,也有为寒为热之差异。张介宾云:"脉沉虽属寒,然必察其有力无力以辨虚实矣。沉而实者,多滞多气,故曰下手脉沉,便知是气。沉而虚者,因阳不达,因气不舒。"凡此均是经验之谈。大论中之沉脉,约有如下几种(表80):

(一)沉脉

病在里,脉沉最为常见,如结胸里实证,寸脉浮,关脉沉。由于结胸是邪气内陷与有形之痰水结于胸膈,故按之疼痛,寸脉浮为阳热在上,关脉沉说明痰水结于中,寸浮关沉的脉象,反映了热与水饮互结之病证。原文218条言及喘满而见脉沉,为燥屎内结,当属里实。病在里,反发其汗,胃中干燥,邪热亢盛,故不仅喘满不除,而且燥结于内,大便为难,久则津伤热炽而发谵语。

表 80　沉脉辨析

症状	机　制	鉴 别 要 点		见　证	原文
关脉沉	痰水结于中	按之痛，寸脉浮	里实证	结胸证	128
脉沉	燥屎内结	喘满，误汗大便难，谵语		里实误汗变证	218
	表证未罢，里有结热	头汗出，微恶寒，手足冷，心下满，口不欲食，脉沉细		阳微结证	148
	素体阳虚，复感风邪	恶寒，头痛，反发热，无汗，脉沉	里寒证	麻黄细辛附子汤证	301
	阳虚寒湿凝滞	身体痛，手足寒，骨节痛		附子汤证	305
	少阴阳虚	发热，头痛，脉沉，身疼痛		四逆汤	92 323
脉沉滑	邪陷热迫	太阳病下后，发热，下利		太阳病误下变证	140
脉沉实	里有积滞	伤寒瘥后出现腹胀，大便不通，苔黄		阳明实证	394
脉沉结	热与血结	身黄，少腹硬，小便自利，其人如狂		抵当汤证	125
脉沉紧	寒邪入里	必呕吐	里实证	太阳病误下变证	140
	寒凝水饮不化	心下逆满，气上冲胸，起则头眩		茯苓桂枝白术甘草汤证	67
	水饮内结	心下痛，按之石硬	邪热内郁	大陷胸汤证	135
	病已去表而转入少阳	胁下硬满，干呕不能食，往来寒热		小柴胡汤证	266
脉沉弦	里气壅滞	下利，脉沉弦，里急后重		热利证	365
脉沉迟	气亏营耗	身疼痛，脉沉迟		新加汤证	62
	阳虚寒盛	下利清谷，面赤，身有微热，四肢微厥		郁冒证	366
	阳陷于里，郁而不伸	手足厥逆，下部脉不至，喉咽不利，唾脓血，泄利不止，寸脉沉而迟，下部脉不至		麻黄升麻汤证	357
脉沉微	阳气大伤，阴寒内盛	昼日烦躁不得眠，夜而安静，不呕，不渴，无表证，身无大热		干姜附子汤证	61
脉微而沉	血蓄下焦	发狂，少腹当硬满，小便自利		抵当汤证	124

　　如热结于里而大便秘者，谓之"阳结"。但热结的程度轻，故称之为"阳微结"。其表现是头部出汗，微有恶寒，手足厥冷，胃脘满闷，口不欲食，大便硬结，脉象细小，此为阳微结，必有邪势向外的表证，又有邪结于内之里证。脉沉是邪结在里的明证，汗出是阳微结的象征，假如是纯阴结，就不可能有阳热的外证，而应该完全为里证，上述之证候反映了病邪为半在里半在外。由于阳微结之病机是热虽结于里，但病势轻浅，故其治既不可汗，也不可下，又不能表里同治，只宜用小柴胡汤和解少阳枢机之法。

　　脉沉见于里寒证者也不少见，如素体肾阳虚衰，复感风寒，由于肾阳素虚，故脉不浮而沉,里阳虽虚,但尚能与邪抗争,且外邪尚未全陷于少阴,故见发热,除此尚可伴有恶寒,头痛,无汗等太阳表证,治当温阳发汗,方用麻黄细辛附子汤。

素体阳虚,气血不足,寒湿外袭,留于经络、肌肉、关节者,则见身体痛,骨节痛。少阴阳虚失其温煦,故见恶寒,手足寒。里阳不足气陷不举,故脉沉,治当温经祛寒除湿,方用附子汤。

脉微细,但欲寐是少阴病的主要脉证。少阴病脉沉当是沉而微细,脉沉微细说明阳气大虚,阴寒极盛,故治当四逆汤,回阳救逆,迟则有亡阳之变。

(二)脉沉滑

脉沉滑即脉浮取不应,沉取则往来流利而应指圆滑,言此脉者,仅见于140条。太阳病,本当汗之,若反用下法而致正虚邪陷于里,故脉见沉;热迫于内,则其脉又滑。而邪热下迫于肠,遂成协热下利之证。

(三)脉沉实

脉沉实是脉之浮取不应,沉取坚实有力,言此脉者仅见于原文394条。大病瘥后,复见发热,当凭脉辨证,若脉见浮者,此为复感外邪,治当汗解;若见沉实者,为病在里,邪气凝结,必有大便不通等症。仲景虽未出方,但枳实栀子豉汤之类可随证选用。

(四)脉沉结

沉结之脉是脉来浮取不应,沉取则缓而一止,且止无定数。言此脉者仅见于原文125条,因气滞血瘀所致。太阳表邪不解,随经入里与血结于下焦而成蓄血证。因外邪离表入里,故脉见沉;热与血结,气血凝滞,脉道不利,故脉来沉而缓慢,时有结滞之象,且多伴少腹急结或硬满,如狂或发狂等症,治当破血下瘀,方用抵当汤。

(五)脉沉紧

脉来浮取不应,沉取绷紧有力,谓之脉沉紧。其病因病机多为邪结水停。紧脉主寒,但必据其浮沉而分表里。若脉见浮而紧者,寒邪在表,治当汗解。若脉见沉紧者,为寒邪在里,治当温中散寒。仲景有论无方,吴茱萸汤之类可据证选用。经云:"阳化气,阴成形"。阳虚则水不得化,水饮内停,故脉紧,治当温阳健脾利水,方用茯苓桂枝白术甘草汤。沉脉主里又主水,紧脉主痛又主实,实热结胸乃水与热结胸中,其脉也见沉紧,后世把它作为结胸三大主证之一,为辨治结胸之眼目。太阳表邪不解,内传于里,若邪入阳明,则脉沉实;若入少阳,则脉沉紧,紧乃弦之甚,少阳阳郁之象,且为少阳主脉,同时多伴胸胁胀满,往来寒热等症,治当和解少阳,方用小柴胡汤。

(六)脉沉弦

脉沉弦是脉来轻取不应,重按端直而长,如按弓弦之状。言此脉者,仅原文365条,且主湿热下利之证。厥阴肝脏,主疏泄而喜条达,湿热蕴结厥阴,致肝胆失疏而下利后重,脉见沉弦,沉主里,弦主邪在肝胆,治当清热利湿,方用白头翁汤。

(七)脉沉迟

沉迟之脉是脉来浮取不应,沉取始得,且一息不足四至。计3条文次。其病因病机多主阳虚气郁或阴血亏少。发汗本为祛邪而设,但必汗之得法,若大汗之后,表邪未去,且伤其营血,气亏营耗,脉道不充,则脉来沉迟,且多伴身痛等症,治当调和营卫,益气和营,方用桂枝加芍药、生姜各一两人参三两新加汤主之。

人身之血,温则流通,寒则凝涩。阳虚寒盛,血运无力,脉道不畅,故见脉来沉迟。阳虚寒利,可能出现郁冒,但郁冒有轻重之分,原文366条之证为较轻者,故其厥也轻,如得汗出,阳气宣通,郁冒可解,但非病愈。原文93条冒家汗出自愈,亦为冒之轻者,而297条"时时自冒者死",为冒为危重者,可以互参。

下法本为阳明腑实而施,若用于表证,必致正虚邪陷,邪热入里,阳气被郁,其脉不起,故见寸部脉沉而迟。又因阳热上郁而见咽痛、喉痹,阳气不达于下,则下利肢厥,而致寒热阻绝,治当清上温下,发越郁阳,方用麻黄升麻汤。

(八)脉沉微

脉象沉微是脉来浮取不应,重按则微细而无力,似有似无。论中亦作"脉微而沉",凡2条文次,见于阳虚阴盛及下焦蓄血证。

大凡表里同病,治当先汗后下,若下之后复汗,阳气必伤,阳伤寒盛,运血无力,故脉沉微,且伴肢冷,昼日烦躁等症,治当干姜附子汤急救回阳。原文124条因太阳之邪不解,随经入里与血相结而成下焦蓄血证,由于热与血结,气血阻滞,脉道不畅,故脉微而沉,且常伴有少腹硬满,其人发狂等症,该条与125条互参,因病机相同,故可用抵当汤破血逐瘀。

三、迟　缓　脉

脉迟乃脉之来去极缓极慢,一息三至。脉缓是指脉搏松弛,来去怠缓,正常人之脉来均匀和缓,从容不迫,也称缓脉,此乃有神气之脉象。在《伤寒论》中有言迟脉者,也有言迟脉及其兼脉者,计13条文次。而言缓脉及其兼脉者计7条文次。迟脉之病因病机虽有寒热虚实之不同,但总以阳虚寒盛为主,而缓脉主要见于风中太阳或邪退正复之证。

阳明里实热证,热结胃肠,气血运行不畅,故见脉迟,但多迟而有力,且伴胸胁下满,潮热,不恶寒,便秘,腹满,短气而喘等症,治当大承气汤攻下燥实。妇人中风,经水适来,血室空虚,邪热内陷,与血结于胞宫,这就是所谓热入血室证。因热与血结,气血运行不畅,脉道阻滞,故见脉迟,除此尚有发热、恶寒、胸胁下满如结胸状、谵语等症,治当针刺期门,以泻血中郁热。

阳明为病,既有实热,也有虚寒。阳明之虚寒乃胃中阳气不足所致,因阳虚无力鼓动血脉,故见脉迟,但迟必无力,且不能食,过食则微烦,并有头眩,腹满,小便难等症,仲景指出此为欲作谷瘅之征象,治当温中散寒,如理中汤之类可随证选用。厥阴病,脉迟,当为虚寒证,若误用黄芩汤清热,则阳气受损,虚寒更甚,当不能食,如患者思食,需考虑是否有除中证,若误为病情好转而丧失抢救机会,则可导致死亡,是以临床不可不辨!营血不足之人,虽患表证,也不可妄用汗法,如原文50条言"假令尺中迟者,不可发汗",即是其例。若强发其汗,徒伤里气与营血,必犯虚虚之戒。234条为辨阳明病兼表虚的证治,脉迟提示发热不高。发热,汗出多,微恶寒等是太阳中风见证。条文以"阳明病"冠首则可能伴有腹胀,不大便等症,但两者相比,以太阳表证为主。因有汗,故宜先用桂枝汤解表。脉迟之见证不同,临证宜加鉴别。脉迟用大承气汤者,多属实证,是因胃肠燥屎内阻,气血瘀滞所致,但必迟而有力;若欲作谷瘅之迟脉则属虚证,由于脾胃阳虚,寒湿中阻所致,必迟而无力;本条之脉迟,则是太阳表证发热不高的表现,为太阳中风浮缓脉所变,非必一息三至,仅相对缓慢而已。

脉来迟缓微弱而浮取即得者,谓之脉迟浮弱。言此脉者,见于阳虚外感证,仅1条文次。因素体阳虚,风寒袭表,故脉浮弱,弱乃缓之意,因阳虚运血无力,故脉来迟缓,且有恶风寒,手足温等症,治当温阳疏风解表。仲景虽未出方,但桂枝加附子汤之类可随证选用。

太阳病,脉浮而动数,浮主表,动为邪盛而主痛,数为体表有热,所以脉浮动数为邪盛而表热,但里无实邪。头痛发热属表证,微盗汗出是少阳有热,为表邪有内传之势,若仍恶寒者,为表证未解。表未解不可攻里,若误用攻下,邪陷热结,则动数之脉变为迟脉,若见胸膈部疼痛拒按,呼吸短促,躁扰不安,胸中懊憹,心下硬满等症者,这就是所谓结胸证,治当大陷胸汤泻热逐水。若误下后不成结胸,仅见头上出汗,从颈以下无汗,且小便不利者,则可全身发黄。

至于迟脉之兼脉,有浮而迟,沉而迟及弦迟之分。可参考浮脉、沉脉、弦脉之有关内容,在此不再赘述。

脉缓主要见于太阳中风或邪退正复之证。风寒外袭,正邪相争于表,若为中风者,脉见浮缓;若为伤寒者,脉见浮紧。今得病八九日,脉不浮紧又不浮缓,反见微缓者为邪却正复,病愈之征。

寸缓关浮尺弱者,即脉来沉取则无,浮取则缓弱之象,此与阳浮阴弱之脉相类。论中言此脉者,仅见于原文244条。因风为阳邪,其性弛缓,风邪中人,其脉则缓。太阳主表,风寒外袭,其脉则浮,尺中脉弱乃里气不足。发热、汗出、恶寒是太阳中风的主证。不呕是胃和无病,太阳表证不应心下痞满,今见心下痞者,当是误下所致。此时如表证仍在,治当先表后里,可参原文164条解表宜桂枝汤,攻痞宜大黄黄连泻心汤的治法。

此外,原文178条谓若脉按之来缓,但缓而中止,歇止时间短,且能自还,复来之脉略数者则为结脉。其脉缓是因阴阳气血双虚,鼓动血脉无力所致。至于第39、187、278条之脉浮而缓者,详见浮脉,不必再述(表81)。

表 81　迟脉辨析

脉象	机　制		鉴别要点		见　证		原文
迟	热结胃肠,气血运行不畅	迟而有力		胸胁下满,潮热,不恶寒,便秘,腹满,短气而喘	里实证	大承气汤证	208
	热结血室,气血运行不畅			发热恶寒,经水适来,热除,脉迟,身凉,胸胁下满如结胸状,谵语		热入血室证	143
	阳虚鼓动乏力	胃气虚寒	迟而无力	食难用饱,饱则微烦,头眩,腹满,小便难	里虚证	谷瘅证	195
		中气欲绝		原有腹中冷痛,不能食,突然饮食自救而病情反趋恶化		除中证	333
		阴阳俱虚		营气不足及血少之证		麻黄汤禁忌证	50
		表阳虚损	浮而迟	汗出多,微恶寒	表阳虚证		234
迟浮弱	里阳不足,表阳虚损			恶风寒,手足温,不能食,腹满	太阴表虚证		98
动数变迟	正虚邪陷,水热互结			短气,烦躁,心中懊憹,心下硬痛	结胸证		134
浮而迟	表热里寒			下利,肢厥,恶寒蜷卧,精神委靡不振	四逆汤证		225
沉迟	气亏营耗			身疼痛,脉沉迟	新加汤证		62

脉象	机制	鉴别要点	见证	原文
寸脉沉而迟	阳陷于里,郁而不伸	手足厥逆,下部脉不至,咽喉不利,唾脓血,泄利不止,寸脉沉而迟,下部脉不至	麻黄升麻汤证	357
脉沉而迟	阳虚寒盛	下利清谷,面赤,身有微热,四肢微厥	郁冒证	366
弦迟	寒痰阻遏,阳气不布	饮食入口则吐,心中泛泛欲吐,又吐不出,手足寒	瓜蒂散证	324
微缓	正气来复	发热、恶寒如疟状,热多寒少,一日二、三度发,不呕	太阳表郁轻证	23
寸缓关浮尺弱	中风表虚	发热,汗出,恶寒,不呕,心下痞	太阳中风误下变证	244

四、紧脉(表82)

表82 紧脉辨析

症状	机制	鉴别要点		见证	原文
紧	寒邪束表	发热、恶寒、头痛、身体疼痛、呕逆	表证	伤寒表实证	3
	阳虚阴寒内盛	汗出、咽痛、吐利	寒证	少阴寒化证	283
	邪入少阴	咽痛		太阳病误治变证	140
	阳虚阴寒内盛	自下利		少阴寒利证	287
	阳复不及,阴寒又盛	脉复紧、下利		厥阴寒利证	361
	痰壅胸中,阳气被阻	心下满而烦,饥不能食,手足厥冷	痰证	瓜蒂散证	355
	胃气尚和,正能胜邪	骨节疼,翕翕如有热状,小便不利,突然狂躁,濈然汗出而解		水湿郁表证	192
额上陷脉急紧	血亏误汗,筋脉失养	衄家汗后,额上陷,脉急紧,直视不能,不得眠		衄家禁汗证	86
浮而紧	寒邪外束,卫阳被遏	发热、恶寒、无汗、身疼痛	表寒证	麻黄汤证	16 46 47 50 55
	风寒外束,郁闭于表	发热、恶寒、身痛、无汗而烦躁		大青龙汤证	38
	正气抗邪于表	误下后,心下痞,按之柔软		痞证	151
	表寒未解	发热、恶寒、口苦、咽干、腹满、微喘	表寒里热证	阳明中风证	189

续表

症状	机　制	鉴别要点		见　证	原文
浮而紧	表邪未解	口苦、咽燥、腹满而喘、发热、汗出	表寒里热证	阳明热证	221
	热盛于外,邪实于里	潮热、发作有时	里热证	阳明实证	201
沉紧	水寒在里	心下逆满,气上冲胸,起则头眩		茯苓桂枝白术甘草汤证	67
	寒邪入里	必呕吐		太阳病误下变证	140
	水热互结于心下	心下痛,按之石硬		大陷胸汤证	135
	邪已离表,传入少阳	胁下硬满,干呕,不能食,往来寒热		小柴胡汤证	148 266

脉紧是脉来绷急,应指无力,如转绳索,左右无常。在《伤寒论》中,单紧脉又称之为"脉阴阳俱紧""脉乍紧""脉急紧"等。若紧脉与他脉相兼而论者又有"浮而紧"及"沉紧"之不同。涉及的原文有 22 条文次。脉紧多主寒证,亦主痰湿。

脉阴阳俱紧,即寸、关、尺三部之脉均见紧象,为太阳伤寒证的主脉。如原文 3 条所说:"太阳病,或已发热,或未发热,必恶寒、体痛、呕逆,脉阴阳俱紧者,名为伤寒。"因风寒之邪袭表,卫阳被遏,营阴郁滞,经气运行不畅,故见恶寒、体痛、呕逆、脉阴阳俱紧等症。脉阴阳俱紧,亦可见于少阴病。如原文 283 条言:"病人脉阴阳俱紧,反汗出者,亡阳也,此属少阴,法当咽痛而复吐利。"但同是脉阴阳俱紧,却有表里之不同。太阳伤寒证见发热,头痛,无汗,其脉紧当浮;少阴病在里,由于阳虚阴寒内盛,虚阳被逼外越,故见吐利,汗出,咽痛等症;其脉紧当沉。原文 140 条为太阳病误治之后,邪入少阴,故脉紧而咽痛。

少阴寒利及厥阴寒利,均为阳虚阴寒内盛所致,故下利而脉紧,其预后将取决于阳气之恢复与否。如原文 287 条为少阴寒利,病已七八日,其脉由紧突然转变为微弱,手足反温者,以及原文 361 条,厥阴寒利,脉紧,转为脉数,并见微热汗出者,均为阳气恢复之征。阳复适中,下利必停止,故曰"必自愈"。倘若其脉复紧者,是阳复不及而阴寒又盛,则又下利,肢厥,故曰"未解"也。

脉紧也主痰证,痰为阴邪,胸为阳位,当痰阻胸中,气血运行不畅则见脉紧。如原文 355 条"病人手足厥冷,脉乍紧者,邪结在胸中,……病在胸中,当须吐之,宜瓜蒂散。"本证痰实结于胸中,病位偏高,病势向上,治当因势利导,宣壅催吐,方用瓜蒂散。

原文 192 条言"阳明病,初欲食,小便反不利,大便自调,其人骨节疼痛,翕翕如有热伏,奄然发狂,濈然汗出而解者,此水不胜谷气,与汗共并,脉紧则愈。"由于水湿郁滞肌表,故见翕翕如有热状、关节疼痛、小便不利等症。胃气尚和,正能胜邪,所以言"水不胜谷气"。突然出现狂躁不安,为正邪相争的反映,及至汗出,则正胜邪却,水湿之邪随汗而解。此处之脉紧当为正气不虚,足以驱邪外出的脉象。

原文 86 条:"衄家不可发汗,汗出必额上陷,脉急紧,直视不能,不得眠。"此处额上陷,即太阳穴部位。脉急紧则是太阳穴处脉管收缩紧张,非指脉象。

脉浮紧即脉来绷紧有力,轻取即得之。浮脉主表,紧脉主寒,既浮且紧,则主表寒,言此脉者有 10 条文次(详见浮脉)。

脉沉紧即脉来浮取不应,沉取绷紧有力。脉沉紧多主寒邪入里,以及邪结水停之证,言此脉者有 5 条文次（详见沉脉）。

五、洪大脉（表 83）

表 83　洪大脉辨析

脉象	机　制	鉴 别 要 点		见　证	原文
洪大	阳盛于表	服桂枝汤后，大汗出，不渴	表证	桂枝汤证	25
	里热炽盛	服桂枝汤后，大汗出，大烦渴不解	热证	白虎加人参汤证	26
大	热盛于里	发热，汗出，不恶寒，反恶热		阳明病	186
	邪气旺盛	利不止		厥阴下利证	365
浮大	邪盛正虚	心下硬满而痛，脉浮大无力	虚证	结胸禁下证	132
寸口脉浮而大	正气不足，外感风邪	微热，两胫挛急		阳虚液亏证	30
	邪热壅盛	但欲眠睡，目合则汗	热证	三阳合病	268
弦浮大	三阳合病，阳明热盛	短气，腹满，鼻干，面目悉黄，潮热嗜卧，胁下及心痛，小便难，身前后肿，无汗		阳明中风证	231

　　脉大即脉来形体宽大；脉洪大为脉来宽大，滔滔壅指，犹如洪水之汹涌，来盛而去衰。在《伤寒论》中，大脉与他脉相兼而论者，有"浮大"及"弦浮大"。涉及的原文有 8 条文次。因脉之有力、无力及兼脉之不同，故有虚实之分。脉来实大，多为邪盛，故有"大则病进"之说；脉大无力，则为虚证，故又有"大则为虚"之论。六脉俱洪大者，为阴不足而阳有余。

　　脉洪大多主热盛，为阳明经证之主脉。论中之脉洪大，均出现在服桂枝汤之后，太阳中风，服桂枝汤，微发其汗，邪去则病愈。若大汗出，脉见洪大者，此为风邪未去，正气抗邪于表，故脉见洪大，其治仍可用桂枝汤重发其汗。原文 26 条则为服桂枝汤后，大汗出，脉洪大，大烦渴不解属邪已化热伤津，内传阳明，治当清热益气生津，方用白虎加人参汤。可见同一洪大之脉，一属表寒，一属里热，性质完全不同，治疗方法也不一样，临证不可不慎！

　　脉大为阳明之主脉，因阳明为水谷之海，多气多血，阳气最盛，气血鼓动于外，故见脉大。若为阳明经热，其脉多洪大滑数；若为阳明腑证，则脉多沉实而大。故原文 186 条言："伤寒三日，阳明脉大"。

　　脉大亦主邪实病进，如原文 365 条"下利……脉大者，为未止"。厥阴下利，脉见沉弱，此为正虚邪气不盛，若脉反大者，为正虚邪盛，其病为进。

　　脉浮大者，其脉来形体宽大，且轻取即位于指下。但同一浮大之脉却有虚实之分，如原文 30 条，为正气不足，外感风邪之证。原文 132 条虽为结胸证，但脉浮大无力，也为虚象，故不可下。而原文 268 条为邪热壅盛之证，其脉大当应指满溢。

　　脉弦浮大为脉沉取不应，浮取绷急端长而宽大，言此脉者仅原文 231 条，主三阳合病（详见弦脉）。

六、微弱脉（表84）

表84　微弱脉辨析

脉象	机　制	鉴别要点		见　证	原文
微	表、里阳气俱虚	恶寒加重	虚寒证	阴阳两虚证	23
	肾阳虚弱	身重、心悸、尺中脉微		太阳病误治变证	49
	阴阳气血俱虚	虚烦、眩冒、经脉动惕		痿证	160
	阳虚阴寒内盛	自下利		虚寒下利证	105
		畏寒、下利清谷		白通汤证	315
	阴阳俱亡	呕吐，下利清谷，大汗出，小便复利，脉微欲绝		四逆汤证	389
	阴盛格阳	下利清谷，肢厥，脉微欲绝，不恶寒，面赤		通脉四逆汤证	317
	阳虚阴盛	手足厥冷，烦躁		寒厥证	343
	肾阳虚衰，阴寒内盛	肢厥、肤冷、躁无暂安时		脏厥证	338
	阳虚	恶寒，但欲寐		少阴寒化证	286
	阴盛阳虚，阴血大伤	恶寒、下利、肢厥		四逆加人参汤证	385
	阳亡阴竭	吐利止，汗出而厥、四肢拘急，脉微欲绝		通脉四逆加猪胆汁汤证	390
	正虚邪衰	脉阳微、汗出减少	病情向愈	自和证	245
	阳气来复，阴寒消退	自下利、脉暴微、手足反温、脉紧反去		少阴寒利证	287
	阳气渐复	利不止，厥逆无脉，服药后，脉微续		预后良好证	315
阳微阴浮	正虚邪衰	少阴中风，脉阳微阴浮		少阴中风证	290
阳微阴涩而长	邪衰正复	四肢烦疼		太阴中风证	274
微浮	阳气来复，正胜邪却	厥阴病见阳脉		厥阴中风证	327
微缓	正气来复	发热、恶寒、热多寒少、一日二三度发		太阳病表郁轻证	23
微细	阴阳俱虚	误下后，复汗，战栗恶寒		太阳病误治变证	60
	阳虚寒盛	但欲寐		少阴病提纲证	281
微细沉	少阴虚寒	恶寒、但欲寐、汗出不烦、自欲吐		少阴寒化证	300
微弱	素有寒饮	太阳病二、三日，不能卧，但欲起，心下结		太阳表证兼寒饮证	139
	阳气大虚	发热、恶寒、热多寒少		表证阳虚禁汗证	27

续表

脉象	机　制	鉴别要点	见　证	原文
微弱	里阳虚弱	汗出恶风	表里俱虚证	38
微弱数	邪衰正复	下利、发热	厥阴寒利证	365
微数	阴虚火旺	禁用灸法	阴虚有热证	116
微涩	津气两虚	潮热、谵语、不大便、脉反微涩	阳明兼里虚	214
微涩	阳虚气陷，津气两虚	下利、呕吐、汗出、大便频数而量少	少阴寒利	325
	正虚液亡	呕吐、下利	霍乱病	384
微沉	外邪内陷	发狂、少腹硬满、小便自利	抵当汤证	124
沉微	阳气虚衰	昼日烦躁不得眠，夜而安静，身无大热	干姜附子汤证	61
弱	邪热伤津	形作伤寒，发热、口渴，脉浮	温病表证	113
	正气不足	烦躁、心下硬	阳明燥热证	251
	阳虚阴盛	呕吐、肢厥、小便利、身微热	四逆汤证	377
弱	脾胃虚弱	续自便利	太阴病寒湿证	280
	邪衰阳复	下利，微热，口渴	厥阴病自愈证	360
尺脉弱涩	阴血虚弱	恶寒、但欲寐	少阴病禁下证	286

　　脉微者，即脉来纤细，应指无力，按之欲绝之状。根据不同表现，在《伤寒论》中描述微脉的情况有"微欲绝"、"甚微"、"暴微"、"微续"、"阳微"、"尺中脉微"等。微脉与他脉相兼而论者又有"微浮"、"微缓"、"微细"、"微细沉"、"微数"、"微涩"、"微弱"、"微弱数""、"微沉"、"沉微"之分。脉弱是脉搏沉细而极度无力，计两者涉及的原文有32条文次。多主正气不足及阳虚寒证，但亦有主邪衰病情向愈者。

　　凡脉纤细者为血虚，应指无力为气虚，故脉微多为人体正气不足之候。脉微当出现在阳热之病证，治当审慎，切不可妄用发汗、攻下之法；若汗、吐、下后出现脉微，则为正气大伤。此点在临床施治中十分重要。原文23条言"太阳病，得之八九日……脉微而恶寒者，此阴阳俱虚，不可更发汗、更下、更吐也"。而49条指出表证误下后，出现身重，心悸、尺中脉微等里虚证时，即使表证未解，也不可发汗，治当顾护正气。正气恢复，津液输布自当汗出而解。原文160条"伤寒吐下后，发汗，虚烦，脉甚微"此为误治后伤及津液、阳气而成虚证，故脉甚微，日久则可导致"眩冒、经脉动惕"之痿证。105条则指出伤寒过经十三天出现谵语，发热，病中用丸药攻下而见下利，因其脉调和，未见脉微、肢厥，所以可排除虚寒之下利，而辨为阳明实热之证，方用调胃承气汤通下。所以说"若自下利者，脉当微厥"。由此可见脉症合参之重要。

　　阳气乃人身之动气，脉中血液之流行，三焦水液之气化，皆阳气之所为用也。阳气虚衰鼓动无力，血行不畅则脉微。阳虚无以布外则肤冷、肢厥。卫阳不固则汗液自出。肾阳虚则不能化水为津，脾胃阳虚则不能腐熟水谷而为营卫，是以湿浊聚而阴寒生，进而出现下利、呕吐等症。脉微见于少阴、厥阴以及霍乱病之阳虚阴盛者，如原文315、389、317条。脉微常伴有恶寒、但欲寐、呕吐、下利、手足厥冷、汗出而厥等症。如亡阳时，因虚阳外越，神气亦随之外浮,可见不恶寒,面赤、烦躁、或躁无暂安时等证侯。有关的原文是317、343、338条。论中指出脉微不可发汗,如286条"少阴病,脉微,不可发汗,亡阳故也"所言。见此仲景以扶阳为急务,方用四逆汤,温阳则阴寒自去,如389条便是其例,315条"少阴病,下利脉微者,与白通汤"。若下利止,或吐利已止仍见脉微欲绝者,此乃阳衰阴液大伤,或阳亡阴竭。前者用四逆加人参汤,后者用通脉四逆加猪胆汁汤。

　　脉微虽主阳虚证,但需脉症合参,在病轻时出现微脉,说明病邪轻浅。如245条"脉阳微,而汗出少者,为自和也",是指脉浮取微弱和缓,汗出减少,正气不足,病邪将退,所以说"为自和也"。若病情好转而见脉微,则预示有向愈之机。如原文287条,"少阴病,脉紧,至七八日自下利,脉暴微,手足反温,脉紧反去者,为欲解也。虽烦下利,必自愈。"因脉象从紧突然变为微脉,结合"手足反温"之症,此乃寒邪消退之表现,故病情向愈。原文315条因下利不止,厥逆无脉,干呕心烦,此为阳亡阴竭,如服白通加猪胆汁汤后,脉虽微弱,但持续不失者,为阳气逐渐恢复,仍有生机之征,故曰"脉微续者生"。

　　脉阳微阴浮,即寸口之脉微弱无力,而尺脉反浮,主邪却阳复。如原文290条所言"少阴中风,脉阳微阴浮者,为欲愈。"因邪中少阴,脉当沉微,今脉不沉,而尺脉反浮,此乃阳气渐复,驱邪外出之兆。邪衰出表,故寸口脉微。阳复邪却,故为欲愈。

　　脉阳微阴涩而长是指脉来轻取应指微弱无力,沉取涩滞不畅,且脉体过于本位。主太阳中风病愈之证。言此脉者为原文274条"太阴中风,四肢烦疼,阳微阴涩而长者,为欲愈"。因脾主四肢,风中太阴,脾阳与风邪相搏,故四肢烦痛。太阴外受风邪,其脉当浮,若脉浮取而微则标志着风邪不盛,主邪气微;重按则涩,为里虚湿滞,脉由微涩转长脉,是正气来复之征。因邪衰正复,故其病欲愈。

　　脉微浮即脉搏轻取即得,但应指无力。言此脉者,如原文327条"厥阴中风,脉微浮为欲愈"。厥阴中风而见脉象微浮为阳气来复,正胜邪却,有外解之机,故为欲愈。

　　脉微缓仅见于原文23条,此处脉微缓是指脉象略见和缓,主病情向愈(详见缓脉)。

　　脉微细为脉来极其纤细,似有似无,主阴阳气血不足之证,为少阴之主脉。如281条"少阴之为病,脉微细,但欲寐也"。此言少阴病之主脉、主症。因肾为阴阳之根,水火之宅,少阴病以心肾阳虚为主,阳虚则脉微应指无力,阴血不足则脉道不充而纤细。精气不足,神失所养,故精神委靡不振而欲寐。原文60条言"下之后,复发汗,必振寒。脉微细,所以然者,以内外俱虚故也。"一般来说,下法从里伤阴,汗法从表伤阳,阳虚则肌表失于温煦而振栗畏寒。阴阳俱虚故脉微细,此乃虚寒变证之主脉。

　　脉微细沉为脉来浮取不应,重按细弱而似有似无。脉微细为阳虚,沉主里又主阴盛,故脉微细沉为阳虚阴寒内盛之证。如原文300条"少阴病,脉微细沉,但欲卧,汗出不烦,自欲吐"为阳虚阴寒内盛之征,汗出不烦乃阳气外脱,无力抗邪,若再见烦躁不得卧者,为正不胜邪,阴阳离决之征兆,故曰"死"。

　　脉微弱是指脉搏沉细极度无力。主正气不足,如原文27条"太阳病,发热恶寒,热多寒少,脉微弱者,此亡阳也"。邪在表,脉当浮,今不浮而微弱,此为阳虚正气虚弱之象,故曰:"不可发汗"。原文38条为太阳表实兼里有郁热之大青龙汤证。因该方发汗力强,易伤阳气,脉微弱为里虚,所以说"脉微弱,汗出恶风者,不可服之"。原文139条"太阳病,二三日,不能卧,但欲起,心下必结,脉微弱者,此本有寒分也。"太阳病,症见卧起不安,心下痞结,是病邪由表传里,如脉洪大滑实,为邪传阳明;今脉微弱,是素有寒饮之征。若见心下痞结误作实热之证而妄用攻下,必致下利等症,故论中称之为"协热利"。

脉微弱数,是指脉来细弱无力,一息六至,主邪衰阳复之证。如原文 365 条"下利……脉微弱数者,为欲自止,虽发热,不死。"厥阴寒利,其脉当沉而迟,即脉当重按始得,脉来极其缓慢。今脉微弱数,微弱是邪衰,数为阳气来复,脉微弱数为邪气已衰,阳气渐复之征,故曰"为欲自止""虽发热不死"。

脉微数是指脉来细数而无力,主阴虚有热,言此脉者如原文 116 条"微数之脉,慎不可灸"因阴血亏虚,血脉不充,故脉微弱无力。又因阴虚生内热,热迫血行,故脉来数急。治当滋阴降火,切不可妄用温针、火灸之法,而犯虚虚实实之戒,所谓"壮水之主,以制阳光",即指此而言。

脉微涩为脉来涩滞无力,似有似无,主津气两虚。言此脉者有原文 214、325、384 三条(详见涩脉)。

脉微而沉是指轻度沉脉,言此脉者仅原文 124 条(详见沉脉)。

脉沉微即脉来浮取不应,重按则微细无力,似有似无。主阳虚阴盛,言此脉者仅原文 61 条(详见沉脉)。

脉弱为脉来沉细无力。沉主里,细主阴血不足,应指无力为阳虚,脉弱多主正气不足。临床上无论寒证、热证见弱脉者,治当审慎。如原文 113 条言"形作伤寒,其脉不弦紧而弱,弱必渴,被火必谵语"。此乃温病表证,有似伤寒之发热、微恶风寒。但温热之邪脉象不见弦紧反见弱。脉弱为阴津不足,因此必口渴。温热之邪为患,忌用火攻,反此则两阳相合,邪热扰心,必致谵语。原文 251 条之"烦躁,心下硬"为阳明燥热之证。因其脉弱,正气不足,所以忌用大剂攻伐,只宜小承气汤,少量分服,观其药后反应,再相机而治。

脉弱见于虚寒证,如原文 377 条"呕而脉弱,小便复利,身有微热,见厥者难治,四逆汤主之"。呕吐伴见肢厥,脉弱,此乃阳虚阴寒内盛之证。此时即使外邪未尽而身有微热者,亦不可妄用发汗,治当四逆汤温经回阳,阳回阴去,呕吐自止。原文 280 条"太阴为病,脉弱,其人续自便利"。此言病在太阴,中焦虚寒,脉弱而下利者,治当温中健脾燥湿,因其人胃气虚弱,故曰:"设当行大黄、芍药者,宜减之",其目的在于顾护胃气。

脉弱在某种情况下可为阳复邪衰之征,如原文 360 条言:"下利,有微热而渴,脉弱者,今自愈"。厥阴寒利,见微热而渴,乃阳复之征。然阳复有适中,太过之分,此时辨脉尤为重要。若脉数大有力,并见大热大渴者,是阳复太过;今脉弱,标志着阳复适中,正气虽虚,邪气已衰,脉症合参,其渴必不太甚,故知病将自愈。

尺脉弱涩是指尺中之脉弱小,往来艰涩不畅,主阴阳两虚之证。言此脉者,仅原文 286 条。因少阴为阴阳之根,水火之宅,少阴阳虚运血无力,故脉弱;因阴虚脉道不充,血行艰涩不畅,故尺脉弱涩。既弱且涩,阴阳两虚,治当四逆加人参汤之类,慎不可泻下。

七、促结代脉(表 85)

促、结、代脉属于间歇脉,以脉在搏动中有歇止为主要特点。其中促脉属于数而中止,止无定数;结脉则属缓而中止,止无定数、无规律之类;代脉则为缓而中止,止有定数、有规律者。在《伤寒论》中言促脉者有两种情况:一为脉来急促;一是数中一止,止无定数。促为阳脉,多主热证,但亦可见于阳郁者。结、代属阴脉,主气血大虚。另有相兼之脉,如脉沉结,主气血瘀滞之证,计涉及的原文有 7 条文次。

表85 促结代脉辨析

脉象	机 制	鉴别要点		见证	原文
促	表邪未解	桂枝证下后,利不止,喘而汗出	热证	葛根黄芩黄连汤证	34
	正气抗邪外出	太阳病下后,不结胸		太阳病欲解证	140
	心阳已伤	太阳病下后胸满	气郁证	桂枝去芍药汤证	21
	阳气被郁	手足厥逆		阳郁厥证	349
结	阴阳气血双虚,鼓动血脉无力	缓而中止,歇止时间短,能以自还,复来之脉略数	虚证	结脉证	178
代		缓而中止,歇止时间短,不能自还,复动而不见小数者		代脉证	
结代	心阴阳俱虚	心动悸		炙甘草汤证	177
沉结	气血凝滞	身黄,少腹满,小便自利,其人如狂	实证	抵当汤证	125

有关"促"脉,虽各家有所争议,但多数认为促为阳脉,主阳气向上,病邪有外出之机。常见于误治之后,正气受挫,表邪欲陷之证。如原文34条为太阳病误下之后,表邪内陷而致下利不止,脉促为正气抗邪于表之反映,所以说:"脉促者,表未解也"。若见"喘而汗出"者,为里热偏盛。由于邪热迫肺,肺气不利则喘,热邪逼迫津液外越则汗出。此时治当表里双解,方用葛根黄芩黄连汤。原文140条言"太阳病,下之,其脉促,不结胸者,此为欲解也。"由于体质不同,太阳病误下之后,可出现心下硬痛之结胸证,今见脉促,又不结胸,其促脉为正气抗邪外出之兆。故曰:"此为欲解也。"上述两条原文之脉促,当为急促而有力。脉促亦可见于阳郁之证。如原文21条,因太阳病,下之后,邪陷胸中,心阳受损,致胸阳不振,郁而不伸,正邪相争,故胸满、脉促,治当桂枝去芍药汤,宣通阳气,兼解表邪。原文349条言"伤寒、脉促、手足厥逆,可灸之。"该条之脉促,提示阳气一时被邪气所郁,阳郁不达四肢,则手足厥冷,阳气奋力与邪相争则脉促。若为阳虚阴寒内盛之证,当见肢厥脉微,故临证宜加细辨。该条所言之脉促,当为数而时止,止无定数的脉象。

结代脉均属阴脉,其特点是缓而中止。其中歇止时间短,能自还,复来之脉略数者,为结脉;歇止时间长,不能自还,复动之脉而不见小数者为代脉。如原文178条所描述之状况。结代脉多由心脏阴阳气血双虚,鼓动血脉无力所致,其病较重,故曰"得此脉者,必难治"。原文177条指出结代脉的治法"伤寒,脉结代,心动悸,炙甘草汤主之。"因心主血脉,太阳伤寒,累及少阴,表邪虽去,而心脏之气血阴阳俱虚,阴血不足,心失所养,故心动悸;阳虚无力鼓动血脉则脉结代,治当炙甘草汤,通阳复脉,滋阴养血,其病自愈。

脉结代,后世医家也有认为结脉虽为正气不足,但也不可忽视气血阻滞不畅的情况。代脉则不同于结脉,它反映了机体阴阳气血已虚惫不堪。从临床而言,结、代之脉不仅见于病人,亦可见于某些健康者;不仅见于虚证,亦可见于痰食阻滞,跌扑重伤,七情惊恐等实证。故对"得此脉者,必难治"亦应活看。

沉结脉,即脉来浮取不应,沉取缓而一止,且止无定数,主气血瘀滞之证,言此脉者仅原文125条(详见沉脉)。

八、数　脉

数脉,指脉来薄疾,一息六至之脉象,李时珍曰:"数脉间息,常六至"。《伤寒论》中单数脉又称"数""甚数"。若与他脉相兼而论者有"浮数"、"浮而动数"、"细数"、"细沉数"、"滑数"、"微数"、"微弱数"等。涉及的原文有20条文次。脉数多主热,但同一数脉,因其有力、无力以及与他脉相兼,故有寒热虚实之不同。

单纯脉数多主热证,可见于阳明病、厥阴病。阳明为多气多血之经,阳旺热炽,则血行鼓动之力有余,致使脉息加速,一息六至以上。如原文257条,因热在足阳明胃经,故脉数而消谷善饥,除此尚有不大便及少腹硬痛等瘀热互结之症,治当抵当汤泻热逐瘀。若邪热下迫大肠,热伤阴络,则脉数而大便脓血,见此可用葛根黄芩黄连汤之类随证施治。

厥热胜复为厥阴病的主要机转之一。邪至厥阴,当阳气恢复时,推动血行有力,故其脉可由沉迟而转为脉数。如原文361、367条,厥阴寒利,见脉数、口渴,此为阳复之脉,若阳复适中,不伴他证,病有自愈之机。如阳复太过,邪从热化,除脉数,口渴外,因热伤阴络而致大便脓血(367条)。原文332条,亦因阳复太过,而见脉数、持续发热,热盛则肉腐成脓,故曰"必发痈脓"。

数脉也可见于真寒假热证,如原文122条,脉数如为实热之证,当消谷善饥,今反呕吐,此因汗后阳虚,胃失和降则呕吐,此时脉数为阳虚外浮之征,其脉当数而无力,故曰"客热"。原文4条"伤寒一日,太阳受之;脉若静者,为不传,颇欲吐,若躁烦,脉数急者为传也。"该条是从脉证来判断传变与否,风寒之邪初犯肌表,其脉为浮紧或浮缓,此为脉静,邪在太阳未有传变。若脉见数急,又见恶心呕吐,烦躁不安者,虽发病一日,为邪已传变入里之征兆。

脉浮数,即脉搏轻取即得,脉来急速,一息六至,多主表证、热证。因数有紧数之义,故亦可见于表寒证,言此脉者有原文49、52、57、72、257条(详见浮脉)。

脉浮而动数,为脉见浮部,并呈躁疾不安之状,与脉数急略有相同,多见于疾病的发展阶段。言此脉者仅原文134条(详见浮脉),表86。

表86　数脉辨析

脉象	机　制	鉴别要点	见证	原文
数	阳明瘀热	发热,消谷善饥,不大便,少腹硬	抵当汤证	257
	热伤阴络	下利不止,发热大便脓血	便脓血证	258
	阳气来复	下利,微热汗出,下利自愈	厥热胜复证	361
		下利,口渴自愈,或便脓血		367
		发热,必发痈脓		332
	胃气虚弱,虚阳外浮	不能消谷,呕吐	胃中虚冷证	122
	病邪内传	伤寒一日,欲吐,烦躁	太阳病欲传证	4
浮数	邪热在表	发热,恶寒,头痛,项强	太阳表证	49
	风寒束表	恶寒,发热,无汗,头痛,身疼	麻黄汤证	52
	余邪未尽 病仍在表	太阳伤寒汗后,半日许复烦闷不适	桂枝汤证	57

续表

脉象	机 制	鉴 别 要 点	见证	原文
浮数	表邪入腑	口渴,小便不利,兼有轻微表证	五苓散证	72
	热盛于内,蒸腾于外	发热七八日,腹痛,不大便	阳明热证	257
浮而动数	表邪未解	头痛,发热,微盗汗,反恶寒	太阳伤寒证	134
细数	阴虚有热	头痛	太阳病误治变证	140
	胃中虚燥	自汗出,反不恶寒,发热,关上脉细数,饥不能食,或欲冷食,朝食暮吐		120
细沉数	阴虚有热	少阴病,心烦不得眠	少阴热化证	285
滑数	胃中宿食	潮热,腹满而痛,泻下臭秽粪水	大承气汤证	256
微数	阴虚火旺	脉微数,舌红少苔	阴虚有热证	116
微弱数	邪衰正复	发热,下利欲自止	厥阴寒利证	365

脉细数,即脉来细弱,一息六至。多主阴虚有热,言此脉者见原文 140 条(详见细脉)。

脉细沉数,即脉来浮取不应,沉取细弱而急促,言此脉者,仅原文 285 条,为少阴阴虚有热之证(详见细脉)。

脉滑数,即脉来流利,一息六至,言此脉者有原文 256 条,为邪热与宿食相搏,燥结已成之证(详见滑脉)。

脉微数,即脉来细数无力,主阴虚有热之证,言此脉者仅原文 116 条(详见微脉)。

脉微弱数,即脉来细弱无力,一息六至。主邪衰阳复之证,言此脉者见原文 365 条(详见微弱脉)。

九、细脉(表 87)

表 87 细脉辨析

脉象	机 制	鉴 别 要 点	见证	原文
细	血虚寒凝	手足寒,脉细欲绝	当归四逆汤证	351
	阳气伏郁,血行不畅	头汗出,微恶寒,手足冷,心下满,不欲食,大便硬	阳微结证	148
细数	阴虚有热	太阳病下后,头痛未止	太阳病误治变证	140
	胃阳虚躁	误吐后,汗出,不恶寒,发热,关上脉细数,饥不能食或欲冷食,或朝食暮吐	太阳病误治变证	120
细沉数	少阴阴虚有热	少阴病,心烦不得眠	少阴热化证	285
浮细	邪去正复	太阳病,十日以去,嗜卧	太阳病欲解证	37
弦细	邪入少阳	发热、头痛	少阳病	265
微细	阴阳俱虚	误治后,振寒	太阳病误治变证	60
	少阴阳虚,阴血不足	但欲寐	少阴病提纲	281
微细沉	阳虚阴盛	但欲卧,汗出不烦,自欲吐	少阴寒化证	300

细脉是脉来纤细而应指明显。李时珍曰："细如累累,细如丝,应指沉沉无绝期。"细脉在《伤寒论》中多与他脉相兼而论,如细沉、细沉数、细数、浮细、弦细、微细、微细沉等。涉及的原文有10条文次,其属性虚者为多,但亦有主气郁者。

细脉主血虚,因脉为血之府,血虚则脉道不充,故脉细。如351条"手足厥寒,脉细欲绝者,当归四逆汤主之。"此因血虚,寒邪凝滞经脉,血虚则脉细,寒凝则血流不畅,故脉细欲绝。血虚不能温养四肢,而致手足厥寒,治宜当归四逆汤养血散寒。

病热正炽之时,脉见细者,多为阳邪被郁,因气机不利,脉道不畅,故脉来纤细而应指。如原文148条"伤寒五六日,头汗出,微恶寒,手足冷,心下满,口不欲食,大便硬,脉细者,此为阳微结"。因表邪未罢,故仍见恶寒,阳郁于里内有热结,所以头汗出,大便硬,又有心下满,不欲食之少阳见证,阳邪郁滞,故脉细,阳郁不能达于四肢,故手足逆冷。这就是所谓"半在里,半在外"之阳微结证。此证虽与小柴胡汤证不同,但近似三阳合病,仍可选用小柴胡汤。

脉细数,是指脉来细弱,一息六至。脉细主虚,数为热,故脉细数多主阴虚有热,言此脉者如原文140条,为误下阴伤,因阴虚生内热,故脉象细数,虚热循经上扰而致头痛。治当养阴清热,头痛自止。原文120条"太阳病,当恶寒发热,今自汗出,反不恶寒发热,关上脉细数者,以医吐之过也"。此为太阳病误吐后,胃气受伤,津液耗亡,外邪乘虚入胃,胃阳虚躁,而致脉象细数。轻者饥不能食,或欲冷食,甚则朝食暮吐等寒热错杂之症状。仲景有论无方,此时之治,轻者可选用小半夏汤,朝食暮吐者可选用橘皮竹茹汤之类。

脉细沉数为脉来浮取不应,沉取则细弱而急促,言此脉者如285条"少阴病,脉细沉数,病为在里,不可发汗。"该文仅举脉象,未言证候,然指出病变在里。因脉细为阴虚,数为有热,是以当为少阴阴虚有热之证,应伴有心烦不眠等症,治当滋阴清热,不可发汗,若发汗则致下厥上竭之变证。

脉浮细,即脉来细弱,浮取即得之脉,为外邪欲解之征。言此脉者仅见于原文37条(详见浮脉)。

脉弦细,即脉来纤细,状若弓弦端直而长,为少阳本经之脉(详见弦脉)。

脉微细为脉来细弱,似有似无,主气血阴阳不足之证,且为少阴病之主脉,言此脉者有原文60、281两条(详见微脉)。

脉微细沉,为脉来浮取不应,重按则细弱,主阳虚阴寒内盛之证,言此脉者见于原文300条(详见微脉)。

十、弦脉(表88)

弦脉是指脉端直而长,如按弓弦之状。在《伤寒论》中言弦脉者,多与他脉相兼而论,如弦细,弦浮大,弦迟,沉弦等,涉及的原文有8条文次。其属性有寒、热、气滞之不同,多主实邪。

弦脉之来,劲急有力,气从木化,通于肝胆,故多主肝胆之病。如140条为太阳病误下之后,正虚邪陷少阳,枢机不利,气郁不畅,故见脉弦。因少阳经脉循两胁,是以两胁拘急,治当小柴胡汤和解,则两胁拘急自消。142条为太阳、少阳并病,误用汗法致津液受损,邪热入肝,而见谵语。此与阳明腑实之谵语有所不同,鉴别要点在于脉不大而弦,此乃土病见木之脉。因少阳火炽,木盛乘土,故刺期门,使木火得泄,谵语自止。212条则为热盛阳明,燥结成实,邪热下竭阴液,上扰心神,而致谵语,如见鬼状,甚则不识人,循衣摸床,惕而不安,微喘直视等症。若脉弦者,为阴液未尽,正气尚存,仍有少阳之生机,故曰:"生"。

表 88　弦脉辨析

脉象	机　制	鉴　别　要　点	见　证	原文
弦	表邪内陷,肝胆受病	太阳病下后,两胁拘急	太阳病误治变证	140
	误汗津伤,邪热入肝	太、少并病,误汗谵语	太、少并病误汗变证	142
	阴液未竭,尚存生机	不大便,潮热,谵语,如见鬼状,甚则不识人,循衣摸床,惊惕不安,微喘,直视	阳明腑实重证	212
阴脉弦	少阳受邪	阳脉涩,阴脉弦,腹中急痛	少阳兼里虚证	100
弦细	病入少阳	头痛,发热	少阳病证	265
弦浮大	三阳合病	短气,腹满,鼻干,面目悉黄,潮热,嗜卧,时时哕,胁下及心痛,小便难,耳前后肿,无汗	三阳合病证	231
沉弦	邪气下迫,气滞壅塞	下利,后重	厥阴热利证	365
弦迟	寒痰阻遏,阳气不布	饮食入口则吐,心中泛泛欲吐,又吐不出,手足寒	瓜蒂散证	324

　　原文 100 条"阳脉涩,阴脉弦"是指脉浮取涩滞不畅,重按则端直而长,如按弓弦。涩脉主气血不足,弦为少阳本脉,又主痛。本证为少阳兼里虚腹中急痛。治当先用小建中汤温中补虚,散寒止痛,如药后弦脉不除,痛犹未止者,则为少阳之邪未解,再用小柴胡汤。

　　脉弦细即脉来细弱,状如弓弦,端直而长。脉象弦细为少阳本经之脉。如 265 条"伤寒,脉弦细,头痛,发热者,属少阳"。观三阳病均有发热、头痛,但脉不同,太阳病为正气抗邪于表,其脉必浮;阳明热势盛而正气不虚,其脉必大;少阳病为从表入里的过渡阶段,邪已去表故脉不浮,虽化热而热势不盛,故脉也不大,而是脉象弦细,脉症合参可知病在少阳,治当和解,方用小柴胡汤。

　　脉弦浮大,即脉沉取不应,浮取脉搏绷急端长而宽大,此脉主三阳合病。如原文 231 条虽名为阳明中风,但因短气,腹满,鼻干,面目悉黄,潮热,嗜卧,时时哕,脉大等为阳明邪热郁闭所致;胁下及心痛,按之气不通,小便难,耳前后肿,脉弦,为少阳邪热壅聚,三焦不利;脉浮而不得汗,又是太阳肌表闭塞之征,故该证实为三阳合病。治可先用针刺,泄邪热而宣郁阳,疏经脉而通壅塞,然后相机而治。

　　脉沉弦,即脉来浮取不应,重按如弓弦。该脉主里有结聚而气滞。如 365 条,下利而脉沉弦者,此为湿热蕴结,肝失疏泄,气滞壅塞于大肠,其下利必黏滞不畅,有里急后重之感觉。

　　脉弦迟,即脉来迟缓,一息不足四至,状若弓弦。弦主实邪,迟主寒,弦迟之脉主寒实邪气。如原文 324 为条论述胸中痰实内阻与膈上有寒饮的辨治。病初见饮食入口则吐,心中泛泛欲吐,又吐不出,且手足寒,脉弦迟者,为寒痰阻滞胸中,阳气不布所致,其脉当弦迟有力,治当因势利导,方用瓜蒂散。若因阳虚膈上有寒饮而见干呕,其脉沉弦无力者则不可吐,四逆汤温阳化饮之剂自当选用。

十一、滑脉（表89）

表89　滑脉辨析

脉象	机　制	鉴别要点	见证	原文
滑	里热炽盛，阳气不达	身热，肢厥，口渴，脉滑有力	白虎汤证	350
滑而数	宿食燥实	潮热，腹满而痛，泻下臭秽粪水	大承气汤证	256
滑而疾	实热燥结	潮热，谵语	小承气汤证	214
浮滑	表热内陷，阴络受伤	太阳病下后，脉浮滑，便血	太阳病误治变证	140
	表里俱热	发热，汗出，口渴引饮，脉浮滑有力	白虎汤证	176
	痰热互结	心下满闷，按之则痛	小陷胸汤证	138
沉滑	表邪内陷，热迫大肠	太阳病下后，协热下利，脉沉滑有力	太阳病误治变证	140

　　脉滑多为阳明热盛之证，因阳明为多气多血之经，热盛阳明，阳热蒸腾，气实血涌，故见脉滑。单滑脉者，仅见于350条"伤寒，脉滑而厥者，里有热，白虎汤主之"。此为邪热在里之滑脉，因热盛阳郁，阳气不达四肢，故见肢厥，由于热邪内盛，故常伴身热、口渴等症，治宜白虎汤大清气分实热。

　　脉滑而数，指脉来流利，一息六至。言此脉者仅见于原文256条。"阳明少阳合病，必下利……脉滑而数者，有宿食也，当下之，宜大承气汤"此乃邪热与宿食相搏，燥结已成，故脉滑数有力。因燥屎内阻，邪热迫津而下，故其利当为热结旁流，泻下臭秽粪水，并伴见潮热，腹满而痛等阳明腑实之证，治当大承气汤攻下实热。214条为阳明病，见潮热，谵语，虽里实热证较为典型，但其脉滑而疾，滑者脉来流利不定，疾者为极其快捷。从脉象来看，不仅燥结程度未甚，而且里虚之机已露，故大承气汤不可使用，即使小承气汤也应慎重。

　　脉浮滑，即脉来流利，应指圆滑，轻取即得之脉，脉浮主表、主热，脉滑主热、主痰。脉浮滑主痰热凝聚之证。如138条，小结胸证，此为素有痰饮之人，因邪热内陷，痰热互结，故脉浮滑，因其结聚程度较轻，范围又小，仅在心下，按之则痛，故宜小陷胸汤清热化痰散结。

　　脉象浮滑又主表邪未解，而里热偏盛之证。如原文140条为太阳病，误下后，脉象浮滑，此为表未尽解，而入里之热已伤阴络，故见里热下血之证。再如原文176条言"伤寒脉浮滑，此以表有热，里有寒，白虎汤主之"。此文"寒"字有误，其脉浮滑当为表里俱热，并以里热为主，表现为发热，汗出，口渴引饮，故用白虎汤以解阳明之热。

　　脉象沉滑即脉浮取不应，沉取则往来流利，应指圆滑，此脉可见于邪陷热迫之协热下利证。如原文140条为太阳病误下后，脉见沉滑。脉沉主里，滑为阳脉，主里实，邪热内陷，壅迫大肠，故协热下利。治当清热止利，方用葛根黄芩黄连汤。

十二、涩　脉

　　脉涩是指脉搏之往来艰涩不畅。任应秋谓："涩脉往来迟难，流动艰涩，有似于止，而实非止。"在《伤寒论》中涩脉尚有兼脉，如浮涩，浮虚而涩，微涩，弱涩等。涉及的原文有11条文次，其属性有寒、热、虚、实之不同。其病机为津血亏少，不能濡润经络，但亦有因阳郁气滞,寒湿阻络而致者。

论中单言涩脉者计原文 3 条,其中 48 条为外邪郁闭,阳气壅遏,经隧不利的涩脉。因太阳病汗出不彻,转属阳明,表邪未尽,郁于肌表,故面色缘缘正赤。阳气壅遏在里,故见脉涩,且伴见烦躁、全身不适等症。由于太阳表证未罢,故不可下,阳明里热已现,又不宜大汗,两阳并病阳气怫郁只宜小发其汗,汗出则诸症自消。212 条则为津血亏少的涩脉,此因吐、下之后津液受伤,邪从热化,归属阳明,燥结成实,故见不大便、潮热、独语等症,治当大承气汤,攻下实热。若因循失治,病势增剧,见神志不清,目不识人,循衣摸床,惊惕不安,微喘直视等症者,为热极津竭之危候。此时脉弦长者为阴液未竭,正气犹存,尚有生机。若脉短涩者则为热极津涸,此时攻补两难,预后不良,故曰"死"。363 条为邪热伤血的涩脉,厥阴寒利,为阳虚阴寒内盛之证,脉当沉迟无力,而其寸脉反浮数者为阳复太过,热伤阴络,肉腐成脓,则大便脓血。因下利伤阴,血随便去,阴血不足,经隧不利,故其尺脉自涩。仲景虽未出方,但白头翁汤之类清热止利,可随证选用(表 90)。

表 90 涩脉辨析

症状	机制	鉴别要点	见证	原文
涩	外邪郁闭,阳气壅遏	微汗,不恶寒,面赤,烦躁,全身不适,短气	二阳并病	48
	热极津枯	不大便,潮热,独语,甚则不识人,循衣摸床,惕而不安,微喘直视	阳明腑实重证	212
	阴血不足,经隧不利	寸脉浮数,尺中自涩,大便脓血	白头翁汤证	363
趺阳脉浮涩	胃中积热,脾弱阴亏	大便硬,小便数	麻子仁丸	247
脉浮虚而涩	寒湿滞阻经络	身体疼痛,不能自转侧,不呕,不渴	桂枝附子汤证	174
微涩	津气两虚	潮热,谵语,不大便,脉反微涩	阳明兼里虚证	214
	阳虚气陷,津气两虚	下利,呕吐,汗出,大便频数而量少	少阴寒利	325
	气脱津亡	呕吐,下利,脉微涩	霍乱病	384
弱涩	阴阳两虚	少阴病,脉微,尺脉弱涩	少阴寒化证	286
阳脉涩	气血不足,肝木乘脾	阳脉涩,阴脉弦,腹中痛	小建中汤证	100
阴涩而长	邪气不盛,正气来复	太阴中风,四肢烦疼,脉阳微阴涩而长	太阴中风向愈证	274

脉浮而涩,即脉来艰涩不畅,轻取即得之脉。言此脉者,仅见于脾约证。原文 247 条言"趺阳脉浮而涩",趺阳脉属足阳明胃经,脉浮为胃气强,主胃中有热。涩主脾阴不足,如此胃强脾弱,不能为胃行其津液,而致津液偏渗膀胱,肠道津亏,故见小便数、大便硬,治宜麻子仁丸润肠通便。

脉浮虚而涩,即脉来软弱不畅,轻取即得,此乃风湿伤经之脉。原文 174 条,因风寒湿邪由表入侵,邪气搏结于表,故脉浮,邪盛伤及正气,气虚血行不畅,所以脉虚而涩。邪侵肌肉筋骨,故出现肌肉关节疼痛,肢体活动不利。治当温阳祛寒,散风除湿,方用桂枝附子汤。

脉微涩者,为脉来涩滞无力,似有似无,主津气两虚之证。如 214 条阳明病见谵语,潮热多属燥结之证。若脉沉实有力为肠中燥热结实已成,治当大承气汤攻下。若脉滑疾者,其里热虽盛,但脉疾则提示正气略有不足,故用小承气汤轻下。若脉反微涩者,说明津伤气耗,所以称之为"里虚",承气汤类之剂自当禁用。325条少阴病,本为下利,因阳虚寒浊上逆而呕吐,阳虚卫外不固而汗出。吐、下、汗后,津气两伤,脉必微涩。尤其是气虚下陷,所以大便频而量少。治当选用灸法,以温其上,庶可阳升而利止。384条"伤寒,其脉微涩,本是霍乱"。这里的"霍乱"是指起病即见吐、利之证的急性疾病,由于大吐大下后,气脱津亡,故见脉搏微涩。

尺脉弱涩,即尺中之脉弱小不畅,主阴阳两虚之证。言此脉者仅原文286条,因少阴为阴阳之根,水火之宅。少阴阳虚运血无力故脉弱,阴虚脉道不充则脉涩,尺脉弱涩为阴阳两虚,所以既不可发汗,又不可攻下。

脉之浮取为阳,沉取为阴。阳脉涩、阴脉弦,即脉之浮取涩滞不畅;重按端直以长,状如弓弦。言此脉者为原文100条。伤寒,阳脉涩为本虚,气血不足;阴脉弦,主病在少阳,又主痛。腹中急痛而见此脉,是因中焦虚寒,气血不足,复为少阳之邪相乘所致。故先以小建中汤,调和气血,建中止痛。若服药后,痛止而少阳病邪未解者,再用小柴胡汤以和解少阳。

脉阳微阴涩而长,为脉来轻取应指微弱无力,沉取涩滞不畅。且脉体过于本位,主太阴中风病愈之证。言此脉者,如原文274条(详见脉微)。

第四节 舌象辨析

表91 舌象辨析

舌象	机 制	鉴别要点	见证	原文
舌燥	热盛伤津	吐下后、发热、时时恶风、烦渴	白虎加人参汤证	168
		渴欲饮水,口干,舌燥		222
	热与痰水互结,津不上承	不大便,口渴,日晡所小有潮热,从心下至少腹硬满而痛	大陷胸汤证	137
舌上苔	无形邪热,郁于胸膈	心中懊憹,舌有黄白薄腻苔	栀子豉汤证	221
舌上白苔	邪犯少阳,枢机不利	胁下硬满而呕,不大便	小柴胡汤证	230
舌上苔白滑	脏虚寒凝	如结胸状,饮食如故,时时下利,寸脉浮,关脉小细沉紧	脏结证	129 130

《伤寒论》中,有关舌象的论述有7条。分别是168条的"舌上干燥"、222条"口干舌燥"、137条的"舌上燥而渴"、221条的"舌上苔"、230条的"舌上白苔"、129条的"舌上苔白滑"及130条的"舌上苔滑"等。

正常舌苔是由胃气所生,病理性的舌苔,则为病邪外侵或内有停痰积食所致。从苔之厚薄,干燥与润滑,色黄、色白,可诊断病之寒热虚实。正常人的舌苔为薄白而润,苔厚者多为邪盛。

舌上干燥、舌燥、舌上燥均为舌上干燥而少津,若以手扪之,干如沙石,多见于热盛伤津之证。如原文168条为太阳病误治之后,表邪化热入里;222条则为阳明热证,二者均为里热炽盛,充斥内外,故见发热,大汗,大渴,时时恶风等症,热盛津伤则舌上燥,治当清热益气生津,方用白虎加人参汤。舌上燥见于原文137条结胸证,因太阳病重发汗而复下之,以致邪热内陷与痰水结于胸胁,故见从心下至少腹硬满而痛。痰热凝结,津不上布,故舌上燥;若津不下达则大便不通,治当大陷胸汤,泻热逐水。多为热盛津伤所致,亦可见于痰热互结,津不上承之证。

舌上苔为舌有黄白薄腻苔垢,乃无形邪热郁于胸膈而成。邪犯少阳,胃虚不化则见苔白;阳虚寒浊凝聚则舌上苔白而滑。

舌上苔即舌上有黄白薄腻苔垢。论中言舌上苔者,仅原文 221 条,此因阳明热证误下,胃肠实热虽去,而无形邪热犹存,下后胃中空虚,余热乘虚郁于胸膈之间,故心中懊恼,浊热之气上蒸,故舌上生苔。因属热证,苔当黄白相兼,治当清热宣郁除烦,方用栀子豉汤。

舌上苔白,即舌上生苔色白。言此苔者仅原文 230 条,文中言不大便,如属阳明腑实证者,应有潮热,苔黄而起芒刺。今舌苔白,兼有胁下硬满而呕,证属少阳枢机不利,治当小柴胡汤,和解少阳,转枢气机。

舌上白苔滑者,即舌上生苔,色白而滑,为阳虚寒湿不化所致。言此苔者仅见于原文 129 条。而原文 130 条,舌上苔滑,实为苔白而滑。因脏结病是脏虚寒凝,气血瘀滞所致,阳虚则水不化津,寒盛则浊阴凝聚,故见舌苔白滑。因寒实病邪内结,故有心下硬满,或连及少腹疼痛等症,正虚邪实,故曰难治。

(刘敏　林安钟)

第十二章

类 方 辨 析

第一节 桂 枝 汤 类

方名	组成	功用	主治	条文
桂枝汤	桂枝、芍药、甘草、生姜、大枣	解肌祛风,调和营卫	头痛发热,汗出恶风,鼻鸣干呕	12 13
			自汗	53 54
			衄血	56
			身疼痛	372 387
			烦热	240 57
			不大便	56
			脉迟,汗出多,微恶寒	234
			脉浮	276
桂枝加葛根汤	桂枝汤加葛根	调和营卫,解肌生津	项背强几几	14
桂枝加附子汤	桂枝汤加附子	调和营卫,扶阳解表	发汗遂漏不止,其人恶风,小便难,四肢微急,难以屈伸	20
桂枝加厚朴杏子汤	桂枝汤加厚朴杏仁	调和营卫,降气平喘	汗出恶风,喘	18
			喘	43
桂枝加芍药生姜各一两人参三两新加汤	桂枝汤芍药生姜重用加人参	益气养阴,补血和营,通脉止痛	身疼痛,脉沉迟	62
桂枝加桂汤	桂枝汤桂枝重用	调和营卫,温壮心阳	奔豚	117
桂枝加芍药汤	桂枝汤芍药重用	温阳通络,缓急止痛	腹满时痛	279
桂枝加大黄汤	桂枝汤加大黄	温通攻下	大实痛	279
小建中汤	桂枝汤倍芍药加饴糖	温中健脾,缓急止痛,调和阴阳	腹中急痛	100
			心中悸而烦	102
桂枝甘草汤	桂枝、甘草	温通心阳	叉手自冒心,心下悸,欲得按	64
桂枝甘草龙骨牡蛎汤	桂枝、甘草、龙骨、牡蛎	温通心阳,镇静安神	烦躁	118

方名	组成	功用	主治	条文
桂枝去芍药汤	桂枝、生姜、大枣、甘草	通阳散邪	脉促，胸满（当有太阳表虚证）	21
桂枝去芍药加附子汤	桂枝、生姜、大枣、甘草、附子	扶阳解表	胸满，微恶寒	22
桂枝附子汤	桂枝、附子、生姜、大枣、甘草	温经散寒，祛风除湿	身疼不能自转侧，脉浮虚而涩	174
去桂加白术汤	附子、白术、生姜、大枣、甘草	温经散寒、健脾除湿	身疼烦，大便硬，小便自利	174
桂枝去芍药加蜀漆牡蛎龙骨救逆汤	桂枝、生姜、大枣、甘草、蜀漆、牡蛎、龙骨	温阳涤痰，镇心安神	惊狂，卧起不安	112
桂枝去桂加茯苓白术汤	茯苓、白术、芍药、生姜、大枣、甘草	健脾利水	小便不利，心下满微痛	28
桂枝麻黄各半汤	桂枝、芍药、生姜、大枣、甘草、麻黄、杏仁	疏风解表，小发其汗	面有热色，身痒无汗	23
桂枝二麻黄一汤	桂枝、芍药、生姜、大枣、甘草、麻黄、杏仁	调和营卫，微发其汗	发热形似疟，一日再发	25
桂枝二越婢一汤	桂枝、芍药、生姜、甘草、大枣、麻黄、石膏	外散风寒，兼清郁热	发热恶寒，热多寒少	27
桂枝人参汤	人参、白术、干姜、甘草、桂枝	通阳解表，益气健脾，温中止利	下利不止，心下痞硬	163

　　桂枝汤类方计有 21 方，是全书最多的一组类方。桂枝汤类方以桂枝汤方为代表，用途极广，它能滋阴和阳，解肌祛风，又外调营卫，内和脾胃，不惟发汗以止汗，且发汗而不伤正，止汗而不留邪，对汗下后表不解，或无关中风而营卫不和等证均可用之治疗。

　　桂枝汤的加减方法有三种：一是为太阳中风兼证而设，如桂枝汤中加葛根、或加附子、或加厚朴、杏仁等，此时仍有风邪在表不解。二是中风表邪已解，为治疗各类杂病而设，如桂枝汤或增桂枝剂量或增芍药剂量，或去桂枝汤中之芍药等方。三是两方合用，小取其量，为表郁轻证而设，如桂枝麻黄各半汤等方。另外，还有只以桂枝为名（桂枝人参汤），其实非桂枝汤加减，乃主药发明拓宽，也将之归纳于桂枝汤类进行论述。

　　学习本类方证，可以掌握对桂枝汤的运用，以及加减方证的灵活变化，还可看到桂枝汤的一药之增减，则原有证候面目全非，治疗方法也随之而变。可见，经方用药如此严谨，对后人启发颇大。

第二节 麻 黄 汤 类

方名	组成	功用	主治	条文
麻黄汤	麻黄、桂枝、杏仁、甘草	发汗解表,宣肺平喘	发热,头痛,身痛,无汗而喘; 喘而胸满 衄血	35 36 37 46 51 52 55 232 235
大青龙汤	麻黄、桂枝、甘草、杏仁、生姜、大枣、石膏	发汗解表,解郁清热	恶寒发热,不汗出而烦躁; 身不疼,但重,乍有轻时,无少阴证	38 39
小青龙汤	麻黄、芍药、细辛、干姜、甘草、桂枝、五味子、半夏	解表化饮,止咳平喘	干呕,发热而咳	40 41
麻黄杏仁甘草石膏汤	麻黄、杏仁、甘草、石膏	清热宣肺,平喘	汗出而喘	63 162
麻黄连轺赤小豆汤	麻黄、连轺、杏仁、赤小豆、大枣、生梓白皮、生姜、甘草	发表散邪,清热利湿	身黄,无汗,脉浮,小便不利	262
麻黄细辛附子汤	麻黄、细辛、附子	温经解表	病初起,表证稍急,发热恶寒,寒多热少,头痛无汗,脉沉	301
麻黄附子甘草汤	麻黄、附子、甘草	温经微汗	病经二三日,表证稍缓,无下利,吐逆等里证者	302
麻黄升麻汤	麻黄、升麻、当归、知母、黄芩、葳蕤、芍药、天冬、桂枝、茯苓、甘草、石膏、白术、干姜	清上温下,扶正益阴,发越郁阳	寸脉沉迟,手足厥逆,咽喉不利,唾脓血,泄利不止	357

　　麻黄汤类共8方,以麻黄汤方为代表。麻黄、桂枝发汗解表,麻黄、杏仁宣肺平喘,合甘草成辛温解表之剂,治疗伤寒表实证。

　　麻黄汤的加减方法有三种:一是为太阳伤寒兼证而设。如大青龙汤为麻黄汤加石膏、生姜、大枣,小青龙汤为麻黄汤去杏仁,加芍药、细辛、半夏、五味子、干姜,分别治疗外寒内热和外寒内饮证;二是为太阳少阴"两感证"而设。如麻黄细辛附子汤、麻黄附子甘草汤均用麻黄解表,附子温里;三是为杂病而设。麻黄杏仁甘草石膏汤,为麻黄汤中桂枝易石膏,变辛温解表为辛寒清肺,治邪热迫肺之喘证。麻黄升麻汤由麻黄汤去杏仁加升麻、黄芩、知母、当归、玉竹、芍药、天冬、茯苓、石膏、白术、干姜而成,发越郁阳、清上温下,治正虚阳郁,肺热脾寒之证。麻黄连轺赤小豆汤为麻黄汤去桂枝加连轺、赤小豆、梓白皮、大枣、生姜而成,解表散邪,清热利湿,治疗阳黄兼表证。

上述麻黄汤加减八方,从其加石膏则清热,加附子则温寒,加赤小豆、梓白皮则利湿,加细辛、法夏、干姜则化饮,加葳蕤(玉竹)、天冬则生津,可见麻黄汤之变化多端,固不拘于发散风寒一格。若能师其法而推广其义,则又非八方所能尽矣。

第三节　葛根汤类

方名	组成	功用	主治	条文
葛根汤	葛根、麻黄、桂枝、生姜、芍药、大枣、甘草	发汗解肌,生津舒筋	项背强,无汗,恶风;下利,项背强,无汗恶风	31 32
葛根加半夏汤	葛根汤加半夏	发汗解表,降逆止呕	呕吐,项背强,无汗,恶风	33
葛根黄芩黄连汤	葛根、黄芩、黄连、甘草	清热止利,平喘	利遂不止,脉促,喘而汗出	34

葛根汤类包括葛根汤、葛根加半夏汤、葛根黄芩黄连汤。

葛根汤为其代表方,由桂枝汤加麻黄、葛根而成,发汗解肌,生津舒筋,专治太阳伤寒无汗,兼项背强,又治二阳合病的下利证。葛根加半夏汤,治二阳合病,不下利但呕的胃气上逆证。葛根黄芩黄连汤则治三表七里的协热下利与喘而汗出等证。由此而论,葛根汤治下利,功在于升,加半夏治呕,既升而又降;加芩连治协热利,则又功在于清。

第四节　抵当汤类

方名	组成	功用	主治	条文
桃核承气汤	桃仁、大黄、桂枝、甘草、芒硝	清热攻下,活血散瘀	其人如狂,少腹急结	106
抵当汤	水蛭、虻虫、桃仁、大黄	荡涤邪热、破血行瘀	蓄血重证,病势较急,脉沉微,少腹硬满,其人发狂	124
			瘀血发黄,少腹硬,如狂,脉沉结,小便自利	125
			其人喜忘,屎虽硬大便反易,色黑,脉数发热,不大便,消谷善饥	237 257
抵当丸	同抵当汤	破血逐瘀	蓄血重证,病势较缓,发热,少腹满,小便自利	126

抵当汤类,包括了桃核承气汤、抵当汤、抵当丸3方。功在活血破瘀,主治太阳之邪随经入腑,血热互结于下焦的太阳病蓄血证。蓄血轻者,症见少腹急结,其人如狂,治以桃核承气汤,即调胃承气汤加桃仁、桂枝以清热攻下、活血散瘀。蓄血重者又分两类。若病势较急,少

腹硬满,其人发狂,小便自利,或周身发黄,治用抵当汤,方由大黄、桃仁、水蛭、虻虫组成,荡涤邪热,破血行瘀;若病势较缓,其人发热,发狂,少腹胀满而不硬痛,则用抵当丸,其组方同抵当汤,但分量轻,用丸剂,取缓攻之意。

第五节 栀子豉汤类

方名	组成	功用	主治	条文
栀子豉汤	栀子、香豉	清热除烦,宣内达外	反复颠倒,心中懊侬,身热不去,心中结痛或烦热胸中窒,心中懊侬,饥不能食,但头汗出,利后虚烦,热郁胸中之下利后更烦,心下濡	76 77 78 221 228 375
栀子甘草豉汤	栀子、甘草、香豉	清热除烦,扶正祛邪	反复颠倒,懊侬,少气	76
栀子生姜豉汤	栀子、生姜、香豉	清热除烦,和胃止呕	反复颠倒,懊侬,呕	76
栀子干姜汤	栀子、干姜	清热除烦,温中散寒	下后,身热不去,微烦	80
栀子厚朴汤	栀子、厚朴、枳实	清热除烦,宽中散满	心烦腹满,卧起不安	79
栀子柏皮汤	栀子、黄柏、甘草	清热利湿退黄	身黄,发热	261
枳实栀子豉汤	枳实、栀子、香豉	清热除烦,行气消痞	大病瘥后,劳复	393

栀子豉汤类方包括7方,主药均用栀子,功在清宣郁热以除烦。其中以栀子豉汤为代表。栀子泄热除烦,香豉宣郁和胃,此方治火郁心胸的虚烦不得眠,心中懊侬,反复颠倒,甚则胸中窒,心中结痛者。由于主证或兼证不同,加减有别,其功用也异:若少气,则加甘草,益气和中,名栀子甘草豉汤;若呕,则加生姜和胃止呕,名栀子生姜豉汤;若心烦腹满,卧起不安者,则减香豉,加厚朴、枳实理气泄满,名栀子厚朴汤;若劳复发热,心中懊侬,脘腹胀满者,于原方再加枳实宽中下气,名为枳实栀子豉汤;若兼中寒,身热微烦而大便反溏者,则去香豉,加干姜温中阳,名栀子干姜汤;若因湿热发黄,兼见身热、心烦、脉数等证,则去香豉,加黄柏、甘草清热祛湿,名栀子柏皮汤。

第六节 陷 胸 汤 类

方名	组成	功用	主治	条文
大陷胸丸	大黄、芒硝、葶苈子、杏仁、甘遂、白蜜	泻热逐水破结	心下硬,项强,如柔痉状	131
大陷胸汤	大黄、芒硝、甘遂	泻热逐水破结	心下痛,按之石硬,短气烦躁,脉沉而紧,心中懊侬	134 135
			但头微汗出	136
			口渴,潮热,从心下至少腹硬满而痛	137

续表

方名	组成	功用	主治	条文
小陷胸汤	黄连、半夏、栝楼实	清热化痰	心下按之痛,脉浮滑	138
白散(三物小白散)	桔梗、巴豆、贝母	温散寒邪,涤痰破结	寒实结胸,无热证	141
十枣汤	芫花、甘遂、大戟、大枣	攻逐水饮	汗出,心下痞硬满,引胁下痛,下利,干呕短气	152

陷胸汤类包括大陷胸丸、大陷胸汤、小陷胸汤、白散、十枣汤 5 方,功专祛心下、胸胁之邪气,病性有寒、热、痰、水之别。其中治疗热实结胸的有大陷胸丸、大陷胸汤和小陷胸汤。此三方,在治疗上有轻重缓急之分,在病理上亦有或上或下之别,然解决热与痰水凝结则一。大陷胸汤治水热互结,而见心下痛,按之石硬,或下连少腹,疼痛拒按;方由大黄、芒硝、甘遂组成,为峻下剂中剂量最大者。大陷胸丸治水热偏结于上的项背强急,如柔痉状,由大陷胸汤加葶苈子、杏仁、白蜜组成,泻热逐水,收峻药缓用之功;小陷胸汤治痰热结于心下,上不及项背,下不及少腹,而正在心下,按之则痛,脉浮滑,方由黄连、半夏、瓜蒌实组成,清热化痰散结。属寒实结胸者,则改用白散治疗,其证亦见胸中或心下硬痛,但不见发热,口渴,心烦等热象为异。方由桔梗、巴豆、贝母组成,温下寒积,涤痰破结。十枣汤治胁下停饮之悬饮,其证亦有心下痞硬,但不同于结胸者为引胁下痛,以此为辨。方用芫花、甘遂、大戟、大枣,为泻水逐饮之峻剂。

第七节 泻心汤类

方名	组成	功用	主治	条文
大黄黄连泻心汤	大黄、黄连、黄芩	清热消痞	心下痞,按之濡	154
附子泻心汤	附子、大黄、黄连、黄芩	清热消痞,扶阳固表	心下痞,恶寒汗出	155
半夏泻心汤	半夏、黄连、黄芩、干姜、甘草、人参、大枣	和胃降逆,除痰消痞	心下但满不痛,呕而发热,腹中雷鸣,下利	149
生姜泻心汤	同半夏泻心汤,减干姜用量加生姜	和胃散水,清热消痞	心下痞硬,干噫食臭,腹中雷鸣,下利	157
甘草泻心汤	同半夏泻心汤,甘草量重用	和胃补虚,清热消痞	下利日数十行,谷不化,腹中雷鸣,心下痞硬而满,干呕,心烦不得安	158
旋覆代赭汤	旋覆花、人参、生姜、赭石、甘草、半夏、大枣	益气补中,镇逆消痞	心下痞硬,噫气不除	161

续表

方名	组成	功用	主治	条文
黄连汤	黄连、甘草、干姜、桂枝、人参、半夏、大枣	清上温下，止痛和胃	腹中痛，欲呕吐	173
干姜黄芩黄连人参汤	干姜、黄芩、黄连、人参	温中清上，降逆止呕	上吐下泻，食入即吐	359

　　泻心汤类共8方，其中以泻心名方者有5，即大黄黄连泻心汤、附子泻心汤、半夏泻心汤、生姜泻心汤、甘草泻心汤。泻心汤是治疗心下痞的主方，它是因于脾胃之气不和，升降之机乖戾，使气痞于心下所致。因此，它兼有胃气不降的呕吐或噫气及脾气不升之下利等证，至于热结于心下之热痞，里热外寒导致的卫阳不能固表的恶寒汗出之痞，以及胃虚肝逆，噫气不除之痰气痞，虽不能完全归咎于脾胃之气机升降失调，然气机痞于心下，而使胃脘之气不和则一。黄连汤、干姜黄芩黄连人参汤，分别治疗上热下寒证及寒格证，由于病位与中焦相关，其症均有呕吐，用药寒温并用，故同类相比。

　　泻心汤类方主药均有黄连，泻心者即泻胃火也，以大黄黄连泻心汤为其代表方。兼卫阳不固者加附子温经固表，名附子泻心汤。然脾胃同居中焦，生理上升降相随，寒热相因，纳运相宜，燥湿相济，相反相成，病理上也互相影响，故用药多寒温并用，攻补兼施，又以半夏泻心汤为代表。由黄芩、黄连、干姜、半夏、人参、甘草、大枣组成，寒温并用，熔辛开苦降甘调于一炉，为治疗心下痞兼呕的主方。若兼水饮内停，食滞不化，见干噫食臭，腹中雷鸣者则减干姜加生姜以散水而名生姜泻心汤；若脾胃气虚较重，痞利俱甚者，加重甘草剂量而名甘草泻心汤；若胃虚而肝气夹痰饮上逆，噫气不除者，去芩、连之苦寒，加旋覆花、赭石以镇肝降逆而名旋覆代赭汤；若见上热下寒，下寒偏胜，腹痛欲呕者，则去黄芩，加桂枝既可散寒，又有交通上下阳气之功而名黄连汤；若寒热相格，呕而下利，食入即吐，热邪偏胜，则予干姜温脾阳，黄芩、黄连清胃热，人参补中而名干姜黄芩黄连人参汤。

第八节　桂枝甘草汤类

方名	组成	功用	主治	条文
桂枝甘草汤	桂枝、甘草	温通心阳	叉手自冒心，心下悸，欲得按	64
桂枝甘草龙骨牡蛎汤	桂枝、甘草、龙骨、牡蛎	温通心阳，镇静安神	烦躁	118
桂枝去芍药汤	桂枝、甘草、生姜、大枣	通阳散邪	脉促，胸满（当有太阳表虚证）	21
桂枝去芍药加附子汤	桂枝、甘草、生姜、大枣、附子	扶阳解表	脉促，胸满，微恶寒	22
桂枝去芍药加蜀漆牡蛎龙骨救逆汤	桂枝、甘草、生姜、大枣、蜀漆、牡蛎、龙骨	温阳涤痰，镇心安神	惊狂，卧起不安	112

续表

方名	组成	功用	主治	条文
炙甘草汤	甘草、桂枝、人参、生地黄、生姜、阿胶、麦冬、麻仁、大枣、清酒	通阳复脉，滋阴养血	心动悸，脉结代	177

　　桂枝甘草汤类包括6方，诸方均用桂枝、甘草，具有温补心阳之功，故其中以桂枝甘草汤为代表，桂枝甘草相配，辛甘化阳，治心阳虚心悸证。若加龙骨、牡蛎，镇静安神，名桂枝甘草龙骨牡蛎汤；若加生姜、大枣调和营卫，抗邪外出即名桂枝去芍药汤，治疗表证误下后，心阳受损，表邪内陷之脉促、胸满；若兼阳虚较甚，全身微恶风寒者，则由桂枝去芍药汤加附子温经扶阳而名桂枝去芍药加附子汤；若心阳虚损，心神浮越，夹水饮浊痰上扰之惊狂，则用桂枝去芍药汤加蜀漆牡蛎龙骨，温阳涤痰，潜心安神，而名桂枝去芍药加蜀漆牡蛎龙骨救逆汤；若心阴心阳气血俱虚之脉结代、心动悸者用桂枝去芍药汤加人参、生地黄、麦冬、阿胶、麻仁、清酒，气血双补、滋阴助阳以复脉名炙甘草汤。

　　温通心阳一般用桂枝甘草汤或桂枝去芍药汤，因芍药酸收有碍心阳恢复，故视为禁例。

第九节　茯苓桂枝白术甘草汤类

方名	组成	功用	主治	条文
茯苓桂枝白术甘草汤	茯苓、桂枝、白术、甘草	温阳利水，化饮健脾	心下逆满，气上冲胸，起则头眩，脉沉紧	67
茯苓桂枝甘草大枣汤	茯苓、桂枝、甘草、大枣	温阳利水，降逆平冲	脐下悸，欲作奔豚	65
茯苓甘草汤	茯苓、桂枝甘草、生姜	温胃通阳，化气行水	汗出，不渴，厥而心下悸	73 356

　　苓桂术甘汤类包括3方，均药用茯苓、桂枝、甘草通阳化饮，下气利水，治疗水饮内停之证，故连类比较。其中以茯苓桂枝白术甘草汤为代表。桂苓相配，通阳利水；术苓相配，健脾利水；桂甘相配，辛甘通阳。治疗脾阳虚水停中焦之心下逆满，气上冲胸，起则头眩，脉沉紧。由于水停部位有别，临床见证有异，故治疗有所不同。苓桂草与大枣相伍即茯苓桂枝甘草大枣汤，倍茯苓，用大枣，重在宁心利水，治疗心阳虚、水停下焦之脐下悸，欲作奔豚；苓桂草与生姜相伍，即茯苓甘草汤，重在温胃散水，治疗胃虚水停中焦之厥而心下悸，汗出口不渴者。

　　桂甘相配，温通心阳，若桂甘与茯苓、白术相伍则温通心脾之阳，又健脾利水，制方之妙，尽在其中。

第十节 五 苓 散 类

方名	组成	功用	主治	条文
五苓散	桂枝、白术 泽泻、猪苓 茯苓	健脾利湿,温阳化气	蓄水证:脉浮,小便不利, 微热烦渴	71 72 73
			蓄水重证:发热,渴欲饮 水,水入则吐	74
			霍乱:头痛发热,身疼痛, 热多欲饮水	386
猪苓汤	猪苓、茯苓 泽泻、阿胶 滑石	育阴清热 淡渗利水	脉浮发热,渴欲饮水,小 便不利	223
			下利六七日,咳而呕渴, 心烦不得眠	319

五苓散类包括五苓散、猪苓汤两方,药用猪苓、茯苓、泽泻,皆为利尿之剂,故统而类之。以五苓散为代表,方用猪苓、茯苓、泽泻淡渗利湿,桂枝、白术通阳化气兼解表,治疗表邪未解,循经入腑,水蓄下焦之太阳蓄水证,如小便不利,发热,渴欲饮水,脉浮等。猪苓汤亦用猪苓、茯苓、泽泻淡渗利水,但合滑石、阿胶滋阴清热,治疗阴虚水热互结之小便不利,渴欲饮水,发热,心烦,脉浮。

猪苓、茯苓、泽泻淡渗利水,随其孰寒孰热,兼表或兼阴伤之不同,灵活变通运用,是仲景组方思路之一。

第十一节 黄 芩 汤 类

方名	组成	功用	主治	条文
黄芩汤	黄芩、芍药、甘草、 大枣	清热止利	太少合病之下利	172
黄芩加半夏生 姜汤	黄芩、芍药、甘草、大 枣、半夏、生姜	清热止利,和胃止呕	太少合病之下利,兼呕吐	172
黄连阿胶汤	黄连、黄芩、芍药、阿 胶、鸡子黄	育阴清热,除烦	少阴热化证之心中烦不 得卧	303

黄芩汤类包括黄芩汤、黄芩加半夏生姜汤、黄连阿胶汤3方。其中以黄芩汤为代表。药用黄芩、芍药、甘草、大枣,清热止利,敛阴柔肝,治疗太少合病之下利;若兼呕吐,则加半夏生姜和胃降逆,名黄芩加半夏生姜汤;黄连阿胶汤虽药用黄芩、白芍,但加黄连清心降火,配阿胶、鸡子黄育阴滋肾,意在交通心肾之阴阳,治疗心肾不交,阴虚有热之心烦不得寐。由此可见,黄芩清泄少阳邪热,兼清大肠之热,或黄芩、黄连并用则又善清心、胆之热。

第十二节 白 虎 汤 类

方名	组成	功用	主治	条文
白虎汤	石膏、知母 粳米、甘草	清热保津	里俱热,脉浮滑	176
			腹满身重,谵语,遗尿,手足逆冷	219
			脉滑而厥	350
白虎加人参汤	石膏、知母、粳米、甘草、人参	清热生津,益气	脉洪大,欲饮水数升,时时恶风,背微恶寒	26 168 222 169
竹叶石膏汤	竹叶、石膏、半夏、麦冬、人参、甘草、粳米	清热和胃,益气生津	伤寒解后,虚羸少气,气逆欲吐	397

白虎汤类,包括白虎汤、白虎加人参汤、竹叶石膏汤3方,白虎汤治热在阳明气分,气分有热,其津必伤,症见口渴引饮,大热汗出,脉洪大等。方用石膏、知母清阳明独盛之热,甘草、粳米益气和中。若兼气阴两伤,症见大烦渴而欲饮水数升,口燥渴而背微恶寒,或大汗烦渴而时时恶风等,加人参益气生津名白虎加人参汤。竹叶石膏汤,乃是白虎汤加人参的变方,治疗热病后期形体羸瘦,虚烦少气,气逆欲吐,方用石膏、人参、甘草、粳米清热益气生津,但以麦冬易知母,功专滋液,且加半夏、竹叶降逆除烦。三方均善清阳明之热,但病机有热盛与津伤,渐次之变,治疗有清热,生津偏重之别,为阳明初、中、后期不同阶段的主方。

第十三节 承 气 汤 类

方名	组成	功用	主治	条文
调胃承气汤	大黄、芒硝、甘草	泻热和胃,软坚润燥	燥热结于胃肠之蒸蒸发热	248
			误下,里热未除之下利谵语	105
			病邪在里之阴脉微	94
			里热未清之腹微满,胸痛,便溏	123
			里实热郁之心烦	207
小承气汤	大黄、枳实、厚朴	泻热行气,破滞通腑	阳明病多汗、大便硬、谵语	213
大承气汤	大黄、芒硝、枳实、厚朴	峻下热结	腹满便秘,潮热,谵语,独语如见鬼状	212
			二阳并病,太阳证罢,潮热,手足漐然汗出,大便难,谵语	220 217
			表证已解,汗出,谵语	256
			阳明少阳合病,下利,脉滑而数	252
			伤寒六七日,目中不了了,睛不和,大便难,身微热	253
			阳明病,发热,汗多	254

续表

方名	组成	功用	主治	条文
大承气汤	大黄、芒硝枳实、厚朴	峻下热结	发汗不解,腹满痛者	320
			少阴病,得之二三日,口燥咽干	321
			少阴病,自利清水,色纯青,心下痛,口干燥	322
			少阴病,六七日,腹胀,不大便	
麻子仁丸	麻子仁、枳实、厚朴、大黄、杏仁、芍药、蜜	泻热导滞,润燥通便	小便数,大便难,趺阳脉浮而涩	247

承气汤类,包括调胃承气汤、小承气汤、大承气汤和麻子仁丸4方。主治阳明燥实内结,腑气不通之腹满不大便者。皆用大黄,功专攻下。然体质有强弱,证情有痞满燥实偏性,攻下有缓急。谓胃承气汤由大黄合芒硝、甘草,泻下燥实,调和胃气,主治燥实甚,痞满轻之蒸蒸发热,汗出,心烦,甚或谵语,腹满较轻,舌苔黄燥,脉滑数者,为缓下之剂;小承气汤由大黄合枳实、厚朴泻热通便,破滞除满,主治痞满为主,燥坚不甚之潮热汗出,心烦或谵语,但腹胀满较重,舌黄苔厚,脉滑疾,为轻下剂;大承气汤,方由大黄、芒硝、枳实、厚朴组成,峻下燥结,主治痞满燥实俱重之潮热,手足濈然汗出,腹胀满硬痛,拒按,神昏谵语,舌苔老黄或焦燥起刺,脉沉迟有力者,为峻下剂;麻子仁丸由小承气汤加麻仁、杏仁、芍药、白蜜而成,使峻药缓行,润肠通便,主治胃强脾弱,迫津偏渗膀胱之小便数,大便硬之脾约证,为润下剂。

第十四节 柴 胡 汤 类

方名	组成	功用	主治	条文
小柴胡汤	柴胡、黄芩、半夏、生姜、大枣、人参、甘草	和解少阳	少阳病,往来寒热,胸胁苦满,嘿嘿不欲饮食,心烦喜呕	96
			颈项强,胁下满痛,呕	99 37
			胁下硬满,干呕,往来寒热	104
			发潮热,便溏,胸胁满	266
			一身及目悉黄,有潮热,小便难	229 231
			头汗出,手足冷,微恶寒	148
			寒热如疟状,经水适断	144
			腹中急痛	100
			呕而发热	379
			瘥后,更发热	394

方名	组成	功用	主治	条文
大柴胡汤	柴胡、黄芩、芍药、半夏、生姜、大枣、枳实、大黄	和解少阳，兼通里实	不止，心下急，郁郁微烦 伤寒十余日，热结在里，复往来寒热 伤寒发热，汗出不解，心下痞硬，呕吐而下利	103 136 165
柴胡加芒硝汤	柴胡、黄芩、人参、甘草、生姜、半夏、大枣、芒硝	和解少阳，兼通里实	伤寒十三日不解，胸胁满而呕，日晡所发潮热，微利	104
柴胡桂枝汤	桂枝、黄芩、人参、甘草、半夏、芍药、大枣、生姜、柴胡	和解少阳，兼解表邪	太阳少阳并病之发热，微恶寒，支节烦疼，微呕，心下支结	146
柴胡桂枝干姜汤	柴胡、桂枝、干姜、栝楼根、黄芩、牡蛎、甘草	和解少阳，化饮散结	胸胁满微结，小便不利，渴而不呕，但头汗出，往来寒热，心烦	147
柴胡加龙骨牡蛎汤	柴胡、龙骨、黄芩、生姜、铅丹、人参、桂枝、茯苓、半夏、大黄、牡蛎、大枣	和解泻热，重镇安神	胸满，烦惊，小便不利，谵语，一身尽重，不可转侧	107
四逆散	甘草、枳实、柴胡、芍药	疏肝解郁，透达郁阳	四肢厥逆，腹中痛，泄利下重	318

　　柴胡汤类包括大、小柴胡汤、柴胡加芒硝汤、柴胡桂枝汤、柴胡桂枝干姜汤、柴胡加龙骨牡蛎汤、四逆散 7 方，方中均用柴胡，主治证皆涉及少阳，其中以小柴胡汤为代表。小柴胡汤由柴胡、黄芩、半夏、生姜、人参、甘草、大枣组成，寒温并用，攻补兼施，寓辛升、苦降、甘调于一方。它是和解少阳邪热之主方，以口苦、咽干、目眩、心烦喜呕、往来寒热，胸胁苦满，默默不欲饮食为其主证。若在此基础上，兼阳明腑实，大便秘结，心下急，呕不止者，则用小柴胡汤去人参、甘草之甘补，加大黄、枳实、芍药泻实通便、缓急止痛即为大柴胡汤；若但发潮热，胃气不和者，则用小柴胡汤加芒硝软坚润燥和胃，而为柴胡加芒硝汤；若兼太阳之表不解，而发热恶风，四肢关节烦疼，微呕，心下支结者，则用小柴胡汤与桂枝汤合方，即柴胡桂枝汤，太少两解；若兼太阴里寒，气化不行，而见口渴不呕，小便不利，胸胁满微结，但头汗出者，则用小柴胡汤去生姜、半夏、人参、大枣加桂枝、干姜、栝楼根、牡蛎清少阳之热，温太阴之寒，通阳化饮散结，而名柴胡桂枝干姜汤；若兼痰热内扰，三焦壅滞而见胸满烦惊，小便不利，谵语者，用小柴胡汤去甘草加桂枝、茯苓、大黄、龙骨、牡蛎、铅丹疏肝泄热，化痰宁心，镇惊安神，而名柴胡加龙骨牡蛎汤。

第十五节 芍药甘草汤类

方名	组成	功用	主治	条文
芍药甘草汤	芍药、甘草	酸甘化阴,缓急止痛	咽中干,烦躁,脚挛急	29 30
芍药甘草附子汤	芍药、甘草、附子	扶阳益阴	汗后阴阳两虚之恶寒	68

芍药甘草汤类包括芍药甘草汤及芍药甘草附子汤。因均用芍药甘草滋养阴血,故视为同类。芍药甘草汤为代表方,白芍与甘草相合酸甘化阴,能养血敛阴,和中缓急,主治阴液不足之脚挛急;若在此基础上加附子,即为芍药甘草附子汤,取芍药甘草酸甘养阴,附子甘草辛甘化阳,阴阳两补,主治汗后阴阳两虚之恶寒证。

第十六节 理中丸(汤)类

方名	组成	功用	主治	条文
理中丸(汤)	人参、白术 干姜、甘草	温中散寒,健脾燥湿	太阴病之自利不渴 头痛身疼,发热不渴 大病瘥后,喜唾,久不了了	277 386 396
桂枝人参汤	桂枝、甘草、白术、人参、干姜	温中解表	协热而利,利下不止,心下痞硬	163
甘草干姜汤	甘草、干姜	辛甘复阳	厥冷,吐逆	29 30

理中丸(汤)类包括理中丸(汤)、桂枝人参汤、甘草干姜汤3方。均含甘草、干姜,功专温脾阳,故归为同类。理中丸(汤)是温运脾阳之代表方,由甘草、干姜、人参、白术组成,温中散寒,健脾燥湿,主治腹胀满、时腹自痛、喜温喜按、兼呕之太阴寒湿证。方有丸、汤之别,病有缓急之分。若表里俱寒,表证发热未罢而兼下利者,则在此基础上加桂枝,辛温解表,而为桂枝人参汤,表里同治。甘草干姜汤药同方名,为理中汤类方的核心部分。甘草合干姜辛甘化阳,重在复中焦之阳,主治阳虚之厥冷咽干、烦躁、吐逆之证。

第十七节 赤石脂禹余粮汤类

方名	组成	功用	主治	条文
赤石脂禹余粮汤	赤石脂、禹余粮	固涩止利,温涩固肠	下利不止,心下痞硬	159
桃花汤	赤石脂、干姜、粳米	温涩固肠	少阴病下利,便脓血 腹痛,小便不利	306 307
禹余粮丸	方缺	扶阳敛阴,重镇固涩	汗家,重发汗,恍惚心乱,小便已阴疼	88

赤石脂禹余粮汤类包括赤石脂禹余粮汤、桃花汤和禹余粮丸。均属温涩固脱之剂。其中以赤石脂禹余粮汤为代表,药如方名,固摄肾气,涩肠止泻,主治下元不固之滑脱下利;若去禹余粮加干姜、粳米温中固脱即名桃花汤,主治脾肾阳虚,下焦不固,下利便脓血;禹余粮丸药物组成已遗失,但从所述之证及主药禹余粮推断其大法为敛阴止汗,重镇固涩。仲景之固涩法为权宜之计,临床应注意审其病因,标本同治,故固涩法常与他法合用。

第十八节　四　逆　汤　类

方名	组成	功用	主治	条文
四逆汤	甘草、干姜、附子	温中散寒,回阳救逆	脉浮自汗出,微恶寒,小便数	29
			脉浮而迟,下利清谷	225
			大汗出,热不去,内拘急,下利	353
			四肢疼,厥逆而恶寒	354
			呕而脉弱,身微热,厥逆	377
			吐利汗出,发热恶寒,四肢拘急,手足逆冷	388
			下利清谷不止,身疼痛,发热	91 92
			头痛,脉反沉	372
			少阴病,膈上有寒饮	324
四逆加人参汤	甘草、附子、干姜、人参	温里回阳,益气救逆	恶寒脉微而复利	385
干姜附子汤	干姜、附子	急复其阳	昼日烦躁不得眠,夜而安静,不呕,不渴,无表证,脉沉微,身无大热	61
茯苓四逆汤	甘草、附子、干姜、茯苓、人参	回阳益阴	烦躁(尚应有恶寒、肢厥、下利,脉微细等症)	69
通脉四逆汤	附子、干姜、甘草	破阴回阳,通达内外	少阴病,下利清谷,里寒外热,手足厥逆,脉微欲绝,身反不恶寒,其人面色赤	317
通脉四逆加猪胆汁汤	附子、干姜、甘草、猪胆汁	回阳救逆,益阴回阳	吐已下断,汗出而厥,四肢拘急不解,脉微欲绝	390
白通汤	干姜、附子、葱白	破阴回阳,宣通上下	少阴病,下利,脉微,面赤	314 315
白通加猪胆汁汤	干姜、附子、葱白、人尿、猪胆汁	回阳救逆,益阴和阳	少阴病,利不止,厥逆无脉,干呕烦者	315
真武汤	茯苓、白术、芍药、附子、生姜	温阳利水	心下悸,头眩,身瞤动,振振欲擗地	82
			少阴病,腹痛,小便不利,四肢沉重疼痛,自下利	316
附子汤	附子、茯苓、人参、芍药、白术	温经逐寒,补益元阳	少阴病,口中和,其背恶寒	304
			少阴病身体痛,手足寒,骨节痛,脉沉	305

　　四逆汤类计有 10 方,方方皆用附子,用治少阴病阳虚寒化证。然症有渐加之势,病有厥、烦、格拒、寒凝、水泛之异。四逆汤是其代表方,方由甘草、干姜、附子组成,为辛甘大热之剂,温补脾肾,回阳救逆,主治四肢厥逆、下利清谷、腹内拘急之寒厥证;若利止病不解而仍见恶寒脉微者,在四逆汤基础上加人参名四逆加人参汤温经回阳,益气摄血;若下后复汗,阳气暴虚,见昼日烦躁不得眠,脉沉微者,四逆汤去甘草,药专力捷,急救回阳名干姜附子汤;若汗下后,阳虚而心神不宁,烦躁者,用四逆汤加茯苓人参回阳救逆,健脾宁心,名茯苓四逆汤;若阴寒内盛,格阳于外,症见面赤,身反不恶寒,下利,肢厥,脉微者,于四逆汤中倍干姜,加重附子用量,以大剂回阳救逆,通达内外,名通脉四逆汤;病情更进一层,吐利止而诸症不解,原方加猪胆汁、人尿,咸寒反佐,导阳入阴,一是防其格拒,再是恐阳药伤阴,名通脉四逆汤加猪胆汁汤;若阴寒内盛,格阳于上,症见脉微,厥逆下利,面赤,四逆汤去甘草加葱白,名白通汤,回阳救逆,宣通上下;病情更进一层,阳亡阴竭,阴不敛阳,虚阳上脱,诸症不除,兼见干呕烦者,在白通汤基础上加猪胆汁,人尿,名白通加猪胆汁汤,回阳救逆,益阴和阳。肾阳虚衰水饮泛滥,症见心悸,头眩,身𥆧动,振振欲擗地,小便不利,下利者,予真武汤,方由附子、生姜、茯苓、白术、芍药组成,温阳利水;若肾阳虚衰寒湿凝滞,症见身体痛,手足寒,骨节疼,背恶寒,脉沉者,真武汤中生姜易人参,并重用炮附子,名附子汤,温经逐寒,补益元阳。

　　由是可见附子干姜相伍,回阳救逆,附子生姜相伍,温阳散水,附子人参相伍,温壮元阳,扶阳益阴。

第十九节　杂　方　类

方名	组成	功用	主治	条文
瓜蒂散	瓜蒂、赤小豆、香豉	酸苦涌吐	胸中痞硬,气上冲咽不得息及心下满微烦,饥不能食,手足厥冷,脉乍紧者	355 166
蜜煎导方(附猪胆汁方)	食蜜、猪胆汁、醋	润肠通便	自欲大便,干涩难解	233
猪肤汤	猪肤、白蜜、白粉	养阴润燥,和脾止利	下利,咽痛,胸满,心烦	310
甘草汤	甘草	清热解毒	咽痛	311
桔梗汤	桔梗、甘草	清热解毒,开肺利咽	咽痛,服甘草汤不瘥者	311
苦酒汤	半夏、苦酒、鸡子(去黄)	清热利咽,涤痰消肿	咽中伤,生疮,不能语言,声不出	312
半夏散及汤	半夏、桂枝、甘草	涤痰开结,散寒止痛	咽中痛	313
厚朴生姜半夏甘草人参汤	厚朴、生姜、半夏、甘草、人参	温运脾阳,宽中除满	发汗后,腹胀满	66
乌梅丸	乌梅、细辛、干姜、黄连、当归、附子、蜀椒、桂枝、人参、黄柏、苦酒、蜜	清上温下,安蛔止痛	脉微,肢厥,静而复时烦,须臾复止,得食而呕又烦	338

续表

方名	组成	功用	主治	条文
茵陈蒿汤	茵陈、栀子、大黄	清热利湿	身黄如橘子色，小便不利，渴引水浆，腹微满	236 260
白头翁汤	白头翁、黄连、黄柏、秦皮	清热凉肝，解毒止利	热利下重，欲饮水	371 373
文蛤散	文蛤	清热利湿	烦热，形寒，口渴饮水而并不急切	141
牡蛎泽泻散	牡蛎、泽泻、蜀漆、葶苈子、商陆根、海藻、栝楼根	逐水清热	大病瘥后，从腰以下有水气	395
吴茱萸汤	吴茱萸、人参、大枣、生姜	温胃散寒，降逆化浊	食谷欲吐 吐利，手足逆冷，烦躁欲死 头痛，干呕，吐涎沫	243 309 378
烧裈散		安神定志，条畅气机	身体重，少气，少腹里急或引阴中拘挛，热上冲胸，头重不愈举，眼中生花，膝胫拘急	392

　　杂方类是指各方药之间无法进行集中归类，故归于一处加以论述。

　　瓜蒂散为催吐剂，方由瓜蒂散、赤小豆、香豉组成，酸苦涌泄，治痰壅胸中，病位偏高，病势向上之胸中痞硬，气上冲咽喉，不得息，手足厥冷，脉乍紧之证。蜜煎导方、猪胆汁方为润导剂，药如方名(猪胆汁方中另有醋)，润肠通便，主治阳明病汗后津伤之便结，干涩难解。猪肤汤、甘草汤、桔梗汤、苦酒汤、半夏散及汤5方为利咽剂，主治少阴咽痛证，由于病因有异，治法有别。猪肤汤由猪皮、白粉、白蜜组成，养阴润燥，和脾止利，主治下利伤阴，虚火上炎之咽痛，胸满，心烦；甘草汤即一味生甘草，清热解毒；桔梗汤由桔梗、甘草组成，清热解毒，又开肺利咽，均主治热毒客于少阴经输之咽痛；苦酒汤由苦酒、半夏、鸡子清组成，清热利咽，涤痰消肿，主治痰热互结，郁阻咽喉之咽中伤，生疮，不能语言者；半夏散及汤由半夏、桂枝、炙甘草组成，涤痰开结，散寒止痛，主治寒痰客于少阴经输之咽中痛。厚朴生姜半夏甘草人参汤为消补兼施之剂，三补七消，主治脾虚气滞腹胀证。乌梅丸为寒温并用之剂，方由乌梅、苦酒、细辛、干姜、附子、桂枝、蜀椒、当归、黄连、黄柏、人参组成，温阳泄热，安蛔止痛，主治蛔厥证及寒热错杂之久利。茵陈蒿汤为退黄剂，方由茵陈、栀子、大黄组成，清热、利湿、化瘀、退黄，主治阳明湿热发黄证伴腹满，便秘者。白头翁汤为止利剂，方由白头翁、黄连、黄柏、秦皮组成，清热凉肝，解毒止利，主治厥阴热利，便脓血者。文蛤散即一味花蛤壳，清热利湿，化痰软坚，治轻度水热互结之口渴烦热，咳逆胸痹。牡蛎泽泻散由牡蛎、泽泻、蜀漆、葶苈子、商陆根、海藻、瓜蒌根组成，逐水清热，主治湿热壅滞，气化不行，腰以下有水气之水肿实证。吴茱萸汤由吴茱萸、生姜、人参、大枣组成，暖肝温胃，益气降逆，主治中焦阳虚，浊气上冲之吐逆、手足逆冷，巅顶痛诸症。烧裈散即取中裈烧灰，安神定志，条畅气机，主治伤寒新瘥，余邪未去，元气未复，又耗其精，精竭火动，气机逆乱之身重，少气，或引阴中拘挛，热上冲胸，头重眼花，膝胫拘急之证。

第十三章

用 药 辨 析

甘草　70方（次）

功效	方　名	剂量	条文
补中益气	桂枝加芍药生姜各一两人参三两新加汤	二两	62
	桂枝去桂加茯苓白术汤	二两	28
	桂枝人参汤	四两	163
	芍药甘草附子汤	三两	68
	茯苓甘草汤	二两	73,356
	旋覆代赭汤	三两	161
温养阳气	四逆汤	二两	29，91，92，225，323,324,353,354,372,377,388,389
	甘草干姜汤	四两	29
	四逆加人参汤	二两	385
	通脉四逆汤	二两	317,370
	通脉四逆加猪胆汁汤	二两	390
	茯苓四逆汤	二两	69
	当归四逆汤	二两	351
	当归四逆加吴茱萸生姜汤	二两	352
缓急止痛	芍药甘草汤	四两	29,30
	甘草附子汤	二两	175
	黄连汤	三两	173
	桂枝加芍药汤	二两	279
	桂枝加大黄汤	二两	279
	桂枝附子汤	二两	174
	去桂加白术汤	二两	174
	黄芩汤	二两	172
	黄芩加半夏生姜汤	二两	172
益气生津	竹叶石膏汤	二两	397
	白虎加人参汤	二两	26，168，169，170，222

续表

功效	方名	剂量	条文
补虚止悸	桂枝甘草汤	二两	64
补虚除烦	栀子甘草豉汤	二两	76
	桂枝甘草龙骨牡蛎汤	二两	118
	桂枝去芍药加蜀漆牡蛎龙骨救逆汤	二两	112
补中消痞	甘草泻心汤	四两	158
益气养阴,止悸	炙甘草汤	四两	177
清热解毒	甘草汤	二两	311
利咽(生用)	桔梗汤	二两	311

《伤寒论》112方,其中有甘草者68方,甘草之治可谓博矣。甘草性平,炮制不同,功效迥异。生用则入少阴清热解毒,如甘草汤、桔梗汤;炙用则入太阴补中益气,如桂枝人参汤。配伍有别,尽显神通。甘草伍辛温之品,如桂枝、干姜、附子则辛甘化阳,温养心、脾、肾之阳气,如桂枝甘草汤、四逆汤;甘草伍酸柔之品,如芍药,则酸甘化阴,缓急止痛,如芍药甘草汤;甘草伍人参,则益气生津,如白虎加人参汤、竹叶石膏汤。甘草伍栀子、香豉则补虚清热除烦,如栀子甘草豉汤;伍桂枝、龙骨、牡蛎则温阳补虚,除烦定惊,如桂甘龙牡汤;伍益气养阴之品则止悸复脉,如炙甘草汤;伍和中消痞之品则补中消痞,如甘草泻心汤,而运用更多者乃是取之调和诸药,约占用甘草方之4/7量。

桂枝　43方(次)

功效	方名	剂量	条文
发汗解肌	桂枝汤	三两	12,13,15,16,17,19,24,25,26,28,29,42,44,45,53,54,56,57,63,91,95,162,164,234,240,276,372,387
	桂枝加厚朴杏子汤	二两	18,43
	桂枝加葛根汤	二两	14
调和营卫	桂枝麻黄各半汤	一两十六铢	23
	桂枝二麻黄一汤	一两十七铢	25
	桂枝二越婢一汤	十八铢	27
	麻黄汤	一两	35,36,37,46,51,52,55,232,235
	葛根汤	二两	31,32
	葛根加半夏汤	二两	33
	小青龙汤	三两	40,41
	大青龙汤	二两	38,39
	柴胡桂枝汤	一两半	146

续表

功效	方　　名	剂量	条文
调和营卫	桂枝加芍药生姜各一两人参三两新加汤	三两	62
	去桂加白术汤	四两	174
通阳解表	桂枝去芍药汤	三两	21
温阳解表	桂枝去芍药加附子汤	三两	22
	桂枝人参汤	四两	163
固表止汗	桂枝加附子汤	三两	20
温经通络止痛	桂枝加芍药汤	三两	279
	桂枝加大黄汤	三两	279
温经散寒	当归四逆汤	三两	351
通络止痛	当归四逆加吴茱萸生姜汤	三两	352
	桂枝附子汤	四两	174
	甘草附子汤	四两	175
温阳止痛	黄连汤	三两	173
	乌梅丸	六两	338
温通心阳	桂枝甘草汤	四两	64
	桂枝甘草龙骨牡蛎汤	一两	118
	桂枝去芍药加蜀漆牡蛎龙骨救逆汤	三两	112
	炙甘草汤	三两	177
	四逆散(加减法)	五分	318
和营通阳	麻黄升麻汤	六铢	357
温中补虚	小建中汤	三两	100,102
温经和血	桃核承气汤	二两	106
温阳平冲	桂枝加桂汤	五两	117
	茯苓桂枝甘草大枣汤	四两	65
	理中丸(加减法)	四两	386
温阳化气	五苓散	半两	71,72,73,74,141,156,244,386
温化痰饮	茯苓桂枝白术甘草汤	三两	67
	茯苓甘草汤	三两	73,356
	柴胡桂枝干姜汤	三两	147
	柴胡加龙骨牡蛎汤	一两半	107
温阳散寒止痛	半夏散及汤	等分	313

　　桂枝辛温,通阳散寒、平冲降逆。配伍有制,功用各殊。配芍药,若分量相等,则解肌中寓敛汗,和营中调卫气,主治太阳中风及营卫不调者。若重用芍药则温经通络,主治脾虚腹痛。若重用桂枝,则温阳平冲,主治奔豚或欲作奔豚;配麻黄,功在助其解表发汗,治太阳表实证;配柴胡或理中汤,则治在外散太阳之邪,为太少并病、太阴与太阳同病需表里双解者;

配甘草(甘草须重用)则温通心阳,主治心阳虚心悸诸证;配附子则固表止汗,或通络止痛,主治阳虚漏汗及身痛证;配当归能温经散寒,治血虚寒痹;配桃仁能温经和血,治太阳蓄血证;配利水之品则重在助气化,蠲痰饮,治太阳蓄水或脾胃虚寒,痰饮内停者。

大枣 40方(次)

功效	方 名	剂量	条文
补中益气和营	桂枝汤	十二枚	12,13,15,16,17,19,24,25,26,28,29,44,45,53,54,56,57,63,91,95,162,164,234,240,276,372,387
	桂枝加葛根汤	十二枚	14
	桂枝加附子汤	十二枚	20
	桂枝去芍药汤	十二枚	21
	桂枝去桂加茯苓白术汤	十二枚	28
	桂枝去芍药加附子汤	十二枚	22
	桂枝加桂汤	十二枚	117
	桂枝加芍药汤	十二枚	279
	桂枝加大黄汤	十二枚	279
	桂枝加厚朴杏子汤	十二枚	18,43
	桂枝加芍药生姜各一两人参三两新加汤	十二枚	62
	桂枝去芍药加蜀漆牡蛎龙骨救逆汤	十二枚	112
	葛根汤	十二枚	31,32
	葛根加半夏汤	十二枚	33
	大青龙汤	十枚	38,39
	桂枝麻黄各半汤	四枚	23
	桂枝二麻黄一汤	五枚	25
	桂枝二越婢一汤	四枚	27
	桂枝附子汤	十二枚	174
	去桂加白术汤	十二枚	174
	柴胡桂枝汤	六枚	146
健脾益气和胃	当归四逆汤	二十五枚	351
	当归四逆加吴茱萸生姜汤	二十五枚	352
	小建中汤	十二枚	100,102
	小柴胡汤	十二枚	37,96,97,99,100,101,103,104,144,148,149,229,230,231,266,379,394
	大柴胡汤	十二枚	103,136,165
	柴胡加芒硝汤	四枚	104
	柴胡加龙骨牡蛎汤	六枚	107
	生姜泻心汤	十二枚	157
	半夏泻心汤	十二枚	149

续表

功效	方　名	剂量	条文
健脾益气和胃	甘草泻心汤	十二枚	158
	黄芩汤	十二枚	172
	黄芩加半夏生姜汤	十二枚	172
	黄连汤	十二枚	173
	旋覆代赭汤	十二枚	161
	吴茱萸汤	十二枚	243,309,378
	茯苓桂枝甘草大枣汤	十五枚	65
	麻黄连轺赤小豆汤	十二枚	262
补中益气生津	炙甘草汤	三十枚	177
顾护胃气	十枣汤	十枚	152

　　大枣甘平,健脾益气,补中和胃,随配伍或剂量多寡,其作用略有区别。大枣入解表剂,如桂枝汤、葛根汤、柴胡桂枝汤之类,大枣与生姜相配,佐甘草以补中和营;入温阳和解诸剂,如当归四逆汤、小建中汤、柴胡汤类方,则益气和胃;入补益剂且重用大枣则补中益气生津如炙甘草汤;入峻攻逐水之剂,如十枣汤之类,是恐峻药伤津损胃,为顾护胃气,保摄津液而设。

生姜　39方(次)

功效	方　名	剂量	条文
温阳解表调和营卫	桂枝汤	三两	12,13,15,16,17,19,24,25,26,28,29,42,44,45,53,54,56,57,63,91,95,162,164,234,240,276,372,387
	桂枝加大黄汤	三两	279
	桂枝加葛根汤	三两	14
	桂枝去芍药汤	三两	21
	桂枝去芍药加附子汤	三两	22
	桂枝加厚朴杏子汤	三两	18,43
	桂枝去桂加茯苓白术汤	三两	28
	桂枝加附子汤	三两	20
	桂枝加芍药汤	三两	279
	葛根汤	三两	31,32
	桂枝麻黄各半汤	一两	23
	桂枝二麻黄一汤	一两六铢	25
	桂枝二越婢一汤	一两二铢	27
	大青龙汤	三两	38,39
	桂枝附子汤	三两	174
	桂枝附子去桂加白术	三两	174

续表

功效	方名	剂量	条文
温阳解表 调和营卫	柴胡加芒硝汤	一两	104
	麻黄连轺赤小豆汤	二两	262
温通胸阳	炙甘草汤	三两	177
和胃止呕	黄芩加半夏生姜汤	一两半	172
	旋覆代赭汤	五两	161
	栀子生姜豉汤	五两	76
	大柴胡汤	五两	103,136,165
	柴胡桂枝汤	一两半	146
	小柴胡汤	三两	37,96,97,99,100, 101,103,104,144, 148,149,229,230, 231,266,379,394
	葛根加半夏汤	二两	33
温中止痛	小建中汤	三两	100,102
温运理气	厚朴生姜半夏甘草人参汤	半斤	66
温中止呕	吴茱萸汤	六两	243,309,378
	理中丸(加减法)	三两	386
	通脉四逆汤(加减法)	二两	317
	当归四逆加吴茱萸生姜汤	半斤	352
温中降逆	桂枝加桂汤	三两	117
宣通阳气	柴胡加龙骨牡蛎汤	一两半	107
	桂枝去芍药加蜀漆牡蛎龙骨救逆汤	三两	112
	桂枝加芍药生姜各一两人参三两新加汤	四两	62
温阳散水 宣散水气	茯苓甘草汤	三两	73,356
	生姜泻心汤	四两	157
	真武汤	三两	82,316

生姜辛温,温胃散寒,降逆止呕。然配伍不同,功效偏重有别。生姜伍大枣,则温阳解表,调和营卫,如桂枝汤类方、葛根汤等;生姜伍半夏则长于和胃止呕,如柴胡汤类方,黄芩加半夏生姜汤、葛根加半夏汤、栀子生姜豉汤、旋覆代赭汤等;生姜伍桂枝则温心阳或降冲逆,或止悸复脉如桂枝加桂汤、炙甘草汤;生姜伍吴茱萸,则暖肝温胃,降逆止呕,如吴茱萸汤、当归四逆加吴茱萸生姜汤;生姜配干姜则温中阳,降逆止呕,如理中丸(加减法);生姜伍附子则温肾阳,降逆止呕,如通脉四逆汤(加减法);生姜伍芍药、饴糖则长于温中止痛,如小建中汤;生姜伍厚朴,则宣运中阳,理气消胀;生姜伍白芍、人参,则和营通阳治身痛,如桂枝加芍药生姜各一两人参三两新加汤;生姜伍龙骨、牡蛎则宣通郁阳,安神镇惊,治疗惊狂证,如柴胡加龙骨牡蛎汤,桂枝去芍药加蜀漆牡蛎龙骨救逆汤;生姜伍茯苓,则温散水气,治水饮内停之证,如茯苓甘草汤、真武汤。

芍药 33方（次）

功效	方　名	剂量	条文
和营益阴	桂枝汤	三两	12，13，15，16，17，19，24，25，26，28，29，42，44，45，53，54，56，57，63，91，95，162，164，234，240，276，372，387
	桂枝加芍药生姜各一两人参三两新加汤	四两	62
	桂枝加附子汤	三两	20
	芍药甘草附子汤	三两	68
	桂枝麻黄各半汤	一两	23
	桂枝二越婢一汤	十八铢	27
	桂枝去桂加茯苓白术汤	三两	28
	桂枝加厚朴杏子汤	三两	18，43
	桂枝加桂汤	三两	117
	葛根汤	二两	31，32
	葛根加半夏汤	二两	33
	桂枝加葛根汤	二两	14
	桂枝二麻黄一汤	一两六铢	25
	小青龙汤	三两	40，41
	柴胡桂枝汤	一两半	146
平肝缓急	四逆散	十分	318
和营通痹	附子汤	三两	304，305
缓急止痛	桂枝加大黄汤	六两	279
	桂枝加芍药汤	六两	279
	芍药甘草汤	四两	29，30
	小柴胡汤（加减法）	三两	96
	大柴胡汤	三两	103，136，165
	小建中汤	六两	100，102
	白散方（加减法）	三两	141
	通脉四逆汤（加减法）	二两	317
敛阴	黄芩汤	三两	172
	黄芩加半夏生姜汤	二两	172
	黄连阿胶汤	二两	303
益阴和脾	麻子仁丸	半斤	247
敛阴和阳	当归四逆加吴茱萸生姜汤	二两	352
	麻黄升麻汤	六铢	357
活血利水	真武汤	三两	82，316
和阳通脉	当归四逆汤	三两	351

芍药酸苦，入血分，善养血和营，柔肝缓急，由于配伍有异，功效偏重有别。芍药伍桂枝则和营益阴，调和营卫，治太阳表虚证，如桂枝汤类方；芍药伍柴胡则平肝缓急，治疗气郁四肢厥逆证，如四逆散；芍药伍甘草，酸甘化阴，缓急止痛，善治腹痛，脚挛急，如小建中汤、桂枝加芍药汤、桂枝加大黄汤；芍药伍黄芩，则敛阴、缓急，治疗少阳阳明之腹痛下利以及心肾不交之心烦不得卧，如黄芩汤、黄连阿胶汤；芍药伍当归、细辛，则敛阴和阳，温通血脉，治血虚寒凝之厥冷，如当归四逆汤；芍药伍附子则和营通痹以止痛，治身体痛，手足寒，骨节疼，如附子汤；芍药伍麻子仁则益阴和脾，润肠通便，治疗肠燥津枯之便秘，如麻子仁丸；芍药伍茯苓则活血脉，利小便，治疗阳虚水饮内停，如真武汤。

干姜 24方（次）

功效	方名	剂量	条文
温肺散寒	小青龙汤	三两	40,41
化饮止咳	小柴胡汤（加减法）	二两	96
温化水饮	柴胡桂枝干姜汤	二两	147
	真武汤（加减法）	二两	82
温中消痞	半夏泻心汤	三两	149
	甘草泻心汤	三两	158
降逆止呕	生姜泻心汤	一两	157
	黄连汤	三两	173
温中止利	干姜黄芩黄连人参汤	三两	359
	桃花汤	一两	306,307
	桂枝人参汤	三两	163
温中散寒	乌梅丸	十两	338
温阳散邪	麻黄升麻汤	六铢	357
	栀子干姜汤	二两	80
温中散寒 回阳救逆	甘草干姜汤	二两	29,30
	干姜附子汤	一两	61
	理中丸	三两	159,277,386,396
	四逆汤	一两半	29，91，92，225，323,324,353,354,372,377,388,389
	四逆加人参汤	一两半	385
	茯苓四逆汤	一两半	69
	通脉四逆汤	三两	317,370
	通脉四逆加猪胆汁汤	三两	390
	白通汤	一两	314,315
	白通加猪胆汁汤	一两	315

干姜辛热，温暖脾肺，随其配伍不同，其功效有别：①温肺化饮、止咳。干姜伍细辛、半夏、五味子善治外寒内饮之咳喘，如小青龙汤；②温中化饮、消痞、止呕止利。干姜分别伍茯苓、半夏、人参、粳米，如真武汤、半夏泻心汤、黄连汤、桃花汤、桂枝人参汤；③温中散寒。干

姜伍蜀椒温中散寒,治疗脾胃虚寒证,如乌梅丸;或伍苦寒之栀子、黄芩辛开苦降,治疗脾胃寒热错杂证如栀子干姜汤、三泻心汤;④回阳救逆。干姜分别配甘草、人参、附子,其温阳作用依次增强,分别复中焦之阳、元阳、脾肾之阳以回阳救逆,治疗阳虚四肢厥逆证,如甘草干姜汤、理中汤、四逆汤之类;若四药合用则温里回阳,益气摄血,如四逆加人参汤,治疗阳亡液脱之恶寒脉微,利止亡血之证。

附子　23方(次)

功效	方　　名	剂量	条文
温阳散寒	四逆汤	一枚	29,91,92,225,323,324,353,354,372,377,388,389
	四逆加人参汤	一枚	385
	通脉四逆汤	一枚	317,370
	通脉四逆加猪胆汁汤	一枚	390
	白通汤	一枚	314,315
	白通加猪胆汁汤	一枚	315
	茯苓四逆汤	一枚	69
温卫阳	桂枝去芍药加附子汤	一枚	22
	附子泻心汤	一枚	155
	芍药甘草附子汤	一枚	68
	桂枝加附子汤	一枚	20
温肾阳	麻黄细辛附子汤	一枚	301
	麻黄附子甘草汤	一枚	302
	真武汤	一枚	82,316
	干姜附子汤	一枚	61
温脾阳	乌梅丸	六两	338
	理中丸(加减法)	一枚	386
	小青龙汤(加减法)	一枚	40
	四逆散(加减法)	一枚	318
温经止痛	桂枝附子汤	三枚	174
	去桂加白术汤	三枚	174
	甘草附子汤	二枚	175
	附子汤	二枚	304,305

附子辛热,有毒,温肾回阳,随其配伍不同,体现如下功效:①温阳散寒,回阳救逆。附子生用,与干姜相伍,治疗阴寒内盛诸厥逆证,如四逆汤、通脉四逆汤、白通汤、茯苓四逆汤之类。②温卫阳。附子炮用,多与桂枝相伍,治疗阳虚之恶寒汗出,如桂枝加附子汤之类。③温肾阳。附子炮用多治疗肾阳虚,寒水泛滥或太少两感者,如真武汤、麻黄细辛附子汤之类。④温脾阳。常附子伍白术,温化里阳,补火生土,治疗脾阳虚之呕、利、腹痛诸症,如乌梅丸、理中丸(加减法)、四逆散(加减法)。⑤温经止痛。用炮附子,且重用2～3枚,常附子伍甘草,治疗阳虚寒凝之身痛骨节痛,如桂枝附子汤、甘草附子汤、附子汤等。

人参　23方（次）

功效	方　　名	剂量	条文
补脾益气	桂枝加芍药生姜各一两人参三两新加汤	三两	62
	厚朴生姜半夏甘草人参汤	一两	66
	桂枝人参汤	三两	163
	黄连汤	二两	173
	附子汤	二两	304,305
	干姜黄芩黄连人参汤	三两	359
	生姜泻心汤	三两	157
	半夏泻心汤	三两	149
	旋覆代赭汤	二两	161
	炙甘草汤	二两	177
	吴茱萸汤	三两	243,309,378
	理中丸	三两	386,396
益气生津	白虎加人参汤	三两	26,168,169,170,222
	竹叶石膏汤	二两	397
益气养阴	四逆加人参汤	二两	385
	茯苓四逆汤	一两	69
益气复脉	通脉四逆汤（加减法）	二两	317
调补血气 扶助正气	乌梅丸	六两	338
	小柴胡汤	三两	37,96,97,99,100,101, 103,104,144,148,149, 229,230,231,266,379, 394
	柴胡桂枝汤	一两半	146
	柴胡加芒硝汤	一两	104
补虚止腹痛	理中丸（加减法）	四两半	386
宁神益智	柴胡加龙骨牡蛎汤	一两半	107

　　人参甘温，益气阴，补五脏，安精神，定魂魄，止惊悸。在《伤寒论》诸方中，人参的运用体现了如下功效：①补脾益气。广泛运用于脾气虚诸证中，如理中丸、吴茱萸汤、炙甘草汤、厚朴生姜半夏甘草人参汤以及中焦寒热错杂痞、呕、利诸症，如黄连汤、干姜黄芩黄连人参汤、三泻心汤等。②益气生津、养阴。运用于阳明热证，与石膏、知母相伍则益气生津，如白虎加人参汤；运用于少阴寒化证，与附子、干姜辛热之品相伍则益气养阴，如四逆加人参汤、茯苓四逆汤。③益气固脱、复脉。治疗少阴病阴盛阳亡，气血运行将绝之利止脉不出，如通脉四逆汤（加减法）。④调补血气，扶助正气。适用于少阳病正气已略有不足之证，多见于柴胡汤类方中。⑤补虚止腹痛。人参用量宜重，治疗因气虚而气化不行之腹中痛，如理中丸（加减法）。⑥宁神益智。人参用量宜小，治疗因肝郁痰热扰心之烦惊、谵语等症，如柴胡加龙骨牡蛎汤。

半夏　18方（次）

功效	方　名	剂量	条文
燥湿化痰 降逆止呕 下气消痞	半夏泻心汤	半升	149
	生姜泻心汤	半升	157
	甘草泻心汤	半升	158
	旋覆代赭汤	半升	161
	黄连汤	半升	173
和胃除满 和胃止呕	厚朴生姜半夏甘草人参汤	半升	66
	小柴胡汤	半升	37,96,97,99,100,101, 103,104,144,148,149, 229,230,231,266,379, 394
	大柴胡汤	半升	103,136,165
	柴胡加龙骨牡蛎汤	二合半	107
	柴胡桂枝汤	二合半	146
	柴胡加芒硝汤	二十铢	104
	竹叶石膏汤	半升	397
	葛根加半夏汤	半升	33
	黄芩加半夏生姜汤	半升	172
化痰止咳	小青龙汤	半升	40,41
涤痰散结	小陷胸汤	半升	138
	苦酒汤	十四枚	312
	半夏散及汤	等分	313

　　半夏苦辛温，善化痰降逆止呕，开咽喉之痹，散胸中结气，由于配伍不同，功效各异。①半夏伍干姜，燥湿化痰，下气消痞，治疗寒热错杂痞和痰痞证，如半夏、生姜、甘草、三泻心汤、旋覆代赭汤等。②半夏伍厚朴，和胃除满，治疗气滞腹满证，如厚朴生姜半夏甘草人参汤。③半夏伍生姜，善和胃止呕，治疗各种原因引起的呕吐之证，如葛根加半夏汤、黄芩加半夏生姜汤等。④半夏伍细辛、五味，化痰止咳，治疗寒饮咳喘证，如小青龙汤。⑤半夏伍黄连、瓜蒌，涤痰散结，治疗痰热结胸证，如小陷胸汤。或与苦酒相配涤痰开痹，治疗寒痰阻络之咽痛证。

黄芩　17方（次）

功效	方　名	剂量	条文
清利胆热	小柴胡汤	三两	37,96,99,100,101, 103,104,144,148,149, 229,230,231,266,379, 394
	大柴胡汤	三两	103,136,165

续表

功效	方 名	剂量	条文
清利胆热	柴胡桂枝干姜汤	三两	147
	柴胡桂枝汤	一两半	146
	柴胡加芒硝汤	一两	104
	柴胡加龙骨牡蛎汤	一两半	107
	麻黄升麻汤	十八铢	357
清热除烦	黄连阿胶汤	二两	303
清热燥湿止利	干姜黄芩黄连人参汤	三两	359
	黄芩汤	三两	172
	黄芩加半夏生姜汤	三两	172
	葛根黄芩黄连汤	三两	34
泻热消痞	甘草泻心汤	三两	158
	生姜泻心汤	三两	157
	半夏泻心汤	三两	149
	附子泻心汤	一两	155
	大黄黄连泻心汤	一两	154

　　黄芩苦寒,善清泄少阳邪热,兼清大肠之热。柴胡黄芩相配,清解少阳,疏利肝胆,为和解少阳表里之主药,见诸柴胡汤类方。黄连黄芩合用,既清上焦之心火,又清大肠之湿热,还善泄热消痞,见诸黄连阿胶汤、黄芩汤类方、附子泻心汤及大黄黄连泻心汤。黄芩黄连合用再伍半夏、生姜,寒温并用,辛开苦降,则善治寒热错杂痞,如甘草泻心汤、生姜泻心汤、半夏泻心汤。

茯苓　15方(次)

功效	方 名	剂量	条文
淡渗利湿	四逆散(加减法)	五分	318
	五苓散	十八铢	71,72,73,74,141,156,244,386
	茯苓甘草汤	二两	73,356
	猪苓汤	一两	223,224,319
	茯苓桂枝甘草大枣汤	半斤	65
	小青龙汤(加减法)	四两	40
健脾祛湿	麻黄升麻汤	六铢	357
	茯苓桂枝白术甘草汤	四两	67
	桂枝去桂加茯苓白术汤	三两	28
	附子汤	三两	304,305
	真武汤	三两	82,316
止心下悸	小柴胡汤(加减法)	四两	96
	理中丸(加减法)	二两	386
宁心安神敛阴	茯苓四逆汤	四两	69
	柴胡加龙骨牡蛎汤	一两半	107

　　茯苓甘平,健脾利湿,宁心止悸。其淡渗利湿多与茯苓、猪苓、泽泻相配,如五苓散、猪苓汤类;健脾祛湿多茯苓、白术相伍,如苓桂术甘汤、附子汤、真武汤类;宁神敛阴多与茯苓、人参相合,如茯苓四逆汤、柴胡加龙骨牡蛎汤;若单用则利湿止悸诸作用俱兼。

麻黄　13方(次)

功效	方　名	剂量	条文
发汗解表 宣发郁热	麻黄汤	二两	35,36,37,46,51,52, 55,231,235
	大青龙汤	六两	38,39
	葛根汤	三两	31,32
	葛根加半夏汤	三两	33
	桂枝二麻黄一汤	十六铢	25
	桂枝麻黄各半汤	一两	23
	桂枝二越婢一汤	十八铢	27
	麻黄升麻汤	二两	357
	麻黄连轺赤小豆汤	二两	262
宣肺平喘	小青龙汤	三两	40,41
	麻黄杏仁甘草石膏汤	四两	63,162
辛温解表 温经止痛	麻黄细辛附子汤	二两	301
	麻黄附子甘草汤	二两	302

　　麻黄辛温,发汗解表,宣肺平喘,温经止痛。若发汗解表,则麻黄、桂枝相伍,如麻黄汤、葛根汤类。若宣发郁热,麻黄量尤宜重用,如大青龙汤治表寒里热证,麻黄用至六两。若宣肺平喘,随其配伍不同,有寒热之异,麻黄伍石膏,则辛寒泻肺,治热喘,如麻杏甘石汤。麻黄伍细辛、半夏、五味子则化饮散寒,治寒喘,如小青龙汤。若解表温经止痛,多麻黄伍附子,如治太少合病之麻黄细辛附子汤、麻黄附子甘草汤。另外,麻黄入煎剂宜先煎并去上沫。

大黄　15方(次)

功效	方　名	剂量	条文
泻下通腑	大承气汤	四两	208,209,212,215,217, 220,238,240,241,242, 251,252,253,254,255, 256,320,321,322
	小承气汤	四两	208,209,213,214,250, 251,374
	调胃承气汤	四两	29,70,94,105,123, 207,248,249
	大柴胡汤	二两	103,136,165
	桂枝加大黄汤	二两	279
	麻子仁丸	一斤	247

续表

功效	方　名	剂量	条文
泻热消痞	大黄黄连泻心汤	二两	154
	附子泻心汤	二两	155
泻热逐水	大陷胸汤	六两	134,135,136,137,149
	大陷胸丸	半斤	131
通瘀破结	桃核承气汤	四两	106
	抵当汤	三两	124,125,237,257
	抵当丸	三两	126
破瘀退黄	茵陈蒿汤	二两	236,360
消食导滞	枳实栀子豉汤(加减法)	博棋子五六枚	393

　　大黄苦寒,通腑泻热,活血。其泻下通腑,大黄多与芒硝或枳实、厚朴相伍,如三承气汤、大柴胡汤之类。泻热消痞,大黄多与黄连、黄芩相伍,如大黄黄连泻心汤、附子泻心汤类。泻热逐水,大黄多与甘遂或葶苈子相伍,如大陷胸汤、大陷胸丸类。通瘀破结,大黄多伍桃仁或水蛭、虻虫,如桃核承气汤、抵当汤类。破瘀退黄,大黄多伍茵陈、栀子,如茵陈蒿汤。消食导滞,大黄多伍枳实等行气消导之品。

　　另:大黄后下,泻下作用强,意欲通腑泻下,则多采用此法;若以麻沸汤渍之,则重在取其轻清之气以泻热消痞。

黄连　12方(次)

功效	方　名	剂量	条文
清上焦热	黄连汤	三两	173
泻热止利	葛根黄芩黄连汤	三两	34
	干姜黄芩黄连人参汤	三两	359
	白头翁汤	三两	371,373
泻热消痞	半夏泻心汤	一两	149
	大黄黄连泻心汤	一两	154
	附子泻心汤	一两	155
	生姜泻心汤	一两	157
	甘草泻心汤	一两	158
清心除烦	黄连阿胶汤	四两	303
	小陷胸汤	一两	138
清泻胃热	乌梅丸	十六两	338

　　黄连苦寒,善清上焦心胃之火,清热泻火,燥湿止利。若泻热止利,黄连多与黄芩、葛根或黄柏、白头翁相伍,如葛根黄芩黄连汤、白头翁汤。若泻热消痞,黄连多与黄芩、大黄相伍,剂量宜轻,如大黄黄连泻心汤、半夏泻心汤类。若清心除烦,清泻胃热则黄连单用或与黄芩合用,如黄连阿胶汤、乌梅丸之类。

白术 10方（次）

功效	方　　名	剂量	条文
健脾祛湿	理中丸	三两	386,396
	桂枝人参汤	三两	163
	麻黄升麻汤	六铢	357
	五苓散	十八铢	71,72,73,74,141,156, 244,386
	桂枝去桂加茯苓白术汤	三两	28
	茯苓桂枝白术甘草汤	二两	67
	真武汤	二两	82,316
除湿止痛	附子汤	四两	304,305
	甘草附子汤	二两	175
健脾通便	去桂加白术汤	四两	174

白术苦温，健脾祛湿，常伍茯苓，以增加其祛湿作用，如五苓散、苓桂术甘汤、真武汤。若白术合附子则尤善祛除肌肉、关节中寒湿而止痛，如附子汤、甘草附子汤。若白术重用，则又能健脾益气通便，如去桂加白术汤。

杏仁 10方（次）

功效	方　　名	剂量	条文
宣肺平喘	小青龙汤（加减法）	半升	40
	麻黄汤	七十个	35,36,37,46,51,52, 55,232,235
	麻黄杏仁甘草石膏汤	五十个	63,162
	桂枝加厚朴杏子汤	五十个	18,43
	桂枝麻黄各半汤	二十四枚	23
	桂枝二麻黄一汤	十六个	25
	大青龙汤	四十枚	38,39
利肺行水	大陷胸丸	半升	131
	麻黄连轺赤小豆汤	四十个	262
润肠通便	麻子仁丸	一升	247

杏仁苦温质润，降肺气，止咳定喘。肺与大肠相表里，肺为水之上源，故杏仁又能润肠通便，利气行水。其止咳定喘，杏仁多配麻黄或厚朴，如麻黄汤、麻杏甘石汤、桂枝加厚朴杏子汤。若利肺行水，杏仁常与葶苈子、赤小豆相伍，如大陷胸丸、麻黄连轺赤小豆汤。若润肠通便，则杏仁与麻子仁、白芍相伍，如麻子仁丸。

栀子 8方（次）

功效	方 名	剂量	条文
清热除烦	栀子豉汤	十四个	76,77,78,221,228,375
	栀子甘草豉汤	十四个	76
	栀子生姜豉汤	十四个	76
	栀子厚朴汤	十四个	79
	栀子干姜汤	十四个	80
	枳实栀子豉汤	十四枚	393
清泄三焦 通调水道	茵陈蒿汤 栀子柏皮汤	十四枚 十五个	236 261

栀子苦寒，能清心、肺、三焦之火，善治余热未清，心烦不得眠的虚烦证及三焦不利，湿热壅结的发黄证。其清热除烦，栀子常伍香豉，如栀子豉汤类方。清泻三焦，通调水道，利湿退黄，栀子多伍黄柏或茵陈，如栀子柏皮汤、茵陈蒿汤。

柴胡 7方（次）

功效	方 名	剂量	条文
清解邪热	小柴胡汤	半斤	37,96,97,99,100,101,103,104,144,148,149,229,230,231,266,379,394
	柴胡桂枝汤	四两	146
	柴胡加龙骨牡蛎汤	四两	107
	柴胡桂枝干姜汤	半斤	147
清解少阳 散积通便	大柴胡汤 柴胡加芒硝汤	半斤 二两十六铢	103,136,165 104
疏肝解郁透达阳气	四逆散	十分	318

柴胡苦平，清热祛邪，疏肝解郁。若柴胡、黄芩相伍，善清少阳经腑之邪热，如小柴胡汤、柴胡桂枝汤之类。若柴胡与大黄或芒硝相伍，则少阳阳明同治，清解少阳、散积通便，如大柴胡汤、柴胡加芒硝汤类。若柴胡与枳实、芍药相伍，则善疏肝解郁、透达阳气而治厥证，如四逆散。

石膏 7方（次）

功效	方 名	剂量	条文
清解郁热	大青龙汤 桂枝二越婢一汤	鸡子大 二十四铢	38,39 27
清泄肺热	麻黄杏仁甘草石膏汤 麻黄升麻汤	半斤 六铢	63,162 357
清热生津 止渴除烦	白虎汤 白虎加人参汤 竹叶石膏汤	一斤 二斤 一斤	176,219,350 26,168,169,170,222 397

石膏辛甘大寒,善清阳明气分之热,生津止渴。若配麻黄,且麻黄量重于石膏,则善清解郁热治疗外寒郁遏,阳气不宣,郁而化热之表寒里热证,如大青龙汤、桂枝二越婢一汤。若石膏量重于麻黄,则又以清泄肺热为长,如麻黄杏仁甘草石膏汤。若清热生津,止渴除烦,石膏尤宜重用,且伍知母,如白虎汤、白虎加人参汤类。

枳实　7方（次）

枳实苦辛微寒,理气消痞。若配厚朴、大黄,则善导滞行气,通下热结,如大、小承气汤、麻子仁丸。若配柴胡或栀子则善宽胸畅膈,降气除满,如大柴胡汤、四逆散、栀子厚朴汤、枳实栀子豉汤。

功效	方　名	剂量	条文
导滞行气 通下热结	大承气汤	五枚	208,209,212,215,217,220,238,240,241,242,251,252,253,254,255,256,320,321,322
	小承气汤	三枚	208,209,213,214,250,251,374
	麻子仁丸	半斤	247
宽胸畅膈 降气除满	大柴胡汤	四枚	103,136,165
	栀子厚朴汤	四枚	79
	枳实栀子豉汤	三枚	393
	四逆散	十分	318

细辛　6方（次）

功效	方　名	剂量	条文
散寒止痛安蛔	乌梅丸	六两	338
温经散寒	当归四逆汤	三两	351
	当归四逆加吴茱萸生姜汤	三两	352
散寒止咳	小青龙汤	三两	40,41
	真武汤（加减法）	一两	316
祛风散寒	麻黄细辛附子汤	二两	301

细辛辛温,温经散寒止痛。若配乌梅,则善安蛔止痛,所谓"蛔得辛则伏,得酸则静",如乌梅丸。若配当归、木通,则善养血温经散寒,治血虚寒凝厥证,如当归四逆汤类。若伍干姜、五味子,则尤能散寒止咳,如小青龙汤、真武汤加减法。若伍麻黄,则祛风散寒以解表,如治太少两感的麻黄细辛附子汤。

芒硝　6方(次)

功效	方　　名	剂量	条文
软坚散结 泻热通便	大承气汤	三合	208,209,212,215,217, 220,238,240,241,242, 251,252,253,254,255, 256,320,321,322
	调胃承气汤	半升	29, 70, 94, 105, 123, 207,248,249
	桃核承气汤	二两	106
	柴胡加芒硝汤	二两	104
	大陷胸汤	一升	134,135,136,137,149
	大陷胸丸	半升	131

芒硝咸寒,软坚润燥,通利大便。若泻热通便,多伍大黄,如大承气汤、调胃承气汤;若化瘀通下则伍桃仁,如桃核承气汤;若泻热破结,逐水,伍葶苈子、甘遂,如大陷胸汤、大陷胸丸。

牡蛎　6方(次)

功效	方　　名	剂量	条文
潜镇安神	桂枝去芍药加蜀漆牡蛎龙骨救逆汤	五两	112
	桂枝甘草龙骨牡蛎汤	二两	118
	柴胡加龙骨牡蛎汤	一两半	107
软坚散结	小柴胡汤(加减法)	四两	96
	柴胡桂枝干姜汤	二两	147
	牡蛎泽泻散	等分	395

牡蛎咸寒,软坚散结,如柴胡桂枝干姜汤、牡蛎泽泻散,若龙骨、牡蛎相伍,则尤善潜镇安神,如桂甘龙牡汤、柴胡加龙骨牡蛎汤。

厚朴　6方(次)

功效	方　　名	剂量	条文
行气导滞	大承气汤	半斤	208,209,212,215,217, 220,238,240,241,242, 251,252,253,254,255, 256,320,321,322
	小承气汤	二两	208,209,213,214,250, 251,374
	麻子仁丸	一尺	247
降气平喘	桂枝加厚朴杏子汤	二两	18,43
宽中除满	厚朴生姜半夏甘草人参汤	半斤	66
	栀子厚朴汤	四两	79

　　厚朴苦辛温,行气除满,伍枳实、大黄,功在行气导滞,如大、小承气汤、麻子仁丸类。若与杏仁相伍,则善降气平喘,如桂枝加厚朴杏子汤。若配枳实或半夏则重在宽中除满,如栀子厚朴汤、厚朴生姜半夏甘草人参汤。

蜜　6方(次)

功效	方　　名	剂量	条文
润肠通便	蜜煎导方	七合	233
	麻子仁丸	未列出	247
润肺补中	猪肤汤	一升	310
缓和药性	理中丸	未列出	386,396
	乌梅丸	未列出	338
	大陷胸丸	二合	131

　　食蜜甘寒,滋润补中。若单用或与麻子仁、杏仁合用则善润肠通便,治疗肠燥津枯之便秘,如蜜煎导方、麻子仁丸。若与猪肤合用则润肺补中,治疗阴虚咽痛者,如猪肤汤。若入丸剂,与大辛大热,攻下之物相合则缓和药性,所谓"丸者缓也",如理中丸、乌梅丸、大陷胸丸类。

香豉　5方(次)

功效	方　　名	剂量	条文
宣泄涌吐	瓜蒂散	一合	166,355
宣散郁热	栀子豉汤	四合	76,77,78,221,228,375
	栀子生姜豉汤	四合	76
	栀子甘草豉汤	四合	76
	枳实栀子豉汤	一升	393

　　香豉体轻气寒,功专宣散。若与瓜蒂、赤小豆相伍,则载诸药上浮,宣泄涌吐,如瓜蒂散。若与栀子相伍,则善宣散郁热而除烦,如栀子豉汤类方。

当归　4方(次)

功效	方　　名	剂量	条文
补养阴血	乌梅丸	四两	338
	麻黄升麻汤	一两	357
养血通脉	当归四逆汤	三两	351
	当归四逆加吴茱萸生姜汤	三两	352

　　当归辛甘温,善补阴血。常当归、芍药相伍,如麻黄升麻汤、乌梅丸。若与桂枝、细辛、木通相伍,则又养血活血,温通经脉,治疗血虚寒厥证,如当归四逆汤、当归四逆加吴茱萸生姜汤。

葛根 4方(次)

功效	方　名	剂量	条文
解肌发表	葛根汤	四两	31
	葛根加半夏汤	四两	33
升津舒筋	桂枝加葛根汤	四两	14
升清止泻	葛根汤	四两	32
清热解肌升清止利	葛根黄芩黄连汤	半斤	34

　　葛根味辛性平,解肌发表,升津舒筋,升清止泻,治疗寒邪束表,经输不利之项背强证及表邪不解,内迫阳明之下利,如葛根汤、桂枝加葛根汤;又善清热止利,常伍黄芩黄连,治疗里热夹表邪下利,如葛根黄芩黄连汤。

粳米 4方(次)

功效	方　名	剂量	条文
养胃止渴	白虎汤	六合	176,219,350
	白虎加人参汤	六合	26,168,169,170,222
	竹叶石膏汤	半升	397
补脾益胃	桃花汤	一升	306,307

　　粳米甘平,补脾益胃,治疗虚寒久痢证,如桃花汤。若与石膏、知母相伍,则善养胃生津以止渴,且防寒凉之药物伤胃,如白虎汤、白虎加人参汤类。

栝楼根 4方(次)

功效	方　名	剂量	条文
清热生津止渴	小柴胡汤(加减法)	四两	96
	小青龙汤(加减法)	三两	40
	柴胡桂枝干姜汤	四两	147
清热利尿	牡蛎泽泻散	等分	395

　　栝楼根甘寒,清热生津,止渴,如小柴胡汤(加减法)、小青龙汤(加减法)、柴胡桂枝干姜汤。若与泽泻相伍,则又善清热利尿,如牡蛎泽泻散,治疗湿热壅滞,气化不行之水肿实证。

泽泻 3方(次)

功效	方　名	剂量	条文
利水渗湿	五苓散	一两六铢	71,72,73,74,141,156,244,386
	牡蛎泽泻散	等分	395
利水滋阴	猪苓汤	一两	223,224,319

泽泻甘淡微寒,通泄水道而下行,若利水渗湿,则多伍猪苓、茯苓或葶苈子、商陆,如五苓散、牡蛎泽泻散。若利水滋阴则多伍阿胶、猪苓,如猪苓汤。

龙骨　3方（次）

功效	方　名	剂量	条文
镇惊安神除烦	柴胡加龙骨牡蛎汤	一两半	107
	桂枝甘草龙骨牡蛎汤	二两	118
	桂枝去芍药加蜀漆牡蛎龙骨救逆汤	四两	112

龙骨甘涩微寒,善重镇安神,镇惊除烦,多龙骨牡蛎或蜀漆相伍,如柴胡加龙骨牡蛎汤、桂枝甘草龙骨牡蛎汤及桂枝去芍药加蜀漆牡蛎龙骨救逆汤。

阿胶　3方（次）

功效	方　名	剂量	条文
滋阴养血	炙甘草汤	二两	177
润燥	猪苓汤	一两	223,224,319
养血安神	黄连阿胶汤	三两	303

阿胶味甘性平,为血肉有情之品,滋阴润燥,养血安神,若与生地、麦冬相伍,多滋阴养血,如炙甘草汤;若与利水之猪苓、茯苓、泽泻合用,则功在滋阴润燥;若与鸡子黄等药相伍,则重在养血安神。

桃仁　3方（次）

功效	方　名	剂量	条文
破血祛瘀	桃核承气汤	五十个	106
	抵当汤	二十个	124,125,237,257
	抵当丸	二十五个	126

桃仁滑利而润,功善破血祛瘀。若与大黄、芒硝相伍,则善泻热破瘀,如桃核承气汤治疗蓄血轻证。若与水蛭、虻虫相伍,则善破血逐瘀,如抵当汤、抵当丸治疗蓄血重证。

甘遂　3方（次）

甘遂味苦性寒,为泻水逐饮之峻品,以散末入药,常与大戟、芫花合用,攻逐水饮,如十枣汤;或与大黄、芒硝合用,泻热逐水,如大陷胸汤、大陷胸丸。甘遂有毒,剂量宜小,且伍白蜜或大枣,以缓其峻猛之性。

功效	方　名	剂量	条文
泻水逐饮	大陷胸汤	一钱匕	134,135,136,137,149
	大陷胸丸	一钱匕	131
	十枣汤	等分	152

知母　3方(次)

功效	方　名	剂量	条文
清热除烦 养阴润燥	白虎汤 白虎加人参汤	六两 六两	176,219,350 26,168,169,170,222
养阴清肺	麻黄升麻汤	十八铢	357

　　知母苦寒质润,清热润燥。若与石膏相合,则善清阳明独盛之热,且养阴润燥,如白虎汤、白虎加人参汤。若与黄芩相合,则重在清泻肺热,如麻黄升麻汤。

黄柏　3方(次)

功效	方　名	剂量	条文
清热燥湿	白头翁汤 乌梅丸 栀子柏皮汤	三两 六两 二两	371,373 338 261

　　黄柏苦寒,清热燥湿以坚阴,善治下焦湿热。若与白头翁、秦皮相伍,善清热止利,如白头翁汤。若与黄连相伍,则能下蛔虫,如乌梅丸。若与栀子相伍,尤能清热化湿以退黄,如栀子柏皮汤。

五味子　3方(次)

功效	方　名	剂量	条文
敛肺止咳	小青龙汤 小柴胡汤(加减法) 四逆散(加减法)	半升 半升 五分	40、41 96 318

　　五味子味酸性温,善敛肺止咳,常与干姜相伍,治疗寒饮咳嗽。如小青龙汤、小柴胡汤(加减法)、四逆散(加减法)。

桔梗　3方(次)

功效	方　名	剂量	条文
开肺利咽	桔梗汤	一两	311
利咽止痛	通脉四逆汤(加减法)	一两	317
祛痰排脓	三物白散	三分	141

　　桔梗苦辛平,可作"舟楫之剂",善清肺利咽排脓。常与甘草相配,解毒利咽以疗咽伤,如桔梗汤。与贝母相伍,善排脓散结,如三物白散。伍干姜、附子则善疗阴盛格阳之咽痛,如通脉四逆汤。

葱白　3方（次）

功效	方　名	剂量	条文
通阳散寒	通脉四逆汤（加减法） 白通汤 白通加猪胆汁汤	九茎 四茎 四茎	317 314、315 315

　　葱白辛温通利，善通行阳气而外散寒邪。常与干姜、附子相伍，宣通上下，以解阴阳格拒，如通脉四逆汤、白通汤和白通加猪胆汁汤。

猪胆汁　3方（次）

功效	方　名	剂量	条文
引药入阴 调和阴阳	白通加猪胆汁汤 通脉四逆加猪胆汁汤	一合 半合	315 390
润肠通便	猪胆汁方	大猪胆一 枚，泻汁	233

　　猪胆汁苦咸寒，为血肉有情之品，善引阳入阴，调和阴阳，润肠通便。常与人尿相须为伍。配干姜、附子则反佐，如白通加猪胆汁汤、通脉四逆加猪胆汁汤。合米醋灌肠，则导下通便，如猪胆汁方。

猪苓　2方（次）

功效	方　名	剂量	条文
淡渗利水	猪苓汤 五苓散	一两 十八铢	223、224、319 71、72、73、74、156、141、 244、386

　　猪苓甘淡渗湿以利水，常与茯苓、泽泻协同相伍。配桂枝，则善化气利水，如五苓散。伍阿胶、滑石，则善滋阴清热利水，如猪苓汤。

通草　2方（次）

功效	方　名	剂量	条文
通行血脉	当归四逆汤 当归四逆加吴茱萸生姜汤	二两 二两	351 352

　　汉代通草即今之木通，味辛性平，通行血脉，常伍当归、细辛、桂枝、芍药，养血通脉以疗血虚寒凝之厥。如当归四逆汤，当归四逆加吴茱萸生姜汤。

蜀漆　2方（次）

功效	方　名	剂量	条文
祛痰	桂枝去芍药加蜀漆牡蛎龙骨救逆汤	三两	112
散结消肿	牡蛎泽泻散	等分	395

蜀漆即常山苗,味苦性寒,有毒,善祛痰截疟。伍桂枝、甘草、牡蛎、龙骨,则温阳祛痰,重镇安神,如桂枝去芍药加蜀漆牡蛎龙骨救逆汤。与商陆根、牡蛎、泽泻相配,则功在散结消肿,如牡蛎泽泻散。

吴茱萸　2方(次)

功效	方　名	剂量	条文
暖肝温胃降逆止呕、止痛 温中散寒	吴茱萸汤 当归四逆加吴茱萸生姜汤	一升 二升	243、309、378 352

吴茱萸味辛苦,性热而燥,暖肝、温胃、降逆、止呕、止痛,常与生姜相伍,治疗阳明寒呕,少阴下利,厥阴头痛,如吴茱萸汤、当归四逆加吴茱萸生姜汤。

虻虫、水蛭　2方(次)

功效	方　名	剂量	条文
破瘀血	抵当汤 抵当丸	三十个 二十个	124、125、237、257 126

虻虫苦寒,水蛭咸苦平,虫类走窜,善破瘀血,常两味相须为伍。与大黄、桃仁相配,则逐瘀峻下,协同增效,善治太阳病蓄血证和阳明病蓄血证,如抵当汤、抵当丸。

赤小豆　2方(次)

功效	方　名	剂量	条文
利水,消肿	麻黄连轺赤小豆汤 瓜蒂散	一升 一分	262 166、355

赤小豆味苦酸,能利水消肿。伍瓜蒂则酸苦涌泄而催吐,如瓜蒂散。合连轺、生梓白皮则善清热利湿以退黄,如麻黄连轺赤小豆汤。

麦门冬　2方(次)

功效	方　名	剂量	条文
补养心阴	炙甘草汤	半升	177
养胃生津	竹叶石膏汤	一升	397

麦门冬味甘性平,滋阴生津,配生地、阿胶则补养心阴以复脉,如炙甘草汤。伍粳米,尤能益胃生津,如竹叶石膏汤。

赤石脂　2方(次)

功效	方　名	剂量	条文
涩肠止泻	赤石脂禹余粮汤 桃花汤	一斤 一斤	159 306、307

赤石脂甘酸温涩,涩肠止泻。常与禹余粮协同相伍,如赤石脂禹余粮汤。伍干姜、粳米则善温涩固脱,如桃花汤。仲景在桃花汤中,赤石脂一半全用入煎,一半为末冲服,生熟并

用,气味相用,以加强收敛作用又不可不知。

苦酒　2方(次)

功效	方　名	剂量	条文
消肿敛疮	苦酒汤	未载	312
安蛔止痛	乌梅丸	未载	338

苦酒即米醋,酸苦温,敛咽疮、安蛔,与乌梅相须为用,渍用乌梅可加强其安蛔止痛之效,如乌梅丸。合半夏、鸡子清于鸡子壳中,火上煮沸,少少含咽,则又敛疮消肿,如苦酒汤。

栝楼实　2方(次)

功效	方　名	剂量	条文
清热化痰	小陷胸汤	大者一枚	138
	小柴胡汤(加减法)	一枚	96

瓜蒌实甘寒,清热化痰,利气宽胸,如小柴胡汤(加减法)。若伍黄连、法夏则善治痰热结胸之心下按痛,如小陷胸汤。

麻子仁　2方(次)

功效	方　名	剂量	条文
润肠通便	麻子仁丸	二升	247
益阴养血	炙甘草汤	半升	177

麻子仁甘平质润,善润肠通便,常伍杏仁、芍药、蜂蜜,如麻子仁丸。若伍生地、麦冬、阿胶则功在补益心阴心血以复脉,如炙甘草汤。

葶苈子　2方(次)

功效	方　名	剂量	条文
泻肺行气	牡蛎泽泻散	等分	395
逐水化痰	大陷胸丸	半升	131

葶苈子苦辛、大寒,功专泻肺实。与牡蛎、泽泻相伍能泻肺行气以利水,如牡蛎泽泻散。若配甘遂、杏仁、大黄、芒硝则逐水化痰,治热实结胸,病位较高者,如大陷胸丸。

酒　2方(次)

功效	方　名	剂量	条文
温通血脉	炙甘草汤	七升	177
活血散寒	当归四逆加吴茱萸生姜汤	六升	352

酒,甘苦辛温,有毒,通血脉。伍炙甘草、人参、桂枝则温通心阳以复脉,如炙甘草汤。配当归、吴茱萸、生姜则活血散寒治内有久寒者,如当归四逆加吴茱萸生姜汤。

(李赛美)

第十四章

专题研究

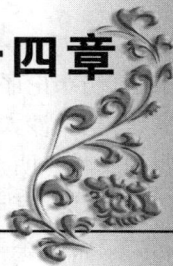

张仲景其人其事

张仲景生活在东汉末年,由于范晔的《后汉书》和陈寿的《三国志》皆没有为其立传,致使记载其生平事迹的可靠史料十分缺少。他自己的《伤寒卒病论集》、晋·皇甫谧《甲乙经序》、唐·刘知几《史通·人物志》、宋撰《太平御览》引《何颙别传》、宋·林亿等《伤寒论序》以及张杲《医说》等,虽涉其人其事,但皆只言片语。至明·李濂《医史》撰《张仲景补传》,清·陆九芝撰《补后汉书张机传》,方有张仲景传记行世,其后及当代又有多人考校。这里就张仲景其人其事的若干问题综述如下:

一、张仲景生卒年限及故里

张仲景确切的生卒年代无可确考。据《伤寒卒病论集》所云:"余宗族素多,向余二百,建安纪年以来,犹未十稔,其死亡者三分有二,伤寒十居其七,"仲景无疑是生活在东汉末年。建安为东汉献帝刘协年号,建安纪年即建安元年,为公元196年,其后10年左右,也正是仲景著《伤寒杂病论》的时候。根据一般规律,中医成才年龄多在50~60岁之间,由此推断其出生在公元150年前后大体可信。薛凝嵩考证认为,仲景出生于公元142—145年,卒于公元210年前后[1]。宋向元考证认为,生于公元148—152年间,卒于公元211—219年间[2]。北京中医学院主编《中国医学史》(上海科学技术出版社,1978:15-17)则将其生年确定为公元150年,卒年确定为公元219年。杜雨茂从《太平御览》引《何颙别传》所录"同郡张仲景总角造颙"入手,考证了张仲景见何颙的时间,并进而推测出张仲景诞生于公元151年。从《针灸甲乙经·序》华佗、仲景并称而华佗在前、仲景在后,进而考察了华佗卒年和仲景著《伤寒杂病论》的年代,推测出张仲景可能卒于公元220年[3]。

关于张仲景的故里,《太平御览》引《何颙别传》言"同郡张仲景",《后汉书·党锢别传》言何颙为后汉南阳郡襄乡人,故知宋臣《伤寒论序》引唐代甘伯宗《名医录》(已佚)云张仲景为"南阳人"是不错的。明嘉靖《南阳府志》载:"张机,字仲景,南阳人,生于涅。"嘉靖《邓州志》载:"张机,字仲景,涅阳人。"据以上史料,主张仲景故里为东汉南阳郡涅阳人者很多。《水经注》云:"涅阳,汉初置县,属南阳郡,因在涅水之阳故名。"《汉书·地理志》"南阳郡涅阳"下,应劭曰:"在涅水之阳。"廖国玉通过对古地名及所属郡县沿革的考证,认为古涅阳城址,在今之河南邓县粮东镇西北1.5公里左右的张寨村,清代光绪末年(1908年)张寨北门尚存,门上边留有石刻"古涅阳县"铭文碑额[4]。据以上史料,大体可以认为,张仲景故里为东汉南阳郡涅阳县,即今河南省南阳地区邓县粮东镇的张寨村。

二、张仲景举孝廉，官至长沙太守事

宋臣《伤寒论序》云："张仲景，《汉书》无传，见《名医录》云，南阳人，名机，仲景乃其字也。举孝廉，官至长沙太守……"。因唐人甘伯宗的《名医录》已佚，故这是今天见到最早谈到这一问题的文献。明嘉靖《南阳府志》言："灵帝时举孝廉，官长沙太守。"嘉靖《邓州志》也言："灵帝时举孝廉，官至长沙太守。"李濂《医史》也有"灵帝时举孝廉"语。陆九芝《补后汉书张机传》除"灵帝时举孝廉"外，又有"建安中官至长沙太守"语。明清两朝的《长沙府志》"郡职篇"和"名宦志"亦皆列入了张机其人，但这些著作和地方志，皆在宋臣校订刊行《伤寒论》之后，而医家广泛以"长沙"指代张仲景或仲景著作者，也在宋本《伤寒论》刊行之后。因疑这些记述皆本宋臣《伤寒论序》，而宋臣所据，为唐·甘伯宗《名医录》。可是该书南宋后即亡佚，故该书所述资料的依据则无可考查了。至于章太炎所说，刘表任命仲景官长沙，"则宜在建安七年后矣"，也只是一种推测，并无实据。因此有的学者认为，此事未足为信。也有的人认为，举孝廉大概不会错误，做长沙太守事完全有可能。应当说这都是比较冷静的说法。

清康熙年间，徐忠可著《金匮要略论注》，卷首"灵异记"，系节录冯应鳌"医圣张仲景灵应记"和桑芸"张仲景祠墓记"而成。其中记述明崇祯五年（公元 1632 年），于南阳城东，仁济桥西，三皇庙后，"园丁掘井圃中，丈余得石碣"，上书"汉长沙太守医圣张仲景墓"。近据傅景华等报告，此墓碑现存河南省南阳市医圣祠，高二尺余，正中所题"汉长沙太守医圣张仲景墓"十一字，石刻风格每见于晋末至南北朝间。碑框所刻花纹，其配画与晋末至南北朝时期的石窟造像相仿，其图式也像是该时期的格调。在 1981 年修整祠墓过程中，发现沉埋积土内之碑座后面，有"咸和五年"4 字。咸和为晋成帝司马衍的年号，咸和五年即公元 330 年，距仲景逝世仅百余年。有专家鉴定，认为碑座所刻 4 字，与大量东晋碑的署年字体相类，且偏于一旁，当是昔日石工试刀所刻。碑座雕斫纹路与汉晋时期琢石方法相仿，为纵向平行纹。此碑座系晋代所刻，似无异议。但碑座为白石，而碑身为青石，字体又与座上年号字体不同，看来碑身当较碑座为晚。此碑对考证仲景任长沙太守事有不容忽视的参考价值[5]。

郝万山认为，此碑如果出自晋代，这对考证仲景是否做过长沙太守应当具有重要参考价值。不过此碑对张仲景的称谓，除"长沙太守"外，还有"医圣"一词，那么医学界是在何时把张仲景称为"医圣"的呢？晋·皇甫谧《针灸甲乙经序》云："伊尹以亚圣之才，撰用《神农本草》以为《汤液》……仲景论广伊尹《汤液》为十数卷，用之多验。"这里对伊尹才只是称"亚圣"，此时仲景在医学界，显然还没有和"圣"字沾边。唐·孙思邈《备急千金要方》说："江南诸师秘仲景要方不传。"直呼"仲景"。王焘《外台秘要》直言"张仲景"方，也没有出现过和"圣"有关联的说法。公元 1065 年，宋臣《伤寒论序》云："仲景本伊尹之法，伊尹本神农之经，得不谓祖述大圣人之意乎？"是说张仲景的工作是祖述大圣人之意，也就是秉承古代大圣人的精神和思想，显然不是说张仲景本人就是圣人，就是医圣。公元 1144 年，成无己刊印《注解伤寒论》。公元 1156 年成无己出版《伤寒明理论》，在这两本书里，也只是说张仲景所做的工作是类似圣人所做的工作，这和宋臣的《伤寒论序》口径基本一致，还是没有直称仲景为"圣"。公元 1182 年，金·刘完素《素问玄机原病式·序》云："夫三坟之书者，大圣人之教也，法象天地，理合自然，本乎大道。仲景者，亚圣也。虽仲景之书未备圣人之教，亦几于圣人。"至此才始称仲景为"亚圣"或者接近于圣人。明嘉靖五年（公元 1526 年），李濂著成《医史》，言张仲景被"论者推为医中亚圣"，这恐怕就是根据了刘完素等人的说法。公元 1589 年，方有执在《伤寒论条辨》中说："夫扁鹊、仓公神医也，神尚矣。人以为无以加于仲景，而称仲景曰圣。"公元 1599 年,赵开美刻《仲景全书》卷首"医林列传"明言仲景被"后世称为医圣"。此后称张仲景为"医圣"者才逐渐多了起来。仲景墓碑号称是在公元 1632 年被"发现"的,假如医圣祠之墓碑出晋代,那么由晋唐至宋元的医家为什么不称仲景为医圣呢?因此郝万山认为,此碑应是明代所刻。明代人为一个被后世所敬仰的汉代医学家修墓树碑,用了仿汉晋的花纹图案作装饰,是可以理解而且能够做到的。碑座或者可以用旧物,当然也不能排除其字是石工在试刀时随意为之。既然石碑出自明代,其长沙太守说则显然来自宋臣《伤寒论序》。这样也就不能据此墓碑判定仲景是否任过长沙太守了[6]。

不过我们今天评价张仲景其人,并不在于他是否真的做过长沙太守,而在于他对医学的贡献。在世界医学发展史上,他是第一个创立"个体化治疗方案"的医学家,是辨证论治诊疗方法在临床上应用的奠基人,是中医临床医学的开拓者。自宋代以后,医学家常以"长沙"指代张仲景或张仲景著作。如黄元御著《长沙药解》,陈修园等著《长沙方歌括》,吕履著《长沙用药十释》,日本人著《长沙证汇》等,其中的"长沙",皆代张仲景或张仲景著作。而在宋代以后的其他中医学的著作中,以"长沙"作为张仲景的代称,更是很常见的事情。

三、张仲景的医事活动

张仲景的医事活动,包括仲景的个人素质、从师、医疗活动范围、医疗事迹、著述与授徒以及时人、后人对其医术的评价等,从散在的文献中,大体可了解其梗概。先将主要文献引述如下:

张仲景《伤寒卒病论集》:"余宗族素多,向余二百,建安纪年以来,犹未十稔,其死亡者,三分有二,伤寒十居其七。感往昔之沦丧,伤横夭之莫救,乃勤求古训,博采众方,撰用《素问》、《九卷》、《八十一难》、《阴阳大论》、《胎胪药录》并《平脉辨证》,为《伤寒杂病论》合十六卷,虽未能尽愈诸病,庶可以见病知源。"(按:此言张仲景确立著述济世之志的原因;勤求古训、博采众方的学习方法;撰《伤寒杂病论》所用的参考书)

晋·王叔和《脉经·序》:"夫医药为用,性命所系。和鹊之妙,犹或加思;仲景明审,亦候形证,一毫有疑,则考校以求验。"(按:这就是说像张仲景这样精通于辨证的人,亦要仔细观察病证的表现,稍有疑惑,就在实践中考察效验。这既是对张仲景的评价,也似是作者侍诊张仲景之侧的目睹证实。)

晋·皇甫谧《针灸甲乙经·序》:"汉有华佗、张仲景……仲景见侍中王仲宣,时年二十余。谓曰:君有病,四十当眉落,眉落半年而死。令服五石汤可免。仲宣嫌其言忤,受汤勿服。居三日,见仲宣,谓曰:服汤否?曰:已服。仲景曰:色候固非服汤之诊,君何轻命也!仲宣犹不言。后二十年果眉落,后一百八十七日而死,终如所言。此……虽扁鹊、仓公无以加也……仲景论广伊尹《汤液》为十数卷,用之多验。近代太医令王叔和撰次仲景遗论甚精,皆可施用。"(按:此序写于魏甘露三年,即公元 258 年,上距王仲宣卒年,即公元 217 年也仅 42 年。王仲宣即王粲,《三国志·王粲传》言仲宣"于建安二十一年从征吴,二十二年春道病卒,时年四十一。"据此推算,仲景为仲宣诊病时,仲宣应是 21 岁,时在建安二年,此序言仲景见仲宣,仲宣时年 20 余,是符合实际的。所言仲景论广伊尹《汤液》为十数卷,提示了《伤寒杂病论》的学术渊源。言近代太医令王叔和撰次仲景遗论,提示王叔和曾为魏太医令,撰次仲景遗论时间当距皇甫谧写此序有二、三十年,否则不可称为"近代"。也就是说,王叔和约在公元 235 年以前就整理好了《伤寒论》,上距仲景逝世也仅 20 余年。张仲景著作得以流传至今,王叔和功不可没。)

《太平御览》卷 722:"《何颙别传》曰:同郡张仲景,总角造颙,谓曰:君用思精而韵不高,后将为良医,卒如其言。先识独觉,言无虚发。"在引述仲景为王仲宣诊病事后,又云:"仲景之方术,今传于世。"(按:此旨在记述何颙先识独觉的能力,但客观上留下了张仲景"用思精而韵不高"的素质,这也是很适合做医生的素质。何颙,确有其人。《后汉书·党锢列传·何颙传》云:"何颙,字伯求,汉家将亡,安天下者,必此人也。操以是嘉之。尝称颖川荀彧,王佐之器。"后所言皆中。今人每以何颙见张仲景的时间和地点,来推测张仲景生年及活动范围。)

宋臣《伤寒论序》云:"夫《伤寒论》盖祖述大圣人之意,诸家莫其伦拟。故晋皇甫谧序《甲乙针经》云:伊尹以元圣之才,撰用《神农本草》以为《汤液》,汉·张仲景论广《汤液》为十数卷,用之多验。近世太医令王叔和撰次仲景遗论甚精,皆可施用。是仲景本伊尹之法,伊尹本神农之经,得不谓祖述大圣人之意乎?张仲景《汉书》无传,见《名医录》云:南阳人,名机,仲景乃其字也。举孝廉,官至长沙太守。始受术于同郡张伯祖,时人言,识用精微过其师。所著论,其言精而奥,其法简而详,非浅闻寡见者所能及。"(按:这是张仲景师从张伯祖,且其医术超过其老师的今存最早的文献记录。张杲《医说》云:"张伯祖,南阳人也,志性沈简,笃好方术,诊处精审,疗皆十全,为当时所重。同郡张仲景,异而师之,因有大誉。"仲景能在医学上有巨大贡献,应当说和这位高明的导师所进行的医学启蒙教育不无关系)

明·李濂《医史·张仲景补传》云:张仲景"学医术于同郡张伯祖,尽得其传,工于治疗,尤精经方,遂大有时誉……少时与同郡何颙客游洛阳,深知其学,谓人曰,仲景之术精于伯祖,起病之验,虽鬼神莫能知之,真一世之神医也。""时人以为扁鹊、仓公无以加之也。仲景宗族二百余口,自建安以来,未及十稔,死者三之二,维时大疫流行,而伤寒死者居其七。乃著《伤寒杂病论》十卷行于世。盖推本《素问·热论》之旨,兼演伊尹《汤液》而为之,探颐钩玄,功侔造化。华佗读而善之曰,此真活人书也。仲景又著《金匮玉函要略方》三卷,上卷论伤寒,中卷论杂病,下卷载其方并疗妇人。实为千古医方之祖。自汉魏迄于今,海内学者,家肄户习,诵读不暇,如士子之于六经然。论者推为医中亚圣。而范晔《后汉书》乃不为仲景立传,是故君子有遗憾焉。"(按:此传多综述前人之言,"客游洛阳"提示仲景曾在洛阳一带行医,从"深知其学"看,已非"总角造颙"之时。华佗称张仲景的著作为活人书之说,无证)

明·赵开美刻《仲景全书》卷首《医林列传》云:"张机,字仲景,南阳人也,受业于同郡张伯祖,善于治疗,尤精经方。举孝廉,官至长沙太守。后在京师为名医,于当时为上手。以宗族二百余口,建安纪年以来未及十稔,死者三之二,而伤寒居其七。乃著论二十二篇,证外合三百九十七法,一百一十二方。其文辞简古奥雅,古今治伤寒者,未有能出其外者也。其书为诸方之祖,时人以为扁鹊仓公无以加之,故后世称为医圣。"(按:此传也多述前人旧言,"在京师为名医",后汉京师原为洛阳,据《三国志·魏书·武帝纪》载,初平元年,即公元 190 年,春二月,董卓起兵,徙天子都长安。建安元年,即公元 196 年,秋七月,天子还洛阳,因洛阳残破,曹操便迎献帝于九月迁都许都。可见仲景在世时,洛阳、长安、许都皆曾为京师,也就是首都,也皆可能是仲景行医所到之处。又据钱超尘考证,仲景在荆州之襄阳遇王仲宣[7],故荆襄一带也是仲景行医之地)

仲景除有著作传世外,也有弟子传人。如宋·张杲《医说》载:"杜度,不知何许人也,仲景弟子,识见宏敏,器宇冲深,淡于骄矜,尚于救济,事仲景,多获禁方,遂为名医。""卫汛,不知何郡人也,仲景弟子,知书疏,有小才,撰《四逆三部厥经》及《妇人胎脏经》、《小儿颅囟经方》三卷,皆其所制,知名当代。"余嘉锡《四库提要辨证》卷 12 子部,在《注解伤寒论》书名下案云：“以余考之，王叔和似是仲景亲受业弟子，故编定其师之书。”（按：据以上记载，仲景弟子中有成就的应有杜度、卫汛和王叔和，惜卫汛著作亡佚）

综上所述，仲景一生的医事活动大体是，早年师从名医张伯祖，学成后行医于荆州、襄阳、洛阳、长安、许都一带，医术精于张伯祖，大有时誉，为名医，为上手，为一世之神医，被后世尊为医中亚圣或医圣。其著作本《素问》、演《汤液》，探颐钩玄，功侔造化，为千古医方之祖，后世家肄户习，诵读不暇。其弟子，师仲景，有才识，或有著作，或为名医。而其弟子王叔和则为仲景著作流传千古的功臣。

关于仲景的医事活动，还有一些颇具传奇色彩的故事。如日人冈西为人《宋以前医籍考》引虞汝明《古琴疏》云：“张机，字仲景，受业于张伯祖，精于治疗。一日入桐柏山觅药草，遇一病人求诊，仲景曰：子之腕有兽脉何也？其人据实以对，乃峄山穴中老猿也。仲景出囊中丸药遗之，一服则愈。明日其人肩一巨木至曰，此万年桐也，聊以相报。仲景斫为二琴，一曰古猿，一曰万年。”又引《南阳县志》云：“元嘉冬，桓帝感寒疾，召玑（同机）调胃承气汤治，病经十七日。玑诊视曰，正伤寒也。拟投一剂，品味则以两计。密覆得汗如雨，及量身凉。留玑为侍中。玑见朝政日非，叹曰，君疾可愈，国病难医。遂挂冠遁去，隐少室山。及卒，葬宛城东二里许，后人尊为医圣。”（冈西为人案：《志》云仲景事迹怪诞，且名时不符，有类齐谐，无足辨也）再如清康熙间徐忠可所著《金匮要略论注》“张仲景灵异记”云：“兰阳诸生冯应鳌，崇祯戊辰初夏，病寒热几殆，夜梦神人金冠黄衣，以手抚其体，百节通畅。问之，曰，我汉长沙太守南阳张仲景也，今活子，我有憾事，盍为我释之？南阳城东四里有祠，祠后七十七步有墓，岁久湮没，将穿井于其上，封之唯子。觉而病良愈……”

以上记述，虽说荒诞，但后人将仲景尊为亚圣、医圣乃至医神的轨迹，大体可见。

四、史载张仲景著作书目

（一）《隋书·经籍志》对仲景著作著录

《张仲景方》十五卷（下有小字注文曰：仲景后汉人）。

《张仲景辨伤寒》十卷。

《张仲景疗妇人方》二卷。

（二）《旧唐书·经籍志》对仲景著作著录

《张仲景药方》十五卷，王叔和撰。

（三）《新唐书·艺文志》对仲景著作著录

王叔和《张仲景药方》十五卷。又《伤寒卒病论》十卷。

（四）《宋史·艺文志》对仲景著作著录

张仲景《脉经》一卷。又《五脏荣卫论》一卷。

张仲景《伤寒论》十卷。《五脏论》一卷。《金匮要略方》三卷，张仲景撰，王叔和集。

张仲景《疗黄经》一卷。又《口齿论》一卷。

《金匮玉函经》八卷，王叔和集。

（五）北宋官修《崇文总目》，惜已亡佚，据清人钱侗等辑《崇文总目辑释·卷三·医书类》可知《崇文总目》对仲景著作著录

《金匮玉函要略》三卷，张仲景撰。

《五脏荣卫论》一卷，张仲景撰。

《伤寒论》十卷，张仲景撰，王叔和编。

《张仲景口齿论》一卷。

史载仲景著作的书目,为何书名卷数多有变化?这主要是古代书籍的流传,主要是传抄,因此一书可析为数书,数书又可合为一书,传本不同,同体亦可别名。钱超尘在这一问题上有翔实考证[7],在此不多引述。

参 考 文 献

[1] 薛凝嵩. 张仲景生平事迹考证[J]. 新中医药,1953,7:16.
[2] 宋向元. 张仲景生平问题讨论[J]. 新中医药,1953,8:18.
[3] 杜雨茂. 关于张仲景生平一些问题的探讨[J]. 陕西中医学院学报,1982,2:38.
[4] 廖国玉. 张仲景故里涅阳考[J]. 中医杂志,1982,2:65.
[5] 傅景华,安迪光. 谒张仲景祠墓并观摩古碑记[J]. 中医杂志,1982,3:71.
[6] 郝万山. 郝万山伤寒论讲稿[M]. 北京:人民卫生出版社,2008:2-3.
[7] 钱超尘. 伤寒论文献通考[M]. 北京:学苑出版社,1993:1-57.

(郝万山)

《伤寒论》流传沿革及其版本

张仲景所撰《伤寒卒病论》,在流传过程中形成了《伤寒论》与《金匮要略》两部分,其流传沿革过程及主要版本,大致如下:

一、张仲景撰成《伤寒杂病论》

张仲景《伤寒卒病论集》(即俗所谓"自序")云:"余宗族素多,向余二百,建安纪年以来,犹未十稔,其死亡者三分有二,伤寒十居其七。感往昔之沦丧,伤横夭之莫救,乃勤求古训,博采众方,撰用《素问》、《九卷》、《八十一难》、《阴阳大论》、《胎胪药录》并《平脉辨证》,为《伤寒杂病论》合十六卷。"据此说明,仲景原撰书名为《伤寒杂病论》,共十六卷。撰写时间约在汉献帝建安十年以前。建安纪年(即元年)为公元196年,故其成书当在公元200～215年之间。

因汉代著作,除少数抄写在绢帛上之外,大多仍写在竹简或木牍之上,用细绳穿编成卷,年代既久,绳朽断,简牍乱,这显然是容易导致散乱的原因之一。但张仲景在世时,其著作保存应当是完好的,而且会有一定数量的抄本流传。在仲景逝世后,由于战乱与自然灾害频繁,其著作渐至散乱,是可想而知的。

二、王叔和对《伤寒杂病论》流传的贡献

王叔和为魏、晋两朝太医令,与仲景弟子卫汛等又多交好。在仲景逝世后数年,其著作渐至散乱之时,王叔和凭其便利条件,收集仲景遗著,并进行整理编次,而成《伤寒论》10卷22篇。这就是晋·皇甫谧《针灸甲乙经·序》所说的"近代太医令王叔和撰次仲景遗论甚精,皆可施用。"而《隋书·经籍志》载"张仲景辨伤寒十卷",也就是指《张仲景伤寒论》10卷。因《伤寒论》22篇中,有20篇的篇名冠以"辨"字,故《伤寒论》自然又可以称作《辨伤寒》。

经王叔和整理编次的《伤寒论》10卷,应是《伤寒杂病论》的一部分内容,其中以伤寒病的辨治为主要方面,也兼有杂病的辨治。王叔和还将《伤寒杂病论》的内容收入了他所著的

《脉经》一书。《脉经》所录,既有今本《伤寒论》的主要原文,也有不见于今本《伤寒论》而见于今本《金匮要略》的原文。可见王叔和在将《伤寒杂病论》整理为《伤寒论》的时候,在内容上是经过了选择的。而《脉经》所收《伤寒杂病论》的内容,无疑是后世校勘《伤寒论》与《金匮要略》的重要资料。

三、《伤寒论》在唐代的流传

(一)孙思邈在《千金翼方》所收《伤寒论》

唐初医药学家孙思邈在《千金要方》里,收入了一些零碎的《伤寒论》原文,并遗憾地说:"江南诸师秘仲景要方不传"。但在其晚年,终于收集到了《伤寒论》的内容,并将其收录于《千金翼方》卷9与卷10,卷9曰"伤寒上",卷10曰"伤寒下"。其内容和今本《伤寒论》,尤其是六经病证的条文,基本相同,但未避"坚"字讳(今本《伤寒论》承宋本,避"坚"字讳,将"坚"字皆改作"硬"字)可知其没有经过隋朝人的抄写。因此和宋本比较,《千金翼方》所收录者,当是隋代以前《伤寒论》的另一个传本。《千金翼方》经宋代校正医书局校勘刻印,流传至今,其所收录的《伤寒论》原文也保留了下来,很是珍贵。

(二)王焘《外台秘要》所收《伤寒论》

继孙思邈之后,王焘(公元670—755年)在公元752年著成《外台秘要》,收入了《伤寒论》的另一个传本。这对《伤寒论》的传播及后世校勘《伤寒论》皆有意义。

(三)唐代医官考试用《伤寒论》

王叔和将《伤寒杂病论》整理为《伤寒论》后,据一般推测,一定会有多个抄本。其中有一部复经隋人整理抄写,又几经隐现,至唐初到开元五年(公元618—717年),随着国家的政治稳定,经济繁荣,有许多古书的复出而出现,这就是《新唐志》所收录的"《伤寒论》10卷"。据《唐会要》卷82载,唐乾元初,由官右金吾长史奏禀肃宗批准执行医师入仕考试必考课,规定"选人自今以后,各试医经方术策十道,《本草》二道,《脉经》二道,《素问》二道,张仲景《伤寒论》二道,诸杂经方二道","通七以上留,以下放"。自此医师入仕考试,则以《伤寒论》为必考课,至宋不衰。可见那时候的医官录取考试,如果总分是百分制的话,《伤寒论》的试题就占了20分,而总分考70分才算及格。

唐代医官考试所用的标准本《伤寒论》,自然不应是《脉经》、《千金翼方》或《外台秘要》的录入本,而应是另外的单行本,正是此本后来便成了宋本《伤寒论》的底本。

四、宋代对《伤寒论》等校勘与刊印

(一)宋本《伤寒论》的刊行

宋代,国家成立了校正医书局,命孙奇、林亿、高保衡等校正医书。他们认为:"百病之急,无急于伤寒",故"先校定张仲景《伤寒论》10卷,总22篇,证外合397法,除重复定有112方"(见《伤寒论序》),这就是著名的宋本《伤寒论》。又因此书刊印于宋治平二年(公元1065年),故也称其为"治平本伤寒论"。当时所刻者为大字本,23年后又"雕印小字伤寒论等医书出卖"。自此《伤寒论》便有了定本。

由于《伤寒论》的校定与刊行,在宋代当朝就培养了一大批名医,出现了一大批研究《伤寒论》的著作,如韩祗和撰《伤寒微旨论》、庞安时著《伤寒总病论》、朱肱撰《类证活人书》、郭雍著《伤寒补亡论》、许叔微撰《伤寒发微论》、《伤寒九十论》、《注解伤寒百证歌》,他们都是读过宋本《伤寒论》的。

(二)《伤寒论》别本——《金匮玉函经》的刊行

宋代国家校正医书局在治平三年(公元 1066 年)还校勘刻印了一部书,叫《金匮玉函经》,凡 8 卷。此书与《伤寒论》10 卷内容大同,故林亿等在《金匮玉函经·序》中说:"与《伤寒论》同体而别名"。其特点是"条论于前,会方于后",即条文列于前 6 卷,方药集中在后 2 卷。世人称其为《伤寒论》的别本。名以"金匮玉函经",是言其珍贵而已。

《金匮玉函经》是经王叔和整理后的《伤寒论》的另外一个传本。以其不避"坚"字讳,故其抄写者当在隋人以前。又因其卷一有"地水火风,合和成人""六识闭塞,犹如醉人""四百四病""一百一病"等佛教用语,而这些用语不见于宋本《伤寒论》。据考,"四百四病"出自译于 406 年的《大智度论》;"地水火风"出自译于 415 年前后的《金光明经》;"六识"出自译于 567 年的《阿毗达磨俱舍论》。故抄写整理人上限不早于公元 406 年(东晋义熙二年)[1]。唐·孙思邈、王焘皆见到过《金匮玉函经》。宋臣校订《伤寒论》10 卷本也用到了《金匮玉函经》。宋金时代的朱肱、许叔微、郭雍、成无己等的著述,也多次引用《金匮玉函经》的内容。其后流传渐稀,以致有学者在未见其书的情况下,而仅凭其书名,竟然将其误认作是《金匮要略》。至清初,有陈士杰从当时著名藏书家何悼(公元 1661—1722 年)处得何悼据宋刻本手抄《金匮玉函经》,复经 4 年精心校勘,于康熙五十五年(公元 1716 年)雕版刊行,使之得以流传至今。

(三)宋本《金匮要略》的刊行

宋校正医书局孙奇等《金匮要略方论序》云:"张仲景为《伤寒杂病论》合十六卷,今世但传《伤寒论》十卷,杂病未见其书,或于诸家方中载其一二矣。翰林学士王洙在馆阁日,于蠹简中得仲景《金匮玉函要略方》三卷,上则辨伤寒,中则论杂病,下则载其方并疗妇人,乃录而传之士流,才数家耳。""国家诏儒臣校正医书,臣奇先校定《伤寒论》,次校定《金匮玉函经》,今又校成此书。""以其伤寒文多节略,故断自杂病以下,终于饮食禁忌,凡二十五篇,除重复,合二百六十二方,勒成上、中、下三卷,依旧名曰《金匮方论》",并在治平三年或四年校毕,刊印颁行。这就是流传至今的《金匮要略》一书。

从这段文字看,王洙所得蠹简 3 卷,其内容既有伤寒,又有杂病,应是张仲景《伤寒杂病论》另外的传本。其中"伤寒文多节略",杂病部分恐怕也是节略本。宋臣删去了伤寒部分,取杂病以下内容进行整理校定,并重分上、中、下 3 卷,仍名《金匮玉函要略方论》,自此《金匮要略》始有定本。至于王洙所得蠹简 3 卷出自何朝何人之手,缺少文献记载,以《金匮要略》有《千金翼方》、《外台秘要》附方来看,其抄录者当在中晚唐。笔者曾经怀疑,可能就是中晚唐某一位参加医官考试的医生,为了学习和诵读方便,摘录了《伤寒杂病论》中的重要条文而流传下来的。但这也仅是推测,并无实据。

张仲景所撰《伤寒杂病论》,就这样在流传过程中形成了《伤寒论》和《金匮要略》两部分。

(四)宋《太平圣惠方》所录之《伤寒论》

宋臣《伤寒论序》曾云:"开宝中(宋赵匡胤年号,公元 968—976 年)节度使高继冲曾编录进上,其文理舛错,未尝考证,历代虽藏之书府,亦阙于仇校,是使治病之流,举天下无或知者。"于是不少人据此认为宋臣校定《伤寒论》的底本即是高继冲本。其实这段话应是对高本的否定。像这样多舛错、未考证、阙仇校、无影响的书,怎能做底本呢? 只因其为当朝所献,知道此事的人甚多,故在校定《伤寒论》时,需提到它并加以说明。宋臣《校定备急千金要方后序》云:"臣尝读唐令,见其制,为医者皆习张仲景《伤寒》、陈延之《小品》。张仲景书今尚存于世,得以迹其为法,莫不有起死之功焉。"可见由唐医官入仕考试的标准本至宋尚存,且影响巨大,宋臣自然会以此为底本加以校勘与刻印的。但太平兴国三年至淳化三年(公元978—992年)宋臣编著了《太平圣惠方》,该书卷8所载《伤寒论》的内容,马继兴与钱超尘皆认为是高继冲编录进上者,马继兴称之为淳化本《伤寒论》[2],钱超尘则直称其为高继冲本《伤寒论》[1]。此本所载《伤寒论》汤剂的药量与服法,皆非汉方原貌,而改为北宋官药局所通用的煮散法。

五、成无己撰《注解伤寒论》

金·成无己在研习宋本《伤寒论》的基础上,公元1142年著成《伤寒明理论》,其后又于金皇统四年(公元1144年)著成《注解伤寒论》。《注解伤寒论》以宋本为底本而略有删削改编,是第一部系统注解《伤寒论》原文的著作。宋本《伤寒论》是白文本,校勘与注释极少,不便阅读与普及。自《注解伤寒论》出,读者多喜读,而且多次翻刻,流传日广,世称成注本《伤寒论》或成本《伤寒论》。反而使宋本《伤寒论》流传日稀,到明朝年间,社会上就极难看到了。因此成注本《伤寒论》在《伤寒论》的流传史上,占有一定地位。

六、赵开美《翻刻宋版伤寒论》

明万历年间,藏书家赵开美费尽周折,觅得宋本《伤寒论》,高兴之至,视为珍宝,遂摹刻之,名《翻刻宋版伤寒论》,并和原已刻好的成无己《注解伤寒论》、宋云公《伤寒类证》以及《金匮要略方论》合为一书,总名曰《仲景全书》,于万历二十七年(公元1599年)刊行。赵刻《仲景全书·翻刻宋版伤寒论》,世称赵开美刻本《伤寒论》,或赵刻仲景全书本《伤寒论》,简称"赵本"。从赵本正文之前的勘文来看,赵开美所见者是宋本小字本。因赵开美摹刻,故应逼真于宋本,使我们才能得知宋本原貌。宋本原刊本自赵开美以后已无人再见到。故《仲景全书·翻刻宋版伤寒论》更加珍贵,当代也只有数部存世。

七、当代人卫本——《伤寒论校注》

1982年,国家成立古籍整理领导小组,对中国古籍全面系统地进行整理研究。北京中医药大学刘渡舟教授等受命对《伤寒论》进行整理研究。这次整理研究,以赵开美《仲景全书·翻刻宋版伤寒论》原刊本为底本。每篇均有"提要",钩玄全篇大意宏旨。条下设"校注",精校勘、断是非、正字形、辨讹误、明字音、释辞句,训诂解难。条文后设"按语",对原文探微索奥,阐发新义。书名曰《伤寒论校注》,于1991年6月由人民卫生出版社出版。该书被国家中医药管理局所组织的审定专家组评定为"既保持了宋本《伤寒论》的原貌,又体现了近代学者研究《伤寒论》的新成就,是目前学习研究《伤寒论》的最佳版本",并获国家中医药管理局1992年度中医药科学技术进步(部级)二等奖。后来各版规划教材《伤寒论讲义》、《伤寒学》或《伤寒论选读》等,皆以人卫本《伤寒论校注》的原文为底本。

《伤寒论校注》所据底本,是北京图书馆善本书库所藏赵开美刻《仲景全书·翻刻宋版伤寒论》的缩微胶卷。据本书副主编钱超尘先生考察,在抗日战争期间,原国立北平图书馆为了保存国粹,在1941年起,将所藏的甲库善本精品近3000种先运存上海,后从上海运往美国国会图书馆寄存。这批国粹,包括《仲景全书》在内,一直寄存于美国国会图书馆远东部。20世纪40年代,北京大学教授王重民(字有三,公元1903—1975)在美国国会图书馆远东部工作期间,将《仲景全书》拍摄成缩微胶卷,后藏北京国家图书馆,这就是《伤寒论校注》的底本。原书1965年从美国运回中国台湾,由中央图书馆(1996年1月更名为"国家图书馆")

代为保管。1985 年再转由台北故宫博物院代管,此书原件现存台北故宫博物院,2009 年 4月 10 日,钱先生赴台湾故宫博物院图书文献大楼三楼善本书室查阅赵开美《仲景全书》,并和内地、日本所藏四部《仲景全书》相对较,认为台湾故宫本为赵开美经过 3 次精校挖改后刊印的,应是最佳版本。钱先生的考证文章未及发表,慷慨将文稿示我,征得先生同意,将文中考证结论载录于此。

八、《伤寒论》的其他传本

日本有康治本《伤寒论》与康平本《伤寒论》。

中医古籍出版社 1982 年影印康治本"出版说明"云:"本书原系唐人手抄卷子本,卷末有'唐贞元乙酉岁写之'字样。全书 1 卷,仅存 65 条,50 方,系从《伤寒论》中节录者,乃《伤寒论》之古传本。此本于 19 世纪中叶在日本国发现,系康治二年(公元 1143 年)癸亥 9 月沙门了纯所抄录,经嘉永元年(公元 1848 年)户上重校与宋刊本对校后,认为与宋本互有异同,而以康治本为优。此本对研究《伤寒论》有重要价值。"如此说可靠,则可以推测,此本有可能是唐代某习医者或医官,为学习方便而摘录的唐代《伤寒论》标准本的要点内容。

康平本《伤寒论》,是日本后冷泉天皇康平三年 2 月 17 日侍医丹波雅忠据家传本抄写的。康平三年即公元 1063 年,比宋臣刊印《伤寒论》的时间(公元 1065 年)还要早两年。因此笔者推测,康平本《伤寒论》也应和唐代医官入仕考试的标准本《伤寒论》有关,故也应当作为重要传本看待。

此外,近代发现的一些古传本,如敦煌出土的《伤寒论》残卷(卷子本),长沙古本《伤寒论》、桂林古本《仲景十二稿伤寒杂病论》等,均系《伤寒论》的传本,皆可在校勘研究《伤寒论》原文时参考。其中桂林古本《仲景十二稿伤寒杂病论》,是一个叫张绍祖的人传出来的,他自称是张仲景第 46 代孙,家藏有张仲景亲自修改过第 12 稿的《伤寒杂病论》16 卷,张绍祖传给了左盛德,左盛德传给了罗哲初,然后刊印发行。凡是在《伤寒论》中有疑惑的条文,在桂林古本《伤寒杂病论》中都有比较好的解决。中国台湾的一些学者很看好这个版本。但笔者觉得,从古文献的角度来看,它新了一些,不能排除后人伪托的嫌疑。不过对于学习《伤寒杂病论》仍具有一定的参考价值。

参 考 文 献

[1] 钱超尘. 伤寒论文献通考[M]. 北京:学苑出版社,1993.

[2] 马继兴. 中医文献学[M]. 上海:上海科学技术出版社,1990:123.

(郝万山)

伤寒学及其发展史略

综观伤寒学术的发生发展过程,可谓历史悠久,源远流长。在漫长的历史岁月中,其理论不断得以丰富而又颇具特色,进而事实上形成了一门相对独立的特殊学科——伤寒学。

伤寒学在中医学理论体系中发挥着极其重要的作用,是中医临床理论基石。然而,作为一门学科,其研究对象、研究范围、性质及任务,长期以来并未得到明确定义。因之,有关其历史发展过程之研究,亦未得到重视。

近年来,国内学者以积极的态度,相继开展了系列探索,并取得了可喜的成果。现将部分具有代表意义的研究结果简述于此,以供参考。

一、伤寒学的基本定义

严格而论,伤寒学是以一切外感热病发生发展规律及其诊治方法为研究对象的一门中医学科。然而,在其悠久的发展过程中,因多方面因素的制约和影响,其内涵与外延不断渐变。简略言之,《伤寒论》的成书,标志着伤寒学理论体系的初步形成;由于该书奠定了中医辨证论治的理论基础,揭示了外感热病发生发展以及诊断治疗的一般规律,学术价值极高,为后世医家所尊崇,因而《伤寒论》一书成为研究对象,构成了伤寒学研究的另一主流;随着医学的发展,至明清时期,外感温热类疾病"脱却伤寒,另立新说"。由此可见,时至今日,伤寒学之内涵与外延已非其初时之本来面目。

伤寒学似可根据其现代内涵定义为:伤寒学是以主要因感受风寒类邪气所致的发热性疾病的发生发展规律及其诊治原则和方法、《伤寒论》著作以及由此而派生出来的相关研究为研究对象的一门科学,是中医学发展的必然产物和历代医家集体智慧的结晶。

上述定义涵括了伤寒学研究的三大基本对象。其研究对象之一,即外感发热性疾病,内容包括其发生发展规律及其相应的诊治原则和方法,是伤寒学研究的基本对象。揭示外感热病发生发展规律,进而探索有效的诊断和治疗方法,是伤寒学的首要研究任务。由于温病学的崛起,这一对象的范围逐渐变窄,由初期的一切外感热病(广义伤寒)缩至风寒邪气所致的外感热病(狭义伤寒)。

其研究对象之二,即《伤寒论》著作本身,是伤寒学研究的极其重要的组成部分。这一对象包括《伤寒论》版本、作者、著作内容等方面,涉及文献学、史学、哲学、病因学、病机学、诊断学、治疗学、方剂学、药物学、护理学等诸多学科。当代有关这一方面的研究,尤以探索六经辨证运用规律、拓展经方运用范围、揭示经方药理机制、提高中医药对现代疑难危重病症疗效,即《伤寒论》六经辨证理论和原著方剂现代临床应用及其机制研究为其显著特点。

其研究对象之三,即由上述两方面派生而来的相关研究。意指有关伤寒学研究之方法、手段、研究者及其成果等,因时日之推延,亦随之而成为后世伤寒学研究者的研究对象。亦正因为此,伤寒学研究更加绚丽多彩,令人眩目。

由上可知,伤寒学之内涵与外延,尽管在某些方面有所变窄,而其整体研究范围,却有日渐拓宽之趋势。至于伤寒学之学科性质,无论就其研究对象和范围、还是据其研究方法和手段而言,它虽以医学科学为其基本宿体,但不容忽视的是,它同样具有浓厚的文史哲等科学的特点。因而,伤寒学实际上应是一门自然科学和社会科学交相融汇的一门独特学科。

上述观点是本专题笔者近年来研究伤寒学术发展史过程中的一些肤浅看法。北京郝万山教授则于1995年提出了"伤寒论学"概念,并就其对象、范围、性质等作了深入探讨[1]。郝万山引用国务院学位委员会制定的学科目录有关"伤寒论"学科的阐释,认为"伤寒论"作为一门学科,可以暂名为伤寒论学,其研究范围应是《伤寒论》及历代研究发展伤寒学术的成就;研究对象主要是中医伤寒病和某些相关杂病的辨证论治规律和方法;主要内容是六经辨证以及《伤寒论》方证辨证等的理论、方法和具体应用。

郝万山认为,由《伤寒论》及历代研究伤寒学术的成就所形成的这一研究领域,研究范围清楚,研究对象明确,学术发展的历史连续而且源远流长,有庞大乃至是专门的研究队伍,有大量的研究著作,而且是中医诸多学科的奠基,在中医学术领域有着其他任何学科所不能替代的极其重要的学术地位,故而这一学术领域完全可以确立为一门独立的学科。而其学科内涵建设,应该着重从三个方面入手:①以《伤寒论》及历代临床资料为依据,按伤寒病证发展规律而归类,使伤寒证候及其归类规范化;②以病因病机分析为手段,阐明六经病证及方证实质,使理论研究深入化;③以提高临床疗效为宗旨,精选《伤寒论》及历代良方,使治疗效果更优化。

张丰强在其主编之《伤寒学》中,亦曾对伤寒学进行定义:伤寒学是在继承《内经》、《难经》、《伤寒论》,以及历代医家伤寒理论和实践的基础上,以中医基本理论为指导,运用现代科学方法研究伤寒的体质、病因病机、辨证和治疗等基本规律的科学。其研究内容应包括伤寒体质学、伤寒病因学、伤寒病理学、伤寒辨证学、伤寒治疗学、实验伤寒学以及伤寒学辨证法、伤寒证候学、伤寒方证学等。张丰强认为,尽管《伤寒论》的成书,创立了较为完整的辨治体系,第一次将伤寒从大一统的医学体系中分化出来,从而奠定了"伤寒学"的基础,但伤寒作为一门独立、系统的学科,迄今尚未形成。运用现代科学技术对《伤寒论》及注家的研究进行"解构和重建",使之形成一门系统的学科即"伤寒学",则是历史赋予我们的光荣使命[2]!

二、伤寒学发展史略

就伤寒学发展史的研究而言,其基本任务是通过对有关伤寒学史料的分析综合,揭示伤寒学发展的内在规律。而在具体研究中,其首要任务当属历史时期的划分。在这一方面,国内研究取得了一定的进展,其中具有代表性意义的有如下两种观点。

湖北省中医药研究院叶发正研究员通过数年的艰苦研究,撰成首部《伤寒学术史》,填补了此领域的空白[3]。在这部专著中,叶发正将伤寒学发展过程划分为七个时期:

(一)伤寒学形成的前奏曲(汉以前)

认为自有文字记录以来,即有伤寒之类疾病记载,反映了早期人类对伤寒的基本认识,是伤寒学体系形成之前奏。

(二)伤寒学体系的形成时期(东汉末~西晋)

此期是伤寒学体系的形成阶段,表现为两大伤寒学体系的建立:华佗伤寒学与仲景伤寒学双峰并峙。

(三)伤寒学的多极化发展时期(东晋南北朝~唐)

此期仲景伤寒学虽有一定影响,然并未形成统治地位,因之在伤寒学领域呈现出百家争鸣、诸说并存的局面。

(四)伤寒学的兴盛时期(宋、元)

优胜劣汰规律决定了晋唐诸家伤寒学说必然无力掩盖仲景伤寒学的光辉。此期仲景学说脱颖而出,奠定其在伤寒学领域的统治地位,伤寒研究由此呈现出全面兴旺的气象。

(五)伤寒学流派形成和发展时期(明、清)

此期伤寒学研究的主要成就,在于此领域研究由探讨伤寒病发展到探讨《伤寒论》书、由探讨外感病的辨证发展到内伤的辨证,即由对伤寒的辨证渐及对杂病的辨证。其表现特点在于共奉仲景《伤寒论》原著为经典、伤寒学领域百花齐放、再度争鸣局面,以及师承各别、观点自异学术流派的形成和发展。

(六)伤寒学中西汇通时期(辛亥革命后至中华人民共和国成立)

近代科学和西方医学的传入,直接导致中西合释《伤寒论》潮流的兴起。对于伤寒学而言,中西汇通是民国期间的主流。

(七)伤寒学的繁荣和创新时期(新中国成立后)

新中国成立后随着中医政策的落实,伤寒学研究进入繁荣和创新时期,其研究成果、研究方法、研究质量均显著高于历代任何一个时期。

本专题笔者在同期亦曾专文就伤寒学发展历史分期问题,表明自己的观点[4]。笔者认为,伤寒学术发展史应以伤寒学所固有的专门特点及其发展规律,作为其分期的首要原则;而能够体现阶段性特点之标志性事件,是其分期的重要依据。根据上述分期原则,将伤寒学发展过程分为五个时期。

(一)学说形成时期(先秦—公元 219 年)

此期的特点是对伤寒概念、性质、范畴、脉症、治法、方药进行初步研究,并逐步形成系统理论。而《伤寒杂病论》的成书,则是伤寒学体系基本形成的标志。

(二)传抄整理时期(公元 219—1065 年)

《伤寒杂病论》的成书,逐渐导致伤寒学内涵发生重大变化,伤寒学研究范围从单纯研究外感热病的诊治规律扩展到对外感热病和《伤寒论》著作的研究。此期外感热病诊治规律的研究亦得到进一步加强,但因史料阙如而难窥全貌,而对《伤寒论》著作的传抄整理工作,因之成为此期研究的主要表现特点。公元 1065 年林亿等校刊工作完成,是此期结束的标志。

(三)偏重临床时期(公元 1065—1144 年)

因社会历史因素的影响,伤寒学研究以继承整理为基础,自然渐转为较有系统地运用六经辨证方法治疗外感热病的临床探索时期,并奠定了其后理论与临床并重、学科研究兴旺发达的基础。

(四)理论与临床并重时期(公元 1144—1894 年)

成无己首注《伤寒论》,标志着伤寒研究进入理论与临床并重之全面发展阶段。六经理论研究、临床应用探索、《伤寒论》著作整理,构成了此期研究的主要特色。

(五)综合研究时期(公元 1894—现代)

西学东渐,必然导致伤寒学研究方法、研究内容等的变革。唐容川医书的付梓,开中西汇通译释伤寒之先河,表明伤寒学研究进入一个新时期。此期除继承前期特点外,最具特征性者,在于研究方法和手段的多样化和现代化。大范围、多途径、新方法,普及与提高结合,继承与创新并重,成为此期显著特点。所谓综合研究者,实指多元立体化研究,具有鲜明的时代特征。

上述两种分期观点同中有异,从不同角度揭示了伤寒学发展的历史规律,具有一定的代表性。

参 考 文 献

[1] 郝万山. 论中医伤寒学科的确立及其内涵建设[J]. 北京中医药大学学报,1995,(6):28.

[2] 张丰强. 伤寒学[M]. 北京:中国中医药出版社,1993.

[3] 叶发正. 伤寒学术史[M]. 武汉:华中师范大学出版社,1995.

[4] 万晓刚. 试论伤寒学研究之历史分期[J]. 中华医史杂志,1995,(2):28.

(万晓刚)

《伤寒论》文法举要

《伤寒论》是一部阐述多种外感疾病及杂病辨证论治的专书,是我国第一部理法方药比较完善,理论联系实际的古代重要医学著作。但是,《伤寒论》文字古朴、简练,文法亦较复杂,给初学者阅读和理解原著造成了一定的困难,是以刘渡舟指出:"学习、研究《伤寒论》文法之特点,乃是打开仲景宝藏秘密之钥匙,具有一定的现实意义。"

所谓文法,《辞海》之释有二:①作文造句之法,指语文的规律,其义相当于文理、文势、作文、修辞等;②即"语法"。本文拟就《伤寒论》中常用的文法,摘其要者示例加以说明,以助于辨证论治理论的阐述与应用。

一、直　叙　法

直叙法,就是按照主证、主脉、病机和治法方药或服药后的转归、治疗禁忌等依次进行叙述的方法。如305条"少阴病,身体痛,手足寒,骨节痛,脉沉者,附子汤主之。"这是依次叙述了主证、主脉、主方,但"病如桂枝证"则有"以证赅症"之文法,因此后人有将瓜蒂散证列入太阳病类似证者。又如160条"病如桂枝证,头不痛,颈不强,寸脉微浮,胸中痞硬,气上冲喉咽不得息者,此为胸有寒也,当吐之,宜瓜蒂散。"此条依次叙述了主症、主脉、病机、治法和主方。又如38条"太阳中风,脉浮紧,发热,恶寒,身疼痛,不汗出而烦躁者,大青龙汤主之。若脉微弱,汗出恶风者,不可服之,服之则厥逆,筋惕肉瞤,此为逆也。"此条除主证、主脉、主方外,又指出治疗禁忌和误治后的变证,这种脉因证治、理法方药连贯的排列直叙,能适应读者的阅读习惯,给人以一目了然的感觉,便于凭脉证而辨证。

二、夹　叙　法

夹叙法,就是指在直叙之中加入一个句子结构进行叙述的方法,目的是进一步深化主题,以此插入之句作对比、鉴别之用。如125条"太阳病身黄,脉沉结,少腹硬,小便不利者,为无血也。小便自利,其人如狂者,血证谛也,抵当汤主之。""小便不利者,为无血也。"为插入之句,以深化"小便自利,其人如狂者,血证谛也。"因发黄可由湿热蕴蒸和瘀血阻滞等因素引起,故以夹叙文法,以小便利与不利进行鉴别辨证。发黄因湿热郁蒸所致者,水湿不得下泄,是以小便不利;蓄血所致发黄,邪在血分而不在气分,一般无碍于水湿之代谢,是以小便自利,而瘀血阻滞多有神志之证,故据"小便自利,其人如狂",即确诊为蓄血发黄,故曰"血证谛也"而以"抵当汤主之"。此夹叙法提示小便通利与否,是辨别有无蓄血的一个要点。又如215条"阳明病,谵语,有潮热,反不能食者,胃中必有燥屎五六枚也。若能食者但硬耳,宜大承气汤下之",本条原是论述大承气汤证治的,但文中却插入了"若能食者,但硬耳"一句,借以使读者明白阳明腑实证之程度有轻有重,"能食"与"不能食"就是一个辨证要点,若谵语潮热症见不能食,为阳明胃热,津液干燥,浊气壅滞不行,燥屎内结于肠中之故,宜用大承气汤攻下实热。若谵语潮热症见饮食尚可,则知大便虽硬但尚未至燥坚程度,只须小承气汤轻下即可,而禁用大承气汤则不言而喻,又寓有举隅之义。

三、省　文　法

《伤寒论》条文大都短小精悍,往往突出主症而省略了一般证候,而将其意隐含于极简练的文字之中,此即谓之为省文法。具体地说约有下列四种。

(一)证因病略

40条"伤寒表不解,心下有水气,干呕,发热而咳,或渴,或利,或噎,或小便不利,少腹满,或喘者,小青龙汤主之。"条中以病证概念代替临证特点,其伤寒表不解,即代表恶寒、发热、无汗、脉浮等太阳伤寒证的必具表现,因外有表寒,里有寒饮,属太阳伤寒兼寒饮证,故以小青龙汤治之,且其重点在于心下有水气,而"表不解"则可有可无,据临床证实,有表证者可用,无表证者亦可用,用小青龙汤旨在温化寒饮,故仲景于《金匮要略》中有"咳逆倚息不得卧,小青龙汤主之。""妇人吐涎沫,医反下之,心下即痞。当先治其吐涎沫,小青龙汤主之。"皆未言"表不解",可见通过省略而突出主证"心下有水气",从而示人抓主证的辨证方法。本条属证因病略。32条"太阳与阳明合病者,必自下利,葛根汤主之。"也属证因病略,重点在突出下利。

(二)证因汤略

73条"伤寒,汗出而渴者,五苓散主之;不渴者,茯苓甘草汤主之"。本条使用以汤证"证"的笔法确定病证,要在突出五苓散证与茯苓甘草汤证的一个鉴别要点,而省略两证的主要表现,属证因汤略。本条只提出"汗出而渴者,五苓散主之"是省文,应该有脉浮、小便不利、微热等证,目的在于与茯苓甘草汤证的不渴相鉴别。根据356条"伤寒厥而心下悸,宜先治水,当服茯苓甘草汤……"知茯苓甘草汤还应有心下悸、肢厥等证。是以承淡安说:"本条仅举出汗出、渴与不渴,分别举用二方,实为简略。五苓散衔接上二条而下,固可省文,而茯苓甘草汤不能以汗出不渴四字即可指证用此方,其中必有阙文无疑。柯韵柏云:'当有心下悸三字。'诚是。茯苓甘草汤原是治水饮之方,有心下悸之证,陈逊斋直接以心下悸三字填入之,条明理清,因从之。"承淡安之说虽是,却不知仲景省略之文法,加"心下悸"三字则前后失于工整,更重要的是影响了渴与不渴的辨证重点。实际上,本条以对比的方法,论述膀胱蓄水与胃虚停水两证的鉴别要点,在于渴与不渴。

(三)证因脉略

72条"发汗止,脉浮数,烦渴者,五苓散主之。"本条属于补述蓄水证的条文,故有省文。原文提出使用发汗法以后,病人脉象浮数,既说明太阳病未解,也反证其原患太阳表证,但太阳表证的症状均未言明,只以脉浮数而概述之,故属证因脉略,即方有执所谓"以表在而脉浮数,故凭一桂以和之。"另外,本条亦有证因汤略者,既用五苓散,当有小便不利之证,此未言者,当属省文,故《医宗金鉴》指出:"脉浮数之下当有'小便不利'四字,若无此四字,则为阳明内热口燥之烦渴,白虎汤证也……况无小便不利证而用五苓散,则犯重竭津液之禁矣。"可证此未言小便不利并非无小便不利,实因用五苓散而省之也。又如"脉浮者,病在表,可发汗,宜麻黄汤。"(51)"脉浮而数者,可发汗,宜麻黄汤。"(52)"太阴病,脉浮者,可发汗,宜桂枝汤。"(276)等皆属举脉而略证之例。

(四)证因证略

101条"伤寒中风,有柴胡证,但见一证便是,不必悉具。凡柴胡汤病证而下之,若柴胡证不罢者,复与柴胡汤,必蒸蒸而振,却复发热汗出而解。"柴胡证,即小柴胡汤证,96条云:"伤寒五六日,中风,往来寒热,胸胁苦满,嘿嘿不欲饮食,心烦喜呕……小柴胡汤主之。"是知所谓柴胡证当指往来寒热,胸胁苦满,嘿嘿不欲饮食,心烦喜呕等症。经文之所以说柴胡证而不一一具列,宜看作言证而略证的手法。本条重点在"但见一证便是,不必悉具。"旨在示人抓主症的辨证方法,379条"呕而发热者,小柴胡汤主之。"即是运用这一条辨证论治原则的实例。

　　另外,条文之间也有省文之例,如"发汗,病不解,反恶寒者,虚故也,芍药甘草附子汤主之。"(68)"发汗后,恶寒者,虚故也;不恶寒,但热者,实也,当和胃气,与调胃承气汤。"(70)70条中实证言治出方,而虚证不言者,因68条已有方治,则属省文法中的承前省,故尤在泾说:"汗出而恶寒者,阳不足而为虚也,芍药甘草附子汤治之是已;汗出而不恶寒,但热者,邪入里而成实也,然不可以峻攻,但与调胃承气汤和其胃气而已。"当然,这仍是举例而言,虚证不一定都宜芍药甘草附子汤,干姜附子汤、茯苓四逆汤等都是主治虚证的方剂;实证也不一定只宜调胃承气汤,还有大承气汤、小承气汤及白虎汤等都是主治实证的方剂。所以均应活看,才不致被条文印定眼目。

四、倒　装　法

　　《伤寒论》随证立法,依法选方,后世誉为方书之祖。为了使所制之方醒目易见,往往将主治方剂置于条文之末,从而构成了一种特殊的倒装现象。依据主治方剂前所倒叙之内容的不同,可以区别为四种类型。

　　(一)主治方剂与服用效果倒装

　　41条"伤寒,心下有水气,咳而微喘,发热不渴。服汤已,渴者,此寒去欲解也。小青龙汤主之。"本条之"小青龙汤主之"应接在"发热不渴"之后,以承上条再论太阳伤寒兼寒饮内停之证。服小青龙汤后,怎样知道有否疗效? 仲景在本条提出可从病人的口不渴复为口渴进行判断,因为病人本口不渴,为寒饮不化,里无邪热,服药后口渴,反映寒饮得以温化,病有向愈之机,这是指服药后的效果。钱天来说:"小青龙汤主之句,当在发热不渴句下,今作末句者,是补出前所服之汤,非谓寒去欲解之后,更当以小青龙汤主之也。"陈亦人说得更明确,"文末'小青龙汤主之'句,也属于倒装文法,应在'发热不渴'句下……服小青龙汤后,由不渴而转为口渴,这不是热盛津伤,而是水饮已去,胃阳得展的佳兆。"故本条为主方与服药效果倒装。

　　(二)主治方剂与对比症状倒装

　　215条"阳明病,谵语有潮热,反不能食者,胃中必有燥屎五六枚;若能食者,但硬耳;宜大承气汤下之。"此虽在前论夹叙法中已提及,但此条也属主治方剂与对比症状倒装,"宜大承气汤下之"句应接在"胃中必有燥屎五六枚"句之下,"若能食,便硬耳"是与前"反不能食者,胃中必有燥屎五六枚"作对比,即以能食与不能食作为辨腑实程度的依据,诚如周禹载所说:"大承气汤句,宜单承燥屎五六枚来。何者? 至于不能食,为患已深,故宜大下;若能食,但硬,未必燥屎五六枚,口气原是带说,只宜小承气汤可耳。"张路玉说:"此以能食不能食,辨燥结之微甚也。"

　　(三)主治方剂与治疗禁忌倒装

　　27条"太阳病,发热恶寒,热多寒少,脉微弱者,此无阳也,不可发汗,宜桂枝二越婢一汤。"本条属主方与治疗禁忌倒装,"宜桂枝二越婢一汤"句,应接在"热多寒少"之后。"脉微弱者,此无阳也,不可发汗"是指上症见脉象微弱,反映阳气大虚,虽发汗轻剂亦不可轻易使用,提示阳虚证禁用桂枝二越婢一汤。又如126条"伤寒有热,少腹满,应小便不利,今反利者,为有血也,当下之。不可余药,宜抵当丸。"也属此类,即"宜抵当丸"句当在"当下之"句后,"不可余药"后世虽有不同解释,但属治禁之语则无疑。成无己说:"……然此无身黄、屎黑,又无喜忘发狂,故不可余峻之药也,可与抵当丸,小可下之也。"陈亦人说:"有些注家解释不可余药为"煮而连滓服之",纯出于附会,实未免蛇足。因此,应以不可用其他药的解释为是。"

(四)主治方剂与误治变证倒装

67 条"伤寒,若吐若下后,心下逆满,气上冲胸,起则头眩,脉沉紧,发汗则动经,身为振振摇者,茯苓桂枝白术甘草汤主之。""发汗则动经,身为振振摇者",则是论述苓桂术甘汤证误用发汗治疗而可能出现的变证,是证病情较重,由脾及肾,自非苓桂术甘汤所能胜任,治当用温肾阳、散水气的真武汤,此与 82 条"……身瞤动,振振欲擗地者,真武汤主之"相类,张路玉说:"至若吐下后,重发汗太过,亡阳厥逆,烦躁,或仍发热心悸,头眩,身瞤动,振振欲擗地者,又属真武汤证,非此汤所能治也。"唐容川说:"若再发汗,泄其表阳,则寒气浸淫,动其经脉,身遂为振振摇,与真武汤之振振欲擗地亦同。"日人丹波元坚:"此条止脉沉紧,即此方所主,是若吐若下,胃虚饮动致之,倘更发汗,伤其表阳,则变为动经,而身振振摇,是与身瞤动振振欲擗地相同,即真武汤所主也。盖此当为两截看,稍与倒装法类似。"陆渊雷说:"四句为苓桂术甘本证,下二句为误治之变,属真武汤证,乃插入之笔。"故"茯苓桂枝白术甘草汤主之"应接在"脉沉紧"之后,如此倒装,意在告诫误治变证。56 条"……知不在里,仍在表也,当须发汗;若头痛者,必衄。""宜桂枝汤"当接"当须发汗"句后;"若头痛者,必衄"非误治变证,而为预设之变证,柯韵伯说:"宜桂枝句,直接发汗来,不是用桂枝止衄,亦非用在已衄后也。"陈亦人言之更详,他说:"至于'若头痛者必衄',乃是对病势演变的推断,如果头痛较剧而解,乃明阳邪冲激之甚,必致伤及阳络而发生鼻衄。文末宜桂枝汤,也是倒装文法,应在当须发汗句下,而不是衄后再用桂枝汤。"

(五)主治方剂与预后倒装

357 条"伤寒六七日,大下后,寸脉沉而迟,手足厥逆,下部脉不至,喉咽不利,唾脓血,泄利不止者,为难治,麻黄升麻汤主之。"本证的"麻黄升麻汤"应放在"泄利不止"后,"为难治",说明本证的预后,正如尤在泾所分析:"阴阳上下并受其病,虚实寒热混淆不清,欲治其阴,必伤其阳,欲补其虚,必碍其实,故难治。"46 条"……表证仍在,此当发其汗。服药已微除,其人发烦目瞑,剧者必衄,衄乃解。所以然者,阳气重故也。麻黄汤主之。""麻黄汤主之"应在"此当发其汗"后,当属倒装之文法。而夹叙之内容既有预后转归,也有病机分析。服药已微除,其人发烦目瞑,是服麻黄汤后的疾病转归,剧者必衄,衄乃解,则属设变之辞,以增辨证色彩;所以然者,阳气重故也,是仲景自注之文,旨在说明衄血的病机。

五、举 隅 法

举一义或局部之义而其义周遍的修辞手法,称为举隅,常用的有以下两种。

(一)举此见彼

16 条"桂枝本为解肌,若其人脉浮紧,发热汗不出者,不可与之也。常须识此,勿令误也。"有无汗出,是太阳病中风与伤寒的辨证要点,也是使用桂枝汤、麻黄汤的主要特征,故脉浮紧,发热无汗为太阳伤寒,当用发汗之峻剂麻黄汤治疗;脉浮缓,汗出为桂枝汤证。既云:"脉浮紧,汗不出"不可与桂枝汤证,则"脉浮缓,汗出"不可与麻黄汤自含其中,此即古之"读有字书,识无字理"之意。

(二)举症寓证

15 条"太阳病,下之后,其气上冲者,可与桂枝汤,方用前法;若不上冲者,不得与之。"气上冲,是病人自觉胸中有气上逆,仲景以症状代表证,借气上冲,不上冲,说明表证仍在或表邪内陷,提示桂枝汤适用太阳病误下后,表证仍在不宜峻汗之证;如果误下后气不上冲,反映邪已内陷,发生变证,则不当再用解表之法,桂枝汤自然不得与之。诚如徐灵胎所说:"此误下之证,误下而仍上冲,则邪气犹在阳分,故仍用桂枝汤发表;若不上冲,则其邪已下陷,变病不一,当随宜施治,论用误治诸法,详见自明。"302条"少阴病,得之二三日,麻黄附子甘草汤微发汗,以二三日无证,故微发汗也。"此"无证"当为"无里证",即指无吐利等里虚寒证而言,因少阴病禁用发汗,而此又治以"微发汗",其依据就是"无里证",故"无里证"既是麻黄附子甘草汤的使用依据,同样也是麻黄细辛附子汤的使用依据,301条麻黄细辛附子汤中未提及,麻黄附子甘草汤中补出,实属举此赅彼,故周禹载说:"此条当与前一条合看,补出无里证三字,知前条原无吐利躁渴里证也,前条已有"反发热"三字,而此条专言无里证,知此条亦有发热表证也。"可见其互相发明之妙,亦互有举症寓证、举此赅彼之意。

六、借　　代

当两个事物不相类似,却有不可分离的关系时,即可借助这一关系,用一事物代替另一事物,这种修辞手法叫借代。如51条"脉浮者,病在表,可发汗,宜麻黄汤。"本条从脉浮即确立病在表,为借脉浮代表病在太阳,属借代的笔法,故本证当有太阳表证的必具之证,但从条文指出用发汗祛邪法治疗。本条重点在"脉浮者,病在表,可发汗",而"宜麻黄汤"尚有条件,须有表实之证,始可用之。因此,此所谓"宜麻黄汤"仅是举例,亦可视为是"举此赅彼"之文法,若以麻黄汤作为解表剂的代名词,则属借代之列。

七、错　综　法

交错使用上下文的名称或语序的修辞手法叫做错综,错综可大致分为错名和错序两类。

(一)错名

错名亦称为两名错举,即上下文故意交替使用分属不同范畴的两名。如251条"得病二三日,脉弱,无太阳柴胡证,烦躁,心下硬,至四五日,虽能食,以小承气汤少少与,微和之,令小安。"本条之意为得病二三日,既无太阳证,又无少阳证,其主证为烦躁,心下硬。是阳明里热内实之证,至四五日尚能食,亦表示胃中有热,但脉弱,不宜大剂攻下,只须用小承气汤和胃通腑,使患者得以小安。因为小柴胡汤是少阳证的主方,所以少阳证又称柴胡证,这样,上文言"太阳",下文不说"少阳",而写"柴胡"两名错举。

(二)错序

所谓错序,就是交错语序的意思,即把前后词语的顺序安排得参差不一,以见文法之多变,语势之矫健。如339条就属于主谓错序,即在上下两个主谓词组中,一个是正常的语序,即主语居前,谓语在后,另一个则是反常的语序,即谓语居前,主语在后,从而使两个主谓词组形成错序的现象。339条"伤寒热少微厥,指头寒,嘿嘿不欲食,烦躁。"成无已说:"指头寒者,是厥微热少也。"本条中"热少"是主谓词组,而"微厥"却倒置主谓,构成错序。

八、互　备　法

互备法,是指上下文各言一语而其主互相具备的修辞手法,具有启迪思维,前后贯通的作用。如73条"伤寒,汗出而渴者,五苓散主之;不渴者,茯苓甘草汤主之。"356条"伤寒,厥而心下悸,宜先治水,宜服茯苓甘草汤,却治其厥,不尔,水渍入胃,必作利也。"上条提出茯苓甘草汤的主证是不渴,以此作为水停中焦与水蓄下焦的一个鉴别要点;下条指出茯苓甘草汤的主证是厥和心下悸,旨在指水停致厥与其他厥证的区别,二文各有重点,但必须将两条相互勘合才是茯苓甘草汤的主证,这是仲景的互备文法,从其偏而得其全,方证悉备。然而,《伤寒论》中尚有一方多证的特点,同一汤证所出现之脉证又是独立,不能以"互备法"将他们机械的合在一起,如"太阳病,项背强,无汗,恶风,葛根汤主之。"(31)"太阳与阳明合病者,必自下利,葛根汤主之。"(32)虽皆主以葛根汤,皆可以葛根汤证名之,但却不能将二者相合而称为葛根汤证。因为,31条中则未必有下利,32条中则未必有项背强。

九、数词虚用法

数词虚用法,即以某个数词表示众多的数,含有夸张的意味,表示众多的数词,叫虚数。古汉语中的虚数常用三、九等数来表示。如98条"得病六七日,脉迟浮弱,恶风寒,手足温,医二三下之,不能食而胁下满痛,面目及身黄,颈项强,小便难者,与柴胡汤,后必下重。"本文中"医二三下之",并非确实只有二、三次,乃言其多,是屡用之意。本条属脾阳虚而寒湿中阻,若误认为阳明实证而屡用下法,导致脾胃更虚而生诸症。《伤寒论》辨证强调以脉证为凭,而不拘于日数,这是仲景在《素问·热论》逐日传经理论上的重大突破,故《伤寒论》中数词多为虚数,而非实指。

十、避 复 法

避复法,是指为避免重复而变化某词,即上下条文用不同的词句来表达相同的意义的修辞手法。如181条"不更衣,内实,大便难者,此名阳明也。"241条"大下后,六七日不大便,烦不解,腹满痛者,此有燥屎也。所以然者,本有宿食故也,宜大承气汤。"上条的"不更衣"成无已解释为"古人登厕必更衣,不更衣者,通为不大便。"下条直接指出"不大便",这是仲景为避免重复而变化使用这个词,属于实词避复。

十一、自 注 法

自注法,就是在直叙法中插入一个句子结构,以解释或说明所讨论内容的一种方法。如158条"伤寒中风,医反下之,其人下利日数十行,谷不化,腹中雷鸣,心下痞硬而满,干呕,心烦不得安。医见心下痞,谓病不尽,复下之,其痞益甚。此非结热,但以胃中虚,客气上逆,故使硬也。甘草泻心汤主之。"本条"此非结热,但以胃中虚,客气上逆,故使硬也。"是自注句,说明心下痞硬,并非由于实热内结,而是由于脾胃之气不足,邪气内陷,气机壅塞,胃中虚气上逆所致。又如214条"阳明病,谵语,发潮热,脉滑而疾者,小承气汤主之。因与承气汤一升,腹中转气者,更服一升;若不转气者,勿更与之。明日又不大便,脉反微涩者,里虚也,为难治,不可更与承气汤也。"本条是辨阳明腑实的轻证治法及禁例,"因与承气汤"以后,是自注文字,说明服小承气汤应遵守小量试服的原则,严密注意服小承气汤一升后的情况,再决定是否续服原方;以及药后脉由滑疾变为微涩,里虚已著,即使实邪未去,也不可再用承气汤。当然,《伤寒论》中属自注的文字较多,前也有述及者,但亦有系后人所注,而因传抄误入正文者,则当予以识别,如半夏散及汤之方后注中有"半夏有毒,不当散服",显是后人所加,若为仲景自注,岂有复制半夏散哉。

十二、联 珠 法

联珠法,是用上一句的结尾作为下一句的开头,呈现一种逆进连续论述的一种手法。如265条"伤寒,脉弦细,头痛发热者,属少阳。少阳不可发汗,发汗则谵语,此属胃,胃和则愈;

胃不和,烦而悸。"本条中"少阳不可发汗,发汗则谵语"即为联珠法,仲景使用此法,意在使文理更加严谨和贯通,强调少阳当用和解而不可妄用汗法,误汗则津液外泄,胃中干燥,津伤热盛,故发谵语。又如225条"腹满不减,减不足言,当下之,宜大承气汤。"205条"阳明病,心下硬满者,不可攻之,攻之,利遂不止者死,利止者愈。"等俱属于联珠法。

十三、对偶排比法

对偶排比法,是将两个或两个以上结构相近或字数相等的有关词排列起来进行论述的一种手法。如247条"趺阳脉浮而涩,浮则胃气强,涩则小便数,浮涩相搏,大便则硬,其脾为约,麻子仁丸主之。"本条中"浮则胃气强,涩则小便数"即为对偶排比句,不仅读起来朗朗上口,而且说理透彻,表明脉浮主胃气强,主胃中有热,涩主脾阴不足,为脾约。又如210条"夫实则谵语,虚则郑声。郑声者,重语也。直视,谵语,喘满者死,下利者亦死。"本条中"实则谵语,虚则郑声"也为对偶排比句。

十四、复　用　法

用同义、近义或连类之词句复用,以协调音节,加强语势的修辞手法,叫做复用法。如354条"大汗,若大下利而厥冷者,四逆汤主之。"厥的含义,337条解释为"厥者,手足逆冷者是也",可见"厥"与"冷"同义,都是手足冷而不温之意,仲景复用二字,意在加强语气,给人留下深刻的印象,此属词义复用。

综上所述,《伤寒论》中运用了多种文法,了解并掌握这些文法特点,对于我们阅读理解能力的提高是至关重要的,只有这样,才能在学习中条理清晰,举一反三,深刻理解原文的精髓之处,达到事半功倍之目的。

以上多为文法中的修辞手法,刘渡舟则从"宾主假借"、"虚实反正"、"对比发明"来论《伤寒论》文法之特点,对研究《伤寒论》的辨证论治理论和其文法特点都是很有裨益,现全文附录于后(见附录)。另外,上述之文法修辞手法,往往互见于同一条文,并非限于一个条文,当予灵活掌握,要在研究中医古籍之文,既要符合文理,更要符合医理,这是一个很重要的原则。

附录:《伤寒论》文法举隅

《伤寒论》为辨证论治之巨著,其文以言简义深、寓意奥妙见称。严器之曰:"其言精而奥,其法简而详。"

学习、研究《伤寒论》文法之特点,乃是打开仲景宝藏秘密之钥匙,具有一定的现实意义。为此不揣肤浅,仅就《伤寒论》的"宾主假借""、虚实反正"、"对比发明"三种文法,举例分析如下,使人由文达医,借以提高辨证论治水平。

一、宾主假借

也有人称为"假宾定主"之文法。"假",借助也,"定",肯定也。即借助"宾文"所起的效果而促进"主文"使它卓然醒目,表现突出,而使辨证论治准确无误。

举例而言,第70条(赵本下同)的前半段"发汗后恶寒者,虚故也。"叙证时方药皆略,则属于"宾文"之义,下半段的"不恶寒但热者,实也。当和胃气,与调胃承气汤。"所叙内容,辨证论治齐备,辨证思想突出,故属于"主文"之义。

本条文一共有27个字,"宾文"9个字,"主文"18个字。如果只写主文的18个字,则使人读之索然乏味。加上9个字的"宾文"则效果极佳,文简而义深:第一,借助了虚证以烘托出主文的实证,自有水到渠成,而使人肯定无疑;第二,又可以从"实"以例"虚",反主而为客,则使两个问题,彼此印证,相得益彰,咀嚼不尽,玩味无穷。

再举一个例子,第71条前半段"太阳病,发汗后……"至"胃气和则愈",其文有证而略脉,则属于"宾文"。下半段则脉因证治齐备,而属于"主文"无疑。

这一条的"假宾定主"文法,较第70条的义理为胜。第一,纠正了时医一见咽燥口渴,动手即用滋濡之弊。第二,清晰地指出了下焦太阳蓄水、小便不利的口渴病变为气不化津。结合临床而论,蓄水而津液不化的口渴反用生津止渴之药治疗,临证所见为多,试举一例于后。

患者张某某,口渴欲饮,饮后又渴,咽喉似痛非痛,如有物梗,小便不利,脉来沉弦,舌苔水滑。

余辨为气寒津液不化之证,悉摒生津止渴之药。为疏"茯苓30克,桂枝12克,泽泻15克,白术10克,猪苓15克"。此方仅服6剂,则小便畅利,其病全瘳。

由此可以证明,仲景在"胃中干"的口渴上,而不落滋阴养液之窠臼,提示了消渴、小便不利的下焦蓄水五苓散证治。

"宾文"写的恰如其分,"主文"则另辟蹊径而别具一格,又能针对俗见变津干为津聚之妙,烘托入微,使人叹为观止。

二、虚实反正

"虚"非是空虚无物,乃是义藏于内的一种文体。"实"是对虚而言,是脉因证治,一目了然,毫无隐晦的一种写法。

例如:第23条在"一日二三度发"的前提下,连举三种转归,仲景就用了虚实对写文法。第一个转归是:"脉微缓者,为欲愈";第二个转归是:"脉微而恶寒者,此阴阳俱虚";第三个转归是:"面色反有热色者……身必痒。"

在此仲景写证而略脉,不与上两段等同。这并非仲景疏漏,乃是在"实写"之后,改用了"虚写"文笔,必然要引起人们的注意与猜想。

古人有"虽是无声胜有声"之说,从发热身痒太阳之小邪未解,则其脉必见浮,亦呼之欲出,跃于纸上。所以不写浮而自见,似比实写更能引人联想翩翩。

现在谈一谈反、正的文法。"正"和"反"相对而生。仲景行文布局,有的从正面来写,有的也从反面来写。凡是正、反两写之文,反面比正面所取得的效果更为精彩。

举例而言,第159条"伤寒服汤药,下利不止,心下痞硬,服泻心汤已……"以上18个字证治俱全,属于正面的写法。"复以它药下之,利不止,医以理中与之,利益甚。理中者,理中焦,此利在下焦,赤石脂禹余粮汤主之;复不止者,当利其小便。"这47个字,则与"正写"相反,是仲景设法御变以引申"心下痞""下利"的各种病理变化和各种治疗方法。这种"反面"的写法,剥去一层,又有一层,能讲得详,论得透,又不受"正面"文法之拘束。夫"正"与"反"在事实上也是不可分割的,所以仲景写的"反面"文章也正是补充"正面"文章之不逮。因为辨证方法是多样化,不能停留在一个模式之上。

三、对比发明

"对比"文法,是对证候的两方,进行排列对比,分析研究,互相发明的一种方法。

例如第12条的"太阳中风"的桂枝汤证,和第13条的"太阳病"的桂枝汤证,看来两条极相近似,然其重出之义经过对比之后,我们发现第12条冠以"太阳中风"四字,而第13条则只提"太阳病"缺少"中风"两字。

由于排列对比,看出第12条的桂枝汤局限于太阳病中风。而第13条没有"中风"二字则桂枝汤可以泛治太阳病汗出恶风的一切表证。于是桂枝汤治疗的狭义和广义之分灼然可见,达到了辨证论治之目的。

再如第93、94、95三条并列,分析三种不假药力而汗出的不同机制。

第93条的"冒汗"可责其虚;94条的"战汗"为邪已外解;95条的"自汗"则为卫强营弱而邪不去。三种汗出进行"对比发明",则引导辨证思维活力自在其中。

总的来说,仲景的文法,无论宾主、虚实、反正、对比等,都是从两个方面立论,具有一分为二的辩证法思想。所以,做到了文简义深、奥妙无穷。至于"夹叙""倒装"等文法从略不述(录自刘渡舟《伤寒论临证指要》)。

(顾武军)

《伤寒论》六经排列

对《伤寒论》六经编次之排列,后世医家颇多争议,见解不一。《伤寒论》是辨证论治的专著,据脉证而辨,随证治之,所以无须在六经编次上争论不休。同时《伤寒论》之六经编次实非仲景之旧,仲景著作经王叔和编次,复经辗转传抄,更是无从查考其争论是于仲景辨证理论无补。

一、《伤寒论》六经编次是王叔和所作

《伤寒论》是王叔和"搜采仲景旧论"而成,是张仲景《伤寒杂病论》的重要组成部分,实非仲景之旧,且年代久远,传抄之误必然,是以元·王履说:"惜其既以自己之说,混于仲景所怀疑中说又以绪脉杂病纷纭并载于卷首,故使玉石不分,主客相乱。"明·方有执更是大胆提出错简之论,他说:"愚自受读以来,沉潜涵泳,反复绎,窃怪简篇条册,颠倒错乱殊甚。盖编始虽由于叔和,而源流已远,中间时异世殊,不无囊残人弊,今非古是,物固然也。"从而力倡错简而著《伤寒论条辨》,谓"曰伤寒论者,仲景之遗书也;条辨者,正叔和故方位而条还之之谓也。"近人姜春华说:"《伤寒论》原来概论伤寒杂病,后人将它分开。虽条文有某某病之称,当时并未分篇,应无次第可言。王肯堂说:'王叔和编次张仲景《伤寒论》,立三阳三阴篇,其立三阳篇之例,凡仲景曰太阳病者入《太阳篇》,曰阳明病者入《阳明篇》,曰少阳病者入《少阳篇》;其三阴篇亦依三阳之例,各依太阴、少阴、厥阴之名入其篇也。'这个推测是很有理的,因为从六篇的内容来看,除有六经标目的条目外,其他归类有很多不恰当的,要是仲景自己分篇,绝不如此。王肯堂说:'其或仲景不标三阳三阴之名,但曰伤寒某病用某方主之而难分其篇者,则病属阳证发热、结胸、痞气、蓄血、衄血之类皆混入《太阳篇》,病属阴证厥逆下利呕吐之类皆混入《厥阴篇》也。惟燥屎及屎硬不大便大便难等证,虽不称名独入《阳明篇》者,由此证类属阳明胃实,非太阳厥阴可入,故独入阳明也。所以然者,由太阳为三阳之首,凡阳明、少阳之病皆自太阳传来,诸阳不称名者皆入其篇;厥阴为三阴之属,凡太阴、少阴之病皆至厥阴传极,故诸阴证不称名者皆入其篇。'王肯堂将这些问题指出,对于理解六经的面目是有意义的。清代高学山肯定原书不分篇,所持的理由是可信的,他说:'仲景《伤寒论》原书必不从六经分篇,当只是零金碎玉,挨次论去耳,分从六经者,其王叔和之臆见。盖病虽不能逃六经,而六经以何能限病哉?既从六经分篇,而一病而界于两经之间,及一条而有二三经之变

者,将何所收受乎? 且不必逐条冠之曰太阳病、阳明病等之字样矣。'仲景书每条之上冠以某某病,正说明其原始不分篇。"另外,从叔和之《伤寒例》所列六经形证来看,他认为仲景虽有六经之名,但六经之形证则与《素问·热论》大异,故其全文摘录了《素问·热论》之六经形证的内容,只是在发病日期上稍作调整而不过于机械,并补充了脉象,且将"三阳经络皆受其病,而未入于脏者,故可汗而已"的"脏"字改为"腑"字,还补充出"此三经皆受病,已入于腑,可下而已。"使之更合于临床实际,以此作为对仲景六经形证的补充,此后的六经编次亦按此而序自当顺理成章。综上可见,王叔和"搜采仲景旧论"而为《伤寒论》,是知非仲景之旧,故六经之次第亦叔和所为。

二、《伤寒论》六经是沿用《素问·热论》之旧

《伤寒论》六经之名,源于《素问·热论》,人所共知,而其排列次序,是叔和宗《素问·热论》之旧,已如前述,而其内涵则不一致,后之伤寒学者已有共识。日人山田正珍说:"盖伤寒以六经言之,古来医家相传之说,不可遽易者也。夫人之常情,每信于其所习见,而疑于其未尝习见者,故仲景亦不得已而袭其旧名,实则非经络之谓也。""太阳、阳明、少阳之次序,古来医家相传之定说,不可遽易者也,故姑从其旧说以次第之。"陆渊雷说:"太阳阳明等六经之名,其源甚古,而其意所指,递有不同。最初盖指经络,六经各分手足为十二,为针灸家所宗,《灵枢》《甲乙》诸书及《素问》中大部是也;其次指气化,即太阳寒水,阳明燥金之等,为司天在泉,运气家所宗,王冰附入《素问》之天元纪等大论是也;最后则指热病之证候群,为汤液家所宗,伤寒论及《素问·热论》是也。名则犹是,义则递异,故本论六经之名,譬犹人之姓名,不可以表示其人之行为品行。热病之六经,亦不可望文而释其义。""仲景沿用六经旧名,与《素问·热论》名同而实异,殆所谓无以名之而强名之者,故六经之名,有名而无义,注家望文生训,可发一笑。"孙宝楚:"《伤寒论》六经是在《素问·热论》篇的基础上发展起来的;是一种证候分类的方法,是张仲景总结了前人学说,加上自己丰富的临床经验,从整体观念出发,创造性地将热性病在发展过程中的许多症状,按照机体抗病力的强弱盛衰、病情的进退轻重和病位的表里浅深,作全面的考虑,找出其一定的规律,归纳为太阳、阳明、少阳、太阴、少阴、厥阴等六个证候类型,作为热性病'辨证论治'的纲领。"以上诸家所论都认为六经之名源于《素问·热论》,而其所指则不同,其次第亦为《热论》之旧,即山田正珍所谓"乃是《素问》之说,非仲景所说也。"

三、《伤寒论》六经排列非皆层次之序

《素问·热论》的六经形证是以经络发病为主,故在叙证之时皆告之以经络之循行走向,而仲景的六经为病则不然,是以后世医家对《伤寒论》的六经实质认识颇不一致,见仁见智,莫衷一是。概而言之,有经络说、六气说、脏腑经络说、八纲分证说、证候群说、六病说、形层说、经界说、治法分经说、正邪相争说等。近人有的宗古人某种观点或有所发挥,有的融合古人多种观点加以论述,也有的运用现代自然科学的理论和方法加以探讨,对六经的实质的认识不断深化,多数医家认为对《伤寒论》的六经,不能以一种理论加以说明,而是多种理论的综合,其本源应溯至《内经》的阴阳学说,由一而三,始有三阴三阳,而《内经》中阴阳的概念亦有多种解释,何况《伤寒论》的六经已非《内经》之旧。就《伤寒论》而言,三阴三阳病证应该说是以脏腑经络的病理变化为基础,但又不同于脏腑经络病变机械地等同,例如从经络来说,《素问·热论》的六经形证是以经络为基础,故在叙述六经形证时都指出了其经络走向,谓

"伤寒一日,巨阳受之,故头项痛腰脊强(王冰注曰:上文云其脉连于风府,略言也。细而言之者,足太阳脉,从巅入络脑,还出别下项,循肩膊内挟脊抵腰中。故头项痛,腰脊强。)二日阳明受之,阳明主肉,其脉挟鼻络于目,故身热目疼而鼻干,不得卧也……"而《伤寒论》六经形证则不限于经络,姜春华说:"伤寒六经又不同于经络六经。伤寒六经与经络有密切联系,但不等于经络六经,虽然一定的脏腑经络受病,势必反映出一定的临床证候,但是伤寒六经辨证,还加上人体抗病力强弱,病势进退缓急等各个方面的因素。况同一疾病不是千篇一律地限于某一经络某一脏腑,而是往往涉及其他。"实际上,《伤寒论》的六经病证既与经络脏腑等有密切联系,但又不能机械等同,同时还反映了病位病所、邪正的盛衰等诸多方面的内容,故当综合各家之说而取舍之,诚如姜春华所说:"《伤寒论》六经之名来自《内经》,但其内容实质已非经络之旧……包括了表里寒热虚实、经络脏腑营卫气血、邪正消长等,成为一个多种概念的高度综合体。它不是单纯的经络,也不是单纯的地区和病程划分,更不是简单的证候群。后人不从六经全部精神与《内经》的全部的阴阳概念来联系体会,而拘于《伤寒论》六经中某些符合于《内经》经络途经的症状为说,因此不能阐明仲景六经的实质。"但必须明确地说,其排列次序并不意味着是疾病由轻到重、由浅入深的次序,姜春华说:"《素问·热论》一日巨阳、二日阳明,三日少阳,四日太阴,五日少阴,六日厥阴。今本《伤寒论》编排六经之次第与之相同。若依病情发展论,则《素问·热论》之次序,正说明由浅入深。惟《伤寒论》之病情,太阳为初起,阳明有初病即成,少阳既曰得之一二日,则亦病之初起;太阴、厥阴,亦不必来自太阳;既非由浅入深,则其次第不必与《热论》同。后世有议之者,如戴元礼、丹波元坚等。戴元礼说:'太阳在表,少阳在表里之间,阳明在里;自外渐入内,次第正当如此;果如《伤寒论》中所说,一日太阳,二日阳明,三日少阳,岂可第二日在里,而第三日半表半里乎?'丹波(指丹波元坚——笔者注)著《述义》(指《伤寒论述义》——笔者注),其次第一为太阳,二为少阳,并说少阳为半表半里之证,仲景既拈之于《太阳篇》,惟其名则取之《内经》,是以更摘其概,列之阳明之后,今先列于阳明者,使人知传变之叙而已。"日人中酉惟忠说:"以其浅深缓急之次,则当自太阳及少阳,自少阳及阳明,而少阳于后者,盖欲先示其为表里也。"可见丹波及中酉惟忠认识是一致的,即《伤寒论》六经之序乃叔和依《素问·热论》六经之序,其意义非指浅深之次,若以浅深论之,则少阳当于阳明之前。魏荔彤说:"三阳之气皆为表,而太阳为表之表,阳明为表之里,少阳为表之半表里。三阴之气皆为里,而太阴为里之表,厥阴为里之里,少阴为里之半表里。"按魏荔彤之说,六经之形层次序当为:太阳、少阳、阳明、太阴、少阴、厥阴。此说于三阳则可通,而于三阴则又不恰,就临床所见,少阴病为心肾之疾,而厥阴则为肝之疾,仲景于论中论及多种不治之死证,可少阴证较之厥阴病为重,是以若按浅深轻重分之,少阴当在厥阴之后。综上可见,《伤寒论》之六经次序与病情轻重无关。姜春华还指出:"但仲景伤寒六经分证与《素问·热论》中的六经各异。《热论》中的六经,只是作为分证的纲领,未具体论述其辨证论治,仅论述了六经的热证、实证,未论及六经的虚证、寒证;而伤寒六经则联系全身脏腑、经络、气血、营卫的变化进行辨证论治,归纳其证候特点,病变部位,寒热趋向,邪正盛衰,作为诊断治疗的依据。"可见其名同实异,其排列次序当然也不能以《素问·热论》作释。

四、学习《伤寒论》,重在辨证,不必拘于六经排列次序

《伤寒论》的精髓是"辨证论治",强调以脉证为凭,据证而辨,疾病的发生与发展虽有一定的规律,但绝不是对号入座,排座次而病,而是以"观其脉证,知犯何逆,随证治之"为原则,

强调具体情况具体分析的活法。是以陈亦人认为《伤寒论》"着重提示辨证论治的规律",并说:"《伤寒论》原文的六经主要是辨病,所以每经病之前都标出'辨××病脉证并治',每经病的首条,皆是'××之为病',多数条文皆冠以'××病'。对于两经或三经病同时发生的,名为合病;先后出现的,名为并病,而不称为合证、并证……然而辨病离不开临床证候,所以《伤寒论》也间有径称'某证',如'伤寒二三日,阳明少阳证不见者,为不传也。'据证知病,既然未见阳明少阳证,则知病仍在太阳,没有传入阳明、少阳。又如'伤寒呕多,虽有阳明证,不可攻之。'提示治病的步骤应随证异。虽然已经具有阳明证,但少阳病的主证尚在,而且胆胃气逆颇甚,即不可专攻阳明。由于辨病的依据是临床证候,所以又称'六经辨证'。北宋·庞安时所著的《伤寒总病论》,已将'某某病'称着'某某证',实开六经辨证提法的先河。这里,必须明确六经辨证之目的是辨病之所在,证和病名虽不同而精神是一致的,乃是六经辨证与其他辨证的主要区别处……六经辨证之所以重要,因其概括了内在病变共性的'病所',但只知道病之所在,还不能完全解决问题,必须同时辨清病的性质,才能全面掌握病机。因此,《伤寒论》六经病篇的全部内容都贯穿着八纲辨证精神,只不过没有八纲名称而已……要知六经概括了'病所','八纲'概括了'病性',都属于共性而各有侧重,临床辨证缺一不可,相辅相成,共同构成《伤寒论》的辨证体系,而为各种辨证的基础。"陈亦人之论尤为精辟,阐明了《伤寒论》的辨证体系,强调了六经辨证的重要地位,这是学习《伤寒论》必须明确的首要问题,若舍此而去争论六经排列次序,则未免舍本而求末。牛元起认为《伤寒论》之六经是证候类型的概括,并用以指导辨证,他说:"选用三阴三阳来命名各类证型,是受了《内经》阴阳学说的影响,是基于'阴阳是机动代词',而不是根据经络所属。伤寒三阳是正盛邪实、表热实证的概括;三阴是正气衰减、里虚寒证的代称。所以划而为三,意在标示其盛衰程度的差别。伤寒六经与阴阳学说的关系,也可以从排列顺序和'欲解时'上得到支持。仲景原书'太阳、阳明、少阳、太阴、少阴、厥阴'的顺序,与代表季节更迭,阴阳消长的'少阳、阳明、太阳、厥阴、少阴、太阴',和司天在泉的六步变化'厥阴、少阴、太阴、少阳、阳明、太阳'比较相近,只是'从三而一'和'从一而三'的差别,而与经络学说起于手太阴,终于足厥阴的顺序完全不同。六经欲解时的分布是三阳在昼,三阴在夜。这与'平旦至日中,天之阳,阳中之阳也;日中至黄昏,天之阳,阳中之阴也;合夜至鸡鸣,天之阴,阴中之阴也;鸡鸣至平旦,天之阴,阴中之阳也'(《素问·金匮真言论》)基本相吻;而与经络学说的阴阳经交叉排列毫无共同点。""六经证型分类是从临床实践出发的,是根据证候的表里寒热虚实属性和各证型间的自然联系状况来划分的。外感热病的特点决定了证候的复杂多变,往往会累及许多经络、脏腑……因而不是某一经络所能囊括的。""把六经理解为证候类型的抽象概括,并不是否认它与脏腑、经络、气血营卫……有关系;恰恰相反,它能更正确、更客观地反映脏腑、经络、气血、营卫的病理而不囿于经络之狭。"姜春华更指出:"六经病的每一经都有寒热虚实的变化,学习伤寒六经辨证,必须辨别其中八纲。""《伤寒论》六经虽不必统百病,但其中辨证论治的精神法则,却可应用于百病,而其中的方药更可广泛应用于各种疾病,并非伤寒方只治伤寒,也非古方不适用于今日,只在如何理解六经中之辨证精神,以及方剂组合的主要作用,则多病可用一方,一病也可用多方。"因此,学习《伤寒论》,首要明确其辨证论治的理论体系,明确六经分病(证),无须强解六经次序,不必拘于其六经排列先后,其辨证体系当是八纲、气血辨证、脏腑辨证、卫气营血辨证的结合,辨证论治才是《伤寒论》的精华。

(顾武军)

对《伤寒论》六经实质的研究

《伤寒论》研究的重要课题之一是"六经"的实质,历代注家对于六经有各种不同的认识,见仁见智。形成了争鸣的局面,这些争鸣不断丰富和充实着六经辨证理论体系的内涵,促进了伤寒学说的发展。综观历代注家的观点,关于六经实质研究可概括为三大体系。

一、人体组织结构体系

研究《伤寒论》的注家最先是从人体组织结构的角度来研究和认识六经的实质。认为六经实际上就是人体组织结构的病变。它包括经络说、脏腑说、脏腑经络说、经界说、形层说等。

(一)经络说

倡导此说的代表者为宋代朱肱,他在《类证活人书》中强调"治伤寒先须识经络,不识经络,触途冥行,不知邪气之所在。"朱肱认为六经即指手足阴阳十二经脉,六经病证是由风寒侵犯经脉所引起,故应以"太阳经""阳明经""少阳经"等称之。金元时期的成无己在《注解伤寒论》中也持此观点。他们认为《伤寒论》的六经病证就是经络的病变。

(二)脏腑说

以李时珍、高学山为代表。李时珍在《本草纲目》中指出:"夫寒伤营,营血内涩,不能外通于卫,卫气闭固,津液不行。然风寒之邪,皆由皮毛而入。皮毛者,肺之合也。肺主气,包罗一身,天之象也。证虽属太阳,而肺实受邪也。"高学山在《伤寒尚论辨似》中亦指出:"足太阳与手太阴同治皮毛之合,则肺部所辖之胸中,原为太阴阳气之公署。"这些观点是典型的脏腑经络说。

(三)经界说

柯韵伯认为,《伤寒论》六经是"经略"之经、"经界"之经,而非"经络"之经。他说:"仲景书只宗阴阳大法,不拘阴阳之经络也。"(《伤寒论翼·太阳病解第一》)。又说:"六经是分区地面,所赅者广。虽以脉为经络,而不专在经络上立说。"(《伤寒论翼·六经正义》)

(四)形层说

程郊倩、俞根初皆持此说。程郊倩在《伤寒论后条辨》中说:"经,犹言界也。经界既正,则彼此辄可分疆。经,犹言常也。经常既定,则徒更辄可穷变。六经署而表里分,阴阳划矣。凡虚实寒温之来,虽不一其病,务使经署分明,则统辖在我,不难从经气浅而浅之、深而深之,亦不难从经气浅而深之、深而浅之可也。"程郊倩的观点是从外部纵向、小面积地看待每一经病证,由六区地说而演化成六经形层说。俞根初在《通俗伤寒论》中提出,太阳经主皮毛,阳明经主肌肉,少阳经主腠理,太阴经主四肢,少阴经主血脉,厥阴经主筋膜。

二、病理机制体系

提出六经实质是人体病理机制改变的注家虽然仍从人体组织结构上着眼,但其研究方法不再是形态学而是功能学。这个体系包括标本中气说、气机升降说、正邪相争说、阴阳消长说、脏腑经络气化说、人体功能活动说、病理层次说等。

(一)标本中气说

以张志聪、陈修园为代表的一些注家,根据《内经》六气标本中气的气化理论解释《伤寒论》中的六经。他们认为三阴三阳,六经六气,天地之间有,在人身之中亦有。无病则六气运行,上合于天;若外感风寒,更以邪伤正,始则同气相求,继则从气而入经,由经而入脏。例如:"太阳之上,寒气治之,中见少阴"。太阳病从本气,故必有恶寒;寒邪郁于太阳之经,邪正相争之发热则是从标;太阳病不解,可内陷少阴,故"中见少阴"。陈修园甚至说:"六气标本中气不明,不可以论《伤寒论》。"(《伤寒论浅注·读法》)这不仅把经络、脏腑的病变包括在内,而且将六经病证提高到天人相应的高度,使经络、脏腑经络等观点更深化了一步。

(二)气机升降说

张燮均认为,《伤寒论》六经证治,不仅包括了八纲、脏腑辨证,也贯穿着脏腑气机升降理论。具体体现在脾胃升降失常,肝胆升降失常,肺气肃降失常,心肾升降失常四个方面[1]。

(三)正邪相争说

祝味菊认为《伤寒论》中的六经是指正邪相争的不同阶段。他在《伤寒质疑》中说:"太阳之为病,正气因受邪而开始合度之抵抗也;阳明之为病,元气偾张,功能旺盛,则抵抗太过也;少阳之为病,抗能时断时续,邪机屡进屡退,抵抗之力,未能长期相继也;太阴少阴之为病,正气懦怯,全体或局部之抵抗不足;厥阴之为病,正邪相搏,存亡危急之秋,体工最后之反抗也。"认为六经的实质是代表正气抗邪能力有六种不同的程度。

(四)阴阳消长胜复说

柯雪帆[2]、时振声[3]等认为,《伤寒论》六经辨证的理论基础是阴阳胜复(消长)。时振声在《伤寒论的六经与六经病》中说:"六经辨证是从大量的临床实践中,以阴阳相互消长来说明急性热性病的动态变化,同时贯穿于整个急性热性病的全过程。不应单独局限在某个脏腑,或某条经络的损害上来看问题,否则就不能全面地反映出急性热性病的辨证规律。"用阴阳胜复来解释伤寒六经辨证,是从整体出发,从动态变化看问题,比较符合外感病是全身性疾病,外感病有阶段性这两个特点。

(五)脏腑经络气化说

万友生认为,三阴三阳是在经络脏腑的物质上论证其气化活动(生理病理)的,而其气化活动则是以脏腑为动力根源,以经络为通道,故探讨三阴三阳的实质,必须把脏腑、经络、气化密切联系起来[4]。

(六)人体功能活动说

吴凤全等认为,《伤寒论》六经是对人体功能活动单位的分类,它代表了人体六大生理功能系统。六经病证则是这六大生理功能系统在邪气干扰下发生的病理反映[5]。

(七)病理层次说

郭子光认为,《伤寒论》的六经是根据不同程度的阴阳量的大小划分为六个大的病理层次的反映。这个大的病理层次里面,又可分为若干较小的病理层次,将这种小的病理层次的反映和针对其治疗的方药联系起来就构成汤证,在这些较小的汤证里面,有的又兼有着局部层次阴阳失调,或同时出现两个或两个以上层次的阴阳失调[6]。

三、辨证纲领体系

随着《伤寒论》研究的不断深入,许多注家认识到六经不仅与生理病理有关,也与病变部位、诊断、治疗、及辨证论治息息相关。由此将六经的实质研究由脏腑经络气化拓展到辨证的各个方面。使六经实质的研究涉及的内容又有了扩展,更贴近临床实际。这个体系包括八纲、治法说、病程阶段说、六病分证说、六经分证说、证治纲领说、症候群说、综合体说、病证结合说、病证虚实说、环节说、抽象说、时空说等。

（一）八纲说

日本学者喜多村认为，《伤寒论》六经的实质就是八纲分证，他指出："所谓三阴三阳，不过假以表里寒热虚实之义，因非脏腑经络相配之谓也。"（《伤寒论疏义》）"胡希恕先生在 20世纪 60 年代即指出《伤寒论》的六经来自八纲。六经的实质是人体患病后出现的六类症状反应，即人体患病后，由于体质的不同、外邪的不同、时间不同等表现出不同的症状，这些不同的症状（以八纲分类），张仲景以提纲形式分为六类，这便是六经"[7]。

（二）治法说

钱天来、尤在泾认为仲景六经是治疗大法的纲领。钱天来说："大约六经证治中，无非是法，无一字一句非法也。"（《伤寒溯源集·附录》）尤在泾《伤寒贯珠集》则以治法为主线，贯穿六经病证。

（三）病程阶段说

陆渊雷认为，伤寒六经实质上就是病变过程中的不同阶段。他在《伤寒论今释》中说："盖伤寒六经，不过就病变上分作六个阶段。"

（四）六病分证说

赵锡武[8]、李克绍[9]、张志民[10]、刘绍武[11]等都从不同的角度论述"六经"应是"六病"。经络脏腑是客观存在的物质基础，而六病及其证候类型则是对风寒侵犯人体引起的病变进行分析归纳的结果。李克绍更明确指出，《伤寒论》只提出三阴三阳的"病脉证治"，全书找不到"六经"这两个字。

（五）六经分证说

郭霭春等认为，《伤寒论》中的六经，源于《内经》中的三阴三阳理论，并有所发挥、有所创造。脏腑经络是六经分证的物质基础，阴阳之气的多少是六经命名的原则，六经的排列次序反映了疾病的传变规律，所以称其为六病，是仲景对外感热病分证的高度概括[12]。

（六）证治纲领说

董平认为，伤寒六经是辨证纲领与论治纲领的高度统一，它综合地反映与提示了病因、病位、病情、邪正力量的对比和受邪的组织器官等具体情况，为决定治则、治法，进行组方与遣药，提供了依据[13]。

（七）症候群说

黄文东[14]、金寿山[15]、吕敦厚[16]等认为，《伤寒论》三阴三阳之实质是六个症候群（现称综合征——笔者注，下同）。当然，这六个症候群是仲景把外感病过程中出现的错综复杂的脉症，根据病位、病程、病性的不同而归纳划分的。并非指某一具体病的症候群，与西医的概念不能等同。孙宝楚[17]亦认为，《伤寒论》六经是一种证候分类的方法，是张仲景总结了前人学说，加上自己丰富的临床经验，从整体观念出发，创造性地将热性病在发展过程中的许多症状，按照机体抗病力的强弱盛衰，病情的进退轻重和病位的表里浅深，作全面的考虑，找出其一定的规律，归纳成太阳、阳明、少阳、太阴、少阴、厥阴六个证候类型，作为热性病"辨证论治"的纲领。

（八）综合体说

姜春华等认为，《伤寒论》六经的实质，是仲景融合了《内经》全部阴阳概念，包括了表、里、寒、热、虚、实、经络、脏腑、营卫气血、邪正消长等，成为一个多种概念的高度综合体。它不是单纯的经络，也不是单纯的地区和病程划分，更不是简单的症候群（现称综合征-笔者

注)[18]。

(九)病证结合说

徐荣斋认为,所谓六经辨证,是后人注疏《伤寒论》的评语,注疏者强调了辨证的一面,而忽略了辨病的一面。其实伤寒的六经是辨病和辨证的结合。《伤寒论》中提纲挈领的"辨某某病脉证并治"篇名,都说明了《伤寒论》辨证论治和辨病论治是相结合的[19]。

(十)病证虚实说

仝选甫认为,对伤寒六经的内涵可视为由量变到质变的萌芽。简言之,三阳病为实,三阴病为虚。临床万不能将伤寒六经与经络六经、脏腑六经等概念混淆,否则欲明反晦[20]。

(十一)环节说

孙泽光认为,六经不是六个独立的病,也不是六组独立的症状,它是疾病变化中具有不同性质的六个环节。他们有机地联系在一起,构成了疾病由量变到质变,由开始到终结的全部过程,从而概括了疾病发生发展的一般规律[21]。

(十二)抽象说

牛元起认为,《伤寒论》六经是证候的抽象。伤寒三阳是正盛邪实,表热实证的概括;三阴是正气衰减,里虚寒证的代称。所以划而为三,意在标识其盛衰程度的差别[22]。

(十三)时空说

岳美中指出,伤寒六经在生理病理上都是时间和空间的综合概括,六经各有一定的病和当令之时,值其欲解之时,可以不施治[23]。

此外,有的学者从巴甫洛夫学说、应激学说、体质学说、逻辑理论、模糊理论、黑箱理论、数学集合论等方面探讨六经的实质和内涵,可谓众说纷纭,见仁见智。

结　语

综上所述,《伤寒论》六经实质的研究已取得可喜的进展。学者们不再囿于传统的经络脏腑、气血津液的物质基础及其功能活动(气化)框架,而是将病程、病位、病性及邪正斗争,阴阳消长的病变规律、辨证思维方式、临证辨证方法引入其中。体现了六经既是外感病辨证论治的基础,又是外感病辨证论治的纲领。对《伤寒论》中的六经进行深入探讨,将有助于《伤寒论》研究的进一步发展,更好地指导临床应用与中医传承工作。

参 考 文 献

[1] 张燮均.试论伤寒六经的气机升降[J].浙江中医杂志,1980,(1):21.

[2] 柯雪帆.阴阳胜复是《伤寒论》的理论基础[J].上海中医药杂志,1980,(4):14.

[3] 时振声.《伤寒论》的六经与六经病[J].河南中医,1981,(4):1.

[4] 万友生.伤寒知要[M].南昌:江西人民出版社,1982:13.

[5] 吴凤全,刘晓萍.六经辨证理论体系内涵的研讨[J].中医药学报,1996,(2):3.

[6] 郭子光.伤寒论汤证新篇[M].上海:上海科学技术出版社,1983:6.

[7] 马有度.两个六经不能混淆[J].中华中医药杂志.2006,(10):21.

[8] 中医研究院西苑医院.赵锡武医疗经验[M].北京:人民卫生出版社,1980:1.

[9] 李克绍.伤寒解惑论[M].济南:山东科学技术出版社,1978:12.

[10] 张志民.试论《伤寒论》六病分证的特点及其意义[J].浙江中医杂志,1980,(1):21.

[11] 刘绍武.试论《伤寒论》"六经"当为"六病"[M].北京:人民军医出版社,2007:191-197.

[12] 郭霭春.伤寒论六经刍议[J].河北中医,1985,(3):1.

[13] 董平. 有关六经本质的几个问题[J]. 新中医,1983,(2):39.

[14] 黄文东. 对《伤寒论》的六经辨证与治法之体会和意见[J]. 上海中医药杂志,1955,(11):24.

[15] 金寿山.《伤寒论》基本精神的体会——整体观念[J]. 上海中医药杂志,1955,(1):3.

[16] 吕敦厚. 伤寒六经证治要点[J]. 福建中医药,1957,(6):26.

[17] 孙宝楚.《伤寒论》六经是一种证候分类的方法[J]. 江苏中医,1959,(8):3.

[18] 姜春华. 伤寒论识义[M]. 上海:上海科学技术出版社,1985:188.

[19] 瞿岳云. 略谈《伤寒论》之研究[J]. 辽宁中医杂志理论专辑增刊,1981.

[20] 仝选甫. 六经实质与六经病[J]. 吉林中医药,1996,(1):44.

[21] 孙泽光. 六经探索[J]. 辽宁中医杂志,1978,(2):1.

[22] 牛元起. 关于六经实质的探讨[J]. 中医杂志,1980,(10):10.

[23] 岳美中. 试谈辨证论治和时间空间[J]. 上海中医药杂志,1978,复刊号:14.

（廖云龙　蒋小敏）

《伤寒论》三百九十七法研究

《伤寒论》三百九十七法,最早见于北宋林亿等人校定《伤寒论》后所作的序:"……以为百病之急,无急于伤寒,今先校定张仲景《伤寒论》十卷,总二十二篇,证外合三百九十七法,除重复,定有一百一十二方",此后,成无己撰《注解伤寒论》,严器之为之作序云:"聊摄成公,议论赅博,术业精通,而有家学。注成《伤寒论》十卷,出以示仆,其三百九十七法之内,分析异同,彰明隐奥,调陈脉理,区别阴阳,使表里以昭然,俾汗下而灼见……"是亦有"三百九十七法"之说。然则"三百九十七法"所指为何? 其义未明。故后世学者,众说纷纭,莫衷一是。这对《伤寒论》的学习和应用不利,故有加以剖析的必要。

一、关于 397 法的内涵

林亿等校定的《伤寒论》10 卷、22 篇,包括了辨脉法、平脉法、伤寒例、辨痓湿暍脉证,辨六经病脉证并治,辨霍乱、阴阳易差后劳复脉证并治,辨汗吐下诸可诸不可脉证并治等内容。既然如此,所谓"证外合三百九十七法"是怎样统计出来的? 它是否包括辨脉法、平脉法、伤寒例,以及汗吐下诸可诸不可等法,便成为研究 397 法所遇到的第一个难题。

率先对 397 法进行考证的是元泰定年间程德斋作《伤寒钤法》,其自序曰:"若能精究是编,则知六经传变,三百九十七法,在于指掌矣。"又曰:"六经二百一十一法,霍乱六法,阴阳易差后劳复六法,痓湿暍九法,不可汗二十六法,宜汗四十一法,不可吐五法,不可下五法,可汗五法,可吐五法。""以其说通计之,却止得三百一十九法,于三百九十七法中,尚欠七十八法。观其序文乃如彼,考其所计乃如此,则知其犹未能灼然以得其实数而无疑也。"

元·王履在其所著的《医经溯洄集》中特撰"伤寒三百九十七法辨"一文,考寻《伤寒论》397 法,他认为 397 法不包括辨脉法和平脉法,但伤寒例是仲景所作,他说:"夫叔和之增入者,辨脉、平脉与可汗不可汗等诸篇而已,其六经病篇,必非叔和所能赞辞也。"然而,当他煞费苦心寻觅 397 法的踪迹时,依成无己注本查考的结果却是"茫然不知所在",因成无己的《注解伤寒论》已删去了诸可与不可中所有重出之条文。继而王履依宋本寻找 397 法的所在,翻来覆去计算,亦只得 388 法之数,其余 9 法则下落不明。

至明代洪武年间,芎溪黄仲理撰《伤寒类证辨惑》,进而提出《伤寒论》序例三章皆非仲景原法,乃王叔和所加,他说:"仲景之书,六经至劳复而已,纤细毕备,有条而不紊也。其间具有三百九十七法,一百一十二方。辨脉法、平脉法、伤寒例三篇,叔和采摭群书,附以己意,虽间有仲景说,实三百九十七法外者也……其非仲景说者,悉去之。"后方有执、喻嘉言、周禹载等随之响应,形成了以方、喻为旗手的重订错简派。自明清以降,大多数注家乃将辨脉法、平脉法、伤寒例以及可汗不可汗诸篇视为王叔和之作而被排除于仲景 397 法之外。如陈修园便在《伤寒论浅注》中说:"余考仲师原论,始于太阳篇,至阴阳易差后劳复篇止,共计三百九十七节,何以不言节而言法,盖节中字字是法,言法即可以赅节也。"由此倡导出仲景原文条条是法,字字是法的渊薮。沿袭至今,陈修园至此将 397 法之说与仲景《伤寒论》条文之实数相合,得到后世一些医家的承认,如清末名医唐宗海撰《伤寒论浅注补正》,就对陈修园 397法之划分标准深为赞同,将《伤寒论》六经病篇(包括辨霍乱、阴阳易、差后劳复)397 条称为397 法。

但也有学者认为,397 法并不局限在六经病篇。如清代医家魏荔彤,他在《伤寒论本义》中说:"辨脉一篇,的是仲圣原文,其辞简括,其义深长,与《伤寒杂病论》心思笔致,皆是令人细绎不尽,推暨无方矣……辨脉为论证之先务,所以叔和叙次为第一,不可谓以传僭经也。既非叔和所能拟议,原为医圣高文巨典,不妨置之诸论之首。以重珍视之事矣。"现代学者钱超尘的考证,亦认为《辨脉法》一篇,乃仲景《伤寒论》所原有[1]。赵恩俭也不同意把辨脉法、平脉法排除在《伤寒论》之外的观点,他认为:"辨脉法、平脉法两篇,不是王叔和的伪撰。它们与《伤寒论》六经条文、《金匮要略》都是统一的。是古《伤寒杂病论》全书内容的一部分,当然亦就是《伤寒论》全书的一部分。"至于用 397 法来判断此两篇的真伪,就更加荒谬,"因为397 法不是仲景提出的,而是林亿等人提出的。但林亿校定的《伤寒论》中,就有辨脉法和平脉法两篇文字。如果他认为 397 法之外都有问题,为什么还不删去呢?再者,397 法,112 方是治法,这与辨脉法、平脉法之论诊法的篇章没有关系。何况 397 法之说,本身就存在问题,怎么能用它来否定辨脉法和平脉法呢?"[2]

邓铁涛、王永谦则对《伤寒例》非仲景原著之说提出质疑。邓铁涛认为,《伤寒例》的内容有较完整的系统性,具有《伤寒论》开头概论性篇章的意义[3]。王永谦指出:"《伤寒例》的内容是丰富的,如果将这些知识与 397 条结合起来,无疑会更充实《伤寒论》理法精华。如果将两者对立起来,认为其对后者漫无发明,显然是门户之见[3]。"

钱超尘在总结前贤研究的基础上,提出"有方曰法,无方曰证"的观点,对林亿等人所称"证外合三百九十七法"的出处进行了仔细的考证,最后统计出太阳上篇 16 法,太阳中篇 69法,太阳下篇 42 法,阳明篇 47 法,少阳篇 1 法,太阴篇 3 法,少阴篇 23 法,厥阴篇 19 法,霍乱篇 6 法,劳复篇 6 法,不可汗 1 法,可发汗 41 法,发汗后 25 法,可吐 2 法,不可下 4 法,可下 44 法,汗吐下后 48 法,共计 397 法的结果。从而,也找出了王履未曾觅得的 9 法[1]。但是,钱超尘的计算方法仍把辨脉法、平脉法、伤寒例三篇排除在外。所以,究竟应当怎样界定397 法的范围,至今仍是一个难题。

二、对 397 法的实质理解及评价

如果说《伤寒论》"三百九十七法"所指内涵的考究只是一个内容与形式的问题。那么,对它的实质及评价则又是一个争鸣的问题。关于这一点,历代医家也进行了深入的探讨。

宋代著名伤寒学家许叔微认为,397 法的实质就是辨证论治,而以表里虚实为眼目。如他在《伤寒发微论》中说:"伤寒治法,先要明表里虚实,能明此四字,则仲景三百九十七法可坐而定也。"

　　明代陶节庵推广其意,进而将397法的精髓归结在八纲辨证、八法论治上。如他在《伤寒全生集》中说:"夫伤寒三百九十七法,无出于表里虚实,阴阳冷热八者而已,若能明此八者,则三百九十七法,可得一定于胸中也。""大抵伤寒,先须识证,察得阴阳表里虚实寒热亲切,复审汗下和解之法,治之庶无差误。"

　　清代医家钱天来亦很重视六经病证的立法施治,他在《伤寒溯源集》中说:"但就三阳三阴六经之证治,正变之不同,剖明其立法之因,阐发其制方之义而已。"但他认为仲景立法意义深广,不必拘于397法之数,他说:"大约六经证治中,无非是法,无一句一字非法也。其有方者未尝无法,而法中亦未尝无方。故以方推之,则方中自有法;以法论之,则法内自有方。不必拘于三百九十七也。若必支离牵合,以实其数,则凿矣。"

　　柯韵伯亦对397法的实际意义表示怀疑,认为对仲景方与法应当举一反三,不必囿于397法之说。他在《伤寒来苏集》中明确指出:"三百九十七法之言,既不见于仲景之序文,又不见于叔和之序例,林氏(指林亿——笔者注)倡于前,成氏(指成无几——笔者注)程氏(指程德斋——笔者注)和于后,其不足取信,王安道已辨之矣。""小青龙设或然五症,加减法内即备五方……此仲景法中之法,方外之方,何可以三百九十七法、一百一十三方拘之?"柯韵伯之见对后世产生了较大影响。

　　现代学者肖熙认为:"如果执定于几法之数,即使不差秒忽,亦何补于古人,既不补于古人,亦何益于来者? 徒令后之人见此巨数,望而生畏……《伤寒论》397法113方的演绎,说明了机动掌握、灵活运用的诊断和治疗的基本规律和旨趣[4]。"金寿山亦认为:"397法之说在宋时习俗相传,本无确数,高保衡等校定《伤寒论》时因循旧说以实其数,所定标准根本不甚合理,计数重复,自乱体例……学习《伤寒论》应学习它的精神,着眼于大方大法[5]。"陈伯涛说:"一部《伤寒论》的精神,全在辨证论治方面下工夫……学习《伤寒论》,是学习《伤寒论》的辨证论治方法,而不是囫囵吞枣、执古不化,偶像崇拜,厚古薄今,停留在1700余年以前的张仲景时代。分经辨证,辨证论治,脉因证断,证以脉平,因证选药,因药测证,活法中有定法(大经大法,包括主方主药),定法中有不定之法(活法活用,例如诸方变法及加减法),方外有方,法中有法,散则万殊,理归一贯,不必拘泥于397法、113方的数字。后世从实践经验中获得的理论体系和历代有效的时方、单方、验方,随时都可取来运用,以充实《伤寒论》的内容[6]。"

　　俞长荣认为"三百九十七法之说,概念不清,数据不实,逻辑不合理,不利临床应用,不宜一传再传,贻误后人,应该到我们这一代休矣。"[7]赵恩俭亦认为掌握《伤寒论》方法的关键在实践中灵活运用,他指出:"经方在历史上起过巨大作用,直到今日绝大多数仍是临床上用之有效的名方。尤其是经过仲景整理和使用辨证方法的控制,使经方的水平达到其他方书中之方剂都无可比拟的高度。但是我们对历史还是要向前看而不要向后看的,否则就要把经方孤立起来,切断了它与历代方剂的联系……我们学习研究经方家法把历史搞清,把优点掌握起来,这是完全必要的。研究注解'大论',严守经方'家法',还仲景本来面目是对的,亦是极有价值的工作……只是围着所谓397法、112方打转转,不敢越雷池一步。为了'纯'又从10本中无原则地删去辨脉法、平脉法、可不可等诸篇大量的资料,使经方更加残缺不整,并且脱离了临床、脱离了历史的发展。越想搞纯遇到的困难就越大,钻进书本脱离了临床,而不在实践的基础上去工作去研究,若干问题是解决不了的。问题的关键在于实践,《伤寒论》之能横亘千古,一方面在于仲景原书的水平,一方面亦因为历代人在临床上的使用,使仲景的方证一直'活在人们手上'。"[2]

李家庚认为："三百九十七法对于稽考大论原文、研究仲景学术具有重要意义,故现在高等中医药院校教材《伤寒论讲义》的核心内容基本上采用以"三百九十七法"为主编写。然因《伤寒论》六经病篇,文字古朴,义理深奥;其论病机之复杂变化,邪正之进退消长,前后相贯,似分又合;使人深刻理解到病之所以生,证之所以成,治法如何确立,与夫方剂组合及药物加减变化运用等,无不示人以大法。故以数计而按宋本编排,一条便是一法,合为三百九十七法;若不以数计,则仲景之书论中有方,方中有论,方中有方,法外有法,处处可以取法,学者又不可以三百九十七法为拘也。"[8]

三、结　　语

仲景著《伤寒论》,创六经辨证,因证立法,依法组方,规矩森严,变通灵活,大法既定,百法可通。故研究《伤寒论》397 法的要领,在于掌握"观其脉证,知犯何逆,随证治之"12 个字的真正涵义,并在临床实践中细心运用,从中获得新的启迪。至于 397 法的所在,它究竟是指哪些篇章,哪些条文,哪些方证,究竟应该怎样计算,似乎并不重要。其实,仲景著《伤寒论》,创六经辨证,乃着眼于大法、活法,为后世临床医学开辟门径,正如他在序中所说:"虽未能尽愈诸病,庶可以见病知源。若能寻余所集,思过半矣。"

参 考 文 献

[1] 钱超尘. 伤寒论文献通考[M]. 北京:学苑出版社,1993:440-452.
[2] 赵恩俭. 伤寒论研究[M]. 天津:天津科学技术出版社,1987:181-182.
[3] 李培生. 伤寒论(高等中医院校教学参考丛书)[M]. 北京:人民卫生出版社,1987:757-760.
[4] 肖熙. 关于《伤寒论》397 法 113 方[M]. 上海中医药杂志,1956,(4):18.
[5] 金寿山.《伤寒论》397 法 113 方的我见[J]. 上海中医药杂志,1962,(3):28.
[6] 陈伯涛. 仲景方与临床[M]. 北京:中国医药科技出版社,1991:29-33.
[7] 俞长荣.《伤寒论》三百九十七法质疑[J]. 中国医药学报,1989,4(5):59-60.
[8] 李家庚.《伤寒论》三百九十七法考释[J]. 湖北中医杂志.2004,26(9):3-5.

(廖云龙　蒋小敏)

《伤寒论》中的方法论研究

近年来国内学者从哲学、方法论等多角度对《伤寒论》进行了研究,并就其中的辩证法思想,控制论、系统论、信息论思想,逻辑思维等进行了探讨,取得了一定的成果。

一、《伤寒论》中的辩证法思想

(一)对立统一规律

陈瑞春认为《伤寒论》中的阴阳学说,根据阴阳可分表里、寒热、虚实的特性,将机体抗病力的强弱,病势的进退缓急等多方面进行综合,找出其一定的规律,概括成六个证候类型,体现了对立统一的法则。这一法则还用于对病证、病机的分析,立法处方的确立,以及疾病发展变化的阐述中[1]。杨麦青认为《伤寒论》在六经传变的具体分析基础上完成了阴与阳、虚与实、邪与正、寒与热的对立统一,提示了疾病发生、发展和转归的规律[2]。肖德馨认为《伤寒论》中的三阴三阳是一阴一阳的演绎或具体化。《伤寒论》用三阴三阳来概述一切外感病发生、发展、演变的全过程,是对立统一规律的基本原则[3]。张德超认为仲景许多方剂的组成配伍贯穿着阴阳对立统一的朴素的辩证法思想,如将散与收、攻与补、温与清等法同时并用体现了对立统一的观点[4]。

(二)质量互变规律

陈瑞春认为《伤寒论》中关于寒热转化的论述,主要从病机的转变以及方药的进退等方面来体现,而由寒转热(或由热转寒)是从量变到质变的过程[1]。杨麦青认为六经之间各个阶段疾病过程的特点是质的规定,六经传变是质变。每一经病内部的症状移动,是量的规定。本经自传是量变。量的变化改变着质,在量的规定中也充满了质的差异。《伤寒论》六经主证,其间具体联结复杂错综,由此及彼,由彼及此。质中有量,量中有质,以质量互变规律相互移行[2]。《伤寒论》从三阳到三阴的变化过程,反映了量变和质变的两种状态互相转化[3]。陆云平也用质量互变规律论述了《伤寒论》病证互相转化的现象[5]。周道红则认为六经病发生发展过程中,六经病辨证论治中以及八法运用中即存在着量变质变的思想[6]。

(三)整体与局部

俞长荣认为整体观是《伤寒论》的主要特点之一,《伤寒论》把一切外感疾病的证候归纳为六经,既承认疾病过程中的阶段,又承认前后阶段的衔接性。各经之间既有区别又有联系,能互相传变,相互转化。这就叫人们必须用全面的、变化的观念去认识疾病。《伤寒论》也注意局部症状,常在整体观念的前提下去处理局部症状[7]。闫艳丽认为仲景在施治中既重视局部又重视整体,两者为辩证的统一[8]。张德超认为仲景制方非常注意人体的整体性,从整体观念出发,以"阴阳互根""气血相依""脏腑相关"的理论,作为立法制方的依据,这种整体联系的观点,是仲景组方指导思想的一个重要方面[4]。

(四)现象与本质

疾病是错综复杂,变化多端的生理病理的矛盾过程,临床常见到疾病的表面现象并不完全与疾病本质相符,甚或症状与疾病性质完全相反。有时性质完全相反的疾病,却会出现相似的表面症状。《伤寒论》对于寒热真假、虚实真假的辨证,提示了现象与本质的关系[7]。杨麦青认为《伤寒论》以六经分证的概念来赅括现象,就是使用了本质和现象互相隶属的方法。从实际反映的现象出发,寻找内在联系,寻找本质,在研究疾病规律中从症状、体征出发寻找其内部制约关系,以区分疾病本质[2]。

(五)内因与外因

《伤寒论》认为内因为发病根据,外因发病必须通过内因才能起作用,而疾病的传变同样取决于内因。因而在治疗上强调维护正气。《伤寒论》在重视内因的同时不忽视外因,在外邪强烈的情况下,也着重祛邪以解外在因素。祛邪旨在扶正,而扶正可以祛邪,这是《伤寒论》对内外因相互关系的认识[7]。闫艳丽认为《伤寒论》重视内因在疾病变化中的作用,人体正气强弱,体质阴阳偏盛偏衰,宿疾有无等内因,对疾病变化起着决定作用[8]。

(六)主要矛盾与次要矛盾

在发病过程中,往往是一大群矛盾构成一个矛盾的综合体,治疗时要从这一大群矛盾中找出主要矛盾。《伤寒论》在对合病、并病、急下证的治疗中以及表里同病治则等,体现了区别主要矛盾、次要矛盾,抓主要矛盾的思想[7]。张德超认为认真区别病证的主次,分清其主要矛盾与次要矛盾,全力抓住主要矛盾,适当兼顾次要矛盾,这在立法组方,用药的选择上具有重要的意义,也是仲景组方的又一特点[4]。

(七)其他

金寿山、时振声、赵国定还从《伤寒论》中的邪与正、标与本、常与变、阴与阳等方面对辩证法思想进行了探讨[9-11]。肖德馨还论述了《伤寒论》中的普遍联系、运动发展等观点[3]。路振平认为《伤寒论》的辩证法思想体现在恒动观上,即不是把疾病看作彼此孤立静止不变的,而是当作一个本质上不断发展变化的过程。而且从总的方面,以动态的观点来辨析,并根据病程的演变,采取了因势利导,随机应变的治疗措施[12]。

正如郭子光所指出的《伤寒论》中理法方药处处贯穿着整体的观点,发展的观点,普遍联系的观点;在处理内因与外因,个体与共性,一般与特殊,局部与整体,阶段与全过程,主要矛盾与次要矛盾,矛盾的转化等,很符合辩证法思想[13]。

朱红梅认为《伤寒论》不仅是一部辨证论治的专著,更蕴含着丰富的辨证思维方法,对《伤寒论》中典型的辨证思维方法,如类比法、归纳法、演绎法、反证法、预测法、试探法进行了探析[14]。

二、《伤寒论》中的控制论思想

孟庆云将控制论中模糊控制的理论对《伤寒论》的六经进行探讨,认为《伤寒论》六经病辨证原则使用了模糊概念,其每一条每一经都是模糊识别。六经是六种模糊聚类分析,它的要点就是各经的提纲证,其识别要点,主要应从正邪(抗干扰力与干扰)、病期(时间)、脏腑经络(病变空间)等因素加以分析。即六经病是正邪、时间和表现于脏腑经络之症状的函数。因而六经病是热病过程中模糊聚类的群,互有联系,并不孤立,不同于那种只表现为症状而彼此互不联系的综合征[5]。

姜龙盛、高德认为,尽管在张仲景时代还没有控制论黑箱理论的概念,但《伤寒论》的六经辨证体系确实广泛使用了类似黑箱方法进行辨证论治[16,17]。

张长恩认为《伤寒论》运用"信息"这个控制论中的基本概念。六经的基本理论和实践就是围绕人体信息研究和总结出的对人体系统进行调节和控制的规律,其中最根本的是阴阳对立统一规律。而《伤寒论》六经中的控制论方法是"黑箱"原理和"负反馈"原理[18]。

张安国则将《伤寒论》的辨证论治与控制论中的平衡原理联系,认为人体就像一个高级的"闭合控制系统",当这个控制系统不能保持稳态(阴阳相对平衡)时,就是疾病的表现。《伤寒论》辨证施治的基本特点之一,就是调整机体使其保持稳态,具体反映在两个方面:①善于识别人体自身调整信息,以便把握病势转归和及时治疗;②遵循"观其脉证,知犯何逆,随证治之"的原则,善于顺其病势,因势利导,实现最佳调整[19]。程磐基认为控制论中的模糊控制、反馈控制、最优控制、黑箱方法等在《伤寒论》中均有体现[20]。

正如夏洪生所指出的《伤寒论》蕴藏着较为丰富的控制论思想,它的辨证论治体系和理法方药内涵,就是对信息的收录、分析和处理检验的过程。用现代控制论方法研究《伤寒论》,将有助于对仲景学说的开发,有助于中医现代化[21]。

三、《伤寒论》中的系统论思想

姜龙盛用系统论思想对《伤寒论》进行了探讨,认为系统论是把研究对象放在系统的形式中加以考察的一种方法。就是从系统的观点出发,始终着重从整体和部分之间、整体和外部环境的相互联系、相互作用、相互制约的关系中,综合精确地考察对象,以达到最好地处理问题的目的,其显著特点就是整体性。这些思想在《伤寒论》中均有体现。

肖德馨认为《伤寒论》的六经辨证是系统方法的萌芽,整个六经是个总体系统,每个经是分系统或子系统,也可简称系统。六经系统中包括太阳(子)系统、阳明(子)系统等六个分系统。《伤寒论》以六经系统概念作为理论支架,形成了理法方药完整的六经辨证体系。整个六经系统是代表整个病人是由六个相互联系的部分组成的有机整体,而疾病是由六个相互联系的阶段组成的总体过程。每个子系统由哪些要素(成分)组成,要视各要素在外感病过程中相互联系、相互影响、相互作用、相互制约的关系来决定。用系统论思想分析《伤寒论》可以发现每经(子系统)都由一定的经络、脏腑等要素组成为有序的系统,据此可以"定位",属于系统的成分、结构方面存在联系;每经都有相应的综合征是该系统各要素生理功能的失常,即病理变化的反映,据此可"定性""定量"分析,属于系统的功能联系方面;六经的传变,即发生、发展、演化规律,据此可以"定向",属于系统的历史方面联系。六经辨证体系,从系统的观点出发,把疾病放在六经系统形式中加以考察,即在定位、定性、定量、定向分析的基础上,再综合起来得出对疾病全面认识的病机分析和病证诊断,并确立正确的治疗法则和方药[3]。

廖子君认为伤寒六经体系是以脏腑、经络为结构,气血津液为物质,气化为功能而构成的六经生理系统。代表了脏腑、经络间阴阳、气血、水土、营卫等诸方面的正常生理活动。其结构、物质、功能三位一体,构成了六经体系的整体性。六经体系是六个子系统的综合反映。从六经病理来看,六经体系反映了六经病证是由六个相互联系的部分组成的有机整体;病理演变是由六个相互联系的阶段组成的整体过程,六经辨证是对外感疾病之病因病机、传变规律的高度概括;六经证型的划分则是对人体脏腑经络、气血津液在外邪侵犯条件下发生的病理变化及临床表现的具体归类。此外,六经病证在生理病理上具有相关性,在实体结构及运动过程中具有有序性,由于其生理病理的整体性与相关性规定了六经病证的动态性,这些均符合系统论的思想[22]。程磐基则认为系统的整体性、相关性、结构层次的有序性及动态性、开放性在《伤寒论》六经辨证论治体系中均有体现[20]。

四、《伤寒论》中的信息论思想

王宝瑞认为六经辨证体系具有朴素的信息论方法。外感疾病的信息是六经辨证的确定标志,太阳病提纲"脉浮,头项强痛而恶寒"是确定太阳病的主证信息。六经证候是一个互相联系和制约的有序系统,从而构成了一个复杂的信息流,信息流的传递体现了六经证候量和质的变化。六经中某一经的病变,常常涉及另一经,从而出现了互相传变或合病、并病的证候。这种传变的过程就是信息的传递过程。六经之间信息的多变性,取决于六经证候系统的多样性和层次性,这种多样性和层次性构成了六经之间的横向和纵向层次的联系。在辨证论治过程中,只要认识和掌握每一经的主证信息,在疾病变化过程中,从不同的信息中就可以判断是哪一经病或是合病、并病等。在诊治疾病中,医患之间都在进行信息反馈。医生的望、闻、问、切等各种检查,通过病人感受器官输入信息,患者的症状和体征是信息的输出,通过信息的交换,医生做出诊断与治疗。然而诊断与治疗是否正确有效,有待于信息的反馈来检验。一旦误治就会出现"坏病"[23]。程磐基认为在医学领域,信息可理解为它所研究的对象——人体在生理病理状态下的各种表现、体征以及与之相关的其他现象、因素等。而信息的可识别性,信息是一切系统的联系中介等信息论思想在《伤寒论》有所体现[20]。

五、《伤寒论》中的数学模型方法

杨培坤对《伤寒论》中的各种病变信息进行了研究,发现数学的集合论中所讨论的各种关系,特别是求交、求并两种运算,与中医学的整体观念和辨证论治特点不谋而合,认为《伤寒论》中蕴含着集合论的数学思想[24]。王本正根据《伤寒论》方剂大多为复方的特点,认为这符合数学集合论的特点,而且用集合论方法研究《伤寒论》的方剂,便于理解组方的含义,也便于记忆。从集合角度的分类法去研究伤寒类方也颇有意义[25]。黄宗南用数学模型方法探讨《伤寒论》三阴三阳的实质,认为《伤寒论》的条文无不贯穿着病位、病性、病势三方面的内容,而这三个基本命题都具有阴阳二值。阴阳二值逻辑是《伤寒论》的主要思维方法,表里寒热虚实是由阴阳逻辑衍生出来的具体逻辑值。三阴三阳提纲的精神与这三组二值逻辑相一致,于是构成了三维立方体的几何模型设计条件[26]。孟庆云用模型方法探讨《伤寒论》的六经,认为六经是外感热病辨证的模型而不是实体,是模拟外感热病过程中的六种"标准"病型,这种模型可逐步改善或创造出新的模型[27]。

六、《伤寒论》中的逻辑思维方法

肖德馨认为从逻辑学方面来认识,《伤寒论》的六经是一个"概念",这个概念具有科学内涵,并有定位、定向、定性、定量四种含义[3]。单书健、廖云龙对《伤寒论》中的逻辑方法,如归纳和演绎、分析和综合、抽象和具体、划分概念、提出假说等进行了探讨[28,29]。李培旭采用逻辑划分的方法对《伤寒论》病、证、症的逻辑层次进行了探讨,列举了病、证、症的部分内容,以说明其系统性与逻辑性[30]。程磐基认为《伤寒论》六经病的概念,是仲景在临床实践中运用逻辑方法,进行观察、判断、分析、比较、抽象、归纳、演绎和综合的产物[31]。沈兆科对《伤寒论》中运用比较推理法的特点作了概括,认为运用了定性比较、类证比较、假设比较、异同比较四种比较方法[32]。何裕民也认为《伤寒论》广泛运用了比较方法。除了探究医理外,在文法上也运用了比较论述法,既使学者洞其要害,又使医理彰明[33]。

七、其 他

孙泽光与武汉大学生物系,把《伤寒论》六经的三个主要环节(太阳、阳明、少阳)与"应激学说"的三期相互比较,发现两者有着共同的矛盾运动规律。六经通过临床实践,从证候入手,应激学说通过动物试验,从内分泌入手,它们所概括的都是疾病发生发展的一般规律[34,35]。

八、结 语

郭子光指出,近年来,人们用逻辑理论、系统理论、控制论思想、预测原理去分析,发现在其(《伤寒论》)原型思想上呈现惊人的一致性[13]。这与《伤寒论》正确运用了古代的哲学思想是分不开的。因而深入研究《伤寒论》中的哲学思想与方法论,使这部古典医籍更好地指导目前的临床实践,具有一定的意义。

参 考 文 献

[1] 陈瑞春.试论《伤寒论》中的辩证法思想[J].新中医,1981,(2):23-26.
[2] 杨麦青.自然辩证法与仲景学说[J].新中医,1983,(2):24-26.
[3] 肖德馨.《伤寒论》的方法论研究[J].新中医,1983,(2):26-30.
[4] 张德超.略论《伤寒》《金匮》组方法度的辩证关系[J].北京中医,1984,(1):30-32.
[5] 陆云平.张仲景的哲学思想初探[J].辽宁中医杂志,1983,(12):30-32.
[6] 周道红.《伤寒论》中的量变质变思想初探[J].贵阳中医学院学报,1984,(增刊):53.

[7] 俞长荣.试以唯物辩证法观点剖析《伤寒论》[J].新医药学杂志,1979,(6):1-3.

[8] 闫艳丽.浅谈《伤寒论》的辩证法思想[J].陕西中医,1983,4(3):1-4.

[9] 金寿山.试论《伤寒论》中的辩证法思想[J].中医杂志,1963,(3):23-26.

[10] 时振声.《伤寒论》的辩证法思想[J].安徽中医学院学报,1985,4(3):1-5.

[11] 赵国定.《伤寒论》中的辩证法思想初探[J].贵阳中医学院学报,1984,(增刊):43-44.

[12] 路振平.也谈《伤寒论》的恒动观[J].辽宁中医杂志,1983,(7):43-46.

[13] 郭子光.试论《伤寒论》辨证论治的理论框架[J].北京中医学院学报,1984,(2):12-13.

[14] 朱红梅.《伤寒论》的辨证思维方法初探[J].浙江中医学院学报,2002,28(6):7-8.

[15] 孟庆云.从控制论模糊识别探讨《伤寒论》六经涵义[J].陕西中医,1980,(5):1-3.

[16] 姜龙盛.谈《伤寒论》的方法问题[J].山东中医学院学报,1980,(增刊):55.

[17] 高德.对《伤寒论》辨证分析方法的探讨[J].中医杂志,1980,(4):57-59.

[18] 张长恩.《伤寒论》六经实质新探[J].北京中医,1983,(1):34-38.

[19] 张安国.《伤寒论》之辨证施治与控制论中平衡原理[J].四川中医,1985,(8):3-4.

[20] 柯雪帆,顾瑞生,何永樟,等.现代中医药应用与研究大系·伤寒与金匮[M].上海:上海中医药大学出版社,1995:23-49.

[21] 夏洪生.近代《伤寒论》研究概况和设想(五)[J].吉林中医药,1983,(1):42-46.

[22] 廖子君.从现代系统论看《伤寒论》六经体系[J].国医论坛,1992,(3):1-4.

[23] 王宝瑞.试论《伤寒论》六经辨证理论体系中的信息论方法[J].医学与哲学,1986,(8):35-37.

[24] 杨培坤.一位中医研究生的建议[J].黑龙江中医药,1981,(3):45-47.

[25] 王本正.集合论在《伤寒论》处方中的应用[J].中医药学报,1984,(5):19-22.

[26] 黄宗南,刘家骅.从阴阳逻辑初探《伤寒论》三阴三阳实质——《伤寒论》数学模型设计[J].北京中医学院学报,1984,(4):16-17.

[27] 孟庆云.从模型法看伤寒六经[J].北京中医学院学报,1985,(1):19-20.

[28] 单书健.试论《伤寒论》中的辩证逻辑思维方法[J].医学与哲学,1983,(5):23-26.

[29] 廖云龙.《伤寒论》逻辑方法举偶[J].医学与哲学,1984,(11):37-38.

[30] 李培旭.漫谈《伤寒论》病证症的逻辑层次和辩证思想[J].陕西中医学院学报,1985,(2):61-64.

[31] 程磐基.从逻辑学角度对《伤寒论》"六经病"的探讨[J].辽宁中医杂志,1983,(6):8-11.

[32] 沈兆科.试谈《伤寒论》比较推理法的特点[J].福建中医药,1985,(2):8-9.

[33] 何裕民.《伤寒论》与比较法[J].北京中医学院学报,1984,(5):15-16.

[34] 孙泽光.六经探索——《伤寒论》的哲学论据及其与"应激学说"的联系[J].辽宁中医杂志,1978,(2):1-7.

[35] 武汉大学生物系.本草纲目简编[M].武汉:湖北人民出版社,1978:659-661.

(程磐基)

《伤寒论》辨证论治体系的研究

《伤寒论》辨证论治体系,是仲景将中医理论与临床实践紧密结合,将理法方药一脉贯通的中医诊疗模式,奠定了中医辨证论治的理论核心。这一体系具有极高的理论和临床价值,备受后世医家重视。由于对原著的理解领悟及临床实践认识不同,历代医家的研究角度和重点各异。其研究成果既从不同侧面反映了《伤寒论》原著辨证论治体系的实质,更从多个方面深化和完善了这一理论体系。分析历代注家对《伤寒论》辨证论治体系的研究,对仲景所创立的辨证论治体系究竟以什么为纲领?有助于理解和掌握其精神实质,便于运用于临床实践。兹将几种主要的观点归纳如下:

一、以治法为纲，按经分证，以法相贯，
形成以治法类证的基本体系

以治法分类方法研究《伤寒论》辨证论治体系之肇始者，当属魏晋时期太医令王叔和。《伤寒杂病论》成书后，不久即因乱世而散佚，得王叔和收集整理而传世。王叔和在整理《伤寒论》过程中，根据自己对原著的理解，增"辨可汗不可汗""辨可下不可下"等7篇，开创了以治法归类方法研究《伤寒论》辨证论治体系之先河。其后，从其说者代有其人，而以清代钱天来、尤在泾最具代表性。钱天来在《伤寒溯源集》中说："大约六经证治中，无非是法，无一字一句非法也。其有方者未尝无法，而法中亦未尝无方。故以方推之，则方中自有法；以法论之，则法内自有方。"他继承了明代方有执及清初喻嘉言的学术思想，认为立法施治是六经辨证之根本。尤在泾认为，研究《伤寒论》六经辨证的关键在治法。若能掌握治法，则提纲挈领，如"百八轮珠，个个在手。"故他将自己研究《伤寒论》的著作，取名《伤寒贯珠集》。其研究特点虽宗以法类证、以证论治研究思路，然较之前人，仍能别出心裁，另辟蹊径。他跳出具体治法之窠臼，从临证逻辑思维角度分析归纳《伤寒论》辨证论治体系，将各经病变诊治内容分门别类，归于正治法、权变法、斡旋法、救逆法和类病法5类，条理分明，纲目有序，简洁明快，切于实用。

以治法分类方法研究《伤寒论》辨证论治体系是以治法为纲，分经类证，以法相贯，进而构建治法类证的辨证论治体系。其成就最突出者，当属尤在泾，他将此类研究提至哲学思辨的层次，其指导意义更具普遍性。

二、以方证为纲，以方统证，比类归附，形成体系，便于临床实用

唐代孙思邈研究《伤寒论》非常注重方证在临床上的实用价值和指导意义，他在《千金要方》中说："寻方之大意，不过三种，一则桂枝，二则麻黄，三则青龙，此之三方，凡疗伤寒，不出之也。"所以他将太阳病证治，分作桂枝汤法、麻黄汤法、青龙汤法、柴胡汤法、承气汤法、陷胸汤法、杂疗法7篇，共157证，51方。当然，孙思邈受条件限制，叹"江南诸师秘仲景要方不传"，始终未能观及仲景原书全貌，所以他的归类方法不一定完善。但是，他开创"以方证同条，比类相附，须有检用，仓卒易知"的学习门径，则对后世产生了重要影响。

清代柯韵伯、徐大椿等著名医家继承并发挥了孙思邈"以方类证"的方法。柯韵伯认为，伤寒六经是经界之经，而非经络之经。他既不赞同"三百九十七法"之说，也反对"三纲鼎立"之论，主张"有是证便用是方，不必凿分风寒营卫。"因此，他的《伤寒来苏集》汇集六经诸证，以方统证，证以方名，方随证附，各以类从，便于指导临床。柯韵伯的见解不乏精辟独到之处，受到后世的广泛赞誉。徐大椿著《伤寒论类方》，与柯韵伯同样以方类证，但柯韵伯证从经分，以方名证；徐大椿则据方分证，方不分经。这两种方法都体现了"方证统一"的精神，对临床具有实际指导意义。

三、以病因病机为纲，三纲鼎立，不离六经

以明代方有执、清初喻嘉言为代表的"三纲鼎立"学派，遵《辨脉法》所云："寸口脉浮而紧，浮则为风，紧则为寒，风则伤卫，寒则伤营，营卫俱病，骨节烦疼，当发其汗也。"又，孙思邈所言："夫寻方之大意，不过三种，一则桂枝，二则麻黄，三则青龙，此之三方，凡疗伤寒不出之也"的精神，认为一部《伤寒论》就是从风伤卫、寒伤营、风寒两伤营卫的病因病机来统率诸证

的。于是,首先将风伤卫桂枝汤证、寒伤营麻黄汤证、风寒两伤营卫大青龙汤证作为太阳病篇大纲,进而其他各经亦仿此例。喻嘉言在《尚论篇》中说:"大纲既定,然后详求其节目,始知仲景书中矩则森森。""举三百九十七法分隶于大纲之下,然后仲景之书,始为全书。毋论法之中更有法,即方之中亦更有法。"

程郊倩、沈明宗等亦从方、喻之说。如沈明宗《伤寒六经辨证治法》在解释上热下寒的黄连汤证时就认为:"此风寒两伤太阳阳明也。胸中有热,即风伤卫传入太阳之胸;胃中有邪气,乃寒伤营传入于胃而寒气下行,复侵于脾,故腹中痛,风邪犯胃、气逆上行欲呕也……"

总之,"三纲鼎立"学说强调病因病机在外感热病发生演变过程中的主导作用,并突出了大青龙汤在太阳表证中的地位,这对于发展伤寒学说是有积极意义的。但是,从整个六经辨证体系的内涵来看,过于强调"风"与"寒"在病因、病机以及证候上的区别,则未免失之机械、偏颇。

四、以阴阳为总纲,概括了《内经》整个阴阳概念,发展成为新体系

以阴阳为六经之总纲,继承了《黄帝内经》阴阳概念,但与《素问·热论》六经名同而实异。姜春华认为,六经之名来自《灵枢经·经脉》,《伤寒论》六经辨证实质上是概括了《内经》全部阴阳概念,与《素问·热论》六经名同实异。他说:"《伤寒论》有太阳、少阳、阳明、太阴、少阴、厥阴的名称,下面无'经'字,只称某某病,即提纲亦只称某某之为病,各篇条文亦只称某某病而不称某某经病;因条文中有'过经不解''行其经尽'等字样,故一般都以为太阳病即太阳经病,阳明病即阳明经病,也就是说肯定它是六经……我们如果从《内经》的阴阳各方面来看《伤寒论》,可以说《伤寒论》确实统括了整个《黄帝内经》的阴阳体系。仲景虽分三阴三阳,其总纲则是一阴一阳,以阴阳为辨证论治的基础,也就是从《黄帝内经》所说的"治病必求于本"而来……故《黄帝伤寒论》之六经,赅表里寒热虚实,经络脏腑营卫气血精气,以及邪正消长诸方面,实由《内经》而来;而归纳之于三阴三阳,发展成为新体系,则仲景之创获也。[1]"吴伟达也认为"《伤寒论》中的六经分证,是张仲景把人体感受外邪之后,由于正气的盈亏、邪气的盛衰而出现的虚实寒热的不同症状,分为阴阳两大基本证候,又根据病位的深浅、病情的轻重缓急及外感病发展过程中阴阳转变的规律,假六经之名,将阴阳各分为三证而得出的六个指导用药的纲领。具体地说,三阳证表现了外邪与正气均较强的"实证",三阴证表现了正气虚弱而缺乏抵御能力的"虚证"。而在三阳证中,太阳和少阳证的病位较浅、病势较缓,阳明证则病位深而病势急。在三阴证中,太阴、少阴证以正虚为主,厥阴证则虚实夹杂、病势错综复杂。"[2]

五、以三阴三阳为纲,按病分类,因证立方,方证一体,形成体系

以六病为体系。认为《伤寒论》从宏观层面将疾病分为相对独立,又互有联系的六个系统(六经病),每个系统以"某某之为病"的形式提出了辨证的标准和依据,即后人所说的六经病提纲。这六个方面基本上可以涵盖疾病变化的病位、病性、病因、病机、阶段等内容,如太阳病为外感病的初起阶段,其病主表,多为表寒实证,阳明主里,其病多属里热实,为外感病发病过程中邪正剧争的极期阶段等。王琦主编的《伤寒论研究》,从①三阴三阳,以"病"分类;②因证立方,汤证一体;③六病之间,互有联系这三个方面论述了《伤寒论》证治体系。他认为六经应是六病,并没有经络脏腑等含义,他说:"所谓太阳病,阳明病,少阳病……即作者

借三阴三阳之名对外感病中的错综复杂的证候进行分类，因此，三阴三阳只能是划分'病'的概念，除此之外，别无他意。这个'病'不是某一个具体的病名，而是对外感病基本病理改变和体质因素、发病规律的总体概括。三阴三阳病则是区别划分外感病的六种类型。若从这个角度上讲何不可称《伤寒论》为六病辨证。"[3]

关于《伤寒论》三阴三阳与《内经》三阴三阳的联系，王琦认为："仲景在《伤寒论》中以三阴三阳名病，而后世一些医家竟然想当然地将其和《素问·热论》、《灵枢·经脉》、《素问·阴阳离合论》，以及《素问·天元纪大论》、《素问·六微旨大论》的三阴三阳加以联系，而导致经久不息的争论。实际上，此三阴三阳与彼三阴三阳并非一个概念……《内经》运用三阴三阳论述问题的尚不止以上几处，既然三阴三阳可以代表多种意义，仲景在《伤寒论》中以其作为划分病的概念是完全可以的。没有必要毫无根据地将他处的三阴三阳强拉过来附会给仲景，导致对《伤寒论》的一些无价值的争议。后世表现为某些医家将三阴三阳之后妄加'经'字树起了'六经'辨证，流传于世，使《伤寒论》变成'六经'之书。"[3]

六、以六经为核心，与八纲辨证、脏腑经络辨证 相辅相成的六经辨证体系

对六经分证理论，梅国强主编的《伤寒论讲义》（全国统编教材第7版）指出："《伤寒论》以六经作为辨证论治的纲领。六经辨证就是以六经所系的脏腑经络、气血阴阳、津液精神的生理功能和病理变化为基础，结合人体的抗病能力的强弱，病因的属性，病势的进退缓急等因素将外感疾病演变过程中所表现的各种病证，进行综合分析，加以总结，提出较为完整的六经辨证体系，还把《内经》以来的脏腑、经络和病因等学说，归纳其证候特点、病变部位、损及何脏何腑、寒热趋向、邪正盛衰等，而为诊断治疗提供依据。"[4]

柯雪帆主编的《伤寒论选读》（全国统编教材第6版）亦认为："六经辨证导源于《内经》……张仲景全面继承《内经》关于六经的理论，结合外感病的临床实践，创立了伤寒六经辨证。""伤寒六经辨证以太阳、阳明、少阳、太阴、少阴、厥阴来划分外感病证治，是一个包括邪正、阴阳、气血、脏腑、经络、气化、发展阶段等理论在内的综合性临床辨证论治体系。""伤寒六经辨证体系以六经病为纲，以汤方证为目。"[5]

刘渡舟说："张仲景不仅继承了汉以前的医学成就，而且还有创造性的发展。扼要地说，他大大提高了中医学的辨证论治水平。虽然辨证论治在张仲景之前就有，但水平还是有限的。《伤寒杂病论》针对临床各种疾病，建立起完整的辨证论治体系。"[6]

陈伯涛说："《伤寒论》所说的六经，是从《内经》的基础上发展而来的，但与《内经》六经的涵义不完全相同。学术在不断更新，《内经》热论的三阳经证候，都是仲景的太阳证，热论的三阴经证候都是仲景的阳明经承气证，而仲景的少阳证和三阴证，热论里没有谈到。本论辨太阳、阳明、少阳、太阴、少阴、厥阴六经病脉证并治，是对多种热性病（包括一部分非热性病在内）的一般发展规律及误治情况，进行反复辨别脉象和证候分型，其中既包含了广义伤寒的内容，又分述了狭义伤寒的证治，提出六经分证，加以分析归纳，从而辨证论治，指导实践。"[7]

王梧川等认为："六经的实质在于辨证"、"伤寒六病从各种不同人的机体感受伤寒病后发生的许多不同证候中提示出的辨证规律，它不是以致病因素为对象的'辨病论治'，而是以人的机体对致病因素的反应所产生的'证'为主要对象的。"[8]

七、结　语

以上诸家,从治法方证,病因病机,阴阳学说、经络学说、脏腑学说以及八纲辨证、脏腑经络辨证等方面讨论了六经辨证理论体系的内涵,可谓见仁见智。

仲景"勤求古训,博采众方",在继承前人理论与经验的基础上,创造性地把外感病错综复杂的证候及其演变过程加以总结,提出了较为完整的六经辨证体系。六经辨证体系是以六经所系的脏腑经络、气血津液的生理功能与病理变化为基础,结合人体抗病力的强弱、病因的属性、病势的进退和缓急等因素,对外感疾病发生、发展过程中的各种症状进行分析、综合、归纳,借以判断病变的部位、证候的性质与特点、邪正消长的趋向,并以此为前提决定立法处方等问题的一种辨证体系。这种辨证体系,初始于《内经》,完善于《伤寒论》。六经辨证是《伤寒论》借以判断疾病正邪消长及病势进退缓急的主要辨证方法,且在突出实用的基础上形成了自己独特的体系和风格。以经络脏腑在外感病过程中的生理病理为基础,以阴阳学说为说理工具,熔理、法、方、药于一炉,确立了辨证施治的原则,故对后世中医临床学产生了重大的、深远的影响。

参 考 文 献

[1] 姜春华. 伤寒论识义[M]. 上海:上海科学技术出版社,1985:188-190.
[2] 吴伟达,钱晓琴. 伤寒论六经分证方法之我见. 甘肃中医,2008:(11):21.
[3] 王琦. 伤寒论研究[M]. 广州:广东高等教育出版社,1988:36-42.
[4] 梅国强. 伤寒论讲义[M]. 北京:人民卫生出版社,2003:6.
[5] 柯雪帆. 伤寒论选读[M]. 上海:上海科学技术出版社,1996:3-4.
[6] 刘渡舟. 刘渡舟伤寒论讲稿[M]. 北京:人民卫生出版社,2008:3.
[7] 陈伯涛. 仲景方与临床[M]. 北京:中国医药科技出版社,1991:4-5.
[8] 王梧川,严兴华,王大宪. 伤寒古今论[M]. 北京:中国医药科技出版社,2000:6.

(廖云龙　蒋小敏)

关于三纲鼎立学说

三纲鼎立学说,即指明·方有执提出的"风伤卫,寒伤营,风寒两伤营卫"之说,注家对此众说纷纭,其影响在明清时代颇著,现多持以异议,但作为《伤寒论》学术探讨,尚属必要。

一、三纲鼎立学说的提出

三纲鼎立学说为明代万历年间新安方有执所撰《伤寒论条辨》中提出。方有执认为《伤寒论》"编始虽由于叔和,而源流已远,中间时异世殊,不无蠹残人弊",其简篇条册,"颠倒错乱殊甚"[1]于是历20余年艰辛,对《伤寒论》加以移整改订,削伤寒例,对太阳篇大加改订,撰成《伤寒论条辨》,认为这样便恢复了仲景之旧貌,故在《伤寒论条辨·跋》中曰:"伤寒论者,仲景之遗书也,条辨者,正叔和故方位而条还之之谓也。"

方有执为何大改太阳病篇,以三纲分类论治呢?他认为:"太阳一经,犹边疆也,风也,寒也,风寒俱有也,三病犹三寇,方其犯边之初,南北东西,随其所犯,御之当各明辨其方法,譬如陆之车马,水之舟船,有所宜,有所不宜,是故,桂枝麻黄,用之在各当其可,夫是谓之道也。"又曰:"经为纲,变为目,六经皆然也,太阳一经,紧关有始病营卫之道二,所以风寒单合

956

而为病三,三病之变证一百五十八,故分三病为三纪,以为各皆领其各该所有之众目,以统属于太阳。"[2]由于风邪、寒邪、风寒之邪侵犯人体,导致卫病、营病、营卫俱病之不同,故认为太阳有三治。他说:"叔和类集而编次之,各为一篇,独于太阳,分而为三,一一以辨⋯⋯叔和已明之矣。自今观之,各篇之中,不合于辨者,历历可指也,而太阳三篇,尤涸涸然无辨于三也,似此编次,徒赖叔和之名存,岂复叔和之实在哉。"[3]于是"改众本之殊同,反离异而订正⋯⋯虽不足以合叔和之雅调,而宣仲景之遗音。"故方有执在《伤寒论条辨》中对太阳篇大加改订"风则中卫,以卫中风而病者为上篇。"凡桂枝汤证及其变证一类的条文列于此篇,共 66 条,20 方;"寒则伤营,故以营伤于寒而病者为中篇",凡麻黄汤证及有伤寒二字列于各条之首的条文归于此篇,共 57 条,32 方;"风寒俱有而中伤,则营卫皆受而俱病,故以营卫俱中伤风寒而病者为下篇"[4],凡青龙汤证及脉浮紧、伤寒脉浮诸条列于此篇,共 38 条,18 方。这样,方有执将太阳篇的条文,以桂枝、麻黄、青龙为三纲,各领其属,率分三篇,形成了鼎足而三的局面,此即确立了三纲鼎立学说。

二、注家对三纲学说由来的认识

三纲之说,虽言于方有执,但由来远久。

万友生认为:"追究这个问题产生的根源,我认为似应从伤寒论辨脉法第二十条说起,这条条文是:'寸口脉浮而紧,浮则为风,紧则为寒,风则伤卫,寒则伤营,营卫俱病,骨节烦痛,当发其汗。'《脉经》指出:'风伤阳,寒伤阴,卫为阳,营为阴,各从其类而伤也。'因此,成无己乃有风并于卫为营弱卫强,寒并于营为营强卫弱,风寒两伤营卫为营卫俱实之注,从而初露了桂枝汤治中风、麻黄汤治伤寒、大青龙汤治中风见寒脉或伤寒见风脉的端倪。方有执据此而明确地标立三大纲于所著伤寒论条辨太阳篇中。"[5]

孙思邈在《千金翼方》卷 9 中云:"今以方证同条,比类相附,须有检讨,仓卒易知,夫寻方之大意,不过三种,一则桂枝,二则麻黄,三则青龙,此之三方,凡疗伤寒不出之也。"[6]任应秋认为:"孙思邈重视麻、桂、青龙三方的见解,是否受王叔和'风则伤卫,寒则伤营,营卫俱病,骨节烦疼'之说而来,尚待研究,而后世成无己、方中行、喻嘉言等的'桂枝治中风,麻黄治伤寒,青龙治中风见寒脉,伤寒见风脉'三纲鼎立之说,实由孙思邈之影响,殆无疑义。"[7]

朱肱《类证活人书》中云:"大抵感外风者为伤风,感寒冷者,为伤寒,故风则伤卫,寒则伤营,桂枝主伤卫,麻黄主伤营,大青龙主营卫俱伤故也。"[8]陈亦人认为:"风寒两伤营卫主以大青龙之说,始见于北宋朱肱的《类证活人书》,陈陈相因,逐渐形成太阳病三纲鼎立之说。"[9]

成无己引《易经》所言"水流湿,火就燥"之理,说明"卫为阳,营为阴,风为阳,寒为阴,各从其类而伤也。"故有风则伤卫、寒则伤营、风寒两伤,营卫俱病之说[10]。许叔微《伤寒百证歌》中有"一则桂枝二麻黄,三则青龙如鼎立"之言;在《伤寒发微论》中又云:"仲景论表证,一则桂枝,二则麻黄,三则青龙,桂枝治中风,麻黄治伤寒,青龙治中风见寒脉,伤寒见风脉。"[11]故柯韵伯云许叔微所言"此方氏三大纲所由来"[12]。陆九芝亦云:"三方鼎立,为三大纲。是说也,许叔微、成无己言之于前,而其后方中行、喻嘉言、程郊倩又曲畅之"[13]。由此可见,三纲之说,虽言于方有执,其根源不只是许、成,乃可上溯至《脉经》《千金翼方》等晋唐时期之著作。

三、三纲鼎立说所引起的争论

方有执持伤寒论错简之论而立三纲之说,以为这样便可复仲景《伤寒论》旧貌,明清时期,此风大扇,和者竟起,而以张卿子为代表的维护旧论派则大加反对,从此引发了一场错简派与维护旧论派之争,对三纲说的赞同与反对,则是争论的重要焦点之一。

(一)赞同者

新建南昌喻嘉言继方有执之后,大倡三纲鼎立之说,在其所撰《尚论篇》卷首便曰:"方有执著伤寒论条辨,始先即削去叔和序例,大得尊经之旨……其余太阳三篇,改叔和之旧,以风寒之伤营卫者分属,卓识超越前人。"[14]认为伤寒六经中,以太阳一经为大纲,而太阳一经,又以风伤卫,寒伤营,风寒两伤营卫为大纲,以三纲三法,分治三证,"用之得当,风寒立时解散"。又云:"辅三法而行,正如八卦之有六十四卦,八阵之有六十四阵,分统乾坤震巽坎离艮兑,天地风云龙虎鸟蛇之下,始得井井不紊。仲景参伍错综,以尽病之变态,其余桂枝麻黄青龙三法,夫复何疑。"对三纲之说,倍加尊奉。

继喻嘉言之后,赞同三纲说者,大有人在,如吴江张璐(字路玉)的《伤寒缵论》及《绪论》,昌邑黄坤载的《伤寒悬解》,海盐吴仪洛的《伤寒分经》,吴门周禹载的《伤寒论三注》,新安程郊倩的《伤寒论后条辨》,会稽章虚谷的《伤寒论本旨》,虞山钱虚白的《伤寒溯源集》等为其代表人物与著作。

(二)反对者

以张志聪、柯韵伯为代表的一些注家对三纲学说持以反对意见,他们列举大量条文,从病因病机、证候治法等多方面力辟三纲之论。

张志聪对风伤卫、寒伤营之说持以不同看法,他认为人体形层有第次,风寒伤人,多由表及里,由浅入深,先卫后营,先气后血。故在《伤寒论集注》中云:"须知风寒皆为外邪,先客皮毛,后入肌腠,留而不去,则入于经,留而不去,则入于腑,非必风伤卫而寒伤营也。"[15]《伤寒论》中,中风伤寒相提并论者亦属不少,中风伤寒脉证,亦多有错综互见者,说明风寒每多相兼为病,难以截然分割。三纲派认为中风脉缓、伤寒脉紧。张志聪则列举论中若干原文,说明脉紧者,非是太阳伤寒,脉缓者,亦非是太阳中风,但就脉的紧缓是难以作为风寒的鉴别标志的,故认为"不当拘执中风脉缓,伤寒脉紧"之说。三纲派认为伤寒恶寒,伤风恶风之论,张志聪亦持以异议,他认为"寒为太阳之本气,风乃寒中动气。病太阳而皮毛凝敛则恶寒,病太阳而皮毛开发则恶风,恶寒恶风,随皮毛之凝敛开发而言。如风邪始入,毛窍未开,虽中风而亦恶寒;寒入于肌,邪伤腠理,虽伤寒而亦恶风,并非伤寒恶寒,中风恶风也。"张志聪还以大量条文批驳桂枝治中风,麻黄治伤寒,大青龙治风寒两伤、营卫俱病之说,认为以三纲立三治,其悖谬殊甚。

清·柯韵伯对三纲学说尤为反对,在所撰《伤寒来苏集》凡例中直辟三纲之说,指出:"方、喻辈各为更定,《条辨》既中邪魔,《尚论》浸循陋习矣,大背仲景之旨。"自序中又云:"……种种蛇足,羽翼青龙,曲成三纲鼎立之说,巧言簧簧,洋洋盈耳,此郑声所为乱雅乐也。夫仲景之道,至平至易,仲景之门,人人可入,而使之茅塞如此,令学者如夜行歧路,莫之指归,不深可悯耶?"故柯韵伯以证因类聚,方随附之为纲,重新编次《伤寒论》,认为这样"才不失仲景心法"。他认为不可谓脉紧必伤寒,脉缓必中风。在大青龙条注中云:"夫中风脉浮紧,伤寒脉浮缓,是仲景互文见意处。言中风脉多缓,然亦有脉紧者;伤寒脉当紧,然亦有脉缓者。盖中风伤寒,各有浅深,或因人之强弱而异,或因地之高下,时之乖、和而殊。症固不可拘,脉亦不可执。"对中风见寒脉,伤寒见风脉之谓,则认为是感受风寒之轻重不同,不可用营卫俱伤而论,并指出"仲景立方,因症而设,不专因脉而设。"[16]他对桂枝主中风,麻黄主伤寒,大青龙主营卫俱病极为反对,认为"麻黄桂枝二汤,是发汗分浅深之法,不得以发汗独归麻黄,不得以解肌与发汗对讲。"风寒二证,"大法又在虚实上分浅深,并不在风寒上分营卫",

中风、伤寒均有种种兼夹,故加减法亦种种不一,"大青龙汤是为表实兼内热烦躁而设",不是营卫俱病而立,故不用桂麻各半汤,而于麻黄汤中加石膏,为两解表里而设。批驳三纲之说"埋没仲景心法,又败坏仲景正法。"[17]清·陆懋修认为麻桂青龙三方作三纲,施治多误,曰三方之治为"其病由轻而重,其方亦由轻而重,乃三级也,非三纲也,乃三级之阶升,非三纲之鼎立也。"[13]对辨脉法第二十条认为"仲景于脉浮而紧,浮则为风,紧则为寒,风则伤卫,寒则伤营,营卫同病,骨节疼烦,当发其汗之下,并不言大青龙主之,而千金方已于此条下明言宜麻黄汤,林亿等校定王叔和脉经,亦于此条下增宜麻黄汤四字,汇而观之,不更可知麻黄一方,已是风寒之两伤,营卫之同病,故既用麻黄,又用桂枝,治寒而不遗风,治风而不遗寒乎。王朴先生洄澜说:'人身营卫犹城与郭,未有兵临城下而郭不先破者。'"[13]对于辨脉法第二十条及风寒伤人,不仅中卫,亦可及营的观点,尤在泾、万友生、陈亦人均持以相同看法。万友生就认为辨脉法第二十条,是属太阳表实麻黄汤证,之所以据此而立风伤卫,寒伤营,风寒两伤,营卫俱病之三纲说,其错误在于"割裂营卫","混淆风寒"是完全违背经文精神的。并认为"六淫各有其独立的特性,风和寒是不容混淆的;另一方面也要承认六淫是可以互相兼夹为病,风和寒并不是绝对孤立的。"[5]陈亦人亦认为营卫是相互联系的,卫较营浅,风寒之邪,既可伤卫,亦可及营,风寒营卫截然分开的说法是不切实际的,未免失于机械。对"风则伤卫,寒则伤营"认为是行文方便,非指风只伤卫,寒仅伤营,指出"仲景原是论述麻黄汤证的病机,后世附会为大青龙汤证,实属张冠李戴,不应当再墨守下去。这一问题,牵涉中医病因学的特点,风寒不是单指外因,而是内外因的综合,是对正邪双方的病机概括。"[9]

此外,如张卿子、张锡驹、陈修园、尤在泾,现代的冉雪峰、任应秋、赵恩俭、日·丹波元简等不少注家,对三纲学说均持反对意见。

四、注家对三纲学说的评价

由于注家对三纲学说的尊奉与反对意见不同,故而评价迥异。尊奉者,首推喻昌,他在《尚论篇》首卷便认为方有执"大得尊经之旨",太阳篇以三纲分属,"卓识超越前人",又云:"鼎足大纲三法,分治三证……用之得当,风寒立时解散,不劳余力矣。"这样论治,"始得井井不紊"[14]陶广正认为三纲派重订伤寒论条文,引发了学术争鸣,促进了《伤寒论》的研究,认为"明辨三纲,执简驭繁,不失一种好的研究方法。对于增加《伤寒论》的科学性、条理性和系统性大有裨益。也为后人开启了研究《伤寒论》的途径。后世以方类证的学派正直接得力于此。"[18]

以柯韵伯为代表的反对者及现代任应秋、陈亦人、万友生等注家认为三纲学说观点错误,理论上穿凿附会,形势上机械呆板,与临床实际不相吻合,柯韵伯更力辟三纲,指其"埋没仲景心法,又败坏仲景正法"。三纲说之悖谬殊甚,不当墨守下去[5,7,9]。

此外,赵恩俭认为三纲学派在原则上有缺点与错误,但他们以毕生精力从事《伤寒论》的研究与注解,有不少精辟的见解,值得我们尊重和学习[19]。

五、结　语

三纲鼎立学说自方有执提出,注家聚讼纷纭,褒贬不一。我们认为,此说以"风伤卫,寒伤营,风寒两伤营卫"立论,分治太阳,其理论上凿分风寒,割裂营卫,牵强附会,有悖仲景之意,与临床不相符合,以三纲统分太阳,不能概括太阳篇的复杂变化。对于中风、伤寒,当从证的角度去看待,陈亦人认为"是内外因的综合,是对正邪双方的病机概括",实有见地,单从恶风恶寒,脉之紧缓,别其风寒较为片面,柯韵伯所言"仲景之方,因症而设,不专因脉而设"极为精辟。三纲说就其理论上的错误,现代多数注家已不从此说,但它的提出,对《伤寒论》重新编次、归类的方法,从伤寒学史来看,尚属创举之作,首开《伤寒论》学术争鸣之肇端,由此而引发的尊经派与错简派之争,促进了《伤寒论》研究的深入与发展,后世以方类证,以法类证等诸多归类法的问世,就方法论言,是受其影响的。

参 考 文 献

[1] 方有执. 伤寒论条辨[M]. 北京:人民卫生出版社,1957:200.

[2] 方有执. 伤寒论条辨[M]. 北京:人民卫生出版社,1957:220,219.

[3] 方有执. 伤寒论条辨[M]. 北京:人民卫生出版社,1957:252.

[4] 方有执. 伤寒论条辨[M]. 北京:人民卫生出版社,1957:1,35,61.

[5] 万有生. 论风伤卫、寒伤营和风寒两伤营卫[J]. 江西中医药,1959,(11):45.

[6] 孙思邈. 千金翼方[M]. 北京:人民卫生出版社,1955:97.

[7] 任应秋. 试论古代治"伤寒学"的概况及其流派的形成[J]. 上海中医药杂志,1962,(7):6.

[8] 朱肱. 类证活人书[M]. 北京:商务印书馆,1957:49.

[9] 陈亦人. 伤寒论译释[M]. 第3版,上海:上海科学技术出版社,1992,128.

[10] 成无己. 注解伤寒论[M]. 北京:人民卫生出版社,1978,8.

[11] 许叔微. 许叔微伤寒论著三种[M]. 上海:上海商务印书馆,1956.

[12] 柯韵伯. 伤寒附翼[M]. 第2版,上海:上海科学技术出版社,1986,211.

[13] 陆九芝. 世补斋医书[M]. 上海:上海江东书局印行,民国元年:18.

[14] 喻昌. 尚论篇[M]. 上海:上海江东书局,民国元年:1.

[15] 北京中医学院. 中医各家学说讲义[M]. 上海:上海科学技术出版社,1964:232.

[16] 柯琴. 伤寒论注[M],第2版,上海:上海科学技术出版社,1986:41.

[17] 柯琴. 伤寒论翼[M],第2版,上海:上海科学技术出版社,1986:179.

[18] 陶广正. 新安医派对仲景学说的重大贡献[J]. 新中医,1992,24(1):8.

[19] 赵恩俭. 伤寒论研究[M]. 天津:天津科学技术出版社,1987:41-42.

(袁金声)

《伤寒论》六经气化学说

《伤寒论》六经气化学说是我国古代医家研究《伤寒论》的重要学说。其基本内容是根据《素问》运气七篇大论中六经标本中气理论及天人相应的整体观念,经移植与发挥用来分析阐述《伤寒论》六经病发生发展及证治规律。这一学说推动了《伤寒论》的研究及学术思想的发展。

一、气化学说的渊源

气化学说渊源于《素问》中由王冰补充的运气七篇大论,《素问·六微旨大论》载:"帝曰:愿闻天道六六之节盛衰何也? 岐伯曰:上下有位,左右有纪。故少阳之右,阳明治之;阳明之右,太阳治之;太阳之右,厥阴治之;厥阴之右,少阴治之;少阴之右,太阴治之;太阴之右,少阳治之。此所谓气之标,盖南面而待之也。故曰:因天之序,盛衰之时,移光定位,正立而待之,此之谓也。少阳之上,火气治之,中见厥阴;阳明之上,燥气治之,中见太阴;太阳之上,寒气治之,中见少阴;厥阴之上,风气治之,中见少阳;少阴之上,热气治之,中见太阳;太阴之上,湿气治之,中见阳明。所谓本也。本之下,中之见也。见之下,气之标也。本标不同,气应异象。"《素问·至真要大论》载:"少阳太阴从本,少阴太阳从本从标,阳明厥阴不从标本,从乎中也。故从本者化生于本,从标本者有标本之化,从中者以中气为化也。"阐述了自然界六气阴阳消长生克制化的规律,其基本内容有二:其一,六气标本中气分配规律,即三阴三阳以六气为本,六气以三阴三阳为标。其二,六气标本中气从化规律,即具有互为阴阳表里制约相配关系的六气如何从标从本从中气运化。

后世医家在《内经》基础上又有阐发,如金·刘河间《素问玄机原病式》指出"大凡治病,必先明标本……六气为本,三阴三阳为标。故病气为本,受病经络脏腑谓之标也。"张子和《儒门事亲》编成"标本运气歌":"少阳从本为相火,太阴从本湿上坐;厥阴从中火是家,阳明从中湿是我;太阳少阴标本从,阴阳二气相包裹;风从火断汗之宜,燥与湿兼下之可。万病能将火湿分,彻开轩岐无缝锁。"明·张景岳《类经图翼》描绘了"标本中气图",以脏腑为本居里,十二经为标居表,表里相络者为中气居中,六经六气各有所从所主不同。论述了人身经络脏腑与六气标本中气相应的关系。历代医家对于阴阳标本中气理论的论述,对后学研究人体生理、病理和治疗具有启迪和指导作用。

二、《伤寒论》的六经气化学说

《伤寒论》六经气化学说的创始人为清代张志聪与张令韶二人,而以张志聪为主。张志聪将《内经》标本中气的气化学说与天人相应等理论用来阐释《伤寒论》的六经病。如他在《伤寒论集注·凡例》中指出:"三阳三阴谓之六气。天有此六气,人亦有此六气。"在《侣山堂类辩·伤寒论编次辩》中也指出"天有六气,地有五行,人秉天地之气而生,兼有此五行六气。"强调三阳三阴之气与天之六气相应的观点。张志聪论述了六气与六经病的关系,其曰:"无病则六气运行,上合于天。外感风寒则以邪伤正,始则气与气相感,继则从气而入于经。世医不明经气,言太阳便曰膀胱,言阳明便曰胃,言少阳便曰胆。迹其有形,亡乎无形,从其小者,失其大者。"又指出"所谓六经伤寒者,病在六气而见于脉,不入于经俞,有从气分而入于经者,什止二三。"也就是说张志聪所说的六经病,早期大多是"气与气相感"的六经之气为病,而不是经络本身的病变。继则才从气分入于经络,但只是十之二三。

张志聪认为人身之六气,内生于脏腑,外布于体表,"君相二火发原在肾,太阳之气生于膀胱,风气本于肝木,湿气本于脾土,燥气本于肺金。"而后各循其经,分主所属皮部:太阳在背,阳明在胸,少阳在胁,太阴在腹,少阴在脐下,厥阴在季胁少腹之际。在六气中惟太阳之气不仅主皮部,还主通体。盖太阳之气外统一身之皮毛,内合五脏六腑,为肤表之第一层。六气运行于皮肤肌腠之间为第二层。太阳之气应天道运于三阴三阳之外有卫外之功。六气应三阴三阳,运于天体之中,总归太阳而近于毫毛。故外邪中人,病先发于太阳者固多,但也有不伤太阳之气而入于里者,则是六经直中之风寒。按照通体与分部的观点解释太阳病则恶寒发热、身疼脉浮等是通体太阳为病,头项强痛、项背强等是分部太阳为病,两者上下相贯,表里相通,相互转化。按张志聪六经气化为病的观点解释《伤寒论》的六经病则太阳病脉浮,头项强痛,谓太阳主寒水之气;阳明病胃家实,谓阳明主燥热之气;少阳病口苦、咽干、目眩,谓少阳主相火之气;太阴病腹满而吐,谓太阴主湿土之气;少阴病脉微细,但欲寐,谓少阴有标本寒热之气化;厥阴病消渴,气上撞心,心中疼热,谓厥阴从中见少阳之火化。张志聪用六气标本中气学说从生理病理上阐述了《伤寒论》的六经病。

三、清代医家对《伤寒论》六经气化学说的论述

《伤寒论》六经气化学说在前人论述的基础上另辟新径,独树一帜,对后世产生了很大的影响。陈修园对于张志聪的学说极为服膺,他在《伤寒论浅注·凡例》中说张志聪、张令韶"阐发五运六气、阴阳交会之理,恰与仲景自序撰用《素问》、《九卷》、《阴阳大论》之旨吻合,余最佩服。"因而强调"六气之本标中气不明,不可以读《伤寒论》。"并在张景岳"本标中气图"的基础上将六经标本中气与脏腑经络结合起来论述。唐容川在《伤寒论浅注补正》中对张志聪过分强调六经气化形气相离的观点提出了批评,指出"二张力求精深,于理颇详,而于形未悉。不知形以附气,离形论气,决非确解。"强调六经气化与六经所属经络脏腑的关系。陆九芝也推崇张志聪之说,以气化学说进一步阐述了六经病的病理特点和治疗大法。众多医家的论述丰富和发展了伤寒六经气化学说。

四、现代医家对《伤寒论》六经气化学说的认识

现代医家对《伤寒论》六经气化学说的讨论十分激烈,反对者有之,赞同者亦有之。

(一)反对《伤寒论》六经气化学说

章太炎认为张志聪、陈修园之伤寒六经气化学说"假借运气,附会岁露,以实效之书变为玄谈"[1]。赵恩俭认为"以六气解六经,其弊在于虚,使六经平脉辨证之实在学问成为'肤泛空虚'之谈"[2]。陈亦人认为"气化派注家的共同特点是把'六气本标中气'学说贯穿于《伤寒论》的全部内容中。由于大多强词夺理,玄奥难深,因此对于理解《伤寒论》'辨证论治'的理论,不仅没有帮助,相反会造成人为的障碍,增加学习的困难,降低学习的效果,甚至把学者引入机械唯心论的歧途。"他指出"《伤寒论》的理论并非源于运气学说,尽管六经病的性质与六气有一定的关联,而与运气学说是完全不同的两回事。"[3]

(二)赞同《伤寒论》六经气化学说

万友生认为三阴三阳的气化理论是《伤寒论》的灵魂,如果离开了它,就会变成一部僵硬的教条,应把三阴三阳落实在气化理论上才有意义[4]。戴玉认为六经气化学说明确了形与气的辩证关系,认识到气化有生理病理之别,比较令人满意地解释了《伤寒论》六经证治的基本规律,对《伤寒论》的理论研究和临床实践作出了贡献[5]。刘渡舟认为六经标本中见气化学说是伤寒学中一门湛深的理论,有辩证法思想和唯物论观点。它能系统地分析六经的生理病理以及发病之规律而指导于临床,并为历代医家所重视[6]。

(三)《伤寒论》六经气化学说的渊源与形成

戴玉认为《伤寒论》六经气化学说渊源于《素问》运气七篇,金元四大家中的刘完素、张子和等曾对《伤寒论》六经与六气的关系有所论述。清代张志聪、张令韶等据《内经》有关理论运用本标中气理论全面地解释《伤寒论》,至此六经气化学说已系统形成[5,7]。郝印卿认为《素问》、《灵枢经》寻不出天六气和人六气相应与同构的确证,伤寒六经气化学说就一定是产生于《伤寒论》研究过程中。谈论六经气化,拘泥其出诸《素问》运气七篇大论,张仲景创立《伤寒论》三阴三阳病脉证并治体系承袭沿用了它的论点,显然是道在迩而求诸远了[8]。梁华龙认为刘完素、张子和、张景岳、张志聪、张令韶、陈修园、黄元御、陆九芝等历代医家,将《内经》中标本中气理论,运用于《伤寒论》的研究,力倡六经之为病,乃六经气化之病,创立了六经气化学说[9]。

(四)《伤寒论》六经气化学说与《内经》气化学说的关系

松涛认为《素问·六微旨大论》中的气化学说本是就自然界气化而言,和人体脏腑经络并不是一回事。但后世医家在天人相应思想支配下逐渐把它结合到人体脏腑经络上来,并具体地运用《伤寒论》的理法方药来验证它,它与《黄帝内经》意义有所不同了[10]。刘渡舟认为《黄帝内经》阴阳气化学说是古人观察自然界气候知识的说理工具,经过伤寒家们的移植与发挥用以说明六经六气标本中见之理,以反映六经为病的生理病理特点而指导于临床[6]。郝印卿认为《黄帝内经》只论述有:①天六气气化;②人体六经命名;③天人相应与同构。学术上可以把这三者说做是六经气化学说赖以形成发展的基础,但还不能认为它们就是六经气化学说,因为两者概念内涵尚有距离。六经气化学说是部分研究《伤寒论》的医家在天人相应与同构理论指导下,将《素问》六气气化和《伤寒论》三阴三阳病脉证并治体系具体结合的结果,是中医学术的发展[8]。王孝先等认为《伤寒论》对《黄帝内经》运气学说继承与发展,创立了六经气化学说[11]。

(五)《伤寒论》六经气化学说与脏腑经络阴阳消长等的关系

针对张志聪离形论气的不足,现代医家强调了气化与脏腑经络的相关性,很少有人单纯从标本中气理论来探讨《伤寒论》六经病的。如戴玉认为形与气之间具有辩证关系,脏腑经络、营卫气血等是六经气化的物质基础,阴阳消长胜复是六经气化的基本动力[5,7]。郝印卿认为六经以脏腑经络为基础,六经气化是有关脏腑经络功能活动的概括,强调不能离经言气[8]。程希贤认为阴阳表里、六气盛衰、五行生克是标本中气与六经气化的基本传变规律[12]。童增华认为运用气化理论解释六经病变时,亦必须结合八纲、脏腑、经络、部位等理论,才不致顾此失彼,庶几更为全面[13]。

(六)《伤寒论》六经气化学说与六经病证治

松涛[9]、戴玉[5]、刘渡舟[6]、程希贤[12]、扶兆民[14]、吴勇[15]、童增华[13]等运用六经标本中气学说对《伤寒论》六经病的发生发展、临床表现、病机、治法等问题进行了不同程度的论述。

张登本、孙理军认为"标本中气"理论是五运六气学说的主要内容之一,已经成为伤寒六经病的主要研究思路,对指导六经病的辨证论治有重要价值[16]。

高兴认为标、本、中见理论可以指导研究六淫发病规律及指导治疗用药。仲景在《伤寒论》中发展了《内经》标本中见理论,即任何一经的发病,都有"从本""从标""从中"三者,从而创建了完整的六经辨证体系[17]。

(七)《伤寒论》六经气化学说与临床实践

陆鸿滨通过临床病例对六经气化学说进行探讨,认为六经气化学说的主要内容是六经营卫气血在正常及遭受外邪侵袭时的变化规律,六经的开阖枢及标本中见是气化学说的中心。六经气化可能是指有关机体适合外界温度变化的一系列调节机制。伤寒六经气化主要涉及体温调节机制,与自然界阴阳密切相关。病例说明六经气化涉及的病理生理是复杂的,诸如神经内分泌的生物钟机制、免疫机制等[18]。

五、结　　语

古代医家在人与天地相应的整体观指导下,将运气学说中的标本中气理论运用于《伤寒论》六经证治规律的分析,概括解释人体脏腑、经络、气血等的生理功能和病理变化,为《伤寒论》的理论研究开辟了一条比较广阔的道路,对《伤寒论》的临床实践亦有重要意义。但由于历史条件的限制,这一学说尚有不少片面及牵强附会之处,少数医家过于强调了气化,忽视了它的脏腑经络物质基础。脏腑经络、阴阳气血等是《伤寒论》六经辨证的物质基础,气化是脏腑经络功能活动的概括,气化离开了脏腑经络,就失去了物质基础;脏腑经络离开了气化,就反映不出功能活动。因此,研究《伤寒论》六经气化学说,应该将两者有机地结合起来,只有这样,六经气化理论才比较完善,六经气化学说也才有意义。

参 考 文 献

[1] 陆渊雷. 伤寒论今释[M]. 北京:人民卫生出版社,1956:1.

[2] 赵恩俭. 伤寒论研究[M]. 天津:天津科学技术出版社,1987:47.

[3] 陈亦人. "六气本标中气不明,不可读《伤寒论》"刍议[J]. 江苏中医杂志,1981,(5):25-27.

[4] 万友生. 关于《伤寒论》三阴三阳的实质问题[J]. 湖北中医杂志,1980,(4):35-37.

[5] 戴玉. 伤寒六经气化论[J]. 河南中医,1982,(2):1-4.

[6] 刘渡舟.《伤寒论》的气化学说[J]. 新中医,1983,(2):6-8.

[7] 戴玉.《伤寒论》六经气化学说的形成和发展[J]. 江苏中医杂志,1982,(4):4-6.

[8] 郝印卿. 伤寒六经气化学说寻根[J]. 山西中医,1994,(10):52-55.

[9] 梁华龙. 六经气化学说形成及评价[J]. 河南中医,1998,18(1):11-13.

[10] 松涛. 从《伤寒论》初探六经标本中气[J]. 江苏中医,1962,(12):1-3.

[11] 王孝先,毕肯,王倩. 张仲景对《内经》运气学说的继承与发展[J]. 中医药学刊,2004,22(2):207-208.

[12] 程希贤. 试谈《伤寒论》的气化学说[J]. 陕西中医,1985,(2):86-87.

[13] 童增华. 从标本中气说探《伤寒论》六经病[J]. 甘肃中医学院学报,1991,(3):18-19.

[14] 扶兆民. 从气化的观点探讨伤寒病六经证治规律[J]. 成都中医学院学报,1986,(1):9-11.

[15] 吴勇. 本标中气与《伤寒论》六经从化关系浅析[J]. 吉林中医药,1987,(5):1-3.

[16] 张登本,孙理军. "标本中气"理论在伤寒六经病辨治中的应用[J]. 陕西中医学院学报,2002,25(5):1-3.

[17] 高兴.《伤寒论》对标本中见理论的运用与发展[J]. 浙江中医药大学学报,2006,30(6):590-591.

[18] 陆鸿滨. 对《伤寒论》六经气化学说的实践体会[J]. 贵阳中医学院学报,1979,(2):5-8.

(程磐基)

《伤寒论》中的体质学说

疾病的发生与发展,除了邪之轻重,体质的强弱在疾病发生、发展过程中也起着非常重要的作用,中医学对体质的重视可谓源远流长,仅《伤寒论》一书就蕴含有丰富的体质学内容,不少学者对此进行了可喜的探索,但尚不系统。因此对《伤寒论》内蕴的体质学进行认真的整理,无论对《伤寒论》原著的研究,还是对充实和完善体质学都大有裨益。现就有关《伤寒论》体质学说研究的进展作一概述。

一、体质学说基本概念的研究

体质:关于体质名称和涵义的理解,目前存在着三种倾向:①倾向于身体素质。王琦、盛增秀认为"体质是有机体在组织结构和生命活动上的个性"[1]。匡调元认为,体质是人群中的个体在其生长发育过程中形成的代谢、功能与结构上的特殊性。这种特殊性往往决定着他对某种致病因素的易感性及其所产生的病变类型的倾向性[2]。郑元让提出,体质(素质)是常态下机体的自我调节能力和对外界环境的适应能力。其中卫外力和自和力是体质强弱之实质;阴阳、寒热、燥湿、虚实是体质之属性;阴阳偏差是体质差别的根源[3]。②倾向于心理素质。李兴民基于现代心理学的观点,认为《灵枢经·阴阳二十五人》及《灵枢经·通天》是对人的气质、个性特点的探索,包括了心理学的个性、性格、气质诸概念的内容[4]。③倾向于心身统一。母国成认为体质是机体发育过程中所表现出的稳定的个体特征。人的体质结构由三个要素组成,即体态(人的外表形态)、质能(人体组织器官的功能特点及作功强度)、气质(人的精神、性格、情绪的总和)[5]。《辞海》中指出:体质是人体在遗传性和获得性的基础上表现出来的功能和形态上相对稳定的固有特性。体质可以按照人的形态、功能或代谢特征进行分类。"种质论"者认为生物体由专司生殖功能的"种质"和专司其他功能的"体质"所组成。种质世代相传,不受体质的影响,而体质由种质分化而来,随着个体的死亡而消灭[6]。张丰强认为:体质是人群中的个体在禀受先天的基础上,在生长壮老衰过程中的某一阶段形成的机体的功能、结构、代谢与心理上相对稳定的特殊性,这种特殊性往往决定着它对某种致病因素(外邪和七情)的易感性及其所产生的病变的倾向性[7]。所谓易感性是指某种体质容易感受某种相应病因的属性;而倾向性是指某种类型的体质发病后有产生某种相应疾病类型的倾向。匡调元将一切病证演变进展的总趋向称为"势",把正常质中发生的病理过程与倾向性称为"病势",而那些属于病理体质者,在没有明显疾病的情况下,其功能结构与代谢上和正常质是不同的,已具有潜在的倾向性。匡调元把这种病理体质中先"病"而存在的倾向性称为"质"。当致病因素作用于病理体质时,则病势将以质势为基础,随着质势而变化,他把这一现象和过程称为"质化"。也就是说,证是以质为基础的,证的特征应包含着质的特征,证又往往随质而转移。

二、关于《伤寒论》体质分类的研究

一般认为,《伤寒论》中"病发于阴"和"病发于阳"是疾病的分类法,此"阴"和"阳"在一定意义上是仲景对体质的划分。体质偏热偏燥壮实者属阳人,受邪后反应激烈,表现亢奋,可见"发热恶寒";偏寒偏湿虚弱者属阴人,受邪后反应低下,只见"恶寒"而"无大热"。这种阴人和阳人划分的实质在于机体内阴阳量的充足与否以及阴阳偏差的状况[8]。当然,此种"病发于阴"和"病发于阳"并非仲景划分体质的终点,他已意识到体质仅分阴阳是不够的,尚有必要再分。由于研究角度之不同,综观后世各家对《伤寒论》体质类型的划分大概有如下几种情况:第一,按整体和局部之差异划分的有整体性病理体质和局部性病理体质[9];第二,按时间久暂划分的有长期性病理体质和暂时性病理体质;第三,按阳气之多寡来划分的阳人可进一步分为太阳、阳明和少阳3种;按阴气虚损之脏腑不同,阴人又可分太阴、少阴和厥阴3种。此种划分,主要是侧重于病理范围内的讨论。与此相近的是郑元让根据《伤寒论》病理反应之情况,推演到常人的体质分型。从而提出了伤寒"六经人"的假说[10],着重讨论常态下伤寒的体质类型。王琦[11]领导的课题组,在既往体质分类研究基础上,应用多学科交叉研究方法,在"体质可分论"基础上,提出平和质、气虚质、阳虚质、阴虚质、痰湿质、湿热质、瘀血质、气郁质、特禀质等中医9种基本体质类型的概念及诊断表述依据,进一步完善了体质分类系统。他制定的《中医体质分类判定标准》,被认定为中华中医药学会标准。赵进喜等与郑元让的"六经人"分类类似,但在每经之下又各分3种,太阳系统中可分为卫阳充实之人、卫阳虚弱之人、卫阳亢盛之人;阳明系统下可分为胃阳亢盛之人、胃热阴虚之人、胃寒气实之人;少阳系统中可分为少阳气虚之人、气郁之人、郁热之人;太阴系统中可分为太阴气虚之人、太阴阳虚之人、太阴湿阻之人;少阴系统中可分为少阴阳虚之人、少阴阴虚之人、少阴阴阳俱虚之人；厥阴系统中可分为厥阴阳亢之人、阴虚阳亢之人、虚阳亢奋之人[12]。此外，张丰强又把伤寒体质进一步分成六人十七质，即太阳人分卫强质、营弱质、阳郁质、痰湿质、血瘀质；阳明人分胃强质、肠厚质、湿热质；少阳人分胆郁质、枢弱质；太阴人分气弱质、寒湿质；少阴人分阳弱质、阴弱质、水气质；厥阴人分厥寒质、厥热质。由于这种分型也带有一定的模式，故与临床实践未必尽合，事实上往往不是单一的类型，而是重叠夹杂[13]。如介于太阳人和太阴人之间的太阳太阴人等复合型体质尚未纳入上述的分型之中，但举一可以反三，知常可以达变，相信在掌握了六人十七质之后，复合型等夹杂重叠体质则不言自通。

三、关于《伤寒论》体质与病因的研究

中医的病因学说，十分强调内因在发病学中的主导地位，认为外界致病因素不断地侵袭人体，但发病与否，主要取决于内因即体质。体质作为疾病内因之一具有两层含义：其一是体质失和，阴阳乖戾，疾病自发；其二是外邪袭人发病与否及发生什么性质的疾病也决定于内因体质。六淫和瘟疫（即外邪）是伤寒发病的外因，而个体的差异性即体质为伤寒发病的内因。中医的体质分型与胰岛素抵抗的关系，显示痰湿质高血压病患者较阳亢质血压昼夜节律减小明显，血压负荷增大，可能容易发生靶器官损害[14]。张丰强从三方面探讨了体质在伤寒发病中的地位和作用。①失和自发。他认为在一般的情况下，体质不表现出明显的病证，即可不病，但当某种原因，诸如自然衰老、缺乏锻炼、寒温不适、劳逸不当、起居失常等引起原来处于"阴平阳秘"状态的阴阳发生偏差失调，即可产生疾病，由于这种情况可以是在没有外邪的作用下而导致的，为了与外邪引起的疾病相区别，故将此称为"失和自发"。②同气相求。是指"人体内在某种因素与外界的病原因素相对应而形成一定类型的疾病而言的，这是中医病因学中颇具特色的理论之一"[15]。同气相求含有两种意义：其一是指某种体质容易感受某种相应的邪气，即邪气与体质之间有一定的对应关系。其二是指某种心理素质的人，情志活动对它也有一定的对应关系。③易染从化。易染是指在体质失和的情况下，机体最容易被外邪所侵袭。从化，是指机体感受外邪后，病变性质及类型常以体质的性质特点为转移，即病证易随体质的性质而变化[16]。

四、关于体质因素与六经发病的研究

体质因素不仅决定着发病与否，不同类型的体质决定了不同个体对某些病因、疾病的特殊易感性和病理过程的倾向性。《伤寒论》中主要是讨论外邪侵袭人体后所产生的一系列病变，人体感邪之后，机体是否发病，主要取决于人体正气的强弱，即由其体质所决定，但也不忽略外邪的重要性。具体地讲，虽然发病与否决定于邪正两方面的因素，但邪正双方均有质与量的区别。所谓正气的量与质，是言其卫外力与自和力的强弱和耐寒耐热的性质，它取决于机体两方面的素质：其一是阴阳量充足与否及阴阳偏差的程度；其二是阴阳偏差的状况。体质因素决定着六经病的发病方式：即体质决定发生不同经的病变；体质决定发生同一经病的不同类型[8]。主证随体质而变，兼证亦随体质而变。体质因素决定失和发病的性质：阳人质偏实热，受邪后从阳化，其病多在三阳。阴人质偏虚寒，病后邪从阴化，多在三阴。具体而言，邪气犯人，机体的主要变化有二：一是加剧素体的阴阳偏差，使其超越自和力所允许的限度，此时发病的性质与邪的性质一致；二是削弱了机体的自和力，使机体不能再协调原来具有的阴阳偏差，这时发病的性质与邪的性质可不一致，而与机体的素性一致[15]。

五、关于体质因素与六经传变的研究

伤寒六经病之传变与否,固然与感邪之轻重和治疗当否有关,但决定性因素仍然是体质的强弱,而且体质因素还决定着伤寒传变的方向与途径[17]。在《伤寒论》中所反映的传变主要有自然传变和误治传变。所谓自然传变是指治疗不力或未受治疗及其他因素的干扰,而完全由正邪相争的形势所决定的疾病演变趋向,不同的个体有着不同的疾病发展倾向。张笑平认为,这种自然发展趋向表现在具有不同内在抗病力的个体上,体质因素就会对它产生加剧性或阻断性两种不同的影响[16]。所谓误治传变是指因错误的治疗使疾病发生变化。误治传变虽受误治的性质(伤津或损阳)和程度所左右,但亦受体质因素所影响。因抗损伤的能力因人而异,具体表现为:①抗损伤力的性质不同。虽然"伤津则化热,损阳则化寒"是对任何体质而言的,但同样的汗、吐、下等误治,是伤津还是伤阳却往往因人而异[3]。②抗损伤力的强弱不同。即同样程度的损伤,疾病传此或传彼亦因人而异。总之,不论是自然传变还是误治传变,它们都是在体质基础上出现的疾病运动趋向。故而体质因素决定了疾病传变的性质,体质盛实的,其病传变多为实证、热证及阳证;体质虚弱的,其病传变多为虚证、寒证和阴证[17]。

六、关于体质因素与辨证论治的研究

体质是证候产生的基础,证候是不同体质对病邪的不同反应类型。证候不仅反映病因、病机、病势、病位,还反映着病人的体质。临证时只要了解患者的体质状况,结合致病因素之性质,就能准确地进行辨证。反映在立法用药上,张仲景更是从治疗的各个侧面时刻注意病人的体质,其要点有三:①体质决定治疗大法。无论是病在三阳还是病在三阴,其治均以"保卫气、存津液、扶阳气"为准则。②体质决定处方用药常法和变法。仲景制方十分注意不同体质类型对药物的不同反应。③体质决定治疗忌宜。《伤寒论》中许多条文描述了不同的体质即使患病相同,也绝不能仅按常法治疗而忽略体质因素的影响,反此则变证蜂起,后患无穷。④体质在护理方面也有不同体现。具体体现在服药后的护理,饮食宜忌,病愈以后的护理,对于妇女妊娠的特殊体质,仲景也有保胎方法,立当归散令孕妇常服,既易产,又胎无苦疾[18]。

七、《伤寒论》体质学说研究存在的问题

近十几年来,虽然对《伤寒论》体质学说的研究,取得了一定的成绩,但也存在着许多不足之处。比如:①文章数量不多。②文章内容有所雷同,且多属挖掘和整理性质的,缺乏创新和发扬。虽然《伤寒论》体质学说的理论框架已建立起来,但迄今为止,还没有完全摆脱中国古代实用科学的形态。实用科学的表现形式是借助于经验的规律,而不是借助于理论概念、定理与公式,并缺少定量的表达,也没有将科学实验引入到研究中来。因此在研究方法上尚存在着不足和缺陷,难于更全面、更系统地从不同层次和不同方向进行多途径的研究。按现代科学体系的规范化来衡量,还有很多重要课题亟待解决。③对《伤寒论》体质分型的研究就近几年来看多从六经分而论之,但未对各经体质细化说明。④理论阐述者多而临床应用者少。尽管临床医生在辨证治疗中也会自觉地使用这种学说,但尚未形成系统的概念和理论。诸如这些,还有待于今后努力改进。

参 考 文 献

[1] 王琦,盛增秀.中医体质学说[M].南京:江苏科学技术出版社,1982:2.

[2] 匡调元.中医病理研究[M].上海:上海科学技术出版社,1980:66.

[3] 郑元让.《伤寒论》的体质学说[J].中医杂志,1981,(12):4.

[4] 李兴民.《内经》气质学说初探[J].浙江中医杂志,1981,(6):248.

[5] 母国成.中医体质学说及其异化[J].新中医,1983,(9):1.

[6] 辞海编辑委员会.辞海.1979年版.缩印本[M].上海:上海辞书出版社,1980:228,1744.

[7] 张丰强,伤寒学[M].北京:中国中医药出版社,1993:3.

[8] 王玉玺.试论辨证施治中的仲景体质学说[J].黑龙江中医药,1983,(1):8.

[9] 路振平.试论《伤寒论》的体质学说[J].成都中医学院学报,1980,(5):10.

[10] 郑元让.伤寒六经人的假设[J].新中医,1983,(2):55.

[11] 王琦.9种基本中医体质类型的分类及其诊断表述依据[J].北京中医药大学学报,2005,28(4):1.

[12] 赵进喜.《伤寒论》三阴三阳辨证与糖尿病临床[J].浙江中西医结合杂志,2009,19(4):199.

[13] 张丰强.伤寒学[M].北京:中国中医药出版社,1993:17.

[14] 钱岳晟,龚艳春,李华,等.肥胖的高血压病患者中医体质分类与胰岛素抵抗的关系[J].浙江中医药大学学报,2007,31(1):61-63.

[15] 张丰强.伤寒学[M].北京:中国中医药出版社,1993:34-36.

[16] 张笑平,李尽孝.《伤寒论》中的体质学说[J].江苏中医杂志,1981,(5):7.

[17] 关庆增.六经病证与体质[J].北京中医学院学报,1985,(5):8.

[18] 梁华龙.六经体质学说孳生及扩展[J].河南中医,1998,18(5):261-263.

[19] 胡亚男,尚晓玲,杨靖.近五年中医体质学说与疾病的相关性研究概况[J].长春中医药大学学报.2010,26(3):455,456.

（刘敏 林安钟）

《伤寒论》中的时间医学思想

时间医学是现代医学与时间生物学相结合的产物。时间生物学是1950年在国外诞生的一门新兴生命科学,其主要内容是研究生命现象的时间特点,并进而对生命的时间结构进行客观定量和探讨它的机制。这一学科,发展迅速,研究领域日益广阔,并形成了许多分支学科[1]。当现代医学与时间生物学相结合而形成时间医学这一新学科时,人们回头发现,在中医学大量的著作和文献中,不仅记载了丰富的人体生理、病理时间节律和择时论治经验,而且有独特的"天人相应"理论来说明人体时间节律的机制。其中《伤寒论》就包含了丰富的时间医学思想。

一、《伤寒论》中的时间生理节律

《素问·宝命全形论》云:"人以天地之气生,四时之法成。""人生于地,悬命于天,天地合气,命之曰人。人能应四时者,天地为之父母。"提示人是大自然所化生的,因此大自然日月星辰运动所造成各种时间节律,无不给人乃至万物打上深深的烙印,如人体生理、病理的年节律、四时节律、月节律、昼夜节律等。《伤寒论》正是基于这一认识,来探讨人体的生理节律的。

《伤寒论·伤寒例》说："《阴阳大论》云：春气温和，夏气暑热，秋气清凉，冬气冰冽，此则四时正气之序也。"又说："十五日得一气，于四时之中，一时有六气，四六名为二十四气。""是故冬至之后，一阳爻升，一阴爻降也；夏至之后，一阳气下，一阴气上也。斯则冬夏二至，阴阳合也；春秋二分，阴阳离也……此君子春夏养阳，秋冬养阴，顺天地之刚柔也。"指出"欲候知四时正气为病及时行疫气之法，皆当按斗历占之。"并在篇首特立"四时八节二十四气七十二候"北斗斗柄指向表。这里涉及大自然阴阳消长、气候变化的年节律、四时节律、二十四节气的节律乃至五日一候的五日节律。大自然有这样的节律变化，人亦应之。因此这些节律也可以看成是人体阴阳消长变化的生理节律，若能"春夏养阳、秋冬养阴，顺天地之刚柔"，则符合养生之道，少有疾患。

由于人体的时间生理节律，在古代的条件下，比较难以观察，而容易观察的就是脉象，故仲景每以脉象的节律性变化来说明人体的生理节律。如《伤寒论·辨脉法》云："立夏得洪大脉，是其本位，其人病身体苦疼重者，须发其汗。若明日身不疼不重者，不须发汗。若汗自出者，明日便解矣。何以言之？立夏脉洪大是其时脉，故使然也。四时仿此。"《伤寒论·平脉法》谈到四时脉时则云："春弦秋浮，冬沉夏洪"。这里虽然说的是脉象的四时节律，但其实际上反映了人体阴阳消长、气血盛衰的四时生理节律。再如《伤寒论·平脉法》云："脉有三部，尺寸及关。营卫流行，不失衡铨。肾沉心洪，肺浮肝弦。此自经常，不失铢分。出入升降，漏刻周旋。水下百刻，一周循环。当复寸口，虚实见焉。"记述的是人体营卫气血运行的昼夜节律。黄坤载《伤寒悬解》注云："营卫之流行，有一定之度数，无铢两分寸之差，其出入升降，应乎漏刻，以为周旋。漏水下百刻，乃日之一周，一日之中，自寅至丑，脉气循行五十周，共计八百一十丈，明日寅时初刻，复出于寸口，谓之一大周。脉之虚实大小，俱见于此。"可见人体阴阳气血运行的昼夜节律，仍要通过脉象来测知。

二、《伤寒论》中的时间病理节律

由于病理节律，可以从病证的起病时间、病程日数、欲解时、复发日等进行实际观察，所以《伤寒论》中有关病理节律的记述颇丰，大体涉及年节律、四时节律、六七日节律、昼夜节律，以及一些其他时间病理节律。

(一)病理节律的年节律

《伤寒论·辨可下病脉证并治》云："下利差，至其年月日时复发者，以病不尽故也。"是疾病复发的典型的年节律，提示下利复发和时令气候有密切关系。由于下利后病根未除，至第二年同一季节及月日，感受时令之气，引动内伏之邪，因而形成了复发性下利。吴鞠通将这种复发性下利指为"休息痢"，很是确当。临床所见痢疾以年节律复发者，并非极少。

(二)病理节律的四时节律

四时节律，即四季节律。在《伤寒论》中，论述外感病的发病规律、病证诊断依据乃至判断疾病预后时，都涉及了四时节律。

《伤寒论·伤寒例》云："冬时严寒，万类深藏，君子固密，则不伤于寒，触冒之者，乃名伤寒耳。其伤于四时之气，皆能为病，以伤寒为毒者，以其最成杀厉之气也。中而即病者，名曰伤寒。不即病者，寒毒藏于肌肤，至春变为温病，至夏变为暑病。暑病者，热极重于温也。是以辛苦之人，春夏多温热病者，皆由冬时触寒所致，非时行之气也。凡时行者，春时应暖而反大寒，夏时应热而反大凉，秋时应凉而反大热，冬时应寒而反大温，此非其时而有其气，是以一岁之中，长幼之病多相似者，此则时行之气也。""从霜降以后至春分以前，凡有触冒霜露，体中寒即病者,谓之伤寒也。""冬有非节之暖者,名为冬温。""从春分以后至秋分节前,天有暴寒者,皆为时行寒疫也。"说明四时正气为病和时行疫气为病,其发病有着严格的季节节律,而且也依据发病季节不同而有不同的病证命名。至于《伤寒论·伤寒例》所说的"春伤于风,夏必飧泄;夏伤于暑,秋必病疟;秋伤于湿,冬必咳嗽;冬伤于寒,春必病温。"显然是承《内经》而来,阐述的正是人体受邪后,邪伏体内而后发的四时节律。

《伤寒论·平脉法》云:"问曰:二月得毛浮脉,何以处言至秋当死? 师曰:二月之时,脉当濡弱,反得毛浮者,故知至秋死。二月肝用事,肝属木,脉应濡弱,反得毛浮脉者,是肺脉也,肺属金,金来克木,故知至秋死,他皆仿此。"则是根据四时节律及五行生克来判断预后。就脉象的四时变化,应是春弦、夏洪、秋毛、冬石,如二月得毛浮脉,是春季见秋脉,为金气乘木,肝木值旺时而不得旺,其气虚衰可知,至秋肺金之气愈旺,木愈受克,则易绝,故知至秋当死。其他以此类推。

(三)病理节律的周节律

在病理节律中,以七日为中心,包括五六日、六七日、七八日,以及六七日的倍数,如十二日、十三日、十四日、十五日等,为了叙述方便,根据七天为一星期(即一周),我们在这里将这一时间节律,概称为"周节律"。

在《伤寒论》六经病篇的398条中,涉及周节律的条文有四、五十条之多。因此不能将这样大量的周节律的记载,忽视为"不可拘泥的约数"。从这些条文中,可以十分清楚地看出,外感病的病程中存在着明显的周节律。其中如病证的自愈日期、传经日期、加重日期、减轻日期、发生合并症或并发症的日期,以及死亡日期等,都存在着周节律。

1. 自愈日期的周节律 第7条云:"病有发热恶寒者,发于阳也;无热恶寒者,发于阴也。发于阳,七日愈;发于阴,六日愈,以阳数七,阴数六故也。"第8条云:"太阳病头痛至七日以上自愈者,以行其经尽故也。"第10条云:"风家,表解而不了了者,十二日愈。"第278条云:"伤寒,脉浮而缓,手足自温者,系在太阴。太阴当发身黄,若小便自利者,不能发黄。至七八日,虽暴烦下利日十余行,必自止,以脾家实,腐秽当去故也。"第287条云:"少阴病,脉紧,至七八日自下利,脉暴微,手足反温,脉紧反去者,为欲解也。虽烦,下利,必自愈。"第384条云:"……欲似大便,而反矢气,仍不利者,此属阳明也,便必硬,十三日愈。所以然者,经尽故也。"从以上自愈证候来看,太阳表证、太阴腐浊不化证、少阴寒盛伤阳证、霍乱下利止后浊邪外薄阳明证,只要不发生合并症与并发症,其自愈日期则在六七日或十二、十三日之时。为什么可以自愈,仲景明言"以行其经尽故也"。"经尽故也",也就是病证的自然病程已经结束的意思。提示外感病自愈日期具有周节律。

2. 传经时间的周节律 如第146条云:"伤寒六七日,发热微恶寒,支节烦疼,微呕,心下支结……"是太阳之邪并于少阳。第149条云:"伤寒五六日,呕而发热者,柴胡汤证具。"第147条云:"伤寒五六日,已发汗而复下之,胸胁满微结,小便不利……"皆是太阳之邪内传少阳。第104条云:"伤寒十三日不解,胸胁满而呕,日晡所发潮热。"是在两个周节律时,太阳之邪传入少阳与阳明。第105条云:"伤寒十三日,过经,谵语者,以有热也,当以汤下之。"是在两个周节律时,太阳之邪离开本经(即所谓"过经")传入阳明。第269条云:"伤寒六七日,无大热,其人躁烦者,此为阳去入阴故也。"是言太阳之邪传三阴的日期也在六七日间。邪气由浅入深、由表入里、由阳入阴的传经时间,具有周节律,而邪气由里出表、由阴出阳、由脏还腑的日期,也具有周节律。如第187条云:"伤寒脉浮而缓,手足自温者,是为系在太阴……至七八日,大便硬者,为阳明病也。"是太阴阳复,脏邪还腑,太阴病出阳明之期。第

293 条云："少阴病，八九日，一身手足尽热者，以热在膀胱，必便血也。"是少阴阳复，脏邪还腑，少阴病出太阳之期。二者皆与周节律相合。

3. 病情发生变化时间的周节律 病情发生变化，此专指病证减轻、病证加重，发生变证或合并症、并发症等，其日期在《伤寒论》的记载中，也有明显的周节律。如第 23 条"太阳病，得之八九日，如疟状，发热恶寒，热多寒少……一日二三度发"，此时若见"脉微缓者"，为欲愈；若见"脉微而恶寒者，此阴阳俱虚"，为加重，其变化皆在八九日时。又如第 74 条"中风发热六七日"，转为太阳蓄水；第 78 条"伤寒五六日，大下之后"，转为虚烦；第 124 条"太阳病六七日"，转为太阳蓄血；第 135 条"伤寒六七日"，转为大结胸；第 144 条"妇人中风七八日"，转为热入血室；第 148 条"伤寒五六日"，转为阳微结；第 168 条"伤寒若吐若下后，七八日不解"，转为白虎加人参汤证；第 260 条"伤寒七八日"，转为湿热发黄；第 319 条，少阴病形成阴虚水热互结证，是在"六七日"时；第 338 条厥阴病形成脏厥，是在"七八日"时。如此多的例证，足以说明病情发生变化的时期，具有周节律。

4. 死亡时间的周节律 《伤寒论》中多条涉及死证（尽管我们今天许多医家认为，利用现代条件救治，未必都死，本文仍据原文作死证看）的原文，其死期皆存在着周节律。如第 299 条"少阴病六七日，息高者死。"第 300 条"少阴病……至五六日，自利，复烦躁不得卧寐者死。"第 343 条"伤寒六七日，脉微，手足厥冷，烦躁，灸厥阴。厥不还者死。"第 346 条"伤寒六七日不利，便发热而利，其人汗出不止者死。"第 347 条"伤寒五六日，不结胸，腹濡，脉虚，复厥者，不可下，此亡血，下之死。"至于第 348 条"发热而厥，七日，下利者，为难治。"虽非死证，病至七日而不见减轻，亦为难治。

综上所述，可见在外感病的病程中，其自愈、其死亡、其传经、其变化，都存在着明确的周节律。这种外感病病程中的周节律，在当代传染性疾病的病程中，也可以观察到，如肠伤寒、病毒性感染等。

（四）病理节律的昼夜节律

昼夜节律也称日节律。阴阳消长进退，气机升降开合的昼夜变化，是大自然与人体共同存在的普遍规律。而人体的病理变化，也必然具有昼夜节律。《灵枢经·顺气一日分为四时》篇说："夫百病者，多以旦慧，昼安，夕加，夜甚，何也？……朝则人气始生，病气衰，故旦慧；日中人气长，长则胜邪，故安；夕则人气始衰，邪气始生，故加；夜半人气入脏，邪气独居于身，故甚也。"阐述的正是病理节律的昼夜节律性变化。《伤寒论》中也有不少条文涉及病理节律的昼夜节律。第 61 条云："昼日烦躁不得眠，夜而安静……脉沉数"，是肾阳虚衰，昼间得自然界阳气之助，勉强与阴寒之邪抗争，但争而不胜，故见躁扰不宁，至夜自然界阳气衰、阴气盛，人体之弱阳失助，无力与阴寒相争，不争则静。因此出现了昼躁夜静的昼夜节律变化。第 145 条云"昼日明了，暮则谵语，如见鬼状"，是热入血室，血热互结，血热上扰心神而发谵语，因血属阴，夜为阴，热在血分，故出现了谵语昼歇暮发的昼夜节律。第 240 条云："日晡所发潮热者，属阳明也。"第 398 条云："病人脉已解而日暮微烦。"是病在阳明所出现的日晡、日暮发作节律，也属昼夜节律。

尤其值得一提的是，《伤寒论》中的六经病欲解时，有明确的昼夜节律。即"太阳病欲解时，从巳至未上"，"阳明病欲解时，从申至戌上"，"少阳病欲解时，从寅至辰上"，"太阴病欲解时，从亥至丑上"，"少阴病欲解时，从子至寅上"，"厥阴病欲解时，从丑至卯上"。诸家多从阴阳消长变化、气机升降开合的昼夜节律变化方面来解释六经病欲解时的机制。如瞿岳云等认为，卯属东方，是日出阳升之时，少阳病解于此时，是被郁之少火，随天阳之升而易舒发。

午属南方,午时烈日当空,阳光普照,为一日中阳气最盛之时,太阳病解于此时,是人体阳气随天阳而盛于外。酉属西方,是日入之时,日入则阳气已虚,阳明病本属阳气过亢,其解于阳虚之时,犹得石膏、芒硝、大黄可以泻热之义。三阴病欲解时则在夜间,太阴病,主要表现为脾胃虚寒,而子时一阳生,此时阳气内生,气机开始升浮,太阴病借此升浮之力而开始缓解。少阴病是全身虚寒证,其阴寒程度较太阴病为甚,故在子时还不足以仅凭初生之阳而得以缓解,有待于阳生之后再逐渐伸张之时,故解于丑时。厥阴则为阴尽之时,其在排列上处于少阴之后,故其欲解时也在少阴之后,丑后为寅,故解于寅时。瞿岳云等还以病例为证[2]。

正由于病理节律中存在着昼夜节律,所以《伤寒论》中观察药物疗效和判断预后时,也常常要求持续观察一昼夜。如服桂枝汤后要求"周时观之",服抵当丸后有"时当下血"。《伤寒论·辨脉法》有云:"假令夜半得病者,明日日中愈,日中得病者,夜半愈。何以言之? 日中得病夜半愈者,以阳得阴则解也;夜半得病,明日日中愈者,以阴得阳则解也。"又如第368条云:"下利后脉绝,手足厥冷,时脉还,手足温者生,脉不还者死"等,都属昼夜节律在观察药效和判断预后方面的应用。

除以上所提到的病理节律的年节律、四时节律、周节律、昼夜节律之外,《伤寒论》还涉及一些其他时间节律,比如《伤寒论·辨脉法》提到的阳结证十七日当剧,阴结证十四日当剧的问题。《伤寒论·伤寒例》提到的:"太阳受病,当一二日发;阳明受病,当二三日发;少阳受病,当三四日发;太阴受病,当四五日发;少阴受病,当五六日发;厥阴受病,当六七日发"等发病时间问题。诸家见解各异,临证依据尚少,本文不多赘述。

三、《伤寒论》中的择时治疗大法

既然病证存在着各种时间节律,那么择时治疗对提高疗效理应有所裨益。在这方面,《伤寒论》中也有一些记述。《伤寒论·辨可发汗病脉证并治》篇云:"大法,春夏宜发汗";《伤寒论·辨可吐》篇云:"大法,春宜吐";《伤寒论·辨可下病脉证并治》篇云:"大法,秋宜下"。提示汗、吐、下三法最适宜使用的季节。因汗法为疏解发越外邪之法,与春夏阳气之展发疏泄及人体气机的升发浮盛相顺应,故春夏用汗法与时令及人体最为适宜。吐法为涌越向上,祛除实邪之法,与春季阳气生发及人体气机展发疏达之势相顺应,故春季若遇有形之邪阻滞膈上,用吐法与时令及人体最为适宜。下法为顺气导滞内行下泄之法,与秋季燥金肃降之气及人体气机收肃敛降之势相顺应,故秋季若遇可下之证,用下法与时令及人体最为适宜。这显然是在不同治法的应用上,考虑到了人体的生理、病理的四时节律。李克绍进一步认为,若按《灵枢·顺气一日分为四时》篇"一日分为四时,朝则为春,日中为夏,日入为秋,夜半为冬"来推论,就等于是朝宜吐,日中宜汗,日晡宜下。也就是吐宜寅至辰上,汗宜巳至未上,下宜申至戌上,这正好与三阳病解的机制相一致。也可以再补充一句,"冬宜温",也就是夜半当温。这又与太阴病欲解时也相符合了[3]。

此外,十枣汤的"平旦服",桂枝汤在用于治疗第54条所说的"病人脏无他病,时发热自汗出而不愈者",要求"先其时发汗",都可以看成是择时用药的举例。

四、《伤寒论》中的时相医学观点

刘力红等在1993年提出"中医时相医学"的概念,认为"时相"一词,不仅强调时间本身的周期常数,而且更为重视在每一时间相位上的相关因素,即更为重视天地人之间的相应关系,因而更有利于探讨"时间"在医学里的本义。刘力红认为,寒邪为北方之邪,布于亥子丑时,乃太阳病之主导因素。寒气致病,当以热解,故太阳病欲解于巳午未时。巳午未为南方火热时相,太阳病欲解于该时相,正北病南治,寒者热之之理。以治太阳伤寒之麻黄汤为例,药用麻桂杏草,苦温辛热,即合于巳午未时相之用药范例。另外麻黄汤不仅在用药性味上合符于时相,而且在数量上亦力求与时相相符。南方时相之数为二、为七,而麻桂草用量为二(按:原方麻黄三两,桂枝二两,甘草一两)杏仁用量为七(按:原方杏仁七十枚)这种内在的和谐一致,看来是绝非偶然的。刘力红又举《伤寒论·辨脉法》中日中得病,夜半愈;夜半得病,日中愈为例,诊断这应是太阳病和太阴病的得时与愈时。夜半寒水当令,阳气虚表,故易感而为太阳病,至日中愈者,以日中阳气盛表,阳盛阴寒自退,故夜半得病而日中见愈。日中火热当令,一阴内生,阳气虚里,若再贪凉恣饮,更易伤伐里阳,故太阴里寒证往往发于此时。所以愈于夜者,夜半阳气内生,里阳一充,阴寒自退。故日中得病而夜半见愈[4]。

关于"时相医学"的提法,从更广泛的角度,更宽阔的视野,阐释了天人相应的理论和应用。

五、人体生理病理出现时间节律的机制

在国际上出现时间生理学、时间病理学、时间药理学、时间治疗学和时间医学等概念,最多也是近半个世纪的事情,西方生理学家用现代检测手段,证实了人体尿液中激素含量变化的昼夜节律和七日节律的存在。现代医学家观察到在许多传染病的病程中存在着七日节律;在治疗白血病所采取的骨髓干细胞移植的过程中,新生白细胞出现的时间存在着七日节律;器官移植后剧烈排异反应发生的时间存在着七日节律;动物的胚胎发育过程和孕期也存在着七日节律……因此,地球上生物体的生理和病理存在着七日节律的现象,是一个普遍事实,信而有征。

七日节律形成的机制是什么呢?郝万山认为,应当和月球的绕地运动及月相的变化周期有关。由于月相有朔、上弦、望、下弦四个阶段的变化,于是就造成了每个月有4次的强天文潮汐现象。一个恒星月和一个朔望月的平均时间是28天多一点儿,把28天分成4个阶段,每个阶段是7天多一点。这就意味着在月节律中存在着4个阴阳盛衰消长的节律变化,于是就导致了地球上的生物体,在生理活动和病理变化的过程中,也出现了七日节律。也就是说,七日节律就是月节律的四分之一,这就像四季节律是年节律的四分之一一样。有人说,月球对一个人的万有引力,不如我们面前一本书对我们的万有引力大,也就是说从万有引力的角度来看,月球对一个人的个体几乎没有影响。对于这个问题,郝万山认为应当从生命诞生和衍化的全过程来看待。月球的绕地运动,导致了地球上江河湖海的周期性潮汐现象,而这种潮汐现象存在着七日节律。地球上的生命诞生于海洋,所以这种由月相变化而导致潮汐节律的信息,也必然会"遗传"给地球上所有的生物。于是所有生物的生理活动和病理变化也就被七日节律打上了深深的烙印。只不过月节律和七日节律是镶嵌在生物体的"基因"里的,它的时间周期是从该事件的启动开始计算的,比如鸡蛋孵小鸡是从放到孵化器的那一天开始算起,因此看起来这些节律并不和月相的变化同步。地球的自转和公转,使人体的生理病理活动出现了昼夜节律、四季节律和年节律;月球的绕地运动,使人体的生理和病理活动出现了月节律和七日节律。这都是"天人相应"理论的实际体现。数十年来,现代医学家有不少人致力于在人体内寻找生物钟所在的位置,但至今没有结果。其实,决定人体生理活动和病理变化时间节律的因素,并不在人体之内,而在化育了万紫千红生命世界的大自然,在于日月星辰的运动周期。这正是中医学研究人的生理功能和病理变化的时候,也是

为什么要采取"仰观天文,俯察地理,中知人事"方法的道理所在[5]。

参 考 文 献

[1] 张年顺,宋乃光. 实用中医时间医学[M]. 上海:上海中医学院出版社,1991:前言.

[2] 瞿岳云,许建平. 辨时论治与《伤寒论》的时间预测[J]. 辽宁中医杂志,1986,7:11.

[3] 李克绍. 六经病欲解时的机理及其临床价值[J]. 中华全国中医学会仲景学说讨论会论文汇编,1982,10:148-153.

[4] 刘力红,陈亦人. 中医时相医学观[J]. 广西中医药,1993,2:31-33.

[5] 郝万山. 郝万山伤寒论讲稿[M]. 北京:人民卫生出版社,2008:32-33.

（郝万山）

《伤寒论》中的治未病思想

《伤寒论》虽未明确提出"未病"和"治未病"概念,然仲景十分重视未病医学思想的继承和发展,并将其体现于《伤寒杂病论》一书之中,所论范围包括养生防病和已病早治两大方面。前者属于预防养生医学范畴,后者属于临床治疗医学范畴。究其理论渊源,大要有三:一者,导源于《内经》未病医学理论;二者,运思于整体恒动观念;三者,启迪于大量临床实践。就其指导意义而言,其临床未病医学思想更为系统全面,因而备受后人重视。

一、未 病 定 义

未病一辞,首见于《内经》,而其涵义有二:一者,未病即谓无病,健康正常之义也;此时之言"治未病",即为预防以养生。二者,未病即各种潜在病情及机制,病而未发之义也,有研究者将之称为"第三态"或"潜态",与"常态"和"病态"相对应;此时之言"治未病",即为有病而早治。

目前临床所言之未病,实与《内经》"未病"之第二义同,亦即《伤寒论》未病医学思想之主要内容。此类未病,视其新久及病势之不同,又可分为隐而未发和欲发未发两类。其隐而未发者,指内在病机相对稳定、惟因机体自身阴阳调节功能或曰自和力勉强维持而病情暂难发作、类于平人而又具发病之潜势者,临床每见于痼疾迁延日久而适值休停之期。此时若因劳作过度,或新感时邪,或不慎于食,则病情骤发,而进入已病状态。欲发未发者,指内在病机相对活跃、机体阴阳平衡泰否难定、病情随时欲发,或欲作未作而微露端倪者,临床多见于外感热病发展过程中欲传未传之际,或新感引动而夙疾将发之时。

二、未 病 机 制

就《伤寒论》所言之未病,有研究者认为,其形成机制大要不越于五:

其一,病机速变而证不及应。有诸于内,必形诸于外,是故内在病机与外部症状应趋于一致,此其常律也。然因体质阴阳强弱、病邪轻重性质之不同,临床亦可见病变涉及某处而症状尚未及反映之状况。这是在一种已病状态下,隐寓着另一种病变机括,多见于外感热病。其机变虽极微妙,难以肉眼察之,然可从动态分析或逻辑推理得之。

其二,此处罹病而彼处偏盛偏衰。其偏衰者,言其未传之时,脏气先虚,便是未病;其偏盛者,脏腑阴阳偏盛,若机体尚未受邪,则常借人体自和力而暂且隐伏,一旦受邪,则隐者自显,伏者自出,而为实证,是其未显之时,亦属未病。

其三,新病既起而宿疾潜藏。体内素有宿疾留邪,易被新感诱发或相互搏结。倘若新邪不传,而宿疾终是隐患,需要提防;倘若传变,则宿疾之处最易受邪。故凡新邪初感,即令宿疾未发,或未与新邪相合,仍当以未病观之。

其四,邪重病甚而真情掩匿。所谓真情,即病证之本质。一般而言,现象与本质有其一致性。然则在某些特殊情形下(如危重证候),亦会出现与本质截然相背之症状,称之为假象。假象之存在,反致真情若隐若现,是真似假,是假似真,而危机早潜其中。此亦假亦惑之真情,仍可作未病(暂未垂绝)观。

其五,病证新瘥而余邪未尽或正匮未复。此种状况,对已病而言,当属顺象。然则顺逆之论,并非绝对之辞,故顺象之中,常有病情复发或复感新邪之机。盖病证新瘥,余邪未尽,有死灰复燃之潜势;或病邪虽去,而正匮未复,存新邪易侵之路由。凡此,皆为未病形成之条件。

三、未 病 诊 断

纵观《伤寒论》诊断未病的思维方法,主要是根据疾病过去和现在状况,对其所处阶段、表现特点、病理规律、体质属性、宿疾兼夹、时间节律及疗护方法等因素,进行非量化分析,对病证的传变趋向和预后等作出预测。据此,有学者将之系统归纳为:

趋势外推法:所谓趋势外推法,即根据事物连续性原则,把病证过去和现在的发展状况延伸到将来,并据此作出合理预测。《伤寒论》对这种方法的具体应用,表现在据六经病证所处阶段或现有传变预兆进行预测。

五行推演法:所谓五行推演法,与系统论原理相合,运用五行生克乘侮规律,解释脏腑之间的病理联系,并推演其病理趋向。《金匮要略》"见肝之病,知肝传脾",即是其具体表述。

反馈预测法:与黑箱理论相类,根据输入信息质量和反馈信息质量,对疾病之发展趋向作出预测。外感热病有着明显的发展变化规律,若诊治正确而经久不愈,多属预后不良。

反象预测法:现象与本质一致性,决定了脉症外象与内在病机之统一。而在特殊状况下,脉症相背于病机。这种现象与本质之不一致性,潜含着某种危险的病理趋势。准确细致的临床观察,有助于洞悉其细微藏奸之处,则可正确判断其预后。

节律预测法:依据天人相应的整体观念,中医理论认为,人体生理病理存在着严格的时间节律性。《伤寒论》充分发挥中医时间医学理论优势,用以帮助判断病证之欲传、转盛等变化之时间和程度。

体质宿疾预测法:体有阴阳虚实,病有宿疾留邪,这些因素常决定着机体反应状态和病证传变趋向,是《伤寒论》借以诊察未病之重要依据之一。

结构预测法:人体作为一个有机整体,脏腑相连,经脉相贯,彼此联系,互为影响。是故相邻或经脉络属之脏腑组织,是病邪赖以传变之重要途径。因此,根据机体系统结构,结合相关因素分析判断病证之传变预后,具有重要的意义。

以上是有关未病诊断思维方法的探讨,而理解和掌握已病与未病的相互关系,亦是诊断和治疗之重要环节。已病与未病,实乃相对之概念。已病者,即具有明显之临床表现,且易于被四诊方法所发现之病变也;未病者,乃临床表现不明显或微有所显,用四诊方法难于发现、而又可据各种因素得以预测之病变也。大要而言,已病是未病之延续,未病乃已病之初萌,二者相互对立、相互依存,而又据一定条件而相互转化。就其临床所见,则二者之关系,具体可分为同体递进相关型和异体交互相关型两种。

所谓同体递进相关型,是指已病与未病,属同一疾病范畴,在整个病理过程中始终相互制约。这种关系受疾病自身演化规律的制约,即在此疾病发展过程中,已病必发于未病之后,而未病可孕于已病之中,已病未病之间,彼此承继,具有高度的相关性。故可于已病之中,见未病之萌动;而于未病之中,察已病之进退。

所谓异体交互相关型,乃指已病与未病,分属不同的疾病范畴,每在某一特定的病理阶段交互影响。甲乙两种疾病,各有其自身之已病未病关系,而甲乙两病之已病未病又可能交互影响,故甲病之已病与乙病之未病(反之亦然),就可能存在交互相关性。在此情形下,甲病之已病可影响乙病自身已、未病之转化,或甲病之未病可制约乙病自身已、未病的联系。这种交互制约关系,与同体递进相关型比较而言,其关联程度偏低,多在特定条件下得以呈现。

四、未 病 治 疗

就临床而言,所谓治未病,即是治疗未显之证。治未病原则要求在对已病辨证论治的基础上,同时采取预防性治疗措施,促进已病向愈,防止未病显露。疾病传变是通过证候来体现,故我们认识已病、未病便是以证的显露或潜伏为依据。然则已病未病又是辩证的统一体,有时疗已病而寓治未病之旨,有时治未病有促进已病速愈之意,是故未雨绸缪、寓防于治,是《伤寒论》治未病之基本原则。

已病防传:本经已病,防传他经,此脏已病,防传彼脏,杜绝传变,即为治未病之意。病在太阳,须防内传,故有白虎、四逆、柴胡诸法见于太阳篇;太阴为病,其脏有寒,"当温之,宜服四逆辈",则是治太阴之已病,而预为少阴设防之举。是以六经辨证中,无不寓含已病防传之旨。

未盛防盛:未盛者,已成之病;盛者,将显之证。所谓未盛防盛,是在病证急剧发展、危象即将显露的情况下,为防止病情转剧而采用的防治措施。防其转盛者,即治其未病也。阳明篇之"发汗不解,腹满痛者,急下之",即言腑实已成,而微露津伤之象,若不乘此急下,势必燥热燔灼而燎原莫制。故急下之证固多凶险,而急下之法则不必待病情凶险而后用之。

已盛防逆:此盛者,已发之重证;逆者,将显之危象。所谓已盛防逆,是针对疾病危重期,为防止病情逆转、危及生命而采用的防治措施。如三阴虚寒,阳衰阴盛之象毕露,病情极易突变而陷入阳亡阴竭之险境,故此时防逆,虽属治未病范畴,而其重要性不言而喻。

新瘥防复:新瘥者,已存之病理状态;复发者,可能之病理趋向。所谓新瘥防复,是针对疾病恢复期,为促进康复、防止复发而采取之防治措施。大病新瘥,气血尚虚,阴阳未平或余邪未尽,若调养不慎,易致病复,因而采取一定的措施,以资预防,是不可忽视的环节,亦属治未病之具体途径。

是以治未病,从某种意义来讲,实即寓防于治。而早治已成之病、先安未受邪之地、先时而治、慎治防变、设法御变等基本思路,是《伤寒论》治未病原则具体应用之指导思想。

若就未病与已病关系而论,则临床治疗,又当据病势的进退缓急和已病未病之标本主从,或从已病而治未病,或从未病而治已病,或已病未病须并重。

(一)不治已病治未病

此谓以治未病为先,而非完全置已病于不顾也。其已病状态了然于医者胸中,惟从治未病入手,或治未病而已病自消,或先绝其未病之患以孤立其已病,进而相机除之,此不治已病治未病之由也。

治未病而已病自除：这一原则每每适用于同体递进相关型，且未病处于欲发未发之状态。在同体递进相关型中，未病是已病之继续，未病病机是已病病机之深化。二者通常具有共同之病理性质，仅病理程度有轻重之别，病理位置有浅深之异。是以治未病之法，必具治已病之效。临证思路虽是从治未病角度出发，而实则毕其功于一役。

先治未病后治已病：在同体递进相关型中，有已病状态发生逆转者，其欲传未传之际，未病病机与已病病机寒热异性，虚实相悖，且未病至危至急，性命攸关。当此之时，治未病事关生死，宜乎从急；而治已病虽为图本，可以从缓。此时治未病之法，于已病状态难收寸功，甚或有资寇揖盗之嫌，然事急从权，不得以而为之。是以治未病之后，必以治已病之法随之。而在异体交互相关型中，甲病之已病状态与乙病之未病状态并存，乙病欲发未发或隐而未发，但甲病之治疗受乙病之未病状态制约，此时常规的甲病治法不惟无效，且常会诱发乙病，导致病情逆转而更趋复杂化。故将未病消弥于萌动之际，是此时治疗之关键，必宜乎先；而对已病之处置，不过权衡机宜而已，当宜乎后。

（二）不治未病治已病

此谓医者暂置未病于不顾，成竹在胸但引而不发，惟从治已病入手，或治已病而斩其未病之根，则未病潜消；或先治已病而消其相互影响，则未病自然孤而易除，此不治未病治已病之由也。

治已病而未病自消：此一原则亦多适用于同体递进相关型，惟未病轻而已重。其寒热属性或同或异，然病理程度以已病为重，未病为轻。即已病是此时病机之关键，未病状态受已病病机之制约，如此可于治已病之时，以治已病之法，顺而潜消其未病状态，所谓因势利导是也。

先治已病后治未病：在异体交互相关型中，有甲病之已病状态较为明显而属病机之主导、而乙病之未病状态不明显且较稳定（隐而未发）者，若此时治已病之法对未病状态无明显不良影响、甚或有助于未病之消除者，可先治其已病，后乃治其未病。

（三）已病未病须兼顾

是故无论已病之表里寒热虚实属性如何，大凡未病已有显露之兆、且预测其发展迅速、病势危重者，多宜先治；反之，若未病伏而未显、对已病暂无影响者，可酌情缓图。然有已病未病均属危重、或病理属性两相妨碍者，则须二者兼顾。即如上述之先后诸法，临床亦每取兼顾之法替代之，以为稳妥之策，此已病未病须兼顾之由也。

侧重已病兼顾未病：对已病状态明显而未病状态相对较轻者，可从先治已病后调未病之法。然临床亦可在治疗已病之同时，对未病兼予防范，此即侧重已病兼顾未病之意也。

侧重未病兼顾已病：未病病机深重而病情欲发未发者，虽兼明显之已病，治之宜乎先治未病，然亦可同时兼顾其已病，此即侧重未病兼顾已病之意也。

已病未病两相权宜：上述已、未病兼顾之法，因其病理程度轻重不同，而治有主从之别。倘若二者相对均衡，其治则亦应相对均衡，而无主从轻重之异，此即已病未病两相权宜之意也。

概而言之，不论已病未病，若病势急重者，多宜先救；难于取舍者，则可并治，此其一般规律也。而临证之际，又当细审慎思，予以灵活运用。尤须申言者，在临床治疗过程中，保胃气、顾肾元、扶阳气、存阴液等思想，往往贯穿于始终，此亦治未病之重要环节。如此则可认为，治未病与治已病形影相随，难分须臾。

　　以上就未病之定义、机制、诊断、治疗四个方面，系统总结了《伤寒论》未病学术思想，于临床实践及理论研究，不无裨益。

　　注：本文发表于《国医论坛》2000年第5期，系笔者根据湖北中医学院86届研究生毕业论文"《伤寒论》未病医学思想初探"及笔者"试论已病未病关系及其标本主从治疗原则"（中国医药学报1996，增刊）两文增删而成。

（万晓刚）

《伤寒论》并非外感病专著

　　《伤寒论》是怎样的一部书？其价值如何？是专论外感还是外感和杂病合论？一直是中医界争论较多的问题。《伤寒论》是一部阐述辨证论治的经典著作，是中医临床医学的基础，历代被奉为医学之圭臬，它的辨证思维方法、辨证论治体系，一直有效地指导着中医学术的发展，其辨证论治理论对临床各科都有指导意义，是学习和研究中医学者必读之书。因此，《伤寒论》并不是外感病专著，而是外感与杂病合论，故任应秋说："《伤寒论》就是疾病论。"

一、误认《伤寒论》为外感病专著的由来

　　《伤寒论》源于《伤寒杂病论》，本为外感与杂病合论。《伤寒论》是《伤寒杂病论》在流传过程中形成的一部著作，它保留了《伤寒杂病论》中一大部分内容。《伤寒杂病论》成书于东汉末年，时值社会动乱，因遭兵燹，问世不久，即已散佚不全，而未能得到广泛流传和应用。数十年后，晋太医令王叔和对已经散失的伤寒条文进行了广泛地搜集、整理与编次，谓"今搜采仲景旧论，录其证候诊脉声色，对病真方有神验者，拟防世急也。"表明他是从脉证方治入手，按照仲景辨证论治精神进行整理、编次，因已非原书全貌，遂名以《伤寒论》，这对于传仲景之学无疑是有很大贡献的，与他同时代的皇甫谧对其做了肯定的评价，说："近代太医令王叔和撰次仲景遗论甚精，指事施用。"清代医家陈修园说："叔和编次《伤寒论》有功千古，增入诸篇，不书其名，王安道惜之。然自《辨太阳病脉证》至《劳复》止，皆仲景原文，其章节起止照应，王肯堂谓如神龙出没，首尾相应，鳞甲森然。"但是，王叔和是从广义伤寒的角度来整理、编次《伤寒论》的，即从外感病的角度来编次《伤寒论》，王叔和为了说明其改名《伤寒论》的目的和意义，特在本论原文之前增入概述伤寒内容的《伤寒例》，既引《阴阳大论》，强调"伤于四时之气，皆能为病"，又引《素问》中的六经形证等，对外感病的病因病机以及病种分类等方面作了不少探讨，围绕广义伤寒提出了许多新的论点和概念。王叔和撰写《伤寒例》是为了补充《伤寒论》内容之不足，因为《伤寒论》详于风寒而略于温暑，以广义伤寒相衡，存在着很大差距，因而叔和从广义伤寒出发，补充了临床常见的温病、暑病等病证，并环绕外感病的有关病因、病机等问题进行了阐述，从而使外感病理论初具规模，为温病学的发展奠定了基础。但由于《伤寒例》专论外感，且"增入诸篇，不书其名"，遂使之混入《伤寒论》而视为仲景原著，这对《伤寒论》的理论不仅毫无帮助，反而造成《伤寒论》是外感病专著的错觉，大大限制了对《伤寒论》理论的运用，这是《伤寒例》给《伤寒论》带来的不利影响，把《伤寒论》看做是外感病的专著实始源于《伤寒例》的误导。至宋代发现了《金匮要略》，于是有"《伤寒》论外感，《金匮》论杂病"的论调。至金代李东垣著成《脾胃论》、《内外伤辨惑论》后，更有"外感宗仲景，杂病法东垣"的说法。由此可见，误认《伤寒论》为外感病专著，由来已久。然究其原因，陈亦人指出："尝思叔和更改书名，主要因为他没有领会仲景伤寒杂病合论的意旨，而后

人的长期沿误,则是因为囿于书名而未计其实,以致一误再误,甚至误上加误……更重要的是因长期已经形成的概念,很难改变。"

二、辨证论治是《伤寒论》的精髓,无分外感杂病

陈亦人指出:"《伤寒论》理论之所以重要,因为它揭示了辨证论治的规律。后世医学尽管有许多流派,有着很大发展,但是,并没有离开仲景所奠定的理论体系。""正由于《伤寒论》的理论在一定程度上揭示了医学方面的客观规律,所以后世医家只在它的基础上充实、发展,而不能从根本上推翻、改变。"刘渡舟也曾说:"《伤寒论》是辨证论治的书。"尽管《伤寒论》详于外感而略于杂病,详于寒而略于温,但他所揭示的理论精髓却是辨证论治的规律,这也是中医理论中的精髓,对于临床有着普遍的指导意义,绝非仅适用于外感病,或仅适用于某一类杂病,因此深得后世医家的重视,元代王安道说:"读仲景书,当求其立法之意,苟得其所以立法之意,则知其书足以为万世法,而后人莫能加莫能外矣。"朱丹溪说:"仲景诸方,实万世医门之规矩准绳也,后之欲为方圆平直者,必于是而取则焉。"方有执说:"论病以明伤寒,非谓论伤寒一病也。"皆认为《伤寒论》虽然书名"伤寒",实际不是专论伤寒,对中医临床有普遍的指导作用。清代程郊倩从辨证的角度进行了分析,并指出:"圆机活法之中,纪律森严,条理秩然,故仲景自序,不以为伤寒之书,而以为平脉辨证,见病知源,能愈诸病之书;不以为伤寒杂病分十六卷,而以为伤寒杂病合十六卷。伤寒杂病不分,是教人于伤寒杂病异处,辨其何以异,更于伤寒杂病之表里脏腑同处,辨其何以同。"柯韵伯的认识虽同于程郊倩,但分析尤为深刻,他说:"世谓治伤寒,即能治杂病,岂知仲景杂病论即在《伤寒论》中,且伤寒中又最多杂病夹其间,故伤寒与杂病合论,则伤寒与杂病之证治井然,今伤寒与杂病分门,而头绪不清,必将以杂病混伤寒而妄治之矣。"

《伤寒论》的辨证论治体系主要是辨六经与辨八纲两大部分,其辨六经就是辨病所,而辨八纲则是辨病性。《伤寒论》六经病篇的"××之为病"条,就是辨六经病的标准和依据,所以又称为六经病提纲。由于六经病实际是六经所属脏腑经络病理反映的证候概括,辨清病在何经,就是辨"邪气之所在",就能够明确主治方向,避免药石乱投。正由于六经病是对人体病理反映的概括,无论外感,还是杂病,都离不开六经,所以辨六经具有普遍意义。诚如俞根初说:"以六经钤百病,为确定之总诀。"何秀山说:"病变无常,不出六经之外,《伤寒论》之六经,乃百病之六经,非伤寒所独也。"俞东扶说:"仲景之六经,百病不出其范围。"章虚谷说:"举六经以统诸病,非伤寒一端而已。"百病、诸病,皆是指各种不同的疾病,极言其多,病种尽管很多,临床表现各异,但总是机体的反映,必有一定的规律,而六经病正是对内在病变共性的高度概括。所以,六经病既不是独立的病种,也不是百病之外的疾病。事实也是如此,如叶天士就善用六经去分析病机与决定治法,既用于外感温热之病,更用于杂病,在他的内科杂病医案中,每据六经分析病机,如"厥阴内风,乘阳明脉络之虚。"(中风案)"少阳上聚为瘕,厥阴下结为疝。"(肝风案)"厥阴上干,久则阳明失降。"(眩晕案)"太阴脾脏日削,自然少阳胆木来侮。"(虚劳案)"厥阴少阴,龙相上越。"(吐血案)在确定治法与解释药物配伍意义时,叶天士也往往援用六经,如"议少阳阳明同治法","治在太阴厥阴","通补阳明",以及"白术补太阴,厚朴通阳明,当归补厥阴,丹皮泄少阳"等。由此可见,叶天士不仅没有否定六经,也未把六经专属于外感风寒范围,而是广泛运用,且有较多的充实。吴鞠通的代表作《温病条辨》,谓"是书仿仲景《伤寒论》作法","实可羽翼伤寒",并谓《伤寒论》六经,由表入里,由浅入深,须横看;本论论三焦,由上及下,亦由浅入深,须竖看。与《伤寒论》为对待文字,有一纵

一横之妙，学者诚能合二书而细心体察，自无难识之证。虽不及内伤，而万病诊法，实不出此一纵一横之外。"足可说明温病学是在《伤寒论》基础上发展而成。《温病条辨》中除太阳病名称未见外，而"太阴温病""阳明温病""少阴温病""手太阴暑温""手厥阴暑温""暑邪深入少阴""暑邪深入厥阴""阳明湿温"以及"太阴脾疟""少阳疟""太阴三疟""少阴三疟""厥阴三疟"等，都曾多次提及，吴鞠通临床尤擅运用经方治疗疑难危重病证，屡起沉疴，为同辈医家所赞佩。当代已故名医蒲辅周、岳美中、金寿山等，都以擅用六经理论解决疑难病而享盛名。至如范中林治内科杂病、陈达夫治眼科疾病、李树勋治儿科疾病，以及王友章治妇科病等，也都是以六经辨证理论为指导。诚如柯韵伯说："仲景之六经，为百病立法，不专为伤寒一科，伤寒杂病，治无二理，咸归六经之节制。"《伤寒论》中虽无"八纲"之名，却有"八纲"之实，在六经病篇中始终贯穿着八纲辨证的精神，前辈许多医家对此都早有认识，如陶节庵在《伤寒全生集》中指出："夫伤寒三百九十七法，无出于表里虚实阴阳寒热八者。首次将阴阳表里寒热虚实八者联在一起。其后徐春甫又加上"纲领"二字，以示其重要，谓：表里虚实阴阳寒热八者，为伤寒之纲领。"程郊倩也曾强调指出："《伤寒论》乃医门之规范，其中教人如何辨阴阳表里，如何察寒热虚实。"所有这些都表明"八纲"确实是《伤寒论》辨证理论的核心内容之一。当然，《伤寒论》中除六经与八纲辨证外，也还寓有脏腑辨证、卫气营血辨证、三焦辨证、瘀血辨证等内容，同时还创立了以方名证的"汤证辨证"，所有这些辨证理论对临床各科都有指导意义，并无外感和杂病之分。

三、《伤寒论》仍不失伤寒杂病合论

王叔和编次《伤寒论》虽然以广义伤寒立论，削去不少有关杂病辨证论治的内容，但由于外感与杂病多疑似难分，即叔和亦难以取舍，故《伤寒论》中论杂病者亦不少，诚如柯韵伯所说："自王叔和编次，伤寒杂病分为两书，于本论中削去杂病，然论中杂病留而未去者尚多，是叔和有《伤寒论》之专名，终不失伤寒杂病合论之根蒂。"纵观《伤寒论》内容，决不局限于外感病，其伤寒与杂病合论的条文并非凤毛麟角，而是俯拾皆是。刘渡舟说："从《辨太阳病脉证并治上》至《辨厥阴病脉证并治》凡八篇……在此八篇中，还有伤寒类证、伤寒兼证、伤寒变证、伤寒夹杂证的辨证与论治，其内容已广泛涉及杂病范围……由此可见，《伤寒论》的内容应是以论述狭义伤寒及其演变过程中所出现的诸般病证的证治为主，兼及广义伤寒，并涉及大量杂病的证治。有人认为，《伤寒杂病论》一书分为《伤寒论》与《金匮要略》，《伤寒论》专论外感，《金匮要略》专论杂病。其实还应看到，《伤寒论》亦论杂病，《金匮要略》也并非不论伤寒，只是有所侧重而已。因此在学习《伤寒论》时，不仅应注意学习其对伤寒的辨治方法，而且也应注意学习其对杂病的辨治方法。更何况其辨证论治的思维方法对伤寒与杂病的辨治皆有普遍的指导意义，而许多疗效可靠的方药则对外感与杂病又有着广泛的适应性。因此，切不可将《伤寒论》一书囿于治伤寒一病，而应作为一部中医临床医学的基础、辨证论治的专著去学习、去运用。"朱曾柏亦说："张仲景著《伤寒论》，被人誉为'是一部论述外感热病的专著'，'外感法仲景'，虽是赞词，并不全面，《伤寒论》中不仅论述了外感热病及其传变后的病脉证治，而且也讲了营弱卫强发热、瘀血发热……内伤热病，以及用甘温除热法治疗内伤发热等许多内容。"同时，条文中往往伤寒与杂病夹杂，既是论外感，亦是论杂病，如"喘家作"(18)，就是外感引动宿喘，用桂枝汤加厚朴、杏子，就是外感与杂病同治。"伤寒表不解，心下有水气，干呕，发热而咳，或渴，或利，或噎，或小便不利少腹满，或喘者，小青龙汤主之。"(40)伤寒表不解是外感，而心下有水气则属杂病，五个或有证，既与外感有关联，但更多的则是与水气

直接有关,所以用小青龙汤外感与杂病同治,而就临床实践来说,是方有表证可用,无表证亦可用,诚如徐灵胎所说:"此方专治水气。盖汗为水类,肺为水源,邪汗未尽,必停于肺胃之间,病属有形,非一味发散所能除,此方无微不到,真神剂也。"陈亦人对徐灵胎之论颇为赞同,他说:"徐氏明确提出'此方专治水气',尤有见地。因临床运用本方主要针对肺胃水气,表证不是必具,所以切勿被表不解印定眼目。""伤寒,阳脉涩,阴脉弦,法当腹中急痛,先与小建中汤,不差者,小柴胡汤主之。"(100)伤寒是外感,而"阳脉涩,阴脉弦"及"腹中急痛"则是中虚木贼的杂病,因中虚较著,故先用小建中汤补其中土,不差,再用小柴胡汤疏泄肝木。"伤寒,脉结代,心动悸,炙甘草汤主之。"(177)是外感病兼夹杂病,因阴阳气血不足而致"脉结代,心动悸",尽管有外感亦当先治其虚,用炙甘草汤补其心气心血,此方之用亦不仅限于外感病,《金匮要略学习参考资料》指出:"无论伤寒、杂病,凡脉结代,心动悸,均为本方主证。滋阴扶阳,两调气血,亦为本方的主要作用。"此种伤寒杂病合论者甚多,无需一一举出。另《伤寒论》条文复见于《金匮要略》者亦不少,《伤寒论方》复见于《金匮要略》者则更多,可见伤寒中有杂病,杂病中亦有伤寒,仍不失仲景伤寒杂病合论之旨,仲景之所以伤寒与杂病合论,陈亦人析之最详,他说:"仲景原著名为《伤寒杂病论》,何以不名《伤寒论》或《杂病论》? 因为临床所见,单纯外感病的辨治比较容易,能掌握汗下清温诸法,即可收到预期疗效,单纯是杂病的辨治也比较容易,因杂病的病种虽多,而每一种病都有一定范围,识别亦不太难,惟有外感兼夹杂病的病情非常复杂,最难辨治,究竟当先治外感,还是当先治杂病,或是外感和杂病同治,若未能从整体出发,具体分析,全面权衡内外夹杂证候的标本缓急,就很难作出恰当的处理方案,稍有偏差,即有可能发生诊断、治疗的失误。伤寒与杂病夹杂难辨,是临床的客观事实,因医生辨证不清误治致死,也是临床的客观情况,因此迫切需要有切实可行的理论来指导,仲景正是针对这一现实急需来撰写《伤寒杂病论》的,着重提示辨证论治的规律,所以对临床有普遍性的指导意义,'庶可以见病知源',就是撰《伤寒杂病论》的目的要求和具体体现。正由于仲景所创立的辨证论治理论具有普遍性意义,决非仅适用于外感病,或仅适用于某一类杂病。"

综上所述,无论从内容上还是从临床实践的指导意义上都充分证明《伤寒杂病论》是伤寒与杂病合论,《伤寒论》也还是伤寒与杂病合论。《伤寒论》中有大量杂病的内容,这是不容否认的;强调伤寒与杂病合论,并不否定伤寒的存在,而旨在说明临床上伤寒与杂病多夹杂互见的特点;《伤寒论》所阐述的辨证论治理论揭示的是中医学辨证论治的一般规律,具有普遍的指导意义。这里强调《伤寒论》并非外感病专著就是要求中医学者以求实的精神重视这一事实,不能一误再误,而要进行认真地、深入地学习和研究,只要我们能真正领会伤寒杂病合论的精神,掌握其阐述的辨证论治理论,就会使辨证论治的理论水平和临床医疗水平更加提高,从而为发扬中医学作出新的贡献,为攻克现代医学上尚无良法治疗的许多疑难疾病作出新的贡献。

(顾武军)

关于伤寒是寒与伤寒非寒的争议

伤寒的含义,有病因学涵义和病证学涵义之别。从病因的概念上看,当时所谓"寒邪",实际上是泛指"六淫"之邪,即风、寒、暑、湿、燥、火。所以有"百病从寒起""百病之急,无急于伤寒"之说。《伤寒论·伤寒例》云:"中而即病者,名曰伤寒,不即病者,寒毒藏于肌肤,至春变为温病,至夏变为暑病……"成无己注曰:"温暑之病,本伤于寒而得之,故太医均谓之伤寒也。"从病证的概念上讲,包括广义和狭义两方面。所谓广义伤寒,是一切外感热病(包括温病在内)的统称;所谓狭义伤寒,是指感受风寒之邪,感而即发的外感病。其理论根据是《黄帝内经》:"今夫热病者,皆伤寒之类也。"其后《难经》亦云:"伤寒有五,有中风,有伤寒,有湿温,有热病,有温病。"历代医家对伤寒的含义不论是从病因概念上讲还是从病证概念上讲,都有不同的观点,形成了学术争鸣的局面。

一、对伤寒作为病因的不同理解

"伤寒"一词,较早见于《内经》是指伤于寒邪。如《素问·阴阳应象大论》"冬伤于寒,春必病温"《伤寒论·伤寒例》云:"冬时严寒,万类深藏,君子固密,则不伤于寒,触冒之者,乃名伤寒耳。"又云:"中而即病者,名曰伤寒。"即是指狭义伤寒而言。《伤寒论》在前人论述寒邪伤人致病的基础上,完成了伤寒的涵义由病邪致病到病证涵义的过渡。后世注家在此基础上又有发挥。如宋·庞安时提出"寒毒"与"温毒"之说。庞安时认为外感热病的病因并非单是寒邪,因而提出"寒毒"与"温毒"之说。他在《伤寒总病论》卷五"天行温病论"中谓:"辛苦之人,春夏多温热者,皆由冬时触冒寒毒所致,自春及夏至前为温病者,《素问》、仲景所谓伤寒也。有冬时伤非节之暖,名曰冬温之毒,与伤寒大异,即时发病温者,乃天行之病耳……《难经》温病,本是四种伤寒,感异气而成温病也。"庞安时的"异气"学说,可以说是当时外感病病因认识上的一个重大突破。"寒毒"固然是外感热病(包括温病)的重要病原,但是"异气"(包括温毒)则是急性热病的重要病原,其危害性更大。因此,"寒毒"和"温毒"是两种性质截然不同的病邪,"伤寒"和"温病"应该有所区别。庞安时的见解,既丰富了伤寒学说的内涵,也对后世温病学说的形成和发展产生了重要影响。到金元时期,中医学领域出现了学术争鸣的活跃局面,外感热病理论有了新的发展。首先是金元四大家之一的刘完素,他通过"兼并同化"理论,力倡"六气皆能化火"之说,认为寒气与风、暑、湿、燥诸气一样,在病理变化中皆能化热生火,而火热也往往产生风、暑、湿、燥的原因之一,所谓"冷热相并""阳气怫郁,不能宣散""当以成症辨之"。因此,伤寒六经传变皆是热证,治疗应以寒凉为主。刘完素认为热病初起固应汗解,但"怫热郁结"于表,绝非辛温解表之法所宜,更忌投麻、桂等辛温大热之剂,而应予辛凉之法以表里双解。他自制双解散,凉膈散应用于临床。如他在《素问病机气宜保命集·伤寒论》中说:"余自制双解、通圣辛凉之剂,不遵仲景法桂枝、麻黄发表之药,非余自炫,理在其中矣。故此一时,彼一时,奈五运六气有所更,世态居民有所变,天以常火,人以常动,动则属阳,静则属阴,内外皆扰,故不可峻用辛温大热之剂。"刘完素这种"伤寒非寒"的观点,为后世以寒凉清热为主的温病治疗学体系的形成开了先河,所以有"伤寒遵仲景,热病崇河间"之说。

近代医家的观点:在病因概念方面,伤寒是感受寒邪而引起,温病是感受温热病毒而产生。寒邪由皮毛而入,循足太阳膀胱经;温邪由口鼻而入,循手太阴肺经;寒邪易于伤阳,温邪易于伤阴。二者的发病与传变机制各有特点,不能混同。如程门雪说:"伤寒本寒而标热,温病本热而标寒,病源不同,治当各异。"[1]张伯讷说:"寒与热,无论从中医理论,或是临床辨证、立法处方方面,都必须仔细分辨,不能混淆。"[2]

但也有学者认为,伤寒和温病的病因,从狭义上说,虽有一寒一温的不同,从广义上说,则都包含着六淫之邪在内,如万友生认为:"无论何种内外邪气所致的以发热为主症的热病,都是因为内外邪气作用于人身阳热之气而成,亦即人身阳气奋起抗邪以自卫的反映。不仅内外风、热、燥等阳邪从阳,必致发热,即内外寒、湿等阴邪从阳,也多郁阳而致发热。"[3]伤寒学派与温病学派对急性传染病的病因学认识是一致的[4]。

二、对伤寒作为病证的不同理解

广义伤寒是一切外感热病的总称。狭义伤寒是外感风寒之邪,感而即发的疾病。《素问·热论》说:"今夫热病者,皆伤寒之类也。"指的是广义伤寒。《难经·五十八难》:"伤寒有五,有中风,有伤寒,有湿温,有热病,有温病。"其中"伤寒有五"之伤寒为广义伤寒,五种之中的伤寒为狭义伤寒。

元末著名医家王安道进而发挥火热学说,主张从概念上,发病机制和治疗原则上把温病与伤寒明确区别开来。他认为,温病不得混称伤寒,温病的发病机制是伏热由里外发,治疗应用清里热为主。王安道这种"寒温不得混称"的观点,使温病开始从伤寒范畴中摆脱出来,故清代温病学家吴鞠通称他"始脱却伤寒,辨证温病。"

明清以来,由于温病学说的兴起,逐渐形成了独尊六经辨证的伤寒学派和另创卫气营血辨证、三焦辨证的温病学派。"伤寒是寒与伤寒非寒"便成为两大学派争论的焦点之一。

伤寒学派主要以陆九芝、徐灵胎、张隐庵为代表,他们的基本观点:伤寒是一切外感热病的总称,温病自属其中。张仲景的《伤寒论》就是论述外感病的专书,不独为外感风寒而设,它的六经辨证亦同样适用于温病。在治疗上,论中虽未明确提出温病治法,但六经中的阳明病证治就是指温病而言,白虎汤、承气汤就是治疗温病的方剂。基于这一认识,温病没有必要另立门户,自成体系。

温病学派则认为:温病与伤寒是外感热病的两个类别,寒邪与温邪的病因病机截然不同,在治疗上必须严格区别,概念上亦不容混淆。如温病学派代表医家叶天士在《外感温热篇》中明确指出:"温邪上受,首先犯肺,逆传心包……辨营卫气血虽与伤寒同,若论治法则与伤寒大异也。"吴鞠通也认为,伤寒由毛窍而入,温病由口鼻而入,伤寒"论六经由表入里,由浅入深,宜横看",温病"论三焦由上及下,亦由浅入深,宜竖看。"所以,张仲景《伤寒论》虽然是治疗外感病的专书,但其内容毕竟是"详于寒而略于温。"太阳病篇尽管也提到了温病,但没有明确提出治疗大法,而对伤寒中风则论述独多,治法详备。太阳病篇中的白虎汤、承气汤虽可运用于温病,但不能适用于温病的全过程。基于以上认识,温病必须"跳出伤寒圈子",创立新论以"羽翼伤寒"。

三、新中国成立后对寒温统一的讨论

新中国成立后,尤其是近十余年来,中医界围绕伤寒与温病两大病证能否统一的问题,展开了热烈的讨论和深入的研究。

在辨证论治方面,大多数学者都认为,伤寒六经辨证是外感病辨证论治的基础,温病卫气营血辨证、三焦辨证是在这个基础上发展起来的。伤寒与温病的辨证论治体系,既有共同的基础,也有各自的特性,是外感病辨证论治中的对立与统一。但是,是否要把这两种辨证论治体系再统一起来,怎样统一,则众说纷纭,见仁见智。有的学者认为二者虽然都是论述外感热病的辨证论治,又统一地应用于临床实践,确实具备了统一的基础,但决不能偏废,亦不能相互替代,更不能以六经来统卫气营血或以卫气营血来统六经[2]。在临证运用时,应该取两者之长,不要过于拘泥,更不应相互排斥。姜春华从病因、病名、分证方法等7个方面分析了伤寒与温病的不同,认为二者没有统一的基础[5]。

主张寒温统一者则认为,伤寒温病既然具备了辨证论治这个统一的基础,若能把六经、三焦、卫气营血三种辨证纲领融会贯通,建立一个新的外感病辨证论治体系,则更有利于中医外感病学的发展[6]。至于统一的具体方案,则有以六经辨证统一,以卫气营血辨证统一,以三焦辨证统一,以八纲辨证统一,把六经、卫气营血、三焦结合起来统一,用脏腑气血辨证统一,用病机学说统一,用分类方法统一等种种设想[7]。

四、结　语

综合以上观点,对"伤寒是寒与伤寒非寒"这一命题,在不同的历史时期,历代医家从不同的角度和范畴进行研究与探索,提出了各种不同的见解。这些见解和认识,无疑对中医外感病病因学、病机学及其辨证论治体系的形成与发展产生了积极的推动作用。在病因学方面,"伤寒是寒"乃指狭义的病因,即六淫之一的寒邪;"伤寒非寒"乃指广义病因,即包括六淫及天行疫疠之气。秦汉时期正是处于小冰川时期,气候严寒,故古人把寒邪作为"六淫"的统称。后来由于古人对外感病因有了进一步的认识,提出了与狭义寒邪并驾齐驱的温热之邪,由此导致温病学说的萌芽。在病机学方面,"伤寒是寒"是指寒邪自皮毛而入,易伤人阳气这一病理特点而言。而"伤寒非寒"则意味着寒邪具有兼夹、转化(如麻黄汤证可以转变成大青龙汤证、麻杏甘石汤证、白虎汤证)的病理机制。陆九芝谓"阳明为成温之薮",程门雪谓"伤寒本寒而标热"皆由此而来。在辨证论治体系方面,六经辨证主要是针对"伤寒是寒"的证治而立,但对"伤寒非寒"的证治亦具有实际的指导意义和临床效果。卫气营血辨证、三焦辨证补充了六经辨证治疗温热外感病的不足,是"伤寒非寒"亦即外感热病证治的继续和发展,使中医外感热病辨证论治体系更臻完善。随着中医药科学的日益进步和现代化,人们必将最终跳出寒温论争的圈子,在历代前贤已经获得的成就的基础上,建立更规范、更科学、更有效的外感热病辨证论治体系。

参 考 文 献

[1] 胡建华.随程门雪老师临证笔记[J].医学情况交流,1976,(6):329.

[2] 张伯讷.论伤寒与温病的对立与统一[J].北京中医学院学报,1983,(1):3.

[3] 万友生.论热病的寒温统一和内外统一[J].中国医药学报,1986(1):1~3.

[4] 方药中.评伤寒与温病学派之争[J].中医杂志,1984,(2):4.

[5] 姜春华.伤寒与温病[J].北京中医学院学报,1984,(1):4.

[6] 万友生.漫话寒温统一[J].江西中医药,1986,(5):2.

[7] 王琦.伤寒论研究[M].广州:广东高等教育出版社,1988:486.

(廖云龙)

关于六经提纲的争议

《伤寒论》问世迄今,对其整理、编次、校勘、注疏、诠释、阐发者代不乏人。在《伤寒论》六经病脉证并治每篇的开始,均有"某某之为病"一条,后人称为六经提纲。提纲之说发端于方有执,方有执在解释原文第 1 条时将其作为"大纲",方有执说"此揭太阳之总病,乃三篇之大纲,已下凡称太阳病者,皆指此言之也。"[1]清代柯琴发扬此说,他在《伤寒来苏集》中指出:"仲景六经各有提纲一条,犹大将立旗鼓使人知有所向,故必择本经至当之脉症而标之。读书者须谨记提纲以审病之所在。然提纲可见者只是正面，读者又要看出底板，再细玩其四旁，参透其隐曲，则良法美意始得了然。"[2]柯韵伯在这里不仅谈到了提纲（即每经辨证篇首1条：某某之为病……）的意义和作用，而且指出了学习掌握辨证提纲的重要性和方法。柯韵伯之论无疑对后世研究《伤寒论》产生了较大的影响，尤其是新中国成立以后，全国统编的高等中医药院校《伤寒论》教材，从第1版至第6版，都肯定了六经提纲的地位和作用，并对提纲原文作了重点解释。

但六经提纲倡导者，未能对提纲的适应范围作出严格的规定，将"某某之为病"的条文作为提纲置于居高临下的位置，欲以之概括六病的全部内容。但伤寒六经病内容丰富复杂，不是这六条原文能够包容的，所以，古往今来怀疑与反对提纲之说者，亦不乏其人。对六经提纲应当如何看待，确有研讨的必要。兹将几个主要的观点简介如下：

一、肯定提纲说

近40年间，国内出版的《伤寒论》教材、教学参考书，以及有关《伤寒论》的研究论文与著作，凡涉及六经提纲原文者，大部分学者都持肯定意见。他们认为，论中"某某之为病"的条文，概括了该经病证的证候与病理特点，故具有提纲的意义。如陈亦人说："《伤寒论》六经病篇的'之为病'条，就是辨六经病的标准和依据，所以又称为六经病提纲。由于六经病实际是六经所属脏腑经络病理反应的证候概括，辨清病在何经，就能够明确主治方向，避免药石乱投。"[3]

有的教材（论著）还将一些重要的条文补充作为提纲。如湖北中医学院主编的全国统编教材（第3版）《伤寒论选读》，就将原文第7条："病有发热恶寒者，发于阳也；无热恶寒者，发于阴也……"和第11条："病人身大热，反欲得近衣者，热在皮肤，寒在骨髓也；身大寒，反不欲近衣者，寒在皮肤，热在骨髓也。"作为六经辨证的总纲。而在太阳病篇中，除了第1条太阳病提纲外，又将第2条："太阳病，发热，汗出，恶风，脉缓者，名为中风。"作为太阳中风的脉证提纲。第3条："太阳病，或已发热，或未发热，必恶寒，体痛，呕逆，脉阴阳俱紧者，名为伤寒。"作为太阳伤寒的脉证提纲。第6条："太阳病，发热而渴，不恶寒者，为温病……"作为太阳温病的脉证提纲。[4]

刘渡舟等主编的《伤寒论诠解》一书，亦持相同观点，如在诠释原文第7条时指出："治病当察色按脉，先别阴阳。而本条以最明显的寒热二证来辨阴阳，实有提纲挈领之妙。六经辨证，虽一言难尽，但只此一句，便高度概括了三阴三阳为病的证候特点。因此，后世医家认为此条应'冠于六经之首'是很有道理的。"[5]

万友生亦认为第7条可以作为六经辨证的总纲，他说："《伤寒论》六经病篇贯穿着阴阳表里寒热虚实的八纲辨证，其中并以阴阳为辨证总纲。如太阳病篇指出：'病有发热恶寒者，发于阳也；无热恶寒者，发于阴也'，本条不冠以'太阳病'，而冠以'病有'二字，可见是泛指六经病而言。柯韵伯《伤寒论注》列此条于'伤寒总论'之首作为总纲固然是对的。但他从太阳病'或已发热，或未发热'来解释'发于阳'和'发于阴'，则是不够妥当的。我认为本条所谓'发于阳'和'发于阴'之阴阳，是概括六经之三阴三阳而言。"[6]

对六经提纲的意义，王淑华等认为："《伤寒论》六经病证之'提纲'，有要点之意。反映的是某一发病阶段的特殊性，特殊本质。仲景《伤寒论》六病发展的一般规律，是通过六经'阴阳'的多少来表现的，而六病的特殊本质则是以六经提纲来反映的。"[7]

针对一些否定六经提纲的观点，刘渡舟特撰"《伤寒论》之提纲辨"一文予以反驳，他说：

"考古人著书,率有纲目之制,书中之章节条目,必统摄于一定的理论原则之下,使读者能采撷要义,如纲绳在握,则心胸井然有序。所以,书中之有提纲,乃写作之必需。"他又接着对六经提纲表示毋庸置疑,曰:"《伤寒论》向有 397 法之称,若无纲目之制,则读者未有不望洋兴叹者。于是仲景锦心绣手,于六经之首各设提纲以统摄之,曰'太阳之为病''阳明之为病'等。此六条提纲证开宗明义,提要钩玄,反映了本经病证的脉证特点和主要病机,故为方有执、钱虚白、徐灵胎、柯韵伯等大家所承认,亦为研究伤寒之广大学者所重视。"刘渡舟认为,六经提纲不仅对于学习《伤寒论》有帮助,对指导临床实践亦有很大的作用,决不可等闲视之,他说:"就六经提纲而言,既为读书学习之门径,又为临床辨证之关键,其作用可谓大矣。历代贤哲不知花费了多少心血,始识得《伤寒论》之提纲所在,而且为一书之大旨也,奈何竟遭弃而舍之!这岂不是太轻率了吗?"[8]

二、否定提纲说

否认提纲存在的理由,大凡有二。一云:仲景《伤寒论》原文无此说,提纲之说是后人强加于仲景的;二云:每一经提纲仅能说明本经病的部分内容,不能概括本经的所有病证。因此,提纲毫无存在的必要。如姜春华就对六经提纲持否定意见,他的理由(结论)是:①《伤寒论》原无提纲二字,因此,六经提纲非仲景所拟定,可能是王叔和或后人拟定,或就原文拟改。②六经提纲不符合各经主要证候,实用价值不大。③自从有了提纲,反使人印定了"伤寒是足经病"的观念[9]。

姜春华还对六经提纲及其倡论者提出了质疑:"例如'太阳之为病,脉浮,头项强痛而恶寒'。方、喻诸家,以为'此为太阳之总冒,以下凡一提及太阳病,即具此症此脉。'果如所说,则第 2 条'太阳病,发热,汗出恶风,脉缓者,名为中风。'第 3 条'太阳病,或已发热,或未发热,必恶寒,体痛,呕逆,脉阴阳俱紧者,名为伤寒。'一则恶风,一则恶寒,一则脉缓,一则脉紧,各不相同。且第 6 条'太阳病,发热而渴,不恶寒者,为温病。'此则明言不恶寒,与第 1 条之恶寒相反,如何可以说凡太阳病均具此脉证呢?柯韵伯以为'脉反沉,头不痛,项不强,不恶寒,是太阳之变局。'然则惟提纲始算正证,它皆变证,正证何少,变证何多耶?既是变证,仍冠以太阳病何也?曲为提纲作护,强词夺理。"阳明病篇第 1 条有太阳阳明、正阳阳明、少阳阳明的问答,第 2 条始曰"阳明之为病,胃家实是也。"与各经篇首条例不同。少阳病第 1 条曰"少阳之为病,口苦、咽干、目眩是也。"按 189 条阳明提纲,中风亦有口苦咽干之证,而此乃专作少阳可怪。按例言,提纲为一篇之主证,其不应谈及具体治疗,乃《太阴篇》有"太阴之为病,腹满而吐,食不下,自利益甚,时腹自痛,若下之,必胸下结硬。"《厥阴篇》提纲亦有"下之利不止语",不复成为提纲。少阴病之亡阳厥逆,实为要证,而提纲中一字不提,厥阴病只提消渴,气上撞心,心中疼热,饥而不欲食以及吐蛔等,与本篇中所言不相关;而本篇中之厥多热少,厥少热多,先厥后热,先热后厥,以及下利厥冷等要证反不一提,不成其为提纲……后人不怀疑提纲之非仲景所作,反尊之为一篇之纲领,曲为之说。柯韵伯更生出"提纲是正面,又要看出底板,细玩其四旁,参透其隐曲。"似乎仲景要故意使人难解,让人猜谜。看提纲哪里有什么正面文字[10]。

三、调整提纲说

有的学者虽然对提纲之说持赞同态度,但对其中某些提纲仍有异议,认为需作调整,或与有关条文合参,方为妥当。如少阳病提纲 263 条:"少阳之为病,口苦、咽干、目眩也。"柯韵伯认为此条作为提纲已天衣无缝,他解释云:"太阳主表,头项强痛为提纲,阳明主里,胃家实为提纲,少阳居半表半里之位,仲景特揭口苦、咽干、目眩为提纲,奇而至当也。盖口、咽、目三者,不可谓之表,又不可谓之里,是表之入里,里之出表处,所谓半表半里也。三者能开能阖,开之可见,阖之不见,恰合枢机之象,故两耳为少阳经络出入之地,苦、干、眩者,皆相火上走空窍而为病也。此病自内之外,人所不知,为病人独知,诊家不可无问法。"[10]然而,柯韵伯之论毕竟有些勉强,给人以为解释而解释之感。此条实际上只是概括了少阳胆火上炎的证候特征,并不能代表少阳半表半里证。因此,《伤寒论》第4版教材指出:"少阳病除上述证候外,尚有往来寒热,胸胁苦满,默默不欲饮食,心烦喜呕等证。这些证候的出现,与正邪相争,少阳经气不舒,胆逆犯胃等因素有关。所以本条作为少阳病提纲,应与98条所述主证合参,则更加全面。"[11]

又如326条厥阴病提纲:"厥阴之为病,消渴,气上撞心,心中疼热,饥而不欲食,食则吐蛔,下之利不止。"大多数注家认为,本条上热下寒之证,能够反映厥阴病阴阳胜负、寒热错杂的病理特点,因而可以作为厥阴病的提纲。如《医宗金鉴》说:"此条总言厥阴为病之大纲也。厥阴者,阴尽阳生之脏,与少阳为表里者也。邪至其经,从阴化寒,从阳化热,故其为病阴阳错杂,寒热混淆也。"[12]何志雄亦指出:"在六经病中,厥阴病的临床症状最为复杂,本条正好反映了本病寒热错杂的性质,故立为厥阴病辨证提纲。"[12]有的学者对本条作为厥阴病提纲,则有不同的看法。他们认为,本条虽列于篇首,但作为厥阴病提纲。仅仅是反映了上热下寒,寒热错杂的证候,并不能概括全部厥阴病。厥阴病尚有单纯的寒证和热证,以及表现为厥热交替发作的阴阳胜复证。因此,本条只能作为厥阴病上热下寒证的提纲[13]。郑绍周则主张以327条作为厥阴病提纲。他认为:"厥阴属肝木,厥阴病总的病理为木郁,阴阳之气不相顺接,总证候为厥,总脉当为弦。327条'凡厥者,阴阳气不相顺接,便为厥。厥者,手足逆冷者是也',该条高度概括了厥阴病的共性,提出了厥阴病的总病理为阴阳气不相顺接,总证候为厥。它体现了厥阴病的共性,因而作为厥阴病提纲为妥。"[14]郑绍周还认为,326条并不能高度概括厥阴病的基本特点,它既不能说明厥阴病的总病理,也不能概括厥阴病的总脉症,因而不能作为厥阴病提纲[15]。

此外,还有一些学者提出以"厥热胜复""肝家郁""伤寒脉微而厥"等内容为厥阴病提纲,兹不一一列举。

四、结　语

《伤寒论》作为中医学第一部系统论述外感热病及杂病辨证论治的巨著,其内涵丰富,言简意赅,被历代医家奉为圭臬。然397条原文,虽经历代医家编次整理,或有增损,毕竟纲目依旧,顺序井然。仲景列于每经病篇所谓"某某之为病"条,可以认为是古代医学家在长期对外感热病发生演变过程及其所出现的复杂证候进行观察之后,运用不完全归纳方法所得出的一种概括,这就是后世所说的六经辨证之纲。当然,所谓"提纲"者,提其要领,举其大纲也,不可能面面俱到,概括无遗,故虽然每条提纲之首都冠有"某某之为病"但它绝不是脏腑经络病证的总概括。从脏腑病证角度去考查,它不过是其中一类病证的概括。如太阳病提纲"太阳之为病,脉浮、头项强痛而恶寒。"仅是太阳伤寒与太阳中风两证的概括,它不能概括太阳温病及太阳腑证(蓄水与蓄血两证)。这说明提纲具有一定的适应范围。如果以六经提纲为支架,这是我们不能苛求于古人的。因此,从有利于《伤寒论》的教学研究,特别是六经辨证的临床应用出发,对有的提纲进行适当调整与补充,或与有关条文对照互参,结合理解亦未尝不可。总之,我们在学习《伤寒论》六经辨证时,既要以提纲为准绳和眼目,又不被其所束缚和框定,这样才有可能达到"胸有成竹"的境界。

参 考 文 献

[1] 方有执. 伤寒论条辨[M]. 北京:人民卫生出版社,1957:80.

[2] 柯韵伯. 伤寒来苏集[M]. 上海:上海科学技术出版社,1959:24.

[3] 陈亦人. 伤寒论求是[M]. 北京:人民卫生出版社,1987:6.

[4] 湖北中医学院,伤寒论选读[M]. 上海:上海科学技术出版社,1979:5.

[5] 刘渡舟,傅世垣. 伤寒论诠解[M]. 天津:天津科学技术出版社,1983:14.

[6] 万友生. 伤寒知要[M]. 南昌:江西人民出版社,1982:22.

[7] 王淑华,云正华. 伤寒论厥阴病本质探析. 吉林中医药,1996;(2):2.

[8] 刘渡舟. 伤寒论临证指要[M]. 北京:学苑出版社,1993:12-14.

[9] 姜春华. 伤寒论识义[M]. 上海:上海科学技术出版社,1985:202-203.

[10] 柯韵伯. 伤寒来苏集[M]. 上海:上海科学技术出版社,1959:124-125.

[11] 湖北中医学院. 伤寒论选读[M]. 上海:上海科学技术出版社,1979:103.

[12] 吴谦. 医宗金鉴[M]. 第 2 版. 北京:人民卫生出版社,2002:253.

[13] 何志雄. 伤寒论概要[M]. 厦门:厦门大学海外函授学院,1982:135.

[14] 李培生,刘渡舟,陈亦人,等. 伤寒论高等中医院校教学参考丛书[M]. 北京:人民卫生出版社,1987:493-494.

[15] 郑绍周.326 条不能作为厥阴病提纲[M]. 浙江中医学院学报,1982,(2):3.

（廖云龙　蒋小敏）

关于六经病的传经

将病邪由此及彼,或病证由此转彼叫作"传",始见于《内经》。如《素问·皮部论》所说:"百病之始生也,必先于皮毛,邪中之则腠理开,开则入客于脉络,留而不去,传入于经,留而不去,传入于腑,廪于肠胃。"是将病邪由此及彼叫作"传"。《素问·阴阳别论》所说:"传为风消""传为颓疝""传为心掣"等,是将病证的变化叫作"传"。而《素问·气厥论》所说的"心移热于肺,传为鬲消;肺移热于肾,传为柔痓"等,其"传"的含义既指病邪由此及彼,也指病证由此转彼。

《伤寒论》采用六经分证法,故将病邪由此及彼、病证由此转彼叫作"传经"。如《伤寒论·伤寒例》中说:"其不两感于寒,更不传经",是"传经"一词的首次出现。因有传必有变,随着邪气的传移,临床症状也必然出现相应的变化,故"传经"也可称作"传变"。如《伤寒例》所说的"如或差迟,病即传变",即是"传变"一词的最早应用。

"传经"与"传变",在《伤寒论》中也简称为"传",或又称为"转属""转系"。如第 4 条说:"伤寒一日,太阳受之,脉若静者,为不传;颇欲吐,若躁烦,脉数急者,为传也",第 5 条说"伤寒二三日,阳明少阳证不见者,为不传也",第 185 条说:"本太阳病,初得病时,发其汗,汗先出不彻,因转属阳明也",第 188 条说:"伤寒转系阳明者,其人濈然微汗出也"等。

外感疾病,常常传变迅速,变化多端,致使古人留下了"走马看伤寒"的名言。因此掌握六经病的传变规律、把握辨传与不传的要领,这对洞悉疾病发展趋势,治中寓防,截断病程,显然有重要意义。

一、《伤寒论》所揭示的传经规律

(一)太阳之邪可传诸经

太阳主表而统营卫,为六经之藩篱。凡外邪之伤人,必先于表,故太阳为六经之首。太阳受邪,失治或误治后,邪气传里,可传其他五经。

如第181条"太阳病,若发汗、若下、若利小便,此亡津液。胃中干燥,因转属阳明",是太阳之邪传阳明。

第266条"本太阳病不解,转入少阳者,胁下硬满,干呕不能食,往来寒热,尚未吐下,脉沉紧者,与小柴胡汤",是太阳之邪传少阳。

第279条"本太阳病,医反下之,因而腹满时痛者,属太阴也",是太阳之邪传太阴。

第82条"太阳病,发汗,汗出不解,其人仍发热,心下悸,头眩,身𥉵动,振振欲擗地者,真武汤主之",是太阳之邪传少阴。

因厥阴病篇原文散佚不全,且又有呕、哕、下利诸证混入其间,使太阳传厥阴的典型条文未能在宋本《伤寒论》中明确体现。但太阳既为六经之表,其传厥阴的可能性显然是存在的。

(二)阳明之邪不再传经

邪入阳明,热邪炽盛,伤津化燥,因燥成实,为其特征。阳明燥热实邪,不从内清、下泄,则别无出路。故第184条说:"阳明居中,主土也。万物所归,无所复传",提示阳明之邪不传他经。至于阳明燥热之邪上扰心神而见"不识人,循衣摸床,惕而不安",上逆迫肺而见"微喘",下灼肝肾真阴而见"直视"等,则是阳明之燥热伤及相关脏腑之证,邪仍在阳明本腑,不当视作"传经"。

(三)少阳之邪可传阳明、太阴

少阳病,邪在胆与三焦。肝胆相表里而属木,脾胃相表里而属土。故少阳胆病每易传阳明胃土和太阴脾土。

第179条"……少阳阳明者,发汗,利小便已,胃中燥,烦,实,大便难是也。"大多数注家认为,"少阳阳明",即邪由少阳传来的阳明病。第265条"伤寒,脉弦细,头痛发热者属少阳。少阳不可发汗,发汗则谵语,此属胃,胃和则愈;胃不和,烦而悸。"则为少阳病误治伤津后,邪气转属阳明之证。

少阳之邪内传太阴,在宋本《伤寒论》原文中虽未明言,但主治少阳病的小柴胡汤中,有人参、甘草、大枣三味健脾益气之药,其中人参、甘草是半个理中汤,实寓补太阴脾气,以防少阳之邪内传太阴之意。何况《金匮要略》又明言"见肝之病,知肝传脾,当先实脾",也提示肝胆之邪易传太阴。

(四)太阴之邪可传少阴

太阴为三阴之首,太阴病,中阳虚衰,下利日久,必导致脾肾之阳两衰,从而使病邪由太阴传入少阴。

第273条说:"太阴之为病,腹满而吐,食不下,自利益甚,时腹自痛。若下之,必胸下结硬。"提示太阴病有"自利益甚"的特点。第277条"自利不渴者,属太阴,以其脏有寒故也。当温之,宜服四逆辈。"不言理中汤主之,而统言"服四逆辈",正是太阴下利,自利益甚,渐次必伤肾阳,致使太阴与少阴之间,无明确界限可分。因此在治疗方面,可据病情用理中汤、理中汤加附子,乃至用四逆汤统治太少下利,故以"四逆辈"总而言之。可见太阴之邪易传少阴之意甚明。

(五)少阴之邪可传厥阴

厥阴体阴而用阳,藏血贮阴主疏泄而内寄相火,故若寒邪伤厥阴之脏,寒郁阳遏,厥阴相火郁极乃发,则有阳复之机。于是就有了阳气未复时的寒证、阳复阴退时的自愈证、阳复太过的热证、阳气时进时退的厥热胜复证和阳复不及的寒热错杂证。但若邪由少阴传入厥阴,即在心肾真阳衰微的前提下寒邪内传厥阴,厥阴相火失去心肾真阳的支持,则断无阳复之理。而第338条所说:"伤寒脉微而厥,至七八日肤冷,其人躁无暂安时者,此为脏厥……"正是少阴之邪传入厥阴的表现。所谓"脏厥",当是内脏真阳相火衰竭而致厥之意,此证绝不会出现阳气的来复。

(六)脏邪还腑,阴病出阳

上述太阳之邪传五经,少阳之邪传阳明、太阴,太阴之邪传少阴,少阴之邪传厥阴,皆是病邪由浅入深,由表及里,由阳入阴,由腑入脏的传变,是病情的加重。但在《伤寒论》中,也有阳气来复之后,病邪由里出表、由阴转阳、由脏还腑的传经,这应是病情的好转。

如第293条"少阴病,八九日,一身手足尽热者,以热在膀胱,必便血也。"是少阴病热移膀胱,外出太阳。

第187条"伤寒脉浮而缓,手足自温者,是为系在太阴。太阴者,身当发黄,若小便自利者,不能发黄。至七八日,大便硬者,为阳明病也。"前半条为太阳之邪内传太阴,后半条则为太阴之邪外出阳明。

第379条"呕而发热者,小柴胡汤主之",一般认为,当属少阳之证,但因其出自厥阴病篇,故诸家多将其看成是厥阴之邪外出少阳的证据。

据以上所述,《伤寒论》六经病之间的传经途径,大体可用下图概括。

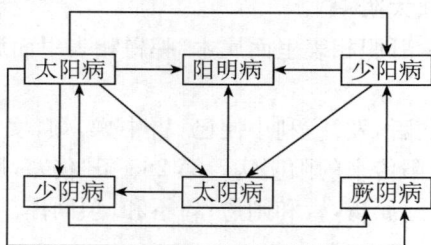

二、当代对《伤寒论》传经规律的宽泛化认识

当代研究者,对伤寒论传经规律的认识,有一定的宽泛化倾向,一是将不典型或并未明确为某经病的原文纳入传经规律的研究中,二是将邪气在本经的由浅入深、由上至下、由气及血的变化也称作"传变"。

如时振声认为,第216条阳明病热入血室,是阳明转属少阳;第192条阳明中风……汗出而解,似可看出阳明之湿热从太阳表解之例;第191、194、226条的胃中虚冷,第243条的食谷欲呕,是阳明转属太阴;第223条的猪苓汤证和第211条的阳明病,发汗多而亡阳,是阳明转属少阴;第350条的热厥之用白虎汤,是阳明转属厥阴[1]。这显然不囿于阳明"无所复传"的框框。时振声还认为,第385条霍乱吐利而致亡阳脱液,是太阴转属少阴;第388、390条霍乱吐利,进而发生寒厥,是太阴传少阴进而转属厥阴;第320、321、322条少阴三急下之证,是少阴阴虚热化转属阳明;第335条的厥应下之,可理解为厥阴转属阳明等[1]。这些认识,虽不可能是学者之共识,但对理解《伤寒论》传经的复杂性则有一定裨益。

还有人将 221、222、223 条之热在上焦的栀子豉汤证、热在中焦的白虎加人参汤证、热在下焦而且水热互结的猪苓汤证,说成是疾病由上至下的传变规律;把 202 条阳明经热衄血证,认作是气病及血的传变规律[2]。其所说的"传变",虽与本文所说的邪气由此经进入彼经的"传变",不是同一含义,但提示在《伤寒论》中,除六经传变外,也含有病证的其他多种变化规律,诸如邪在本经的由上至下、由经入腑、由经入脏、由气及血等。

三、关于六经的传变次序

《伤寒论》六经之间传变,乃是以临床为依据的总结,而不是以某一理论为依据的推衍。从上述六经传变的原文来看,其传经的变化几乎是随机的,并无固定的顺序可言。何况在发病时,有数经同时感邪而发病的合病、有外邪不经三阳而直入三阴的"直中",在传经时,有传而未尽的"并病"和一经可传多经的证情。因此很难确定六经病传经的固定次序。后世有人把太阳传阳明、阳明传少阳、少阳传太阴、太阴传少阴、少阴传厥阴,叫"循经传",把不依此序的传经叫"越经传",还把越经传中属表里两经之间的传变者,叫"表里传",并试图用经络学说、五行学说、阴阳气消长学说来解释循经传、越经传等机制。其实太阳、阳明、少阳、太阴、少阴、厥阴,是《伤寒论》六经病篇的编排次序,并不完全代表邪气的必然传经次序。这一编排次序,既不是手足十二经脉的流注次序,也不是五行相生或相克次序,也不是四季、一日的阴阳气消长转化次序,而是《素问》三阴三阳学说中阴阳气多少的次序。太阳、阳明、少阳、太阴、少阴、厥阴,分别为三阳、二阳、一阳、三阴、二阴、一阴。因此欲用经络流注次序、五行生克次序、四时或一日阴阳气消长变化次序等学说,来解释六经次序者,虽有时在局部环节上可以说明一些机制,但均不能在整体上自圆其说。

由于病人的体质和脏腑禀赋有不同,邪气的强弱盛衰有不同,病人的夹杂症、合并症有不同,医生的治疗与护理是否得法也有不同,在如此众多可变因素的影响下,就使传变情况极为复杂,因而就不能依循一个固定的传经次序来推断疾病的发展和变化。如要判断是否传经,欲传何经,要点在"观其脉证",有该经症,即知邪已传该经。如囿于"循经传","越经传"之说去面对临床,则无异于刻舟求剑。

四、关于日传一经说的辩正

由于《素问·热论》有伤寒一日,巨阳受之;二日阳明受之;三日少阳受之;四日太阴受之;五日少阴受之;六日厥阴受之等说法,后世便有了伤寒日传一经,六日传遍六经之说。其实这是对《素问·热论》的一种误解。在这一问题上,《伤寒论·伤寒例》明确地说:"太阳受病也,当一二日发","阳明受病也,当二三日发","少阳受病也,当三四日发","太阴受病也,当四五日发","少阴受病也,当五六日发","厥阴受病也,当六七日发"。指出这里所说的日数,是指各经从受邪开始到发为典型症状的日数。清代柯韵伯在《伤寒论注·伤寒总论》更进一步说:"伤寒一日太阳、二日阳明、三日少阳者,是言见症之期,非传经之日也。"也就是说,这里的日数,分别是六经各自受邪后,到表现为典型的该经症状所需的时间,而不是邪气由此经传彼经所需的时间。太阳经受邪,第一天就可表现为典型的太阳病症状;阳明经受邪,第二天才可表现为典型的阳明病症状;依此类推,少阳为第三天,太阴为第四天,少阴为第五天,厥阴为第六天。于是当代有学者便将这段时间称为六经病潜伏期。

关于六经病潜伏期日数各不相同的机制,柯韵伯解释为:"太阳经部位最高,故一日发;阳明经位次之,故二日发;少阳经位又次之,故三日发。是气有高下,病有远近,适其至所为故也。"又说："谓太阴四日,少阴五日,厥阴六日者,亦以阴经之高下为见症之期,非六经部位以次相传之日也。"这一解释虽不一定能被诸家都认可,但柯韵伯毕竟为这一问题作了探索。至于六经病的"潜伏期"是否符合临床实际,这和其机制一样,也仍然是需要深入研究和临床验证的问题。

　　总之,关于伤寒日传一经之说,是后世少数医家对《素问·热论》有关文字的误解。在《伤寒论》中,并没有体现出日传一经的内容。而且《伤寒论》第 4 条提示,伤寒一日有传经者,第 5 条提示,伤寒二三日也有不传经者,辨传与不传的关键,不在于病程日数的多少,而在于临床脉症是否有变化。因此对伤寒日传一经之说理当辩正。

　　综上所述,《伤寒论》从大量实际病案中,探索了六经病之间传变的基本规律,也揭示六经传变的多样性与复杂性。辨传与不传,传至何经,当以脉症变化为准,既不能循某一固定次序而刻舟求剑,也不可囿于病程日数而缘木求鱼。

参 考 文 献

[1] 时振声. 对《伤寒论》六经辨证及其传变的看法[J]. 山东中医学院学报,1980(2):1-5.
[2] 邱明义.《伤寒论》六经传变理论的探讨[J]. 新中医,1983(9):8-11.

(郝万山)

关于厥阴病的争议

　　《伤寒论》厥阴病篇,原文共 56 条,对其认识,从古至今颇多分歧。这里仅将厥阴病篇原文错简、厥阴病实质、厥阴病证候分类、厥阴病的提纲和主方等问题的争议,综述如下:

一、关于厥阴病篇原文的错简

　　研究《伤寒论》,应以其原文为依据,由于厥阴病篇原文内容庞杂,一些医家自然要对其原文进行认真的考订,陆渊雷认为,厥阴病篇原文,大多为"厥利呕哕病"条文误入本篇,他在《伤寒论今释·辨厥阴病脉证并治》云:"伤寒厥阴篇,竟是千古疑案,篇中明称厥阴病者仅四条,除首条提纲有证候外,余三条文略而理不清,无可研索。以下诸条,皆不称厥阴病。《玉函》且别为一篇,题曰:辨厥利呕哕病形证治第十,然其论意与序次,则厘然可辨。首论厥与发热,次专论厥;次论吐利,次专论下利,次专论呕;末二条论哕。夫下利呕哕,为诸经通有之证,无由辨为厥阴。易辨者惟乌梅丸条吐蛔一证与厥阴提纲偶同耳。且下利呕哕诸条,皆《金匮》杂病之文,惟厥热诸条为《金匮》所不载,故小丹波(指丹波元坚——笔者注,下同)但取厥热诸条为寒热胜复,与提纲一条为上热下寒,合为厥阴病,以符旧注寒热错杂之定义焉。今案上热下寒之证,伤寒杂病俱有之,伤寒为尤难治,特其证候,不能悉如提纲所云耳。寒热胜复之证,太炎先生谓即今之回归热,虽不无疑义,舍此亦无他病可以当之……然回归热与上热下寒之证,尤不相及,凑合而俱称厥阴,仲景之志荒矣……仲景撰用《素问》,同其名而异其实,以功能亢进者为阳,功能衰减者为阴……既以全身虚寒证为少阴,胃肠虚寒证为太阴,更无其他种虚寒证堪当厥阴者,乃不得不出于凑合。此拘牵六经名数,削趾适履之过也。就本论原文而释厥阴病者,小丹波最为近是。山田(指山田正珍——笔者注)认为阴证之极,至深至急者,如吴茱萸汤(案吴茱萸汤证并不至深至急)、通脉四逆汤证等。信如所言,则是少阴之剧者尔,其说难从。铁樵先生以为肠胃病之兼风化者,盖泸上习见之慢性肠胃病,多兼神经衰弱,因忧郁而起,又多兼梅毒。先生臆称梅毒为内风,又以神经为肝,厥阴为肝之经脉,于六气为风木,辗转牵连,以成其说。此实先生心目中之厥阴病,非《伤寒论》之厥阴病矣。又旧说皆以舌卷囊缩为厥阴证,而本论无明文可征,验之病者,多是大承气汤之重证,乃阳明,非厥阴也。盖因《热论》有六日厥阴,烦满囊缩之文,而不知《热论》之厥阴,即仲景之阳明胃家实。"

在这段文字中,陆渊雷不仅明确指出了下利呕哕为诸经通有之证,无由辨为厥阴,在《金匮玉函经》别为一篇,而且逐一辨明上热下寒非伤寒独有,厥热胜复难凑合称以厥阴,阴证至极乃少阴之剧,肠胃病兼风化说非《伤寒论》中之厥阴,舌卷囊缩于临床验之,乃仲景之阳明胃家实。从而得出了"伤寒厥阴篇,竟是千古疑案"的结论。

考赵开美刻《仲景全书·翻刻宋版伤寒论》,在"辨厥阴病脉证并治第十二"标题下,有"厥利呕哕附"五小字注,也就是说在厥阴病篇附入了原本独立成篇的"厥利呕哕"证治。赵开美摹宋本而刻,此当是宋本原貌。而宋本《伤寒论》小字注,凡无"臣亿等谨按"字样者,皆是宋臣校订《伤寒论》时所据底本的原貌。在《伤寒论》中的王叔和语,如"今搜采仲景旧论,录其证候、诊脉声色、对病真方有神验者,拟防世急也"等,皆排大字。因此将厥利呕哕病篇附入厥阴病篇,并在厥阴病篇篇题下作了附注说明的,当是叔和之后,宋臣之前的整理者,钱超尘认为,应是隋人所为[1]。

哪些是厥阴病篇原文,哪些是厥利呕哕病篇原文呢?我们从《伤寒论》的别本《金匮玉函经》中可以清楚地识别出来。《金匮玉函经》卷4含"辨太阴病形证治第七""辨少阴病形证治第八""辨厥阴病形证治第九""辨厥利呕哕病形证治第十""辨霍乱病形证治第十一""辨阴阳易差后劳复病形证治第十二"共6篇内容。其中厥阴病篇原文只有4条,和宋本《伤寒论》对照,即厥阴病篇的326、327、328、329等4条。而第330至381条,在《金匮玉函经》中,为厥利呕哕病篇的内容。也就是说,宋本《伤寒论》厥阴病篇,仅前4条属厥阴病篇原文,后52条皆为厥利呕哕病篇原文的附入。

遗憾的是,成无己《注解伤寒论》,几乎删去了宋本《伤寒论》中的所有小字注,而成注本又是广泛流传,许多研习者与注家所据之本,《金匮玉函经》在清人陈士杰校刻发行之前,能看到其书的人已极少,故而厥利呕哕病篇附入厥阴病篇的事实,注家较少注意到,于是大多就原文现状论厥阴病,歧义百出,见解各异,则是必然的了。

隋人为什么把厥利呕哕病篇附入厥阴病篇,钱超尘认为,理由很简单,就是看到厥阴篇的条数太少了,仅仅四条,不能与前面几篇在条数上构成平衡格局,所以索性把厥利呕哕篇附进去了。这样的附入,虽然在条数上与六经病前5篇基本平衡,但却是把六经之一的厥阴病与厥利呕哕具体病症混淆在一起了。对厥阴篇和厥利呕哕篇来说,合之则两伤,分开乃两利[1],此说有一定道理。但就六经病篇条文数目而论,多者如太阳病中篇有98条,少者如太阴病篇仅8条,而整理者并未进行调整合并,似是看不出刻意追求条文数目平衡格局的倾向。所以从医理方面探求两篇合并的理由,尚属必要。厥阴病篇只有4条,是仲景未撰(即如陆渊雷所说,无其他种虚寒证堪当厥阴者,乃不得出于凑合,以拘牵六经名数)或是原文亡佚?皆无从考证。就厥利呕哕病篇原文来看,陆渊雷提示"下利呕哕,为诸经通有之证",既为通有,其中和厥阴经病通有的病证是否更多一些呢?且陆渊雷也认为乌梅丸吐蛔一证与厥阴提纲偶同。因此厥利呕哕病篇在内容上和厥阴病有更多的关联,或说是叔和在整理编次时,将本应属厥阴病篇的内容,因条文无"厥阴病"的明称,而编入了厥利呕哕病篇,隋人认为不易拆分,于是只好将两篇合并。恐怕这或许是合二者为一的主要原因。既然如此,就厥阴病篇原文现状来研究厥阴病的实质等问题,显然仍是必要的,而许多医家也是这样做的。

二、关于厥阴病的本质

对于厥阴病的本质,争议颇多,或言为热,或言为寒,或言为虚,或言为实,或言为寒热错杂,或言为虚实兼见,或言为外感病的终末阶段,病极沉重,或言为阴尽阳生,病情由此而有转机,真可谓众说纷纭,莫衷一是。谨择其要综述如下:

(一)主热说

1. 厥阴病的本质是热厥　方有执认为,厥阴病的本质是热厥。阴阳转化的规律是从阳入阴,由阴出阳。厥阴为两阴交尽,阴尽而阳生,所以说厥阴病的本质不是阴寒。陆九芝曾云:"厥阴之上,风气主之,中见少阳火化,故有热。人身元阳到此亦化,阳邪退伏于内,不能充达于外,故有厥。此其热固是热,而其厥则更是热,非当其热时则为热,而当其厥时则为寒也。""厥者何?热是也。先厥者,后必热,厥深者热亦深,厥微者热亦微。"笔者同意陆九芝的观点。根据是厥阴篇本身的定义,原文 335 条"伤寒一二日至四五日,厥者,必发热;前热者,后必厥。厥深者热亦深,厥微者热亦微。厥应下之。"从治疗来看,厥阴篇处方 16 个,解表、清热、攻下、催吐占 9 个,余为温中及寒热并用方。而厥阴病篇中的几条寒厥,一是厥阴经表之寒,如当归四逆汤及吴茱萸汤证;一是热厥转化而成的寒厥,所以需温中回阳的四逆辈,作为鉴别诊断而列入篇中[2]。

万友生也认为,主要应从热厥证来进一步认识厥阴病,只有认清热厥,才能认清厥阴病的真面目。厥阴者,手厥阴心包,足厥阴肝也。厥阴之上,风气主之。阳明病热到极点,热极生风,很容易涉及厥阴,亦即温病学说"邪入心包"和"热动肝风"之证。肝肾乙癸同源,病到少阴,也到了极点,亦易涉及厥阴,亦即所谓"阴虚风动"之证。热厥由阳明而来,即仲景"厥应下之"之例,若热陷心包,内闭情况又十分严重,则应先予牛黄、紫雪等凉开法,再用承气汤攻泻实热;热厥由少阴而为,则应着重育阴潜阳,柔肝息风,如三甲复脉汤、大小定风珠等[2]。

时振声认为厥阴病本质是热厥,但不否认厥阴病有寒厥,尤其强调热厥可以向寒厥转化。认为厥阴病是急性热病的危重生死关,非死即生。在危重生死关头,如果抢救及时,扭转病情,生机在望,故一阴至绝作朔晦。阳明腑实出现肢厥,理所当然应划归厥阴热厥的范围,不宜再看作是阳明病。少阴的手足寒与厥阴的寒厥也应如此来看。厥阴病的定位,不能单纯定在手厥阴心包与足厥阴肝,因为急性热病要从动态的变化来分析病情,如从传经而来,多经过少阴阶段,其病位理所当然地包含了心与肾。如是热厥,邪热耗竭肾阴,热极生风,阴虚亦可动风,热入心包而神昏谵妄。如是寒厥,或者阴寒盛而肾阳衰微,或是阳亡而阴寒内生,皆可舌卷囊缩,神志不清,语声迟重,或见四肢拘急。热厥转化寒厥的过程中,必然要表现为寒热夹杂,热是原来的邪热,而非阳气盛,寒是阳气退,而非原来的假寒,即由原来的真热假寒转变为真热真寒。热厥转化为寒厥的过程中,则有寒热胜复,寒代表了阳气退,热代表了阳气恢复。在正邪斗争中,正气是指阳气,邪气是指阴寒。正气胜邪,则手足转暖,但真热仍在;正不胜邪,则肢厥加重,仍为真热真寒。并认为热厥类似于高动力型暖休克,寒厥类似于低动力型冷休克,休克由高动力型转化为低动力型,则类似热厥转化为寒厥[3]。认为厥阴病厥、热、利、呕,颇似"中毒性细菌性痢疾"、"感染性休克",出现高热神昏、痉厥瘛疭等症状,符合"热深厥深"病机。此症热毒甚重,重点在阳明热极,上冲心包,下动肝风[2]。

2. 厥阴病的本质是热化伤阴的虚热　张正昭认为,厥阴病的本质是热化伤阴的虚热。外感病发展的基本规律,不外为寒化亡阳,或者热化伤阴。《伤寒论》对于寒化亡阳的辨治,至少阴篇已经阐发殆尽,其证以四肢厥冷、脉微为主;其治则以四逆辈诸方为主。而对于热化伤阴的辨治,却止于阴虚火旺的黄连阿胶鸡子黄汤证,而厥阴病的证候恰恰反映了外感热病后期阴虚阳亢的临床特征。所以阴伤的进一步发展,仲景把它归为厥阴病范围。厥阴之热,纯属阴虚之热,因为阴经不可能发生实热,热病后期之热,以阴虚居多[4]。

3. 厥阴病的实质为热证　李富汉认为,厥阴病的实质为热证,以热、厥为主证,以清下为大法。厥阴肝禀风木而寄相火,上接心火为母子相应,此乃厥阴病以热化为主的脏腑病理基础。邪入厥阴,肝木从风化火,肝阳上亢而成风火;或心包火邪上炎而为热;或"中见少阳化火"而为热。诚如万密斋云:"火生于木,木生于风,风火原来是一宗。"且厥阴本阳而标阴,中见少阳,标本异气,其气化不从标本而从乎中气,中气乃少阳火气,火热伤阴,动风耗血,从而出现"热深厥深"之证。且六气皆从火化,邪入厥阴也多从火化。"热深"可以说是厥阴病的本质。热者,热证也;深者,盛也,剧也。"热深"常见于外感病的危重阶段,而厥阴病正是处于外感病的最后阶段和危重阶段。其主证除仲景所述的热、厥、躁烦、吐哕利外,尚应包括昏痉一证。治法有泻热攻下、息风开窍、回阳救逆之别[5]。

4. 厥阴病的实质是邪热闭郁,热极阴竭　刘承仕认为,厥阴为风木之脏,体阴而用阳,主疏泄而枢转阳气,寒邪凝敛收引,内犯厥阴,最易凝闭,致厥阴疏泄不畅,转枢不利。气机郁滞,阳气不得外枢,闭郁于内则易于化热化火,首先形成了内热郁闭的病理特点。阳气闭郁于内,不能枢转外达,四肢无阳以温则厥冷,进一步形成了内热外厥的病理特点。厥阴内藏营血,邪热内闭内炽,势必灼伤营阴,致营血耗劫。其热邪闭郁越重,耗灼营阴就越甚,最终将造成"热极劫阴,阴液竭绝"的病理特点,《内经》称厥阴为"一阴至绝""阴之绝阴"意即在此。因此厥阴病的实质应该是"邪热闭郁,热极阴竭",其临床变化及预后转归,也就完全取决于内郁之邪热外枢的转机和阴营耗劫的程度。并进而论及厥阴病提纲(326 条)为热闭厥阴,非上热下寒。枢机畅利,内闭阳热外散,则由厥变为发热;转枢不利,热邪再闭,又成厥逆,此即厥热胜复。厥阴下利是邪热闭郁下迫所致。其他厥证皆为鉴别而设[6]。

(二)主寒说

1. 厥阴病的本质是一种阴寒暴急性的疾病　王梧川认为,厥阴病是一种阴寒暴急性的疾病,由于阴寒暴急,气血不外达,反而由下上冲迫于心胸,而呈消渴,气上撞心,心中疼热等上热证,心胸部虽呈热象,而全身和中(胃肠)下部则呈真寒证,而饥不欲食,食则吐蛔。上迫以后,气血仍不能外达,则反下行而为下利,因此厥阴病以得微发热、汗出,脉浮数而渴等脉证,为阳回正复欲愈之佳兆,而在 326 条、333 条戒人不可用下法及不可用黄芩汤以彻其热。由此可见,厥阴病是寒证是非常明确的。厥阴病篇归结起来,有四种证候类型,即"上热下寒""厥热胜复""厥深热深""厥微热微"。前两类证候是厥阴病阴寒厥逆的正证,后两类证候,"厥深热深"是阳明病,因热结于内,阻碍气血流通,而外现厥逆假象,当用白虎、承气以清热、下实。"厥微热微"是热邪结于胸胁半表半里,用小柴胡汤、四逆散和解少阳。都是因内热而致厥逆,即所谓热厥,因外现厥逆证,易与厥阴病寒厥混淆,故列于厥阴篇以资鉴别,其实是阳明病与少阳病[7]。

2. 厥阴病的本质是阴盛寒凝、正阳衰惫　范仁忠认为,《伤寒论》从寒立论,六经以三阴三阳取名,反映了阳气渐消,阴气渐长。厥阴是六经中最后一经,是正邪斗争的最后阶段,其少阴病的进一步恶化,阳气虚减和阴寒内盛的程度达到了极点,是阴证之极,至深且危。厥阴篇 55 条,言厥者共 30 条,其寒厥独占 30 条,占主导地位,堪为厥阴之本病。326 条和 338 条乌梅丸证,皆不能充当"阴证之极、至深且危"的厥阴本病。厥阴病决不限于肝经一隅,而必然包括脾肾两脏的病理变化,其本病寒厥,比少阴寒厥来说确是有增无减。厥阴篇蛔虫窜扰、水停心下、痰食内阻、里热阳郁致厥诸证,属类证鉴别,不属厥阴本病。寒邪伤阳、正阳递减的病理变化,贯穿于六经病的始终,厥阴为六经病之终末,其病理本质为阴盛寒凝,正阳衰惫。急救回阳,破阴逐寒的四逆汤、通脉四逆汤诸剂,实系厥阴病之主方[8]。

3. 厥阴病的本质是虚寒　熊万德认为,厥阴病的本质是虚寒,其主要表现是寒厥。"伤寒为法,法在救阳;温热为法,法在救阴。"《伤寒论》所讨论的病因主要是寒邪。邪在三阳而直传为厥阴病者,不外犯误汗、误吐、误下之忌,以伤正亡阳或伤津致阳衰。邪在太阴、少阴,若再误治或自转甚,更可致阳衰日甚而成厥阴病。厥阴病主要由太阴或少阴的基础上转入,或阳气素虚直中而来。全篇 55 条,言厥者 30 条,寒厥 19 条。故厥阴病确是正气虚弱之极[9]。

(三)主寒热错杂说

1. 厥阴病的本质是阴阳混淆、寒热错杂　刘渡舟等认为,厥阴病是阴阳混淆、寒热错杂证。厥阴之热是来自肝胆的风木相火上冲,厥阴之寒则由于脾胃的阳衰和阴寒不化,肝胆热而脾胃寒,是厥阴为病的特点。阴阳混淆、寒热错杂之证存在于同一人体之中,阴阳之间必然发生消长变化,于是就出现了厥与热的胜复,厥是真寒,热是真热,不存在真假格戴问题。在阴阳混淆、阴阳消长的过程中又产生了阴阳顺逆、阳复阴退为顺,阴极阳亡为逆;阴阳平衡为顺,阴阳离决为逆;阴阳相接为顺,阴阳气不相接为逆。凡阴阳气不相顺接者,则手足必然发生厥逆。热厥与寒厥皆是阴阳气不相顺接。另外厥阴病还涉及气血不调的问题。总之,阴阳错杂、阴阳消长、阴阳顺逆等变化,是阴阳矛盾运动中的几个不同的表现形式,没有超出阴阳学说之外,这就是厥阴病的根本[10]。

2. 厥阴病的性质是上热下寒的寒热错杂证　陈亦人认为,厥阴病的性质,既不同于少阴病寒化的心肾阳虚证,又不同于太阴病的脾虚寒证,而是上热下寒的寒热错杂证。此外亦有寒证、热证,尤多厥热胜复证。并认为厥阴病篇关于厥阴病理论的内容不完整,存在较大缺陷。就外感病来说,既没有邪闭心包证,也没有肝风内动证;就杂病来说,既无肝阳上扰证,也无肝气郁结证[11]。

3. 厥阴病的本质是寒热虚实互变而错综复杂　费国斌认为,《素问·至真要大论》所说:"厥阴何也? 岐伯曰:两阴交尽也。"交尽是交极的意思。极则变,阴尽阳生,阳生阴长。厥阴是阴阳互变的所在,也是阴阳互根的原始。厥阴是阴阳调节的中心。《汉书·律历志》云:"万物始生,蚑然。"蚑通蚓,蚑然即蚯蚓在地中蠕动之状,这表示寅时之阳已经萌动。而寅时乃厥阴所主,同少阳之卯只差一个时辰,所以不可理解为厥阴纯阴无阳,而只有到少阳才有阳气初生。诚如张锡纯说,元气亦即阳气,"根基于肾,而萌芽于肝也",从厥阴到少阳是阳气出生的全过程。列 326 条为提纲,目的在于说明厥阴病的本质是寒热虚实互变而错综复杂。至于厥与下利等,只是反映寒热虚实互变的两种表现,非是本质[12]。

4. 厥阴病是上热、中虚、下寒,寒热错杂　何志雄认为,厥阴病系在少阴病阴阳两虚,尤其是在阴虚比较突出的情况下转属的,由于肾阴不足,肝失滋养,所以出现消渴、气上撞心、心中疼热等肝火上逆的上热症状,胃气虚弱兼之肝火内扰,又出现饥不欲食、呕吐的中虚症状。其时少阴脾肾虚寒之厥利乃继续存在,于是乃成为上热、中虚、下寒,寒热错杂。寒热错杂,虚实相因,是在厥阴病正邪争持阶段的病机,肝失疏泄,胃虚不化,食滞于中,又兼胃肠寒热不调,适合蛔虫寄生,所以吐蛔为厥阴病的特点之一。阴阳胜复、厥热往来是正邪相争阶段出现的病理机转。胃气将复,厥阴内寄之相火又能发挥其布阳化阴的功能时,则正能胜邪,出现身热而厥利俱止。如胃气不能支持,阴寒复盛,则又重见厥利。身热是阳气复,厥利是阴寒盛。正邪相争、互有胜负,故有厥热往复。肢厥是厥阴病主要症状,呕吐哕利是肝病所致的肠胃病,皆有寒热虚实之辨[13]。

（四）主虚说

1. 厥阴病是阴阳两虚的危重阶段　　陈克正认为,厥阴病,从《易》理阴阳消长来看,当属于阴极生阳的阶段。疾病从太阳(三阳)开始,病至阳明(二阳),已少一个阳的量变;病至少阳(一阳),又少一个阳的量变;病至太阴(三阴),此时阳气已衰而阴气也损;病至少阴(二阴),此时阳气又少一个量;病至厥阴(一阴),这时不仅阳气衰弱,而且阴气也弱了。因此厥阴病是处在阴阳两虚的危重阶段。如能得到及时有效的治疗,那么阴极生阳,可以转危为安。如果不能得到及时有效的治疗,那么阴阳两竭而分离,就立即死亡。不难看出,厥阴病是处在疾病发展的末期。并认为厥阴病的厥热胜复,乃是正气已极度衰弱,调动人体全身力量作最后一次生死存亡的斗争。如果正胜邪,厥热胜复就转化为发热,由阴出阳,病可向愈。如果邪胜正,厥热胜复就转为厥逆亡阳亡阴,阴阳并竭而亡[14]。

2. 厥阴病病机主要是阳衰阴竭　　沈济苍认为,厥阴病的病机主要是阳衰阴竭,其性质是阳衰则寒,阴虚而热。厥阴病有虚寒的一面,也有虚热的一面,有寒热错杂的一面,更有阴阳胜复的一面。要分析具体病情,不可执一而论。寒是虚寒,热是虚热。乌梅丸只能是治疗蛔厥的主方,不能说它是厥阴病的主方。当归四逆汤证属肝经病范畴,用治厥阴阳衰阴竭证是不够的。干姜黄芩黄连人参汤证,上热下寒,不属厥阴。白头翁汤证称为病入厥阴较确切,麻黄升麻汤证为坏病。故厥阴病篇缺少治疗阳衰阴竭证的主方[15]。

三、关于厥阴病的证候分类

在上述讨论厥阴病实质的综述中,实际上已经涉及对厥阴病篇的错综复杂的证候进行分类的问题。自高等医药院校教材《伤寒论讲义》(第5版)将前五经病篇皆分列"本证"与"兼变证"或"类似证",而独有厥阴病篇不依此例进行分类之后,对该篇证候分类问题更加引起人们的关注。姜建国专门阐述了对厥阴病本证及类似证的认识。他认为,确立本证的基本原则,一是必须反映本经所属脏腑经络的生理病理特征。厥阴病的本证当以肝与心包(重点在肝)病为主;二是必须反映本经所属阴阳气化的生理病理特征。据此原则确立厥阴病本证,大致有四,一是厥阴提纲上热下寒证;二是厥与厥热胜复证;三是厥阴热利证;四是厥阴寒呕证。而麻黄升麻汤证、干姜黄芩黄连人参汤证为厥阴上热下寒类似证;寒厥、热厥、蛔厥、痰厥、水饮厥为厥阴厥逆证的类似证;下利谵语、下利清谷为厥阴下利证的类似证;呕而脉弱、呕而发热为厥阴寒呕的类似证[16]。显而易见,姜建国的具体归类法,与前阐述厥阴病本质而涉及厥阴病证候分类的各种认识,亦是存在着争议的。

郝万山则认为,辨厥阴病的病性和证候分类,当从邪气来路和正邪关系切入,厥阴病的不同成因,往往能决定其病证的发展趋势和预后。由外寒直接侵袭厥阴经、脏而发病的当属厥阴寒证。外来寒邪侵袭手足厥阴经脉,症见手足厥寒,脉细欲绝或少腹冷痛者,为厥阴经寒,治用当归四逆汤。外来寒邪直犯厥阴之脏,症见干呕,吐涎沫,头痛者,为厥阴脏寒,治用吴茱萸汤。既有厥阴经寒的表现,又有厥阴脏寒的特征,则为经脏两寒,治用当归四逆加吴茱萸生姜汤。如在少阴心肾真阳衰微的基础上,病证进一步涉及厥阴,使厥阴肝和心包的相火也衰竭,这就意味着五脏六腑的阳气都衰竭,症见手足厥逆,肤冷,其人躁无暂安时,仲景称之为"脏厥",也就是内脏阳气都衰竭而导致的厥逆证,这是以正虚为主的厥阴病,是六经病的终末期,显然预后不良,进一步发展,就是真阳竭绝的死证,并无阳气来复的机转。如心肾真阳不衰,厥阴相火不虚,而是寒邪太盛。寒邪郁遏了厥阴相火,相火被郁遏到一定程度,就会暴发,这就叫物极必反,"郁极乃发"。相火暴发,阳气来复,于是就使病情发生了转折性的变化,其结果就可能出现以下几种情况:①相火暴发,阳气来复,阳复阴退,人体阴阳和谐,其病自愈,这就是厥阴自愈证。②相火暴发,阳气来复,阴寒虽退,但由于人体生理活动的惯性倾向,有可能发生阳复太过,我把这种情况比喻作"防卫过当"。阳复太过,阳有余便是火,于是便出现了厥阴的热证。这种热证又可以见到以下三种情况,一是其热上伤阳络,症见汗出、喉痹;二是其热下伤阴络,症见大便脓血;三是其热泛溢肌肤,症见身发痈脓。这三种情况都可以伴见热不止、热不罢的表现。对以上热证,仲景皆未出治法。今可以根据具体情况,分别使用清热利咽、清热止利、清热解毒等方法。③相火暴发,阳气来复,阳热上逆而成上热,原有阴寒未尽退却,而有下寒,于是就出现了厥阴病的寒热错杂证。典型的是上热下寒、蛔虫中阻的厥阴病提纲证以及蛔厥证。④相火暴发,阳气来复,但如果来复的阳气不能保持稳定,而是时进时退,阳气进则见发热,阳气退则见厥冷和下利,于是就出现了发热数日,厥利数日,再发热数日,再厥利数日,这就是厥阴病的厥热进退证,也叫厥热胜复证。医者就可以根据发热和厥利天数多少的对比,来判断是阳气的恢复占优势,还是阴寒邪气占优势,阳复占优势者,病证向愈;阴寒占优势者,病证加重。从上述内容可以看出,厥阴病或寒、或热、或寒热错杂、或厥热进退,因此在治疗上也是寒者热之、热者寒之,寒热错杂者,则寒热兼治,随证施治,并无定法。其预后则可有自愈证、死证、又可以有外出少阳之机[17]。可见如果离开邪气来路、正邪关系以及现存厥阴病篇原文的实际情况,而从阴阳消长、六经气化等学说来谈厥阴病的实质和分类,都不大容易有比较一致的见解。

四、关于厥阴病的提纲和主方

由于对厥阴病本质的认识大相径庭,所以对厥阴病提纲与主方的认识,也就各不相同了。

(一)关于厥阴病的提纲

1. 第326条为厥阴病提纲　许多医家认为326条可以作为厥阴病提纲,能反映厥阴病本质或特点。但对其病机的认识却各有见解。主热者认为,厥阴邪热内闭,劫灼阴液,故见消渴;内闭之热不得枢转外透,则上逆撞心;更加燔灼营血、劫灼心阴,故心中疼热;热盛则善饥,胃内无液以润滑,不能消谷磨食,故饥不欲食。此乃热病后期,邪热深入,阴精劫夺之常见症状[6]。主寒者说,此条乃阴寒暴急,使气血不得外达,遂上冲迫心胸而呈上热诸症,全身及中下部则仍呈真寒[7]。主寒热错杂者认为,此条证属上热下寒,寒热错杂,其热来自肝胆风木相火上冲,其寒来自脾胃的阳衰和阴寒的不化[10]。

郝万山认为,由于厥阴病或寒、或热、或寒热错杂、或厥热进退、或愈、或死,因此单纯的寒证、热证、死证、自愈证的原文,都不能代表厥阴病的特征,也就不适合作为厥阴病的提纲。而仲景以寒热错杂证为提纲,旨在反映或提示厥阴病具有变化多端、两极转化的特点而已[17]。

2. 第326条不能作为厥阴病提纲　李富汉认为,326条虽可认作厥阴病的症状,然这只能说是厥阴脏腑经络的部分病证而已,它远远不能反映、概括厥阴病最实质、最关键的问题,不能从根本上揭示厥阴病为外感热病最后阶段的实质,以其作为厥阴病提纲,似有名不副实之嫌[5]。又如金东明认为厥阴病全篇除论述寒热错杂证外,还论述了寒证、热证、气郁证、厥证、厥热胜复证、呕哕下利等证。而 326 条只论述了寒热错杂证,没有概括性,故不能成为厥阴提纲[18]。而高等医药院校教材《伤寒论讲义》(李培生主编)则明言 326 条为厥阴病上热下寒证的提纲,而并不直言为厥阴病的提纲。

3. 另外设立厥阴病提纲 据孙公凯综述,另立厥阴病提纲者大体有以下 5 种:①提出 337 条"凡阴阳气不相顺接便为厥,厥者,手足逆冷是也。"高度概括了厥阴病的基本特点,可以作为提纲,此条补充在 326 条之后,提纲方为全面。②认为厥热胜复是厥阴病的主要特点之一,但提纲并未涉及,应予补上。③将"厥阴之为病,热与厥相错见也"作为厥阴病提纲。④提出以"肝家郁"作为厥阴病提纲。⑤提出以第 338 条"伤寒,脉微而厥,至七八日肤冷,其人躁无暂安时者,此为脏厥,非蛔厥也"为提纲[19]。此外也有人赞同宋代朱肱所提出的昏痉为厥阴病主证和提纲的观点[5]。

(二)关于厥阴病的主方

1. 厥阴病篇有治厥阴病的主方 有人认为乌梅丸为治厥阴病的主方。如陈克正认为乌梅丸阴阳兼顾、寒热并进、扶正祛邪、温多于清,补中寓攻,对病至厥阴,人体阴阳俱虚,邪热尚未清彻,治疗需阴阳兼顾、清温并施,颇为对症[14]。又有人认为乌梅丸清上热、温下寒、养肝体、舒肝用,可作为厥阴病主方,并引柯韵伯"乌梅丸为厥阴主方,非只为蛔厥之剂矣"作佐证[19]。

有人认为四逆汤类为厥阴病主方。因厥阴病本质阴盛寒凝,正阳衰惫,因此急救回阳、破阴逐寒的四逆汤、通脉四逆汤诸剂,实系厥阴病之主方[8]。

2. 厥阴病篇无治疗厥阴病的主方 有人认为,因厥阴病主证有热、厥、躁、烦、吐、哕、利和昏痉等不同,故在治法上或泻热攻下,或息风开窍,或回阳救逆,应随证施治,对证选方。而乌梅丸实为治疗内伤杂病之剂,不能作为厥阴病之主方[5]。

也有人认为,乌梅丸是治疗蛔厥的主方,但不能说它是厥阴病主方。因厥阴病本质是阳衰阴竭,故厥阴病篇缺少治疗阳衰阴竭的主方[15]。

除上述涉及的厥阴篇原文错简、厥阴病实质、厥阴病证候分类、厥阴病的提纲和主方等问题的争议外,现代关于厥阴病的争议还涉及厥阴病在六经次序中的定位问题,有厥阴病当在少阴病之前说;有厥阴病当在少阴病之后说。涉及厥阴病的脏腑定位问题,有在肝和心包说;主要在肝说;不可局限于肝和心包说。涉及厥阴病成因问题和寒厥、热厥、厥热胜复的病机问题等。因篇幅所限,不多赘述。

参 考 文 献

[1] 钱超尘. 伤寒论文献通考[M]. 北京:学苑出版社,1993:454.

[2] 王琦,李铁君. 关于《伤寒论》厥阴病的讨论[J]. 新中医,1979,(6):18-21.

[3] 时振声. 对《伤寒论》厥阴病篇的再认识[J]. 新中医,1985,(6):10-13.

[4] 陈亦人,李铁君,林真寿,等. 对《伤寒论》厥阴病的第三次讨论[J]. 新中医,1982,(7):14-17.

[5] 李富汉.《伤寒论》厥阴病探要[J]. 河南中医,1994,(1):2-4.

[6] 刘承仕.《伤寒论》厥阴病实质探析[J]. 河南中医,1996,(5):5-7.

[7] 王梧川. 我对《伤寒论》厥阴病的认识[J]. 湖北中医杂志,1981,(5):3-5.

[8] 范仁忠. 阳微寒凝探厥阴[J]. 河南中医,1989,(5):2-4.

[9] 熊万德. 对《伤寒论》厥阴病的几点看法[J]. 浙江中医杂志,1982,(4):149.

[10] 刘渡舟,郝万山. 学习《伤寒论》厥阴病篇的一点体会[J]. 河南中医,1981,(3):11-13.

[11] 陈亦人. 厥阴病篇析疑[J]. 山东中医学院学报,1983,(3):23-26.

[12] 费国斌.厥阴病篇刍议[J].江苏中医杂志,1993,(6):1-2.
[13] 何志雄.对《伤寒论》厥阴病篇的认识[J].新中医,1980,(5):12-16.
[14] 陈克正.从易理和临床认识《伤寒论》厥阴病[J].中国医药学报,1995,(2):20-21.
[15] 沈济苍.我对厥阴病的看法[J].中医杂志,1985,12:45-47.
[16] 姜建国.试论《伤寒论》厥阴病本证及其类似证[J].河南中医,1994,(6):8-9.
[17] 郝万山.郝万山伤寒论讲稿[M].北京:人民卫生出版社,2008:238-239.
[18] 金东明.厥阴病提纲管见[J].吉林中医药,1983,(4):38-39.
[19] 孙公凯.《伤寒论》厥阴病篇研究近况[J].贵阳中医学院学报,1987,(2):22-26.

（郝万山）

对热入血室的认识

关于热入血室证,《伤寒论》中凡4条,即第143条"妇人中风,发热恶寒,经水适来,得之七八日,热除而脉迟,身凉,胸胁下满,如结胸状,谵语者,此为热入血室也。当刺期门,随其实而取之。"第144条"妇人中风,七八日续得寒热,发作有时,经水适断者,此为热入血室。其血必结,故使如疟状,发作有时,小柴胡汤主之。"第145条"妇人伤寒,发热,经水适来,昼日明了,暮则谵语,如见鬼状者,此为热入血室。无犯胃气及上二焦,必自愈。"第216条"阳明病,下血谵语者,此为热入血室,但头汗出者,刺期门,随其实而泻之,然汗出则愈。"历代医家对热入血室证中"血室"的含义认识很不一致,并进而导致了本证是妇人所独有,还是男女皆可有等不同见解,于是对本证病机的认识众说纷纭,莫衷一是。

一、血室的含义

关于血室的含义,有冲脉说、肝脏说、胞宫说、血海说与血脉、血分说,更有不必拘定部位说。主冲脉说者,如成无己《伤寒明理论》云:"室者,居室也,谓可以停止之处。人身之血室者,营血停止之所,经脉留会之处,即冲脉是也。"方有执《伤寒论条辨》也遵成无己之说云:"血室,营血停留之所,经脉集会之处,即冲脉。"主肝脏说者,如柯琴《伤寒来苏集·伤寒论注》云:"血室者,肝也。肝为藏血之脏,故称血室。"亦有主张冲脉和肝脏皆是血室者,如沈金鳌《伤寒论纲目》云:"血室之说,成氏主冲,柯氏主肝,二说虽异,其实则同。主冲者,就其源头处而言,主肝者,就其藏聚而言。"主胞宫说者,人数较多。如罗天益《卫生宝鉴》云:"血室者,《素问》所谓女子胞,即产肠也。"张介宾《类经》云:"子户,即子宫也……曰血室。"李培生主编《伤寒论讲义》云:"血室,指胞宫,即子宫。"主血海说者,一是将冲脉称血海,如方有执说:"冲脉,所谓血海是也。"与主冲脉说是同一回事。二是倪少恒认为血室是人体血液聚会之所,很可能就是通常所说的血海,是有名无质的东西,其作用却与冲任及厥阴经脉密切关联,当与子宫有别[1]。主血脉、血分说者如肖合聚等认为,血室即血脉,具体的讲就是血分。实质上就是温病学卫气营血辨证里的"血分",它不是什么具体的脏器或经络,而是疾病由浅入深的一个病理发展阶段(或类型)。所谓热入血室,意即热入血脉,实质就是热入血分[2]。主不必拘定部位说者,如郭子光认为,热入血室一证,除经水适来适断以外,并无所谓血室之特殊症状,且都可以用六经病机、辨证去理解。因此,抛开血室不谈,凭脉症辨证候,按证候订措施,反觉利落得多,大可不必计较血室是什么,因为最终将得不出大家都认可的任何结论,于临床也无裨益[3]。可见由古至今,血室指何处,仍无统一结论。

二、热入血室证是妇人专病还是男女皆有

正由于对"血室"含义认识不一致,于是便对热入血室证是妇人专病,或是男女皆有的问题,就有了不同的看法。大凡主血室即胞宫说者,皆认为此证属妇人专病。主血室非胞宫说者,或认为是男女皆可有此证,如成无己云:"阳明病下血谵语,此为热入血室者,斯盖言男子,不止谓妇人而言也。"喻嘉言《尚论篇》云:"男子阳明经病,下血谵语者,亦为热入血室。"柯琴云:"男妇俱有是证。"张隐庵《伤寒论集注》云:"此言阳明下血谵语,无分男妇而热入血室也。"也有认为只有妇人才有此证,如汪琥《伤寒论辨证广注》云:"血室虽不分男女皆有,而热入血室之证则惟妇人始有之。"又如郭子光认为:"从《金匮》热入血室四条均载于妇人杂病篇来看,认为热入血室是由于妇女生理上的特殊性,在月经前后外感热病过程中出现的特有证候,但不限于子宫疾患。"[3]就当代临床报道来看,尚未见到男子热入血室证的有关报告,因此,热入血室证,应当是妇人专病的认识,大体趋于一致。

三、热入血室证的病机

关于热入血室证的病机,主血室为冲脉说者,从冲脉立论;主血室为肝脏说者,从肝立论;主血室为子宫说者,从子宫立论,然从冲任、肝脏、子宫、血海综合解析者尤多。古代注家具有代表性的不同见解,请参考本书上篇相关原文的"选注",此不多赘。这里仅择当代一些具有代表性的认识。一是郭子光的六经病机、辨证分析法,二是肖合聚等人的血分证病机分析法。三是郝万山的胞宫和肝胆关系分析法。郭子光认为143条之发热恶寒属太阳,胸胁满如结胸状属少阳,谵语属阳明。热除而脉迟身凉,是因经水适来,气血下趋,表热乘势内传,病由太阳而及于少阳、阳明,是为太阳阳明少阳并病,当取少阳刺期门以泄邪实。144条中风七八日属太阳表证,因其月经正行,表邪乘气血之下趋而内传,引起寒热如疟状,发作有时,属少阳,月经适断应视为正常经净,但病仍未解,因其属太阳少阳并病,故从少阳论治,用小柴胡汤。145条伤寒发热属太阳,谵语如见鬼状属阳明,是表热乘经水适来气血下趋之势而内传所致。但因其月经正行,不可汗;无胃家燥实,不可下;没有出现柴胡证,也不宜用小柴胡汤。外感热病,多有一定病程,只要病不传变,多能到期自然缓解。本条仲景即采取了不药而待其自然痊愈之法。至于216条,其"下血"乃是便血,而非阴道出血,纯属阳明实热所致,原不得曰热入血室[3]。持血分证病机分析法的肖合聚等认为,《伤寒论》原文记载热入血室的症状是,发热恶寒,经水适来,得之七八日,热除而脉迟身凉,胸胁下满,如结胸状,昼日明了,暮则谵语,如见鬼状,但头汗出,下血等。从症状分析,此乃为热邪居于血分所致。外邪不解则发热恶寒,邪内入则表证解而热除身凉。邪热入于血,与血相搏结,阻滞脉道,故脉迟。肝藏血,其经脉布两胁,热与血结,影响肝之疏泄,气机不利,故胸胁下满,如结胸状。心主血脉而藏神,血分有热,扰乱神明,故见谵语。气属阳而主昼,病不在气分,故昼日明了;血属阴而主夜,病在血分,故暮则谵语如见鬼状。血热郁结,不得外解,熏蒸于上,故但头汗出。血热迫血妄行,故下血。强调妇人经水适来适断者,因妇人生理特殊,此时犹提防有罅,热邪易乘隙入而致病[2]。持胞宫和肝胆关系分析法的郝万山认为,胞宫作为奇恒之腑,它的功能是和众多脏器相关的,和肝胆的疏泄功能尤其密切。肝胆主疏泄的功能,肝藏血的功能,对月经的排泄,对胎儿的孕育,都有重要影响。正由于肝胆的疏泄对胞宫的正常生理功能有调节作用,因此当热入血室以后,血热瘀结,就往往可能反过来阻滞肝胆的疏泄。《伤寒论》热入血室证所描述的两组症状,一组是影响肝脏和肝经的生理功能,一组是影响了少阳

胆经的疏泄功能。影响肝经和肝脏功能，出现了肝经的气滞血结，表现为"胸胁下满，如结胸状"，也就是在肝经的循行部位上出现了类似结胸证那样严重的胀满疼痛，于是后世医学家有称其为血结胸者。同时又影响了肝藏魂的功能，表现出"昼日明了，暮则谵语，如见鬼状"，也就是说，白天一切正常，到了夜里说胡话，这是怎么回事？由于肝经抵少腹，络阴器，血热瘀结胞宫，必然会导致肝经气滞血结，而且此病属阴分、血分，至夜则阳气入于阴，阳气与肝经瘀热相搏，瘀热循肝经上扰，导致肝不藏魂，神明不安，则见谵语。病人睡到半夜，突然犹如梦呓般自言自语，对外界的事物没有任何反应能力。如果影响了少阳胆经的疏泄功能，导致少阳经脉气血瘀阻，少阳枢机不利，少阳阳气与瘀血分争，就会出现寒热交作如疟，发作有时的临床表现。不仅热入血室证可以出现这样的症状，诸如产后恶露不行，严重的跌打损伤等，体内有瘀血阻滞，导致气机不畅时，都会出现这样的临床表现。由于病在阴分、血分，所以其寒热交作，往往是在夜间发作或夜间加重，因此称其为发作有时[4]。

就目前对热入血室的研究来看，文献研究多，临床研究少；理论分析多，实践观察少；病案报告有，实验研究无。因此对本证的认识，仍有待深入研究。

参 考 文 献

[1] 倪少恒. 热入血室是否就是热入子宫[J]. 上海中医药杂志，1963，2：37.
[2] 肖合聚，张秀荣. "热入血室"新解[J]. 浙江中医学院学报，1993，2：5-6.
[3] 郭子光. 我对《伤寒论》热入血室的认识[J]. 浙江中医学院学报，1981，5：17-18.
[4] 郝万山. 伤寒论理论与临证[M]. 台北：台湾中医临床医学会出版，2009：282-287.

（郝万山）

关于六经病经证、腑证

经证、腑证之说，是针对《伤寒论》六经病中三阳病的一种分类方法，其说历时久远，影响较大，为很多注家所采用，但亦有一些议论与分歧，兹介绍如下：

一、经证、腑证的由来

考《伤寒论》中并无经证、腑证之提说，此为后世注家所言，由来甚久，可上溯至西晋时代，下至明清，逐渐形成了经证、腑证的分类体系。陈亦人在《伤寒论求是》中说："尝考太阳病篇，并无一处提到'府'字，可见仲景当时并无'府证'概念。经府并提，首见于西晋王叔和《伤寒例》：'此三经皆受病，未入于府者，可汗而已……此三经皆受邪，已入于府，可下而已。'其文虽然引自《素问·热论》，但内容已不全同。《素问·热论》原文作'未入于脏'，叔和把'脏'字改为'府'字，并补充了'已入于府'。不过叔和所说的'府'，是指阳明腑实，而不是指膀胱。以膀胱为太阳之腑，始于金·成无己'蓄血证'条文的注释，'太阳经邪不解，随经入府，为热结膀胱'（106条）。又'太阳，经也，膀胱，府也，此太阳随经入府者也'（124条）。然而成无己所说，只限于蓄血证，还未牵涉到蓄水证，如解释五苓散的作用时，就只提到'和表里，散停饮'，却没有提到膀胱。明·方有执的《伤寒论条辨》才把五苓散和膀胱腑联系起来，谓'五苓散两解表里而得汗者，里属府。府者，阳也。'清初喻嘉言进一步引伸'邪入于府，水入则吐者，名曰水逆。'又说'自经而言，则曰太阳，自府而言，则曰膀胱。'由此才逐渐形成太阳经证与府证的概念。"[1]颜乾麟则认为"真正提出腑证的应是金代成无己，他在《伤寒明理论》中说:'如何是入阴可下……三阳皆为腑,以其受盛水谷,传导有形,故曰入于阴也。'指出了三阳病腑证的成因和治法。又谓:'太阳,膀胱经也,太阳经邪热不解,随经入府,为热结膀胱。''本太阳病不解,因汗、下、利小便,亡津液,胃中干燥,太阳之邪入府,转属阳明。'将太阳蓄血证、阳明津少便秘证分别称作太阳腑证和阳明腑证。"颜乾麟亦认为是方有执在《伤寒论条辨》中将太阳蓄水证列为太阳腑证,并提出:"夫以病起于表。表,外也,外为阳,故曰阳病,阳病自外而内,其渐如此,过此则入内矣。内而府脏,府合表而应病,不待言也。"说明三阳病当有腑证。明代李中梓在《医宗必读》中云:"传至少阳,则寒热而呕,胸痛,胁痛,口苦,耳聋,此为半表半里之经,表证多者,小柴胡汤;里证急者,大柴胡汤,过此不已,则传阳明之府。"认识到少阳病也应有表里之分[2]。清代张璐的《伤寒缵论》将阳明病分为经、腑两篇,黄元御的《伤寒悬解》、陈修园的《伤寒医决串解》均有经证、腑证之分,包诚的《伤寒审证表》亦有经病、腑病之归类,逐渐地形成了经腑之论和对三阳病以经证、腑证为纲的分类方法。

二、经证、腑证分类的内涵与理论依据

持经腑论者,主要是对三阳病分类而言,以经络形证称为经证,所属腑的形证称为腑证,依此分别对太阳、阳明、少阳病进行归类,以便掌握各经证候的特点和它们之间的相互关系,并对其进行辨证论治,大体上将太阳表证(桂枝汤证、麻黄汤证)归为经证,将蓄水证、蓄血证归为腑证;阳明病之热证白虎汤证、白虎加人参汤证归为阳明经证,阳明实证之三承气汤证归为阳明腑证;少阳病分经腑证的议论较多,认识不一,有认为少阳病之口苦、咽干、目眩为少阳经腑同病的[3],亦有将口苦、咽干、目眩归为少阳经证,往来寒热、胸胁苦满归为少阳腑证者。经腑分类法得到历代很多注家及现代《伤寒论》研究者的共识,如李培生、洪子云[4]、刘渡舟[5]、俞长荣[6]、裘沛然[7]及成都中医学院主编的《伤寒论讲义》(中医学院试用教材)[8]、湖北中医学院主编的全国高等医药院校试用教材(中医专业)《伤寒论选读》[9]均大致采用了这种归类方法。较具有代表性的,如陈修园晚年之作《伤寒医诀串解》对三阳病之分类阐述甚明,他将太阳病分为经、腑、变三类证候,以头痛项强、发热恶寒为经证,并有虚邪、实邪之辨(表虚、表实);膀胱为太阳之腑,为表中之里,为腑证,又有蓄水、蓄血之辨。阳明病,以身热、目痛、鼻干,不得眠,反恶热为经证;以潮热、谵语、手足腋下溅然汗出、腹满、大便硬为腑证。少阳病以口苦、咽干、目眩、寒热往来、胸胁苦满为经证;以寒热相搏于中,有痛、痞、利、呕为腑证。

经腑分证的理论依据,主要是根据六经的脏腑经络学说。《灵枢经·海论》云:"夫十二经脉者,内属于脏腑,外络于肢节。"他们之间经脉相连,经气相通,外邪可通过经脉内传脏腑,脏腑的病变也可以通过经脉反映出来。很多注家认为六经各有其所属的经络与脏腑,这些经络脏腑的病理变化反映出来的证候,有经络形证,亦有所属腑的形证,故而产生了经证、腑证之说。如刘静人、刘渡舟为《伤寒论》的六经是继承了《素问·热论》之六经,它概括了手足十二经,内属于脏腑,有其脏腑经络的客观存在,而六经证候是经络脏腑的病理表现,故以经络学说概括经证,以脏腑学说概括腑证。在经之邪不解,可以随经入里,发为脏腑之病,如太阳病有经证、腑证之分[10,11]。洪子云、李培生认为《伤寒论》之六经是脏腑、经络、气化的有机结合,其中脏腑、经络是物质基础,气化是脏腑、经络生理功能和病理变化的概括,故伤寒论的六经证候大致可归为三种类型,即脏腑病证、经络病证、气血津液病证。每经有固定的两经、两腑或两脏,三阳病以六腑及其经络为基础,三阴病以六脏(包括心包络)及其经络为基础,如太阳的基本脏腑应是手足太阳两经两腑[12]。从而说明了经证、腑证的生理病理

基础。沈敏南认为陈修园分经腑证的理论来源有二:"一是六经气化学说,太阳经寒水立论,以表寒为经证;阳明经燥化立论,以燥热为腑证……二是经络脏腑学说,以经络学说归纳经证,以脏腑学说会合腑证。"[13]综上可见,经腑证之分的理论依据主要是经络脏腑学说,亦有气化学说。

三、经腑证之议论与分歧

经证、腑证之分,长期以来,已成为多数注家所采纳并习惯了的分类方法,但由于对《伤寒论》六经的实质认识未能统一,故对经、腑证的具体分类及对经腑证持以异议者有之,目前尚未取得统一认识,大致有如下一些看法。

(一)三阳证中经证、腑证具体归类的不同看法

一般来说,太阳病,大多数注家将表虚证、表实证归为太阳经证,蓄水、蓄血证归为太阳腑证。争论较大的是蓄血证之病位,究竟血蓄何处? 认为血蓄膀胱者,将其归为太阳腑证。有的认为血蓄于下焦部位,大肠、小肠、回肠、胞宫、阳明、厥阴肝经等,认为血不是结在膀胱,故不能将蓄血证归为太阳腑证,如陈亦人认为蓄水、蓄血证之"膀胱与下焦都是部位概念,非指膀胱本身","蓄水、蓄血都是太阳病表证过程中可能发生的里证,固然可见于外感病,但尤多见于内伤杂病。"[1]时振声则认为:"中医解剖部位本来就不是很精确的……只要是外感热病,邪入血分,不论是大便下血或小便有血,都可见少腹急结或少腹硬满的表现,血热蓄结在下焦,没有影响膀胱气化功能则小便自利,如果影响到膀胱气化功能则小便不利。《金匮要略》有'热在下焦者,则尿血',《素问·气厥论》说:'胞移热于膀胱则癃、溺血。'都是小便有血,一指热在下焦,一指热在膀胱,因此不必追究蓄血部位[14]。"此外,很多注家都认为蓄水证是太阳腑证,其病机是因为太阳之邪,循经入腑,以致热与水互结在膀胱所致。对此亦有异议者,如李克绍对"太阳之邪如何循经入腑? 又如何使热与水互结在膀胱?"提出了疑问,并以水液代谢说明蓄水证中无"小腹满",而"消渴"这一症状,恰好就是水饮停蓄,致使水津不布,也就是上焦不能如雾的表现,从而认为把蓄水的病理看作是三焦不利,比看作是蓄在膀胱更有说服力。并认为经络与脏腑之间是肯定有关系的,但经络不是水的通路,发汗也不能把经邪引入太阳之腑,因此把蓄水说成循经入腑,是讲不通的。并通过五苓散的组方分析,说明无清热作用,又引张令韶、张隐庵、柯韵伯对蓄水证之注,说明"不能下输膀胱"是三焦不利,不是膀胱蓄水[15],故在李克绍所著《伤寒论语释》中将蓄水证、蓄血证均列为太阳病变证[16]。李培生主编的高等医药院校教材《伤寒论讲义》亦将二证列为太阳病兼变证[17]。蓄水证与蓄血证多数注家将其列为太阳腑证,亦有列入兼证、变证者,看法尚未统一。此外,阳明病的白虎汤证,多数认为是阳明经证,但亦有认为白虎、承气均属阳明腑证者,如龚子夫认为:"承气汤系治阳明腑证之有结实者,而白虎汤是治阳明腑证无结实为散漫之热邪者,二方适应证虽有有形结实与无形热邪之别,但均应属于腑证,不应与阳明之表证(经证)相混淆[18]。"少阳分经腑证,历代论述较少,意见分歧亦较大。首开少阳病分经、腑证者,为陈修园,他在《伤寒医诀串解》中曰:"少阳主寒热,属于半表为经,属于半里为腑",并将小、大柴胡汤证归于少阳经证,认为少阳腑证,虽无寒热往来于外,而有寒热相搏于中,有痛、痞、呕、利四证之辨,把半夏泻心汤证、黄连汤证、黄芩汤证、黄芩加半夏生姜汤证归为少阳腑证。此后有认为口苦、咽干、目眩为经腑合病;或口苦、咽干、目眩为少阳经证,往来寒热、胸胁苦满、嘿嘿不欲饮食为少阳腑证;洪子云、梅国强认为少阳病亦在三阳之例,胆腑亦为六腑之一,以理推之,其病亦有经腑之分,全面地论述了大柴胡汤证为少阳腑证,并认为大柴胡汤证之"心下

急"、"心下痞硬"是胆腑既为热结,阳明亦可能受到波及,但病变实在胆腑,不在阳明,这两个症状是少阳腑证的局部反应[19]。以上可见,对三阳证之经、腑证的具体分类多有议论,未能统一。

(二)否定经腑证之说

持反对经腑论观点者,主要是认为《伤寒论》之六经并非是经络之经,故不能以经络、脏腑之形证划分经证与腑证。如钟耀奎认为《伤寒论》的六经,是"把伤寒发病过程中出现的错综复杂的证脉并治归纳起来,假借六经之名,分为六大证候群,又可以说是六个阶段……三阳的内容有的是与六腑相结合,有些不是与六腑相结合的。"并引陆渊雷之说"《伤寒论》中太阳、少阴等六经之名,源虽出于《内经》,意义已非《内经》之旧,不宜以彼辨此。"故认为"由于注家心目中首先怀有六经是配套脏腑经络的思想,因而又分有经病、腑病等说。"查遍《伤寒论》,"从未见有经病、腑病之类,可知这是注家的臆说。"认为"旧注多采《素问》以释六经,因而附会穿凿,不但曲解六经,甚至把《金匮要略》脏腑经络相传之说混淆《伤寒论》的病机。"认为伤寒以六经言之,是仲景氏不得已而袭其旧名,实非经络之谓[20],从而否定经腑证之说。又如陈亦人在《伤寒论求是》中认为:"《伤寒论》中提到的'过经''到经不解''行其经尽'等所提到的'经',均非经络之经,实际上是太阳病由盛到衰的病程,而不是经络。太阳病与肺卫、脾胃均有关系,如太阳中风之'鼻鸣干呕',太阳伤寒之'气喘呕逆',均与肺胃有关,太阳经证,不如称为太阳表证、太阳经气为病更切合实际一些。"故认为"太阳病实际是表证,固然与经络有关,但绝非仅限于经络,更不一定是膀胱,而是与肺的关系最切,与脾胃也有一定联系,所以太阳病经证、腑证之分是不符合实际的。"又认为蓄水、蓄血证之"膀胱""下焦部位"都是部位的概念,而不是膀胱腑证,是太阳表证过程中可能发生的里证。因而认为"要深入领会其辨证论治的精神实质,不应当墨守太阳腑证之说。"并认为"白虎与承气均是阳明腑证,把白虎证说成是阳明经证,是不对的。"

(三)经证、腑证,当更改为外证、内证

有的注家根据病位及证候有偏表、偏里之不同,故认为以外证、内证分类较为妥切。如何志雄列举太阳、阳明、少阳病的经腑证,分析经证应指经络受邪的症状,病位偏表,证候形之于外,腑证应指腑气受邪所伤,病位在里,证候偏于内,故认为用外证和内证来代替经证和腑证较为恰当一些[21]。

(四)废除经、腑证之名,恢复《伤寒论》本来面目

李克绍认为三阳病,经腑二证分界的一个主要方面,就是表里之分,经证都偏表,腑证都偏里。太阳经证,脉浮,头项强痛而恶寒,有经络病,也有气化病。阳明经证,热渴自汗脉洪大,是气化之为病,而没有经络病,而少阳病连经腑都不分了。没有统一规律,就表示理论不完整。从而认为"废除三阳经证、腑证这些名词,恢复《伤寒论》的本来面目,这是解决问题的方法之一。但是在目前普遍承认按三阳病分经腑,积重难返的情况下,也可以从另一方面着想,就是如何将三阳各经证、腑证的不统一之处统一起来,将其不足之处补上。尤其是补出少阳腑证,更有必要[22]。"

四、结　语

经证、腑证,是对《伤寒论》三阳证的一种分类方法,由来久远,影响较大,有其理论依据及内涵实质,为多数注家所采用并习惯了的分类方法。经腑之分对三阳病复杂的证候起到提纲挈领、执简驭繁的作用,便于记忆、掌握及运用,具有较大的实用价值。但由于对《伤寒

论》六经的实质看法不一,从而对六经病证、归类就难统一,自然议论纷纷,如何补充、完善经腑证之说,使之统一起来,确实是一个亟待解决与值得探索的问题。

参 考 文 献

[1] 陈亦人.《伤寒论》求是[M].北京:人民卫生出版社,1987:17-18.
[2] 颜乾麟.试论《伤寒论》三阳病腑证[J].国医论坛,1992,(5):6-7.
[3] 浙江省中医药研究所.六经辨证的研究[J].浙江中医杂志,1960,(6):243.
[4] 郝印卿.论伤寒六经是脏腑、经络、气化的有机结合[J].中医杂志,1982,(3):4.
[5] 刘渡舟.伤寒挈要[M].北京:人民卫生出版社,1983:24,61,156,174.
[6] 俞长荣.伤寒论汇要分析[M].福州:福建科学技术出版社,1985:25,75,102.
[7] 裘沛然.壶天散墨[M].上海:上海科学技术出版社,1985:89.
[8] 成都中医学院.伤寒论讲义[M].上海:上海科学技术出版社,1964:8-10.
[9] 湖北中医学院.伤寒论选读[M].上海:上海科学技术出版社,1979:9,29,79,83.
[10] 刘静人.专家答《伤寒论》有关问题[J].新中医,1982,6:39.
[11] 刘渡舟.《伤寒论》刍言[J].新中医,1980,4:13.
[12] 郝印卿.试论伤寒六经是脏腑经络气化的有机结合[J].中医杂志,1982:3,164.
[13] 沈敏南.试论伤寒学派的证候研究法[J].福建中医药,1983,4:5.
[14] 时振声.伤寒论串解[M].北京:中医古籍出版社,1987:58.
[15] 李克绍.伤寒解惑论[M].济南:山东科学技术出版社,1978:67-72.
[16] 李克绍.伤寒论语释[M].上海:上海科学技术出版社,1985:75.
[17] 李培生.伤寒论讲义[M].上海:上海科学技术出版社,1985:65,68.
[18] 龚子夫.白虎汤是阳明经证方还是阳明腑证方[J].湖北中医杂志,1984,2:9.
[19] 洪子云,梅国强.论少阳腑证[J].湖北中医杂志,1978,(2):1-4.
[20] 钟耀奎.《伤寒论》六经与脏腑的关系[J].新中医,1979,2:26.
[21] 何志雄.伤寒论选释和题答[M].广州:广东科学技术出版社,1981:192.
[22] 李克绍.也读少阳腑证[J].湖北中医杂志,1980,5:40-41.

(袁金声)

关于本证、兼证、变证、类似证

一、由来与概念

《伤寒论》创立了六经辨证,论中以六经为纲,阐述了各经及其与之有关的诸多病证,对这些证候如何进行归类,是历代伤寒学者研究的一个重要部分,如以方有执为代表的三纲分类法、以陈修园为代表的经腑证分类法、以柯韵伯为代表的以方类证法、以尤在泾为代表的以法类证等,都是从不同的角度,用不同的方法去探索《伤寒论》的证候归类,而本证、兼证、变证、类似证之分,亦是一种证候分类法,可以说是一种以经分证的系统归类法。自王叔和整理《伤寒论》以来,注家就很重视证候的研究,宋代朱肱的《类证活人书》设百问,类聚有关诸说而详细分析伤寒各证的辨证论治,其中卷七提及了类似证,他说:"此一卷论痰证、食积、虚烦、脚气,与伤寒相似,实非伤寒也。"但并未分经归类。至清代喻嘉言《尚论篇》,在三阳经之末,附有合病、并病、坏病、痰病。曰:"坏病者,已汗、已吐、已下、已温针,病犹不解,治法多端,无一定可拟,故名之为坏病也……其证有结胸,下利,眩冒,振惕,惊悸,谵妄,呕哕,躁烦之不同,其脉有弦促细数,紧滑沉微,涩弱结代之不同,故必辨其脉证,犯何逆,然后得以法而治其逆也。"[1]此处之坏病,即指变证而言。继此之后,清代张路玉的《伤寒缵论》《伤寒绪论》又提出少阴本证及正伤寒等40个证的见证、变证。清代周扬俊《伤寒论三注》在篇目编次上将六经主证与变证、坏证、杂证分篇论注,严格进行区别;清代沈明宗《伤寒六经辨证治法》卷一"重编伤寒论大意"中曰:"仍步嘉言之旧,惟以正治汗吐下,次之于前,误治变端次之于后,风寒两伤误治诸变,逐段拈出。"[2]非常重视六经的证治分类,将太阳中风、太阳伤寒证标之为太阳本证,每篇中均取其脉证正治之法置于前,以误治变证、救逆之法隶于后。清代尤在泾《伤寒贯珠集》以六经分篇,用治法类分诸证,提出正治法、权变法、斡旋法、救逆法、类病法、明辨法、杂治法等,是在辨明各经病变的本证、变证、坏证、兼证、邪正虚实、病因异同的基础上制定的,如用正治法治本证,用权变法治兼证,用救逆法治变证。以后,清代黄元御在《伤寒悬解》中以六经为纲,首列各经病提纲,然后于各经中再分论本病、经病、脏病、腑病、坏病等。徐灵胎在《六经脉证》中认为"伤寒本证之外,有别证,有变证。别证者,其病与伤寒相类,而实非伤寒是也。变证者,伤寒本不当有此证,或因迁延时日,或因杂药误投,其病变态百出是也。"清代包诚撰《伤寒审证表》,以表格归纳伤寒各经证治,如太阳分本病中风、本病伤寒、兼病、阳盛入腑、阴盛入脏、坏病、不治病7项。徐荣斋整理俞根初之《重订通俗伤寒论》亦按本证、兼证、夹证、坏证、复证分章论述。此外,章楠的《伤寒本旨》、周学海的《伤寒补例》、吴坤安的《伤寒指掌》均采用了本、兼、变、类似证的分类法。由此可见,《伤寒论》中并无本证、兼证、变证、类似证的提法,是注家在研究《伤寒论》时提出来的,主要是在清代以后逐步形成的以经分证方法,亦为现代很多医家所采用,如刘渡舟的《伤寒挈要》,陈亦人的《伤寒论译释》、李克绍的《伤寒论语译》等,有的提法与具体归类虽有些差别,都采用了这种归类法。

　　关于它们的概念,李培生主编的全国高等医药院校(中医专业)教材《伤寒论选读》1979年版及《伤寒论讲义》1985年版,系统地提出了本证、兼证、变证、类似证之分类法,并阐明其含义,如把太阳病的基本特点提纲之证,概括为太阳本证;又述:"太阳表证虽然比较轻浅,但若治失及时,或治不如法,甚或误治,每致表邪不解,又兼其他证候;或表证虽罢而出现新的病证",称为兼变证;把"某些病证的早期,可能出现一些类似太阳病的表现,而其实质不是太阳病。如十枣汤证、瓜蒂散证等,称其为太阳病类似证。"书中对阳明病、少阳病、太阴病、少阴病篇均以本证、兼变证归类,由于厥阴病篇的复杂性,未作此法归类。各证之下又分出若干类型,从而形成了本证、兼证、变证、类似证的以各经为单元的系统分类法。

　　本、兼、变证产生之缘由,与机体的整体性、感邪的轻重、体质的强弱、治疗的当否、疾病本身发展之规律等诸多因素有关。如洪子云、李培生为:"人体是有机的整体,如是伤寒六经任何一经受病,其治虽有可能只限于本经的基本脏腑、经络及其气血津液,进一步发展演变,则又多能累及它经的脏腑、经络及其气血津液,形成兼夹、变证等。"[3]徐荣斋则认为:"有本因,斯有本证,如伤风恶风,伤寒恶寒……之类。病轻者无传变,重者多传变,谓之变证。"[4]认为本经感受外邪,则发为本证,传变者为变证。

　　这种分类法,历来注家在证型、名称的提法上、具体归类上尚有不统一之处,如有的将本证称为经、腑证,有将兼变证称为夹证、逆证,有认为变证即是坏病,《伤寒论》各经除本证外,均是变证等,看法较多,特别是对厥阴病篇,因其复杂难解,看法更难统一,陈亦人在《伤寒论译释》中把上热下寒证之乌梅丸证、干姜芩连人参汤证、麻黄升麻汤证,热利之白头翁汤证,血虚寒凝之当归四逆汤证,肝寒上逆之吴茱萸汤证列为正治项下(笔者认为即为本证),把转出少阳之小柴胡汤证、热结旁流之小承气汤证、余热扰膈之栀子豉汤证列于变治项下(即变证)。对厥逆的辨证,则认为:"本篇列举了寒、热、蛔、脏、水、痰等各种厥逆证,有的属于厥阴病,有的不属厥阴病,而是为了鉴别比较连类而及,旨在示人辨证论治的方法。"[5]姜建国则认为:"厥阴病本证,大致有四种证型:第一、厥阴病提纲证……第二、厥与厥热胜复证……第三、厥阴热利证……第四、厥阴寒呕证。"又曰:"厥阴篇类似证的设立主要围绕厥阴病本证的上热下寒、厥逆、下利、呕哕四大证型而设置。"认为厥阴病篇在本证之外设置大量的类似证[6]。

二、分证之特点

(一)系统性与整体性

以本、兼、变、类似证分经辨证归类的方法,在每项下列若干型,包容了一经的诸多证候,使每一经的辨证纲目清楚,具有很强的系统性与整体性。如廖子君认为:"六经每一系统,皆各自以本证为中轴,辅以变证、兼证、逆证等,从而构成各系病证之整体性。"[7]裘沛然更清楚地指出:"将论中各种证候,作有条理的分析,先把它分为经腑两系,两系之外,还有旁系,如变证、坏病等,每系下再分各小类,每小类下更有子目,如痞证下有五泻心汤之子目,这样每经各分若干系,每系若干小类,每小类又分若干子目,提纲挈领,脉络清楚,伤寒论之主要内容就会朗若列眉。"[8]

(二)独立性与相关性

这种以经分证归类法,所列各证均各有其病因、病机、证候、治法、方药,有其理、法、方、药之完整性与独立性,本证与兼变证之间,本证与本证之间有着十分密切的关系。如郭子光认为"太阳病系由经证、腑证、变证、坏病、类似证等组成。其中桂枝证系与麻黄证系,皆属经证范围……这两个经证系统之间也是密切联系的,而存在一些跨系统的中间证,如麻黄桂枝各半汤证、桂枝二麻黄一汤证等。所以,太阳病系76个方证,虽然寒热虚实各具特性,层次深浅各有不同,但却是紧密联系的。"[9]兼证、变证的发生直接与本证相关,如周光认为:"兼证的病因,一为本证失治(包括自然衍化)、误治;一为患者内有宿疾,由本证诱发。如18条'喘家作'与43条'下之微喘'。其病机为在本证病机基础上的延伸、扩展,较本证更为复杂。如38条兼证,除本证风寒外束,营阴郁滞之外,又有郁热内蒸之象,至于并病、合病则更为明显,病机已由一经扩展到两经、三经。"又说:"变证的病因为本证、兼证失治、误治,病机已难以用六经气化理论概述,疾病的层次性、阶段性不明显,因此多采用内科杂病的思辨推理方法来解释。变证中本证的症状已完全消失或被新的症状所掩盖,这种新的症状已不具备本证的特征。"[10]可见变证的发生由本证发展变化而来,与本证既有区别,又有密切的内在联系。

三、分证之意义

《伤寒论》之伟大功绩在于创立了六经辨证论治体系,由于它的卓著疗效,对医学的重大贡献,后世医家广泛地对其进行研究与探索。本证、兼证、变证、类似证之以经分证归类方法,亦为研究《伤寒论》的一个重要部分,它既能反映每一经主要的病理表现,又能概括其病证的发展变化情况,提纲挈领,使每一经复杂的证候纲目清楚,系统性、逻辑性极强,从而便于在众多纷繁的证候中掌握本证,并以本证为中心展现不同的兼证、变证及类似证,使每一经证候归类清晰,条理不紊,起到执简驭繁、从博返约之作用,便于掌握,便于记忆。徐灵胎在《六经脉证》中开首即论："欲读伤寒论，必先识六经之本证，然后论中所称太阳阳明等证，其源流变态，形色脉象，当一一备记，了然于心。然后其症之分并疑似及用药加减，异同之故，可以晓然，不致眩惑贻误。"道明了分经辨证及证候分类的要义。陆渊雷在《伤寒论今释》中亦说："六经是病理上的一个分野，它的里面，包括若干病证，如太阳病，则包括太阳经证，太阳腑证，太阳变证……每证之下又分若干细目，这样有条不紊，纲举目张的理论，在发扬中医学之今日，实占重要地位。"均说明本、兼、变、类似证的分类法是学习《伤寒论》的重要门径，对掌握各经的病理特点、临床证候，发展变化，辨证论治均具有十分重要的意义。

参 考 文 献

[1] 喻嘉言.尚论篇[M].上海：上海江东书局印行，民国元年，卷三.

[2] 沈宗明.伤寒六经辨证治法[M].上海：上海卫生出版社，1957：2.

[3] 郝印卿.论伤寒六经是脏腑、经络、气化的有机结合[J].中医杂志，1982，(3)：6.

[4] 俞根初，徐荣斋.重订通俗伤寒论[M].上海：上海卫生出版社，1956：179.

[5] 陈亦人.伤寒论译释[M].第3版.上海：上海科学技术出版社，1992：87.

[6] 姜建国.试论《伤寒论》厥阴病篇本证及类似证[J].河南中医，1994，(6)：8.

[7] 廖子君.从现代系统论看《伤寒论》六经体系[J].国医论坛，1992，(3)：1.

[8] 裘沛然.壶天散墨[M].上海：上海科学技术出版社，1985：89.

[9] 郭子光.试论《伤寒论》辨证论治的理论框架[J].北京中医学院学报，1984，(2)：14.

[10] 周光.《伤寒论》本证、兼证、变证之关系[J].中医函授通讯，1986，(5)：731.

（袁金声）

《伤寒论》中的脉诊

张仲景对切脉十分重视，在《伤寒论》中详尽地描述了诊脉的技术、方法，提出了脉象多种，创立了平脉辨证的理论，并用于临床，作为辨证论治的主要依据之一，对后世医家有很大影响，近年来亦有不少研究，丰富和发展了仲景脉学的内涵。

一、《伤寒论》脉法特点

(一)诊脉全面，重视趺阳脉

《伤寒论》全书398条原文中，有1/3的条文涉及脉诊，从这些脉诊的内容看，仲景既运用了"独取寸口"的诊脉方法，但也没有完全抛弃其他部位的诊法，从他对当时有些医生"按寸不及尺，握手不及足，人迎、趺阳、三部不参"的批评中就可以看到了[1]。仲景力主诊脉必须全面，路振平谓，《伤寒论》中有诊"额上陷脉"及"趺阳脉"的记载，对寸口脉寸关尺三部尤为重视，且注意三部合参[2]。

戴永生认为，仲景是首先将趺阳脉诊运用于辨证论治之中的学者。趺阳之常脉，仲景认为"当伏"。这里的伏，似有二层意思，一指脉道深伏筋骨，需要"极重指按之，着骨乃得"，二指脉气伏而不急不徐，从容和缓，节律一致。由于趺阳脉是足阳明胃经"原穴"，所以诊察趺阳脉气可以反映出(脾)胃后天之本的功能状况，凭借着趺阳脉的变化可了解人体脏腑气血的寒热虚实[3]。李霞谓仲景列出的趺阳脉病脉有13种，其中以单一脉论述了浮脉、滑脉、数脉、浮脉4种脉象，又以相兼脉补充论述了芤、涩、大、数、紧、微、弦、迟、沉9种脉象。单一脉中伏脉为其正常的生理脉象，但若伏而不起，则主脾胃衰弱；浮脉多属脾胃气虚；滑脉多属胃虚气逆;数脉多属胃热之证;相兼脉中,与浮脉相兼的脉象多以虚为主;与紧脉相兼多有中阳不足之寒象;与微脉相兼多表现为中气不足;与沉、伏脉相兼的脉象主里,多为病难治。李霞同时强调趺阳脉诊应与其他脉诊,如寸口脉合参,才能有利于准确诊断疾病[4]。

(二)平脉辨证,讲究辨证

李宗坡认为张仲景《伤寒论》序中"平脉辨证"的"平"字,是"辨"字的古体,张仲景沿用"平"字,是为了避复[5]。可见张仲景辨脉和辨证是紧密结合在一起的。

柯雪帆认为平脉辨证是中医认识疾病本质的过程,是临床立法论治的依据。他对仲景平脉辨证作分析后提出:《伤寒论》中,一个主要汤证往往牵涉到多种脉象,一般可分为典型脉、可见脉、变异脉及禁忌脉。如桂枝汤证的典型脉是浮缓;可见脉是浮弱、浮数、浮虚;变异脉有洪大、迟;禁忌脉是浮紧。这是一证多脉,另有证似脉异,这种情况下,脉象成为重要的鉴别点,以使辨证正确。还有证歧脉同,这就不可拘泥于脉,而是从证以识脉[6]。

路振平认为仲景脉法有很多独到之处,如论单一的脉很少见,大都是两种或两种以上的相兼脉,这是非常符合临床实际的。因为疾病是错综复杂的,反映疾病外在表现的脉象也相应复杂,单一的脉象很难反映疾病的本质。这些相兼脉的主病,多为各单一脉主病的总和[2]。

曲夷指出《伤寒论》中,一种脉象可以见于多种病证中。其浮脉不独主表,无论表里虚实,凡病势向外者皆可见浮脉;沉脉非专属里,表证亦可见沉脉;数脉可主虚、寒,迟脉可主热、实[7]。

郑志杰谓在《伤寒论》谈到脉位的条文中,多以"阴脉""阳脉"或"尺寸"表明脉之在尺、在寸,而很少论及关脉,更没有将寸口脉分候脏腑,这与现在医师多将寸口脉分为六脏腑而诊察脏腑的脉诊法不同,二者完全是两套诊脉思路。《伤寒论》如此重视尺寸脉象与其以阴阳为总纲的指导思想有关[8]。

冯世纶认为《伤寒论》脉诊以八纲辨证为纲,当把常见之脉分为太过与不及,便于得出所辨之证[9]。

此外,《伤寒论》中有些脉象,并非是指这种脉象的特定概念而言,而是相对于某种脉象而言,如太阳中风证的"浮缓脉"并非指脉跳的频率慢,因为从临床实际看,外感风寒的初期阶段,脉象多数,并非迟缓,这里的浮缓是相对于太阳伤寒证的浮紧脉而言的[7,10]。

于春光等认为《伤寒论》中促脉脉形当为来去急数,并有上奔之势;促脉主病当为阳盛于外导致,或由阳邪之盛,或由阴盛阳衰、虚阳外越[11]。

张志民指出《伤寒论》中滑脉特异性不强,单凭此脉象并不能准确判断是痰是食是热,须结合兼见脉象,四诊合参方可[12]。

二、《伤寒论》脉诊作用

李绚对《伤寒论》脉诊进行了较为全面的整理与研究,认为仲景脉诊分为凭脉辨证候、凭脉言病机、凭脉测病因、凭脉遣方药、以脉代证候、凭脉辨传变、凭脉断预后7个方面,贯穿于辨证施治的各个环节,与理法方药的各个方面都有着密切的联系[12]。

路振平指出《伤寒论》脉诊可作为制定治疗大法的依据:如当症状不明显时,仲景往往单凭脉象就决定治疗方法;某些证候表面上看可以用某种治法,但实际上却禁用这种治法,只有从脉上才体察得出,如132条:"结胸证,其脉浮大者,不可下;下之则死。"[2]

柯雪帆指出运用《伤寒论》脉诊在临床上能起到提示危重证候的作用,危重证候变化迅速,临床表现复杂,寒热虚实辨证往往在疑似之间,这时脉诊是关键,如原文61条、92条、323条等均是例证[6]。

任辉杰亦认为脉诊在难辨之虚实辨证方面起着重要作用,如原文115条,此处很可能病家是一派虚象,独脉浮热甚,医者却不察其"脉浮热甚",致误信其假虚之象,故以灸治之,以致"实以虚治",动火动血。此外,脉症不能统一甚至相反时,脉诊对于指导疾病诊断治疗及预后意义尤为重大[14]。

斯军民谓《伤寒论》中以沉浮分表里;沉浮表营卫;以沉浮察脏腑:病在腑三阳经脉多浮大,病在脏三阴经脉多沉细;沉浮验邪之性质:无形之邪,如风、热多为浮脉,有形之邪如水饮、寒湿、瘀积多见沉脉;沉浮测病之向愈与否:里病出现脉浮大,可为邪有向外之机,故知欲愈。如平脉法中"凡若里有病者,脉当沉而细,今脉浮大,故知愈也";表病脉沉迟,为邪气向衰之象,故知欲愈,如"表有病者,脉当浮大,今脉反沉迟,故知愈"[15]。

徐剑秋等解析了脉诊在六经辨证过程中所起的作用:一是根据六经病的主症主脉,展开六经病经证、腑证、正局、变局、合病、病的辨证;二是根据脉象的动态变化,及时了解病情的趋向和传变;三是以脉析证,确定可否汗、下的治疗原则;四是根据脉的阴阳属性和组合规律,确定病因之异和虚实寒热之变;五是根据寸、关、尺脉的个性与共性,判断不同的病位与病证;六是根据脉与症的内在联系,发现五脏间的生克乘侮病理;七是重视脉症相反时的脉象,判断阴阳气血乖戾的原因所在[16]。

郑志杰指出仲景以尺寸脉合诊判断病在何经。如《伤寒论·伤寒例》明确提出六经病的脉象特点"尺寸俱浮者,太阳受病也,当一二日发""尺寸俱长者,阳明受病也,当二三日发""尺寸俱弦者,少阳受病也,当三四日发""尺寸俱沉细者,太阴受病也,当四五日发""尺寸俱沉者,少阴受病也,当五六日发""尺寸俱微缓者,厥阴受病也,当六七日发"[8]。

王慧君总结了《伤寒论》浮脉在表证和里证的辨治过程中发挥的不同作用。表证时发病即见浮脉提示外邪侵袭肌表当解表散邪,如原文1条、46条;日久仍见浮脉提示表邪仍在当解表,如原文37条、71条;浮脉兼见虚脉当辨别表虚或里虚随证治之,如原文42条、225条。里证时浮脉提示热邪弥漫于里当清解热邪,如原文6条、176条;浮脉兼见紧脉提示里之邪热有结聚之势当配合泄热之品,如原文201条、221条;浮脉提示里之实邪有上越之势当因势利导,如原文166条。此外,浮脉在判断预后方面也有重要作用。如327条:"厥阴中风,脉微浮为欲愈,不浮为未愈。"[17]

高连战亦认为仲景浮脉既是对脉象的描述,也是对病因病机的概括;根据其寸关尺显现部位不同,病位、主证各异;根据其有力、无力之别,有虚实、阴阳之分。临证时可以确立病名、指示病位、阐述病因、审察病机、确立治法,以及判断疾病的传变预后[18]。

参 考 文 献

[1] 何任.诊余漫录[J].新中医,1991,(12):18.
[2] 路振平.《伤寒论》脉法初探[J].湖南中医杂志,1990,(5):23.
[3] 戴永生.跌阳脉诊析微[J].贵阳中医学院,1994,17(3):13.
[4] 李霞.张仲景跌阳脉诊法探析[J].上海中医药杂志,2009,43(9):51.
[5] 李宗坡.谈《伤寒论·序》中"平脉辨证"的"平"字[J].国医论坛,1991,(4):35.
[6] 柯雪帆.《伤寒论》平脉辨证新探[J].中国医药学报,1991,6(4):3.
[7] 曲夷.《伤寒论》脉法权变[J].北京中医药大学学报,2007,30(1):13.
[8] 郑志杰,李志刚.《伤寒论》脉诊探讨[J].吉林中医药,2008,28(4):235.

［9］冯世纶.经方的脉诊［J］.中国医药学报,2002,17(11):693.

［10］沈玉宝.探讨《伤寒论》脉法中几点问题［J］.吉林中医药,2007,27(8):56.

［11］于春光,贾维钢.论《伤寒论》之促脉［J］.黑龙江中医药,2002,(2):8.

［12］张志民.《伤寒论》"滑脉"探讨［J］.中医研究,2003,16(2):28.

［13］李绚,刘公望.《伤寒论》脉诊应用之解析［J］.吉林中医药,2008,28(10):706.

［14］任辉杰.《伤寒论》难辨之虚实证辨证方法浅析［J］.中医杂志,2006,47(4):309.

［15］斯军民,王玲.《伤寒论》脉法辨证运用［J］.辽宁中医药大学学报,2009,9(6):9.

［16］徐剑秋,徐迪华.脉诊在《伤寒论》六经辨证中的运用［J］.中国中医基础医学杂志,1999,5(4):53.

［17］王惠君.论《伤寒论》浮脉的辨证意义［J］.辽宁中医杂志,2005,32(4):277.

［18］高连战.浅谈仲景之浮脉［J］.天津中医学院学报,2001,20(3):4.

(何新慧)

《伤寒论》中的腹诊及其客观化研究

腹诊是中医学诊法中的重要内容之一,在《黄帝内经》《难经》中就有许多记载,至《伤寒杂病论》书中的腹诊内容较前大为丰富,且有发展。近年来中医腹诊受到进一步重视,其中对仲景腹诊的研究成为重点,并取得了一定成就。

一、对《伤寒论》腹诊内容的研究和探讨

《伤寒论》中提出了众多腹诊诊察项目(腹证)及其辨证论治意义,将腹诊与中医理法方药汇于一体,创立了中医腹诊的基本体系。

(一)《伤寒论》腹诊的形成及理论依据

高德林等认为仲景腹诊观的形成因素,一是《伤寒论》成书年代处于战乱时期,人们多患风寒之疾与胃肠之苦,胃肠病变的多发促使仲景十分重视诊腹;二是仲景总结汉以前医家的腹诊经验,结合自己大量的临证资料而成;三是六经辨证的系统思维方法使腹证与理法方药有机结合起来,仲景腹诊实际包含着望、闻、问、切的内容[1]。

腹诊的理论依据,刘文巨认为"有诸内,必形诸外",由于胸腹胁肋与脏腑、经络和募穴等有着生理、病理的内在关系,基于此,凡脏腑疾病及其病因病机,均能在胸腹胁肋反映出某些异常征象,诊者可据此推断内部脏腑之病变[2]。

(二)《伤寒论》腹诊的主要腹证及部位

《伤寒论》中提出的腹诊部位主要有胸、胸下、腹、心下、胸胁、胁下、脐、少腹等。柯雪帆认为,"心下"指剑突下的中上腹部,即鸠尾到中脘的部位。"胸下"仅见于太阴病提纲,结合病情可理解为心下。"胁下"指左上腹或右上腹[3]。可见《伤寒论》腹诊范围包括胸腹,然以腹为重点。按部位分可有以下主要腹证。

全腹:刘志勇归纳有"腹满",即腹部胀满膨隆之意;"里急",即腹壁(腹肌)紧张度增强,呈拘挛状态,并多伴有腹痛[4]。柯雪帆提出"腹胀",即腹部膨大,视之可见[3]。

心下:柯雪帆谓有"心下痞",指心下胀闷,堵塞感,按之濡,亦可有抵抗与压痛;"心下满"与心下痞相似;"心下痞硬"即心下按之有抵抗与(或)压痛[3]。刘志勇谓有"心下悸",心下部筑筑然跳动者谓之[4]。

胸胁:柯雪帆认为主要是"胸胁苦满",这既是一个自觉症,又是一个他觉体征,即肋弓内的抵抗与压痛[3]。其他尚有"胁下痞硬""胁下硬满""胸胁下满"等腹证。

脐部：刘志勇认为主要是诊察有无搏动，如"脐下悸"[4]。此外尚有"绕脐痛"，即脐周的疼痛或压痛。

少腹：刘志勇归纳有"少腹硬满"，即少腹部胀满，按之坚紧异常，或可触及硬结，伴有压痛；"少腹弦急"，指下腹部腹肌紧张明显，按之坚紧[4]。"少腹急结"意同少腹弦急。此外尚有"少腹满""少腹里急""少腹硬"等腹证。

总之，主要腹证以部位别之，大致可分为全腹、心下、胸胁、脐周、少腹等，体征可分为胀满、疼痛、濡硬、动悸、肿块等。

（三）《伤寒论》腹诊的作用和意义

1. 审察病机，辨别病证　文棣认为，仲景腹诊运用的目的主要在辨病的虚实，以测邪正的盛衰，辨病的寒热，以知病情的性质[5]。毛德西等概括后世医家的经验并结合己见认为，腹部按之柔软，按之似痛，重按之却不痛为虚；按之硬，按之痛甚，手不可近者为实；腹满时减或按之痛，局部皮肤有冷感，或触之不温为寒；发热汗出，腹满痛，按之痛剧，不大便或热结旁流为热[6]。

腹诊可用于病证的鉴别。赵荣胜举原文第 149 条，仲景以心下满是否硬痛来区别痞证和结胸[7]。毛德西举水饮证例，水停部位可从腹证而知，如引胁下痛，短气（152 条），为水停胸胁；少腹里急（127 条），少腹满，小便不利（126 条），为水停下焦膀胱；水饮上逆可见脐下悸，欲作奔豚（65 条）；水气凌心则见心下悸（82 条）[6]。

陈光华认为据腹证的程度轻重可辨别疾病的轻重缓急，如第 135 条和 138 条，前条以"心下痛，按之石硬"说明痛的程度重，后条"按之则痛"，不按不痛，说明痛的程度轻，以分别其结胸之重轻[8]。

腹诊用于判断疾病的转归、预后。如第 65 条原文"发汗后其人脐下悸者，欲作奔豚"。又如第 172 条"病胁下素有痞，连在脐旁，痛引少腹入阴筋者，此名脏结，死。"刘水炎等认为晚期血吸虫病肝硬化脾大患者，均有胁下痞块，部分患者确有痛引少腹，这些一般预后不良[9]。

腹诊虽属局部诊法，但可反映整体功能状况及病理变化。何新慧经临床 500 余例病人研究分析后得出腹力（腹部的张力或胀满程度）可为中医虚实辨证提供依据；胸胁苦满的出现多为肝胆湿热，其次为肝气郁结，胆失疏泄，肝血瘀阻；心下痞硬多属湿热中阻，气滞血瘀；中上腹部振水音的出现多属脾胃虚弱，水湿停滞；脐周与少腹部压痛点的出现与气滞血瘀有关，与寒热湿邪结聚亦有一定关系，其中心压痛点能提示病变部位。并提出有些急性病证初起时舌、脉尚未反映出来，或症状不明确时，腹证已出现，因此对病证早期诊断有很大帮助[10]。

2. 确立治法，指导用药　仲景根据腹证判断出病性病位，然后确定治则。如原文第 100 条"伤寒，阳脉涩，阴脉弦，法当腹中急痛，先与小建中汤，不差者，小柴胡汤主之。"第 106 条"太阳病不解，热结膀胱……外解已，但少腹急结者，乃可攻之，宜桃核承气汤。"第 356 条"伤寒厥而心下悸，宜先治水，当服茯苓甘草汤。"第 322 条"少阴病，六七日，腹胀，不大便者，急下之，宜大承气汤。"第 205 条"阴明病，心下硬满者，不可攻之。"从这些例子可见仲景根据腹证来决定治疗采取或先里后表，或先表后里，或先本后标，或先急后缓，或提出治疗禁忌。

考《伤寒论》所载之方，皆条列其相应主治证候，而其中腹证往往具有特殊的辨证意义，有是证，用是方。贾育新总结了不同腹证表现的对应方药：①按心下。心下痞塞而喜热饮为胃痞，予泻心汤之类加减；兼有振水音者为痰饮，给予苓桂术甘汤加减；按之痛，喜按，喜热饮者,为虚寒性胃脘痛,给予黄芪建中汤加减治之。②按大腹。大腹部胀满疼痛,喜按,叩之鼓音,为腹气不通,大建中汤加减;大腹胀满,按之如囊裹水者为水气,可用五皮饮加减治之。③按胁下。胁下硬满疼痛,用大柴胡汤或大陷胸汤加减;胁下胀满,按之无压痛,便溏者给予参苓白术散加减,便秘者用温脾汤加减治之[11]。说明腹证作为主证时,与治法之间当有规律可循。

王满囤等总结了少阳病不同腹证的治法:①虚证。患者有不适之症状,腹部无压痛点,多喜温喜按,腹壁柔软平坦,属虚证,可大胆用温补法,必无滞邪之忧;②实证。腹诊时患者拒之。拒按为轻按压法,示人体邪热结实之重,如《伤寒论》的大陷胸汤证;③上腹的 4 个部位标的,即上脘穴、中脘穴、下脘穴、脐上压痛(下脘穴至脐的中点)。上脘穴压痛多为肝气郁结、肝胃不和的轻证,以四逆散为代表方剂;中脘穴压痛多为胃郁,以湿、痰为病因,平胃散、温胆汤为代表方证;下脘穴压痛以痰、湿郁兼热,以越鞠丸、导痰汤为代表方证;以上 3 个标的同时压痛,为肝气郁结的重证,以柴胡疏肝散为代表方证;脐上压痛,新病有表里症状的主少阳病即柴胡诸方证、《伤寒论》的五泻心汤证及内科病郁而化热的左金丸证、连附六一汤证等;以上 4 个标的均压痛为柴胡疏肝散和左金丸证[12]。

二、《伤寒论》腹诊在临床的运用

(一)《伤寒论》腹诊在急性病中的运用

急性病尤其是急腹症,由于起病急,发展快,舌、脉变化往往不明显,然腹部症状表现突出。李庭凯对山西名老中医朱进忠教授救治昏迷患者经验进行了整理,朱老尤其重视诊腹部的虚实及虚实所在的部位,认为对于昏迷患者,若按压腹部患者皱眉或有反应,则表明有压痛。剑突下小范围内有压痛者为痰实;整个胃脘部有压痛者属胃中食滞不化;左肋下有压痛者属肝寒,右肋下有压痛者多实热或痰实;脐旁压痛者为肝郁络瘀或肝郁寒滞;少腹一侧或两侧压痛者多属血瘀或寒凝;整个腹部均有压痛多属痛、结胸或脏结。若全腹胀大,按之不硬,按之患者无反应,属脾、胃气滞;若仅胃脘胀大,按之不硬称痞,属寒热夹杂;若胃脘按之如坚盘一块属寒痰;下午至前半夜胀大明显属脾肾虚寒,昼夜胀满明显属实热。若腹部按之柔软,按之患者无反应,多属虚证;兼便溏、面白、冷汗多为亡阳[13]。

张瑞义等报道运用中医腹诊仪腹力测定系统观察 54 例中风急性期患者,自中风始发 72 小时内至中风后 14 天连续性观察,并分别与正常健康人作比较,结果发现中风 72 小时以及第 14 天时左右两侧平均腹力没有显著性差异($P_1 > 0.10, P_2 > 0.05$),中风 72 小时以内腹力高于第 14 天腹力($P < 0.05$),二者腹力均高于正常人腹力($P_1 < 0.01, P_2 < 0.05$),认为中风急性期内患者腹力高于健康正常人[14]。

(二)《伤寒论》腹诊在慢性病中的运用

慢性病起病慢,或由急性病迁延而来,临床表现复杂,对一些非腹部脏器病变的病证,当难以辨证时,一旦诊得腹证阳性表现,据此线索治疗,常会收到佳效。陈武山发现查腹证有利于失眠的辨证和治疗,介绍了失眠症与常见中医腹证的对应关系:①难入睡型失眠症其胸胁苦满、腹胀满(痛)、脐旁压痛点等腹证的出现率较高,与其他腹证出现率相比有显著性差异($P < 0.05 \sim 0.001$);②睡中易醒难再入睡型失眠其心下痞(满)、腹胀满(痛)、胸胁苦满、脐旁压痛点及腹皮拘急等腹证的出现率较高,与其他腹证出现率相比有显著性差异($P < 0.05 \sim 0.001$);③早醒型失眠症在心下悸、腹胀满、脐旁压痛点及胸胁苦满等腹证表现上有明显趋向性,与其他腹证出现率相比有显著性差异($P < 0.05 \sim 0.001$);④混合型失眠症则

较为复杂,胸胁苦满和脐旁压痛出现率较高。但不论哪一型失眠症,胸胁苦满、腹胀满(痛)及脐旁压痛出现率高,与其他腹证出现率比有显著性差异($P<0.05\sim0.001$)。临床选用小柴胡汤加减治疗难入睡型失眠症有较好疗效,总有效率在75%以上,同时在改善患者胸胁苦满、腹胀满(痛)、脐旁压痛点方面亦有显著疗效($P<0.01$)[15]。

(三)《伤寒论》腹诊在专病专科中的应用

刘启泉等总结了中医腹诊在胃肠病诊疗中的应用:胃脘如果有轻度压痛、无板结,病程较短,多为浅表性胃炎,结合舌脉及症状,治疗宜理气清热和胃;若中、重度压痛,并伴有明显的节律性疼痛,诊之有条索状物,多为溃疡病或糜烂性胃炎,结合舌脉及症状,治疗宜清热解毒,化瘀通络和胃;若有凝滞、板结,说明胃病病程日久,病史一般较长,腹部干涩,板结明显,而压痛不明显,说明气滞、血瘀、痰凝,治疗宜活血化瘀,通络散结;若局部涩滞,按之胀满,有水声,多为胃动力不足,宜理气化湿;若腹部干涩,按之有板状感,轻按有分层感,说明病程久,乃瘀血阻络正虚邪实之候,治宜扶正与祛邪并重,宜缓缓图之,选用理气而不伤气、化瘀而不伤正之剂;若腹部干涩,按之有板结感,局部发凉(触之皮温低),此多为气滞、湿热、瘀血,阻滞络脉,胃腑失于荣养,治宜选用调理气机、清热化湿、活血通络之品;若腹部皮肤干涩按之板结,且明显搏动感,多为胃病日久,气血亏虚,邪实正虚之候,宜攻补兼施,此时患者多有纳呆、乏力、头晕、失眠等表现;若腹部皮肤干涩,按之板结,腹部干瘪,纳呆、乏力、消瘦,舌红嫩、无苔,多为胃病日久,阴血亏虚。如脐左右压痛明显,多为脾虚或肠道湿热,大便规律有改变;若右少腹(脐右3寸)有压痛多为大便秘结,兼见腹满,舌红苔腻,脉滑(弦滑、实)等,多为热结肠腹;若左少腹(脐左3寸)有压痛多为大便溏泄,兼见腹满,舌淡苔腻,脉细(沉细、细滑)等,多为脾虚夹湿;若小腹(脐下2寸)有压痛多为乙状结肠病变[16]。

儿科中,小儿难以辨脉,且不能明确表示主诉,诊腹可得客观体征,因此,腹诊在儿科疾病诊断中具有其独特之优势。章新亮对已故名医江心镜叩按肚腹诊治小儿疾病的经验进行了整理。江师认为小儿肚腹如瓜形鼓起而大为热,按之绵软为虚热,按之坚硬为实热;形似蛙肚扁而宽,多为寒,为湿重,按之紧为寒实,或主痛证;小儿胃脘部有肿块突起,形状像覆盖的盘子,日久不愈,使人发黄疸;营养不良,消瘦者为有积有痕。小儿有热,肚腹叩之有如打鼓之音,但须分清夹湿、夹滞、夹秽、夹痰、夹寒的不同;一般鼓音为火热,因热伤气,气伤则或逆或窜,不循常道,故腹胀而鼓之如鼓;叩之如沙瓜之音,音低而散,此为有秽热,或是暑天伤冷,热湿积中,或是脾虚,夹湿热积滞,因秽为阴邪,热为阳邪,阳清阴浊,相合则为沙瓜音;叩之如纸箱之音,音低而粗,为湿重于热,有积滞痰实;叩之如木桶之音,音清而高脆,为热重于湿,或是有水饮痰,此乃阴少阳多,阳欲亢而阴欲束,故为清脆音;叩之不响,按之如石,为单腹胀,胀而腹坚,按之实,宜消导之;亦有叩之无音,需结合切按观形以辨证[17]。

李夏平观察了33例恶性肿瘤患者腹证特点,发现腹部肿瘤的患者腹力多偏实(36%)或实(20%),9%出现心下痞硬;肝癌和腹水的患者中100%出现心下痞硬。腹力实的5例患者中都为腹部肿瘤且其中4例在观察期间死亡;舌脉无明显异常的16例患者中,出现胸胁苦满者8例,心下痞硬13例,振水音5例,腹部压痛8例,腹力异常13例。腹诊正常的3例患者至观察期结束病情稳定,一般状态评分良好(Perfamance status,$PS\leqslant2$)。认为腹诊更能反映腹部肿瘤的疾病本质,是传统四诊的有效补充,恶性肿瘤有转移的特点,对于早期诊断肿瘤发生腹腔脏器转移时,腹诊尤为重要[18]。

何新慧认为少腹硬满及少腹部压痛可作为妇科病证辨证分型的诊断依据之一,少腹压痛部位往往提示病变所在,根据其程度的轻重及与月经的关系和其他伴有症,可对宫外孕、子宫内膜异位症、妇科肿瘤、盆腔炎等常见病的辨证分型诊断提供依据[19]。

周龙华经临床观察认为腹诊在推拿科中可用于诊断和治疗胃肠功能紊乱、痛经、尿潴留等病证,总结出了四指摩推、掌摩等腹部浅表性手法,点抖、振颤等腹部深透性手法及腹部向上性手法、腹部向下性手法,并把三指深按法用于探摸深部的包块及找压痛[20]。

三、《伤寒论》腹诊客观化的研究

为使腹诊得以在临床广泛运用,近年来不少学者提出了某些腹证的诊察方法和诊断标准,并试制了仪器,使结果数据化。

何新慧等提出了腹力的诊察方法及测定标准,将腹力等能分为软、偏软、中等、偏实、实等五级,在确立徒手测定标准的基础上,研制出腹力测定仪,使腹力作为虚实辨证依据之一的诊断客观化、数据化[21,22]。何新慧还提出了胸胁苦满,心下痞硬,心下部振水音及小腹部压痛点的诊察方法和诊断标准[18]。

王琦等借助胃电图寻找心下部腹证的客观指标,探讨心下部腹证与胃病病种的关系,观察50例具有心下部腹证分型(心下痞、心下痞满、心下痛、心下悸)的胃病患者,发现四型的胃电图参数与正常人组比较均有变化,其中心下痞、心下痞满、心下痛型的胃电频率和胃电幅值无论餐前餐后大多比正常人组低,心下痞型的胃电幅值比正常人组稍高,但没有统计学意义($P>0.1$),心下悸型的胃电频率和胃电幅值均比正常人组高,四型胃电参数与正常人组比较,均有显著性和非常显著性差异($P<0.02\sim0.001$);四型之间胃电参数比较也有不同,大多具有显著性差异或非常显著性差异($P<0.05\sim0.001$);心下痞、心下痞满、心下痛三型以慢性胃炎多见,心下悸型则全部为十二指壶腹部溃疡。认为胃电图可以作为心下部腹证的诊断和鉴别诊断的一个客观定量指标,而且从初步临床观察看,心下部腹证与西医病种之间似乎也存在一定的关系[23]。

王阶、陈可冀等进行了瘀血腹诊的客观化研究。在确定瘀血腹诊定位时,发现腹正中部是瘀血腹证产生的重要部位,瘀血阳性腹证出现最多的点是膀胱部(少腹正中部),其次是左右脐旁部、回盲部、乙状结肠部,均为中医传统理论描述最多的瘀血腹证部位;同时采用电子计算机多因素分析方法,对瘀血腹诊进行了客观化分析,发现瘀血腹诊的本质特征与血液黏度升高、血小板聚集及黏附性增高、血检易于形成及肌电图异常有关,上述指标作为瘀血腹诊的客观指标用于诊断,也能达到80%以上的符合率;肌电图的筛选分析表明,各个指标对于瘀血腹诊的贡献率有明确的定量排列[24]。

四、日本汉方医对《伤寒论》腹诊的研究进展

日本汉方医腹诊源于中国古代医学,16世纪起在日本广为应用,并形成难经派及伤寒派两大流派。伤寒派腹诊源于《伤寒论》、《金匮要略》诸腹证,将腹诊与方证相结合,指导诊断用药。近年来随着日本实验医学的发展,日本汉方界对几种主要腹证的病理基础、临床意义、诊断标准等进行了深入研究,取得了进展。

(一)常见腹证的临床研究

胸胁苦满,王克勤等介绍说日本汉方医将其分为真性,假性两种,前者为真皮、结缔组织的浆液性炎,是全身性间叶系统炎症的部分表现,后者为腹肌紧张,是与精神、神经相关联的症状。其形成机制是与Ⅵ～Ⅷ脊髓胸节有密切关系的腹腔脏器(肝、胃、脾、胰、膈肌)发生病理变化,通过内脏—体壁反射所致[24]。

心下痞硬,山田光胤认为心下痞硬其心窝部抵抗较强,范围较广,是半夏泻心汤、人参汤等适应证[26]。土佐宽顺等认为,心下痞硬是机体被湿邪侵犯而在腹部出现的一种反应[27]。

正中芯,此乃腹诊时在腹正中线所触到的如铅笔芯样索条状物。一般认为是虚证的腹证。角田认为正中芯在体质较差,功能状态不佳的人群中多见,出现频度男大于女,尤其发现哮喘患儿出现率高[28]。

瘀血腹证,是诊断瘀血证的必备项目。瘀血压痛点可分为脐旁、脐中、乙状结肠部、回盲部、膀胱部、季胁部等。有认为瘀血压痛点是出现在皮肤或肌肉的内脏状态变化的投影;也有认为瘀血的实质是以肝脏和与其相关联的脏器为中心出现的体液循环和代谢障碍的综合征[25]。

腹部动悸,山田光胤指出,腹部动悸提示虚证,反映气逆上冲,气机郁滞的病理变动,并推测其形成多由腹主动脉搏动波及胃内停水,再扩大传导至腹壁表层而致[26]。

(二)运用现代技术对腹诊的研究

光藤炎彦等试验研究的人工指,靠诊断时接触胸腹产生的流变学变化来代替手指的触觉,由于检测干扰大,未被普遍采用[25]。

山本树等将腹诊与胃 X 线结合研究发现,腹力虚者胃角呈低位、十二指肠憩室发生率高,腹力实者胃糜烂程度高;振水音阳性者胃角低位、十二指肠憩室发生率高,与胃黏膜的萎缩性变呈逆相关[28]。

新谷卓弘等对腹疹,灌肠 X 线及有效方药的相关性进行了探讨,结果发现脐旁压痛与乙状结肠的形态有关,投与活血化瘀方药有效,乙状结肠滞留于骨盆腔内,其形态异常可能是腹腔内循环障碍的一个重要因素[29]。

日本学者还对常见腹证作实验研究,如发现瘀血腹证与微循环障碍、血液流变性异常、血小板功能及生化代谢异常等有一定的联系。从动物实验中发现胸胁苦满在急慢性肝炎都可见到,而当发展成肝硬化时随即消失,这可能是患者抵抗力减退所致。因此,有地滋认为,胸胁苦满的发生决定于致病因素及机体防御能力两方面力量的对比。心下痞硬的实验研究发现心下痞硬患者血中去甲肾上腺素浓度明显升高,故认为心下痞硬与交感神经功能状态有关[25]。

邢彦霞介绍宫本康嗣等应用数字腹诊仪检测肾虚时脐下不仁的重复性与动态变化。在健康者的脐上、脐下各检测 10 次,计算标准差,观察 45 例患者经时 1 年的 SNH(Sub-navel hyposthenia)数变化,与其他病例比较,探讨与肥胖的关系,同时还观察辨证施治服用补肾剂后指数(初次指数、一症状改善或不变时的指数)的变化结果用数值表示肾虚时脐下不仁的程度。结果用腹诊仪所测脐下不仁,有即时重复性和长期重复性;即时重复性的标准差为10%,长期观察重复性标准差可忽略不计(症状无变化时指数变化小);SNH 指数与腹力无关,是评价脐下不仁的方法之一;服用补肾剂后,随着全身症状的改善脐下不仁减轻,SNH指数降低。认为可通过 SNH 指数评价病情的变化,观察补肾剂的疗效,症状加重或出现伴随症状时指数增大,可随证增减用药[30]。

马玉昕、罗金花介绍了冈田耕造腹诊时脐部位置的临床解剖学研究。通过对有腹部症状的 125 名患者分别摄取立位和卧位单纯腹部平片(日立产 MEDIX-21U X 线电视),拍摄焦点距胶片平面 1 米,脐部位置参照脊椎位置。发现①卧位时,有 94% 的患者脐部位于第4～5 腰椎的较狭窄的范围内。但脐部位置由于年龄的不同而产生变化;20 岁年龄组脐部位置几乎无一例外地集中分布于第 4～5 腰椎范围内;从 30 岁年龄组开始,脐部位置有从尾侧向头侧缓慢增加的倾向,这种倾向至 50 岁年龄组则渐消失;至 60 龄组,脐部从下位腰椎向骶椎方向移动;70 岁年龄组脐部位置又回到同 20 岁年龄组相同的位置。提示腹诊时必须重视脐部位置由于年龄不同而带来的变化。②立位及坐位时,30 岁以上年龄组一般情况下脐部向尾侧移动;对特别肥胖者进行腹诊时,可能显示脐部的解剖学位置向下移动,而实际脐旁压痛点却有很大的向上移动的倾向[31]。

五、结　语

近年来众多医家对《伤寒论》腹诊进一步展开了研究,提出了仲景腹诊的主要诊察项目(腹证),初步确立了腹诊的诊察方法、诊断标准及其在辨证论治中的作用和意义,在临床实践证明是行之有效的,可补充舌、脉诊的不足,有利于早期诊断疾病,了解病情的轻重,对疑难病证提供新的思路和方法,大大丰富了中医诊断学的内容。然而,腹诊的研究尚属初期,在腹诊的检测规范化、客观化,腹证的辨证意义及其实质等多方面尚有待于进一步的深入研究,达到统一和完善,以推广运用。

参 考 文 献

[1] 高德林,孟玉琴,王凤菊.《伤寒论》腹证观初探[J].广西中医药,1991,(12):270.

[2] 刘文巨.关于中医腹诊的初步研讨[J].中国医药学报,1987,(8):10.

[3] 柯雪帆.仲景腹诊初探[J].中医研究,1992,(3):15.

[4] 刘志勇.张仲景腹诊法浅论[J].广西中医药,1982,(1):13.

[5] 文棣.仲景书中腹部切诊的运用初探[J].北京中医,1982,(3):44.

[6] 毛德西,孙荣科.对《伤寒论》腹证诊治的认识[J].河南中医,1982;(2):5.

[7] 赵荣胜.试谈张仲景的腹诊[J].安徽中医学院学报,1985,(2):9.

[8] 陈光华.《伤寒论》中腹诊的运用[J].浙江中医杂志,1983,18(4):160.

[9] 刘水炎.张仲景按诊法及临床应用体会[J].湖南中医杂志,1993,(3):4.

[10] 何新慧.日本《伤寒论》派腹诊与中医辨证的比较研究[J].中医杂志,1991,(8):42.

[11] 贾育新.中医腹诊的临床应用[J].北京中医药大学学报,1999,22(2):51.

[12] 王满囤,王董臣.辨少阳病用腹诊法[J].河北中医,2004,26(10).

[13] 李庭凯.朱进忠教授对昏迷必求复诊的经验介绍[J].北京中医药大学学报(中医临床版),2004,11(1):38.

[14] 张瑞义,张伟荣.中风病腹力测定的探索性研究[J].辽宁中医杂志,2010,37(6):964.

[15] 陈武山.失眠症与常见中医腹证对应关系研究[J].中国中医基础医学杂志,1997,3:76.

[16] 刘启泉,杜艳茹,王志坤.中医腹诊在胃肠病诊疗中的应用[J],中医杂志,2006,47(3):224.

[17] 章新亮.江心镜叩按肚腹诊治小儿的经验[J].浙江中医杂志,1997,32(4):44.

[18] 李夏平.腹诊在恶性肿瘤患者中的应用研究[J].实用中医内科杂志,2008,22(7):75-77.

[19] 何新慧.中医腹诊的临床运用[J].上海中医药大学学报,1994,(1):31.

[20] 周龙华.试论腹诊法在推拿临床中的运用[J].按摩与导引,1991,(5):21.

[21] 何新慧,孙汉钧,柯雪帆.腹力测定的临床研究[J].上海中医药大学学报,1995,(1):42.

[22] 李斌芳,张伟荣,何新慧,等.医虚实辨证客观化研究之一——ZF-Ib 型腹诊仪的研制[J].上海生物医学工程,2007,28(1):60.

[23] 王琦,谢建军.心下部腹证与胃电及胃病病种关系探讨[J].上海中医药杂志,1998,(4):25-27.

[24] 王阶,陈可冀.瘀血腹诊的客观化研究[J].中国中西医结合杂志,1996,16(10):596.

[25] 王克勤,王孝盈.日本汉方医腹诊研究的进展[J].国内外中医药科技进展,1994,第 6 册:10.

[26] 山田光胤.合腹症に於ける腹部动悸[J].汉方与临床,1992,39(2):114.

[27] 土佐宽顺.心下痞硬,てその关连症状に关すめ研究[J].日本东洋医学杂志,1986,36(3):1.

[28] 山本树.汉方医学の腹部症候と上部消化管 X 线所见と关连性につて[J].日本东洋医学杂志,1990,40(4):15.

[29] 新谷卓弘.注肠 X 线造影所见と汉方医学の腹部症状ならびに有效药方との关连性につて[J].日本东洋医学杂志,1989,39(4):1.

[30] 邢彦霞.数字腹诊仪检测脐下不仁时的重复性与动态变化.国外医学(中医中药分册),2005,27(2):102.

[31] 马玉昕,罗金花.腹诊时脐部位置的临床解剖学研究[J].日本医学介绍,1999,20(12):572.

(何新慧)

《伤寒论》中的针灸疗法

《伤寒论》六经病诸篇中,和针灸疗法有关的原文共 33 条,其中用针法疗疾者有 8、24、108、109、142、143、171、216、231、308,共 10 条;用灸法治病者有 117、292、304、325、343、349、362,共 7 条;误用针灸所致变证、坏病者有 16、29、115、116、117、118、119、153、221、267,共 10 条(其中 117 条既为烧针所致变证,也有灸疗);另外还有火疗变证如 6、111、112、113、200、284,共 6 条。因火疗包括了火针、火灸、火熨、火熏诸法,故火疗变证诸条,凡未明言熨、熏者,皆可视同误用针、灸之变证。这些原文,基本可以反映出《伤寒论》针灸疗法的应用规律、取穴原则、针灸应用方法以及针灸应用禁忌等重要内容,对指导针灸临床,至今仍有重要意义。

一、《伤寒论》针法的应用规律

《伤寒论》针法多用于治疗三阳经病、热证、实证,也用于防病和截断病程。

(一)针法多用于三阳经病

在应用针刺疗法的 10 条中,有 9 条见于三阳病篇,这 9 条中,有 4 条属于三阳病变证,而 5 条属于三阳经本证。如第 8 条"太阳病,头痛至七日以上自愈者,以行其经尽故也。若欲作再经者,针足阳明,使经不传则愈。"是用针阳明经的方法,防止太阳经之邪传其他经。第 24 条"太阳病,初服桂枝汤,反烦不解者,先刺风池、风府,却与桂枝汤则愈。"是用针法直接治疗太阳经病。第 142 条和 171 条,论述太阳与少阳并病,症见头项强痛、眩冒、心下痞硬等,当刺大椎、肺俞、肝俞,是用针法治疗太阳与少阳经皆病。第 231 条"阳明中风,脉弦浮大而短气,腹都满,胁下及心痛,久按之气不通,鼻干,不得汗,嗜卧,一身及目悉黄,小便难,有潮热,时时哕,耳前后肿,刺之小差……"是用针法治疗三阳同病。而针法的 10 条中,只有 1 条见于三阴病篇,这就是第 308 条"少阴病,下利,便脓血者,可刺。"从而提示,《伤寒论》中治疗三阳病多用针法,而在针刺部位方面,所选风池、风府、大椎、肺俞、肝俞,皆阳经穴位,而第 8 条之"针足阳明",第 231 条之"耳前后肿,刺之小差",也皆取阳经。至于治疗变证取厥阴肝经之募穴期门,308 条治少阴病,下利,便脓血用刺法可选阴经穴位,则属少数。据此可以认为,《伤寒论》在针刺法的选穴上,也有多选阳经穴位的规律。

(二)针法多用于热证、实证

在《伤寒论》用针法的 10 条中,除上述 5 条三阳经病本身即属热证或实证外,其余 4 条变证也皆属热、实证。如 143 条和 216 条皆论热入血室证,该证为热与血结的热实证,症见胸胁下满如结胸状,暮则谵语,但头汗出等。143 条言"当刺期门,随其实而取之",216 条说"刺期门,随其实而泻之",皆提示用刺法的目的是泻实、取实。108 条用刺法治疗肝乘脾,是肝经实火横逆犯脾,症见腹满、谵语的热实证。109 条用刺法治疗肝乘肺,是木火木气太旺而反侮肺金,症见发热、啬啬恶寒、大渴欲饮水、腹满等,也为热实之证。至于 308 条用刺法所治疗的"少阴病,下利,便脓血",方有执《伤寒论条辨》云:"刺,所以通其壅瘀也,壅瘀通,便脓血自愈。"钱潢《伤寒溯源集》云:"邪入少阴而下利,则下焦壅滞而不流行,气血腐化而为脓血,故可刺之以泄其邪,通行其脉络,则其病可已。"刘渡舟等《伤寒论诠解》云:"古代刺灸之法,一般说来刺法是泻其实热,灸法是祛其虚寒。今少阴病,下利便脓血,治以刺法而不用灸法,则知其为热利而非寒利。少阴病阴虚阳亢,邪气从阳化热,热灼阴络而便脓血,其证当有里急后重,下利肛热,舌红少苔等阴虚有热之象……故用针刺之法,随其实而泻之。"由以上多数注家的意见来看,308 条也当为热证、实证。据此可以认为,实证、热证多用针刺法,也是仲景针灸疗法的一条规律。

(三)针法可用于防病和截断病程

《伤寒论》还将针刺法用于截断病程或防止邪气传经。典型的例子是第 8 条"太阳病,头痛至七日以上自愈者,以行其经尽故也,若欲作再经者,针足阳明,使经不传则愈。"七日是太阳病本经邪衰而当自愈之期,对"欲作再经",注家或解作欲传阳明经,欲传其他经;或解作病程欲进入第二个七日。但皆可针足阳明经穴,以振奋胃阳,疏通经气,扶正祛邪,从而达到防传、截病之效。针何穴位,注家多数认为当针足三里穴。当代临床与实验研究均证实,足三里穴是保健要穴,除对胃肠功能有双向调节作用外,还可增强人体的免疫能力,有很好的强壮作用,故无论是太阳病邪气欲传阳明,或邪气欲传他经,或太阳病邪气未衰,病程将要进入第二个七日,皆可通过针足阳明的足三里穴,以达防病、截病之效。

二、《伤寒论》灸法的应用规律

《伤寒论》的灸法,多用于治疗三阴经病、虚证、寒证、阳衰阴盛证。

(一)灸法多用于三阴经病

《伤寒论》涉及灸法治病者共 7 条,其中少阴篇 3 条,厥阴篇 3 条。只有第 117 条 1 条原文属太阳篇,也只是用灸法治疗误用烧针后,针处被寒,出现核起而赤的变证,而不是用于治疗太阳本证。于此可见,《伤寒论》之灸法多用于治疗三阴经病,是其规律之一。

(二)灸法多用于治疗虚证、寒证、阳衰阴盛证

1. 阳虚阴凝,用灸法助阳消阴　《伤寒论》第 304 条"少阴病得之一二日,口中和,其背恶寒者,当灸之,附子汤主之。"是肾阳虚衰,督阳不充,寒湿阴邪凝滞肌肤骨节的证候,用灸法,取其助阳消阴、祛寒除湿之功。

2. 阳虚气陷,用灸法升阳举陷　第 325 条"少阴病,下利,脉微涩,呕而汗出,必数更衣,反少者,当温其上,灸之。"是肾阳虚衰,阳不摄阴,又伴阴血不足,气机下陷,一派虚寒之象,用灸其上部穴位的方法,取其助阳祛寒,升阳举陷之功。注家多认为当灸百会。

3. 阳虚阴盛,用灸法回阳救逆　第 343 条"伤寒六七日,脉微,手足厥冷,烦躁,灸厥阴。厥不还者死。"是阳衰阴盛,正不胜邪,用灸法助阳祛阴,回阳救逆。第 362 条"下利,手足厥冷,无脉者,灸之。"为阳气衰微,四末失温,阴血不足,脉搏不续,用灸法回阳救逆、祛寒续脉。

4. 阴盛阳郁,用灸法通阳达外　第 292 条"少阴病,吐利,手足不逆冷,反发热者,不死。脉不至者,灸少阴七壮。"是阴寒内盛,吐利暴作,使阳气一时不能接续,而见脉不至,用灸法祛寒通阳,使阳气外达。第349条"伤寒脉促,手足厥逆,可灸之。"张路玉《伤寒缵论》说:"以其脉促,知为阳气内阻而非阳虚,故但用灸以通其阳。"尤在泾《伤寒贯珠集》说:"手足厥逆而脉促者,非阳之虚,乃阳之郁而不通也,灸之所以引阳外出。"可见此处用灸,又有通阳达外之效。

以上阳虚阴盛、阳虚气陷、阳虚阴凝、阴盛阳郁诸证,皆属虚寒证,且不乏重症、急症。此处用灸法,除助阳消阴外,也寓有急救回阳之意,体现《伤寒论》在急症中也用灸法的规律,急救所用穴位,据注家见解,百会、大椎、气海、关元、神阙、太溪、复溜、涌泉等皆可酌选。

5. 寒闭经穴,用灸法祛寒通经 第117条"烧针令其汗,针处被寒,核起而赤者……灸其核上各一壮。"成无己《注解伤寒论》说:"针处被寒,气聚而成核……灸核上,以散其寒。"章虚谷《伤寒论本旨》说:"针处被寒,寒闭其经穴而核起……先灸核上,通阳散寒。"可见此处只灸一壮,多认为是祛寒通经。明明有红肿热痛,为什么还要用火灸?《郝万山伤寒论讲稿》(人民卫生出版社,2008年1月)则认为:"古代灸法多用瘢痕灸,即使是保健灸,最少也要灸7壮,也就是连续灸7个艾炷。至于治疗灸则在7壮或7壮以上,如少阴病篇有'脉不至者,灸少阴七壮'。又在'少阴病,下利,脉微涩,呕而汗出,必数更衣,反少者,当温其上,灸之'一条下,赵开美《翻刻宋版伤寒论》有小注云:'《脉经》云,灸厥阴可五十壮'。《金匮要略·杂疗方第二十三·救卒死而张口反折者方》'灸手足两爪后十四壮了'。可见本条灸其核上各一壮,仅仅是达到一个热敷的效果而已,也就是温通开结、活血散邪的意思。"小范围的红肿热痛,用热敷法,至今临床上多用,有利于肿痛的消散和吸收。

三、《伤寒论》针灸取穴原则

从《伤寒论》针灸疗法的诸原文中,可以体现出张仲景强调循经取穴、善用局部取穴、重视选特定穴、注重辨证取穴,这就是张仲景针灸取穴的四大原则。

(一)强调循经取穴

《伤寒论》在有些条文中,只强调针灸所选择的经脉,而并不指出具体穴位,如第8条的"针足阳明",第292条的"灸少阴七壮",第343条的"灸厥阴"。这体现了重经胜于重穴的思想,无疑是"循经取穴"和"宁失其穴,勿失其经"思想的先导。再如108条治疗肝乘脾,109条治疗肝乘肺,皆选肝经募穴期门,以泻肝之实。因二证皆为肝邪所致,选期门显然是循经取穴原则的体现。

(二)善用局部取穴

第117条用灸法直接在误用烧针而致的核起而赤处施灸,是局部取穴的范例。第24条用刺颈部的风池、风府穴,并配合药物以治疗太阳病头痛项强,也是局部取穴。142条与171条,治太阳少阳并病,症见颈项强而眩,心下痞硬,刺大椎、肺俞、肝俞,应当说既有局部取穴的思想,又有循经取穴的思想。可见局部取穴显然是《伤寒论》针灸选穴的重要原则之一。

(三)重视选特定穴

《伤寒论》针灸疗法诸条,明确提到穴名者有风池、风府、大椎、肺俞、肝俞和期门。风池是足少阳、阳维之会;风府是足太阳、督脉、阳维之会;大椎是手足三阳、督脉之会;期门是肝之募穴,又是足太阴、足厥阴、阴维之会;而肺俞与肝俞,则是背俞穴。可见皆是特定穴。特定穴具有特殊治疗作用,《伤寒论》重用特定穴的原则于此可见。

(四)注重辨证取穴

《伤寒论》第108条治疗肝乘脾,109条治疗肝乘肺,143条治疗妇人中风继发热入血室,

216 条治疗阳明病热入血室,病相异,症状亦不相同,但皆取刺期门之法,乃因从辨证角度看,皆属肝经实证。从而提示《伤寒论》注重辨证选穴,治病求本。

四、《伤寒论》所涉及的针灸方法

《伤寒论》中所涉及的针灸治疗方法有针刺法、灸法、针药并用法和灸药并用法,在针灸禁忌及误治变证中还涉及烧针法与温针法。

(一)针刺法

针刺法是《伤寒论》中用于治疗疾病的手段之一,在针刺法适应证的 10 条中,除第 8 条的"针足阳明"用"针"字外,其余 9 条皆用"刺"字。一般认为,"针"与"刺"无区别,即用毫针刺入经穴。不过对于热入血室证的治疗,143 条言"当刺期门,随其实而取之",216 条说"刺期门,随其实而泻之",《郝万山伤寒论讲稿》则认为:这里的刺法,应当是刺血疗法,"在病证发作的时候,于患者期门穴的附近,寻找可见的瘀滞的静脉血管团,局部消毒后,用刺血的方法治疗,尽可能多放一些血。期门是肝之募穴,刺期门可以疏利肝经之气血,于是热随血泄,往往有立竿见影的效果"。

(二)火灸法

火灸法既是《伤寒论》治病的手段,也见于误灸变证诸条文中。从第 117 条"灸其核上各一壮"、第 292 条"灸少阴七壮"、第 325 条的宋臣校注云:"《脉经》云灸厥阴可五十壮"等文字看,《伤寒论》所用灸法,当是用艾炷的直接灸法,因而其灸量才以"壮"记。

(三)针药并用与灸药并用法

针灸与方药并用,可以提高疗效,被历代医家所重,而《伤寒论》可为运用此法的先驱。第 24 条"太阳病,初服桂枝汤,反烦不解者,先刺风池、风府,却与桂枝汤则愈。"是言在太阳病桂枝汤证中,如病重药轻,初服桂枝汤不足以使邪得解时,先刺风池、风府,疏通经脉以泄风邪,再服桂枝汤,解肌祛风、调和营卫,如此针药并用,则使祛邪之力倍增。第 304 条"少阴病,得之一二日,口中和,其背恶寒者,当灸之,附子汤主之。"是对少阴阳虚外寒证,在用附子汤温经祛寒除湿的同时,配合灸法以壮元阳、消阴寒,使疗效更佳。

(四)烧针与温针法

在《伤寒论》中,"烧针"见于第 29 条、117 条、118 条、153 条;温针见于第 16 条、119 条、221 条、267 条,皆述误用此二针法后之变证与坏病,而非用于疗疾。有人认为烧针即温针,指在针刺过程中,烧灼针柄以加温的一种治疗方法。考《素问》、《灵枢》皆有"燔针",《灵枢》又有"焠刺",而无烧针、温针之词。明人杨继洲《针灸大成》载:"火针即焠针,频以麻油蘸其针,灯上烧令通红,用方有功,若不红,不能去病,反损于人……一针之后,速便出针,不可久留,即以左手速按针孔,则能止痛。"又载:"王节斋曰,近有为温针者,乃楚人之法。其法针穴上,以香白芷作圆饼,套针上,以艾灸之,多以取效。"因此有人认为《伤寒论》中之烧针即"火针",也就是《素问》、《灵枢》中的燔针、焠刺,而温针应是针刺穴上后,以艾灸加热针柄的方法。以上两种认识,孰是孰非,尚待进一步考证。

五、《伤寒论》针灸疗法禁忌

《伤寒论》中涉及针灸禁忌证的原文共有 16 条,并大多记述了误用针灸后的变证,有的原文还提出了救误的方法。其主要内容是烧针、温针法禁用于太阳表证、少阳不和证、阳明经热证及里虚证,灸法禁用于表证、热证和阴虚内热证,火疗诸法(含烧针、温针、灸法)禁用于太阳表证、表证兼阴虚、风温病、阳明病以及少阴阴虚内热证等。

(一)温针、烧针禁忌证

1. 禁用于太阳表证　太阳表证,治当辛温发汗,而温针、烧针多用于沉寒痼冷、气血瘀痹之证。对于太阳表证,其无外散之力,火热反易内攻而使变证丛生。如第 16 条"太阳病三日……若温针、仍不解者,此为坏病。"第 119 条"太阳伤寒者,加温针必惊也。"第 117 条"烧针令其汗,针处被寒,核起而赤者,必发奔豚。"皆是太阳病误用温针、烧针后所引起的坏病与变证。

2. 禁用于少阳枢机不利证　少阳受邪,多见胆热气郁、枢机不利,治当用柴胡汤类和枢机、解郁热,也就是通常所说的和解法。如误用温针、烧针,即是以火攻热,必生变证。如第 267 条"若已吐下、发汗、温针、谵语,柴胡汤证罢,此为坏病。"即是明证。

3. 禁用于阳明经热证　阳明经中有热,当解之清之,若用温针、烧针,亦属火上浇油,以火助火。如第 221 条"阳明病,脉浮而紧,咽燥,口苦,腹满而喘,不恶寒,反恶热,身重……若加温针,必怵惕。"即是阳明经中有热,误用温针后,助热伤心神,而成怵惕不宁等变证。

4. 禁用于虚证　烧针、温针为祛寒实而设,有泄实攻邪之效,故若阴阳气血诸不足,自当忌用。如第 153 条"表里俱虚,阴阳气并竭,无阳则阴独,复加烧针,因胸烦,面色青黄,肤瞤者,难治。"是言阴阳表里之气皆虚,误用烧针后使变证丛生;第 29 条"伤寒脉浮,自汗出,小便数,心烦,微恶寒,脚挛急……若重发汗复加烧针者,四逆汤主之。"是言阴阳俱虚之人误用烧针后的变证。

(二)灸法禁忌证

1. 禁用于表证　灸法有温经、祛寒、通阳之效,但无发汗之力,因表证宜以汗解者,故当禁灸。如第 116 条"脉浮,宜以汗解,用火灸之,邪无从出,因火而盛,病从腰以下必重而痹,名火逆也。"即是表证误灸后,邪闭体内,使气血不行之变证。

2. 禁用于阴虚内热证　阴虚内热,治当滋阴清热,而灸法火力虽微,却有伤阴助热之弊,故当禁用。第 116 条"微数之脉,慎不可灸,因火为邪,则为烦逆,追虚逐实,血散脉中,火气虽微,内攻有力,焦骨伤筋,血难复也。"十分明确地阐述了阴虚内热证禁灸的道理。

3. 禁用于热证　灸法属火疗范畴,有增热助火之弊,故热证自当禁用。第 115 条"脉浮热甚,而反灸之,此为实,实以虚治,因火而动,必咽燥吐血。"即记述了实热证误用灸法而造成了咽燥吐血的变证。

《伤寒论》除记述了上述温针、烧针、灸法的禁忌证及误用后的变证外,还涉及了火疗的禁忌证。如第 111 条、112 条指出太阳表证禁火疗;第 113 条言太阳表证兼阴虚禁火疗;第 6 条言风温禁火疗;第 200 条论阳明病热盛禁火疗;第 284 条述少阴阴虚内热、水热互结证禁火疗。因火疗包括温针、烧针、火灸、火熨、火熏诸法,故火疗禁忌证应视同温针、烧针及灸法禁忌证。

综上所述,《伤寒论》中的针灸疗法,涉及针灸的应用规律、取穴原则、使用方法以及禁忌等内容,对临床颇有指导意义。

(郝万山)

《伤寒论》方剂配伍规律的研究

《伤寒论》方剂组方严谨,用药精湛,配伍合理,疗效显著,至今仍是临床常用的方剂。近年来许多学者对《伤寒论》方的配伍规律进行了探讨,推动了方剂学的研究。

一、相 辅 相 成

徐传富认为仲景相辅药物的配伍是将性效相似或功效不尽相同的药物,经配伍后使其发挥互相协同和促进作用。性效相似的药物配伍,能产生协同作用,提高该方的功效。如麻黄桂枝都有发散风寒作用,大黄芒硝皆有清热通便之功。功效不同的药物配伍,使药物作用协调,发挥各自的专长以增强疗效。如半夏辛温,豁痰降逆,桂枝辛甘温,温经通阳。两药为伍,异类相使,一开结,一温通[1]。王有奎认为性能功用相似的药物配合在一起以增强疗效,并不是任意两种或两种以上功用性能相似药物的拼凑,而是根据药物的性能有选择地通过一定的配伍而相互促进,取长补短,从而达到适应病情增强疗效的作用。如附子配干姜回阳救逆等。也可根据病情需要,把性能功用不同的药物配伍在一起,共同发挥出一种完整的作用[2]。孙其然也认为性能相类的药物同用可互相增强疗效,而性能有别的药物同用,可协调发挥各自的特长[3]。

二、相 反 相 成

徐传富、孙其然认为性效相反的药物配伍后能协同发挥作用,以治疗错综复杂互相对立的病证。如寒热并用可用于寒热错杂证,攻补兼施用于正气已伤,邪气尚存之证。此外还有散收合用,动静相随,升降有序等不同相反相成配伍[1,3]。李华安认为相反相成是指两种以上性味相反或效用相背的药物相互配伍使用时,能产生新的治疗效果而并不发生拮抗。并认为《伤寒论》113方中有30余方按此原则组合。具体有辛温辛凉并用,寒热并用,辛开苦降等[4]。毛德西认为相反相成的配伍是利用药物之间性味、功能、趋向的对立,在一定的条件下组合在一个方剂内,使它们互相制约,相反相成达到治疗疾病的目的。认为相反相成配伍的条件是取决于疾病的属性,疾病属性的相互对立确定药物的组合。而相反相成配伍的药物是指一个方剂内起主要作用,解决主要矛盾的药物,也即君药臣药[5]。

三、阴 阳 对 立

任清良等对仲景组方用药中的阴阳配伍进行了归纳,认为寒热并投、攻补兼施、动静结合、升降并用为药物的阴阳配伍。通过配伍互用,既可达到对寒热虚实等各证的并治,又可互相监制,减少副作用[6]。鄢建君等认为《伤寒论》立法组方用药的规律,体现了对立统一的观点,如寒温同用、收散并投、升降兼施、补泻合用、阴阳并调等均是常用的配伍方法[7]。王昕耀认为《伤寒论》中运用药性、功用对立的药物配伍具有特色,如敛散相配、寒热合用、刚柔相济、消补兼施等。认为药物对立配伍法度严谨,既注重对立双方的均衡性,避免不及和太过。又注重病机所在,偏重于对立的一方[8]。蒋厚文认为仲景在药物配伍中常将表药与里药相结合,如大青龙汤;升药与降药相结合,如四逆散;峻烈药与甘缓药相结合,如十枣汤;气分药与血分药相结合,如乌梅丸中人参与当归同用等[9]。

四、寒 热 并 用

戴天木认为仲景方组织严谨,配伍精当,其中以寒热药相伍者居半数之多。寒热并用具有寒热并治、调和阴阳、加强疗效、监制药性等作用[10]。吴弥漫认为《伤寒论》方剂中的寒热并用法是治疗寒热杂证的基本方法,具有调整阴阳平衡、解化寒热夹杂病势的治疗作用。寒热并用又是方剂药物配伍方法之一,通过寒热药性的互相中和制约,从而使药物既保存治疗功效,又减除其原有寒热属性以适应病情需要。或以与病之寒热属性相同的药物为佐药,防止主治药物与病之寒热属性互相格拒[11]。

五、气 味 配 伍

姜建国认为"舍性取用"是仲景组方思维之一。舍性取用是指方剂中的一药或数药所运用的本意,非寒凉温热四性,而是运用药物辛甘酸苦咸五味所体现的功用,是一种特殊的配伍方法。如半夏泻心汤等三方中芩连与干姜的运用主旨非在寒热之治,而是取芩连之"苦",干姜之"辛",即辛开苦降之意,主在泻心消痞[12]。杨仁甲认为辛温药与苦寒药相配用,在于调理气机的升降。苦辛合用能达到清热和胃、顺气降逆,使中焦痞结得开,气机升降得宜,苦辛配用还可以互相抑制偏胜[13]。辛智科认为气(性)是从药物作用于机体所发生的反应概括出来的,是与所治疾病的性质相对而言。味是指辛、甘、酸、苦、咸、淡等,是药物最基本的滋味。每一种药物都具有基本的气和味,药物气味配伍是组方之本,也是张仲景组方的核心和关键所在[14]。

六、反 佐

秦昌国等认为反佐配伍是仲景组方的常用方法之一。如以寒佐热法,在温热药物为主的方剂中加寒凉药物以反佐,目的是制约温热的偏性,防止副作用及格拒。常用的反佐法还有以热佐寒法、以补佐泻法、甘缓反佐法、以泄佐补法、以敛佐散法、以散佐敛法、以燥佐润法、以润佐燥法、以行佐止法等[15]。

七、药 对

刘家骅认为《伤寒论》注重药对在组方中的配伍,药对是专指具有阴阳对立特性而配合的两味药物,凡寒与热、润与燥、升与降、散与收、攻与补、走与守等对立属性配合的两味药就是药对。广义说药对是泛指由两味药组合成方的,或经常联合使用的统称为药对。《伤寒论》有药对方10首,可归纳为寒热润燥升降散收等治疗8法。药对大多是一味之差。却立法悬殊。其配伍之严谨,还反映在剂量、剂型及取材上,或汁,或生,或干,或灸的不同上,药对是分析复方的基础[16]。

八、相 畏 相 杀

徐传富、王有奎认为峻烈之药易伤脾胃,有毒之品有毒副反应。《伤寒论》常配伍以顾护中气,缓解毒性、制约偏性的药物来缓解副作用。如石膏、知母配粳米、甘草,甘遂、大戟、芫花配大枣等[1,2]。

九、整 体 性

文小敏认为整体配伍是仲景制方特色之一。如小青龙汤一方面强调整体配伍、标本兼顾,以达到整体增效的制方特点。另一方面祛邪不忘固本,充分调动人体正气在抗病祛邪中的决定性作用,实现祛邪不伤正的目的[17]。陈伯涛认为《伤寒论》的制方用药配伍,来源于四诊八纲、理法方药整体观念下结合个体治疗的辨证论治精神。不能孤立地去看待制方用药配伍上的变化,更不是旧说所谓君臣佐使的一般关系。往往方因证转,药随病施,见方知证,随证选药,从而增强药物的治疗作用[18]。

十、组 方 要 素

周慎认为仲景组方的基本要素有三,即清除致病因素;调理脏腑功能;控制病势发展。在具体运用中,消除致病因素方法有三:一为只用消除病因药,如白头翁汤之类;二为消除病因药+调理脏腑药+控制病势药,如半夏泻心汤之类。调理脏腑功能方法也有三:一为只用调理脏腑药,如小建中汤之类;二为调理脏腑药+消除病因药,如当归四逆汤之类;三为调理脏腑药+控制病势药,如麦门冬汤之类。控制病势发展方法有二:一为控制病势药+调理脏腑药,如吴茱萸汤之类;二为控制病势药+调理脏腑药+消除病因药,如旋覆代赭汤之类[19]。黄力认为《伤寒论》方剂配伍组成思维是病机组方为基础、药对配伍为主导、药精量变为特点[20]。

十一、结 语

《伤寒论》方具有卓著的疗效与其合理的配伍是分不开的。古代医家十分重视《伤寒论》方的配伍,如成无己《伤寒明理论》根据"君臣佐使"组方原则结合"七情"理论对《伤寒论》方的组方原则、配伍规律进行了阐述。综观《伤寒论》方的配伍,不外单行、相须、相使、相畏、相杀等"七情"。通过这些合理的配伍可充分发挥药物的协同作用而增进疗效。又可减轻或消除某些药物的毒性或副作用。近年来通过动物实验等方法,已经证明了药物配伍的科学性。深入开展方剂中药物配伍的研究,不断探索配伍后的内在本质,对于指导方剂的临床应用,扩大疗效,具有重要的现实意义。

参 考 文 献

[1] 徐传富.试析张仲景方剂配伍规律[J].湖北中医杂志,1991,(5):33-34.

[2] 王有奎.对《伤寒论》《金匮要略》中配伍用药的初步探讨[J].山西医药杂志,1978,(5):60-61,59.

[3] 孙其然.《伤寒论》药物配伍规律初探[J].中医函授通讯,1988,(3):7-8.

[4] 李华安.《伤寒论》方剂配伍中的相反相成[J].山东中医杂志,1988,(3):2-3.

[5] 毛德西.对《伤寒论》中相反相成配伍的认识[J].新医药学杂志,1978,(12):45-47.

[6] 任清良,皮兴鸥.试论仲景组方用药的阴阳配伍[J].四川中医,1990,(12):8-10.

[7] 鄢建君,胡电铃.试述《伤寒论》立法组方的对立统一观[J].浙江中医学院学报,1990,(3):14-15.

[8] 王昕耀.《伤寒论》方剂的药物对立配伍浅探[J].广西中医药,1990,(3):35-36.

[9] 蒋厚文.张仲景药物配伍法再探[J].天津中医,1987,(4):37-39.

[10] 戴天木.试论张仲景寒热药并用之意义[J].国医论坛,1993,(5):8-10.

[11] 吴弥漫.《伤寒论》《金匮要略》方中寒热并用法初探[J].国医论坛,1995,(5):1-4.

[12] 姜建国.张仲景"舍性取用"组方思维的探讨[J].河南中医,1995,(5):270.

[13] 杨仁甲.对仲景"辛开苦泄"的点滴体会[J].四川中医,1990,(3):5-6.

[14] 辛智科.《伤寒论》方证治法用药规律[J].中医药通报,2008,7(4):31-34.

[15] 秦昌国,潘兆文.仲景方反佐配伍法初探[J].湖南中医学院学报,1987,(4):4-5.

[16] 刘家骅.《伤寒论》药对组方初探[J].浙江中医学院学报,1995,(4):2-3.

[17] 文小敏.从小青龙汤的组成看仲景的制方特色[J].陕西中医,1994,(8):377.

[18] 陈伯涛.《伤寒论》方药配伍片段[J].辽宁中医杂志,1992,(3):16.

[19] 周慎.张仲景组方方法初探[J].国医论坛,1993,(6):1-4.

[20] 黄力.《伤寒论》方剂配伍组成思维探讨[J].北京中医药大学学报,2006,29(1):8-9.

(程磐基)

《伤寒论》中的方药煎服法

药物煎服法的确当与否,对于药物发挥疗效有着十分重要的作用。《伤寒论》非常重视药物的煎服法,提出了许多行之有效的方法,对于临床具有指导意义。

一、煎 煮 涵 义

《伤寒论》中煎煮的涵义是不同的。煎是指将药物的煮出液去滓后,继续放在文火上加温,以起到浓缩药液的作用。如小柴胡汤就按此法煎。煮是指将药物加溶剂后放在火上加温[1]。《伤寒论》中的大多数方剂均用此法。

二、煎 　 法

(一)先煎

刘友认为即将某药物加水先煎后纳其他诸药再煎。先煎的药物多属于各方的主药,或用量较大的而又适于加热时间较长者。为了使其药料充分释出,以突出其功效,如葛根汤中的葛根,茵陈蒿汤中的茵陈等。有的药物先煎是为了易于采取某种特殊的提取方法,如麻黄汤先煮麻黄为"去上沫"。这些先煎的方法与现代汤方的先煎只是单纯用于质重坚硬难于出料的介、石类药物有所不同[2]。孙志远认为麻黄先煎去沫可减少毒性;葛根是块根,久煎才能保证有效浓度;蜀漆先煎减少其毒性;大陷胸汤中的大黄先煎减缓其泻下作用,而消炎收敛作用又可尽量煎出;茯苓须切成薄片或捣为末,方能煎透;茵陈先煎保证煎出液清热利胆有效成分的浓度,破坏挥发油,缓解对胃肠的刺激[3]。

(二)后入

即加水先煮其他各药,后加该药再煮。一般多用于易出料而加热时间过久会影响其药效者,如栀子豉汤中的香豉,大承气汤中的大黄等[2]。孙源泉认为后入可①减少挥发性药材有效成分的损失;②贵重、量少的药物待汤成后入,和令相得内服,则充分利用药物;③胶类、糖类及禽蛋类药材后入以避免胶质、糖分溶解后影响其他药材有效成分的煎出[4]。

(三)烊化

待诸药煎取汁去滓后,纳入该药物再加温烊化。多用于盐类、胶类及其他易烊化的药物。如大承气汤、调胃承气汤中的芒硝,炙甘草汤、黄连阿胶汤、猪苓汤中的阿胶,小建中汤中的胶饴等。既可避免胶类及饴糖等黏附在药渣内造成浪费,又可防止同煎时这些药物溶化后药液浓度过高而影响其他药物成分溶出[2]。

(四)兑冲

待其他药物煎成去渣后,将该药物和入搅匀而不再加热煎,或稍稍加热微煮的一种汤剂制法。多用于不甚适合煎煮而可直接服用的药物。如通脉四逆加猪胆汁汤中的猪胆汁、人尿,黄连阿胶汤的鸡子黄等[2]。

(五)去滓重煎

即用水一斗二升,先将药物煮至总量的1/2,去滓,再将药液重煎至总量的1/4。见于小柴胡汤、半夏泻心汤等方。此种方法与药物的组成、用量、药物的溶出量、药物之间相互化合作用等有很大关系。此法既可挥发药液中的水分,又可使有效成分保留在药液中从而增加药物疗效[5]。孙源泉认为此法为减少汤药的体积,使每次服药量不至太大,使药力集中,充分发挥作用[4]。

（六）丸剂煎煮

即将药物捣碎后加工成丸，然后用水煎丸药，并连汤带渣吞服。如《伤寒论》中的大陷胸丸、抵当丸。这种煎煮法有利于药物有效成分的充分煎出，虽为丸剂，但经煎煮后药力不亚于汤剂，非缓图之剂[6]。

（七）浸渍

即将药物沸水浸泡一会儿去滓后服用，或与另煎的其他汤液相合后服用。如大黄黄连泻心汤、附子泻心汤。其意在轻扬宣散，取其性而不取其味，使之清泄上焦无形邪热，以消痞散结而不伤胃气[4]。

（八）毒剧药的煎煮

对于一些有毒性或副作用较大的药物的煎煮方法，《伤寒论》采用了久煎或加蜜同煎的方法。如大陷胸丸加蜜同煎，以减轻其副作用[7]。

（九）煎煮时间

张善举等认为以煎去量计算，《伤寒论》中煎去水7升、5升、4升、2升者最多，占汤剂近66％。张善举等取其中等剂量的草药加水1000毫升，煎35分钟后可取汁200毫升，即煎去800毫升，每分钟煎去约23毫升。如用文火煎煮保持药液在沸腾状态则每分钟煎去约17毫升。据此5～37分钟之间。并认为补阳剂、清解宣散剂煎煮时间偏短，温寒剂、补阴剂、寒热并用剂煎煮时间偏长[8]。

（十）煎取量

《伤寒论》方煎煮后的药液量在1～6升之间，其中3升者48方，2升者20方，两者占汤剂的70％多。煎取3升者大部分是太阳病桂枝汤系列、少阳病的方剂。煎取2升者多为太阳病表郁不解证、热痞证、风湿证及其他经病的一些方剂[8]。

三、溶　　剂

（一）水

水是《伤寒论》煎煮药物的主要溶剂。孙源泉认为水的应用量与药量的多少、药物的性质、煎时的蒸发、服用量、服用方法及疾病状况等有关。

（二）甘澜水

水本咸而体重，扬之千遍，甘而气清。取水之不助肾气而益脾胃，充分发挥苓桂草枣汤温脾制水的作用。

（三）潦水

为雨后地面之积水。又言地面流动的水。其性质甘平而味薄，助脾而去湿热，故麻黄连轺赤小豆汤用之。潦水含杂质较少，符合现代制剂选择煎药用水的原则。

（四）清浆水

一名酸浆水，又言为米泔汁。性凉善走，能调中宣气，通关开胃，解烦渴化滞物。枳实栀子豉汤用其以增开胃调中的作用。

（五）酒

在补阴剂中加酒通药性之迟滞，又通经隧达到补而不滞，如炙甘草汤用酒合煮，使地黄、麦冬不致碍滞脾胃。在祛寒剂中加酒，能破阴寒之凝结，助行药势，达到温经通脉的作用，如当归四逆加吴茱萸生姜汤等。

(六)蜜

蜜具有清热、补中、解毒、润燥、止痛等作用。《伤寒论》中常与水同煮,如大陷胸丸用蜜与水同煮,取其缓和药力过峻之作用,并能和中益胃矫味[4]。

四、服 法

(一)服药的次数

刘静宇等认为《伤寒论》中的服药方法有顿服及2～6次等多种方法。顿服是取其药力集中、效果迅速、有单刀直入之势,以利救治疾病。如桂枝甘草汤、干姜附子汤、大陷胸丸等。2次服用者多为阳气衰微、阴寒内盛、湿热壅滞之证,如四逆汤、白头翁汤等。3次服用者多为陈年痼疾,正虚邪实之证,和剂较多。4次服用者仅柴胡加龙牡汤,为病情复杂且较严重。5、6次服者分别为当归四逆加吴茱萸生姜汤与猪肤汤,取小量频服,使药力续而不断。此外还有少少温服等方法[9]。鞠文翰等归纳为五个方面:①根据病情轻重缓急而定,如一般情况大多为每日3次,如泻心汤、柴胡汤类。病情稍偏重急则每日2次,如四逆汤类。病情特别危急则采用"顿服",如干姜附子汤等。②根据服药后病情变化而定。如桂枝汤类方剂。初服后再根据服药后的病情变化而确定是否再次用药及用药的剂量、方法和时间。③相同的方剂根据不同的病情而定。如调胃承气汤有"少少温服之"及"顿服"的不同服法。④根据疾病的不同而定。如太阳病采取不定时服药方式,以达"一服汗出病差"的效果。阳明病采取每日早晚2次的服药方式。少阳病采取习惯的每日3服。⑤根据药物(方剂)特性的不同而定。如理中丸与汤,药物相同,剂型各别,丸者,缓也;汤者,荡也。丸剂服法"日三四,夜二服,腹中未热,益至三四丸",汤剂服法"日三服"[10]。

(二)服药的时间

鞠文翰等认为某些方剂采用昼夜服的方法。每日1剂,夜一、二服;日再,夜一服;昼三夜二服等,共有7方,多为温阳解表散寒,健脾和胃降逆,清热燥湿止利之剂,且急症较多。意在使药力接续不断,更好发挥药效。《伤寒论》还有3首方剂采用空腹服的方法,多为荡涤瘀滞,攻逐水饮,安蛔之剂。如桃核承气汤、十枣汤、乌梅丸等。意在空腹服能使药力直达病所,使脏腑易于吸收,奏效更捷[9]。曹忠贞则归纳为平旦用药、夜间用药、先其时用药等,认为是辨证论治在治疗上的具体应用,具有充分的科学性[11]。

(三)服药的剂量

服药的剂量根据病情及方药性质而定。有一次服1升、8合、6合、或1升分3次服用者,也有少少温服者。体质较弱或病证较轻者,中病即止,起到治病又不伤正。对于久病、难治病不但要增加药物的剂量,还要增加每次所服的药液量和每天的服药次数,如黄连汤"煮取六升,温服,昼三夜二",每次服一升二合[8]。

(四)毒剧药物的服法

龙文强认为《伤寒论》对于毒剧药物采用了根据体质强弱服药法,从小剂量开始逐渐加量服药法、间隔时间服药法、辅助服药法等[7]。

(五)其他

赵邦全根据病位、病情、体质、药剂特性、药后反映等归纳了病在表以得汗为度、病在里服法随证变通、病在上部多次少量服、病在下部少次多量服、病轻缓用常规服药法、病重应多次连服、病急者顿服、壮者少次服、弱者多次服、体强用量大、羸者用量小、峻剂分次服、缓剂连续服、效显证轻减量服等服药方法[12]。曹洪州则归纳为常规服药法、中病即止法、人体效应法、祛邪顿服法、食疗相佐法、连续服药法、逐渐加量法、试探服药法、提前服药法等[13]。刘先福归纳为据病位服药法、据病性服药法、据病势服药法等[14]。此外张绪生探讨了《伤寒论》汤药温服的意义[15];彭元珍分析了仲景煎药、服药用液的特点[16];童增华论述了服药后的护理方法[17]。王惠君认为《伤寒论》的药物煎服法对药效发挥起着重要影响[18]。

五、结　语

清代医家徐大椿说:"煎药之法,最宜深讲,药之效不效,全在乎此……故方药虽中病,而煎法失度,其药必无效。""方虽中病,而服之不得其法,则非特无功而反有害。"可见煎服法对疗效之重要性。《伤寒论》提供了许多药物煎服的经验与方法,是辨证论治体系的重要组成部分,认真研究探索《伤寒论》中的煎服法,对于提高药物的临床疗效具有重要作用。

参 考 文 献

[1] 唐耀.《伤寒论》若干词义初探[J].医古文,1984,(2):3-4.
[2] 刘友.论张仲景对汤方的煎服法[J].福建中医药,1983,(6):44-45.
[3] 孙志远.试论仲景方中有关药物先煎的原理[J].浙江中医杂志,1981,(5):199-200.
[4] 孙源泉.论《伤寒论》汤液的溶媒选择、用量及配制方法[J].四川中医,1994,(2):4-5.
[5] 韩俊生.《伤寒论》去滓重煎法初探[J].河南中医,1987,(2):7.
[6] 程磐基.浅谈张仲景的丸剂煎煮法[J].中成药,1991,13(5):37.
[7] 龙文强.《伤寒论》毒剧药物煎服方法[J].陕西中医函授,1994,(3):16-18.
[8] 张善举.浅谈《伤寒论》汤剂的煎服法[J].国医论坛,1993,(6):6-8.
[9] 刘静宇,陈莉.《伤寒论》的十二种服药方法[J]河南中医.1987,(5):14.
[10] 鞠文翰,姜建国.结合《伤寒论》略谈中药的服药时间[J].山东中医杂志,1983,(6):1-3.
[11] 曹忠贞.浅谈仲景特定时间用药[J].吉林中医药,1992,(2):47-48.
[12] 赵邦全.《伤寒论》服药方法浅析[J].四川中医,1994,12(2):5-6.
[13] 曹洪洲.《伤寒杂病论》服药方法考[J].中医研究,1993,6(2):17-19.
[14] 刘先福.《伤寒论》服药方法探析[J].四川中医,1990,(6):9.
[15] 张绪生.仲景《伤寒论》汤药温服小议[J].陕西中医学院学报,1992,15(2):18.
[16] 彭元珍.浅析仲景煎药、服药用液的特点[J].湖北中医杂志,1992,14(5):31-32.
[17] 童增华.浅析《伤寒杂病论》药物煎服法[J].湖北中医杂志,1989,(5):31-32.
[18] 王惠君.《伤寒论》汤剂的煎服法与药效的发挥[J].江西中医,2005,36(2):19-20.

（程磐基）

《伤寒论》中的药物剂量问题

由于《伤寒论》年代久远,因而对其中的药物剂量问题长期以来悬而未决。近年来许多学者就此问题开展了研究,并取得了一定的成果。现选择主要的观点综述如下:

一、重量的研究

(一)根据古币与嘉量核算

吴承洛《中国度量衡史》引用了吴大澂根据新莽货币推算新莽时 1 两合今之 13.67464克,及刘复据新莽嘉量推算新莽时 1 两合今之 14.1666 克的数据。他将这两个数据平均后认为新莽时 1 两合今 13.9206 克,1 斤合今 222.73 克[1]。这个数据主要依据于新莽时期的货币和嘉量,具有一定的可靠性与权威性。长期以来一直是折算新莽与现代衡制的主要数据。史料记载东汉度量衡制度承新莽,据此早在 50 年代朱晟就以上述数据为依据,认为《伤寒论》中的 1 两合今之 13.92 克,1 斤合今之 222.72 克[2]。中医研究院、广州中医学院合编的《中医名词术语选释》[3]、江苏新医学院《中药大辞典·附篇》[4]等均引用了上述数据。

(二)根据"药秤"折算

中医研究院《伤寒论语译》一方面引用吴承洛《中国度量衡史》关于东汉一两合今之13.92 克的资料。一方面根据唐代苏敬《新修本草》"古秤皆复,今南秤是也。晋秤始,后汉末以来,分一斤为二斤耳,一两为二两耳。金银丝绵,并与药同,无轻重矣。古方惟有仲景而已涉今秤,若用古秤作汤,则水为殊少,故知非复秤,悉用今者尔"的文字记载,认为东汉时期有药秤,是当时常用秤的 1/2,将《伤寒论》中的一两折合今之 6.96 克[5]。

(三)根据临床折算

第 2 版教材《伤寒论讲义》认为"关于剂量之标准,古今不一,汉时以六铢为一分,四分为一两,即二十四铢为一两。处方应用时,一方面根据前人考证的量制折算,更重要的是依据临床实践。凡论中云一两者,折今约一钱;云一升者,按重量折今六钱至一两不等,按容量可折 60 至 80 毫升。"[6]据此一两折今之一钱约 3 克。此后的教材,包括第 5 版教材《伤寒论讲义》均采用了此说。事实上在古代医家中也有以临床折算的,如李时珍《本草纲目》认为"今古异制,古之一两,今用一钱可也。"汪昂《汤头歌诀》认为"大约古用一两,今用一钱足矣。"

(四)根据药物比重推算

陈家骅等根据《金匮要略·腹满寒疝宿食病脉证并治》篇乌头桂枝汤方后"以蜜二斤,煎减半,去滓,以桂枝汤五合解之,令得一升……"有关煎服法的记载。认为 1 斤蜜的容积为0.5 升(五合),据东汉 1 升合今之 198 毫升的推算,0.5 升为 99 毫升,同时又测得生蜜比重为 1.27 克/毫升。于是认为东汉 1 斤合今之 126 克,一两合今之 8 克弱[7]。清·王朴庄《考证古方权量说》也曾根据《千金方》蜜 1 斤得药升 7 合,及《灵台仪象志》水与蜜比重为 20∶29 的记载,以自制药升 1 升水为一两二钱,推算出 1 药升蜜重一两七钱四分。据此又得出"古十六两,今重一两二钱一分八厘。古一两,今重七分六厘强"的结论[8]。黄英杰《伤寒论》柴胡加芒硝汤方后注"半夏二十铢,本云五枚",及《金匮要略》射干麻黄汤方中注"射干十三枚,一法三两"的文字进行考证,认为张仲景方 1 两约为 10 克[9]。

(五)根据古代衡器(权)核算

柯雪帆等根据国家计量总局《中国古代度量衡图集》中"光和大司农铜权"的有关资料进行了核算。此权现藏中国历史博物馆,高 7.6 厘米,底径 10 厘米,重 2996 克,权呈半圆形,权身有一镶"检封"的方穴。器身有铭文"大司农以戊寅诏书,秋分之日,同度量,均衡石,桶斗桶,正权概,特更为诸州作铜秤,依黄钟律历,九章算术,以均长短、轻重、大小、用齐七政,令海内都同。光和二年闰月廿三日,大司农曹丞淳于宫,右库曹朱音,史韩鸿造,青州乐安郡寿光金曹椽胡吉作。""光和"为汉灵帝刘宏年号,光和二年为公元 179 年,与张仲景为同年代。从铭文可知,此权为当时中央政府为统一全国衡器而颁布的标准铜权。按秦汉衡制的单位量值和权的量级程序,此权当为十二斤权,标准重量当为 3000 克。据此东汉一斤合今之 250 克,一两合今之 15.625 克(或缩简为 15.6 克)[10]。

全小林等通过文献考据与药物实测考证,并结合现代药理及临床实际,认为《伤寒论》经方 1 两约合今称 15.625 克(简为 15.6 克)。临床中以此剂量为基本单位,还原仲景用量,常常收效甚佳[11,12]。

丘光明认为光和大司农铜权"如果按十二斤权折算，一斤合 250 克；如果按十四斤权折算，一斤合 214 克。由于权未标明自重，故很难折合其单位量值。""以有记重刻铭的权折算一斤合 220 克，故暂定东汉一斤为 220 克"[13]（2001 年出版的丘光明等《中国科学技术史·度量衡卷》又"暂时把东汉一斤量值约定为 222 克)。

程磐基根据丘光明的观点及光和大司农铜权按十二斤权折算一斤合 250 克的量值，"认为东汉时期的衡值一斤合 220～250 克，每两合 13.75～15 625 克。东汉时期的药物剂量也应以此折算"[14]。

范吉平等据此推定东汉经方剂量"一斤折合今之 220 克，一两折合今之 13.8 克"[15]。

(六)根据《名医别录》的记载核算

梁陶弘景《名医别录》中有以下文字"古秤惟铢两而无分名，今则以十黍为一铢，六铢为一分，四分成一两，十六两为一斤。"王伊明据此以"十黍为一铢"之说，在称量 240 粒黍的重量后，认为汉代 1 药两合今之 1 克左右，最大不超过 1.6 克[16]。

关于《伤寒论》中钱匕，程磐基认为"钱匕"当为"钱七"，"匕"为"七"之形误，"七"读"化"，为化之古字，作货币解。故据文字、文献、文物考证，一钱七可理解为一钱七重。汉代的"五铢钱"法定重五铢，从近年出土的汉代衡器看，其形制以等臂式的天平或衡秤为主，也就是说在称药时这些有法定重量的钱币，完全可以作为砝码使用。东汉的一两合今之 13.75～15.625 克，如钱七是五铢钱的话，为 2.85～3.25 克。这个重量也符合汉代的用药剂量[17,18]。

二、容量的研究

东汉时期的容量问题，柯雪帆等经多方考证所得的数据比较接近：吴承洛《中国度量衡史》认为东汉 1 升合今之 198.1 毫升，刘复从新莽嘉量上测得 1 升容量合今之 200.6349 毫升，现藏上海博物馆的"商鞅铜方升"容量为 200 毫升，近年在山西太原发现的西汉初年"尚方半"(半斗即五升)容量为 1000 毫升，现藏上海博物馆东汉"光和大司农铜斛"容量为 20 400 毫升，现藏上海博物馆东汉"元初大司农铜斗"容量为 1970 毫升(上述量器容量不精确，很可能是铸造上的原因)，现藏南京博物院东汉"永平大司农铜合"容量为 20 毫升，据此东汉 1 升合今之 200 毫升[10]。而 1 合合今之 20 毫升，1 斗合今之 2000 毫升，1 斛合今之 20 000 毫升。

也有按其他方法折算容量的，如 2 版教材《伤寒论讲义》按临床将东汉 1 升折为 60 至 80 毫升[6]，王伊明按《本草经集注》："一撮者，四刀圭也。十撮为一勺，十勺为一合。以药升分之者，谓药有虚实轻重，不得用斤两，则以升平。药升合方寸作，上径一寸，下径六分，深八分"的记载，折算汉 1 药升合今之 6.34～10.4 毫升[16]。

关于《伤寒论》中的方寸匕，赵有臣认为东汉 1 方寸匕合今之 5 毫升[19]，张同振认为东汉 1 方寸匕合今之 12 立方厘米[20]，《中药大辞典·附篇》认为：方寸匕是依古尺正方一寸所制的量器，形状如刀匕。一方寸匕的容量，约等于现代的 2.7 毫升。其重量，以金石药末约为 2 克，草木药末为 1 克左右[4]。程磐基认为方寸匕之"方寸"是言其形，犹如方寸大小，为约略之辞，并非恰巧一寸见方，当是一种扁平或中间低凹的器具。其容量由于没有见到确切的实物尚难定论。方寸匕作为量药器，如果与当时的五分匕及合等配套使用的话，其容量在 10～18 毫升之间[18]。

三、以容量及个数为单位药物的研究

柯雪帆等根据东汉 1 升合今之 200 毫升的数据,将《伤寒论》中以容量为单位的某些主要药物,据上海中医药大学中药标本室所陈列的药物进行了测定。其结果如下:半夏半升约42 克,五味子半升约 38 克,芒硝半升约 62 克,麦冬半升约 45 克,麻仁半升约 50 克,赤小豆一升约 150 克,葶苈子半升约 62 克,杏仁半升约 56 克,香豉五合约 48 克,吴茱萸一升约 70克。对某些以个数为单位的药物也进行了测定,如大枣十二枚约 30 克,杏仁五十个约 15克,附子小者 10 克左右,大者 20~30 克,特大者 70 克左右,栀子十四个约 7 克,枳实四枚约22 克,栝楼实一枚,小者约 40 克,中等大小者 70 克左右,大者可达 120 克,乌梅三百枚因干湿不一而重量有异,干者约 300 克,湿润者约 680 克[21]。上述数据基本符合在方剂中的比例。

近年继续有以容量及个数为单位药物研究的报道,某些药物的量值不尽相同。其原因或许是所选药物的产地、质地、体积等不同所致。

四、结　　语

以上是近年来对《伤寒论》药物剂量研究的概况,其中对于重量的研究分歧较大,但柯雪帆等人的数据较为信而有据。这个数据既符合东汉时期的度量衡制度,又适宜《伤寒论》方剂中药物之间的比例。目前中药的临床用量大小不一,但有增大的趋势,近年来重剂取效的报道屡见不鲜。但是中药的剂量是个十分复杂的问题,其中既有药物因素,也有疾病、病人的差异等因素。临诊在一般剂量无效的情况下,可适当增大剂量,但不能盲目无限地增大剂量,以免产生副作用。因而加强中药的临床剂量研究仍是一个十分迫切而重要的课题。

参 考 文 献

[1] 吴承洛. 中国度量衡史[M]. 重印. 北京:商务印书馆,1957:60.

[2] 朱晟. 古今汤方剂量异同[J]. 中医杂志,1956,(10):531-534.

[3] 中医研究院,广东中医学院. 中医名词术语选释[M]. 北京:人民卫生出版社,1973:506-511.

[4] 江苏新医学院. 中药大辞典·附篇[M]. 上海:上海科学技术出版社,1979:762-763.

[5] 中医研究院. 伤寒论语译[M]. 北京:人民卫生出版社,1974:8.

[6] 成都中医学院. 伤寒论释义[M]. 上海:上海人民出版社,1973:30.

[7] 陈家骅,等. 经方药量管窥[J]. 浙江中医杂志,1981;(5):81.

[8] 唐大烈. 吴医汇讲·卷九[M]. 清乾隆五十七年(1792)唐门吴氏向心堂刻本:3.

[9] 黄英杰.《伤寒论》用药剂量及其相关问题的研究[D]. 北京中医药大学博士研究生学位论文,2007,108-112.

[10] 柯雪帆,赵章忠,张玉萍,等.《伤寒论》和《金匮要略》中的药物剂量问题[J]. 上海中医药杂志,1983,(12):36-38.

[11] 仝小林,刘文科,翟翌,等. 经方本源剂量在 2 型糖尿病治疗中的应用[J]. 世界中西医结合杂志,2008,3(12):695-698.

[12] 仝小林,穆兰澄,姬航宇,等.《伤寒论》药物剂量考[J]. 中医杂志,2009,50(4):368-372.

[13] 丘光明. 中国历代度量衡考[M]. 北京:科学出版社. 1992:414,429.

[14] 程磐基. 汉唐药物剂量的考证与研究[J]. 上海中医药杂志,2000,(3):38-41.

[15] 范吉平,程先宽,韩振蕴,等. 经方剂量揭秘[M]. 北京:中国中医药出版社,2009:57,97.

[16] 王伊明. 为古方权量正本清源[J]. 北京中医学院学报,1986;(2):10.

[17] 程磐基.关于"钱匕"的探讨[J].上海中医药杂志,1998,(9):40-41.

[18] 程磐基.中国古代量药器探讨[J].中华医史杂志,2000,30(2):109-113.

[19] 赵有臣.方寸匕考[J].江苏中医,1961;(7):23-24.

[20] 张同振.《伤寒论》、《金匮要略》用药剂量续考[J].吉林中医药,1987;(6):42-43.

[21] 柯雪帆,顾瑞生,何永樟,等.现代中医药应用与研究大系·伤寒与金匮[M].上海:上海中医药大学出版社,1995:142-145.

（程磐基）

日本《伤寒论》研究述略

除中国外,研究《伤寒论》历史最悠久、内容最系统、成效最显著的国家和地区当数日本。随着宋本《伤寒论》在日本的出版(公元 1668 年),以张仲景《伤寒论》、《金匮要略》为核心的医学,形成了日本汉方鲜明的特色。从创立古方派的医家,到现代研究《伤寒论》的学者,皆视《伤寒论》为医学典范,现将日本伤寒论研究概况作一横向点述。

一、《伤寒论》学术理论研究

(一)对《伤寒论》学术渊源、版本的认识

日本汉方医学家普遍认为《内经》与《伤寒论》无关,《内经》发生在黄河文化圈,是以针灸等物理疗法为主的医学;《伤寒论》则发生在江南文化圈,是以药物疗法为主的医学。两者是不同的医学体系,否定用《内经》的观点去研究《伤寒论》,而认为《伤寒论》自成体系,有独自的病理观、治疗观。其理由是:①从《伤寒论》的文体来看,简明而直截了当,与《易经》的文体极为相似,简直可以说是同出一辙;②关于《内经》的成书年代,有人认为可能是"汉武帝至后汉这一时期",《伤寒论》和《内经》这两部著作究竟孰先孰后,尚难判断;③仅根据《伤寒论》的学说与《内经》的思想有某些相同之处,就断定《伤寒论》渊源于《内经》,未免过于轻率;④《伤寒论》和《金匮要略》的原著,长期埋没于世,受阴阳五行思想及天文学等影响而被篡改的机会甚少,基本保存了原著的面貌。

对于《伤寒论》的版本,一些日本学者认为,赵开美影刻的宋本《伤寒论》也是经王叔和、林亿等历代具有《内经》学术观点的学者再三改编而成。《伤寒论》经过长期的辗转抄袭,难免有把抄写意见和前人注解混入正文的错误,但两者文体显然不同。主张通过反复熟读深思,将原文与伪文加以区别。

(二)对《伤寒论》原文的探讨

1. 关于发热恶寒的顺序 《伤寒论》中,同时叙述发热和恶寒的条文有 13 条,且在叙述上都是发热在恶寒之前,只有第 12 条例外。岩崎勋认为发热恶寒的顺序不是偶然而无意义的,而是有一定准则的。从发热恶寒的阴阳属性言,热是阳证中的重要证候,寒则涉及阴阳两证。三阳在外,主要表现在于热,判断专靠恶寒。故恶寒为其外候之标准;三阴在里,以寒为主,判断之法为是否有热,以发热为其外候之标准。从条文中证候的安排看,出现于阳证的主要症状有发热、头痛、脉浮,其排列趋势是表证特异性越高越靠近条文的开头;出现于阴证的手足厥冷,四肢拘急在恶寒之后,脉沉微则更在后,反映阴证的症状按离心性排列在条文之末尾,这是《伤寒论》条文的一般结构。

2. 关于太阴病 圆齐·佐藤贞美认为,在《伤寒论》里,其"表"者意味着太阳病;而阳明

病、太阴病、少阴病、厥阴病皆是"里"。在《内经》里阳明经和太阴经是表和里,但在《伤寒论》里阳明病和太阴病是里和里,两者是邻接关系。阳明与太阴并病,是疾病进展上两个病期所属的两个方证的并存。

3. 关于94条原文是并病 在《伤寒论》正文的条文中,标明并病仅有两条,即论先表的第48条和论后里的第229条。藤平健认为《伤寒论》中没有标明而实际属于并病者约占条文总数的1/8。疾病无时无刻不在发生演变,不管是阴病病位还是阳病病位都有可能出现横跨其他病位的情况,第94条即是跨于阴病阳病之间,阴阳两证并存的病理状态,其先表后里,先急后缓的治法是处理并病的有效措施。

(三)对三阴三阳的认识

日本汉医学者认为《伤寒论》的三阴三阳不是六经,与经络学说没有关系,而是以之概括六种病,三阳病包括:太阳病即肌热病或表热病,少阳病即胸热病、大里热病或半表半里病,阳明病即肠热病或里热病。三阴病包括:少阴病即肌寒病或表寒病,太阴病即肠寒病或里寒病,厥阴病即胸寒病或大里寒病。每病又各分为抵抗期和败退期,其治疗则是根据各病"缓""紧"不同的十二范畴进行。疾病的发展顺序,日本学者认为原则上是太阳、少阳、阳明,进一步发展至三阴,而《伤寒论》的作者在著述时变更其顺序是有其深意的。①为了对《内经》表示敬意,姑且从之;②疾病发展有不少是自少阳直行三阴;③为了先述表里,再论及表里之间;④病邪也有不经少阳,而由太阳直入阳明的,故置阳明病篇于太阳病篇之后。

(四)对合病、并病的认识

日本学者认为合病是以一个方证为主,病势盛时有一部分症状波及其他病位,或因病势发展过快,在所通过的其他病位还残留一部分症状,因此其治法仅有一方即可。所谓并病,是指互相关联的两证并存,重要的问题是互相关联,治疗并病应遵从先表后里,先外后内,先急后缓,合方等一定法则。

二、《伤寒论》临床运用研究

(一)未病

未病与预防 《内经》中的"不治已病治未病"主要指未病先防,《难经》及《金匮要略》的治未病是指防止疾病进一步传变,日本现代所说的未病主要指亚健康状态,与古代未病有所不同。日本未病学会(Japan Mibyou System Association)将未病的概念合并为"无自觉症状而检查有异常"和"有自觉症状而检查无异常",即病变前期、未明确诊断的非健康状态。日本《厚生白皮书》于1997年拓展了未病的概念,其中包括生活方式病。

(1)感冒:多例易患感冒的小儿及易患感冒的老年病例,分别服用柴胡桂枝汤3个月、补中益气汤6个月后,其感冒次数明显减少,停药后仍能维持较好状态,服药期间发热明显改善[1]。

(2)心血管疾病:一般认为,中药对循环系统疾病如心肌梗死、心功能不全等无明显疗效,但如果以预防为目的,早期进行预防性治疗,则中药具有比西药更显著的效果。

因心功能不全服用ACEI(血管紧张素转化酶抑制药)和利尿药进行治疗时患者出现口渴,或手足不温、腹泻等症时给予五苓散、真武汤后,患者症状改善,继续服药心功能不全未复发。

(3)无症状性脑梗死:后藤博三等临床观察了应用以桂枝茯苓丸提取剂为主的中药预防无症状性脑梗死的疗效,结果表明,中药可改善无症状性脑梗死所出现的抑郁等精神症状,并可提高患者的认知能力[2]。

（二）腹诊的临床运用

日本汉方的腹诊术，最早是受我国医学影响而出现的。主要分为"难经派"与"伤寒派"。"难经派"腹诊由针术医家提倡，以《内经》、《难经》为理论根据，重视诊察胸腹间动气，并将腹部分区与五脏相配。"伤寒派"腹诊以《伤寒论》、《金匮要略》为理论指导，将腹诊所得证候与仲景原文对比，决定选方用药。在长期的发展中，腹诊日臻完善，形成了具有日本汉方医学特点的诊断技术。

1. 腹诊的目的　腹诊的最大目的是测知患者虚实程度，从而制定相应的治疗措施。而腹力，包括腹肌的弹力、厚度、加压的抵抗感、皮下脂肪等综合情况，是反映虚实的重要指征。如腹壁厚、肌肉发达、富有弹性的为有腹力，多见于实证。相反，腹壁软，腹肌弹力弱为没有腹力，多属虚证。

2. 腹证的临床意义

（1）心下痞硬：指心下部憋闷，有抵抗感，多见于阳证，如热性病，邪在半表半里的少阳病，用泻心汤类或柴胡剂；若素来胃肠虚弱见腹胀、时腹痛，误用下剂而致的心下痞硬者则为阴证，用人参汤类。

（2）心下痞、心下痞满：指有心下部憋闷感而没有压痛、抵抗等他觉症状，常在心下部有振水音，为虚证，用四君子汤、六君子汤及人参汤等。

（3）心下软：心下部软而无抵抗，多见于虚证病人，偶见于实证者。

（4）胸胁苦满：指从胸到两胁严重的胀感并伴有抵抗和压痛。按体质的虚实及胸胁苦满的强弱，分别使用大柴胡汤、柴胡加龙骨牡蛎汤、四逆散、小柴胡汤、柴胡桂枝汤、柴胡桂枝干姜汤等。

（5）胁下痞硬、胁下硬满：指肋骨弓下部的痞硬，常见于胆囊炎、胆石症，也应使用柴胡剂。

（6）心下支结：指腹直肌在上腹部分的肌紧张状态，是柴胡桂枝汤、四逆散的适应证。

（7）里急、腹直肌挛急：指腹直肌从上至下呈紧张状态，包括自觉肌紧张，肠蠕动亢进、疝痛等，多是虚证的腹证。用柴胡桂枝汤、小建中汤等。

（8）小腹拘急、小腹弦急：小腹拘急是下腹的肌肉从耻骨联合为下顶点的逆八字形的肌紧张，多伴腰膝无力、腹疼等，为肾虚的腹证，用八味地黄丸。小腹弦急指下腹的肌肉沿腹直肌的异常紧张状态，用桂枝加龙骨牡蛎汤。

（9）小腹不仁：指下腹的正中部腹壁的无力状态，或伴有知觉钝麻。为下焦虚衰的表现，老年人、坐骨神经痛、腰痛、间歇性跛行症及产后、开腹术后一时性尿闭时可见到小腹不仁，用八味地黄丸。

（10）小腹满、小腹硬满：小腹满是指下腹部的膨满感，小腹硬满更加有腹肌紧张亢进及压痛，这一腹证也称为"瘀血的腹证"，是使用活血化瘀剂的指征。

（11）小腹急结：指在髂骨窝有强烈的压痛，是桃核承气汤的腹证。

（12）心悸、心下悸、脐下悸：心悸是心脏的搏动，心下悸、脐下悸是腹部大动脉的搏动，能非常强地被触及者大体是虚证，不宜用发汗及下剂，宜用炙甘草汤、桂枝加龙骨牡蛎汤、苓桂术甘汤、半夏厚朴汤、五苓散等。

（13）心下振水音：胃下垂、胃张力松弛等胃壁紧张度弱的情况下，透过腹壁能听到给予振动时胃内的水音，属虚证，宜苓桂饮、真武汤、半夏白术天麻汤、六君子汤、四君子汤、人参汤等。

(14)腹满(腹胀):腹胀,腹部表面硬,但深压迫时抵抗小,脉弱者多虚证,宜温补疗法。腹力强,深压迫时抵抗力强,便秘,脉有力时多实证,宜用大黄剂,承气类。

(15)正中芯:即腹壁正中的皮下可触及像铅笔芯样物,是解剖学上的白线。平时触不到,但当腹直肌紧张异常减弱时可触及。在上腹部触及正中芯是中焦虚,用人参汤、四君子汤等。下腹部触及正中芯是下焦虚,用八味地黄丸等,从上至下可触及正中芯者是全身的体力低下状态,用真武汤、人参汤、小建中汤等。

(三)方药临床运用

2004 年日本汉方药总值达 1030 亿日元,2004 年版的日本厚生省药物局《药事工业生产动态统计年报》中,刊登了汉方制剂生产情况,其中居首位的是小柴胡汤,其他进入前 10 位的伤寒方剂还有小青龙汤、大柴胡汤、柴胡桂枝汤、柴胡加龙骨牡蛎汤,可见柴胡剂及其类方是最常用的汉方药。

1. 小柴胡汤的运用

(1)肝胆疾病:小柴胡汤在日本主要用于治疗肝胆疾患,如乙型肝炎、非甲非乙型肝炎、肝硬化、酒精性肝损害、脂肪肝及外科术后肝损害等。小柴胡汤药理研究的深入,大大拓展了其适应范围。

(2)对肝癌的预防及治疗:有学者对 260 名肝硬化患者进行了 5 年观察,定期进行 AFP、超声检查,结果小柴胡汤组的肝癌发生率有降低倾向,AFP 值较服药开始时变动轻微,而对照组 AFP 值呈明显上升,认为小柴胡汤通过免疫机制抑制了微小肝癌的发展。

(3)对艾滋病的预防和治疗:通过对 11 例人类免疫缺陷病毒(Human Immunodeficiency Virus,HIV)抗体阳性者进行观察,其中 8 例服用小柴胡汤,3 例服人参汤,口服 1 年至 4 年 9 个月。虽然患者感染 HIV 已经 7~8 年,但临床 AIDS 发病者仅有 1 例,实验表明小柴胡对美洲商陆有丝分裂原引起增殖反应有增强效果及对 HIV 复制有抑制效果,证实了小柴胡汤预防和治疗艾滋病的疗效。

(4)其他疾病:小柴胡汤还可以治疗支气管哮喘、过敏性皮肤病、习惯性流产、类风湿关节炎、糖尿病、IgA 肾病等过敏性或自身免疫性疾病,以及中枢性味觉障碍、癫痫、口腔干燥症、打鼾、夜尿症等神经系统疾病。

2. 柴胡汤类方的运用

(1)柴胡类方治疗呼吸系统疾病:大柴胡汤用于呼吸道感染、阻塞性肺疾病属实证者;柴胡加龙骨牡蛎汤适用于伴有神经精神症状的咳嗽;小柴胡汤广泛用于亚急性期和慢性期的呼吸系统疾病;柴胡桂枝干姜汤适用于外感风寒而发的慢性咳喘、支气管炎、慢性鼻炎等呼吸系统急慢性炎症[3]。

(2)柴胡桂枝汤治疗癫痫:自 20 世纪 60 年代日本即开始使用该方治疗癫痫,临床观察表明该方与抗癫痫药有协同作用,可减少抗癫痫药的用量,使嗜睡、思考力下降的副作用减轻,有利于抗癫痫药的减量或停用。另有运用此方治疗肩凝及防治消化性溃疡的报道。

(3)柴苓汤(小柴胡汤合五苓散)治疗自身免疫性疾病:如类风湿关节炎、系统性红斑狼疮、肾病疾病、溃疡性结肠炎、渗出性中耳炎、妊娠中毒症及消除西药毒副作用。

(4)柴朴汤(小柴胡汤合半夏厚朴汤):治疗肝郁型喘息及神经官能症。

(5)柴胡加龙骨牡蛎汤:治疗慢性咽炎[4]、精神分裂症、抑郁症。

3. 芍药甘草汤的运用 运用芍药甘草汤代替解痉药用于胃 X 线检查,探讨了 X 线片效果,并与肌注解痉药进行比较,获得了良好的效果。研究还证明芍药甘草汤具有抑制胃液分泌的作用。有学者对大肠内窥镜检查时应用芍药甘草汤减轻患者痛苦进行了研究,从视觉疼痛计分分析,表明该方能达到预期效果。前田浩治[5]等研究认为,对伴有肢体疼痛的脑血管病偏瘫患者,芍药甘草汤可在减轻疼痛,解除肌张力增高状态的同时,使关节活动度扩大,改善日常生活活动。且顿服比定时服用效果好。无效的病例可能与严重的关节变形有关,故早期给药效果会更好。

4. 五苓散类方的运用　五苓散类方包括五苓散、苓桂术甘汤、真武汤等利水行水剂。

(1)五苓散:治疗感冒、流行性感冒、胃扩张、胃弛缓、胃下垂、肾病、尿毒症、心源性水肿、梅尼埃病等。

(2)苓桂术甘汤:治疗神经官能症、结膜炎、角膜炎、视神经炎、心脏瓣膜病、慢性肾炎、肾病、梅尼埃病、高血压等。

(3)真武汤:治疗高血压、震颤麻痹、脑出血、锥体外系疾患、肠炎、胃下垂、胃弛缓、心脏瓣膜病、心功能不全、肾炎、肾病、角膜干燥症、角膜翳等。

(四)方药运用特色

1. 注重汤(方)证关系研究　药物群(方剂)与症候群(证)相对应,这就是方证相对,证的客观化是方剂有效性指标客观化的前提。如日本学者认为"口渴、小便不利"五苓散证的实质是伤津失水与水液内蓄的复杂病理并存,运用五苓散治疗小儿中毒性消化不良、急性小肠腹泻,不输液也可获得良效。

2. 注重腹证与方剂对应　把腹诊和处方用药直接联系起来,也是日本汉方特色之一。如腹诊见有"胸胁苦满",当用小柴胡汤;若病情加重,出现心下急,则用大柴胡汤;仅见胸胁苦满,脐上心下有轻度膨满感则用柴胡桂枝汤。日本很多方书都附有腹证图解。

3. 注重体质与方剂运用关系　包括以体质类型作为选方的依据,及使用经方用于体质的治疗和预防。如山田胤光的《中医百病治疗》包括 50 多种病,每病之下均有"依体质、症状分类的药方"一项。治疗虚弱体质或腺病性质病人的胸胁苦满,用小柴胡汤除消除原症状外,同时可改善体质,预防感冒、扁桃体炎、中耳炎、支气管炎等疾病发生。

4. 据药理信息拓展运用领域　通过复方药理研究,探讨其新用途,如根据小柴胡汤能抑制变态反应性炎症药理作用,将其用于治疗小儿特发性皮炎。

5. 沿用原方,剂量轻,规范化日本汉医处方、组方精简,多沿用仲景原方,较少加减化裁,若有兼夹证,也多用"合方"或原方增减 1~2 味药。用药量轻,为我们常用量之 1/3~1/4,有的仅十几分之一,且多数仲景方药制成颗粒化剂型,使用方便,节省药源。

6. 汉方西药并用,探讨协同作用　日本除单独使用仲景方外,采用汉方西药结合使用渐趋增多。如柴苓汤与糖皮质激素合用,能使后者副作用减轻,并使其用量减少,甚至摆脱它的依赖,其药理研究也支持这种观点。柴苓汤被作为类固醇的辅助剂而使用。

三、《伤寒论》实验研究

(一)腹诊的现代研究

1. 关于瘀血腹诊　《伤寒论》和《金匮要略》中桃核承气汤等 10 个活血化瘀方剂条文中,均有下腹部异常的记载,故日本学者认为诊断瘀血必须依靠腹证。

寺泽捷年[6]在 1986 年的日本第 5 次瘀血综合科学研究会提出的《国际瘀血证诊断标准试行方案》中将瘀血腹证列为必备诊断项目。胜田正泰通过反复验证,确立了瘀血压痛点。

认为左天枢部位的抵抗或所谓瘀血场面,其实质是以肝脏及相关的脏器为中心,出现的体液循环和代谢障碍的综合征。小川新经过近 3 万余人的检查,认为具有瘀血腹证的患者多有腰椎、骨盆的骨改变。

寺泽捷年[7]对"瘀血"的病理表现和血液流变学的关系进行研究发现,瘀血患者红细胞变形、血液黏稠度增加,服用桂枝茯苓丸后上述表现得以改善。对贝赫切特综合征患者服用桂枝茯苓丸前后蛋白质芯片的血浆图式进行分析,芯片表面捕获的蛋白质经脉冲式激光照射后从表分离,离子化的从固相中飞行。离子化的蛋白质飞行时—间型质量分析计(TOF-MASS)测定质量数和离子强度,分子量小的飞行快、分子量大的飞行慢。赤丸敏行[8]等用热像图及超声波检查瘀血腹证,发现少腹急结患者的左髂窝附近压痛部位,体表温度低,皮下脂肪组织的层次排列紊乱,随着服用桂枝茯苓丸压痛缓解后,低温影像也消失。另外研究结果显示,少腹急结患者,静脉血氧分压低下,血栓弹力图呈凝固亢进状态,肝促凝血酶原激酶升高。

2. 胸胁苦满的探讨　胸胁苦满是腹诊的重要内容,包括两种:真性胸胁苦满,即真皮,结缔组织的浆液性炎症,为全身性间叶系统炎症的部分表现;假性胸胁苦满,即腹肌紧张,是与精神、神经相关联的症状。关于胸胁苦满的体征、检查方法及诊断标准,日本学者都进行了详细的探讨。实验研究方面,有地滋[9]运用大量抗原肝内注射,诱发慢性炎症,将佐剂关节炎注射酶蛋白的抗原发生的结缔组织增生症候群看做是胸胁苦满,并投与小柴胡汤、大柴胡汤,方药显示出了明显的抑制作用。以四氯化碳造成家兔肝损伤,可见胸胁苦满部位呈低电阻状态及纤维样变性,毛细血管破裂等浆液性炎的初期变化,并可见局部皮肤、皮下结缔组织呈增厚、浮肿和轻度硬结样改变。说明弥漫性肝炎和膈肌炎症时皆可出现胸胁苦满,其基本病理为结缔组织炎。有地滋[10]还认为,胸胁苦满是间叶系统的免疫性炎症,是机体的一种反应。当患者抵抗力减退时胸胁苦满也随之消失。山田河男[11]通过对 120 例患者从血液生化检查和精神症状评价等方面研究发现,精神紧张程度越高,越易出现胸胁苦满。并且季肋部水肿程度易受体重和 BMI(体重指数)的影响,与肝功能、血脂呈弱相关。研究还发现应激性刺激越强烈、越易出现胸胁苦满。提示患有身心及精神疾患的病例,因应激性刺激而症状恶化时易出现胸胁苦满。左侧的胸胁苦满比右侧多,可能与身体的右半侧紧张程度高、反而较难反应出胸胁苦满的症状有关。

3. 腹证与影像诊断的相关性　近年来日本学者探讨了腹诊与胃肠 X 线造影所见的相关性,力图通过消化道形态、功能和黏膜变化探索腹诊的客观性。有学者对 95 例患者腹诊后立即进行胃十二指肠造影检查,结果提示:腹力虚者,胃角呈低位,十二指肠憩室发生率高;腹力实者,胃糜烂程度高;有振水音者,胃角呈低位,十二指肠憩室发生率高,呈轻度胃萎缩性变化;新谷卓弘[12]等通过探讨灌肠 X 线所见与腹证及有效方药的关系,确认腹证左右脐旁压痛的患者多为乙状结肠滞留于骨盆腔的 A 型患者,且乙状结肠屈曲次数增加;土佐宽顺[13]等通过 X 线观察,明确了胃振水音的发生机制,即在不具有器质性病变的情况下,胃部振水音的产生是以胃内液体和气体的存在为前提,由于腹壁上的振动,传导到背后具有椎体的胃窦部附近而产生的。

4. 小儿正中芯的研究　正中芯为腹部正中线触到的如铅笔芯样索状物,一般为虚象的腹证。由于小儿生理病理特点,腹诊少见,角田朋司[14]探讨了正中芯与小儿哮喘的关系,发现哮喘男孩正中芯的出现率高,低年龄层尤为明显,4～5 岁以后有减少的趋势,与无哮喘组比较,呈明显不同的分布。

5. 心下痞硬的研究　　心下痞硬是病人自觉心下痞塞，腹诊按之有抵抗和压痛，土佐宽顺[13]等探讨了伴随心下痞硬出现的自觉和他觉症状，认为心下痞硬是湿邪侵犯机体出现在腹部的反应，实验研究提示与交感神经功能及肝左叶的大小有关。

(二)方药药理研究

1. 小柴胡汤的研究

(1)免疫调节：汉方医学重视机体内环境的稳定，认为小柴胡汤具有现代医学的免疫调整作用。

各务伸一[15]研究证明小柴胡汤具有双向免疫调节作用，既可诱导抑制性 T 细胞活性，又可激活辅助性 T 细胞活性。用小柴胡汤所作的体外实验，证实它能增加 γ-干扰素和抗体的生成，且有量效关系。小柴胡汤能调节细胞免疫和体液免疫，特别是调节与 HSV 相关抗原的免疫应答。研究证明，小柴胡汤具有调节肝局部反应的 Kupffer 细胞产生前列腺素 E_2 的作用。

河田则文[16]研究表明该方可增强具有调节肝局部反应的 Kupffer 细胞产生前列腺素 E_2 的作用。

(2)抗炎：松田重三[17]等研究证实用角叉菜浮肿法测定小柴胡汤的抗炎作用与泼尼松龙相当，且能被类固醇阻断药所拮抗，表明小柴胡汤有类似类固醇剂的作用机制，或通过促进肾上腺皮质激素的分泌或抑制糖皮质激素的负反馈抑制作用而达到上述作用。小柴胡汤又具有非激素样抗炎作用，在促进抗体产生，激活细胞免疫的同时，从巨噬细胞诱导脂类皮质素，抑制磷脂酶 A_2 活性，通过抑制白细胞三烯和前列腺素及过氧化物的产生达到抗炎效果。小柴胡汤与激素合用可增强抗炎能力，能拮抗激素对肾上腺皮质功能的抑制。

(3)保护肝细胞：雨谷荣[18]等报道小柴胡汤对四氯化碳和半乳糖胺造成的急性肝损伤具有保护作用，不仅抑制肝细胞的坏死，且直接抑制肝纤维化，并通过加速细胞周期，作用于细胞 G_1 后期而促进肝脏的再生，与胰岛素、胰高糖素有协同效果。藤原[19]认为小柴胡汤中的有效成分通过胃液作用立体结构发生变化，在肠道细菌作用下的糖链断开，可有效作用于肝的代谢系。实验表明，小柴胡汤具有保护肝细胞、抑制肝星形细胞活性、改善网状内皮系统功能、诱导肝癌细胞凋亡的作用[20]。

(4)改善动脉硬化：耐谷荣[21]等还报道小柴胡汤对不同机制引起的高脂血症模型都有改善作用，表明其降脂机制是多方面的。斋藤纪子[22]实验证明小柴胡汤可抑制中性粒细胞及血小板活化因子产生过氧化物，阻止内皮细胞损伤。从而缓解动脉硬化和血栓形成而防止老化。

(5)对于败血症性休克的作用：坂口修平[23]认为小柴胡汤对脂质过氧化反应的抑制作用主要与黄芩苷元、人参皂苷的 Rf 有关。小柴胡汤对内毒素引起的线粒体 Ca^{2+}-ATPase 活性增张有抑制作用。小柴胡汤通过抑制线粒体内 Ca^{2+} 的蓄积，减轻线粒体的功能障碍。细胞内 Ca^{2+} 浓度在细胞活性与内环境稳定方面发挥着重要作用，因而认为小柴胡汤对内毒素所致休克的防御机制与细胞内 Ca^{2+} 密切相关。

(6)中枢作用：雨谷荣[24]提出小柴胡汤通过中枢对肾上腺的体液性调节起促进作用，对神经性调节起抑制作用。实验显示，其对老龄大鼠的体重增加及肾脏、肾上腺重量减轻有明显抑制作用，并对老龄大鼠的学习获得时间延长有改善作用。可减少脑内去甲肾上腺素和香草杏仁酸含量，而使多巴胺含量增加。

上述研究为小柴胡汤被广泛运用于自身免疫性疾病、感染性疾病、肿瘤、神经、消化、心血管系统疾病的防治提供了有力的实验依据。

2. 对柴胡桂枝汤的研究

(1)抗惊厥：菅谷英一[25]实验发现细胞外用柴胡桂枝汤能抑制戊四唑(PTZ)引发的突发性活动，尤其在癫痫发作过程中对细胞内钙和钙相关的病理现象有重要作用，从而表现出对癫痫发作现象(EEG改变和肌痉挛性惊厥)的全身性抑制作用。平松绿、A. KOSugaya[26]等报告柴胡桂枝汤能消除自由基，使细胞松弛素B(C-B)所致大鼠脑皮质原代培养神经元轴索变形正常化。也有实验表明，柴胡桂枝汤能抑制 E_1 系小鼠因注射PTZ而引起的惊厥，并抑制其惊厥发作时环核苷酸的升高。

(2)增加免疫功能：秋叶哲生[27]等报告柴胡桂枝汤对大鼠末梢血淋巴细胞及肠道菌群的实验结果表明，该药可使正常幼鼠的免疫功能活性化。

(3)抗溃疡：有研究认为柴胡桂枝汤能抑制半胱胺所致大鼠胃溃疡的形成。实验发现该方可抑制胃酸、胃蛋白酶及胃泌素的分泌，并直接促进胰腺分泌 HCO_3^- 和十二指肠腺(Brunner腺体)分泌，以加强十二指肠黏膜的防御能力，且对黏膜保护因子有增强作用。从所含生药各自作用看，不仅可愈合溃疡，还有扩张末梢血管，改善微循环，抗应激作用。

(4)根除幽门螺杆菌：瓜田纯久[28]等认为柴胡桂枝汤不仅能提高对幽门螺杆菌的根除率，减轻副作用，还对抗酸药及根除疗法无效的重度萎缩性胃炎等虚证有效。

(5)抑癌作用：加地到[29]等报告用大鼠进行试验表明，柴胡桂枝汤能抑制癌前病变的细胞变性灶的发生，因而认为柴胡桂枝汤对肝癌的抑制作用始于癌症的发生阶段，作用机制与抑制肝细胞增殖活性、促进诱导细胞凋亡有关。因此认为，柴胡桂枝汤对肝细胞癌还可能有预防作用。

3. 柴苓汤的研究

(1)对实验性肾病模型的影响：服部智久[30]等研究报道柴苓汤对氨基核苷嘌呤霉素(PAN)所致大鼠肾病模型的蛋白尿和高脂血症有显著抑制作用。形态学观察可见其抑制肾小球袢壁和肾小球囊的粘连。近年报道柴苓汤具有良好的保持肾小球基底膜(GBM)阴性电荷作用，可以减轻氨基核苷嘌呤霉素引起的急性间质性肾炎的Ⅰa抗原和Ⅰa阳性细胞向间质浸润。还有研究证实柴苓汤对自然发病的狼疮肾炎模型n小鼠活性氧清除剂——超氧化物歧化酶(SOD)、过氧化氢酶、谷胱甘肽过氧化酶(GP-X)有增强作用，因活性氧被抑制而保护肾脏本身。

(2)抑制变态反应及药物的毒副作用：冲本二郎[31]等对26例肺癌患者进行临床观察，结果表明柴苓汤可使因顺铂(CDDP)致肾小管受损而增高的NAG和尿 β_2-MG下降，抑制肾小球受损而增高的血中BUN、CCr和 β_2-MG。有报告认为柴苓汤具有类固醇样作用，环磷腺苷样作用，及抑制肉芽组织形成，激活补体、抑制抗体产生，抑制血小板聚集，促进纤维蛋白溶解，利尿等作用。

(3)对实验性下丘脑-垂体-肾上腺系统抑制的恢复作用：弘前大学 TozawaF[32]等发现柴苓汤对下丘脑和垂体的PSL性负反馈有抑制作用，对给予肾上腺糖皮质激素后下丘脑分泌CRH和垂体分泌ACTH的恢复有促进作用。

4. 柴朴汤的研究

(1)抗变态反应：Tohda在柴朴汤对IL-3，IL-5，GM-CSF等酸性细胞活化因子刺激嗜酸性粒细胞生存时间延长作用的研究中，发现柴朴汤可缩短嗜酸性粒细胞生存期，因此认为柴朴汤直接作用于与变应性炎症有关的嗜酸性粒细胞而抑制变态反应[33]。研究还发现柴朴汤抗变态反应作用机制是：①抑制β受体激动药导致的豚鼠气管中受体的减量调节；②引起狗支气管平滑肌β受体的增量调节；③抑制变态反应炎症细胞产生 LTB$_4$，C$_4$；④抑制螨抗原阳性哮喘患者培养淋巴细胞中 IgE-FecRⅡ 的表达以及抑制培养嗜酸性粒细胞的 LFA-lα、β 及 CR$_3$，ICAM-1 等黏附分子的表达并且使培养的嗜酸性粒细胞的生存时间明显缩短；⑤抑制螨刺激所导致的螨抗原阳性哮喘患者外周血单核细胞中 IL-3，IL-4，IL-5，IL-6 的产生，并促进 IFN-α 的产生[34]。

（2）治疗胃病变：间宫敬子 Igal 以 SD 雄性大鼠为对象进行实验研究，发现柴朴汤对应激性胃溃疡的发生有预防作用[35]。YuzuriharaM 等发现柴朴汤对胃糜烂有预防作用，其抗糜烂作用的机制包括抑制胃酸分泌等攻击因子的作用和增强胃黏液细胞等防御因子的作用两大方面[36]。

2004 年日本汉方药总值达 1030 亿日元，2004 年版的日本厚生省药物局《药事工业生产动态统计年报》中，刊登了汉方制剂生产情况，其中居首位的是小柴胡汤，其次还有大柴胡汤、柴胡桂枝汤、柴胡加龙骨牡蛎汤等，可见柴胡剂及其类方是最常用的汉方药[37]。

5. 三黄泻心汤的研究 末水敏彰发现三黄泻心汤能抑制牛磺胆酸盐致大鼠胃黏膜损伤及钠、氢离子向胃腔内，氢离子向黏膜内流量的增加，且呈量效关系，并有明显的前列腺素（PG）合成功能增强作用，表明该方通过强化胃黏膜屏障而发挥其对胃黏膜的保护作用。黄芩苷可阻止血小板前列腺素的代谢，还可抑制白细胞脂质氧化酶，抑制肥大细胞、嗜碱细胞膜表面的抗原抗体反应以及高密度脂蛋白、胆固醇的增加。大黄、黄连对肠内菌群的调整，可能有抑制内毒素的产生，从而抑制血小板的凝集作用[38]。

6. 五苓散的研究 临床研究和动物实验都证实五苓散具有较全面的肾保护作用。赤敕朋秀[39]通过五苓散对分离灌注的大鼠肾的药理作用观察发现，经口给予五苓散提取物对肾有保护作用。而伊藤嘉纪[40]则认为五苓散的主要作用是改变渗透压感受器的渗透压特性，提高渗透压的调节点。有学者研究发现，五苓散对水排泄障碍者有效，对健康人无效。

高岛基史[41]研究证明，五苓散能增加正常大鼠的心房肌细胞中的心钠素（ANF）颗粒数，机体在正常情况下，不往向血液中释放 ANF，当机体患浮肿或腹水时，血液中的 ANF 增加，能排出水分和钠。原中硫离子[42]的实验证明，五苓散组对大鼠生长、水代谢、肾功能都比西药效果好。佐野幸惠[43]等研究发现，五苓散和西药利尿药虽能明显地从尿中排出电解质，但中药组对全身水分分布，细胞外液及各脏器中的电解质含量基本无影响，从而提示中药利尿作用，与对体液的利尿激素样的调节机制及肾的生理有密切关系。

其次，原中硫离子[44]等研究发现，五苓散具有预防乙醇中毒引起的蛋白质异常，营养障碍所致的体重剧减，并可改善乙醇中毒之体内电解质障碍，有抗脂肪肝作用。

四、中日传统医学研究《伤寒论》的差异

当代中医学和汉方医学，虽然都根源于古代的中医学，但二者是在不同的国度里发展演变而来，因而它们在基础和学术特点方面存在着一定的差别。现将其要点列表如下（表92）。中日传统医学同源异流，各具特色，互有短长，重仲景学说理论研究及方药的灵活运用是我们的长处，日本将基础、临床医学与药学三结合进行立体研究，积极引进现代科学技术，加强对仲景组方规律及复方药效学、制剂学研究，将对弘扬仲景学说，促进我国中医药发展产生积极而深远的影响。

表 92 汉方医学和中医学的比较

项目	对象	日本的汉方医学	中国的中医学
理论基础	学术源流	独立于《内经》而以药物疗法为主的医学体系	上溯内、难为代表的医经派理论和《汤液经》为代表的经方派方药
	理论框架	六经辨证与八纲辨证相结合为纲统112方证	六经辨证论治为纲,主证、兼证、变证为目,统112方证
	诊疗模式	直接对应——主证←——→方剂	辨证——审机——立法——处方
	病理理论	主要是阴阳、虚实及气、血、水学说比较简单	六淫、七情、脏腑经络、营卫气血、津液等比较详备
学术特点	对三阴三阳的理解	三阳为热证、三阴为寒证、三阴三阳类寒热为六个病期	六经是阴阳、脏腑经络、气化、阶段等的综合性概念,是生理病理的高度概括
	八纲等基本概念的运用	八纲等基本概念较具体,如阳证就是热证、体力强盛则为实等	八纲等基本概念较抽象,在不同的语言环境里有不同的含义
	治法上的特点	四诊合参,尤重腹诊,诊断结论为西医病名,结合方证名称	四诊合参,重视脉、舌诊,诊断结论以病机为主加中医(或西医)病名
	辨证施治的特点	以方证对应为核心,重视处方解说,认为伤寒论只有汗吐下和	用传统的中医理论和术语辨证审机、立法处方,同时认为伤寒论八法俱全
	方药上的特点	崇尚古制与科学提炼相结合,剂量极小,常用药仅200味以内	守仲景法而多不恪守原方,常用汤剂量为汉方的3倍,常用药在400种左右

参 考 文 献

[1] 秋叶哲生. 和漢薬の臨床应用と研究. 日本东洋医学杂志. 2003,54(1):56-57.

[2] 后藤博三,柴原直利,喜多敏明,等. 长期服用桂枝茯苓丸对无症状脑梗死的疗效探讨[J]. 日本东洋医学杂志,2003,54(1):60-63.

[3] 三潴忠道. 慢性咳と漢方の治療. 汉方と最新治疗,2004,13(1):57-59.

[4] 松浦达雄. 应激疾病与汉方医学. 汉方と最新治疗漢方と最新治療,2004,13(1):36-40.

[5] 前田浩治. 芍药甘草汤对脑血管病偏瘫患者肩关节疼痛和活动度的改善[J]. 汉方と最新治疗,1998,7(1):41-44.

[6] 寺泽捷年. 国际瘀血证诊断标准试行方案. 国际标准刊号:ISSN 1003-5370. 1986.

[7] 济木育夫. アレルギー疾患の漢方治療. 汉方と最新治疗,2003,54(3):490-498.

[8] 赤丸敏行. 证与 HLA. 吉林中医药,1987,(3):41-43,46.

[9] 有地滋. 津村小柴胡汤颗粒对慢性肝炎有治疗效果. 日本和汉药研讨会论文集,1976.

[10] 有地滋,张国壁. 虫末合用柴胡剂治疗肝硬化[J]. 日本医学介绍,1982,11:4.

[11] 山田河男. "胸胁苦满"的生化、精神医学研究[J]. 日本东洋医学杂志,2001,52(1):17-24.

[12] 新谷卓弘. 去芍药方剂对气逆所致心悸的影响. 国外医学·中医中药分册,2003,(25):3.

[13] 土佐宽顺. 汉方腹证"心下痞硬"と血清儿茶酚胺の关系の考察. 和汉医药学会志,1985,2(3):65.

[14] 角田朋司. 小儿の正中芯と喘息の关系について. 和汉医药学会志,1993,3(6):54.

［15］Kakumu S,Yoshioka K,Wakita T,et al. Effects of TJ-9 Sho-s-aiko-to(Kampo medicine)on interferon gamma and antibody duction specific for hepatitis B virus antigen in patients with type Bchronic hepatitis[J]. International Journal of Immununopharm-acology,1991,3(213):141-146.

［16］河田则文.内质网应激参与蛋氨酸-胆碱缺乏饮食诱导大鼠脂肪性肝纤维化的研究.中华肝脏病杂志,2010,(18):2.

［17］松田重三.小柴胡湯の抗炎機序.和漢医学会誌,1989,(6):32-34.

［18］雨谷荣,周德文.小柴胡汤对肝损伤的保护作用[J].国外医药·植物药分册,1990,(6):3.

［19］藤原研司,冲田极其,多罗尾和郎,等.以小柴胡汤治疗乙型肝炎[J].汉方医学,2004,28(2):2-12.

［20］Su SB,Motoo Y,Xie MJ,et al. Antifibrotic effect of the herbal medicine Saiko-keishi-to(TJ-10)on chronic pancreatitis in the WBN/Kob rat[J]. Pancreas,2001,22:8-17.

［21］耐谷荣.小柴胡汤の高血脂モデルに对する効用の考察[J].薬学雑誌,2005,125(6):27-29.

［22］斋藤纪子.小柴胡汤の動脈硬化が防止する機能[J].日本東洋医学雑誌,2003,54(4):36-39.

［23］坂口修平.小柴胡汤对败血症性休克の作用[J].薬学雑誌,2004,124(2):82-84.

［24］雨谷荣,荻原幸夫.从药理和药化探讨小柴胡汤.国外医学·中医中药分册,1990,(12):10-13.

［25］菅谷英一.柴胡桂枝湯が癲癇の発作の抑制作用の機製.日本东洋医学雑誌,2002,53(3):41-43.

［26］平松绿.癫痫治疗的一些探讨.国外医学·中医中药分册,1979,(1):1-37.

［27］秋叶哲生.和汉药的临床应用与研究.日本东洋医学杂志,2003,54(1):56-57.

［28］瓜田纯久,三木一正. Helicobacter pylori 感染治療における漢方薬の役割.和汉医药学杂志.2000,17(1):12-16.

［29］加地到,饭石浩康,马场都,等.柴胡桂枝湯の肝発癌抑制効果についての検討.汉方医学,2002,26(3):25-27.

［30］服部智久.植物成分的抗肾炎效果与疗效研究[J].日本药理学杂志,1991,97(1):13.

［31］冲本二郎.体位引流排痰后肺功能的观察[J].国际护理学杂志,1985,(6):10.

［32］Tozawa F. 黄芩茎叶总黄酮抗炎及解热作用研究[J].中国民族民间医药杂志,1999,(40):287-288.

［33］丸山征郎.気管支喘息に对する柴朴湯とsodium cromoglycate 吸入法の比較对照試験.第18回和漢医薬学会大会論文集,2001,18(8):66.

［34］岛田均,池田胜久.アレルギー性鼻炎と漢方小青竜湯を中心に.汉方と最新治疗,1999,7(4):299-313.

［35］同心.小柴胡汤、柴朴汤、人黄甘草汤对实验性应激溃疡的预防效果[J].国外医学·中医中药分册,1999,21(5):52.

［36］同心.柴朴汤的最新研究进展[J].国外医学·中医中药分册,2000,22(5):318.

［37］段豪,李赛美.日本柴胡汤类方研究及应用[J].辽宁中医药大学学报,2008,10(3):27-29.

［38］丸山征郎.三黄泻心汤的药理作用探讨.国外医学·中医中药分册,1985,7(2):5-6.

［39］赤敕朋秀.五苓散对分离灌注的大鼠肾的药理作用[J].国外医学·中医中药分册,2002,24(1):37.

［40］伊藤嘉纪.以五苓散为例论"证"的病理生理[J].汉方医学,1982,6(11):12.

［41］高岛基史.五苓散和电针疗法沿五行学说调节血中或心肌细胞中心房性钠利尿因子量.国外医学·中医中药分册,1989,11(1):11-12.

［42］原中硫离子.五苓散对大鼠生长、水代谢以及肾功能的影响.国外医学·中医中药分册,1990,8(3):26-28.

［43］佐野幸惠.利尿剂的作用机理.国外医学·中医中药分册,1981,(3):45.

［44］原中硫离子.五苓散预防大鼠乙醇中毒的作用.国外医学·中医中药分册,1991,12(4):36-38.

（李赛美　刘敏）

经方配伍实验研究概述

摘要近年经方的实验研究结果表明,仲景所创之方,不仅具有非凡的实用性和合理性,而且具有严谨的科学性和周密性。①经方配伍具有合群之妙用:配伍使经方具有单味药物所不备的药理作用,如葛根汤、桂枝茯苓汤、黄芩汤等;配伍使经方作用优于其组成的单味药物,如葶苈大枣泻肺汤和四逆汤。②经方配伍具有诸药优化组合的特点:君药药理作用为全方的主要药效,如黄芩汤的君药黄芩;诸药配伍,相得益彰,提高疗效,如白虎汤中的生石膏与知母的组合就能"相须"为用,芍药甘草汤中的配伍则是"相使"为用;诸药配伍、相反相成,降低毒副反应,如四逆汤存在辅佐药与君药的协同增效和监制毒性的配伍关系;诸药配伍,协同与拮抗作用并存,如泻心汤的抗凝和抗血小板聚集作用中出现相加(黄连黄芩)、协同(大黄黄芩)、拮抗(黄连大黄)的效用。③药味药量增减使方药与病证吻合。④近年来正交设计、均匀设计、聚类分析法及计算机的应用使研究的效率大大提高。⑤经方配伍研究仍是薄弱环节,应结合六经辨证和脏腑辨证理论及药效学、化学成分开展经方配伍实验研究,并以多指标来综合评估经方配伍优劣或最佳配方。

自宋迄今,言经方者,皆指仲景之方。因其法度严、配伍妙、用药精、疗效宏,屡起沉疴,颇受推崇,从其诞生之日起,一直起到论治的重要作用。随着中药复方药效实验研究的深入开展,对经方配伍规律的实验研究也日趋重视。据不完全统计,国内目前通过拆方比较和正交设计方法等研究的古方逾 50 个,其中经方占大部分。研究结果表明,仲景所创之方,不仅具有非凡的实用性和合理性,而且具有严谨的科学性和周密性。

一、经方配伍具有合群之妙用

仲景之方,并不是几味药物的简单堆砌,也不是单纯将药效相加,而是根据病情的需要,在辨证立法的基础上,按照一定的组方原则,通过有机的配伍,诸药共奏单味药所不能达到的效能或新的药理作用,即前人所谓"药有个性之特长,方有合群之妙用"。

(一)配伍使经方具有单味药物所不备的药理作用

葛根汤由葛根、麻黄、桂枝、生姜、大枣、芍药组成,具有发汗解表,生津液、濡经脉之功效;现代药理研究表明,葛根汤能解热,但在相应剂量下,分别单用其组成的 7 味生药,均未表现出解热作用。桂枝茯苓丸治能改善血瘀时的血液流变学参数,调整脂质代谢,降低血脂水平。但对其组成药物进行配伍及拆方的研究未见报道[1]。黄芩汤全方对大鼠离体回肠的收缩频率、收缩幅度及紧张性有非常明显的抑制作用。如果减去黄芩,其作用呈现相反的兴奋作用[2]。半夏泻心汤、甘草泻心汤方中,各药味对胃液成分的影响其变化趋势类似,但影响程度不尽相同,生姜泻心汤与其他两方出入较大,不同药味之间存在交互作用[3]。

(二)配伍使经方作用优于其组成的单味药物

葶苈大枣泻肺汤能防治革兰阳性菌对动物支气管的感染,全方比相应的单味主药葶苈子、黄芩更为有效。由附子、甘草、干姜组成的回阳救逆的四逆汤,在对低氧条件下大鼠血管内皮细胞的实验中发现,附子提取物、干姜提取物、甘草提取物均能显著增加前列环素及内源性一氧化氮(NO)的含量,而三者相合的四逆汤提取物在增加前列环素及内源性 NO 的药理作用上强于组方药提取物,从而产生比单味药更强的抗休克作用[4]。又如柴胡桂枝汤的解热作用优于其组成的桂枝汤及小柴胡汤[5]。

二、经方配伍具有诸药优化组合的特点

仲景制方具有严谨的组方原则,君臣有序,各司其职,相辅相成,并通过诸药间的优化组合,使全方产生最佳的治疗效果。

(一)君药药理作用为全方的主要药效

王孝先研究黄芩汤对肠道菌株的抑菌作用的实验表明,黄芩汤对伤寒杆菌等6种肠道菌株有中敏感度或低敏感度抑菌作用,而君药黄芩在药汁上的含量对其抑菌作用有一定的关系[6]。三承气汤主治阳明热实,实验中观察到相同质量的大黄使用不同的配伍方法,其蒽醌类衍生物的溶出率各不相同,并且与其导泻作用强弱相一致,而蒽醌类衍生物主要存在于大黄中,这提示三承气汤中导泻作用主要是大黄所致[7]。

(二)诸药配伍,相得益彰,提高疗效

白虎汤中的生石膏与知母的组合就能"相须"为用。现代药理研究表明,单用生石膏退热作用虽快,但较弱而短暂;知母单味退热作用虽缓,但作用较强而持久;两药相伍,全方退热作用就显著增强。仲景芍药甘草汤中的配伍则是"相使"为用。王文萍将芍药、甘草及芍药甘草汤制成水煎液,分别灌胃给予SD大鼠,发现与单方相比,给予芍药甘草汤后大鼠血浆中甘草次酸的达峰时间提前,峰浓度增加;芍药苷达峰浓度提高、相对生物利用度增加;两成分均出现半衰期缩短现象。故芍药、甘草的配伍,其药理作用互相增强,从而提高疗效[8]。

(三)诸药配伍、相反相成,降低毒副反应

仲景之方常利用药物间的配伍来减少毒副反应。四逆汤类方的毒性主要由附子中的乌头碱产生的,对通脉四逆汤毒性分析的实验中发现,药汤在煎煮过程中乌头碱成分在配伍干姜与甘草两种药的作用下远比生附子单煎时消失得快,说明该方存在辅佐药与君药间的监制毒性的配伍关系[9]。有学者对四逆汤分组研究发现,合煎组与混合组,其中乌头类生物碱的含量显著降低,且附子中乌头碱的稳定性相对差些,说明两味药物相互作用可能产生不溶性的物质,从而减少乌头碱、次乌头碱的含量。另外,附子与甘草配伍后甘草酸的含量也有所降低[10]。

(四)诸药配伍,协同与拮抗作用并存

仲景之方,各组成药物之间既可以出现协同作用,也存在拮抗作用。谭正怀等研究发现,泻心汤中黄连具有一定的急性毒性,黄芩则是其解毒物质[11]。吴茱萸汤温中止呕的功效为医家所推崇,实验表明,吴茱萸、生姜与镇痛、止呕作用皆成正相关,并呈剂量依赖性;人参与镇痛作用成负相关,与止呕作用无相关性;大枣与镇痛作用成正相关,与止呕作用呈负相关。吴茱萸的回归系数在诸回归方程中均最大,确证了吴茱萸在处方中的君药地位。这无不说明了仲景制方遣药的科学性和严谨性[12]。

三、药味药量增减使方药与病证吻合

仲景制方用方,可溯流追源,有宗有祖,常为某个祖方的加减衍化,务使方药与病证完全吻合。药味、药量是决定方剂功效的主要因素,当其增减时,必然使全方组成的配伍关系发生变化,并由此改变全方的功用和主治证的主要方面。

(一)药味的增减变化

大承气汤、小承气汤和调胃承气汤均用大黄为君,分别或伍芒硝、枳实、厚朴,或伍枳实、厚朴或伍芒硝、甘草。三者均能清热泻下,但大承气汤峻下,小承气汤轻下,调胃承气汤缓

下。观察三方用相同剂量水煎液中蒽醌类成分,发现大承气汤含量最多,次为小承气汤,更次为调胃承气汤,结果与其泻下作用变化相一致[7]。白晶等研究发现,小柴胡汤及其药群配伍各组大鼠胸腔渗出液体积、渗出液中白细胞数量、MPO 含量以及血清 IL-8、NO 含量均显著降低,胸腔渗出液 LZM 含量显著升高,提示小柴胡汤及其药群配伍具有显著的抗炎作用,对胸膜炎有一定的防治作用[13]。

(二)药量的增减变化

芍药甘草汤,由于芍药跟甘草的不同配伍,其作用强弱也各不相同。以腹腔注射醋酸法复制疼痛小鼠模型实验中发现,芍药甘草汤能对抗醋酸所致的小鼠扭体反应,且芍药甘草比例为 3∶1 时镇痛作用更好,与 1∶1 组和 2∶1 组比较均有统计学意义。实验结果基本与其功用相吻合[14]。

四、经方配伍的研究方法

经方组方严谨,疗效肯定,但过去对其药效、配伍规律的阐述,大多停留在直观观察所得的宏观认识上,多用文字加以描述,难以揭示其组方配伍的奥秘。近年经方实验研究方法的应用,为探讨经方组成药物间的相互关系和配伍的科学机制提供了实验依据。正交设计、均匀设计、聚类分析法及计算机的应用使研究的效率大大提高。

(一)正交设计法

实验中通过拆方研究来认识经方君臣佐使配伍理论,为从实验意义上理解方剂配伍的合理性提供了可能,正交设计法为经方配伍研究积累了丰富的资料。如王均宁等用正交设计法研究真武汤及其拆方对动物实验性心力衰竭的治疗作用。结果表明,真武汤原方效用最佳,组方中的芍药以用赤芍效果更优,生姜对全方有增效作用,显示经方配伍的合理性[15]。王大方等用正交设计法研究麻黄汤对外周血淋巴细胞 DNA 的损伤作用,麻黄汤对小鼠外周血淋巴细胞 DNA 无损伤作用,而其中单味药麻黄对淋巴细胞 DNA 有显著损伤作用,单味药桂枝、甘草、杏仁则无明显影响,提示麻黄分别与桂枝、甘草合用能显著降低麻黄的损伤作用[16]。

(二)均匀设计法

该法是将数论和多元统计相结合的一种实验设计方法,适用于多因素、多水平的实验研究。因该方法舍弃了正交设计的"整齐可比"的特点,而让试验点在试验范围内充分"均匀分散",所以它安排的试验次数仅与水平数相等(而正交设计试验次数是水平数平方的整数倍),大大地减少了试验次数,在方剂配伍实验研究中的应用,将节省大量的时间和经费;同时,均匀设计试验结果的分析是通过计算机进行多元统计处理,经回归方程分析各因素对试验结果的影响,可定量地预测优化条件。因此,它适用于中药方剂的配伍实验研究。尽管目前在经方配伍实验研究中,均匀设计方法的应用尚未见报道,但可以预料该法将为经方配伍研究提供更为方便的手段。

(三)聚类分析法

利用计算机对经方配伍进行解析是一项新的尝试。该研究以方中药物的性味归经为特征,运用模型数学中的聚类分析方法,对复方中作用不同的几个药群(即君药、臣药、佐药、使药)进行分类,据此探讨复方的组方规律。如苏薇薇采用该法对小柴胡汤进行分析,最终得到中药的模糊等价矩阵,取 $\lambda=0.77$,方中诸药分为 3 类:①柴胡、黄芩;②半夏、生姜;③人参、甘草、大枣。聚类分析结果与该方组方的传统中医药理论相一致[17]。周毅生等也采用本法对半夏泻心汤、旋覆代赭汤等《伤寒论》中 7 味药以上的 28 个经方进行了模糊聚类分析,结果表明,上述各方是由各类药物模糊聚类群组成,各类药物对于六经病变各有其侧重,与组方原则相符[18]。

五、成绩、问题与思考

(一)促进了经方配伍研究的深入开展

近年来,通过对经方组成原则和配伍变化的实验研究,有助于经方组方理论的科学阐明,论证了经方配伍的科学性和严谨性,揭示了经方配伍的内在物质基础,为指导临床遣药用方、创制新方提供了实验资料。

(二)存在问题

在经方实验研究的内容上,经方配伍研究与药效学相比仍是薄弱环节。在研究方法上,较多地采用拆方研究中的正交设计法;虽然该法对阐明配伍关系是有益的,但要定量说明方药配伍关系尚存在局限性;且运用多剂量、等剂量及计算机辅助分析的实验研究方法有待加强。在观察指标方面,仅以某一药效为指标作为判断全方配伍优劣的研究不少。

(三)结合六经辨证和脏腑辨证理论开展配伍实验研究

六经辨证和脏腑辨证是《伤寒杂病论》的主要辨证方法,结合其主要辨证理论进行经方配伍的研究,既可从辨证方法研究中吸取其科学合理的实验方法、手段和指标,又可为经方配伍规律的认识予以符合传统理论的阐释。

(四)结合药效学、化学成分进行系统研究

药效机制研究是实验方剂学的一项重要任务,经方的配伍关系及其与药效学、化学成分的研究,有助于全面认识经方的配伍、剂量与全方功效的关系。首先要阐明经方发挥药效的基本条件、作用部位和继发效应;其次要观察不同的药效学指标,因为经方常是一方多效和一方多用,且中药常有多种有效化学成分,而一种成分往往有多方面的药理作用,因而经方常具有多样的药理活性,这就决定经方配伍实验研究选用的药效学指标应具多样性,并以多指标来综合评估经方配伍优劣或最佳配方。

参 考 文 献

[1] 赵江红,苍海,李静琼.桂枝茯苓丸治疗心脑血管病的药理研究进展[J].河南中医学院学报,2005,20(4):86.

[2] 席军生,傅延龄.黄芩汤对胃肠道疾病的作用机理[J].光明中医,2006,21(10):66.

[3] 高艳青,司银楚,牛欣,等.半夏泻心汤及其类方不同配伍对正常大鼠胃液成分的影响[J].北京中医药大学学报,2006,29(3):168-171.

[4] 刘平,葛迎春,马天舒,等.低氧条件下四逆汤及组方药提取物对大鼠血管内皮细胞释放 PGI_2,TXA_2 和 NO 的影响[J].中国中药杂志,2004,29(10):991.

[5] 赵秀荣,李静华,赵玉堂,等.柴胡桂枝汤合方解热作用关系的实验研究[J].河北医学,2007,13(5):515.

[6] 王孝先.黄芩汤、白头翁汤、葛根芩连汤对肠道菌株抑菌作用的实验观察[J].中国中医基础医学杂志,2001,7(1):42-44.

[7] 席先荣,刘江书.方药配伍对三承气汤中蒽醌类衍生物含量影响比较分析[J].中国医院药学杂志,2001,21(10):596-598.

[8] 王文萍,王垂杰,谷松,等.芍药甘草汤配伍意义的药动学研究[J].世界科学技术-中医药现代化,

2009,11(3):382-387.

[9] 葛尔宁.通脉四逆汤毒性分析[J].中国实验方剂学杂志,2006,12(5):12.

[10] 陈建萍,谭炳炎,吴伟康,等.四逆汤中附子甘草配伍规律研究[J].中国实验方剂学杂志,2001,7(3):16-17.

[11] 谭正怀,唐大轩,李杭翼.泻心汤配伍理论实验研究[J].中国实验方剂学杂志,2010,16(4):99-102.

[12] 宁黎丽,车镇涛.吴茱萸汤药效物质基础的方法学研究[J].药学学报,2000,35(2):131-134.

[13] 白晶,孙明瑜,王守勇,等.小柴胡汤药群配伍对角叉莱胶诱导的大鼠胸膜炎模型的影响[J].北京中医药大学学报,2005,28(1):34-38.

[14] 郑富超,郑秀丽,郭玉成,等.芍药甘草汤不同配伍比例镇痛作用的实验研究[J].承德医学院院报2008,25(2):213-214.

[15] 王均宁,刘更生.真武汤及其拆方强心剂利尿作用的实验研究[J].中成药,1998,20(11):45.

[16] 王大方,高广,杨静玉,等.正交设计法研究麻黄汤对小鼠外周血淋巴细胞DNA的损伤作用[J]中药药理与临床,2006,22(3):7-9.

[17] 苏薇薇.中药方剂的计算机辅助分析[J].中国中药杂志,1997,22(3):186-188.

[18] 周毅生,刘延福.微机用于《伤寒论》方中药物的模糊聚类分析[J].中成药,1990,12(5):42.

(朱章志)

伤寒论方化学成分研究述评

摘要 伤寒论方是《伤寒论》理论精华在论治方面的集中体现,是一个有层次和结构的有机整体,其化学成分并不是单味药化学成分的简单相加,疗效是复方中各成分的综合效应,既与化学成分对人体的影响密切相关,同时与机体对各成分的处理不可分割。因此,其化学成分的研究在伤寒论复方的研究中占有重要地位。配伍过程中复方化学成分的研究,可揭示其配伍规律,为改良处方、创制新方提供科学依据;采用体外模拟法和体内研究法研究复方体内化学成分的变化,可明确影响复方疗效的环节和因素,对合理用方、制订给药方式、剂量及间歇时间等都十分重要。研究已表明,四谱结合色谱方法是研究方剂配伍及体内过程化学成分的定性定量的有效综合分析方法;化学成分的研究能够更本质地阐明方剂疗效的物质基础,发掘方剂配伍的科学内涵,探索体内分布代谢规律。应综合运用定性定量的方法,结合药效学、药动学、制剂工艺及药材品质开展研究,以配伍中各成分的变化规律及体内化学成分的药代动力学为研究重点,以明确各成分间的相互比例、各自的浓度范围及代谢规律,发现并提取复方中的有效成分组合或生物活性物质或代表性成分,建立复方的质量评价标准,阐明复方化学成分与配伍、制剂工艺、给药方式与时间、个体差别及饮食等的关系为研究目标。可为优化处方、制定科学的制剂工艺及用药方案提供实验依据。

伤寒论方是仲景医疗实践宝贵经验的结晶,是《伤寒论》理论精华在论治方面的集中体现。用现代科学方法对其全方位而深入的研究,不仅可发掘方剂配伍的科学内涵,而且可为推广应用和开发新药提供科学依据。近10年来国内外对伤寒论方从不同角度进行了探索,但研究多集中在药理、药效学方面,而其化学成分的研究还较少。伤寒论方疗效的物质基础都是其化学成分的总和,既与化学成分对人体的影响密切相关,同时与机体对各成分的处理不可分割。因此,化学成分的研究在伤寒论复方研究中占有重要地位,内容十分丰富,不仅能阐明复方作用的物质基础,发掘其配伍的科学内涵,而且可探索复方配伍制剂过程中及体内吸收、分布、代谢过程中化学成分的变化规律,从而优化处方、制定科学的制剂工艺及用药方案。现就近年来此方面的内容加以述评。

一、伤寒论方配伍过程中化学成分的研究

中药复方的特点在于通过药物配伍产生全方的整体综合疗效。研究配伍过程中化学成分的变化规律,为改良处方、创制新方提供科学依据。

时维静等用蒸馏法从白头翁根中提取得到原白头翁素,用乙醇提取纯化法得到白头翁总皂苷,用煎煮法得到白头翁浸膏,分提白头翁汤各组成药物,合煎白头翁汤,将它们配制成1∶1、1∶2、1∶4梯度浓度的溶液,用K-B纸片扩散法对金黄色葡萄球菌、大肠埃希菌、抗铜绿假单胞菌、副伤寒杆菌进行抑菌试验,结果发现白头翁不同提取物、白头翁汤的组成药物对以上细菌均有抑菌作用,但白头翁中的原白头翁素抑菌效果最好,复方抑菌作用不是各组成药物作用的相加[1]。吕锦芳等研究发现,白头翁汤及白头翁、黄连、黄柏、秦皮的水煎液对兔离体肠管均具有抑制作用,并且剂量越大抑制作用越强,其中白头翁汤及黄连、黄柏的水煎液抑制作用较强,而秦皮、白头翁水煎液的抑制作用稍缓和[2]。陈绍辉等研究白头翁汤发现,其主要成分为生物碱类、香豆素类、皂苷类和柠檬苦素类化合物,对大肠埃希菌、金黄色葡萄球菌、肺炎球菌、链球菌、李斯特菌等5种细菌均有不同程度的抑制作用[3]。

《伤寒论》、《金匮要略》中记载了黄连甘草参与配伍的方剂6首,如黄连汤、半夏泻心汤等。谭晓梅等研究发现葛根芩连汤配伍中葛根、黄连能降低黄芩苷的含量,甘草没有增加黄芩苷溶出的作用[4]。李赛君等研究发现,在混煎黄连与甘草的沉淀物中,黄连的有些化学成分被保留下来,有些成分却被抑制了;而甘草的化学成分基本都消失了;同时在混煎黄连与甘草的沉淀物中还产生了在单煎黄连与单煎甘草中所没有的一些新物质[5]。丁立中等发现黄连与甘草配伍,抗金黄色葡萄球菌的作用增强了4倍[6]。

四逆汤为回阳救逆代表方,其中附子含生物碱,单用强心作用不明显,且可导致异位心律失常;甘草、干姜无强心作用,但与附子配伍后复方强心升压作用显著,并能避免单用附子产生的异位心律失常。徐珊珺等发现甘草与附子合煎口服可减小附子毒性,部分原因是其可减少附子中有毒生物碱的煎出。但甘草酸及甘草次酸并不能减少附子中有毒生物碱的煎出,而可能与有毒生物碱结合,延缓其在胃肠道吸收,发挥一定的减毒作用[7]。张顺峰通过研究发现,乌头碱、中乌头碱、次乌头碱具有明显的心脏毒性,也具有明显改善心功能的作用,在三种双酯型生物碱中次乌头碱的毒性较弱,治疗指数最大,甘草苷与乌头碱配伍可降低乌头碱的心脏毒性,并与乌头碱的强心作用有协同作用,使乌头碱对心脏作用的安全范围扩大,甘草苷与乌头碱配伍减毒增效(存效)的作用机制与其抑制心肌细胞钠离子通道的作用有关[8]。

研究认为石膏清热之功在于钙离子,麻杏甘石汤清热的物质基础可能与其中的微量元素同有机成分的协同作用有关,即石膏的主要无机元素钙、铁、锰、锌等与麻黄碱、甘草酸、杏仁甙形成络合物。蒋光义等发现麻杏石甘汤传统汤剂中的苦杏仁以及石膏共同作用,影响麻杏石甘汤传统汤剂中麻黄碱的含量,其量效关系为正相关[9]。贺祝英等研究发现麻杏石甘汤中甘草酸的溶出率与麻黄在整个处方中的用量成正相关[10]。

二、伤寒论方体内化学成分的研究

复方作用于人体而发挥疗效,故体内的影响因素不可忽视,复方体内化学成分的吸收分布、代谢、排泄等环节都是影响疗效的因素。如石膏的主要成分为硫酸钙,内服后经胃酸作

用,一部分变为可溶性钙离子增加血清钙离子浓度,抑制神经应激能力,减轻血管渗透性,发挥清热作用。因此,体内化学成分的研究,对合理用方,制订给药方式、剂量及间歇时间等都十分重要。

(一)体外模拟法

如黄丰等先制备麻杏甘石汤的含药血清,然后将其加入致敏的 RBL-2H$_3$ 细胞中,观察麻杏石甘汤对 RBL-2H$_3$ 细胞脱颗粒及其他炎性物质的影响。结果发现麻杏甘石汤药物血清能明显抑制 RBL-2H$_3$ 细胞脱颗粒,并能抑制 RBL-2H$_3$ 细胞释放组胺、肿瘤坏死因子-α及白细胞因子[11]。证明了体外模拟法的可行性,为体外模拟法在中药复方化学成分研究中的应用提供了依据。本法引入体内过程因素,能较准确地反映复方体内化学成分的变化规律,比动物实验法简便易行,条件易于控制。

(二)体内研究法

郑王巧等采用酶联免疫法测定冰醋酸致痛小鼠血清中前列腺素 E$_2$(PGE$_2$)和环磷酸腺苷(cAMP)的浓度,发现芍药甘草汤能明显降低冰醋酸致痛模型小鼠血清中 PGE$_2$ 和 cAMP 浓度[12]。李锐等应用同一来源含药血清,分别以乌头类生物碱和一氧化氮(NO)为指标,同步进行血药浓度测定和药理效应测定,结果发现二者在犬体内均呈一级速度消除,具有开放一房室模型的特征,药动学参数 K 血与 K 教、T1/2 血与 T1/2 效接近,均具有药效产生快、作用维持时间较长的特点[13]。

当归四逆加吴茱萸生姜汤体内的动态研究结果表明,当归四逆加吴茱萸生姜汤等药物对小鼠血清 Cr、NO 指标均有影响[14]。丁国锋等发现三黄泻心汤能通过降低肥胖大鼠体重、血糖及血清瘦素、胰岛素水平而发挥调节血脂、改善瘦素和胰岛素抵抗的作用[15]。王琳等研究发现小青龙汤能降低大鼠哮喘模型血清 NO 及肺泡灌洗液(BALF)中 ET$_1$ 水平;能改善黏膜水肿、管腔阻塞程度,并有阻断基层细胞增生和平滑肌增厚的作用[16]。贺丰等研究麻黄汤方中臣佐使药对君药在人体内代谢过程的影响发现,所有药时曲线均符合无滞后开放式一一房室动力学模型,不同配伍对伪麻黄碱的部分药代学参数有显著影响,方中各药味对伪麻黄碱的部分药代参数的影响有显著交互作用[17]。王雪峰等将小柴胡汤以 30g/kg 的剂量给大鼠灌胃,于不同时间收集尿液并取心、肝、肾,采用高效液相色谱法测定样品中黄芩苷的浓度。结果发现灌胃给药后,黄芩苷在大鼠体内的代谢符合二室动物模型,并发现黄芩苷在心、肝中含量较高[18]。结果提示,小柴胡汤中其他成分基本不影响黄芩苷在体内的代谢,且在心、肝中的含量较高。

三、伤寒论方化学成分的定性与定量方法

酶标免疫法利用抗原抗体反应原理测定 GA 血清浓度,此方法非常灵敏,特异性强,用于芍药甘草汤体内 GA 浓度测定时已证明成功地测定到常规剂量下体内血清和尿中微量的 GA。但方法复杂、检测费时,限制了推广运用。荧光、紫外分光光度计法由于缺乏分离层析手段,不能排除方剂中具有类似紫外吸收和荧光光谱的多组分干扰,特异性不强。高效液相色谱(HPLC)法用于单体化合物体内动力学研究具有快速、灵敏、专一、方便等特性,不受样品挥发性的约束,对于挥发性低、热稳定性差,分子量大的高分子化合物以及离子型化合物尤为适用,用于方剂体内化学成分的研究较前面三法前进了一大步,愈来愈得到广泛的应用。但方剂在体内化学成分复杂,不能单靠某一组分色谱峰保留时间与标准品一致,并以此定性,而必须依靠气相色谱-质谱等进行解析。三维高效液相色谱(3DHPLC)能同步检测多

组分物质,尤其能区分保留时间相同而 UV 波长不同的物质,特别适用于方剂多组分体内的定性定量。如王永梅等应用高效液相色谱法(HPLC)测定小柴胡汤中黄芩苷的含量变化,发现黄芩苷在各分散系中的分布随极性变化而变化,而小柴胡汤中柴胡、黄芩、人参 3 味药的配伍组合对黄芩苷似有助溶作用[19]。日本学者大多采用 HPLC 结合质谱法,有的还联合 3D-HPLC 法,使化学成分的定性定量研究更加科学。

四、述　评

伤寒论方剂是一个有层次和结构的有机整体,其化学成分并不是各单味药化学成分的简单相加,其临床疗效是复方中各成分的综合效应,其中的单体成分可以是强效的,也可以是弱效的,不能简单地以为主药的主要成分即为复方的有效成分。研究显示,四谱(UV、IR、MS 和 NMR)结合色谱方法是研究方剂配伍及体内过程化学成分的定性定量的有效综合分析方法,化学成分的研究能够更本质地阐明方剂疗效的物质基础,发掘方剂配伍的科学内涵,探索配伍前后及体内吸收、分布、代谢、排泄过程中复方化学成分的变化规律。应以复方配伍中各成分的变化规律及体内化学成分药代动力学为研究重点,明确各成分间的相互比例、各自的浓度范围及代谢规律,发现并提取复方中的有效成分组合或生物活性物质,阐明复方化学成分与配伍、制剂工艺、给药方式与时间、个体差别及饮食等的关系为研究目标。应创造条件,采取系统分析方法,综合运用定性定量的四谱法及二维、三维 HPLC 法,结合药效学、药动学、制剂工艺及药材品质开展研究,将有助于进一步明确方剂的配伍规律、作用原理、物质基础及体内代谢规律,为优化处方、制定科学的制剂工艺及用药方案提供实验依据。

参 考 文 献

[1] 时维静,路振香,李立顺.白头翁不同提取物及复方体外抑菌作用的实验研究[J].中国中医药科技,2006,13(3):166-168.

[2] 吕锦芳,卢文超,宁康健.白头翁汤对兔离体十二指肠运动性能的影响[J].中国中医药科技,2005,12(5):279-280.

[3] 陈绍辉,常乐,肖荪,等.白头翁汤含药血清抑菌作用观察[J].中国兽医杂志,2008,44(9):14-15.

[4] 谭晓梅,戴开金,罗佳波,等.葛根芩连汤不同配伍对黄芩苷含量的影响[J].中草药,2003,34(7):598-600.

[5] 李赛君,王凡,赵晶晶,等.黄连与甘草化学成分的相互作用研究之——混浊汤剂中沉淀部分的成分研究[J].光谱学与光谱分析,2007,27(4):730-734.

[6] 常明向,刘焱文,丁立忠,等.甘草与甲氧苄氨嘧啶对黄连抗菌增效作用比较[J].中国医院药学杂志,23(8):509-510.

[7] 徐姗珺,陈长勋,高建平,等.甘草与附子配伍减毒的有效成分及作用环节研究[J].中成药,2006,28(4):526-530.

[8] 张硕峰.附子中三种双酯型生物碱的心脏毒效关系及甘草苷的干预作用[D].北京中医药大学药理学博士学位论文,2007 年.

[9] 梁光义,贺祝英,武孔云,等.麻杏石甘汤麻黄碱含量影响因素的研究[J].中国中药学杂志,2007,32(24):2600-2603.

[10] 贺祝英,武孔云,梁光义,等.麻杏石甘汤的不同配伍对甘草酸含量的影响[J].中国中药学杂志,2008,43(4):264-296.

[11] 黄丰,童晓云,张荣华,等.麻杏石甘汤对肥大细胞脱颗粒的影响[J].中成药,2008,30(11):

1582-1584.

[12] 郑王巧,宋丽华,李海菊,等.PGE$_2$/cAMP信号通路对芍药甘草汤镇痛作用的影响[J].中药药理与临床,2008,24(1):1-2.

[13] 李锐,晏亦林,周莉玲,等.四逆汤的药动学研究[J].中成药,2002,24(10):777-780.

[14] 邓毅,王昕,张艳萍,等.当归四逆加吴茱萸生姜汤和北细辛对小鼠血清中肌酐、一氧化氮的影响[J].中国中医药信息杂志,2005,12(11):34-35.

[15] 丁国锋,王浩,吴智春.三黄泻心汤对肥胖大鼠血清瘦素及胰岛素水平影响的实验研究[J].中西医结合心脑血管病杂志,2007,5(3):215-217.

[16] 王琳,刘方洲,高寒,等.小青龙汤对哮喘大鼠ET1和NO的作用研究[J].中药药理与临床,2002,18(5):7-9.

[17] 贺丰,罗佳波.麻黄汤中臣佐使药对君药中伪麻黄碱的人体药代学的影响[J].中国中药杂志,2005,30(18):1454-1457.

[18] 王雪峰,刘芳,王永梅,等.小柴胡汤中黄芩苷在大鼠体内的代谢动力学研究[J].中药新药与临床药理,2001,12(2):84-97.

[19] 王永梅,王雪峰,沙明,等.HPLC法定量分析小柴胡汤中黄芩苷的研究[J].辽宁中医杂志,2003,30(11):882-883.

(朱章志)

中国台湾地区《伤寒论》方临床运用与研究概况

《伤寒论》指导着临床中医师的辨证思维和临床诊病处方。在中国台湾,基层医师面对疾病的诊断和治疗中,妥善运用《伤寒论》六经体系的辨证思维,依据理、法、方、药遣方治疗,常能取得良好的效果。

一、临床应用思路

1.《伤寒论》合方应用 《伤寒论》辨证,有六经之分,疾病发病规律,不会全然在于一经一药一证,所以仲景先生有柴胡桂枝汤、桂麻各半汤、桂枝二越婢一汤等,均是经方合方应用实例。现将《伤寒论》合方在以下数种疾病治疗中的运用举例如下:

(1)泌尿道结石:使用猪苓汤合芍药甘草汤加滑石、木香、冬葵子、化石草。因为泌尿道结石的症状,以现代西医观点,结石造成了炎症反应,机械性刺激导致内脏平滑肌痉挛紧张而腰部剧痛,且输尿管因结石摩擦出血致血尿。猪苓汤具有清热滋阴,利水气之作用,清热可以解炎症反应,利水滋阴可以利小便,止尿血;芍药甘草汤滋阴养血,柔肝止痛,可以舒缓平滑肌痉挛止腰痛,并舒缓张力,助尿排出。而滑石利尿滑利助排石,木香理气,冬葵子[1]滑利通关格,化石草[2]乃中国台湾习用于治疗结石之民间草药,可化石排石。

(2)紧张性胃病:小建中汤合用芍药甘草汤加入元胡、木香、乌药、砂仁。在忙碌的工商社会中,急于上班上课的文员、学生,饮食上难以正常,导致紧张性胃痛时常发生。患者胃部痉挛,时有腹胀,喜呕,胃中疼痛,常是在赶赴工作前发生[3]。小建中汤有建中补虚,调养营卫,缓急止痛作用,可舒缓胃平滑肌痉挛,解除疼痛;芍药甘草汤作用同以上,柔肝缓急止痛,加入元胡理气止痛,乌药行气止痛,解除胃痉挛,砂仁行气健胃,化湿止呕,木香亦可行气止痛。

(3)小儿哮喘:麻杏甘石汤合用苓桂术甘汤加入紫苏子、地龙、半夏、山药、白术。中国台湾小儿气喘人数,年年增加,而且反复发作,加上父母不知道控制小儿饮食与宠溺,饮食常过于厚味,内伤脾胃而湿热生,凉饮有时遏止脾胃健运,加上若有积热阴虚(因西医过用类固醇),就会产生似"寒包火"证,而哮喘频作,用麻杏甘石汤[4]可清热宣肺,降气平喘治"寒包火"之喘;苓桂术甘汤可以治脾虚痰饮,水气上冲,因其温阳健脾可消除痰饮兼以降气平喘,加入紫苏子行气定喘,地龙舒缓支气管平滑肌痉挛,半夏祛痰降逆,山药、白术均能改善补养脾胃之虚。

2.《伤寒论》方合时方应用　中国台湾地区,民众的酸痛症比较信赖中医疗法,运用仲景方合时方效果明显,有以下数例:

(1)背痛:葛根汤合用羌活胜湿汤。在中国台湾有许多人常是外感风邪于项背经络筋膜羁恋不去,加上喜欢食用冰品,或因外在的气候,湿邪为重,所以有很多人患背部项背强急,疼痛重着,遇天雨不止尤甚,而且在食用寒凉之后,疼痛加重,用葛根汤可解肌发汗[5],升津舒筋,缓解颈背肌膜之紧张疼痛,发汗又可祛除羁留不去之风邪,兼以祛湿,配合时方羌活胜湿汤,祛湿祛风止痛为用,疗效明显。

(2)产后手腕韧带炎:桂枝汤合用人参养荣汤。《金匮要略》曰产后妇人有三症,一者病痉,二者苦郁冒,三者大便难。此一病痉虽然类似产后感染造成的类似破伤风角弓反张外症,但若推而广之,包括产后一切酸痛,筋膜韧带炎而筋膜紧张疼痛诸症。产后妇女因产后血虚,不能劳筋,又加上抱持婴儿,常造成手部腕韧带酸痛发炎,在中国台湾习称"妈妈手",用桂枝汤[6]以解肌解表,调和营卫,风湿及关节疼痛常用,桂枝可入于手臂温经散寒,通痹止痛,合用人参养荣汤以大补气血,调养产后之虚。

(3)慢性腰痛:当归四逆汤加入吴茱萸、生姜合用桃红四物汤。慢性腰痛在临床上常见,受此困扰之人,常感觉疾病缠绵难愈,很多是因早年曾有闪挫伤史,加上因外在寒湿影响,或是在饮食上面过于寒凉,造成腰部气血运行不畅,寒湿凝滞,旧伤又有瘀阻未散,所以腰痛缠绵难愈。当归四逆汤加入吴茱萸、生姜[7,8]可以养血通脉,温经散寒以除痼疾,而慢性腰痛常是有旧伤病史,血瘀未散,加上桃红四物汤可以补血和血,通经脉,化瘀血。

3.《伤寒论》方与温病方合用　《伤寒论》的方剂以辛温为多,而温病方剂则以辛凉为主,以往对此常有争议,宗伤寒者与宗温病者常不能接受对方。然病患若是寒热交杂,反而可以将两种方合在一起使用,效果亦佳。

(1)感冒:初期用麻杏甘石汤合用银翘散。在感冒的初期,于中国台湾病者所见的证型,非细菌性感染而不化脓属于病毒导致者,常见微咽痛,咽痒口干,咳嗽,发热无汗或鼻塞,头痛。麻杏甘石汤用于邪热壅肺,可降逆平喘兼以止咳,兼可止发热,而银翘散可以辛凉解表,清热解毒,治疗咽痛,咽痒口干。若鼻塞,头痛较剧烈者,则加入川芎、辛夷。

(2)急性扁桃体炎:调胃承气汤合用普济消毒饮。急性扁桃体炎,常是由于细菌感染所致。症状可见恶寒发热,口渴烦躁,咽喉肿痛。用调胃承气汤[6]可治蒸蒸发热者,于燥热内盛,腑实肠结初期轻者用之解除发热,借由稍轻的"下法"以泻热解毒,而治咽痛发烧,加入普济消毒饮可以清热解毒,疏风消肿改善咽部感染。

二、《伤寒论》方研究概况

近年来中国台湾地区的中医药相关研究,主要是由政府机关的卫生署中医药委员会所推动的。研究方向的拟定与经费统筹也是在此委员会之下作整合。近来的研究,因为受经费、人力上的限制,也只能够针对特定项目或常见疾病来进行。而对《伤寒论》文献及其临床研究的探讨,在整个计划当中,所占的比例并不高,其主要的内容有相关《伤寒论》典籍的注解与医案电脑资讯化研究;《伤寒论》于中国台湾地区疾病经方应用的临床试验与动物实验;《伤寒论》方剂的药理作用实验;全民健康保险制度下,中医师应用《伤寒论》方剂的统计数据讨论等,现简述如下。

1.《伤寒论》典籍文献的电脑资讯化[9]　　在现代社会中,由于主流医学是以西医为主,尤其在中国台湾,中医药不受重视,中医古代典籍更是为人所轻忽,而《伤寒论》的古代典籍浩瀚,诸多医家立言各有其长。所以,在电脑科技进步迈向资讯化的时代下,将此资讯科技应用储存古典医籍,提供检索系统,可让我们医师或研究人员、学生,在阅读,查寻,归纳,整理,分析上有很好的助益,帮助我们在临床、教学与研究应用。中国台湾中医药委员会的典籍文献资讯化,在《伤寒论》古代医籍予以建档电脑资讯化有以下 13 种,以供研究者古籍今用的便利,13 种典籍为成无己的《注解伤寒论》、《伤寒明理论》,朱肱的《伤寒类证活人书》,庞安石的《伤寒总病论》,韩祗和的《伤寒微旨论》,陶华的《伤寒六书》,方有执的《伤寒来苏集》,徐大椿的《伤寒类方》,陈修园的《伤寒论浅注》,尤在泾的《伤寒贯珠集》,吴鞠通的《吴鞠通医案》等。

2.《伤寒论》方剂的临床试验与动物实验

(1)气喘与过敏性鼻炎[10-12]:在中国台湾地区每年气喘疾病发病的相关人数,一直在不断的增加,气喘所伴随的其他过敏性疾病,如过敏性鼻炎,异位性皮肤炎等,其病例数也是一直在增加,中国台湾对于这些疾病的临床试验和动物实验研究,主要还是集中于麻黄剂如麻黄汤,麻杏甘石汤和小青龙汤等,而根据其实验结果,显示《伤寒论》方确实能有效地改善气喘,舒缓支气管平滑肌,而且能减少局部炎症细胞的浸润,确实可以治疗气喘,研究结论多以免疫调控相关指标为证据。

(2)慢性肝炎[13-16]:慢性肝炎在中国台湾地区以乙型肝炎和丙型肝炎为主,严重者,常常走向难以治疗的末期肝病如肝癌或肝硬化等。所以在中国台湾地区之运用《伤寒论》方剂对于肝病的治疗上,有几个方向,如改善肝功能失调,降低转氨酶之研究,病毒 RNA 清除上的研究,肝脏细胞的生体切片;病理解剖等肝细胞破坏作用的研究,降低门脉高压的血液流动学的研究等,而进一步的研究则是在肝硬化等末期肝病上,缓解肝细胞纤维化的评估,也有作与西药干扰素和保肝药临床的疗效评比。主要的《伤寒论》研究方剂有小柴胡汤、茵陈五苓散、栀子柏皮汤、四逆散等。

3.《伤寒论》方剂的药理作用研究

(1)抗氧化作用研究[17]:肝脏细胞内游离基或过氧化脂质的存在,均会造成肝细胞损害。黄疸患者,血清胆红素增高,而茵陈蒿汤是《伤寒论》中治发黄的名方,其治疗黄疸的药理作用,主要是可清除肝中超氧阴离子和过氧化氢并可以促进胆汁分泌,降低胆红素。

(2)抗炎作用的研究[18]:炎症反应和其止痛机制上,用中医中药有时不如用西药来的迅速。炎症反应有局部渗透的增加,局部水肿,在炎症病灶上呈现红肿和发热现象。《伤寒论》中的四逆散可以抑制 5-HT 和组胺的作用与抑制前列腺素 E 等。

4. 全民健康保险数据分析[19]　　中国台湾全民健康保险制度的数据,可以对于中医药的统计与流行病学的研究提供极大的便利,中国台湾合格中药厂所核准生产的《伤寒论》方剂有 42 种,这几年的公布数据显示,《伤寒论》方的使用率在 1999~2002 年间为 5.22%,用方上以太阳经为最多,太阴经最少,此与《伤寒论》方剂与六经证候的处方量有关。

根据以上的资料,作一反思,在中国台湾《伤寒论》的古典籍电脑资讯化,确实可以让古典籍的研习便利与实用性增加。而《伤寒论》处方的动物实验和药理作用等研究,可以为未来研究者提供方向,但因为数据和研究论文仍少,必须投注更多的资源在《伤寒论》上;全民健康保险的数据仅有 4 年,因为健康保险开办的年度尚不是很久,可以在未来的年度累积足够数据求得更精确与分析,了解《伤寒论》的用方分析和统计。

三、问题与对策

1. 由于中医药在中国台湾地区整个医疗界所占的比例小,相关投入与人员也不足。虽有很多医家带教学生并推广《伤寒论》,但是以经方为主要临床思路与用方的医师不多,因此,《伤寒论》的研究与应用,在中国台湾仍有相当大的发展空间,尤其在现代疾病的治疗,相关动物与药理的研究,已经有一些成果,可作为未来引导临床和研究的参考。

2. 中国台湾医界受西化影响较大,中医药研究常有"存药不存医"的缺失,对于临床经方用药,甚至成分分析、动物实验、流行病与临床统计,虽然有很多研究论文。但是有关《伤寒论》理论探讨、经文考证、诠释很少。应在未来通过与内地中医院校的交流,尤其寄希望于从内地学成回岛的研究生,带动中国台湾中医界《伤寒论》的基础研究。

《伤寒论》每一章节均曰辨某经病脉证并治,可知《伤寒论》是讲病、脉、证合参,辨证论治、理、法、方药的应用。对《伤寒论》进行研究,须按此思路深入,然后可加入西医研究方法,既有中医的临床辨证思维存在,又有西方现代研究方法印证,如此方能"以古鉴今",使"简、便、廉、效"的《伤寒论》方得到更好地普及与发扬。

参 考 文 献

[1] 汪昂. 本草备要[M]. 中国台北:台北集文书局,1983:111.

[2] 高木村. 台湾民间药[M]. 中国台北:台北南天书局,1996:137.

[3] 汪昂. 医方集解[M]. 中国台北:台中国际书局,1985:206.

[4] 张步桃. 自己开药方[M]. 中国台北:元气斋出版社,1997:93.

[5] 张步桃. 开药方[M]. 中国台北:远流出版公司,2002:59.

[6] 潘焕. 伤寒论讲义[M]. 中国台北:中国医药大学学士后中医系,1984:25,134.

[7] 矢数道明,大冢敬节,清水藤太郎. 汉方诊疗医典[M]. 中国台北:台北正言出版社.1997:8.

[8] 日本医师会. 汉方治疗入门[M]. 中国台北:台北启业书局,1998:176.

[9] 卫生署中医药委员会. 台湾中医药资讯典籍[M]. 中国台北:2004:23,85.

[10] 王志尧. 小青龙汤对于过敏气喘动物之免疫调控影响[J]. 中医药年报,1999,17(2):623.

[11] 高尚德. 麻杏石甘汤及其减麻黄对过敏原激发气喘天竺鼠呼吸道阻力及发炎细胞之研究[J]. 中医药年报,1998,16(2):273.

[12] 杨贤鸿. 中药对过敏性鼻炎治疗之免疫机转研究[J]. 中医药年报,1999,17(3):63.

[13] 郑庚申. 加味小柴胡汤对慢性 C 型肝炎之临床疗效评估[c]. 中国医药学院研究年报. 中国台北:中国医药大学出版. 1997.

[14] 杨玲玲. 中药处方对肝病疗效之研究[c]. 台北医学院中药研究所论文,1984:39.

[15] 林国瑞. 四逆散、桂枝茯苓丸、泻青丸、四磨饮于肝炎研究[J]. 中国医药年报,2000,18(2):1.

[16] 唐宪中. 栀子柏皮汤对实验性肝炎大白鼠之影响[J]. 中国医药学院研究年报,1989,15:163.

[17] 陈明丰. 茵陈蒿汤之抗氧化作用研究[J]. 中国医药学院研究年报,1999,17(2):513.

[18] 谢明村. 四逆散抗炎作用之药理学研究[J]. 中国医药学院研究年报,1989,15:279.

[19] 台湾荣民总医院. 对中医《伤寒论》证型与源起之现代探讨[J]. 临床医学杂志,2005,56(1):1.

（李赛美）

1842 年以来中国香港地区伤寒学术发展述略

中国香港在 1842 年沦为英国的殖民地,当时的政府对中医药采取放任态度,但又将其拒于主流医疗体系之外[1]。本文拟通过文献复习与专访,对中国香港中医及有关伤寒学术发展作一述略。

一、中 医 基 地

在 19 世纪的中国香港,西医多为西人,本地华人不相信西医。而且,从经济及语言方面,亦不可能接受西医服务,只能依赖中医。从割让香港岛到 1945 年,实际担负香港华人人口医疗保健工作的是中医,其中又以东华三院的贡献最为突出。

东华三院是东华医院、东华东院及广华医院的统称。1872 年 2 月 14 日,东华医院正式落成启用[2],它不仅是中国香港第一所以中医药为主要治病手段的医院(可惜也是最后一所),也是全国第一所中医院。医院内设有中药库和煎药房,门诊部全用中医中药进行诊治,而且对留医患者也是应用中药[3]。广华医院从筹备到落成,历时 4 年,于 1911 年 10 月 9 日投入服务[4]。东华东院于 1929 年 11 月 7 日落成,同样有中医服务[5]。1931 年,三院正式统一由一个董事局施行决策,统称为东华三院[6]。东华三院是殖民地时期,中国香港惟一曾经办理正统中医训练的机构。1879 年东华医院的习医规条记载了东华医院是自行培训中医的,这些规条一直沿用至 20 世纪。学员修业期 5 年,期满经院考核及格者可获颁证书,学员须留院服务 3 年。培训内容规定学员须熟读“内经、伤寒论、金匮脉诀、汤头等书”[7]。然而,基于经济及政府政策的关系,东华和广华两所医院在 1944 年停止中医门诊服务,在 1945 年停止中医留院服务[8]。二战后,东华医院只保留象征性的中医门诊服务,中医服务完全被摒除于政府医疗建制之外[9]。

1905 年冬(光绪三十一年),东华医院刊印了《增订验方新编缩本》,内容共有 18 卷,涵盖内、外、妇、儿、骨伤、针灸等所有疾病。然而,书中大部分是经验方及时方,出自《伤寒论》的方寥寥可数。现举数例如后,卷一头面部论及头上软疖,方用猪头上毛和猫颈上毛各一撮烧灰,一粒两头尖的雄鼠粪,共研末以香油调敷。卷九论及孕妇大便虚急不出,用枳实二两,水二碗,煎七分,不拘时服。卷十四论及霍乱腹痛两腿转筋,男子以手挽阳物向上,女子以手牵乳向两旁即愈。

1940 年中国香港人口已超过 150 万,东华医院为了提高效率,把药方编成《备用药方汇选》,坊间称之为《验方集》,收录当时的常用方共 81 条,将各方编成固定号码,患者到药房即可按号码取药,在工作上收效迅速;另一方面,将处方药研成药散,患者毋须煎煮,吞服即可,既方便了患者,又节省了药材,成为中国香港中医中药剂型改革的开端[10]。

《验方集》的 81 方,除去 10 方为东华的经验方外,余下 71 方中,《太平惠民和剂局方》出现了 18 次,《温病条辨》出现了 7 次,《医宗金鉴》、《丹溪心法》、《外科全生集》各出现 4 次,《济生方》、《备急千金要方》各出现 3 次,《伤寒论》、《金匮要略》、《兰台轨范》、《中藏经》等出现 2 次,其余有参考的典籍包括《摄生众妙方》、《景岳全书》、《黄帝素问宣明论方》、《兰室秘藏》、《本事方》、《伤寒直格》、《银海精微》、《时方歌括》、《脾胃论》、《疡科心得集》、《伤寒六书》、《养生方论》、《医方集解》、《卫生宝鉴》、《世医得救方》、《妇人良方》、《素问病机气宜保命集》、《十药神书》、《方剂学》、《外科真诠》等,均只各出现 1 次。《验方集》的制定,共参考典籍

63 次，典籍共 30 部，其中《伤寒论》只有 2 次，即使把《金匮要略》一起算，亦只不过 4 次，可见《伤寒论》方在制定《验方集》时，并非主要考虑，亦反映出在当时东华诸前辈脑中，《伤寒论》方并非主流，反之《太平惠民和剂局方》和《温病条辨》的方子则颇得东华诸公青睐。

二、伤 寒 名 家

在港英政府治下，中医要赚取生活极不容易，难以吸引新血投身杏林。因此，历来的医家学者均是由内地"进口"的，从粤入港的医家学者，对中国香港医坛和伤寒学的发展显得特别重要。

陈伯坛生于 1863 年，1938 年卒于香港，广东新会外海乡人，名文炜，字英畦，外号"陈大剂"，是清末民初岭南著名的中医伤寒学派宗师，与黎庇留、谭彤晖、易巨荪并称广东伤寒四大家。陈伯坛用药大胆，其所用剂量可多至一剂有 1500～2000g，故有"陈大剂"之名。1905年，他出任两广陆军军医学堂中医总教习、中医主任，直至清朝覆亡。1924 年，陈伯坛举家迁往中国香港，于中国香港上环文咸东街文华里，设馆行医，并创办"伯坛中医学校"。陈伯坛的著作有《读过伤寒论》、《读过金匮卷十九》、《麻痘蠡言》、《伤寒门径》（又名《陈大剂伤寒门径读法》）等[11]。

卢觉愚生于 1898 年，1981 年卒于香港，广东省东莞县樟村人。1941 年，他在港办伤寒针灸二科的医学讲座，开香港集体讲习医学风气之先。无奈战事猝起，他被迫返回广州，直至 1950 年始重回香江。卢觉愚曾出版《针灸问答》、《觉卢医案新解》，并著有《实用针灸学讲义》、《实用脉学讲义》、《实用处方学讲义》、《古今医案选评》、《觉卢医学随笔》、《觉卢医学论文丛存》、《临床针灸要诀》、《日用本草便览》及《日用验方汇编》等。然而，大部分著作在二战时散佚，只有《觉卢医案新解》及《实用伤寒论讲义》曾在中国台湾被重印。除了详释伤寒、推广伤寒外，卢觉愚注重以现代医学知识和语言去解释伤寒，务求使学生更易明了和掌握伤寒理论的真谛。因此，卢觉愚亦可算是中西汇通派[12]。

陈庆保生于 1870 年，为清末廪生，弃儒习医。1911 年，举家迁至中国香港，1942 年卒于香港。陈庆保原为广东新军军医局医长，善用经方治顽症。1912 年，他到港后，创办陈氏家塾，日间为儿童教育着力，夜间则为中医夜校，课程编制三年毕业。他著有《伤寒类编》一书，于 1927 年由其"番禺陈氏家塾（夜校）附设图书馆"铅印本印行，为线装本，供陈庆保中医夜校学员学习。此书在 1961 年被收入中医研究院、北京图书馆编写的《中医图书联合目录》[13]。

谭述渠生于 1910 年，广东新会人，顺德县立师范学校毕业。他忠于仲景之学，在其著作《名医心得》内提到，曾与陈伯坛交往，观察到陈伯坛用附子，轻则三四两，重则十几两，于是潜心研究而悟出其理，他在书内论述其常用大剂四逆汤及真武汤，附子用量一般五六两（180克），中则八两（240 克），重则十几两（500 克或更多）也是常事。甚至桂枝一剂也常用至十几两，吴茱萸也有用到一两（30 克）以上者，他的案例比吴佩衡及李可能还要多，剂量也比较大。谭述渠曾出版《中医药年鉴》、《中医药保卫战》、《碧潇馆丛志》、《碧潇馆医案》、《高血压之探讨》、《东游实录》、《名医心得》、《谭氏南游医实录》、《旅游鳞爪》、《回忆与展望》、《医学文集》及《中国医药杂志》等[14]。

江一苇原名燿航，广东花县象山乡人，1919 年生于广州，1999 年卒于香港。年仅 14 岁就读广东中医药专门学校，被早年岭南名医，广东省名老中医，温病学家刘赤选特别专门辅导。1935 年，中央国医馆馆长焦易堂南下莅临医专视察，选拔 3 名优才生赴上海中医学院深造,江一苇为其中之一。在上海时拜在孟河名医丁济万门下,在丁甘仁大夫老居述善山房受业直至七七事变。其间受名医黄文东及管理平指导。毕业后他活跃于广州、佛山、香港三地,行医济世。他的著作包括《中医药常识汇编》、《诊余笔记》、《食疗精选》、《食疗保健》、《食疗保健续集》、《医食拾遗》、《江一苇论医集》等。江一苇与其他经方学者不同,他对杂病兴趣特浓,并认为只要辨证论治准确,中医自有其存世的价值。他在其著作《诊余笔记》的自序中提到,仲景在《伤寒杂病论》内就杂病的记载和阐述,近 2000 年来并无更易,但 2000 年来不论环境和人体均有很大的变化,他因此矢志要在仲景之后,再撰一本切合现代情况及实用的《杂病学》医案专书,因而写成《诊余笔记》,他强调这书的侧重点是辨证论治[15]。

三、出 版 著 作

上世纪香港出版的伤寒学书籍不多[16],只有 7 部,其中部分只知有其书,真本已不能寻获。

《伤寒类编》 陈庆保编,庆保中医学校印行(1927)。本书是编者当年办的中医夜校教材之一,将张仲景所著《伤寒论》分类辑成讲义,是中国香港早期有数的中医学历史文献。

《读过伤寒论》 陈伯坛著,伯坛中医学校印行(1932)。本书是作者在中医夜校授课时的讲稿,为陈伯坛毕生精作。这本书初印于广东军医学校,后在广州改订排印,共 20 余册。后来在香港修正,再改为木刻本行世。陈伯坛遗著尚有《读过金匮卷十九》,亦是他授课时的讲稿,他随编随印,编后即于 1938 年逝世。他本有意将之印刷行世,可惜未成而卒。上述两书虽属讲义,又为初稿,但如研究陈伯坛的学术思想,两本都属必读之书。

《实用伤寒论讲义》 卢觉愚著,卢氏诊所出版(1955)。作者是伤寒名家,也是中国香港地区中医科学化运动先驱。本书在注释方面引用现代医学新知,同时保持中医学特色。作者凭其丰富的临床经验,对辨证用药论述多所发挥。

另,还有谭次仲著,《伤寒评注》,由香港求实出版社印行(1953 年);陈存仁编《伤寒手册》,由香港实用书局发行(1955 年);何仲陶著《伤寒论科学分析》由中国医药研究院出版(1958 年);杨日超著《伤寒论剖释》,由香港实用书局发行(1968 年)。

中国香港在 1842 年沦为英国的殖民地,在医疗政策方面华人根本没有发言权,英国殖民主义者在医学上,毫无疑问是全盘西化。为了保障西人,港英政府在 1860 年吞并了九龙半岛不久便颁布了医药登记条例,确定西医的标准,而对中医药采取放任态度,乐见其可肩负本地华人的医疗卫生重责,不用政府花费资源,但又将其拒于主流医疗体系之外。由于政府政策的关系,除个别从粤入港的中医界中流砥柱人物自行办学外,在香港尚无正统的中医训练,亦无本地出生培养的伤寒学家。自开埠至 20 世纪初,是中国香港中医业的混沌时期,江湖郎中充斥,伤寒学在这种政治及文化环境的洪流之下无立足之地。由于当权者对中医嗤之以鼻,在中国香港研究中医药的发展难言回报,故本地学者不愿花费精力与时间去疏理中国香港的中医发展史,更无人问津伤寒学发展研究。

从香港整体的中医发展史来说,伤寒学研究在中国香港不成气候。百余年前的东华三院虽然有提供正式的中医训练,但却未获港英政府承认;百余年后的三所本地大学(香港大学、香港中文大学、香港浸会大学)提供获特区政府承认的中医训练则只有 10 多年的历史,两者同样未对伤寒学予以重视,相关研究不多。因此,伤寒学在中国香港的流传只能依赖从粤入港的医家的坚持,才得以在香港播下伤寒学种子。同时,其他地区入港的伤寒名家亦同样在香港医坛大放异彩,如从沪入港的陈存仁,从京入港的何绍奇等。因为地理上的原因,从粤入港的医家较多,且语言相近,对香港伤寒学的发展影响较广较深。近年,随着内地对港中医研究生教育开放,一批伤寒论专业研究生相继毕业,将对香港伤寒学研究与临床应用产生积极的推动作用。

参 考 文 献

[1] 葛新.港人医话[M].香港:学林出版社,1992:28-30.

[2] 刘泽生.香江夜潭[M].香港:三联书店有限公司,1990:190.

[3] 香港东华三院.东华三院一百三十周年特刊[J].香港:香港东华三院,2000:24.

[4] 香港东华三院.东华三院140周年特刊[N].明报.2010年3月26日:A13版.

[5] 何佩然.源与流——东华三院的创立与演进[M].香港:三联书店有限公司,2009:284-285.

[6] 张连兴.香港二十八总督[M].香港:朝华出版社,2008:90-91.

[7] 何佩然.施与受——从济急到定期服务[M].香港:三联书店有限公司,2009:198.

[8] 刘润和,高添强,王惠玲.益善行道——东华三院历史专题文集[M].香港:三联书店有限公司,2006:69.

[9] 刘润和,高添强,王惠玲.益善行道——东华三院历史专题文集[M].香港:三联书店有限公司,2006:215.

[10] 谢永光.香港中医药史话[M].香港:三联书店有限公司,1998:142.

[11] 陈伯坛.陈伯坛医书合集[M].天津:天津科学技术出版社,2009:简介.

[12] 卢觉愚.实用伤寒论讲义[M].香港:旋风出版社,1955:后序.

[13] 谢永光.香港中医药史话[M].香港:三联书店有限公司,1998:301-302.

[14] 谭述渠.谭氏南游医案实录[M].香港:国立中国医药研究所,1965:曹尧辉序.

[15] 江一苇.诊余笔记[M].香港:星岛出版社,1991:自序.

[16] 谢永光.香港中医药史话[M].香港:三联书店有限公司,1998:356-357.

(李赛美)

关于寒温统一的研究

　　明清以来,温病学说与伤寒学说发生了激烈的争鸣。有不少医家认为两种学派的争鸣,是自立门户,相互排斥。但也有不少医学名家,认识到温病学是中医外感病学的重大成就,是伤寒学的发展,是对伤寒学的补充和延伸,于是致力于伤寒温病之学的研究,逐渐形成了伤寒温病合论说,或叫寒温统一论。

　　研究寒温统一的目的,在于通过充分的理论论证和临床实践来分析伤寒学与温病学存在的相互联系,明确二者在理论基础和临床上相互关联性,辨析二者既相互独立,又互为补充的学术特点,实现寒温统一的外感热病的诊疗体系。通过寒温统一论研究,最终实现学术思想的争鸣,学术体系的创新,为提高其理论指导价值,有效地提高临床疗效服务。

一、"寒温统一论"形成的理论基础研究

(一)"寒"、"温"学说互为补充的发展史为"寒温统一论"奠定了基础

　　《黄帝内经》以伤寒为外感病的总称。《素问·热论》说"今夫热病者,皆伤寒之类也","凡病伤寒而成温者,先夏至日为病温,后夏至日为病暑"。《难经》云:"伤寒有五:有中风,有伤寒,有湿温,有热病,有温病"。《素问》所论热病,详于热而略于寒。如其"可汗而已"的"伤寒一日,巨阳受之,故头项痛,腰脊强",即属寒证。其中"人之伤于寒也,则为病热,热虽甚不

死",说明寒邪伤于太阳之表,寒闭阳郁,以致发热,其热势虽甚,也可汗解。若因其发高热而投以凉遏,必致恶化病情。

因《素问》详于热而略于寒,继之而起的《伤寒论》则补其不足而详于寒。但《伤寒论》并非专论伤寒病,而是统论一切外感热病。如中风、温病、风温、湿温、痉湿暍病等。可见秦汉时期外感病都是寒温合论的。只是《内》、《难》二经的寒温合论,有论无方,尚未形成体系。《伤寒论》则在寒温合论中具体提出了六经辨证,但其理论详于寒而略于温,不能满足外感温热病治疗需要。

为补充《伤寒论》详于寒而略于温之不足,后世医家逐渐提出寒温应分论的见解。如刘河间:"此一时,彼一时,不可峻用辛温大热之药,纵获一效,其祸数作。故善用药者,须知寒凉之味"。至明清,卫气营血、三焦辨证体系形成,使温病从伤寒中正式分离出来,自成为一门独立学说,弥补了《伤寒论》之缺陷,使外感病的理法方药臻于完善。《温病条辨》虽然详述了风温、暑温、湿温、温燥等热化证,但也兼述了寒温等寒化证。尤其在"辨寒病之原于水,温病之原于火"时所说的"天地运行之阴阳和平,人生之阴阳亦和平,安有所谓病也哉! 天地与人之阴阳,一有所偏,即为病也。偏之浅者病浅,偏之深者病深,偏于火者病温病热,偏于水者病清病寒,此水火两大法门之辨,医者不可不知。烛其为水之病也,而温之热之;烛其为火之病也,而凉之寒之,各救其偏,以抵于和平而已。非鉴之空,一尘不染,如衡之平,毫无倚着,不能暗合道妙。岂可各立门户,专主于寒热温凉一家之论而已哉"。显而易见,作为温病学派的代表医家,叶天士是反对寒温分立门户,是具有寒温统一思想的。

由寒温分论而产生寒温两大学派的对立,其间难免有门户之见,但有识之士,莫不认为它们应该相辅相成,融为一体,于是由合而分的寒温学说又逐渐出现由分而合的趋势。如杨玉衡著《寒温条辨》,万友生著《寒温统一论》,即是例证。伤寒和温病,分开各有不足,合起来便成完璧,因而统一起来是合理的[1]。

(二)立足于整体观念和辨证论治本质形成的"寒"、"温"学说为"寒温统一论"奠定了理论基础

《伤寒论》的六经辨证是仲景通过长期实践所总结出来的理法方药俱备的辨证规律。六经辨证要建立在自然界与人之间整体性、人体的整体性的基础之上,认识"正""邪"之间的关系,病理演变的趋势。其中三阳证多属正盛邪实证,三阴证多属正虚邪深证。六经辨证的出发点是在整体观念的基础上,通过全面观察,分析综合而产生的,其治疗法则也是建立在整体观察上,通过辨证而拟定的。

温病学说讨论的内容也是热病范围,后世讨论的温热病正是《伤寒论》中所未完备的。到清代,温病学说体系形成,其卫气营血和三焦的辨证体系,后世医家对此推崇备至,甚至认为可与仲景的六经并驾齐驱。温病学说的辨证规律,同样也像六经一样是代表着不同类型的综合征,其辨证体系中的理、法、方、药也是在整体观念的基础上,全面观察辨证分析而形成的。

由此可见,尽管伤寒温病有着历史性的纷争,但是它们立论的基础同样是辨证论治,它们的思想方法同样是从整体观点出发的,因此,寒温统一也就有了理论基础[2,3]。

(三)"寒"、"温"相同的六淫疫疠病因说与伏邪致病说为"寒温统一论"奠定了病因学基础

众所周知,《伤寒论》的病因主要是外感六淫邪气。此外,仲景自序所说:"余宗族素多,向余二百,建安纪年以来,犹未十稔,其死亡者,三分有二,伤寒十居其七",提示疫疠也是疾病广泛致病的主要病因。温病学的病因也是外感六淫和疫疠。伤寒和温病都属外感六淫和疫疠所致的疾病，其形成是外邪作用于内因正气，引起邪正相争，导致阴阳失调的结果。但伤寒则着重于寒(疫)邪为病，多见阴盛或阳虚的寒证而治法宜温；温病则着重于温(疫)邪为病，多见阳盛或阴虚的热证而治法宜清。其寒温外因邪气和阴阳内因正气的关系应从两方面看，即从邪方面看，寒(疫)为阴邪，易伤人体阳气，温(疫)为阳邪，易伤人体阴液，由于外邪的特性不同，损伤人体正气的结果也就不同；从正方面看，体内脏腑阴盛或阳虚的，感受外邪发病，易从寒化[1,4]。

伏邪致病说在伤寒和温病中也有广泛的体现。《伤寒论》中同一太阳病，有传经与不传经之分，其发病当与有无伏邪相关。即其人患太阳病，表虽病而里则和，并无伏邪内蕴，必不致由表入里而传入他经。如其人患太阳病，表既病而里又不和，并有伏邪内蕴，则必致由表入里而传入他经。这就是为什么"伤寒一日，太阳受之，脉若静者，为不传；颇欲吐，若躁烦，脉数急者为传也"的理由所在。至于内传阳明还是少阳，或者内传太阴、少阴抑或厥阴，常与伏邪相关。若内有伏热，则外邪易从燥化而内传阳明，若内有伏寒，则常从寒化而传入三阴。同一温病发生，有发于上焦卫分而但见表证，有病发于上、中、下焦的卫、气、营、血分而见表里相兼证(或为卫兼气分证，或为卫兼营、血分证，或为卫气营血俱病证)之不同。其形成也与内因(伏邪)密切相关。如新感温邪侵犯上焦卫分，而上、中、下焦的气营血分无伏邪的，则但见表证，而无里证。若有伏邪在里的，由于新感引动伏邪，则可同时出现表里相兼证。例如有的湿温病起，既有发热恶寒头身重痛等卫分表证，又伴有胸痞腹胀，便溏不爽，呕恶口腻，舌苔白黄厚腻等气分里证；有的风温病起，既现有发热微恶风寒头痛身痛等卫分表证，又伴有喘咳胸痛烦渴，苔黄等气分里证或心烦不寐，鼻衄咳血，舌绛等营血分里证。此外，温病因内因(伏邪)不同，还有逆传或深入营血之变化；也有始终在气分留恋、始终在营血分盘踞之不同；还有由气分内陷营血、有营血分溢出气分之变化。因此，无论"寒""温"，其六淫疫疠病因与伏邪影响病理演变方面的一致性，成为"寒温统一论"的病因学基础[1]。

二、对"寒温统一论"学说的不同认识

(一)温病是伤寒的继承与发展的"寒温统一论"学说

程门雪说："伤寒本寒而标热，温病本热而标寒，病源不同，治当各异"，温病偏重于救阴，处处顾其阴液；伤寒偏重于回阳，处处顾其阳气。救阴是一个发展，救阳分甘寒生津，重在肺胃，咸寒育阴，重在肝肾，更是一个发展。叶天士的救阴方法，往往从伤寒反面而来。其使用阿胶、生地黄、菖蒲、童便，也是从《伤寒论》的白通汤脱胎而来的。其实，伤寒疾病传变由经入腑入脏，由表入里，与温病传变由上及下，都体现了疾病的发展与演变过程。在某些疾病发展过程中，"寒"、"温"常可相互补充。

如《伤寒论·辨太阳病脉证并治》说："太阳病，发热而渴，不恶寒者，为温病。若发汗已，身灼热者，名风温。风温为病，脉阴阳俱浮，自汗出，身重，多眠睡，鼻息必鼾，语言难出。若被下者，小便不利，直视失溲；若被火者，微发黄色，剧则如惊痫，时瘛疭，若火熏之，一逆尚引日，再逆促命期"。本条太阳病由表入里，主要是传厥阴，由于热闭手厥阴心包，故神昏鼾睡语言难出；由于热动足厥阴肝风，故直视瘛疭，此属外感厥阴热病的主症。只是由于张仲景当对此缺乏经验，尚未能提出方治，徒见其一逆尚引日，再逆促命期而已。但后世温家对此创立了开窍和息风等方治，弥补了缺陷。

又如叶天士在《外感温热篇》指出"温邪上受，首先犯肺，逆传心包"，"其热传营，舌色必

绛……纯绛鲜色,包络受病也,宜犀角、鲜生地、连翘、郁金、石菖蒲等。延之数日,或平素心虚有痰,外邪一陷,里络就闭,非菖蒲、郁金所能开,以牛黄丸、至宝丹之类以开其闭,恐其昏厥痉也"。又在《三时伏气外感篇》指出:风温者……治在上焦,肺位最高,邪必先入,此手太阴气分先病,失治则入手厥阴心包络,血分亦伤。盖足经顺传,如太阳传阳明,人皆知之;肺病失治,逆传心包络,人多不知者,"夏令受热,昏迷若惊,此为暑厥,即热气闭塞孔窍所致,其邪入络,与中络同法,牛黄丸、至宝丹芳香利窍可效。神苏以后,用清凉血分,如连翘心、竹叶心、玄参、细生地、鲜生地、二冬之属"。二者均对《伤寒论》中温病的传变及风温的治疗进行了补充。陈平伯在《外感温病篇》则进一步完善了风温的临床表现及治法,指出:"风温证,身热痰咳,口渴神迷,手足瘈疭,状若惊痫,脉弦数者,此热劫津液,金囚木旺,当用羚羊角、川贝、青蒿、连翘、知母、麦冬、钩藤之属,以息风清热","风温证,热渴烦闷,昏愦不知人,不语如尸厥,脉数者,此邪热内蕴,走窜心包络,当用犀角、连翘、焦远志、鲜石菖蒲、麦冬、川贝、牛黄、至宝之属,泄热通络",这些都是对伤寒的发展[1,5-9]。

此外,吴鞠通《温病条辨》论治温病,虽然主要是继承发展了叶天士的经验,但追根溯源,仍以《伤寒论》为依据,师法仲景,循古法经方之规矩,将六经辨证与三焦辨证巧妙结合,互为羽翼。正如其友征保在序中所云:"吴子鞠通……近师承于叶氏,而远踪乎仲景"。《温病条辨》中有不少方剂采自《伤寒论》或由仲景原方化裁变化而出,按顺序排列对照,全书共选用伤寒原方26首,包括桂枝汤、白虎汤、白虎加人参汤、大承气汤、小承气汤、调胃承气汤、栀子豉汤、栀子柏皮汤、茵陈蒿汤、五苓散、理中汤、四逆汤、瓜蒂散、黄连阿胶汤、桃仁承气汤、抵当汤、桃花汤、猪肤汤、甘草汤、桔梗汤、苦酒汤、小建中汤、小青龙汤、麻杏甘石汤、白头翁汤、乌梅丸等。由伤寒法及方而变化加减者26首,包括化斑汤、减味竹叶石膏汤、承气合小陷胸汤方、栀子豉加甘草汤、栀子豉加姜汁汤、小陷胸加枳实汤、半夏泻心汤去干姜甘草加枳实杏仁方、半苓汤、草果茵陈汤、椒附白通汤、附子理中汤去甘草加厚朴广皮方、五苓散加防己桂枝苡仁方、半夏泻心汤去人参干姜甘草大枣加枳实生姜方、加减人参泻心汤、加减小柴胡汤、加减黄连阿胶汤、五苓散加寒水石方、小柴胡加干姜陈皮汤、加减附子理中汤、加味白头翁汤、加减桃仁承气汤、半夏桂枝汤、椒梅汤、减味乌梅丸、人参石脂汤、桃花粥方ição(上两方实为桃花汤之变方)。选用《金匮要略》原方12首:小半夏加茯苓汤、千金苇茎汤、一物瓜蒂散、白虎加桂枝汤、橘皮竹茹汤、加减木防己汤、茵陈五苓散、附子粳米汤、黄土汤、葶苈大枣泻肺汤、大黄附子汤、鳖甲煎丸。另外还在各篇中散载了一些《金匮要略》化裁加减方,如桂枝姜附汤、苓姜术桂汤、橘半桂苓枳姜汤等。共计选用仲景原方及取法变方凡67首之多,占全书总198方的1/3,从中可看出《温病条辨》羽翼伤寒,"远踪乎仲景"古法经方之脉络。

吴鞠通在《温病条辨》中,并不是机械地照搬伤寒原方或对号入座,其高超之处在于既不违背仲景原旨,又能在理论上融合古人,针对温病的特点独创新见;在立法选方遣药上,善于变通前人成法,自出机杼,灵活运用,既体现了温病的特色,又羽翼了伤寒之未备,使其纵横交融,圆机活法。如第14条下瓜蒂散方,吴鞠通遵"酸苦涌泄为阴"之理,用苦寒之山栀,取代轻清宣泄之香豉,药仅换动一味,即变伤寒原方治寒痰阻于胸膈为治温病热痰壅盛之剂。又如上焦篇第7,8条下,温病出现肺经气分证候,吴鞠通选用伤寒阳明经证的辛凉重剂白虎汤与白虎人参汤,取其"虎啸风生,金飙退热,而又能保津液"以清气分之燥,"惟白虎退邪阳,人参固正气,使阳能生阴,乃救化源欲绝之妙法也"。并在上焦篇第9条下为运用白虎汤方立"四禁",在中焦篇第13条中提出虽下后无汗,但如见脉浮洪者,仍可用白虎汤的见解。特别是第16条下化斑汤方,吴鞠通用白虎汤加元参、犀角两味凉血之品,治太阴温病误汗,温邪郁于肌表血分而发斑之证,其方论云"本论独加元参、犀角者,以斑色正赤,木火太过,其变最速,但用白虎燥金之品,清肃上焦恐不胜任,故加元参启肾经之气,上交于肺,庶水天一气,上下循环,不致泉源暴绝也。犀角咸寒……救肾水,以济心火,托斑外出,而又败毒辟瘟也;再病至发斑,不独在气分矣"。既对伤寒白虎汤加减治温病热盛伤血有新的发展,又开创了斑疹分治的先河;既突出了温病保津液主旨,又不失伤寒救阴法原意。

吴鞠通中焦篇取法《伤寒论》阳明篇急下存阴法的条文亦随处可见,如1条、6条(大承气汤),3条、4条、9条(小承气汤),5条、7条(调胃承气汤)皆是论述温病使用三承气汤攻下的法则。伤寒阳明三急下,目的在救护胃阴,但攻下逐热虽有存阴之功,严格分析尚不足以滋胃中之阴,故吴鞠通对于阴虚之体而有阳明温病下证者,主用生津(意即存阴)通下法;温病大热之体而致津液消耗,主用增液生津法;以及结合温病的特点合攻下与滋阴同用,而发展为增液汤、增液承气汤、新加黄龙汤、宣白承气汤、导赤承气汤等著名方剂,皆源于仲景的急下存阴法,但范于法而不囿于法,采其方而不执其方,善于继承前贤的成果,吸取攻下方面的经验,是温病学派在下法中提出"无水舟停、滋水行舟"等理论与方法的得意之作,较之《伤寒论》攻下法的运用有了进一步的发展和完善。

(二)伤寒与温病在辨证论治层次上是对立统一的"寒温统一论"学说

外感热病,无论是伤寒以六经为纲,或以卫气营血为纲,都是从整体上来阐明外感热病发生发展过程的辨证论治层次。虽然有人认为,二者之间有寒热之分,有"横看"及"竖看"之异,存在着经络与三焦之别,但实际上是统一于外感热病的辨证论治层次。

从外感热病的发生发展过程来分析,无不存在着从发病期→热盛期→极期→后期恢复或死亡的过程。如果我们把六经主证与卫气营血分主证,放到这个过程中进行考察,则寒与热,"横看"与"竖看",六经与三焦,实质上是统一于这个层次的[10]。

六经辨证由表入里,卫气营血辨证由浅入深,三焦辨证自上而下,其间经纬交织,有纵横之妙。由表入里也好,从浅到深或自上而下也好,非都是指病势发展由轻到重,"六经"也罢,"卫气营血"或"三焦"也罢,无非都是把外感热病整个病程划分为若干可辨识的层次(即阶段),从而概括其病变规律,以便进行论治,因此,从分析外感热病的各种辨证纲领的辨证层次特征着手,探讨其共同点和结合点,是确立统一规范的外感热病辨证纲领不可忽视的重要方面。

对于外感热病的论治,则是根据患体反应性表现将整个病程划分为若干层次。伤寒,温病虽有"六经""卫气营血""三焦"等不同层次划分,然而在其基本层次的划分则是一致的,都共同遵守着由表入里,由实到虚的演变规律。伤寒所描述的外感热病整个病程大多呈表寒(太阳证)——里热(阳明证及少阳证)——虚寒(三阴证)或大多呈表热(卫气证及上焦表证)——里热(气分证及中焦证上焦里证)——虚热(营血分证及下焦证)的演化过程。值得注意的是,如果把伤寒、温病各自的三个主要环节进行比较,就不难发现,它们之间有着本质相同的演变规律,即三个主要环节的形成都基于矛盾向相反方向的两次转化。这三个主要环节,从实质上概括了伤寒与温病在内的外感热病病变全程的三个关键层次,即表实证层次(伤寒为表寒,温病为表热),里实证层次(伤寒温病皆为里热),里虚证层次(伤寒为里虚寒,温病为里虚热)[11]。

(三)八纲是伤寒和温病辨证论治总纲的"寒温统一论"学说

阴、阳、表、里、寒、热、虚、实八纲,是外感内伤疾病尤其是伤寒和温病辨证论治的总纲。其中并以阴阳统领表里寒热虚实六变。如《医学心悟》在"寒热虚实表里阴阳辨"中指出:"至于病之阴阳,统上六字而言,所包者广,热者为阳,实者为阳,在表者为阳,寒者为阴,虚者为阴,在里者为阴;寒邪在表,阳中之阴;热邪入里,阴中之阳;寒邪入里,阴中之阴;热邪达表,阳中之阳"。因此,八纲实为六变(如张景岳说:"六变者,表里寒热虚实也。是医中之关键,明此六者,万病皆指诸掌矣"),即从表里辨疾病之部位,寒热虚实辨疾病之性质。而任何疾病的发生和发展,都可用表里寒热虚实进行概括,并可起到执简驭繁的主导作用[1]。

1.《伤寒论》自始至终贯穿阴阳表里寒热虚实八纲辨证　一般来说,《伤寒论》三阳病多见表、热、实证,但也有里、寒、虚证;三阴病多见里、寒、虚证,但也有表、热、实证。其辨证以阴阳统领表里寒热虚实。例如,太阳病以表寒实的麻黄汤证和表虚寒的桂枝汤证为主。但又有太阳温病的表热证、里寒蓄水的五苓散证,以及里热蓄血的桃核承气汤证、抵当汤(丸)证。阳明病以里热实的白虎汤证、承气汤证和里热虚的白虎加人参汤证、麻子仁丸证为主。但又有阳明里寒虚的吴茱萸汤证。少阳病以半表半里寒热虚实错杂的小柴胡汤证为主,但又有兼太阳表寒虚的柴胡桂枝汤证,或兼阳明里热实的大柴胡汤证。太阴病以里寒虚的理中汤证为主,但又有里虚兼表虚的桂枝人参汤证,或里虚夹实的桂枝加大黄汤证。还有里寒实的三物白散证。

少阴病以里寒虚的四逆汤证为主。但又有里寒虚兼表寒实的麻黄细辛附子汤证,和热化里实的三急下证,以及热化里虚的黄连阿胶汤证、猪苓汤证、猪肤汤证。厥阴病以里寒虚的吴茱萸汤证为主。但又有经表寒虚的当归四逆汤证和经脏表里寒虚的当归四逆加吴茱萸生姜汤证。还有里虚上热下寒的乌梅丸证和热化里实的白头翁证。

由此可见,《伤寒论》三阳三阴辨证论治体系早就为后世所谓阴阳表里寒热虚实八纲奠定了坚实的基础,而现今所谓伤寒六经辨证论治也早就是以阴阳表里寒热虚实八纲为总纲的。

2. 八纲是温病三焦和卫气营血辨证论治的总纲　温病也和伤寒一样有广狭之分,而广义的温病也和广义的伤寒一样是包括六淫疾病在内的。因此,伤寒学说既论寒,也论温,温病学说既论温,也论寒。只是伤寒论详于表里寒证治法,而温病学则详于表里热证治法而已。也正因此,八纲不仅是伤寒六经辨证论治的总纲,也是温病三焦和卫气营血辨证论治的总纲。例如,上焦温病以太阴肺卫分的表热证为主。如表热实的银翘散证和表热虚的加减葳蕤汤证等。若病由太阴肺卫分顺传入里,则现太阴肺气分的里热证,或为里热实的白虎汤证,或为里热虚的白虎加人参汤证,甚至生脉散证。

若病由太阴肺卫分逆传入里,则现热闭手厥阴心包宜用牛黄丸、紫雪丹、至宝丹清宫开窍,或热动足厥阴肝风宜用羚角钩藤汤凉肝息风治疗营血分里热证。中焦温病以阳明气分的里热证为主,如果热实的白虎汤证或承气汤证和里热虚的白虎加人参汤证或增液汤证等。若病由阳明气分传入厥阴营血分,则多见安宫牛黄丸或牛黄承气汤所主治的里热实证。这是就中焦温病的温热证治而言。若就其湿温证治来说,由于湿热之邪,阴阳错杂(多属太阴、阳明同病),故其为病,大都或偏阳明而见连朴饮证,或偏太阴而见藿香正气散证,甚至由于湿邪太盛,损伤脾阳,由湿温转变为寒湿,而见理中汤所主治的太阴里寒虚证。下焦温病以少阴、厥阴血分的里热虚证为主,如少阴阴虚阳亢的加减复脉汤证和厥阴阴虚风动的大定风珠证等。

从上所述温病三焦和卫气营血的阳明、太阴、少阴、厥阴证治来看,是充满了表里寒热虚实六变的。

（四）以六经统一寒温的"寒温统一论"学说

张锡纯以新三纲论分析了仲景伤寒的含义,认为《伤寒论》实际上包含了中风、伤寒和温病。他将温病病因分为春温、风温、湿温三端,并说分途施治,不致错误。并将《伤寒论》六经辨证用于温病的治疗,他认为《伤寒论》中已包含了温病的治法,指出麻杏甘石汤实是仲景治疗温病初得之方。而大青龙汤、小青龙汤、小柴胡汤、白虎汤、承气汤、白头翁汤、黄连阿胶汤等均适用于温病。他提出伤寒温病治法始异而终同,初起时着意汗解,务求透邪外达,防止邪热内传。病入阳明以后治法则与伤寒无异。具体而言,他在治温病重点突出于六经辨证中的阳明,扼守阳明,善用白虎汤,尤善用生石膏而闻名医林。张锡纯治温病,遵仲景之法而变通其方,因古时药品少,后世药品多,他根据体验,以后世所载药物取代伤寒经方药物,进而拟定新方,既不违原制方宗旨,又出新意,不但扩展了伤寒经方的使用,更使《伤寒论》能与时俱进。总而言之,张锡纯对温病的辨治,完全立足于六经概念而立论。他这种将伤寒、温病并列以六经辨加以统一,实是"寒温统一论"的倡导者[12]。俞根初治疗外感热病也主张以六经为主[13]。

（五）以温病学说为基础,使寒统于温的"寒温统一论"学说

赵建生等[14]认为,温病学在辨治热性病方面,无论在理论上或具体方法上较之《伤寒论》均有了很大发展,在很多方面补充了《伤寒论》的不足,更能符合客观实际的需要。它的辨证,是以卫气营血和三焦所属脏腑生理失常而反映的临床证候为依据。在外感病中除风寒性质的急性热病外,皆属于它的范畴。独把《伤寒论》中风寒性质的外感热病摒除于温病范畴以外,是不客观的。如果将其归于温病学范畴共同讨论就会形成完整的更能适应于临床需要的温热病学说。

温病与伤寒在初起阶段虽有不同之处,亦有相同之点。待风寒之邪化热入里,即出现与温病完全相似的高热,烦渴,汗出,脉洪,腹满硬痛,潮热谵语,大便干结,或寒热往来等气分证候（亦即阳明病、少阳病）,而且治疗皆可用清热法、和解法与泻下法。因此,将伤寒归属于温病范畴是可行的。

（六）三维辨证观点统一伤寒与温病的"寒温统一论"学说

现代许多中医学者认为,伤寒论六经的实质是外感热病发生发展过程全身性病变的六个阶段;温病卫气营血四者浅深轻重的层次一般作为疾病发展过程的传变顺序;温病学派是伤寒学派的继续发展,此三种辨证方法（六经、卫气营血、三焦）经过讨论与实践检验是可以统一起来的。因此很多学者已提出了三维辨证观点。

所谓三维辨证是指通过梳理六经、卫气营血及三焦辨证方法的内容,并建构在这三种辨证方法基础之上,归纳出病期、病位及病性三大基本要素,以期分析和组合外感热病寒温统一的证候及病理,再由三维来确定证型和病机,简称辨病期、辨病位和辨病性[15-18]。

（七）以正邪为纲统一寒温的"寒温统一论"学说

蒲晓东探讨了以正邪为纲统一外感热病的辨证方法。根据文献学习及中医学基本理论分析邪正盛衰在外感热病发生发展过程中的地位和作用及其与伤寒、温病的关系,提出以正邪为纲,脏腑、气血、六淫为纬,统一外感热病辨证,将外感热病的临床证候分为邪犯卫表证、正邪俱盛证、邪盛正伤证、正气衰竭证、正虚邪恋证5种证候类型。认为以正邪为纲的辨证方法,基本上切合临床实际,能较全面地概括外感热病辨证的全貌,从理论上较完善地统一了外感热病辨证[18]。

(八)取各家学说之长,使寒温熔于一炉的"寒温统一论"学说

赵建生等[14]认为,外感热病的内容,散在于《伤寒论》以及后世伤寒、温病学派诸大家著作之中,因此,欲使寒温统一,就须取各家学说之长,将四时温病、温疫、温毒、湿温、凉燥等,荟萃一起,使寒温熔于一炉。此外,三焦辨证,由于它与卫气营血辨证在具体内容上,很多方面存在着重叠和交叉,为了执简驭繁,可以以卫气营血为纲领,统揽六经辨证、三焦辨证,及其他医家的理法方药。

三、寒温统一论的临床研究

为深入研究寒温统一学说,亦有从临床上对两种辨证方法进行研究的报道,以江西万友生教授为代表。

(一)应用寒温统一热病理论,对流行性出血热(EHF)进行系统观察与治疗

江西省热病研究协作组应用万友生教授理论,自1985年至1987年对收治的242例流行性出血热患者,除未设对照组的预试病例及误诊和资料不全者外,计200例采用寒温统一理论进行辨证治疗。治疗组1986年以前辨治方案:发热期以清热解毒为主,自拟加减清瘟败毒饮、清开灵注射液为主药;低血压休克期以益气养阴固脱为主,参麦注射液合葡萄糖盐水静注为主药;少尿期以通里攻下、化瘀逐水等法为主,调胃承气汤、加味桃仁承气汤(自拟方)、大陷胸汤等为主方;多尿期以清利湿热及益气、固肾、养阴等法为主,五苓散、参麦饮、六味地黄汤等为主方;恢复期以补益为主,随证选方。

治疗组1987年辨治方案:发热期之太少同病,风寒夹湿证,拟和解太少,散寒除湿,方用柴胡桂枝汤合香砂平胃散。发热期之湿热证,偏上中焦者,用三仁汤;偏湿重者,用达原饮;偏热重者,用甘露消毒丹。发热期之燥热证,气营两燔者,用加减清瘟败毒饮、清开灵注射液。发热期之太少两感证,表里俱寒者,用麻黄附子细辛汤;阴盛格阳者,用通脉四逆汤。低血压休克期之气郁证用四逆散;气虚证用人参汤;气阴两虚证用参麦注射液;阳虚证用参附注射液、通脉四逆汤;热结腑实证用承气类方;内闭外脱证攻邪与扶正固脱并施。少尿期,湿阻三焦即用宣畅三焦方;有结胸证者,可暂用大陷胸汤或三物白散;有瘀热内结腹痛者,可暂用加味桃仁承气汤。多尿期与恢复期方案同1986年以前辨治方案。治疗组液体疗法同西医组。结果表明,除对照组在病程轻缓化方面有优势(轻型病例多,重型病例少)外,两组疗效基本相同。从中体会到,EHF在我国不同地区发病类型不同,北方多伤寒型,江苏多温热型,江西多湿热型。其经验证明,清热解毒法只适宜温热型,它如活血化瘀、通里攻下、益气养阴等治法在湿热型中仅可作为权宜之法,该型的治疗大法当为宣畅三焦。上述200例临床资料表明,本病发热初期以表寒证居多,太阳病、太阳少阳同病、太阳少阴两感以及结胸、蓄水、蓄血、热入血室等太阳病变证颇为常见,同时,也不乏但热不寒与热重寒轻及新感引动伏邪、气营两燔的证型。休克期既有典型的内闭外脱热厥证,又有典型的内闭外脱寒厥证。少尿期呈典型的湿热内阻三焦,不从外解而成里结,主要结于胃肠的三焦湿热证固多,寒湿内阻三焦,同样以结于胃肠为主,上犯肺心、下为关格者亦不少。多尿期与恢复期气虚与气阴两虚者远较单纯阴虚者为多。充分说明温病家云湿温"状类伤寒"并非虚语。少尿期为EHF的极期,湿闭三焦气机证最多,治亦最难。温之固不可,清之易冰伏,下之易伤正,气机易滞而不下,利而不利。温病家"分消上下之势"的杏朴苓、三仁之类药轻难当重任,伤寒家"和解表里之法"的柴胡诸方亦不对证。但伤寒方的温通宣畅与温病方的轻灵活泼,可资取法。而辛温法宣开上焦,香苦温法疏运中焦,辛甘淡法温渗下焦,合成"宣畅三焦方',含杏朴等之类,有三仁汤意,而药重力猛,临床证明可担重任。因此指出,只有把寒温两说统一起来,融为一体,才能使热病理论向前迈进,才能较好地认识与治疗像 EHF 这类急性热病。本病重型与危重型多属湿热疫与寒疫。湿热疫之热偏盛者,可用温病学家诸法救治,其湿偏盛者,状类伤寒,当参合伤寒法救治。寒疫之重证多为少阴厥阴里寒证,须以伤寒家回阳救逆法救治,倘稍有踯躅,战机转瞬即逝。只有集寒温两说之长,才可望提高对本病的疗效[19-21]。

(二)外感热病辨治的寒温统一观

朱虹报道陈乔林主任医师治疗外感热病融会贯通以仲景、叶桂为代表的辨证论治学说,以及以吴又可为代表的戾气学派理论和经验,结合孙思邈《备急千金要方》治五脏阴阳毒以清泄、升散并施的方法,重视综合辨证体系与针对病因病理变化的专方专药结合,主张寒温统一辨证施治。认为外感热病虽有伤寒与温病之分,其发病症状,大略相同,究其实质均为阴阳所化,阴不足则阳乘之而热,阳不足则阴乘之变寒,阴阳互根,消长转化,相反相成,故二者在传变上虽说法不一,但主要是初起表现不同。治疗均宗解表汗法,即经云:"发表不远热","其在皮者,汗而发之","体若燔炭,汗出而散"。叶天士所说:"在卫汗之可也"。区别在于治疗伤寒未化热时重在护阳,已化热则宜存阴;治疗温病由于温为阳邪,易化燥伤阴,此病理特性决定了解表宜取辛凉,而不取辛温。把辛凉解表释解为方剂的整体由甘寒与辛温合伍,合而为辛散与养津并施的方剂。临床单纯风寒或风热较少见,往往寒热夹杂为患,故掌握辛温与辛凉并用原则,常能将病邪除之于早期阶段。急性热病表证,无论感受何种邪气,非辛凉表热不能清解,非辛温则不能透达外邪,辛凉以解肌退热,辛温以发汗驱邪,则使辛凉无凉遏之弊,发汗无助热之憾。陈乔林指出,临床所见感温又为表寒外束,内热蕴遏不得外达,而兼周身疼痛、汗出不彻者,常需伍以辛温以达表宣散,即"火郁发之"之意,孙真人治温病阴阳毒诸方,就多有此类配伍者,且疗效甚好。柴胡、葛根、蝉蜕为其使用的解表退热专药,视其证情配合辛凉或辛温药是为常法。对于外感风寒或寒热夹杂而寒多于热者,治以辛温为主,佐以辛凉,常用荆芥、防风、柴胡、葛根、羌活、白芷、葱白、淡豆豉、薄荷、蝉蜕、黄芩、甘草为方,外感风热或热为冷束,寒从热化,热重于寒者,治以辛凉为主,佐以辛温,常用银翘散加减,金银花、连翘、牛蒡子、薄荷、荆芥、淡豆豉、柴胡、葛根、黄芩、蝉蜕、甘草,银翘散本有荆芥、淡豆豉,寓辛凉辛温并用之意。辛凉辛温合用得当,均可收"轻可去实"之效,共奏发表祛邪清热之功。治疗里热应升散与清泻并施,强调"火郁发之"是升散的重要内容,是治疗外感热病的重要治则,"发之"即用风药宣发升散,使热邪得以升散外解,透达而出[22]。

此外,还有人对采用寒温统一论思想治疗甲型流感进行了实验研究。王保华等对甲流感进行分期辨证:表证期(邪犯肺卫证)与里证(邪热壅肺证),确立相应方药,并进行病毒学实验研究,探讨中医理论下表证方与里证方作用及部分机制的不同,经过该课题研究,证明寒温并用中药复方在治疗流感方面有明确的疗效[23]。

四、结　语

伤寒学派与温病学派是不同时代形成的医学流派,但有源流之缘,至今尚不能相互取代。近代医家们,通过研究,对寒温统一说在理论基础上进行了深入研究,并由此形成了不同的寒温统一说认识论。在理论基础研究方面,认为"寒"、"温"学说互为补充的发展史为"寒温统一论"奠定了基础,立足于整体观念和辨证论治本质形成的"寒"、"温"学说为寒温统一论奠定了理论基础,"寒"、"温"相同的六淫疫疠病因说与伏邪致病说为"寒温统一论"奠定了病因学基础。在认识论方面各不相同,包括温病是伤寒的继承与发展、伤寒与温病在辨证论治层次上是对立统一、八纲是伤寒和温病辨证论治总纲、以六经统一寒温、以温病学说为基础使寒统于温、以三维辨证观点统一伤寒与温病、以正邪为纲统一寒温,以及取各家学说之长,使寒温熔于一炉的"寒温统一论"学说等。见解各异,呈现出百家争鸣现象。但近年来,对"寒温统一论"的研究较少。此外,还有人以临床为依据,进行了研究,指出于临证之际,只有集寒温两说之长,才能提高临床疗效。至此,寒温统一学说才找到其最终归宿,即无论何种学说,当以指导临床,提高临床疗效为要务。

参 考 文 献

[1] 万友生.寒温统一论[M].上海:上海科学技术出版社,1988.

[2] 章巨膺.伤寒和温病立论基础一致[J].上海中医药杂志,1959,3:5.

[3] 程刚.论伤寒学说和温病学说的辩证关系[J].吉林中医药,2002,22(5):1-2.

[4] 马超英.寒温统一的理论与实践[J].江西中医学院学报,1992,4(2):6-8.

[5] 黄海.吴鞠通《温病条辨》对《伤寒论》的继承与发展[J].中华医史杂志,2002,32(1):36-38.

[6] 李赛美.从《温病条辨》对《伤寒论》的继承与发展论中医发展的创新性[J].广州中医药大学学报,2004,21(2):88-90.

[7] 刘建军.谈《温病条辨》对《伤寒论》的继承与发展[J].河南中医,2007,27(4):9-10.

[8] 顾武军.吴鞠通对《伤寒论》的继承与发展[J].南京中医药大学学报,2009,25(2):84-86.

[9] 赵琦,刘小凡.《温病条辨》羽翼伤寒的探讨[J].现代中西医结合杂志,2009,18(15):1730-1731.

[10] 张伯讷.论寒论热是矛盾的统一[J].北京中医学院学报,1983,1:3.

[11] 鲜光亚.从发病学及辨证层次谈寒温统一[J].江西中医药,1987,6:45-47.

[12] 许妙朱.张锡纯的寒温统一学术思想研究[D].北京中医药大学硕士论文,2006.

[13] 邹万成.俞根初学术思想之研究[D].湖南中医学院硕士论文,2003.

[14] 赵建生,董振华.寒温统一之我见[J].山西中医,1985,1(2):41-42.

[15] 刘兰林,杨进.外感热病"三维辨证"构建基础及完善措施[J].中华中医药杂志,2005,20(6):325-327.

[16] 李同宪,李月彩.中医外感热病学与现代感染病学两大理论体系可相融性探讨[J].医学与哲学,1999,20(11):51-54.

[17] 李巧林,李军.浅析中医外感热病中伤寒与温病的关系[J].陕西中医,2007,28(1):80-81.

[18] 蒲晓东.以正邪为纲统一外感热病辨证[J].时珍国医国药,2009,20(5):1271-1272.

[19] 江西省热病研究协作组.应用寒温统一热病理论辨治流行性出血热的临床与实验研究——附200例报告[J].江西中医学院学报,1988,1(1):11-16.

[20] 万友生,万兰清,马超英,等.应用寒温统一的热病理论治疗流行性出血热的临床研究[J].中医杂志,1991,10:26-30.

[21] 黄洁,万兰清.辨治流行性出血热病的寒温内外统一观[J].中华中医药杂志,2001,21(9):531-535.

[22] 朱虹.陈乔林治疗外感热病经验[J].光明中医,2000,15(91):26-28.

[23] 王保华.寒温并用法中药复方抗甲型流感病毒的理论及实验研究[D].广州:广州中医药大学,2008.

(刘松林)

近 10 年《伤寒论》研究概述

近 10 年来,《伤寒论》研究与时俱进,不断融入新观点,新思路,新方法,在临床、教学、科研,以及学科建设等方面取得跨越式发展,兹将其亮点简介如下。

一、临 床 研 究

中医的生命力在临床,而经典的魅力正在于推动中医临床疗效提高和辨证思维的拓展。随着近年"中医热","经典热","伤寒热"的持续升温,积极探索经典指导临床的切入点,以及思路与方法具有重要意义。

(一)研究概况

1. 中心与热点　以中国中医药学会及其下属学科和各地分会主办的杂志及中医院校学报所刊《伤寒论》研究论文为研究对象,资料源于全国 72 种中医药杂志及学报,共 7895 期。时间跨度为 1950～1999 年。近 50 年我国《伤寒论》研究论文 16075 篇。研究论文以临床居多,接近 60%。

仅以《中国中西医结合杂志》为例,自 1981—2000 年统计,211 期内共发表有关《伤寒论》的论文 105 篇。核心作者《伤寒论》研究论文全部出现在 20 世纪 90 年代,他们中发表 5 篇论文的作者有吴咸中;发表 4 篇论文的作者有吴伟康;发表 3 篇论文的作者有熊曼琪、富杭育、郭淑英、苏建文、林曙光、陈鲁源、林安钟、陈芝喜等,成为我国研究《伤寒论》的杰出代表和核心人物。

核心作者绝大多数集中在天津、广州、北京三地的高等医学院校和研究所,是各地学科的学术带头人和学术骨干,是科研的中坚力量。正因为他们长期的不懈努力,90 年代在全国形成了研究《伤寒论》的四个中心:即以吴咸中院士为主的天津医科大学中西医结合急腹症研究所;以熊曼琪教授为主的广州中医药大学第一临床医学院伤寒论教研室;以吴伟康、侯灿为主的中山医科大学中西医结合研究所和广东省人民医院心血管病研究所;以富杭育为主的中国中医研究院中药研究所;研究热点为:①以大承气汤治疗急腹症以及通过实验研究在分子细胞水平上揭示其作用机制。②以桃核承气汤加减治疗 2 型糖尿病的临床研究以及通过实验研究该方对胰岛素抵抗的影响进而揭示其作用机制。③四逆汤对保护缺血心肌作用,对经皮冠状动脉成形术血液流变性的改善作用、患者生活质量改善以及防治 PTCA 术后再灌注损伤的作用机制的研究。④桂枝汤对体温双向调节的机制探讨[1]。

近 10 年来,四大中心继续保持稳定研究态势,同时出现了以王庆国为代表北京中医药大学伤寒论教研室,以刘力红为代表的广西中医经典研究所为主的新的伤寒论研究中心。半夏泻心汤治疗消化性溃疡临床与作用机制的研究,扶阳法治疗肿瘤及心血管危急重症临床研究均获得重要研究进展。以刘力红、李可、卢崇汉等为代表的扶阳派,宛如一股清风,吹遍中医学界,掀起了不小波澜。其著作有《思考中医》、《李可老中医治疗危急重症疑难病经验专辑》、《扶阳讲记》、《圆运动学》等。

2. 特征与模式

(1)运用广泛

1)多病种:从重大疾病,如心脑血管病、肿瘤、糖尿病、病毒性疾病等,到疑难危急病症,如多脏器功能衰竭、外科急腹症、自身免疫性疾病,以及常见病、多发病,经方运用已深入到临床内、外、妇、儿、肿瘤、皮肤、眼科、耳鼻喉各科,及心、肝、脾、肺、肾多系统。近期出版的《专科专病经方论治丛书》共 8 个分册,对近 50 年来经方临床应用进行了较系统全面的总结[2]。

特点之一:病证结合,中西互补。作为中国特色的医疗模式,大型综合性中医院临床具有中医、西医双重诊断及疗效标准,其治疗方案多为中药与西药合用,中医疗效主要体现在对西药无法介入的患者产生直接疗效、与西医协同增效、减少西药用量、减轻西药毒副作用,尤其改善体质,提高生存质量是显著的。

特点之二:一病用多方,一方治多病。如白虎汤治疗外感高热、肺炎、流行性乙型脑炎、流行性出血热、糖尿病、风湿热、脑卒中、自汗症、儿科疾病、耳鼻喉疾病等,运用关键在于各病证均具有阳明热盛病机;而面对多种西医慢性疾病,随着疾病不同阶段的动态变化,中医始终把握辨证论治原则,体现为一病用多方,如糖尿病具有多种急、慢性并发症,合并(皮肤、呼吸、消化、泌尿、生殖系统等)感染、心脑血管疾病、肾病、眼底病、内脏自主神经病变、周围神经病变、骨质疏松、肿瘤、痛风、甲亢、肝损害等,临床可以呈现伤寒论六经病证规律,从太阳病到厥阴病,伤寒方获得广泛运用。

2)多层次:伤寒论临床研究除各中医院校、科研院所外,还有省、市、县各级中医医院,或西医院之中医科,以及基层卫生院、个人诊所等,据临床论文统计,来自基层医院研究论文占据了伤寒论临床研究之半壁江山。

(2)模式多样

1)病机求同:广州熊曼琪研究团队在复习文献基础上,根据患者病程早期或高血糖未控制时,常有多饮、多食、多尿及便干便秘等症,提出气阴两虚、胃热肠燥与瘀血互结是其主病机,选用桃核承气汤加味治疗 2 型糖尿病取得良好临床疗效。便秘严重者,大黄、玄明粉后下;大便正常或便稀者,大黄同煎并去玄明粉;气虚甚者重用黄芪,加白参另炖兑服,脾虚者加苍术、黄精;肾阳虚者改桂枝为肉桂,加附片;尿多加山茱萸、金樱子;兼高血压者加钩藤、葛根;冠心病者加瓜蒌、丹参;肾病者加益母草;眼底出血者去桂枝加牡丹皮、赤芍;肤痒者加白鲜皮、地肤子;失眠合酸枣仁汤,加生龙骨、生牡蛎;高血糖不降且燥热炽盛者,合白虎加人参汤或葛根芩连汤。

江西伍炳彩教授运用当归芍药散临床思路是:原文提示治疗先兆流产、痛经;根据肝脾之间的关系用治内脏下垂;根据肝经的循行用本方治疗胁腹疼痛;根据水血互结的理论应用本方。其适应证为阴证、里证、虚实夹杂证及寒证,病因为肝郁脾虚,湿邪内停,病位在肝脾,症状可出现血虚、脾虚有湿、脉弦等。

2)经络归属:葛根芩连汤在《方剂学》列入解表清里之剂,主治身热下利,胸脘烦热,口中作渴,喘而汗出病证。伍炳彩教授认为,本方为太阳阳明经药。根据循行路线,本方临床应用有额窦炎、鼻衄、肺心病心衰、痿证、神经官能症、口疮、盗汗、牙龈肿痛、呕吐、小儿泄泻、痢疾、肠伤寒、颈椎病、重症肌无力(眼肌型)。临床应用应抓住葛根芩连汤证的病因、病位、主症,不管西医诊断为何病,均可用本方异病同治取得疗效[3,4]。

3)治法相从:崇尚"阳主阴从"理论,大剂量、长期使用附子,同时使用姜桂,成就了以四川郑钦安、卢铸之、卢永定、卢崇汉等为代表的"火神派"之名。山西李可老师仲景回阳救逆法,自创破格救心汤,重用附子、山茱萸等,救治心衰重症近 2000 例,获得良好临床疗效,在全国产生了积极影响。广西刘力红教授认为,运用扶阳理论的前提是阳气寡。导致阳损的共有原因是寒邪,个别原因包括素体因素、嗜食生冷寒凉、误用苦寒、滥用抗生素、工作烦劳、房室太过、非时作息、心性因素。主张辛温以扶阳,扶阳第一要药为附子,扶阳第一要方为四逆汤。

　　4)方证对应:是临床最常用和最直接的思路与方法,如北京张长恩临床擅用经方,总结出方证四要素、七层次、及症脉表象、四诊检测、划分病域、诸病分证、八纲辨证、辨认方证、确立治则、拟定治法、选方遣药、观察护理等诊疗疾病"十步曲"。

　　江西陈瑞春认为,经方研究应尊重仲景本意,在临床上去求证。要用好经方,就必须全面掌握"六经辨证",规范临床实践。并在《陈瑞春伤寒实践论》中进行了具体诠释。

　　目前临床报道较多的,如四逆汤治疗心肌梗死、心衰,半夏泻心汤治疗胃炎、胃溃疡,承气汤治疗急腹症,白虎加人参汤治疗消渴,炙甘草汤治疗心律失常等均是方证对应模式的具体体现。

　　5)合方拓展:《伤寒论》本有合方运用之例,如桂枝麻黄各半汤、柴胡桂枝汤等,极大拓宽了经方运用领域,是解决"古方今病不相能"的有效途径。北京郝万山提出遇疑难,选用合方的思路。湖北梅国强将小柴胡汤与温胆汤合用,名曰柴胡温胆汤,其功效不仅是二者之叠加,而且使用更灵活,适应证更广。梅老将其运用概括为:枢机不利,痰热上扰清窍;枢机不利,痰热上犯心窍;枢机不利、湿热下注;枢机不利、湿热阻滞胆腑;枢机不利、痰热阻于胸膈等。

　　6)中西贯通:或从中药复方中开发出单味药或单体,运用于西医疾病治疗,或从中药复方现代药理研究成果,拓展经方中医运用领域。如基于茵陈蒿汤开发的茵栀黄注射液,临床应用于病毒性肝炎的退黄治疗;从葛根汤、桂枝加葛根汤治疗风寒袭表,经脉不舒,引申开发出葛根素治疗心脑血管病;从小柴胡汤治疗少阳病往来寒热,开发出单味柴胡针治疗外感发热;以及麻黄汤之麻黄素平喘、葛根芩连汤之黄连止利等。

（二）经典回归临床

　　广州中医药大学于 1984 年实行"院系合一"体制改革,在老一辈学科带头人熊曼琪教授积极倡导与推动下,率先在全国将伤寒论教研室回归临床,从管理体制到人员编制划归第一临床医学院,并建立独立病区,走出了一条"经典回归临床,教医研协调发展"的新路子。目前有独立病区 1 个,共 50 张病床。年收治住院患者 1000 余人次,年门诊量 5 万人次,主攻方向为内分泌(糖尿病)。突出中医经典理法方药指导临床,尤其在经方运用方面形成了鲜明特色[5]。

　　1. 突出一个支点——临床　经典回归临床后,临床作为教研室不可或缺的重要组成部分和支柱,由医院和医学院共同管理,病区主任负责,并与院方签订责任目标协议书,定岗定编定量。临床一线工作主要由教研室中青年骨干担任,老教授负责定期查房指导和专家专科门诊。教研室与病区人员实行每 1~2 年轮换制。平时教学组与临床组明确分工,但部分交叉:教学组兼门诊医疗,临床组兼部分课堂教学。有主有从,互相配合,协调发展。

　　2. 着力两个方向——教学与研究　医院按照"建设教学研究型医院"目标定位,以临床作为支点,同时肩负着两大主要任务:教学与研究。教学包括课堂教学、实践教学。目前共承担《伤寒论》、《中医临床基础》及《古今经典医案选读》、《经典临床研究思路与方法》、《中医学术源流与研究》、《经典名方临床运用》等课程讲授,年课堂教学任务近 1400 学时,涉及 4 所学院(第一、第二、第三及针推学院)、5 个专业(中医学、中西医结合、针推、骨伤、经典与临床)、6 个类别(本科、七年制、非医攻博、硕士、博士、成人教育)共 20 余班种;主编国家"十五""十一五"规划教材《伤寒学》,"十一五"研究生规划教材《伤寒论理论与实践》,新世纪创新教材《中医临床基础》，网络版《伤寒论》，案例版《伤寒论》等。先后获国家级教学成果二等奖 2 项、省级教学成果一等 2 项、二等奖 2 项。《伤寒论》获国家级精品课程，中医临床基础（伤寒论）获国家级教学团队。

研究包括基础研究、临床研究、教学研究。因而在临床工作中，实现医疗、教学、科研同步设计、资源共享、协调发展。作为广东省教育厅"中医疑难病症"重点实验室、国家中医药管理局"分子生物学"三级实验室，在推动基础研究方面，中医临床学科重点实验室发挥了重要作用，临床基地对临床课题研究实施提供了有力保障。目前在研课题包括国家"十一五"支撑项目在内国家、省部级各类课题 10 余项。近期获国家科技进步二等奖 1 项，省部级科技进步一等奖 1 项、二等奖 1 项、三等奖 2 项。

3. 体现三个层次——本科生、研究生、临床进修　病区除接纳本校本科生、研究生见习、实习外，作为全国同行本学科师资培养基地，先后接受来自天津、上海、安徽、江西、山东、湖南、湖北、贵州等中医院校教师临床研修或完成博士学位；同时接受来自全国各大医院糖尿病专科医师进修；也是香港浸会大学、香港中文大学中医学专业学生见习、实习基地；韩国庆熙大学韩医科学院、新加坡中医师公会经方研修团也来本基地学习考察。针对不同层次人才培养需求开设相关课程，同时安排病区每周 1～2 次小课、主任大查房、疑难病例讨论等主题活动。

4. 延伸四个系列——学科、专科、课程、学会　以临床为基地，融重点学科、重点专科、精品课程、学会工作于一体，人员不变，职能多样。伤寒论学科于 1995 年被确立为国家中医药管理局重点学科，1998 年确立为广东省重点学科，由伤寒论、金匮要略、温病学共同组成中医临床基础学科，2002 年被评为国家级重点学科，也是国家中医药管理局、广东省重点学科；2010 年再次获国家中医药管理局重点学科。

2002 年糖尿病被确立为广东省重点专科，并于 2003 年提前通过省中医药管理局验收。2007 年糖尿病获国家中医药管理局"十一五"重点专科专病建设牵头单位。

2005 年伤寒论获广东省精品课程，2007 年获国家级精品课程。本基地 2010 年获国家中医药管理局中医优势学科继续教育基地，也是中华中医药学会、中西医结合学会糖尿病、内分泌疾病、仲景学说分会副主任委员，及广东省相关学会主任委员挂靠单位。年主持国家、省部级继续教育项目 2～3 项，包括全国经方临床运用高级研修班、全国糖尿病、四大经典骨干教师培训班等，均获得同行好评。

5. 实现五个功能——理论与实践、经典与现代、继承与创新、教学与服务、课程与体系结合

理论与实践结合：解决理论与临床脱节问题。有了实习、见习基地，能亲眼目睹经典指导临床思路、疾病辨治过程与疗效，增强了学生学习兴趣，进一步巩固了中医专业思想；同时，临床对教师素质提高产生重要影响，大量临床案例随手拈来，充实了课堂教学内容。

经典与现代结合：体现在教学手段与教学方法运用上。运用现代计算机信息技术，我们创建了伤寒论学习网站，完成了教育部《伤寒论网络课程》项目，初步建立了伤寒论多媒体视频临床教学资源库，并运用于多班种课堂教学，获得良好教学效果。同时围绕专科建设，建立了经方传承学习网站。

继承与创新结合：以临床基地为支撑，深入探讨伤寒论临床研究模式、经方临床运用与基础研究模式，其成果分别获中华中医药学会 2005 年科技进步三等奖、2007 年科技进步一等奖；应对扩招的压力，2006 年在本科班率先创立"经典与临床专业方向分化班"，已开班 2

期,获得良好教学效果;主编国家"十五""十一五"规划教材《伤寒学》,首次将《伤寒论》更名为《伤寒学》,并按"学"谋篇布局,获得王永炎院士和教材建设委员会一致赞同;主编案例版《伤寒论》、新世纪创新教材《中医临床基础》及网络版《伤寒论》,主编"十一五"国家首届研究生规划教材《伤寒论理论与实践》,在教材建设方面体现了鲜明的时代特征和创新精神。

教学与服务结合:体现在培养人才与医疗服务上。在培养高层次中医专业人才,除已有本科生、硕士、博士外,还接受来自全国高校访问学者、博士后人员,以及海内外进修、临床提高班学员。同时举办国家继续教育项目,为专业队伍师资建设、中医专科高级临床人才培养做出了积极贡献。尤其 2006 年以来举办的全国经方临床运用高级研修班,学员均超过 600人,场面十分壮观,受到海内外广泛好评;在医疗服务方面,拥有一支由全国三批师承指导老师、全国百名杰出女中医师、广东省名中医、大学首席教授等组成中医专家队伍。充分发挥中医辨证论治及经典名方治难病、治重病、治急症特色,同时形成糖尿病专科优势,创立了专科专病用药系列,大大提升了医疗辐射能力。在年门诊量、住院患者人数、病床使用率、周转率、中医治疗率、外省及周边患者就诊率、临床疗效等方面均居内科前列。

课程与体系结合:伤寒论是大学本科生、硕士、博士必修主干课程。2006 年,以中医临床基础重点学科为依托,伤寒论、温病学、金匮要略三教研室共同努力,在本科班首创中医学专业经典与临床分化方向班。与大学基础医学院密切合作,开设了古今经典医案选读、经典临床研究思路与方法、中医学术源流与研究、经典名方临床运用等方向组课程群,进一步推动了经典课程体系建设。

(三)名师打造名科

熊曼琪教授力举《伤寒论》是临床课,为经典临床学,于 20 世纪 80 年代主编出版了《临证实用伤寒学》。并在第一附属医院筹建伤寒论临床基地,终于在 1984 年与金匮教研室合作成立了综合病区——当时华南地区最早的华侨病区,以经方诊治疑难病为主攻方向[6]。

当时的大内科,心肝脾肺肾均有专科,作为综合病区,属大内科系统,若没有明确的病种定位,将会影响病区的长远发展。选择既能发挥自己的特长,又不与其他内科重叠的病种是困扰当时任病区主任的熊教授的难题。80 年代末,熊教授赴美国进修,尤其考察到糖尿病的发病情况,虽是发达国家的常见病,但随着我国改革开放进程、经济建设高峰的到来,中国糖尿病患病率将驶入快车道。回国后即着手糖尿病的临床研究,并将此作为病区入选病种,而金匮教研室则选择了风湿病作为主攻目标,至此当时的综合病区"内分泌风湿科"的雏形已经建立。建设思路简介如下。

1. 稳住阵地　经典教研室当时回病区时,遇到了许多困难。作为主要从事教学工作的老师们要独立主管病区确实不是一件简单的事!尤其遇到急诊处理,有时迫不得已还得请科外协作。甚至有的开始怀疑:经典教研室老师能在病区呆多久?时任主任的熊教授顶住压力、果断决定,病区由几位年资高的老师值班,年轻者全部派往西医院进修,并安排不同专科方向,以应对将来病区各病种的综合急症处理。经过 1~2 年培养,闯出了第一关,临床阵地终于稳定下来。

2. 找准方向　糖尿病作为伤寒论教研室主打病种,如何将中医特色融入其中,也是确立今后研究定位的关键。在降糖方面西医具有明显的优势,中医的地位在哪里?优势如何体现?首先西药降糖不是万能,同时其副作用大,尤其需要终身治疗,中医中药的介入具有一定空间;其二,中医药治疗以人为本,注重整体调节、个体化治疗,培补体质,且药用天然,在改善临床症状,提高生活质量,尤其防治慢性并发症方面具有一定优势。与西医糖尿病专科比较,我们的定位是你无我有,你有我优。

研究方向分为两部分:在降糖方面,以胰岛素抵抗、代谢综合征为主攻;同时积极开展糖尿病慢性并发症研究系列,如糖尿病心脏病、肾病、周围神经病变、胃轻瘫、糖尿病足、骨质疏松症等。在学术特色方面,以伤寒论六经辨证为主线,突出仲景理法方药的指导作用。并形成以加味桃核承气汤为核心方的三黄降糖片1号、2号,以黄芪桂枝五物汤为基础的芪桃片,以及知麦降糖片等专科专药。海内外求诊者络绎不绝,病区中医治疗率、病床使用率,周转率,危重症抢救成功率等均居内科系统前列。

3. 扩大影响 积极参加国内外学术交流,了解专业发展动态与前沿,及时吸纳经验;主办全国经方临床运用高级研修班、糖尿病中医辨治学习班,为专业发展搭建平台。适时成立了糖尿病研究所,广东省中医药学会糖尿病专业委员会与中西医结合内分泌专业委员会。

4. 全面发展 包括促进人才培养、扩大研究领域、深化课程建设、提速学科发展、带动学会工作等。

二、教 学 研 究

(一)教材建设

1. 本科规划教材《伤寒学》 由熊曼琪教授主编的普通高等教育"十五""十一五"国家级规划教材《伤寒学》,率先提出伤寒学的理念,得到了全国高等中医药教材建设研究会充分肯定。评审专家一致认为该书"是一部有继承性、创新性、先进性和实用性的优秀教材。继承了既往教材的主要精华和编写方法,如原文归类编排的方法;历代和当代医家对原文含义和临床价值的研究成果。在创新性方面,将《伤寒论讲义》改为《伤寒学》,并作为一门学科,界定了其研究对象、内容、学科范围,确定了这一学科在中医教育中的地位。在原文解释方面,增加了[辨证要点]、[疑难点击]两部分内容,既可以使学生掌握重点,把握主线,又可以使学生广开视野,启迪思路,从而激发探求知识的兴趣。在实用性方面,吸纳了现代文献、理论、临床实践等诸多研究方面的成果,反映了学科发展的动态和现状,具有时代特色。文字流畅、文献丰富。在继承性、科学性、先进性、实用性方面都达到一个新高度"。

2. 研究生规划教材《伤寒论理论与实践》 由郝万山、李赛美主编的首届研究生规划教材《伤寒论理论与实践》[7],选取原著中重点、难点、疑点问题,联系当今学术界的研究热点,以问题为中心,采取专题研究形式,对《伤寒论》的理论与实践进行深入分析与阐发。本教材在内容上,依据《伤寒论》理、法、方、药兼论的特点,分为"辨证方法研究与实践""诊法研究与实践""治则治法研究与实践""方剂研究与实践""药用研究与实践"等5部分;在编写过程中,强调本教材不是以传授知识为主,而是以传授方法为主;不是以交代问题的结论为主,而是以阐述得出这样结论的方法和思考过程为主,使学生学到方法和思路,并提高研究问题、解决问题的实际能力。本教材增入附篇,撷取典型研究范例,可读性强,有例有析,授人以渔,示人以法。并结合伤寒论理法方药一脉贯通特点及目前研究的主要研究领域,从理论(版本、原文)、临床、实验及数据库建设四大方面,反映当今研究现状及前沿,突出研究的亮点、热点,同时反映研究的难点、重点,为研究生选题、设计提供经验与思路。

此外,由梅国强教授主编的《伤寒论选读》、王庆国教授主编的《伤寒论讲义》、姜建国教授主编的(七年制)《伤寒论》在编写体例与选材、适用对象等方面各有侧重和优势;由熊曼琪教授主编的网络版《伤寒论》,李赛美、李家庚教授主编的案例版《伤寒论》在融入现代新的教学理念、教学方法等方面均彰显一定特色。

（二）案例资源库建设

广州中医药大学伤寒论教研室充分发挥临床基地优势，以"临床案例"为切入点，结合多媒体信息化技术，首创"多媒体临床案例资源库"辅助教学，并以此推动教学改革，取得了特有的原创、真实的教学资源，为中医经典课程教学改革探索出一条新路子[8,9]。自 2005 年始，已拍摄名老中医、教授查房视频超过 150 个小时，病案数超过 100 个，相关分割出来的视频素材超过 400 个，另外课堂拍摄和讲座拍摄也超过 200 个学时。大量的媒体教学素材，为教学改革奠定坚实的工作基础。此外，多媒体案例资源库的建设并不局限于课堂教学，通过网络建设，使网络教学与课堂教学实现有机互补，同时多媒体丰富的教学资源与信息，有效解决了内容多学时少的问题。

（三）质量工程建设

由广州中医药大学、北京中医药大学主持的《伤寒论》课程，分别于 2007、2008 年获评国家级精品课程；其相关的中医临床基础（广州）教学团队、中医"四大经典"（北京）教学团队，于 2008 年分别获国家级教学团队。广州中医药大学伤寒论临床基地 2010 年获国家中医药管理局中医优势学科继续教育基地。

三、科 学 研 究

（一）科研成果

由北京、广州两家合作完成的"经方现代运用的基础与临床研究"成果 2010 年获国家科技进步二等奖。标志着仲景学说研究取得了突破性进展，具有划时代的历史意义。

本项目来源于国家教委博士点课题、国家中医药管理局重点项目、国家自然科学基金重点项目、重大项目等系列课题，属中医现代化技术领域，研究过程历经 20 年之久。

本项目起自 1984 年，研究思路由著名中医药学家刘渡舟教授提出，以切实提高经方临床疗效、扩大经方的临床应用范围及诠释经方作用的科学内涵为目的，以创建经方临床应用与基础研究的方法与模式为出发点，在坚持中医理论指导、以临床应用为目的、借鉴前人经方应用经验及运用现代科学技术等原则下，以著名经方为模板，针对经方的临床应用、作用机制、配伍原理、化裁规律、质量控制等科学问题，进行了深入研究，建立了经方现代临床应用与基础研究的方法与模式，有力地推动了中医经典方剂的基础研究及临床应用。

技术指标包括：①以加味桂枝芍药知母汤、加味桃核承气汤、加味四逆理中合方为模板，围绕经方相关的方药、病机、证候理论，吸纳中西医学的最新研究成果，提出了"遵古应用、拓展应用、合方应用"三种方式；②以中医辨证论治理论和现代病理学为基础，建立了"病证结合，方证相应"的经方作用机制研究新方法；③在"方从法立，以法统方"的组方理论基础上，提出了"法依病机，拆方依法"的经方配伍原理研究新方法；以中医性味理论拆方实验研究及分子水平物质基础研究为基础，创建并应用"优化拆方—数据挖掘—知识发现"（OD-DM-KD）的经方配伍理论分析新方法；④在深入分析经方化裁规律的基础上，总结了"组方变化，重在方元"的经方化裁规律，阐发了经方适应临床需求的内在创新机制，为经方的临床应用提供了新的理论支持；⑤将经方视为一个整体，以临床应用最多的水煎剂为研究对象，建立了"整方分离，对照筛选"的研究方法，开展经方现代制剂工艺及质量控制研究。

20 多年来，本项目曾先后获 6 项国家级课题、8 项省部级课题，2 项横向课题资助，总计经费达 760 余万，发表论文 208 篇，申请专利 10 项，获省部级以上奖励 13 项。培养博士后 4人，博士研究生 72 人，硕士研究生 127 人。不仅提升了经方研究的理论和技术水平，也推动了中医药学科的进步,取得了良好的社会效益与经济效益。

(二)课题研究

由广州中医药大学牵头,天津、北京、上海、湖北、福建、黑龙江、安徽、江西等多家院校伤寒论教研室共同承担的国家"十一五"支撑项目"伤寒学术流派研究"获中标[10]。

首先研究近50多年来伤寒论研究概况,以此作为学派研究的大的学术背景;接着对100位具有影响的伤寒名家、传人进行研究,内容包括人物生平、成长历程、师承关系、临证经验、学术思想等;在此基础上,把当今伤寒名家、伤寒传人划分成不同的学术流派,并对学派形成背景、学派创始人、当代代表人物、传世代表著作、学术传承规律、学派学术思想、学派临证特长等进行研究;最后总结学术传承的共性规律,为当今伤寒乃至整个中医的传承提供借鉴,促进中医学的发展。本课题首次在全国范围内,以学术流派为线索,以当今伤寒论研究学术成果为研究对象,进行大规模、全面、系统地整理、归纳和总结,对于探讨学术的传与承,更好地弘扬仲景学术思想都具有重要的意义,为今后中医学术发展提供借鉴,为中医学术队伍人才培养提供学习教材和范例。

四、经 方 推 广

仲景学说的临床应用,关键在于人才培养,打造一支薪火相传、稳定的临床人才队伍极其重要。随着政府对中医重视和支持力度增强,中医事业步入了空前的发展时期。出于对"中医后继乏人,后继乏术"的担忧,中医人才工程受到中国各级政府重视。2004年国家中医药管理局设立"全国优秀中医临床人才研修项目",并成立全国专家指导委员会,由全国著名中医大师亲临指导和授课,首批200名中医人才已毕业,第二批正在培养之中。同时,各省、市相继设立专职管理机构,开设中医名师培养工程,进行中医经典和临床各科理论与技能系统培训,注重中医学术传承,"学经典,做临床,拜名师"成为中医人才工程宗旨和内涵核心。

广州经方班:在仲景学会指导下,由熊曼琪、李赛美主持的全国经方临床运用高级研修班,自1994年始已成功举办9期[11-14]。学员由每期200名到600余名,并扩大至海内外。出版了《经方临床运用》第一辑、第二辑、《经方名师讲录》、《听名师讲经方运用》、《经方研究与临床发微》等系列继续教育教材。汇聚全国经方大师,注重临床辨证论治思维培养和经方拓展运用,构建仲景学说临床交流、学习大讲堂,已成为中国继续教育品牌项目,在中医界产生了热烈反响。

南京经方沙龙:2004年底,黄煌教授主持创办了非营利性学术网站——"黄煌经方沙龙",在短短几年内,该网站在众多的中医论坛里迅速脱颖而出,成为国内著名的经方学术论坛,截至2010年6月21日,该论坛的访问量已突破64万次。网站的宗旨是交流经方的现代临床应用,论坛的参与者来自世界各地,其中有资深的学者,有基层的中医师,有大学的青年学生,还有中医爱好者。一个以讲求实用、力主简约的现代经方流派正在逐步形成。

五、学科与学会建设

广州中医药大学、北京中医药大学中医临床基础(伤寒论)分别于2002年、2007年相继成为国家级重点学科。广州、北京、湖北、福建、甘肃等中医院校伤寒论分别获2010年获国家中医药管理局重点学科。作为全国同行的龙头,在医疗、教学、科研等方面产生了良好的示范作用。由北京、广州两家合作完成的"经方现代运用的基础与临床研究"成果2010年获国家科技进步二等奖,"经方临床运用及基础系列研究"2007年获中华中医药学会科技进步一等奖;广州中医药大学完成的"伤寒论临床研究模式创建与实践"2005年获中华中医药学会科技进步三等奖,王庆国教授两度出任国家973计划首席科学家。

由王庆国主持的全国仲景学说专业委员会,每年进行一届仲景学术研究交流,汇编论文,切磋技艺,提高学术,对推动仲景学说学术发展作出了重要贡献。并于2008年、2009年带团走出国门,分别赴日本、韩国进行仲景学术交流,并取得圆满成功。

参 考 文 献

[1] 李永宸、熊曼琪.《中国中西医结合杂志》创刊以来发表的《伤寒论》研究论文及其作者分析[J]. 中国中西医结合杂志,2001,21(2):142-143.

[2] 任爱华.专科专病经方论治丛书·内分泌代谢病经方论治[M].北京:人民卫生出版社,2007.

[3] 李赛美、黄仰模、蔡文就.名师经方讲录[M].北京:中国中医药出版社,2010.

[4] 李赛美、蔡文就.听名师讲经方运用[M].北京:人民卫生出版社,2009.

[5] 李赛美、熊曼琪、陈纪藩."经典回归临床"建设思路与实践[J].中医药通报,2009.8(1):20-23.

[6] 李赛美.把握方向、突出特色、以名医促进名科发展-熊曼琪教授专科建设思路探讨[J],中国中医药报,2007,(3):15.

[7] 郝万山,李赛美.高屋建瓴,授人以渔-《伤寒论理论与实践》编写思路与导论[J].中医药通报,2009,8(4):19.

[8] 李赛美,朱章志,刘敏.基于案例库建设的伤寒论教学改革[J].中华中医药学刊,2010,(5):9-11.

[9] 陈子康,李赛美.《伤寒论》临床教学案例拍摄要点与体会[J].中国中医药远程教育杂志,2008,6(8):957-958.

[10] 李赛美,郑身宏,金小洣.试论伤寒学术流派的形成及发展[J].北京中医药大学学报,2010,(5):309-312.

[11] 李赛美,吴浩祥,黄仰模.传承经典,修炼临床-第五期全国经方运用高级研修班述要[J].中国医药学报,2005,20(7):430-431.

[12] 李赛美,吴浩祥,王志高.研修经典,锤炼临床(第六期全国经方班述要)[J].中华中医药杂志,2007,22(4):233-234.

[13] 李赛美,吴浩祥,林士毅.研修经典,活用经方-第七期全国经方班运用高级研修班述要[J].中华中医药杂志,2009(5):623-624.

[14] 李赛美,王保华,方剑锋.钻研经典以培养铁杆中医-第八期经方班纪要[J].中医药通报,2010,9(2):1-4.

(李赛美)

方 剂 索 引

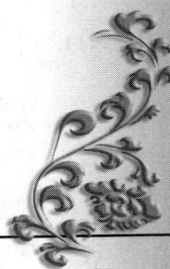

条 文 索 引

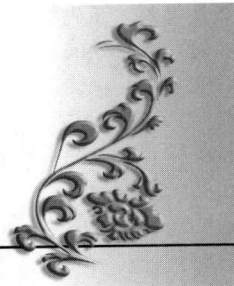